Amamentação
BASES CIENTÍFICAS

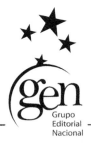

O GEN | Grupo Editorial Nacional – maior plataforma editorial brasileira no segmento científico, técnico e profissional – publica conteúdos nas áreas de ciências da saúde, exatas, humanas, jurídicas e sociais aplicadas, além de prover serviços direcionados à educação continuada e à preparação para concursos.

As editoras que integram o GEN, das mais respeitadas no mercado editorial, construíram catálogos inigualáveis, com obras decisivas para a formação acadêmica e o aperfeiçoamento de várias gerações de profissionais e estudantes, tendo se tornado sinônimo de qualidade e seriedade.

A missão do GEN e dos núcleos de conteúdo que o compõem é prover a melhor informação científica e distribuí-la de maneira flexível e conveniente, a preços justos, gerando benefícios e servindo a autores, docentes, livreiros, funcionários, colaboradores e acionistas.

Nosso comportamento ético incondicional e nossa responsabilidade social e ambiental são reforçados pela natureza educacional de nossa atividade e dão sustentabilidade ao crescimento contínuo e à rentabilidade do grupo.

Amamentação
BASES CIENTÍFICAS

Organizadores

Marcus Renato de Carvalho

Graduado em Medicina pela Faculdade de Medicina da Universidade Federal do Rio de Janeiro (UFRJ). Especialista em Lactação pelo Wellstart International, San Diego, Califórnia, EUA. Especialista em Comunicação em Saúde pelo Instituto de Comunicação e Informação Científica e Tecnológica em Saúde da Fundação Oswaldo Cruz (ICICT/Fiocruz). Mestre em Saúde Pública pela Escola Nacional de Saúde Pública Sergio Arouca da Fiocruz (ENSP/Fiocruz). Docente do Departamento de Pediatria da Faculdade de Medicina da UFRJ. Consultor Internacional em Amamentação pelo International Board of Lactation Consultant Examiners (IBCLE), desde 2000. Coordenador de 10 turmas de especialização em Aleitamento Materno. Curador de conteúdo do aplicativo Aleitamento. Cofundador da Comissão pró-Amamentação Diversa e Inclusiva (CADI). Organizador dos cinco seminários anuais preparatórios da Semana Mundial de Aleitamento em www.agostodourado.com. Editor do portal www.aleitamento.com.

Maria Teresa Cera Sanches

Fonoaudióloga Clínica e Hospitalar pela Pontifícia Universidade Católica de Campinas (PUC-Campinas). Especialista em Aleitamento pelo Centro de Lactação de Santos (HGA/SES/SP). Mestre em Saúde da Mulher e da Criança e Doutora em Epidemiologia pela Faculdade de Saúde Pública da Universidade de São Paulo (FSP/USP). Pesquisadora do Instituto de Saúde da Secretaria de Estado de Saúde de São Paulo. Multiplicadora dos cursos "Manejo do Aleitamento", "Aconselhamento" e "Método Canguru" do Ministério da Saúde (MS). Assessora do MS na implementação da "Avaliação do frênulo lingual em recém-nascidos". Membro da Casa Curumim no atendimento às situações especiais na amamentação e Coordenadora de Oficinas de Introdução da Alimentação Complementar. Experiência de 15 anos em maternidades do SUS – Hospital Guilherme Álvaro e Hospital Leonor Mendes de Barros, ambos com o título "Amigo da Criança". Docente de cursos de especialização em Aleitamento. Membro fundadora do Departamento de Saúde Coletiva da Sociedade Brasileira de Fonoaudiologia.

5ª edição

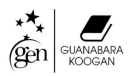

- Os autores deste livro e a editora empenharam seus melhores esforços para assegurar que as informações e os procedimentos apresentados no texto estejam em acordo com os padrões aceitos à época da publicação, *e todos os dados foram atualizados pelos autores até a data do fechamento do livro.* Entretanto, tendo em conta a evolução das ciências, as atualizações legislativas, as mudanças regulamentares governamentais e o constante fluxo de novas informações sobre os temas que constam do livro, recomendamos enfaticamente que os leitores consultem sempre outras fontes fidedignas, de modo a se certificarem de que as informações contidas no texto estão corretas e de que não houve alterações nas recomendações ou na legislação regulamentadora.

- Data do fechamento do livro: 30/09/2024.

- Os autores e a editora se empenharam para citar adequadamente e dar o devido crédito a todos os detentores de direitos autorais de qualquer material utilizado neste livro, dispondo-se a possíveis acertos posteriores caso, inadvertida e involuntariamente, a identificação de algum deles tenha sido omitida.

- **Atendimento ao cliente:** (11) 5080-0751 | faleconosco@grupogen.com.br

- Direitos exclusivos para a língua portuguesa
  Copyright © 2025 by
  Editora Guanabara Koogan Ltda.
  Uma editora integrante do GEN | Grupo Editorial Nacional
  Travessa do Ouvidor, 11
  Rio de Janeiro – RJ – CEP 20040-040
  www.grupogen.com.br

- Reservados todos os direitos. É proibida a duplicação ou reprodução deste volume, no todo ou em parte, em quaisquer formas ou por quaisquer meios (eletrônico, mecânico, gravação, fotocópia, distribuição pela Internet ou outros), sem permissão, por escrito, da EDITORA GUANABARA KOOGAN LTDA.

- Capa: Bruno Sales

- Imagem da capa: iStock (©Piksel)

- Editoração eletrônica: Estúdio Castellani

- Ficha catalográfica

CIP-BRASIL. CATALOGAÇÃO NA PUBLICAÇÃO
SINDICATO NACIONAL DOS EDITORES DE LIVROS, RJ

C325a
5. ed.

    Carvalho, Marcus Renato de
        Amamentação : bases científicas / Marcus Renato de Carvalho, Maria Teresa Cera Sanches. - 5. ed. - Rio de Janeiro : Guanabara Koogan, 2025.
        il.

    Inclui bibliografia e índice
    ISBN 978-85-277-4054-8

    1. Amamentação. I. Cera Sanches, Maria Teresa. II. Título.

24-92737   CDD: 649.33
                              CDU: 618.63

Gabriela Faray Ferreira Lopes – Bibliotecária – CRB-7/6643

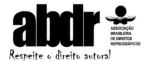

Colaboradores

Adriana Cátia Mazzoni
Cirurgiã-dentista. Graduada em Odontologia pela Universidade Santo Amaro (Unisa). Especialista em Odontopediatria pela Unisa. Mestre em Biofotônica pela Universidade Nove de Julho (Uninove). Doutoranda em Biofotônica pela Uninove. Professora da Escola Essekabe. Membro da Sociedade de Pediatria de São Paulo (SPSP).

Alejandro Guillermo Rabuffetti
Engenheiro agrônomo pela Universidade Nacional de La Plata (UNLP). Especialista em Informação Científica e Tecnológica pelo Instituto de Comunicação e Informação Científica e Tecnológica em Saúde da Fundação Oswaldo Cruz (Icict/Fiocruz). Mestre em Saúde Global e Diplomacia da Saúde pela Escola Nacional de Saúde Pública Sergio Arouca (ENSP) da Fiocruz.

Ana Carolina Lorga Salis
Pediatra IBCLC. Graduada em Medicina pela Faculdade de Medicina de São José do Rio Preto (FAMERP). Especialista em Aleitamento Humano pelo Instituto Passo 1. Professora de cursos de pós-graduação do Instituto Passo 1 e do Instituto de Desenvolvimento Educacional (Faculdade IDE). Membro da Liga Aleitamento Brasil e do Projeto Ninho do Bebê. Pediatra titulada internacionalmente pelo Conselho Internacional de Avaliação de Consultores em Lactação (IBLCE, do inglês International Board of Lactation Consultant Examiners). Palestrante na área de Lactação e atendimento inclusivo da população LGBTQIAPN+.

Ana Cristina Freitas de Vilhena Abrão
Enfermeira pela Universidade Federal de São Paulo (Unifesp). Especialista em Enfermagem Obstétrica pela Unifesp. Mestre em Enfermagem Obstétrica pela Unifesp. Doutora em Enfermagem pela Unifesp. Professora Afiliada da Unifesp. Editora Associada da *Revista Acta Paulista de Enfermagem*. Assessora *Ad-hoc* do *Journal of Human Lactation*, do *International Breastfeeding Journal*, da *Revista Brasileira de Enfermagem*, da *Revista Latino-Americana de Enfermagem*, da *Revista da Escola de Enfermagem USP*, da revista *Texto & Contexto Enfermagem*, da revista *Ciência, Cuidado e Saúde*, da *Revista Ciência em Extensão*, da Agência FAPESP e do Conselho Nacional de Desenvolvimento Científico e Tecnológico (CNPq). Líder do Grupo de Ensino e Pesquisa em Pós-parto e Aleitamento materno (GEPAM). Membro da Comissão Nacional de Aleitamento Materno da Federação Brasileira das Associações de Ginecologia e Obstetrícia (FEBRASGO).

Ana Lúcia dos Reis Lima e Silva
Médica pela Universidade Federal de Minas Gerais (UFMG). Especialista em Clínica Médica pela Fundação Hospitalar do Estado de Minas Gerais (Fhemig). Mestre em Saúde Pública pela UFMG.

Andrea Penha Spinola Fernandes
Médica pela Universidade de Taubaté (Unitau). Especialista em Neonatologia pelo Hospital Maternidade Leonor Mendes de Barros (HMLMB). Coordenadora do Centro de Referência de Banco de Leite Humano da Região Metropolitana de São Paulo. Preceptora do estágio de Neonatologia da Universidade de São Paulo (USP). Membro da Câmara Técnica da Rede Global de Bancos de Leite Humano.

Arianne Angelelli
Médica pela Universidade de São Paulo (USP). Especialista em Psiquiatria pela Associação Brasileira de Psiquiatria (ABP). Mestre em Psicologia pela Pontifícia Universidade Católica de São Paulo (PUC-SP). Membro da Sociedade Paulista de Pediatria.

Bruno Luis Amoroso Borges
Fisioterapeuta pela Universidade Paulista (UNIP) de Campinas. Especialista em Osteopatia pelo Colégio Brasileiro de Osteopatia (CBO). Mestre em Fisioterapia pela Universidade Metodista de Piracicaba (Unimep). Doutorando em Saúde, Interdisciplinaridade e Reabilitação pela Universidade Estadual de Campinas (Unicamp). Professor Assistente III da UniFAJ. Docente do Colégio Brasileiro de Osteopatia.

Camylla Sales
Psicóloga pela Universidade Federal de Pernambuco (UFPE). Especialista em Psicologia Jurídica pela Faculdade Redentor. Mestre em Psicologia pela UFPE. Doutoranda em Saúde Coletiva pelo Instituto Nacional de Saúde da Mulher, da Criança e do Adolescente Fernandes Figueira da Fundação Oswaldo Cruz (IFF/Fiocruz).

Cecilia Freire de Carvalho Pinton
Médica pela Faculdade de Medicina de São José do Rio Preto (FAMERP). Especialista em Pediatria pela Universidade Estadual de Campinas (Unicamp). Especialista em Aleitamento Materno pela Faculdade São Marcos. Professora Colaboradora da Unicamp.

Cecília Maria Valter Costa

Assistente social. Graduada em Serviço Social pela Universidade Federal do Rio de Janeiro (UFRJ). Especialista em Atenção Integral em Saúde Materno-Infantil pela UFRJ. Mestre em Serviço Social pela UFRJ. Servidora Pública do Instituto Nacional de Câncer.

Celina Valderez Feijó Kohler

Enfermeira pela Universidade do Vale do Rio dos Sinos (Unisinos). Especialista em Saúde Pública pela Universidade Federal do Rio Grande do Sul (UFRGS). Mestre em Enfermagem pela UFRGS. Título de IBCLC (*International Board Certified Lactation Consultant*) em 1998 e 2015. Membro da Rede Internacional em Defesa do Direito de Amamentar (IBFAN, do inglês International Baby Food Action Network), da Aliança pela Alimentação Adequada e Saudável e da Associação Gaúcha de Consultoras de Amamentação (AGACAM).

Charbell Miguel Haddad Kury

Médico pela Faculdade de Medicina de Campos (FMC). Especialista em Infectologia Pediátrica pelo Hospital Municipal Jesus. Mestre em Microbiologia e Parasitologia Aplicadas pela Universidade Federal Fluminense (UFF). Doutor em Microbiologia e Parasitologia Aplicadas pela UFF. Professor Licenciado de Bioquímica da FMC. Membro do Departamento de Infectologia da Sociedade de Pediatria do Estado do Rio de Janeiro (SOPERJ). Responsável Técnico pela Unidade de Terapia Intensiva (UTI) Neonatal do Hospital São Lucas de Macaé (RJ) e pelo Centro de Referência de Imunobiológicos Especiais (CRIE) de Campos dos Goytacazes, RJ. Diretor Técnico das Clínicas de Vacinas Infant Care, Macaé, RJ, e da Vacina Plínio Bacelar, Campos dos Goytacazes, RJ.

Christyna Beatriz Genovez Tavares

Enfermeira. Graduada em Enfermagem e Obstetrícia pela Universidade Estadual de Maringá (UEM). Especialista em Enfermagem Obstétrica pela UEM. Mestre em Enfermagem (área de concentração: Nutrição Infantil) pela UEM. Doutoranda em Biociências e Fisiopatologia pela UEM. Membro da Comissão Estadual de Bancos de Leite Humano de Maringá e da Rede Brasileira de Bancos de Leite Humano (rBLH).

Clara Viana Lage Meirelles

Advogada pela Universidade Federal de Minas Gerais (UFMG). Mestranda na área de Gênero, Sexualidade e Direito pelo Programa de Pós-Graduação em Direito da UFMG.

Clarissa de Almeida Brandão Simão

Cirurgiã-dentista. Graduada em Odontologia pela Universidade do Estado do Rio de Janeiro (UERJ). Especialista em Ortodontia e Odontopediatria pela UERJ. Mestre em Odontopediatria pela UERJ. Doutoranda em Odontologia pela UERJ.

Cristiano Siqueira Boccolini

Pesquisador em Saúde Pública. Graduado em Nutrição pela Universidade Federal Fluminense (UFF). Especialista em Gestão em Saúde Pública pela Escola Nacional de Saúde Pública Sergio Arouca da Fundação Oswaldo Cruz (ENSP/Fiocruz). Mestre em Saúde Pública pela ENSP/Fiocruz. Doutor em Epidemiologia em Saúde Pública pela ENSP/Fiocruz. Professor de Epidemiologia da ENSP/Fiocruz. Pós-doutorado na Yale School of Public Health. Consultor externo da Rede Internacional em Defesa do Direito de Amamentar (IBFAN, do inglês International Baby Food Action Network).

Cristina Ide Fujinaga

Fonoaudióloga pela Universidade Estadual Paulista (Unesp). Especialista em Motricidade Orofacial pelo Conselho Federal de Fonoaudiologia (CFFA). Mestre em Saúde Pública pela Escola de Enfermagem de Ribeirão Preto da Universidade de São Paulo (EERP-USP). Doutora em Saúde Pública pela EERP-USP. Professora Associada C da UNICENTRO. Membro da Sociedade Brasileira de Fonoaudiologia (SBFa). Pós-Doutora em Ciências pela EERP/USP.

Danielle Aparecida da Silva

Tecnologista em Saúde Pública. Graduada em Engenharia de Alimentos pela Universidade Salgado de Oliveira (Universo). Mestre em Microbiologia Agrícola pela Universidade Federal de Viçosa (UFV). Doutora em Saúde da Mulher e da Criança pelo Instituto Nacional de Saúde da Mulher, da Criança e do Adolescente Fernandes Figueira da Fundação Oswaldo Cruz (IFF/Fiocruz). Membro da Rede Brasileira de Bancos de Leite Humano (rBLH).

Débora Beck

Médica pela Universidade Federal do Estado do Rio de Janeiro (Unirio). Especialista em Ginecologia e Obstetrícia pelo Hospital Sofia Feldman.

Débora Farias

Enfermeira e consultora de amamentação. Graduada em Enfermagem pelas Faculdades Integradas de Ciências Humanas, Saúde e Educação de Guarulhos. Especialista em Aleitamento Materno e em Aconselhamento do Pré-natal ao Desmame pela Universidade São Marcos/Instituto Passo 1. Especialista em Gestão de Saúde pela Associação Brasileira de Qualidade de Vida (ABQV). Consultora internacional em lactação IBCLC (*International Board Certified Lactation Consultant*).

Débora Frenhan

Enfermeira obstetra. Graduada em Enfermagem pelo Centro Universitário Cruzeiro do Sul. Especialista em Ginecologia e Saúde da Mulher pelo Centro Universitário São Camilo. Especialista em Aleitamento Materno e Aconselhamento em Amamentação pelo Instituto Passo 1. Consultora Internacional em Aleitamento Materno IBCLC (*International Board Certified Lactation Consultant*).

Denise de Sousa Feliciano

Psicóloga e psicanalista. Graduada em Psicologia pelo Centro Universitário das Faculdades Metropolitanas Unidas (UniFMU). Especialista em Psicanálise com Crianças pelo Instituto Sedes Sapientiae. Especialista em Psicopatologia do Bebê pela Université Paris 13 e pela Universidade de São Paulo (USP). Mestre em Psicologia Clínica pela USP. Doutora em Psicologia do

Desenvolvimento Humano pela USP. Professora e coordenadora do Curso Relação Pais-Bebê: da Observação à Intervenção do Instituto Sedes Sapientiae. Membro da Sociedade Brasileira de Psicanálise de São Paulo (SBPSP), da Sociedade de Pediatria de São Paulo (SPSP), do Departamento de Aleitamento Materno da SPSP e da Rede Internacional de Estudos sobre a Psicanálise e Psicopatologia do Infans (RIEPPI). Presidente do Núcleo de Estudos de Saúde Mental da SPSP.

Denise Lima Nogueira
Enfermeira pela Universidade Estadual Vale do Acaraú (UVA). Mestre em Saúde da Família pela Universidade Federal do Ceará (UFC). Doutora em Saúde Pública pela UFC. Coordenadora e docente do Curso de Enfermagem da Faculdade Luciano Feijão, Sobral, CE.

Edson Borges de Souza
Médico pela Universidade Federal de Minas Gerais (UFMG). Especialista em Ginecologia e Obstetrícia pelo Hospital Municipal Odilon Behrens. Coordenador da Maternidade do Hospital Sofia Feldman.

Elsa R. J. Giugliani
Médica pela Universidade Federal do Rio Grande do Sul (UFRGS). Especialista em Pediatria pela Universidade de São Paulo (USP) – Ribeirão Preto. Mestre em Pediatria pela USP – Ribeirão Preto. Doutora em Pediatria pela USP – Ribeirão Preto. Professora Titular do Departamento de Pediatria da Faculdade de Medicina da UFRGS.

Erika Parlato-Oliveira
Psicanalista. Graduada em Fonoaudiologia pela Universidade Federal de São Paulo (Unifesp). Especialista em Psiquiatria Infantil pela Universidade de São Paulo (USP). Mestre em Linguística pela Universidade Estadual de Campinas (Unicamp). Doutora em Ciências Cognitivas pela ENS. Professora Adjunta da Université de Paris. Membro da Waimh France, La cause des bébés, Instituto Langage. Diretora do Babylab Cerep-Phymentin.

Euclydes Etienne Miranda Arreguy
Fisioterapeuta pelo Instituto Brasileiro de Medicina de Reabilitação (IBMR). Especialista em Bioética Aplicada à Saude pelo Instituto Nacional de Saúde da Mulher, da Criança e do Adolescente Fernandes Figueira da Fundação Oswaldo Cruz (IFF/Fiocruz). Mestre em Tecnologia Educacional para as Ciências da Saúde pelo Instituto Nutes de Educação em Ciências e Saúde da Universidade Federal do Rio de Janeiro (NUTES/UFRJ). Membro da Rede Brasileira de Bancos de Leite Humano (rBLH).

Evangelia Kotzias Atherino dos Santos
Enfermeira pela Universidade Federal de Santa Catarina (UFSC). Especialista em Metodologias ativas e outras pela Fundação Oswaldo Cruz (Fiocruz). Especialista em Saúde do Adulto pela UFSC. Mestre em Assistência em Enfermagem pela UFSC. Doutora em Enfermagem (área de Concentração: Filosofia, Saúde e Sociedade) pela UFSC. Professora Titular da UFSC. Membro da Rede Internacional em Defesa do Direito de Amamentar (IBFAN, do inglês International Baby Food Action Network).

Fernanda Lopes Sanchez Derballe
Psicóloga pela Pontifícia Universidade Católica de São Paulo (PUC-SP). Uma das idealizadoras da 1ª Semana de Apoio à Amamentação Negra no Brasil.

Flavia Aparecida Felipe de Lima Silva
Fonoaudióloga pela Universidade Federal de Minas Gerais (UFMG). Especialista em Docência na Saúde pela Universidade Federal do Rio Grande do Sul (UFRGS). Mestre em Ciências da Saúde: Saúde da Criança e do Adolescente pela UFMG. Doutora em Ciências Fonoaudiológicas pela UFMG. Preceptora do Hospital Sofia Feldman. Tutora Hospitalar do Método Canguru pelo Ministério da Saúde. Multiplicadora da Avaliação do Frênulo Lingual pelo Ministério da Saúde.

Flavia G. Schaidhauer
Médica pediatra. Graduada em Medicina pela Universidade Federal de Santa Maria (UFSM). Especialista em Pediatria pela UFSM. Mestre em Pediatria pela Pontifícia Universidade Católica do Rio Grande do Sul (PUCRS). Doutora em Pediatria pela PUCRS. Professora Assistente da Universidade do Sul de Santa Catarina (UNISUL). Membro do Departamento Científico de Aleitamento Materno da Sociedade Catarinense de Pediatria (SCP). Fundadora da Amamentação Científica.

Gabrielle Gimenez
Puericultora pela Associação Civil Argentina de Puericultura (ACADP). Graduada em Direito pela Universidade Federal do Rio Grande do Norte (UFRN).

Gláubia Rocha B. Relvas
Nutricionista pela Universidade Federal de Mato Grosso (UFMT). Mestre em Saúde Coletiva pela UFMT. Doutora em Nutrição em Saúde Pública pela Universidade de São Paulo (USP). Membro da Secretaria de Estado de Saúde de Mato Grosso.

Graciete Oliveira Vieira
Médica pela Universidade Federal da Bahia (UFBA). Especialista em Pediatria e Gastroenterologia Pediátrica pela Sociedade Brasileira de Pediatria (SBP). Mestre em Saúde Coletiva pela Universidade Estadual de Feira de Santana (UEFS). Doutora em Medicina e Saúde pela UFBA. Professora Titular/Plena da UEFS. Membro da Academia de Medicina da Bahia e da Academia de Medicina de Feira de Santana. Coordenadora do Núcleo de Pesquisa e Extensão em Saúde (NUPES) do Conselho Nacional de Desenvolvimento Científico e Tecnológico (CNPq).

Honorina de Almeida
Pediatra. Graduada em Medicina pela Faculdade de Medicina de Valença (FMV). Doutora em Medicina/Desenvolvimento Infantil pela Universidade Albert Ludwig (Freiburg, Alemanha). Professora Associada do Instituto Ery. Membro da Academy of Breastfeeding Medicine. IBCLC (*International Board Certified Lactation Consultant*) desde 1998. Membro da International Lactation Consultant Association (ILCA) e do Departamento de Aleitamento Materno da Sociedade Paulista de Pediatria. Coordenadora de cursos do Instituto Ery. Pediatra e coordenadora do Ambulatório de Indução de Lactação da Casa Curumim, SP.

Jefferson Pereira Guilherme

Pediatra. Graduado em Medicina pela Universidade Federal de Uberlândia (UFU). Especialista em Pediatria pela UFU. Mestre em Saúde da Criança e do Adolescente pela Universidade de São Paulo (USP) – Ribeirão Preto. Professor Adjunto da Universidade do Estado do Amazonas (UEA).

João Aprígio Guerra de Almeida

Pesquisador. Graduado em Engenharia de Alimentos pela Universidade Federal de Viçosa (UFV). Especialista em Controle de Qualidade pela UFV. Mestre em Microbiologia pela UFV. Doutor em Saúde da Mulher e da Criança pelo Instituto Nacional de Saúde da Mulher, da Criança e do Adolescente Fernandes Figueira da Fundação Oswaldo Cruz (IFF/Fiocruz). Membro da Fiocruz. Coordenador da Rede Brasileira de Bancos de Leite Humano – Fiocruz.

Karine Durães

Nutricionista pelo Centro Universitário São Camilo. Especialista em Clínica em Pediatria pelo Instituto da Criança do Hospital das Clínicas da Faculdade de Medicina da Universidade de São Paulo (HCFMUSP).

Kelly Alves de Almeida Furtado

Fonoaudióloga da Universidade de Fortaleza (Unifor). Especialista em Disfagia Neonatal e Pediátrica pela Escola Superior da Amazônia. Mestre em Saúde Coletiva pela Universidade Federal de Mato Grosso (UFMT). Doutora em Saúde Pública pela Universidade Federal do Ceará (UFC). Professora do Centro Universitário Inta (UNINTA). Docente das disciplinas de Estimulação Precoce, Motricidade Orofacial e Disfagia e Fonoaudiologia Hospitalar da UNINTA. Fundadora do Projeto de extensão Linguarudo, com a participação de discentes dos cursos de graduação de Fonoaudiologia e Odontologia na avaliação, no tratamento e na reabilitação de freios orais.

Kelly P. Coca

Enfermeira obstetra. Graduada em Enfermagem pela Universidade Federal de São Paulo (Unifesp). Especialista em Enfermagem Obstétrica pela Unifesp. Mestre em Ciências pela Unifesp. Doutora em Ciências pela Unifesp. Professora Adjunta da Unifesp. Pós-doutorada pela La Trobe University (Austrália) e pelo Instituto de Pesquisas Energéticas e Nucleares da Universidade de São Paulo (IPEN/USP). *International Board Certified Lactation Consultant* (IBCLC). Coordenadora do Centro de Aleitamento Ana Abrão da Unifesp.

Kellyanne Abreu Silva

Enfermeira pela Universidade Estadual Vale do Acaraú (UVA). Especialista em Saúde Pública pela UVA. Mestre em Saúde Pública pela Universidade Federal do Ceará (UFC). Doutora em Saúde Coletiva pela Universidade Estadual do Ceará (UECE). Professora Adjunta do Curso de Enfermagem da UECE. Membro da UECE.

Laísa Barros

Médica anestesiologista. Graduada em Medicina pela Universidade Federal do Maranhão (UFMA). Especialista em Anestesiologia pelo Instituto de Assistência Médica ao Servidor Público Estadual do Hospital do Servidor Público Estadual (IAMSPE/HSPE).

Ludmila Tavares Costa Ercolin

Odontóloga pela Universidade Estadual de Campinas (Unicamp). Especialista em Aleitamento Materno e Cuidado Materno Infantil pela Faculdade São Marcos. Especialista em Psiquismo do Nascimento pela Université Paris. Mestre em Fisiologia Oral pela Unicamp. Doutora em Saúde Pública pela Unicamp. Membro da Comissão de Amamentação Diversa e Inclusiva (CADI). Coordenadora do Banco de Leite Humano Lactare. Consultora Internacional em Lactação pelo International Board of Lactation Consultant Examiners (IBLCE). Membro da Associação La Cause des Bébés – Brasil. Psicanalista do Instituto Langage.

Luis Alberto Mussa Tavares

Médico pela Universidade Federal do Rio de Janeiro (UFRJ). Especialista em Pediatria pela Sociedade Brasileira de Pediatria (SBP).

Luiza Machado

Psicóloga pela Universidade Vila Velha (UVV). Especialista em Informática em Saúde pelo Hospital Sírio-Libanês. Mestre em Saúde da Criança e da Mulher pela Fundação Oswaldo Cruz (Fiocruz).

Marcia Machado

Enfermeira, com habilitação em Saúde Pública, pela Universidade Federal do Ceará (UFC). Mestre e Doutora em Saúde Pública pela UFC. Professora Associada da Faculdade de Medicina da UFC. Membro da Fundação Cearense de Apoio ao Desenvolvimento Científico e Tecnológico (Funcap) e do Conselho Nacional de Desenvolvimento Científico e Tecnológico (CNPq). Bolsista Cientista Chefe da Funcap. Bolsista de Produtividade em Pesquisa do CNPq. Coordenadora do Grupo de Pesquisa Saúde Materno Infantil e Juventude do Ceará.

Marcia Rocha Parizzi

Médica pela Faculdade de Medicina da Universidade Federal de Minas Gerais (FMUFMG). Especialista em Medicina do Adolescente pela FMUFMG. Especialista em Pediatria pela Sociedade Brasileira de Pediatria (SBP). Mestre em Medicina pela FMUFMG. Doutora em Ciências da Saúde da Criança e do Adolescente pela FMUFMG. Preceptora de Pediatria da Secretaria Municipal de Saúde de Belo Horizonte. Membro da Sociedade Mineira de Pediatria (SMP).

Marcos Nascimento

Psicólogo pela Universidade do Estado do Rio de Janeiro (UERJ). Mestre em Saúde Coletiva pela UERJ. Doutor em Saúde Coletiva pela UERJ. Professor Titular da Fundação Oswaldo Cruz (Fiocruz).

Marcus Miguel Haddad Kury (*in memoriam*)

Médico Residente em Saúde da Família e Comunidade pela Secretaria Municipal de Saúde – Rio de Janeiro (SMS/RIO). Graduado em Medicina pela Universidade Estácio de Sá (UNESA). Especialista em Medicina da Família e Comunidade

(FMC). MBA em Executivo em Saúde pela Fundação Getulio Vargas (FGV-RJ). Cirurgião-dentista pela Faculdade de Odontologia de Campos (FOC).

Maria Amalia Saavedra
Pediatra. Graduada em Medicina pela Universidade Federal de Pelotas (UFPel). Especialista em Pediatria pela UFPel. Mestre em Saúde e Comportamento pela Universidade Católica de Pelotas (UCPel). Membro da Sociedade Brasileira de Pediatria (SBP). Formação em Lactância Materna Y Salud Mental pelo Instituto Europeo de Salud Mental Perinatal de Barcelona, Espanha.

Maria Auxiliadora de Souza Mendes Gomes
Médica pela Universidade Federal do Rio de Janeiro (UFRJ). Especialista em Pediatria pela UFRJ. Mestre em Saúde da Criança e da Mulher pelo Instituto Nacional de Saúde da Mulher, da Criança e do Adolescente Fernandes Figueira da Fundação Oswaldo Cruz (IFF/Fiocruz). Doutora em Saúde da Criança e da Mulher pelo IFF/Fiocruz. Membro da Sociedade Brasileira de Pediatria (SBP).

Maria Beatriz Reinert do Nascimento
Médica pela Universidade Federal do Paraná (UFPR). Especialista em Pediatria/Neonatologia pela UFPR e pela Sociedade Brasileira de Pediatria (SBP). Mestre em Medicina pela Universidade de São Paulo (USP). Doutora em Ciências pela USP. Professora Sênior da Universidade da Região de Joinville (UNIVILLE). Membro do Departamento Científico de Aleitamento Materno da Sociedade Catarinense de Pediatria (SCP). Consultora de lactação certificada pelo International Board of Lactation Consultant Examiners (IBLCE). Aposentada (IBCLC Retired).

Maria Inês Couto de Oliveira
Professora Associada aposentada. Graduada em Farmácia pela Universidade Federal do Rio de Janeiro (UFRJ). Especialista em Epidemiologia pela Fundação Oswaldo Cruz (Fiocruz). Mestre em Educação pela Fundação Getulio Vargas (FGV). Doutora em Saúde Pública pela Fiocruz. Professora Associada da Universidade Federal Fluminense (UFF). Membro da Rede Internacional em Defesa do Direito de Amamentar (IBFAN, do inglês *International Baby Food Action Network*).

Maria José Guardia Mattar
Médica pediatra e neonatololgista. Graduada em Medicina pela Faculdade de Medicina de Catanduva (Fameca). Especialista em Ciências da Saúde pelo Hospital Maternidade Leonor Mendes de Barros. Professora de Internato na Neonatologia da Universidade Cidade de São Paulo no Hospital Maternidade Leonor Mendes de Barros. Membro do Departamento Científico de Aleitamento Materno (DCAM) da Sociedade de Pediatria de São Paulo (SPSP). Membro da Comissão Nacional Especializada em Aleitamento Materno da Federação Brasileira das Associações de Ginecologia e Obstetrícia (FEBRASGO). Coordenadora da Rede Paulista de Banco de Leite Humano (BLH) da Secretaria de Estado da Saúde de São Paulo. Avaliadora da Iniciativa Hospital Amigo da Criança da Organização Mundial da Saúde/Ministério da Saúde (IHAC/OMS/MS). Consultora da Rede Brasileira de BLH e da Rede Global de BLH/MS/Fundação Oswaldo Cruz (Fiocruz).

Colaboradora do Portal de Boas Práticas do Instituto Nacional de Saúde da Mulher, da Criança e do Adolescente Fernandes Figueira (IFF) da Fiocruz.

Mariana Simões Barros
Nutricionista pelo Centro Universitário Metodista Bennett. Mestre em Saúde da Criança e da Mulher pelo Instituto Nacional de Saúde da Mulher, da Criança e do Adolescente Fernandes Figueira da Fundação Oswaldo Cruz (IFF/Fiocruz). Doutora em Informação e Comunicação em Saúde pelo Instituto de Comunicação e Informação Científica e Tecnológica em Saúde (ICICT) da Fiocruz.

Marina Ferreira Rea
Médica pela Universidade de São Paulo (USP). Especialista em Aleitamento Materno pela Wellstart International. Mestre em Medicina Preventiva pela USP. Doutora em Medicina Preventiva pela USP. Professora Colaboradora da USP. Membro da Rede Internacional em Defesa do Direito de Amamentar (IBFAN, do inglês International Baby Food Action Network). *Medical Officer* da Organização Mundial da Saúde (OMS)/Genebra no início dos anos 1990. Pesquisadora científica aposentada.

Maristela de Marchi Benassi
Enfermeira pela Universidade Federal de São Paulo (Unifesp). Especialista em Enfermagem do Trabalho pela Unifesp. Especialista em Psicologia Positiva pela Pontifícia Universidade Católica do Rio Grande do Sul (PUCRS). Especialista em Educação Médica e de Saúde com Ênfase em Metodologias Ativas de Ensino-aprendizagem pelo Grupo Educativa. Consultora Internacional em Amamentação. Mestre em Ciência da Saúde pela Universidade de São Paulo (USP). Membro da Rede Internacional em Defesa do Direito de Amamentar (IBFAN, do inglês International Baby Food Action Network).

Mónica Tesone
Psicóloga pela Universidade de Buenos Aires. Especialista em Amamentação pela La Leche League International (LLLI). Mestre em "Mediação e Educação Familiar", "Hipnose Ericksoniana" e "Terapia Familiar, Sexual e de Casal". Membro do Comitê Nacional de Lactância da Sociedade Argentina de Pediatria (SAP). Membro da Comissão de Lactância do Ministério da Saúde da Nação Argentina. Coordenadora de Ligações Profissionais da International Area Network da LLLI. Cofundadora da Comissão pró-Amamentação Diversa e Inclusiva (CADI). Professora do Curso Internacional de Pós-Graduação em Psicologia Perinatal do Centro Interdisciplinar de Investigações em Psicologia Matemática e Experimental Dr. H. Rimoldi (CONICET). Professora da Diplomatura en Salud Perinatal da Universidade Católica de Salta. Professora do Instituto Uruguaio de Amamentação. Docente no Curso de Formação Avançada em Amamentação e do Curso Interdisciplinar em Saúde Mental Perinatal (RAMÉ). Professora do Seminário Clínico Interdisciplinar sobre Amamentação Natural na Faculdade de Ciências Médicas da Universidade Nacional do Comahue. Coordenadora do Curso Superior de Amamentação da SAP. Coautora do livro *Lactancia Materna – Cuidados Pediátricos*, Editora Elsevier Science, Espanha.

Nayara Tomazi Batista

Enfermeira pela Universidade Paulista (UNIP). Especialista em Síndromes e Anomalias Craniofaciais pela Universidade de São Paulo (USP). Especialista em Saúde Pública e Saúde da Família pelo Instituto Passo 1. Mestre em Ciências da Reabilitação pela USP.

Patricia Boccolini

Professora. Graduada em Ciências Sociais e História pela Universidade Federal Fluminense (UFF). Especialista em História do Brasil pela UFF. Mestre em Epidemiologia pela Escola Nacional de Saúde Pública Sergio Arouca da Fundação Oswaldo Cruz (ENSP/Fiocruz). Doutora em Saúde Coletiva pelo Instituto de Estudos em Saúde Coletiva da Universidade Federal do Rio de Janeiro (IESC/UFRJ). Professora Adjunta do Centro Universitário Arthur Sá Earp Neto (UNIFASE), Faculdade de Medicina de Petrópolis (FMP).

Patricia Valério

Odontóloga pela Universidade Federal de Minas Gerais (UFMG). Especialista em Ortopedia Funcional dos Maxilares pelo Conselho Regional de Odontologia de Minas Gerais (CRO-MG). Doutora em Fisiologia pela UFMG. Coordenadora de Mestrado da Faculdade São Leopoldo Mandic. Membro da Academia Brasileira de Ortopedia Funcional dos Maxilares. *Pos-Doc* Júnior pelo Conselho Nacional de Desenvolvimento Científico e Tecnológico (CNPq). *Pos-Doc* Sênior pela Fundação de Amparo à Pesquisa do Estado de Minas Gerais (FAPEMIG).

Pedro Pileggi Vinha

Cirurgião-dentista. Graduado em Odontologia pela Universidade de São Paulo (USP) – Ribeirão Preto. Especialista em Ortopedia Funcional dos Maxilares pelo Conselho Federal de Odontologia (CFO). Doutor em Ciências da Saúde pela Faculdade de Medicina de Ribeirão Preto da USP (FMRP-USP). Professor da NEOMSP Pesquisa da Educação em Saúde.

Priscila Olin

Nutricionista pela Universidade de Brasília (UnB). Mestre em Nutrição e Saúde pela Universidade Federal de Goiás (UFG). Doutora em Nutrição Humana pela UnB.

Rachel Francischi

Nutricionista pela Universidade de São Paulo (USP). Mestre em Bioquímica pela Universidade Estadual de Campinas (Unicamp). Nutricionista do Programa Mundial de Alimentos das Nações Unidas (ONU) para América Latina e Caribe entre 2007 e 2012. Nutricionista da Casa Curumim (São Paulo, SP). Realiza há 12 anos oficinas de nutrição infantil e alimentação complementar para mães, pais, pediatras e profissionais da saúde (Casa Curumim e SESC, São Paulo, SP). Autora do livro *Vegetarianismo e Veganismo em Nutrição Materno-Infantil* pela Editora Senac (2023).

Rafaele Febrone

Nutricionista pela Universidade do Grande Rio (Unigranrio). Mestre em Saúde Coletiva pela Universidade Federal Fluminense (UFF). Doutora em Ciências (Alimentação, Nutrição e Saúde) pela Universidade do Estado do Rio de Janeiro (UERJ). Membro do Conselho Municipal de Segurança Alimentar e Nutricional (COMSEA) de Magé. Nutricionista do Programa Nacional de Alimentação Escolar (PNAE) no município de Magé.

Rayanna Silva de Carvalho Araujo

Médica Anestesiologista. Graduada em Medicina pela Universidade CEUMA/Universidade Cidade de São Paulo (UNICID). Especialista em Anestesiologia pelo Hospital do Servidor Público Estadual de São Paulo/Instituto de Assistência Médica ao Servidor Público Estadual de S. Paulo (IAMSPE). Pós-graduada em Dor e em Bloqueio Periférico Guiado por Ultrassom pelo Hospital Sírio-Libanês.

Rebeca Domingues Raposo

Fonoaudióloga pela Universidade Católica de Pernambuco (Unicap). Especialista em Linguagem pela Universidade Federal de Pernambuco (UFPE). Mestre em Saúde da Criança e do Adolescente pela Unicap. Doutora em Saúde da Criança e do Adolescente pela Unicamp.

Ricardo Jones

Médico pela Universidade Federal do Rio Grande do Sul (UFRGS). Especialista em Ginecologia, Obstetrícia e Homeopatia pela UFRGS.

Roberto Gomes Chaves

Médico pela Faculdade de Ciências Médicas de Minas Gerais (FCM-MG). Especialista em Pediatria pela Sociedade Brasileira de Pediatria (SBP). Mestre em Pediatria pela Universidade Federal de Minas Gerais (UFMG). Doutor em Pediatria pela UFMG. Professor Titular da Universidade de Itaúna (UIT). Membro da SBP e do Departamento Científico de Imunizações da Sociedade Mineira de Pediatria (SMP).

Rosane Valéria Viana Fonseca Rito

Nutricionista pela Universidade do Estado do Rio de Janeiro (UERJ). Especialista em Nutrição em Obstetrícia pelo Hospital Universitário Pedro Ernesto da UERJ. Mestre em Saúde Integral da Criança e da Mulher pelo Instituto Nacional de Saúde da Mulher, da Criança e do Adolescente Fernandes Figueira da Fundação Oswaldo Cruz (IFF/Fiocruz). Doutora em Saúde Integral da Criança e da Mulher pelo IFF/Fiocruz. Professora Associada da Faculdade de Nutrição da Universidade Federal Fluminense (UFF). Membro do Grupo Técnico Interinstitucional de Aleitamento Materno da Secretaria de Estado de Saúde do Rio de Janeiro. Membro do Centro de Investigação em Saúde Pública da Escola Nacional de Saúde Pública da Universidade Nova de Lisboa. Membro do Grupo "Mulheres Apoiando Mulheres na Amamentação".

Rosângela Gomes dos Santos

Médica pediatra. Graduada em Medicina pela Fundação Técnico-Educacional Souza Marques. Mestre em Saúde Coletiva pelo Instituto de Saúde de São Paulo. Membro da Sociedade Paulista de Pediatria. Membro da equipe de banco de leite humano do Hospital Maternidade Interlagos. Atual presidente do Departamento Científico de Aleitamento Materno da Sociedade de Pediatria de São Paulo (SPSP). Certificada pela Organização

Mundial da Saúde (OMS) no Curso de Aconselhamento em Amamentação. Atual responsável pelo Ambulatório de Pós-Alta da Maternidade Interlagos.

Rose Chiaradia
Dentista. Graduada em Odontologia pela Universidade Paulista (UNIP). Especialista em Odontopediatria pela Associação Paulista de Cirurgiões-Dentistas (APCD) – Araçatuba. Professora Associada da São Leopoldo Mandic de Campinas.

Sergio Tadeu Martins Marba
Médico pela Universidade Estadual de Campinas (Unicamp). Especialista em Neonatologia pela Unicamp. Mestre em Pediatria pela Unicamp. Doutor em Pediatria pela Unicamp. Professor Titular da Unicamp.

Sonia Isoyama Venancio
Pesquisadora. Graduada em Medicina pela Faculdade de Ciências Médicas de Santos (FCMS). Especialista em Pediatria pelo Hospital Guilherme Álvaro (Santos, SP). Mestre em Saúde Pública pela Faculdade de Saúde Pública da Universidade de São Paulo (USP). Doutora em Saúde Pública pela Faculdade de Saúde Pública da USP. Docente permanente do Programa de Mestrado Profissional em Saúde Coletiva do Instituto de Saúde/SES-SP e do Programa de Pós-graduação em Nutrição em Saúde Pública da Faculdade de Saúde Pública da USP. Coordenadora da Coordenação de Atenção à Saúde da Criança e do Adolescente do Ministério da Saúde.

Soraia Drago Menconi
Médica pediatra neonatologista. Graduada em Medicina pela Pontifícia Universidade Católica de Campinas (PUC-Campinas). Especialista em Pediatria e Neonatologia pela PUC-Campinas e pela Universidade Estadual de Campinas (Unicamp). Membro da Sociedade Brasileira de Pediatria (SBP) e da Sociedade Paulista de Pediatria.

Talita de Mello Santos
Bióloga e Biomédica. Graduada em Ciências Biológicas pelo Instituto de Biociências de Botucatu da Universidade Estadual Paulista (Unesp). Mestre em Biologia da Reprodução pelo Instituto de Biociências de Botucatu da Unesp. Doutora em Biologia Celular, Estrutural e Funcional pelo Instituto de Biociências de Botucatu da Unesp. Professora Adjunta da Fundação Universidade Regional de Blumenau (FURB). Doutorado sanduíche na Escola de Medicina da Universidade da Virgínia (UVA), nos EUA.

Tayná Albuquerque Tabosa
Fisioterapeuta pelo Centro Universitário Inta (UNINTA). Especialista em Neonatologia pela Santa Casa de Misericórdia de Sobral e pelo UNINTA. Mestre em Fisioterapia e Funcionalidade pela Universidade Federal do Ceará (UFC). Doutoranda em Saúde Pública pela UFC.

Tereza Setsuko Toma
Médica pela Faculdade de Medicina da Universidade de São Paulo (FMUSP). Doutora em Nutrição em Saúde Pública pela Faculdade de Saúde Pública da USP.

Valdenise Martins Laurindo Tuma Calil
Médica pediatra e neonatologista. Graduada em Medicina pela Faculdade de Medicina da Universidade de São Paulo (FMUSP). Especialista em Pediatria, Neonatologia, Terapia Intensiva Pediátrica e Nutrologia Pediátrica pela Sociedade Brasileira de Pediatria (SBP). Mestre em Pediatria pela FMUSP. Doutora em Pediatria pela FMUSP. Professora colaboradora da disciplina de Neonatologia do Departamento de Pediatria da FMUSP. Membro do Departamento de Aleitamento Materno da Sociedade de Pediatria de São Paulo (SPSP). Coordenadora médica do Centro Neonatal e do Banco de Leite Humano do Instituto da Criança e do Adolescente do Hospital das Clínicas da FMUSP (HCFMUSP).

Virgínia Valiate Gonzalez
Estudante de Medicina. Graduada em Relações Internacionais pelo Instituto Universitário de Pesquisas do Rio de Janeiro (IUPERJ). Mestre em Saúde Pública pela Escola Nacional de Saúde Pública Sergio Arouca da Fundação Oswaldo Cruz (ENSP/Fiocruz). Doutora em Ciências pela Faculdade de Saúde Pública da Universidade de São Paulo (USP). Foi analista de planejamento e gestão e coordenadora de Ações para a Agenda 2030 da Rede Global de Bancos de Leite Humano (Instituto Nacional de Saúde da Mulher, da Criança e do Adolescente Fernandes Figueira da Fundação Oswaldo Cruz – IFF/Fiocruz).

Wílson de Mello Júnior
Professor universitário. Graduado em Ciências Biológicas pela Fundação Universidade Regional de Blumenau (FURB). Mestre em Ciências Biológicas – Anatomia pela Universidade Estadual Paulista (Unesp). Doutor em Ciências Biológicas – Anatomia pela Unesp. Professor Associado do Instituto de Biociências da Unesp – *Campus* de Botucatu.

Yechiel Moises Chencinski
Médico pediatra. Graduado em Medicina pela Universidade de São Paulo (USP). Especialista em Pediatria pela Associação Médica Brasileira (AMB). Membro da Sociedade de Pediatria de São Paulo (SPSP). Membro do Departamento Científico de Aleitamento Materno da SPSP. Multiplicador de curso oficial do Ministério da Saúde para equipes de saúde da "Avaliação do Frênulo Lingual em Recém-Nascido". Coordenador do livro *Aleitamento Materno na Era Moderna: vencendo desafios*, da SPSP.

Zeni Carvalho Lamy
Médica neonatologista. Graduada em Medicina pela Universidade Federal do Maranhão (UFMA). Especialista em Pediatria – Neonatologia pelo Instituto Nacional de Saúde da Mulher, da Criança e do Adolescente Fernandes Figueira da Fundação Oswaldo Cruz (IFF/Fiocruz). Mestre em Saúde da Criança pelo IFF/Fiocruz. Doutora em Saúde da Criança e da Mulher pelo IFF/Fiocruz. Professora Associada IV da UFMA. Membro da Sociedade Brasileira de Pediatria (SBP), da Sociedade de Puericultura e Pediatria do Maranhão (SPPMA) e da Associação Brasileira de Saúde Coletiva (Abrasco). Coordenadora do Projeto de Fortalecimento do MC junto ao Ministério da Saúde.

Às mães que amamentam, às que não amamentam,
Aos profissionais que colaboram, aos que não,
Aos bebês, que intuitivamente tentam
A busca, a aréola, a pega, a sucção.

Aos profissionais que com pouco se contentam,
Aos que procuram sempre atualização,
Aos que desprezam, aos que experimentam,
Aos que se julgam cheios de razão.

Aos apoiadores, aos simpatizantes,
Aos ativistas, aos perseverantes,
Aos que não sabem por onde começar.

Aos que desistem, aos persistentes,
Aos pacientes, aos impacientes,
Aos que estão sempre prontos para tentar.

Com carinho,

Luis Alberto Mussa Tavares

Estudiosos Reunidos

Amamentar é um ato psíquico,
Indiscutivelmente, um ato político,
Seguramente, um gesto psicológico...
Amamentar é um momento magnífico,
Traduz, decerto, um posicionamento crítico,
Amamentar é um ícone ecológico...

Para muitas mães, traduz um ato prático,
Para muitos bebês, um exercício rítmico,
Talvez, dos movimentos, o mais democrático,
Dos comportamentos, o mais mítico...
Amamentar é fantástico...
É o antídoto contra o bico plástico.

É mais antigo que o homem paleolítico,
Definitivamente, o encontro mais romântico,
Possivelmente, o termo mais poético,
Provavelmente, o contato mais íntimo,
E, embora às vezes ganhe um tom dramático,
Não há como negar-lhe o lado místico...

Não há como não ver seu lado lúdico,
De significado tão elástico,
Coerente como um cálculo aritmético.
Por isso um gesto sempre tão simpático,
Por isso nunca de um padrão estático,
Por isso quase sempre um gosto estético...

Luis Alberto Mussa Tavares

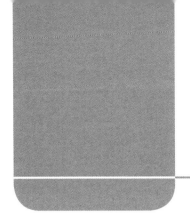

Apresentação

Se dar a vida é atributo da natureza, amamentar é transvazar nossa vida noutra vida, derramar nossa alma, a cada instante, para que outra alma se erga e viva de nós.

MARIA CELESTE PELA PSICOGRAFIA DE WALDO VIEIRA EM "DE CORAÇÃO PARA CORAÇÃO", FEB, 1992.

Com muita alegria, colocamos em suas mãos esta 5ª edição do maior tratado sobre amamentação em língua portuguesa, que só foi possível graças ao esforço de 86 autores que escreveram 51 capítulos abrangendo a complexidade do aleitamento humano na contemporaneidade. Um agradecimento especial ao querido Prof. Dr. Cesar Victora, epidemiologista, pesquisador, referência internacional e estudioso das tendências da amamentação nas últimas 4 décadas, por mais uma vez ser o nosso prefaciador.

A missão principal desta obra é prover evidências científicas aos profissionais da Saúde – desde o manejo clínico da lactação até a gestão de políticas públicas, trazendo à luz conhecimentos, mas também possibilitando reflexões que dialoguem com os desafios vivenciados na prática assistencial e na busca de uma prática assertiva, humanizada e respeitosa.

Compilamos um conteúdo atualizado para os estudiosos do aleitamento e da humanização do parto e do nascimento, organizado em três grandes áreas: **Fundamentos – Práticas Clínicas – Políticas Públicas**.

Reconhecemos que o enfoque fono-odontológico e atualmente osteopático tem provocado uma nova abordagem no manejo clínico da amamentação, sendo impossível uma assistência integral sem um maior conhecimento das variações na forma e suas interferências nas funções exercidas pelo sistema estomatognático. Compreender o corpo como um organismo complexo e saber identificar alterações musculoesqueléticas facilitarão um diagnóstico mais preciso e também condutas assertivas e encaminhamentos necessários. Por isso, dedicamos espaço para a anatomia e a fisiologia do sistema estomatognático, bem como para reflexões e maior entendimento da atuação e intersecção nas áreas de Fonoaudiologia, Odontologia, Osteopatia e Enfermagem frente a disfunções motoras orofaciais e em casos de malformação de estruturas da face e anquiloglossia.

Em tempos atuais, quando as famílias são inundadas de informações nas redes sociais, algumas vezes por profissionais com pouca formação em aleitamento humano, mais do que nunca somos responsáveis em prover conteúdo atualizado.

As redes sociais promovem a mercantilização de nossas vidas. Não buscamos apenas sermos valorizados, "curtidos", mas monetizados, afirma o escritor e publicitário Santiago Nazarian.

Nos dias atuais, é comum ver influenciadoras que viveram experiências recentes na amamentação se tornarem "gurus do aleitamento" ao superarem suas dificuldades. Sem formação adequada e até sem atuarem na área da Saúde, somente com o referencial de sua própria vivência, vendem "dicas" e "receitas de bolo" e comercializam vários produtos, causando mais prejuízos do que benefícios. Novas tecnologias, abordagens e inovação são bem-vindas, desde que sejam embasadas na ciência e na ética.

Gostaríamos de deixar um alerta que nos preocupa: a publicidade antiética de produtos, serviços e procedimentos acaba gerando um **desempoderamento** materno, retirando das famílias a capacidade de conhecer e se apropriar da relação com seu filho, além de todas as singularidades que envolvem a maternidade e a fragilidade desse momento.

Em vários capítulos, abordaremos novos desafios. Na contramão do "aconselhamento" e de uma construção com base em comunicação e vínculo na assistência, emerge um mercantilismo, instrumentalizado por um *marketing* não responsável, que vai além de fórmulas lácteas e bicos artificiais, que vende uma **falsa rede de apoio** e uma **assistência intervencionista, medicalizada, iatrogênica e inadequada**.

Parafraseando Bernardo Houssay, fisiologista argentino, ganhador do Prêmio Nobel em 1947: é mais perigoso um mau profissional da Saúde que uma fera solta, pois esta é conhecida e evitável, enquanto ao mau médico os pacientes se entregam convencidos de que as universidades selecionam e ensinam com rigor, excluindo os ineptos e imorais.

Nesta 5ª edição, mais uma vez, ressaltamos o que o Brasil tem de melhor: políticas públicas na área da Saúde da Mulher e da Criança, aleitamento, alimentação complementar saudável, estratégias e ações que visam a um nascer e um acompanhamento de mãe-bebê seguros e com práticas humanizadas, responsivas e de respeito às pessoas que amamentam e ao bebê, que também precisa ser "ouvido".

Para ensinar, é preciso mais que saber teorias, é necessário vivenciar e ter experiência prática na amamentação, de modo que se integrem todos os fatores que a permeiam, considerando aspectos mais abrangentes da relação mãe e filho, como físicos, psíquicos, emocionais, bem como da família e das pressões e influências socioculturais de onde vivem.

Faz-se necessário um olhar ampliado. Para tal, fizemos questão de convocar especialistas com excelência em prática clínica, pesquisa e ensino no aleitamento humano, além de gestores à frente das políticas públicas para mulheres e crianças, para que tivessem oportunidade de analisar a situação atual e propor iniciativas para o enfrentamento desses desafios.

Princípios de integralidade, clínica ampliada, respeito à tríade mãe-pai-bebê, diversidade e inclusão, considerando acolhimento, vínculo, autonomia, resolutividade e corresponsabilidade dos sujeitos, serão discutidos ao longo do livro, bem como a atuação da equipe interdisciplinar, que deverá ser de escolha da família.

Nossa gratidão aos autores colaboradores, que possibilitaram essa riqueza de perspectivas tão diferentes e complementares com uma visão mais aproximada desse universo complexo.

Esperamos que vocês, leitores, usufruam deste grande manancial de conhecimentos aqui reunidos e contamos com o envio de suas críticas e sugestões.

Com carinho,

Marcus Renato de Carvalho
Maria Teresa Cera Sanches

Agradecimento especial ao Prof. Dr. Cesar Victora

Agradecemos ao Prof. Dr. Cesar Victora, que nos honra mais uma vez com o seu prefácio. Citado em muitos capítulos desta obra, o Prof. Cesar contribuiu grandemente para a Saúde Coletiva em nosso país e no mundo, razão pela qual fazemos questão de homenageá-lo, divulgando um resumo de sua trajetória. Caso houvesse um Prêmio Nobel de aleitamento, Prof. Cesar o mereceria.

Dr. Cesar Victora é Professor Emérito de Epidemiologia na Universidade Federal de Pelotas (UFPel), onde foi admitido em 1977 após graduar-se em Medicina pela Universidade Federal do Rio Grande do Sul.

Em 1983, obteve o título de PhD em Epidemiologia da Assistência Médica pela Escola de Higiene e Medicina Tropical da Universidade de Londres.

Já orientou 19 mestres e 15 doutores, dois dos quais venceram o Prêmio Capes de Teses em 2010 e 2013. Em 2003, coordenou a Série de Sobrevivência Infantil Lancet/Bellagio, um conjunto de cinco artigos científicos com grande impacto sobre as políticas globais. Atua ainda como pesquisador nível 1-A do CNPq. Foi Professor Visitante das Universidades de Oxford, em Londres, e Johns Hopkins, nos EUA, e Membro do Conselho Editorial de várias revistas, incluindo a *The Lancet*. Recebeu o Prêmio Conrado Wessel de Medicina em 2005 e o Prêmio Scopus/Capes por produtividade científica em 2006, eleito neste ano para a Academia Brasileira de Ciências e indicado para a Comissão Nacional de Determinantes Sociais em Saúde. Em 2017, foi eleito para a Royal Society, no Reino Unido.

Em 2008, recebeu o Prêmio Abraham Horwitz para Liderança em Saúde Interamericana da Organização Pan-Americana da Saúde (OPAS), e foi agraciado com os graus de Comendador (2008) e Grã-Cruz (2023) da Ordem Nacional do Mérito Científico e de Comendador da Ordem Nacional do Mérito Médico (2010). Em 2011, recebeu o Prêmio Global de Pesquisa Pediátrica em Denver, EUA. Em 2013, recebeu o *Wellcome Trust Senior Investigator Award*, com financiamento de 7 anos para criar um Observatório Global de Desigualdades em Saúde Materno-Infantil. Foi presidente da Associação Epidemiológica Internacional, de 2011 a 2014.

No início de 2017, o Prof. Dr. Cesar Victora se tornou o primeiro pesquisador brasileiro entre os vencedores do Prêmio *John Dirks Canada Gairdner Global Health Award*, a mais importante premiação científica do Canadá e uma das mais respeitadas mundialmente na área de Ciências da Saúde. Desde 1957, o Prêmio Gairdner distingue anualmente sete cientistas por suas contribuições à pesquisa em Medicina e Saúde Global, tendo premiado 418 pesquisadores de 30 países. Victora foi vencedor na categoria Saúde Global, que reconhece avanços científicos que produziram profundo impacto para a saúde em países em desenvolvimento.

Atualmente, é diretor do Centro Internacional de Equidade em Saúde (ICEH – International Center for Equity in Health), fundado por um time de pesquisadores da UFPel. O ICEH, disponibiliza dados relevantes para agências internacionais, como a Organização Mundial da Saúde (OMS), o Fundo das Nações Unidas para a Infância (Unicef) e a iniciativa Countdown, a qual tem como objetivo monitorar desigualdades em Saúde no contexto de países de baixa e média renda.

Marcus Renato de Carvalho
Maria Teresa Cera Sanches

Prefácio

É com grande honra que novamente tenho o privilégio de contribuir com o prefácio desta obra notável, agora em sua 5ª edição. Ao longo dos 7 anos que separam a 4ª e a 5ª edições deste tratado sobre aleitamento materno, testemunhei com admiração sua evolução positiva. Partindo de 38 capítulos em 2016, agora contamos com 51, incorporando novos conhecimentos e perspectivas. Além da inclusão de novos temas, a estrutura original do compêndio foi amplamente reformulada. Destaco especialmente a ênfase renovada nos aspectos práticos do suporte às nutrizes por profissionais da Saúde, assim como os 14 capítulos dedicados a políticas e iniciativas pró-aleitamento.

Como brasileiros, muitas vezes subestimamos o progresso que alcançamos em relação ao aleitamento materno. Quando iniciamos a coorte de nascimentos de 1982 na cidade de Pelotas (RS), a duração mediana do aleitamento (seja exclusivo ou parcial) era de apenas 3 meses. Hoje, a maioria das crianças brasileiras – incluindo as nascidas em Pelotas – é amamentada por mais de 1 ano. Embora ainda haja espaço para melhorar as taxas de aleitamento exclusivo, é notável considerar que essa prática era praticamente inexistente até os anos 1990, quando – embasadas por pesquisas científicas – organizações internacionais, sociedades pediátricas e ministérios da Saúde começaram a recomendá-la. Fico especialmente feliz em testemunhar que meus três netos, nascidos entre 2013 e 2023, foram amamentados exclusivamente por 6 meses e continuaram a receber leite materno durante o segundo ano de vida.

O notável progresso observado em nosso país, sem paralelos em qualquer outro país em todo o mundo, pode ser atribuído, em grande parte, ao ativismo e ao engajamento embasados em evidências científicas. Os agentes sociais responsáveis por esse avanço estão representados entre os colaboradores deste livro: pesquisadores que se dedicaram a gerar e disseminar informações sobre os benefícios da amamentação; profissionais da Saúde que aprenderam a oferecer suporte ao aleitamento; gestores que implementaram práticas hospitalares e ambulatoriais favoráveis à amamentação; políticos que promulgaram leis para aumentar a duração da licença-maternidade e regulamentar a publicidade de substitutos do leite materno; e ativistas da sociedade civil que monitoraram o cumprimento do código internacional. Esses agentes influenciaram governos municipais, estaduais e nacionais, agências internacionais atuantes no país, organizações não governamentais, sociedades profissionais e todo o setor de comunicação social, que uniram esforços para promover o aleitamento materno.

Apesar das conquistas, ainda enfrentamos desafios persistentes, como a medicalização excessiva do parto e, particularmente, as estratégias de *marketing* não regulamentadas adotadas pela indústria de fórmulas infantis, como evidenciado na série *Lancet* de 2023. Para alcançar novos patamares em nossas taxas de aleitamento, é essencial manter o engajamento contínuo dos diversos atores que contribuíram para o progresso até agora.

Não há nada que não possa ser melhorado, e se a 4ª edição já era excelente, a 5ª supera as expectativas. Parabenizo Marcus Renato de Carvalho e Maria Teresa Cera Sanches pela coordenação exemplar, e também a todos os brasileiros que contribuíram para os capítulos e continuam a promover a saúde das mulheres e crianças do Brasil.

Prof. Dr. Cesar Victora
Universidade Federal de Pelotas

Sumário

PARTE 1 Fundamentos, *1*

1. Biologia Estrutural da Mama, *2*
   Wílson de Mello Júnior • Talita de Mello Santos

2. Psicofisiologia da Lactação, *14*
   Flavia G. Schaidhauer • Marcus Renato de Carvalho

3. Anatomia e Fisiologia do Sistema Estomatognático, *27*
   Adriana Cátia Mazzoni • Patricia Valério • Maria Teresa Cera Sanches

4. Benefícios do Leite Materno e da Amamentação, *39*
   Cristiano Siqueira Boccolini • Patricia Boccolini

5. Crescimento da Criança em Amamentação Exclusiva e seus Desvios, *46*
   Elsa R. J. Giugliani

6. Composição Nutricional do Leite Humano, *51*
   Karine Durães

7. Microbiologia e Imunologia do Leite Materno, *59*
   Maria José Guardia Mattar • Valdenise Martins Laurindo Tuma Calil

PARTE 2 Condições Especiais da Nutriz e do Lactente, *69*

8. Situações Especiais do Lactente, *70*
   Maria Amalia Saavedra

9. Anquiloglossia em Recém-Nascidos e Lactentes Jovens: Abordagem Transdisciplinar, *76*
   Maria Teresa Cera Sanches • Adriana Cátia Mazzoni • Flavia Aparecida Felipe de Lima Silva • Yechiel Moises Chencinski

10. Amamentação em Bebês Pré-Termos e de Baixo Peso ao Nascer, *94*
    Cristina Ide Fujinaga • Jefferson Pereira Guilherme • Rebeca Domingues Raposo

11. Cuidado com a Mãe na UTI Neonatal, *104*
    Luis Alberto Mussa Tavares

12. Condições Especiais da Nutriz, *113*
    Edson Borges de Souza • Ana Lúcia dos Reis Lima e Silva • Débora Beck

13. Amamentação em Lactantes com Obesidade e Após Cirurgia Bariátrica, *129*
    Graciete Oliveira Vieira • Elsa R. J. Giugliani

PARTE 3 Atuação, *135*

14. Técnicas de Amamentação, *136*
    Christyna Beatriz Genovez Tavares

15. Consultoria em Amamentação, *153*
    Rose Chiaradia • Débora Frenhan

16. Terapêuticas e Laserterapia no Manejo Clínico das Lesões do Complexo Mamiloareolar, *162*
    Kelly P. Coca • Ana Cristina Freitas de Vilhena Abrão

17. Prática Fonoaudiológica na Amamentação, *167*
    Maria Teresa Cera Sanches • Flavia Aparecida Felipe de Lima Silva

18. Saúde Oral e Enfoque Odontológico, *190*
    Ludmila Tavares Costa Ercolin • Nayara Tomazi Batista

19. Desmame Precoce e o Respirador Oral, *200*
    Pedro Pileggi Vinha

20. Fisioterapia e Osteopatia como Abordagens nas Intercorrências de Amamentação, *206*
    Bruno Luis Amoroso Borges

21. Introdução Alimentar: Uma Construção Familiar | Base para a Nutrição Adequada ao Longo da Vida, *214*
    Rachel Francischi • Maria Teresa Cera Sanches

22. Acolhimento de Mulheres com Deficiência Física, *228*
    Marcia Machado • Denise Lima Nogueira • Tayná Albuquerque Tabosa

23. Anestesia e Analgesia de Parto: Impacto na Amamentação, *236*
    Laísa Barros • Rayanna Silva de Carvalho Araujo

24 Humanização do Parto e do Nascimento, *247*

Ricardo Jones • Flavia G. Schaidhauer

25 Da Livre Demanda ao Desmame: o Seio no Processo de Constituição Psíquica do Bebê, *257*

Denise de Sousa Feliciano

26 Mamar ou Não Mamar? Eis o Desejo do Bebê, *265*

Erika Parlato-Oliveira

27 Depressão e Amamentação, *268*

Honorina de Almeida • Arianne Angelelli

28 Infecções e Vacinas na Nutriz, *279*

Charbell Miguel Haddad Kury • Marcus Miguel Haddad Kury (*in memoriam*)

29 Equipamentos e Tecnologia em Amamentação: Visão Crítica, *296*

Maria Beatriz Reinert do Nascimento

30 Uso de Medicamentos, Drogas Ilícitas e Galactagogos, *308*

Roberto Gomes Chaves • Luciano Borges Santiago • Joel Alves Lamounier

31 Aleitamento em Mulheres com História de Uso de Substâncias Psicotrópicas, *317*

Edson Borges de Souza • Ana Lúcia dos Reis Lima e Silva • Marcia Rocha Parizzi • Clara Viana Lage Meirelles

32 Banco de Leite Humano, *331*

Soraia Drago Menconi • Andrea Penha Spinola Fernandes

33 Amamentação e Saúde da População Negra: É Tempo de nos Aquilombarmos, *349*

Fernanda Lopes Sanchez Derballe

34 Atenção às Famílias LGBTQIAPN+, *360*

Ana Carolina Lorga Salis

35 Aconselhamento: a Arte da Escuta, *373*

Celina Valderez Feijó Kohler • Marcus Renato de Carvalho

36 Pai em Cena: Presença Paterna na Semana Mundial de Amamentação, *388*

Marcos Nascimento • Camylla Sales

PARTE 4 Políticas, *397*

37 Amamentação, Sexualidade, Paixão e Prazer: o que Não é Falado, *398*

Mónica Tesone

38 Proteção, Promoção e Apoio ao Aleitamento Materno no Brasil, *403*

Sonia Isoyama Venancio • Renara Guedes Araújo • Priscila Olin

39 Iniciativa Hospital Amigo da Criança: Breve Retrospectiva, Evidências Científicas sobre sua Efetividade e Panorama no Mundo e no Brasil, *410*

Evangelia Kotzias Atherino dos Santos

40 Bancos de Leite Humano no Brasil: do Local ao Global, *424*

João Aprígio Guerra de Almeida • Danielle Aparecida da Silva • Alejandro Guillermo Rabuffetti • Mariana Simões Barros • Euclydes Etienne Miranda Arreguy • Virgínia Valiate Gonzalez

41 Política de Atenção Humanizada ao Recém-Nascido: Método Canguru, *432*

Zeni Carvalho Lamy • Maria Auxiliadora de Souza Mendes Gomes • Luiza Machado • Sergio Tadeu Martins Marba

42 Amamentação: Direito da Mulher Trabalhadora, *439*

Marina Ferreira Rea • Rosangela Gomes dos Santos

43 Estratégia Amamenta e Alimenta Brasil, *448*

Gláubia Rocha B. Relvas • Sonia Isoyama Venancio

44 Sustentabilidade da Unidade Básica Amiga da Amamentação, *455*

Maria Inês Couto de Oliveira • Rosane Valéria Viana Fonseca Rito • Rafaele Febrone

45 Código e Norma Brasileira de Comercialização de Alimentos para Lactentes, *463*

Marina Ferreira Rea • Maristela de Marchi Benassi

46 Iniciativa Consultório Amigo da Amamentação, *473*

Yechiel Moises Chencinski • Marcus Renato de Carvalho

47 Redes *Online* de Apoio à Maternidade, *477*

Gabrielle Gimenez

48 Pesquisas em Aleitamento Materno, *485*

Marcia Machado • Kellyanne Abreu Silva • Kelly Alves de Almeida Furtado

49 Ensino e Certificação Internacional: *International Board Certified Lactation Consultant,* *496*

Cecilia Freire de Carvalho Pinton • Debora Farias

50 Panorama da Anquiloglossia em Recém-Nascidos e Lactentes no Brasil, *505*

Maria Teresa Cera Sanches • Clarissa de Almeida Brandão Simão • Sonia Isoyama Venancio • Priscila Olin • Tereza Setsuko Toma

51 Manejo Ampliado da Amamentação: Decolonial, Diverso e Inclusivo, *515*

Cecília Maria Valter Costa • Marcus Renato de Carvalho

Índice Alfabético, *535*

PARTE 1

Fundamentos

Capítulo 1 Biologia Estrutural da Mama

Capítulo 2 Psicofisiologia da Lactação

Capítulo 3 Anatomia e Fisiologia do Sistema Estomatognático

Capítulo 4 Benefícios do Leite Materno e da Amamentação

Capítulo 5 Crescimento da Criança em Amamentação Exclusiva e seus Desvios

Capítulo 6 Composição Nutricional do Leite Humano

Capítulo 7 Microbiologia e Imunologia do Leite Materno

CAPÍTULO 1

Biologia Estrutural da Mama

Wílson de Mello Júnior • Talita de Mello Santos

La forma è l'immagine plastica della funzione.
ANGELO RUFFINI

Introdução

A citação de Ruffini, histologista e embriologista italiano, é clássica quando pensamos em estudos estruturais que buscam compreender a função orgânica. No entanto, quando abordamos especificamente a mama e suas relações e pensamos na interação estrutura-função, vamos além de uma visão unidirecional da forma para a função. As múltiplas complexidades que se expressam nesse órgão não são capazes de serem explicadas com uma imagem estática nem mesmo por um conjunto delas ou por algumas descrições teóricas. A plasticidade da mama, tanto em seu desenvolvimento quanto em sua plena função, resulta de uma interação e inter-relação de forma e função, de mãe e bebê, de corpo e mente, cuja citação aqui dicotomizada já fere a integralidade desses processos organísmicos. Por vezes, há necessidade de fragmentar cartesianamente nosso objeto e objetivo de estudo em nossas pesquisas; semelhantemente, neste capítulo, estudaremos os aspectos da biologia estrutural da mama, ou seja, aspectos anatômicos e histológicos, de biologia celular e de desenvolvimento embrionário separadamente, mas buscando entender o todo. Alguns conhecimentos foram obtidos por meio de novas ferramentas investigativas, como novas técnicas em imagenologia, que trazem avanços até mesmo para a clássica anatomia da mama. Outros avanços em biologia celular e molecular foram possíveis com estudos experimentais em roedores, que buscam compreender e descrever os mecanismos de sinalização celular para orquestrar os eventos do desenvolvimento da glândula mamária. Tais estudos foram utilizados para elucidar a estrutura da mama em detalhes, o que proporcionará cada vez mais elementos para compreensão de sua função, bem como para a profilaxia e a terapêutica das patologias que a acometem. Portanto, na sequência, serão abordados os diferentes aspectos morfológicos da mama, bem como a dinâmica do seu desenvolvimento à luz dos conhecimentos atuais, que podem ser revisados na literatura apresentada ao fim do capítulo. Como recurso didático, estruturas serão descritas isoladamente, mas resgatadas posteriormente em outros parágrafos e no Capítulo 2, *Psicofisiologia da Lactação*. Desse modo, cabe ressaltar que, mesmo diante da fragmentação descritiva necessária, em nenhum momento se pode deixar de considerar a complexidade das interconexões e inter-relações químicas, celulares, orgânicas e psíquicas desse fenômeno sistêmico e holístico que é a amamentação.

Principais aspectos anatômicos da mama

As **mamas**[a] são estruturas anexas à pele, especializadas na produção de leite. Existem em ambos os sexos, mas são rudimentares nos homens. Nas mulheres, estão subdesenvolvidas antes da puberdade; após esse período, elas crescem e se diferenciam, atingindo maior desenvolvimento durante os últimos meses de gravidez e na lactação.

As mamas femininas situam-se entre as camadas superficial e profunda da tela subcutânea, na região do corpo denominada "região mamária", justamente pela presença das mamas, que pertence a uma área mais ampla, a região peitoral. Elas se localizam anteriormente aos músculos peitorais, em relação com a fáscia peitoral que recobre o músculo peitoral maior, e, cerca de um terço delas se encontra sobre a fáscia do músculo serrátil anterior. O **corpo da mama**, geralmente, ocupa a extensão da segunda à sexta costela e do osso esterno até a linha axilar média. A mama é constituída por parênquima de tecido glandular, a **glândula mamária**, mergulhada em estroma de tecido fibroadiposo (Figura 1.1), junto a vasos, nervos e pele. Na mama em repouso, a glândula mamária está na proporção de 1:1 em relação ao tecido adiposo, concentrando-se principalmente adjacente à região da aréola da mama, podendo dobrar de volume durante a lactação. Parte do tecido glandular estende-se além dos limites superficiais da mama, geralmente com um prolongamento em direção à axila denominado *processo axilar*, que, em algumas mulheres, pode ser mais bem palpado durante o período pré-menstrual ou na lactação.

A forma e o tamanho das mamas estão relacionados com a quantidade de tecido adiposo no estroma, e não com sua capacidade funcional, apresentando diversos fatores de variação anatômica, como idade, etnia, diferenças genéticas e estados funcionais e nutricionais. Elas podem ser hemisféricas, cônicas, piriformes, cilíndricas e discoides, variando grandemente entre os indivíduos. As mamas apresentam textura macia devido à gordura fluida e podem ser ligeiramente assimétricas. As mamas

---

[a] Popularmente, são também chamadas "seios"; contudo, o termo anatômico "seio" refere-se a uma cavidade, fenda, tubo, recesso ou bolsa. Por isso, não é adequado para se referir às mamas (do latim, *mamma* = mãe). Os termos que aparecem pela primeira vez em negrito são denominações oficiais da Terminologia Anatômica referentes à mama. É interessante observar que ora encontramos termos com o adjetivo **mamária**, como **papila mamária**, ora com a locução adjetiva **da mama**, como em **aréola da mama**.

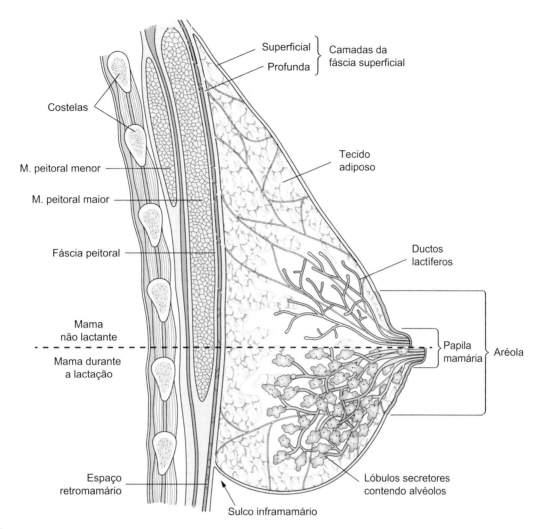

FIGURA 1.1 Representação esquemática simplificada de um corte sagital da mama. A *parte superior* representa a mama em repouso, e a *parte inferior*, a mama em lactação.

direita e esquerda são externamente separadas pelo **sulco intermamário** e ambas têm, entre sua margem inferior e a parede torácica, o sulco inframamário (ver Figura 1.1), que pode estar mais ou menos profundo conforme o tipo, a idade e o estado funcional da mama.

A **papila mamária** (mamilo)[b] é uma proeminência cilíndrica ou cônica da face anterior da mama, geralmente localizada no nível do quarto espaço intercostal, na linha clavicular média. Há grande variabilidade de forma, tamanho e posição, que não interfere em sua função. É constituída de fibras musculares lisas,[c] geralmente circulares, e de **ductos lactíferos** que desembocam em sua extremidade rugosa. A papila mamária, especialmente sua extremidade, é ricamente inervada, e sua base é envolvida por uma área discoide cutânea denominada *aréola da mama* (ver Figura 1.1). A pele que reveste a papila mamária e a aréola da mama é pigmentada, com coloração que varia de rósea a marrom, conforme a raça e o período funcional. Durante a gravidez e a lactação, sua pigmentação e seu tamanho aumentam. O grau de pigmentação é reduzido após a lactação, mas não retorna à cor original. O conjunto das estruturas da papila mamária e da aréola da mama pode ser denominado "complexo areolomamilar". A rugosidade do complexo areolomamilar facilita sua apreensão pelo bebê.

A aréola da mama contém as **glândulas areolares**, glândulas sebáceas modificadas com características próprias que, durante a gravidez e a lactação, formam os **tubérculos areolares** (de Montgomery).[d] Esses tubérculos fabricam secreção oleosa e antisséptica, que fornece proteção lubrificante para a papila mamária e para a aréola da mama durante a sucção. Glândulas sudoríparas e sebáceas desprovidas de pelos também estão presentes na aréola da mama.

Cada mama, para referência de localização descritiva, pode ser dividida em quadrantes. As referências são: um plano sagital e um plano transverso perpendiculares entre si, que se encontram centralmente na papila mamária, resultando em quatro quadrantes: súpero-lateral, súpero-medial, ínfero-lateral e ínfero-medial. Ainda se descreve, circunjacente à papila mamária, a região central da mama.

---

[b] A Terminologia Anatômica traz apenas a denominação "papila mamária".
[c] A contração das fibras musculares lisas causa a projeção da papila mamária.

[d] Não é recomendável o uso de epônimos por profissionais da Saúde, visto estarem em desuso e terem sido banidos da Terminologia Anatômica vigente. No entanto, apresentaremos ao longo deste capítulo alguns deles, considerando sua historicidade e a sinonímia antiga em desuso.

A face profunda da mama, ligeiramente côncava, está afastada da musculatura do tórax por tecido conjuntivo frouxo (espaço retromamário), permitindo à mama algum grau de movimento sobre a fáscia peitoral profunda (ver Figura 1.1). Um carcinoma mamário avançado pode fixar a mama ao músculo, limitando esse movimento. Também em casos patológicos, os ligamentos suspensores podem sofrer retração, dando aspecto rugoso (covinhas) à pele da mama. Semelhantemente, carcinomas podem encurtar os ductos lactíferos, causando a retração da papila mamária, que não deve ser confundida com uma variação anatômica ou uma falha congênita, que ocorre pelo desenvolvimento incompleto da papila mamária (ver boxe *Anomalias congênitas da mama*, mais adiante).

Vascularização da mama: irrigação

A mama é extremamente vascularizada por artérias que formam uma rede anastomótica em seu interior, formada por ramos perfurantes da artéria torácica interna (antigamente denominada "artéria mamária interna"), ramo da a. subclávia, das adjacentes artérias intercostais posteriores, ramos da parte torácica da aorta, e por ramos da artéria axilar.

Os quadrantes mediais da mama são irrigados por ramos mamários mediais, que se originam de ramos perfurantes da a. intercostal anterior ou diretamente da a. torácica interna, ramo da a. subclávia. Destaca-se a importância do ramo perfurante da segunda artéria intercostal anterior, que fornece suprimento para região superior da mama e para o complexo areolomamilar.

Os quadrantes laterais são irrigados por ramos mamários laterais, com origem na a. torácica lateral (após contornar a margem lateral inferior do músculo peitoral maior), ramo da a. axilar, e também há contribuição de ramos mamários laterais originários do ramo cutâneo lateral das artérias intercostais posteriores, ramos diretos da parte torácica da aorta.

O aporte sanguíneo é controlado localmente, aumentando o número de arteríolas durante o desenvolvimento da mama, que direcionam o fluxo sanguíneo conforme demanda funcional local.

Drenagem venosa da mama

As veias que drenam a mama podem ser divididas em superficiais e profundas. As veias superficiais iniciam-se no plexo venoso areolar, presente no complexo areolomamilar, na região central da mama, que se constitui em uma rede anastomótica venosa subcutânea. Sua drenagem ocorre para tributárias da veia axilar, como a veia cefálica, e para v. torácica interna tributária da v. braquiocefálica, mas também para veia jugular externa.

As veias profundas, que se comunicam com as superficiais, acompanham as artérias de mesma nomenclatura, drenando para tributárias das veias torácicas internas, torácicas laterais, axilares, intercostais anteriores e posteriores, braquiocefálicas e sistema ázigo, via veias intercostais posteriores, as quais drenam para veia cava superior.

As veias aumentam em número e diâmetro durante a gravidez e na lactação, e as veias superficiais são observáveis por transparência (rede venosa de Haller).[d] A ampla rede anastomótica venosa do tórax é de grande significado quando se consideram diferentes possíveis vias de disseminação hemática de metástases.

Drenagem linfática da mama

A drenagem linfática da mama, amplamente interligada, é realizada principalmente para linfonodos paramamários e da região axilar, bem como para os torácicos internos, peitorais e abdominais, e para a mama contralateral.

São diversos plexos linfáticos, intercomunicantes, que drenam a linfa da mama. De modo geral, a linfa segue de superficial para profundamente, devido à presença de válvulas nos vasos linfáticos; contudo, muitos vasos linfáticos são avalvulares, facilmente permitindo a alteração de direção do fluxo da linfa. A drenagem linfática da mama inicia-se em plexos linfáticos do complexo areolomamilar e do entorno do tecido glandular e segue para vasos e troncos que drenam para os linfonodos citados.

Os linfonodos axilares são denominados por sua relação com o músculo peitoral menor: linfonodos apicais são superiores ao músculo, linfonodos subescapulares são posteriores e linfonodos peitorais são anteriores. A linfa dos quadrantes laterais adjacentes segue para esses grupos. Também pode ocorrer drenagem por vasos linfáticos que acompanham as artérias intercostais posteriores para linfonodos intercostais. A linfa de quadrantes mediais pode seguir para linfonodos paraesternais e para mama contralateral, além de drenar para linfonodos abdominais e até inguinais, via rotas epigástricas.

Em última análise, a maior parte da linfa da mama direita drena para o ducto linfático direito, e a do lado esquerdo, para o ducto torácico, os quais desembocam nas veias subclávias correspondentes, próximo à formação da veia braquiocefálica, drenando a linfa para o sangue venoso. É possível, também, a comunicação dos plexos linfáticos diretamente com veias adjacentes da mama.

Essa ampla comunicação venosa e linfática é de particular importância clínica em razão de seu papel na metástase de carcinoma mamário. A maior parte dos carcinomas de mama ocorre no quadrante lateral superior. Essa área é drenada para linfonodos axilares, os quais podem facilmente ser removidos cirurgicamente. Contudo, na obstrução dessa via, podem ocorrer metástases torácicas e abdominais de difícil tratamento.

Inervação da mama

Como anexos da pele, as mamas recebem o mesmo tipo de inervação de outras áreas cutâneas. Elas são inervadas por fibras sensitivas somáticas e fibras autônomas simpáticas, provenientes, principalmente, dos ramos cutâneos anteriores e laterais, do quarto ao sexto nervos intercostais. Os ramos cutâneos anteriores e laterais dos nervos intercostais perfuram a fáscia peitoral (sobre o músculo peitoral maior) para alcançar a tela subcutânea e a pele adjacente da mama. Os nervos intercostais são ramos anteriores dos nervos espinais torácicos, que se encontram no sulco da costela, inferiormente aos vasos intercostais posteriores. Do segundo ao sexto, próximo ao ângulo da costela, emitem o ramo cutâneo peitoral lateral, o qual fornece os ramos mamários laterais. Anteriormente, os nervos intercostais perfuram a musculatura, dirigindo-se superficialmente, para formarem o ramo cutâneo anterior do tórax, o qual emite os ramos mamários mediais.

A papila mamária é inervada pelo ramo anterior do quarto nervo intercostal que forma um plexo nervoso ao seu redor, o qual está conectado a receptores do tipo terminação nervosa livre e encapsulados, responsáveis pela detecção de estímulos dolorosos e táteis, respectivamente.

Os quadrantes superiores da mama também recebem inervação sensitiva dos nervos supraclaviculares, que se originam de um tronco comum a partir do terceiro e quarto nervos cervicais, pertencentes ao plexo cervical.

A inervação autônoma simpática da mama é destinada à vasoconstrição, que controla o fluxo sanguíneo, e não está diretamente relacionada com a fisiologia da lactação, mas com uma resposta ao estímulo do sistema nervoso simpático como um todo. Os neurônios pós-ganglionares simpáticos, presentes nos gânglios autônomos do tronco simpático, por meio de ramos comunicantes cinzentos, chegam aos nervos intercostais e, por seus ramos, aos músculos lisos das artérias da mama. A inervação simpática também é destinada às fibras musculares lisas presentes na papila mamária, cuja ativação a enrijece, facilitando sua apreensão pelo bebê.

A glândula mamária não recebe inervação secretomotora. Assim, a secreção do leite e sua ejeção não requerem conexões nervosas eferentes (eferente é uma estrutura corporal que conduz material ou informação para longe do órgão de origem) para a glândula mamária.

Estrutura interna da mama

A parte interna das mamas é parcialmente dividida em lobos da glândula mamária, que se sobrepõem e que têm tamanhos variados, cujas divisões menores e parcialmente isoladas são denominadas "lóbulos da glândula mamária". O tecido fibroso relativamente frouxo interlobar estende-se da fáscia profunda à pele, formando um retináculo. Essa parte fibrosa do estroma fibroadiposo é mais expressiva na parte superior e, além de dar suporte aos tecidos glandular e adiposo, participa da sustentação da forma e posição da mama, sendo, por isso, denominada *ligamentos suspensores da mama*.[e] O revestimento fibroso dos lobos é uma barreira contra a infecção por bactérias patogênicas, que podem alcançar o tecido mamário por meio da abertura de um ducto lactífero durante a lactação. Contudo, os lobos não estão completamente isolados, sendo inviável sua remoção cirúrgica. Há descrições de anastomoses entre os sistemas ductais glandulares de diferentes lobos.

O tecido adiposo da mama está localizado adjacente à pele (tecido adiposo subcutâneo), circunjacente ao epitélio glandular (tecido adiposo intraglandular) e posterior à glândula mamária e anterior ao músculo peitoral maior (tecido adiposo retromamário). Na região da aréola da mama, a camada de tecido adiposo é fina, fazendo com que a glândula mamária tenha localização próxima à superfície (ver Figura 1.1).

Biologia tecidual da glândula mamária

A mama consiste em um conjunto de glândulas exócrinas tubuloalveolares compostas. Cada glândula é formada por uma parte secretora e por seu ducto excretor, formando um lobo.

As ramificações secundárias formam lóbulos. A parte secretora é constituída de túbulos, a partir dos quais se desenvolve grande número de alvéolos secretores durante a gravidez e a lactação.

O epitélio glandular mamário é composto por dois tipos principais de células: basal e luminal. O epitélio basal consiste em células mioepiteliais, que formam a camada externa da glândula, e em uma pequena população de células-tronco, que suprem os diferentes tipos de células. O epitélio luminal forma ductos e alvéolos secretores e contém populações de células definidas pela quantidade de receptores hormonais. Juntamente com o mioepitélio, o epitélio luminal gera uma estrutura tubular de duas camadas que permite que a forma encontre a função durante a lactação, quando as células mioepiteliais externas se contraem para ejetar o leite das células luminais alveolares internas. Os ductos excretores são denominados *ductos lactíferos* e se abrem independentemente ou não na papila mamária (ver Figura 1.1), ramificando-se profundamente a partir de sua abertura na papila mamária. Os ductos dos lóbulos drenam para ductos maiores até sua abertura; portanto, o número de aberturas permeáveis na papila mamária (4 a 18 poros) é menor que o de lobos da glândula mamária (descritos até 22 por mama).

Classicamente, descreve-se uma pequena dilatação do ducto lactífero próximo à papila mamária, denominada *seio lactífero*. Estudos utilizando ultrassonografia durante o período de amamentação demonstram que essas áreas não são tão amplas como inicialmente descritas.[1,2] Interessante é analisar diretamente as ricas figuras dos trabalhos de Cooper (1840)[3] e verificar que há equívocos nas descrições tradicionais da glândula mamária. Contudo, o autor já falava sobre dados interessantes da assimetria dos lobos e sobre quão variado é o sistema ductal. Na comparação dos trabalhos de Cooper com as imagens produzidas por ultrassonografia, pode-se observar que a luz dos ductos lactíferos está aumentada nas dissecções anatômicas, já que se encontra totalmente preenchida por cera (utilizada como método anatômico para dissecção). Nas dissecções, os ductos foram preenchidos artificialmente e sob pressão, demonstrando o potencial elástico e volumétrico da luz ductal. Já durante imagens de ultrassonografia, pode-se mensurar a luz do ducto em seu estado fisiológico, com ou sem leite, evidenciando que seu diâmetro é menor do que primeiramente observado em dissecções. Para uma revisão sobre a anatomia da glândula mamária, é sugerido o artigo de Hassiotou e Geddes de 2013.[4]

Embora o sistema de ductos cresça em comprimento e ramificações durante o período gestacional e lactacional, pouca diferença em seu diâmetro pode ser observada. As alterações desse tipo são causadas pela presença ou não do leite, bem como entre os entroncamentos das ramificações secundárias. A parte distal do ducto lactífero, antes da passagem através da papila mamária, tem diâmetro ligeiramente maior em alguns lobos, que logo é diminuído devido aos músculos lisos circulares da papila mamária, os quais, próximo à abertura do ducto, atuam como esfíncteres. Essa parte do ducto equivale ao seio lactífero das dissecções anatômicas (ver Figura 1.1).

O importante sobre os diâmetros e tamanhos dos ductos da glândula mamária humana é que a capacidade volumétrica do sistema ductal não permite que sejam armazenadas grandes quantidades de leite. Gooding et al.,[5] por meio de estudo

---

[e] Também conhecidos pelo epônimo "ligamentos de Cooper" (ver nota de rodapé anterior).

ultrassonográfico, demonstraram que entre as mamadas há pouco leite na luz dos ductos, e que nem todos os lobos apresentam a mesma contribuição na produção do leite.

As glândulas mamárias estão mergulhadas no tecido adiposo e são parcialmente separadas por septos colágenos. Estão localizadas profundamente à papila mamária, em diferentes níveis devido ao crescimento arbóreo dos ductos lactíferos durante o desenvolvimento, porém mais concentradas a uma distância relativamente curta do complexo areolomamilar, sendo mais superficiais nessa região.

Os lobos da glândula mamária são subdivididos em lóbulos de tecido glandular revestidos por tecido conjuntivo interlobular fibroso relativamente denso, que contém depósitos de adipócitos (Figura 1.2). Em torno dos ductos há um tecido conjuntivo de sustentação, relativamente celular, denominado "tecido conjuntivo intralobular" (ver Figura 1.2 B). A separação entre o tecido glandular e o adiposo é uma tarefa árdua para o cirurgião da mama, fato que leva a lesões do tecido glandular durante a remoção da gordura da mama.

A glândula mamária tem grande plasticidade estrutural. Ao longo da vida, passa por várias fases de desenvolvimento (embrionário, no nascimento, pré-puberal, puberal, gestacional, lactacional, pós-lactacional e pós-menopausa) e por ciclos menstruais e de gravidez-lactação (quando a mulher é multípara), o que resulta em evolução e remodelação da forma do seu sistema de ductos e da maturidade de suas células. Nas fases de maior desenvolvimento (gestacional e lactacional), a glândula mamária é formada por um sistema de ductos ramificados de maneira variada e com desenvolvimento alométrico. Embora seja possível reconhecer o desenvolvimento da glândula mamária como um todo, os lobos e lóbulos apresentam variações no grau de desenvolvimento natural, apresentando combinações de ductos pouco ramificados com outros mais ramificados com alvéolos na extremidade, células-tronco indiferenciadas, células em diferenciação e células diferenciadas em células produtoras de leite e células mioepiteliais, resultando em assimetria estrutural e funcional dos lóbulos.

A estrutura histológica das glândulas mamárias, no sexo feminino, varia de acordo com a idade e as condições fisiológicas do organismo. A seguir, será apresentado um resumo das principais características em cada fase da vida da mulher.

Na vida intrauterina

O desenvolvimento glandular é semelhante em embriões masculinos e femininos. Durante o primeiro trimestre, em torno da 4ª semana gestacional, a primeira evidência do desenvolvimento das mamas se dá pela formação das linhas mamárias, também denominadas "cristas mamárias". Essas estruturas aparecem

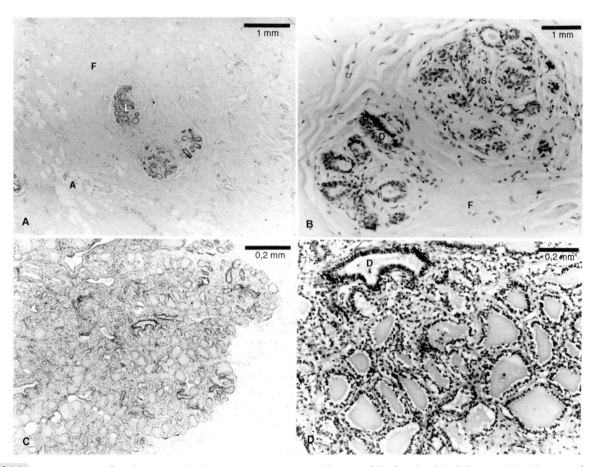

FIGURA 1.2 Fotomicrografias da mama. **A** e **B.** Mama em repouso. Observar lóbulos da glândula mamária (*L*) circundados por tecido interlobular fibroso relativamente denso (*F*) e por tecido adiposo (*A*). Em maior aumento (**B**), é possível visualizar o tecido de sustentação intralobular frouxo (*S*) e ductos (*D*). **C** e **D.** Lóbulo da glândula mamária em lactação. Observar a presença de grande quantidade de alvéolos (*) e ductos (*D*) com secreção.

como faixas bilaterais de epiderme espessada e darão origem a um único par de placódios (ver detalhamento na seção "Embriogênese da mama").

Em um embrião de 7 semanas gestacionais, essas linhas se estendem ao lado do corpo da base dos membros superiores na direção dos membros inferiores, estendendo-se então da região axilar até a região inguinal. Embora grande parte da linha mamária desapareça pouco depois de sua formação, uma pequena parte na região torácica permanece e penetra o mesênquima subjacente (Figura 1.3). Após esse processo, o aglomerado de células epiteliais resultante forma entre 16 e 24 ramificações, que, por sua vez, darão origem a brotos menores e sólidos. O tecido conjuntivo fibroso e o tecido adiposo que compõem as mamas se desenvolvem a partir do mesênquima circundante a esses brotos.

No fim da vida pré-natal, por influência dos hormônios sexuais placentários, os brotamentos epiteliais são canalizados e formam os ductos lactíferos, os quais, inicialmente, se abrem em uma pequena fossa, a fosseta mamária, a qual dará origem às papilas mamárias.

No nascimento

Nos neonatos, as papilas mamárias ainda se apresentam como uma depressão na região das fossetas mamárias; porém, após o nascimento, ocorre a proliferação do tecido conjuntivo circundante da aréola da mama, promovendo a elevação dessa região, formando, então, a papila mamária.

Em relação aos componentes glandulares secretórios, ao nascimento, os ductos lactíferos não apresentam alvéolos. Somente na puberdade, quando as concentrações de estrogênio e progesterona aumentam, ocorre o estímulo para o brotamento dos ductos, formando os alvéolos e as células secretórias. No entanto, dentro de uma normalidade clínica, em cerca de 5% dos recém-nascidos (RNs) as glândulas mamárias rudimentares estão geralmente aumentadas, produzindo secreção conhecida como "galactorreia neonatal" ou "leite de bruxa". Essas alterações temporárias, que podem ocorrer em ambos os gêneros, são causadas pelo aumento dos hormônios maternos que perpassam a placenta durante a gravidez, principalmente nas últimas semanas gestacionais, devido ao aumento, sobretudo, de estradiol e de prolactina.

Na infância

Em ambos os sexos, após o nascimento e no decorrer da infância, somente os ductos principais estão formados. No sexo feminino, quando a idade pré-puberal é alcançada, por volta dos 10 a 14 anos, os ductos principais voltam a se desenvolver, retomando seus alongamentos.

No sexo masculino, as glândulas mamárias permanecem rudimentares e, normalmente, não há desenvolvimento pós-natal; no entanto, cerca de dois terços dos meninos desenvolvem, durante a puberdade, pequenos nódulos de tecido mamário (hiperplasia das mamas), que persistem por alguns meses até 2 anos.

Na puberdade

O aumento das mamas e as alterações de seu formato devem-se, quase totalmente, ao acúmulo de tecido adiposo. A elevação dos níveis séricos de estrogênios e de progesterona nessa fase induz o aumento do número de ductos lactíferos por proliferação celular. Devido ao epitélio constituinte dos ductos das glândulas mamárias ter receptores específicos para esses hormônios, as células epiteliais dos ductos lactíferos (primários) se proliferam e dão origem a novos ramos, formando os ductos secundários, que são menores e mais ramificados. Além da proliferação dos ductos, ocorre também a dos adipócitos adjacentes a esses ductos. Portanto, na fase puberal, a mama passa por três principais modificações: alta ramificação dos ductos, proliferação dos adipócitos e acúmulo de gordura nessa região. Essas alterações maturacionais também estão associadas às concentrações plasmáticas de prolactina, hormônio foliculoestimulante (FSH), hormônio luteinizante (LH) e hormônio do crescimento.

Ao fim da puberdade, as papilas mamárias tornam-se mais proeminentes, e um sistema simples de ductos primários e secundários está formado. Nas extremidades desses ductos ocorre o desenvolvimento de pequenas estruturas tubuloalveolares, e os componentes glandulares, as células precursoras das células epiteliais luminais secretoras e das células mioepiteliais, são esparsos. Nesse momento, os ductos são compostos por uma camada de células epiteliais circunscrita por outra camada única e descontínua de células mioepiteliais, as quais serão responsáveis pela extrusão do leite secretado durante a lactação (Figura 1.4).

Na mulher adulta: mama em repouso

As glândulas mamárias estão imersas no tecido adiposo da mama e são constituídas basicamente por ductos lactíferos, sendo sua parte secretora formada por túbulos de epitélio cúbico simples que terminam em partes dilatadas denominadas "alvéolos". Esses túbulos e alvéolos têm luz muito pequena, e alguns são compactos (ver Figura 1.3). Evidências da experimentação animal apontam para um complexo mecanismo de interação estroma-epitélio na inibição do crescimento glandular na mama em repouso.

Durante o ciclo sexual mensal feminino

Ao longo do ciclo sexual mensal feminino, os ductos retomam o crescimento e ocorre a proliferação das partes secretoras. É possível observar ligeiras alterações cíclicas na estrutura histológica das glândulas mamárias. No início do ciclo, os ductos lactíferos aparecem como cordões, com pouca ou nenhuma luz. Nos dias que permeiam a ovulação, que coincide com o aumento do estrogênio circulante, há proliferação das partes secretoras e dos ductos lactíferos. As células secretoras aparecem mais altas e há luz nos ductos, com pequeno acúmulo de secreção em seu interior. Na fase pré-menstrual, ocorre a proliferação dos adipócitos, provocando maior acúmulo de tecido adiposo e a hidratação do tecido conjuntivo, resultando em aumento do volume das mamas. Do 27º dia até a menstruação, as alterações proliferativas regridem, mas não retornam completamente ao estado inicial. Com o passar da idade, a atividade proliferativa da mama diminui até atingir seu platô, aproximadamente aos 35 anos.

Na gravidez

Durante a gravidez, a mama completa seu desenvolvimento devido às grandes quantidades de estrogênios e progesterona

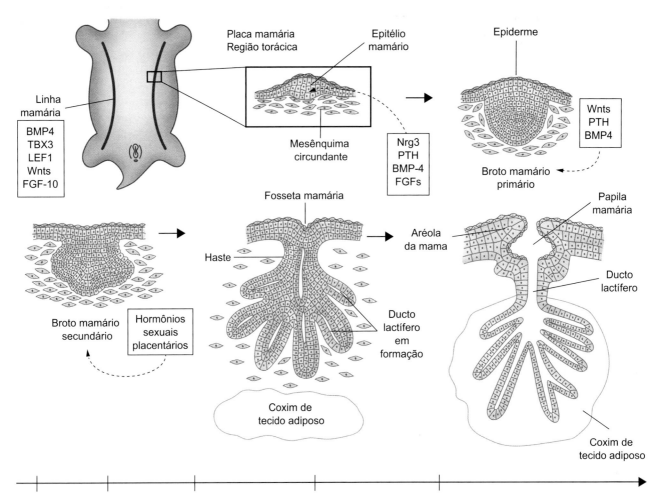

FIGURA 1.3 Desenvolvimento das glândulas mamárias nos períodos embrionário e fetal e ao nascimento. Acompanhar descrição da linha do tempo.

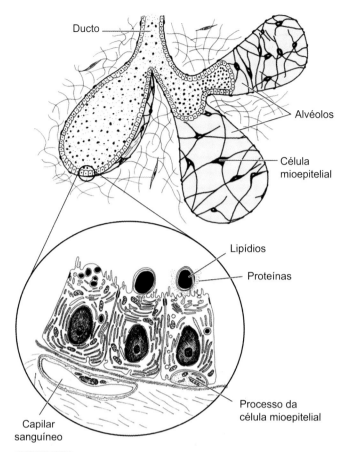

FIGURA 1.4 Representação esquemática de alvéolos e de células secretoras (em detalhe) da glândula mamária. Observar células mioepiteliais envolvendo a glândula tubuloalveolar.

que são secretadas pela placenta. Os estrogênios são responsáveis pelo desenvolvimento dos sistemas de ductos lactíferos, bem como pelo aumento da quantidade de estroma e pela deposição de gordura nas mamas (ver Figura 1.1). O desenvolvimento dos alvéolos e a diferenciação da célula secretora são funções da progesterona. Há aumento na proporção de tecido glandular em relação ao tecido adiposo por meio de grande neoformação dos elementos secretores (túbulos e alvéolos) e proliferação dos ductos lactíferos. A concentração de tecido glandular é maior próximo ao complexo areolomamilar do que distalmente. Embora preparem a estrutura da mama para a lactação, os hormônios placentários também têm efeito inibidor na secreção de leite durante a gestação. O tecido conjuntivo ao redor das unidades secretoras é invadido por plasmócitos, linfócitos e eosinófilos.

Na lactação

Na estrutura da mama em lactação, há assimetria funcional dos lóbulos, dos lobos e das mamas contralaterais, fazendo com que a classificação das fases de lactação I e II seja referente à condição estrutural da maioria dos alvéolos naquele momento. É semelhante ao que se observa em uma árvore que floresce na primavera: há flores por toda a copa; porém, se observado bem de perto, serão encontrados galhos floridos e outros em desenvolvimento, apenas com brotos. Um pouco mais adiante no tempo, haverá frutos, flores e ainda brotos para novas flores.

A seguir, são apresentadas as principais características estruturais da mama em lactação:

- Lactogênese I: inicia-se aproximadamente na metade do período de gravidez, quando a prolactina produzida pela adeno-hipófise estimula o crescimento do epitélio secretor e a consequente produção do colostro. O epitélio secretor, durante sua proliferação, apresenta relativa fragilidade das junções de oclusão, sendo permeável a proteínas imunoprotetoras maternas que passam para o colostro. Essa permeabilidade do epitélio secretor também é a causa da presença de lactose no sangue e na urina da mãe. A produção plena de leite é inibida nessa fase pelos altos níveis de progesterona circulantes durante a gravidez
- Lactogênese II: após o nascimento e sem a placenta, os níveis de progesterona diminuem, liberando a produção copiosa de leite em até 4 dias após o parto. O epitélio secretor encontra-se plenamente formado e unido por junções de oclusão, o que torna seu interstício praticamente impermeável. A secreção do leite pelo epitélio ocorre devido à ação dos níveis plasmáticos de prolactina e pelos mecanismos de controle local.

Com o cessar da lactação, o epitélio glandular da mama sofre involução, levando de 12 a 18 meses para voltar ao seu fenótipo anterior à gestação.

Na senilidade

A menopausa tem início somente após 1 ano do último fluxo menstrual. O tempo de transição que antecede a menopausa é chamado "climatério", em que o organismo deixa de produzir, de maneira lenta e gradativa, os hormônios estrogênio e progesterona. Após a menopausa, quando cessa a produção hormonal pelos ovários, ocorre a redução do tamanho da mama devido à atrofia dos ductos, das partes secretoras e do tecido conjuntivo, principalmente adiposo.

Estrutura celular da mama

O epitélio secretor da glândula mamária é composto por células-tronco, células imaturas (com sua diferenciação já iniciada) e células maduras: secretoras e mioepiteliais.

Célula secretora do leite

Um único tipo de célula alveolar é capaz de secretar lipídios, proteínas e carboidratos presentes no leite. O tipo de secreção da célula secretora do leite é **apócrino**, já que, com os produtos de secreção, há desprendimento de partes pequenas do citoplasma apical. Essa célula, de polaridade evidente, apresenta retículo endoplasmático liso muito aumentado, abundante retículo endoplasmático rugoso na parte basal, número moderado de grandes mitocôndrias, aparelho de Golgi supranuclear extenso, grandes gotículas lipídicas e grânulos de secreção no citoplasma apical (ver Figura 1.2).

O leite é constituído principalmente de água, carboidratos, lipídios, proteínas, íons, vitaminas, proteínas de controle autócrino da secreção do leite e, em especial, anticorpos. Os lipídios (principalmente triglicerídios) constituem cerca de 3 a 4% da composição do leite humano. Eles são produzidos no retículo endoplasmático liso a partir de ácido graxo e glicerol, e são liberados para a luz alveolar em vacúolos esféricos de tamanhos variados, envoltos por membrana plasmática. O leite humano é composto de aproximadamente 1,5% de proteínas (principalmente caseína, lactalbumina e imunoglobulina A [IgA]). Estas, após serem sintetizadas, são acondicionadas no aparelho de Golgi e eliminadas por exocitose; nesse processo, os grânulos de secreção, envolvidos por membrana, dirigem-se à periferia apical da célula, fundindo-se com a membrana plasmática, a qual se rompe, liberando a secreção. Os carboidratos, principalmente a lactose, constituem cerca de 7% do leite humano e encontram-se dentro de vacúolos, junto a proteínas. A água (88% da composição do leite) e os íons (sódio, potássio, cloro, cálcio e fosfato) difundem-se livremente pela membrana da célula ou entre as células secretoras. As vitaminas e os anticorpos (imunoglobulinas) são transportados através da célula em pequenas vesículas da membrana, provavelmente a partir da corrente sanguínea por transcitose. Na fase 1 da lactação, por meio de mecanismo paracelular, alcançam a luz alveolar, já que as junções de oclusão do epitélio secretor não estão completamente formadas.

Durante a lactação, há um aumento acentuado do número de plasmócitos e linfócitos no tecido conjuntivo em torno das unidades secretoras. Essas células sintetizam IgA, que desempenha papel importante na defesa imunitária do recém-nascido.

Proliferação e morte da célula secretora

A glândula mamária apresenta um padrão distinto de renovação celular, no qual os processos de divisão e diferenciação são ativados essencialmente durante a gestação e a lactação, mediante hormônios específicos e fatores locais. A glândula mamária em repouso consiste em sistemas de ductos revestidos, nas suas partes secretoras, por uma camada de células epiteliais que servem como células-tronco. Durante a gravidez, os hormônios circulantes fazem com que essas células proliferem, formando alvéolos que entram em atividade sintética abundante após o parto.

Ao fim do processo de amamentação, com a interrupção do estímulo de sucção e devido à ausência de esvaziamento da mama, as células secretoras destroem os grânulos de secreção remanescentes por autofagia[f] e inicia-se a involução das glândulas mamárias para que retornem ao estado de repouso. As células alveolares secretoras são removidas por meio do processo de apoptose,[g] sendo rapidamente fagocitadas por macrófagos sem que haja resposta inflamatória.

Mecanismos de controle local estão relacionados com a involução da glândula mamária após a lactação. Proteínas inibidoras da síntese proteica estão presentes no leite, que, quando em estase, inibe a formação dos próprios componentes estruturais da célula secretora. Fatores de regulação local para inibição do crescimento do tecido glandular também estão presentes no estroma adiposo mamário.

---

[f] Nesse processo, observa-se a degradação de partes do citoplasma pela atividade enzimática dos lisossomos, formando vesículas a partir da membrana do retículo endoplasmático rugoso. Tais vesículas são denominadas "vacúolos autofágicos" ou "autofagossomos".

[g] A morte de células epiteliais mamárias por apoptose também ocorre na mama em repouso a cada ciclo menstrual, equilibrando a proliferação delas.

Célula mioepitelial

Os alvéolos e ductos secretores são envolvidos por células mioepiteliais, excitáveis a estímulo hormonal. Elas têm forma estrelada devido a prolongamentos citoplasmáticos longos e divergentes, os quais se encontram aderidos às paredes das células secretoras por estruturas juncionais do tipo desmossomos. O citoplasma dos prolongamentos tem numerosos filamentos de actina e miosina em disposição paralela e longitudinal, o que possibilita sua atividade contrátil (ver Figura 1.2).

Embriogênese da mama: vias de sinalização

As glândulas mamárias e os folículos pilosos são as estruturas que diferenciam os mamíferos das demais classes de animais vertebrados. O desenvolvimento das mamas forneceu uma vantagem evolutiva significativa ao permitir que a mãe pudesse estar em movimento enquanto providenciava nutrição para seus filhos.

A maior parte do conhecimento sobre a fase embrionária do desenvolvimento da mama vem de estudos em ratos e coelhos. No entanto, sabe-se que os genes associados ao desenvolvimento mamário são altamente conservados. Assim, embora o conhecimento sobre a formação embrionária mamária humana seja limitado, uma gama de genes responsáveis por síndromes, durante o desenvolvimento humano, foi identificada e estudada por meio da geração de camundongos geneticamente modificados, com genes de fenótipos semelhantes, permitindo uma análise comparativa.

O desenvolvimento glandular é semelhante em embriões masculino e feminino. Na 4ª semana de gestação, no embrião humano, o epitélio ectodermal tegumentar interage com as células mesenquimais ao redor. Como resultado, origina-se a epiderme e ocorre a ativação da diferenciação das glândulas da pele, incluindo a mamária.

Até a 6ª semana de gestação, estruturas chamadas "cristas mamárias" ou "linhas mamárias" se desenvolvem em espessamentos bilaterais ventrais, percorrendo a região axilar até a região inguinal do embrião (ver Figura 1.3). Para que haja o correto desenvolvimento dessas linhas, moléculas sinalizadoras são expressas e agem de forma antagônica entre a expressão ventral da proteína morfogenética óssea-4 (sBMP4) e a expressão dorsal dos fatores de transcrição Tbx3 e LEF1.

Outras moléculas de sinalização embrionária também modulam esse processo. Essas proteínas são sintetizadas pelas células do ectoderma (por exemplo, as Wnts 10, 6 e 3) e pelas células do mesênquima da derme (por exemplo, as Wnts 11 e 5) e são fatores-chave para a especificidade das células que constituirão as linhas mamárias. É importante ressaltar que diversos estudos mostraram que a via de sinalização Wnt é essencial não apenas no estágio inicial da morfogênese mamária, mas também em todos os estágios subsequentes da formação da glândula mamária.

Além disso, os somitos localizados na região dorsal do embrião emitem sinais que indicam a posição ventral e dorsal do embrião, para que ocorra também a correta localização das cristas mamárias; ademais o posicionamento ideal das linhas mamárias é modulado, principalmente, pela sinalização do fator de crescimento de fibroblasto 10 (FGF-10), sintetizado pelas células constituintes das linhas.

Após estabilização e correto posicionamento, as linhas mamárias sofrem quase total regressão, permanecendo somente duas pequenas regiões próximas à região axilar do embrião, que formam as placas mamárias (ou placódios). Essas placas expandem-se, por meio da proliferação celular das células epiteliais, ao redor do mesênquima da derme, constituindo-se nos primórdios das glândulas mamárias. A formação dessas placas é modulada por fatores de crescimento, como FGF-2 e FGF-10, que estimulam a proliferação celular local, bem como pela sinalização da via Wnt, fazendo com que ocorra a morte celular programada das células constituintes da área e, consequentemente, a involução das demais regiões das linhas mamárias.

O hormônio da paratireoide (PTH) e seu receptor (rPTH) também atuam localmente no epitélio mamário, e seu complexo é um importante indutor epitelial que modula a diferenciação das células mesenquimais. A expressão do rPTH encontrada na linha mamária sugere que o PTH influencia a formação das placas, bem como modula a diferenciação das células mesenquimais adjacentes. Outro exemplo de fator de crescimento necessário para o desenvolvimento das placas mamárias é a neuregulina-3 (Nrg3). A Nrg3 é um ligante do receptor tirosina-proteinoquinase e é um fator importante para a quimioatração, migração celular dirigida, adesão, proliferação e estratificação celular. Cabe ressaltar que, embora a Nrg3 apareça no mesênquima dérmico em algumas regiões da linha mamária, foi observada a expressão do seu receptor nas células epiteliais, sugerindo que esse fator pode operar também de maneira autócrina.

Após a formação das placas mamárias, algumas células epiteliais presentes proliferam e acumulam-se na superfície; assim, as células mesenquimais adjacentes secretam matriz extracelular em orientação concêntrica, de maneira a se formarem brotos epiteliais (ver Figura 1.3). Estes são orientados e impulsionados pelas células mesenquimais circundantes, que estão em alongamento, e emergem acima do plano da epiderme circundante. Ao término do processo de formação do broto epitelial, o broto mamário primário consiste em uma esfera de células epiteliais concentricamente dispostas, que permanece ligada à superfície da pele (ectoderme) por uma haste de células epiteliais também circundadas por um mesênquima condensado, o mesênquima primário da mama. Nos embriões masculinos, os andrógenos causam o aumento do mesênquima, constringindo o pedúnculo e levando ao rompimento e à apoptose na haste. Nos embriões femininos, os brotos começam a proliferar e sofrem invaginação em direção ao coxim de gordura, formando um broto em forma de frasco, o broto mamário secundário.

Um fator importante que regula a morfogênese do brotamento mamário é a BMP4, proteína expressa também nos dois tipos celulares (epiteliais do broto e mesenquimais adjacentes), que age modulando o brotamento e a ramificação de modo espacial e temporal. Ademais, sua expressão tanto modula quanto é modulada pelo PTH; portanto, há relação direta entre o PTH e a BMP4.

Entre as semanas gestacionais 10 a 20, os brotos epiteliais secundários iniciam o processo de brotamento (proliferação celular), formando de 12 a 20 cordões epiteliais sólidos, que são esboços dos futuros ductos lactíferos. A partir de então, ocorre o processo de alongamento deles, que penetram na camada mesenquimal, alcançando um segundo compartimento estromal, a camada de gordura da mama, formada por um conjunto disperso de pré-adipócitos em desenvolvimento. Ao chegar a essa camada de gordura, os cordões epiteliais iniciam um processo de ramificação dicotômica, formando a árvore ductal primitiva (rudimentar) (ver Figura 1.3). Essa ramificação inicial já é constituída por um ducto principal, e todo esse processo independe da entrada de hormônios sistêmicos, como estrogênios e progesterona.

Concomitante à ramificação, outros dois processos morfológicos importantes ocorrem: os brotos iniciam o processo de canalização, induzido por hormônios sexuais placentários presentes na circulação fetal; e a pele que recobre o mesênquima primário da mama sofre remodelação. Desse modo, a área epitelial correspondente à futura papila mamária queratiniza-se e descama, formando uma fosseta mamária, onde desembocarão os ductos lactíferos. Além disso, as células mesenquimais que circundam a fosseta mamária e a aréola dão origem a fibras musculares lisas (ver Figura 1.3 E). Após o nascimento do bebê, em razão da proliferação de tecido conjuntivo, essa fosseta se eleva, formando a papila mamária (ver Figura 1.3 E e F).

Posteriormente à formação das árvores ductais primitivas, que ocorre até a 32ª semana de gestação, as células mesenquimais ao redor dos ramos iniciam processos de apoptose; assim, os pré-adipócitos proliferam, ocupando o local que anteriormente era formado por mesênquima, e começam a envolver totalmente os ramos dos ductos, que são chamados "ductos primários" ou "lactíferos".

Seguindo-se para as semanas 32 a 40, ocorre a proliferação nas células tubuloalveolares, que constituem uma monocamada de células epiteliais, circundadas por um mesênquima precursor da camada de adipócitos. Nessa fase, o mesênquima é condensado e composto por pré-adipócitos. As células epiteliais e mesenquimais adjacentes interagem (interação epitélio-mesênquima), e essa interação também é mediada por proteínas Wnts. Estas induzem a migração das células epiteliais em proliferação para a camada de gordura composta por adipócitos e infiltrada por células endoteliais vasculares, fibroblastos (tecido conjuntivo fibroso) e células do sistema imunológico.

Para aprofundamento dos estudos sobre os mecanismos moleculares atuantes na embriogênese da glândula mamária, sugere-se a leitura dos artigos de revisão de Cowin e Wysolmerski, de 2010,[6] Macias e Hinck, de 2012,[7] e Spina e Cowin, de 2021.[8]

ANOMALIAS CONGÊNITAS DA MAMA

Atelia: ausência uni ou bilateral de papilas mamárias

Amastia: ausência uni ou bilateral de mamas. São resultantes da falta de desenvolvimento ou do desaparecimento das cristas mamárias, ou ainda da falta de formação do broto mamário

Macromastia: superdesenvolvimento uni ou bilateral da mama

Ginecomastia: desenvolvimento excessivo das glândulas mamárias no sexo masculino (do grego: *gynaikós* = mulher; *mastós* = mama)

Mamilo invertido: as papilas mamárias (os mamilos) permanecem em sua posição neonatal, sem se elevar acima da superfície da pele. Essa anomalia pode dificultar a amamentação no início; porém, se houver a pega adequada (de toda a aréola da mama), é possível amamentar

Polimastia: mama supranumerária

Politelia: papila mamária supranumerária. Mama e papila mamária supranumerárias desenvolvem-se, em geral, em posição imediatamente inferior à mama normal. No entanto, podem aparecer nas regiões axilar e abdominal, ao longo da primitiva crista mamária

Biologia estrutural da mama em lactação

As mamas, que na puberdade têm o desenvolvimento e a expansão dos tecidos glandular e conjuntivo, continuam desenvolvendo-se para transformarem-se em órgãos produtores de leite durante a gravidez. Ao término do período gestacional, a glândula mamária está funcionalmente pronta para atender as demandas do recém-nascido. No entanto, ainda após o parto, a glândula mamária segue sua maturação estrutural por poucos dias pós-parto, até alcançar a capacidade de produção copiosa de leite, conforme a demanda do bebê.

No início da gravidez, o corpo lúteo produz maiores quantidades de estrogênios e progesterona, sob controle dos hormônios da hipófise anterior (FSH e LH), que são dependentes do hormônio hipotalâmico, o hormônio de liberação das gonadotropinas (GnRH). Logo após a formação e o crescimento da placenta, ocorre a produção dos hormônios coriônicos, como a gonadotropina coriônica humana, que aumenta a produção de estrogênios e progesterona pelo corpo lúteo. No entanto, é a secreção placentária de estrogênios e progesterona que faz com que as concentrações plasmáticas desses hormônios aumentem extrema e progressivamente até o parto (ver detalhamento no Capítulo 2, *Psicofisiologia da Lactação*).

Na mama, os estrogênios atuam principalmente na ramificação e no crescimento do sistema ductal, no aumento dos tecidos do estroma e na deposição de gordura. Já a progesterona, além de agir sinergicamente no crescimento do sistema ductal, atua principalmente na diferenciação das extremidades dos ductos em alvéolos, que são formações arredondadas com paredes formadas por células diferenciadas pré-secretoras e células mioepiteliais. Interessantemente, os estrogênios e a progesterona, que promovem a maturação estrutural da glândula mamária e da mama como um todo, inibem a diferenciação final das células secretoras de leite e sua consequente produção volumosa, por meio da inibição da formação de receptores de prolactina nas células secretoras dos alvéolos mamários.

Embora seja destacada a importância dos hormônios sexuais na formação da mama, há todo um conjunto de hormônios e fatores locais de interação estroma-epitélio que atuam sinergicamente, direta ou indiretamente. Nessa categoria, podem ser citados: o hormônio do crescimento; a prolactina; os hormônios da glândula suprarrenal, da tireoide e das paratireoides; a insulina e os hormônios coriônicos, como a somatomamotropina coriônica humana.

Por ocasião do parto e da expulsão da placenta, a fonte dos hormônios coriônicos cessa imediatamente, diminuindo de modo abrupto os níveis circulantes de estrogênios e progesterona. Com níveis baixos desses hormônios esteroides, a ação da prolactina é intensa, fazendo com que a glândula mamária conclua sua maturação e diferenciação final em um órgão produtor de leite. Esse fenômeno, porém, não é imediato e necessita de alguns dias para sua conclusão, sendo acelerado por diferentes estímulos característicos da interação entre mãe e bebê.

É importante ressaltar que, embora a mama necessite de poucos dias pós-parto para sua diferenciação estrutural final como produtora copiosa do leite, já por ocasião do parto ela se encontra em plenitude funcional, atendendo a toda a demanda do recém-nascido. Novamente, destaca-se o perfeito desenvolvimento coontogenético dos organismos da mãe e do bebê.

O colostro, produto da mama puerperal, é produzido pelo epitélio mamário não totalmente diferenciado. Neste há permeabilidade para o alvéolo de nutrientes do sangue, de importantes imunoglobulinas e interleucinas, bem como de células dos sistemas imunológico e hemocitopoético, que atuarão na proteção e no desenvolvimento dos sistemas digestório e imunológico do bebê.

Somente com a diminuição dos níveis de estrogênio e progesterona, resultante do secundamento, é que a mama iniciará a lactopoese. O fenômeno final pós-parto de transformação da mama em órgão produtor, com consequente ejeção copiosa de leite, denomina-se *apojadura*, que também é conhecido como a "descida do leite". Durante esse processo, ocorre a diferenciação final das células secretoras dos alvéolos das glândulas mamárias, promovida pela prolactina, como já mencionado. Nessa fase, a mama ganha volume na glândula mamária, em função da maior quantidade de alvéolos maduros (formado por células produtoras com conexões intercelulares firmes, que resultam no turgimento da glândula) e do maior aporte sanguíneo ao tecido adjacente, fundamental para o fornecimento de precursores nutricionais básicos do leite e da energia necessária para as reações anabólicas do metabolismo secretor.

Na fase da apojadura, além da diferenciação final da glândula mamária, ocorrem: alterações na interação estroma-epitélio, alocação de receptores de prolactina nas células secretoras, ampliação do leito capilar e hidratação dos tecidos da mama, e deposição de células do sistema imunológico no estroma, que antes passavam facilmente através do epitélio mamário na formação do colostro. Com esse ajuste final na estrutura da mama, a sensibilidade dos receptores cutâneos nervosos da região da papila mamária e da aréola da mama também aumenta, o que é importante para o reflexo neuroendócrino da ejeção do leite. Todo esse conjunto de fenômenos faz com que a mãe tenha a percepção de calor, turgidez e formigamento na mama.

Quanto à fase de produção do colostro, ela não representa uma espera de amadurecimento e produção. Ela é de essencial importância na interação dos organismos da mãe e do bebê e está em perfeita harmonia com as necessidades da criança em suas primeiras horas de vida. O tempo necessário para transformação do colostro em leite "maduro" atende também a uma necessidade fisiológica da criança. É importante lembrar que parte da glândula mamária madura (em lactopoese) conterá estruturas (alvéolos e lóbulos) em desenvolvimento, que garantirão a contínua passagem de elementos dos sistemas imunológico e hemocitopoético, bem como de células glandulares (desde células-tronco até células maduras).

Relação entre estrutura e função

A diversidade do arranjo ductal do epitélio glandular mamário está diretamente relacionada com a formulação dos seus produtos de secreção: o colostro e o leite maduro, que diferem em concentração dos elementos em correspondência com o desenvolvimento da glândula. Portanto, a variabilidade do desenvolvimento do sistema ductal e a consequente diferenciação e maturidade das células mamárias fazem com que sua secreção, o leite, contenha elementos da produção tanto do epitélio maduro quanto do não maduro. Assim, além de seus componentes nutricionais básicos (proteínas, carboidratos e lipídios), o leite contém, em grau variado, células-tronco e células diferenciadas, elementos filtrados do sangue e do tecido materno para a luz das glândulas.

O desenvolvimento da mama e de sua secreção segue paralelamente às necessidades de desenvolvimento do sistema digestório e do sistema imunológico do bebê, em perfeito ajuste e sincronia ontogenética.

O epitélio glandular da mama utiliza-se de secreção apócrina como principal mecanismo, ou seja, é liberada com partes apicais do citoplasma da célula secretora (ver Figura 1.2). No entanto, a glândula mamária também faz uso de todos os recursos secretórios dos epitélios glandulares, como transporte intracelular de íons (ativo e por difusão passiva); transporte intercelular de íons, moléculas e células (dos sistemas imunológico e hemocitopoético); pinocitose; exocitose; e mesmo a liberação dos seus diferentes tipos celulares (células-tronco, células imaturas e células já diferenciadas – produtoras do leite e mioepiteliais), garantindo a riqueza da composição do leite em cada fase. Na fase de lactogênese II, logo após o parto, e com produção do colostro, ainda não há completa aderência entre as células alveolares, pois seus complexos unitivos (zônulas de oclusão e de adesão), que circundam as laterais da região apical das células glandulares, deixam o espaço intercelular mais permeável, facilitando a via de secreção paracelular. Na fase de lactopoese, com a maturação de grande quantidade de alvéolos, ocorre a formação do complexo unitivo entre as células secretoras, favorecendo a via de secreção intracelular.

A complexidade estrutural da mama em todas as suas fases de desenvolvimento está intimamente relacionada com o organismo como um todo, ou melhor, à pessoa como um todo. Não se separam estrutura e função; isso é feito apenas para fins didáticos ou devido às especialidades, como realizamos neste capítulo. Nosso corpo não reconhece essa divisão, ele conhece apenas a integridade holística da plasticidade dos elementos e a complexidade das funções psíquicas e orgânicas. Desse modo é que a biologia estrutural da mama só poderá ser compreendida à luz do estudo da psicofisiologia da lactação, que será discutido no próximo capítulo.

Referências Bibliográficas

1. Ramsay DT, Kent JC, Hartmann RA, et al. Anatomy of the lactating human breast redefined with ultrasound imaging. J Anat. 2005;206:525-34.
2. Geddes DT. Inside the lactating breast: the latest anatomy research. J Midwifery Women's Health. 2007;52:556-63.
3. Cooper AP. Of the structure of the constituent parts of the breasts. On the anatomy of the breast; 1840. p. 7, 61. Disponível em: http://jdc.jefferson.edu/cooper/61. Acesso em: 26 abr. 2024.
4. Hassiotou F, Geddes D. Anatomy of the human mammary gland: current status of knowledge. Clinical Anatomy. 2013;26:29-48.
5. Gooding MJ, Finlay J, Shipley JA, et al. Three-dimensional ultrasound imaging of mammary ducts in lactating women. J Ultrasound Med. 2010;29:95-103.
6. Cowin P, Wysolmerski J. Molecular mechanisms guiding embryonic mammary gland development. Cold Spring Harb Perspect Biol. 2010;2:a003251.
7. Macias H, Hinck L. Mammary gland development. Wiley Interdisc Rev Dev Biol. 2012;1(4):533-57.
8. Spina E, Cowin P. Embryonic mammary gland development. Semin Cell Dev Biol. 2021;114:83-92.

Bibliografia

Alves E, Fielder A, Ghabriel N, et al. Early social environment affects the endogenous oxytocin system: a review and future directions. Frontiers in Endrocrinology. 2015;6(32):1-6.

Baumrucker CR, Bruckmaier RM. Colostrogenesis: IgG1 transcytosis mechanisms. J Mammary Gland Biol Neoplasia. 2014;19(1):103-17.

Chen F, Zhou L, Bai Y, et al. Hypothalamic-pituitary-adrenal axis hyperactivity accounts for anxiety- and depression-like behaviors in rats perinatally exposed to bisphenol A. J Biomed Res. 2015;29(3):250-8.

Cho KW, Kim JY, Song SJ, et al. Molecular interactions between Tbx3 and Bmp4 and a model for dorsoventral positioning of mammary gland development. Proc Natl Acad Sci USA. 2006;103(45):16788-93.

Gatzoullis MA. Parede torácica e mama. In: Standring S. Gray's anatomia: a base anatômica da prática clínica. 40. ed. Rio de Janeiro: Elsevier; 2010. p. 915-38.

Gugusheff JR, Ong ZY, Muhlhausler BS. The early origins of food preferences: targeting the critical windows of development. The Faseb J. 2015;29(2):365-73.

Hannan FM, Elajnaf T, Vandenberg LN, et al. Hormonal regulation of mammary gland development and lactation. Nat Rev Endocrinol. 2023;19(1):46-61.

Hiremath M, Wysolmerski J. "Parathyroid hormone-related protein specifies the mammary mesenchyme and regulates embryonic mammary development." J Mammary Gland Biol Neoplasia. 2013;18(2):171-7.

Huebner RJ, Ewald AJ. Cellular foundations of mammary tubulogenesis. Seminars in Cell & Developmental Biology. 2014;31:124-31.

Inman JL, Robertson C, Mott JD, et al. Mammary gland development: cell fate specification, stem cells and the microenvironment. Development. 2015;142:1028-42.

Jindal S, Gao D, Bell P, et al. Postpartum breast involution reveals regression of secretory lobules mediated by tissue-remodeling. Breast Cancer Research. 2014; 16:R31.

Kogata N, Oliemuller E, Wansbury O, Howard BA. Neuregulin-3 regulates epithelial progenitor cell positioning and specifies mammary phenotype. Stem Cells Dev. 2014;23(22):2758-70.

Koyama S, Wu H J, Easwaran T, Thopady S, Foley J. The nipple: a simple intersection of mammary gland and integument, but focal point of organ function. J Mammary Gland Biol Neoplasia. 2013;18(2):121-31.

Langley-Evans SC. Nutrition in early life and the programming of adult disease: a review. J Hum Nutr Diet. 2015; 28(Suppl 1):1-14.

Love SM, Barsky SH. Anatomy of the nipple and breast ducts revisited. American Cancer Society. 2004;101(9):1-11.

Mailleux AA, Spencer-Dene B, Dillon C, et al. Role of FGF10/FGFR2b signaling during mammary gland development in the mouse embryo. Development. 2002;129(1):53-60.

Musumeci G, Castrogiovanni P, Szychlinska MA, et al. Mammary gland: from embryogenesis to adult life. Acta Histochemica. 2015;117:379-85.

Need EF, Atashgaran V, Ingman WV, et al. Hormonal regulation of the immune microenvironment in the mammary gland. J Mammary Gland Biol Neoplasia. 2014;19:229-39.

Nickell WB, Skelton J. Breast fat and fallacies: more than 100 years of anatomical fantasy. J Hum Lact. 2005;21:126-30.

Oftedal OT, Dhouailly D. Evo-devo of the mammary gland. J Mammary Gland Biol Neoplasia. 2013;18:105-20.

Pai VP, Hernandez LL, Stull MA, et al. The type 7 serotonin receptor, 5-HT7, is essential in the mammary gland for regulation of mammary epithelial structure and function. Bio Med Research International. 2015;364-746.

Propper AY, Howard BA, Veltmaat JM. "Prenatal morphogenesis of mammary glands in mouse and rabbit." J Mammary Gland Biol Neoplasia. 2013;18(2):93-104.

Ramsay DT, Kent JC, Hartmann RA, et al. Anatomy of the lactating human breast redefined with ultrasound imaging. J Anat. 2005;206:525-34.

Shen H. The hard science of oxytocin. Nature. 2015;522:410-2.

Shore AN, Rosen JM. Regulation of mammary epithelial cell homeostasis by lncRNAs. Int J Bioch & Cell Biol. 2014;54:318-30.

Sociedade Brasileira de Anatomia. Comissão de Terminologia Anatômica; Comissão Federativa da Terminologia Anatômica. Terminologia anatômica: terminologia anatômica internacional. São Paulo: Manole; 2001.

Stelwagen K, Singh K. The role of tight junctions in mammary gland function. J Mammary Gland Biol Neoplasia. 2014;19:131-8.

Strucken EM, Laurenson YCSM, Brockmann GA. Go with the flow – biology and genetics of the lactation cycle. Frontiers in Endrocrinology. 2015;6(118):1-11.

Truchet S, Chat S, Ollivier-Bousquet M. Milk Secretion: the role of SNARE proteins. J Mammary Gland Biol Neoplasia. 2014;19:119-30.

Twigger AJ, Hepworth AR, Lai CT, et al. Gene expression in breastmilk cells is associated with maternal and infant characteristics. Scientific Reports. 2015;5:129-33.

Veltmaat JM, Van Veelen W, Thiery JP, Bellusci S. Identification of the mammary line in mouse by Wnt10b expression. Dev Dyn. 2004;229(2):349-56.

Wall EH, McFadden TB. A local affair: how the mammary gland adapts to changes in milking frequency. J Anim Sci. 2012;90(5):1695-707.

Weaver SR, Hernandez LL. Autocrine-paracrine regulation of the mammary gland. J Dairy Sci. 2016;99(1):842-53.

Widström AM, Wahlber GV, Matthiesen AS, et al. Short-term effects of early sucking and touch of the nipple on maternal behaviour. Early Hum Dev. 1990;21:153-63.

Wuidart A, Sifrim A, Fioramonti M, et al. Early lineage segregation of multipotent embryonic mammary gland progenitors. Nat Cell Biol. 2018;20(9):666-76.

Zhu W, Nelson CM. Adipose and mammary epithelial tissue engineering. Biomatter Special Focus Review. 2013;3:1-6.

CAPÍTULO 2

Psicofisiologia da Lactação

Flavia G. Schaidhauer • Marcus Renato de Carvalho

Introdução

A produção e secreção de leite é um processo psicossomático complexo resultante tanto do desenvolvimento prévio da glândula mamária quanto de regulações regidas por hormônios sistêmicos, fatores locais e estado psíquico materno. Todos esses aspectos acabam contribuindo para o funcionamento secretor coordenado das células epiteliais mamárias (CEM), a fim de fornecer leite de composição adequada e em quantidade suficiente ao lactente.[1]

O sistema mamário é diferente de outros sistemas. Desde o nascimento até a puberdade, a gravidez e a lactação, nenhum outro órgão apresenta mudanças tão dramáticas em tamanho, forma e função como a mama. A diferenciação secretora das CEM ou lactogênese inicia-se no início da gestação e se divide em duas fases sucessivas: iniciação ou **lactogênese I** e ativação ou **lactogênese II**. Esses estágios críticos dependem de variações da expressão gênica, propriedades estruturais e funcionais das células alveolares, todas reguladas hormonalmente.[2]

Durante a lactogênese I, as CEM diferenciam-se morfologicamente e tornam-se competentes para produzir e secretar alguns componentes, que denominamos **colostro**, devido tanto à ativação da expressão de alguns genes proteicos e de enzimas biossintéticas do leite quanto à produção de lactose e ao acúmulo de gotículas lipídicas. No entanto, a produção e a secreção de componentes do leite parecem estar restritas a um número limitado de CEM com mecanismos secretores incompletamente desenvolvidos.[3]

Como o colostro não é removido pela sucção durante a gestação, seus componentes são reabsorvidos no sangue por meio da via paracelular. No fim da gravidez, a secreção láctea é inibida por altas concentrações plasmáticas de progesterona e estrogênio até o parto.[4] Após o parto, a expulsão da placenta resulta em rápida queda dos níveis de progesterona, estrogênio e lactogênio placentário humano, durante os 4 a 6 dias após o nascimento, enquanto as concentrações de prolactina permanecem elevadas na presença de insulina e cortisol, desencadeando a lactogênese II.[5]

O colostro é mais evidente nos primeiros 4 a 5 dias pós-parto, seguidos por um período de 10 a 15 dias de secreção láctea de transição, antes da produção abundante do leite maduro (após 15 dias). A composição do leite é drasticamente alterada: as concentrações de sódio e cloreto caem, enquanto as de lactose, imunoglobulinas A (IgA), lactoferrina (LTF) e outros componentes do leite maduro aumentam.[6]

A apojadura (a primeira descida do leite) ocorre em até 72 horas pós-parto e precede o aumento do volume de leite em 24 horas, de acordo com a diferenciação terminal das CEM em lactócitos. Essas alterações resultam de variações substanciais da expressão de genes de proteínas do leite (p. ex., α-lactalbumina) e enzimas biossintéticas (p. ex., acetil-CoA-carboxilase e ácido graxo-sintetase), apoiadas pela reorganização das CEM, incluindo polarização apicobasal de organelas, expansão de mitocôndrias e retículo endoplasmático rugoso, maturação do aparelho de Golgi, aparecimento de vesículas secretoras contendo micelas de caseína, aumento das microvilosidades na membrana plasmática apical e fechamento de junções intercelulares que bloqueiam a via paracelular, para se adaptar ao seu estado secretor elevado.[7,8]

Além disso, há um aumento das atividades de transporte para todos os substratos para a produção de leite, como aminoácidos, glicose e ácidos graxos, bem como íons. De fato, com o fechamento das junções intercelulares dos lactócitos, íons como sódio e cloreto não podem mais passar do espaço intersticial para o lúmen dos alvéolos, e então devem ser secretados pela via celular. O volume de leite produzido aumenta rapidamente nas primeiras 24 horas pós-parto, de acordo com o aumento da frequência de amamentação e do volume consumido pelo recém-nascido (RN), e se estabiliza após aproximadamente 1 mês (750 ou 800 mℓ/dia), permanecendo constante até 6 meses após o parto.[9]

Para concluir, é necessário conceituarmos os termos "lactação", "aleitamento materno" e "amamentação", muitas vezes, tidos como sinônimos. A **lactação** é o fenômeno fisiológico neuroendócrino de produção de leite materno pela puérpera, independentemente de ela iniciar ou não a amamentação; é o resultado dos processos de mamogênese e lactogêneses I e II. Ocorre independentemente do desejo da puérpera e do fato de ela amamentar ou não. A **amamentação** é o ato de a nutriz dar o peito e o lactente mamá-lo; não é instintivo ou inato, é uma habilidade sócio e psíquico cultural e necessita de um entorno apoiador; corresponde à lactogênese III ou galactopoiese. Já o **aleitamento materno** é compreendido como todas as formas de o lactente receber leite humano ou materno, bem como o movimento social e as políticas públicas para a promoção, proteção e apoio a essa cultura.[10]

Papel do sistema nervoso central

Hipotálamo

É a região do diencéfalo que controla funções de sobrevivência do indivíduo e da espécie. Faz a interconexão das funções cognitivas corticais, das funções instintivas e emocionais do sistema límbico, e dos reflexos nervosos e endócrinos do organismo.[11]

As informações básicas chegam ao hipotálamo diretamente pelas vias neuronais provenientes das vias aferentes de receptores somáticos (dor, tato na região do mamilo e aréola), de receptores viscerais (como os osmorreceptores – quimiorreceptores que informam a concentração de água e eletrólitos) ou receptores celulares específicos para diferentes hormônios (retroalimentação positiva ou negativa).[12]

O hipotálamo recebe estímulos internos não apenas do organismo ou do ambiente externo, mas também das células responsáveis pelos sentimentos (sistema límbico e córtex pré-frontal). É o hipotálamo que, por meio dos seus hormônios hipofisários, coordena o desenvolvimento da mama, a produção e ejeção láctea.[13]

Como no Capítulo 1, *Anatomia e Fisiologia da Lactação*, da 4ª edição deste livro,

> O momento da amamentação é a mágica da execução de uma orquestra de inúmeros e diversos instrumentos que, em seu auge, transforma os agentes envolvidos e garante a vida. Como em um bom concerto, exige toda a organização prévia para uma execução brilhante, que resulta na bela música que traz deleite aos ouvintes. Cada execução bem-sucedida causa o aprimoramento da própria orquestra, bem como estimula, marca e desenvolve os principiantes. O maestro é o hipotálamo. A solista, a mama. A música, o leite. O aprendiz, o organismo do bebê. E os profissionais da Saúde estão nos bastidores tentando apoiar esse espetáculo.

Há tantos eventos importantes e agentes responsáveis pela perfeita harmonia que nosso conhecimento limitado ainda não compreende a totalidade dos elementos e a complexidade da ciência da amamentação.[14]

Hipófise

Está ligada ao hipotálamo por meio do infundíbulo.[15] É dividida em:

- Adeno-hipófise ou hipófise anterior: tecido epitelial glandular, de origem embrionária do epitélio faríngeo; secreção de hormônios por estímulo hipotalâmico
- Neuro-hipófise ou hipófise posterior: continuação do hipotálamo formada por fibras e terminações axônicas dos núcleos do hipotálamo.

Sistema límbico

A grande função do sistema límbico nos seres humanos é coordenar as atividades sociais que possibilitam a manutenção da espécie, por meio da sua vida em sociedade. As emoções e sentimentos só são possíveis com o funcionamento do sistema límbico e sua interação com hipotálamo e córtex pré-frontal.[16]

Todas as funções relacionadas com comportamento e emoções estão associadas ao sistema límbico, sendo a conexão entre a área pré-frontal e o hipotálamo posterior um dos principais meios de controle da resposta emocional. Alterações no sistema límbico levam a alterações na produção de dopamina, que influencia diretamente a produção de prolactina, interferindo na produção de leite.[17]

Mecanismo de interação estrutural e funcional do controle do hipotálamo sobre a hipófise

Conforme Anderson et al.:[18]

- Mediação hormonal: hormônios produzidos no hipotálamo chegam à hipófise através do sistema porta-hipotálamo-hipofisário (SPHH)

- Impulsos nervosos: a chegada do impulso nervoso libera por exocitose os hormônios hipotalâmicos para a corrente sanguínea através dos capilares da hipófise
- Hipotálamo → SPHH → hipófise anterior: liberação do hormônio da adeno-hipófise que atua diretamente nos lactócitos, a prolactina
- Demais hormônios da hipófise atuam indiretamente na amamentação: corticotropina, hormônio tireoestimulante (TSH), hormônio foliculoestimulante (FSH), hormônio luteinizante (LH)
- A prolactina é controlada pelo fator inibidor da prolactina: análogo da dopamina
- O estrogênio e a progesterona atuam no desenvolvimento da mama
- O hipotálamo e a neuro-hipófise são responsáveis pela liberação da ocitocina; a ação indireta da vasopressina exerce controle híbrido na pressão sanguínea e na ejeção láctea (Figura 2.1).

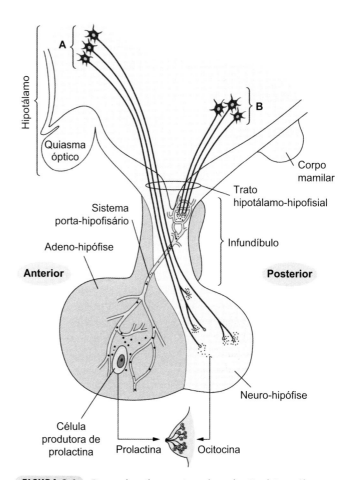

FIGURA 2.1 Desenho ilustrativo da relação hipotálamo-hipófise-glândula mamária. Um grupo de neurônios hipotalâmicos (**A**) secreta ocitocina, que é conduzida pelo trato hipotálamo-hipofisial até a neuro-hipófise, onde é liberada para o sangue. Outro grupo de neurônios hipotalâmicos (**B**) secreta a dopamina, que, por meio do sistema porta-hipotalâmico-hipofisário, inibe as células produtoras de prolactina (lactotrofos) na adeno-hipófise, nos intervalos das mamadas.

Fases da lactação

As fases da lactação estão resumidas na Tabela 2.1 e descritas detalhadamente a seguir.

TABELA 2.1 Estágios da lactação.

Mamogênese	• Crescimento mamário: aumento em tamanho e peso da mama • Proliferação de ductos e do sistema glandular sob ação do estrogênio e da progesterona durante a vida uterina e durante todo o crescimento até a vida adulta
Lactogênese I	• De metade da gestação até 2 a 4 dias pós-parto • Diferenciação das células epiteliais alveolares em lactócitos • A prolactina estimula os lactócitos a produzir leite
Lactogênese II	• Do 3º ao 8º dia pós-parto • Fechamento do espaço intercelular entre os lactócitos • Desencadeada pela queda abrupta dos níveis de progesterona maternos • Início da produção copiosa de leite • Troca do controle endócrino do SNC pelo controle autócrino (local)
Lactogênese III ou galactopoiese	• Manutenção da produção de leite • Controle autócrino (suprimento/demanda) • O tamanho mamário diminui entre 6 a 9 meses pós-parto
Involução	• Diminuição da secreção de leite pelo acúmulo de peptídios inibitórios • Altos níveis de sódio

SNC: sistema nervoso central.

Lactogênese I

Inicia-se aproximadamente na metade da gestação, quando a prolactina produzida na hipófise anterior estimula o crescimento do epitélio secretor e a consequente produção de colostro. O epitélio secretor, durante sua proliferação, apresenta relativa fragilidade das junções intercelulares, sendo permeável a proteínas e células protetoras maternas que passam para o colostro rico em leucócitos.[19]

Essa permeabilidade do epitélio secretor também é a causa da presença de lactose no sangue e na urina da mãe. A produção plena de leite é inibida nessa fase pelos altos níveis de progesterona e estrogênios produzidos pela placenta, durante a gravidez. A produção de leite está sob controle endócrino ou hormonal antes da dequitação placentária e muda para um controle autócrino (ou local) durante a lactogênese II. A produção láctea abundante, suprimida até depois do parto, muda pela queda dos hormônios e pelo estímulo de sucção do lactente, sinalizando as mamas para produzirem grandes quantidades de leite.[20]

A preparação final para a lactação ocorre durante a gravidez. No início do primeiro trimestre, as CEM começam a ramificação ductal e ocorre a proliferação lobular. Os ductos proliferam na camada gordurosa e os brotos terminais dos ductos se diferenciam em alvéolos. Ocorrem aumentos no fluxo sanguíneo mamário, no líquido intersticial e nas concentrações de eletrólitos. Os vasos sanguíneos mamários aumentam seus diâmetros luminais e formam novos capilares ao redor dos lóbulos. Durante o último trimestre, as CEM se enchem de gotículas de gordura, e os alvéolos são distendidos pelo colostro.[21]

As células mamárias tornam-se competentes para secretar proteínas do leite no meio da gravidez, mas são mantidas em repouso devido aos hormônios placentários, principalmente a progesterona. A maioria dos produtos lácteos que são secretados durante a gravidez retorna ao plasma através das junções intercelulares da camada epitelial dos alvéolos que está aberta (espaços entre as CEM).[22]

O lactogênio placentário humano, a prolactina e a gonadotrofina coriônica humana aceleram o crescimento mamário. Uma forma de estrogênio chamada "17-beta-estradiol" é necessária para o crescimento mamário e o crescimento epitelial durante a gravidez. Os glicocorticoides aumentam a formação dos lóbulos durante a gravidez (Figura 2.2).[23]

O estrogênio aumenta durante a gravidez e estimula o crescimento ductal. A prolactina é necessária para o crescimento completo da glândula mamária e estimula os sítios receptores de prolactina nas superfícies celulares localizadas no alvéolo, para o início da secreção de leite. Os níveis de prolactina aumentam durante a gravidez e durante o sono noturno. O **fator inibidor de prolactina** (FIP) é secretado pelo hipotálamo para controlar negativamente a prolactina.[24]

A sucção frequente no início da lactação estimula o desenvolvimento de receptores de prolactina na glândula mamária. O que influencia a produção de leite é o número de receptores de prolactina e a quantidade de prolactina circulante.[25]

Lactogênese II

Inicia-se após o nascimento do bebê e com a dequitação placentária. Os níveis de progesterona e estrogênio caem drasticamente, liberando a atuação da prolactina e, assim, a produção de leite. O epitélio secretor encontra-se plenamente formado e unido por junções intercelulares fechadas, o que torna seu interstício praticamente impermeável, e a secreção de leite pelo epitélio ocorre devido à ação dos níveis plasmáticos de prolactina e pelos mecanismos de controle local das células apócrinas dos alvéolos.[26]

Ocorre mais cedo se já tiver amamentado antes, possivelmente devido ao aumento do número de receptores de prolactina. Em mães biológicas que não estão amamentando, a prolactina cai para os níveis pré-gestacionais 2 semanas após o parto.[27]

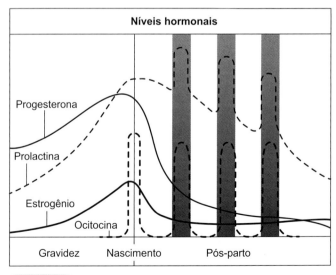

FIGURA 2.2 Níveis hormonais antes e depois do nascimento. (Adaptada de Love e Lindsey, 1990,[23] figuras 3 a 9.)

Embora a prolactina seja necessária para a secreção do leite, seus níveis não estão diretamente relacionados ao volume do leite produzido. A liberação de prolactina ocorre apenas em resposta à estimulação direta do mamilo e da aréola. Este controle autócrino é responsável pela próxima etapa da produção de leite, a lactogênese III ou galactopoiese.[20]

Prolactina

Após a lactogênese II, quando a secreção de leite muda do controle endócrino para o autócrino, a secreção de prolactina continua a ser controlada pelo hipotálamo. Esse controle é amplamente inibitório, isto é, sempre que a via entre o hipotálamo e a hipófise é interrompida, os níveis de prolactina aumentam. Durante a galactopoiese, o hipotálamo depende da remoção do leite para que a lactação continue.[28]

Os níveis plasmáticos de prolactina aumentam mais no período pós-parto imediato, mas aumentam e diminuem proporcionalmente à frequência, à intensidade e à duração da estimulação do mamilo. A concentração de prolactina no sangue dobra em resposta à sucção e atinge o pico aproximadamente 45 minutos após o início de uma sessão de amamentação. Se for aplicada lidocaína nos mamilos para amortecer a sensação, o nível de prolactina não aumenta.[29]

Os níveis de prolactina permanecem elevados durante os primeiros 6 meses pós-parto em mulheres que amamentam em intervalos regulares. Aos 6 meses pós-parto, a prolactina sérica ainda pode mais do que dobrar em resposta à sucção. Se a mãe não amamentar, os níveis de prolactina geralmente atingem os níveis de não grávidas 7 dias após o parto.[30]

Os níveis normais de prolactina em mulheres não grávidas ou não lactantes são de 20 ng/mℓ ou menos. Em mulheres lactantes, os níveis basais médios de prolactina são de 90 ng/mℓ em 10 dias pós-parto; depois, esses níveis diminuem lentamente, mas permanecem elevados em 180 dias pós-parto (44,3 ng/mℓ). As mulheres que permanecem amenorreicas têm níveis basais de prolactina mais altos (aproximadamente 110,0 ng/mℓ) em comparação com as mulheres que menstruam antes de 180 dias (aproximadamente 70,1 ng/mℓ). A prolactina do leite materno diminui constantemente, mas permanece detectável no leite maduro (aproximadamente 11 ng/mℓ) até o desmame ou 40 semanas pós-parto.[31]

A prolactina também está presente no leite materno. A liberação de prolactina nas secreções interalveolares da mama desempenha um papel no estabelecimento e manutenção da lactação. A concentração de prolactina no leite é menor do que sua concentração no plasma sanguíneo e é mais alta no leite de transição inicial (aproximadamente 43 ng/mℓ) e no leite anterior do que no leite posterior. Acredita-se que essa transmissão precoce de prolactina no leite aquoso influencie a troca de fluidos intestinais e eletrólitos no RN. Os níveis de prolactina no leite são aproximadamente os mesmos entre as mamas esquerda e direita e são mais altos à noite e pela manhã.[32]

De Carvalho et al. (1983) postularam que a alimentação frequente no início da lactação estimula um aumento mais rápido na produção de leite, pois a sucção estimula o desenvolvimento de receptores de prolactina na glândula mamária. De acordo com essa teoria, o número de receptores por célula aumenta no início da lactação e permanece constante depois disso.[33]

Alguma compreensão do impacto da amamentação logo após o parto nos receptores de prolactina é fornecida por Zuppa et al. (1988).[4] Em seu estudo, embora os níveis séricos de prolactina fossem ligeiramente menores nas multíparas, em comparação com as primíparas nos primeiros 4 dias pós-parto, o volume de leite obtido pelos bebês das multíparas foi significativamente maior. Os pesquisadores concluíram que as multíparas apresentavam maior número de receptores da glândula mamária para a prolactina. A implicação é que o fator de controle na produção de leite materno é o número de receptores de prolactina, e não a quantidade de prolactina no soro. Mais receptores podem resultar em produção de leite mais do que adequada, mesmo na presença de níveis mais baixos de prolactina. Essa descoberta ajuda a explicar por que os bebês de mães multíparas começam a ganhar peso um pouco mais rápido do que os de primíparas.[4]

Com o fechamento das junções intercelulares dos lactócitos dos alvéolos e por meio da mediação do hipotálamo, os lactócitos respondem à secreção de leite na base da célula alveolar, onde pequenas gotículas se formam e migram através da membrana celular e nos ductos alveolares para armazenamento.[34] A taxa de síntese do leite após cada episódio de amamentação varia de 17 mℓ/h a 33 mℓ/h. A síntese do leite está relacionada com o grau de plenitude mamária. Por exemplo, uma mulher que não amamenta seu bebê por 6 horas terá uma taxa de síntese do leite mais baixa do que se tivesse amamentado em livre demanda.[35]

As células secretoras altamente vascularizadas extraem água, lactose, aminoácidos, gorduras, vitaminas, minerais e inúmeras outras substâncias do sangue materno, convertendo-as em leite para o lactente.[36] As reservas de tecido adiposo depositadas durante a gravidez são utilizadas para fornecer um substrato para a síntese do leite.[37]

Na apojadura, criando plenitude mamária 3 a 4 dias após o nascimento, o fechamento dos complexos juncionais entre as células alveolares mamárias impede o acesso direto do espaço extracelular ao lúmen dos alvéolos mamários. Por sua vez, as concentrações de sódio, cloreto e lactose são alteradas.[38] As mães então começam a sentir um aperto em suas mamas à medida que as células mioepiteliais se contraem para expelir o leite. Essa resposta fisiológica é conhecida como "reflexo de ejeção do leite", e é também denominada "descida do leite".[39]

Para a saída do leite, há necessidade de contração das células mioepiteliais que abraçam os alvéolos e os ductos lactíferos. Esse reflexo neuroendócrino de ejeção do leite é desencadeado pela ocitocina.[40] A Figura 2.3 é uma representação esquemática de alvéolos e células secretoras (em detalhe) da glândula mamária. Observe as células mioepiteliais envolvendo a glândula tubuloalveolar.

A liberação de ocitocina pelo neuro-hipófise antecede a da prolactina pela adeno-hipófise, porém a liberação de ambos os hormônios ocorre como resultado da chegada de impulsos nervosos do hipotálamo, proveniente de estímulos captados por receptores cutâneos localizados no mamilo e acionados pela sucção do bebê.[11]

A sucção mamilar do lactente transmite impulsos sensitivos somáticos que chegam ao hipotálamo por meio do sistema límbico, e esses estímulos podem desencadear a ejeção do leite.[41]

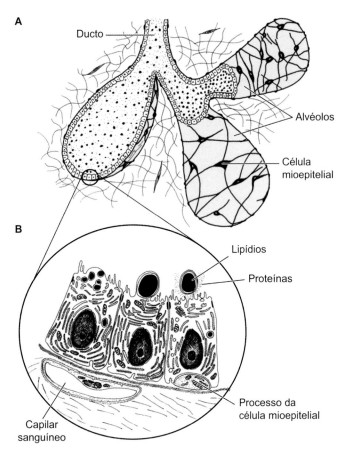

FIGURA 2.3 **A.** Alvéolos recobertos pelas camadas de células mioepiteliais. **B.** Lactócitos excretando corpúsculos de gordura.

Ocitocina

A ocitocina é um neuropeptídio importante para a fisiologia materna e para o cuidado da criança, incluindo o parto e a ejeção do leite durante a amamentação. A sucção desencadeia a liberação de ocitocina, mas outras pistas sensoriais – especificamente, o choro do bebê – podem aumentar os níveis de ocitocina em novas mães, o que indica que o choro pode ativar neurônios hipotalâmicos de ocitocina.[17]

Não só em resposta à sucção, a liberação desse hormônio da hipófise posterior causa o reflexo de ejeção do leite, ou descida, uma contração das células mioepiteliais ao redor dos alvéolos, necessárias para a remoção do leite da mama. A ocitocina é liberada em ondas pulsáteis e transportada pela corrente sanguínea até a glândula mamária; lá, ela interage com receptores nas células mioepiteliais, causando contração e forçando o leite dos alvéolos para os ductos, onde fica disponível para o RN pelas aberturas dos mamilos (ver Figura 2.3). Muitas mulheres sentem pressão e uma sensação de formigamento e calor durante a ejeção do leite. Um aumento significativo no diâmetro do ducto láctero pode ser observado por meio de ultrassonografia quando a ejeção do leite é detectada. Depois que a lactação se estabelece, muitas mulheres experimentam múltiplas ejeções do leite durante a mamada.[42]

A ocitocina desempenha um papel importante na continuação da lactação. Durante a sucção ou estimulação da mama, esse hormônio é liberado em pulsos discretos. Os níveis sanguíneos de ocitocina podem aumentar em alguns minutos com a estimulação (desde que a lactante esteja confiante e apoiada) e retornam aos níveis basais minutos após a interrupção da estimulação do mamilo. Esse aumento e queda dos níveis de ocitocina continua a cada mamada durante todo o curso da lactação, mesmo quando a mãe amamenta por um período prolongado. A hipófise posterior contém um estoque surpreendentemente grande de ocitocina (de 3.000 a 9.000 mU) em comparação com a quantidade necessária para provocar o reflexo de ejeção (de 50 a 100 mU).[43]

A ocitocina tem ainda outra função importante: contrair o útero materno. As contrações uterinas ajudam a controlar o sangramento pós-parto e auxiliam na involução uterina. O útero não apenas se contrai durante a amamentação, mas também continua a contrair ritmicamente por até 20 minutos após a mamada. Isso causa cólicas que podem ser dolorosas durante os primeiros dias após o parto. Após a involução estar completa, entretanto, essas pulsações rítmicas podem ser uma fonte de prazer para a mãe, fazendo com que possam atingir o orgasmo durante algumas mamadas.[44]

A ocitocina também tem efeitos periféricos, notadamente, dilatação dos leitos vasculares periféricos e aumento do fluxo sanguíneo sem aumento da pressão arterial sistêmica. Como resultado, a amamentação é acompanhada por um aumento da temperatura da pele, não muito diferente de uma onda de calor da menopausa. As novas mães frequentemente relatam um aumento da sede durante a amamentação, o que parece estar intimamente relacionado ao aumento da ocitocina plasmática.[2]

Mulheres que tiveram partos cesáreos de emergência ou que estão sob estresse têm significativamente menos pulsos de ocitocina durante a amamentação. A massagem mamária aumenta o nível de ocitocina no plasma materno. Por intermédio da mediação da ocitocina, essas vias aferentes tornam-se tão bem estabelecidas que a ejeção láctea pode ocorrer mesmo quando a mãe apenas pensa em seu bebê. Muitos relatos anedóticos descrevem lactação espontânea em mães que desmamaram. A síntese do leite é uma interação complexa do eixo hipotálamo-hipófise-gonadal que é suscetível a alterações emocionais.[45]

A sensação de calma durante a amamentação, que algumas mães relatam, é parcialmente regulada pela ocitocina. A infusão desse hormônio em ratos produz sedação, pressão arterial mais baixa e níveis mais baixos de corticosteroides. O estresse percebido é significativamente menor em mães que amamentam em comparação com mães que alimentam com fórmula. Quando expostas ao estresse, as mulheres lactantes apresentam níveis mais baixos de ACTH, cortisol, glicose e noradrenalina em comparação com mulheres não lactantes.[46]

Mulheres que amamentavam exclusivamente tiveram níveis mais altos de ocitocina ao longo do tempo, se comparadas com aquelas que alimentaram seus bebês com fórmula infantil. Os níveis de ocitocina das mulheres que amamentam exclusivamente não apenas permaneceram mais altos, mas também tenderam a subir ao longo do tempo, de modo que seus níveis de ocitocina eram mais altos em 15 a 24 semanas pós-parto do que em períodos anteriores (2 a 4 semanas e 5 a 14 semanas após o parto). Em nítido contraste, os níveis de ocitocina das mães que suplementavam seus bebês com fórmula foram mais baixos em todos os momentos examinados, e nenhum aumento nos picos de ocitocina foi observado ao longo do tempo. Em ambos os grupos de mulheres, os níveis de prolactina tenderam a diminuir ao longo do tempo. Entre as mães que não estavam suplementando, no entanto, os níveis de prolactina foram consistentemente mais altos em todos os momentos examinados. Esses dados sugerem que, com o tempo, os níveis de prolactina podem cair, enquanto os níveis de ocitocina continuarão iguais. No entanto, quando uma mãe complementa a alimentação do seu bebê com fórmula, tanto os níveis de prolactina, principalmente, quanto os de ocitocina vão cair.[47]

Em recente estudo de Valtcheva et al. (2023), foi descoberto o circuito neural que direciona informações auditivas sobre vocalizações (choro) infantis para neurônios de ocitocina em camundongos. Foram realizados registros eletrofisiológicos e fotometria *in vivo* a partir de neurônios de ocitocina. O estudo, em camundongos, dá novos *insights* sobre mudanças que ocorrem no cérebro durante a gravidez e a parentalidade.[48]

A observação de que os seios de uma mãe podem vazar leite quando ouvem um choro de bebê não é nova, mas a pesquisa de Valtcheva et al. (2023) é a primeira a identificar o mecanismo cerebral envolvido e poderia abrir caminho para uma melhor compreensão dos desafios de amamentação para muitas mulheres. Na maioria das vezes, esses neurônios do hipotálamo são "bloqueados" para prevenir alarmes falsos e desperdício de leite. No entanto, após 30 segundos de choro contínuo, sinais neuronais do FIL se acumulam e se sobrepõem ao efeito inibitório no hipotálamo, desencadeando a liberação de ocitocina.[48,49]

A ocitocina pode alcançar a mama logo após o início da sucção, se a lactante estiver em conforto psíquico. Ela produz a contração das células mioepiteliais dos alvéolos mamários, resultando na ejeção do leite para os ductos lactíferos e seu fluxo através do mamilo, ao passo que a prolactina aciona a plena produção de leite pela glândula mamária, garantindo leite para a próxima mamada. O pico sanguíneo máximo de prolactina ocorre em torno de 20 a 30 minutos após a mamada.[50]

Galactopoiese ou lactogênese III

Trata-se da manutenção da produção de leite estabelecida. É o estágio de produção de leite maduro (**galactopoiese**), que é definido como mais de 9 dias após o nascimento até o início da involução; é a fase de manutenção da lactação, com controle autócrino ou local.[51]

A mama não é um depósito de leite; é um órgão de produção ativa que é dirigido pelo lactente e por ações hormonais. A remoção do leite das mamas facilita a produção contínua de leite; por outro lado, a falta de remoção ou estase adequada do leite tende a limitar a síntese do leite materno nas mamas – em parte pela ação do fator de inibição da lactação (FIL).[52]

Um mecanismo de *feedback* autócrino, o fator inibidor da lactação, parece controlar localmente a síntese do leite. O mecanismo específico pelo qual o FIL funciona para inibir a síntese do leite materno não é claro, mas parece envolver um composto dentro do leite, não a distensão da mama que retarda o acúmulo de leite. Pensa-se que esse mecanismo de controle local da síntese láctea deve compreender uma relação entre o ciclo de enchimento e "esvaziamento" dos alvéolos. Se houvesse informações mais detalhadas sobre como esse mecanismo funciona, elas seriam úteis para os médicos no tratamento de problemas de excesso ou falta de oferta.[53]

Dois mecanismos desencadeadores de controle local ajustam o funcionamento da glândula mamária em resposta à demanda do bebê:[52]

- Estiramento do alvéolo e a consequente deformação da célula secretora quando a secreção produzida não é ejetada
- Presença de componentes bioativos que se acumulam no leite parado na luz da glândula mamária, regulando a secreção de leite nos alvéolos (FIL). Eles têm a função de impedir que a produção exceda a capacidade alveolar mamária.

O controle local, ou autócrino, regula a síntese do leite a curto prazo. Esta é controlada independentemente em cada mama. Mamas pequenas são capazes de secretar, em um período de 24 horas, tanto leite quanto mamas grandes. A síntese do leite ocorre no lactócito (ou célula epitelial secretora) após a absorção de substratos do sangue que são necessários para a produção de leite. Cinco vias estão envolvidas na síntese do leite:[20,54,55]

- Via I: secreção de proteínas, com as proteínas mais importantes sintetizadas pela célula mamária, sendo caseína, lactoferrina, alfa-lactalbumina e lisozima
- Via II: secreção de lactose
- Via III: síntese de gordura do leite
- Via IV: secreção de íons monovalentes no leite, incluindo sódio, potássio e cloreto
- Via V: secreção de proteínas plasmáticas, onde a IgA plasmática se liga à célula alveolar mamária e é liberada no leite; está envolvida na proteção contra doenças.

A liberação de leite, também conhecida como "reflexo de ejeção do leite" ou "reflexo de descida", resulta da estimulação dos neurônios sensoriais e liberação de ocitocina. O volume de leite retirado do peito na mamada ou na ordenha está correlacionado com as necessidades do bebê, um mecanismo de oferta e demanda. Estudos mostram um aumento da sensibilidade dos receptores de prolactina em mulheres multíparas, o que pode afetar a produção geral de leite.[56]

O leite é "armazenado" nos alvéolos e em pequenos ductos adjacentes às células que o secretam. Esse armazenamento pressiona e achata as células. A capacidade de armazenamento das mamas varia muito entre os indivíduos, e a capacidade de armazenamento medida de uma mama aumenta conforme o tamanho desta. Células que revestem os alvéolos e os ductos menores parecem ser capazes de secretar leite.[57]

A taxa de síntese do leite é a taxa na qual o leite recém-fabricado se acumula no início. O grau em que o leite é removido sinaliza a quantidade de leite a ser feita para a próxima mamada. A síntese do leite responde à quantidade variável de leite residual que permanece nos lobos. O grau de plenitude em uma mama e a taxa de síntese a curto prazo estão inversamente relacionados, e existe uma grande variabilidade na taxa de síntese do leite, variando de 17 a 33 mℓ/h.[11]

A estimulação direta pelo lactente aos neurônios sensoriais na aréola inicia um processo neuroendócrino que faz a hipófise posterior liberar ocitocina na corrente sanguínea. Impulsos do córtex cerebral, ouvidos e olhos também podem provocar a liberação de ocitocina por meio de estímulos exteroceptivos (como ouvir um bebê chorar).[48]

Algumas mães sentem o reflexo de ejeção do leite como aumento da pressão ou formigamento na mama ou como dores agudas, enquanto algumas nunca sentem esse reflexo de descida.[58]

A resposta à liberação de ocitocina da hipófise posterior inclui o seguinte:

- Nos primeiros dias após o nascimento, a amamentação será acompanhada de cólicas uterinas, as quais são especialmente sentidas por mulheres que amamentam. A liberação de ocitocina também pode provocar aumento da sede, sensação de calor ou rubor, aumento do calor nas mamas ou sensação de sonolência ou calma[59]
- Os sinais de ejeção do leite incluem (1) leite pingando da mama e (2) quando o lactente começa a engolir leite de forma audível (quando o padrão rápido de duas sucções por segundo diminui para uma sucção por segundo com a deglutição)[50]
- O reflexo de ejeção do leite serve para aumentar a pressão mamária intraductal e manter em níveis suficientes para vencer a resistência à saída do leite da mama. A quantidade de leite transferida pelo lactente está correlacionada com o número de ejeções do leite por mamada e independe do tempo gasto na mama. A ocitocina causa uma contração das células mioepiteliais ao redor dos alvéolos, forçando o leite a sair dos ductos coletores da mama[41]
- Uma secreção simultânea de ocitocina ocorre em regiões do cérebro da mãe lactante. Isso tem um efeito calmante e analgésico, reduz a pressão arterial materna, diminui os níveis de cortisol, bem como a ansiedade e o comportamento agressivo. Além disso, permeia as áreas do cérebro associadas à parentalidade. A estimulação do mamilo causa a liberação de ocitocina após 3 a 4 segundos, se a lactante estiver sentindo-se bem e desejosa de amamentar, e mantém a liberação de picos na corrente sanguínea a cada 5 a 13 minutos. Explosões variáveis e intermitentes de ocitocina também podem ser vistas a partir de estímulos antes da amamentação e estimulação mecânica de uma bomba de mama[48,60]
- A ocitocina causa o encurtamento dos ductos sem constringi-los, aumentando, assim, a ejeção do leite. A secreção de ocitocina pode ser inibida por dores, fadiga, ansiedade ou estresse. Ademais, certas práticas com ocitocina sintética durante o trabalho de parto podem interferir na liberação de ocitocina endógena[13,40]
- O estresse materno resulta em produção de noradrenalina que impede a liberação de ocitocina pela neuro-hipófise e de adrenalina que bloqueia a atuação da ocitocina nas células mioepiteliais.[46]

Pesquisas recentes sugerem que o FIL não é o único responsável pelo controle autócrino da produção de leite no nível celular. Vários fatores bioativos foram encontrados para influenciar o controle autócrino da produção de leite em estudos com mamíferos não humanos, incluindo β-1-integrina, α-lactalbumina e fator de crescimento transformador D (proteína de ligação ao fator de crescimento semelhante à insulina) e lactoferrina.

A teoria do receptor de prolactina sugere um mecanismo local que regula a taxa de síntese do leite, envolvendo os receptores de prolactina na membrana basal dos alvéolos aos quais os lactócitos estão ligados.[61]

À medida que o leite se acumula na mama, a forma do lactócito é distorcida e a prolactina não pode se ligar ao seu receptor, criando um efeito inibitório sobre o nível de produção de leite. A captação de prolactina é inibida pela distensão alveolar, que regula a síntese do leite.[62]

É a quantidade e a qualidade de sucção do lactente ou remoção de leite que governa a síntese do leite materno. A produção de leite reflete o apetite do bebê e não a capacidade da mulher de produzir leite, que na verdade pode ser várias vezes maior do que a habilidade do lactente de remover o leite.[63]

Enquanto o leite for removido regularmente da mama, as células alveolares continuarão a secretar leite quase indefinidamente. Esse fenômeno, isto é, a resposta oferta/demanda, é um mecanismo de controle de *feedback* que regula a produção de leite para corresponder à ingestão do bebê.[64]

O PIF (fatores inibidores de prolactina, do inglês *prolactin-inhibiting factors*) é uma substância hipotalâmica – seja a dopamina propriamente dita, seja a substância mediada pela dopamina. Ele estimula a liberação de dopamina e, portanto, inibe a secreção de prolactina (agonista da dopamina). A bromocriptina, um fármaco que suprime a lactação, é um exemplo de agonista da dopamina. Os antagonistas da dopamina, por sua vez, têm o efeito oposto. A estimulação do mamilo e a remoção do leite suprimem o PIF e a dopamina, fazendo com que os níveis de prolactina aumentem e a mama produza leite. Drogas como domperidona, metoclopramida, fenotiazinas e derivados de reserpina aumentam a produção de leite materno porque inibem o PIF.[65]

Na primeira semana pós-parto, os níveis de prolactina caem cerca de 50%. Esse hormônio foi detectado no leite maduro até 40 semanas pós-parto. Além disso, há um ritmo circadiano de prolactina, com a liberação maior à noite, surgindo em resposta à sucção do bebê ou com a retirada do leite por ordenha manual ou mecânica.[66]

Involução mamária

Após o desmame, o epitélio glandular sofre involução, levando de 12 a 18 meses para voltar ao fenótipo anterior à gestação. A involução é o processo responsável pelo retorno da glândula mamária ao estado pré-gravidez, sendo é dividida em duas fases. A primeira fase da involução é caracterizada pela morte celular das células dos alvéolos – **apoptose**. Já a segunda fase da involução é caracterizada pela remodelação da mama.[67]

Dentre os processos que ocorrem nessa fase, estão a degradação da membrana basal e da matriz extracelular (ECM), a desorganização das junções celulares, a fagocitose das células mortas, o repovoamento por adipócitos e a reorganização dos vasos sanguíneos. No fim do processo de amamentação, com a interrupção do estímulo de sucção, e devido à ausência de esvaziamento da mama, as células secretoras destroem os grânulos de secreção remanescentes por autofagia, iniciando a involução da glândula mamária.[57]

A involução ocorre quando o sistema de produção de leite na mama não está mais sendo usado, o que resulta em apoptose epitelial durante o processo de desmame, seja ele abrupto ou gradual. Curiosamente, as mães relatam que quanto mais tempo estão produzindo leite ativamente, mais tempo leva para a produção de leite cessar completamente.[68]

Leite anterior e posterior

As denominações "leite anterior" e "leite posterior" vêm do inglês "*fore*" (*foremilk*) que significa primeiro, anterior, na frente; e "*hind*" (*hindmilk*) como segundo, posterior, por trás, traseiro. Isso, no entanto, não significa que a descida do leite (o reflexo de ejeção láctea) produzido pela ocitocina seja necessariamente dependente de uma sucção continuada e "retirada" do leite anterior mediado pela atuação da prolactina. Ou seja, o leite posterior pode não estar no fim da mamada. A prolactina produz leite para a próxima mamada, e a ocitocina produz leite na hora, caso a lactante esteja se sentindo confiante e com um entorno acolhedor.[69]

O tecido mamário é composto de glândulas apócrinas, que histologicamente é conceituado quando a secreção é composta também da própria célula que "arrebenta" e tem parte do seu citoplasma eliminado junto com as vesículas secretórias. Sabe-se que o teor de gordura do leite materno é maior no leite "posterior" do que no leite "anterior". No entanto, não foi determinado se esse aumento do teor de gordura resulta de um aumento no número de glóbulos de gordura do leite (MFGs), um aumento no tamanho de MFGs ou ambos.[70]

Os resultados de estudos demonstram que a síntese láctea difere em cada lóbulo mamário, inclusive na mesma mama. O grau de plenitude em cada lóbulo mamário parece desempenhar o papel mais importante no conteúdo de gordura. O conteúdo de proteína no leite de cada lóbulo mamário é determinado por diversos fatores, presumivelmente pelo fator inibidor da lactação, acumulado no lóbulo mamário correspondente.[71]

O principal fator na extração do leite materno do lobo mamário é a ejeção do leite; espera-se que a contração do tecido mioepitelial ocorra uniformemente. A mudança nos valores do crematócrito entre amostras de leite anterior e posterior difere entre os ductos de leite, indicando que existem outros fatores que podem influenciar tanto a excreção de leite materno pelo lobo mamário quanto a quantidade de gordura. Isso não está relacionado com leite no início ou fim da mamada, mas sim com alterações no teor de gordura que variam durante toda a mamada, como o grau de fixação dos corpúsculos de gordura na parede dos lóbulos, a existência de ductos obstruídos, o desempenho da sucção do lactente e, principalmente, o reflexo de ejeção do leite resultante dos níveis de ocitocina circulantes durante a mamada.[72]

Reflexo de ejeção e emoções da lactante

A melhor "estimulação" que provoca a liberação de ocitocina não é o estímulo mecânico da sucção, e sim o fato de a lactante estar se sentindo bem, confiante, desejosa de amamentar e envolta por uma rede de apoio. Ela pode experimentar a descida do leite somente ao pensar, tocar ou se emocionar com seu bebê, sem que ele tenha sugado.[48]

Em 1937, o neurologista americano James Papez propôs um modelo neurocientífico capaz de explicar o funcionamento das emoções humanas: o circuito de Papez.[17]

Trata-se de uma série de estruturas cerebrais relacionadas ao processamento de emoções, memórias e aprendizado, que estão localizadas no que conhecemos hoje como o sistema límbico.

Segundo Papez, a emoção não é função de centros cerebrais específicos, mas sim de um circuito que compreende quatro estruturas básicas, interconectadas por feixes nervosos: o hipotálamo com seus corpos mamilares, o núcleo anterior do tálamo, o giro cingulado e o hipocampo. Esse circuito é responsável pelo mecanismo de elaboração das funções centrais das emoções (afetos), bem como de suas expressões periféricas[60] (Figura 2.4).

Isso significa que um estímulo sensorial não físico (ouvir, olhar, pensar no bebê) pode desencadear uma resposta corporal, por exemplo, a ejeção láctea produzida pela liberação de ocitocina e a consequente "explosão" dos lactócitos liberando os corpúsculos de gordura intracelulares, durante picos de ocitocina séricos, resultando consequentemente em um maior teor de gordura no leite.[73]

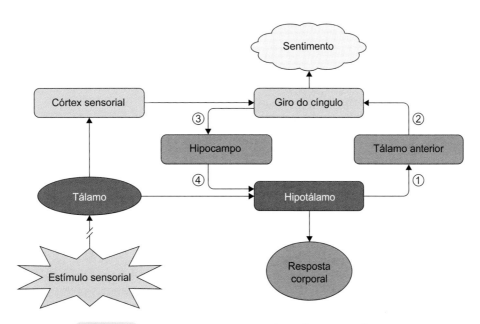

FIGURA 2.4 Representação esquemática do circuito de Papez.

Assim, o estímulo para a "descida do leite" vem da união da ação mecânica (sucção continuada) com a ação sensitiva, emocional e psíquica; esse fenômeno poderia ser comparado, de certa maneira, à provocação do orgasmo feminino. Por isso, algumas lactantes sentem orgasmos durante a mamada.[42]

Os reflexos neuroendócrinos de produção de leite (atuação da prolactina) e de liberação láctea (mediado pela ocitocina) são independentes, não sequenciais e complementares.[62] Ou seja, o lactente pode mamar estimulando o mamilo por alguns ou muitos minutos e não provocar a liberação ocitocínica se a nutriz não estiver se sentido bem, com desejo, confortável. Por isso, afirmamos que a amamentação bem-sucedida é resultado do bem-estar materno, fenômeno psicossomático multifatorial, pois o leite é produzido nas mamas, mas liberado pela psiquê materna.[42]

Um RN normal apresenta reflexo de busca e apreensão (reflexo dos pontos cardeais) como resposta a qualquer objeto que toque a região perioral. A partir da 32ª semana de gestação, o bebê já apresenta o reflexo de sucção. Quanto mais intenso e precoce o contato inicial entre o bebê e sua mãe, melhor será o resultado em relação ao estímulo e à produção de leite.[74]

O RN que é amamentado na primeira hora de vida tem mais chance de aprender rapidamente a técnica de sucção. No entanto, há fatores que prejudicam a sucção do bebê: sedação durante trabalho de parto, separação entre o bebê e a mãe por longo período, procedimentos invasivos e medicalização do parto.[75]

É nesse ponto que a lactação muda do controle endócrino (orientado por hormônios) para o controle autócrino (orientado pela remoção do leite). Segue-se, então, que a quantidade de colostro secretada por mulheres que não amamentam durante os primeiros dias pós-parto é semelhante à de mulheres que amamentam; no entanto, esse padrão se inverte abruptamente após os primeiros dias. Isso significa que a lactação é um fenômeno presente em todas as mulheres que pariram, mas a amamentação depende de a nutriz ofertar a mama, da sucção do RN e do apoio perinatal adequado. A amamentação não é instintiva ou inata nos mamíferos humanos, e sim uma habilidade sociocultural aprendida.[46]

Crononutrição

Durante a gravidez, o feto humano recebe pistas cronometradas dos ritmos circadianos de temperatura, metabólitos e hormônios da mãe. Essa influência é interrompida após o parto, o lactente não secreta melatonina e seus ritmos circadianos ainda são imaturos. No entanto, a evolução forneceu a solução para esse problema.[76]

O RN pode continuar recebendo as dicas cronometradas da mãe através do leite materno. Colostro, leite humano de transição e leite humano maduro são biofluidos complexos extraordinários que, além de nutrientes, contêm uma série de outros componentes não nutritivos[77] (Figura 2.5).

O colostro, primeiro leite secretado ao nascimento do bebê, é rico em fatores bioativos, imunológicos e oligossacarídios complexos que ajudam no estabelecimento adequado do microbioma no intestino, o que é crucial para a saúde do RN. Hormônios, como glicocorticoides e melatonina, são transferidos do plasma da mãe para o leite e, em seguida, o

Visualize a figura em cores:

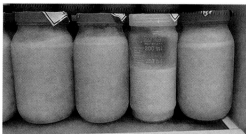

FIGURA 2.5 Os dois primeiros frascos são de colostro, o do meio é o leite humano de transição e o da direita, leite humano maduro. (Fonte: Banco de Leite Humano do Hospital Regional de S. José Dr. Homero de Miranda Gomes, São José, SC.)

bebê é exposto a pistas circadianas de sua mãe. Além disso, os componentes do leite – gordura, proteínas, aminoácidos, entre outros – têm uma concentração marcadamente diferente entre o dia e a noite.[78]

Produção de melatonina e ritmo circadiano

A produção de melatonina pelo corpo ocorre em padrões rítmicos, com o ponto mais alto de secreção ocorrendo por volta da metade da madrugada.[79] A liberação de melatonina no leite materno segue um ritmo diário semelhante, sincronizado com os ritmos do bebê. No fim da gravidez, as gestantes apresentam um aumento gradual na melatonina noturna endógena, preparando o feto para o nascimento. Tanto o embrião quanto o feto dependem da melatonina transmitida pela placenta para um desenvolvimento adequado.[80] O leite materno é considerado um "crononutriente". Os níveis de melatonina na mãe atingem seu pico no colostro, diminuindo progressivamente no leite de transição e no leite maduro.[79] A melatonina no sangue do RN desenvolve ritmo por volta dos 2 a 3 meses de idade.[81,82]

Consequência da desregulação do ritmo circadiano

A iluminação artificial durante a noite é uma das principais causas da desregulação do nosso ritmo circadiano interno, que é sincronizado com o ciclo claro-escuro externo. Dispositivos eletrônicos emitem radiação luminosa em comprimentos de onda próximos ao pico de sensibilidade da melatonina, especialmente a luz azul, o que pode desregular nosso ritmo circadiano.[83]

A melatonina desempenha um papel fundamental como o "marca-passo" central que regula e sincroniza os relógios biológicos de diferentes órgãos. O desequilíbrio na rede hormonal pode levar a distúrbios que afetam várias funções, incluindo as neurológicas, comportamentais, endocrinológicas, metabólicas, cardiovasculares (tanto em gestantes quanto em fetos e RNs) e questões reprodutivas e imunológicas.[76,82]

Ajuste importante para auxílio da regulação do ritmo circadiano

A promoção da saúde e do desenvolvimento saudável dos RNs é de extrema importância. Para otimizar a utilização do leite materno e promover a melatonina como um componente benéfico, é necessário adotar uma série de estratégias e práticas bem fundamentadas.[84]

Primeiramente, é fundamental considerar a extração diferenciada do leite materno, que deve levar em conta as variações diurnas e noturnas de seus componentes, ofertando ao bebê o leite ordenhado similar ao horário da coleta.[85]

A exposição à luz noturna, especialmente à luz azul de dispositivos eletrônicos, pode interferir nos ritmos circadianos das mães e dos bebês. Para minimizar esse impacto, deve-se evitar o uso desses dispositivos durante a amamentação (celulares, televisão, computadores), lembrando que o uso de telas é contraindicado antes dos dois anos de vida da criança.[86] Além disso, estabelecer rotinas de sono que respeitem os horários de claro e escuro é essencial para promover um ambiente propício ao sono saudável.[77]

Em conjunto, essas práticas e estratégias podem contribuir significativamente para a promoção da saúde neonatal e o desenvolvimento infantil saudável, garantindo que a melatonina e seus benefícios sejam adequadamente aproveitados em prol do bem-estar das crianças amamentadas.

Fatores associados com prejuízos na lactação

O aumento nas taxas de iniciação do aleitamento materno pode ser atribuído a vários fatores, incluindo melhorias nas políticas e práticas hospitalares, como alojamento conjunto, contato pele a pele imediatamente após o nascimento, início precoce da amamentação e treinamento da equipe de saúde no manejo e apoio básico ao aleitamento materno.[62]

Embora o aleitamento materno tenha sido promovido como um método conveniente e natural de alimentação infantil, há algumas mulheres que não podem amamentar exclusivamente. A literatura sugere que, apesar da motivação materna, conhecimento, apoio e técnica de amamentação apropriada, até uma em cada 20 mulheres pode experimentar lactação prejudicada.[87] Isso pode ocorrer pela lactogênese tardia ou insuficiente.

A lactogênese tardia é diagnosticada quando o início da produção abundante de leite é retardado além de 72 horas após o nascimento. Porém, a maioria das mulheres que experimentam lactogênese tardia tem a capacidade de alcançar a lactação completa e amamentar exclusivamente.[88] Por sua vez, a lactação insuficiente é diagnosticada quando a mulher não consegue obter um suprimento adequado de leite materno para amamentar exclusivamente seu bebê, e é identificada quando há ausência de ingurgitamento mamário pós-parto e produção de leite, apesar de estimulação suficiente e drenagem adequada das mamas.[87,89]

Vários fatores estão associados com lactação prejudicada, entre eles, fatores genéticos, nutricionais e ambientais. Erros na expressão de receptores da prolactina, deficiência de micronutrientes, desnutrição ou obesidade, bem como exposição a toxinas ambientais como bisfenol A (BPA), podem influenciar a fisiopatologia da lactação[73] (Tabela 2.2).

A prevalência de lactação prejudicada ainda não foi determinada. As taxas de atraso na lactogênese, conforme estudos dos EUA, variam de 22 a 44%, sendo as taxas mais altas encontradas nos estudos com primíparas. As taxas também variam de acordo com o índice de massa corporal (IMC): um estudo da Califórnia relatou uma taxa de atraso de 31,4% para aqueles com IMC menor que 25 e de 53,8% para aqueles com IMC acima de 29. A maior taxa de obesidade na população norte-americana, bem como o aumento das taxas de obesidade na população brasileira, pode explicar por que as taxas internacionais de atraso na lactação são menores.[87,90]

Embora múltiplos fatores possam contribuir para a lactação prejudicada, a capacidade de prever a lactação insuficiente com base na presença de fatores de risco é limitada. Existem fatores maternos e infantis de lactação prejudicada, os quais podem ser organizados em três categorias: pré-glandular, glandular e pós-glandular[87] (Tabela 2.3).

Consequências da lactação prejudicada

A primeira semana após o nascimento é fundamental para o estabelecimento da lactação, sendo importante lembrar que qualquer pessoa pode encontrar complicações na amamentação. As consequências da lactação prejudicada incluem hiperbilirrubinemia, fome infantil, ganho de peso lento, retardo do crescimento pôndero-estatural, desidratação hipernatrêmica com risco de vida ou mesmo fatal.[12,87]

Complicações adicionais da desidratação hipernatrêmica incluem convulsões, coagulopatia intravascular disseminada, complicações vasculares, insuficiência renal, tromboses durais, hemorragia intraventricular maciça, dano cerebral e morte.[91]

Embora as consequências da lactação prejudicada estejam bem documentadas para o lactente, as consequências maternas não são conhecidas. A incapacidade de uma mulher amamentar

---

TABELA 2.2 Fatores que influenciam a lactação.

Sucesso na lactação	Lactação prejudicada
• Boa produção de leite • Glândula mamária funcional	• Produção de leite reduzida • Diferenciação e secreção da glândula mamária reduzida

Fatores associados

Genética	Dieta	Ambiente
• Sinalização do receptor da prolactina • Proteínas: α-lactalbumina, α-caseína, β-caseína, κ-caseína • Transporte de nutrientes	• Micronutrientes: vitaminas A, D, B_2, B_3, ferro, zinco, iodo, cálcio • Macronutrientes: proteína, lactose, glicose, lipídios (ômega 3, ômega 6) • Equilíbrio nutricional: obesidade, desnutrição, atividade física	• Toxinas ambientais (como BPA) • Metais pesados: cobre, zinco, mercúrio

Adaptada de Lee e Kelleher (2016).[73]

TABELA 2.3 — Causas da lactação prejudicada.

Categoria de lactação prejudicada	Causas
Pré-glandular	Diabetes *mellitus* Obesidade materna pré-concepcional Síndrome de ovários policísticos Retenção placentária Síndrome de Sheehan Cisto teca-luteínicos (cisto ovariano) Disfunção tireoidiana
Glandular	Cirurgia mamária Hipoplasia mamária
Pós-glandular	**Relacionados ao recém-nascido:** sucção inadequada, fenda labial/palatina, anquiloglossia, prematuridade, síndromes de Down (e outras síndromes hipotônicas) **Medicações:** álcool, pseudoefedrina, tamoxifeno, anti-histamínicos, estrogênio, testosterona **Tabagismo**

Adaptada de Farah et al. (2021).[87]

pode levar a um estresse significativo, a um anseio por uma experiência que ela supunha que aconteceria e a uma desconexão entre seus objetivos e as realidades de uma experiência de lactação difícil e insuficiente.[92] Visitas frequentes a um RN que não está ganhando peso e que pode estar doente, em conjunto com os estressores normais do período pós-parto precoce, podem afetar negativamente a saúde física e mental da mulher e a saúde geral da família.[87]

PONTOS-CHAVE

1. Uma síntese deste capítulo pode ser expressa com um pequeno texto do artista plástico Alex Grey para sua pintura que denominou *Nursing* (amamentação), que ilustrou a capa das três primeiras edições deste livro. "O vínculo entre a mãe e o bebê é um miraculoso manancial de desobstruído amor canalizado através de uma relação estreita. A amamentação é um vínculo físico de sustento – a mãe é o primeiro alimento; ela é a chave da vida. Entre mãe e filho, há também um vínculo biológico, elétrico, magnético, emocional e psíquico; intercâmbio, e por último um elo espiritual ocasionado por esta intimidade" (tradução livre de Marcus Renato de Carvalho).
2. Controle hormonal: a lactação humana é regulada por uma complexa rede de hormônios. A prolactina, secretada pela hipófise anterior, desempenha um papel central na estimulação e na manutenção da produção de leite pelas células alveolares das glândulas mamárias. A ocitocina, outro hormônio, é liberada em resposta à sucção do bebê, provocando contrações das células mioepiteliais que cercam os alvéolos, facilitando a ejeção do leite.
3. Desenvolvimento das glândulas mamárias: durante a gravidez, os hormônios sexuais femininos, como o estrogênio e a progesterona, promovem o crescimento e a diferenciação das glândulas mamárias, incluindo a expansão dos alvéolos e a formação dos ductos mamários, preparando o sistema para a produção de leite.
4. Produção de colostro: imediatamente após o parto, as glândulas mamárias secretam o colostro, rico em proteínas, anticorpos e nutrientes essenciais, que fornece imunidade e nutrição ao RN nos primeiros dias de vida.
5. Reflexo de ejeção do leite: a sucção do bebê ativa os receptores de estiramento nos mamíferos, desencadeando uma resposta neuroendócrina. A ocitocina é liberada, estimulando a contração das células mioepiteliais ao redor dos alvéolos, impulsionando o leite para os ductos mamários e, por fim, para o mamilo.
6. Composição do leite materno: o leite materno possui uma composição dinâmica que muda ao longo do tempo. Contém proteínas, carboidratos, lipídios, vitaminas, minerais e fatores de crescimento, adaptando-se às necessidades do bebê em crescimento.
7. Manutenção da lactação: a continuidade da lactação depende da estimulação regular dos mamilos pelo bebê e da eficaz retirada do leite. A demanda frequente é crucial para manter a produção láctea apropriada.
8. É fundamental ressaltar que a fisiologia da lactação pode variar entre indivíduos e pode ser influenciada por diversos fatores, como a saúde da mãe e do bebê, hábitos alimentares maternos e frequência das mamadas. O suporte adequado à amamentação e a supervisão médica são cruciais para garantir o sucesso da lactação.
9. Crononutrição é um fator importante e deve ser levado em consideração para ordenha e armazenamento de leite humano.
10. Lactação prejudicada é causa precoce de desmame, sendo os principais fatores pré-glandulares, glandulares e pós-glandulares.

Referências bibliográficas

1. Tucker HA. Physiological control of mammary growth, lactogenesis, and lactation. J Dairy Sci. 1981;64(6):1403-21.
2. Neville MC. Anatomy and physiology of lactation. Pediatr Clin North Am. 2001;48(1):13-34.
3. Burkman RT. Puerperium and breast-feeding. Curr Opin Obstet Gynecol. 1993;5(5):683-7.
4. Zuppa AA, Tornesello A, Papacci, et al. Relationship between maternal parity, basal prolactin levels and neonatal breast milk intake. Biol Neonate. 1988;53(3):144-7.
5. Isbister C. Physiology of lactation. J Paediatr Child Health. 2005;41(11):616.
6. Mills D, Gordon EJ, Casano A, et al. The physiology of the normal human breast: an exploratory study. J Physiol Biochem. 2011;67(4):621-7.
7. Arthur PG, Jones TJ, Spruce J, Hartmann PE. Measuring short-term rates of milk synthesis in breast-feeding mothers. Q J Exp Physiol. 1989;74(4):419-28.
8. Anderson AM. Disruption of lactogenesis by retained placental fragments. J Hum Lact. 2001;17(2):142-4.
9. Gremmo-Féger G. Actualisation des connaissances concernant la physiologie de l'allaitement [An update on lactation physiology and breastfeeding]. Arch Pediatr. 2013;20(9):1016-21.
10. Brasil. Ministério da Saúde. Secretaria de Atenção à Saúde. Departamento de Atenção Básica. Saúde da criança: aleitamento materno e alimentação complementar. 2. ed. Brasília: Ministério da Saúde, 2015.
11. Kent JC, Prime DK, Garbin CP. Principles for maintaining or increasing breast milk production. J Obstet Gynecol Neonatal Nurs. 2012;41(1):114-21.
12. Betzold CM, Hoover KL, Snyder CL. Delayed lactogenesis II: a comparison of four cases. J Midwifery Womens Health. 2004;49(2):132-7.
13. Jütte J, Hohoff A, Sauerland C, et al. In vivo assessment of number of milk duct orifices in lactating women and association with parameters in the mother and the infant. BMC Pregnancy Childbirth. 2014;14(1):1-8.
14. Mello Júnior W, Santos TM. Anatomia e Fisiologia da Lactação. Carvalho MR, Gomes CF. Amamentação: bases científicas. 4. ed. Rio de Janeiro: Guanabara Koogan; 2016. Capítulo 1, p. 12-14.
15. Alatzoglou KS, Gregory LC, Dattani M. Development of the pituitary gland. Compr Physiol. 2020;10(2):389-413.
16. Belfort MB. The science of breastfeeding and brain development. Breastfeed Med. 2017;12(8):459-61.
17. Krol KM, Grossmann T. Psychological effects of breastfeeding on children and mothers. Bundesgesundheitsblatt Gesundheitsforschung Gesundheitsschutz. 2018;61(8):977-85.
18. Anderson SM, Maclean PS, Mcmanaman JL, et al. Lactation and its hormonal control. Knobil and Neill's Physiology of Reproduction. 2015;1;2055-105.
19. Neville MC, Morton J, Umemura S. Lactogenesis: the transition from pregnancy to lactation. Pediatr Clin North Am. 2001;48(1):35-52.
20. Villalpando S, De Santiago S. Bases biológicas de la lactancia materna [The biological bases of human lactation]. Boletin Medico del Hospital Infantil de Mexico. 1993;50(12):889-97.
21. Czosnykowska-Łukacka M, Królak-Olejnik B, Orczyk-Pawiłowicz M. Breast milk macronutrient components in prolonged lactation. Nutrients. 2018;10(12):1893.
22. Mortazavi SN, Geddes D, Hassanipour F. Lactation in the human breast from a fluid dynamics point of view. J Biomech Eng. 2017;139(1);011009.

23. Love SM, Lindsey K. Dr. Susan Love's Breast Book. Boston: Perseus Books Group; 1990. 455 p.
24. Love SM, Barsky SH. Anatomy of the nipple and breast ducts revisited. Cancer. 2004;101(9):1947-57.
25. Mizuno K, Nishida Y, Mizuno N, et al. The important role of deep attachment in the uniform drainage of breast milk from mammary lobe. Acta Paediatrica. 2008;97(9):1200-4.
26. Truchet S, Honvo-Houéto E. Physiology of milk secretion. Best Pract Res Clin Endocrinol Metab. 2017;31(4):367-84.
27. Yokoyama Y, Ueda T, Irahara M, et al. Releases of oxytocin and prolactin during breast massage and suckling in puerperal women. Eur J Obstet Gynecol Reprod Biol. 1994;53(1):17-20.
28. Mennella JA, Pepino MY. Breastfeeding and prolactin levels in lactating women with a family history of alcoholism. Pediatrics. 2010;125(5):e1162-70, 2010.
29. Zhang F, Xia H, Shen M, et al. Are prolactin levels linked to suction pressure? Breastfeed Med. 2016;11(9):461-8.
30. Howie PW, Mcneilly AS, Houston MJ, et al. Fertility after childbirth: infant feeding patterns, basal PRL levels and post-partum ovulation. Clin Endocrinol. 1982;17(4):315-22.
31. Huang S-K, Chih M-H. Increased breastfeeding frequency enhances milk production and infant weight gain: correlation with the basal maternal prolactin level. Breastfeed Med. 2020;15(10):639-45.
32. Alex A, Bhandary E, Mcguire KP. Anatomy and physiology of the breast during pregnancy and lactation. Adv Exp Med Biol. 2020;1252;3-7.
33. De Carvalho M, Robertson S, Friedman A, et al. Effect of frequent breastfeeding on early milk production and infant weight gain. Pediatrics. 1983;72(3):307-11.
34. Kent JC, Gardner H, Lai C-T, et al. Hourly breast expression to estimate the rate of synthesis of milk and fat. Nutrients. 2018;10(9):1144.
35. Keenan-Devlin LS, Awosemusi YF, Grobman W, et al. Early term delivery and breastfeeding outcomes. Matern Child Health J. 2019;23(10):1339-47.
36. Ballard O, Morrow AL. Human milk composition: nutrients and bioactive factors. Pediatr Clin North Am. 2013;60(1):49-74.
37. Galante L, Reynolds CM, Milan AM, et al. Preterm human milk: associations between perinatal factors and hormone concentrations throughout lactation. Pediatr Res. 2021;89(6):1461-69.
38. Twigger A-J, Engelbrecht LK, Bach K, et al. Transcriptional changes in the mammary gland during lactation revealed by single cell sequencing of cells from human milk. Nat Commun. 2022;13(1):562.
39. Kimura T, Ito Y, Einspanier A, et al. Expression and immunolocalization of the oxytocin receptor in human lactating and non-lactating mammary glands. Human Reproduction. 1998;13(9):2645-53.
40. Haas MRC, Landry A, JoshI N. Breast practices: strategies to support lactating emergency physicians. Ann Emerg Med. 2020;75(6):681-90.
41. Hatton GI, Wang Y-F. Neural mechanisms underlying the milk ejection burst and reflex. Prog Brain Res. 2008;170:155-66.
42. UvnäsMoberg K, Ekström-Bergström A, Buckley S, et al. Maternal plasma levels of oxytocin during breastfeeding: a systematic review. PloS One. 2020;15(8)e0235806.
43. Nagel EM, Howland MA, Pando C, et al. Maternal psychological distress and lactation and breastfeeding outcomes: a narrative review. Clin Ther. 2022;44(2):215-27.
44. Hannan FM, Elajnaf T, Vandenberg LN, et al. Hormonal regulation of mammary gland development and lactation. Nat Rev Endocrinol. 2023;19(1):46-61.
45. Hobbs AJ, Mannion CA, McDonald SW, et al. The impact of caesarean section on breastfeeding initiation, duration and difficulties in the first four months postpartum. BMC Pregnancy Childbirth. 2016;16(1):1-9.
46. Thul TA, Corwin EJ, Carlson NS, et al. Oxytocin and postpartum depression: a systematic review. Psychoneuroendocrinology. 2020;104793.
47. Uvnäs-Moberg K, Widström A-M, Werner S, et al. Oxytocin and prolactin levels in breast-feeding women. Correlation with milk yield and duration of breast-feeding. Acta Obstet Gynecol Scand. 1990;69(4):301-6.
48. Valtcheva S, Issa HA, Bair-Marshall CJ, Martin KA, et al. Neural circuitry for maternal oxytocin release induced by infant cries. Nature. 2023;621(7980):788-95.
49. Whalley K. Parenting circuit triggered by infant cries. Nat Rev Neurosci. 2023;24(12):731.
50. Gardner H, Kent JC, Prime DK, et al. Milk ejection patterns remain consistent during the first and second lactations. Am J Hum Biol. 2017;29(3):e22960.
51. Buhimschi CS. Endocrinology of lactation. Obstet Gynecol Clin. 2004;31(4):963-79.
52. Wilde CJ, Addey CV, Bryson JM, et al. Autocrine regulation of milk secretion. Biochem Soc Symp. 1998;63;81-90.

53. Peaker N, Wilde CJ, Knight CH. Local control of the mammary gland. Biochem Soc Symp. 1998;63;71-9.
54. Hartmann PE, Prosser CG. Physiological basis of longitudinal changes in human milk yield and composition. Fed Proc. 1984;43(9):2448-53.
55. McManaman JL, Neville MC. Mammary physiology and milk secretion. Adv Drug Deliv Rev. 2003;55(5):629-41.
56. Golan Y, Assaraf YG. Genetic and physiological factors affecting human milk production and composition. Nutrients. 2020;12(5):1500.
57. Capuco AV, Akers RM. Lactation: Galactopoiesis, effects of hormones and growth factors. In: Fuquay JW, Fox PF, McSweeney PLH. (eds.). Encyclopedia of Dairy Sciences. Países Baixos: Elsevier Science; 2011. p. 26-31.
58. Deif R, Burch EM, Azar J, et al. Dysphoric milk ejection reflex: the psychoneurobiology of the breastfeeding experience. Front Glob Womens Health. 2021;2;669826.
59. Saxton A, Fahy K, Hastie C. Effects of skin-to-skin contact and breastfeeding at birth on the incidence of PPH: a physiologically based theory. Women Birth. 2014;27(4):250-3.
60. Kamali A, Milosavljevic S, Gandhi A, et al. The cortico-limbo-thalamo-cortical circuits: an update to the original papez circuit of the human limbic system. Brain Topogr. 2023;36(3):371-89.
61. Close MJ, Howlett AR, Roskelley CD, et al. Lactoferrin expression in mammary epithelial cells is mediated by changes in cell shape and actin cytoskeleton. J Cell Sci. 1997;110(22):2861-71.
62. Svennersten-Sjaunja K, Olsson K. Endocrinology of milk production. Domestic Animal Endocrinol. 2005;29(2):241-58.
63. Wambach KA, Cole C. Breastfeeding and adolescents. J Obstet Gynecol Neonatal Nurs. 2000;29(3):282-94.
64. Weaver SR, Hernandez LL. Autocrine-paracrine regulation of the mammary gland. J Dairy Sci. 2016;99(1):842-53.
65. Freeman ME, Kanyicska B, Lerant A, et al. Prolactin: structure, function, and regulation of secretion. Physiol Rev. 2000;80(4):1523-631.
66. Södersten P, Eneroth P. Suckling and serum prolactin and LH concentrations in lactating rats. J Endocrinol. 1984;102(2):251-6.
67. Milsom SR, Breier BH, Gallaher BW, et al. Growth hormone stimulates galactopoiesis in healthy lactating women. Eur J Endocrinol. 1992; 127(4):337-43.
68. Pollar DM. Evidence-based care for breastfeeding mothers: a resource for midwives and allied healthcare professionals. 1 ed. New York: Routledge; 2011. 272 p.
69. Mizuno K, Nishida Y, Taki M, et al. Is increased fat content of hindmilk due to the size or the number of milk fat globules? Int Breastfeed J. 2009;4(7):1-6.
70. Gawlińska K, Gawliński D, Filip M, et al. Relationship of maternal high-fat diet during pregnancy and lactation to offspring health. Nutr Rev. 2021;79(6):709-25.
71. Lubetzky R, Zaidenberg-Israeli G, Mimouni FB, et al. Human milk fatty acids profile changes during prolonged lactation: a cross-sectional study. Isr Med Assoc J. 2012;14(1):7-10.
72. Murase M, Mizuno K, Nishida Y, et al. Comparison of creamatocrit and protein concentration in each mammary lobe of the same breast: does the milk composition of each mammary lobe differ in the same breast? Breastfeed Med. 2009;4(4):189-95.
73. Lee S, Kelleher SL. Biological underpinnings of breastfeeding challenges: the role of genetics, diet, and environment on lactation physiology. Am J Physiol Endocrinol Metab. 2016; 311(2):E405-22.
74. Sakalidis VS, Geddes DT. Suck-swallow-breathe dynamics in breastfed infants. J Hum Lact. 2016;32(2):201-11.
75. Viswanathan S, Jadcherla S. Feeding and swallowing difficulties in neonates: developmental physiology and pathophysiology. Clin Perinatol. 2020; 47(2):223-41.
76. Hahn-Holbrook J, Saxbe D, Bixby C, et al. Human milk as "chrononutrition": implications for child health and development. Pediatr Res. 2019;85(7):936-42.
77. Caba-Flores MD, Ramos-Ligonio A, Camacho-Morales A, et al. Breast milk and the importance of chrononutrition. Front Nut. 2022;9:867507.
78. Aparici-Gonzalo S, Carrasco-García Á, Gombert M, et al. Melatonin content of human milk: the effect of mode of delivery. Breastfeed Med. 2020;15(9):589-94.
79. Qin Y, Shi W, Zhuang, et al. Variations in melatonin levels in preterm and term human breast milk during the first month after delivery. Sci Rep. 2019;9(1):17984.
80. Astiz M, Oster H. Feto-maternal crosstalk in the development of the circadian clock system. Front Neurosc. 2021;14:631687.
81. Brennan R, Jan JE, Lyons CJ. Light, dark, and melatonin: emerging evidence for the importance of melatonin in ocular physiology. Eye. 2007;21(7):901-8.

82. McCarthy R, Jungheim ES, Fay JC, et al. Riding the rhythm of melatonin through pregnancy to deliver on time. Front Endocrinol. 2019;10:616.

83. Wood B, Rea MS, Plitnick B, et al. Light level and duration of exposure determine the impact of self-luminous tablets on melatonin suppression. Applied Ergonomics. 2013;44(2):237-40.

84. Bedrosian Tracy A, Nelson RJ. Timing of light exposure affects mood and brain circuits. Transl Psychiatry. 2017;7(1):e1017-e1017.

85. Brasil. Agência Nacional de Vigilância Sanitária – Anvisa. Banco de leite humano: funcionamento, prevenção e controle de riscos. Brasília: Anvisa, 2008.

86. Sociedade Brasileira de Pediatria – SBP. Manual de orientação: saúde de crianças e adolescentes na era digital. Out 2016;1. Disponível em: https://www.sbp.com.br/fileadmin/user_upload/2016/11/19166 d-MOrient-Saude-Crian-e-Adolesc.pdf. Acesso em: 16 out. 2023.

87. Farah E, Barger MK, Klima C, et al Impaired lactation: review of delayed lactogenesis and insufficient lactation. J Midwifery Womens Health. 2021;66(5):631-40.

88. Suwaydi MA, Wlodek ME, Lai CT, et al. Delayed secretory activation and low milk production in women with gestational diabetes: a case series. BMC Pregnancy Childbirth. 2022;22(1): 1-6.

89. Axelsson PB, Bjerrum F, Løkkegaard ECL. Treatment of insufficient lactation is often not evidence-based. Dan Med J. 2014;61(7):A4869.

90. Neifert MR. Prevention of breastfeeding tragedies. Pediatr Clin. 2001; 48(2):273-97.

91. Sarin A, Thill A, Yaklin C W. Neonatal hypernatremic dehydration. Pediatr Annals. 2019;48(5):e197-e200.

92. Powers, Nancy G. Slow weight gain and low milk supply in the breastfeeding dyad. Clin Perinatol. 1999;26(2):399-430.

CAPÍTULO 3

Anatomia e Fisiologia do Sistema Estomatognático

Adriana Cátia Mazzoni • Patricia Valério • Maria Teresa Cera Sanches

Introdução

O sistema estomatognático (SE) é uma unidade funcional composta por estruturas estáticas, como osso hioide, arcos osteodentários, maxila, mandíbula e ossos cranianos, relacionadas pela articulação temporomandibular (ATM), e por estruturas dinâmicas e a unidade neuromuscular, que propiciam a mobilização das partes estáticas. Intermediando essas estruturas estáticas e dinâmicas, encontram-se cavidades (faríngea, nasal, oral, seios paranasais e espaço de Donders). Esse sistema é responsável pelas inúmeras funções da boca, incluindo participação no estabelecimento da postura corporal.[1-6]

Em razão da relevância e da nobreza dessa região, a amamentação precisa ser vista não só por sua função fundamental na nutrição e no desenvolvimento afetivo, mas também pelo importantíssimo papel na estimulação do crescimento e desenvolvimento harmonioso do ser humano. O conhecimento da relação entre a forma-função das estruturas orofaciais e todo o processo adaptativo desse sistema para possibilitar a extração do leite é imprescindível para que se possa atuar assertivamente nessa área.

Conceitualmente, os termos "desenvolvimento" e "crescimento" são distintos. O termo "desenvolvimento" descreve a formação, a diferenciação ou a especialização de tecidos/subunidades, geralmente por transição na forma anatômica, enquanto o termo "crescimento" refere-se ao aumento no tamanho de qualquer tecido, subunidade ou unidade; no entanto, ambos os termos estão interligados. O desenvolvimento e o crescimento craniofacial começam durante a vida intrauterina (VIU) e continuam de forma variável até a idade adulta. Três parâmetros principais são usados, geralmente, para descrever o "crescimento" na literatura: magnitude, direção e velocidade. A **magnitude** é usada para categorizar o crescimento em relação a alguma "quantidade relativa"; a **direção** é normalmente simplificada em um vetor que representa o crescimento direcional e a **velocidade** refere-se à taxa de crescimento por unidade de tempo.[2] Já a expressão "maturidade esquelética" determina se uma intervenção é considerada indicada ou contraindicada; embora alguns possam assumir erroneamente que "maturidade" é a cessação do crescimento, podemos dizer que a interpretação mais precisa de "maturidade" conotaria a maior parte da magnitude e da velocidade máxima do crescimento ocorrido, porém não cessada.

O desenvolvimento e o crescimento em termos de magnitude e velocidade são maiores no período pré-natal. Do nascimento aos 2 anos (infância), a magnitude e a velocidade do crescimento e desenvolvimento diminuem, até atingir um patamar na infância. Durante a puberdade, a magnitude e a velocidade do crescimento aumentam novamente. Após o crescimento puberal, a magnitude e a velocidade do crescimento diminuem continuamente.

Nem todos os tipos de tecidos ou partes do corpo crescem e se desenvolvem ao mesmo tempo ou na mesma proporção. Nas subunidades craniofaciais, não apenas estão presentes vários tipos de tecidos, como também esses tecidos estão presentes em proporções variáveis em diferentes momentos durante o crescimento e o desenvolvimento. O potencial de crescimento é impulsionado pela genética, mas também extremamente influenciado por fatores ambientais; por esse motivo, até as predisposições genéticas estão sujeitas a influências ambientais. A introdução de uma variável desfavorável em um tipo ou subunidade de tecido em crescimento também pode impactar negativamente a realização do potencial de crescimento geneticamente programado. Sempre é preciso lembrar que alguns tecidos são mais suscetíveis à influência ambiental do que outros, e daí a necessidade de se conhecer a fisiologia de cada um para melhorar nossa abordagem clínica na promoção do correto desenvolvimento.[3]

A seguir, abordaremos aspectos da embriologia, da anatomia e da fisiologia do SE, com o intuito de favorecer o conhecimento sobre sua normalidade, bem como fatores interferentes, que poderão impactar negativamente no processo de amamentação com reflexo no crescimento orofacial.

Sistema estomatognático

O ser humano é uma unidade em movimento, pulsátil, em constante troca com o meio, desde o nascimento, passando pelo desenvolvimento pleno até chegar ao envelhecimento. Nossa saúde dependerá da harmonia de todos os sistemas corporais, e o SE contribui para que vários sistemas se desenvolvam harmoniosamente.

Revisão da embriologia do sistema estomatognático com foco na amamentação

O período pré-natal começa com a fecundação e se encerra no momento do parto. Nas primeiras 8 semanas ocorre o desenvolvimento do embrião, que passa para a fase fetal a partir da 9ª semana de VIU. No início da 4ª semana já é possível distinguir os cinco processos faciais embrionários: dois processos inferiores (mandibulares), dois processos laterais acima dos mandibulares (maxilares) e um processo central em posição superior aos demais (frontonasal).[5] A face primitiva é muito pequena, perto de 40 vezes menor que o crânio, e encontra-se comprimida entre o cérebro (prosencéfalo) e o coração (eminência cardíaca).

Também é possível observar a partir da 4ª semana de VIU o surgimento das fossas nasais e o epitélio olfatório.[5]

O início da formação da face acontece da 4ª à 8ª semanas de VIU, quando já apresenta uma aparência humana.[5] Embora a face já apresente sua morfologia definida, somente o palato primário ou anterior está formado, porque a formação total do palato precisa de um complexo mecanismo de união de processos, que se inicia por volta da 6ª semana, estendendo até a 12ª semana de VIU. O palato é a divisão anatômica entre a cavidade bucal e a cavidade nasal, formado por tecido ósseo (palato duro) e por tecido muscular (palato mole); concomitantemente, ocorre o desenvolvimento da língua, que possui inicialmente um movimento inferior-superior (de baixo para cima), ocupando rapidamente todo o espaço bucal e auxiliando na formação do palato.[6,7] Em condições de normalidade, os processos maxilares, já horizontalizados após pressão exercida pela língua, ainda não apresentam tamanho suficiente para se unirem na linha média, e assim continuam crescendo até o fim do período embrionário. Centros de ossificação existentes na região anterior do palato se difundem em todas as direções, fechando os espaços.[7]

O processo mandibular deriva do primeiro arco faríngeo. A fusão dos processos mandibulares ocorre precocemente no contexto da formação facial. Cada arco faríngeo tem uma estrutura cartilaginosa própria que o suporta. A cartilagem de Merckel (cartilagem do primeiro arco faríngeo) desempenha o papel de sustentação da língua e para funcionamento da mandíbula primitiva, enquanto a mandíbula definitiva se forma principalmente por ossificação intramembranosa.[8,9,10] Já o desenvolvimento da ATM tem seu início a partir dos blastemas condilar e temporal, por volta da 10ª semana de VIU, assim como o disco articular e a cápsula articular por volta da 11ª semana. Na 12ª semana de VIU, a ATM do feto já está com forma e composição definidas.[5]

O desenvolvimento da língua se inicia no fim da 4ª semana de VIU, e sua parte conjuntiva, vascular e epitelial deriva do mesênquima do primeiro, do segundo e do terceiro arco faríngeo (inervados pelos nervos trigêmeo, facial e glossofaríngeo, respectivamente), enquanto a musculatura deriva dos somitos occipitais (inervado pelo hipoglosso). A língua se inicia como uma saliência mediana, que se localiza no assoalho da faringe. Da 5ª para a 6ª semana de VIU surgem duas proeminências linguais laterais, que se desenvolvem sobre a mediana e posteriormente se unem. O crescimento das saliências linguais laterais dará origem aos dois terços anteriores da língua, que derivam do primeiro e do segundo arco. Já o terço posterior terá sua origem a partir de duas novas saliências, a cópula e a saliência hipofaríngea, derivadas do terceiro arco. Desse modo, a língua se transforma em um órgão formado por uma grande massa de músculo estriado esquelético, revestida por um tecido epitelial com estruturas sensoriais especializadas, responsáveis pela percepção de sabores, temperatura, dor e informação tátil.

A miogênese e a sinaptogênese da língua estão quase completas no momento do nascimento, mais precoce, se comparado com outros músculos esqueléticos do corpo humano. Existem freios e bridas na cavidade bucal, que são estruturas dinâmicas sujeitas a variações na forma, no tamanho e na posição durante os diferentes estágios de crescimento do indivíduo. Os freios são dobras na mucosa inserida em estrutura fixa, que se estendem até uma estrutura móvel e têm função dinâmica nos movimentos.[11]

Quando a base da língua já está formada, por volta da 14ª semana de VIU, ocorre invaginação na região lateral da língua, que possibilita o início da movimentação desse órgão.[12] Nesse momento começa a apoptose celular programada, com reabsorção do músculo esquelético em desenvolvimento, na região anterior do ventre lingual, e uma fina faixa de tecido permanece como o único elo da língua e da mandíbula, formando, então, o freio lingual. Quando essa ligação se apresenta de maneira alterada, pode modificar a formação da língua e limitar a movimentação da região anterior da língua, o que gera o quadro denominado "anquiloglossia". O tecido que recobre a área do freio lingual é a fáscia (que em latim quer dizer "envelope"), responsável por envolver e proteger as estruturas.[11] A fáscia é formada em sua maior parte por colágeno, o que deixa flexível e proporciona a característica da biotensegridade.[a,12]

A partir da pesquisa de Mills, de 2019, a anquiloglossia pode ser considerada um desequilíbrio das camadas fasciais, afetando a mobilidade e a distribuição de cargas no assoalho bucal. Isso tem um significado potencial em alguns lactentes, que apresentam comprometimento da forma e da posição da língua em repouso, o que faz com que, quando em atividade, interfira na amamentação e na formação do espaço da cavidade bucal.[11,13]

Vale ressaltar a importância também do freio labial que começa a sua formação por volta do 3º mês de VIU e tem a função de limitar os movimentos dos lábios, estabilizar a linha média e impedir a excessiva exposição da gengiva. O freio labial também é um remanescente pós eruptivo de bandas teto labiais, conectando o tubérculo do lábio superior à papila palatina.[5]

Os músculos da mastigação e da expressão facial se originam do primeiro e do segundo arcos faríngeos, e começam seu desenvolvimento por volta da 4ª semana de VIU. O ponto inicial da formação dos lábios acontece por volta da 6ª semana de VIU, quando o processo frontonasal se funde aos processos maxilares laterais, dando origem ao lábio superior, por volta da 7ª semana de VIU.[5]

Por volta da 12ª semana, os movimentos oriundos de deglutição começam a acontecer, porém a deglutição consistente só vai ocorrer entre a 22ª e a 24ª semanas de VIU. A possibilidade de ingerir e expelir o líquido amniótico faz parte contínua do amadurecimento neurofisiológico do SE e do trato gastrointestinal do bebê. A formação dos músculos envolvidos nesse processo já pode ser notada a partir da 13ª semana de gestação, se organizando melhor em meados da 29ª semana e se aprimorando na 32ª semana de gestação. A deglutição é considerada uma das atividades reflexas neurais mais complexas para os neonatos e lactentes, e é composta de movimentos alternados e rítmicos.[14,15] A partir da 16ª semana, está estabelecida a função da sucção na VIU. A deglutição e a sucção são funções que amadurecem paulatinamente. Essas duas funções são extremamente relevantes para o desenvolvimento da mandíbula ainda no ambiente intrauterino.[1,16]

A partir da 6ª semana de VIU ocorre a proliferação do epitélio que originará o órgão dental. A mineralização se dá nesse período, e, portanto, ao nascimento, os dentes decíduos estão em diferentes fases de desenvolvimento.

Devido à complexidade da fase intrauterina e sua relevância na preparação do indivíduo para a amamentação, a Figura 3.1 apresenta um quadro cronológico com os principais eventos semana a semana.[17,18]

---

[a]Biotensegridade é a aplicação de princípios da tensegridade às estruturas biológicas. Portanto, é o equilíbrio entre a tensão elástica de um tecido e a integridade plástica de sua estrutura.

2ª semana de VIU

Nidação: O processo de implantação do ovo se prolonga até o 14º dia. O padrão facial é morfogenético e já está definido na VIU no momento da fecundação.

3ª semana de VIU

Células que migram a partir da camada superior, a ectodérmica, leva à formação da terceira camada, que ocupa o espaço entre as duas primeiras, formando um embrião com três camadas, a mais superior é denominada ectoderma; a camada média, mesoderma, a mais inferior, "endoderma". O ectoderma dá origem ao sistema nervoso, à pele, aos ossos, às glândulas externas e às unhas. O endoderma é responsável pela formação do tubo gastrointestinal, mucosas e vísceras. O mesoderma, por sua vez, origina os ossos, músculos e tendões.

4ª semana de VIU

Surgem os arcos faríngeos no embrião humano e constituem estruturas típicas do desenvolvimento da cabeça e pescoço e são formados por ectoderma, e o revestimento interno de endoderma, com exceção do primeiro arco, revestido internamente de ectoderma e dará origem às estruturas da face. Ainda não há a presença da face real no embrião, mas os processos faciais e seus primórdios começam a se desenvolver e unir; a face primitiva é muito pequena, cerca de 40 vezes menor que o crânio. É possível observar o surgimento das fossas nasais, do epitélio olfatório e a organização e formação da face ocorrem até a 8ª semana de VIU, quando já apresenta aparência humana. O desenvolvimento da língua se inicia ao fim da quarta semana de VIU, e surge por meio do mesênquima do primeiro par do arco faríngeo, como uma saliência lingual mediana, que se localiza no assoalho da faringe.

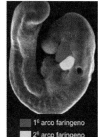

Os músculos da mastigação (temporal, masseter, pterigoideo lateral e medial), e da expressão facial (bucinador, frontal, orbicular dos lábios e orbicular dos olhos) se originam do primeiro e segundo arcos faríngeos e a formação do músculo estilofaríngeo, o ocorre a partir do terceiro arco faríngeo. A partir do quarto arco, originam-se os músculos situados nas regiões da úvula, palato, faringe e tireoide. Por meio dos processos nasais mediais, acontece o crescimento medial e inferior, dando origem a estruturas mediais da face, como a columela nasal, o filtro labial, o septo nasal, o pró-lábio e a parte anterior da maxila, a pré-maxila.

5ª semana de VIU

Os processos maxilares aproximam-se dando origem ao palato primário e, consequentemente, aos processos nasais. Surgem duas proeminências linguais laterais, que se desenvolvem sobre a mediana e posteriormente se unem. O crescimento das saliências linguais laterais dará origem aos dois terços anteriores da língua, já o terço posterior formará a cópula e a saliência hipofaríngea. No fim dessa semana já se percebe os olhos situados adiante da face e a presença do ouvido médio.

6ª semana de VIU

A face já apresenta sua morfologia definida e o palato primário ou anterior está formado. Inicia a formação do palato. Palatos primário e secundário passam a se desenvolver. O palato primário dará origem à prémaxila e o secundário, ao palato mole. A língua se desenvolve rapidamente e inicia movimentos de baixo para cima, ocupando rapidamente todo espaço bucal. O processo mandibular surge por meio do primeiro arco faríngeo e o único que dará origem às estruturas da face. Formados por mesênquima, os arcos faríngeos têm aspecto gelatinoso e necessitam de uma estrutura mais sólida para garantir sua sustentação. A cartilagem de Meckel (cartilagem o primeiro arco faríngeo), desempenha o papel de arcabouço para a formação da mandíbula e desaparece na medida que esse osso é ossificado e dará origem à mandíbula. A fusão dos processos mandibulares ocorre precocemente no contexto da formação facial. Inicia-se a formação dos lábios, quando o processo nasal médio e os processos maxilares laterais dão origem ao lábio superior.

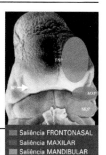

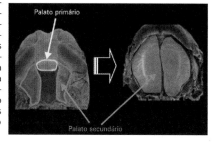

7ª semana de VIU

Os processos maxilares caminhando em direção à linha média, fusionam-se como segmento intermaxilar interposto, e inicia um complexo sistema de fusão determinado geneticamente, que termina na formação do lábio superior, diferente da formação do lábio inferior, que se forma apenas pela união dos processos mandibulares. A maxila e a mandíbula exibem um rápido crescimento anterior para facilitar o reposicionamento da língua e fechamento do palato. A maxila começa a apresentar uma leve projeção em relação à mandíbula.

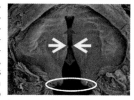

8ª semana de VIU

A face já apresenta praticamente uma aparência humana. O embrião é capaz de realizar movimentos muito simples. Lábio superior está completo e o nariz é mais proeminente. O palato não está completamente desenvolvido. Pálpebras, olhos e orelhas evidenciáveis. Um ligeiro toque em sua face faz com que ele responda com desvio da cabeça. Papilas linguais já são evidentes.

9ª semana de VIU

O feto dobra os dedos em um objeto colocado na palma da mão. Começa a sugar o polegar e a formar-se as unhas. Dobra os dedos ou os joelhos para fugir do estímulo quando seus pés são tocados.

10ª semana de VIU

O crescimento e desenvolvimento da cabeça humana é céfalocaudal. O neurocrânio cresce e se desenvolve antes e mais rápido que a face, consequentemente, o feto apresentará o crânio com dimensão maior que a face comparativamente, o que facilitará a passagem do bebê pelo canal vaginal sem que as estruturas da face e cervical sejam atingidas. O feto já apresenta a capacidade de ingerir o líquido amniótico e essa possibilidade de ingerir e expelir o líquido amniótico, faz parte contínua do amadurecimento neurofisiológico do sistema estomatognático.

12ª e 13ª semanas de VIU

A ATM do feto já está com forma e composição definidas e começam os movimentos que serão as futuras sucção e deglutição. A deglutição consistente ocorrerá entre a 22ª e 24ª semanas de VIU. A deglutição é considerada uma das atividades reflexas neurais mais complexa para os neonatos e lactentes. O feto é capaz de deglutir, abre e fecha a boca, protui a língua.

16ª e 18ª semanas de VIU

Olhos em posição frontal; orelhas externas estão próximas da sua posição definitiva. Começam as expressões faciais mais significativas. Está estabelecida a função da sucção na VIU e, ambas, tanto a deglutição quanto a sucção, vão amadurecendo paulatinamente. A capacidade de ordenha estará amadurecida por volta da 27ª e 28ª semanas de gestação.

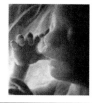

19ª e 20ª semanas de VIU

Movimentos mais coordenados. É capaz de ficar ereto e impulsionar o corpo para a frente.

24ª semana de VIU

Surge o reflexo de GAG, apresenta o reflexo de mordida fásico e resposta transversa de língua.

29ª e 30ª semanas de VIU

As funções de sucção e deglutição já estão desenvolvidas e estarão amadurecidos por volta da 32ª e 34ª semanas de VIU para a sobrevivência do bebê.

34ª semana de VIU

A sucção e a deglutição já estão coordenadas e o ritmo de sucção aumenta nos últimos meses de vida fetal. No segundo e terceiro trimestres, os fetos estão se preparando para a alimentação pós-natal.

37ª semana de VIU

O feto é capaz de coordenar sucção, deglutição e respiração e passa a apresentar reflexo de tosse. A partir de 37 semanas completas a gestação já é considerada a termo.

38ª semana de VIU

O feto protui a língua em resposta a um toque perioral. O feto se prepara para o momento do nascimento.

FIGURA 3.1 O período pré-embrionário ocorre até a 3ª semana de vida intrauterina (VIU). Da 4ª à 8ª semanas de VIU (período embrionário), ocorre intenso desenvolvimento craniofacial. Já da 9ª semana de VIU até o parto (período fetal), o desenvolvimento facial ocorre mais lentamente. (Adaptada de Ozawa et al., 2016 e Andrezzo, 2014.)[10,57]

Anatomia e desenvolvimento da face

O esqueleto da cabeça é dividido em neurocrânio – caixa óssea de proteção do cérebro constituído por ossos planos e irregulares, unidos por meio de suturas (sinartroses) – e viscerocrânio – onde estão situados os órgãos do sentido e onde se iniciam os sistemas respiratório e digestório. Formado por 15 ossos irregulares unidos entre si por articulações fibrosas.[19,20]

O crescimento da cabeça humana se dá de maneira cefalocaudal, sendo que o neurocrânio cresce antes e em maior grau que a face. Ao nascimento, a face é pequena (o que facilita a passagem do recém-nascido [RN] pelo canal vaginal no parto normal e contribui para o aumento da sobrevivência) e a maxila apresenta-se com formato arredondado, pouco profunda e com rugosidades palatinas bem pronunciadas, enquanto a mandíbula, por sua vez, apresenta-se em formato de "U" e em uma posição retruída em relação à maxila (Figura 3.2). Os RNs apresentam cavidade oral edentada e formada pelos processos alveolares recobertos de mucosa de cor rosada e firmemente aderida, os rodetes gengivais, e apresentam o cordão fibroso de Robin e Magiot (Figura 3.3), que funciona como auxiliar na sucção do bebê, propiciando o vedamento dos maxilares. Seu desaparecimento parcial ou total é um fator indicativo da época da irrupção dentária.[21]

A relação intermaxilar pode acontecer de três maneiras: espaço ou abertura entre os rodetes da região anterior – equivalente à mordida aberta anterior, sobremordida e relação anterior topo a topo. O contorno dos lábios do RN tem característica triangular, sendo o lábio inferior a base do triângulo e seu vértice, o lábio superior, que favorecerá a pega durante a amamentação. O espaço intraoral é reduzido, em decorrência do retrognatismo mandibular secundário e pouco desenvolvimento do terço inferior da face.[20,21] A língua ocupa quase toda a cavidade oral e os movimentos desta e da mandíbula são restritos em lateralidade.

Os RNs a termo nascem munidos de coxins de gordura (bolsões de gordura localizados entre a pele e a musculatura das bochechas), que fornecem um suporte para as estruturas orais, a fim de auxiliar na sustentação dessas para o acoplamento perfeito ao peito e durante a movimentação orofaríngea no início da vida.[22]

No RN, a laringe encontra-se mais estreita e mais alta (ao nível da 4ª vértebra cervical), e até o 3º ou 4º mês, o eixo da passagem aérea na respiração fica paralelo ao eixo digestivo.[23] A base da língua encontra-se bem próxima à epiglote, com função de proteção das vias aéreas inferiores durante a deglutição, facilitando também a deglutição do leite. Essas diferenças anatômicas do RN são importantes porque o sistema oral infantil ainda não está tão estruturado e eficiente para coordenar sucção, deglutição e respiração quanto o de um adulto (Figura 3.4).

O retrognatismo será anulado até a época da erupção dos dentes decíduos, durante a fase da introdução alimentar complementar. A amamentação favorecerá o avanço mandibular e o desenvolvimento equilibrado das estruturas faciais, para adquirir a correta relação maxilomandibular.[23] O deslocamento pós-natal do complexo nasomaxilar para baixo e para a frente ocorre em virtude do crescimento contínuo do cérebro e da base craniana.[24]

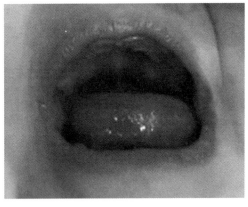

Visualize a figura em cores:

FIGURA 3.2 Maxila arredondada e pouco profunda. (Imagens de Adriana Mazzoni.)

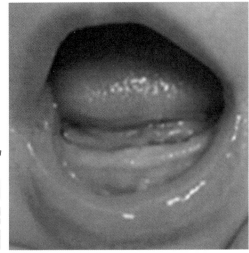

Visualize a figura em cores:

FIGURA 3.3 Cordão de Robin e Magiot. (Imagens de Adriana Mazzoni.)

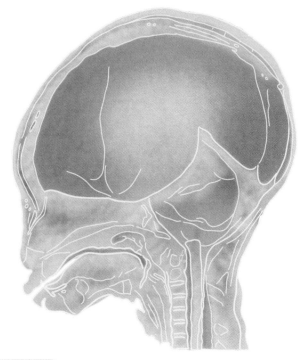

FIGURA 3.4 Imagem anatômica na face do recém-nascido.

No RN, os dentes decíduos estão em diferentes fases de desenvolvimento, e alguns neonatos apresentam dentes erupcionados na cavidade oral, chamados "dentes natais", ou que erupcionam durante o primeiro mês de vida, denominados "dentes neonatais". Em alguns casos, pode ser necessário a remoção desses dentes, os quais podem impactar negativamente a amamentação, por causarem ferimentos nos mamilos maternos. A prevalência dos dentes natais e neonatais varia entre 1:800 e 1:3.000. Os incisivos centrais inferiores são os dentes mais acometidos por essas anomalias, já que são os primeiros a erupcionarem na cavidade oral.[25,26]

A mandíbula apresenta um desenvolvimento complexo e está conectada ao osso temporal por meio da ATM, além de ser o único osso móvel da face e desempenhar um papel importante na região facial, participando de funções básicas do ser humano, como a mastigação, a fonação e a deglutição. É um dos ossos da face que apresenta crescimento tardio durante o período de VIU e mais acelerado no período pós-natal, especialmente nos primeiros 6 meses de vida, sendo o osso que mais se desenvolve por meio dos movimentos de protrusão e retrusão mandibular, principalmente durante a amamentação. Entretanto, pode apresentar variações interpessoais. A mandíbula consiste em um delicado osso basal, com o ramo curto no RN e projetado ligeiramente acima do corpo mandibular. A ossificação da linha média, ainda cartilaginosa, ocorre a partir dos 6 meses, oferecendo a possibilidade do crescimento transversal. Após esse período, a mandíbula crescerá por adição dorsal ao ramo, e não mais por adição central. Ao contrário dos demais ossos do crânio, a mandíbula não se articula com os ossos adjacentes por intermédio de suturas, e sim pela articulação sinovial – ATM – que permite que a mandíbula permaneça ligada ao crânio, mas ao mesmo tempo faça vários movimentos de translação e rotação.[26-28]

Por sua vez, o hioide é um osso ímpar, médio, simétrico localizado na parte anterior do pescoço, com formato de letra U, e está suspenso por músculos, ligamentos e fáscias originados na mandíbula, na base do crânio e no pescoço. O osso hioide participa de diversas funções do sistema estomatognático, como a deglutição, a mastigação, e da fala.[25] Durante a deglutição, é necessário um movimento anterossuperior do osso hioide para abrir o esfíncter esofágico superior e garantir o fechamento do ádito laríngeo pela cartilagem epiglote, de modo a evitar o ingresso de alimentos para dentro da via respiratória. Já os músculos supra-hióideos e infra-hióideos são dois grupos musculares localizados respectivamente acima e abaixo do osso hioide e que participam ativamente das funções executadas pela língua e pela mandíbula.[24,25,27]

Tecidos moles

O SE tem uma complexa estrutura de tecidos moles, compreendendo pele, vasos, músculos, ligamentos, tendões, nervos, fáscias, glândulas, entre outros, que formarão lábios, bochechas, língua, freios, bridas, cápsula, disco articular, líquido sinovial etc. A maior parte dos músculos faciais se origina do crânio ou de estruturas fibrosas e é responsável pela mímica facial, participação na fala, respiração e vedamento labial.[28-31]

Lábios

Os lábios são formados por músculos e glândulas, cobertos pela pele e mucosa. O lábio superior limita-se pelo nariz e está separado das bochechas pelo sulco nasolabial, e o inferior é separado do mento pelo sulco labiomentoniano (Figura 3.5).

A musculatura do lábio superior é mais ativa para uma pega efetiva da mama do que a musculatura inferior, uma vez que a ponta da língua também participa do acoplamento inferior na apreensão da mama. O músculo orbicular da boca é o principal músculo labial. Ele tem a forma de um anel oval, que ocupa toda a circunferência dos lábios, não tem inserção óssea (Figura 3.6) e é o músculo responsável pelo vedamento labial. Vários músculos faciais se inserem nele, como o bucinador, o depressor do lábio inferior, o depressor do ângulo da boca, o mentoniano, os zigomáticos maior e menor, o elevador do lábio superior, o elevador do ângulo da boca, o risório e o elevador do lábio superior e da asa do nariz, os quais auxiliam a função do orbicular e realizam as expressões faciais.[19,20]

Bochechas

Caracterizam-se pelo limite lateral do vestíbulo bucal, formadas pelo músculo bucinador (em sua parte móvel) e recobertas pela pele e mucosa. Em sua parte posterior, o músculo masseter e a glândula parótida se interpõem entre a mucosa e o músculo bucinador, de um lado, e a pele do outro lado. O músculo bucinador movimenta-se, e mantém as bochechas distendidas, durante

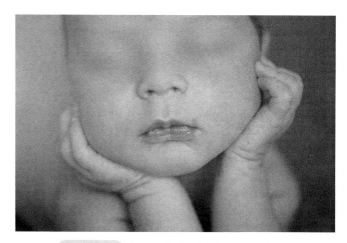

FIGURA 3.5 Lábios/sulco labiomentoniano.

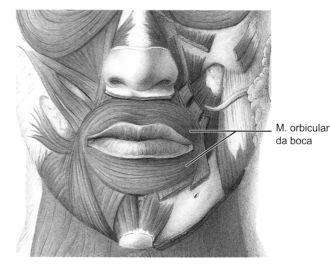

FIGURA 3.6 Músculo orbicular da boca.

todas as fases de abertura e fechamento da boca. A principal função do músculo bucinador é manter a tonicidade das bochechas, permitindo as atividades do sopro e da sucção que envolvem pressão negativa, principalmente durante a sucção por meio da mamadeira, e garantindo que o bolo alimentar permaneça sobre os arcos dentários.[5,30,31]

Mento

Já o músculo mentoniano, um pequeno músculo cônico localizado na área do queixo (mento) origina-se na fossa mentoniana e se insere na mandíbula (anteriormente às raízes dos dentes incisivos inferiores) e na pele do mento ao nível do sulco mentolabial da mandíbula. Sua função é elevar a pele do queixo, deprimir e everter a base do lábio inferior, alterando o formato dos lábios.[25,28]

Língua

A língua humana é um órgão de anatomia complexa, de grande mobilidade. É constituída por uma grande massa de músculos estriados esqueléticos, revestidos por uma camada epitelial escamosa estratificada, não queratinizada, com estruturas sensoriais especializadas, responsáveis pela percepção de sabores, temperatura, dor e informação tátil.

A língua é suportada pelo osso hioide e pelo músculo milo-hióideo. Sua musculatura esquelética permite movimentar-se e proporciona resistência a fadiga, além de formar um sistema biomecânico para mudanças tridimensionais precisas na posição e na forma da língua durante as funções orais e especialmente para a deglutição e fala.[5,29,30] Até hoje existem lacunas no conhecimento a respeito dessa arquitetura muscular, uma vez que a língua faz parte de um grupo de estruturas biológicas (hidróstatos musculares) que preservam o volume e são constituídos por grupos musculares dispostos em várias direções. Cada músculo se separa em fascículos musculares menores, que se entrelaçam com os outros músculos da língua, dificultando a visualização e a compreensão de seu real funcionamento.[32-34]

A língua está cercada de órgãos nobres, como ductos salivares, nervo lingual, vasos e artérias sublinguais.[11,13,34,35] A língua humana tem uma arquitetura complexa, consistente com as funções na alimentação, fala e respiração, e é a maior estrutura da cavidade oral, dividida em metade esquerda e metade direita, e em duas faces (superior e inferior). A face superior/dorso da língua possui uma parte oral (anterior), voltada para cima, e uma parte faríngea (posterior, pós-sulcal), que está totalmente aderida à mandíbula e voltada para a região posterior (Figura 3.7). Essas duas porções diferem uma da outra pela mucosa, pela inervação, pelas origens embrionárias e pelas funções. A parte oral (anterior) forma cerca de dois terços do comprimento da língua, contendo o corpo e o ápice (ponta da língua), que deve apresentar-se livre para movimentação.[5,32-34]

A parte faríngea (posterior) contém a raiz, onde a língua se liga ao osso hioide pelos músculos hioglosso (HG) e genioglosso (GG); à epiglote, por três pregas de mucosa; ao palato mole; e à faringe, pelos músculos da faringe (Figura 3.8). Na face ventral da língua encontram-se estruturas nobres, como veias, vasos e artérias e nervos, além das carúnculas sublinguais e do freio lingual.[30,34]

Os músculos da língua são classificados em dois grupos: os extrínsecos, que se originam de fora e se inserem na língua – GG, HG, estiloglosso (EG) e o palatoglosso (PG) e os intrínsecos, que podem ser identificados pela localização e pela direção das fibras musculares – músculos longitudinais, transversais e verticais (ver Figura 3.9 adiante). Todos são pares, com direito e esquerdo, com exceção do longitudinal superior, o único músculo ímpar.[31-35]

A língua recebe seu suprimento sanguíneo, na sua maioria, através da artéria lingual, e o sangue é drenado pelas veias linguais.[6,30] A língua inteira pode se mover como uma unidade (mais relacionado com a musculatura extrínseca), mudar sua forma para alongar ou encurtar (mais relacionado com a musculatura intrínseca) ou articular suas diferentes partes. O movimento de toda a língua posteriormente é chamado "retrusão", enquanto o

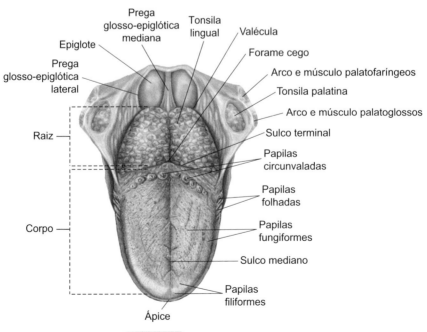

FIGURA 3.7 Face superior/dorso.

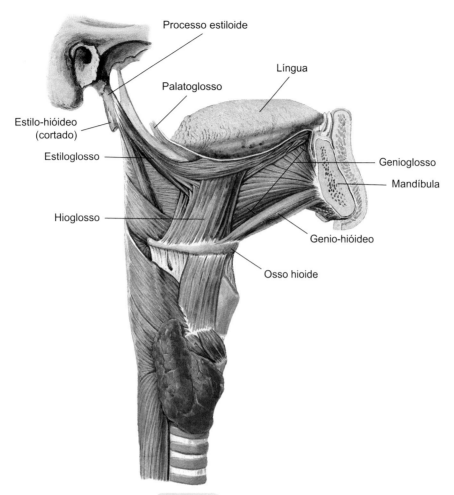

FIGURA 3.8 Face faríngea.

movimento anterior é conhecido como "protrusão" (projeção). Curvar a ponta da língua superiormente é denominado "dorsoflexão", enquanto a curvatura inferior é denominada "ventroflexão". O movimento da língua superiormente é chamado de "elevação", e inferiormente, de "depressão". A depressão simultânea do corpo da língua com a elevação da base é chamada "retroflexão".[5,32]

Músculos extrínsecos

O músculo GG, o maior músculo, representa mais de 20% do volume total da língua. Origina-se na linha média interna da mandíbula e se espalha em arco, estendendo-se posteriormente dentro da língua, desde a raiz até a ponta. Todos os fascículos do músculo GG entram na língua intrínseca e passam entre os fascículos dos músculos intrínsecos transverso, vertical e longitudinal superior, terminando no tecido conjuntivo do dorso. Sua inserção na linha média do dorso da língua cria a forma côncava típica, importante para as funções de fala e deglutição, sendo o principal gerador de força na propulsão do bolo alimentar na deglutição.[32,34] A inserção óssea está no corpo do osso hioide. A contração do músculo GG projeta a língua. O músculo HG origina-se no corno maior do osso hioide e insere-se na aponeurose da língua. A contração do músculo HG resulta em retrusão e depressão da margem lateral da língua. O músculo EG origina-se da face anterolateral do processo estiloide e do ligamento estilomandibular e insere-se no lado da língua em uma parte longitudinal. Sua contração resulta na retrusão e elevação da língua (bordas laterais); isso também diminui o diâmetro transversal. O músculo PG está intimamente associado ao palato mole tanto em função como em inervação, pois é o único músculo da língua cuja inervação motora é feita pelo nervo vago (X par), já que os outros são inervados motoramente pelo hipoglosso (XII par). O músculo PG eleva a parte posterior da língua e abaixa o véu palatino (Figura 3.9).[31-36]

O músculo longitudinal superior (SL), único músculo não pareado da língua, encontra-se superficialmente formado por uma fina camada de fibras musculares com eixo longitudinal e abrange todo o comprimento da língua, logo abaixo da mucosa. Origina-se na base da língua, inserindo-se na ponta da língua e no tecido conjuntivo circundante. A contração dele encurta a língua e promove a dorsoflexão da ponta da língua.

Os músculos verticais que se originam na raiz da língua e no músculo GG e se inserem no septo fibroso mediano facilitam o achatamento e a ampliação lateral da língua. Mais lateralmente, originam-se no tecido conjuntivo que recobre o longitudinal inferior (IL), HG e músculo longitudinal combinado (CL). Os fascículos musculares deste passam entre os fascículos do SL para se inserirem no dorso da língua.

Os músculos transversos (T) originam-se do septo mediano da língua e seguem uma rota lateral, estendendo-se dos dois lados do septo mediano da língua até a submucosa fibrosa, ao longo

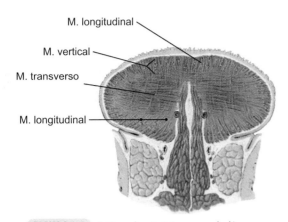

FIGURA 3.9 Músculos intrínsecos da língua.

das margens laterais da língua. Quando esses músculos contraem, a língua se torna mais estreita e alongada. Os fascículos mais superiores do músculo T passam entre os fascículos do SL para se inserirem no tecido conjuntivo da superfície lateral da língua. A inserção situada mais inferiormente no tecido conjuntivo que recobre o IL, HG ou CL.

Os músculos IL são encontrados acima da submucosa ventral da língua. O IL parece ter duas partes: uma parte menor na lâmina da língua fica dentro do CL e é orientada paralelamente ao longo eixo da língua; a maior parte origina-se do tecido hioide e conjuntivo e do hioide medial à origem do músculo HG. A parte maior segue obliquamente em linha reta da base da língua até a lâmina, sem seguir a curvatura da língua como faz o SL. A ação do IL é responsável pelo encurtamento da língua e a ventroflexão.

Os músculos intrínsecos da língua podem trabalhar independentemente ou em combinação, para dar origem a numerosos formatos. Isso é uma característica que facilita a amamentação (Figura 3.10).[31,32,36]

Vale ressaltar que os próprios músculos devem favorecer o suporte para seus movimentos, uma vez que a língua não tem esqueleto próprio.[32]

Mediante a multifuncionalidade da língua e de acordo com sua origem embriológica, três diferentes tipos de inervação precisam ser considerados: neurônios sensoriais (percepção de tato, temperatura, paladar, nocicepção e propriocepção), controle motor da língua fundamental para movimentos de sucção, mastigação, deglutição, fala e respiração e inervação autonômica (estímulos salivatórios para as glândulas salivares linguais e regulação do fluxo sanguíneo para locais de necessidade).[33,34]

Freios labial e lingual

Freio labial

O freio labial superior (FLS), também chamado "freio labial maxilar" ou "freio teto labial", é uma dobra de tecido mucoso, que conecta o lábio superior ao processo alveolar na linha média da maxila, e é o que mais se destaca pelo seu volume e pela inserção (Figura 3.11). No RN, o freio labial superior está firmemente aderido ao rebordo, estendendo-se até a papila palatina e recebendo, assim, o nome de "freio teto labial".[37,38] Esse remanescente pós eruptivo de bandas teto labiais continua seu desenvolvimento no período pós-natal, sendo maior em RN do que em adultos.[39]

Após o nascimento, durante o crescimento e desenvolvimento maxilar, o FLS subirá apicalmente de 2 a 3 mm, graças ao crescimento maxilar por aposição óssea, de maneira a tomar a futura posição correta.[36] Poucos estudos investigaram a correlação entre a anatomia e inserção do FLS e os resultados da amamentação.[37] A cirurgia de liberação do freio labial desperta muitas dúvidas e discussões entre profissionais da Saúde e pesquisadores. Pode-se pensar em indicação cirúrgica de alívio ou remoção parcial desse órgão nos casos em que o FLS se estende até a margem alveolar e se insere na papila interdental provocando isquemia na região, bem como quando ocorre possível alteração na anatomia do rebordo maxilar e função, impactando negativamente na amamentação ou posteriormente, na possível geração de diastema e limitação dos movimentos labiais (Figura 3.12). A indicação cirúrgica deve ser decidida pela equipe que atende o lactente jovem.[38]

Freio lingual

O freio lingual é de relevância clínica muito significativa devido a seu potencial de controlar a mobilidade da língua e de restringi-la em situações de alteração anatômica.

Apesar do avanço das pesquisas, segue ainda sendo conceituado por muitos como uma faixa ou corda de tecido conjuntivo submucoso discreto.[39] No entanto, estudos recentes

Visualize a figura em cores:

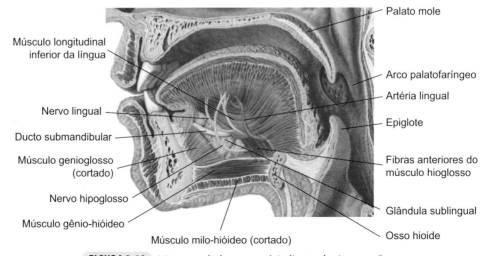

FIGURA 3.10 Vista medial com artéria lingual e inervação.

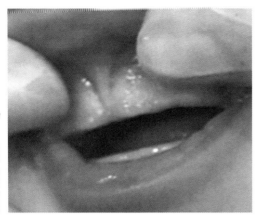

FIGURA 3.11 Freio labial normal de recém-nascido.

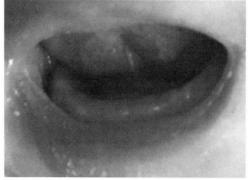

FIGURA 3.13 Freio normal.

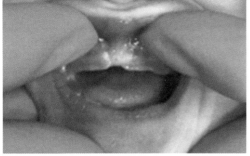

FIGURA 3.12 Freio labial alterado de recém-nascido.

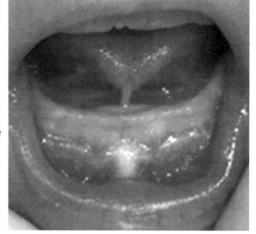

FIGURA 3.14 Anquiloglossia.

feitos por Mills et al., mostram que o frênulo lingual é formado por uma dobra mediana sagital de uma camada da fáscia que se estende pelo assoalho da boca.[11] A fáscia está inserida em todo o espaço sublingual em conjunto com a mucosa oral sobrejacente, estando intimamente conectadas. Essa camada fascial pode ser movida passivamente, pois o movimento da língua cria tensão na região, elevando-a dinamicamente em uma dobra reconhecível na linha média, ou seja, o freio ou frênulo lingual. A partir da posição estabilizada da fáscia no assoalho bucal, a língua é então mobilizada dentro da cavidade oral pela contração dos músculos extrínsecos e intrínsecos, o que altera seu contorno e forma em uma tarefa específica, complexa e coordenada (Figura 3.13).[11,13]

Dessa maneira, a anquiloglossia (língua presa) pode ser considerada um desequilíbrio das camadas fasciais, já que afeta a mobilidade e a distribuição de cargas no assoalho bucal e, consequentemente, impactando em alguns bebês.[11,13]

A anquiloglossia pode comprometer a posição da língua tanto em repouso quanto em atividade, interferindo nas funções necessárias básicas como a amamentação, na formação da cavidade oral e no espaço das vias aéreas superiores (Figura 3.14).[40]

Fisiologia da extração de leite na amamentação

Após o nascimento, o RN a termo e saudável é capaz de realizar mecanismos que garantam sua sobrevivência, mediante respostas dos reflexos orais de busca ou procura, sucção e deglutição, coordenados com a respiração. Essas respostas vitais garantirão a vida e a nutrição até por volta do 3º mês, quando ocorrerá a maturação e o controle voluntário da sucção, proporcionando maior autonomia do bebê durante a amamentação.[41] Evidentemente, todos os músculos do SE estão envolvidos na execução das funções orais.[42]

É extremamente relevante que compreendamos a diferença do reflexo de sucção no RN e da extração do leite durante a amamentação. Cada um desses movimentos se processa de modo completamente diferente e com solicitações musculares distintas, que são elicitadas durante a execução da sucção propriamente dita e durante a execução da extração do leite materno.[42,43]

O reflexo de sucção e a extração do leite dependem de estímulos labiais, ou seja, dependem do amadurecimento de proprioceptores na região de lábio e de mucosa interna da boca, de maneira que, durante o período intrauterino, quando o bebê recebe algum toque de seu próprio corpo, poderá fechar a boca e iniciar o reflexo de sucção, ativando esse processo.[44] A partir do amadurecimento do processo de sucção, haverá geração de um vácuo interno dentro da boca do feto, e o líquido amniótico não será somente deglutido passivamente como também aspirado para dentro da boca através desse processo de geração de vácuo por ação muscular, dentro do sistema estomatognático, gerando um processo ativo, preparatório para os reflexos orais ao nascimento.[45]

Na amamentação, mediante proximidade com a mãe e contato com as mamas e das catecolaminas, o cheiro exalado do leite materno e o toque corporal desencadeiam o reflexo de procura, que facilita a busca e apreensão à mama mais próxima.[46]

Por meio desse reflexo (que provoca o giro do rosto do RN em direção ao mamilo e favorece uma grande abertura da boca), o RN conseguirá abocanhar a mama e ativar o reflexo de sucção, quando posteriormente, fará a extração do leite materno.

Para que ocorra a pega adequada (1ª fase da amamentação), a mandíbula se move para baixo, (com a participação dos músculos abaixadores da mandíbula, supra e infra-hióideos, milo-hióideo, genio-hióideo e digástrico) e anterioriza-se, promovendo rápida ampliação da cavidade oral, o que, junto a língua acanulada e projetada, leva à apreensão do conjunto mamilo areolar. Os lábios estão virados para fora (principalmente o inferior) e o músculo orbicular dos lábios se contrai suavemente ao redor da aréola, realizando o vedamento labial eficiente. O lábio superior costuma ser neutro durante a sucção (Figura 3.15). Anteriormente, ocorre a apreensão do mamilo, e parte da aréola e a ponta da língua repousa sobre o rodete gengival inferior, sem se projetar além dos lábios durante a sucção. A língua se molda em torno do tecido mamário e do mamilo intraoral disponíveis, sem causar tensão ou compressão do mamilo.[47,48]

O músculo bucinador participa, com o músculo orbicular, do vedamento labial, porém de modo menos ativo. Os coxins de gordura auxiliam na sustentação das estruturas orais para o acoplamento perfeito ao peito e pega efetiva.[22]

Segue-se, então, a **2ª fase da amamentação, quando ocorrerá a extração do leite**. Com auxílio da ultrassonografia é possível notar que, quando a língua do bebê está levantada durante a amamentação, o centro do corpo da língua se coloca contra a junção dos palatos duro e mole e o palato mole, selando a cavidade oral da faringe e gerando um *vácuo intraoral*, em conjunto com a vedação anterior da cavidade oral (já discutido anteriormente). Em aproximadamente 10% dos casos, esse movimento poderá ocorrer mais posteriormente.[49-50]

A cada ciclo de sucção, o vácuo inicia-se em nível basal e aumenta quando ocorre a depressão da mandíbula em conjunto com a língua (tanto parte anterior como parte medial), que se deprimem como uma unidade única, movendo-se em bloco. O palato mole acompanha a base da língua e se move inferiormente com o centro da língua, acompanhando a mandíbula. Como consequência, o vácuo intraoral formado aciona a transferência do leite durante a amamentação, em conjunto com a contração das glândulas alveolares e a dilatação dos ductos durante a ejeção láctea. O pico de vácuo é alcançado quando a mandíbula/língua está mais baixa, e normalmente chega a dobrar comparando-se ao vácuo basal. O diâmetro do mamilo aumenta e o leite flui para a cavidade oral. Os ductos mamilares podem tornar-se visíveis à medida que o leite preenche o espaço intraoral. O espaço intraoral é limitado anteriormente pelo conjunto mamilo areolar e pelo palato mole em aposição com a base da língua, superiormente pelo palato duro e inferiormente pela superfície dorsal da língua. Como esse espaço não contém ar, o mamilo e parte da aréola permanecem dentro da boca do bebê sem causar dor ou lesões mamilares e se adaptando a todas as estruturas da cavidade oral (língua, rodetes gengivais, palato duro) de modo dinâmico. A parte posterior da língua fará uma ondulação, como uma onda peristáltica, essencial para a deglutição.[50-54]

Vale a pena ressaltar que, durante a sucção e a extração do leite materno, o mamilo não é estirado até o fundo da boca, em contato com a junção do palato duro e mole como se acreditava anteriormente.[51,53,54]

A movimentação exigida para extração do leite tem extrema relevância para o estabelecimento do correto estímulo de crescimento e desenvolvimento craniofacial.[46,49] Ela depende de estímulos já citados anteriormente e ainda de estímulos gerados nos proprioceptores da ATM do RN.

De acordo com o atual modelo biomecânico da Gestalt[48] que sugere uma nova interpretação clínica dos resultados de estudos de ultrassonografia bidimensional e estudos de vácuo dentro da boca do bebê, corroborados por medidas de ressonância magnética[47] de mães/lactentes em tempo real durante a amamentação

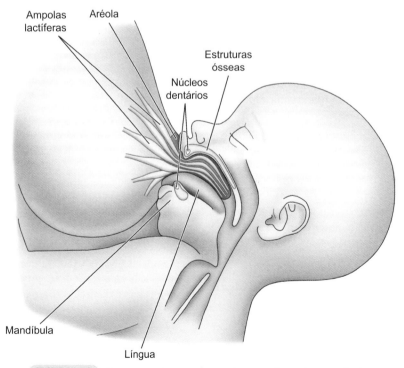

FIGURA 3.15 Pega correta e vedamento correto anteroposterior.

bem-sucedida, confirma se que, durante a sucção e deglutiçao infantil, a língua é conceituada como um órgão flexível e adaptativo. Isso quer dizer que as mudanças medidas na superfície da língua junto ao mamilo em relação a outras estruturas anatômicas intraorais e nas dimensões do mamilo e do tecido mamário são conceituadas atualmente como medidas substitutas de volume do tecido mamário oral, ao qual o dorso da língua se molda e responde dinamicamente, e não mais interpretadas como medidas de movimento ou mobilidade da língua tal como se achava antigamente. Assim, sugere-se que um ajuste inefetivo entre as diversas composições da anatomia da boca/língua dos bebês e das mamas de suas mães poderá criar um vetor de força/tensão na boca do bebê conflitante com as direções do vácuo geradas durante a depressão mandibular, o que poderá arrastar o tecido mamário, causando dor, traumatismos, lesões mamilares e extração inefetiva de leite na amamentação.[47,49,54]

Vale a pena ressaltar que o encaixe "perfeito" entre a boca do bebê e a mama também dependerão do posicionamento do corpo do bebê e do corpo da mãe, que faz parte da interação binômio mãe-bebê. Além disso, outros aspectos da mama e dos mamilos, além de aspectos orofaciais, poderão interferir nessa movimentação, como no caso de retração mandibular mais acentuada, anquiloglossia, entre outros. Por isso, a avaliação da mamada deve ser feita a fim de identificar todos os aspectos envolvidos para atuação global e oral, bem como a necessidade de um profissional que atue corretamente no manejo da lactação.[22,48,49]

A alimentação oral competente requer a integração adequada das funções físicas e neurofisiológicas. A sucção nutritiva segura e eficiente não se relaciona apenas com a sucção, mas sim com as atividades sincrônicas de sucção, deglutição, respiração e função esofágica.[55] Uma ação harmoniosa e coordenada deverá ocorrer desde o início, com a ação do reflexo de procura, até o momento da deglutição, envolvendo musculatura perioral, lábios, língua, mandíbula, osso hioide, palato mole, faringe, esôfago e laringe.

A deglutição pode ser dividida em cinco fases: antecipatória, preparatória, oral, faríngea e esofágica. No RN e lactente jovem, a sucção e a deglutição estão intimamente interligadas, e a fase oral ocorre de modo reflexo (diferente na criança e no adulto, que ocorre de modo voluntária). A partir do momento que o mamilo é apreendido e inicia-se a extração do leite.[46,55]

Após a remoção do leite das mamas, na medida em que a mandíbula, em conjunto com o corpo médio da língua, sobe superiormente, o vácuo intraoral diminui, e o bolo de leite passa sobre a parte posterior da língua e sob o palato mole. Este sobe para encontrar as paredes da faringe, selando as vias aéreas nasais. A deglutição ocorre quando o leite estimula os numerosos receptores sensoriais na cavidade oral posterior; tanto a parte posterior da língua quanto o palato mole sobem, e o leite flui em direção à região faríngea, onde se acumula; uma deglutição faríngea é iniciada. Observa-se um movimento sutil em forma de onda à medida que o bolo de leite passa entre a parte posterior da língua que está mais próxima da junção do palato duro e mole e o palato mole, tocando posteriormente os pilares da faringe.[50,51,54]

Apesar de estudos mais antigos apontarem que o ideal para uma alimentação efetiva do bebê exija coordenação perfeita entre sucção, deglutição e respiração (S/D/R) com padrões de proporção de S/D/R de 1:1:1 ou 2:1:1, estudo com medições simultâneas de S/D/R durante a amamentação apontou que,

em uma mesma mamada, poderá haver variações de 1:1:1: até 12:1:4.[56] Essas variações ocorrerão de acordo com as mudanças no fluxo de leite, que aumentam após a ativação secretora e o reflexo de ejeção, podendo levar a alterações no padrão de sucção do bebê. Em geral, para a extração efetiva, bastam poucos grupos de sucção para se obter em seguida uma deglutição abundante, a qual poderá ser escutada e percebida pela mãe, no início da mamada, se o ambiente estiver silencioso.

De modo geral, todos os nervos cranianos estão envolvidos nas atividades de procura das mamas, como extração de leite, deglutição e coordenação com a respiração. Na Tabela 3.1, há um resumo dessas funções, bem como da inervação correspondente.

Considerações finais

Conhecer a embriologia e a anatomofisiologia do SE é fundamental para os profissionais da Saúde que atuam diretamente no atendimento de mães e bebês, com foco no aleitamento materno. Além de ser o padrão-ouro para o crescimento saudável da criança, a amamentação proporcionará melhores oportunidades de desenvolvimento orofacial da forma/função, garantindo adequado posicionamento das arcadas dentárias. Ademais, ela ainda será o melhor agente de proteção do bebê para problemas de aquisições das funções futuras, como mastigação, deglutição e fala. Assim, ter uma compreensão mais abrangente sobre o desenvolvimento ósseo e muscular, a relação entre a musculatura e funções da alimentação oral, desde o começo da vida do ser humano, auxiliará o profissional a identificar situações patológicas e promover melhores oportunidades para auxílio da dupla mãe-bebê, evitando assim o desmame precoce.

É fundamental que todo profissional que se dedique a trabalhar com pacientes pediátricos tenha conhecimento sobre a formação de órgãos, tecidos, sua forma e função, bem como sobre o crescimento e desenvolvimento humano, para que possa oferecer o atendimento mais assertivo para cada caso e garantir que o paciente consiga a plenitude das funções.

TABELA 3.1	Funções orais e suas inervações.	
Função	**Musculatura envolvida**	**Inervação envolvida**
Extração do leite materno	Pterigoídeo lateral, pterigoídeo medial, masseter, temporal	Fibras motoras do ramo mandibular do nervo trigêmeo
	Genioglosso e genio-hioídeo	Ramo anterior do nervo espinal C1 (nervo hipoglosso)
	Digástrico	Ventre anterior: nervo milo-hioídeo (ou nervo alveolar inferior) (NC V3) Ventre posterior: ramo digástrico do nervo facial (NC VII)
	Milo-hioídeo	Nervo para o milo-hioídeo (do nervo alveolar inferior, ramo do NC V3)
Busca e sucção	Bucinador	Ramo bucal do nervo facial (NC VII)
	Orbicular da boca	Ramos do nervo facial (NC VII)
	Palatoglosso	Nervo vago
Deglutição (fase oral)	Elevador do véu palatino	Plexo faríngeo (NC X)
	Supra-hióides	Músculos digástrico, gênio-hióideo, milo-hióideo, estilo-hióideo

Referências bibliográficas

1. Chiodelli L, Pacheco AB, Missau TS, et al. Associação entre funções estomatognáticas, oclusão dentária e sinais de disfunção temporomandibular em mulheres assintomáticas. Rev CEFAC. 2015;17(1):117-25.
2. Manlove AE, Romeo G, Venugopalan SR. Craniofacial growth: current theories and influence on management. Oral Maxillofac Surg Clin North Am. 2020;32(2):167-75.
3. Lo AL, Hallac RR, Chen SH, et al. Craniofacial growth and asymmetry in newborns: a longitudinal 3D assessment. Int J Environ Res Public Health. 2022;19(19):12133.
4. Graham A, Poopalasundaram S, Shone V, Kiecker C. A reappraisal and revision of the numbering of the pharyngeal arches. J Anat. 2019;235(6):1019-23.
5. Silva ICB, Andrade FBCD, Santos DBN, et al. Desenvolvimento do sistema estomatognático durante a vida intrauterina – revisão de literatura. Rev Odontol Univ Cid São Paulo. 2019;31(1):47-56.
6. Parada C, Chai Y. Mandible and tongue development. Mandible and tongue development. Curr Top Dev Biol. 2015;115:31-58.
7. Brazeau MD, Friedman M. The origin and early phylogenetic history of jawed vertebrates. Nature. 2015;520(7548):490-7.
8. Enlow DH. Crescimento e desenvolvimento facial pré-natal. In: Manual do Crescimento Facial. São Paulo: Artes Médicas, 1993.
9. Oriá RB, Brito GAC. Sistema digestório: integração básico-clínica. São Paulo: Blucher; 2016.
10. Ozawa TO, Filho OG, Almeida LA, Silva T. Embriologia da cavidade oral – aspectos embriológicos envolvidos na formação da face e palato humanos. In: Oriá RB, Brito GAC. Sistema digestório: integração básico-clínica. São Paulo: Blucher; 2016.
11. Mills N, Keough N, Geddes DT et al. Defining the anatomy of the neonatal lingual frenulum. Clin Anat. 2019;32(6):824-35.
12. Kumka M, Bonar J. Fascia: a morphological description and classification system based on a literature review. J Can Chiropr Assoc. 2012;56(3):179-91.
13. Mills N, Pransky SM, Geddes DT, Mirjalili AS. What is a tongue tie? Defining the anatomy of the in-situ lingual frenulum. Clin Anat. 2019;32(6):749-61.
14. Standring S. Gray's Anatomy. The anatomical basis of clinical practice. 42. ed. Amsterdam: Susan Standring; 2020. 1606 p.
15. Einspieler C, Prayer D, Marschik PB. Fetal movements: the origin of human behaviour. Dev Med Child Neurol. 2021;63(10):1142-8.
16. Sherer DM, Metlay LA, Woods JR Jr. Lack of mandibular movement manifested by absent fetal swallowing: a possible factor in the pathogenesis of micrognathia. Am J Perinatol. 1995;12(1):30-3.
17. Ouchi Y, Abe S, Sun-Ki R, et al. Attachment of the sphenomandibular ligament to bone during intrauterine embryo development for the control of mandibular movement. Bull Tokyo Dent Coll.1998;39(2):91-4.
18. Kreia TB, Bittencourt Neto AC, Retamoso LB, et al. Tendência de crescimento facial em Ortodontia e Ortopedia Funcional dos Maxilares. RGO Rev Gaúch Odontol. 2011;59(Suppl. 1).
19. Vinha P, Fagnani Filho A. Anatomia craniofacial de interesse para a ortopedia funcional dos maxilares. In: Pereira B. Manual de ortopedia funcional dos maxilares. uma abordagem clínico-infantil. Rio de janeiro: Guanabara-Koogan; Santos. 2017. p. 55-72.
20. Madeira MC, Leite HF, Rizzolo RJC. Anatomia da cavidade oral. In: Oriá RB, Brito GAC. Sistema digestório: integração básico-clínica. São Paulo: Blucher, 2016. p. 25-60.
21. Schmitt BHE, Guzzi SH, Damo MN, et al. Characteristics of the oral cavity of the newborns of Blumenau – SC, Brazil. Pesqui Bras Odontopediatria Clin Integr. 2012;12(1):89-92.
22. Sanches MTC. Manejo clínico das disfunções orais na amamentação. J Pediatr. 2004;80(5):155-62.
23. Chuang YJ, Hwang SJ, Buhr KA, et al. Anatomic development of the upper airway during the first five years of life: A three-dimensional imaging study. PLoS ONE. 2022;17(3):e0264981.
24. Sánchez-Molins M, Grau Carbó J, Lischeid Gaig C, Ustrell Torrent JM. Comparative study of the craniofacial growth depending on the type of lactation received. Eur J Paediatr Dent. 2010;11(2):87-92.
25. Terçarolli S, Sakai E, Corsi M. O complexo hioide na ortopedia funcional dos maxilares. In: Ferreira FAC. Nova visão em ortodontia e ortopedia funcional dos maxilares. São Paulo: Santos; 2007.
26. Leite DF, Vieira CA. Características morfológicas encontradas na cavidade oral de neonatos: revisão de literatura. RFO UPF. 2018;23(1):73-6.
27. Azevedo IM. A metamorfose da face humana. Da origem ao fim da vida. [dissertation]. Lisboa: Faculdade de Belas Artes, Universidade de Lisboa: 2014, 66 p.
28. Pearson Jr WG, Langmore SE, Zumwalt AC. Evaluating the structural properties of suprahyoid muscles and their potential for moving the hyoid. Dysphagia. 2011;26(4):345-51.
29. Macedo KL, Diniz HCMM. Aesthetic and functional parameters of mentolabial groove in the orofacial harmonization of the mental region: case report. Health Studies. 2022;2(4):224-5.
30. Granberg I, Lindell B, Eriksson PO, et al. Capillary supply in relation to myosin heavy chain fibre composition of human intrinsic tongue muscles. Cells Tissues Organs. 2010;192(5):303-13.
31. Drake RL, Vogl W, Mitchell AW. Gray – Anatomia clínica para estudantes. Rio de Janeiro: Elsevier, 2005.
32. Sanders I, Mu L. A three-dimensional atlas of human tongue muscles. Anat Rec. 2013;296(7):1102-14.
33. Stone M, Woo J, Lee J, et al. Structure and variability in human tongue muscle anatomy. Comput Methods Biomech Biomed Eng Imaging Vis. 2018;6(5):499-507.
34. Doyle ME, Premathilake HU, Yao Q, et al. Physiology of the tongue wirth emphasis on taste transduction. Physiol Rev. 2023;103(2):1193-246.
35. Hosokawa R, Oka K, Yamaza T, et al. TGF-beta mediated FGF10 signaling in cranial neural crest cells controls development of myogenic progenitor cells through tissue-tissue interactions during tongue morphogenesis. Dev Biol. 2010;341,186-95.
36. Dotiwala AK, Samra NS. Anatomy, head and neck, tongue. In: StatPearls [Internet]. Treasure Island (FL): StatPearls Publishing; 2024.
37. Santa Maria C, Aby J, Truong MT, et al. The superior labial frenulum in newborns: what is normal? Global Pediatric Health. 2017;12(4): 2333794X17718896.
38. Haischer-Rollo GD, Lu K, Drumm C, et al. Superior labial frenulum attachment site and correlation with breastfeeding outcomes. Laryngoscope. 2022;132(12):2498-504.
39. Sfasciotti GL, Zara F, Vozza I, et al. Diode versus CO2 laser therapy in the treatment of high labial frenulum attachment: a pilot randomized, double-blinded clinical trial. Int J Environ Res Public Health. 2020;17(21):7708.
40. Baxter R, Musso M, Hughes L, et al. Tongue-tied: how a tiny string under the tongue impacts nursing, speech, feeding, and more. 2018, 296 p.
41. Bervian J, Fontana M, Caus, B. Relação entre amamentação, desenvolvimento motor bucal e hábitos bucais – revisão de literatura. Revista da Faculdade de Odontologia – UPF. 2010;13(2).
42. Batista CL, Ribeiro VS, Nascimento MD, Rodrigues VP. Association between pacifier use and bottle-feeding and unfavorable behaviors during breastfeeding. J Pediatr (Rio J). 2018;94:596-601.
43. Diouf JS, Ngom PI, Badiane A, et al. Influence of the mode of nutritive and non-nutritive sucking on the dimensions of primary dental arches. Int Orthod. 2010;8(4):372-85.
44. Ratnovsky A, Carmeli YN, Elad D, et al. Analysis of facial and inspiratory muscles performance during breastfeeding. Technol Health Care. 2013;21(5): 511-20.
45. Muscatelli F, Bouret SG. Wired for eating: how is an active feeding circuitry established in the postnatal brain? Curr Opin Neurobiol. 2018;52: 165-71.
46. Valério P. Funções do sistema estomatológico imprescindíveis à vida. In: Forma e movimento: bases fisiológicas da ortopedia funcional dos maxilares. Ribeirão Preto: Tota; 2022. p. 3-43.
47. Mills N, Lydon AM, Davies-Payne D, et al. Imaging the breastfeeding swallow: Pilot study utilizing real-time MRI. Laryngoscope Investig Otolaryngol. 2020;5(3):572-9.
48. Douglas P, Geddes D. Practice-based interpretation of ultrasound studies leads the way to more effective clinical support and less pharmaceutical and surgical intervention for breastfeeding infants. Midwifery. 2018;58:145-55.
49. Mazzoni A, Sanches MTC. Aleitamento materno: uma abordagem ampliada. In: Valério P. Forma e movimento: bases fisiológicas da ortopedia funcional dos maxilares. 1. ed. Ribeirão Preto: Tota; 2022. p. 135-68.
50. Sakalidis VS, Geddes DT. Suck-swallow-breathe dynamics in breastfed infants. J Hum Lact. 2016;32(2):201-11.
51. Elad D, Kozlovsky P, Blum O, et al. Biomechanics of milk extraction during breast-feeding. Proc Natl Acad Sci USA. 2014;111(14):5230-5.
52. Geddes DT, Sakalidis VS. Ultrasound imaging of breastfeeding. A window to the inside: methodology, normal appearances, and application. J Hum LACT. 2016;32(2):340-9.
53. Geddes DT, Langtan DB, Gollow J, et al. Frenulotomy for breastfeeding infants with ankyloglossia: effect on milk removal and sucking mechanism as imaged by ultrasound. Pedriatics, 2008;122:188-194.
54. Alan A, Orhan AI, Orhan K. Correção: Alan et al. Avaliação da dinâmica da amamentação de neonatos com anquiloglossia por meio de uma nova técnica ultrassonográfica. Diagnostics. 2023;13:3435. Diagnostics. 2024;14(6):608. Disponível em: https://doi.org/10.3390/diagnostics14060608. Acesso em: 11 jul. 2024.
55. Lau C. Development of suck and swallow mechanisms in infants. Ann Nutr Metab. 2015;66(Suppl. 5):7-14.
56. Vazirinejad R, Darakhshan S, Esmaeili A, et al. The effect of maternal breast variations on neonatal weigth gain in the first seven days of live. Int Breastfeed J 2009;18:4:13.
57. Andrezzo M. Desenvolvimento da língua e sua relação com deglutição e sucção pré-natais [Trabalho de Conclusão de Curso de Graduação]. Florianópolis, SC: Universidade Federal de Santa Catarina; 2014.

CAPÍTULO 4

Benefícios do Leite Materno e da Amamentação

Cristiano Siqueira Boccolini • Patricia Boccolini

Se a amamentação não existisse, alguém que a inventasse hoje mereceria um duplo Prêmio Nobel: em medicina e em economia.
HANSEN, 2016[1]

Introdução

A frase da epígrafe deste capítulo, cunhada por Keith Hansen, traz o conceito de que aleitamento materno não apenas é o melhor para a saúde do bebê, mas também é excelente para a economia global. A amamentação é a primeira imunização de uma criança contra doenças, o alimento mais completo e o investimento mais duradouro para a saúde física e o desenvolvimento cognitivo e social da criança.

Neste texto, objetivamos apresentar e debater as evidências científicas relacionadas com o aleitamento materno, dando ênfase às provenientes de metanálises e fontes oficiais, como o Ministério da Saúde e a Organização Mundial da Saúde (OMS). Uma das maneiras de se classificar os benefícios do aleitamento está relacionada com o tempo desde o nascimento, dividindo-os a curto, médio e longo prazos. Essa categorização visa facilitar a compreensão dos impactos que a amamentação tem ao longo da vida da criança e da mãe. Além disso, abordaremos também os benefícios para a saúde materna, como a recuperação pós-parto e a diminuição do risco de câncer.

Por fim, discutiremos o impacto benéfico do aleitamento na saúde pública e buscaremos fortalecer a compreensão dos profissionais da Saúde sobre a importância da promoção e do apoio ao aleitamento, destacando seus benefícios amplos e duradouros. Não se trata do esgotamento do tema, mas sim de um grande panorama que tenta sintetizar a bela e complexa natureza do leite materno, da amamentação e seu impacto na saúde humana.

Visão geral

Uma das revisões mais amplas do tema foi realizada pelo professor César Victora et al. e publicada no periódico *The Lancet*.[2] Os autores realizaram uma síntese de centenas de estudos por meio de metanálise, apontando para o amplo espectro de proteção que o aleitamento materno confere contra infecções e morte infantil, maloclusão e prováveis reduções em sobrepeso e diabetes. O estudo também indica aumento da inteligência das crianças que foram amamentadas. Com relação às mulheres, a amamentação oferece proteção contra o câncer de mama, melhora o espaçamento entre os nascimentos e pode também proteger contra o câncer de ovário e o diabetes *mellitus* tipo 2 (DM2). Assim, os autores concluem que os benefícios da amamentação para

mulheres e crianças são para todos, independentemente da condição econômica. Eles concluem também que a ampliação da amamentação para um nível quase universal poderia prevenir, no mundo, 823 mil mortes de crianças com menos de 5 anos, e 20 mil mortes por ano devido ao câncer de mama.

Benefícios da composição do leite materno

O leite materno é um biofluido extremamente complexo e altamente variável que evoluiu ao longo de milênios para nutrir e proteger os bebês de doenças enquanto seu sistema imunológico amadurece. Ele é composto por água, proteínas, lipídios, carboidratos complexos e outras substâncias nutritivas e não nutritivas, cujas concentrações variam ao longo de uma única mamada e ao longo da lactação. Além de ser uma fonte de nutrição, o leite materno contém uma infinidade de componentes biologicamente ativos que desempenham papéis cruciais, como guiar o desenvolvimento do sistema imunológico do bebê e sua microbiota intestinal. Um desses componentes, os oligossacarídios do leite humano, tem sua síntese determinada pelo genótipo materno. Ou seja, a composição do leite materno é especificamente adaptada por cada mãe para refletir precisamente as necessidades de seu bebê.[3]

O leite materno apresenta muitos componentes antimicrobianos e imunomoduladores que compensam as deficiências no sistema imunológico neonatal e impedem a translocação de patógenos infecciosos do trato gastrointestinal para a circulação sanguínea. Além disso, bebês amamentados têm uma microbiota intestinal mais estável e menos diversa do que os alimentados com fórmula, chegando a possuir mais que o dobro de células bacterianas, o que é benéfico para a proteção contra infecções intestinais. Isso pode ocorrer pelas alterações no nível da mucosa intestinal causadas por substâncias bioativas do leite humano,[4] o qual é rico em lipídios essenciais, vitaminas e outros nutrientes que são fundamentais para o desenvolvimento saudável do bebê.[5]

O leite materno contém fatores bioativos que são capazes de inibir a inflamação e também de potencializar a produção de anticorpos específicos. Além disso, contém fatores com o potencial de mediar a diferenciação e o crescimento de células B. Os receptores de reconhecimento de padrões, cruciais para o reconhecimento de microrganismos nos tratos respiratório e intestinal neonatais, também estão presentes no leite materno.[6]

A Tabela 4.1 sintetiza os benefícios do aleitamento materno, os quais também estão descritos detalhadamente adiante.

TABELA 4.1 Benefícios do aleitamento materno.

Benefícios do aleitamento materno para os lactentes

Benefícios para a regulação da microbiota intestinal
- Influência positiva na microbiota intestinal
- Inibição de patógenos
- Promoção de digestão, absorção de nutrientes e fortalecimento do sistema imunológico
- Aumento na diversidade bacteriana nos primeiros 6 meses em bebês amamentados exclusivamente
- Melhor metabolização de gorduras e absorção de vitaminas
- Redução da chance de disbiose intestinal
- Efeitos duradouros na saúde intestinal

Benefícios para a regulação da imunológica
- Estabilização da homeostase imunológica intestinal
- Equilíbrio das respostas TH1 e TH2 e ativação das células T reguladoras
- Promoção de ambiente ácido propício para proliferação bacteriana
- Proteção intestinal e ação anti-inflamatória
- Prevenção de doenças imunomediadas ao longo da vida

Proteção ao nascimento
- Redução da mortalidade neonatal
- Diminuição do risco de enterocolite necrotizante

Proteção nos primeiros seis meses de vida
- Menos hospitalizações por infecções
- Proteção contra pneumonia, diarreia, otite média aguda e morte súbita infantil
- Redução do risco de leucemia infantil e neuroblastoma

Benefícios a longo prazo
- Aumento do QI
- Melhora no desempenho educacional e econômico
- Prevenção contra maloclusões dentárias
- Proteção contra obesidade infantil
- Redução do risco de diabetes *mellitus* tipo 2
- Possível redução de riscos de desenvolver diabetes *mellitus* tipo 1, pressão arterial e colesterol

Benefícios para as mães
- Impactos positivos na saúde das mães, com benefícios físicos e psicológicos
- Redução da chance de desenvolver câncer de mama e câncer de ovário: quanto mais tempo amamenta, menor o risco de câncer de mama
- Espaçamento entre os nascimentos (amenorreia lactacional)
- Redução do risco de doenças cardiovasculares
- Menor retenção de peso pós-parto para mães que amamentam (ainda inconclusivo)

Benefícios para o vínculo mãe-bebê
- Fortalecimento da sensibilidade materna e do vínculo seguro
- Mães que amamentam são mais responsivas e têm mais contato visual com seus bebês
- Vínculo mais seguro e organizado observado com amamentação prolongada
- Maior ativação em áreas emocionais do cérebro de mães que amamentam ao ouvir o choro dos bebês

Benefícios para a economia
- Possibilidade de o mundo economizar, por ano, cerca de 302 bilhões de dólares
- Menos gastos com saúde, visto que crianças amamentadas adoecem menos
- Melhora do QI, da produtividade e dos ganhos futuros, aumentando a riqueza econômica das nações

Benefícios ação para o meio ambiente
- A amamentação é *eco-friendly*: o ato gasta poucos recursos ambientais, gerando poucos resíduos. O impacto ambiental da alimentação com fórmula infantil é de 35 a 72% maior do que o da amamentação
- A produção de fórmulas infantis agrava os danos ambientais (pegadas de carbono). A indústria de laticínios contribui significativamente para a emissão de gases de efeito estufa

Benefícios para a criança

Benefícios para a regulação da microbiota intestinal

A amamentação exclusiva influencia positivamente na microbiota intestinal. Esta, composta por uma variedade de microrganismos presentes no intestino, é essencial para processos como digestão, absorção de nutrientes e fortalecimento do sistema imunológico. A composição desses microrganismos pode determinar a eficiência com que o corpo processa nutrientes e se defende de toxinas e se protege contra a invasão de patógenos prejudiciais.

Um estudo de metanálise sobre as diferenças na microbiota intestinal de bebês alimentados exclusivamente com leite materno e aqueles que não foram amamentados exclusivamente mostrou que, nos primeiros seis meses de vida, a diversidade bacteriana intestinal, a qualidade da microbiota e as quantidades relativas de dois grupos bacterianos, Bacteroidetes e Firmicutes, são consistentemente mais altas em bebês amamentados exclusivamente com leite materno. Bacteroidetes e Firmicutes são dois dos principais filos de bactérias presentes no intestino humano e desempenham papéis cruciais na digestão e na regulação da saúde intestinal.[5]

Além disso, as vias relacionadas com o metabolismo de lipídios, vitaminas e desintoxicação são menores em bebês não amamentados exclusivamente, o que indica uma melhor capacidade de metabolizar gorduras, absorver vitaminas essenciais e eliminar toxinas, as quais podem ser comprometidas em bebês alimentados com fórmulas infantis.[5]

A amamentação exclusiva por 6 meses está associada a uma redução da disbiose da microbiota intestinal relacionada com a diarreia. Isso significa que amamentar exclusivamente pode ajudar a manter um equilíbrio saudável de bactérias no intestino do bebê. A disbiose refere-se a um desequilíbrio na composição da microbiota intestinal, o que pode levar a problemas de saúde, como diarreia.[5]

As diferenças na microbiota intestinal de bebês amamentados e não amamentados exclusivamente persistem após os 6 meses de vida, evidenciando que os benefícios da amamentação exclusiva na composição da microbiota intestinal do bebê não são temporários. Mesmo após a introdução de outros alimentos na dieta do bebê quando ele completa 6 meses de vida, as diferenças na microbiota intestinal estabelecidas durante o período de amamentação exclusiva continuam a ser observadas. Isso sugere que a amamentação exclusiva pode ter efeitos duradouros na saúde intestinal da criança.[5]

Essas descobertas esclarecem alguns mecanismos dos benefícios a curto e longo prazos da amamentação exclusiva em diferentes populações. Esse fato destaca a importância da amamentação para a promoção de uma microbiota intestinal saudável, que inclui a presença equilibrada de microbiota, a qual promove uma melhor digestão e absorção de nutrientes essenciais, além de proteger contra patógenos e auxiliar na desintoxicação.

Benefícios para a regulação imunológica

Os recém-nascidos (RNs) se adaptam ao ambiente extrauterino ao desenvolverem uma homeostase imunológica intestinal; para isso, uma colonização bacteriana inicial adequada é fundamental. O leite materno desempenha papel crucial nesse processo, já que promove a proliferação de uma microbiota equilibrada e diversificada, como visto anteriormente neste capítulo.

Essa microbiota influencia a resposta imunológica, equilibrando as respostas TH1 e TH2 e ativando as células T reguladoras por meio de organismos específicos estimulados pelo leite. As reações TH1 estão associadas à defesa contra patógenos intracelulares, como vírus e certas bactérias que invadem as células. Já as reações TH2 são voltadas para combater patógenos extracelulares, como parasitas helmínticos.[7]

Os oligossacarídios presentes no leite materno são fermentados por bactérias do cólon, criando um ambiente ácido propício para a proliferação bacteriana, enquanto os ácidos graxos de cadeia curta no leite ativam receptores em células T reguladoras e genes bacterianos, reforçando a proteção intestinal e a ação anti-inflamatória. Além disso, componentes adicionais do leite materno, como defensinas e lactoferrina, inibem patógenos, contribuindo ainda mais para a saúde intestinal.[7]

Apesar de ainda não terem sido identificadas associações claras entre aleitamento materno, alergias e asma, o estudo de Walker e Iyengar,[2] publicado na *Nature* (2015), indica que a influência inicial do leite materno na microbiota não só fortalece o sistema imunológico do bebê como também pode prevenir o surgimento de doenças imunomediadas ao longo da vida.

Bebês nascidos prematuramente ou por cesariana, ou aqueles expostos a antibióticos no período perinatal e fórmulas infantis, têm risco de desenvolver disbiose, uma colonização inadequada que pode levar a doenças como asma e doença celíaca e que aumenta a suscetibilidade a infecções, estando relacionada com doenças imunomediadas e metabólicas na vida adulta.[7]

Enfim, destaca-se que durante as primeiras horas de vida, o aleitamento materno desempenha um papel central na promoção de uma colonização intestinal saudável e diversificada, sendo crucial para o desenvolvimento intestinal e imunológico do bebê. A amamentação oferece uma gama de microrganismos benéficos, enquanto fórmulas e introdução de alimentos sólidos podem alterar essa composição.

Portanto, o aleitamento materno é fundamental não apenas para a nutrição, mas também para estabelecer uma base saudável para a microbiota intestinal e para a imunidade do bebê, protegendo-o de diversas doenças e garantindo uma adaptação adequada ao ambiente extrauterino.

Proteção ao nascimento
Redução da mortalidade neonatal

Uma extensa síntese de estudos feita por Khan et al., em 2015,[8] evidenciou que amamentação na primeira hora está associada a uma redução significativa no risco de mortalidade neonatal: neonatos que foram amamentados após a primeira hora de vida tiveram o dobro do risco de morte no primeiro mês em comparação com aqueles que foram amamentados logo após o nascimento, ainda na primeira hora (OR[a] = 2,02). Além disso, neonatos que foram amamentados após 24 horas do nascimento apresentaram maior risco de mortalidade em comparação com aqueles amamentados nas primeiras 24 horas (OR = 1,73).

Ainda considerando a metanálise de Khan, foram encontradas evidências de que a amamentação exclusiva no primeiro mês de vida mostrou benefícios significativos na redução da mortalidade neonatal, com neonatos parcialmente amamentados apresentando taxas de mortalidade 3 vezes mais altas em comparação com aqueles que foram exclusivamente amamentados (OR = 3,7). Além disso, neonatos parcialmente amamentados apresentaram maior risco de morbidades como sepse (RR[b] = 3,46), infecções respiratórias (RR = 1,69) e diarreias (RR = 2,97) em comparação com aqueles que foram exclusivamente amamentados.

Outra metanálise revelou que a amamentação na primeira hora de vida reduz significativamente os riscos de mortalidade neonatal também entre bebês com baixo peso ao nascer (RR = 0,58), em especial no que diz respeito à mortalidade neonatal relacionada com infecções (RR = 0,55).

Redução de enterocolite necrotizante

A enterocolite necrotizante (NEC) é uma condição grave que afeta o intestino do RN e tem alta letalidade, valendo destacar o papel do aleitamento materno em sua prevenção. Um estudo analisou como a alimentação dos bebês (somente leite materno, fórmulas infantis ou ambos) influencia no desenvolvimento dessa doença. Os resultados mostraram que os bebês que receberam fórmula infantil (com ou sem aleitamento materno concomitante) apresentaram uma maior quantidade de bactérias do tipo Firmicutes e menos Proteobacteria do que os alimentados apenas com leite materno, indicando o papel protetor do leite materno contra o desenvolvimento da NEC.[9] Os resultados de uma metanálise indica que os bebês que foram amamentados tiveram uma redução de cerca de 70% no risco de desenvolver NEC (OR = 0,37).[10]

Esses achados indicam que o início precoce da amamentação é uma intervenção simples com potencial para melhorar significativamente os desfechos neonatais, por isso deve ser recomendado universalmente.

Proteção nos primeiros seis meses de vida

Pesquisas têm reforçado a importância do aleitamento materno exclusivo, especialmente nos seis primeiros meses de vida do bebê. Essa prática não só fortalece o vínculo entre mãe e filho, mas também proporciona proteção contra diversas doenças e condições adversas. Estudos recentes têm destacado a capacidade da amamentação em reduzir riscos de infecções, otite média aguda e até mesmo a morte súbita infantil. A seguir, serão apresentadas evidências científicas que reforçam a relevância do aleitamento materno para a saúde infantil.

Bebês amamentados exclusivamente por 6 meses têm menor morbidade por infecção gastrointestinal em comparação com aqueles que iniciam introdução alimentar aos 3 ou 4 meses. Não foram observados déficits de crescimento em bebês amamentados exclusivamente por 6 meses ou mais, seja em países em desenvolvimento, seja em desenvolvidos. Portanto, recomendar a amamentação exclusiva nos primeiros 6 meses de vida é benéfico e não apresenta riscos.[11]

---

[a] "OR" se refere a *odds ratio* (razão de chances, em português). É uma medida estatística que quantifica a associação entre dois eventos. O OR é frequentemente usado em estudos de caso-controle para determinar a probabilidade de exposição a determinado fator entre os casos (pessoas com a condição em estudo) em comparação com os controles (pessoas sem a condição em estudo).

---

[b] "RR" se refere a *relative risk* (risco relativo, em português). O RR é uma medida estatística que compara a incidência de um evento em dois grupos diferentes, geralmente um grupo exposto a determinado fator de risco e um grupo não exposto.

Diversos estudos demonstram que o aleitamento materno exclusivo tem um papel crucial para a proteção da saúde dos bebês com menos de 6 meses de vida, uma vez que, nesse período da vida, lactentes que não são amamentados têm um risco 14 vezes maior de mortalidade por todas as causas em comparação com aqueles que são amamentados exclusivamente, com destaque para a redução significativa de adoecer por diarreia e infecções do trato respiratório inferior.[12]

Em lactentes de 0 a 5 meses, o risco relativo (RR) estimado de terem pneumonia em algum momento (pneumonia prevalente) é 5 vezes maior entre aqueles parcialmente amamentados (RR = 5,45) e não amamentados (RR = 5,61) em comparação com aqueles exclusivamente amamentados. Além disso, em lactentes de 6 a 23 meses, aqueles que não foram amamentados apresentaram 2 vezes mais risco de pneumonia prevalente (RR = 1,93).[13]

O RR estimado de hospitalização por pneumonia foi 4 vezes maior em lactentes de 0 a 5 meses não amamentados (RR = 4,06), quando comparados aos exclusivamente amamentados. O risco relativo estimado de hospitalização por qualquer causa foi 2 vezes maior entre lactentes de 0 a 5 meses com aleitamento materno predominantemente (RR = 1,98) e 6 vezes maior entre os não amamentados (RR = 6,03) em relação àqueles exclusivamente amamentados.[13]

Em comparação com lactentes exclusivamente amamentados de 0 a 5 meses, o RR de diarreia prevalente (ter diarreia em qualquer momento da vida antes da entrevista) foi duas vezes maior entre os lactentes predominantemente amamentados (RR = 2,15) e 5 vezes maior entre os não amamentados (RR = 4,90). Para crianças de 6 a 23 meses, a ausência de amamentação resultou em 2 vezes mais risco de diarreia prevalente (RR = 2,07) em comparação com o risco das crianças amamentadas de terem o mesmo.[14]

Em relação à mortalidade por diarreia, lactentes de 0 a 5 meses que foram predominantemente amamentados tiveram 2 vezes mais risco de morrer (RR = 2,28), sendo esse risco de mortalidade por diarreia 10 vezes maior entre as crianças não amamentadas (RR = 10,52) em comparação à amamentação exclusiva. Entre lactentes de 0 a 11 meses, o risco de mortalidade por diarreia foi 4 vezes maior em lactentes parcialmente amamentados (RR = 4,19) e quase 12 vezes maior entre os não amamentados (RR = 11,73).[14]

O RR estimado de hospitalização por diarreia foi 2 vezes maior entre lactentes predominantemente amamentados (RR = 2,28) e 4 vezes maior entre os não amamentados (RR = 4,43) entre lactentes de 0 a 5 meses, em comparação com os exclusivamente amamentados. Lactentes de 6 a 11 meses que não foram amamentados apresentaram um risco de hospitalização por diarreia 6 vezes maior (RR = 6,05) em comparação com aqueles que foram amamentados.[14]

Uma revisão sistemática com metanálise indicou que a amamentação também protege contra otite média aguda (OMA) até os 2 anos, com maior proteção quando a amamentação é exclusiva e de longa duração. A amamentação exclusiva nos primeiros 6 meses reduziu em cerca de 43% o risco de ter OMA nos primeiros 2 anos. Após essa idade, não há evidências de que a amamentação proteja contra OMA, embora existam poucos estudos e a qualidade da evidência seja baixa.[15]

A amamentação pode reduzir o risco de síndrome da morte súbita infantil (SMSI), embora estudos anteriores tenham apresentado resultados conflitantes. Uma metanálise recente de 18 estudos que avaliou a relação entre a amamentação e o risco de SMSI concluiu que a amamentação em qualquer quantidade reduziu o risco de SMSI em 60%, e a amamentação exclusiva reduziu o risco em 73%. Portanto, a amamentação é protetora contra o SMSI, sendo o efeito ainda mais forte quando a amamentação é exclusiva.[16]

Uma metanálise que incluiu 45 artigos com um total de 475.579 indivíduos observou que a amamentação reduziu o risco de leucemia infantil em 23% quando comparado com não amamentação ou amamentação ocasional. A relação dose-resposta entre a duração da amamentação e o risco de leucemia infantil foi não linear, sendo o efeito mais protetor (redução de 34% no risco) observado com uma duração mínima de amamentação de 9,6 meses. Além disso, a amamentação reduziu o risco de neuroblastoma infantil em cerca de 40%. Não foram encontradas associações entre amamentação e risco de outros tipos de câncer.[17]

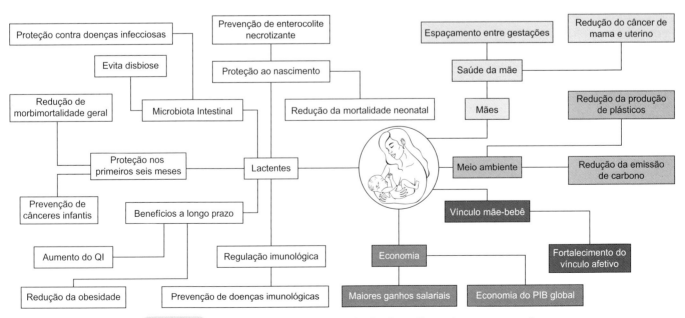

FIGURA 4.1 Imagem ilustrativa dos múltiplos benefícios da amamentação.

Benefícios a longo prazo

Os benefícios da amamentação não se limitam apenas a curto prazo. Há evidências crescentes de que a amamentação também oferece benefícios a longo prazo para o lactente, não apenas em termos de saúde e prevenção de doenças, mas também no que se refere ao desenvolvimento do capital humano. Uma metanálise de 17 estudos observacionais avaliou a associação entre amamentação e desempenho em testes de inteligência durante a infância e adolescência. Os resultados mostraram que lactentes amamentados alcançaram um QI mais alto em comparação com os não amamentados.[12]

Estudos adicionais, como o ensaio controlado randomizado Promotion of Breastfeeding Intervention Trial (PROBIT), corroboraram esses achados, mostrando que lactentes que foram incentivados a mamar no peito tiveram um escore de QI verbal significativamente mais alto na idade de 6,5 anos em comparação com aqueles no grupo de controle.[18]

Os dados do estudo de coorte brasileiro Pelotas revelaram uma associação positiva entre a duração da amamentação e QI, nível educacional e renda aos 30 anos. Tanto a amamentação total quanto a predominante (principal forma de nutrição complementada por outros alimentos) mostraram essa relação. Na análise ajustada, aqueles amamentados por 12 meses ou mais apresentaram pontuações de QI superiores em 3,76 pontos, um acréscimo de 0,91 anos de educação e uma renda mensal mais alta de 341,0 reais brasileiros em comparação com os amamentados por menos de 1 mês. Em síntese, a amamentação pode resultar em melhor desempenho em testes de inteligência após 30 anos, impactando positivamente a trajetória educacional e econômica na vida adulta.[19,20]

Em uma revisão sistemática com metanálise, foi observado que indivíduos que foram amamentados em algum momento apresentaram probabilidade 70% menor de desenvolverem maloclusões ou mordida cruzada (que se refere ao alinhamento inadequado dos dentes superiores e inferiores), em comparação com aqueles que nunca foram amamentados (OR = 0,34). Aqueles que foram exclusivamente amamentados tiveram um risco menor de apresentar maloclusão em comparação com os que não foram amamentados exclusivamente (OR = 0,54). Além disso, indivíduos que foram amamentados por mais tempo apresentaram menor probabilidade de ter maloclusões do que aqueles amamentados por um período mais curto (OR = 0,40).[21]

Além dessas vantagens citadas, o aleitamento materno protege contra a obesidade infantil. Uma revisão com 159 estudos que avaliaram a associação entre amamentação e sobrepeso ou obesidade observou que a amamentação reduz em 30% a chance de a criança ter sobrepeso ou obesidade na infância e na adolescência (OR = 0,73), efeito que permanece mesmo após o ajuste para o *status* socioeconômico e outras variáveis.[22]

Em 2019, Horta e Lima publicaram uma metanálise que constou que a amamentação reduz em 35% a chance de desenvolver o DM2 na idade adulta (OR = 0,65). Três estudos recentemente publicados foram identificados: um estudo com base na internet mostrou que, com uma média de idade de 25,6 anos, a amamentação exclusiva nos primeiros 6 meses protegia contra o DM2 (OR = 0,63). Em uma coorte retrospectiva, aqueles que foram amamentados antes da alta hospitalar tinham menor probabilidade de apresentarem diabetes (OR = 0,83). Em um estudo caso-controle, as chances de DM2 em adolescentes eram menores para aqueles amamentados exclusivamente na alta hospitalar (OR = 0,52).

A amamentação também protege a criança contra o DM2 na idade adulta, sendo que o efeito protetor contra o diabetes *mellitus* tipo 1 (DM1) ainda é inconclusivo. A análise combinada de 11 estudos indicou uma redução de 35% na incidência de DM2 entre crianças amamentadas quando comparadas com as não amamentadas. Uma revisão anterior de seis estudos sugeriu um possível efeito protetor contra o DM1. No entanto, as metanálises para hipertensão arterial sistólica e diastólica e colesterol total não mostraram evidências de efeitos protetores da amamentação.[2]

Benefícios para as mães

A amamentação tem impactos positivos na saúde das mães, incluindo benefícios físicos e psicológicos. Há evidências robustas sobre isso.

Uma revisão sistemática analisou o impacto da amamentação em diversos desfechos de saúde materna. Os resultados mostraram que as mulheres que amamentaram por mais de 12 meses tiveram uma redução de 26% no risco de desenvolver câncer de mama. Além disso, a amamentação por mais de 12 meses também foi associada a uma redução de 35% no risco de câncer de ovário.

No entanto, não foi encontrada uma associação clara entre a amamentação e a densidade mineral óssea, nem depressão materna.[23] Uma revisão qualitativa de 48 estudos revelou associações robustas entre a amamentação e a redução da depressão materna.[24] No entanto, é mais provável que a depressão influencie a amamentação, e não o contrário.[2]

A amamentação desempenha um papel crucial no espaçamento entre os nascimentos, especialmente em países onde a prática de amamentação exclusiva é prevalente. Estimativas sugerem que, em países em desenvolvimento com baixa renda, o número de nascimentos seria 50% maior se a prática de aleitamento materno exclusivo não fosse elevada. A pesquisa confirma que a amamentação prolongada, especialmente quando é exclusiva ou predominante, está associada a períodos mais longos de amenorreia. Além disso, estudos controlados randomizados sobre intervenções de promoção da amamentação corroboram essa observação.[2]

Uma metanálise de 2022 mostrou que mulheres que amamentaram tinha um risco reduzido para doenças cardiovasculares (HR^c = 0,89), para doença cardíaca coronária (HR = 0,86), para acidente vascular cerebral (HR = 0,88) e para doenças cardiovasculares fatais (HR = 0,83) em comparação com aquelas que nunca amamentaram, sendo observada uma redução progressiva do risco de todos os desfechos cardiovasculares à medida que se aumentava a duração de amamentação.[25]

---

^{c}"HR" se refere a *hazard ratio* (razão de riscos instantâneos, em português). A HR é uma medida estatística utilizada em análises de sobrevivência, especialmente em estudos longitudinais ou de coorte, para avaliar a relação entre uma variável de exposição (por exemplo, um tratamento médico ou um fator de risco) e o tempo até um evento de interesse, como morte, recorrência de doença ou outro desfecho.

Em relação à retenção de peso pós-parto, Jiang et al., em 2018,[26] analisaram estudos de coorte concluindo que as mães que amamentavam apresentaram retenção de peso pós-parto significativamente menor quando comparadas com mães que alimentavam com mamadeira. As mães primíparas, com menos de 30 anos ou com índice de massa corporal pré-gravidez normal, tinham menor retenção de peso pós-parto.

Benefícios para o vínculo mãe-bebê

A amamentação é considerada uma prática que facilita a sensibilidade materna e o vínculo seguro entre mãe e filho. O vínculo mãe-bebê (VMB) é crucial para o desenvolvimento saudável do bebê, e o hormônio ocitocina, liberado durante o processo da amamentação desempenha um papel significativo no fortalecimento desse vínculo. Níveis mais altos de ocitocina no pós-parto estão associados a um VMB mais forte.[27]

Pesquisas também indicam que mães que amamentam tendem a ter mais contato físico, ser mais responsivas e passar mais tempo olhando nos olhos de seus bebês durante as mamadas do que aquelas que usam mamadeira.[28] Um estudo com 675 mães e bebês mostrou que a amamentação prolongada estava associada a uma maior sensibilidade materna e a um vínculo mais seguro e organizado com o bebê aos 14 meses de vida.[29] Além disso, estudos de imagem cerebral mostraram que mães que amamentam exclusivamente têm maior ativação em áreas emocionais do cérebro ao ouvirem o choro de seus bebês. No entanto, nem todos os estudos encontraram uma ligação direta entre amamentação e qualidade do vínculo. Algumas pesquisas sugerem que a amamentação pode influenciar positivamente o comportamento materno, aumentando a sensibilidade materna, o que, por sua vez, pode melhorar a qualidade do vínculo.[27]

Benefícios para a economia

Um dos aspectos mais alarmantes da diminuição das taxas de amamentação é o impacto econômico. A amamentação poderia evitar a perda anual de cerca de 302 bilhões de dólares, valores que testemunham o custo real que a sociedade paga. Essa quantia astronômica não apenas prova uma perda direta de recursos, mas também reflete os custos indiretos associados a problemas de saúde que poderiam ser evitados com a amamentação adequada. Por exemplo, crianças não amamentadas têm maior probabilidade de morrer por doenças infecciosas, de serem hospitalizadas e de desenvolverem doenças na infância, o que gera mais visitas a médicos, hospitalizações e, consequentemente, maiores gastos com saúde, isso sem contabilizar as perdas de vidas.

Ademais, a falta de amamentação está associada a um menor quociente de inteligência, o que pode ter implicações a longo prazo na produtividade e no potencial de ganhos desses indivíduos quando adultos. Isso, por sua vez, pode afetar negativamente a economia de um país, reduzindo a força de trabalho qualificada e aumentando a dependência de recursos de saúde e bem-estar social.

Um aumento de 10% na amamentação exclusiva até os 6 meses ou a amamentação contínua até 1 ou 2 anos poderia resultar em economias significativas nos custos de tratamento de distúrbios infantis em países como EUA, Reino Unido, China e Brasil.

Por exemplo, melhorar as taxas de amamentação para 90% nos EUA, na China e no Brasil e para 45% no Reino Unido reduziria os custos de tratamento em bilhões. Esses valores destacam a importância econômica da promoção da amamentação.

No entanto, deve-se considerar fatores contrários a essa promoção, como a comercialização e o *marketing* agressivos de substitutos do leite materno, que geraram vendas globais de 44,8 bilhões de dólares em 2014 e representam uma das principais barreiras à amamentação. Essa indústria lucrativa muitas vezes promove seus produtos como equivalentes ao leite materno, influenciando mães, familiares, gestores e profissionais da Saúde a não escolherem o aleitamento materno, a opção mais saudável e econômica.

Benefícios para o meio ambiente

As discussões sobre a alimentação infantil frequentemente se concentram nos resultados de saúde, mas estudos recentes têm destacado o custo ambiental do desinvestimento em serviços de apoio à amamentação. A amamentação utiliza poucos recursos e produz mínimo ou nenhum resíduo. Ela gera populações mais saudáveis que utilizam menos recursos de saúde. Por outro lado, a produção de fórmulas infantis desnecessárias agrava o dano ambiental. A indústria alimentícia, especialmente a produção de laticínios e carne, contribui com cerca de 30% dos gases de efeito estufa globais. A fórmula infantil, em sua maioria, é com base em leite de vaca em pó, cuja produção tem uma pegada hídrica significativa e contribui para a emissão de metano, um potente gás de efeito estufa. Além disso, a produção e o transporte da fórmula têm impactos ambientais consideráveis. Globalmente, apenas 41% dos bebês nascidos anualmente são amamentados exclusivamente até os 6 meses. Sendo, portanto, a amamentação uma peça crucial para a sustentabilidade, investimentos urgentes são necessários na área.[30]

O estudo "Environmental Impact of Feeding with Infant Formula in Comparison with Breastfeeding", conduzido por Andresen et al., em 2022,[31] destaca a importância ambiental da amamentação em comparação com o uso de fórmulas infantis. A pesquisa revelou que a amamentação tem um impacto ambiental significativamente menor do que a alimentação com fórmula infantil. Em particular, o estudo mostrou que o impacto ambiental de 4 meses de alimentação exclusiva com fórmula infantil foi de 35 a 72% maior do que o de 4 meses de amamentação exclusiva. O principal contribuinte para o impacto ambiental da fórmula infantil foi o leite de vaca, enquanto o efeito da amamentação dependia da dieta da mãe lactante. Esses resultados reforçam a ideia de que, além dos benefícios para a saúde, a amamentação oferece também vantagens ambientais significativas.

Referências bibliográficas

1. Hansen K. Breastfeeding: a smart investment in people and in economies. Lancet. 2016;387(10017):416.
2. Victora CG, Bahl R, Barros AJ, et al. Lancet Breastfeeding Series Group. Breastfeeding in the 21 st century: epidemiology, mechanisms, and lifelong effect. Lancet. 2016;387(10017):475-90.
3. Andreas NJ, Kampmann B, Mehring Le-Doare K. Human breast milk: a review on its composition and bioactivity. Early Hum Dev. 2015;91(11):629-35.

4. Bezirtzoglou E, Tsiotsias A, Welling GW. Microbiota profile in feces of breast and formula-fed newborns by using fluorescence in situ hybridization (FISH). Anaerobe. 2011;17(6):478-82.
5. Ho NT, Li F, Lee-Sarwar KA, Tun HM, et al. Meta-analysis of effects of exclusive breastfeeding on infant gut microbiota across populations. Nat Commun. 2018;9(1):4169.
6. Labéta MO, Vidal K, Nores JE, et al. Innate recognition of bacteria in human milk is mediated by a milk-derived highly expressed pattern recognition receptor, soluble CD14. J Exp Med. 2000;191(10):1807-12.
7. Walker WA, Iyengar RS. Breast milk, microbiota, and intestinal immune homeostasis. Pediatr Res. 2015;77(1-2):220-8.
8. Khan J, Vesel L, Bahl R, Martines JC. Timing of breastfeeding initiation and exclusivity of breastfeeding during the first month of life: effects on neonatal mortality and morbidity – a systematic review and meta-analysis. Matern Child Health J. 2015;19(3):468-79.
9. Pammi M, Cope J, Tarr PI, et al. Intestinal dysbiosis in preterm infants preceding necrotizing enterocolitis: a systematic review and meta-analysis. Microbiome. 2017;5(1):31.
10. Su Y, Xu RH, Guo LY, et al. Risk factors for necrotizing enterocolitis in neonates: a meta-analysis. Front Pediatr. 2023;10:1079894.
11. Kramer MS, Kakuma R. Optimal duration of exclusive breastfeeding. Cochrane Database Syst Rev. 2012;2012(8):CD003517.
12. Horta BL. Breastfeeding: investing in the future. Breastfeed Med. 2019;14(S1):S11-2.
13. Lamberti LM, Zakarija-Grković I, Fischer Walker CL, et al. Breastfeeding for reducing the risk of pneumonia morbidity and mortality in children under two: a systematic literature review and meta-analysis. BMC Public Health. 2013;13 Suppl 3(Suppl 3):S18.
14. Lamberti LM, Fischer Walker CL, Noiman A, et al. Breastfeeding and the risk for diarrhea morbidity and mortality. BMC Public Health. 2011;11 Suppl 3(Suppl 3):S15.
15. Bowatte G, Tham R, Allen KJ, et al. Breastfeeding and childhood acute otitis media: a systematic review and meta-analysis. Acta Paediatr. 2015;104(467):85-95.
16. Hauck FR, Thompson JM, Tanabe KO, et al. Breastfeeding and reduced risk of sudden infant death syndrome: a meta-analysis. Pediatrics. 2011;128(1):103-10.
17. Su Q, Sun X, Zhu L, et al. Breastfeeding and the risk of childhood cancer: a systematic review and dose-response meta-analysis. BMC Med. 2021;19(1):90.
18. Kramer MS, Aboud F, Mironova E, et al. Promotion of Breastfeeding Intervention Trial (PROBIT) Study Group. Breastfeeding and child cognitive development: new evidence from a large randomized trial. Arch Gen Psychiatry. 2008;65(5):578-84.
19. Victora CG, Barros FC, Horta BL, Lima RC. Breastfeeding and school achievement in Brazilian adolescents. Acta Paediatr. 2005;94(11):1656-60.
20. Victora CG, Horta BL, Loret de Mola C, et al. Association between breastfeeding and intelligence, educational attainment, and income at 30 years of age: a prospective birth cohort study from Brazil. Lancet Glob Health. 2015;3(4):e199-205.
21. Peres KG, Cascaes AM, Nascimento GG, Victora CG. Effect of breastfeeding on malocclusions: a systematic review and meta-analysis. Acta Paediatr. 2015;104(467):54-61.
22. Horta BL, De Lima NP. Breastfeeding and type 2 diabetes: systematic review and meta-analysis. Curr Diab Rep. 2019;19(1):1.
23. Chowdhury R, Sinha B, Sankar MJ, et al. Breastfeeding and maternal health outcomes: a systematic review and meta-analysis. Acta Paediatr. 2015;104(467):96-113.
24. Dias CC, Figueiredo B. Breastfeeding and depression: a systematic review of the literature. J Affect Disord. 2015;171:142-54.
25. Tschiderer L, Seekircher L, Kunutsor SK, et al. Breastfeeding is associated with a reduced maternal cardiovascular risk: systematic review and meta-analysis involving data from 8 studies and 1192700 parous women. J Am Heart Assoc. 2022;11(2):e022746.
26. Jiang M, Gao H, Vinyes-Pares G, et al. Association between breastfeeding duration and postpartum weight retention of lactating mothers: a meta-analysis of cohort studies. Clin Nutr. 2018;37(4):1224-31.
27. Oyetunji A, Chandra P. Postpartum stress and infant outcome: A review of current literature. Psychiatry Res. 2020;284:112769.
28. Krol KM, Grossmann T. Psychological effects of breastfeeding on children and mothers. Bundesgesundheitsblatt Gesundheitsforschung Gesundheitsschutz. 2018;61(8):977-85.
29. Tharner A, Luijk MP, Raat H, et al. Breastfeeding and its relation to maternal sensitivity and infant attachment. J Dev Behav Pediatr. 2012;33(5):396-404.
30. Joffe N, Webster F, Shenker N. Support for breastfeeding is an environmental imperative. BMJ. 2019 Oct 2;367:l5646.
31. Andresen EC, Hjelkrem AR, Bakken AK, et al. Environmental impact of feeding with infant formula in comparison with breastfeeding. Int J Environ Res Public Health. 2022;19(11):6397.

CAPÍTULO 5

Crescimento da Criança em Amamentação Exclusiva e seus Desvios

Elsa R. J. Giugliani

Introdução

O crescimento da criança amamentada é diferente do da criança alimentada com leite não humano. Sendo o aleitamento materno (AM) o padrão de alimentação no início da vida, é natural que o crescimento da criança amamentada seja o padrão para o crescimento de todas as crianças.

Este capítulo tem por objetivo abordar o crescimento da criança em amamentação exclusiva e seus desvios nos primeiros 6 meses de vida, tendo como referência curvas elaboradas a partir de crianças amamentadas. A definição de aleitamento materno exclusivo (AME) aqui adotada é a utilizada pela Organização Mundial da Saúde (OMS): a criança recebe apenas leite humano, sem qualquer outro alimento, sólido ou líquido.

Diferenças no crescimento da criança de acordo com a alimentação

Primeiros dias de vida

As diferenças entre o crescimento de crianças em AME e as alimentadas com fórmulas infantis já podem ser notadas nos primeiros dias de vida. A maioria dos estudos relata que os recém-nascidos (RNs) amamentados exclusivamente costumam perder mais peso após o nascimento do que os RNs alimentados com fórmula. Um estudo conduzido no norte da Califórnia, EUA, com mais de 160 mil RNs, constatou maior perda de peso entre as crianças amamentadas exclusivamente: 7,3%, em média, nas primeiras 48 horas, contra 3,1% nas crianças alimentadas com fórmula.[1,2] É de se esperar que a perda de peso entre as crianças amamentadas exclusivamente varie, dependendo do apoio à amamentação que as parturientes recebem na maternidade. Um estudo realizado em Nova Jersey, EUA, observou menor perda de peso nos dois primeiros dias de vida entre as crianças em AME após o hospital se tornar Amigo da Criança: 4,9% × 6,1% antes da acreditação do hospital.[3]

A perda de peso após o nascimento sofre influência do tipo de parto, se vaginal ou cesariana. As crianças nascidas por cesariana costumam perder mais peso após o nascimento. Essas diferenças ocorrem já nas primeiras 6 horas após o nascimento e se mantêm ao longo dos primeiros dias.[1,2]

Não existe consenso sobre o que seria perda de peso excessiva para crianças em AME. Alguns autores consideram, arbitrariamente, acima de 10% do peso de nascimento.[1] Faltam estudos para o estabelecimento de um ponto de corte, pois, para isso, é preciso determinar a associação entre padrão de perda de peso e desfechos relevantes.

O pico máximo de perda de peso se dá igualmente para crianças amamentadas ou alimentadas por fórmula, em média no 3º dia de vida.[4,5] Portanto, muitas crianças vão continuar perdendo peso após a alta da maternidade, sobretudo as que nascem de parto vaginal, que costumam ter alta mais precocemente. Já a recuperação do peso de nascimento se dá um pouco mais tarde nas crianças em AME (média de 8,3 dias) quando comparadas com as alimentadas com fórmula (média de 6,5 dias).[4]

Ao contrário do que muitos acreditam, a perda de peso após o nascimento se deve principalmente à perda de massa gorda, e não de massa magra, que inclui a água corporal.[6,7] No entanto, a partir do 4º ou 5º dia, a massa gorda aumenta significativamente, aproximando-se dos valores do 1º dia.

Primeiros seis meses de vida

Estudos publicados nas décadas de 1980 e 1990 sugeriam que o crescimento das crianças amamentadas exclusivamente era diferente do das alimentadas com fórmulas infantis.[8,9] Essa suspeita foi confirmada quando os dados de sete estudos conduzidos na América do Norte e norte da Europa, totalizando um *pool* de 226 crianças amamentadas exclusivamente por pelo menos 4 meses e acompanhadas longitudinalmente, foram analisados.[10] Constatou-se que o peso das crianças amamentadas aumentava mais rapidamente nos dois primeiros meses de vida, e de forma mais lenta dos 3 aos 12 meses, em relação às crianças que serviram de referências para as curvas de crescimento do Centers for Disease Control and Prevention (CDC), dos EUA. Essas crianças mostraram, também, ter um crescimento linear maior até os 4 meses. Esse estudo serviu de alerta para uma possível inadequação das curvas de crescimento utilizadas como referência na época – as curvas do National Center for Health Statistics (NCHS, 1977), adotadas pela OMS, e as do CDC. As crianças que serviram de referência para a elaboração dessas curvas eram alimentadas predominantemente com fórmulas infantis.[11] Como a velocidade de ganho de peso era menor naquelas amamentadas exclusivamente a partir dos 2 meses quando se utilizavam as curvas antigas, equivocadamente essas crianças eram consideradas como de baixo ganho ponderal, sendo então, muitas vezes, suplementadas com outros leites, interrompendo, assim, a amamentação exclusiva. De posse dessas informações, a OMS tomou a iniciativa de propor e financiar a elaboração de novas curvas de crescimento que tivessem como padrão o crescimento das crianças amamentadas.

Os dados que subsidiaram as novas curvas corroboraram os estudos anteriores que mostravam diferenças no crescimento entre as crianças amamentadas exclusivamente e as alimentadas com fórmulas infantis. O peso médio das crianças incluídas no estudo da OMS foi superior ao das crianças da curva do NCHS e do CDC até cerca de 6 meses de idade, porém a velocidade de ganho de peso foi menor a partir dos 2 meses nas crianças amamentadas.[12,13] Já o comprimento se mostrou similar entre as crianças amamentadas exclusivamente e as alimentadas predominantemente com fórmulas, embora a variabilidade nas medidas fosse menor nas crianças amamentadas.

O excesso de ganho de peso nas crianças alimentadas com fórmula a partir dos 2 meses de idade não se dá às custas de maior adiposidade, como se acreditava no passado, mas sim a um aumento progressivo de massa magra.[14] De fato, as crianças amamentadas acumulam mais gordura corpórea que as alimentadas com fórmula nos primeiros 6 meses.[15] As crianças alimentadas com fórmulas infantis ingerem mais proteínas nos primeiros 6 meses de vida quando comparadas às crianças amamentadas,[16] o que pode explicar o maior incremento de massa magra.[17] Além disso, a diferença entre a microbiota intestinal das crianças amamentadas e a das crianças alimentadas com fórmula pode ter alguma participação na diferença do ganho de peso. Há algumas evidências sugerindo que a composição da microbiota está associada ao ganho de peso e adiposidade em crianças pequenas.[18]

Curvas de crescimento

Curvas utilizadas para avaliar a perda de peso após o nascimento

Flaherman et al.[1] construíram nomogramas para avaliação da perda de peso de crianças na primeira semana de vida, com base no acompanhamento de mais de 160 mil RNs do norte da Califórnia, EUA. Com o nomograma, é possível verificar, com precisão, em que percentil encontra-se a perda de peso nos primeiros dias de vida para determinado RN, levando em consideração a idade da criança em horas, o tipo de alimentação e o tipo de parto. Os autores, arbitrariamente, consideram perda de peso excessiva quando esta encontra-se acima do percentil 95. Esse nomograma é apresentado na Figura 5.1.

Curvas para avaliação do crescimento nos seis primeiros meses de vida

Atualmente, mais de 140 países adotam as curvas de crescimento da OMS para crianças nascidas a termo, inclusive o Brasil. Essas curvas estão disponíveis na Caderneta da Criança do Ministério da Saúde do Brasil e no *site* da OMS,[19] e são diferenciadas por sexo. Elas foram construídas com crianças de 6 países de diferentes continentes: Brasil (Pelotas, Rio Grande do Sul), EUA (Davis, Califórnia), Noruega (Oslo), Omã (Muscat), Gana (Accra) e Índia (Nova Délhi). Na elaboração das curvas para a faixa etária de 0 a 2 anos, foram acompanhadas 903 crianças, captadas ao nascimento e visitadas 21 vezes: nas semanas 1, 2, 4 e 6, mensalmente dos 2 aos 12 meses e bimestralmente no 2º ano de vida.[20]

A construção das curvas envolvendo crianças de diferentes partes do mundo se justifica pela premissa de que crianças provenientes de diferentes grupos genéticos apresentam a mesma velocidade de crescimento e valores finais de peso e de altura nos primeiros anos de vida. Sabe-se que diferenças alimentares e de condições de vida e saúde das crianças são mais responsáveis pelas desigualdades no crescimento do que diferenças étnicas ou geográficas.[10]

Uma característica inédita e que valoriza muito as curvas da OMS, além da representatividade internacional, é o fato de elas serem prescritivas, e não apenas descritivas; ou seja, para serem incluídas no estudo, as crianças teriam que preencher alguns critérios para garantir que elas tivessem as condições mínimas de desenvolverem o seu potencial de crescimento, sendo excluídas as crianças em situação de vulnerabilidade extrema. Os critérios adotados foram os seguintes: ausência de restrições econômicas, ambientais ou individuais ao crescimento ideal; nascimento a termo; parto único; ausência de morbidade perinatal importante; mães não fumantes; e amamentação exclusiva ou predominante por no mínimo 4 meses (recomendação da época da pesquisa) e duração total da amamentação por pelo menos 12 meses.[20] As crianças em amamentação exclusiva e predominante (leite materno e líquidos à base de água, como água, chá e suco) foram agrupadas porque foi constatado que o seu crescimento era semelhante.

Os índices antropométricos (peso/idade, comprimento ou altura/idade, massa corporal/idade) podem ser expressos por porcentagem dos valores de referência, percentil ocupado em relação aos valores de referência e desvios-padrão (DP) ou escores Z, que indicam o número de desvios-padrão abaixo ou acima da mediana da população de referência e a exata posição da criança em relação à população de referência. A OMS tem recomendado o uso de desvios-padrão, tendo como ponto de corte para a identificação dos desvios de crescimento + 2 DP em relação à média.

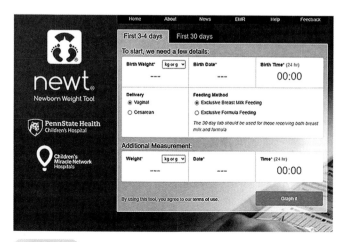

FIGURA 5.1 Nomogramas para avaliação da perda de peso. (Fonte: https://www.newbornweight.org/.)

Medições seriadas permitindo a construção de uma curva dos índices são mais úteis do que a comparação de uma única medida com a referência, pois possibilitam intervenções precoces na presença de mudança rápida na tendência da curva para cima ou para baixo, de um traçado horizontal ou de um traçado que cruza uma linha do escore Z.

Para as crianças pré-termo, há curvas específicas. A Caderneta da Criança adota as curvas Intergrowth-21st, elaboradas por um consórcio coordenado pela Universidade de Oxford. Assim como as curvas da OMS, elas são prescritivas e envolvem gestantes e RNs pré-termo de oito populações geograficamente distintas, representando os diversos continentes: Brasil, EUA, Cuba, Inglaterra, Itália, China, Índia e Quênia. Essas curvas devem ser utilizadas até as crianças pré-termo completarem 64 semanas de idade pós-concepcional. A partir dessa idade, o acompanhamento deve ser continuado nas curvas da OMS com idade corrigida até os 2 anos, ou 3 anos se a idade gestacional de nascimento for menor que 28 semanas. A correção se faz descontando da idade cronológica as semanas obtidas pela fórmula (40 semanas menos a idade gestacional ao nascimento, em semanas).

Desvios nas curvas de crescimento

É de suma importância o acompanhamento do crescimento da criança, verificando, a cada medição, a direção da curva dos diversos índices. Uma curva ascendente paralela às curvas de referência indica que a criança, de maneira geral, está ganhando peso ou comprimento de modo adequado, ainda que possa estar abaixo do esperado para a sua idade. Porém, a presença de uma ou mais das seguintes situações deve alertar o profissional da Saúde para a possibilidade de um problema de crescimento:

- Ponto ou desvio que esteja fora da área compreendida entre as linhas indicando + 2 DP
- Mudança rápida na tendência da curva de crescimento, para cima ou para baixo
- Traçado horizontal
- Traçado que cruza uma linha de escore Z. O profissional da Saúde deve interpretar o risco com base na localização do ponto (relativo à média) e na velocidade dessa mudança.

Desvio para baixo

Na presença de um desvio da curva de peso para baixo em uma criança em amamentação exclusiva, é necessário fazer a distinção entre ganho de peso mais lento e insuficiência de ganho de peso.

A criança com ganho de peso mais lento costuma ter aparência sadia, é ativa, responsiva, tem bons tônus muscular e turgor da pele, eliminações típicas (urina clara, pelo menos seis fraldas molhadas por dia, evacuações frequentes com consistência pastosa, ou, se infrequente, em grande quantidade), boa sucção, costuma mamar 8 ou mais vezes/dia e ter ganho de peso, apesar de lento, consistente. O reflexo de ejeção do leite costuma ser eficiente.

Já a criança com ganho insuficiente de peso costuma dar sinais de que não está ingerindo leite suficiente: não parece saciada após as mamadas, chora mais que o habitual, quer mamar com mais frequência, permanece no peito por mais tempo em cada mamada, urina pouco (menos que seis micções por dia, urina amarelo-escura, com cheiro forte) e o número de evacuações diminui, com fezes em pequena quantidade, secas e duras. A mãe também pode dar sinais de que a produção do seu leite diminuiu, referindo que a sua mama está mais murcha. Portanto, quando o profissional observa um desvio da curva de crescimento em uma criança em amamentação exclusiva, é fundamental uma história detalhada, uma avaliação minuciosa das condições de saúde da mãe e da criança e uma observação cuidadosa das mamadas para se chegar a uma hipótese diagnóstica. Se não for detectada alguma doença na criança e ela estiver dando sinais de que está ingerindo pouco leite, é necessário distinguir se a baixa ingestão se deve a algum problema de transferência do leite da mama para a criança, à baixa produção de leite pela mãe ou a ambos. A Tabela 5.1 apresenta os principais fatores envolvidos na baixa ingestão de leite de uma criança.[21] Assim, o manejo da condição vai depender do diagnóstico, do estado geral do lactente e da magnitude do desvio da curva.

É preciso avaliar, com muita cautela, se é possível inicialmente tentar apenas medidas não farmacológicas para aumentar a produção de leite ou se é necessário iniciar a suplementação com fórmula infantil. Independentemente da decisão tomada, a criança precisa ser acompanhada de perto. Todo esforço deve ser feito para que ela não venha a se desnutrir, pois desnutrição em fase precoce da vida pode trazer consequências imediatas (aumento da morbidade e mortalidade) e a longo prazo. Dentre os efeitos fisiológicos a longo prazo, podem-se citar: suscetibilidade aumentada para a acumulação de gordura, principalmente na região central do corpo; menor oxidação de gorduras; menor gasto de energia em repouso e pós-prandial; resistência à insulina com maior risco de desenvolver diabetes na idade adulta; hipertensão; dislipidemia; e reduzida capacidade para o trabalho manual.[22] Uma revisão sistemática e análise de dados de cinco coortes prospectivas provenientes de países de baixa e média renda, uma delas do Brasil, concluiu que a desnutrição sofrida no início da vida pode levar a prejuízos permanentes e afetar futuras gerações, reforçando a teoria de modificações epigenéticas causadas pela desnutrição. A desnutrição aos 2 anos se mostrou fortemente associada a menor altura na idade adulta, menor escolaridade, produtividade econômica reduzida e, nas mulheres, filhos com menor peso de nascimento. O estudo mostrou ainda que pode haver associação entre restrição do crescimento e doença mental na idade adulta, e que o índice altura para a idade foi o melhor preditor de capital humano.[23]

Desvio para cima

Algumas crianças em amamentação exclusiva experimentam ganho de peso excessivo. As causas para essa condição ainda precisam ser esclarecidas. Os poucos estudos existentes sugerem que a explicação esteja na composição do leite materno, porém não há consenso sobre quais componentes estariam implicados. Alguns estudos apontam para variações hormonais no leite materno que regulam a adipogênese, como a adiponectina e a leptina,[24,25] independentemente do conteúdo de proteínas e gorduras. É possível, também, que os oligossacarídios estejam envolvidos, influenciando o ganho de peso e o acúmulo de gordura corporal, sobretudo sobre os seus efeitos na microbiota intestinal da criança.[26]

TABELA 5.1 Principais causas de pouca ingestão de leite materno.

Fatores ligados à amamentação	Fatores psicológicos maternos e sociais	Condição física materna	Condição da criança
<ul><li>Pega inadequada</li><li>Horários preestabelecidos</li><li>Mamadas pouco frequentes</li><li>Mamadas curtas</li><li>Ausência de mamadas noturnas</li><li>Uso de chupeta e mamadeira</li><li>Consumo de suplementos (água, chás, outros leites)</li></ul>	<ul><li>Falta de confiança</li><li>Depressão</li><li>Preocupação, estresse</li><li>Não gosta de amamentar</li><li>Rejeição à criança</li><li>Falta de apoio para amamentar</li></ul>	<ul><li>Problemas anatômicos da mama: mamilos muito grandes, invertidos ou muito planos; cirurgias, sobretudo de redução das mamas</li><li>Uso de contraceptivos, diuréticos</li><li>Gravidez</li><li>Desnutrição grave</li><li>Consumo de álcool</li><li>Fumo</li><li>Retenção de restos placentários</li><li>Falha hipofisária, doença de Sheehan</li><li>Hipoplasia mamária primária (muito rara)</li><li>Outras doenças maternas: diabetes não controlado, disfunção da tireoide, lúpus eritematoso, doença renal, hipertensão, síndrome dos ovários policísticos</li></ul>	<ul><li>Doenças/anormalidades: lábio/palato leporino, anquiloglossia, micrognatia, macroglossia, asfixia neonatal, prematuridade, síndrome de Down, hipotireoidismo, disfunção neuro-muscular, doenças do sistema nervoso central, padrão de sucção anormal, sonolência provocada por uso de medicamentos na mãe</li></ul>

Adaptada de World Health Organization, 2009.[21]

Em geral, as crianças em amamentação exclusiva com ganho excessivo de peso apresentam uma marcada desaceleração do ganho de peso após iniciarem a alimentação complementar,[24,25] e pelo menos algumas terão peso dentro dos limites esperados para a idade nos anos subsequentes. No entanto, não há estudos a longo prazo avaliando o risco futuro de sobrepeso, obesidade e complicações metabólicas nessas crianças.

Considerações finais

O crescimento da criança amamentada é diferente do da criança alimentada com leite não humano. As crianças em AME perdem mais peso após o nascimento que aquelas alimentadas com fórmula infantil. O peso médio das crianças em AME, quando comparadas ao das alimentadas com fórmula, é maior até cerca de 6 meses de idade, porém a velocidade de ganho de peso é menor a partir dos 2 meses. Para avaliar a perda de peso após o nascimento, pode ser utilizado o nomograma elaborado por Flaherman et al; para acompanhar o crescimento, recomendam-se as curvas da OMS e, para as crianças pré-termo, as curvas Intergrowth-21st. Na presença de um desvio da curva de peso para baixo em uma criança em AME, é fundamental história detalhada, avaliação das condições de saúde da mãe e da criança, e observação das mamadas. O manejo da condição vai depender do diagnóstico, do estado geral da criança e da magnitude do desvio da curva. Ressalta-se que todo esforço deve ser feito para que a criança não venha a se desnutrir, pois isso leva a possíveis consequências imediatas e a longo prazo. Por outro lado, algumas crianças em AME experimentam ganho de peso excessivo. Acredita-se que essa condição se deva a variações hormonais no leite materno que regulam a adipogênese, independentemente do conteúdo de proteínas e gorduras. No entanto, essas crianças, em geral, apresentam marcada desaceleração do ganho de peso após iniciarem a alimentação complementar, e pelo menos algumas terão pesos adequados para a idade nos anos subsequentes.

Referências bibliográficas

1. Flaherman VJ, Schaefer EW, Kuzniewicz MW, et al. Early weight loss nomograms for exclusively breastfed newborns. Pediatrics. 2015;135(1):e16-23.
2. Miller JR, Flaherman VJ, Schaefer EW, et al. Early weight loss nomograms for formula fed newborns. Hosp Pediatr. 2015;5(5):263-8.
3. Procaccini D, Curley ALC, Goldman M. Baby-friendly practices minimize newborn infants weight loss. Breastfeed Med. 2018;13(3):189-94.
4. Macdonald PD, Ross SRM, Grant, et al. Neonatal weight loss in breast and formula fed babies. Arch Dis Chil Fetal Neonatal Ed. 2003;88:F472-6.
5. Fonseca MJ, Severo M, Santos AC. A new approach to estimating weight change and its reference intervals during the first 96 hours of life. Acta Paediatr. 2015;104(10):28-34.
6. Rodríguez G, Ventura P, Samper MP, et al. Changes in body composition during the initial hours of life in breast-fed healthy term newborns. Biol Neonate. 2000;77:12-6.
7. Roggero P, Giannì ML, Orsi A, et al. Neonatal period: body composition changes in breast-fed full-term newborns. Neonatology. 2010;97:139-43.
8. De Onis M, Onyango AW. The Centers for Disease Control and Prevention 2000 growth charts and the growth of breastfed infants. Acta Paediatr. 2003;92:413-9.
9. Dewey KG, Heinig MJ, Nommsen LA, et al. Growth of breast-feeing and formula fed infants from 0 to 18 months: the DARLING Study. Pediatrics. 1992;89:1035-41.
10. WHO Working Group on Infant Growth. An evaluation of infant growth. Geneva: World Health Organization, 1994.
11. Greer FL. Time to step up to the plate: adopting the WHO 2006 growth curves for US infants. J Pediatr. 2008;153:592-4.
12. De Onis M, Onyango AW, Borghi E, et al. WHO Multicentre Growth Reference Study Group. Comparison of the World Health Organization (WHO) child growth standards and the National Center for Health Statistics/WHO international growth reference: implications for child health programmes. Public Health Nutr. 2006;9:942-7.
13. de Onis M, Garza C, Onyango AW, et al. Comparison of the WHO Child Growth Standards and the CDC 2000 Growth Charts. J. Nutr. 2007; 137:144-8.
14. Bell KA, Wagner CL, Feldman HA, et al. Associations of infant feeding with trajectories of body composition and growth. Am J Clin Nutr. 2017; 106:491-8.
15. Gale C, Logan KM, Santhakumaran S, et al. Effect of breastfeeding compared with formula feeding on infant body composition: A systematic review and meta-analysis. Am J Clin Nutr. 2012;95:656-9.
16. Butte NF, Wong WW, Hopkinson JM, et al. Infant feeding mode affects early growth and body composition. Pediatrics. 2000;106:1355-66.
17. Heinig MJ, Nommsen LA, Peerson JM, et al. Energy and protein intakes of breast-fed and formula-fed infants during the first year of life and their association with growth velocity: the DARLING study. Am J Clin Nutr. 1993;58:152-61.

18. Thompson AL. Developmental origins of obesity: early feeding environments, infant growth, and the intestinal microbiome. Am J Hum Biol. 2012;24:350-60.
19. World Health Organization. Child growth standars. Disponível em: http://www.who.int/childgrowth/standards/en/. Acesso em: 5 jun. 2023.
20. WHO – Multicentre Growth Reference Study Group. Enrolment and baseline characteristics in the WHO Multicentre Growth Reference Study. Acta Pædiatr. 2006; Suppl 450:7-15.
21. World Health Organization. Management of breast conditions and other breastfeeding difficulties. In: World Health Organization. Infant and young child feeding: model chapter for textbooks for medical students and allied health professionals. Geneva: WHO; 2009. p. 65-76.
22. Claris O, Beltrand J, Levy-Marchal C. Consequences of intrauterine growth and early neonatal catch-up growth. Semin Perinatol. 2010;34(3):207-10.
23. Victora CG, Adair L, Fall, et al. Maternal and child undernutrition: consequences for adult health and human capital. Lancet. 2008;371(9609):340-57.
24. Larsson MW, Lind MV, Larnkjær A, et al. Excessive weight gain followed by catch-down in exclusively breastfed infants: An exploratory study. Nutrients. 2018;10(9):1290.
25. Grunewald M, Hellmuth C, Demmelmair H, et al. Excessive weight gain during full breast-feeding. Ann Nutr Metab. 2014;64(3-4):271-5.
26. Alderete TL, Autran C, Brekke BE, et al. Associations between human milk oligosaccharides and infant body composition in the first 6 mo of life. Am J Clin Nutr. 2015;102:138.

CAPÍTULO 6

Composição Nutricional do Leite Humano

Karine Durães

Introdução

Do ponto de vista evolutivo e nutricional, conforme recomendações nacionais e internacionais, a alimentação com leite humano exclusivo nos primeiros 6 meses de vida, e continuada por 2 anos ou mais, é reconhecida como padrão-ouro para o lactente: é um alimento espécie-específico, com uma composição desenhada pela natureza para melhor responder às intensas necessidades biológicas e psicológicas do lactente.[1,2]

O leite humano é um composto biodinâmico e vivo, que muda sua composição a depender do momento que está sendo produzido, variando conforme idade fisiológica, saúde do bebê e até o momento do dia,[3] como um verdadeiro professor a ensinar sobre as necessidades fisiológicas do ser humano em desenvolvimento. Um bebê amamentado tem uma porção de vantagens em relação ao desenvolvimento de sua qualidade de vida e saúde quando comparado com um lactente que não teve essa oportunidade, e muito dessa diferença se dá também pela composição do leite humano.[4-11] Em seus primeiros mil dias de vida, o ser humano passa por intenso crescimento e evolução em seu desenvolvimento, com uma grande proliferação neural e de microbioma, o que pede uma nutrição eficiente e específica.

Este capítulo tem como objetivo apresentar a composição do leite humano já estabelecida pela ciência, assim como fomentar a importância de nos aprofundarmos ainda mais no conhecimento do leite humano, um alimento inimitável.

Diferentes composições dos tipos de leite

Já se sabe da diferença da composição do leite humano a depender dos ciclos circadianos ou de fase do lactente, o que dificulta a determinação oficial da quantidade de alguns nutrientes e nutracêuticos. No entanto, a ciência já nos deu a primeira base de conhecimento importante, descrita na Tabela 6.1, que é a diferenciação dos quatro principais tipos de leite humano. O primeiro tipo é o **leite precoce**, que corresponde àquele produzido em um período de cerca de 260 dias de gestação, ou seja, 20 dias antes do parto a termo – o leite fornecido aos prematuros; o segundo é o **colostro**, a primeira secreção das glândulas mamárias. O terceiro tipo é o **leite de transição**, elo entre o colostro e o leite maduro, que corresponde ao tempo a partir da segunda semana pós-parto, e o último é o **leite maduro**, produzido a partir da segunda quinzena pós-parto.

Observa-se que a quantidade energética de lipídios e carboidratos do leite humano é crescente conforme a sua maturação, e que a contribuição energética aumenta conforme o lactente cresce. Já a quantidade de proteína, nutriente essencial para acelerar a taxa de crescimento, é mais abundante no leite destinado aos lactentes mais imaturos, que receberão o leite precoce e o colostro, para atender às suas demandas específicas. Isso confirma que o leite humano muda ao longo da lactação para se adequar perfeitamente às necessidades nutricionais e imunológicas do lactente.[15]

Crononutrição: composição do leite humano conforme o ciclo circadiano

Como quase todos os organismos vivos, os seres humanos exibem um relógio circadiano endógeno que promove a sobrevivência e ajuda a antecipar mudanças ambientais previsíveis, como luz, temperatura, ruído, alimentação e exercícios. Isso resulta em um ritmo de quase 24 horas, com variações circadianas nos níveis hormonais, atividade enzimática e atividade celular na maioria das células do corpo, influenciando também na composição do leite humano, que também vai mudar ao longo do dia. É provável que as flutuações circadianas na composição do leite humano ajudem na transferência de informações sobre a hora do dia da lactante para o recém-nascido (RN). Assim, o leite humano é uma forma única de "crononutrição", que possivelmente ajuda o lactente a se sincronizar com seu ambiente externo e auxilia o desenvolvimento do seu próprio relógio biológico.[15]

Ritmo circadiano de macro e micronutrientes

Não há diferença circadiana encontrada em relação à oferta de carboidratos nem na concentração total de proteínas. Porém, em relação aos aminoácidos individuais, encontra-se uma variação circadiana significativa na oferta de triptofano, com excreção no ritmo diurno e pico no início da manhã.[16]

Há uma variação circadiana em relação a gorduras, os triglicerídios (que compõem 95% dos lipídios totais do leite humano) e o colesterol, com variação significativa com seu "nadir" (menor valor) pela manhã e sua "acrofase" (maior valor) à tarde ou à noite. O oligoelemento ferro também tem variação circadiana, com sua acrofase ocorrendo no período da tarde ou da noite.[15]

Parte 1 · Fundamentos

TABELA 6.1 Composição química do leite humano.

Leite materno (100 g)	Precoce[13]	Colostro[12,14]		Transição[14]	Maduro[12,11]	
Água (g)	–	–	88,2	87,4	–	87,1
Energia (kcal)	–	58	56	67	70	69
Proteína (g)	5,4	2,3	2	1,5	0,9	1,3
Lipídios (g)	2,1	2,9	2,6	3,7	4,2	4,1
Ácidos graxos saturados (g)	–	1,2	1,1	1,5	1,8	1,8
Ácidos graxos monoinsaturados (g)	–	1,1	1,1	1,5	1,5	1,6
Ácidos graxos poli-insaturados (g)	–	0,5	0,3	0,5	0,5	0,5
Colesterol (mg)	–	27	31	24	16	16
Carboidratos (g)	–	5,3	6,6	6,9	7,3	7,2
Minerais						
Potássio (mg)	–	74	70	57	58	58
Cloreto (mg)	–	91	S	86	42	42
Cálcio (mg)	25	23	28	25	28	34
Sódio (mg)	–	48	47	30	18	15
Fósforo (mg)	–	14	14	16	15	15
Magnésio (mg)	6	3	3	3	3	3
Zinco (µg)	–	540	600	300	120	300
Ferro (µg)	–	45	70	70	40	70
Cobre (µg)	–	46	50	40	25	40
Iodo (µg)	–	12	S	S	11	7
Cromo (µng)	–	–	–	–	50	–
Selênio (µg)	–	–	S	2	2	1
Manganês (µg)	–	–	T	T	0,6	T
Vitaminas						
Retinol (µg)	–	89	155	85	67	58
Caroteno (µg)	–	112	135	37	23	24
Vitamina D (µg)	–	–	S	S	0,05	0,04
Vitamina E (mg)	–	1,25	1,3	0,48	0,32	0,34
Vitamina K (µg)	–	0,2	–	–	–	–
Tiamina (mg)	–	0,02	T	0,01	0,02	0,02
Riboflavina (mg)	–	0,03	0,03	0,03	0,04	0,03
Niacina (mg)	–	0,08	0,1	0,1	0,2	0,2
Vitamina B_6 (mg)	–	0,01	T	T	0,09	0,01
Vitamina B_{12} (µg)	–	2	0,1	T	0,3	T
Folato (µg)	–	–	2	3	9	5
Ácido pantotênico (mg)	–	0,2	0,12	0,2	0,2	0,25
Biotina (µg)	–	0,1	T	0,2	0,6	0,7
Vitamina C (mg)	–	4	7	6	4	4

S: quantidade significante; T: traços. (Fonte: Lawrence e Lawrence, 1999;[12] Allen et al., 1991;[13] Holland et al., 1992.[14])

Para a variação acontecer em harmonia, a lactante precisa estar bem nutrida em relação a esse nutriente. Um estudo descobriu que a variação circadiana na concentração de ferro foi suprimida em mães com deficiência de ferro.[17]

É provável que o desenvolvimento evolutivo da ritmicidade circadiana no leite humano tenha um efeito nutricional e metabólico benéfico no lactente em desenvolvimento. Isso está de acordo com as mudanças no leite humano em uma mamada e ao longo da lactação, para atender às mudanças nas necessidades nutricionais do lactente. Os altos níveis de gordura com seu principal constituinte, o triglicerídio, durante a manhã, em comparação com a noite, provavelmente se sincronizam com o metabolismo da gordura do lactente e, portanto, atuam como um sinal importante para um crescimento saudável. A variação circadiana na gordura pode até desempenhar um papel na redução do risco de obesidade e outros fatores de risco cardiovascular. Seguindo esse padrão, a ausência de variação circadiana de carboidratos e proteínas totais também pode ser benéfica para o RN, pois é capaz de refletir as altas demandas contínuas desses componentes durante a vida pós-natal precoce, necessárias para o funcionamento e o desenvolvimento saudáveis do cérebro.[15]

Ritmo circadiano e fatores bioativos

De todos os fatores endócrinos do leite humano, a melatonina é de longe o mais estudado em relação à ritmicidade. Esse hormônio é um importante indicador da noite, mas ele também funciona como antioxidante, agente anti-inflamatório, agente antinociceptivo e regulador imunológico. No leite humano, a melatonina também exibe variação circadiana[18-22] com a acrofase consistentemente à noite e níveis indetectavelmente baixos durante o dia.

Os glicocorticoides, que são esteroides adrenais importantes para a regulação da resposta ao estresse, apresentam um ritmo circadiano em adultos, que já pode ser detectado em lactentes a partir de 1 mês de idade e continua a se desenvolver durante o primeiro ano de vida. No leite humano, o glicocorticoide cortisol e sua forma inativa cortisona também apresentam variação circadiana, com maior concentração consistentemente encontrada pela manhã.[15]

Uma questão que ainda precisa ser abordada é se a variação circadiana na composição do leite humano é definida pelo relógio circadiano intrínseco das mães nos tecidos da glândula mamária ou por fatores externos ou comportamentais, como sono e horário da ingestão de alimentos, ou ainda por uma combinação destes. Também não está claro até que ponto a etnia, o *status* socioeconômico e os fatores de estilo de vida são relevantes.[15]

Nutrientes presentes na composição do leite humano

Carboidratos

O leite humano tem 70% da composição do carboidrato em formato de lactose, que é o macronutriente menos variável nesse alimento durante os primeiros 12 meses de lactação. Essa composição é considerada de grande importância para o desenvolvimento do lactante, já que o produto metabólico da lactose, a galactose, entra na constituição de galactopeptídios integrantes do sistema nervoso central.[2,23,24] Além disso, a lactose pode atuar como fonte de energia, é claro, para os lactentes e também para *Bifidobacterium* spp. e *Lactobacillus* spp., influenciando positivamente a microbiota da criança, o que pode impedir o crescimento de bactérias indesejáveis em seu intestino, além de favorecer a absorção do cálcio, do fósforo e de outros minerais.[24,25]

Outra característica do leite humano em relação à composição de carboidrato é a presença dos oligossacarídios. Estes são os prebióticos, que constituem o terceiro ingrediente mais abundante no leite humano, não são digeríveis pelo intestino humano e cujo objetivo principal é a constituição da microbiota. Os oligossacarídios são um grupo de glicanos complexos encontrados no leite da maioria dos mamíferos, mas acredita-se que o perfil de oligossacarídios do leite humano seja o mais diversificado, com mais de 200 estruturas distintas identificadas até agora.[3] Além de auxiliar no funcionamento intestinal, esses prebióticos são potentes inibidores de adesão microbiana, capazes de aferir uma melhor imunidade e de influenciar positivamente na prevenção de doenças respiratórias, como asma, dermatite atópica e doenças alérgicas.[24,25] O colostro tem um total de 20 a 24 g de oligossacarídios por litro, e o leite maduro, 10 a 15 g de oligossacarídios por litro.

Proteína

O conteúdo de proteína do leite humano é "baixo", mas altamente biodisponível.[3] Essa ingestão otimizada de proteínas pelo lactente garante seu crescimento e desenvolvimento ideal. Lactentes que ingeriram proteínas em quantidades excedentes em fórmulas infantis foram amplamente associados a um ganho de peso mais rápido durante a infância – um fator de risco para o desenvolvimento de obesidade posterior.[26,27]

Além de apresentar essa quantidade de proteína otimizada, o leite humano mantém uma proporção específica em relação à composição das proteínas. Ele é composto por proteínas do soro do leite e a caseína, e sua proporção, que varia a depender da mamada, vai de 60 a 90% de proteína do soro e de 10 a 40% de caseína.[2]

Essa quantidade proporcionalmente alta de proteína do soro garante uma boa digestibilidade do leite humano, pois proporciona a formação de um coágulo fino e poroso no estômago, o que possibilita uma digestão enzimática mais rápida.[28] A proteína do soro tem outro papel importante, que é participar do efeito bifidogênico para a microbiota e atuar no transporte de ferro. A caseína também tem sua relevância: ela forma micelas que vão facilitar absorção de cálcio e fósforo. Além disso, ela atua na redução do tempo do esvaziamento gástrico, presença que pode ser especialmente efetiva para que os lactentes fiquem satisfeitos por um pouco mais de tempo. Ademais, é na caseína que está a maior parte do aminoácido essencial glutamina.[29]

Existem mais de 20 aminoácidos diferentes encontrados no leite humano como aminoácidos livres. Esses desempenham um papel no desenvolvimento imunológico infantil. O glutamato e a glutamina são os principais componentes. Eles sustentam o crescimento do tecido nervoso e dos intestinos seguidos pela taurina, que se combina com os ácidos biliares para auxiliar no desenvolvimento do cérebro e dos olhos. Além disso, o leite humano contém uma variedade de proteases nativas e inibidores de protease, como carboxipeptidase B_2, plasmina, calicreína, elastase, trombina, catepsina D; a maioria destes levam à hidrólise das proteínas do leite para liberar peptídios relevantes para o desenvolvimento infantil.[3] O leite humano fornece o nutriente e a enzima para melhor absorção e aproveitamento desse nutriente.

Além disso, o leite humano também contém proteínas bioativas, como a lactoferrina, uma proteína multifuncional de ligação ao ferro que tem sido associada a uma variedade de funções biológicas, incluindo a promoção da proliferação e

Parte 1 • Fundamentos

diferenciação celular, bem como propriedades antimicrobianas, anti-inflamatórias, imunomoduladoras e prebióticas.[27] Vários fatores podem afetar sua concentração no leite humano, como estágio de lactação, etnia e dieta.[30] A concentração de lactoferrina no leite humano varia de 7 mg/mℓ no colostro a 1 mg/mℓ no leite maduro.[31]

As proteínas que fazem parte dos compostos bioativos, como as imunoglobulinas, estão descritas no Capítulo 7, *Microbiologia e Imunologia do Leite Materno*.

Lipídios

As gorduras constituem a maior fonte de energia do leite humano, representando cerca de 50% de seu suprimento total de energia.[3,20] Quase metade dos ácidos graxos do leite são ácidos graxos saturados, com 23% de ácido palmítico. O ácido graxo monoinsaturado, ácido oleico, está em maior porcentagem (36%) no leite. O leite humano também contém dois ácidos graxos essenciais: ácido linoleico a 15% e ácido alfa-linolênico a 0,35%. Estes são, respectivamente, convertidos em ácido araquidônico (AA) e ácido eicosapentaenoico (EPA), sendo o último posteriormente convertido em ácido docosaexaenoico (DHA).[32] Essa quantidade adequada de DHA e AA do leite humano garante melhor desenvolvimento do sistema nervoso e da função retiniana.[33,34]

O leite humano contém glóbulos de gordura cercados por uma membrana complexa de camada rica em fosfolipídios, colesterol e proteínas. Essas camadas, também conhecidas como "membranas dos glóbulos de gordura do leite" (MFGM), têm de 8 a 10 nm de espessura e contêm 70% de proteína, 25% de fosfolipídio e 5% de cerebrosídios/colesterol, tendo a composição fosfolipídica distinta entre as camadas. Os principais componentes fosfolipídicos são a fosfatidiletanolamina (30%) na camada única e a fosfatidilcolina (35%) e a esfingomielina (25%) na camada dupla. Dados indicam que os glóbulos de gordura do leite humano podem fornecer o veículo certo para fatores bioativos, como vitamina E e enzimas digestivas, otimizando a biodisponibilidade. A fração MFGM pode ter papéis biológicos importantes para o desenvolvimento de sistemas fisiológicos neonatais e a função imunológica.[35]

Micronutrientes – vitaminas e minerais

O leite humano contém quantidades adequadas da maioria das vitaminas e minerais para apoiar o crescimento normal do bebê. No entanto, muitos micronutrientes variam no leite humano, dependendo da dieta materna e dos estoques corporais, incluindo as vitaminas A, B_1, B_2, B_6, B_{12}, D e iodo.[36] A seguir, vamos discorrer sobre alguns.

Tiamina

No leite humano, a tiamina está presente principalmente como monofosfato de tiamina e tiamina livre. Sua concentração aumenta durante os primeiros meses de lactação. O *status* de tiamina está associado às concentrações de tiamina no leite humano em mulheres com *status* adequado de tiamina, mas não em mulheres com *status* ruim, o que sugere transporte preferencial de tiamina para o leite no caso de deficiência materna.[37,38]

Riboflavina

A riboflavina no leite humano está positivamente correlacionada com a ingestão dietética materna. Há evidências conflitantes sobre a correlação entre o *status* materno de riboflavina e a riboflavina do leite humano. Em mães bem nutridas, os pesquisadores encontraram uma correlação positiva entre o *status* e a riboflavina do leite.[39] Embora estudos na Gâmbia, Índia e Malawi[40,41] tenham relatado concentrações de leite humano mais baixas do que as médias do Instituto de Medicina e da OMS, outro estudo na Índia mostrou concentrações comparáveis de riboflavina no leite humano entre mulheres indianas com deficiência acentuada e mulheres ocidentais bem nutridas.[42,43]

Vitamina B_6

O piridoxal é a forma predominante de vitamina B_6 no leite humano, que também contém quantidades menores de fosfato de piridoxal, piridoxamina e piridoxina. As concentrações de vitamina B_6 no leite humano aumentam de 3 a 4 vezes nas primeiras semanas após o parto, e há um declínio gradual no fim da lactação. A ingestão materna de vitamina B_6 é um forte determinante das concentrações do leite humano com mudanças rápidas nas concentrações observadas em resposta a mudanças na ingestão materna.[44]

Vitamina B_{12}

A vitamina B_{12} atua como cofator em duas reações enzimáticas essenciais para o metabolismo do folato e a síntese de DNA. Em comparação com bebês que consomem fórmula ou leite bovino, os bebês amamentados exclusivamente têm níveis mais baixos de vitamina B_{12} aos 4 a 6 meses de idade, possivelmente refletindo um perfil de cobalamina alterado, mas apropriado, associado à amamentação.[45] No entanto, bebês amamentados exclusivamente por mães com depleção dietética ou má-absorção crônica de vitamina B_{12} podem sofrer as consequências da deficiência, já que o *status* de vitamina B_{12} no leite humano está relacionado ao da ingestão e absorção desse nutriente pela lactante. A ingestão materna de vitamina B_{12} foi associada a concentrações de cobalamina no leite humano em 1, 6 e 12 meses após o parto, em estudos com mulheres lactantes do Quênia e da Guatemala.[46,47]

Folato

O folato e suas formas coenzimáticas são necessários para a biossíntese de proteínas, DNA e RNA, e, como tal, são mais necessários durante os períodos de crescimento, desenvolvimento e reprodução. A forma predominante de folato no leite humano é o 5-metiltetra-hidrofolato. As concentrações de folato no leite humano são baixas no colostro e aumentam nas semanas após o parto, atingindo o pico em 2 a 3 meses, diminuindo ligeiramente de 3 a 6 meses e permanecendo estável em lactação tardia. O folato é preferencialmente captado pelas glândulas mamárias secretoras, por isso as concentrações desse elemento no leite são mantidas às custas dos estoques maternos, exceto em casos de deficiência materna franca. Como resultado do controle homeostático, as concentrações de folato no leite não estão relacionadas ao *status* ou à ingestão materna de folato.[44]

Colina

A colina é uma amina vital envolvida em numerosos processos fisiológicos, incluindo integridade estrutural das membranas celulares, sinalização transmembrana, transporte e metabolismo do colesterol lipídico, metabolismo do grupo metil e desenvolvimento do cérebro. A adequação da colina é particularmente importante durante o rápido crescimento associado ao desenvolvimento perinatal. No leite humano, a colina é encontrada principalmente como fosfocolina e glicerofosfocolina, com menores concentrações de colina livre, fosfatidilcolina e esfingomielina. As concentrações totais de colina no leite humano aumentam rapidamente entre 7 e 22 dias após o parto e permanecem relativamente estáveis no leite maduro, embora as concentrações de colina livre diminuam de 12 a 180 dias após o parto.

A colina total do leite humano está positivamente correlacionada com as concentrações séricas maternas de colina. Uma correlação significativa foi encontrada entre a ingestão alimentar e as concentrações de colina total, fosfocolina e fosfatidilcolina no leite humano, embora essa relação seja mediada por polimorfismos de nucleotídio único em genes que codificam as enzimas do metabolismo da colina e do folato. As concentrações de colina são mais baixas no leite humano prematuro do que no leite humano a termo e são influenciadas pela inflamação materna e pelas concentrações hormonais.[44]

Vitamina C

As vitaminas antioxidantes no leite humano desempenham um papel importante na imunomodulação. A vitamina C estimula os leucócitos e aumenta a produção de anticorpos. O ácido ascórbico do leite humano é maior no colostro e diminui ao longo da lactação. Existe uma grande variabilidade nas concentrações de ácido ascórbico no leite humano, em grande parte devido a diferenças no estado materno e na ingestão alimentar. Em locais com poucos recursos, as concentrações de vitamina C no leite humano acompanham as variações sazonais no consumo de frutas e vegetais ricos em vitamina C, e, em mulheres bem nutridas, a ingestão ou suplementação alimentar tem muito menos influência nas concentrações do leite humano. A vitamina C é mais concentrada no leite precoce do que no leite a termo, e é menor no leite de mães que fumam ou têm diabetes.[44]

Vitamina A

Como os bebês nascem com escassas reservas de vitamina A, independentemente do estado nutricional materno, o retinol adequado no leite humano é fundamental para garantir crescimento e desenvolvimento saudável do bebê e acumular os estoques hepáticos necessários. A vitamina A do leite humano está presente quase exclusivamente como ésteres de retinol, principalmente palmitato de retinol, na fração lipídica do leite.[44]

Embora grande parte da vitamina A no leite humano seja derivada do retinol sérico, que é esterificado na glândula mamária, postula-se que o retinol dietético recém-absorvido convertido em palmitato de retinol passa diretamente para o leite via quilomícrons, contornando a regulação pelo fígado.[44]

O retinol é mais elevado no colostro e atinge a estabilidade no leite maduro. As reservas hepáticas maternas são utilizadas para compensar uma possível inadequação da ingestão alimentar – o retinol disponível no fígado materno é alocado preferencialmente ao leite humano.[44]

Vitamina D

A vitamina D desempenha um papel importante no crescimento ósseo infantil, no desenvolvimento do sistema imunológico e no desenvolvimento do cérebro, mas está presente em baixas concentrações no leite humano.[44] A principal forma de vitamina D passada da circulação materna para o leite humano é o colecalciferol, o precursor biológico da 25-hidroxivitamina D. Existe uma correlação positiva significativa entre as concentrações de colecalciferol no plasma ou soro materno e no leite humano.[48,49] Há alguma evidência de que a luz solar materna ou a exposição aos raios UV-B aumentem a 25(OH)D do leite humano.[50,51] A obesidade materna está associada a menores concentrações de 25(OH)D no leite humano.[52]

Vitamina E

Uma concentração muito alta de vitamina E no colostro permite que os lactentes aumentem as concentrações circulantes de vitamina E de um terço daquelas de suas mães para concentrações normais de adultos dentro de 4 a 6 dias após o início da amamentação. As concentrações de vitamina E no leite humano diminuem à medida que o leite amadurece e se estabiliza após o primeiro mês de lactação. A maioria dos estudos não encontrou uma correlação do tocoferol no leite humano com as concentrações plasmáticas ou séricas maternas ou com a ingestão dietética materna.[41]

Vitamina K

A vitamina K, localizada no núcleo lipídico do glóbulo de gordura do leite, está presente em baixas concentrações no leite humano. As concentrações dessa vitamina no leite humano não se correlacionam com as concentrações plasmáticas maternas ou com a ingestão dietética materna em uma ampla gama de quantidades ingeridas.[44]

Ferro

Os lactentes são particularmente suscetíveis às consequências da deficiência de ferro devido ao rápido crescimento e desenvolvimento do cérebro. As necessidades de ferro do RN são satisfeitas pela utilização das reservas hepáticas acumuladas principalmente durante o último trimestre de gestação. No leite, o ferro está ligado principalmente a peptídios de baixo peso molecular, glóbulos de gordura e lactoferrina. As concentrações de ferro no leite atingem um máximo no colostro e, subsequentemente, declinam durante o primeiro ano. Apesar de um aumento no volume de leite consumido, a ingestão diária total de ferro diminui desde o nascimento até 4 meses após o parto. As concentrações de ferro no leite humano não estão associadas à ingestão dietética materna e geralmente são refratárias à condição materna.[44]

Cobre

O cobre, um cofator essencial para as enzimas envolvidas na respiração celular, metabolismo do ferro e síntese do tecido conjuntivo, é acumulado no fígado fetal durante a gestação e mobilizado no período neonatal precoce. Estudos longitudinais das concentrações de cobre no leite humano encontraram uma diminuição ao longo do tempo, pelo menos nos primeiros seis meses de lactação.[44,53,54]

As concentrações de cobre no leite humano não estão associadas ao *status* materno, à ingestão dietética ou à suplementação. Elas estão diretamente correlacionadas com as concentrações de selênio, e há algumas evidências de que um aumento no teor de selênio no solo possa aumentar indiretamente as concentrações de cobre no leite humano.[44]

Zinco

As concentrações de zinco no leite humano diminuem acentuadamente do colostro para o leite de transição, seguido por um declínio gradual ao longo da lactação. Estima-se que a transferência média diária de zinco para o lactente através do leite humano seja de 4 mg no colostro, 1,75 mg em 1 mês e 0,7 mg em 6 meses.[55] As concentrações de zinco no leite humano são refratárias a estado materno, ingestão e suplementação. Concentrações mais baixas de zinco no leite humano foram observadas em mulheres mais velhas, multíparas e com deficiência de ferro.[44]

Cálcio

As concentrações totais de cálcio no leite humano aumentam acentuadamente nos primeiros 5 dias de lactação, seguido por um declínio gradual durante a lactação. Em contraste, as concentrações de cálcio ionizado no leite humano são estáveis durante toda a lactação, o que sugere uma homeostase semelhante à do sangue. Em uma revisão de numerosos estudos realizados entre 1940 e 1990, as concentrações medianas de cálcio medidas no leite humano foram de 252 mg/ℓ, tendo sido a maioria das amostras coletadas entre 1 e 6 meses de lactação, com concentrações entre 100 e 300 mg/ℓ.[56]

Nem o *status* materno nem as intervenções com cálcio ou vitamina D na dieta demonstraram efeito nas concentrações de cálcio no leite humano. As associações encontradas foram concentrações menores em leite humano de adolescentes e em mulheres com anemia por deficiência de ferro.[44]

Fósforo

O fósforo é um componente estrutural das membranas celulares e ácidos nucleicos e está envolvido em vários processos biológicos, incluindo mineralização óssea, sinalização celular, produção de energia e equilíbrio ácido-base. Embora a secreção láctea de cálcio e fósforo seja regulada independentemente, a proporção média de cálcio para fósforo é de 1,7 tanto no leite humano precoce quanto no leite humano a termo. Assim como o cálcio, as concentrações de fósforo são mais altas no leite de transição inicial e diminuem gradualmente à medida que a lactação progride. As concentrações de fósforo no leite humano são baixas em comparação com o leite de outros mamíferos, possivelmente como um mecanismo para inibir o crescimento de patógenos fecais, para proteger o sistema renal imaturo do RN de distúrbios do metabolismo do cálcio ou para prevenir a acidose metabólica. O fósforo do leite humano é rigorosamente regulado e não parece ser influenciado por ingestão materna, idade, paridade, raça, histórico de lactação, técnicas de amostragem, tabagismo ou uso de contraceptivos orais. Somente no caso de hipofosfatemia familiar materna ou hiperparatireoidismo as concentrações de fósforo no leite humano diminuem significativamente.[44]

Magnésio

O magnésio desempenha um papel estrutural no osso e está envolvido em mais de 300 reações metabólicas essenciais. O magnésio do osso materno é mobilizado durante a lactação, adicionando magnésio armazenado ao *pool* mineral que supre a glândula mamária. Apesar da variação interindividual, as concentrações desse mineral no leite humano na mesma mulher são bastante estáveis durante o curso da lactação. As concentrações de magnésio no leite humano não são afetadas pela ingestão ou suplementação materna, nem variam conforme a duração da gestação, distúrbios metabólicos maternos, paridade, raça, histórico de lactação, tabagismo ou uso de contraceptivos orais.[44]

Iodo

As concentrações de iodo no leite humano são máximas no colostro, diminuem nas semanas seguintes e permanecem estáveis no leite maduro. A maioria dos estudos não encontrou uma associação entre as concentrações de iodo no leite e os estágios da lactação após 1 mês em mães sem deficiência de iodo.[57]

As concentrações de iodo no leite humano variam amplamente, principalmente devido ao teor de iodo no solo, à iodação de sal ou óleo e à ingestão materna. Em áreas onde a ingestão materna de iodo é excepcionalmente alta devido ao consumo de algas marinhas, as concentrações de iodo no leite humano chegam a ser 10 vezes maiores do que as relatadas em outras regiões. Já o hábito de fumar está inversamente associado à concentração de iodo do leite humano.[44]

Selênio

No leite humano, o selênio está presente como um componente do potente antioxidante glutationa peroxidase e, em menor grau, como selenocisteína, selenocistina e selenometionina. As concentrações de selênio são altas no colostro e diminuem à medida que a lactação progride.[44]

A ingestão dietética de selênio orgânico, que reflete o teor de selênio dos solos onde os alimentos são cultivados, é um fator determinante das concentrações de selênio no leite humano e explica a ampla gama de concentrações de selênio no leite humano de acordo com as regiões geográficas.[58]

É difícil fazer uma representação didática da complexidade do leite humano, já que o colostro, o leite de transição e o leite maduro possuem composições diferentes. A Figura 6.1 apresenta alguns componentes do leite humano.

Microbiota do leite humano

O leite humano é uma fonte de micróbios necessários para o estabelecimento da microbiota oral e intestinal dos lactentes. Entre essa população dos micróbios, estão as bactérias. Foram encontrados e documentados mais de 590 gêneros diferentes de 1.300 espécies bacterianas no leite humano até o momento.[3]

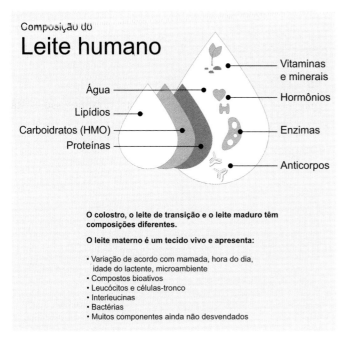

FIGURA 6.1 Composição do leite humano – padrão-ouro da alimentação infantil: um resumo.

Vírus também fazem parte desses micróbios. O viroma do leite humano inclui vírus eucarióticos, vírus que infectam bactérias conhecidos como "bacteriófagos". Os vírus do leite humano desempenham um papel importante na formação do viroma e da microbiota intestinal infantil, porque os bacteriófagos podem matar bactérias ou fornecer-lhes funções gênicas potencialmente benéficas.[59] De acordo com um estudo recente, o leite humano modula e suporta a montagem gradual dos viromas do lactente a partir de 1 mês, e a amamentação foi associada a menos vírus humanos nos intestinos dos bebês do que apenas a alimentação com fórmula.[60] Componentes do leite humano já citados, como oligossacarídios, lactoferrina e anticorpos maternos, também influenciam negativamente a internalização de vírus patogênicos.

Os fungos são um componente importante, mas frequentemente negligenciado, da microbiota humana.[61] Foram poucos os estudos que avaliaram e confirmaram a presença de fungos potencialmente viáveis no leite humano. De acordo com um estudo de metagenômica do leite humano, os fungos representam de 0,5 a 2% da comunidade microbiana do leite.[62] O Capítulo 7, *Microbiologia e Imunologia do Leite Materno*, aprofunda-se nesse assunto.

Considerações finais

O leite humano é um composto biodinâmico e vivo, composto de macro e micronutrientes, compostos bioativos, imunitários, fatores de crescimento e proteção. Sua composição atende às necessidades nutricionais de maneira exclusiva, até o 6º mês do lactente, e apoia a nutrição e a saúde do lactente em sua primeira infância. O leite humano tem uma receita base, com uma estruturação estável de proporção e formato de macronutrientes – porém, quando se trata de alguns micronutrientes, hormônios e aminoácidos, pode existir uma mudança de concentração dessas substâncias conforme a idade do lactente e o ritmo circadiano. O leite humano tem como base seu perfil lipídico, com mais de 95% de gordura representada pelos triglicerídios, e com ácidos graxos essenciais, como o AA e o DHA, que vão subsidiar o desenvolvimento do sistema nervoso e a função retiniana do lactente. A lactose é seu principal carboidrato, influenciando não só a nutrição como também o desenvolvimento cerebral e da microbiota. Conta com uma quantidade otimizada de proteínas, com proporção ideal para aumentar a digestibilidade ao mesmo tempo que influencia positivamente a absorção de nutrientes, como cálcio e fósforo, nas micelas que ficam um pouco mais em contato com o sistema digestório. O leite humano contém as vitaminas e minerais essenciais em quantidades adequadas, sobretudo em lactantes saudáveis e nutridas – com exceção da vitamina K e da vitamina D. A concentração de alguns micronutrientes no leite humano, como A, B_1, B_2, B_6, B_{12}, D e iodo, dependerão da dieta e dos estoques corporais maternos.

Referências bibliográficas

1. Brasil. Ministério da Saúde. Guia alimentar para crianças brasileiras menores de 2 anos. Brasília: Ministério da Saúde, 2019.
2. Nuzzi G, Trambusti I, DI Cicco ME, et al. Breast milk: more than just nutrition! Minerva Pediatr (Torino). 2021;73(2):111-4.
3. Duale A, Singh P, Al Khodor S. Breast milk: a meal worth having. Front Nutr. 2022;8:800927.
4. Bell KA, Wagner CL, Feldman HA, et al. Associations of infant feeding with trajectories of body composition and growth. Am J Clin Nutr. 2017;106(2):491-8.
5. Zheng M, Lamb KE, Grimes C, et al. Rapid weight gain during infancy and subsequent adiposity: a systematic review and meta-analysis of evidence. Obes Rev. 2018;19(3):321-32.
6. Trabulsi JC, Smethers AD, Eosso JR, et al. Impact of early rapid weight gain on odds for overweight at one year differs between breastfed and formula-fed infants. Pediatr Obes. 2020;15(10):e12688.
7. Hester SN, Hustead DS, Mackey AD, et al. Is the macronutrient intake of formula-fed infants greater than breast-fed infants in early infancy? J Nutr Metab. 2012;2012:891201.
8. Appleton J, Russell CG, Laws R, et al. Infant formula feeding practices associated with rapid weight gain: a systematic review. Matern Child Nutr. 2018;14(3):e12602.
9. Li R, Scanlon KS, May A, et al. Bottle-feeding practices during early infancy and eating behaviors at 6 years of age. Pediatrics. 2014;134 Suppl 1(Suppl 1):S70-7.
10. Ventura AK, Hernandez A. Effects of opaque, weighted bottles on maternal sensitivity and infant intake. Matern Child Nutr. 2019;15(2):e12737.
11. Lemaire M, Le Huërou-Luron I, Blat S. Effects of infant formula composition on long-term metabolic health. J Dev Orig Health Dis. 2018;9(6):573-89.
12. Lawrence RA, Lawrence RM. Breastfeeding. 5. ed. St Louis: Mosby; 1999.
13. Allen JC, Keller KP, Archer P, et al. Studies in human lactation: milk composition and daily secretion rates of macronutrients in the first year of lactation. Am J Clin Nutr. 1991;54(1):69-80.
14. Holland B, Welch AA, Unwin ID, et al. McCance and Widdowson's. The composition of foods. 5. ed. Cambridge: Royal Society of Chemistry; 1992.
15. Italianer MF, Naninck EFG, Roelants JA, et al. Circadian variation in human milk composition, a systematic review. Nutrients. 2020;12(8):2328.
16. Cubero J, Valero V, Sánchez J, et al. The circadian rhythm of tryptophan in breast milk affects the rhythms of 6-sulfatoxymelatonin and sleep in newborn. Neuroendocr Lett. 2005;26:657-61.
17. Barkova EN, Nazarenko EV, Zhdanova EV. Diurnal variations in qualitative composition of breast milk in women with iron deficiency. Bull Exp Biol Med. 2005;140:394-6.
18. Honorio-França AC, Hara CCP, Ormonde JVS, et al. Human colostrum melatonin exhibits a day-night variation and modulates the activity of colostral phagocytes. J Appl Biomed. 2013;11:153-62.
19. Molad M, Ashkenazi I, Gover A, et al. Melatonin stability in human milk. Breastfeed Med. 2019;14:680-2.
20. Pontes GN, Cardoso EC, Carneiro-Sampaio MMS, et al. Pineal melatonin and the innate immune response: The TNF-alpha increase after cesarean section suppresses nocturnal melatonin production. J Pineal Res. 2007;43:365-71.

21. Pontes GN, Cardoso EC, Carneiro-Sampaio MMS, et al. Injury switches melatonin production source from endocrine (pineal) to paracrine (phagocytes) – Melatonin in human colostrum and colostrum phagocytes. J Pineal Res. 2006;41:136-41.

22. Silva NA, Honorio-França AC, Giachini FR, et al. Bioactive factors of colostrum and human milk exhibits a day-night variation. Am J Immunol. 2013;9:68-74.

23. Perilo TVC. Tratado do especialista em cuidado materno-infantil com enfoque em amamentação. Belo Horizonte: Mame Bem, 2019.

24. Cheema AS, Stinson LF, Rea A, et al. Human milk lactose, insulin, and glucose relative to infant body composition during exclusive breastfeeding. Nutrients. 2021;13(11):3724.

25. Laucirica DR, Triantis V, Schoemaker R, et al. Milk oligosaccharides inhibit human rotavirus infectivity in MA104 Cells. J Nutr. 2017;147(9):1709-14.

26. Koletzko B, von Kries R, Closa R, et al. Lower protein in infant formula is associated with lower weight up to age 2 y: a randomized clinical trial. Am J Clin Nutr. 2009;89(6):1836-45.

27. Koletzko B, Demmelmair H, Grote V, et al. Optimized protein intakes in term infants support physiological growth and promote long-term health. Semin Perinatol. 2019;43(7):151-3.

28. Meyer R, Foong RX, Thapar N, et al. Systematic review of the impact of feed protein type and degree of hydrolysis on gastric emptying in children. BMC Gastroenterol. 2015;15:137.

29. Lemaire M, Le Huërou-Luron I, Blat S. Effects of infant formula composition on long-term metabolic health. J Dev Orig Health Dis. 2018;9(6):573-89.

30. Yang Z, Jiang R, Chen Q, et al. Concentration of lactoferrin in human milk and its variation during lactation in different chinese populations. Nutrients. 2018;10:1235.

31. Szewczyk B, Summers DF. Fluorescent staining of proteins transferred to nitrocellulose allowing for subsequent probing with antisera. Anal Biochem. 1987;164:303-6.

32. Martin CR, Ling PR, Blackburn GL. Review of Infant Feeding: Key Features of Breast Milk and Infant Formula. Nutrients. 2016;8(5):279.

33. Lemaire M, Le Huërou-Luron I, Blat S. Effects of infant formula composition on long-term metabolic health. J Dev Orig Health Dis. 2018;9(6):573-89.

34. I Consenso da Associação Brasileira de Nutrologia sobre recomendações de DHA durante a gestação, lactação e infância. Int J Nutrol; 2014. 13 p.

35. Ramiro-Cortijo D, Singh P, Liu Y, et al. Breast milk lipids and fatty acids in regulating neonatal intestinal development and protecting against intestinal injury. Nutrients. 2020 Feb 19;12(2):534.

36. Ballard O, Morrow AL. Human milk composition: nutrients and bioactive factors. Pediatr Clin North Am. 2013;60(1):49-74.

37. Stuetz W, Carrara VI, McGready R, et al. Thiamine diphosphate in whole blood, thiamine and thiamine monophosphate in breast milk in a refugee population. PLoS One. 2012;7:e36280.

38. Hampel D, Shahab-Ferdows S, York E, et al. Contribution of thiamin and riboflavin vitamers to total breast milk content. FASEB. J 2014;28:623.13.

39. Kodentsova VM, Vrzhesinskaya OA. Evaluation of the vitamin status in nursing women by vitamin content in breast milk. Bull Exp Biol Med. 2006;141:323-7.

40. Bamji MS, Chowdhury N, Ramalakshmi BA, et al. Enzymatic evaluation of riboflavin status of infants. Eur J Clin Nutr 1991;45:309-13.

41. Bates CJ, Prentice AM, Watkinson M, et al Riboflavin requirements of lactating Gambian women: a controlled supplementation trial. Am J Clin Nutr. 1982;35:701-9.

42. Bamji MS, Prema K, Jacob CM, et al. Relationship between maternal vitamins B2 and B6 status and the levels of these vitamins in milk at different stages of lactation: a study in a low-income group of Indian women. Hum Nutr Clin Nutr. 1986;40:119-24.

43. Bates CJ, Liu DS, Fuller NJ, et al. Susceptibility of riboflavin and vitamin A in breast milk to photodegradation and its implications for the use of banked breast milk in infant feeding. Acta Paediatr Scand. 1985;74(1)40-4.

44. Dror DK, Allen LH. Overview of nutrients in human milk. Adv Nutr. 2018;9(suppl_1):278S-294S.

45. Hay G, Johnston C, Whitelaw A, et al. Folate and cobalamin status in relation to breastfeeding and weaning in healthy infants. Am J Clin Nutr. 2008;88:105-14.

46. Deegan KL, Jones KM, Zuleta C, Ramirez-Zea M, Lildballe DL, Nexo E, Allen LH. Breast milk vitamin B-12 concentrations in Guatemalan women are correlated with maternal but not infant vitamin B-12 status at 12 months postpartum. J Nutr. 2012;142:112-6.

47. Neumann CG, Oace SM, Chaparro MP, et al. Low vitamin B12 intake during pregnancy and lactation and low breastmilk vitamin 12 content in rural Kenyan women consuming predominantly maize diets. Food Nutr Bull. 2013;34:151-9.

48. Hollis BW, Pittard WB III, Reinhardt TA. Relationships among vitamin D, 25-hydroxyvitamin D, and vitamin D-binding protein concentrations in the plasma and milk of human subjects. J Clin Endocrinol Metab. 1986;62:41-4.

49. Specker BL, Tsang RC, Hollis BW. Effect of race and diet on human-milk vitamin D and 25-hydroxyvitamin D. Am J Dis Child. 1985;139:1134-7.

50. Ala-Houhala M, Koskinen T, Parviainen MT, et al. 25-Hydroxyvitamin D and vitamin D in human milk: effects of supplementation and season. Am J Clin Nutr. 1988;48:1057-60.

51. Greer FR, Hollis BW, Cripps DJ, et al. Effects of maternal ultraviolet B irradiation on vitamin D content of human milk. J Pediatr. 1984;105:431-3.

52. Panagos PG, Vishwanathan R, Penfield-Cyr A, et al. Breastmilk from obese mothers has pro-inflammatory properties and decreased neuroprotective factors. J Perinatol 2016;36:284-90.

53. Wasowicz W, Gromadzinska J, Szram K, et al. Selenium, zinc, and copper concentrations in the blood and milk of lactating women. Biol Trace Elem Res. 2001;79:221-33.

54. Kelleher SL, Lonnerdal B. Molecular regulation of milk trace mineral homeostasis. Mol Aspects Med. 2005;26:328-39.

55. Brown KH, Engle-Stone R, Krebs, et al. Dietary intervention strategies to enhance zinc nutrition: promotion and support of breastfeeding for infants and young children. Food Nutr Bull. 2009;30:S144-71.

56. Dorea JG. Calcium and phosphorus in human milk. Nutr Res. 1999;19: 709-39.

57. Dorea JG. Iodine nutrition and breast feeding. J Trace Elem Med Biol. 2002;16:207-20.

58. Dorea JG. Selenium and breast-feeding. Br J Nutr. 2002;88:443-61.

59. Mohandas S, Pannaraj PS. Beyond the Bacterial Microbiome: Virome of human milk and effects on the developing infant. Nestle Nutr Inst Workshop Ser. 2020;94:86-93.

60. Liang G, Zhao C, Zhang H, et al. The stepwise assembly of the neonatal virome is modulated by breastfeeding. Nature. 2020;581:470-4.

61. Huseyin CE, O'Toole PW, Cotter PD, et al. Forgotten fungi – the gut mycobiome in human health and disease. FEMS Microbiol Rev. 2017;41:479-511.

62. Jiménez E, De Andrés J, Manrique M, et al. Metagenomic analysis of milk of healthy and mastitis-suffering women. J Hum Lact. 2015;31:406-15.

CAPÍTULO 7

Microbiologia e Imunologia do Leite Materno

Maria José Guardia Mattar • Valdenise Martins Laurindo Tuma Calil

Introdução

O leite humano (LH) é um fluido complexo, de composição dinâmica, espécie-específico, considerado o padrão-ouro de alimentação infantil. Contém macronutrientes (proteínas, carboidratos, lipídios), micronutrientes (vitaminas hidrossolúveis e lipossolúveis e minerais), substâncias que não podem ser reproduzidas, como fatores bioativos, fatores de crescimento, hormônios, fatores imunológicos, citocinas, fatores anti-inflamatórios, células do sangue, enzimas e o tipo do glóbulo de gordura. Transfere anticorpos a cada mamada de acordo com a memória imunológica materna. Desse modo, as clássicas características do LH, nutricionais, químicas, físicas, imunológicas, microbiológicas e fisiológicas, se estabelecem entre a composição do leite e a fisiologia do bebê como parâmetros de qualidade do LH à perspectiva da ecologia do desenvolvimento humano.[1,2]

Akré, em 1989, definiu o LH como muito mais do que uma simples coleção de nutrientes: é uma substância viva de grande complexidade biológica, ativamente protetora e imunomoduladora, que não apenas proporciona proteção exclusiva contra infecções e alergias, como também estimula o desenvolvimento adequado do sistema imunológico do bebê. Além disso, ele contém muitos componentes anti-inflamatórios cujas funções ainda não são completamente conhecidas.[3]

Sua composição dinâmica varia no seu aspecto físico (cor), na sua concentração e na constituição, que se modificam ao longo de uma mamada, bem como conforme a hora da mamada, a dieta materna, o tempo de lactação e a idade gestacional, parecendo corresponder às mudanças das necessidades dos recém-nascidos (RN) e lactentes. Na literatura, de forma didática, apresentando composição e quantitativo de nutrientes e fatores imunológicos na dependência do seu predomínio, as fases do LH têm sido descritas: **inicial**, fase hídrica ou de solução; **intermediária**, ou fase de suspensão; e **final**, ou fase de emulsão.

Na fase hídrica, o lactente recebe um leite predominantemente composto por constituintes hidrossolúveis, produzidos pela ação da prolactina, 30 minutos após a mamada. Este contém grande quantidade de fatores de proteção, mais que 90% de seu conteúdo, que vão sendo progressivamente substituídos pelos integrantes da fração suspensão, com uma composição de proteínas com função plástica, predominante de caseína, sendo a principal delas a κ-caseína. Esta tem, na sua disposição helicoidal, moléculas de cálcio e fósforo que favorecem a biodisponibilidade desses eletrólitos, os quais, por sua vez, acabam por ceder lugar aos componentes lipossolúveis da fração emulsão, que contém cerca de 2 a 5% de fatores de proteção, como antiestafilococos. Essa fração é produzida por ação da ocitocina. Desse modo, ao longo de uma mamada completa, a criança não recebe um leite único, de composição fixa, com constituintes medianamente distribuídos, e sim um produto dinâmico, mutável, com características distintas e ajustáveis a cada momento. Portanto, o LH é um alimento inigualável para o crescimento e o desenvolvimento adequado de RNs a termo, prematuros e lactentes, de forma exclusiva até o 6º mês e continuado com a alimentação complementar por 2 anos ou mais, conforme determinação da Organização Mundial da Saúde (OMS), o Ministério da Saúde (MS) e a Sociedade Brasileira de Pediatria (SBP).[4]

Além de favorecer o crescimento somático, o LH apresenta a função imunomoduladora intestinal pós-natal e promove a ontogênese imunológica e o desenvolvimento cerebral. Ele apresenta mais de 200 constituintes, muitos ainda não identificados e com funções em fase de estudos. Essa capacidade de modificar a composição tem impacto na fisiologia intestinal, sendo que muitos dos componentes têm papel múltiplo, tanto na nutrição como na imunidade, funcionando como agentes anti-infecciosos, dentre outras ações.[5]

Por conter elementos prebióticos e probióticos, o LH é considerado um alimento simbiótico. Nele, há um conjunto de componentes que estimulam o efeito bifidogênico, dentre os quais se destacam: o conteúdo proteico apropriado, a presença de lactoferrina, a maior quantidade de α-lactoalbumina, o baixo conteúdo de fosfatos, a presença de lactose, os nucleotídios e os oligossacarídios.[6]

Os prebióticos são carboidratos não digeríveis que estimulam o crescimento e/ou a atividade de um grupo de bactérias no colo intestinal, trazendo benefícios para a saúde do indivíduo. Essas funções se devem à resistência deles à acidez gástrica, à hidrólise por enzimas intestinais e ao fato de não serem absorvidos pelo trato gastrointestinal. São utilizados como substrato para a microbiota intestinal, estimulando seletivamente a proliferação de bactérias que colaboram para o bem-estar e a saúde do hospedeiro. Por outro lado, os probióticos são microrganismos vivos capazes de alcançar o trato gastrointestinal e alterar a composição da microbiota, produzindo efeitos benéficos à saúde quando consumidos em quantidades adequadas. Além da modulação da microbiota intestinal, eles melhoram a barreira das mucosas intestinais, impedindo a passagem de antígenos para a corrente sanguínea. A modulação direta do sistema imunológico pode ser secundária à indução de citocinas anti-inflamatórias ou pelo aumento de IgA secretora.[6,7]

O LH fornece continuamente bactérias benéficas ao intestino infantil, o qual deve ter uma microbiota rica e diversa, pois isso está relacionado a profundas consequências para a saúde, para o desenvolvimento e para a manutenção da função cerebral do indivíduo. Quando há um desajuste dessa colonização bacteriana, com predomínio da flora nociva, há suscetibilidade para uma série de doenças. Assim, deve-se dar preferência ao LH, que tem inúmeros microrganismos, bem como oligossacarídios, que favorecem a modulação da microbiota infantil.[7]

O período neonatal é particularmente crítico porque, após o nascimento, os RNs são imediatamente expostos a muitos microrganismos e, ao mesmo tempo, apresentam mucosas cujo sistema imunológico é virtualmente ausente por um período variável. As altas taxas de morbimortalidade observadas nos primeiros meses de vida por doenças infecciosas, como infecções dos tratos respiratórios superior e inferior, gastroenterite, sepse e meningite, devem-se, entre outros fatores, a importantes deficiências quantitativas e qualitativas de vários componentes do sistema imunológico. Para compensar essa imaturidade imunológica inerente aos períodos fetal e neonatal e aos primeiros meses de vida, a natureza desenvolveu mecanismos de proteção fornecidos pela mãe, a saber: transferência transplacentária de anticorpos IgG, cuja meia-vida oscila entre 21 e 28 dias, fatores de resistência anti-infecciosa no líquido amniótico e, na vida extrauterina, alimentação com colostro e LH.[2,8,9,10]

A proteção fornecida pelo colostro e pelo leite materno (LM) torna-se, nesse período, essencial para a boa evolução dos RNs e dos lactentes. Além das características inerentes a essas secreções, como sua composição química balanceada que preenche as necessidades nutricionais do RN e retarda a exposição a alérgenos alimentares, a prática do aleitamento promove um reforço do vínculo afetivo mãe-filho.[11]

Os componentes da imunidade adaptativa, como os linfócitos T e B, atingem a glândula mamária por mediante um mecanismo originado nas superfícies mucosas mediante estímulo proveniente, em especial, das vias aéreas e do intestino. Os microrganismos entram em contato com essas mucosas e são fagocitados por macrófagos, estimulando os linfócitos T e promovendo a diferenciação dos linfócitos B produtores de IgA.[9] Os anticorpos IgA são secretados por plasmócitos (estágio final de maturação da linhagem de linfócitos B), que se concentram nas glândulas mamárias durante a gravidez e no início da amamentação. O sistema imunológico associado às membranas mucosas, presente nos tratos respiratório (**BALT**, do inglês *bronchus-associated lymphoid tissue*) e gastrointestinal (**GALT**, do inglês *gut-associated lymphoid tissue*), está interligado, estabelecendo uma relação entre os ambientes externo e interno do corpo humano. Esse sistema, para preservar a função do órgão, deve ser tolerante a antígenos ambientais, nutricionais e microbianos inofensivos, ao mesmo tempo que deve responder rapidamente a microrganismos invasivos.

O eixo intestino-glândula mamário (enteromamário) é essencial na modulação imunológica observada no LH. A glândula mamária tem íntima relação com o intestino, possibilitando a produção de nutrientes essenciais para o crescimento e o desenvolvimento do RN e de compostos que atendam às suas necessidades microbiológicas, imunológicas e neuroendócrinas.[2,8,9,10]

As concentrações de nutrientes e compostos bioativos no LH são altamente dinâmicas e suas modificações visam a atender às necessidades específicas dos RNs e dos lactentes. A amamentação promove a nutrição e o adequado crescimento da criança, mas também preenche as necessidades de compostos bioativos importantes para o desenvolvimento de seus sistemas biológicos. Os fatores bioativos presentes no LH desempenham diferentes papéis nas superfícies mucosas dos tratos gastrointestinal e respiratório do lactente, auxiliando na maturação do epitélio, estimulando o desenvolvimento do sistema imunológico e auxiliando no estabelecimento de uma microbiota saudável, sem gerar reações inflamatórias nocivas.[8,9,10]

Microbiologia do leite humano

Microbioma do leite humano

A microbiota intestinal corresponde ao conjunto de microrganismos que habitam o intestino humano, cuja riqueza e diversidade de genes são extremamente importantes para a saúde do indivíduo. Quando acontece uma alteração da flora benéfica e há predomínio da nociva – o que é denominado "disbiose" –, o indivíduo ficará mais suscetível a uma série de doenças crônicas não transmissíveis na fase adulta, como obesidade, diabetes, doença cardiovascular, além de asma, doença inflamatória intestinal, alergia, psoríase e doenças neuropsiquiátricas.[1,5,7,12]

O nascimento e a primeira infância são momentos críticos para a colonização intestinal saudável. Existem relatos, na literatura, da presença de bactérias na placenta, no líquido amniótico, nas membranas fetais, no sangue do cordão umbilical e no mecônio, indicando que o contato com os microrganismos maternos começaria no útero, já que os componentes da microbiota oral e intestinal podem ser transportados pela corrente sanguínea materna para o feto.[1,6]

No momento do nascimento, no parto vaginal, a colonização se dá a partir do contato com as secreções vaginais, rica em *Lactobacillus* sp., e da flora fecal. No caso de nascimentos por cesarianas, a colonização ocorre por microrganismos da pele e do ambiente, como *Staphylococcus*, *Corynebacterium* e *Propionibacterium*. Logo após o nascimento, quando proporcionado o contato pele a pele imediato, há continuidade de transferência da flora bacteriana materna para o RN.[2,7]

Durante o primeiro ano de vida, a microbiota é estável e pouco diversa, sendo sua mudança influenciada por fatores genéticos, ambientais, pelo tipo de leite recebido e pela introdução de alimentos complementares. Lactentes amamentados têm uma microbiota com predominância de *Bifidobacterium* e *Lactobacillus*. Quando se usam antibióticos no período perinatal, há uma redução da população intestinal de *Bifidobacterium*. A partir dos 3 anos, a microbiota da criança é semelhante à do adulto.[2,5,6]

Ao contrário do que se pensava, que o LH e a glândula mamária eram estéreis em condições fisiológicas, o surgimento de métodos moleculares de investigação de alta tecnologia tornou possível identificar microrganismos por meio dos seus perfis genéticos, o que confirmou que o LH contém uma rica variedade não só de bactérias probióticas, mas também de vírus, arqueas (microrganismos unicelulares procariontes) e fungos. Mesmo mulheres saudáveis apresentam no LH bactérias abundantes dos gêneros *Streptococcus*, *Staphylococcus* e *Propionibacterium* e, em menor proporção, do gênero *Bifidobacterium*, *Veillonella*, *Rothia* e *Lactobacillus*. As *Bifidobacterium* típicas da flora intestinal de lactentes amamentados, a mais bem estudada em termos da utilização de oligossacarídios (prebióticos), constituem apenas uma pequena fração dos elementos bacterianos do LH.[1,2,5,6]

Além da flora local, os microrganismos poderiam acessar o tecido glandular da mama por transferência a partir da cavidade oral e do trato gastrointestinal materno, por inoculação retrógada através do fluxo reverso de leite da cavidade oral infantil ou da pele da mãe para os ductos mamários. Outra fonte externa de contaminação seria decorrente da extração do leite por equipamentos, como bombas tira-leites. Isso explicaria, dentre outros fatores, por que cada mulher produz um leite com uma microbiota única (como as impressões digitais) relativamente estável ao longo do tempo e que reflete uma combinação de fatores genéticos, culturais, ambientais e nutricionais que variam conforme o estilo de vida e o ambiente social e geográfico da nutriz.[1,2]

O microbioma do LH é influenciado pela paridade, pela via de parto e até pelo índice de massa corporal materno, pois a dieta e obesidade modificam a colonização intestinal da mulher. Além disso, há diferenças de acordo com o sexo do lactente amamentado (por diferença na microbiota da cavidade oral) e também se o leite materno extraído é ministrado ao bebê diretamente da mama ou não (em termos microbiológicos, foram encontradas bactérias oportunistas ambientais no leite extraído por meio de bombas, como *Stenotrophomonas*, *Pseudomonadaceae* e *Enterobacteriaceae*, além da diminuição dos *Bifidobacterium*[1,2,5]). Novas evidências sugerem que as práticas modernas de alimentação infantil, com redução do tempo de amamentação e uso de fórmulas lácteas, o abuso de antibióticos e o aumento de cesarianas, ao longo de várias gerações, poderão promover perda de transmissão intergeracional do microbioma do LH.

Considerando o RN prematuro, muitas vezes ele nasceu de cesariana e não teve a oportunidade do contato pele a pele logo após o nascimento, em decorrência das suas condições clínicas, tendo ficado internado na UTI neonatal, onde se usa antibioticoterapia e há maior chance de desequilíbrio da microbiota intestinal, disbiose e inflamação. Em decorrência das condições clínicas, a falta de nutrição enteral está associada à perda da função de barreira epitelial intestinal, que poderá levar a translocação bacteriana e subsequentes sepses. O uso de LH, em especial da própria mãe, com suas propriedades anti-infecciosas, imunomoduladoras e anti-inflamatórias, é capaz de regular a proliferação e diferenciação das células intestinais, bem como influenciar a colonização microbiana intestinal e proteger contra enterocolite necrosante. A equipe neonatal deverá estar ciente das variações da composição do LH de acordo com a idade gestacional e o período de lactação.

Por exemplo, o colostro de mulheres que tiveram parto prematuro tem uma quantidade mais abundante de elementos que sustentam especificamente a maturação cerebral, a produção de energia e o desenvolvimento intestinal. Há alguns anos, as evidências sugerem o uso frequente de colostro fresco, com instilação de gotas na comissura labial, o mais cedo possível, para que o RN prematuro colonize as mucosas com a flora do LM, uma vez que os componentes imunoprotetores do colostro podem ser absorvidos pelos tecidos linfoides da orofaringe. Essa prática é denominada "imunoterapia com colostro" ou "colostroterapia".[13]

Imunoterapia com colostro e a microbiota

A imunoterapia com colostro é uma prática segura, viável e bem tolerada até mesmo pelos prematuros menores. As evidências sugerem redução do tempo de alimentação enteral total, menor incidência de sepses e aumento de IgA secretora. Entretanto, pouco se sabe sobre o desenvolvimento da microbiota intestinal de prematuros submetidos a colostroterapia.

Um estudo realizado na unidade neonatal do Hospital Maternidade Leonor Mendes de Barros, em São Paulo, SP, avaliou a evolução da microbiota fecal e IgA de RNs prematuros submetidos a colostroterapia. O estudo foi composto por dois grupos de RNs prematuros: um foi submetido a colostroterapia com colostro cru da própria mãe ou colostro pasteurizado de doadoras do banco de LH da unidade, enquanto o outro grupo não recebeu colostro. A evolução da colonização da microbiota fecal dos RNs foi avaliada por sequenciamento de alta eficiência, com a coleta de amostras de fezes durante a colostroterapia. A quantificação de IgA secretora foi avaliada no LM, bem como nas amostras de fezes dos bebês ao longo do período de estudo. Foram coletadas amostras de saliva dos RNs semanalmente durante esse período (do dia do nascimento até o 21º dia de vida) para análise da microbiota oral por meio de sequenciamento do gene *16S rRNA*. Com relação à colonização da microbiota oral de prematuros, os RNs apresentaram maior abundância relativa de *Staphylococcus* no 7º dia de vida, principalmente o grupo que utilizou a colostroterapia com leite cru da própria mãe. Além disso, foi observada uma abundância de *Bifidobacterium* e *Bacteroides* nesse mesmo grupo, na primeira semana de vida.

Em relação à diversidade alfa e beta, o tempo foi um fator-chave na modulação oral de ambos os grupos, mostrando o quão dinâmico é esse ambiente no início da vida. A conclusão mostrou que protocolos que utilizam a administração orofaríngea de colostro são importantes para a colonização da microbiota oral, promovendo uma maturação precoce da cavidade oral, observada pelo perfil bacteriano encontrado após a administração de colostro, com maior abundância de bactérias benéficas como *Staphylococcus*, *Bifidobacterium* e *Bacteroides*. Além disso, observou-se também que a microbiota oral dos RNs é dinâmica e mutável a longo tempo. Ensaios extensivos são, então, necessários e essenciais para se promover a inclusão dessa intervenção como protocolo padrão para bebês prematuros.[13]

Em 2017, Romano-Keeler et al. realizaram estudo com RNs prematuros (< 32 semanas de gestação) para observar os efeitos de uma preparação com colostro oral. O protocolo consistiu na administração de 100 μℓ de colostro da mãe em cada bochecha, a cada 6 horas, por 5 dias, começando nas primeiras 48 horas de vida. Em seus resultados, eles não encontraram diferenças entre os grupos, mas a diversidade das bactérias da microbiota oral dos RNs diminuiu, como no estudo na maternidade paulista, no qual os índices de diversidade alfa (número total de espécies em um *habitat*) diminuíram entre o 1º e o 7º dia de vida, que durou até o 21º dia de vida. Além disso, nenhuma diferença foi observada entre os grupos na análise de diversidade beta (mudança de espécies ao longo de um gradiente ambiental), mas foi possível verificar o efeito do tempo no perfil filogenético de amostras orais.[14]

Outro estudo brasileiro, realizado em Feira de Santana, BA, teve como objetivo descrever a implementação da imunoterapia com colostro orofaríngeo em RNs prematuros de muito baixo peso em uma unidade neonatal, bem como testar um algoritmo em um hospital público. Esse protocolo de administração de colostro orofaríngeo para tratamento de RNs prematuros de muito baixo peso é uma possibilidade e estratégia plausível nos serviços de saúde neonatal, uma vez que os componentes imunoprotetores do colostro podem ser absorvidos pelos tecidos linfoides da orofaringe. O protocolo foi aplicado em ensaio clínico não randomizado, de superioridade e controle histórico. No grupo de tratamento, 0,2 mℓ de colostro cru foram gotejados na mucosa orofaríngea direita e esquerda, totalizando oito administrações a cada 24 horas, até o 7º dia completo de vida de forma interrompida. O grupo controle foi formado por RNs prematuros de muito baixo peso nascidos no mesmo hospital em anos anteriores (controle histórico). A evolução clínica de 60 RNs até a alta hospitalar foi registrada em formulários padronizados. Estima-se que um total de 350 participantes sejam inseridos na pesquisa em 4 anos. As ocorrências de resultados contínuos entre os grupos foram comparadas utilizando o teste t pareado ou teste de duas amostras de Wilcoxon. O teste qui-quadrado, ou teste exato de Fisher, com análises de sobrevivência, foram usados para resultados binários. O estado nutricional foi avaliado por meio das curvas de crescimento Intergrowth-21st para RNs prematuros, e os fluxos de ações do protocolo ordenados por um algoritmo compatível com a realidade brasileira de um hospital público. Essa medida facilita e sistematiza o atendimento clínico, organiza o processo de trabalho da equipe, agiliza as etapas da intervenção, padroniza a tomada de decisões e unifica a qualidade do atendimento, além de mostrar a viabilidade da imunoterapia com colostro orofaríngeo.[15]

Componentes nutricionais com funções imunológicas

Componentes proteicos

Vários macro e micronutrientes do LH podem ter funções imunológicas e são utilizados em todos os estágios da resposta imune, mas a maioria dos imunonutrientes e componentes imunológicos são proteínas. São descritas cerca de 400 proteínas no LH, com predominância das caseínas e das proteínas do soro. As concentrações de proteínas do leite geralmente não são afetadas pela dieta materna; porém, aumentam de acordo com a relação peso/altura materna e mostram valores mais baixos em mulheres com maior produção láctea.[2,9,10] As concentrações proteicas são mais elevadas no leite produzido por mães de RNs pré-termos durante as primeiras 2 a 4 semanas de lactação.[16]

Imunoglobulinas

O LH possui anticorpos direcionados a inúmeros patógenos com os quais a mãe teve contato ao longo da vida, que constituem a maior parte de seu conteúdo proteico nos primeiros dias de lactação. As concentrações de anticorpos caem ao longo da lactação, mas a quantidade de imunoglobulinas recebida pela criança permanece inalterada devido ao aumento da ingestão de leite. Embora todos os isotipos de imunoglobulinas sejam encontrados no colostro e no leite, a **IgA secretória (SIgA)** é considerada a mais importante, em relação tanto à sua concentração quanto às propriedades biológicas. Seus níveis são mais elevados no colostro e no leite produzido por mães de RNs pré-termos.

A SIgA é responsável por 80 a 90% do total de imunoglobulinas do LH; os lactentes alimentados exclusivamente com LH recebem aproximadamente 0,3 g/kg/dia dessa proteína, dos quais cerca de 10% são absorvidos no intestino e transferidos para a corrente sanguínea. Infere-se, portanto, que sua ação é predominantemente local, sendo resistente às enzimas digestivas. Os anticorpos SIgA são essenciais na defesa das membranas mucosas, impedindo a adesão dos microrganismos a sua superfície, possuindo efeito anti-inflamatório potente e neutralizando a ação de toxinas, vírus e protozoários.[17,18] São responsáveis pelo mecanismo conhecido como **exclusão imunológica**, ou seja, realizam todas as ações descritas sem desencadear reações inflamatórias prejudiciais aos RNs. Dessa maneira, fornecem proteção importante contra diarreia, otite média e infecções do trato respiratório superior, especialmente pelos sistemas entero e broncomamário.[2,9,10,19,20,21]

Os **anticorpos IgM** constituem a segunda imunoglobulina mais abundante no colostro humano, em concentrações de até 2,5 mg/mℓ. São encontrados especialmente na forma de IgM secretória (SIgM), realizando exclusão imunológica conforme mecanismo descrito para a SIgA. Em indivíduos com deficiência seletiva de IgA, os anticorpos SIgM adquirem grande importância como mecanismo de compensação, estando presentes em níveis elevados nas secreções produzidas pelas mucosas.[2,8,9,10]

A **imunoglobulina G (IgG)** é encontrada em baixas concentrações no LH, em torno de 0,1 mg/mℓ (10% dos valores séricos), com predomínio no leite maduro. Além da atividade neutralizante, também apresenta atividade opsonizante, que pode ativar o sistema complemento e a citotoxicidade dependente de anticorpos.[2,9,10]

Lactoferrina

A SIgA e a lactoferrina correspondem a 26% do conteúdo proteico do LH, resultando em uma concentração de lactoferrina de aproximadamente 1 g/ℓ no leite maduro e de 7 g/ℓ no colostro. A lactoferrina tem função bacteriostática na mucosa intestinal do RN, pois, sendo resistente às enzimas digestivas, liga-se ao ferro presente no sistema digestório, impedindo seu uso como substrato para o crescimento de diversos patógenos. Além disso, tem um efeito citotóxico direto contra bactérias, vírus e fungos, ligando-se diretamente à parede desses microrganismos, especialmente dos gêneros *Streptococcus*, *Escherichia*, *Vibrio*, *Pseudomonas* e *Candida*.

A atividade antiviral também ocorre, *in vivo* e *in vitro*, pela indução da produção de interferon, de citocinas TH1 e da atividade de células NK70. Parte da função da enzima é atribuída à formação de lactoferricina, um potente peptídio catiônico com atividade bactericida formado durante sua digestão, associada à proteção contra enterocolite necrosante e sepse neonatal. Outra função da lactoferrina é a habilidade de regular o sistema imune do lactente e de limitar as respostas imunológicas excessivas, bloqueando várias citocinas inflamatórias, como interleucina (IL)-1β, IL-6, IL-8 e fator de necrose tumoral alfa (TNF-α). A enzima apresenta ainda atividade prebiótica, favorecendo o crescimento da flora bífida representada pelos gêneros *Lactobacillus* e *Bifidobacterium*.[2,8,9,10]

Lisozima

A lisozima é uma enzima presente em maior quantidade no colostro, atingindo cerca de 70 mcg/mℓ nessa fase da lactação. É capaz de degradar a parede externa de bactérias gram-positivas, especialmente *Staphylococcus aureus*, pois hidrolisa as ligações β1,4 dos resíduos do ácido N-acetilmurâmico e da N-acetilglucosamina. Tem também a capacidade de agir contra bactérias gram-negativas *in vitro*, em sinergismo com a lactoferrina. Esta se liga ao lipopolissacarídio da membrana bacteriana externa, removendo-o e permitindo que a lisozima degrade a matriz proteoglicana interna da membrana; há evidências de que a enzima exerce ainda uma atividade antiviral.[2,9,10]

Outros

O **componente secretor livre (CS)** muito abundante no LH, pode bloquear a adesão epitelial, limitando as infecções por *Escherichia coli* enterotoxigênica, *Salmonella typhimurium* e pneumococo, e ainda inibindo o efeito de toxinas bacterianas, como a toxina A do *Clostridium difficile*. Desse modo, quando ligado aos anticorpos, o CS pode reforçar suas funções de exclusão imune.

A **lactoperoxidase** é uma enzima que reage com o tiocianato da saliva, na presença de peróxido de hidrogênio produzido pelas células, formando hipotiocianato, substância antimicrobiana com ação contra bactérias gram-positivas e gram-negativas. A SIgA, a lactoferrina, a lisozima e a lactoperoxidase criam juntas um ambiente bacteriostático que controla o crescimento bacteriano e remove, sem promover reações inflamatórias, os microrganismos do intestino do RN e lactente, resultando em um microbioma mais saudável.

A **lactaderina** é uma glicoproteína presente na membrana dos glóbulos de gordura do leite, que impede a ligação de vírus, especialmente do rotavírus humano, às células epiteliais do hospedeiro; age também na angiogênese e na estimulação do sistema imunológico.

A **κ-caseína**, pequena subunidade da caseína, é uma glicoproteína que contém resíduos carregados de ácido siálico e inibe a adesão da *Helicobacter pylori* à mucosa gástrica humana por atuar como receptor solúvel análogo aos da superfície das células epiteliais.

A **α-lactalbumina** tem a propriedade de se ligar ao ácido oleico, formando um composto denominado HAMLET (do inglês *human α-lactalbumin made lethal to tumor cells*), complexo molecular que destrói células tumorais. Vários produtos de hidrólise de caseína e α-lactalbumina também apresentam atividade antimicrobiana.

A **osteopontina** está envolvida em processos fisiológicos protetores, como desenvolvimento de barreira intestinal e modulação da inflamação, por seu efeito sobre o fator transformador do crescimento beta-1(TGF-β1) e citocinas pró-inflamatórias.

A **haptocorrina** do LH (proteína ligante de vitamina B$_{12}$) tem a propriedade de se ligar à vitamina B$_{12}$, tornando-a inacessível para o crescimento bacteriano e facilitando sua absorção pelas células intestinais.

A **lipase estimulada por sais biliares**, quando ativada no duodeno, resulta na hidrólise de triglicerídios de cadeia longa e curta, compensando a limitada capacidade das enzimas pancreáticas para digestão de gorduras no início da vida. Confere também proteção contra infecções virais, em especial o HIV-1.

As **mucinas** são glicoproteínas da membrana celular dos glóbulos de gordura, que inibem a ligação de bactérias entéricas às células intestinais e parecem contribuir para moldar o sistema imunológico.

A **osteoprotegerina** está presente nas células epiteliais da glândula mamária e no LH em concentrações até 1.000 vezes superiores às do soro humano. Pode se ligar ao TRAIL (ligante indutor de apoptose relacionado ao fator de necrose tumoral [TNF]) e induzir apoptose dependente de caspase (protease baseada em cisteína), especialmente em células Th1, o que é considerado importante para regular o equilíbrio de Th1/Th2 no desenvolvimento do sistema imunológico dos RNs. A proteína **CD14 solúvel (sCD14)** é fundamental para a manutenção da homeostase intestinal e para proteção contra manifestações alérgicas. O colostro e o LH contêm altos níveis de sCD14, excedendo em mais de 20 vezes a concentração encontrada no soro.

Os **exossomos** são microvesículas membranosas secretadas no LH, compostas por proteínas que envolvem pequenas moléculas de RNA, os microRNAs. Sua estrutura garante que os microRNAs sobrevivam à passagem no estômago e sejam absorvidos para exercer suas funções (ver adiante, na seção "Componentes bioativos com funções imunológicas").

As **defensinas**, especialmente as β-defensinas 1 e 2, são na realidade peptídios antimicrobianos, mais abundantes no colostro. As β-defensinas 1 promovem maturação de células dendríticas derivadas de monócitos e inibem seu apoptose, induzindo ainda proliferação e ativação das células CD4. As β-defensinas 2 exercem atividade antibacteriana contra patógenos causadores de diarreia e gram-negativos hospitalares.[2,9,10,16]

Carboidratos

Os carboidratos do LH incluem lactose e oligossacarídios como componentes principais, bem como glicoconjugados (glicosaminoglicanos, glicoproteínas, glicopeptídios e glicolipídios). Os **oligossacarídios** (HMO, do inglês *human milk oligosaccharides*) são o terceiro componente mais abundante do LH, depois da lactose e das gorduras. Predominam no colostro (20 a 23 g/ℓ) e são menos abundantes no leite maduro (5 a 15 g/ℓ), estando presentes também em elevadas concentrações no leite produzido por mães de RNs pré-termos (10 a 23 g/ℓ). Existem cerca de 200 ou mais tipos de HMO, com composição variada durante a lactação e entre as nutrizes. São resistentes às enzimas digestivas e à pasteurização do LH. O componente responsável pela ação prebiótica, ou seja, pela indução do crescimento de lactobacilos e bifidobactérias e consequente inibição do crescimento de microrganismos patogênicos, foi originalmente descrito como fator bifidus.

Atualmente, uma das substâncias identificadas como promotoras desse crescimento é a N-acetil-acetilglucosamina, mas vários oligossacarídios têm ação semelhante. Como não são prontamente digeridos no estômago, a maior parte dos HMO é fermentada por lactobacilos e bifidobactérias no intestino grosso, sendo produtos dessa fermentação alguns ácidos graxos de cadeia curta, como o acético, o butírico e o propiônico. Esses ácidos graxos, além de fornecerem energia para os enterócitos, reduzem o pH intestinal, inibindo o crescimento de bactérias patogênicas. Além da ação prebiótica, os HMO, por apresentarem estrutura semelhante a receptores de antígenos bacterianos, também são responsáveis por evitar a adesão de patógenos à superfície da mucosa intestinal. Ademais, eles estimulam a maturação intestinal e a função de barreira, modulam o desenvolvimento imunológico e a resposta das células intestinais. Sua potente ação anti-infecciosa, em conjunto com os anticorpos e demais fatores bioativos, é responsável pela redução dos riscos de sepse em até 50%, de enterocolite necrosante em 58 a 77% e de infecções gastrointestinais em até 64%, especialmente por rotavírus.

Alguns HMO são sializados, ou seja, estão conjugados ao ácido siálico, carboidrato essencial ao desenvolvimento cerebral.[2,5,9,11,20,21]

Lipídios

Além de seus benefícios nutricionais e de desenvolvimento, as gorduras do leite apresentam atividade antimicrobiana no intestino de lactentes. Alguns componentes lipídicos da membrana do glóbulo de gordura do LH, como fosfatidilcolina, fosfatidilserina e esfingomielina, podem exercer efeitos benéficos na programação a longo prazo do sistema imunológico e nas funções cognitivas.

Ácidos graxos livres e monoglicerídios, os produtos da digestão dos triglicerídios, têm efeito lítico de vários vírus e protozoários, particularmente *Giardia*. As mucinas, presentes nos glóbulos de gordura do leite, podem impedir a ligação de patógenos no estômago e no intestino delgado do lactente.

Os lipídios contêm ácidos graxos poli-insaturados de cadeia longa, incluindo ácido araquidônico (ômega 6), ácido eicosapentaenoico (ômega 3) e ácido docosa-hexaenoico (ômega 3). Seu potencial na modulação da inflamação e da resposta imune já foi demonstrado por influenciar a atividade das células *natural killer*, a produção de citocinas, a proliferação de linfócitos, a inibição de genes inflamatórios e a promoção da proliferação de bactérias comensais.

A composição de ácidos graxos do LH é bastante afetada pela dieta materna.[2,8,9,10]

Vitaminas e minerais

São nutrientes envolvidos em diversas etapas da resposta imune, como ativação, modulação, proliferação e diferenciação leucocitária, tanto no sistema imunológico inato quanto no adquirido. Eles são importantes para a atividade antimicrobiana, produção de imunoglobulinas, manutenção da integridade da barreira intestinal e homeostase da microbiota. Têm também importante função antioxidante, protegendo os tecidos dos danos oxidativos. O estado nutricional e a ingestão materna são capazes de alterar os níveis de vitaminas no LH, mas os minerais são pouco afetados, pois sua regulação é realizada por meio de mecanismos homeostáticos.[9,10]

Componentes bioativos com funções imunológicas

Os componentes imunológicos do LH são pouco afetados pelo estado nutricional materno; entretanto, são bastante influenciados por seu estado imunológico, como a presença de febre, alergia e mastite, entre outras condições. Foi descrito que as infecções do RN e do lactente também são capazes de alterar a composição de leucócitos e de anticorpos do LH.[2,9,10]

Fatores antioxidantes

Existem vários antioxidantes no LH que podem eliminar os radicais livres e, assim, limitar os danos causados pelo estresse oxidativo. Esses compostos podem ser exógenos, provenientes da dieta, como **α-tocoferol**, **β-caroteno**, **cisteína**, **ácido ascórbico**, **polifenóis**, **selênio**, **zinco** e **cobre**, ou endógenos, como os antioxidantes enzimáticos **catalase**, **glutationa peroxidase** e **superóxido dismutase**. Algumas antiproteases também fazem parte desse grupo, como a **α-1-antitripsina**, que eliminam patógenos sem desencadear reações inflamatórias.[2,9] Esses fatores são responsáveis por reduzir em 2 a 3 vezes a prevalência de complicações dos RNs pré-termos, como displasia broncopulmonar e retinopatia da prematuridade, bem como por limitar sua gravidade, quando elas ocorrem.[2,9,16,22]

Estudo recente demonstra menor incidência de displasia broncopulmonar moderada ou grave em RN pré-termo extremo em aleitamento materno exclusivo ou parcial à alta hospitalar.[22]

Hormônios e fatores de crescimento

Vários hormônios estão presentes no LH, envolvidos na proliferação e na diferenciação das células imaturas do RN. Com referência ao eixo hipotálamo-hipófise-adrenal, o **hormônio adrenocorticotrófico (ACTH)** foi descrito no leite, mas é degradado no trato gastrointestinal de lactentes amamentados. O **cortisol** exerce efeitos imunossupressores e anti-inflamatórios, aumenta a contagem de leucócitos, suprime a ativação das células B e T e inibe a produção de prostaglandinas e leucotrienos. O cortisol e sua forma inativa, a cortisona, também estão presentes no LH em maiores concentrações pela manhã, ajudando a estabelecer o ritmo circadiano da criança.

A **melatonina** predomina no colostro, durante a noite e ao amanhecer, o que também auxilia o estabelecimento do ritmo circadiano. Esse hormônio oferece ainda efeitos antioxidantes, anti-inflamatórios, antiapoptóticos e imunomoduladores. Os hormônios da adeno-hipófise, incluindo o **hormônio do crescimento (GH)**, o **hormônio estimulante da tireoide (TSH)**, o **hormônio foliculoestimulante (FSH)**, o **hormônio luteinizante (LH)** e a **prolactina**, também estão presentes no LH, além dos **hormônios tireoidianos** e **paratireoidianos**. O LH também contém numerosos hormônios relacionados ao apetite, ao crescimento e à obesidade, incluindo **leptina**, **fator de crescimento semelhante à insulina-1(IGF-1)**, **glicose**, **adiponectina**, **insulina**, **obestatina**, **somatostatina**, **resistina** e **grelina**. Concentrações mais altas de leptina no leite foram associadas a escores Z de índice de massa corpórea (IMC) mais baixos, enquanto a insulina foi associada a menores peso e massa magra nos RNs e lactentes. Esses hormônios reguladores do apetite podem ser secretados pelo tecido adiposo da mama ou vir da circulação materna. Uma variedade de hormônios gastrointestinais foi descrita no LH, desempenhando papéis na função, no crescimento e na maturação do trato gastrointestinal.

Embora a **bombesina**, a **colecistoquinina**, o **peptídio YY**, o **peptídio intestinal vasoativo (VIP)** e a **neurotensina** diminuam nas primeiras 6 semanas após o parto, as concentrações do **peptídio inibidor gástrico (GIP)** permanecem estáveis. Esses hormônios maternos podem compensar parcialmente a redução da atividade gástrica, das proteases e da motilidade intestinal, fatores que aumentam a suscetibilidade do RN e do lactente a infecções gastrointestinais.[2,9]

Os **fatores de crescimento** estão presentes predominantemente no colostro, atuando em especial na proliferação e na diferenciação de células imaturas do trato gastrointestinal da criança. O **fator de crescimento epidérmico (EGF)** ajuda a preservar a função de barreira intestinal, melhorar o transporte de nutrientes e aumentar a atividade enzimática intestinal, exercendo efeito anti-inflamatório. **Fatores de crescimento semelhantes à insulina 1 e 2 (IGF-1 e IGF-2), fator de crescimento endotelial vascular (VEGF), fator de crescimento derivado de plaquetas (PDGF), fator de crescimento de hepatócitos (HGF), fator de crescimento neural (NGF), fator de crescimento semelhante ao EGF ligado à heparina (HB-EGF), peptídio semelhante ao glucagon-1 (GLP-1) e fator básico de crescimento de fibroblastos (bFGF)** estão entre os fatores de crescimento detectados no LH.

O **fator de crescimento de células tronco-β (SCGF-β)** já foi descrito em altas concentrações no colostro e no LH. O colostro, em especial, fornece as maiores concentrações para atender às necessidades pós-natais aumentadas, como a maturação do epitélio intestinal, a resposta imune e o desenvolvimento **neurocognitivo**.[2,9,10]

O colostro e o leite materno contêm **fatores estimuladores de colônias (CSF)**, responsáveis por regular a proliferação, a diferenciação e a sobrevivência de neutrófilos e macrófagos do leite, como **fator estimulador de colônias de macrófagos e granulócitos (GM-CSF), fator estimulador de colônias de macrófagos (M-CSF) e fator estimulador de colônias de granulócitos (G-CSF)**.[9]

MicroRNAs (em exossomos)

Foi demonstrada no LH a presença de microRNAs, pequenos RNAs não codificadores de informações genéticas que fazem regulação epigenética em nível pós-transcricional. Eles são transportados por vesículas proteicas extracelulares secretadas no LH, os exossomos, que conferem resistência à digestão por RNase e tolerância ao baixo pH do trato gastrointestinal. Esses microRNAs podem modular a expressão de genes envolvidos em vários processos fisiológicos, incluindo metabolismo energético, funções imunológicas e desenvolvimento cognitivo. Há também evidências de sua síntese endógena no epitélio da glândula mamária durante a lactação.[2,9,23]

Ácidos nucleicos

Nucleotídios, nucleosídios, ácidos nucleicos e produtos relacionados constituem cerca de 15 a 20% do conteúdo de nitrogênio não proteico do LH. Diversas funções foram atribuídas aos nucleotídios ingeridos: aumento da absorção de ferro; indução do crescimento de *Bifidobacterium*, bem como do crescimento, do desenvolvimento e da reparação da mucosa gastrointestinal; incremento da atividade das células NK e da produção de IL-2.[9]

Citocinas e quimiocinas

Um dos principais grupos de componentes imunomoduladores presentes no LH é o das citocinas. As glândulas mamárias produzem várias citocinas-chave com função de suprir uma carência na produção de diversas citocinas quando comparadas com células T adultas, atuando na mediação e na regulação da imunidade, hematopoese e inflamação. É válido ressaltar algumas delas, como **IL-7, IL-10 e TGF-β**, todas com atividade anti-inflamatória. A IL-7 tem efeito no desenvolvimento do timo e dos linfócitos T; tem sido proposto que a presença de IL-7 no leite está ligada ao fato de que o **timo**, um órgão central do sistema imune, é 2 vezes maior em crianças amamentadas do que nas alimentadas com fórmulas infantis.

Enquanto a IL-10 tem papel decisivo na homeostase intestinal do RN, o TGF-β age especialmente na promoção da tolerância oral e no reparo da mucosa intestinal. O efeito supressor nas células T do TGF-β foi associado a um possível papel na prevenção de doenças alérgicas em lactentes amamentados. A presença de TGF-β, IL-6, IL-7 e IL-10 é de particular interesse para o desenvolvimento e a diferenciação de células produtoras de IgA. Já as citocinas inflamatórias, como **fator de necrose tumoral-α (TNF-α), interferon-γ (IFN-γ), IL-6, IL-8 e IL-1b**, são encontradas em menor proporção no LH. A IL-6 e o TNF-α estão associados à regulação do desenvolvimento e a funções da glândula mamária.

As **quimiocinas**, além de seu papel quimiotático no recrutamento de leucócitos para o LH, podem apresentar atividade bactericida para algumas bactérias gram-negativas e gram-positivas, parasitas e fungos.[2,8,9,10]

Sistema complemento

Foram identificadas recentemente no LH várias proteínas da cascata do complemento, especialmente da via alternativa. Muitas delas, envolvidas na ativação da cascata, estavam presentes em concentrações mais elevadas durante o início da lactação e declinaram nos estágios posteriores. No entanto, as proteínas inibidoras da cascata eram tão abundantes quanto as ativadoras, provavelmente para minimizar o desencadeamento de um processo inflamatório, principalmente no início da lactação. Quanto ao seu papel no intestino do RN, foi sugerido que a ativação do complemento promova bacteriólise, aumente a fagocitose e neutralize os vírus.[9]

Células

Os **leucócitos** vivos, originários da circulação materna, apresentam-se em número mais elevado no início da lactação e no leite de mães de RNs pré-termos. Sua presença no leite se deve à migração transepitelial para o tecido mamário, estimulada por quimiocinas específicas da glândula mamária. Assim, a concentração de leucócitos viáveis é maior no colostro e diminui durante o primeiro mês de lactação, fazendo com que o leite maduro contenha apenas 2% da concentração de **células do colostro**. O leite maduro contém maior quantidade de células epiteliais, ao passo que no colostro predominam as células imunes. **Existem** aproximadamente 10^6 a 10^9 células/mℓ no colostro e 10^5 células/mℓ no leite maduro.

É importante ressaltar que o volume de leite maduro consumido é bem maior, mantendo significativa ingestão de células pelo lactente. Além das células epiteliais, os **macrófagos** (32,6%) e os **neutrófilos** (45,1%) estão presentes em maior quantidade em relação aos **linfócitos** (21,3%); estes últimos são representados principalmente por células T CD3+ (83%), distribuídas quase igualmente entre células CD4+ e CD8+, bem como células Tγδ+ (11%), células NK CD16+ (3 a 4%) e células B (2%). Leucócitos viáveis do LH foram isolados em fezes de lactentes alimentados com LH, sugerindo que essas células possam permanecer intactas no intestino. Portanto, elas sobrevivem à passagem pelo trato gastrointestinal e fornecem imunidade ativa, promovem desenvolvimento intestinal e maturação imunológica do lactente, além de induzirem provável proteção da glândula mamária contra infecções. O LH maduro é uma fonte rica em **células-tronco**, muito semelhantes às células embrionárias humanas, com características pluripotentes, que podem permanecer viáveis ao atingirem o intestino da criança. São transportadas pela circulação sistêmica para locais distantes, integrando-se a muitos tecidos e diferenciando-se em células maduras.[2,9,10]

Utilização do leite humano pasteurizado

O LH pasteurizado é uma excelente opção no caso de indisponibilidade do LM da própria mãe de RN pré-termo. A pasteurização Holder é feita por meio do aquecimento do LH a 62,5°C por 30 minutos, o que elimina 100% das bactérias patogênicas e vírus e 99,9% da flora saprófita. Os nutrientes lácteos são quase integralmente preservados, com exceção das vitaminas termolábeis A, B_1, B_2, C e folato; as lipases também perdem sua função no leite pasteurizado. Quanto aos componentes bioativos, grande parte tem 60% ou mais de sua atividade preservada, exceto a IgM (que perde cerca de 75% de sua atividade), a lactoferrina (que perde aproximadamente 55% de sua atividade) e os linfócitos (que são quase integralmente destruídos). Por esse motivo, recomenda-se dar preferência ao LM cru da própria mãe sempre que possível, mas a complementação da mamada, quando necessária, deve ser feita com o LH pasteurizado, e não com fórmula láctea.[16]

Proteção do leite humano contra doenças a longo prazo

Vários autores relatam que a amamentação pode reduzir o risco de doenças nas quais a inflamação desempenhe papel patogênico central. Outros estudos acrescentam a possibilidade de redução do risco de doenças alérgicas e autoimunes, bem como de doenças vasculares crônicas e tumores infantis.[2,16] Assim, pode-se verificar efeito protetor do LH contra obesidade, diabetes *mellitus* tipos 1 (DM1) e 2, doença celíaca, doença de Crohn, retocolite ulcerativa, hipertensão arterial, hipercolesterolemia, doença cardíaca isquêmica, linfomas, leucemia linfoblástica aguda e neuroblastoma.[11]

A exposição ao leite de vaca antes dos 4 meses pode aumentar o risco de DM1 em até 50%, provavelmente porque os antígenos do leite de vaca são estruturalmente semelhantes àqueles existentes nas ilhotas de Langerhans do pâncreas, cujas células beta secretam insulina.[11]

Leite humano e imunização passiva do recém-nascido/lactente

Tem sido recomendada a vacinação das gestantes e das lactantes, com a finalidade de transferir anticorpos para o RN ou para o lactente.[2,9] As gestantes só devem receber vacinas fabricadas com microrganismos inativados. As IgG-específicas transferidas por via transplacentária têm meia-vida mais curta, de 21 a 28 dias. Já os anticorpos específicos induzidos pela vacina no LH, especialmente da classe SIgA, permanecerão na mucosa da criança durante todo o período de amamentação.[9,10] É necessário salientar que os RNs pré-termos só recebem anticorpos por via transplacentária após 30 a 32 semanas de gestação, daí a relevância das imunoglobulinas transferidas pelo LH; esse é um dos motivos pelos quais se recomenda preferir o LH cru ao pasteurizado, pois a quantidade de imunoglobulinas transferidas é maior. Artigo recente destaca que a importância da vacinação da gestante vai muito além do fornecimento de imunidade passiva, pois pode também modular o sistema imunológico do feto em desenvolvimento.[24]

Com relação à proteção conferida pelas **vacinas contra covid-19**, vários estudos em gestantes ou lactantes imunizadas com vacinas fabricadas à base de RNA mensageiro (Pfizer/BioNTech e Moderna) detectaram anticorpos anti-SARS-CoV-2 no LH.[25-27] Esses anticorpos eram predominantemente da classe IgG em algumas pesquisas, mas encontraram-se também das classes IgA/SIgA ou IgM/SIgM. Já outros estudos realizados em LH de mães que tiveram a doença covid-19 mostraram predomínio de IgA/SIgA em vez de IgG. Os autores justificaram essa diferença entre as classes de imunoglobulinas prevalentes no LH após vacina ou após doença como decorrente do fato de que a infecção natural ocorre via mucosas respiratórias, onde predomina a IgA/SIgA, ao passo que a vacina é aplicada intramuscular.[25,26]

Estudo realizado no Instituto da Criança e do Adolescente do Hospital das Clínicas da Faculdade de Medicina da Universidade de São Paulo em lactantes vacinadas com duas doses de CoronaVac (vacina de vírus inativados produzida por Sinovac Biotech e Instituto Butantan), aplicadas com 4 semanas de intervalo, mostrou elevação dos níveis de IgA no LH 1 semana após a primeira dose, com queda lenta durante 3 semanas. Não foram pesquisados níveis de IgG. Após aplicação da segunda dose, 4 semanas após a primeira, houve maior elevação dos níveis lácteos de IgA na 5ª e na 6ª semana, atingindo então valores estatisticamente significantes. A seguir detectou-se queda gradual até 4 meses após a primeira dose, quando amostras coletadas de 63% das lactantes ainda mostraram valores superiores aos níveis de corte.[27] Pesquisas demonstraram também que a pasteurização Holder reduz o poder neutralizante dos anticorpos contra a covid-19 no LH. Por isso, recomenda-se a preferência pelo leite cru da própria mãe para proteção dos RNs e lactentes contra a doença.[9,25,26]

Considerações finais

O LM/LH é o alimento mais complexo e completo para nutrir RNs e lactentes, por sua composição balanceada de nutrientes, capacidade imunomoduladora, imunológica e compostos bioativos.

Ele contém uma microbiota que é capaz de proteger a mucosa intestinal de infecções. A colonização da flora intestinal é influenciada pela localização do nascimento, pelo tipo de parto, pela idade gestacional, pelo uso de antibióticos perinatais e pelo tipo de alimentação. As crianças amamentadas apresentam uma microbiota que é nutrida por bifidobactérias e lactobacilos.

A amamentação representa uma integração imunológica muito especial entre mãe e filho, que evoluiu ao longo de milênios para nutrir e proteger a criança de doenças infecciosas durante o período crítico de vulnerabilidade imunológica. O LH não só apresenta uma composição nutricional ideal, mas também constitui uma extraordinária fonte de proteção imunitária para RNs e lactentes.

A ampliação do conhecimento sobre a composição imunológica do LH confirma que ele é um composto bioativo complexo, com capacidade inigualável de atender plenamente às necessidades da criança nas fases iniciais de sua vida.

Referências bibliográficas

1. Toma RK, Benevides GN. Nutrição no início da vida, microbiota intestinal e saúde nos curto e longo prazos. In: Ong TP, Souza FIS. Nutrição no início da vida: evidências científicas para prevenção de doenças. 1. ed. Barueri: Manole 2022. p. 107-22.
2. Nascimento MBR, Lamounier JA. Leite materno: padrão-ouro na alimentação infantil. In: Chencinski YM (ed.). Aleitamento materno na era moderna. Vencendo desafios. Rio de Janeiro: Atheneu 2021. p. 19-26.
3. Akré, J. Alimentação infantil: bases fisiológicas. (Infant feeding: the physiological basis). São Paulo: Instituto de Saúde, 1989.
4. Almeida JAG. Amamentação: um híbrido natureza-cultura. Rio de Janeiro: Fiocruz 1999. 120 p.
5. Leone CR, Dorna MB. Microbiota intestinal e desenvolvimento da imunidade do recém-nascido. In: Neto AA, et al. Perinatologia moderna: visão integrativa e sistêmica. Neonatologia. Vol. 2. São Paulo: Atheneu 2021. p. 143-8.
6. Camilo AT, Bôto EG, Ferreira FV, et al. Interações entre o aleitamento materno e a microbiota infantil: uma revisão de literatura. Rev Ped SOPERJ. 2020;20(3):96-101.
7. Taddei CR, Feferbaum R. Microbioma do leite humano. In: Leite AGZ, Tonon KM, Araújo LA, et al. Dinâmica da composição do leite humano e suas implicações clínicas. ILSI Brasil. 2018;8:58-68.
8. Santos RL, Elsas MIG. Imunologia do leite materno. In: Carvalho MR, Gomes CF. Amamentação. Bases científicas. 4 ed. Rio de Janeiro: Guanabara Koogan 2017. p. 73-81.
9. Zheng Y, Correa-Silva S, Palmeira P, et al. Maternal vaccination as an additional approach to improve the protection of the nursling: anti-infective properties of breast milk. Clinics. 2022;77;100093.
10. Palmeira P, Carneiro-Sampaio M. Immunology of breast milk. Rev Assoc Med Bras. 2016;62(6):584-93.
11. Victora CG, Bahl R, Barros AJD, et al. Breastfeeding in the 21st century: epidemiology, mechanisms, and lifelong effect. Lancet. 2016;387:475-90.
12. Pessoto MA. Características do leite humano e fórmulas infantis. In: Neto AA, et al. Perinatologia moderna: visão integrativa e sistêmica. v. 2. Neonatologia. São Paulo: Atheneu 2021. p. 189-94.
13. Cortez RV, Fernandes A, Sparvoli LG, et al. Impact of oropharyngeal administration of colostrum in preterm newborns oral microbiome. Nutrients. 2021;13(12):4224.
14. Romano-Keeler J, Azcarate-Peril MA, Weitkamp JH, et al. Oral colostrum priming shortens hospitalization without changing the immunomicrobial milieu. J Perinatol. 2017;37(1):36-41.
15. Martins CC, Ramos MSX, Amaral MVC, et al. Colostrum oropharyngeal immunotherapy for very low birth weight preterm infants: protocol of an intervention study of an intervention study. BMC Pediatrics. 2020;20(1):371.
16. Calil VMLT, Santos FGB. Prematuridade. In: Chencinski YM (ed.). Aleitamento materno na era moderna. Vencendo desafios. Rio de Janeiro: Atheneu; 2021. p. 121-8.
17. Fernandes RM, Carbonare SB, et al. Inhibition of enteroaggregative Escherichia coli adhesion to HEp-2 cells by secretory immunoglobulin A from human colostrum. Pediatr Infect Dis J. 2001;20(7):672-8.
18. Loureiro I, Frankel G, Adu-Bobie, et al. Human colostrum contains IgA antibodies reactive to enteropathogenic Escherichia coli virulence-associated proteins: intimin, BfpA, EspA, and EspB. J Pediatr Gastroenterol Nutr. 1998;27(2):166-71.
19. Thai JD, Gregory KE. Bioactive factors in human breast milk attenuate intestinal inflammation during early life. Nutrients. 2020;12(2):58.
20. Sami AS, Frazer LC, Miller CM, et al. The role of human milk nutrients in preventing necrotizing enterocolitis. Front Pediatr. 2023;11:1188050.
21. Melendez Hebib V, Taft DH, Stoll B, et al. Probiotics and human milk differentially influence the gut microbiome and NEC incidence in preterm pigs. Nutrients. 2023;15(11):2585.
22. Verd S, Porta R, Ginovart G, et al. Human milk feeding is associated with decreased incidence of moderate-severe bronchopulmonary dysplasia in extremely preterm infants. Children. 2023;10(7):1267.
23. Kim SY, Yi DY. Components of human breast milk: from macronutrient to microbiome and microRNA. Clin Exp Pediatr. 2020;63(8):301-9.
24. Lagousi T, Gkentzi D, Geropeppa M, et al. Protecting the offspring, the gift of maternal immunization: current status and future perspectives. Vaccines. 2022;10(11):1953.
25. Gray KJ, Bordt EA, Atyeo C, et al. Coronavirus disease 2019 vaccine response in pregnant and lactating women: a cohort study. Am J Obstet Gynecol. 2021;S0002-9378;(21):00187-3.
26. Perl SH, Uzan-Yulzari A, Klainer H, et al. SARS-CoV-2-Specific antibodies in breast milk after COVID-19 vaccination of breastfeeding women. JAMA. 2021;325(19):2013-4.
27. Calil VMLT, Palmeira P, Zheng Y, et al. CoronaVac can induce the production of anti-SARS-CoV-2 IgA antibodies in human milk. Clinics 2021;76:e3185.

PARTE 2

Condições Especiais da Nutriz e do Lactente

Capítulo 8 Situações Especiais do Lactente

Capítulo 9 Anquiloglossia em Recém-Nascidos e Lactentes Jovens: Abordagem Transdisciplinar

Capítulo 10 Amamentação em Bebês Pré-Termos e de Baixo Peso ao Nascer

Capítulo 11 Cuidado com a Mãe na UTI Neonatal

Capítulo 12 Condições Especiais da Nutriz

Capítulo 13 Amamentação em Lactantes com Obesidade e Após Cirurgia Bariátrica

CAPÍTULO 8

Situações Especiais do Lactente

Maria Amalia Saavedra

Introdução

É sabidamente verdadeira a relação entre aleitamento materno, prevenção de doenças, crescimento infantil e diminuição da mortalidade infantil, como também são verídicos os benefícios da amamentação para a saúde das mães – menor incidência de câncer de mama, anemia, osteoporose, infarto do miocárdio, por exemplo.

Aqueles que recebem leite materno exclusivo nos 6 primeiros meses de vida e continuam sendo amamentados, com alimentação complementar saudável, até os 2 anos ou mais terão menor chance de desenvolverem doenças alérgicas, infecciosas e crônico-degenerativas.

Neste capítulo, abordaremos situações clínicas, que possam interferir negativamente no aleitamento ou gerar ansiedade materna e familiar. O conhecimento do manejo dessas situações permite minimizar o risco de desmame perante alguma patologia.

Não se pretende esgotar o assunto, apenas enfatizar a relação dessas doenças com o aleitamento e chamar a atenção para situações mais sérias, que devam ser investigadas ou encaminhadas a atendimento especializado.

No atendimento à maioria dessas intercorrências clínicas, deve ser mantido o compromisso com os cuidados preconizados pela estratégia dos "Dez passos para o sucesso do aleitamento materno", propostos pela Organização Mundial da Saúde (OMS) e pelo Fundo das Nações Unidas para a Infância (UNICEF) e adotados pelo Ministério da Saúde.

Icterícia

A icterícia é um dos sinais mais frequentes no período neonatal. Apresenta-se como a coloração amarelada da pele, esclera e mucosas, que é indicação do aumento da bilirrubina sérica com acúmulo desta nos tecidos.

No recém-nascido (RN) a termo, o pico de aumento da bilirrubina ocorre, fisiologicamente, entre as 48 e 96 horas de vida. Nos RNs asiáticos e nos prematuros, esse pico ocorre entre as 72 e 120 horas de vida (a diferença entre as raças deve-se a variações genéticas na capacidade de conjugação hepática).[1]

Ocorre em cerca de 60% dos RNs a termo e em 80% dos RNs pré-termo na 1ª semana de vida. O tempo de vida em que é detectada e a idade gestacional do neonato são importantes para a diferenciação entre quadros fisiológicos e para indicar os de maior risco de complicações.

A icterícia tem características patológicas quando são clinicamente detectáveis nas primeiras 24 horas de vida ou persistentes clinicamente por mais de 1 semana no recém-nascido a termo ou 2 semanas no prematuro.

ICTERÍCIA PRECOCE

Icterícia precoce (antes de 24 a 36 horas de vida) ou níveis de bilirrubinas totais (BT) maiores ou iguais a 12 mg/dℓ, independentemente do tempo de vida, são um alerta para investigação etiológica e possíveis condutas para evitar toxicidade neurológica.

A visualização da icterícia depende, além da experiência do profissional, da pigmentação da pele do RN e da luminosidade do ambiente. Pode ser subestimada em peles mais pigmentadas e em ambientes muito claros, e prejudicada em locais com pouca luz. Quando percebida clinicamente, o nível de bilirrubina ultrapassa 5 mg/dℓ.

A icterícia é uma patologia multifatorial. Na maioria das vezes reflete uma adaptação considerada fisiológica, entretanto algumas vezes decorre de um processo patológico. Nesses casos, pode alcançar concentrações elevadas, sendo lesiva ao cérebro ou levar ao óbito.

São fatores de alerta sugestivos de gravidade clínica:

- Icterícia nas primeiras 24 horas de vida
- Bilirrubina total superior ao percentil 95 do nomograma de Bhutani
- Velocidade do aumento da bilirrubina total maior que 0,2 mg/dℓ/h
- Icterícia por mais de 14 dias em recém-nascido a termo
- Bilirrubina total de 1 mg/dℓ ou maior que 5 mg/dℓ e bilirrubina direta superior a 20% do valor da bilirrubina total.

As doenças hemolíticas (incompatibilidade Rh ou ABO) são as que podem causar quadros mais graves; entretanto, elas têm sido observadas em RNs com alta hospitalar precoce (antes de 48 horas de vida) e sem acompanhamento adequado.[2-4] Para identificar a etiologia, é necessário avaliar a história pré-natal, identificando-se a tipagem sanguínea da mãe (grupo sanguíneo e fator Rh). As gestantes de maior risco de incompatibilidade são as de Rh negativo (casos mais graves) ou grupo sanguíneo O com filho Rh positivo ou do grupo A, B ou AB, respectivamente. A presença de Coombs indireto (anticorpos séricos anti-D no teste indireto de antiglobulina) positivo no pré-natal indica doença hemolítica grave, como eritroblastose fetal ou hidropisia.

A incompatibilidade ABO pode ocorrer se a mãe tiver tipagem sanguínea O com filho sendo A, B ou AB, pois, nesse caso, ela apresenta anticorpos anti-A ou anti-B.

O exame físico do RN deve ser minucioso. Qualquer alteração na variação de peso, estado geral, tônus, atividade, reflexos e hidratação indicam patologia. A presença de visceromegalias e/ou petéquias indica a hipótese de infecção bacteriana ou transplacentária, com necessidade de avaliação.

A encefalopatia bilirrubínica aguda inicia-se com hipotonia e sucção débil. Em 3 a 4 dias progride para hipertonia, opistótono, hipertermia, convulsões e choro agudo. Nesse período, o risco de óbito é alto, podendo chegar a 70% dos casos. Os sobreviventes de níveis elevados podem apresentar sequelas neurológicas, como paralisia cerebral espástica, movimentos atetoides, alterações de deglutição e fonação e deficiência auditiva e mental.

Geralmente, nos primeiros dias de vida, quando o aleitamento apresenta dificuldades, o RN apresentará perda de peso importante. Este é um sinal de alerta importante, pois tal situação pode aumentar os níveis de bilirrubinemia.

Para identificar de maneira precoce problemas na perda de peso do recém-nascido sugerimos a ferramenta Newborn Weight, de fácil uso, encontrada na internet.[5]

O manejo inadequado de aspectos como dificuldade na sucção e/ou pouca oferta láctea, com consequente perda de peso maior que 7% do peso de nascimento no 3º dia de vida, pode ser causador de icterícia. Essa situação pode estar relacionada à desidratação, o que pode ser mais grave quando ocorre alta hospitalar precoce. A alta antes de 48 horas de vida é considerada um fator de risco para desidratação e necessidade de reinternação do neonato.[3]

Os nascidos com idade gestacional entre 35 e 37 semanas (pré-termo tardio) requerem atenção especial, pois podem dormir muito e não receberem aporte nutricional adequado. Esses prematuros apresentam 2,2 vezes maior possibilidade de serem internados por icterícia ou infecção quando não amamentados.[2]

Todos os pré-termos, ou seja, RNs com menos de 37 semanas de gestação também requerem uma atenção maior, pois podem apresentar dificuldades na pega e atraso na maturação hepática para a conjugação da bilirrubina. Pode ser necessário retirar leite materno e lhes oferecer em copinho.

Quanto mais cedo for iniciado o aleitamento – preferencialmente na primeira hora de vida –, menor é a chance de ter icterícia. Nos partos cesarianas, também é necessário o contato pele a pele, o que é de fundamental importância para a formação da microbiota. Assim, o aleitamento materno exclusivo deve ser sempre encorajado.

Crianças amamentadas regularmente podem apresentar hiperbilirrubinemia não conjugada (indireta), que se inicia na 1ª semana de vida, com possibilidade de se prolongar até a 3ª semana. Esse prolongamento da icterícia fisiológica é conhecido como a icterícia "do leite materno".[2]

Para o diagnóstico de **síndrome da icterícia do leite materno**, é necessário afastar a possibilidade de doenças hemolíticas, de deficiência de G-6 PD e de hipotireoidismo congênito. A amamentação não adequada pode levar a um déficit de ingestão calórica. Nos primeiros dias de vida, isso aumenta a reabsorção da bilirrubina através da circulação êntero-hepática, com sobrecarga ao hepatócito. Essa baixa ingesta de leite materno propicia a

diminuição do trânsito intestinal e o atraso de eliminação de mecônio, um reservatório de bilirrubina não conjugada, o que eleva o nível de bilirrubinas séricas.

No fim da 1ª semana de vida, o leite materno, considerado maduro, é um fator que aumenta a absorção intestinal de bilirrubina. A síndrome da icterícia pelo leite materno ocorre mais tardiamente, geralmente após a 2ª semana de vida. Alguns neonatos podem ter níveis de bilirrubina acima de 10 mg/dℓ com 3 semanas de vida, os quais diminuem gradativa e lentamente por 2 a 3 meses. São RNs saudáveis, com ganho de peso esperado, bom desenvolvimento neuropsicomotor e eliminações normais. A condição tem sido descrita em 20 a 30% dos RNs em aleitamento materno.

Foi demonstrado que, nessa síndrome, o leite materno pode agir como modificador ambiental para determinados genótipos associados à deficiência na captação da bilirrubina pelo hepatócito e na conjugação da bilirrubina, elevando muito o risco (em 22 vezes) de bilirrutinas totais (BT) maior ou igual a 20 mg/dℓ.

É necessário cautela para não criar uma associação negativa entre a amamentação e o desenvolvimento da icterícia. A assistência oferecida deve garantir que os pais não fiquem relutantes em continuar a amamentação. A interrupção da oferta de leite materno é indicada nos casos em que o nível sérico de BT for maior ou igual a 20, e deve ocorrer por 24 a 48 horas. Com a interrupção temporária do aleitamento, é importante que a nutriz mantenha a retirada de leite de modo eficaz e frequente. Recomenda-se aquecer o próprio leite materno e oferecê-lo no copinho para o bebê.

Avaliação e tratamento

A American Academy of Pediatrics baseia sua abordagem na avaliação clínica universal: todos os RNs devem ser examinados, por rotina, para avaliar a presença de icterícia, idealmente a cada 8 ou 12 horas. Essa avaliação é feita por meio de dosagem transcutânea, prática que pode aumentar o número de RNs que fazem fototerapia. Esse aumento deve-se à ansiedade em relação ao potencial de vir a desenvolver hiperbilirrubinemia, com risco de readmissão após alta hospitalar, incapacidade de assegurar seguimento adequado e presença de outros fatores de risco.

Na presença de icterícia na alta hospitalar, é indicado o uso do nomograma de Bhutani, o qual estabelece um seguimento após a alta, determinado em função da idade do RN na alta. Existem aplicativos que seguem esse nomograma e auxiliam na avaliação, por exemplo, o BiliCalc (gratuito), o BiliRubin e o BiliMatic (pagos).

A avaliação da bilirrubina transcutânea é confiável, pois apresenta coeficiente elevado de correlação (0,91 a 0,93) com a BT sérica até valores de 13 a 15 mg/dℓ, independentemente da coloração da pele. Entretanto, valores iguais ou maiores que 13 mg/dℓ devem ser confirmados pela mensuração sérica de BT. A maneira de fazer a aferição varia conforme o aparelho utilizado.

No tratamento de icterícia, considera-se o valor sérico da BT, o tipo de icterícia (hemolítica ou não) e as características do RN (idade gestacional, peso de nascimento e fatores de risco para kernicterus) para indicar fototerapia e/ou exsanguineotransfusão.

É importante ressaltar para toda a família a necessidade de manutenção do aleitamento durante o tratamento. A mãe deverá ser orientada a retirar o leite, o qual deve ser oferecido sob a luz da fototerapia, com copinho, uma vez que a exposição à luz deve ser contínua.

Atualmente, a maioria das fototerapias não demanda maior aporte hídrico, pois usa luzes frias, sendo compatível apenas a oferta enteral de leite sem necessitar de volume endovenoso. A fototerapia deve ser feita no quarto em que a mãe estiver, de modo a se evitar a separação de mãe e filho, o que também ajuda a preservar a amamentação e evitar a suplementação com fórmulas.

O conhecimento sobre icterícia neonatal permite também prevenir o uso de chás, que em algumas culturas são usados para tratar o problema. No entanto, essa conduta deve ser contraindicada, afinal, oferece risco de desmame. Ademais, conforme o sexto dos dez passos de sucesso do aleitamento materno, não se oferecer a RNs "bebida ou alimento que não seja o leite materno, a não ser que haja indicação médica e/ou de nutricionista".

Cuidados com aleitamento na icterícia

Condutas da equipe de Saúde para minimizar o aumento das bilirrubinas e proteger o aleitamento exclusivo, de acordo com a Academy of Breastfeeding Medicine:[6]

- Respeitar a *golden hour*, proporcionando o início do aleitamento na primeira hora de vida
- Assegurar um posicionamento ideal para a díade mãe-filho e a pega adequada
- Priorizar o leite materno exclusivo. Alimentos prévios ao início da amamentação repercutem negativamente na produção láctea materna, aumentando o risco de perda de peso e hiperbilirrubinemia
- Não oferecer suplementos de água, solução glicosada ou fórmula artificial de leite a bebês amamentados.

Ainda de acordo com o protocolo ABM #22,[6] o uso de suplementos como leite materno extraído, leite oriundo de um banco de leite humano ou fórmula (nessa ordem de preferência) deve limitar-se a neonatos que tenham uma das seguintes condições:

- Indicação clara de ingesta inadequada, ou seja, perda de peso maior de 10% após tentativa de se corrigir problemas no aleitamento
- Produção ou transferência do leite materno insuficiente
- Evidência de desidratação definida por alterações significativas dos eletrólitos séricos (atenção à hipernatremia) ou achados clínicos evidentes de desidratação (diminuição do turgor da pele, fontanelas deprimidas, boca seca etc).

As mães precisam saber reconhecer sinais precoces de fome no seu bebê – língua para fora, movimentação das mãos para a boca, agitação e gemidos – para atender seu filho aos primeiros sinais de fome. Elas devem ser orientadas também para que amamentem os lactentes antes de começarem a chorar.

A primeira consulta após a saída da maternidade deve acontecer, no máximo, até o 5º dia de vida, para avaliação das condições de amamentação, além da icterícia e outras possíveis complicações. Alguns lactentes de maior risco de desmame precoce devem ser reavaliados em 48 ou 72 horas.

Hipoglicemia neonatal

Hipoglicemia é o distúrbio metabólico mais comum em neonatologia. Ocorre mediante baixa concentração de glicose no sangue ou plasma e reflete um desequilíbrio relativo entre a oferta e a demanda de glicose. Casos em que os níveis se mantêm baixos (de forma prolongada ou recorrente) podem ocasionar lesões neurológicas agudas ou crônicas e irreversíveis. Por isso, deve-se fazer *screening* de lactentes de risco.

A preocupação é grande, e é necessário muito cuidado, entretanto a definição dos níveis seguros é bastante variável e controversa. Há aqueles que definem hipoglicemia com base em sintomas, outros o fazem com base no valor da glicose plasmática.

Em neonatos sintomáticos, há uma variabilidade de definições de valores a serem considerados como hipoglicemia. Encontram-se diferentes conceitos, como:

- RN de até 48 horas de vida: 47 mg/dℓ, de acordo com a American Academy of Pediatrics (AAP), e 50 mg/dℓ, de acordo com a Pediatric Endocrine Society (PES)
- RN com mais de 48 horas de vida: limite aceitável considerado de 60 mg/dℓ
- Após 72 horas de vida: 70 mg/dℓ de acordo com a AAP e a PES.

Esses valores também são descritos pela Sociedade Brasileira de Pediatria. O Ministério da Saúde, por sua vez, preconiza a definição de níveis de glicose plasmática inferior a 45 mg/dℓ ou do sangue total abaixo de 40 mg/dℓ, não importando a idade gestacional ou a relação com sintomas.

Rastreamento

Deve ser feita triagem nos RNs pré-termos (com menos de 37 semanas de idade gestacional), nos com restrição de crescimento intrauterino, nos grandes para a idade gestacional (GIG, com percentil de peso > 90 ao nascer), nos pequenos para a idade gestacional (PIG, com percentil de peso < 10 ao nascer), nos com sepse ou suspeita de infecção, nos cardiopatas e nos que recebem insulina.

Ainda se classificam como de risco o gemelar discordante (cujo peso seja 10% inferior ao do gêmeo maior), os de baixo peso ao nascimento (< 2.500 g), os que sofreram estresse perinatal (acidose grave ou asfixia perinatal), hipotermia, policitemia (hematócrito venoso > 70% – o que é comum em filho de mãe diabética), eritroblastose fetal ou síndrome de Beckwith-Wiedemann. Deve-se também rastrear neonatos com micropênis ou defeitos da linha média.

Algumas situações maternas aumentam o risco de o neonato apresentar hipoglicemia. São os filhos de mães com diabetes (gestacional ou não gestacional); pré-eclâmpsia ou hipertensão arterial gestacional; filhos anteriores macrossômicos; toxicodependência ou gestantes que tenham recebido medicações do tipo tocolíticos beta-agonistas, propranolol, clorpropamida ou benzotiazidas e antidiabéticos orais.

O rastreamento de rotina e monitoramento da concentração de glicose *não* são necessários nos RNs a termo saudáveis sem alterações durante a gestação. Realizar medição de glicemia (rastreamento) para identificar se o lactente está mamando é totalmente descabido. O fato de um RN ter um valor de glicemia baixo após a alimentação com leite materno não implica que deva ser de imediato suplementado com fórmula. Pelo contrário, deve-se manter o aleitamento e aumentar a frequência da amamentação, que deverá ocorrer de 10 a 12 vezes nas 24 horas. A mãe deve ser encorajada, e nunca atemorizada, a oferecer a mama.

Quadro clínico

O quadro clínico de um neonato com hipoglicemia é inespecífico e pode ser categorizado em sinais neurogênicos (adrenérgico) ou neuroglicopênicos. Representando a ativação do sistema nervoso simpático, os sinais neurogênicos/adrenérgicos se apresentam mais precocemente. Os sinais neuroglicopênicos, por sua vez, indicam disfunção cerebral por níveis de glicose inadequados.

Sinais neurogênicos

Dentre os sinais neurogênicos incluem-se irritabilidade, tremores, hiperexcitabilidade, taquipneia, sudorese, palidez, instabilidade vasomotora, hipotermia, taquicardia, reflexo de Moro exacerbado, choro agudo estridente, vômitos, sucção fraca ou recusa em se alimentar.

Sinais neuroglicopênicos

Dentre os sinais neuroglicopênicos incluem-se letargia, apatia, fraqueza, hipotonia, convulsões ou espasmos mioclônicos, coma, apneia ou respiração irregular, cianose, os quais podem progredir para lesão neurológica ou morte se uma fonte de glicose não for rapidamente fornecida.

Essas manifestações são inespecíficas, podendo ocorrer em outras situações patológicas (p. ex., infecções, anemia, distúrbio eletrolítico, acidose metabólica, cardiopatia).

A existência de sinais neuroglicopênicos exige rapidez na conduta/no tratamento, bem como, muitas vezes, reposição endovenosa de glicose com a manutenção do aleitamento.

Aferição

A aferição por sangue capilar é, aproximadamente, 10 a 15% inferior à aferição por glicemia plasmática. Assim, caso a hipoglicemia seja detectada por esse primeiro método à beira do leito, deve-se se aferir a glicemia plasmática, para confirmação.

A amostra de sangue pode ter o resultado alterado se houver um longo atraso entre a coleta e o processamento no laboratório. Pode resultar em uma concentração falsamente baixa, pois os eritrócitos na amostra metabolizam a glicose no plasma. Esse problema pode ser evitado se o sangue for transportado em tubos contendo um inibidor glicolítico (p. ex., flúor 6).

A coleta em uma extremidade muito fria ou cianótica também pode resultar em uma falsa hipoglicemia. Desse modo, deve-se aquecer previamente a extremidade a ser puncionada e evitar a utilização de álcool, ou remover seu excesso (se utilizado) com algodão seco, já que álcool pode interferir no resultado, levando a leitura mais baixa que a real.

Aleitamento e hipoglicemia

Recém-nascidos a termo e amamentados têm concentrações mais baixas de glicose plasmática, mas concentrações mais altas de corpos cetônicos do que os alimentados com fórmula. Postula-se que crianças amamentadas toleram menores concentrações plasmáticas de glicose, sem quaisquer manifestações clínicas ou sequelas de hipoglicemia devido ao aumento das concentrações de cetonas.

É fundamental que o foco da equipe seja a prevenção da hipoglicemia. O contato pele a pele deve ser contínuo (na sala de parto e alojamento), e a mãe não deve ser separada do filho.

Assim, procedimentos como avaliação de peso e estatura não devem ter prioridade à oferta da mama "precocemente" e por livre demanda, práticas que podem minimizar a ocorrência do problema.

Postergar ou suspender o banho do RN (a não ser que haja indicação médica) pode também reduzir o estresse, manter a termorregulação e apoiar a manutenção da homeostase normal da glicemia em lactente de risco.

Deve-se ainda providenciar ordenha manual e/ou com bomba extratora em uma frequência adequada (idealmente 8 vezes, em 24 horas), até que o RN esteja mamando adequadamente, para evitar problemas com a produção de leite materno.

Os RNs de risco precisam de mais atenção para a amamentação em livre demanda, principalmente nas primeiras 48 horas de vida. As mães devem ser orientadas a não aguardarem o choro como sinal de fome. Podem também receber orientação de ordenhar manual para fornecer colostro.

É nesse período inicial que se costuma ocorrer hipoglicemia, e nele começa a vinculação da díade mãe-filho. O volume do leite materno ainda é baixo e seu conteúdo é mais alto em proteínas e consideravelmente mais baixo em carboidratos e gordura do que o do leite maduro.

Para evitar o uso precoce de fórmula, o gel de dextrose a 40% (200 mg/kg) massageado na mucosa bucal antes da alimentação demonstrou ser eficaz na melhora das concentrações de glicose no sangue em RNs prematuros e a termo hipoglicêmicos tardios nas primeiras 48 horas após o nascimento.

As mulheres com diabetes preexistente ou gestacional podem evitar a suplementação com fórmula para seus bebês de risco por meio da ordenha e do armazenamento de leite pré-parto. A extração pode ser feita a partir de 36 semanas de gravidez, sem risco de desencadear trabalho de parto.

Distúrbios gastrointestinais funcionais

Os distúrbios gastrointestinais funcionais (FGDIs, do inglês *functional gastrointestinal disorders*) são um motivo comum de consultas médicas nos primeiros 6 meses de vida. Regurgitação, constipação, disquesia e cólica do lactente ocorrem em 15 a 30% dos lactentes.

Geralmente, são crianças com crescimento pôndero-estatural normal, porém com imaturidade do sistema digestório. Não há alterações no exame físico, pois não há anormalidades anatômicas ou bioquímicas, logo não se justifica a realização de exames laboratoriais ou de imagem.

Os distúrbios funcionais do lactente causam angústia aos pais e aos pacientes, gerando uma cascata de desconforto familiar e ocasionando mais consultas médicas, alterações e trocas de fórmula, diminuição na amamentação e tratamentos medicamentosos não geram benefícios evidentes e aumentam os gastos familiares desnecessariamente. Apresentam sintomas que podem confundir-se com a alergia à proteína do leite de vaca (APLV) ou a doença do refluxo gastroesofágico. Podem também ser causadores de desmame precoce.

É necessário realizar um bom exame físico e demonstrar atenção, buscando uma história clínica apurada e tendo paciência com os pais, para garantir a manutenção do aleitamento materno. O profissional tem um papel de grande importância nessas situações.

Na publicação "Distúrbios gastrointestinais funcionais no lactente e na criança abaixo de 4 anos: um guia para a prática diária", do Departamento Científico de Gastroenterologia da Sociedade Brasileira de Pediatria,[4] encontram-se fluxogramas de conduta para regurgitações, cólicas e constipação intestinal. Nela consta, como orientação para todos esses casos, em destaque a seguinte orientação: manter o aleitamento materno nos primeiros passos de conduta.

Cólica do lactente

Situação muito temida pela família, a cólica surge a partir da 2ª semana de vida, com pico de intensidade entre a 4ª e a 6ª semanas de vida, desaparecendo espontaneamente até os 4 meses.

Paroxismos de irritabilidade com início abrupto, agitação ou choro são os critérios clínicos descritos em ROMA IV.[a] Esses sintomas duram mais que 3 horas por dia, pelo menos 3 dias por semana, no mínimo por 1 semana.

Sugerem-se, atualmente, explicações para a etiologia da cólica dentro do neurodesenvolvimento. Seria um descontrole neurológico do comportamento nesse período inicial, quando os sistemas de controle do córtex cerebral ainda não estão bem maduros.

O diagnóstico é clínico, já que o crescimento pôndero-estatural do lactente é adequado e o exame físico é normal. A importante observação de que o choro causado pela cólica surge em um horário predeterminado (geralmente no fim da tarde e início da noite) auxilia no diagnóstico diferencial.

Além de ser uma situação extremamente estressante para a família e para o pediatra, a cólica do lactente causa alterações no desenvolvimento do apego e no desmame precoce. Isso pode alterar o desenvolvimento pelo reflexo negativo na interação da criança com seus pais e, ainda, deixar sequelas emocionais, levando ao surgimento de transtornos somáticos na criança. Estudos observacionais sugerem uma associação de um aumentado risco de cólica com depressão puerperal.

Para minimizar as cólicas, é fundamental: não recorrer imediatamente à troca de leite materno por fórmulas infantis, não oferecer chupetas e chás de ervas, orientar a mãe sobre a adequada pega na mama, ensinar manobras que facilitem a saída de ar do estômago (massagem abdominal e compressa morna), estimular o contato físico como fator importante na promoção de vínculo, conforto e proteção e ouvir músicas suaves, conforme está recomendado no Tratado de Pediatria da Sociedade Brasileira de Pediatria.[7]

Disquesia do lactente

A disquesia do lactente é um distúrbio funcional do trato gastrointestinal que pode acontecer com lactentes que se alimentam de leite materno ou outros tipos de leite. É caracterizada pela dificuldade do bebê em evacuar. Ela parece ser causada por uma incoordenação psicofísica entre a vontade de evacuar e a musculatura intestinal e do assoalho pélvico, devido à imaturidade neuromuscular da criança. De acordo com os critérios

de Roma IV, a disquesia é uma imaturidade intestinal, com alterações da microbiota. Não há até o momento associação na literatura com aerofagia ou alterações fonoaudiológicas. É uma situação extremamente desafiadora, por isso que pode ameaçar o aleitamento. Tal como a cólica do lactente (com a qual costuma ser confundida), por a disquesia ser um tipo de FGDIs, não há necessidade de exames ou medicações.

Para diagnóstico, bastam uma boa anamnese e exame clínico. Conforme os critérios de Roma IV, para caracterizar a disquesia são necessários, no mínimo, 10 minutos de esforço e choro antes de um bebê sem outros problemas de saúde evacuar ou eliminar gases (não é obrigatório eliminar fezes). A disquesia é um processo autolimitado que geralmente está resolvido antes dos 9 meses.

Constipação intestinal

O padrão evacuatório normal da criança é diferente do de um adulto, tanto em número de evacuações quanto na frequência. O lactente em aleitamento materno exclusivo pode ter uma grande variabilidade na eliminação de fezes, com frequência de até 10 ou mais evacuações/dia. De modo geral, nos primeiros 14 dias de vida, a criança evacua entre 2 e 7 vezes/dia. No 5º mês, reduz para 1 a 3 vezes, e ao redor do 2º ano em torno de 1 vez/dia.

Cada lactente tem seu ritmo, e este será o seu "normal". Mudanças nesse padrão é que devem chamar a atenção. É importante lembrar que na introdução da alimentação complementar o padrão das fezes modifica-se, em cheiro e consistência.

Existem situações alimentares que podem ocasionar constipação no lactente. São elas: uso de fórmula infantil com preparo inadequado, interrupção da amamentação exclusiva, alimentação complementar com baixo teor de fibras e pouca ingesta de água.

Apesar de ainda não se ter identificado um perfil típico de microbioma intestinal, na constipação intestinal isso parece ser a chave para melhora do problema no futuro. Caso, em conjunto com constipação, ocorram os sinais descritos adiante, deve-se avaliar a criança:

- Eliminação de mecônio após 48 horas de vida
- Início do quadro no 1º mês de vida
- História familiar de doença de Hirschsprung
- Fezes com formato de fita
- Sangue nas fezes na ausência de fissura anal
- Déficit de crescimento
- Febre
- Vômitos biliosos
- Alterações de tireoide
- Distensão abdominal importante
- Posição anormal do ânus
- Alterações motoras de membros inferiores
- Tufo de pelo na região espinal
- Depressão (*dimple*) sacral
- Assimetria entre os glúteos
- Cicatrizes anais.

Alergia alimentar

Alergia alimentar é uma reação anormal frente ao contato com uma proteína alimentar, mediada por mecanismos imunológicos. Há três tipos de alergia alimentar: a mediada por IgE, a não mediada por IgE e as mistas.

---

[a]O ROMA IV é uma atualização dos critérios de ROMA (Rome Foundation), de maio de 2016, inicialmente desenvolvidos com o objetivo de diagnosticar e classificar distúrbios em que haja interação intestino-cérebro. Nessa 4ª atualização também foram avaliados 1.162 indivíduos sem distúrbios gastrointestinais, a fim de comparação.

O ganho de peso inadequado pode ser um sintoma único. Quando ocorre enteropatia induzida pela proteína, pode haver diarreia, assaduras de difícil controle, distensão abdominal, vômitos e hipoalbuminemia.

Baixo ganho de peso pode ser um sintoma isolado, mas é necessário ter certeza de que a ingesta foi inadequada. Rever a técnica da mamada, oferecer leite extraído com copinho e revisar a produção de leite da mãe são estratégias que protegem o aleitamento e impedem um diagnóstico errôneo.

Sangue nas fezes (hematoquezia) é um sintoma comum de alergia à proteína do leite de vaca. Crianças amamentadas exclusivamente ao seio materno, com bom aspecto e exame clínico normal, podem apresentar sangue nas fezes, desde que o sangue seja vermelho-vivo e em pouca quantidade. Isso caracteriza a chamada proctocolite, ou colite alérgica ou eosinofílica. Nesse caso, as proteínas ingeridas pela mãe e excretadas em seu leite induzem uma resposta inflamatória do reto e da porção distal do colón sigmoide.

O lactente, entre 0 e 6 meses, que apresentar sangue nas fezes terá a causa alérgica em 60% dos casos. É a manifestação mais frequente de alergia alimentar não mediada por IgE. O sangramento pode ser o único sintoma ou pode estar combinado com ganho de peso inadequado, choro excessivo e dermatite. O exame físico e a anamnese precisam ser feitos de forma bem detalhada, para afastar fissura anal, colite infecciosa, invaginação intestinal (deve-se prestar atenção ao estado geral do bebê) e coagulopatia.

A vacina contra rotavírus pode ser causadora de sangue nas fezes até 30 dias após sua aplicação. Isso se dá porque ela pode gerar hiperplasia nodular linfoide no intestino grosso, tornando a mucosa friável. É uma reação adversa (e não alérgica), que não contraindica novas doses.

Cardiopatia congênita

As cardiopatias congênitas acometem em torno de 1% dos nascidos vivos, sendo a malformação congênita mais frequente. Essa malformação do sistema cardiovascular pode ser estrutural ou funcional, por causas multifatoriais.

Idealmente, alterações na formação do coração devem ser diagnosticadas no período pré-natal. A gestante que receber o diagnóstico já deve, então, dominar a técnica de extração de leite antes do nascimento de seu bebê.

A maioria dos RNs cardiopatas precisará ser hospitalizadas em uma unidade de terapia intensiva. Como podem enfrentar patologias graves, eles precisam ter o leite materno como um item importante do seu tratamento.

Estudos mostram que a saturação de oxigênio durante o aleitamento materno é mantida em nível mais elevado e com menor variação do que durante o aleitamento artificial.

Além disso, as propriedades imunológicas do leite humano também otimizam a evolução das crianças cardiopatas frente a quadros infecciosos.

Em casos de baixo ganho ponderal, as mães devem ser orientadas a extrair o seu leite e oferecê-lo no copinho após a mamada, para que a criança possa realizar menos esforço.

Referências bibliográficas

1. Olusanya BO, Kaplan M, Hansen TWR. Neonatal hyperbilirubinaemia: a global perspective. Lancet Child Adolesc Health 2018;(2):610-20.
2. Sociedade Brasileira de Pediatria. Manual de orientação: Hiperbilirrubinemia indireta no período neonatal. Departamento Científico de Neonatologia 2021;10. Disponível em: https://www.sbp.com.br/fileadmin/user_upload/23176 c-MO_Hiperbilirrubinemia_indireta_periodo_neo.pdf
3. Academy of Breastfeeding Medicine Protocol Committee. ABM clinical protocol #3: hospital guidelines for the use of supplementary feedings in the healthy term breastfed neonate, revised 2009. Breastfeed Med. 2011;6(3):159.
4. Sociedade Brasileira de Pediatria. Distúrbios gastrointestinais funcionais no lactente e na criança abaixo de 4 anos: um guia para a prática diária. SBP 2022. Disponível em: https://www.sbp.com.br/fileadmin/user_upload/Manual_Disturbios_GI_funcionais_no_lactente_versao_site.pdf.
5. Newborn weight loss tool. Disponível em: https://newbornweight.org/
6. Academy of Breastfeeding Medicine. Protocolo Clínico de la ABM #22: guía para el manejo de icteria en el lactante alimentado al seno materno, de 35 o más semanas de gestación. Comité de Protocolos de la Academia Médica de Lactancia Materna. Medicina de Lactancia Materna. Protocolo de la ABM 2010;5(2). 10 p.
7. Sociedade Brasileira de Pediatria (org.). Tratado de pediatria. 5. ed. Barueri: Manole, 2022.

Bibliografia

Academy of Breastfeeding Medicine. Protocolo Clínico de la ABM #24. Proctocolitis alérgica en el lactante exclusivamente amamantado. 2011;6(6).

Brasil. IFF/Fiocruz. Principais questões sobre hipoglicemia neonatal. Portal de Boas Práticas 2019. Disponível em: https://portaldeboaspraticas.iff.fiocruz.br/atencao-recem-nascido/principais-questoes-sobre-hipoglicemia-neonatal/

Gaspareto N, Hinnig PF, Cardoso E, et al. Aleitamento materno em crianças com cardiopatia congênita: prevalência e fatores associados. Nutrire Rev Soc Bras Alim Nutr. 2013;38(1):57-66.

Pastura G, Santos FN. Puericultura no dia a dia. Rio de Janeiro: Rubio; IPPMG/UFRJ; 2022.

Sadovsky ADI, Ângelo Andrade VL. Manual de terapêutica em gastroenterologia e hepatologia pediátrica. Rio de Janeiro: Rubio; 2022.

Sociedade Brasileira de Pediatria. Hipoglicemia neonatal. Documento científico. Departamento Científico de Endocrinologia; 2022.

Sociedade Brasileira de Pediatria. Sistematização do atendimento ao recém-nascido com suspeita ou diagnóstico de cardiopatia congênita. Manual de orientação. Departamento Científico de Cardiologia e Neonatologia (2019-2021). 2022.

Sociedade Portuguesa de Neonatologia. Consenso da Sociedade Portuguesa de Neonatologia sobre o manejo da icterícia neonatal. Disponível em: https://www.spneonatologia.pt/wp-content/uploads/2016/11/2013-Icterícia_neonatal.pdf

Wight NE. Academia de Medicina da Amamentação. Protocolo Clínico #1 ABM: Diretrizes de monitoramento da glicemia e tratamento de hipoglicemia em recém-nascidos a termo e prematuros tardios. Revisado 2021. p. 13. Disponível em: https://abm.memberclicks.net/assets/DOCUMENTS/PROTOCOLS/1-hipoglicemia-formatado-portuguese.pdf.

CAPÍTULO 9

Anquiloglossia em Recém-Nascidos e Lactentes Jovens: Abordagem Transdisciplinar

Maria Teresa Cera Sanches • Adriana Cátia Mazzoni • Flavia Aparecida Felipe de Lima Silva • Yechiel Moises Chencinski

Introdução

Atualmente, o tema da anquiloglossia em bebês ganhou popularidade não apenas para descrever a condição de mobilidade restrita da língua, mas também como "sinônimo" de problemas na amamentação em geral. Tem sido amplamente discutido nas mídias sociais e no meio científico, entre profissionais da Saúde de várias áreas. Esse fato gerou um aumento desenfreado, nas últimas décadas, de diagnósticos precoces e de procedimentos cirúrgicos para sua correção.[1,2]

Considerando-se os novos conhecimentos sobre o papel relevante da língua para a extração do leite durante a amamentação,[3] as repercussões da anquiloglossia,[4,5] as novas técnicas e pesquisas no campo das cirurgias[6-8] e o maior investimento para melhorar as taxas de aleitamento materno,[9] esse tema passou a ser de maior interesse mundial.

Estudos atuais de metanálise e revisões sistemáticas indicam que anquiloglossia está associada a dificuldades na amamentação e ao desmame precoce.[10] Entretanto, ainda há controvérsias sobre o potencial da frenotomia, para benefício da amamentação, mediante fragilidades metodológicas dos estudos primários. Além do mais, não existe um padrão-ouro sobre qual seria o melhor instrumento para avaliação e classificação da anquiloglossia em recém-nascidos (RNs) e lactentes jovens, nem sobre a um tratamento ideal padronizado.[5,11,12]

Este capítulo visa refletir sobre o tema da anquiloglossia em RNs e lactentes jovens e suas repercussões para o sucesso da amamentação, sob a óptica do trabalho de equipe, considerando-se uma rede de relações e diferentes pontos de vista e saberes, tanto no Sistema Único de Saúde (SUS) como na clínica privada. Ademais, pretende sensibilizar equipes de saúde para um olhar ampliado, ressaltando que prevenir alterações no desenvolvimento craniofacial é imprescindível, porém deve ser pautado em evidências científicas e no respeito aos direitos da mulher e da criança, especialmente em um momento tão delicado quanto é o início da vida e da construção da relação entre mãe e filho.

Aspectos anatômicos e funcionais

A anatomia e a fisiologia da língua humana são mais complexas que a de outras espécies. A língua é um dos primeiros órgãos a se formar no corpo, devido a sua grande importância para o crescimento, o desenvolvimento e a sobrevivência.

Em relação à posição da língua do neonato em repouso, há controvérsias. Alguns estudos referem que a língua ocupa toda a cavidade oral, interposta entre os rodetes gengivais;[13] entretanto, estudos atuais apontam para a tendência de os RNs em repouso permanecerem com os lábios ocluídos e a língua elevada.

A face inferior da língua, revestida pela mucosa bucal, chama-se "ventre" e nela encontramos o frênulo lingual (Figura 9.1) e as carúnculas sublinguais. Abaixo da mucosa dessa região, estão os nervos, as artérias e os vasos sanguíneos.[13,14]

Estudo recente sobre a microanatomia do frênulo lingual[15,16] confronta a antiga teoria de que o frênulo lingual seria uma estrutura definida da linha média, como uma "corda" ou "prega", sugerindo que o frênulo seja uma estrutura complexa e dinâmica caracterizada por uma dobra na fáscia do assoalho da boca. Essa dobra, composta também por mucosa oral, poderá conter fáscia do assoalho da boca e, em alguns casos, a elevação da língua poderá criar tensão nesse assoalho, elevando a dobra do frênulo, como fáscia e mucosa oral, e fibras do músculo genioglosso adjacentes à fáscia. A localização das inserções do frênulo e o movimento relativo das "camadas" mucosas, fasciais e musculares alteram tanto sua aparência, espessura e transparência quanto o impacto na amplitude de movimento da língua. Vale a pena destacar que a variabilidade apontada desses fatores mostra uma gama de variações normais na anatomia, que poderá ocorrer na aparência do frênulo lingual entre indivíduos, além de gerar um novo nível de complexidade a ser considerado ao se avaliar a anatomia do frênulo lingual. Entretanto, são necessários mais estudos sobre o assunto, dadas fragilidades metodológicas dessa pesquisa.

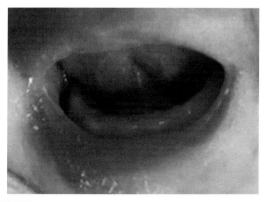

FIGURA 9.1 Frênulo lingual normal em recém-nascido com 1 mês de vida. (Cortesia de Adriana Mazzoni.)

Considerando-se essas variações anatômicas e as atuais lacunas de conhecimento sobre o que pode ser considerado anatomia "normal" do frênulo lingual, um enorme número de bebês pode estar sendo diagnosticado com anquiloglossia e encaminhado para cirurgia sem uma indicação precisa.

A língua é um órgão formado por um conjunto de **músculos extrínsecos** (com inserção óssea), responsáveis pelos movimentos de elevação, abaixamento, protrusão e retraimento, e **músculos intrínsecos** (confinados nela própria), que mudam sua forma e são responsáveis pelo estreitamento, encurtamento e achatamento dela. Os músculos linguais desempenham diferentes funções, mas em conjunto eles atuam de modo a exercer a conformação adequada e os movimentos necessários a fim de garantir um efeito esperado. Até hoje há desconhecimento sobre a real arquitetura muscular da língua e seu funcionamento, uma vez que cada músculo se separa em fascículos musculares menores, entrelaçando-se em outros músculos, fato que dificulta muito o estudo e a compreensão dessa anatomia[17] (ver mais detalhes no Capítulo 3, *Anatomia e Fisiologia do Sistema Estomatognático*).

É importante ressaltar que o terço anterior da língua deve estar livre, possibilitando vários movimentos que ela deverá exercer no início da vida, como na amamentação, na mastigação e na fala (Figura 9.2).[15,16]

Anquiloglossia em recém-nascidos e lactentes

Anquiloglossia é uma anomalia oral congênita, que limita os movimentos da língua. Sua causa é uma restrição do frênulo lingual, que ocorre quando uma pequena porção de tecido embrionário residual (do frênulo lingual), que deveria ter sofrido apoptose celular durante o desenvolvimento intrauterino, permanece na face ventral da língua, limitando seus movimentos.[1,18]

O trabalho de Coryllos, Genna e Salloum,[19] bastante citado em pesquisas sobre anquiloglossia, classifica em quatro os tipos de frênulos linguais, de acordo com anatomia e o local de fixação deste na região ventral da língua. São considerados:

- Frênulos anteriores:
  - Tipo I: fixação no ápice da língua (língua clássica em forma de coração; Figura 9.3)
  - Tipo II: fixação entre o terço médio e o ápice da língua (elevação e extensão restritas; Figura 9.4)
- Frênulos posteriores:
  - Tipo III: fixação no meio da língua até o assoalho da boca (meio da língua é puxado para baixo durante a extensão; Figura 9.5)
  - Tipo IV: inserção fibrosa, assimetria de movimento da língua, palato estreito. **Frênulo posterior ou submucoso**: não pode ser visto somente durante o choro do bebê, porque fica submerso, sob a mucosa da língua e a cavidade oral. Geralmente possui aspecto fibroso e/ou espesso e brilhante (fixação da base da língua até o assoalho da boca; Figura 9.6).

Os tipos I e II, considerados frênulos de língua "clássicos", são mais comuns e óbvios e, provavelmente, respondem por 75% da incidência.

Casos de **frênulo posterior ou submucoso** são menos comuns e mais difíceis de se identificar, o que faz com que muitas vezes passem despercebidos por profissionais da saúde durante a avaliação das estruturas orais.[19] Para diagnosticá-los, é necessário um exame de palpação, para verificação de mais detalhes.

Para os casos de frênulos submucosos, alguns autores recomendam a realização de uma manobra de visualização – que consiste em elevar as margens laterais da língua com a ponta dos dedos indicadores, afastando-se a mucosa – e simultaneamente, com a posteriorização da língua,[20] possibilitar a verificação de mais detalhes, assim como a palpação do frênulo lingual, se necessário.[21,22]

A interpretação dessa palpação, entretanto, poderá variar entre avaliadores, por isso é preciso cautela nos achados.[23] Nesses casos, há ainda maior necessidade de seguimento com especialistas (odontopediatra e fonoaudiólogo).

Mills et al.[15,16] não concordam com avaliação que provoque tensão sobre a fáscia e assumem postura crítica quanto a esse modo de executar a palpação e a interpretação dos resultados. Devido à variação dinâmica que a dobra que compõe o frênulo lingual e estruturas adjacentes poderão sofrer, de acordo com os movimentos da língua, poderá haver impactos na aparência e na amplitude do movimento anterior desta (conforme já comentado anteriormente).

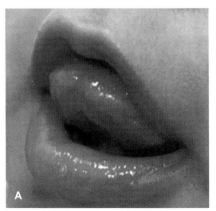
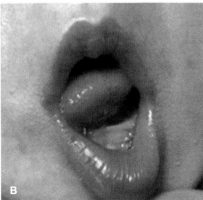
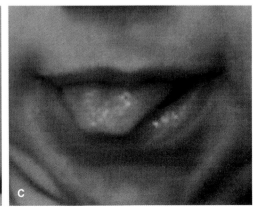

FIGURA 9.2 Movimentos adequados da língua em recém-nascido. **A.** Elevação da língua. **B.** Lateralização da língua. **C.** Protusão da língua. (Cortesia de Adriana Mazzoni e Teresa Sanches.)

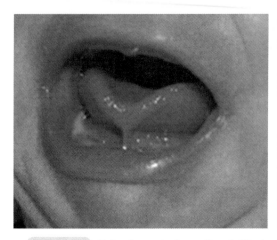
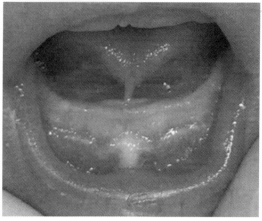

FIGURA 9.3 Frênulos anteriores: tipo I. (Cortesia de Teresa Sanches e Adriana Mazzoni.)

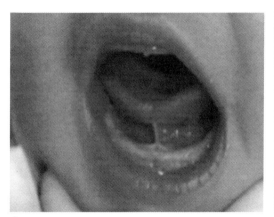
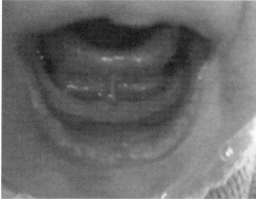

FIGURA 9.4 Frênulos anteriores: tipo II. (Cortesia de Adriana Mazzoni.)

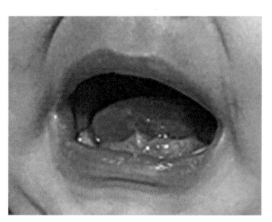
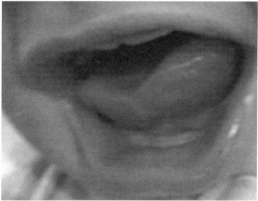
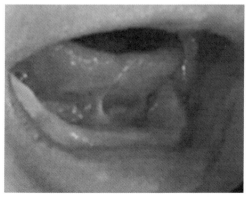

FIGURA 9.5 Frênulos tipo III. (Cortesia de Adriana Mazzoni e Teresa Sanches.)

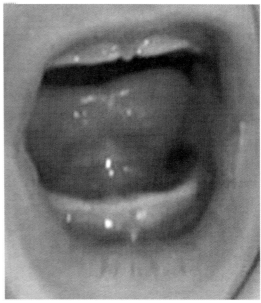
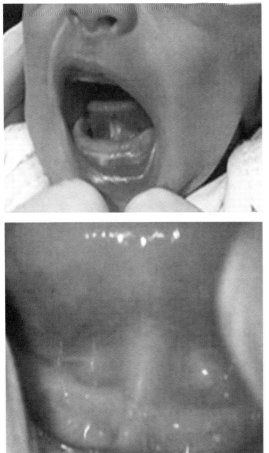

Visualize a figura em cores:

FIGURA 9.6 Frênulos submucosos: tipo IV. (Cortesia de Teresa Sanches e Adriana Mazzoni.)

Portanto, uma dobra visualmente mais proeminente estaria sendo criada quando a mucosa e a fáscia se fixassem em uma região na superfície ventral da língua, mais próxima da ponta da língua. Esses casos indicam a "língua presa anterior" ou "clássica", de acordo com os tipos I e II.[19] Quando o frênulo é colocado sob tensão, a inserção anterior (mandibular) da fáscia do assoalho da boca poderá criar uma aparência de alargamento (comumente chamada "Torre Eiffel"), quando a fixação da fáscia é mais alta na linha média do que o nível de fixação da fáscia em ambos os lados. No caso do tipo III,[19] a dobra do frênulo parece "fundir-se" com o assoalho da boca anteriormente, porém com a camada fascial do assoalho da boca inserida na mandíbula, mas sem que a altura da inserção na linha média não seja mais elevada que a altura da fixação fascial em nenhum dos lados da linha média. Portanto, os autores propõem uma palpação mediante a retração passiva da língua, sem criar tensão com a elevação da língua, o que permite perceber se há tensão criada na camada fascial ou não. Os pesquisadores questionam também a denominação **frênulo posterior**, uma vez que este não tem conexão direta com a parte posterior da língua e que as partes desta (anterior e posterior) possuem origem embriológica diferentes. Essa denominação, "posterior", também faria referência a uma compreensão da anatomia com base no mal-entendido de que o frênulo lingual seria uma "corda/cordão" ou "faixa"; assim, os autores sugerem que não seja mais empregada.[15,16]

Vale a pena salientar que, nesses casos, também haverá ainda maior necessidade de seguimento com especialistas (fonoaudiólogo, osteopata e odontopediatra), uma vez que o tônus muscular e o funcionamento das estruturas estarão alterados e possivelmente interferindo na movimentação da língua.

A **anquiloglossia envolve um diagnóstico clínico** e se refere tanto à avaliação anatômica do frênulo lingual quanto à função da língua como um todo. **Ainda não foi estabelecida uma correlação direta entre características específicas, isoladas da aparência do frênulo e comprometimento da função global da língua**; assim, a anquiloglossia não pode ser diagnosticada apenas pela aparência morfológica do frênulo lingual.[15,16] Há considerável controvérsia quanto ao seu diagnóstico, significado clínico e manejo, o que gera polêmicas na prática clínica e confusão na decisão dos pais.[4,5,9,24]

Para definição do comprometimento dos movimentos e função da língua, **a melhor conduta deverá considerar também outros aspectos envolvidos, como, por exemplo, aspectos orofaciais como um todo (variações de mandíbula, maxila, palato, bridas, entre outras)**, uma vez que a anquiloglossia raramente ocorre de maneira isolada, pois, desde a vida intrauterina os movimentos de sucção e deglutição foram, possivelmente, modificados por uma forma e posicionamento alterado da língua e de outras estruturas orais. **Outro aspecto a se considerar é a efetividade da amamentação, principalmente no caso de**

RNs e lactentes jovens. **Vale a pena ressaltar que variações de mama e mamilo, idade e peso do bebê, entre outras variáveis, também poderão interferir na pega ótima e na extração do leite materno de forma eficaz.** Para bebês com mais de 6 meses, deve-se considerar o crescimento orofacial e a estabilidade na movimentação do bolo alimentar na cavidade oral e deglutição, tanto no início da introdução alimentar quanto posteriormente, com o avanço das consistências.

Movimentos restritos da língua em casos de anquiloglossia poderão acarretar em alteração da postura, do tônus e dificuldades nas funções que desempenha, como sucção, mastigação, deglutição, fala e até higiene oral. Se a posição da língua permanecer mais baixa, ela poderá acarretar postura de lábios entreabertos e gerar um desequilíbrio em todo o sistema estomatognático (SE). Consequentemente, poderá haver alteração das funções necessárias, assim como da oclusão e do crescimento orofacial, especialmente no desenvolvimento da maxila, o que poderá causar interferência na formação do palato duro, tornando-o mais estreito e profundo, e ainda provocar dificuldade na respiração nasal (Figura 9.7). Essas alterações já podem ser percebidas desde o nascimento ou mesmo, em alguns casos, durante os exames de imagem pré-natais, devido ao intenso crescimento orofacial desde a vida intrauterina, o qual segue com força nos primeiros 2 anos, podendo gerar problemas na forma e nas funções orofaciais.[25-29]

Vale a pena ressaltar mais uma vez que o conhecimento detalhado da anatomia e do funcionamento oral normal, além da prática com aleitamento materno em neonatos e lactentes, é fundamental mediante tantas particularidades, a fim de evitar-se sobrediagnóstico e indicações cirúrgicas desnecessárias. Dessa maneira, **a conduta deverá ser pontual de acordo com a função esperada para a idade do bebê em questão, e não para aquisições futuras**.

Diagnóstico de anquiloglossia em bebês

Até o momento, não existe consenso sobre qual seria a melhor maneira de diagnosticar anquiloglossia em RN e lactentes, já que existe ampla variação da prevalência do problema e diferentes protocolos para uso de avaliação do frênulo lingual. Outro motivo é a discussão apontada anteriormente sobre a variabilidade da morfologia do frênulo lingual.[4,15,16,30]

A escolha de um protocolo dependerá do contexto em que será inserido, do profissional que irá aplicar e da viabilidade de aplicação. As condições também variam se ele for elaborado para uso clínico ou para triagem populacional.

Vários instrumentos têm sido propostos para a avaliação do frênulo lingual em bebês. Os mais citados na literatura para uso com

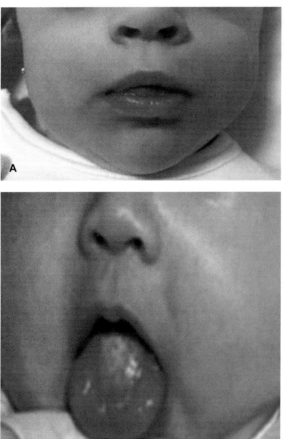
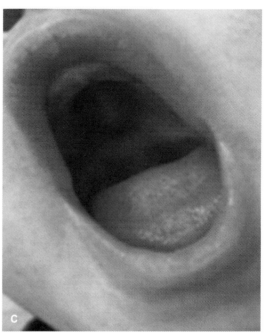

Visualize as figuras B e C em cores:

FIGURA 9.7 Desequilíbrios do sistema estomatognático devido à anquiloglossia. **A.** Lábios entreabertos e postura rebaixada da língua (lactente de 2 meses). **B.** Língua hipotônica (lactente de 3 meses). **C.** Palato alterado em recém-nascido e alteração da forma da língua. (Cortesia de Teresa Sanches e Adriana Mazzoni.)

RN e lactentes têm sido a classificação da gravidade da anquiloglossia, proposta por Coryllos, Genna e Salloum, mediante aparência visual e palpação do frênulo lingual;[19] a Ferramenta de Avaliação da Função do Frênulo Lingual (ATLFF), de Hazelbaker;[31,32] o Protocolo de Avaliação do Frênulo da Língua em Bebês;[33] e o Protocolo de Avaliação da Língua de Bristol (Protocolo Bristol, ou Bristol Tongue Assessment Tool),[34,35] sendo que os mais recentes incluem aspectos anatômicos e funcionais da língua.[12]

De modo geral, limitações são apontadas em todos os instrumentos relacionados com avaliação das propriedades psicométricas[1,6,12] e **não há um padrão-ouro quanto a qual seria o melhor instrumento** para avaliação e classificação da restrição do frênulo lingual em bebês, padronizado e validado em grandes populações.

Para fins do cumprimento da Lei nº 13.002, de 20/06/2014,[36] que impõe a obrigatoriedade de aplicação de um protocolo de avaliação do frênulo lingual nas maternidades brasileiras, o Ministério da Saúde recomenda a utilização do Protocolo Bristol.[30] Essa escolha levou em consideração o contexto brasileiro, as evidências científicas disponíveis, sua praticidade, a possibilidade de aplicação por profissionais não especialistas em disfunções orofaciais e o custo/benefício para triagem neonatal (ver mais detalhes no Capítulo 50, *Panorama da Anquiloglossia em Recém-Nascidos e Lactentes no Brasil*). Recomenda-se também realizar avaliação da mamada conjuntamente com exame anatômico do frênulo lingual.

Diagnóstico e conduta

O Ministério da Saúde divulgou orientações técnicas para diagnóstico e fluxo de atenção dessa população na rede de atenção à saúde no SUS, desde 2016, sendo a mais recente a **Nota Técnica Conjunta nº 52/2023**.[30] Nesta, uma nova versão do **Protocolo Bristol** foi publicada, após a adaptação transcultural desse instrumento para a versão brasileira, a fim de disponibilizar aos serviços de Saúde um instrumento adequado à realidade de nosso país.[12]

Recomenda-se que profissionais capacitados (tanto em aleitamento materno quanto na avaliação do frênulo lingual em bebês) da equipe de Saúde que assistem o binômio mãe-recém-nascido na maternidade ou na Atenção Primária apliquem o Protocolo de Bristol e definam o diagnóstico conjuntamente nos casos de suspeita de anquiloglossia.

A recomendação é que seja feito exame clínico orofacial completo, avaliação funcional da mobilidade da língua e frênulo lingual e avaliação criteriosa da amamentação, incluindo diagnósticos diferenciais e identificando-se outros fatores que podem ser causas de problemas na amamentação, evitando-se iatrogenias.

Os pais devem ser informados dos resultados obtidos e, se a conduta for cirúrgia, dar o consentimento formal.

Desse modo, um olhar diferenciado da equipe multiprofissional que atende ao binômio é essencial para a definição do diagnóstico e da conduta em tempo oportuno, a favor do aleitamento materno.

Papel do pediatra no diagnóstico e tratamento da anquiloglossia

O pediatra é o profissional mais próximo e presente no acompanhamento da saúde infantil. Por isso, é indiscutível sua responsabilidade sobre todos os fatores que podem influenciar, de alguma maneira, a evolução da criança, para que ela atinja o máximo de seu potencial.

O aleitamento materno é uma temática multifatorial, que requer uma equipe multiprofissional para sua proteção, apoio e promoção. O pediatra é parte importante dessa equipe, e sua atuação e intervenção precoces podem ser fatores determinantes para se atingir ou não o sucesso do processo de amamentação.

Pela importância reconhecida do aleitamento materno para a criança, a mãe, a sociedade, o meio ambiente e a economia, toda atenção deve ser direcionada, especialmente pelo pediatra, para que se evitem situações que coloquem em risco a oferta do leite materno ao lactente. Portanto, é fundamental que esse médico especialista seja capacitado e habilitado no manejo do aleitamento materno, bem como no aconselhamento,[37,38] técnica indispensável para todos os profissionais que atuam na área da Saúde Materno-infantil.

Em 2021, o Departamento Científico de Aleitamento Materno da Sociedade Brasileira de Pediatria formulou o e-book *Dez passos para o pediatra fazer a diferença no Aleitamento Materno,*[a] com orientações relevantes a respeito do tema. Entre elas, há questões relativas ao leite humano, com foco na importância do aconselhamento, da escuta ativa e da empatia sem julgamento. Além disso, no documento há o alerta para a importância de se terem "habilidades clínicas necessárias para apoiar as mulheres nas dificuldades relacionadas com a amamentação", o conhecimento dos Dez Passos para o Sucesso do Aleitamento Materno, da Iniciativa Hospital Amigo da Criança,[39] e o conhecimento do histórico e da legislação que mostram o *marketing* abusivo dos substitutos do leite materno.[40]

Existem muitos desafios na trajetória da mãe que quer amamentar. Há diversos fatores implicados: a história de aleitamento materno em sua família (transgeracionalidade); a força e a agressividade do *marketing* das indústrias de substitutos de leite materno, bicos, mamadeiras e chupetas; a falta de uma rede de apoio ativa e até de profissionais que não reconhecem a importância da amamentação para a saúde infantil e que, por desconhecimento ou falta de comprometimento, não oferecem o suporte e a orientação necessários, no momento adequado, para evitar o desmame.

Entre essa imensa gama de desafios, o tema "anquiloglossia" assumiu um papel extremamente relevante e até preocupante. Os estudos colocam muitos questionamentos entre as taxas de anquiloglossia, a real interferência do problema na amamentação e o verdadeiro efeito do procedimento cirúrgico na evolução dos quadros e da melhoria do desfecho favorável ao aleitamento materno.

Muitas são as oportunidades de se fazer um diagnóstico precoce para uma intervenção apropriada, não necessariamente cirúrgica. O exame da cavidade oral é parte rotineira do exame do RN e, consequentemente, a avaliação da língua e do frênulo lingual deve ser contemplada. Para isso, é importante conhecer as ferramentas de avaliação e saber empregá-las da melhor maneira possível. O que se observa na maioria dos serviços de neonatologia, especialmente nos privados, é uma realização inadequada, isso quando ela é feita, da avaliação do frênulo lingual,

---

[a]Disponível no *site* da SBP, em: https://www.sbp.com.br/fileadmin/user_upload/SBP_Ebook_1125x2000px_Agosto_Dourado_2021_Aprovado.pdf.

fato que é corroborado pelas mães em alojamento conjunto e pelas avaliações de primeira consulta de RNs nos consultórios privados ou públicos.

Atualmente, bebês são submetidos a várias cirurgias, devido a iatrogenias, complicações cirúrgicas e frequentes recidivas da anquiloglossia. Vale a pena ressaltar o conflito de interesses que, infelizmente, está por trás desses casos, com a disputa de mercado de trabalho entre cirurgiões (pediatras, bucomaxilos, otorrinos e odontopediatras), bem como os altos custos da cirurgia, envolvendo hospitais e equipes, os quais nem sempre têm reembolso pelos planos de saúde.[41]

Outra questão a se observar são os "pacotes terapêuticos" oferecidos por clínicas multiprofissionais, que submetem mães e bebês a procedimentos fechados, com muitas avaliações e intervenções de especialistas, em várias sessões, geralmente de modo indiscriminado, onerando e ocupando um tempo desproporcional da vida dessas famílias.

É inadmissível que um RN saia da maternidade e da primeira consulta com o pediatra sem ter, pelo menos, uma mamada avaliada do começo ao fim, nas duas mamas. A avaliação do frênulo lingual associada à observação da mamada é parâmetro indispensável para a indicação de qualquer tipo de procedimento.

A sintomatologia de anquiloglossia no bebê pode estar presente no diagnóstico diferencial de outros quadros que, muitas vezes, já chegam medicados de modo precoce e inadequado, quando a criança muda de pediatra.

Cólicas, flatulência, regurgitação, refluxo, dificuldade de ganho de peso também aparecem em situações de alergia à proteína do leite de vaca (APLV), refluxo gastroesofágico, disquesia, entre outros. Em grande parte dessas situações, a mãe sai com a orientação de restringir leite e derivados de sua alimentação, e, em alguns casos, o bebê já está recebendo uma fórmula com proteína extensamente hidrolisada, sem contar a prescrição de medicamentos probióticos, antiflatulentos, inibidores de bomba de prótons, modificadores da motilidade intestinal, galactagogos, medicamentos ditos homeopáticos, orientados, inclusive, para uso contínuo por semanas, que trazem prejuízos como disbiose e suas consequências.

A observação da mamada, associada à avaliação do frênulo lingual, é fundamental para identificar se esse quadro pode ou não estar relacionado com os sintomas que o lactente apresenta. Um posicionamento desconfortável de mãe e bebê durante o processo de amamentação, bem como uma pega prejudicada por técnica inadequada ou pela presença de anquiloglossia, também podem causar esses sintomas, sendo o diagnóstico diferencial importante na decisão da conduta no acompanhamento da equipe multiprofissional.[42]

A responsabilidade do pediatra começa pelo conhecimento, por sua formação, pela compreensão da importância da preservação do aleitamento materno e pela busca de informação. A conscientização de que o processo pode requerer a intervenção de uma equipe multiprofissional que tenha um direcionamento coerente, ético, acolhedor, sem julgamentos se torna mais evidente quanto mais precoce e preciso for o diagnóstico adequado, após a aplicação das ferramentas, a observação da mamada e o acompanhamento.

A conduta requer um tempo correto, nem tão apressado (que não permita evolução e avaliação da acomodação da mamada da díade com orientação) nem tão tardia (que já possa trazer complicações e fatores que dificultem a recuperação, mesmo com as condutas mais adequadas).

Tratamento da anquiloglossia

Conforme abordado, o tratamento da anquiloglossia depende do diagnóstico precoce e correto, acompanhado de observação da mamada. Além disso, é necessário o conhecimento da anatomia e do funcionamento do sistema estomatognático para diferenciar variações da normalidade de disfunções que possam influenciar e prejudicar a amamentação. O tempo correto para cada caso de diagnóstico vai determinar o tipo de tratamento e suas consequências. Quanto antes for concluído, mais precocemente será possível interferir com o manejo e, assim, se determinar a necessidade ou não do procedimento cirúrgico.[9,30]

Temos observado uma variação entre a precocidade da indicação de frenotomia e o diagnóstico tardio. Ambos trazem reflexos na recuperação da funcionalidade adequada, com sequelas como fibroses, aversão oral e até desmame precoce, que podem levar à necessidade de novas intervenções corretivas, prejudicando a dinâmica familiar, inclusive do ponto de vista financeiro.

A seguir, refletiremos sobre as diferentes possibilidades de tratamento, bem como sobre os desafios atuais.

Casos moderados: sem indicação cirúrgica

Segundo o Fluxo de Atenção para avaliação e acompanhamento de lactentes com anquiloglossia na Rede de Atenção à Saúde (RAS) no SUS,[30] do Ministério da Saúde, a triagem na maternidade tem por objetivo a identificação de casos graves de anquiloglossia. Nas ocorrências duvidosas, que geram incertezas aos profissionais da Saúde, quando não houver diagnóstico conclusivo na maternidade, preconiza-se realização de uma avaliação minuciosa da dinâmica da amamentação na consulta da primeira semana de vida do RN na Atenção Primária, preferencialmente com as **equipes multiprofissionais com experiência em amamentação**. No SUS, o trabalho deverá ocorrer de acordo com os dispositivos de cada município, realizado de forma conjunta pelas equipes da Atenção Primária à Saúde e pelas equipes dos demais serviços da rede, por exemplo, nos bancos de leite humano, nos ambulatórios dos hospitais credenciados como "Amigo da Criança", nos hospitais de referência para Método Canguru e nos centros especializados em reabilitação (CER). A dupla deverá ser acompanhada até que se resolvam as dificuldades de amamentação.

Compreendemos que em clínicas privadas deverá ocorrer o mesmo procedimento sugerido pela nota técnica, construindo-se parcerias entre pediatras e demais profissionais que trabalham com RNs e os especialistas. Em muitos desses casos, o trabalho deverá contar com fonoaudiólogos, fisioterapeutas, osteopatas e quiropratas, atuando na reabilitação funcional da língua, na postura correta da cabeça/pescoço e equilibrando as cadeias musculares envolvidas na movimentação do sistema estomatognático, a fim de se resolverem as dificuldades na amamentação.

Caso haja a confirmação de que o frênulo lingual está alterando a forma/função correta da língua, e consequentemente do palato, interferindo nos movimentos desta e na função da amamentação, o lactente deverá ser encaminhado para a rede de serviços especializados disponíveis em cada região para correção cirúrgica.

Casos graves: indicação cirúrgica

Nesta seção, abordaremos os aspectos importantes para o procedimento cirúrgico em pacientes que tiveram diagnóstico de anquiloglossia, mais comumente conhecido por "frênulo lingual alterado", condição em que essa estrutura de ligamento restringe os movimentos da região anterior da língua que deveria estar livre. Atualmente, a Odontopediatria prioriza as intervenções minimamente invasivas.

Segundo a revisão da American Academy of Pediatric Dentistry,[43] os termos utilizados para a cirurgia de liberação do frênulo lingual são: **frenectomia**, caracterizada pela excisão do frênulo deixado para cicatrizar por segunda intenção; **frenotomia**, que é um simples corte ou incisão do frênulo; e **frenuloplastia**, que são excisões envolvendo suturas que liberam o frênulo e corrigem anormalidades anatômicas.[43] Considerando que os termos ainda estão em processo de definição, na literatura encontramos discrepâncias entre os aspectos abordados, e que no Brasil se preconiza a Odontologia minimamente invasiva para pacientes pediátricos, utilizaremos para melhor entendimento o termo "procedimento cirúrgico minimamente invasivo de liberação do frênulo lingual", que é um dos tratamentos propostos para a anquiloglossia.

Não há um consenso na literatura sobre quais técnicas e instrumentos cirúrgicos devem ser considerados para obter os melhores resultados, e também como não há concordância sobre o momento ideal para a realização do procedimento. O ideal é que aconteça uma avaliação prévia do pediatra considerando o estado de saúde geral do paciente.[7,8,44,45] Pensando em Odontologia minimamente invasiva, para lactentes, recomenda-se uma técnica que seja rápida, confortável, segura e de preferência sem sutura pós-cirurgia, levando em consideração o conforto do paciente no período pós-operatório e descartando impactos negativos na amamentação, de modo que a cicatrização ocorra naturalmente, por segunda intenção.

O procedimento cirúrgico, quando realizado por cirurgiões operadores capacitados, com sólidos conhecimentos anatômicos da região local e habilidade no uso dos instrumentos cirúrgicos, apresenta, na maioria das vezes, baixa taxa de complicações. Os cuidados pré e pós-cirúrgicos devem acontecer o mais cuidadoso possível, já que a região apresenta muitas estruturas nobres, próximas ao frênulo. Cabe ao cirurgião prestar os cuidados necessários caso ocorra alguma intercorrência que possa surgir durante a cirurgia. Considerando uma revisão sistemática conduzida por O'Shea et al.,[5] de 2017, e a Nota Técnica do Ministério da Saúde do Brasil, a cirurgia do frênulo lingual pode ser realizada por cirurgiões neonatologistas, cirurgiões pediatras, otorrinolaringologistas e cirurgiões-dentistas.[30]

A cirurgia do frênulo lingual no RN ou lactente jovem deve ser realizada em hospital ou ambulatório, contanto que possua materiais e equipamentos necessários para garantir a segurança do procedimento. É indispensável realizar a anamnese do paciente em conjunto com a família, explicando detalhadamente os procedimentos e as condutas necessárias para obter o melhor pós-operatório, além de obter a assinatura do termo de consentimento livre e esclarecido (TCLE) pelos responsáveis do paciente.[7]

O uso de anestésicos no procedimento da cirurgia do frênulo lingual ainda não está bem estabelecido na literatura. A avaliação da dor em bebês, bem como os protocolos para o controle desta, é muito discutida entre os profissionais da Saúde. A dor é considerada o quinto sinal vital, e sua subjetividade aliada à incapacidade de verbalizar pelo neonato são fatores que dificultam a interpretação.[46,47] Se houver dúvida em relação à sensibilidade, a melhor opção é que o paciente não tenha o desconforto da dor na cirurgia, então o ideal é que o paciente já esteja anestesiado se houver alguma intercorrência transcirúrgica, de modo a diminuir o desconforto.[5,7,48]

Segundo alguns estudos, a anestesia local para a cirurgia dos frênulos orais pode ser tópica, nos casos em que a incisão é superficial. Alguns profissionais utilizam o anestésico tópico de tetracaína (anestésico oftálmico), mas, por se tratar de um anestésico de uso exclusivo para os olhos, não se recomenda usá-lo na boca, por isso recomenda-se a lidocaína 5%. Vale a pena ressaltar que, se houver alguma intercorrência com sangramento excessivo, qualquer manobra de controle, como cauterização local ou sutura, poderá causar bastante dor e, portanto, a utilização de anestesia infiltrativa, com a utilização do anestésico lidocaína a 2%, em todos os casos, pode ser a melhor opção, com a finalidade de insensibilizar e causar isquemia na área, muito vascularizada, e garantir um procedimento não doloroso.[49]

A melhor técnica cirúrgica para a liberação do frênulo lingual ainda é discutida pelos estudiosos. Ela vai variar de acordo com o tempo do procedimento cirúrgico, custo, visualização do campo operatório e, principalmente, a forma da incisão, tornando a cirurgia mais rápida, eficaz e segura. Um profissional capacitado conseguirá fazer a melhor escolha dos instrumentos e da técnica, mediante seus conhecimentos e habilidades, que determinarão o sucesso da cirurgia. Para a utilização do *laser*, o profissional deve possuir amplo e sólido conhecimento e habilidade, e deve principalmente respeitar os conceitos de segurança para seu uso.[8]

Os instrumentos utilizados para tal procedimento cirúrgico são comumente instrumentos de lâmina fria, como as tesouras cirúrgicas e o bisturi[50] (Figura 9.8). Existem vários instrumentos cirúrgicos para o uso no procedimento de liberação do frênulo lingual, desde os procedimentos mais simples até os mais complexos. Todas as técnicas têm o objetivo específico de fazer a liberação cirúrgica do frênulo lingual, com incisão na base da língua de maneira transversa. Elas também objetivam remover as fibras que se unem no centro do assoalho bucal com o ventre da língua, permitindo a movimentação tridimensional da região anterior da língua.[49,50]

Os instrumentos térmicos, como eletrocautério, bisturi elétrico ou *laser* de diodo de alta potência (Figura 9.9), costumam ser a escolha de vários cirurgiões operadores porque apresentam transoperatório com menos sangramento, comparado aos instrumentos de lâmina fria, e porque induzem a hemostasia local durante o procedimento, evitando a sutura pós-operatória e tornando o momento pós-cirúrgico mais confortável para o paciente.[7,8]

A região onde será realizada a incisão é composta por fáscia, o que exige delicadeza no corte cirúrgico realizado pelo cirurgião operador, a fim de evitar dilaceração tecidual e favorecer melhor reparação local pós-operatória. Em casos de uso de instrumentos térmicos, o ideal é promover o menor calor possível ao tecido

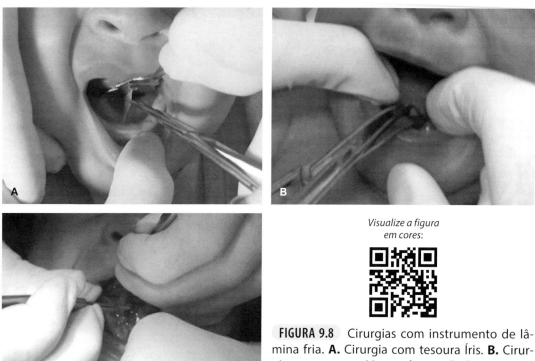

FIGURA 9.8 Cirurgias com instrumento de lâmina fria. **A.** Cirurgia com tesoura Íris. **B.** Cirurgia com tesoura Metzembaum. **C.** Cirurgia com lâmina fria 11/15. (**A**, cortesia de Rose Chiaradia; **B**, cortesia de Maurício Hidemi Shimada; **C**, cortesia de Adriana Mazzoni.)

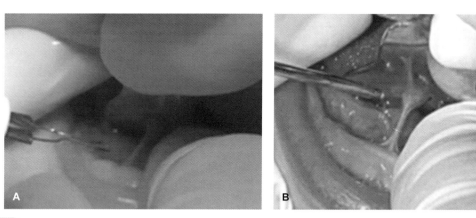

FIGURA 9.9 Cirurgia com instrumentos térmicos. **A.** Cirurgia com eletrocautério. **B.** Cirurgia com *laser* diodo de alta potência. (Cortesia de Adriana Mazzoni.)

incisionado, minimizando a possibilidade de falta de oxigênio ou irrigação dos tecidos locais adjacentes, com o objetivo de se evitarem futuras fibroses no processo cicatricial.[7,51]

Não é comum sangramentos excessivos após a incisão cirúrgica, especialmente quando se usam instrumentos cirúrgicos térmicos; se houver, pode ser considerado uma complicação da cirurgia.[5]

A contenção física do bebê durante a cirurgia é necessária para a sua segurança, mas muitas vezes ela faz com que ele chore. Geralmente, o choro cessa após o procedimento, quando o bebê pode ser colocado para mamar, se assim for possível, com o objetivo de acalmá-lo. Em algumas situações, o lactente pode não querer mamar, sendo necessário acalmá-lo de outras maneiras. Na maioria das vezes, ele se recupera imediatamente após o procedimento, sendo possível alimentá-lo logo depois.[52]

Não é recomendado, em RN e lactentes jovens, suturar a ferida cirúrgica logo após o procedimento cirúrgico, já que isso pode causar desconforto pós-operatório ao paciente, como irritabilidade, e muitas vezes levar ao desmame precoce.[5,8,49,53] A cicatrização ou reparação tecidual, em casos em que não há sutura após a incisão, acontece por segunda intenção. Na cicatrização ou reparação por segunda intenção, a ferida mostra margens separadas, que passará por uma contração da ferida. Nessa contração, a fenda é preenchida por tecido de granulação, contraindo-se e formando uma cicatriz. Quanto maior a quantidade de tecido de granulação, maior a possibilidade de que a cicatrização ocorra de maneira quantitativamente mais exuberante Figura 9.10).

Orientações sobre os cuidados pós-cirúrgicos devem ser realizadas, evitando machucados na boca do bebê e garantindo melhores condições para cicatrização. Analgésicos como

Capítulo 9 • Anquiloglossia em Recém-Nascidos e Lactentes Jovens: Abordagem Transdisciplinar

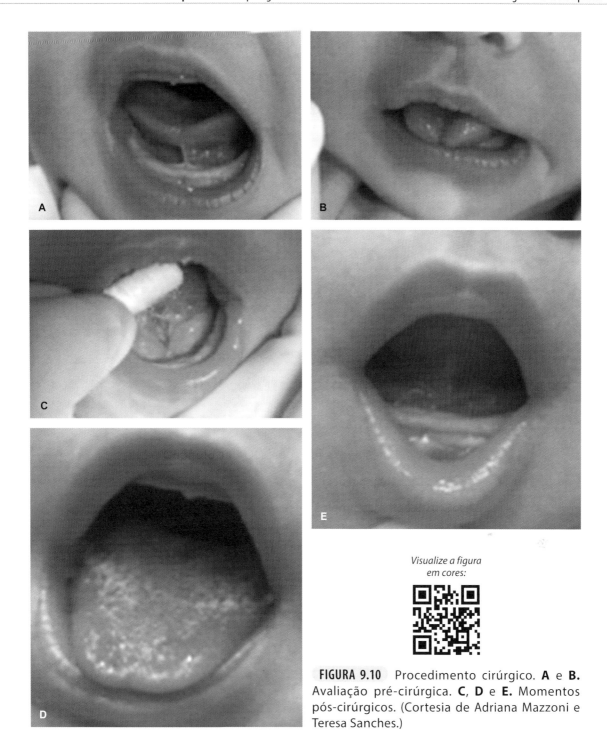

FIGURA 9.10 Procedimento cirúrgico. **A** e **B**. Avaliação pré-cirúrgica. **C**, **D** e **E**. Momentos pós-cirúrgicos. (Cortesia de Adriana Mazzoni e Teresa Sanches.)

paracetamol, calculado de acordo com o peso do paciente, podem ser administrados em intervalos de 6 horas, por um período de 2 a 3 dias. O cirurgião deverá realizar um seguimento para acompanhar o processo de cicatrização (Figura 9.11). A amamentação é recomendada para as díades em aleitamento.[5,7,54]

Além da incisão e dos instrumentos cirúrgicos escolhidos para o procedimento, a cicatrização depende de alguns fatores: as características e saúde geral individual do paciente, a nutrição e o uso de medicamentos, além das considerações para obter uma cicatrização rápida e eficaz. O RN apresenta um metabolismo mais acelerado do que o adulto, o que pode interferir significativamente, agilizando o processo cicatricial.[55]

Complicações durante e após o procedimento cirúrgico da liberação do frênulo lingual

A incidência de complicações está diretamente ligada à falta de critérios no diagnóstico e na proposição do tratamento, bem como à falta de conhecimentos da anatomia da região e dos instrumentos e técnicas cirúrgicas utilizadas pelo cirurgião.

Considerando que se trata de região com estruturas nobres muito próximas, sem vascularização aparente na área, atenção e cuidado são necessários durante o procedimento cirúrgico, porque, é possível atingir alguma dessas estruturas durante o

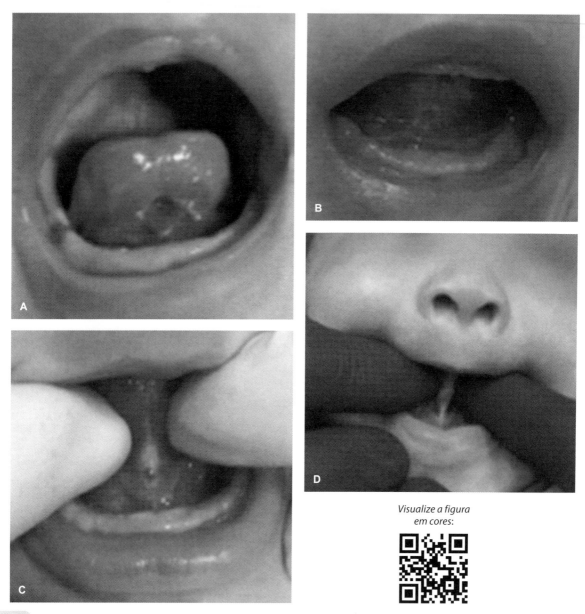

FIGURA 9.11 Exemplos de cicatrização pós-cirúrgica. **A** e **B.** Cicatrização normal. **C** e **D.** Cicatrização anormal. (Cortesia de Adriana Mazzoni e Teresa Sanches.)

corte – por exemplo, obstruir uma glândula salivar ou atingir um vaso sanguíneo importante ou artéria local, provocando um sangramento anormal.

Entre as complicações após a cirurgia do frênulo lingual estão sangramentos, infecções, dor e inflamação, úlcera sob a língua e até recorrência de anquiloglossia, sendo resultado da cicatrização patológica, como fibrose ou colabação tecidual.[5] A fibrose é uma resposta do organismo ao trauma gerado pela agressão cirúrgica. Quanto maior a lesão causada pelo procedimento, maior a fibrose cicatricial.[56] (Figura 9.11)

Em relação à funcionalidade, podem ocorrer disfunções orais, anomalias deglutitórias, desmame precoce, má alimentação e até aversão oral, devido ao manuseio excessivo e inadequado na região oral.[2,4,56]

Não é recomendado uso de chupetas no momento pós-operatório, sob o risco de favorecer a colabação tecidual local e eventual recidiva. Bicos artificiais são mais rígidos que o bico da mama (mamilo) e se posicionam no centro da língua, deixando-a rebaixada e aumentando a chance de colabação dos tecidos locais próximos, durante a cicatrização. Episódios de infecção ou sangramento excessivo após 24 horas do procedimento cirúrgico são raros.[5,8]

Seguimento especializado

O acompanhamento interdisciplinar deverá contar com equipe especializada em aleitamento materno. Essa equipe envolve pediatras, fonoaudiólogos, odontopediatras, fisioterapeutas e osteopatas e/ou quiropratas, e é fundamental para o diagnóstico, indicação cirúrgica, correção da anquiloglossia e reabilitação das funções orais de modo assertivo, diminuindo os impactos negativos causados pelo frênulo anormal, bem como a reorganização das cadeias musculares envolvidas e um adequado funcionamento de todo o sistema estomatognático e crescimento orofacial (ver mais detalhes no Capítulo 17, *Prática Fonoaudiológica na Amamentação*, e no Capítulo 20, *Fisioterapia e Osteopatia como Abordagens nas Intercorrências de Amamentação*.)

Contribuição da Fonoaudiologia

A Fonoaudiologia é imprescindível na composição das equipes interdisciplinares para atuação com neonatos e lactentes em aleitamento materno, seja nas maternidades, nos hospitais de alto risco (UTI neonatal e pediátrica), nos bancos de leite humano, seja em ambulatórios de seguimento, centros especializados e até em casas de parto.

Segundo estudo retrospectivo de base populacional de RNs na Espanha[57] para determinar a prevalência de anquiloglossia em RNs com problemas de amamentação e avaliar a eficácia da frenotomia na manutenção do aleitamento exclusivo até os 6 meses, os autores concluíram que o número de lactentes que mantiveram o aleitamento materno exclusivo, tanto tratados cirurgicamente quanto não tratados, não apresentaram diferenças estatisticamente significativas, em 1 mês (p = 0,65), 3 meses (p = 0,61) e 6 meses. Concluíram ser fundamental a necessidade de um diagnóstico precoce e assertivo, bem como de um trabalho de equipe interdisciplinar para solucionar os problemas de amamentação.

Em estudo sobre abordagem multidisciplinar e avaliação alimentar mais abrangente de bebês com anquiloglossia,[41] pesquisadores verificaram uma redução de 62,6% na indicação cirúrgica, nos casos avaliados por fonoaudiólogos pediátricos e com a identificação da causa primária das dificuldades de alimentação. Nessas ocorrências, os bebês receberam uma avaliação detalhada tanto da região orofacial quanto das funções de sucção nutritiva, não nutritiva e coordenação sucção/deglutição/respiração, além de terem verificada sua capacidade de mamar de modo efetivo, recebendo intervenções para resolução dos problemas e seguimento.

O **diagnóstico fonoaudiológico** em casos de anquiloglossia envolverá a avaliação do bebê tanto de maneira global como de maneira específica, orofacial. A observação do lactente em repouso e durante a movimentação espontânea, além da palpação do corpo e das estruturas orais, trarão informações importantes quanto à presença de tensões, assimetria, entre outros, e possível necessidade de atuação conjunta com fisioterapeutas e/ou osteopata, para a reabilitação corporal global e prevenção de possíveis recidivas.[58-61]

Para o exame clínico, inicialmente o bebê precisará estar estabilizado, preconizando-se o estado de alerta e calmo. Avaliam-se posicionamento, tonicidade e movimento das estruturas do SE. **A avaliação anatômica e da mobilidade** de bochechas, lábios (também vedamento labial) e, principalmente, da língua e dos frênulos (labial e lingual) deverá **ser minuciosa**, incluindo inspeção da maxila, da mandíbula, dos palatos duro e mole e dos rodetes gengivais.[58-60,62,63] Quanto aos aspectos funcionais da língua, a observação em repouso, em movimentação espontânea e durante o choro trarão informações importantes sobre sua aparência e mobilidade[34,45] (Figura 9.12).

A avaliação fonoaudiológica detalhada da mamada, nesses casos, será imprescindível, e caberá ao fonoaudiólogo identificar a causa do problema, que poderá estar gerando dor/desconforto para a mãe, mamadas improdutivas e/ou baixo ganho de peso, relacionado aos aspectos funcionais da pega e extração do leite, contribuindo com o trabalho da equipe, para um diagnóstico mais preciso. Caso haja disfunções das habilidades motoras orais, detectar ainda qual é a origem da desorganização funcional e como ocorrem movimentos compensatórios ou excessiva irritabilidade do bebê, será fundamental (Figura 9.13).[60,63]

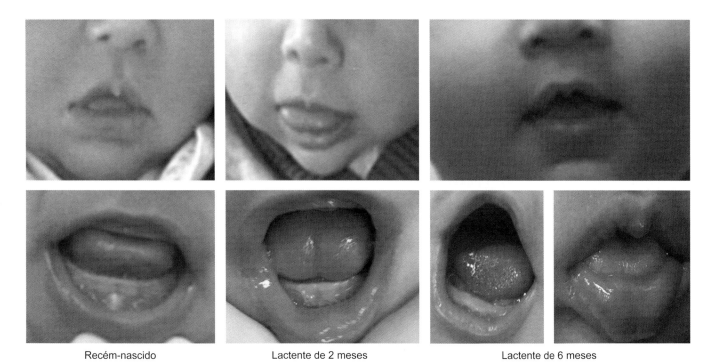

Recém-nascido   Lactente de 2 meses   Lactente de 6 meses

FIGURA 9.12 Casos de anquiloglossia com alterações posturais e funcionais. (Cortesia de Adriana Mazzoni e Teresa Sanches.)

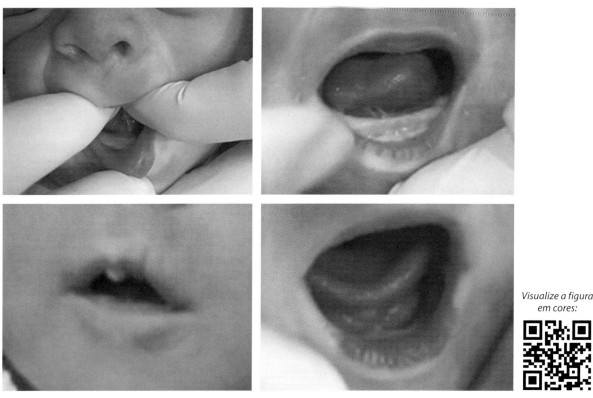

FIGURA 9.13 Exame oral em recém-nascido com disfunção orofacial e tensão perioral. (Cortesia de Adriana Mazzoni e Teresa Sanches.)[2]

Dependendo das compensações orofaciais preestabelecidas devido à pouca mobilidade da língua, **o quadro poderá piorar e as disfunções orais se acentuarem após a frenotomia**, o que tornará as mamadas ainda mais difíceis, se não forem previamente trabalhadas (ver mais detalhes no Capítulo 17, *Prática Fonoaudiológica na Amamentação*).

Outras alterações podem estar presentes e dificultar a pega e extração do leite, por exemplo, os casos de retrognatia mais acentuada (Figura 9.14), os casos de laringomalácea, de mulheres com mamas volumosas e aréolas muito grandes, com próteses mamárias ou cirurgias prévias, entre outros, sendo sempre necessário considerar-se a relação mamas × condições orofaciais do bebê (ou seja, o encaixe boca-mama da dupla), além dos aspectos emocionais e socioculturais, conforme já abordados anteriormente.[30,39,42, 58,60]

Com base em anamnese e avaliação detalhadas, bem como no diagnóstico, dever-se-á estabelecer um **plano terapêutico singular, alinhado com outros profissionais**, a fim de evitarem-se sobrecargas e de se obterem melhores resultados. "Planos fechados" ou "pacotes terapêuticos" para reabilitação em casos de anquiloglossia são inviáveis, pois o ideal é atender às **necessidades de cada caso (mãe/bebê e família) visando ao melhor custo/benefício**.

Diagnóstico e condutas deverão sempre se apoiar no raciocínio clínico, para o qual a clínica é imperiosa, acima de qualquer protocolo isolado, avaliando-se todos os aspectos envolvidos no caso – comportamentais, globais e orofaciais do bebê, a *performance* na amamentação, a gravidade do caso e o momento oportuno –, considerando-se as condições da mulher e de cada família, bem como seus suportes e as questões psicossociais envolvidas.

O trabalho da Fonoaudiologia para reabilitação orofacial poderá incluir massagens para soltura e alongamento da musculatura facial, toques, estímulos de pontos motores faciais e um programa singular de exercícios intra e extraorais (quando necessário).[59,63, 64] A adequação do funcionamento do SE na própria amamentação é imprescindível,[60,65] sendo que o aprendizado da função ocorre no treino diário,[65] nesse caso, nas mamadas. Entretanto, ajustes e manobras para uma melhor *performance* da mãe e do bebê, bem como mudanças de posicionamento, muitas vezes são necessários.

O manuseio global e oral do bebê requer muita habilidade e conhecimento do profissional, bem como a capacidade de ter controle do estresse, os quais serão fundamentais para uma boa conduta e sucesso do tratamento,[58] bem como a construção conjunta de um trabalho de seguimento domiciliar com a família (Figura 9.15). A aplicação de técnicas orais e corporais, e o uso de complementos sem seguimento posterior e orientadas por profissionais não especializados poderá gerar atrasos na reabilitação, quadros de aversão oral e iatrogenias, podendo gerar insatisfação materna e depressão, além de riscos para continuidade do aleitamento materno.[2,10,60,66]

De acordo com normas éticas, consultores em amamentação certificados pelo International Board of Lactation Consultant Examiners (IBLCE), não devem realizar diagnóstico nem encaminhamentos para cirurgia. Caso haja suspeita de anquiloglossia, a família deve ser orientada e encaminhada para profissionais especializados.[67]

Manuseio diretamente na ferida cicatricial

Atualmente, opiniões entre especialistas são contraditórias quanto a se utilizar ou não massagens e toques diretamente sobre a ferida, no pós-cirúrgico.

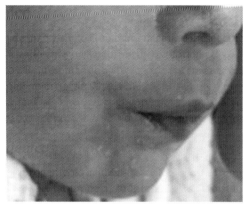 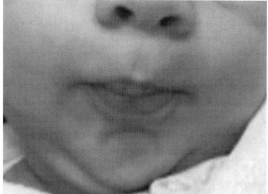

FIGURA 9.14   Exemplo de retração mandibular. (Cortesia de Adriana Mazzoni.)

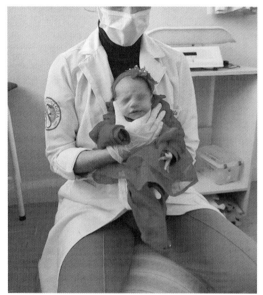 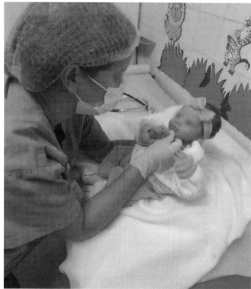

FIGURA 9.15   Atendimento fonoaudiológico. (Fonte: Arquivo do Hospital Sofia Feldman.)

Recente estudo retrospectivo[68] realizado em um hospital pediátrico terciário, com departamento cirúrgico e equipe de apoio para amamentação, com 599 lactentes, comparou dois grupos (em que foi feita ou não massagem na ferida no pós-cirúrgico) para avaliar se havia diferença na amamentação ou na taxa de readerência. Após diagnóstico prévio de anquiloglossia e nos casos os quais não se obteve resultados efetivos do manejo clínico para melhora da pega e da amamentação, os lactentes foram encaminhados para frenotomia e o procedimento cirúrgico foi uniforme para todos. **A massagem orientada para a família era esfregar diretamente a ferida cicatricial, sob a superfície da língua, para quebrar aderências formadas recentemente**, 24 horas após a frenotomia, e continuar 2 vezes/dia, durante 7 dias.

A conclusão é de que não houve diferenças comprovadas com significância estatística entre os dois grupos. A taxa de recorrência geral foi de 4/599 (0,66%). Vale a pena salientar que a taxa de casos aconselhados para uso da massagem que não aderiram à prática foi de 43,5%, e a causa foi ansiedade e dificuldade em fazê-la.

Como não há evidências científicas que sustentem essa prática, ela deve ser desaconselhada por profissionais da Saúde.

Fluxo de atenção ao recém-nascido com anquiloglossia no Sistema Único de Saúde

Diante da importância do trabalho interdisciplinar no diagnóstico e no acompanhamento da anquiloglossia em RNs e lactentes, torna-se essencial a apresentação de experiências de serviços de Saúde do SUS, que realizam o fluxo de atendimento ao RN com anquiloglossia, conforme proposto pelo Ministério da Saúde de forma sistematizada.

O Hospital Sofia Feldman (HSF) é uma instituição filantrópica localizada no Distrito Sanitário Norte da cidade de Belo Horizonte, Minas Gerais, que atende exclusivamente pelo SUS e é especializada na assistência materno-infantil, realizando em média 900 partos por mês. Trata-se de uma instituição referência do Ministério da Saúde pela qualidade da atenção e adesão à Rede Cegonha, que possui a prática pautada na humanização do cuidado. A implementação de boas práticas na atenção à saúde da mulher e do RN está presente desde a sua fundação, sempre em busca de seguir as recomendações do MS, da OMS e de experiências exitosas respaldadas pela literatura científica.[69]

Avaliação do frênulo lingual do recém-nascido no Hospital Sofia Feldman

O HSF tem um histórico reconhecido de referência na sua área de atuação, em parceria com várias instituições nacionais e internacionais, entre elas, o MS.[70]

Com a visita técnica do MS realizada e a participação de profissionais na oficina de especialistas e no curso de multiplicadores do MS, o HSF teve a oportunidade de qualificar as práticas já iniciadas na instituição no que diz respeito à avaliação do frênulo lingual. Com isso, diferentes arranjos institucionais foram realizados, com capacitações para a equipe assistencial e reorganização de fluxos, a fim de atender integralmente ao neonato com anquiloglossia, sendo a instituição referência do MS para os cursos de capacitação que envolvem a avaliação do frênulo lingual.

O atendimento no HSF se referenciou nas notas técnicas emitidas pelo MS, sendo a mais atual a Nota Técnica Conjunta nº 52/2023.[30] Durante o exame físico do RN de risco habitual, o profissional responsável (médico ou enfermeiro) realiza a avaliação do frênulo lingual na casa de parto ou no alojamento conjunto, por meio do Bristol Tongue Assessment Tool (BTAT),[12] e faz observação e avaliação da mamada (Figura 9.16).

Diante do escore obtido nesse instrumento e da avaliação da díade mãe/RN durante a mamada, define-se a conduta mais apropriada, conforme Figura 9.17.

A frenotomia na instituição é realizada por pediatra devidamente capacitado ou cirurgião. Nos casos de presença de frênulo posterior ou submucoso e com impacto no aleitamento materno, com confirmação do diagnóstico por fonoaudiólogo, o RN é encaminhado para o serviço de cirurgia odontopediátrica parceiro da instituição, onde se realiza o procedimento adequado e garante-se retorno ao serviço de origem.

Todos os neonatos submetidos ao procedimento de frenotomia são acompanhados no ambulatório de Fonoaudiologia da instituição para reavaliação das funções orofaciais e da amamentação (Figura 9.18). Esse acompanhamento ocorre até que a mamada esteja acontecendo de maneira eficiente e a mãe esteja segura e sem queixas com relação ao aleitamento materno. Mãe e bebê são acompanhados durante todo esse período, com referência do banco de leite humano da instituição, caso necessitem retorno a qualquer momento.

Após a alta dessa etapa, o bebê é reavaliado no período da introdução alimentar ainda no ambulatório de Fonoaudiologia. Isso favorece o processo de alimentação para que ele ocorra de maneira funcional e segura, garantindo orientações à família e intervenções, caso necessário.

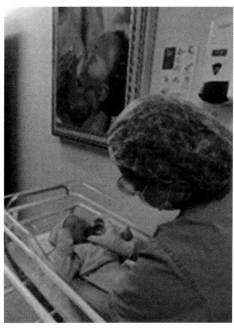

FIGURA 9.16 Enfermeira realizando a avaliação do frênulo lingual na casa de parto do HSF. (Fonte: Arquivo do Hospital Sofia Feldman.)

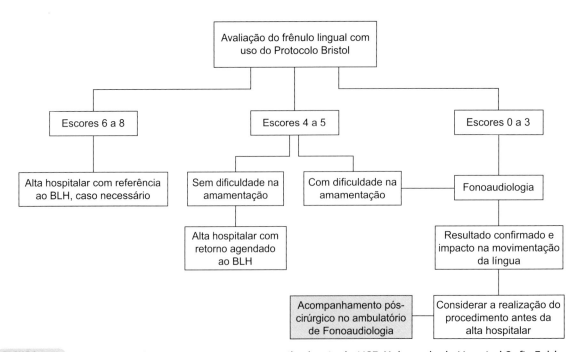

FIGURA 9.17 Fluxograma de atenção ao RN com anquiloglossia do HSF. (Adaptada de Hospital Sofia Feldman.)

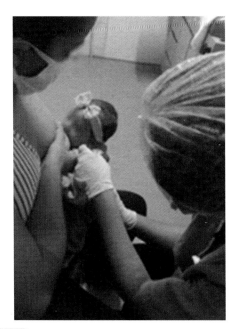

FIGURA 9.18 Atendimento da Fonoaudiologia no ambulatório.

Avanços e desafios da atenção ao recém-nascido com anquiloglossia no Hospital Sofia Feldman

Durante o período de implantação das ações que envolvem a avaliação do frênulo lingual na instituição, houve a necessidade constante de capacitação da equipe multiprofissional, para que todos pudessem ter um olhar ampliado sobre essa condição, sempre considerando o principal: a amamentação. Assim, essas ações fortaleceram estratégias em prol do aleitamento na instituição que, como a Inciciativa Hospital Amigo da Criança (IHAC), preza pela sua proteção, promoção e apoio.

Entretanto, a organização para que esse fluxo aconteça da maneira preconizada não é tarefa fácil e exige reavaliação contínua dos processos.[71] Estratégias de sensibilização e atualização da equipe multiprofissional são também essenciais, bem como a necessidade de interlocução com a rede de Saúde, para garantir que a díade mãe-bebê receba cuidado integral e de qualidade.

Considerações finais

Para o sucesso do diagnóstico e do tratamento da anquiloglossia em prol da amamentação, deve-se sempre considerar a avaliação anatômica e funcional orofacial, além de afastar outros possíveis fatores interferentes na amamentação.

O melhor tratamento para os RNs e lactentes com anquiloglossia e suas famílias será aquele que envolver equipe transdisciplinar, de diferentes áreas do conhecimento e que conversem entre si, sempre com ponderação para condutas e embasamento científico, evitando-se sobrediagnósticos e iatrogenias. Em casos de indicação cirúrgica, é preciso cautela para que o procedimento seja realizado com segurança. Ademais, garantia de seguimento especializado do bebê será imprescindível para reabilitação funcional e aprendizagem de mamadas satisfatórias.

Referências bibliográficas

1. Hill RR, Lee CS, Pados BF. The prevalence of ankyloglossia in children aged < 1 year: a systematic review and meta-analysis. Pediatr Res. 2021;90(2). Disponível em: https://pubmed.ncbi.nlm.nih.gov/33188284/. Acesso em: 21 set. 2023.
2. O'Connor ME, Gilliland AM, Lefort Y. Complications and misdiagnoses associated with infant frenotomy: results of a healthcare professional survey. Int. Breastfeed J. 2022;17(1):39. Disponível em: https://pubmed.ncbi.nlm.nih.gov/35597985/. Acesso em: 21 set. 2023.
3. Gueddes DT, et al. Tongue movement and intra-oral vacuum in breastfeeding infants. Early Hum Dev. 2008;84(7):471-7. Disponível em: https://pubmed.ncbi.nlm.nih.gov/18262736/. Acesso em: 21 set. 2023.
4. Messner AH, et al. Clinical consensus statement: ankyloglossia in children. Otolaryngol Head Neck Surg. 2020;162(5):597-611. Disponível em: https://pubmed.ncbi.nlm.nih.gov/32283998/. Acesso em: 21 set. 2023.
5. O'Shea JE, et al. Frenotomy for tongue-tie in newborn infants. Cochrane Database Syst Rev. 2017;3(3):CD011065. Disponível em: https://pubmed.ncbi.nlm.nih.gov/28284020/. Acesso em: 21 set. 2023.
6. Brandão CA, et al. Is the Neonatal Tongue Screening Test a valid and reliable tool for detecting ankyloglossia in newborns? Int J Paediatr Dent. 2018;28(4):380-9. Disponível em: https://pubmed.ncbi.nlm.nih.gov/29767443/. Acesso em: 21 set. 2023.
7. Mazzoni A, et al. comparison of the effects of high-power diode laser and electrocautery for lingual frenectomy in infants: a blinded randomized controlled clinical trial. J Clin Med. 2022;11(13):3783. Disponível em: https://pubmed.ncbi.nlm.nih.gov/35807068/. Acesso em: 21 set. 2023.
8. Melo AJB, et al. Lasers de alta potência na frenectomia, seus benefícios e limitações: revisão integrativa. Res Soc Dev. 2022; 11(12):e506111234806. Disponível em: https://rsdjournal.org/index.php/rsd/article/view/34806. Acesso em: 21 set. 2023.
9. Venancio SI, et al. Anquiloglossia e aleitamento materno: evidências sobre a magnitude do problema, protocolos de avaliação, segurança e eficácia da frenotomia: parecer técnico-científico. São Paulo: Instituto de Saúde, 2015. Disponível em: https://www.saude.sp.gov.br/resources/instituto-de-saude/homepage/pdfs/ptc_anquiloglossia_com_capa_09 set2015.pdf. Acesso em: 21 set. 2023.
10. Cordray H, et al. Severity and prevalence of ankyloglossia-associated breastfeeding symptoms: a systematic review and meta-analysis. Acta Paediatr. 2022; 112(3):347-57. Disponível em: https://pubmed.ncbi.nlm.nih.gov/36437565/. Acesso em: 21 set. 2023.
11. Bundogji N, et al. Modest benefit of frenotomy for infants with ankyloglossia and breastfeeding difficulties. Int J Pediatr Otorhinolaryngol. 2020;133:109985. Disponível em: https://pubmed.ncbi.nlm.nih.gov/32193010/. Acesso em: 21 set. 2023.
12. Venancio SI, et al. Adaptação transcultural do Protocolo de Avaliação da Língua de Bristol (Bristol Tongue Assessment Tool – BTAT) e do Protocolo de Avaliação de Anquiloglossia em Bebês Amamentados (Tongue-tie and Breastfed Babies Assessment Tool – TABBY): Relatório de Pesquisa. São Paulo: Instituto de Saúde, 2022. Disponível em: https://drive.google.com/file/d/1tvYVZpWL7g659WhK_ZdA5bv48T8I_czn/view?usp=sharing. Acesso em: 21 set. 2023.
13. Madeira MC, Leite HF, Rizzolo RJC. Anatomia da cavidade oral. In: Oriá RB, Brito AC, et al. Sistema digestório: integração básico-clínica. São Paulo: Blucher, 2016. p. 25-60.
14. Campanha SMA, Martinelli RLC, Palhares DB. Position of lips and tongue in rest in newborns with and without ankyloglossia. Codas. 2021 Jun 28;33(6):e20200069.
15. Mills N, et al. Defining the anatomy of the neonatal lingual frenulum. Clin Anat. 2019a, 32(6);824-35. Disponível em: https://pubmed.ncbi.nlm.nih.gov/31116462/. Acesso em: 21 set. 2023.
16. Mills N, et al. What is a tongue tie? Defining the anatomy of the in-situ lingual frenulum. Clin Anat 2019b;2(6):749-61. Disponível em: https://pubmed.ncbi.nlm.nih.gov/30701608/. Acesso em: 21 set. 2023.
17. Sanders I Um LA three-dimensional atlas of human tongue muscles. Anat Rec (Hoboken). 2013;296(7):1102-4. Disponível em: https://pubmed.ncbi.nlm.nih.gov/23650264/. Acesso em: 21 set. 2023.

18. Knox I. Tongue tie and frenotomy in the breastfeeding newborn. Neoreviews. 2010;11(9):e513-9.
19. Coryllos E, Genna C, Salloum AC. Congenital tongue-tie and its impact on breastfeeding. Breastfeeding: best for baby and mother. American Academy of Pediatrics. Summer 2004. Disponível em: https://breastfeedingmadesimple.com/wp-content/uploads/2016/02/tonguetie.pdg_.pdf. Acesso em: 21 set. 2023.
20. Martinelli RLC, Marchesan IQ, Berretin-Felix G. Frênulo lingual posterior em bebês: ocorrência e manobra para visualização. Rev CEFAC. 2018;20(4):478-83. Disponível em: https://www.scielo.br/j/rcefac/a/cTB-VhXN6RhnfqWm6WN7 MHrq/?lang=pt#. Acesso em: 21 set. 2023.
21. Douglas PS. Rethinking "posterior" tongue-tie. Breastfeed Med. 2013;8(6):503-6. Disponível em: https://pubmed.ncbi.nlm.nih.gov/24143939/. Acesso em: 21 set. 2023.
22. Ghaheri BA, et al. Breastfeeding improvement following tongue-tie and lip-tie release: a prospective cohort study. Laryngoscope. 2017;127(5):1217-23. Disponível em: https://pubmed.ncbi.nlm.nih.gov/27641715/. Acesso em: 21 set. 2023.
23. Walker RD, et al. Defining tip-frenulum length for ankyloglossia and its impact on breastfeeding: a prospective cohort study. Breastfeed. Med. 2018;13(3):204-10. Disponível em: https://pubmed.ncbi.nlm.nih.gov/29620937/. Acesso em: 21 set. 2023.
24. Muldoon L, et al. Effect of frenotomy on breastfeeding variables in infants with ankyloglossia (tongue-tie): a prospective before and after cohort study. BMC Pregnancy Childbirth. 2017;17(1):373. Disponível em: https://pubmed.ncbi.nlm.nih.gov/29132414/. Acesso em: 21 set. 2023.
25. Huang YS, et al. Short lingual frenulum and obstructive sleep apnea in children. Int J Pediatr Res. 2015;1(1). Disponível em: https://clinmedjournals.org/articles/ijpr/ijpr-1-003.pdf. Acesso em: 21 set. 2023.
26. Marchesan IQ, Oliveira LR, Martinelli RLC. Frênulo da língua: controvérsias e evidências. In: Marchesan IQ, Silva HJ, Tomé MC. (org.) Tratado das especialidades em fonoaudiologia. São Paulo: Roca, 2014. Cap. 33, p. 283-301.
27. Neiva PD, et al. Postural disorders in mouth breathing children: a systematic review. Braz J Phys Ther. 2018;22(1):7-19. Disponível em: https://pubmed.ncbi.nlm.nih.gov/28709588/. Acesso em: 21 set. 2023.
28. Tavares RS. A interface entre respiração correta, boca e OFM: um olhar para o trabalho de Konstantin Buteyko. In: Valério P. (coord.). Forma e movimento: bases fisiológicas da ortopedia funcional dos maxilares. Ribeirão Preto: Tota, 2022. p. 183-99.
29. Webb AN, Hao W, Hong P. The effect of tongue-tie division on breastfeeding and speech articulation: a systematic review. Int J Pediatr Otorhinolaryngol. 2013;77(5):635-46. Disponível em: https://pubmed.ncbi.nlm.nih.gov/23537928/. Acesso em: 21 set. 2023.
30. Ministério da Saúde. Secretaria de Atenção Primária à Saúde. Departamento de Gestão do Cuidado Integral. Coordenação-Geral de Articulação do Cuidado Integral. Coordenação de Atenção à Saúde da Criança e do Adolescente. Departamento de Saúde da Família e Comunidade. Coordenação-Geral de Saúde Bucal. Nota Técnica Conjunta nº 52/2023 – Anquiloglossia em RN.
31. Hazelbaker AK. The Assessment Tool for Lingual Frenulum Function (ATLFF): use in a Lactation Consultant Private Practice. Pasadena: Pacific Oaks College; 1993.
32. Amir LH, James JP, Donath SM. Reliability of the Hazelbaker Assessment Tool for Lingual Frenulum Function. Int. Breastfeed J. 2006;1(3). Disponível em: https://pubmed.ncbi.nlm.nih.gov/16722609/. Acesso em: 21 set. 2023.
33. Martinelli RLC, Marchesan IQ, Lauris JR, et al. Validade e confiabilidade da triagem: "teste da linguinha". Revista CEFAC. 2016;18(6):1323-31.
34. Ingram J, et al. The development of a tongue assessment tool to assist with tongue-tie identification. Arch Dis Child Fetal Neonatal Ed. 2015;100(4):F344-8. Disponível em: https://pubmed.ncbi.nlm.nih.gov/25877288/. Acesso em: 21 set. 2023.
35. Ingram J, et al. The development and evaluation of a picture tongue assessment tool for tongue-tie in breastfed babies (TABBY). Int Breastfeed J. 2019;14. Disponível em: https://pubmed.ncbi.nlm.nih.gov/31346346/. Acesso em: 21 set. 2023.
36. Brasil. Lei nº 13.002, de 20 de junho de 2014. Obriga a realização do Protocolo de Avaliação do Frênulo da Língua em Bebês. Diário Oficial da União. 2014 Jun 23; (117 seção 1):4. Disponível em: https://legis.senado.leg.br/norma/584813. Acesso em: 25 set. 2023.
37. World Health Organization – WHO; UNICEF. Infant and young child feeding counselling: an integrated course. Geneva: WHO/UNICEF, 2006.
38. Bueno LGS, Teruya KM. Aconselhamento em amamentação e sua prática. J Pediatr. 2004;80(5):s126-30.
39. World Health Organization – WHO; UNICEF. Breastfeeding management and promotion in a baby-friendly hospital: an 18-hour course for maternity staff. Geneva: WHO; UNICEF, 2009.

40. Brasil. Lei nº 11.265, de 3 de janeiro de 2006. Regulamenta a comercialização de alimentos para lactentes e crianças de primeira infância e também a de produtos de puericultura correlatos. Diário Oficial da União. 2006 Jan 4.
41. Caloway C, et al. Association of feeding evaluation with frenotomy rates in infants with breastfeeding difficulties. JAMA Otolaryngol Head Neck Surg. 2019; 145(9):817-22. Disponível em: https://pubmed.ncbi.nlm.nih.gov/31294774/. Acesso em: 21 set. 2023.
42. World Health Organization – WHO. Positioning a baby at the breast. In: WHO. Integrated infant feeding counselling: a training course. Trainer's guide. Geneva: WHO, 2004. Disponível em: https://www.spsp.org.br/downloads/Portal%20-%20Exame%20Obs%20mamada%20-%20DC%20AM%20-%2010set07.pdf. Acesso em: 25 set. 2023.
43. American Academy of Pediatric Dentistry – AAPD. Policy on management of the frenulum in pediatric patients: the Reference Manual of Pediatric Dentistry. Chicago: American Academy of Pediatric Dentistry, 2022. Disponível em: https://www.aapd.org/globalassets/media/policies_guidelines/p_mgmt_frenulum.pdf. Acesso em: 21 set. 2023.
44. Bowley DM, Arul GS. Fifteen-minute consultation: the infant with a tongue tie. Arch Dis Child Educ Pract. 2014;99(4):127-9. Disponível em: https://pubmed.ncbi.nlm.nih.gov/24419208/. Acesso em: 21 set. 2023.
45. Power RF, Murphy JF. Tongue-tie and frenotomy in infants with breastfeeding difficulties: achieving a balance. Arch Dis Child. 2015;100(5):489-94. Disponível em: https://pubmed.ncbi.nlm.nih.gov/25381293/. Acesso em: 21 set. 2023.
46. Marques ACG, et al. Avaliação da percepção de dor em recém-nascidos por profissionais de saúde de unidade neonatal. Cad Saúde Coletiva. 2019;27(4):432-6. Disponível em: https://www.scielo.br/j/cadsc/a/yTS-Pw96zS4MWhkB5HqFqMCx/#. Acesso em: 21 set. 2023.
47. Melo GM, et al. Escalas de avaliação de dor em recém-nascidos: revisão integrativa. Rev Paul Pediatr. 2014;32(4):395-402. Disponível em: https://www.scielo.br/j/rpp/a/ZsvfbpTzpYPYQvjD4 HNKdSc/?lang=pt#. Acesso em: 21 set. 2023.
48. Andreazza MG, et al. Percepção da dor em neonatos pela equipe de enfermagem de unidade de terapia intensiva neonatal. Rev Bras Pesqui Saúde. 2018;19(4):133-9. Disponível em: https://periodicos.ufes.br/rbps/article/view/19813. Acesso em: 21 set. 2023.
49. Silva HL, Silva JJ, Almeida LF. Frenectomia: revisão de conceitos e técnicas cirúrgicas. Rev Salusvita. 2018;37(1):139-50. Disponível em: https://pesquisa.bvsalud.org/portal/resource/pt/biblio-1050204. Acesso em: 21 set. 2023.
50. Recchionii C, et al. Surgical treatment of lingual frenectomy: case report. Res Soc Dev. 2021;10(6):e1110614615. Disponível em: https://rsdjournal.org/index.php/rsd/article/view/14615. Acesso em: 21 set. 2023.
51. Sousa P, et al. Influência da autoliberação miofascial sobre a flexibilidade e força de atletas de ginástica rítmica. RBPeCS. 2017;4(1):18-25. Disponível em: http://revistas.icesp.br/index.php/RBPeCS/article/view/109. Acesso em: 21 set. 2023.
52. Corrêa MS, et al. Anquiloglosia y amamantamiento: revisión y reporte de caso. Rev Estomatol Hered. 2014;18(2):123-7. Disponível em: https://pesquisa.bvsalud.org/portal/resource/pt/lil-559050. Acesso em: 21 set. 2023.
53. Procopio IMS, Costa VPP, Lia EN. Frenotomia lingual em lactentes. RFO. 2017; 22(1):114-9, jan./abr. 2017. Disponível em: https://docs.bvsalud.org/biblioref/2017/08/848733/artigo19.pdf. Acesso em: 21 set. 2023.
54. Junqueira L, Carneiro J. Tecido conjuntivo: fibras colágenas. In: Junqueira L, Carneiro J. Histologia básica: texto e atlas. 12. ed. Rio de Janeiro: Guanabara Koogan, 2013.
55. Campos ACL, Borges-Branco A, Groth AK. Cicatrização de feridas. ABCD – Arq Bras Cir Dig. 2007;20(1). Disponível em: https://www.scielo.br/j/abcd/a/wzTtGHxMQ7qvkBbqDLkTF9 P/?lang=pt#. Acesso em: 21 set. 2023.
56. Chaitow L. A relevância clínica das funções da fáscia: traduzindo a ciência. In: Chaitow L. Terapia manual para disfunção fascial. Porto Alegre: Artmed, 2017.
57. Guinot F, et al. Tongue-tie: incidence and outcomes in breastfeeding after lingual frenotomy in 2333 newborns. J Clin Pediatr Dent. 2022;46(6):33-9. Disponível em: https://pubmed.ncbi.nlm.nih.gov/36624902/. Acesso em: 21 set. 2023.
58. Xavier C. Aleitamento materno e as contribuições da fonoaudiologia para o desenvolvimento orofacial e global do bebê. In: Chedid SJ. (coord.). Prevenção de maloclusão no bebê: monitoramento do desenvolvimento craniofacial desde a gestação. São Paulo: Napoleão, 2022. p. 286-301.
59. Nobrega C. Importância da intervenção fonoaudiológica para a prevenção de maloclusão no bebê: avaliação e recursos terapêuticos. In: Chedid SJ. (coord.). Prevenção de maloclusão no bebê: monitoramento do desenvolvimento craniofacial desde a gestação. São Paulo: Napoleão, 2022.

60. Sanches MTC. A prática fonoaudiológica no início da amamentação. In: Carvalho MR, Gomes CF. Amamentação: bases científicas. 4. ed. Rio de Janeiro: Guanabara Koogan, 2017. p. 108-31.

61. Herzaft-Leroy J, Xhignesse M, Gaboury I. Assessment of the efficacy of an osteopathic treatment in infants with biomechanical impairments to suckling. J Vis Exp. 2019;144. Disponível em: https://pubmed.ncbi.nlm.nih.gov/30799839/. Acesso em: 21 set. 2023.

62. Alves YVT, et al. Avaliação da sucção não nutritiva de recém-nascidos a termo e sua relação com o desempenho da mamada. Rev Bras Saúde Mater Infant. 2019;19(3):631-40. Disponível em: https://www.scielo.br/j/rbsmi/a/dKwhtgTqhBWK7bhgcwFsnch/?lang=pt#. Acesso em: 21 set. 2023.

63. Sanches MTC. Manejo clínico das disfunções orais na amamentação. J Pediatr. 2004;80(5):s155-62. Disponível em: https://www.scielo.br/j/jped/a/BwcjWcF3SzH39xkQBjdgrbP/#. Acesso em: 21 set. 2023.

64. Tessitore A. O uso da zona motora da língua como facilitadora da deglutição. In: Marquesan IQ. (org). Tratamento da deglutição. São José dos Campos: Pulso, 2005. Cap. 6, p. 101-6.

65. Valério P. Funções do sistema estomatognático imprescindíveis à vida. In: Valério P. (coord.). Forma e movimento: bases fisiológicas da ortopedia funcional dos maxilares. Ribeirão Preto: Tota, 2022. p. 3-42.

66. Fujinaga CI, et al. Indicações e uso da técnica "sonda-dedo". Rev CEFAC. 2012; 14(4):721-4. Disponível em: https://www.scielo.br/j/rcefac/a/cRghvD-qXJC9DDdmfQ8 hf8wv/#. Acesso em: 21 set. 2023.

67. Brooks E. IBCLC Scope or practice for tongue-tie assessmente. Clin Lact (Amarillo). 2017;8(3):121-5. Disponível em: https://connect.springerpub.com/content/sgrcl/8/3/121.full.pdf. Acesso em: 21 set. 2023.

68. Bhandarkar KP, et al. Post frenotomy massage for ankyloglossia in infants does it improve breastfeeding and reduce recurrence? Matern Child Health J. 2022;26(8):1727-31. Disponível em: https://pubmed.ncbi.nlm.nih.gov/35716239/. Acesso em: 21 set. 2023.

69. Madeira LM, et al. Da construção do hospital à gestão: compartilhando tijolos, esforços, valores e responsabilidade. Enferm Obst. 2016;3:e33.

70. Rodrigues TFLB, et al. O Hospital Sofia Feldman no Projeto ApiceON: reflexões e avanços no cuidado, na formação e na gestão. In: Souza KV, Santos Filho SB. (org.). O trabalho em territórios de cuidado em saúde das mulheres: avaliação-intervenção e transformações nas práticas de atenção, ensino e avaliação-intervenção e transformações nas práticas de atenção, ensino e gestão. Belo Horizonte: Incipit, 2023, v. 1, p. 621-34.

71. Hanskamp-Sebregts M, et al. Effects of patient safety auditing in hospital care: results of a mixed-method evaluation (part 1). Int J Qual Health Care; 2019;31(7):8-15. Disponível em: https://pubmed.ncbi.nlm.nih.gov/29912469/. Acesso em: 25 set. 2023.

CAPÍTULO 10

Amamentação em Bebês Pré-Termos e de Baixo Peso ao Nascer

Cristina Ide Fujinaga • Jefferson Pereira Guilherme • Rebeca Domingues Raposo

Introdução

Assim que um recém-nascido (RN) é internado na unidade neonatal, várias estratégias podem ser utilizadas com a intenção de promover a amamentação exclusiva. Da colostroterapia até a mamada direto no peito, a mãe do pré-termo, ou de um RN doente, precisará de muito apoio e informação para conseguir vencer sua jornada e se afastar do desmame precoce, visto que, para esses lactentes, a amamentação exclusiva é ainda mais importante. No mesmo sentido, a equipe multiprofissional deverá dedicar-se para atingir essa meta, com aconselhamento, manejo clínico apropriado e com base em evidências científicas e treinamento de todos os que compõem a equipe neonatal. A seguir, apresentam-se as principais estratégias clínicas comumente utilizadas para vencer esse desafio.

Colostroterapia

A colostroterapia é a primeira estratégia clínica para promover o aleitamento materno. Nela se propõe a utilização do colostro como veículo de substâncias imunomoduladoras, anti-inflamatórias e imunológicas, capazes de promover a modulação da resposta imune, amadurecer a mucosa do trato gastrointestinal e conferir proteção ao RN. Mais recentemente, tem-se indicado o uso da expressão "imunoterapia com leite humano", substituindo o termo "colostroterapia", pois é possível administrar gotas de colostro, de leite de transição ou mesmo leite maduro com esse fim, visto que os fatores bioativos estão presentes em grande quantidade no colostro, mas se mantêm em níveis protetores ou efetivos por todas as fases da amamentação.

A imunoterapia com colostro se utiliza do leite cru da própria mãe, com um fim diferente do nutricional.[1] Entre os objetivos do uso oportuno do colostro estão: permitir que a mucosa seja revestida pela imunoglobulina A (IgA) (o que impedirá a adesão de germes patogênicos); ofertar citocinas e fatores de crescimento epitelial, bem como outros produtos bioativos, que irão promover proteção da mucosa e ativação do sistema imunológico, com consequências imediatas e duradouras; interferir a favor de uma colonização bacteriana caracterizada por uma flora saprófita, que poderá dificultar o supercrescimento bacteriano e a translocação (com potencial de evitar quadros infecciosos tão temidos no período neonatal, como a enterocolite necrosante e

a sepse nosocomial, a curto prazo, e de trazer benefícios que se estenderão pela vida adulta, com a modulação da flora intestinal, a longo prazo).[2]

No Brasil, observou-se que a colonização da microbiota oral dos RNs pré-termos apresentou abundância aumentada de *Bifidobacterium* e *Bacteroides* no grupo que utilizou colostroterapia na 1ª semana de vida.[3] Assim, parece não haver dúvidas sobre o papel do colostro no desenvolvimento da microbiota do ser humano.

Na prática clínica, a colostroterapia traduz-se pela aplicação de gotas de colostro, geralmente ordenhadas à beira-leito, diretamente na cavidade oral de RN pré-termo, de muito baixo peso e/ou extremo baixo peso, a cada 3/4 horas, durante o período de 2 a 15 dias. No Brasil, o *Manual do Método Canguru – Diretrizes de Cuidado* recomenda a colostroterapia por 48 horas, com doses que variam conforme a faixa ponderal do RN.

A imunoterapia colostral tem sido apontada como uma das estratégias fundamentadas em evidências que demonstraram melhorar as taxas de amamentação em bebês pré-termos, alinhada com outras tecnologias leves, como o contato pele a pele, o aconselhamento dos pares e o uso de bancos de leite humano.

As evidências que sustentam a utilização da colostroterapia ainda são bastante recentes. O primeiro ensaio clínico randomizado foi realizado em 2015. O grupo intervenção recebeu colostro na dose de 0,2 mℓ, a cada 3 horas, por 3 dias, iniciado após 48 horas de vida, e o grupo controle recebeu placebo (água estéril). Quarenta e dois bebês participaram do estudo, 21 em cada grupo, com idade gestacional média de 26 semanas e peso de nascimento médio de 850 g, em ambos os grupos. Não houve influência na mortalidade, mas a excreção de IgA na urina do grupo intervenção foi quase 5 vezes maior que a do grupo controle, com 2 semanas de vida. Houve também uma significante redução de sepse clínica no grupo colostro (50% *versus* 92%, p = 0,003). Por outro lado, a dosagem de interleucina 8 (IL-8), uma citocina pró-inflamatória, foi a metade daquela encontrada no grupo que recebeu placebo, o que reforça o papel anti-inflamatório do colostro.[4] Esse achado destaca a modulação do sistema imunológico do pré-termo extremo ao entrar em contato, via administração orofaríngea de colostro, com as citocinas e outras substâncias, demonstrando a complexidade biológica do leite humano.

Recente revisão sistemática, com metanálise, sobre aplicação orofaríngea de colostro ou leite da própria mãe em pré-termos, revelou que não houve diferença significativa entre os grupos na incidência de enterocolite necrosante estágio 2 ou superior (RR = 0,65; IC 95%, 0,36 a 1,20; 1.089 participantes, em 12 ensaios), mas a aplicação orofaríngea de colostro reduziu significativamente a incidência de sepse (RR = 0,72; IC 95%, 0,56 a 0,92; 1.511 participantes, em 15 estudos) e qualquer estágio da enterocolite necrosante (RR = 0,58; IC 95%, 0,37 a 0,92; 1.616 participantes, em 16 ensaios). O grupo que recebeu a imunoterapia colostral também alcançou alimentação enteral plena em 1,7 dia antes (IC 95%, 0,3 a 3,2 dias; 1.580 participantes em 14 estudos) e obteve maior peso na alta (média [MD] = 43,9 g; IC 95%, 3 a 85 g; 569 participantes, em três estudos).[5]

Resultados semelhantes foram observados em um estudo de revisão que avaliou o efeito da administração de colostro orofaríngeo em desfechos de interesse em pré-termos e exploraram a frequência e a duração ideais da administração de colostro orofaríngeo por meio de análise de subgrupo. Um total de 1.736 bebês pré-termos foi incluído, de 16 ensaios randomizados. Fortalecendo o achado anterior, essa metanálise mostrou que a incidência de enterocolite necrosante (ECN), sepse tardia, intolerância alimentar e morte foi menor, assim como o tempo para atingir a alimentação enteral plena, no grupo de imunoterapia colostral. Quanto à frequência de administração de colostro orofaríngeo, a incidência de ECN e sepse de início tardio no grupo cuja administração ocorreu a cada 4 horas foi menor do que no grupo controle. Já quanto à duração da administração do colostro orofaríngeo, apenas no subgrupo que administrou a imunoterapia por 8 a 10 dias, notou-se diminuição na incidência de ECN e sepse tardia. Esses dados apontam para um provável efeito dose-dependente da colostroterapia, à semelhança de outros desfechos do aleitamento materno.[6]

Em nosso meio, muito recentemente, Martins et al. avaliaram o efeito da imunoterapia com colostro orofaríngeo na mortalidade de RNs prematuros de muito baixo peso ao nascer, por meio de ensaio clínico não randomizado, realizado com 138 duplas de mãe e filho atendidas em uma maternidade pública.[7] O grupo tratamento utilizou colostro cru, gotejando 4 gotas (0,2 mℓ) na mucosa orofaríngea, totalizando oito administrações em 24 horas, até o 7º dia completo de vida. O grupo controle foi composto por RNs internados na mesma maternidade antes da implementação da imunoterapia com colostro. O grupo tratamento teve um risco relativo (RR) de morte de 0,26 (IC 95%, 0,07 a 0,67; p = 0,00), ajustado para idade materna, estado civil, hipertensão gestacional, tipo de parto, número de consultas de pré-natal e peso ao nascer.

Considera-se que, embora a tendência da literatura atual seja a de apontar benefícios para a prática da colostroterapia, fatores importantes que possam alterar os resultados nos ensaios clínicos – como a dose total administrada de colostro orofaríngeo, a idade do início da administração, os riscos decorrentes da reativação da citomegalovirose entre pré-termos extremos ao se utilizar leite humano cru, entre outros aspectos – devem ser mais bem elucidados. Assim, estudos multicêntricos ainda são necessários no futuro para explorar os efeitos dessas variáveis nos resultados.

Por outro lado, verificam-se evidências de aumento nas taxas de aleitamento materno exclusivo, com melhora do ganho ponderal, redução do tempo de internação. Esses achados, por si só, já justificariam a adoção dessa prática clínica com a finalidade de promover a amamentação entre os pré-termos.[8]

Descobrir a dose máxima de colostro segura, que ofereça proteção sem aumentar os riscos, ainda é um grande desafio sobre o qual os pesquisadores devem se debruçar. Diante das rotinas habituais na unidade neonatal, o pediatra não deve esquecer que renunciar ao uso precoce de colostro pode intensificar a imunodeficiência no período neonatal. Assim, recomenda-se fortemente que as unidades neonatais desenvolvam protocolos assistenciais para viabilizar a prática da imunoterapia com leite da própria mãe.

Estimulação sensorial

Após a fase da colostroterapia, é recomendado que o pré-termo se beneficie da estimulação sensorial, ainda que não seja capaz de se alimentar via oral plenamente. Assim, os RNs pré-termos podem se beneficiar de intervenções que promovam a transição para a amamentação e, por conseguinte, facilitem essa etapa desafiadora. Dependendo do grau de prematuridade ou de gravidade da doença, o início da alimentação no peito pode ser adiado, e a transição da alimentação gástrica para via oral pode variar bastante na sua duração, variando entre dias ou até mesmo meses. Portanto, reforça-se a importância de se implementarem estratégias que promovam a estimulação sensorial do pré-termo. Alguns cuidados são necessários para que a estimulação sensorial seja apropriada, e não inoportuna, para o bebê.

As funções cerebrais, como a plasticidade cerebral, dependem das primeiras experiências do bebê. Nas duas primeiras semanas de vida, ocorrem os processos de neurogênese e sinaptogênese, e tais processos são muito susceptíveis aos estímulos sensoriais e ambientais. A privação de tais estímulos, ou o excesso deles, pode causar morte neuronal, maior vulnerabilidade ao estresse e diminuição da resposta imunológica.[9]

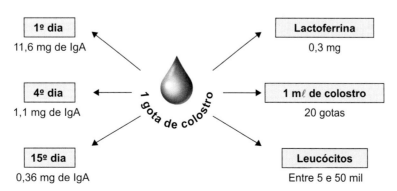

FIGURA 10.1 Composição do colostro de mãe de pré-termo segundo presença de IgA, lactoferrina e leucócitos.

Convém mencionar que as unidades que oferecem os cuidados com base nas diretrizes do Método Canguru realizam, intrinsecamente, a estimulação sensorial ao pré-termo, com o contato pele a pele e o incentivo precoce ao aleitamento materno. No entanto, sabe-se que nem todos os hospitais o implantaram, por isso necessitam de diretrizes para realizar um cuidado mais integral e humanizado.

A "sucção não nutritiva na mama vazia" e a exposição ao odor e ao sabor do leite humano são exemplos de estratégias que podem funcionar como um elo entre o início do processo do aleitar (colostroterapia, ordenha, gavagem) até o fim da jornada (translactação e/ou sonda-peito e amamentação sob livre demanda). De modo geral, tais estratégias melhoram a competência de sucção dos bebês pré-termos, diminuem o tempo de hospitalização e aumentam as taxas de amamentação no momento da alta hospitalar.[10]

A sucção na "mama vazia" deve ser estimulada tão logo a condição clínica do bebê permita. Acredita-se que essa estimulação sensorial seja absolutamente satisfatória, uma vez que nela o pré-termo, ou o bebê de baixo peso ao nascer, recebe estímulos gustativos, táteis, auditivos e visuais, além de fortalecer a conexão e o vínculo com sua mãe. Para esta, o contato precoce com seu bebê, mesmo que a sucção não esteja plenamente estabelecida, auxilia na manutenção da produção láctea e previne o desmame.

Utiliza-se a expressão "sucção não nutritiva na mama vazia" entre aspas uma vez que, por definição, a sucção não nutritiva refere-se àquela em que o bebê não faz ingestão de alimento, geralmente realizada em um bico cego, como uma chupeta. Portanto, a sucção não nutritiva por si só não é recomendada quando se pretende promover o aleitamento materno, tampouco deve ser estimulada em chupeta ou qualquer outro tipo de bico, incluindo o "dedo de luva".

Atualmente, percebe-se o uso indiscriminado do "dedo de luva", que é confeccionado manualmente pelo preenchimento de um dedo de luva com algodão e oferecido ao bebê como uma sucção não nutritiva. Esse utensílio não deve ser utilizado em hipótese alguma, pois oferece diversos riscos ao bebê, além do desmame precoce.[11] Dessa forma, não há nenhuma justificativa para o uso desse artefato, que, inclusive, implica infração de boas práticas na unidade neonatal.

Na mama vazia, o bebê não suga um bico cego. Ainda que o volume de leite ingerido não seja em quantidade suficiente para nutrir plenamente o pré-termo, acredita-se que a sucção seja, sim, nutritiva, uma vez que o leite materno, em qualquer de suas fases, apresenta propriedades além das nutricionais. Mesmo que o bebê sugue a mama após a ordenha, considera-se que, de fato, a mama materna nunca esteja literalmente vazia, pois o contato do lactente com o peito promove alterações hormonais suficientes para que o leite seja produzido e ejetado, ainda que em quantidades reduzidas. Por isso, reforça-se o cuidado necessário ao se mencionar a "sucção não nutritiva em mama vazia", do ponto de vista teórico e prático.

A Figura 10.2 apresenta uma situação em que o bebê foi colocado para estímulo no peito após a mãe ter realizado ordenha da mama. Nota-se que há presença de leite ejetado na outra mama.

Na abordagem do pré-termo ou do bebê de baixo peso ao nascer deve-se atentar para o fato de que o leite humano é também um importante estímulo sensorial para o lactente, uma vez que o líquido amniótico e o colostro têm sabor semelhante ao dele. Assim, sabor, cheiro, composição e funções do líquido amniótico e do colostro em muito se assemelham, sinalizando a potência que a ação direta do leite humano na mucosa oral pode vir a ter, sobretudo em bebês muito pré-termos que não apresentem ainda a prontidão necessária para mamar diretamente no peito.

Ainda são poucos os trabalhos científicos que compreendam os efeitos da estimulação sensorial em pré-termos, em especial, dirigidos para o desfecho do aleitamento materno. Além da "mama vazia", serviços têm utilizado o cheiro do colostro como estímulo sensorial. Em alguns casos, os pré-termos são expostos, imediatamente antes da gavagem, a um aplicador com ponta de algodão embebido com leite humano, mantido a cerca de 1 cm de suas narinas, por 2 minutos, 1 vez/dia, durante 5 dias. Em outros casos, eles são expostos a um absorvente estéril embebido em leite humano que foi colocado na incubadora durante a alimentação por gavagem.[10] Na Austrália, pesquisadores estudaram os benefícios da exposição regular ao cheiro e ao sabor do leite enquanto se realizava a gavagem do leite pela sonda orogástrica. Os autores referem que se trata de intervenção simples, barata, com benefícios potenciais e sem efeitos adversos aparentes, e que pode melhorar o crescimento do perímetro cefálico e do comprimento às 36 semanas de idade corrigida.[12] A exposição ao cheiro ou ao sabor do leite (ou a ambos) administrado por sonda pode acelerar o progresso para a dieta plena, sem efeitos adversos, em pré-termos. Tal estímulo sensorial demonstrou que pode haver diminuição do tempo de hospitalização de pré-termos.[13] No entanto, percebe-se a necessidade de novos estudos a fim de associar a estimulação sensorial ao aleitamento materno exclusivo na alta hospital. De qualquer modo, acredita-se que tais estímulos sejam benéficos durante o período entre o nascimento do pré-termo e a transição da alimentação gástrica para via oral plena, principalmente por serem tecnologias leves, de baixo custo e com baixos riscos para o bebê.

Considera-se, no entanto, que as estimulações sensoriais realizadas na população dos pré-termos sejam indicadas em associação ao peito ou, ainda, dirigidas para o aleitamento. Programas

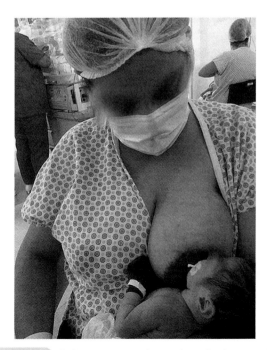

FIGURA 10.2 Pré-termo no peito após ordenha mamária.

de estimulação sensorial, desassociadas do peito, ou em excesso, podem provocar estresse ao pré-termo, colocando em risco o seu neurodesenvolvimento. Manipulações inoportunas em sua cavidade oral e face podem ser entendidas como aversivas por eles, que, geralmente, como resposta acabam apresentando estresse. A presença de estresse persistente pode desencadear alterações na memória e aprendizagem alimentar, inclusive modelando respostas futuras de hipo ou hiper-reatividade pelo bebê, com repercussões para toda a vida.[14]

Nesse sentido, aponta-se a cautela com o uso da "sonda-dedo". A princípio, a sonda-dedo é uma técnica utilizada na reabilitação de lactentes com disfunções orais, indicada em casos bastante específicos. Assim, o uso indiscriminado no pré-termo ou no bebê de baixo peso deve ser evitado, e a técnica não deve ser realizada como método de transição da alimentação para o peito.[15]

Prontidão do pré-termo para o aleitamento materno

Bebês pré-termos não têm desenvolvida a coordenação das funções de sucção, deglutição e respiração. Assim, é muito comum que no início de sua vida eles se alimentem por sonda gástrica e, somente após estabelecer a prontidão necessária, passem a se alimentar por via oral. A transição da alimentação gástrica para via oral é importante para que o pré-termo obtenha adequada ingestão nutricional que possibilite seu crescimento, estabilidade fisiológica e progresso na função de alimentação.[16] Considerando os benefícios nutricionais, imunológicos, psicológicos e emocionais, bem como o fortalecimento do vínculo entre mãe e filho, o aleitamento materno é o método de alimentação mais recomendado nesses casos.[17]

Historicamente, o cuidado com a alimentação do pré-termo seguia a mesma linha de assistência preconizada para o bebê nascido a termo, com especial destaque ao ganho de peso ponderal, como também pela oferta de fórmula, de forma precoce, para prevenir hipoglicemia e desidratação, sem critérios previamente estabelecidos. A oferta de leite artificial em mamadeira era considerada mais "segura" e era comumente a via inicial da alimentação via oral em pré-termos. Um estudo recente, realizado com pré-termos tardios, ou seja, nascidos entre 34 e 36 semanas, verificou que, durante a internação hospitalar, 17% (n = 45) receberam apenas leite materno e 83% (n = 225) receberam fórmula infantil durante a internação. No entanto, oferecer leite artificial como primeira alimentação oral ao pré-termo é um risco para o aleitamento materno, bem como para um aumento no tempo de hospitalização.[18]

A disseminação e implantação do Método Canguru impulsionou o reconhecimento de que o aleitamento materno seja o padrão-ouro para alimentação do pré-termo, com estudos que demonstravam a superioridade do leite humano em relação a segurança, desenvolvimento e prognóstico do pré-termo.[19,20]

Apesar desse avanço, convém mencionar que a maioria dos serviços apresenta dificuldades em estabelecer critérios para iniciar a alimentação via oral, principalmente em reconhecer as competências do bebê para mamar diretamente no peito. Nesse sentido, dois principais critérios têm sido utilizados para se realizar a transição da alimentação gástrica para via oral: peso e idade gestacional corrigida.

É preciso ressaltar, no entanto, que nenhum dos dois critérios deveriam indicar a prontidão do pré-termo em iniciar a alimentação no peito de maneira isolada, mas deveriam ser analisados como parte de um conjunto de sinais clínicos, os quais podem servir de base como indicadores da competência de o bebê sugar, deglutir e respirar com segurança e de maneira "precoce".

A idade gestacional é um critério que indica a maturidade do pré-termo. Por outro lado, o peso não indica a maturidade nem as habilidades motoras orais do pré-termo, especialmente nos casos de RNs de muito baixo peso ao nascimento. Tais bebês demoram a atingir o peso adequado, mas nem por isso apresentam atraso no neurodesenvolvimento e na maturidade motora oral. Assim, o peso, isoladamente, não é um critério adequado para indicar o aleitamento materno para os pré-termos e, principalmente, para RNs de baixo peso. Além da maturidade, devem-se considerar também outras variáveis como estabilidade clínica, estado de consciência, habilidades motoras orais e coordenação entre as funções de sucção, deglutição e respiração.

Ressalta-se que o início precoce da amamentação promove vários benefícios para o pré-termo, como efeitos fisiológicos, afetivos, vantagens sociais e de desenvolvimento e melhora em sua qualidade de vida. Além disso, o início precoce aumenta a produção de leite da mãe, reduzindo a hipogalactia e o desmame precoce. Por sua vez, a demora em estimular o aleitamento materno prejudica o pré-termo, atrasando sua capacidade de se alimentar exclusivamente via oral e aumentando sua permanência na unidade neonatal.[21]

Assim, é importante que todos os aspectos que interfiram na prontidão para alimentação via oral, preferencialmente no peito, sejam considerados. Em muitos momentos se faz necessária uma maneira mais sistemática de avaliação, o que leva à necessidade do uso de protocolos e avaliações estruturadas e validadas. Estes devem nortear as condutas, e não as engessar. É importante sempre lembrar que o cuidado é individualizado; assim, o olhar deve ser único para cada bebê.

Uma das avaliações utilizadas para verificar as habilidades para alimentação oral do lactente é o **Instrumento de Avaliação da Prontidão do Pré-Termo para Início da Alimentação Oral**. Trata-se de um teste de fácil aplicação na prática clínica, que demonstrou ser preciso e com tecnologia leve para indicar o início da transição da alimentação oral no peito, sem riscos para os pré-termos, auxiliando o início precoce do aleitamento materno. Outra vantagem do instrumento consiste no fato de ser uma avaliação ampla, que engloba diversos fatores, incluindo maturidade e estado de consciência, habilidades motoras orais e aspectos da sucção não nutritiva do pré-termo, além de ser dirigido para que a transição da alimentação do pré-termo ocorra no peito, sem o uso de bicos artificiais.

Outro aspecto importante dessa avaliação refere-se ao fato de ter sido validada em seu conteúdo, aparência e aplicabilidade clínica, além de apresentar adequada confiabilidade entre os avaliadores. O referido instrumento considera cinco domínios em sua avaliação: idade corrigida; estado de organização comportamental; postura oral; reflexos orais; sucção não nutritiva.[22]

Considera-se que, sempre que possível e que as condições clínicas permitam, a transição da alimentação gástrica para via oral do pré-termo e do bebê de baixo peso seja realizada diretamente no peito. Assim, cabe à equipe da unidade neonatal aplicar rotinas que favoreçam a manutenção da lactação das mães dos pré-termos, bem como também adotar protocolos relacionados com os cuidados dos bebês, para se promover o aleitamento materno exclusivo nessa população.

Métodos de transição da alimentação gástrica para via oral

As diferentes maneiras de alimentar o lactente e os seus efeitos fisiológicos vêm sendo estudados por diversos pesquisadores ao longo dos anos. Acredita-se que o modo como é realizada a transição da alimentação influencia de maneira decisiva a frequência e a duração do aleitamento materno, especialmente na população de bebês nascidos pré-termos e de baixo peso ao nascer. Não há como prever quais lactentes irão desenvolver problemas em relação à amamentação secundários ao contato com diferentes técnicas de sucção. Contudo, sempre que houver uma sucção ineficiente, haverá maior risco de o RN apresentar dificuldades no aleitamento materno.

Para mamar de modo eficiente, o bebê precisa abrir a boca amplamente para acomodar o tecido mamário e protrair a língua sobre o lábio inferior, o qual fica evertido abaixo da aréola. O aleitamento materno requer excursão máxima da mandíbula e, para a realização de toda essa atividade, são utilizados cerca de 20 músculos, abaixando, protraindo, elevando e retraindo a mandíbula. Nesse sentido, as condições inerentes à prematuridade e ao baixo peso ao nascer podem interferir negativamente na capacidade de o bebê executar os movimentos para mamar de maneira eficiente. Para garantir que ele receba todos os nutrientes de que necessita, geralmente, a equipe introduz uma sonda gástrica para alimentação. Portanto, o período de transição da alimentação gástrica para a via oral é bastante crítico para a promoção do aleitamento materno. Várias são as circunstâncias que influenciam o desfecho do aleitamento: idade gestacional, idade gestacional corrigida, peso, gemelaridade, condições gerais de saúde e características maternas. Além disso, nem todas as unidades neonatais estão alocadas em Hospitais Amigos da Criança, e nem todas têm implantado o Método Canguru, fatores que certamente impactam nas ações sinérgicas necessárias para que o aleitamento seja de fato promovido.

A maneira como o leite é oferecido para os RNs pré-termos é uma variável importante a ser considerada. Muitas vezes, percebe-se, na prática clínica com esses bebês, dificuldades da equipe em iniciar a amamentação após o uso prolongado de um método alternativo de alimentação, principalmente quando o leite era ofertado na mamadeira. Historicamente, a mamadeira e o uso de chupetas têm sido associados ao desmame precoce. Na tentativa de minimizar danos e evitar a mamadeira, métodos alternativos têm sido propostos por especialistas. Porém, nem sempre essas alternativas proporcionam ao bebê a oportunidade de realizar a função de sucção, e, ainda que a realizem, há riscos para a amamentação, uma vez que a biomecânica para sugar o peito e para sugar os demais utensílios é diferente. Assim, qualquer método alternativo de alimentação tem suas vantagens e desvantagens em relação ao aleitamento materno, e seu

uso deve, inevitavelmente, ser transitório e acompanhado pelo profissional especialista nas funções orais (o fonoaudiólogo), até que o aleitamento seja estabelecido.

A utilização de mecanismos de sucção diferentes dos utilizados no aleitamento materno pode causar alteração na pega e, consequentemente, modificação no padrão de sucção do bebê. Tal alteração pode levar a um quadro conhecido como "confusão de bicos", fenômeno que pode levar o pré-termo ao desmame precoce.[23] Isso causaria dificuldade no lactente em atingir a configuração oral correta, como a necessária abertura de boca e o posicionamento da língua, para a realização da pega e para o padrão de sucção adequado, ambos necessários para um aleitamento materno eficiente. Um estudo ultrassonográfico revelou a importância do movimento do dorso da língua para a extração máxima do leite, já que isso gera pressão negativa intraoral.[24]

Considerando todos esses aspectos, bem como a escassez de estudos que demonstrem os impactos do fenômeno "confusão de bicos" na prevalência do aleitamento materno, o uso da mamadeira passou a ser visto com muita cautela, e houve um aumento no interesse em métodos alternativos de alimentação. A ideia é que a escolha do método alternativo possa ser o mais "fisiológico" possível, ou seja, o que mais se aproxime da função da sucção realizada no peito e que respeite as programações orais, esperadas e/ou inatas, dos bebês.

Atualmente, uma das maiores dificuldades é decidir que método alimentar utilizar com o pré-termo, principalmente nos casos em que a mãe não pode permanecer muito tempo na unidade neonatal, ou está ausente e pretende amamentar. Ainda não há um consenso sobre qual é o melhor método de alimentação e qual expõe o bebê a um menor risco de "confusão de bicos". Devido à escassez de evidências científicas robustas na literatura, verifica-se na prática clínica que cada unidade neonatal realiza seu próprio protocolo de transição de alimentação, considerando sua realidade, suas condições de recursos físicos e humanos, os quais nem sempre convergem para a promoção do aleitamento materno. Por esses e outros motivos, entende-se que a promoção da amamentação não seja determinada por um único fator, e sim por um conjunto deles. Ressalta-se, portanto, que a mãe não deve ser culpabilizada pelo insucesso do aleitamento materno, uma vez que seu papel como nutriz é fundamental, mas depende de uma série de circunstâncias relativas a seu micro e macrocontexto.

Várias são as possibilidades de se realizar a transição e/ou alimentação, via oral, com diversos utensílios, como copo, seringa, *paladai*, *finger-feeding*, translactação, bico intermediário de silicone, entre outros.

O copinho foi um método amplamente utilizado como substituto da mamadeira para se prevenir a "confusão de bicos". Ele parece encorajar o desenvolvimento e a maturação das estruturas do sistema motor oral (musculatura e movimentação dos lábios, língua, bochechas), do controle do sistema respiratório, além de proporcionar também uma experiência oral positiva e importante para o bebê que está recebendo alimentação por gavagem (sonda orogástrica e/ou nasogástrica). Assim, não há possibilidade teórica de o copo provocar "confusão de sucção" ou de "confusão de bicos" porque o bebê não entra em contato com bico artificial.[25]

Seu uso consiste na utilização de um pequeno copo de vidro ou de polipropileno, sem bico ou borda. O bebê deve estar em estado de alerta, sentado ou semissentado no colo da mãe ou do cuidador. O copo é encostado na boca do bebê e inclinado ate que o leite toque seu lábio inferior. O lactente deve retirar o leite e degluti-lo, e este não pode ser derramado na boca da criança.

A literatura aponta que a alimentação com o copo é fácil para o pré-termo, uma vez que ele é capaz de regular a ingestão do leite e que não precisa ter o "trabalho" de sugar. Assim, o bebê pode controlar o ritmo sucção/lambida enquanto o copo é oferecido, o que permite um melhor controle da respiração, com a deglutição ocorrendo no momento certo. Como resultado, há um menor gasto de energia.[26] No entanto, cabe ressaltar que, embora o uso do copo não envolva a sucção, ele envolve outros componentes da alimentação, o que torna inconsistente a hipótese de que o uso do copo seja mais "fácil" para o bebê. Além da sucção e da deglutição, a alimentação do RN inclui controle respiratório e movimentação peristáltica do esôfago, bem como a combinação de atividades caracterizadas por declínio dos níveis da frequência respiratória e oxigenação, o que exige habilidades refinadas pelo pré-termo.[27]

Outro ponto importante é que, para obtenção de leite na alimentação com o copo, o bebê precisa abaixar o lábio superior até a borda do copo, o que, por consequência, gera a oclusão labial. Assim, a atividade realizada é de fechamento da boca, ao passo que, no aleitamento materno, exige-se uma excursão máxima da mandíbula. No uso do copinho, ainda, a língua realiza movimentos de sorver o leite, sem a necessidade de elevar seu dorso nem de realizar pressão oral negativa para obtenção do leite. A combinação de diferentes mecanismos orais e da sucção, com movimentos de lábios e língua distintos e pouca pressão intraoral presente no uso do copo, pode se tornar um hábito do RN e levar a uma recusa ao aleitamento materno, similar ao que acontece na "confusão de bicos".[27]

A alimentação por copo é descrita como um método de alimentação simples para o bebê pré-termo, porque melhora o contato físico e visual com o bebê e proporciona estimulação tátil e olfativa positiva, sem provocar alterações na frequência respiratória e na saturação de oxigênio, no controle da velocidade da alimentação e no volume total de leite consumido pelo lactente. Além disso, minimiza o risco de aspiração e gasto energético do lactente. Entretanto, essa simplicidade no manejo do copo não é referida por alguns cuidadores, pois muitos se sentem desconfortáveis com esse método e não o consideram seguro. Eles também acreditam que haja grande desperdício de leite e relatam mais sinais de estresse dos bebês pré-termos durante a alimentação pelo copo.[28] Esse desperdício de leite na alimentação levaria ao não consumo do volume prescrito, o que pode provocar perda e/ou não ganho de peso e afetar o estado clínico do lactente.[29]

Outra técnica descrita na literatura é a alimentação na seringa. Os estudos relacionados com esse método de alimentação são escassos e não há convergência de uma padronização do uso dessa técnica, além de não haver evidências robustas de que a alimentação na seringa promova o aumento da prevalência do aleitamento materno em pré-termos.[30,31] Apesar de o pré-termo não realizar a função de sucção propriamente dita na alimentação por seringa, infere-se que ele estaria exposto ao fenômeno "confusão de bicos". Na seringa, o pré-termo realiza a oclusão dos lábios ainda mais acentuada do que no uso do copo, fato que levaria a um prejuízo da abertura bucal, tão desejada para que a amamentação ocorra de forma eficiente. Por isso, ressalta-se a importância de novos estudos e evidências para que a seringa seja considerada um método alimentar que realmente favoreça a amamentação.

O *finger-feeding* foi estudado como um possível método de alimentação, dirigido em especial para bebês cujas mães não permaneciam na unidade neonatal, que não causasse tanta privação em relação à função de sucção. Nessa técnica, o leite é oferecido a bebês pré-termos por sucção por meio de uma sonda acoplada ao dedo da mão enluvada. A ponta do cateter é cortada (para retirada dos furinhos) e fixada, com fita adesiva, na face interna do dedo mínimo enluvado. A outra extremidade é conectada a uma seringa sem o êmbolo ou outro recipiente, que deve permanecer no nível da cabeça do neonato. O leite materno ou leite humano pasteurizado, colocado na seringa ou recipiente, sai pela sonda à medida que o bebê suga, e não pela ação da gravidade.[29]

Nesse método, são descritas como vantagens a estimulação sensorial ocasionada pelo dedo enluvado, o aumento da capacidade de sucção do bebê, a suplementação nutricional mais adequada, o maior ganho de peso, a aceleração na transição da alimentação por gavagem para a amamentação e o não desperdício de leite. Tais aspectos induzem a diminuição do tempo de permanência dos bebês no hospital, a diminuição dos sinais de estresse e a possibilidade de alimentar bebês com a função da sucção na ausência da mãe.[28,32]

Apesar dos apontamentos, a técnica do *finger-feeding* não impactou positivamente a prevalência do aleitamento materno, o que induz a refletir que, para que a amamentação seja de fato promovida, os serviços necessitam implementar estratégias para viabilizar a permanência das mães nas unidades neonatais. Assim, apesar do *finger-feeding* privilegiar a função de sucção, sem a presença constante da mãe, a amamentação fica bastante prejudicada, independentemente da técnica utilizada. Então, na presença da mãe, não há justificativa para a realização do *finger-feeding* como técnica de complementação da alimentação.

Tem-se observado o uso frequente do bico intermediário de silicone nas unidades neonatais, especialmente na população de pré-termos. Cerca de metade das mães utilizam o bico intermediário de silicone, por diversos motivos, sendo o mais comum "o bebê escorrega do peito". No entanto, a indicação do bico de silicone parece ser bastante inconsistente, e faltam critérios claros para seu uso. Também não há evidências científicas de que o bico intermediário de silicone promova o aumento da prevalência do aleitamento materno em pré-termos.[33] Até que haja mais estudos sobre o tema, recomenda-se cautela na indicação do bico intermediário de silicone e, principalmente que, quando indicado, que seu uso seja por um período determinado, somente na transição da alimentação gástrica para via oral, sendo necessário o acompanhamento fonoaudiológico para sua retirada, ainda antes da alta hospitalar.

O Ministério da Saúde atualmente indica a translactação como método alternativo de alimentação e de transição para a retirada da sonda em RNs pré-termos. A translactação é utilizada na transição da alimentação por gavagem para via oral e transposição da alimentação na sonda para o peito. Nesse método, uma seringa, sem o êmbolo, é acoplada a uma sonda gástrica número 4, com a extremidade dos furos colocada ao nível do mamilo. A outra extremidade ficará mergulhada em um recipiente (pode ser copinho) com leite, o qual deverá permanecer no mesmo nível ou abaixo da altura do mamilo. Ao mamar, o bebê abocanha a aréola e a sonda e suga o leite do peito e da seringa.[34]

O leite utilizado na translactação é o retirado da própria mãe. Nesse sentido, a técnica favorece, mesmo que indiretamente, a manutenção da produção láctea, devido à extração da mama, ainda que o bebê não tenha plenamente desenvolvida a função de sucção. Durante a mamada, é possível que o pré-termo faça uma maior ingestão de leite, uma vez que há duas fontes de leite: o leite que suga do peito da mãe e aquele que vem pela sonda retirar "acoplada à seringa". Tal oferta aumenta o volume da ingesta, mas também pode dificultar a coordenação das funções de sucção, deglutição e respiração.

A translactação parece ser um método de alimentação mais fisiológico para o RN pré-termo, por não propiciar contato com utensílios diferentes do mamilo materno. Assim, não provocaria modificação nos padrões de alimentação, tanto inatos quanto em desenvolvimento, do RN. A translactação demonstrou ser segura e eficiente, auxiliando o bebê a iniciar o aleitamento materno e promovendo ganho de peso satisfatório a seu crescimento e desenvolvimento.[35]

Semelhante à técnica da translactação, menciona-se a sonda-peito. Nesse método, o RN faz a transição mamando no peito e recebendo o complemento pela sonda gástrica (naso ou orogástrica). O pré-termo mama sob livre demanda, durante o tempo que quiser, e o volume da complementação diminui de acordo com sua aceitação e seu ganho de peso.[35] Entende-se que a sonda-peito seja uma técnica mais fisiológica do que a translactação, pois, além de não expor o RN ao contato com outros artifícios, ele respeita a capacidade de sucção do pré-termo, uma vez que ele só vai retirar o volume de leite que está no peito da sua mãe, sem precisar lidar com o volume adicional de leite que viria da sonda – isso tudo facilitaria a coordenação da sucção-deglutição-respiração. Mais adiante, a transição acontece de maneira mais rápida porque, assim que a sonda é retirada, o RN já se encontra em peito livre, mamando sob livre demanda.[35]

Não há parâmetros definidos sobre como se avalia a aceitação do pré-termo no peito. Muitas são as variáveis envolvidas, como idade gestacional, idade gestacional corrigida, condição clínica do pré-termo, características físicas da mama e de produção láctea, além do tempo de permanência, em estado alerta e com presença de sucção, no peito da mãe. Assim, a transição da alimentação do pré-termo da via gástrica para a oral é de fato um período desafiador, que exige *expertise* da equipe neonatal e a presença do fonoaudiólogo para atuar de maneira especializada nas funções orais.

Em relação ao ganho de peso, o Ministério da Saúde recomenda que fique entre 14 e 16 g/kg/dia.[34] Sugere-se também a adoção das curvas de ganho de peso ajustadas para a idade gestacional corrigida para um acompanhamento mais específico, propostas pelo projeto multicêntrico Intergrowth-21st.[36]

Recomenda-se que o bebê não seja pesado nem antes nem depois da mamada, pois tal medida não é fidedigna. Grande parte das balanças utilizadas nas unidades neonatais não é capaz de medir diferenças de menos de 10 g. Além disso, não há consenso na equivalência de volume em mililitros de leite em gramas do peso corporal. Vale acrescentar também o estresse que a pesagem provoca na mãe, o que pode interferir negativamente para a ejeção de leite e, consequentemente, abalar a sua autoconfiança em amamentar e, assim, atrapalhar a ingesta do bebê. Quando a mãe apresenta elevados níveis de estresse, há presença de excesso de cortisol, e tal substância é transmitida pelo leite materno ao bebê. A ação do excesso de cortisol altera a mielinização cerebral, comprometendo o crescimento (aumento da massa celular) e o desenvolvimento (especialização celular) do cérebro, como também a conexão sináptica e a plasticidade cerebral, ou seja, o crescimento de prolongações dos neurônios. Portanto, qualquer ação que provoque estresse materno pode levar ao desmame precoce, além de prejudicar o bebê a curto, médio e longo prazos.[14]

Como alternativa para acompanhar a ingesta, recomenda-se o controle mais rígido da diurese, que deve ficar em torno de 2 a 4 mℓ/kg/h. Assim, o controle da diurese permite à equipe inferir se a ingesta do bebê está satisfatória, de maneira objetiva, articulada com os sinais clínicos do pré-termo.

Dentre todos os métodos de alimentação, alternativos e dirigidos para a população neonatal, considera-se que a sonda-peito seja o padrão-ouro, seguido da translactação. Sempre que possível, quando se pretende promover o aleitamento materno para o pré-termo, ou bebê de baixo peso ao nascer, a transição da alimentação gástrica para a via oral deve ser realizada primordialmente no peito. Para que isso aconteça, recomenda-se que os serviços propiciem tanto condições de permanência da mãe na unidade neonatal quanto estratégias para manutenção da produção láctea.

Já nos casos em que a permanência da mãe não possa ser estabelecida, sugere-se que a equipe promova estratégias para que o pré-termo exerça a função de sucção, preparando-o para o aleitamento materno, para além da escolha do método de alimentação. Considera-se que o fonoaudiólogo seja o profissional habilitado para acompanhar a transição da alimentação gástrica para via oral, de maneira individualizada e humanizada. Convém mencionar que esse profissional pode utilizar de algumas técnicas para realizar a reabilitação de bebês pré-termos, ou de baixo peso, que apresentem disfunções orais, em decorrência do tempo prolongado de entubação, ou mesmo de privação de estimulação sensorial.[15] No entanto, recomenda-se que a atuação fonoaudiológica concentre-se em estratégias que promovam o aleitamento materno, sem o uso indiscriminado de bicos artificiais ou, ainda, de protocolos que utilizam dedo enluvado e/ou manipulações sensório-motoras-orais descontextualizadas do principal estímulo, que deve ser o peito da mãe.

A Figura 10.3 apresenta os principais métodos de alimentação, bem como suas vantagens e desvantagens, de maneira resumida.

Aditivação do leite humano

Tem sido recomendada nas unidades neonatais a aditivação do leite humano,[37] estratégia em que nutrientes são adicionados ao leite da própria mãe ou ao leite humano pasteurizado, geralmente na forma de pó. Essa mistura costuma ser chamada "fortificante do leite humano", mas tal expressão deve ser evitada, a fim de não colaborar com o mito do leite fraco.

De fato, a aditivação pode ser particularmente importante para RNs muito prematuros que perdem a oportunidade de receber alguns nutrientes que normalmente receberiam da mãe através da placenta no último trimestre de gravidez, como cálcio e fósforo, minerais fundamentais para a saúde óssea.[38] Ademais, as necessidades nutricionais dos RNs de muito baixo peso podem não ser satisfeitas com a alimentação exclusiva com leite humano, porque esses pequenos requerem mais proteínas, energia, minerais

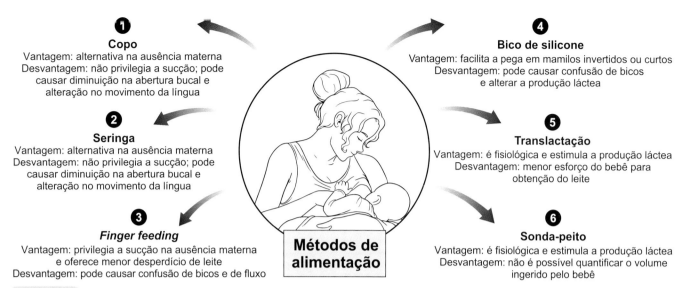

FIGURA 10.3 Métodos de alimentação do pré-termo, vantagens e desvantagens para a promoção do aleitamento materno.

e micronutrientes do que os RNs a termo saudáveis.[39] Práticas que visem diminuir a restrição de crescimento extrauterino devem ser estimuladas nas unidades neonatais. Contudo, a aditivação do leite humano também pode apresentar riscos, como aumento da osmolaridade, alteração da microbiota e potencial contaminação durante o manuseio do leite, ou mesmo intolerância a alguns ingredientes.

Em países desenvolvidos, existem muitos aditivos disponíveis comercialmente que variam de acordo com a forma (pó *versus* líquido), conteúdo de macronutrientes, grau de hidrólise de proteínas e fonte (bovina *versus* humana). No Brasil, até o momento, encontra-se apenas a apresentação em pó, com proteína oriunda do leite de vaca. Brown et al.,[40] em seu estudo de metanálise, identificaram 18 estudos dos quais participaram um total de 1.456 bebês prematuros. Esses ensaios geralmente apresentaram amostras pequenas e foram considerados metodologicamente fracos; forneceram evidências de baixa a moderada qualidade, mostrando que a aditivação do leite humano com múltiplos nutrientes aumenta a taxa de ganho de peso intra-hospitalar (MD 1,76 g/kg/dia, IC 95%, 1,30 a 2,22), comprimento (MD 0,11 cm/semana, IC 95%, 0,08 a 0,15) e perímetro cefálico (MD 0,06 cm/semana, IC 95%, 0,03 a 0,08) entre prematuros. Então, parece haver discreta melhora do crescimento hospitalar de bebês prematuros, embora faltem dados sobre o neurodesenvolvimento a longo prazo. Além disso, abordagens individualizadas de aditivação com base na análise do leite ou na resposta metabólica do bebê podem melhorar o crescimento em relação à aditivação padrão. As evidências são insuficientes para informar o momento da introdução do aditivo, da aditivação de rotina dos alimentos após a alta e do uso rotineiro de aditivos feitos de leite humano em vez de leite bovino.

O aditivo feito com o próprio leite humano tem levantado questões éticas, uma vez que esta prática pode gerar mercantilização, o que já vem ocorrendo em alguns países que permitem a venda do leite materno. No Brasil, a rede brasileira de bancos de leite humano proíbe tal prática. Recente estudo realizado na faculdade de Medicina da Universidade de São Paulo, de Ribeirão Preto (LioNeo), demonstrou que será possível, por intermédio da liofilização, concentrar o leite humano com o próprio leite humano sem conflitos de interesse, respeitando as práticas da Rede Brasileira de Bancos de Leite Humano. A liofilização de leite humano doado pasteurizado foi considerada segura e tolerável para uso em RNs de muito baixo peso, hemodinamicamente estáveis.[41] Estudo de fase 2 com uma amostra maior está em andamento para se avaliar eficácia, segurança e tolerabilidade e deverá trazer luz a essa importante questão.

Por fim, é importante ressaltar que não há dados suficientes para se determinar se práticas de aditivação de leite humano melhoram desfechos clínicos relevantes, sobretudo aqueles relacionados com o desenvolvimento neurológico.[42] Em suma, há uma urgente necessidade de estudos bem desenhados para avaliação dos custos e dos potenciais riscos e benefícios das práticas de fortificação (ver Capítulo 9, *Anquiloglossia em Recém-Nascidos e Lactentes Jovens: Abordagem Transdisciplinar*, e Capítulo 50, *Panorama da Anquiloglossia em Recém-Nascidos e Lactentes no Brasil*).

Anquiloglossia e prematuridade

Nos últimos anos, verificou-se um crescente aumento de diagnóstico e conduta de alterações em frênulo lingual na população neonatal. Entretanto, destaca-se neste capítulo a necessária cautela quando tal tema se refere aos bebês nascidos pré-termos e de baixo peso (ver Capítulo 9, *Anquiloglossia em Recém-Nascidos e Lactentes Jovens: Abordagem Transdisciplinar*, e Capítulo 50, *Panorama da Anquiloglossia em Recém-Nascidos e Lactentes no Brasil*).

Em bebês nascidos a termo, o frênulo lingual é reconhecido como tendo o potencial de limitar a mobilidade da língua, o que pode levar a dificuldades na amamentação em alguns bebês. Os protocolos de avaliação existentes na literatura foram idealizados e, em alguns casos, validados, para população de bebês nascidos a termo. Ademais, chama a atenção a existência de uma extensa variação entre os indivíduos na aparência do frênulo lingual, mas uma relação ambígua entre a aparência do frênulo e a limitação funcional, em especial na função de sucção no peito.

Um estudo de 2019 realizou a microdissecção de quatro cadáveres de bebês pré-termos de tecido fresco do frênulo lingual. Foi observado que o frênulo lingual é uma estrutura dinâmica, em camadas formadas pela mucosa oral e pela fáscia do assoalho bucal subjacente, que é mobilizada em uma prega na linha média com elevação e/ou retração da língua. O músculo genioglosso está suspenso na fáscia do assoalho da boca e, em alguns indivíduos, pode ser puxado para dentro da dobra do frênulo. Os ramos do nervo lingual estão localizados superficialmente na superfície ventral da língua, imediatamente abaixo da fáscia, tornando-os vulneráveis a lesões durante os procedimentos de frenotomia.[43]

Os autores apontaram que o frênulo lingual infantil é uma estrutura dinâmica, com variabilidade significativa em sua morfologia e em relação à inserção na linha média da fáscia do assoalho da boca e variabilidade na forma como a mucosa, a fáscia e o genioglosso são atraídos para a prega do frênulo, com o movimento da língua. A anatomia do frênulo lingual já foi definida, mas ainda existem grandes lacunas no conhecimento, particularmente correlacionando a variabilidade na estrutura com a função, com especial atenção aos pré-termos. Por isso, é premente a necessidade de novas pesquisas, principalmente relacionadas com a biomecânica mais detalhada dos movimentos da língua, com uma abordagem mais abrangente para compreender o impacto promovido pela ampla gama de variáveis na anatomia oral dos bebês e na função da língua em tarefas específicas. Ressalta-se que se busque a exclusão de outras causas potenciais de dificuldades na amamentação antes de proceder à intervenção cirúrgica.[43]

Cabe advertir que o bebê pré-termo e o de baixo peso apresentam, por si só, riscos inerentes à sua condição clínica, estando mais propensos a hemorragias, infecções, entre outras complicações. Assim, acredita-se que a indicação da frenotomia em pré-termos possa ser uma conduta antecipada e sem evidências científicas robustas, cujo risco supera o benefício, uma vez que o procedimento, embora de baixo risco, pode provocar desestabilidade da homeostase de um bebê clinicamente vulnerável. A presença da dor e do estresse também precisa ser considerada, uma vez que experiências aversivas mudam as concentrações de cortisol, adrenalina e noradrenalina, os quais alteram o eixo hipófise-hipotálamo-adrenal, com consequências a curto, médio e longo prazos para os bebês.[14]

Aleitamento materno após a alta hospitalar: seguimento e seus desafios

Especialmente em casos de prematuridade e baixo peso ao nascer, a continuidade da amamentação ainda é um desafio para profissionais envolvidos, mães e bebês pré-termos. Com frequência, observa-se desmame precoce, então é de grande importância o envolvimento de profissionais preparados para oferecer suporte e manejo clínico, almejando o sucesso do aleitamento materno.

A continuidade do aleitamento materno exclusivo após a alta hospitalar está intimamente relacionada com fatores implícitos ao nascimento e à permanência na unidade neonatal, com especial destaque ao tipo de parto e ao início tardio da transição da alimentação gástrica no peito. Um estudo realizado com bebês pré-termos, nascidos com menos de 34 semanas de idade gestacional, revelou que a duração média do aleitamento materno exclusivo foi de 3,61 meses e que apenas 35,3% dos bebês receberam o aleitamento materno exclusivo até a idade corrigida de 6 meses.[44]

Resultados semelhantes foram encontrados em pré-termos tardios. Na alta hospitalar, 74% (n = 200) das crianças estavam sendo exclusivamente amamentadas. No entanto, a prevalência do aleitamento materno exclusivo após as 6 semanas de alta hospitalar foi de 41% (n = 103), e aos 3 meses foi de 35%.[18] Convém mencionar que nenhum dos dois estudos tinha implantado o Método Canguru.

Entre bebês nascidos extremamente pré-termo, 34% estavam sendo amamentados aos 6 meses de idade (variação de 25 a 56%). Mães mais jovens e com menor escolaridade tinham maior probabilidade de parar de amamentar antes dos 6 meses, assim como bebês de nascimentos múltiplos, com displasia broncopulmonar e que tivessem passado por diversas transferências neonatais.[45]

Os dados apresentados são semelhantes aos da revisão realizada por Alves et al. (2020),[46] que observaram nos estudos selecionados, em sua maioria, taxas elevadas de aleitamento materno exclusivo e aleitamento materno misto no momento da alta hospitalar para os RNs acompanhados pelo Método Canguru. Entretanto, eles também evidenciaram grandes quedas das taxas de aleitamento materno exclusivo após a alta hospitalar.

Essas baixas taxas de continuação da amamentação nessa população de alto risco exigem mais apoio para as mães durante e após a hospitalização neonatal, especialmente para aquelas de famílias com baixo nível socioeconômico. A promoção do aleitamento materno exclusivo nas unidades neonatais, bem como a assistência multiprofissional durante o seguimento do pré-termo, pode constituir uma alavanca para melhorar a continuidade da amamentação após a alta hospitalar.

As políticas públicas dirigidas aos pré-termos e bebês de baixo peso ao nascer necessitam de ampliação, com especial ênfase no acompanhamento após a alta hospitalar, com a presença de equipes especializadas para promover a amamentação, em conjunto com a adoção de medidas que assegurem condições mínimas de assistência às famílias.

Finalmente, aponta-se a importância de se reconhecer que o sucesso do aleitamento materno depende não somente de esforços individuais da mãe do pré-termo ou do bebê de baixo peso ao nascer. Toda a equipe deve estar sensível às condições inerentes à internação de bebê e considerar todo o campo de tensão e angústia que circunscreve a trajetória da dupla para além da amamentação, especialmente para a mulher que amamenta.

Os diferentes papéis exercidos pela mulher contemporânea exigem que ela esteja cercada de profissionais qualificados, bem como de uma rede de apoio que sustente sua permanência junto a seu bebê. A escuta qualificada, o acolhimento e o aconselhamento devem fazer parte das ações nas unidades neonatais, seguindo as políticas nacionais de humanização.

Considerações finais

A prática do aleitamento materno exclusivo é, por si só, desafiante. Quando se trata do bebê pré-termo ou nascido de baixo peso, os desafios são ainda maiores. Neste capítulo, foram apresentadas estratégias que podem ser utilizadas com a intenção de se promover a amamentação exclusiva. Da colostroterapia à mamada direto ao peito, o papel da equipe da unidade neonatal é fundamental para a promoção do aleitamento, tanto com ações adequadas para a dupla mãe-bebê quanto com a não adoção de práticas que interfiram negativamente na amamentação, as quais levam, muitas vezes, ao desmame precoce.

Embora haja escassez na literatura sobre a amamentação para essa população, especialmente sobre a transição da alimentação gástrica para o peito, pretende-se subsidiar as boas práticas na equipe da unidade neonatal, bem como direcionar a construção de protocolos, de acordo com as diferentes realidades do micro e macrocontexto, tanto dos serviços quanto das mães/mulheres que amamentam. Enquanto houver lacunas, por falta de evidências científicas, apontam-se possibilidades alicerçadas na plausibilidade biológica e clínica, com conceitos já consagrados na literatura. Tal conhecimento necessita estar articulado com a *expertise* de toda equipe neonatal.

A continuidade da amamentação após a alta hospitalar depende das vivências experimentadas enquanto a dupla permaneceu internada na unidade neonatal. Depende, também, da ampliação das políticas públicas dirigidas para o seguimento dessa população. Finalmente, a amamentação em bebês pré-termos e de baixo peso ao nascer é fruto de um trabalho interdisciplinar, no qual o fonoaudiólogo desempenha papel fundamental, uma vez que é o profissional habilitado para atuar nas funções orais dos lactentes.

Referências bibliográficas

1. Da Cruz Martins C, et al. Colostrum oropharyngeal immunotherapy for very low birth weight preterm infants: protocol of an intervention study. BMC Pediatr. 2020; 20(1):371.
2. Garofalo NA, Caplan MS. Oropharyngeal mother's milk: state of the science and influence on necrotizing enterocolitis. Clin Perinatol. 2019;46(1):77-88.
3. Cortez RV, et al. Impact of oropharyngeal administration of colostrum in preterm newborns' oral microbiome. Nutrients. 2021;13(12):4224.
4. Lee J, et al. Oropharyngeal colostrum administration in extremely premature infants: an RCT. Pediatrics. 2015;135(2):e357-66.
5. Kumar J, et al. Oropharyngeal application of colostrum or mother's own milk in preterm infants: a systematic review and meta-analysis. Nutr Rev. 2023;30;e:nuad002.
6. Fu ZY, et al. The effect of oropharyngeal colostrum administration on the clinical outcomes of premature infants: A meta-analysis. Int J Nurs Stud. 2023;144:104527.
7. Martins CC, et al. Oropharyngeal colostrum immunotherapy and risk reduction of mortality in very low birth weight premature newborns: a clinical trial. J Pediatr (Rio J). 2024;100(1):32-9.
8. Xavier Ramos MS, et al. Oropharyngeal colostrum immunotherapy and nutrition in preterm newborns: meta-analysis. Rev Saúde Pública. 2021;17(55):59.
9. Hernández S, Mulas F, Mattos L. Plasticidad neuronal funcional. Rev Neurol. 2004;38(1):58-68.
10. Ziadi M, Héon M, Aita M. A critical review of interventions supporting transition from gavage to direct breastfeeding in hospitalized preterm infants. Newborn and Infant Nursing Reviews. 2016;16(2):78-91.
11. Nunes JA, Pontes MB, Martins SW, et al. Os malefícios da "luva chupeta" de látex na unidade neonatal. Distúrbios da Comunicação. 2023;35(2):e58329.
12. Beker F, et al. Effects on growth of smell and taste of milk during tube feeding of preterm infants: a randomized clinical trial. JAMA Pediatr. 2021; 175(11):1115-23.
13. Muelbert M, et al. Exposure to the smell and taste of milk to accelerate feeding in preterm infants. Cochrane Database Syst Rev. 2019; 7(7):eCD013038.
14. Rao U, et al. Hippocampal changes associated with early-life adversity and vulnerability to depression. Biol Psychiatry. 2010;67(4):357-64.
15. Fujinaga CI, et al. Indicações e uso da técnica "sonda-dedo". Revista CEFAC. 2012;14(4):721-4.
16. Cerasani J, et al. Human milk feeding and preterm infants' growth and body composition: a literature review. Nutrients. 2020;12(4):1155.
17. Lapillonne A, et al. Feeding the late and moderately preterm infant: a position paper of the European Society for Paediatric Gastroenterology, Hepatology and Nutrition Committee on Nutrition. J Pediatr Gastroenterol Nutr. 2019; 69(2):259-70.
18. Keir A, et al. Breastfeeding outcomes in late preterm infants: A multi-centre prospective cohort study. PLoS One. 2022;17(8):e0272583.

19. Mekonnen AG, Yehualashet SS, Bayleyegn AD. The effects of kangaroo mother care on the time to breastfeeding initiation among preterm and LBW infants: a meta-analysis of published studies. Int Breastfeed J. 2019;14(12).
20. Wang Y, et al. Positive effects of kangaroo mother care on long-term breastfeeding rates, growth, and neurodevelopment in preterm infants. Breastfeed Med. 2021;16(4):282-91.
21. Majoli M, et al. A key developmental step for preterm babies: achievement of full oral feeding. J Matern Fetal Neonatal Med. 2021;34(4):519-25.
22. Fujinaga CI, et al. Validação clínica do instrumento de avaliação da prontidão do pré-termo para início da alimentação oral. Rev Latino-Am Enfermagem. 2013;21(Spec), 0:140-5.
23. Neifert M, Lawrence R, Seacat J. Nipple confusion: toward a formal definition. J Pediatr. 1995;126(6):S125-9.
24. Sakalidis VS, et al. Ultrasound imaging of infant sucking dynamics during the establishment of lactation. J Hum Lact. 2013;29(2):205-13.
25. Gupta A, Khanna K, Chattree S. Cup feeding: an alternative to bottle feeding in a neonatal intensive care unit. J Trop Pediatr. 1999;45(2):108-10.
26. Nunes JDA, Bianchini EMG, Cunha MC. Oxygen saturation and heart rate in premature: comparison between cup and finger feeding techniques. CoDAS. 2019;31(6):e20180221.
27. Dowling DA, Meier PP; Difiore JM, et al. Cup-feeding for preterm infants: mechanics and safety. J Hum Lact. 2002;18(1):13-20.
28. Brantes AL, Curado Mads RCI. Feeding techniques in the promotion of oromotor skills in the premature newborn: a scoping review. Enfermería Global. 2021;20(1):489-538.
29. Moreira CMD, Cavalcante-Silva R, Fujinaga CI, Marson F. Comparison of the finger-feeding versus cup feeding methods in the transition from gastric to oral feeding in preterm infants. J Pediatr. 2017;93(6):585-91.
30. Buldur E, et al. Comparison of the finger feeding method versus syringe feeding method in supporting sucking skills of preterm babies. Breastfeed Med. 2020;15(11):703-8.
31. İnal S, Küçük Alemdar D, Bulut M. Comparison of effect of feeding premature infants with either cup, bottle, and syringe on transition to breastfeeding, breastfeeding success, weight gain, and duration of hospitalization. Breastfeed Med. 2023;18(8):586-95.
32. Mirzaei F, et al. The effects of cup feeding and finger feeding techniques on weight gain in preterm infants admitted to the neonatal intensive care unit. Med Surg Nurs J. 2022;11(4):e136207.
33. Maastrup R, Walloee S, Kronborg H. Nipple shield use in preterm infants: prevalence, motives for use and association with exclusive breastfeeding. Results from a national cohort study. PLoS One. 2019;14(9):e022281.
34. Brasil. Ministério da Saúde. Secretaria de Atenção à Saúde. Departamento de Ações Programáticas e Estratégicas. Atenção à saúde do recém-nascido: guia para os profissionais de saúde. Brasília: Ministério da Saúde, 2011.
35. Aquino RR, Osório MM. Relactation, translactation, and breast-orogastric tube as transition methods in feeding preterm babies. J Hum Lact. 2009; 25(4):420-6.
36. Villar J, et al. International Fetal and Newborn Growth Consortium for the 21st Century (Intergrowth-21st). Postnatal growth standards for preterm infants: the Preterm Postnatal Follow-up Study of the Intergrowth-21st Project. Lancet Glob Health. 2015;3(11):e681-91.
37. Arslanoglu S, et al. Fortification of human milk for preterm infants: update and recommendations of the European Milk Bank Association (EMBA). Working Group on Human Milk Fortification. Frontiers in Pediatrics. 2019;7:76.
38. Radmacher PG, Adamkin DH. Fortification of human milk for preterm infants Semin Fetal Neonatal Med. 2017;22(1):30-5.
39. Thanigainathan S, Abiramalatha T. Early fortification of human milk versus late fortification to promote growth in preterm infants. Cochrane Database of Systematic Reviews. 2020;7(7):CD013392.
40. Brown JV, et al. Multi-nutrient fortification of human milk for preterm infants. Cochrane Database Syst Rev. 2016;8(5):CD000343.
41. Nogueira-Pileggi V, et al. LioNeo project: a randomised double-blind clinical trial for nutrition of very-low-birth-weight infants. Br J of Nutr. 2022; 128(12):2490-7.
42. Beggs MR, et al. State of the evidence from clinical trials on human milk fortification for preterm infants. Acta Paediatrica. 2022;111(6):1115-20.
43. Mills N, et al. Defining the anatomy of the neonatal lingual frenulum. Clin Anat. 2019;32(6):824-35.
44. Kutar A, Ramanan PV. Factor affecting duration of exclusive breast feeding in preterm infants with gestational age ≤ 34 weeks. Indian Pediatr. 2022; 59(9):703-6.
45. Bonnet C, et al. Low breastfeeding continuation to 6 months for very preterm infants: a European multiregional cohort study. Matern Child Nutr. 2019;15(1): e12657.
46. Alves FN, et al. Impacto do método canguru sobre o aleitamento materno de recém-nascidos pré-termo no Brasil: uma revisão integrativa. Ciências & Saúde Coletiva. 2020;25(11):4509-20.

CAPÍTULO 11

Cuidado com a Mãe na UTI Neonatal

Luis Alberto Mussa Tavares

Dedicado à memória do Professor e amigo Dr. Hector Gomez Martinez

...Quem cuida das mães de UTI
Que esperam por seus filhos, assustadas?
Quem toma-lhes as mãos, frágeis e trêmulas?
Quem seca-lhes as lágrimas sentidas?
Quem abranda-lhes as feições apavoradas,
E as suas noites de sono maldormidas,
E os seus dias inteiros, pensativas,
E as suas horas inteiras, angustiadas?
Quem cuida das mães de UTI
Que oram por suas crianças internadas?
Quem descobre seus medos escondidos?
Quem compreende suas culpas descabidas?
Quem dá voz às suas vozes paralisadas?
E os seus corações que mal se aguentam,
Quem ouve, quem entende, quantos tentam?
Quem dá colo a sua dor desfigurada?"...

Trecho do poema "Quem cuida das mães de UTI?"[1]

Identificação do sofrimento materno

Este capítulo apresentará reflexões acerca da importância do cuidado com a mãe na UTI neonatal, com ênfase na identificação e no alívio de seu sofrimento.

Iniciá-lo com poesia torna mais leve, porém não menos necessário, falar do sofrimento materno. É preciso fazer com que ele deixe de ser invisível para que essas mães possam ser cuidadas. E é preciso habilitar o olhar humano para a percepção desse sofrimento, de modo que o cuidado com o outro considere-o como parte integrante do problema a ser enfrentado.

Em 2012, durante as gravações do documentário *Os dias de UTI*,[2] disponível no YouTube, onde 20 mães de UTI contam suas experiências durante as internações de seus filhos, o relato de uma delas chamou minha atenção em particular: ela conta que a ela só era permitido acessar a unidade neonatal após uma série de procedimentos de higienização e paramentação, mas, uma vez adentrada a unidade, ela se transformava em uma mulher invisível, que não era mais notada pela equipe. Ela não era vista por ninguém, não lhe faziam nenhuma pergunta, nada lhe era oferecido, e nem mesmo sua dor e seu sofrimento eram notados. Causou-me espanto saber que essa realidade ainda é verdadeira para muitas mães que enfrentam internações de seus filhos em UTIs neonatais em muitos hospitais de nosso país. A invisibilidade do sofrimento do outro tem muitas raízes que,

sem dúvida nenhuma, precisam ser eliminadas, de modo que possa ser realizada uma abordagem acolhedora, compassiva e reconhecedora desse sofrimento, validadora de suas motivações, o que permitirá exercer nosso trabalho de um ponto de vista mais amplo. Sem esse reconhecimento, sem essa visualização, ou, de outra maneira, enquanto o sofrimento materno e familiar estiverem invisibilizados, nossa atividade de cuidar estará incompleta e comprometida de forma grave.

Nascimento prematuro e sua repercussão

Nossa história começa, portanto, com um olhar sobre o sofrimento materno. O nascimento prematuro é, seguramente, a primeira grande fratura que se pode encontrar na vida do humano em sua chegada ao mundo. Ele traz repercussões que vão atingir não apenas a história daquela pessoa, mas também a do seu círculo familiar, a do seu ambiente social e, em grande escala, de toda a humanidade.

O abandono do meio onde o desenvolvimento e o crescimento do bebê deveriam se dar de modo seguro e protegido, e sua súbita transferência para um ambiente artificialmente construído com objetivo de preservar sua vida orgânica e autonômica não é uma escolha livre de consequências perigosas, e tem exigido da ciência esforços cada vez mais delicados no sentido de reduzir os danos dessa mudança brusca de ambientação. Não restam dúvidas de que a mãe sofre tanto quanto o bebê, e que riscos e danos precisam ser identificados, reconhecidos e cuidados.

A intensidade desses riscos se mostra tanto maior quanto mais prematuro é o nascimento em relação ao tempo fisiológico que era para ser, embora existam muitos complicadores e atenuantes que não serão objetos deste estudo. E essa intensidade atinge de maneira direta a vida de todos os envolvidos, com características diferentes de perspectivas: bebês, pais, família, comunidade e a humanidade inteira.

Esse *tsunami* físico e emocional de grande amplitude tem imensa repercussão sobre o processo de amamentação do pequeno bebê. Assim, tentaremos aqui acessar uma via de cuidado cujo foco é permitir a validação e o acolhimento do sofrimento materno como caminho facilitador do abrandamento da crise gerada pelas várias faces desse período da vida.

Isso exigirá habilidade do cuidador em reconhecer as características e a amplitude desse sofrimento, e os recursos de que ele deverá dispor para acessar a alma humana sem desestruturar sua própria condição e preparo. Isso irá exigir conhecimento, treinamento e prática, como veremos a seguir.

Biologia e biografia

Os aspectos biológicos do nascimento de um bebê prematuro têm sido exaustivamente abordados e discutidos nos manuais técnicos. Pode-se afirmar que a prematuridade é hoje uma condição clínica quase sem segredos, e a tecnologia tem desenvolvido estratégias cada vez mais complexas e capazes de interferir de maneira cada vez mais segura na sua fisiologia, salvando milhares de vidas que há algumas décadas seriam consideradas inviáveis. E não há como abrir mão dessa intervenção essencial e salvadora. O avanço tecnológico tem se mostrado cada vez mais fundamental para a nossa história.

A biologia humana se caracteriza por estudar um conjunto de características que são comuns para toda a espécie. Isso oferece a possibilidade de estudos e intervenções terapêuticas, cuja repetição pode ser reaplicada e desenvolvida ao longo do tempo. A biologia, embora guarde aspectos individuais, é copiável. Os estudos são replicáveis. As conclusões podem ser validadas para um grupo.

A biografia de um indivíduo, por sua vez, seja um prematurinho ou um bebê a termo, é uma peça única em todo o universo, por menor que seja a idade gestacional do bebê. Não tem similar. Não se repete. A biografia de um bebê não pode ser copiada ou interpretada com base na biografia do outro. Heráclito já dizia que um homem não entra no mesmo rio duas vezes: da segunda vez que entra, ou já não é o mesmo homem, ou o rio já não é o mesmo rio. Isso define o que chamamos aqui "biografia". A história individual que não se transfere.

Diante do nascimento prematuro, estamos diante de biologias prematuras, já bem-conceituadas pela ciência. Podemos impor tratamentos físicos com base em dispositivos tecnologicamente avançados e realinhar distorções da fisiologia de bebês que tenham peso, fatores de risco e idade gestacional semelhantes. Ao mesmo tempo, nos deparamos com biografias absolutamente inéditas e únicas e sem similares em relação a esses dois bebês comparados. E esse é nosso material de trabalho: conduzir uma metodologia de atuação que nos permita transitar entre o conhecimento clínico amplamente desbravado pela comunidade acadêmica e o encontro com o inédito que se nos apresenta sob o formato de um binômio mãe-bebê. Esse formato está tangido de um sofrimento que precisa ser validado, acolhido e abrandado por um cuidador compassivo com plena consciência de seu papel diante daquela crise, que é única, inédita, individual e indivisível, e ao mesmo tempo é parte integrante e inseparável de um corpo biológico absolutamente igual a todos os outros com a mesma constituição. Há um equilíbrio que precisa ser colocado na linha de frente do cuidado nessa hora. O bebê integral. Sua biologia cuidada. Sua biografia respeitada. As possibilidades de acerto crescem muito a partir da tomada de decisão nascida dessa base de pensamento.

Dor e sofrimento: os corpos doem, as pessoas sofrem

Em setembro de 2022, a Dra. Ana Claudia Quintana Arantes, médica paliativista, apresentou em Portugal cinco sessões para cuidadores informais sob o título geral "Cuidar da dor: os corpos doem, as pessoas sofrem".[3] É possível, partindo desse conceito, compreender a dimensão, o sentido e a complexidade do tema. Da mesma maneira, pode-se entender as particularidades e as diferenças dos significados das palavras "dor" e "sofrimento". Os corpos doem porque existe a dor física, a hipoxemia, a necessidade de suplementação de oxigênio, de uso de dispositivos respiratórios, riscos infecciosos, riscos nutricionais, dificuldades alimentares, metabólicas. Há um grande caminho para o bebê prematuro, do nascimento à alta. A mesma verdade se refere à mãe em relação às intercorrências pós-parto. Mas as pessoas sofrem, e os analgésicos e os anestésicos não abrandam o sofrimento. O sofrimento é constituído, minimamente, por cinco faces: a física, a familiar, a social, a emocional e a espiritual. Diante de uma pessoa que está sofrendo, portanto, é necessário perceber e cuidar não somente da sua dor, mas basicamente de seu sofrimento, e não somente de uma, mas das suas cinco faces, e, ao percebê-las, imediatamente promover a intervenção compassiva, como é nossa proposta de atuação diante daquele que sofre.

Relato materno

A oportunidade da escuta permite, ao ouvir o outro, perceber um lado da história que muitas vezes passa invisível sob nosso olhar. Em seu livro *Mãe de UTI – Amor incondicional*,[4] Maria Julia Miele, em um dos textos mais lindos e ao mesmo tempo mais intensos sobre o tema, traz um relato sobre o sofrimento materno, de fundamental importância para o profissional e sua lida diária. Veja como ela o faz com o coração transbordando de emoção:

> Minha filha ainda tem 6 meses. Foram 6 meses de uma árdua luta pela vida dentro de UTIs. Ainda consigo, após tantos meses tensos, manter o leite materno, ele é dado diariamente para ela por meio de sonda. Isso me orgulha, sei que sai do meu corpo para nutrir o corpinho dela, com amor e força.
>
> Às vezes é difícil conceber que, em vez de estar com ela nos meus braços amamentando-a literalmente, sou obrigada a me contentar em ir até a longínqua sala de coleta de leite extrair o leite para ela com a ajuda de uma máquina, de uma forma distante, fria, sem ao menos poder olhar no seu rosto enquanto tiro o leite.
>
> É preciso manter a determinação e, principalmente, a força de vontade.
>
> O leite aumenta ou diminui de acordo com meu estresse e minha ansiedade. Por vezes, quando o medo se funde com a ansiedade, penso que será o fim, que perdi meu leite. Mas, então, respiro fundo e tenho a certeza de que o amanhã sempre virá, que o hoje vai ficar para trás e que, assim como a vida, as notícias também são passageiras.
>
> Se para qualquer mãe o leite materno é importante, para a mãe de UTI ele se torna obsessivo. É comum ver a preocupação das mães dentro da sala de coleta quando o leite vai diminuindo. Toda espécie de receita é compartilhada para se conseguir um pouco mais. Minha tia me presenteou com um pó verde que prometia aumentar a quantidade de leite materno. Levei essa fórmula para o departamento de nutrição do hospital e, após terem liberado o seu uso, constatei que, de fato, ele aumentava sensivelmente meu leite. O pó verde virou sucesso, e logo as outras mães me suplicavam por um frasco.
>
> O pó verde, mais conhecido como M.V., é basicamente composto de farinha de mandioca com casca, semente de abóbora, germe de

trigo, semente de gergelim casca de ovo e outros grãos e farelos ricos em fibras.

Dentro da sala de coleta, chegávamos a brincar entre nós. As mães que tinham pouco leite diziam que trocariam as etiquetas de seus frascos pelas etiquetas dos frascos das outras, que eram as "grandes produtoras"; estas, por sua vez, se defendiam, ameaçando criar a "CPI do Leite". Deve ser difícil alguém de fora acreditar que dizíamos tantas bobagens só para descontrair um pouco o ambiente e favorecer, quem sabe, a produção de um mililitro a mais.

Lembro-me da mãe de um bebê prematuro que era fazendeira. Ela e o marido criavam gado de leite, e ela sempre dizia: se meu marido vê esse frasquinho tão vazio, vai se decepcionar comigo.

Não era raro entrar uma mãe chorando na sala de coleta. Era o único lugar um pouco mais privado que tínhamos para chorar. E o único onde todas as pessoas saberiam nos compreender e nos consolar.

Esse depoimento avassalador de Maria Julia pede pressa. É impossível tomar ciência dele e não se assustar. É o clamor de uma mãe que viveu a dura realidade dos dias duros de UTI e teve a delicadeza de distribuir entre nós, profissionais, os sinais da dimensão da ferida que aqueles dias causaram na sua alma materna e na alma das outras mães com quem ela conviveu. Por que a sala de coleta "era o único lugar um pouco mais privado que tínhamos para chorar?". De que maneira estamos tratando nossas mães? Por que o leite aumenta e diminui de acordo com o estresse e a ansiedade de cada uma delas? Em que a UTI ajuda essas mães a superarem esse sofrimento? Como nossas UTIs neonatais veem sua dor? Em que momento a dor daquela mãe era reconhecida, acolhida? Por que a sala de coleta era o único lugar onde todas as pessoas, todas elas mães, "saberiam nos compreender e nos consolar"? Quantas UTIs neonatais ainda vivem essa realidade, onde mães de UTI encontram no olhar de outras mulheres na mesma condição o único antídoto para a invisibilidade de seu sofrimento? Avançamos? Mas quanto ainda falta avançar para que, de fato, o cuidado integral seja uma realidade? Essa passagem de Maria Julia Miele é um presente para nosso coração de cuidador, de modo que o alerta esteja constantemente ligado e estejamos sempre preparados para o socorro daqueles que acreditam em nós.

Empatia e compaixão

O sofrimento é uma emergência. O cuidador precisa estar preparado para reconhecer essa situação. Chama-se "empatia" a capacidade que o humano tem de sentir em si mesmo o sentimento de outra pessoa. E não restam dúvidas de que essa percepção do sofrimento do outro é um instrumento importante para o que se pode e se deve fazer a partir daí. Sentir a dor do outro, entretanto, traz consequências importantes. A primeira delas, quando não cuidada adequadamente, é a sobrecarga.[5] Cada vez que você sente a dor do outro, um movimento perigoso de desgaste das próprias energias pode acontecer com as suas próprias, e esse fenômeno é conhecido como **burnout**. É o equivalente à exaustão. Podemos simplesmente compreendê-lo como exaustão de empatia: eu sinto a sua dor e a trago para mim, e vou acumulando essa dor alheia dentro de mim.

Uma hipótese plausível é a de que, com o passar dos anos, o profissional vai deixando de se sensibilizar com essas dores de fora e torna-se mais frio em relação a elas, como resultante de um mecanismo de defesa que pode ser caracterizada como efeito do *burnout*.[6] A empatia, portanto, torna-se um risco quando trabalhada como instrumento isolado diante do sofrimento do outro. Porque ela adoece. A segunda característica da empatia é não produzir nenhum benefício para quem está sofrendo. Por que sua lágrima ou sua lástima ou seu pesar ou seu coração partido interessariam a quem está em profundo sofrimento? Sentir a dor do outro não é um verbo de ação, é uma percepção. Isso não o leva a nenhum lugar além de a uma instância que transita por dentro de seus pensamentos. Ademais, não gera conforto e não traz nenhum alívio para quem está em sofrimento. A empatia, como fenômeno isolado, precisa ocupar um lugar de transição entre o cuidador e aquele que está precisando de cuidado. Quando o comportamento do cuidador fica estagnado na empatia, o serviço deteriora e os riscos tanto para o profissional quanto para quem está sofrendo tendem a atingir proporções impensáveis, e a perspectiva é, irremediavelmente, a piora do quadro geral.

Daí a necessidade de acionar um mecanismo protetor desse desgaste. É preciso ir além de trazer a dor do outro para dentro de você, de perceber o sofrimento alheio, de tocá-lo por meio das sensibilidades empáticas. É necessário que essa percepção acione mecanismos de intervenção compassiva, que vão, em última análise, acionar os recursos de que você dispõe para a intervenção diante daquela dor. O nome desse processo, resumidamente, é "compaixão".[7] Quer dizer que eu percebo sua dor, aciono os mecanismos já bem qualificados e desenvolvidos que guardo dentro de mim e coloco a seu favor, obedecendo à seguinte pergunta: "o que eu posso fazer por você?", ou seja, "como posso ajudar você?". A compaixão compreende dois aspectos essenciais: a ação e os limites. Quanto ao primeiro aspecto, enquanto a empatia estaciona no sentir a dor do outro, a compaixão imediatamente aciona os recursos disponíveis para a ação. Quanto ao segundo, quando pergunto: "o que eu posso fazer por você?", estou me protegendo da exaustão, então ponho meus limites. Afinal, a compaixão exige de mim um cuidado íntegro o tempo inteiro. Eu não tenho o direito de perder a minha autonomia, preciso me autocuidar. Cada vez que eu perceber que estou perdendo a estabilidade, devo me preservar e deixar a linha de frente para um colega que esteja se sentindo mais estabilizado. Conduzir um atendimento a quem precisa de ajuda quando se percebe que a gente mesmo precisa de ajuda pode ser uma decisão perigosa e não recomendada. Por isso, o profissional deve sempre aplicar-se nas diversas práticas conhecidas genericamente como "Cuidando de quem cuida", para não perder o equilíbrio e a natureza de seu trabalho. Cuidar de alguém quando se sabe que você também precisa de cuidado é uma perigosa forma de estelionato que precisamos evitar. Parafraseando Ana Claudia Arantes, eu diria que "o ato de cuidar de alguém que está sofrendo sem a responsabilidade do autocuidado é, a meu ver, uma expressão clara e absoluta de hipocrisia".[8] Reconhecer as próprias capacidades é o primeiro passo para um modelo de cuidador responsável.

Crise

Durante os dias de internação do bebê, a baixa produção de leite é um sofrimento extremamente fatigante para as mães de UTI. O leite materno acaba se transformando em uma das raras oportunidades de acesso livre às unidades neonatais, especialmente naquelas onde não se permite a presença da mãe 24 horas por dia. O leite materno, assim, ganha o papel de participante direto, exclusivo e intransferível na recuperação de seu bebê, e a mínima quantidade que ela consegue de leite coletado é tratada como grande tesouro, e precisa ser validado como preciosa iniciativa. Há, entretanto, um vulcão de situações cujo somatório muitas vezes traz à tona a triste realidade da baixa produção de leite em mães prematuras de bebês graves em uma UTI neonatal. O profissional que trata essa questão do ponto de vista da produção de leite e reduz sua atuação a gráficos e índices de volumes de retirada, e se dedica a estudar e transferir para as mães metodologias de massagens e ordenhas manuais, mecânicas e elétricas, ensinando-lhes a aplicação adequada de diversos equipamentos e técnicas – e que vez por outra se aventura no campo da Farmacologia, naturalista ou industrial, lançando mão de galactagogos para complementar suas práticas, sempre fundamentadas nos estudos mais recentes –, acaba restringindo sua ação ao universo biológico da baixa produção ou liberação do leite. Frequentemente, ele subvaloriza os outros campos do sofrimento humano, como se estes não existissem, ou como se a mãe de UTI se resumisse a alvéolos e ductos lactíferos deficitários. Há pouca ou quase nenhuma chance de que esse emaranhado de práticas focadas na crise biológica da baixa produção, sem levar em conta os outros danos a ela associada, dê certo.

Quando alguma coisa funciona bem, apesar de tudo, muito provavelmente terá sido porque a mãe, por si, foi capaz de reunir seus recursos, e cuidar, à sua maneira, de reequilibrar seus sofrimentos, negligenciados pelo cuidado descuidado de um cuidador desatento que se limitou a intervenções em suas necessidades físicas, se desligando de identificar e intervir nas graves questões envolvidas com o sofrimento materno e com o de sua família, de seu ambiente social, em todos os seus aspectos, como já comentamos no início deste tópico. Cada vez que o cuidador falha no seu ofício de identificar e cuidar das dores por trás de cada dor que se mostra mais evidente, ou ele perde o caso ou é o próprio humano em sofrimento que encontra seu caminho de auto cuidar.

Toda vez que o sofrimento não é cuidado, a dor da alma não passa. É necessário, portanto, individualizar o cuidado materno da mesma maneira como já se faz com o cuidado com o bebê. Cada mãe tem uma dor e um sofrimento único, e é preciso olhá-lo amplamente e abraçá-lo em toda sua plenitude; caso contrário, o que fazemos é mímica de cuidadores, e disfarçamos nossa incompetência com arremedo de cuidado. É preciso antes de tudo olhar (ter empatia, ter compaixão, aprender a emprestar uma escuta compassiva) para aquela mãe em relação às suas dores emocionais, às questões morais que envolveram aquele nascimento prematuro, às necessidades sociais presentes durante o período de internação (intervenção direta, ajuda útil, tão decantada nas ações de aleitamento materno). A partir daí, deve-se construir uma abordagem familiar, social, emocional e espiritual, porque um bebê prematuro é também uma família prematura que sofre junto, torce junto, espera junto por dias melhores, vivendo junto as mesmas angústias. A baixa produção de leite materno é um somatório do resultado da crise global. O sofrimento, ou a dor, é total. Resumi-la é não a enxergar. Focar na mama é viver uma espécie de fantasia que somente vai dar

certo quando a capacidade insuperável de resiliência materna for maior que a própria dor, e a mãe, por si só, vencer aquilo que não foi observado pelo cuidador, fato muito comum na nossa realidade atual.

Interação social

O ambiente de uma UTI neonatal é como um espaço imensamente ameaçador para a maioria das mães de UTI. Um grande local quase sempre despreparado para a interação. A superabundância de estímulos sonoros, luminosos, de aparência agressiva e assustadora, associada ao comportamento de uma equipe sempre muito apressada, que cruza ininterruptamente o espaço físico com seus olhares impessoais, agitados, sérios e ocupados, muitas vezes cobertos por máscaras e gorros, que fazem as pessoas perderem suas características humanas, como engrenagens de uma rotina acelerada e, muitas vezes, fria, cercadas de um cenário composto por dispositivos que à primeira vista assustam mais que acalmam – todo esse grande universo chamado UTI neonatal está longe de contribuir para a interação da mãe com o bebê ou para a necessária conexão da mãe com o cuidador que se apresenta como seu principal acolhedor nessa hora.

E por que isso acontece? A entrada da mãe em uma UTI neonatal equivale à sua imersão em um meio ameaçador. Tudo ali, a princípio, parece assustar: o som, as luzes, o comportamento geral. Bastam alguns minutos de sua permanência no local para que seus mecanismos de defesa sejam acionados, e a interação pagará um preço caro por isso. A **neurocepção**, que segundo Stephen Porges,[9] é uma detecção sem consciência (sem que a pessoa perceba fazê-lo), é um desses mecanismos. É a neurocepção que faz os circuitos neurais maternos serem acionados para garantir sua defesa quando a mãe adentra a UTI, porque existe uma ameaça ambiente, e, dependendo da intensidade e da dimensão dessa ameaça, a resposta dessa defesa poderá ser de imobilização ou de luta ou fuga. Péssima hora, portanto, para a interação. Taquicardia, sudorese, modificações da pressão, da respiração, da perfusão são sinais de que o corpo se prepara. A depender da intensidade da ameaça e do medo, do que houver pela frente, ele perde o controle autonômico de suas funções, levando a desmaio ou tontura, ou a entrar em pânico. Quando algumas mães "passam mal" dentro das unidades ao verem seus bebês, ou ao enfrentarem esse ambiente ameaçador, há um protocolo na maior parte das equipes que é retirar a mãe da unidade "até que ela se acalme", negligenciando, assim, a possibilidade de intervenção e delegando a ela a difícil tarefa de se autorregular. Há um caminho possível, entretanto, quando se consegue conduzir essa mãe a um estado no qual aqueles mecanismos iniciais de acionamento de um estado de defesa podem ser trocados por mecanismos que permitam conduzir a mãe a uma nova condição, onde é possível desarmar esses mecanismos, promovendo a estabilização clínica com normalização dos sinais, como frequência cardíaca, respiratória, pressão arterial, diminuindo a sudorese, melhorando a perfusão e permitindo, assim, o estabelecimento de um estado de interação social. Há uma alternativa possível ao cuidador, diante do sofrimento materno, que não se limita a dizer: "volte quando estiver melhor". Esse caminho requer coragem, que significa agir com o coração. Essa é a grande oportunidade que a importância de um cuidado com a mãe na UTI neonatal voltado para a identificação e alívio de seu sofrimento pode oferecer ao cuidador e a sua dinâmica de trabalho com as mães de prematuros durante o atendimento no Método Canguru.

Ser apenas outra alma humana

Em um texto atribuído a Jung, aprendemos que devemos "conhecer todas as teorias, dominar todas as técnicas, mas, ao tocar uma alma humana, ser apenas outra alma humana".[10]

Vamos entender que "ser apenas outra alma humana" é a etapa do cuidado na qual, diante do sofrimento materno, ativamos nossos recursos naturais de comunicação e compaixão para nos tornarmos capazes de conduzir aquela mãe que se encontra inteiramente voltada para sua defesa diante de um ambiente ameaçador, e em condições mínimas de interação, para uma condição de engajamento social. São habilidades humanas, como define Jung, geralmente negligenciadas, por desconhecimento de seu papel e sua importância.

"Ser apenas outra alma humana" significa aqui que estamos falando da utilização de recursos simples, fartamente disponíveis.

A espécie humana já nasce com estes recursos. Caetano Veloso, em um de seus versos, afirmou que temos o hábito de avançar os sinais vermelhos e perder os verdes. Entretanto, o pensamento de Jung que citamos é a contramão do modo como caminha a espécie humana.

Há três recursos de comunicação essenciais a serem utilizados diante de uma alma em sofrimento. Para ir além deles, é necessário conhecer todas as teorias e dominar todas as técnicas. Somente a comunicação não trará eficiência na intervenção. Mas teoria e técnica receberão da alma humana a senha necessária para existir com qualidade.

Sorriso

A primeira habilidade que estudaremos é o sorriso. Não qualquer um, é bom deixar claro. Segundo Daniel Goleman,[11] o sorriso é capaz de provocar respostas de felicidade no outro. Os 15 músculos da face são capazes de produzir 18 tipos diferentes de sorriso. O cérebro humano, entretanto, está mais preparado para responder aos sorrisos felizes; àqueles verdadeiros, não os irônicos nem os falsos. Somos capazes de nos alegrar com as alegrias dos nossos próximos, graças à propriedade de nossos neurônios-espelho. Isso nos faz comportar como camaleões sociais. Assim, imitamos os gestos que presenciamos, de tristeza, alegria, medo, insegurança e confiança. Isso explica muito sobre por que outras pessoas se assustam quando chegamos assustados em casa ou no trabalho. Se estamos alegres e sorridentes, os outros percebem esse sentimento e se contaminam com nosso sorriso. Sorrisos felizes têm poder. Foi exatamente isso que Jung quis dizer com sua frase. Ser apenas uma alma humana é ser capaz de exercer o poder mais grandioso com que a natureza nos presenteou.

Quando a mãe de UTI é recebida pelo cuidador com um sorriso verdadeiro, essa expressão social da face é capaz de criar conexão. E a cada elo novo de conexão criado, a mãe vai desarticulando seus mecanismos de defesa diante da ameaça inicialmente detectada. Por isso, a lactante necessita perceber no sorriso feliz do outro a força que conectará seu pensamento a uma zona de realinhamento social que a permitirá ser ajudada. Esse será o primeiro passo a caminho de uma conexão segura.

Voz humana

A segunda habilidade natural que trazemos aqui é a voz humana. A UTI neonatal é um ambiente exageradamente cheio de sons agudos e graves, originários de seus dispositivos em constante geração de ruído. Esse ambiente sonoro cria, por definição, uma situação de alerta materno, por informar a cada instante ao cérebro da mãe que aquele é um local perigoso. Não há como relaxar ao som dos circuitos, alarmes, ventiladores. E nesse momento, ainda que o profissional tente, não existe espaço para envolvimento social. Há, entretanto, a possibilidade de usar a voz do cuidador.

Durante sua permanência na UTI, a audição materna está conectada em busca dos sons graves que a assustam.[9] Ela precisa permanecer em estado de alerta, como uma espécie de radar, fazendo varredura. Então, busca constantemente por sinais de perigo, que são os sons dos equipamentos. Enfim, chega a voz humana ao seu ouvido, com sua modulação tonal e suas características prosódicas, variando volume, ritmo e entonação durante as conversas. Perto dos equipamentos, seria como uma canção de ninar. A conexão sonora distrai o ouvido humano materno daquela busca por tons graves, e, durante o tempo em que o cuidador permanece conversando com a mãe, o mecanismo de defesa é desarmado e um novo circuito de interação é provocado.

Mais uma vez, as funções fisiológicas são redirecionadas para a normalização e a conexão social é facilitada. A voz humana e sua prosódia conduzem o coração materno de volta a um ambiente de conexão e segurança. Mais uma vez o instrumento humano proposto por Jung – tocar uma alma humana sendo apenas outra alma humana – prova que pensadores em épocas diferentes chegaram a conclusões semelhantes para questões de uma mesma verdade.

Olhar

Finalmente, porém não menos importante, a terceira habilidade natural que pode ser utilizada no reestabelecimento da comunicação da mãe em sofrimento em uma UTI é o olhar. Olhar diretamente nos olhos, criando uma interação, torna isso um instrumento poderoso, porque possibilita uma conexão inconfundível. "Olhos nos olhos" faz parte da música e da poesia universal, da verdade dos romances. É comum que se diga: "quero ver a pessoa dizer isso olhando nos meus olhos" ou "a maneira como a pessoa me olhou..." etc. Afinal, o olhar é uma forma de conexão extremamente verdadeira,[9] que oferece e garante segurança. Olhar permite engajamento social. Um exemplo disso são os esportes nos quais os jogadores se comunicam com os olhos.

Tal como nos exemplos anteriores, ao criar uma conexão com a mãe por meio do olhar, o cuidador favorecerá um desarme das estruturas de defesa que se criaram no momento da chegada dela na UTI. Ao desmontar esse espaço de defesa, da mesma maneira, os sinais clínicos autonômicos ligados a taquicardia, sudorese, hipertensão etc. já descritos cederão. É possível, portanto, ao cuidador, devolver à nutriz, pelo olhar, a força que ela própria julgava já não possuir. Ao perceber no olhar do cuidador a certeza do que ele acredita dizer, a nutriz se vê nele, e é a partir desse momento que caberá ao cuidador sustentar essa verdade. Verdade que caberá ao cuidador necessitar crer, em si e na mulher de quem ele está cuidando. Esse é o terceiro grande elemento comprovador da orientação deixada por Jung. A maioria das coisas que se comunicam não precisa de palavras. O olhar correspondido dá ao cuidador uma certeza de retorno que poucos manuais podem replicar.

Wi-fi neural

Os três exemplos oferecidos para explicar a potência humana diante de um coração em sofrimento evidenciam a condição clínica de estresse materno pela inabilidade de a mãe manter um padrão de interação social com o cuidador que permita uma intervenção de atenção efetiva. Além disso, também é possível observar sinais de desarmonia autonômica em sua fisiologia: taquicardia, sudorese, variação na pressão, tremores, dificuldade de concentração e articulação da fala. No momento em que o cuidador aplica adequadamente os recursos do sorriso, especialmente o do sorriso feliz, o da voz (aplicada com modulação tonal e com leveza de entonação) e o do olhar (olhar verdadeiro, olho no olho, repleto de certeza e afirmação), ainda que pareçam frágeis e de pouco valor, esses recursos são capazes de criar entre o cuidador e a mãe uma modalidade de sintonia que Daniel Goleman chama "wi-fi neural".[11]

Para melhor compreender essa expressão, é preciso entender que, estabelecido o contato, segundo Goleman, os dois cérebros, uma vez conectados, se acoplam, criando um circuito intercerebral de retroalimentação, e passam a funcionar em sincronia. A partir desse momento, segundo essa teoria, está formada uma harmonia tácita entre eles, que conduz a amplificação e ressonância de sinais: na prática, uma conexão está formada, e nesse momento a interação está completamente facilitada, os sentidos maternos que se armavam contra as ameaças ficam desfeitos, e o terreno está pronto, finalmente, para a intervenção.

Método Canguru

O Método Canguru[12] é uma possibilidade ímpar que permite ao cuidador o contato diário, contínuo e absolutamente íntimo com o bebê, acompanhado da mãe e de seu núcleo familiar. Essa experiência, para o campo da Neonatologia em todas as suas áreas, é uma concessão da ciência ao cuidador para que ele coloque em prática o sentido mais amplo da sua prática de cuidado.

Da mesma maneira, o aleitamento materno, sob todas as suas formas e expressões, tem no Método Canguru, por intermédio dos conhecimentos mais atuais da Fonoaudiologia, todos os recursos para permitir que mãe e bebê possam celebrar esse momento, superando dificuldades e barreiras de modo bastante consistente. Os resultados são motivadores desde sua origem na Colômbia, no fim dos anos 1970.[13] Não importa a maneira como esse aleitamento vai se dar: seja no ambiente da UTI, com o bebê ainda na incubadora, seja por sonda após a ordenha materna ou sob qualquer outra técnica que promova a aproximação entre a mãe e o bebê, sempre o protagonismo e o empoderamento materno mantêm o brilho. Além disso, ganham destaque e permitem a reafirmação do valor do apoio para o sucesso do aleitamento, sempre quebrando barreiras e desafiando paradigmas, sua especialidade.

O Método Canguru é a grande estratégia, se não for a mais ampla, desenvolvida nas últimas décadas, que permite pôr em prática a intervenção clínica do cuidado com o bebê e sua família, sempre considerando a proteção de seus sofrimentos.

Reconhecimento do sofrimento humano

É preciso que o profissional da Saúde entenda: reconhecer o sofrimento do outro, oferecer suporte, estar preparado para essa prática e viver essa rotina sem trazer desarmonia para a própria vida é uma tarefa que requer consciência, empenho, estudo, prática, sensibilidade e bastante treinamento. A aproximação compassiva de uma mãe prematura em sofrimento é uma jornada de contínuos aprimoramento e evolução. O relato de Maria Julia Miele citado mostra o quanto pode ser perigosa e destrutiva a prática do cuidado profissional negligente. Nós, profissionais da Saúde, quando não cuidamos adequadamente do sofrimento materno, podemos ser responsáveis por sofrimentos por trás de sofrimentos, que muitas vezes se mostram invisíveis, porém de consequências desastrosas para famílias inteiras.

O Método Canguru, ao nos colocar frente a frente com famílias em sofrimentos de todos os matizes, tem se transformado em uma rica experiência para o exercício do autocuidado, o aprimoramento da compaixão, o afinamento da comunicação e a percepção de que nosso aprendizado técnico somente será digno de algum valor quando conseguirmos entender, acolher, ultrapassar e transpor a barreira do sofrimento materno. Os corpos doem. As pessoas sofrem. Lembremo-nos sempre disso.

13º direito

Durante as comemorações do 30º aniversário do Método Canguru, em 2009, durante a visita do Dr. Hector Martinez ao Brasil, o autor deste capítulo homenageou a data escrevendo um texto chamado "Uma declaração universal de direitos para o bebê prematuro", cujos artigos se encontram a seguir:

Artigo I
Todos os prematuros nascem livres e iguais em dignidade e direitos. São dotados de razão e consciência. Possuem vida anterior ao nascimento, bem como memória, aprendizado, emoção e capacidade de resposta e interação com o mundo em sua volta.

Artigo II
Todo prematuro tem o direito de ser, em todos os lugares, reconhecido como pessoa perante a lei.

Artigo III
Nenhum prematuro será arbitrariamente exilado de seu contexto familiar de modo brusco ou por tempo prolongado. A preservação desse vínculo, ainda quando silenciosa e discreta, é parte fundamental de sua vida.

Artigo IV

Todo prematuro tem direito ao tratamento estabelecido pela ciência, sem distinção de qualquer espécie, seja de raça, cor, sexo, ou de outra natureza, origem nacional ou social, riqueza, nascimento, ou qualquer outra condição. Assim, todo prematuro tem o direito de ser cuidado por uma equipe multiprofissional capacitada a compreendê-lo, interagir com ele e a tomar decisões harmônicas em seu benefício e em prol de seu desenvolvimento.

Artigo V

Todo prematuro tem direito à liberdade de opinião e expressão, portanto deverá ter seus sinais de aproximação e afastamento identificados, compreendidos, valorizados e respeitados pela equipe de cuidadores. Nenhum procedimento será considerado ético quando não levar em conta para sua execução as necessidades individuais de contato ou recolhimento do bebê prematuro.

Artigo VI

Nenhum prematuro será submetido à tortura, nem a tratamento ou castigo cruel, desumano ou degradante. Sua dor deverá ser sempre considerada, prevenida e tratada por meio dos processos disponibilizados pela ciência atual. Nenhum novo procedimento doloroso poderá ser iniciado até que o bebê se reorganize e se restabeleça da intervenção anterior. Negar-lhe esse direito é crime de tortura contra a vida humana.

Artigo VII

Todo prematuro tem direito ao repouso, devendo por isso ter respeitados seus períodos de sono superficial e profundo que doravante serão tomados como essenciais para seu desenvolvimento psíquico adequado e sua regulação biológica. Interromper de forma aleatória e irresponsável sem motivo justificado o sono de um prematuro é indicativo de maus-tratos.

Artigo VIII

Todo prematuro tem o direito inalienável ao silêncio que o permita sentir-se o mais próximo possível do ambiente sonoro intrauterino, em respeito a seus limiares e à sua sensibilidade. Qualquer fonte sonora que desrespeite esse direito será considerada criminosa, hedionda e repugnante.

Artigo IX

Nenhum prematuro deverá, sob qualquer justificativa, ser submetido a procedimento estressante aplicado de forma displicente e injustificada pela equipe de Saúde, sob pena da mesma ser considerada negligente, desumana e irresponsável.

Artigo X

Todo prematuro tem direito a perceber a alternância entre a claridade e a penumbra, que passarão a representar para ele a noite e o dia. Nenhuma luz intensa permanecerá o tempo inteiro acesa e nenhuma sombra será impedida de existir sob a alegação de monitoramento contínua sem que os responsáveis por esses comportamentos deixem de ser considerados displicentes, agressores e de atitude dolosa.

Artigo XI

Todo prematuro tem o direito, uma vez atingidas as condições básicas de equilíbrio e vitalidade, ao amor materno, ao calor materno e ao leite materno, que lhe são oferecidos através do Método Mãe Canguru. Caberá à equipe de Saúde prover as condições estruturais mínimas necessárias a esse vínculo essencial e transformador do ambiente prematuro. Nenhum profissional ou cargo de comando em nenhuma esfera tem a prerrogativa de impedir ou negar a possibilidade desse vínculo que é símbolo da ciência tecnocrata redimida.

Artigo XII

Todo prematuro tem o direito de ser alimentado com o leite de sua própria mãe ou, na falta desta, com o de uma outra mulher tão logo suas condições clínicas assim o permitirem. Deverá ter sua sucção corretamente trabalhada desde o início da vida e caberá à equipe de Saúde garantir-lhe esse direito, afastando de seu entorno bicos de chupetas, chucas ou de qualquer outro elemento que venha a interferir negativamente em sua sucção saudável, bem como assegurando seu acompanhamento por profissionais capacitados a facilitarem esse processo. Nenhum custo financeiro será considerado demasiadamente grande quando aplicado com esse fim. Nenhuma fórmula láctea será displicentemente prescrita e nenhum zelo será descuidadamente aplicado sem que isso signifique desatenção e desamparo. O leite materno, doravante, será considerado e tratado como parte fundamental da sua vida.

Durante mais de 10 anos, o autor imaginou que esses 12 direitos atendessem às regras de um cuidado respeitoso às histórias daqueles bebês e de suas famílias que inspiravam o trabalho de tantos profissionais em sua defesa. Mais de uma década se passou, e ele percebeu que havia omitido um direito fundamental, mas que a vida ainda lhe dava oportunidade de reparação. O Método Canguru coloca o profissional frente a frente com as perdas em uma unidade neonatal. Profissionais e familiares precisam estar fortalecidos para esse momento. E bebês precisam receber das equipes e das famílias o manto de proteção e de cuidado respeitoso para que o momento de partida, quando for inevitável, aconteça sob uma atmosfera de apoio e envolvimento da equipe como parte de seu trabalho. Pensando nessa hora desses bebês, de suas famílias e dos profissionais que precisam sustentar com serenidade essa hora, o autor escreveu um 13º artigo, que passa a fazer parte da Declaração:

Todo prematuro tem o direito a uma morte digna, acompanhada, e livre, tanto quanto possível, de sofrimento. Nenhuma tecnologia será aplicada de forma protocolar ou desnecessária quando sua utilização for motivada por prolongamento artificial do processo de morte e isso vier a ser causa de sofrimento abusivo para o bebê, atitude equiparável à tortura. Caberá à equipe profissional entender e aplicar os princípios paliativos como tradução da ampliação do cuidado, como valorização e proteção da vida. Nenhuma forma de apoio à família deverá ser protelada ou tratada como medida secundária. A família do bebê deverá ser informada do processo de finitude desde a sua identificação, sempre respeitando sua capacidade de compreensão e resposta ao quadro. O estabelecimento de uma comunicação compassiva entre equipe e família é parte fundamental desse processo. Caberá à equipe profissional desenvolver habilidades para se proteger da sensação de fracasso ou frustração diante da morte, por entender que, mesmo diante de uma doença que não será vencida, o bebê e sua família serão cuidados por sua humanidade, e seu sofrimento será compreendido e acolhido até após a cessação da respiração. O direito a uma morte respeitada, a partir desse mandamento inegociável, será tomado como etapa pertencente e intransferível da vida e, por conta disso, tratado como vida mesmo após seu acontecimento. Todo prematuro tem o direito de despedir-se da vida no colo de seus pais quando isso for possível e se esse for o desejo deles. Todo prematuro tem o direito de ser cuidado como o amor de alguém até o fim e para além dos dias.

A percepção de que todo prematuro, assim como qualquer habitante do planeta, tem direito a uma morte boa durou 11 anos para florescer no coração do autor. Foi necessário todo esse tempo, desde que escreveu a "Declaração", para perceber que as mortes miseráveis não poderiam ser desmascaradas apenas com sensação de impotência diante delas. Será preciso mais que isso para reconhecer a morte descuidada de tantos milhares de bebês prematuros diariamente em todo planeta como um evento inaceitável. Haverá um reflexo de esperança no dia em que esse 13º artigo for reconhecido e aplicado não como um direito que fala da morte, mas como um direito que fala mais do que nunca da vida que permanece vida mesmo depois que se vai.

Para ilustrar esse momento, recordo de uma tarde quando um casal chegou à UTI no exato instante em que sua filha prematura acabara de partir. Os pais pediram permissão para vesti-la, pegá-la no colo e cantarem um louvor como despedida. Assim foi feito, diante de uma UTI emocionada, e esse momento foi registrado desta maneira, neste poema:

A canção no leito de morte da menina
Era como se fosse uma oração,
Era uma canção como se fosse um lamento,
Uma canção cheia de luz por dentro,
Era uma canção de aceitação…
A canção no leito de morte da menina
Como se fosse a prece derradeira,
Diante de um anjo, uma canção de dor,
Vestida das costuras de um amor
Emocionando a UTI inteira…
A canção no leito de morte da menina,
Em um idioma sem necessidade palavra,
Era uma canção sem culpa, sem pecados,
Canção de pai e mãe emocionados
Para a menina que se libertava…
A canção no leito de morte da menina,
Um acalanto para um bebê que já não ouvia,
Uma canção, como um agradecimento,
Canção de fé abrandando o sofrimento,
Canção de amor como poesia…
A canção no leito de morte da menina
Terá para sempre um sabor de eternidade,
Diante daquela vida que se ia,
A voz dos pais fazia lembrar Maria:
"Cumpra-se em mim conforme a Tua vontade[1]

A brevidade do tempo cronológico não pode explicar nem limitar a intensidade ou a dimensão de qualquer outro tempo que a biografia de um bebê e de sua família experienciam dentro de uma unidade neonatal, e para isso toda a equipe precisa estar afinada.

Tríade de sustentação do Método Canguru

Existe uma tríade de sustentação do Método Canguru para além do amor, do calor e do leite materno: bebê, mãe e profissional.

Não se pode cuidar de um e se descuidar de outro. Estamos todos no mesmo abraço. O bebê é o foco lógico. Porém, se a mãe for negligenciada, o sofrimento o contamina.

A mãe precisa de atenção e afeto. Por sua vez, se o profissional não se cuida, ele se perde no meio do caminho. Torna-se incapaz de cuidar.

Esta pequena parábola encontra-se no livro *A morte é um dia que vale a pena viver*, de Ana Claudia Quintana Arantes:[8]

Uma mãe levou o filho até Mahatma Gandhi e implorou-lhe:

— Por favor, Mahatma, diga a meu filho para não comer mais açúcar. Depois de uma pausa, Gandhi pediu à mãe: — Traga seu filho de volta daqui a duas semanas. Duas semanas depois, ela voltou com o filho. Gandhi olhou bem no fundo dos olhos do garoto e lhe disse: — Não coma açúcar… Agradecida, porém perplexa, a mulher perguntou a Gandhi: — Por que me pediu duas semanas? Podia ter dito a mesma coisa a ele antes! E Gandhi respondeu-lhe: — Há duas semanas, eu estava comendo açúcar. A peça termina, e eu não consigo aplaudir. Fico em pé, olhando Gandhi com minha alma nua. Uma epifania; definitivamente, uma epifania. Em poucos instantes, eu havia compreendido o que estava para ser o grande passo da minha carreira, da minha vida. Naquele dia, eu me dei conta de que a maior resposta que eu procurava havia chegado: todo o trabalho de cuidar das pessoas na sua integralidade humana só poderia fazer sentido se, em primeiro lugar, eu me dedicasse a cuidar de mim mesma e da minha vida. Lembrei dos meus tempos de carola da igreja. Lembrei de um ensinamento importante de Jesus: "Amai ao próximo como a ti mesmo". E cheguei à conclusão de que tudo o que estava fazendo pelos meus pacientes, por minha família, por meus amigos era uma imensa, enorme, pesada e insuportável hipocrisia. Nesse dia, fui tomada por uma fortaleza e uma paz que eu jamais imaginei que morassem em mim. Desse dia em diante, eu teria a certeza de estar com os pés no meu caminho: posso cuidar do sofrimento do outro, pois estou cuidando do meu.

Eis aí a trilogia do cuidado do Método Canguru: cuidar do outro. Bebê, mãe e profissional.

Recordando Patch Adams

Há uma frase atribuída a Hunter Doherty "Patch" Adams[14] que diz: "Ao cuidar de uma doença, você pode ganhar ou perder. Ao cuidar de uma pessoa, você sempre ganha". Em tese, é o que podemos esperar de nosso trabalho como cuidadores. Cuidar da pessoa. A compaixão tem braços que não conhecem derrota. A história do Método Canguru é essencialmente a materialização do cuidado materno que revelou ser salva-vidas em todo o planeta, e cuja história já mostra, há mais de quatro décadas, que ao cuidar de pessoas sempre ganhamos. Mães e bebês prematuros são sofrimentos humanos acolhidos por vozes e olhares e colos e presença materna e familiar. São sofrimentos ensinando equipes inteiras de profissionais os cuidados de comunicação e atenção em saúde. No mesmo livro *A morte é um dia que vale a pena viver*,[8] diz Ana Claudia Arantes:

O ser humano é a única espécie na Terra que é definida por um verbo. Vaca é vaca, boi é boi, borboleta é borboleta, mas, ser humano, só nós. Nascemos animais, mamíferos pensantes e conscientes, mas só nos tornamos humanos à medida que aprendemos a ser humanos. No entanto, a maior parte dos animais da nossa espécie ainda não sabe o que é isso. Quando refleti sobre o assunto, entendi finalmente o sentido da expressão *humanização*.

O Método Canguru é uma grande matéria-prima para o exercício da humanização a nível mundial. Ele traduz com excelência essa linguagem para a realidade brasileira. Assim, toda a sociedade sai aprendendo. A comunidade de Saúde cresceu em autocuidado em contato com o amor materno. O amor materno pode se afirmar, em contato com nossas equipes de Saúde, mostrando que máquinas e mães, e famílias e irmãos não precisam estar longe uns dos outros. O afeto não tem fronteiras.

Considerações finais

Um capítulo que começa com poesia pede para terminar com poesia.

Poesia inspirada no poeta maior itabirano, e que simboliza o silêncio que precisamos fazer para que, também em silêncio, possamos permitir a chegada do que sempre será novo e poderá trazer mais para nossos dias e, consequentemente, mais para os dias daqueles de quem cuidamos.

Em silêncio para que, também em silêncio, possamos iniciar uma comunicação cuidadosa, percebendo as palavras não ditas, sufocadas no coração do sofrimento materno, muitas vezes invisíveis a olho nu, mas que se revelam exuberantes ao encontrarem espaços de se mostrarem.

Um silêncio que traga em sua essência a qualidade de pousar no coração daqueles que detêm em suas mãos a força decisória que faz a diferença na vida de milhares de famílias, por meio de decretos e atos que desenham as políticas públicas de nosso planeta.

Um silêncio tão silencioso que permita que as verdades que imaginamos ter rascunhado aqui possam, por leves demais, volitar, sem peso, e atingir, da mesma maneira que o Método Canguru que as inspirou, os quatro cantos deste planeta espalhando entre os homens as muitas possibilidades de cuidado, de autocuidado, de atenção, de apoio, de preservação...

Um silêncio que faça acordar os homens e adormecer as crianças, como na canção a seguir, livremente inspirada no poema "Canção Amiga", de Carlos Drummond de Andrade.

Uma canção amiga

Eu preparo uma canção silenciosa
De um silêncio que quase cause inquietação,
Escrita sem palavra, inútil e dispendiosa,
Num idioma de pura percepção,

Eu preparo uma canção minuciosa,
Quase inaudível, mas sem desatenção,
Composta de arquitetura cuidadosa,
Delicadamente elaborada... Uma canção
Que faça acordar os homens poderosos
Para o poder dos gestos silenciosos
E para a força das palavras mansas...
Uma canção que se espalhe aos quatro ventos,
Que faça acordar os homens desatentos,
E adormecer as crianças... [1]

Referências bibliográficas

1. Tavares LAM. Poemas para almas apressadas. Campos dos Goytacazes: Edição do autor, 2017.
2. Os dias de UTI. Documentário. 2012. Disponível em: https://www.youtube.com/watch?v=eRB2 urL87qs&t=38.
3. Região de Leiria. A dor de quem cuida" é tema de debate na Escola de Saúde de Leiria [Internet]. Leiria, Portugal; 2022. Disponível em: https://www.regiaodeleiria.pt/2022/09/a-dor-de-quem-cuida-e-tema-de-debate-na-escola-de-saude-de-leiria/. Acesso em: 19 abr. 2024.
4. Miele MJ. Mãe de UTI: amor incondicional. 1. ed. São Paulo: Terceiro Nome, 2004.
5. Han BC. Sociedade do cansaço. 2. ed. Petrópolis: Vozes, 2017.
6. Bloom P. Against empathy. 1. ed. New York: Harper Collins Publishers, 2016.
7. Seppälä EM, et al. The Oxford Handbook of Compassion Science. 1 ed. New York: Oxford University Press, 2017.
8. Arantes ACQ. A morte é um dia que vale a pena viver. Rio de Janeiro: Sextante, 2016.
9. Porges S. Guia de bolsillo de la teoria polyvagal. Barcelona: Editorial Eleftheria, 2018.
10. Jung CG. Memórias, sonhos e reflexões. Rio de Janeiro: Nova Fronteira; 2016.
11. Goleman D. Inteligência social: a ciência revolucionária das relações humanas. Rio de Janeiro: Objetiva, 2019.
12. Ministério da Saúde. Atenção humanizada Método Canguru: Manual técnico. 3. ed., Brasília, 2017.
13. Martinez HG. La metodologia madre canguro: una luz de esperanza. Bogotá: Instituto Materno Infantil. Disponível em: http://www.40anosdemadrecanguro.com/espanhol.php. Acesso em: 26 abr. 2024.
14. Adams P. A terapia do amor. Rio de Janeiro: Mondrian, 2002.

CAPÍTULO 12

Condições Especiais da Nutriz

Edson Borges de Souza • Ana Lúcia dos Reis Lima e Silva • Débora Beck

Introdução

O aleitamento materno é a maneira comum de fornecer a recémnascidos (RNs) os nutrientes de que eles necessitam para crescimento e desenvolvimento ótimo. A curto prazo, seus benefícios para a saúde do RN e da criança, conhecidos de longa data, são reforçados por dados recentes. Nos últimos anos, surgiram evidências de que o aleitamento pode ter benefícios a longo prazo para mãe-bebê. Embora a associação entre aleitamento e doenças crônicas não transmissíveis e seus fatores de risco seja controversa na literatura, um corpo crescente de evidências sugere que o aleitamento tenha um efeito protetor contra obesidade, hipertensão, dislipidemia e diabetes *mellitus* tipo 2 (DM2) na vida adulta do lactente. Para a nutriz, o aumento na duração da amamentação foi associado a menor prevalência de hipertensão, diabetes *mellitus* (DM), dislipidemia e doença cardiovascular. Assim, além de ter um papel na prevenção da mortalidade infantil, o aleitamento deve ser visto como uma importante medida de prevenção primária contra doenças crônicas não transmissíveis e seus fatores de risco, com efeitos benéficos para a saúde em nível individual e populacional.

Todavia, patologias maternas, condições clínicas, cirúrgicas prévias ou eventualidades durante o trabalho de parto e no pós-parto imediato podem afetar o início ou a continuidade da amamentação. Múltiplos mecanismos estão envolvidos na maneira como cada uma dessas condições pode afetar a amamentação, e medidas preventivas e intervenções terapêuticas podem ser necessárias para facilitá-la. É objetivo deste capítulo discutir as condições maternas que mais comumente afetam a amamentação e os mecanismos implicados nessa associação, assim como propor maneiras de prevenir a falha da amamentação nesses casos.

Hipertensão na gravidez, DM pré-gestacional e gestacional, obesidade, uso abusivo de medicamentos, cirurgia plástica mamária, cirurgia cesariana e doenças psiquiátricas maternas, particularmente depressão e ansiedade, estão entre os problemas mais comumente encontrados por profissionais que assistem mulheres grávidas e RNs. Em geral, maior incidência de prematuridade clinicamente indicada, diminuição da produção de leite devido a alterações da anatomia ou dos circuitos hormonais que regulam a lactação, efeitos de substâncias utilizadas pela nutriz sobre o lactente e comprometimento materno da capacidade de cuidar do RN são os mecanismos mediadores da patologia, da condição ou do evento materno e da falha da amamentação. Problemas nas mamas (mastite, ingurgitamento, fissura e outros) e doenças infecciosas da mãe também são fatores frequentes que afetam a amamentação, mas já foram abordados em outros capítulos.

Patologias ou condições maternas comumente associadas à falha na amamentação

Síndromes hipertensivas na gestação

As síndromes hipertensivas constituem a intercorrência clínica mais comum na gravidez e permanecem como causa importante de morbimortalidade materna e neonatal. Estima-se que afetem até 10% das gestações, respondendo por 50 a 60 mil óbitos maternos em todo o mundo.

Desde a década de 1970, as síndromes hipertensivas na gravidez têm sido classificadas em quatro categorias:

- Pré-eclâmpsia e eclâmpsia
- Hipertensão arterial crônica
- Pré-eclâmpsia sobreposta a hipertensão arterial crônica
- Hipertensão gestacional sem proteinúria.

A pré-eclâmpsia é definida como hipertensão de aparecimento após 20 semanas de gestação, associada a proteinúria (proteinúria em 24 horas > 300 mg/24 h ou relação proteinúria/creatinúria $\geq 0,3$ mg/dℓ) ou a sinais de gravidade. A hipertensão durante a gestação é definida como uma pressão arterial sistólica ≥ 140 mmHg ou pressão arterial diastólica ≥ 90 mmHg, em duas ou mais ocasiões, com intervalo de pelo menos 4 horas. Em alguns casos de pré-eclâmpsia, proteinúria pode não estar presente como manifestação inicial. Para mais esclarecimentos sobre o diagnóstico e a classificação das síndromes hipertensivas na gestação, recomenda-se consultar literatura especializada.

A hipertensão, por si, não contraindica a amamentação. Todavia, prematuridade iatrogênica e complicações maternas frequentemente associadas às síndromes hipertensivas ou aspectos relacionados com o controle pressórico no pós-parto, particularmente a permanência hospitalar e uso de fármacos hipotensores, podem dificultar tanto o início quanto a manutenção da amamentação.

Prematuridade iatrogênica

A prematuridade iatrogênica, por indicação fetal ou materna, é um desfecho frequente nas síndromes hipertensivas. O momento do parto vai depender da gravidade da hipertensão materna, da sua etiologia, da resposta aos hipotensores e da ocorrência de complicações maternas ou fetais. Em geral, o impacto sobre a amamentação é tanto maior quanto menor a idade gestacional. Assim, adiar o parto com o objetivo de aguardar maior maturidade fetal pode contribuir para o sucesso da amamentação. O tempo que se pode ou se deve esperar é objeto de ampla disputa na literatura. A princípio, o parto deve ser realizado quando os riscos da continuidade da gestação superam os riscos da interrupção para a mãe e/ou o feto, que nem sempre podem ser mensurados de maneira precisa.

Nos casos definidos como pré-eclâmpsia com critérios de gravidade, com comprometimento de órgãos-alvo, como síndrome Hellp (do inglês *hemolysis, elevated liver enzymes, and low platelet count* – hemólise, aumento de enzimas hepáticas e plaquetopenia), edema agudo de pulmão, eclâmpsia, acidente vascular cerebral, insuficiência placentária e *Doppler* fetal com diástole zero ou reversa na artéria umbilical e ducto venoso alterado, não resta dúvida de que a interrupção deve ser imediata, independentemente da idade gestacional. Nos casos definidos como pré-eclâmpsia sem critérios de gravidade, todavia, não existe consenso. A maioria das diretrizes das organizações de ginecologia e obstetrícia recomenda a interrupção entre 32 e 34 semanas. Contudo, recomendações mais recentes têm admitido condutas conservadoras além de 34 semanas, desde que as condições maternas e fetais estejam boas e a pressão arterial, controlada.

Para mulheres com pré-eclâmpsia sem critérios de gravidade ou hipertensão gestacional não complicada, diretrizes recentes têm recomendado "oferecer a interrupção a partir de 37 semanas", com base no único ensaio clínico realizado até esta data.[1,2] Nesse ensaio foram randomizadas 756 mulheres com hipertensão gestacional ou pré-eclâmpsia sem critérios de gravidade, entre 36 e 41 semanas, para indução do parto ou conduta expectante. Os resultados mostraram menor risco de resultado materno adverso entre as mulheres alocadas para indução do parto, o que foi atribuído, principalmente, à evolução para hipertensão grave nos casos alocados para conduta expectante. Mais cesarianas foram observadas no grupo expectante (19% *versus* 14%), e não foram percebidas diferenças nos resultados neonatais. Todavia, aleitamento materno não foi um resultado investigado nesse ensaio.[3]

Existem muitas dúvidas sobre o melhor momento do parto para mulheres com pré-eclâmpsia sem critérios de gravidade, entre 34 e 37 semanas. É "uma zona cinzenta", segundo diretriz do *National Institute for Health and Care Excellence* (NICE). Mulheres com pré-eclâmpsia sem critérios de gravidade podem progredir para pré-eclâmpsia com critérios de gravidade e seus riscos; todavia, não se sabe se esses riscos superam ou poderiam suprir os da prematuridade tardia para o bebê.[1] Recentemente, um estudo randomizado avaliou o manejo expectante *versus* a interrupção imediata em mulheres com síndrome hipertensiva não grave entre 34 e 37 semanas. Observou-se que a interrupção imediata reduziu o risco, já pequeno, de resultados adversos maternos, mas aumentou de maneira significativa o risco de desconforto respiratório neonatal. Concluiu-se que a interrupção imediata não é justificada nesses casos; logo, uma estratégia de monitoramento até que a situação clínica se deteriore deve ser considerada.[4]

Complicações durante a gestação

Hipertensão crônica e pré-eclâmpsia estão associadas a resultados maternos e fetais adversos durante a gestação e o período neonatal. Uma metanálise envolvendo 55 estudos de 25 países, incluindo 795.221 gestações, mostrou que mulheres grávidas com hipertensão crônica apresentaram risco aumentado de pré-eclâmpsia sobreposta, cesariana, prematuridade antes de 37 semanas, peso ao nascimento inferior a 2.500 g, admissão à Unidade de Terapia Intensiva Neonatal (UTIN) e óbito fetal perinatal.[5] A pré-eclâmpsia, por sua vez, está associada a complicações dos sistemas neurológico, cardiovascular, renal e hematológico, tanto a curto quanto a longo prazo.

As complicações neurológicas maternas da pré-eclâmpsia e da eclâmpsia, particularmente a hemorragia intracraniana, respondem por parcela significativa da morbimortalidade associada a essa patologia. Descolamento de retina e cegueira cortical transitória geralmente se resolvem após o parto, mas costumam ser fonte de preocupação para a mãe e seus familiares. O edema agudo de pulmão é a complicação cardiovascular aguda mais comum, mas os efeitos da pré-eclâmpsia não se limitam à gravidez e ao puerpério imediato. Estudos recentes mostram que existe uma relação direta entre pré-eclâmpsia e risco cardiovascular futuro (hipertensão, cardiopatia isquêmica, insuficiência cardíaca e infarto) e de DM.[6] Esses aspectos devem ser discutidos com a mulher durante o pré-natal e no pós-parto. A importância da amamentação como fator protetor para o risco cardiovascular pode ser apresentada para a mulher como um elemento motivador adicional.

A cardiomiopatia periparto é uma doença de etiologia desconhecida e alta morbidade. Estudos mostram uma prevalência aumentada dessa patologia entre mulheres com pré-eclâmpsia e outras doenças hipertensivas, o que pode sinalizar uma patogênese comum. Outras complicações esperadas são insuficiência renal e distúrbios de coagulação, que nem sempre são preveníveis. Assim, em relação à amamentação, deve-se aplicar uma política semelhante à de redução de danos, o que significa facilitar o acesso do bebê e estimular e apoiar a amamentação, mesmo quando a mãe tiver sido admitida a uma unidade de cuidados intensivos.

Manejo da hipertensão no puerpério

Vários são os desafios para o profissional que assiste uma mulher com hipertensão no puerpério, qualquer que seja a sua etiologia. Em primeiro lugar, deve-se garantir o monitoramento adequado da pressão arterial no pós-parto, tanto para mulheres normotensas quanto para hipertensas; segundo, caso sejam detectados aumentos no nível pressórico, é preciso estabelecer um limiar que indique tratamento medicamentoso; depois, caso decida-se iniciar medicação, deve-se escolher a melhor substância; por fim, tenha ou não iniciado tratamento medicamentoso, precisa-se estabelecer o momento adequado para alta hospitalar e transferência para seguimento ambulatorial. Todas essas decisões podem afetar o aleitamento materno.

Infelizmente, não existem evidências suficientes e de boa qualidade para guiar o manejo da hipertensão no puerpério para nenhum dos passos descritos. Assim, até o presente, todas essas decisões são baseadas em recomendações e consensos de especialistas.

No Brasil, mulheres normotensas, em geral, recebem alta 1 a 2 dias após o parto, e não existe nenhuma recomendação para monitoramento de níveis pressóricos após a alta, embora se saiba que 44% dos casos de eclâmpsia possam se manifestar após o parto. Geralmente, os níveis pressóricos são aferidos a cada 6 horas, nos primeiros 1 a 2 dias após o nascimento, entre mulheres internadas, e essa é a permanência hospitalar média para parto vaginal e cesariana no Brasil. A pressão arterial normalmente diminui no pós-parto imediato; depois, tende a aumentar, alcançando um pico entre 3 e 6 dias após o nascimento, tanto em mulheres normotensas quanto naquelas com hipertensão na gravidez. Não existem dados confiáveis em relação ao nível pressórico que deve ser tratado, à meta pressórica a ser buscada e ao momento em que anti-hipertensivos eventualmente iniciados devem ser suspensos. Todavia, opiniões de especialistas em geral recomendam o uso de fármacos anti-hipertensivos a partir de 150 mmHg ou 100 mmHg de pressão sistólica e diastólica, respectivamente, nos primeiros 4 dias após o parto, confirmadas em pelo menos duas medidas, com intervalos de 4 horas. Alguns especialistas acreditam que, embora esses níveis possam ser arbitrários, na medida em que não estão associados a complicações como acidente vascular cerebral, deve-se considerar que a pressão arterial continua aumentando entre os dias 3 e 6 após o parto. O início imediato de tratamento após descontrole pressórico, com objetivo de não retardar a alta da mulher, seguido de uma revisão em 1 a 2 semanas, pode ser uma estratégia preferível ao prolongamento da permanência hospitalar por mal controle ou controle pressórico limítrofe.

A persistência ou o agravamento de níveis pressóricos em pacientes com hipertensão crônica ou pré-eclâmpsia previamente diagnosticadas, ou o aparecimento de hipertensão no puerpério podem levar ao prolongamento da permanência hospitalar no pós-parto. Isso pode ser benéfico para o aleitamento, se for utilizado pela equipe como oportunidade de solucionar dificuldades e oferecer apoio, geralmente necessários em casos de lactentes nascidos próximos do termo. Todavia, pode causar ansiedade e frustração em pacientes e familiares, particularmente nos casos de controle pressórico difícil ou francamente refratário, associado a escalonamento posológico, substituição e acréscimos de fármacos. Níveis elevados de ansiedade e expectativa quanto ao momento da alta podem prejudicar o aleitamento.

Fármacos hipotensores

Vários medicamentos são usados para tratar hipertensão no puerpério, incluindo diuréticos, bloqueadores beta-adrenérgicos, bloqueadores de canal de cálcio e inibidores da enzima conversora de angiotensina (IECA). A maioria deles é segura durante a amamentação. Os betabloqueadores de escolha são o propranolol e o metoprolol. Embora raros, atenolol e acebutolol foram associados a efeitos adversos no lactente, como cianose, taquipneia, bradicardia, hipotensão e baixa temperatura corporal. Entre os bloqueadores de canal de cálcio, não foram relatados efeitos adversos em lactentes expostos a nifedipino, verapamil ou diltiazem. Entre os IECAs, também não foram relatados efeitos adversos para captopril e enalapril. Não existem dados disponíveis sobre antagonistas de receptores de angiotensina (ARA); assim, até que mais informações estejam disponíveis, IECAs devem ser preferíveis em relação a ARAs (p. ex., losartana). Diuréticos frequentemente são utilizados para baixar a pressão e reduzir edema, e não existem evidências de efeitos adversos sobre o lactente, ou de que possam reduzir a produção de leite.

Diabetes *mellitus* gestacional e pré-gestacional

O DM é um grupo de doenças metabólicas caracterizadas por hiperglicemia resultante de defeitos na secreção de insulina, na ação da insulina ou em ambos. A hiperglicemia crônica do DM está associada a lesão, disfunção ou falência de vários órgãos, especialmente olhos, rins, nervos, coração e vasos sanguíneos.[7] O DM pode ser classificado conforme as seguintes categorias gerais:[8]

- Diabetes *mellitus* tipo 1 (DM1): ocorre devido à destruição de células beta, causando, em geral, deficiência absoluta de insulina
- Diabetes *mellitus* tipo 2 (DM2): ocorre em função da progressiva queda na produção de insulina, devido a um aumento na resistência à insulina
- Diabetes gestacional: é diagnosticado no segundo ou no terceiro trimestre da gravidez, quando não há claramente diabetes pré-gestacional (*overt*)
- Diabetes por causas específicas.

Desde a década de 1970, o sistema de Priscila White, com base em idade de início, duração da doença e presença de vasculopatia, tem sido utilizado para classificar gestantes com DM quanto à gravidade. Todavia, boletim do American College of Obstetricians and Gynecologists (ACOG) publicado em 1994 sugeria que a classificação de White não era útil. Autores mais recentes têm proposto a utilização da classificação da American Diabetes Association (ADA).

A prevalência de DM na população tem aumentado nos últimos anos. No Reino Unido, 5% das mulheres apresentam DM na gestação. Destas, estima-se que 87,5% tenham diabetes gestacional; 7,5%, DM1; e as 5% restantes, DM2.[9]

Estudos mostram que os índices de aleitamento materno em filhos de mães diabéticas são inferiores aos de filhos de mães não diabéticas. Fenger-Grøn et al.[10] mostraram que a prevalência de aleitamento entre mulheres com DM2 foi consideravelmente menor do que em mulheres com DM1. Número de mamadas nas primeiras 24 horas foi um preditor positivo, e índice de massa corporal (IMC) e tabagismo foram preditores negativos de aleitamento a longo prazo em mulheres com diabetes pré-gestacional.[11]

Não se conhecem exatamente quais os mecanismos implicados no maior risco de falha da amamentação entre mulheres com DM. Maior incidência de prematuridade e complicações neonatais, associação do DM com obesidade e síndrome metabólica e um possível efeito do metabolismo glicêmico alterado sobre a lactogênese podem ser fatores envolvidos.

Prematuridade espontânea ou clinicamente indicada no contexto da diabetes

Prematuridade espontânea ou clinicamente indicada ocorre mais frequentemente em mulheres diabéticas do que em mulheres não diabéticas: até 24 a 36% dos RNs de mães diabéticas são prematuros. Descontrole metabólico materno em mulheres insulinodependentes e associação com outras patologias, particularmente pré-eclâmpsia, são as causas mais comuns de prematuridade indicada. Estudos sugerem que a resistência à insulina possa ter um papel comum na patogênese de ambas as patologias.

O momento ótimo do parto em mulheres com DM permanece incerto. O objetivo é postergar o nascimento para minimizar os riscos neonatais, mas nem tão tarde que aumente as chances de perda fetal. Em mulheres com diabetes gestacional bem controlado com dieta, o risco de óbito fetal não parece ser maior do que em mulheres sem diabetes. A maioria dos autores concorda que, nesses casos, não existe justificativa para manejo diferente do usual, e pode-se aguardar o trabalho de parto até 40 + 6 semanas de gestação.[12] Segundo alguns autores, para mulheres com DM insulinodependente com níveis glicêmicos adequados, com testes de vitalidade fetal tranquilizadores e sem complicações (vasculopatia, polidrâmnio, macrossomia), a gestação pode ser conduzida até 39 a 40 semanas.[13]

Outros recomendam o parto entre 37 e 38 + 6.[9,14] No caso de complicações maternas, fetais ou metabólicas, a antecipação do parto para idade gestacional inferior a 37 semanas pode ser indicada.[14]

Complicações neonatais frequentes em recém-nascidos de mães diabéticas

Recém-nascidos de mães diabéticas, insulinodependentes ou não, apresentam morbidade e mortalidade significativamente aumentadas quando comparados a filhos de mulheres não diabéticas. Hipoglicemia, síndrome da membrana hialina e hiperbilirrubinemia são as complicações neonatais mais comuns, podendo levar até 47% dos RNs à admissão em UTIN. Porém, a maioria dos casos é leve, e as admissões geralmente são de curta duração. De todo modo, qualquer intervenção pode envolver separação mãe/bebê, de maior ou menor duração, introdução de alimentação artificial, procedimentos dolorosos, estresse materno e outros, dificultando o início da amamentação. O controle glicêmico durante o pré-natal, o reconhecimento precoce e o tratamento adequado podem melhorar o prognóstico neonatal.

Macrossomia, definida como peso superior a 4.000 g ou fetos grandes para idade gestacional, definidos como peso estimado maior do que o percentil 90, podem afetar até 47% dos fetos de mulheres com diabetes pré-gestacional insulinodependentes. Todavia, mães com diabetes gestacional não dependentes de insulina também apresentaram risco significativamente elevado. O risco aumentou de maneira progressiva e contínua com o aumento dos níveis de glicemia materna e insulina fetal, mesmo para níveis glicêmicos abaixo daqueles considerados para diagnóstico de diabetes gestacional.

Em mulheres com diabetes gestacional, os RNs com peso superior a 4.000 g apresentaram incidência maior de hipoglicemia, desconforto respiratório, distocia de ombro e paralisia de Erb. RNs de mães insulinodependentes apresentaram risco aumentado de admissões em uma UTIN, levando à separação mãe-bebê e a menores índices de início da amamentação.[15]

Mesmo quando não admitidos em unidade neonatal, pesos elevados ao nascimento podem provocar incerteza quanto à própria capacidade de amamentar, frequentemente agravada por comentários ou manejo inadequado da equipe. A suplementação com fórmula com a argumentação de que o RN é grande para a idade gestacional (GIG) é uma conduta comum, mas não tem justificativa clínica. Não existem evidências de que uma mulher não possa amamentar um bebê GIG ou macrossômico. O monitoramento glicêmico em bebês de risco glicêmico deve ser interpretado de maneira compreensiva utilizando, idealmente, técnicas de aconselhamento. RNs macrossômicos ou GIG, filhos de mães sabidamente não diabéticas, talvez nem devessem ser considerados de risco para hipoglicemia; existem dúvidas se deveriam ser incluídos em protocolos de monitoramento de hipoglicemia.

Efeitos sobre a lactogênese

Atraso na lactogênese II ou descida copiosa do leite – apojadura –, comumente tem sido definido como a percepção materna de descida do leite após 72 horas de pós-parto. Sua incidência varia de 17 a 44%, tendo sido relacionada com obesidade materna e fatores associados a sucção inefetiva. Existe alguma evidência de que a saúde metabólica possa afetar a lactogênese.

Neubauer et al.[16] mostraram que mulheres com diabetes insulinodependentes apresentaram atraso na lactogênese correlacionado ao mau controle glicêmico. Foi observado ainda que a hiperglicemia afetou a composição do leite, mas isso não teve importância clínica. Nommsen-Rivers et al.[17] encontraram uma relação entre secreção de insulina/glicemia sérica após um teste de tolerância oral à glicose, níveis séricos de adiponectina e lactogênese. Fatores ligados a maior tolerância à glicose foram associados a galoctogênese mais precoce. Lemay et al.[18] compararam a expressão genética de transcriptoma no glóbulo de gordura do leite em mulheres com e sem baixa produção de leite e verificaram diferenças na transcrição da proteína tirosina fosfatase receptora tipo F (PTPRF), que bloqueia a ação da insulina no estímulo à produção de leite. Sua ação sugere um mecanismo em que a resistência à insulina pode contribuir para a redução na síntese de leite.

Infecções puerperais: endometrite, infecção de parede, pneumonia e pielonefrite

Em 1935, a Joint Commission on Maternal Welfare, dos EUA, definiu morbidade febril como uma temperatura oral ≥ 38°C em qualquer dos 2 primeiros dias dentre os 10 pós-partos.[19] As primeiras 24 horas são excluídas porque febre baixa nesse período é uma entidade comum e frequentemente se resolve de modo espontâneo, principalmente após parto vaginal.

Em 1992, um grupo de trabalho da Organização Mundial da Saúde (OMS) definiu sepse puerperal como uma infecção do trato genital ocorrendo a qualquer momento entre a ruptura das membranas, ou trabalho de parto, e 42 dias pós-parto, em que dois ou mais dos seguintes sintomas estejam presentes: dor pélvica, febre (temperatura axilar ≥ 38,5°C), secreção vaginal anormal, secreção vaginal com odor fétido ou atraso na involução uterina (< 2 cm/dia nos primeiros 8 dias). Infecção puerperal é um termo mais genérico que sepse puerperal e inclui não apenas infecções do trato genital, mas também todas as infecções extragenitais e infecções acidentais. São definições antigas, mas continuam válidas até hoje.

Febre, sepse ou infecção puerperal podem afetar o aleitamento devido a:

- Suspensão da amamentação pelo temor, por parte de pacientes e familiares, de que a febre materna seja prejudicial para o bebê
- Suspensão da amamentação por recomendação de profissional, por causa de suposto efeito prejudicial de antibióticos utilizados no tratamento do quadro infeccioso
- Comprometimento clínico materno importante nos quadros infecciosos graves, levando a dificuldade ou impossibilidade de a mãe cuidar do bebê
- Normas e rotinas hospitalares que impeçam ou dificultem o acesso do lactente à sua mãe, nos casos de readmissão ao hospital, geralmente com base na crença de que o ambiente hospitalar aumenta o risco de infecção para o bebê.

Temor de que a febre possa prejudicar o bebê

Na prática clínica, é frequente a suspensão da amamentação entre mulheres com quadro febril de qualquer etiologia, pelo temor de que a febre possa prejudicar o lactente. No entanto, não foram encontrados estudos avaliando a associação entre febre materna e produção ou composição do leite humano. A febre materna frequentemente está associada a mal-estar, fraqueza, cefaleia e outros sintomas que podem comprometer a capacidade da mãe de cuidar. Nesses casos, o controle da febre pode ser eficaz, por meio de compressas frias e/ou antitérmicos, enquanto se investiga a etiologia do quadro febril ou se aguarda o efeito do tratamento do quadro infeccioso diagnosticado.

O paracetamol (acetaminofeno) é uma boa escolha para analgesia e redução de febre em mulheres lactantes, pois as quantidades identificadas no leite são muito inferiores às doses em geral prescritas para RNs, e efeitos adversos parecem ser raros. Já o ácido acetilsalicílico deve ser evitado, pois seu uso em altas doses por longo período foi associado a acidose metabólica no lactente. O risco de síndrome de Reyes é desconhecido. O ácido acetilsalicílico foi classificado como de uso criterioso pelo grupo de trabalho do Ministério da Saúde.[20]

A dipirona é uma substância largamente utilizada em todo o mundo, não apenas como antitérmico, mas também com finalidade analgésica, principalmente no pós-parto imediato de mulheres submetidas a cesariana. Foi classificada como de uso compatível com a amamentação pelo grupo de trabalho do Ministério da Saúde; todavia, existem raros relatos de efeitos adversos. Um fabricante de dipirona recomenda suspender o aleitamento por 48 horas após o uso do fármaco, devido a potenciais efeitos colaterais para o lactente.

Existe um relato de cianose em um bebê cuja mãe usou 1,5 g de dipirona nas 18 horas que antecederam o evento, por causa de uma infecção de garganta.[21] Um estudo de caso-controle de base hospitalar, sobre fatores de risco para leucemia, verificou que crianças de 0 a 23 meses cujas mães usaram dipirona durante o período de lactação apresentaram um risco 2 vezes maior de leucemia linfocítica aguda.[22] Um estudo randomizado avaliando o uso de analgésicos no terceiro dia pós-parto revelou que RNs cujas mães receberam 1 g de dipirona apresentaram número de episódios de choro e duração cumulativa significativamente reduzidos, quando comparados a bebês que receberam placebo e ácido acetilsalicílico.[23]

É pouco provável que uma dose ocasional de dipirona, para controle de febre ou alívio de sintomas associados à febre ou ao próprio quadro infeccioso, possa causar efeito adverso sobre o lactente. De todo modo, se possível, paracetamol ou outros anti-inflamatórios devem ser preferíveis. Se não for possível, deve-se utilizar pelo menor tempo e na menor dose possível, enquanto a continuidade do aleitamento deve ser estimulada.

Efeito da infecção sobre a capacidade de cuidar

Infecções do trato genital incluem endometrite, assim como infecção de parede abdominal e de períneo. Essas infecções interferem na recuperação pós-parto, aumentam o potencial de readmissão hospitalar e podem interferir no vínculo mãe-bebê. Além disso, caso não sejam reconhecidas ou tratadas de maneira inadequada, podem estender-se a outros locais via circulação linfática ou venosa e aumentar o risco de complicações graves ou sepse. Dor pélvica, dificuldade de posicionamento do lactente, labilidade emocional, insegurança quanto à capacidade de cuidar, ansiedade e tristeza relacionadas com a readmissão hospitalar, quando necessária, costumam ser os efeitos diretos e imediatos das infecções do trato genital sobre a amamentação.

Em geral, a amamentação pode ser preservada com o rápido reconhecimento do quadro infeccioso, do tratamento adequado (seja ele clínico ou cirúrgico), do estímulo à permanência do lactente junto à mãe e da alta o mais precoce possível. Para os casos de endometrite não complicada, o uso de clindamicina e gentamicina constituem o regime antibiótico padrão. Alguns profissionais utilizam esquemas incluindo ampicilina, além de clindamicina e gentamicina; todavia, não existem evidências de que o esquema tríplice seja superior às duas isoladas para casos não complicados.[24]

Infecções de parede complicadas por abscesso devem ser tratadas cirurgicamente, com retirada dos pontos e drenagem do abscesso. Por muito tempo, a cicatrização por segunda intenção foi o tratamento padrão da ferida operatória infectada e deiscente. Contudo, a cicatrização por segunda intenção requer tempo de recuperação prolongado e, com isso, pode comprometer o aleitamento materno, por causa de dor, perda de autoconfiança, maior permanência hospitalar etc. Atualmente, recomenda-se o fechamento primário da ferida operatória assim que a infecção estiver controlada e o tecido subjacente, limpo e granulando. Não há necessidade de manter antibióticos após controle da febre e melhora do quadro clínico. Em geral, 48 horas após a cessação da febre e a melhora clínica, o antibiótico pode ser suspenso, e, caso a paciente esteja internada, pode receber alta.

Cirurgias plásticas na mama

O Brasil é um dos líderes mundiais em número de procedimentos de cirurgia plástica realizados anualmente; considerando sua área e população (207 milhões de habitantes) é o quinto maior país do mundo. Em uma pesquisa recente, a Sociedade Internacional de Cirurgia Estética (ISAPS) mostrou que, em 2017, foram realizadas 2.524.115 cirurgias plásticas no Brasil, com fins estéticos.

A cirurgia para aumento das mamas tem sido um dos procedimentos mais comumente realizados, totalizando mais de 200.000 cirurgias em 2016. Dois fatores principais contribuíram para esse cenário: o grande número de cirurgiões plásticos no Brasil (6.200 membros ativos da Sociedade Brasileira de Cirurgia Plástica - SBCP) e a disponibilidade de várias marcas de implantes, incluindo fabricantes nacionais.[25] Em geral, são mulheres em idade fértil, muitas delas nulíparas. Cirurgias plásticas sobre a mama podem lesar ductos, alvéolos, ampolas lactíferas, parênquima mamário e inervação sensitiva no complexo areolomamilar, dificultando ou mesmo impedindo a amamentação.

Estudos mostram que cirurgia plástica na mama tem um impacto negativo sobre a amamentação. Em uma pequena coorte prospectiva controlada no Brasil, a amamentação foi avaliada em 25 mulheres submetidas a cirurgia redutora, 24 a cirurgia de implante e 25 sem cirurgia de mama. O risco de uma criança estar em aleitamento não exclusivo foi 5 vezes maior entre mães do primeiro grupo, quando comparadas àquelas do grupo sem cirurgia (p = 0,002). Para o grupo de mulheres com implante, o risco de uma criança estar em aleitamento não exclusivo foi 2,6 vezes aquele observado entre crianças cujas mães fazem parte do grupo sem cirurgia (p = 0,075).[26]

Outro estudo, também no Brasil, avaliou o resultado da amamentação em 49 mulheres submetidas a mamoplastia redutora usando técnicas de transposição, comparado ao de 96 casos-controle. As mulheres submetidas a mamoplastia apresentaram duração da amamentação significativamente reduzida. A prevalência de aleitamento exclusivo em 1 e 4 meses foi de 21 e 4%, respectivamente, para mulheres operadas e controles (p < 0,001). A prevalência de qualquer aleitamento em 1, 6 e 12 meses foi de 58, 16 e 10%, para mulheres com mamoplastia, e 94, 58 e 42% para controles (p < 0,001).[27]

Na Itália, um estudo retrospectivo avaliou o efeito da idade da paciente, da técnica cirúrgica, da sensibilidade do complexo areolomamilar e da proporção de glândula removida sobre a amamentação em 105 mulheres submetidas a mamoplastia redutora, que depois engravidaram. A amamentação foi considerada presente quando exclusiva até 3 semanas após o parto, o que ocorreu em 60,7% das pacientes submetidas a redução do pedículo superior, em 43,5% daquelas submetidas a redução do pedículo inferior, em 48% daquelas submetidas a redução do pedículo medial, e em 55,1% das submetidas a redução do pedículo lateral. Cirurgias mais conservadoras, com preservação da vascularização e da inervação do complexo areolomamilar e de mais tecido glandular e lóbulos, pareceram mais associadas e com melhores resultados na amamentação.[28]

Outro estudo, entretanto, não encontrou diferenças entre as técnicas. Nele, foram entrevistadas 178 mulheres, e o aleitamento foi considerado bem-sucedido quando mantido por pelo menos 3 semanas sem necessidade de suplemento. Para aquelas mulheres que tentaram amamentar, os índices de sucesso foram de 71% para mamoplastia do pedículo superior, 77% para a técnica do pedículo inferior e 63% após mamoplastia redutora bipediculada horizontal. Vinte e dois por cento das mulheres não tentaram amamentar. Os autores concluíram que a capacidade de amamentar dependeu mais de encorajamento e suporte do que da técnica operatória, da quantidade de tecido ressecado ou do tempo entre a cirurgia e o parto.[29]

Em geral, entre mulheres submetidas à cirurgia redutora da mama e a população geral, parece não haver diferença na capacidade de amamentar. Dificuldades relacionadas com a amamentação parecem ser explicadas principalmente por questões psicossociais ligadas ao aconselhamento e apoio recebidos.

As evidências atuais mostram que cirurgia para implante de silicone também pode afetar negativamente a amamentação. Uma revisão sistemática e de metanálise, publicada em 2014, sugere que mulheres submetidas a cirurgia para implante de silicone têm menor probabilidade de amamentar exclusivamente seus bebês, comparadas a mulheres sem cirurgia (risco relativo [RR] 0,60; intervalo de confiança [IC] 95%: 0,40; 0,90). Todavia, qualquer conclusão deve ser cautelosa, porque apenas três pequenos estudos observacionais preencheram os critérios de inclusão. A qualidade das pesquisas e o nível de evidência foram baixos. Não houve diferença significativa em relação à tentativa de amamentar (RR 0,94; IC 95%: 0,76; 1,17). A menor probabilidade de amamentação exclusiva entre mulheres operadas pode ser atribuída direta ou indiretamente à própria técnica cirúrgica, ao volume e ao tipo de implante inserido, a condições subjacentes (hipoplasia mamária) ou a atitudes e expectativas diferentes de mulheres que decidem se submeter a uma cirurgia desse tipo.[30,31]

No passado, duas questões importantes foram levantadas em relação ao aleitamento em mulheres com próteses de silicone: se componentes do implante de silicone poderiam extravasar para o leite humano; e se os implantes poderiam causar algum tipo de doença imunológica no lactente, mediada pela transferência pré-natal ou pelo leite de complexos antígeno-anticorpos. Contudo, nenhuma dessas preocupações foi confirmada até o presente. Semple et al.[32] compararam mulheres com implantes de silicone *versus* controles e verificaram que os níveis médios de silicone não foram significativamente diferentes, sendo 10 vezes maiores em leite de vaca e ainda maiores em fórmulas infantis do que no leite humano.

Obesidade materna

Obesidade é definida como um acúmulo excessivo de gordura no organismo, associado ao aumento do risco para a saúde, de acordo com a OMS, que aponta a condição como um dos problemas de Saúde pública mais relevantes no mundo. No Brasil, dados do Ministério da Saúde apontam que 51% da população acima de 18 anos apresenta sobrepeso ou obesidade.[33] No Sudeste, segundo o IBGE 2008/2009, 45% dos adultos estavam acima do peso ideal. Na Inglaterra, uma em cada cinco mulheres são classificadas com obesidade no início do pré-natal.

Numerosos estudos têm mostrado uma associação entre obesidade materna e menores índices de início da amamentação, menor duração da amamentação, menor produção de leite e atraso na lactogênese II, em comparação a mulheres com peso normal. Por isso, a obesidade materna deve ser considerada um determinante negativo para o aleitamento materno. Uma revisão mostrou ainda que mulheres com obesidade tiveram menor intenção de amamentar; todavia, esse achado não foi confirmado em estudos posteriores.[34] Isso é importante na medida em que a intenção de amamentar demonstrada antes do parto é positivamente associada ao início da amamentação, independentemente do IMC.

Em uma grande coorte prospectiva no Canadá, a obesidade pré-gestacional aumentou em 26% o risco de não iniciar o aleitamento no pós-parto. Entre mulheres com obesidade, 25,9% não amamentaram seus filhos anteriores, e 20% não iniciaram o aleitamento antes da alta hospitalar, em comparação com 17,7 e 12%, respectivamente, das mulheres com peso normal.[35] Um estudo de coorte nos EUA, que acompanhou 2.335 mulheres que iniciaram a amamentação, observou que uma a cada oito mulheres tiveram interrupção precoce indesejada da lactação. As puérperas com sobrepeso e obesidade tiveram índices de desmame precoce 58 e 73% maiores, respectivamente, do que o observado entre mulheres com IMC normal.[36]

Fatores biológicos e psicossociais parecem explicar essa associação negativa entre obesidade materna e amamentação. Entre eles, maior incidência de complicações maternas e fetais entre mulheres com obesidade e influência da obesidade sobre a produção e ejeção de leite, particularmente a lactogênese II, parecem ter maior importância. A influência de fatores psicossociais relacionados com a mãe ainda está sob investigação.

Fatores psicossociais

Fatores psicossociais, como confiança na capacidade de amamentar, atitudes e crenças maternas em relação aos benefícios do aleitamento, assim como exposição a modelos positivos de aleitamento e maior suporte social, podem influenciar a decisão da mãe de iniciar e continuar a amamentação. Todavia, poucos estudos avaliaram o papel que cada um desses fatores desempenha na associação negativa entre obesidade e amamentação. Um estudo prospectivo de coorte avaliando 2.824 mães verificou que mulheres com obesidade e com sobrepeso apresentaram menor confiança na capacidade de amamentar, menos amigos ou parentes próximos com história positiva de aleitamento e menor influência social de outros para amamentar. Contudo, entre mulheres com obesidade e com sobrepeso, mesmo aquelas muito comprometidas e motivadas para o aleitamento apresentaram índices menores de aleitamento, inferiores aos de mulheres com peso normal. Outros fatores, além de intenção de amamentar, conhecimento sobre benefícios do leite materno e apoio recebido, parecem estar envolvidos no desempenho de mulheres com obesidade na amamentação.[34]

Um estudo observou que a duração reduzida da lactação entre mulheres com IMC pré-gestacional elevado foi mediada pela falta de confiança ou pelo desconforto com o próprio corpo. Estudos adicionais avaliando as relações entre imagem corporal, peso e desfechos na lactação podem apontar os aspectos comportamentais suscetíveis de intervenção e modificação e, consequentemente, melhorar os resultados da amamentação entre mulheres com sobrepeso/obesidade e seus bebês.[37]

Efeito sobre a lactogênese II

Estudos têm mostrado que o insucesso da amamentação entre mulheres com obesidade pode estar relacionado com problemas encontrados no início da amamentação, particularmente a percepção de "leite insuficiente". Em um estudo de coorte, mulheres com sobrepeso e obesidade tiveram respectivamente 1,84 e 2,21 vezes maiores chances de atraso na lactogênese II, em comparação com as mulheres com um IMC normal.[38] Outro estudo encontrou uma resposta diminuída da prolactina à sucção 48 horas e 7 dias após o nascimento. Esse achado é importante, porque este é um período em que a resposta da prolactina à sucção é muito importante para a produção de leite. O atraso na descida do leite, neste momento, pode contribuir para a falha da amamentação.[39] Esse achado poderia ser explicado por maiores concentrações de progesterona entre mulheres com obesidade no puerpério imediato, em virtude do tecido adiposo, que é uma fonte extraplacentária desse hormônio. Todavia, o mesmo estudo não encontrou diferenças significativas nos níveis de progesterona entre mulheres com obesidade e com sobrepeso e mulheres com peso normal.

Maior incidência de complicações maternas e fetais/neonatais

A obesidade durante a gestação ocorre quando o IMC está acima de 30 na primeira consulta, o que aumenta o risco de numerosas complicações obstétricas, tanto para a mãe quanto para o bebê. As complicações maternas mais comuns incluem morte materna, pré-eclâmpsia, DM gestacional, tromboembolismo, infecção de ferida operatória e hemorragia pós-parto. Entre os RNs existe uma incidência aumentada de sofrimento fetal, óbito intraparto e óbito neonatal. Além disso, entre mulheres com obesidade, a incidência de fetos grandes para a idade gestacional é maior, o que pode aumentar o risco de complicações durante o parto. Por fim, existem hoje vastas evidências de que a obesidade materna possa ter efeitos a longo prazo sobre a prole, devido a intervenções diretas do ambiente compartilhado, fatores genéticos ou programação fetal de doenças crônicas. Para mais detalhes, ver Capítulo 13, *Amamentação em Lactantes com Obesidade e Após Cirurgia Bariátrica*.

Pós-operação cesariana

A cesariana é um dos procedimentos cirúrgicos mais realizados no mundo, e sua incidência continua crescendo. No Brasil, desde 2011, a cesariana tornou-se a via de parto mais comum, com mais de 50% dos bebês nascendo dessa maneira. Entretanto, vários estudos mostram que a cesariana tem maior morbidade materna e fetal quando comparada ao parto vaginal, e outros mostram que ela pode ser um obstáculo para a amamentação em diferentes partes do mundo.[40]

Uma revisão sistemática incluindo 53 estudos (554.568 indivíduos, 33 países) e metanálise incluindo 48 estudos (553.306 indivíduos, 31 países) verificaram que os índices de início precoce do aleitamento foram menores na cesariana do que no parto vaginal (*odds ratio* [OR] combinada 0,57; IC 95%: 0,50; 0,64; p < 0,00001) e também foram menores na cesariana anteparto quando comparados à cesariana intraparto (OR pré-parto: 0,83; IC 95%: 0,80; 0,86; p < 0,00001; OR intraparto: 1,00; IC 95%: 0,97; 1,04; p = 0,86). Todavia, em mulheres que iniciaram a amamentação, a cesariana não pareceu ter um efeito significativo sobre qualquer aleitamento em 6 meses (OR: 0,95; IC 95%: 0,89; 1,01; p = 0,08).[41]

Parte 2 • Condições Especiais da Nutriz e do Lactente

Vários fatores podem dificultar o início ou a continuidade do aleitamento após cesariana:

- Atraso no início da amamentação, devido a não realização de contato pele a pele
- Presença de dor em ferida operatória e outras complicações pós-operatórias imediatas, que geralmente se manifestam como cefaleia pós-punção, dificuldade na deambulação, constipação intestinal ou retenção urinária
- Complicações pós-operatórias tardias, que podem levar à separação do bebê e/ou dificultar o cuidado pela mãe
- Mecanismos hormonais.

Atraso no início da amamentação

As crianças nascem com a capacidade comportamental de mamar, regulada pelo sistema límbico. Entretanto, essa habilidade é frágil e requer a presença ininterrupta da mãe, com estímulos específicos em períodos críticos. Esse comportamento pode ser facilmente modificado, modulado ou abolido. A importância do contato pele a pele o mais cedo possível para o início e a continuidade da amamentação tem sido provada em inúmeros estudos desde a década de 1970. A cesariana, todavia, costuma ser um obstáculo ao contato pele a pele precoce e início da amamentação. Em um estudo qualitativo, as mulheres apontaram como fatores dificultadores da amamentação após cesariana, além da falta de contato pele a pele verdadeiro, a separação entre a mãe e o bebê, a inconsistência das informações, o suporte inadequado, a sensação de fracasso e a suplementação desnecessária com suplementos artificiais.

No Brasil, mesmo em maternidades com o título de Hospitais Amigos da Criança, o contato pele a pele não é feito rotineiramente no término da cirurgia cesariana. Argumenta-se que a mãe não tem condições de cuidar do RN e que a presença dele em seu tórax prejudica o trabalho do obstetra e do anestesista, ou que não existem profissionais suficientes, dentre outras justificativas. A literatura mostra, entretanto, que, com a colaboração adequada, o contato pele a pele pode ser implementado durante a operação cesariana. Embora limitadas, existem evidências de que o contato pele a pele imediato ou precoce durante a cesariana diminui o tempo da primeira mamada, reduz a suplementação com fórmula, aumenta o vínculo e a satisfação materna, mantém a temperatura corporal e reduz o estresse do RN. Algumas condições ou cuidados necessários são: garantir a presença do acompanhante na sala cirúrgica, na cabeceira da mãe; não utilizar fármacos com efeito sedativo antes ou durante a cirurgia; liberar um dos braços da mãe, para que ela possa envolver o RN e comunicar-se permanentemente com seu acompanhante, oferecendo ajuda para reposicionar o bebê, caso necessário. Se não houver complicações, o contato pele a pele pode ser mantido até o fim do ato cirúrgico. A satisfação da mãe e seu acompanhante costuma ser muito grande.

Dor pós-operatória

A dor pós-operatória pode afetar a habilidade da mãe para cuidar de maneira adequada do seu bebê no pós-operatório imediato e prejudicar a interação do binômio. Dor e ansiedade também podem interferir na liberação de ocitocina e prolactina, prejudicando os mecanismos de produção e liberação de leite. Adicionalmente, a imobilidade relacionada com a dor no puerpério pode exacerbar o risco de tromboembolismo, já aumentado durante a gravidez e o puerpério. Por isso, o controle adequado da dor pós-cesariana deve ser considerado um componente fundamental do apoio à amamentação nesse grupo de mulheres.

A adição de um opioide, como morfina, fentanila, sufentanila, nalbufina ou meperidina, ao analgésico local, utilizado em analgesias peridurais ou intratecais, é uma maneira efetiva e fácil de manter a analgesia pós-operatória adequada. Uma única dose de morfina no momento da cesariana pode oferecer excelente analgesia por até 24 horas, possibilitando que a mãe possa deambular e cuidar do bebê. O uso de opioides, entretanto, foi associado a maior incidência de prurido, náuseas e vômitos.

A partir do segundo dia pós-operatório, o efeito dos opioides intratecais já se dissipou. Este é um momento crítico para a amamentação, porque coincide com a descida do leite, o aumento na frequência das mamadas e, normalmente, o aparecimento de fissuras e/ou dor mamilar, principalmente quando a mãe apresenta dificuldades de posicionamento ou pega. O controle da dor, nesse momento, pode ser fundamental para o sucesso do aleitamento. Inúmeros analgésicos, opioides, não opioides e combinados, venosos ou orais, têm sido utilizados. Considerando a necessidade de retirar o acesso venoso periférico para alta hospitalar no terceiro dia, ou o fato de que o próprio acesso venoso constitui um artefato que pode afetar a liberdade de movimentos maternos, medicamentos orais são preferíveis.

Na América do Norte, a combinação de paracetamol e codeína tem sido utilizada no puerpério, tanto para controle da dor secundária a complicações do parto vaginal (como episiotomia e lacerações perineais graves) quanto para dor pós-cesariana. Uma revisão sistemática de estudos randomizados avaliou o uso de paracetamol e codeína *versus* anti-inflamatórios não esteroides (AINEs) para controle da dor pós-laparotomia. Porém, não foram encontradas diferenças entre os dois grupos. No entanto, AINEs apresentaram menos efeitos colaterais, particularmente naqueles estudos diretamente relacionados com a dor no puerpério.[42] Codeína e outros analgésicos opioides foram considerados de uso criterioso durante a amamentação pelo grupo de trabalho do Ministério da Saúde; portanto, não devem ser utilizados de rotina por mulheres lactantes.

Não existem evidências a respeito da superioridade da via venosa sobre a via oral no pós-cirúrgico imediato, sobre o momento adequado de substituir a via venosa pela via oral, ou qual a melhor substância e a dose mais eficaz dentre os medicamentos orais.

Uma metanálise incluindo oito estudos randomizados e 962 mulheres avaliou o uso de analgésicos orais para controle da dor pós-cesariana. Não foram encontradas diferenças na necessidade de alívio adicional para dor entre opioides *versus* placebo, não opioides *versus* placebo, analgésicos combinados *versus* placebo, opioides *versus* não opioides, opioides *versus* analgésicos combinados. Houve grande heterogeneidade na combinação de analgésicos não opioides *versus* placebo, provavelmente devido ao grande número de substâncias comparadas (celecoxibe, gabapentina, ibuprofeno, cetoprofeno, naproxeno ou paracetamol). Efeitos maternos adversos foram mais comuns com o uso de opioides.[43]

Intervenções perioperatórias e intercorrências pós-operatórias

Intervenções perioperatórias, como sondagem vesical de demora, tempo para liberação da dieta no pós-parto e deambulação tardia; ou intercorrências pós-operatórias, como vômitos, retenção urinária e cefaleia pós-raquianestesia, podem afetar a amamentação.

A sondagem vesical de demora é um procedimento comum em operação cesariana. Em geral, faz parte da rotina obstétrica. Alega-se que o procedimento diminui o risco de lesão vesical, a dificuldade operatória e a retenção urinária, fornecendo mais conforto à mulher no pós-parto imediato. Todavia, uma revisão sistemática mostrou que a não sondagem, comparada à sondagem vesical, diminuiu de maneira significativa a incidência de infecção urinária, o desconforto na primeira micção, o tempo até a primeira micção e o tempo até a deambulação. A amamentação não foi um resultado avaliado nessa revisão, mas é evidente que os benefícios da não sondagem para a mãe também beneficiam a amamentação. Não houve diferenças estatisticamente significativas em relação a retenção urinária, tempo cirúrgico e dificuldade operatória; a incidência de retenção urinária foi baixa em ambos os grupos. A necessidade de cateterismo de alívio variou de 0,6 a 11%[44] e a incidência de retenção urinária parece ser baixa mesmo com o uso de opioides intratecais.[45]

A suspensão da dieta é indicada antes de cesariana eletiva, devido ao temor de complicações relacionadas com aspiração de conteúdo gástrico. O consenso da American Society of Anesthesiologists (ASA) recomenda um tempo mínimo de jejum de 6 horas para refeições leves e 8 horas para refeições incluindo frituras, alimentos gordurosos ou carne.[46] Após a cesariana, a suspensão da dieta pode se prolongar por períodos de 4 até 12 horas, conforme protocolos institucionais ou prescrições individuais de obstetras ou anestesistas. Não foram encontrados estudos avaliando o efeito do jejum prolongado sobre o início da amamentação, mas sabe-se que ele pode causar hipoglicemia materna sintomática, afetando a capacidade materna de cuidar. Também não existem evidências que suportem manter a dieta suspensa por longos períodos após uma operação cesariana não complicada. Por outro lado, o início precoce da dieta foi associado a deambulação mais precoce, maior satisfação materna e menor permanência hospitalar, sem resultados adversos. Permitir que a mulher se alimente com líquidos e sólidos leves assim que passar o efeito anestésico, caso não apresente náuseas, vômitos ou outras complicações, parece ser uma política segura, com impacto positivo sobre a amamentação.

A incidência de prurido, náuseas e vômitos em pacientes que receberam morfina intratecal durante a anestesia raquidiana pode variar de 60 a 80% e 60 a 100%, respectivamente. Não são complicações graves, mas podem comprometer o bem-estar materno. Estudos mostram que a administração profilática de ondansetrona e dexametasona pode reduzir de maneira significativa a incidência desses sintomas em pacientes submetidas à cesariana.[47]

Uma revisão da Biblioteca de Cochrane verificou que várias intervenções, incluindo o uso de antagonistas de receptores de dopamina, antagonistas de receptores de 5-HT3, corticoides e acupuntura, podem ser eficazes na prevenção de náuseas e vômitos em mulheres submetidas à anestesia regional para cesariana. Existe pouca evidência de que a associação de tratamentos seja melhor que agentes isolados.[48]

Cefaleia pós-raquianestesia

Cefaleia pós-raquianestesia, pós-raqui ou pós-punção dural, é uma das complicações mais comuns e debilitantes da raquianestesia. Obviamente pode acometer também mulheres após parto vaginal submetidas à raquianestesia ou a perfuração acidental da dura-máter após anestesia peridural. A incidência varia de 0,5 a 1,5% com uma agulha calibre 27 e ponta tipo ponta de lápis.

Tal cefaleia é fronto-occipital de forte intensidade e aparece entre 24 e 48 horas após a punção, que melhora com decúbito dorsal e piora com ortostatismo. Pode estar associada a náuseas, vômitos, rigidez nucal, distúrbios visuais ou auditivos. O diagnóstico diferencial com cefaleias de outras etiologias sempre deve ser feito. Em geral, mulheres com essa ocorrência apresentam-se com fácies de dor intensa, não conseguem deambular ou mesmo permanecer sentadas no leito, não conseguem cuidar de si mesmas ou do bebê, frequentemente têm permanência hospitalar aumentada, assim como retornos frequentes ao hospital, o que pode ser devastador para o aleitamento.

Repouso no leito, antidepressivos tricíclicos, anti-inflamatórios, analgésicos venosos, cafeína e hidratação venosa com soro fisiológico frequentemente são utilizados para tratar cefaleia pós-raqui. Todavia, a maioria desses tratamentos ou recomendações carece de evidências e, eventualmente, pode ser prejudicial para o aleitamento.

Repouso no leito, imobilização ou recomendação de não elevar a cabeça interferem diretamente no posicionamento do lactente, além de tornar a mulher mais dependente de ajuda. São prescrições feitas há décadas por obstetras, anestesistas e enfermeiras. Obviamente, os sintomas da cefaleia pós-raqui tendem a melhorar com a posição supina, mas não existem quaisquer evidências de que tais prescrições sejam úteis na prevenção ou recuperação mais rápida; por isso, devem ser abandonadas. Permitir que as mulheres assumam posições que lhes pareçam mais confortáveis para posicionar o lactente, oferecendo apoio e ajuda necessários, enquanto se aguarda o efeito do tratamento analgésico, parecem ser condutas mais adequadas e, na maioria das vezes, isso é possível. Também não existem evidências de benefícios para hiper-hidratação venosa, que foi associada a edema mamilar e outras complicações graves, incluindo edema agudo de pulmão.

Entre os tratamentos medicamentosos, a cafeína parece ser efetiva no tratamento da cefaleia pós-raqui, diminuindo a proporção de pacientes com sintomas persistentes e de pacientes com necessidade de intervenções adicionais, em comparação ao placebo, particularmente nos casos leves a moderados. Cafeína na dose de 300 a 500 mg, por via venosa ou oral, 1 ou 2 vezes/dia, causou resolução mais rápida dos sintomas e foi útil na prevenção de cefaleia pós-raqui, quando administrada profilaticamente após punção inadvertida da dura-máter.[49] Gabapentina, teofilina e hidrocortisona também mostraram redução nos escores de gravidade da dor, quando comparadas ao placebo ou ao cuidado convencional. Injeção de até 30 mℓ de sangue autólogo no espaço peridural (*blood patch*) está indicada nos casos graves ou refratários, com resolução imediata dos sintomas em até 95% deles.

No Capítulo 23, *Anestesia e Analgesia de Parto: Impacto na Amamentação*, há mais informações relevantes.

Morbidade e mortalidade materna aumentada

Atualmente, a cesariana é uma cirurgia extremamente segura. Em números absolutos, o risco de óbito materno associado a ela é muito baixo. Porém, em relação ao parto vaginal, a cesariana tem mortalidade e morbidade significativamente aumentadas – 13,3:100.000 *versus* 3,6:100.000 no parto vaginal. Em um grande estudo de coorte retrospectivo no Canadá, o índice geral de morbidade materna grave foi de 27,3:1.000 nascimentos no grupo cesariana planejada comparado a 9,0:1.000 nascimentos no grupo parto vaginal planejado. Mulheres no grupo cesariana planejada apresentaram risco significativamente aumentado de parada cardíaca, hematoma de parede, histerectomia, infecção puerperal grave, complicações anestésicas, tromboembolismo venoso, hemorragia com necessidade de histerectomia e maior permanência hospitalar.[50] Outros estudos, em geral, confirmam esses achados. O óbito materno naturalmente é uma catástrofe para todos, mas uma complicação materna pode ser uma adversidade para o aleitamento, porque frequentemente implica a separação do bebê, o comprometimento da capacidade materna de cuidar, o uso de drogas e outros.

Mecanismos hormonais

Algumas evidências mostram que a cesariana pode interferir nos circuitos hormonais que regulam a produção e ejeção de leite. Os mecanismos que medeiam essa interferência são desconhecidos. Evans et al.[51] verificaram que o volume de leite transferido para RNs após cesariana foi significativamente menor do que o transferido para RNs de parto normal nos dias 2 a 5, mas, no dia 6, não houve diferença entre os grupos.[51] Isso aumenta o risco de suplementação com leite artificial, excesso de leite na mama e supressão da lactogênese. Nissen et al.[52] encontraram diferenças nos perfis hormonais da ocitocina e da prolactina em mulheres após parto normal e cesariana de emergência. Após cesariana, o número de pulsos de ocitocina nos primeiros 10 minutos de mamada foi significativamente menor do que após parto normal. Além disso, após cesariana houve uma falha na elevação dos níveis de prolactina depois de 20 a 30 minutos de mamada. Parece que o pulso precoce da ocitocina apresenta correlação com a duração do aleitamento materno exclusivo. Zanardo et al.[53] avaliaram os níveis de cortisol e de prolactina após cesariana e o desfecho da amamentação do nascimento até o 6º mês de vida. Cortisol e prolactina foram comparáveis no 3º dia após o nascimento, mas a cesariana teve impacto negativo na prevalência de aleitamento no 7º dia e 3º mês após o nascimento. Os níveis de prolactina têm papel estatisticamente significativo no desempenho inicial da amamentação.

Mecanismos mediadores da condição materna e falha da amamentação

Prematuridade clinicamente indicada

Prematuridade é uma das principais causas de morbidade e mortalidade neonatal e infantil em todo o mundo. Complicações do nascimento prematuro respondem por 35% dos 3,1 milhões de óbitos neonatais por ano. A maioria dos partos prematuros é secundária a trabalho de parto espontâneo, com ou sem ruptura de membranas. Cerca de 30 a 40%, entretanto, são indicados pelo provedor, por condições maternas ou fetais.

Entre as condições maternas ou obstétricas mais comumente associadas à antecipação do parto, estão: síndromes hipertensivas, DM gestacional ou pré-gestacional, cardiopatia materna, placenta prévia, placenta prévia com acretismo e cirurgias prévias sobre o útero. Nos casos complicados por síndrome Hellp, edema agudo de pulmão, insuficiência renal, acidente vascular, eclâmpsia, descontrole metabólico, hemorragia materna grave, com risco de óbito materno iminente, ou insuficiência placentária, com risco iminente de óbito fetal, a interrupção imediata da gravidez ou após a administração de corticoide, quando possível, deve ser indicada. Outros casos, mesmo quando classificados como graves, podem ser conduzidos de maneira conservadora.[2] Para condições menos graves, incluindo síndromes hipertensivas sem sinais de gravidade, DM gestacional ou pré-gestacional e ruptura prematura de membranas, não existe uma recomendação definitiva quanto ao melhor momento do parto. A maioria das diretrizes, mesmo quando recomendam uma idade gestacional para a interrupção da gravidez, ainda assim permite relativa liberdade ao provedor para decidir o momento do parto em conjunto à mulher e conforme o quadro clínico e os aspectos relacionados com a assistência.

Para mamar eficientemente, o RN precisa coordenar sucção, respiração e deglutição em uma sequência temporal. Essa coordenação só alcança plena maturidade em torno de 35 a 37 semanas de gestação. Assim, a prematuridade, de maneira independente, aumenta o risco de falha no processo de amamentação. Fatores como duração da permanência em unidade neonatal, intercorrências clínicas e cirúrgicas (enterocolite, hemorragia intracraniana, pneumonias etc.), manutenção da produção de leite pela mãe, protocolos e treinamento das equipes no manejo do aleitamento em prematuro afetam de maneira adicional esse risco.

Parece óbvio que, quanto mais extrema a prematuridade, maior o risco, porque mais longo é o caminho a ser percorrido até o estabelecimento da amamentação. Esse fato leva muitos a raciocinarem que, à medida que a gestação se aproxima do termo, o risco diminui a ponto de não ser relevante do ponto de vista clínico. Assim, é uma máxima comum entre muitos profissionais que "para a UTIN, acima de 34 semanas é termo".

Entretanto, esse raciocínio não é correto. Embora a incidência absoluta de morbidade e mortalidade entre RNs de 34 a 37 semanas (chamados pré-termos tardios) seja baixa, ainda assim é significativamente aumentada em relação a RNs de termo. Uma metanálise mostrou que RNs pré-termos tardios apresentaram maior risco de angústia respiratória (RR 17,3), hemorragia intraventricular (RR 4,9) e óbito neonatal (RR 5,9). Além do período neonatal, apresentaram ainda maior risco de mortalidade no primeiro ano de vida (RR 3,7) e paralisia cerebral (RR 3,1).[54] Maiores chances de icterícia, problemas respiratórios, instabilidade térmica, hipoglicemia ou falha na alimentação também foram relatadas. Complicações e intercorrências neonatais podem interferir na amamentação; porém, independentemente disso, o RN pré-termo tardio parece menos pronto para mamar. Um estudo mostrou que prontidão para a mamada, estado comportamental, postura corporal, padrão e força de sucção, e movimentos de língua foram os parâmetros menos frequentes nos RNs pré-termos tardios em relação aos RNs a termo.[55]

Mesmo entre RNs considerados de termo, aqueles nascidos entre 37 e 39 semanas apresentaram maior incidência de problemas respiratórios, hipoglicemia, admissão em UTIN e ventilação mecânica do que aqueles nascidos com mais de 39 semanas.

Outro estudo mostrou que RNs de 37 e 38 semanas apresentaram maior incidência de mortalidade quando comparados a RNs com 39 a 41 semanas + 6 dias.[56] Em virtude desses achados, um grupo de trabalho, composto por *American* College of Obstetricians and Gynecologists (ACOG), Society for Maternal-Fetal Medicine (SMFM), National Institute of Child Health and Human Development (NICHD) e outros interessados, propôs uma nova classificação para gestação de termo: termo precoce (37 a 38+6), termo pleno (39 a 40+6), termo tardio (41 a 41 + 6) e pós-termo (> 42).[57] Desde então, nos EUA, políticas têm sido implementadas para evitar o nascimento eletivo antes de 39 semanas naqueles casos sem indicação clínica para interrupção da gravidez.

Não foram encontrados estudos comparando resultados da amamentação entre bebês nascidos com 37 a 39 semanas *versus* bebês nascidos com mais de 39 semanas. Complicações neonatais evidentemente podem afetar a amamentação. Na prática clínica, eventualmente, há bebês de termo sem qualquer patologia ou complicações com dificuldades para iniciar a amamentação semelhantes àquelas observadas entre pré-termos tardios. É possível que, em alguns casos, bebês nascidos entre 37 e 39 semanas ainda não tenham chegado à maturidade necessária para mamar.

Patologias ou condições que afetam diretamente a capacidade de produzir leite

A produção de leite pode ser afetada por condições que comprometam a anatomia da mama e/ou os mecanismos hormonais que regulam a produção de leite. Entre os distúrbios anatômicos, devem ser citadas as anormalidades congênitas e adquiridas e as cirurgias sobre a mama, estéticas e não estéticas. As cirurgias estéticas da mama, tanto mamoplastia redutora quanto implante mamário, são as intervenções mais frequentes na atualidade. Entre os distúrbios funcionais, a síndrome dos ovários policísticos (SOP) e o hipopituitarismo (síndrome de Sheehan) parecem ter um efeito direto sobre a produção de leite. Não existem evidências de que doenças da tireoide afetem a lactogênese, embora haja preocupações de que o uso de medicamentos antitireoidianos ou levotiroxina possa afetar indiretamente a amamentação.

Anormalidades congênitas, como amastia ou hipomastia, são raras. Anormalidades adquiridas são relativamente mais comuns e geralmente são secundárias a traumas na parede torácica, queimaduras ou procedimentos cirúrgicos sobre a mama ou a aréola. A capacidade de amamentar depende da extensão do comprometimento glandular, tubular ou areolar, assim como da motivação e do apoio recebidos após o parto.

O *câncer de mama* em mulheres com menos de 25 anos é extremamente raro, mas pode chegar a uma incidência de 1:1.000 na 3ª década e 1:500 na 4ª década. Além disso, 7% das mulheres férteis tratadas para câncer de mama podem subsequentemente ficar grávidas. Radioterapia e cirurgia conservadora podem reduzir a capacidade funcional da mama, por fibrose, estenose, ligadura de ductos ou perda de tecido. Nesses casos, o aleitamento pode não ser possível na mama afetada. Em caso de mastectomia unilateral, o aleitamento pode ser possível na mama contralateral. Até o presente, não existem evidências de que o aleitamento possa aumentar o risco de recidiva da doença ou de um segundo câncer. Uma gravidez para uma mulher após tratamento de um câncer de mama tem enorme significado emocional, e elas costumam estar muito motivadas para amamentar. Por isso, caso decidam amamentar, devem ser apoiadas.

A **síndrome dos ovários policísticos** (SOP) é uma doença endócrina comum em mulheres, caracterizada por apresentação heterogênea incluindo hiperandrogenismo, disfunção ovulatória e ovários polimicrocísticos. Sua prevalência é estimada em 6 a 10%, dependendo dos critérios diagnósticos utilizados. Mulheres com SOP apresentam um perfil reprodutivo adverso, incluindo risco aumentado de pré-eclâmpsia e diabetes gestacional. Apresentam também prevalência aumentada de fatores de risco cardiovasculares clássicos, como hipertensão, dislipidemia e DM2, além de fatores de risco cardiovasculares não clássicos, incluindo transtornos do humor.[58]

Mulheres com SOP parecem ter índices reduzidos de aleitamento no pós-parto precoce. Em um pequeno estudo de caso-controle, 36 casos foram comparados com 99 controles. Os índices de aleitamento exclusivo em 1 mês de pós-parto foram 75% entre mulheres com SOP e 89% nos controles. Em 3 e 6 meses, os índices foram semelhantes nos dois grupos. Outros autores observaram casos de produção insuficiente de leite entre mulheres portadoras de SOP.

Foi postulado que a produção de leite reduzida entre mulheres com SOP esteja associada ao antagonismo da testosterona ao estrogênio e à prolactina na gravidez e no puerpério. A reduzida ação do estrogênio sobre o tecido glandular mamário estaria associada a menor desenvolvimento da mama durante a gestação. Todavia, os índices de aleitamento não foram associados a níveis maternos de androstenediona, testosterona, globulina ligada a hormônios sexuais, ou índice de testosterona livre entre mulheres com SOP. O uso de metformina na gestação não afetou a duração do aleitamento. Possivelmente, fatores como resistência aumentada a insulina e outros fatores compartilhados por mulheres com síndrome metabólica podem explicar a menor produção de leite em mulheres com SOP.

A *síndrome de Sheehan* é causada por hemorragia pós-parto grave, com infartos trombóticos, necrose ou outras lesões vasculares da hipófise. É a única patologia endócrina reconhecidamente associada à falência da lactação. Todavia, nem todos os casos dessa síndrome evoluem com falência da lactação. Em um estudo retrospectivo de 114 casos diagnosticados com a patologia, 42% apresentaram agalactia no pós-parto, 37% amamentaram normalmente seus bebês e 20% não se lembraram se haviam amamentado, provavelmente porque eram decessos ou abortos.

Efeitos de fármacos sobre a produção de leite e/ou sobre o lactente

Medicamentos utilizados pela mulher por causa de patologias prévias, eventos intraparto ou complicações no pós-parto podem afetar os mecanismos de produção e ejeção de leite ou ser transferidos para o lactente por meio do leite. Apesar disso, em geral, o risco de efeitos colaterais associado ao uso de medicamentos durante a amamentação é pequeno. A falta de conhecimento por parte dos profissionais da Saúde associado ao medo das mães de que a substância ingerida possa ser prejudicial para o bebê frequentemente levam ao abandono do aleitamento. A maioria dos dados sobre efeitos colaterais em lactentes é derivada de relatos de casos. Esses relatos são importantes para criar hipóteses, mas frequentemente é difícil determinar se existe uma relação causal entre o efeito colateral apresentado e a exposição ao fármaco por meio do leite. Assim, com exceção de medicamentos mais antigos, amplamente utilizados sem relatos de efeitos colaterais em sistemas de vigilância de drogas e, portanto, considerados seguros, a decisão de se utilizar grande número de substâncias se baseia em análises de riscos e benefícios. Infelizmente, as informações de fabricantes, que constam nas bulas, geralmente não ajudam profissionais e pacientes a analisarem riscos e benefícios de medicamentos durante a amamentação. Pelo contrário, se existem dúvidas, ou quando não existem dados suficientes para avaliar a segurança do uso durante a amamentação, contraindicam o aleitamento.

Nos EUA, a Food and Drug Administration (FDA) publicou, em 2014, nova regulamentação para os sistemas de classificação sobre o uso de medicamentos durante a gravidez e a amamentação, em que abole o antigo sistema baseado em cinco categorias de risco na gravidez (A, B, C, D, X).[59] Em relação à lactação, a nova regulamentação deve ajudar profissionais e pacientes a tomarem decisões mais adequadas.

Sob a nova regulamentação, a subseção da bula "lactação" deve conter um sumário dos riscos do uso do fármaco durante a lactação. Se os dados demonstrarem que ele não é absorvido sistemicamente, esse sumário deve conter apenas uma declaração especificando esse fato. Se os dados mostrarem que a substância é absorvida sistemicamente pela mãe, o sumário deve incluir, na extensão em que estiverem disponíveis, informações relevantes sobre a presença da substância no leite humano, efeitos sobre o lactente e efeitos sobre a produção de leite. Para fármacos absorvidos sistemicamente, uma análise de risco/benefício deve aparecer ao fim do sumário de riscos, a menos que o aleitamento seja contraindicado. A FDA determinou que a inclusão de uma análise de risco/benefício oferecerá ao profissional um importante instrumento para tomada de decisões.

Além disso, a subseção "lactação" deve incluir, na extensão em que estiverem disponíveis, informações relevantes sobre as maneiras de minimizar a exposição do lactente ao medicamento em certas situações, assim como intervenções disponíveis para monitorar ou mitigar os efeitos adversos apresentados na bula. Finalmente, deve incluir informações pertinentes sobre os dados que constituem a base para o sumário de risco e outras informações clínicas incluídas na bula.

Apesar de tudo isso, é provável que essas mudanças levem alguns anos para chegar aos profissionais e consumidores finais, mesmo nos EUA. No Brasil, não existe nenhum projeto ou discussão nesse sentido em andamento. Portanto, enquanto mudanças na legislação não determinarem aos fabricantes novas regras sobre informações a respeito de aleitamento nas bulas dos medicamentos, profissionais e pacientes devem evitar as bulas como referência para a tomada de decisão em aleitamento. Nesse caso, o Manual sobre Drogas do Ministério da Saúde, o

site Lactmed e a plataforma e-lactancia.org, que são totalmente gratuitos e facilmente acessíveis, devem ser preferidos. Leia mais sobre medicamentos e drogas nos Capítulos 30, *Uso de Medicamentos, Drogas Ilícitas e Galactagogos*, e 31, *Aleitamento em Mulheres com História de Uso de Substâncias Psicotrópicas.*

Condições ou patologias que interferem na capacidade materna de cuidar

Não é possível para a mãe dissociar o ato específico de amamentar das múltiplas ações que envolvem o ato ou atos de cuidar, tanto do RN quanto de si própria. Amamentar é cuidar. Numerosas condições ou patologias, tanto biológicas quanto psíquicas, podem comprometer a capacidade da mãe para cuidar, interferindo, assim, em sua capacidade de amamentar. Entre elas, podem ser apontadas as complicações de patologias clínico-obstétricas, condições clínicas ou limitações prévias, e as doenças psiquiátricas.

As complicações da pré-eclâmpsia (síndrome Hellp, eclâmpsia, edema agudo de pulmão, insuficiência renal aguda, acidente vascular cerebral), as hemorragias puerperais, assim como as infecções puerperais (endomiometrite, infecção de ferida operatória, pielonefrite e pneumonia), constituem as complicações mais comuns no puerpério imediato, que podem comprometer a amamentação. As primeiras, em geral, aparecem no pós-parto imediato, antes da alta hospitalar; as segundas, após a primeira semana de puerpério, após a alta hospitalar, representando nova internação.

Não foram encontrados estudos avaliando amamentação nessas condições. De todo modo, a prática mostra que essas mulheres se encontram em condições que podem variar desde debilidade física leve até grave comprometimento do estado geral, com risco à vida e admissão em unidade de terapia intensiva. Tais condições frequentemente levam à separação mãe-bebê, um evidente fator de risco para o desmame, tanto maior quanto maior a duração da separação.[60]

Na maioria das vezes, entretanto, nos casos de doença materna, a separação mãe-bebê deve-se mais a mitos e crenças das próprias pacientes, dos familiares e dos profissionais da Saúde, ou a rotinas hospitalares rígidas, do que a uma verdadeira contraindicação clínica. O temor de que o retorno ou a permanência do bebê em ambiente hospitalar aumente o risco de infeção, por exemplo, carece de comprovação clínica. Por outro lado, sabe-se que o desmame, cujo risco se eleva de maneira significativa com a separação, aumenta muito as chances de doenças para o RN a curto e a longo prazo.

Em caso de doença, portanto, os profissionais devem estimular a presença do RN junto de sua mãe, desfazendo mitos, facilitando a presença de acompanhantes e flexibilizando normas internas. Devem, ainda, estar atentos à evolução clínica da patologia materna. Mulheres que no dia anterior não têm condições clínicas para cuidar podem fazê-lo no dia seguinte. O contato deve ser estimulado mesmo em mães internadas em UTIs, caso estejam conscientes e assim o desejarem. Não existem evidências de que a presença do lactente junto de sua mãe, por maior ou menor tempo, aumente o risco de complicações. Provavelmente, o efeito protetor de anticorpos, hormônios e enzimas maternos transferidos através do leite neutraliza eventual colonização bacteriana por flora hospitalar.[61]

Mulheres com necessidades especiais, como deficiência visual e auditiva, paraplégicas, amputadas e outras, também podem engravidar e cuidar de seus bebês. Também não existem evidências sobre o aleitamento nessas condições. Faz parte do senso comum, entretanto, a noção de que essas mulheres não serão capazes de cuidar nem amamentar. Nesses casos, os próprios familiares solicitam a prescrição de leite artificial, acreditando que essa seja a melhor maneira de apoiar. Diante disso, os profissionais devem reforçar a confiança da mulher e dos familiares na capacidade de amamentar, inclusive mostrando como a amamentação é um processo que promove a autonomia da mulher no cuidado do filho, em um contexto em que ela própria pode depender do cuidado de outras pessoas. Para mais detalhes, ver Capítulo 22, *Acolhimento de Mulheres com Deficiência Física.*

Manejo do aleitamento em nutrizes com condições especiais

O manejo do aleitamento em mulheres com patologias ou outras condições especiais envolve intervenções preventivas e terapêuticas ou de apoio.

Com base em nossa experiência, enumeramos as intervenções que julgamos mais relevantes. Em geral, devem ser adotadas em conjunto, não isoladamente, e são aplicáveis a todas as condições ou patologias abordadas neste capítulo.

Educação antenatal, predição e antecipação de dificuldades

Educação antenatal, em geral, é definida como um programa formal, bem estabelecido, orientado por objetivos, com um propósito e uma audiência específicos. Existem várias modalidades de educação antenatal em aleitamento, como consultas individuais, discussões em grupo, visitas domiciliares, educação por pares, entre outras. Há evidências de que a educação antenatal possa aumentar os índices de início da amamentação em mulheres de baixa condição social. O tipo de educação antenatal ou suporte que produziu os melhores resultados foram sessões informais, com base na demanda da gestante, oferecidas no período antenatal ou perinatal por um consultor em aleitamento. Educação por pares também parece ser uma estratégia efetiva. Todavia, os estudos incluídos nessas metanálises, em geral, avaliaram mulheres com gestações de baixo risco. Por isso, a extrapolação desses resultados para mulheres com gestações de alto risco deve ser cautelosa. Um estudo mostrou que mulheres com gestação de alto risco apresentaram intenção elevada de amamentar seus bebês, mas tinham temores e mitos que necessitavam de abordagem específica antenatal, entre eles preocupações quanto ao uso de medicamentos durante a lactação. Como doenças metabólicas, uso de medicamentos e prematuridade são frequentes entre mulheres com gestação de alto risco, acredita-se que a educação antenatal em aleitamento, nesse grupo, deve dar especial relevo a essas questões. Assim, qualquer que seja a modalidade de educação antenatal, deve-se enfatizar os benefícios a longo prazo do aleitamento para a mãe e o bebê; esclarecer, de maneira compreensiva e realista e cientificamente embasada, os riscos dos medicamentos utilizados, avaliando possíveis alternativas,

quando indicado; e discutir o manejo do aleitamento em prematuros, incluindo técnica da retirada do leite, colostroterapia, translactação e transição para a livre demanda (ver Capítulo 10, *Amamentação em Bebês Pré-Termos e de Baixo Peso ao Nascer*).

Manter o bebê dentro do útero pelo maior tempo possível

A prematuridade é um dos fatores de risco mais importantes para a continuidade da amamentação. Assim, manter o feto dentro do útero pelo maior tempo possível, enquanto for seguro para o próprio feto e a mãe, constitui medida importante de promoção do aleitamento materno entre mulheres grávidas com patologias. Do ponto de vista materno, as síndromes hipertensivas estão entre aquelas que mais comumente representam uma ameaça à vida da mulher. Todavia, ainda não estão definitivamente estabelecidos os critérios clínicos e laboratoriais para indicar a interrupção da gestação nesses casos. Modelos de estimativa de risco, como o *Pre-eclampsia Integrated Estimate of Risk* (PIERS), estimam o risco de complicações maternas até 7 dias antes do aparecimento destas e podem modificar diretamente o cuidado à paciente, incluindo momento e local do parto. Esse modelo foi validado internamente por pesquisadores de um grupo multicêntrico e encontra-se em processo de validação externa.[62] Em relação ao feto, sabe-se que progressão de hipoxemia fetal para acidemia é um importante antecedente de resultados adversos imediatos e tardios. Os testes de vigilância fetal têm por objetivo detectar as respostas fetais que acompanham essa deterioração, a fim de evitar o óbito fetal intraútero e outras complicações. Essas respostas incluem mudanças no padrão de frequência cardíaca fetal, variáveis dinâmicas (tônus, movimento, atividade respiratória), volume de líquido amniótico e *Doppler* da circulação placentária e fetal. Profissionais acompanhando gestações de alto risco devem fazer, diariamente, duas perguntas: existe risco imediato de deterioração materna? Existe risco iminente de óbito fetal intrauterino? Se a resposta for negativa para ambas as perguntas, como regra geral, a gestação pode ser mantida.

Boas práticas na atenção ao parto

Existem, hoje, fartas evidências de que intervenções comumente utilizadas na assistência ao trabalho de parto e no parto, como episiotomia de rotina, amniotomia ou ocitocina de rotina, suspensão da dieta, posição de litotomia no período expulsivo, entre outras, ou são prejudiciais ou sua eficácia não é comprovada por evidências. Por outro lado, intervenções comprovadamente benéficas, como suporte contínuo durante o trabalho de parto, por doula ou membro da rede social da mulher, ou oferta de métodos para alívio da dor, monitoramento adequado da frequência cardíaca fetal, nem sempre são oferecidas. Práticas de parto prejudiciais para a mulher também prejudicam o aleitamento, assim como práticas benéficas têm efeito positivo. O modo como se assiste o parto tem íntima relação com o aleitamento, o que é reconhecido pela Portaria nº 1.153, de 22 de maio de 2014, que redefine os critérios de habilitação da Iniciativa Hospital Amigo da Criança (IHAC).[63] Segundo a nova portaria, além dos Dez Passos, um Hospital Amigo da Criança deve cumprir também o *Critério Global Cuidado Amigo da Mulher*, que requer todas as práticas geralmente denominadas como "parto humanizado", "parto baseado em boas práticas" ou "parto baseado em evidências" (ver Capítulo 39, *Iniciativa Hospital Amigo da Criança: Breve Retrospectiva, Evidências Científicas sobre sua Efetividade e Panorama no Mundo e no Brasil*). O Ministério da Saúde, por intermédio da Rede Cegonha, tem trabalhado, desde 2011, para mudar o modelo de atenção obstétrica no Brasil, com a implementação de "um modelo de assistência ao trabalho de parto e nascimento, com base em evidências científicas e nos princípios da humanização".[64] Patologias ou condições de alto risco na gestação, como aquelas discutidas neste capítulo, não constituem um impedimento para uma assistência segundo esse modelo (ver Capítulo 24, *Humanização do Parto e do Nascimento*).

Qualificação das indicações de operação cesariana

É consenso que a operação cesariana, quando "adequadamente" indicada, constitui uma das mais valiosas intervenções da obstetrícia moderna, porque previne mortalidade e morbidade, tanto materna quanto fetal. Todavia, ao mesmo tempo que aumentam os índices de cesariana em todo o mundo, "o que é indicação adequada" e "qual o índice ideal de cesariana" tornaram-se questões de acirrados debates. No Brasil, 53% dos partos foram de cesarianas em 2011. Em 1985, na Conferência sobre Tecnologias Apropriadas para o Nascimento, em Fortaleza, a OMS propôs que "não existe justificativa, em nenhuma região geográfica, para índices de cesariana superiores a 10 a 15%".[65] Esse índice tem sido alvo de intensa crítica nos últimos anos. Para isso, argumenta-se que o aumento da prevalência de obesidade e sedentarismo, o maior número de mulheres engravidando em idades mais avançadas e as mudanças nas expectativas das famílias em relação ao parto modificaram profundamente a fisiologia do parto vaginal na mulher contemporânea, tornando esse índice inseguro e, na prática, inalcançável. Entretanto, um estudo recentemente publicado, avaliando indicadores de 19 países desenvolvidos, mostrou que, uma vez alcançado o índice de cesariana de 10%, mesmo após ajuste para índice de desenvolvimento humano (IDH) e produto interno bruto (PIB), aumentos adicionais no índice de cesariana não tiveram impacto sobre índices de mortalidade infantil, neonatal e materna. Concluíram, então, que, do ponto de vista médico, em nível de população, índices de cesariana superiores a 10 a 15% não são justificados.[66] Posteriormente, análise realizada por pesquisadores da própria OMS, incluindo dados coletados entre 2005 e 2012 de todos os 194 estados membros, mostrou que índices nacionais de cesariana de aproximadamente 19% foram associados a menores índices de mortalidade materna e neonatal e que os índices nacionais previamente recomendados podem ser muito baixos.[67] Vários países do mundo têm proposto estratégias para reduzir os elevados índices de cesariana.

Promoção e apoio ao aleitamento em prematuros

Nem sempre a prematuridade pode ser evitada. Logo, maternidades que recebem gestações de alto risco devem saber manejar o aleitamento em prematuros. Estudos mostram que Método Canguru, contato pele a pele, suporte por pares, retirada de leite, treinamento da equipe multiprofissional e acreditação do Hospital Amigo da Criança são intervenções efetivas para promover o aleitamento entre bebês prematuros. A retirada do colostro nas primeiras 12 horas de vida e a administração ao RN, o uso de métodos efetivos para manutenção da produção de leite pela mãe, o início da amamentação com estabilidade do RN como único critério e a elaboração de um plano de cuidado individualizado para cada família também parecem ser intervenções importantes. Nos últimos anos, várias publicações têm documentado que ampliação e adaptação dos *Dez Passos para o Sucesso do Aleitamento para Unidades Neonatais* são estratégias eficazes na promoção do aleitamento entre bebês prematuros. Nessa releitura dos Dez Passos, três princípios são fundamentais: as atitudes da equipe devem focar nas necessidades individuais da mãe e sua situação; a instituição deve organizar um modelo de cuidado centrado na família e criar condições ambientais facilitadoras; o sistema de Saúde deve garantir a continuidade do cuidado, desde a gestação até a alta do bebê[68] (ver o Capítulo 32, *Banco de Leite Humano*).

Tratamento adequado e compreensivo da patologia materna

O tratamento adequado da patologia materna pode ser crucial para o início e a continuidade da amamentação, na medida em que restabelece as condições de saúde e a capacidade de a mãe cuidar de si e do bebê. Entretanto, isso não basta. Além de adequado, o tratamento deve ser compreensivo e inclusivo. Nesse sentido, o RNa e a amamentação também são objetos de cuidado, tão relevantes quanto a patologia materna. O tratamento da mãe não pode ser dissociado do cuidado com a amamentação. Por exemplo, encaminhar uma mulher com pré-eclâmpsia complicada por síndrome Hellp para uma UTI no pós-parto pode ser adequado e plenamente indicado, mas não é compreensivo se a presença do RN próximo da mãe for dificultada ou excluída. Nossa experiência mostra que mesmo mulheres gravemente enfermas desejam seus RNs próximos de si e são capazes de amamentar, em algum grau, com algum apoio. Não existem evidências de que o acesso do RN em UTI para permanecer com sua mãe seja prejudicial para nenhum dos dois. Evidentemente, devem ser excluídas condições críticas, com rebaixamento do nível de consciência, ventilação mecânica, choque de qualquer natureza, confusão e agitação mental, em que a separação temporária do RN até o restabelecimento da mãe pode ser necessária. Nesses casos, é importante que os profissionais que cuidam do bebê e da mãe estejam atentos para os sinais de melhora materna, a fim de restabelecer o contato entre mãe e bebê e a amamentação o mais precocemente possível. Outros exemplos de tratamento compreensivo da patologia materna no pós-parto são: estimular a presença do bebê junto da mãe em casos de reinternação, no pós-parto, qualquer que seja a condição materna; retirar leite ou amamentar o bebê antes de submeter a mulher a reintervenção cirúrgica (drenagem de abscesso de parede ou pélvico etc.); e modificar posologias ou substituir medicamentos para o tratamento de patologia materna. Por fim, a triagem universal no puerpério de transtornos psiquiátricos, como depressão, seguida do tratamento imediato dos casos diagnosticados, farmacológico e/ou não farmacológico, pode ser fundamental para o sucesso da amamentação nesses casos (ver Capítulo 27, *Depressão e Amamentação*).

Amamentação supervisionada

Amamentação supervisionada, ou amamentação com ajuda, conforme definição nossa, é aquela em que o posicionamento do bebê e a pega são apoiados e ajudados por um profissional ou outra pessoa da rede social da mulher durante toda a duração da mamada. O ajudante deve estar apto a reconhecer sinais maternos ou do RN de que a amamentação deve ser interrompida. Não foram encontrados na literatura estudos avaliando indicações, limitações e resultados dessa técnica. Temos indicado a amamentação com ajuda nos casos em que a mãe não tem condições de manter sozinha a posição do bebê durante a mamada, após cesariana complicada por hemorragia, uso de anestesia geral, quadros infecciosos com comprometimento do estado geral, entre outros motivos; ou quando pode haver alguma ameaça à integridade do bebê, em casos de psicose puerperal, depressão com manifestações psicóticas, oligofrenia grave e uso abusivo de substâncias. Em geral, essa é uma técnica para uso intra-hospitalar, temporário, até que a mulher recupere sua capacidade de cuidar; porém, pode ser utilizada por períodos maiores, no domicílio, particularmente nos casos de doenças psiquiátricas, em que o ajudante costuma ser o próprio cuidador do bebê.

Referências bibliográficas

1. National Collaborating Centre for Women's and Children's Health. Hypertension in pregnancy: the management of hypertensive disorders during pregnancy. London: RCOG Press; 2010.
2. Magee LA, Pels A, Helewa M, et al. Diagnosis, evaluation, and management of the hypertensive disorders of pregnancy. Pregnancy Hypertension: An Int J Women's Cardiovascular Health. 2014;4(2):105-45.
3. Koopmans CM, Bijlenga D, Groen H, et al. Induction of labour *versus* expectant monitoring for gestational hypertension or mild pre-eclampsia after 36 weeks' gestation (HYPITAT): a multicentre, open-label randomised controlled trial. Lancet. 2009;374(9694):979-88.
4. Broekhuijsen K, van Baaren GJ, van Pampus MG, et al. Immediate delivery *versus* expectant monitoring for hypertensive disorders of pregnancy between 34 and 37 weeks of gestation (HYPITAT-II): an open-label, randomised controlled trial. Lancet. 2015;385(9986):2492-501.
5. Bramham K, Parnell B, Nelson-Piercy C, et al. Chronic hypertension and pregnancy outcomes: systematic review and meta-analysis. BMJ. 2014;348:g2301.
6. Gongora MC, Wenger NK. Cardiovascular complications of pregnancy. Int J Mol Sci. 2015;16(10):23905-28.
7. Sreenivasamurthy L. Evolution in diagnosis and classification of diabetes. J Diabetes Mellit. 2021;11(5):200-207.
8. American Diabetes Association (ADA). Classification and diagnosis of diabetes. Diabetes Care. 2015;38(Suppl 1):S8-16.
9. National Collaborating Centre for Women's and Children's Health. Diabetes in pregnancy: management of diabetes and its complications from preconception to the postnatal period. London: National Institute for Health and Care Excellence (UK); 2015.
10. Fenger-Grøn J, Fenger-Grøn M, Blunck CH, et al. Low breastfeeding rates and body mass index in Danish children of women with gestational diabetes mellitus. Int Breastf J. 2015;10:26.
11. Herskin CW, Stage E, Barfred C, et al. Low prevalence of long-term breastfeeding among women with type 2 diabetes. J Matern Fetal Neonatal Med. 2015;e1-8.
12. Garabedian C, Deruelle P. Delivery (timing, route, peripartum glycemic control) in women with gestational diabetes mellitus. Diabetes Metab. 2010;36(6 Pt 2):515-21.
13. Thung SF, Landon MB. Fetal surveillance and timing of delivery in pregnancy complicated by diabetes mellitus. Clin Obstet Gynecol. 2013;56(4):837-43.
14. Kjos SL, Henry OA, Montoro M, et al. Insulin requiring diabetes in pregnancy: a randomized trial of active induction of labor and expectante management. Am J Obstet Gynecol. 1993;169:611-5.
15. Cordero L, Paetow P, Landon MB, et al. Neonatal outcomes of macrosomic infants of diabetic and non-diabetic mothers. J Neonatal Perinatal Med. 2015;8(2):105-12.
16. Neubauer SH, Ferris AM, Chase CG, et al. Delayed lactogenesis in women with insulin-dependent diabetes mellitus. Am J Clin Nutr. 1993;58:54-60.
17. Nommsen-Rivers LA, Dolan LM, Huang B. Timing of stage II lactogenesis is predicted by antenatal metabolic health in a cohort of primiparas. Breastf Med. 2012;7(1):43-9.
18. Lemay DG, Ballard OA, Hughes MA, et al. RNA sequencing of the human milk fat layer transcriptome reveals distinct gene expression profiles at three stages of lactation. PLoS One. 2013;8(7):e67531.
19. Adair FL. The American Committee of Maternal Welfare, Inc: Chairman's Address. Am J Obstet Gynecol. 1935;30:868.
20. Brasil. Ministério da Saúde. Secretaria de Atenção à Saúde. Departamento de Ações Programáticas e Estratégicas. Amamentação e uso de medicamentos e outras substâncias. 2. ed. Brasília: MS; 2010. 92 p.
21. Rizzoni G, Furlanut M. Cyanotic crisis in a breast-fed infant from mother taking dipyrone. Hum Toxicol. 1984;3:505-7.
22. Couto AC, Ferreira JD, Pombo-de-Oliveira MS, et al. Pregnancy, maternal exposure to analgesic medicines, and leukemia in brazilian children below 2 years of age. Eur J Cancer Prev. 2015;24:245-52.
23. Linder N, German B, Bessant D, et al. The pharmacological effect on term neonates of analgesic drugs ingested through maternal milk. Can J Clin Pharmacol. 1997;4:112-4.
24. Mackeen AD, Packard RE, Ota ESL. Antibiotic regimens for postpartum endometritis. Cochrane Database Syst Rev. 2015;2:CD001067.
25. International Society of Aesthetic Plastic Surgery (ISAPS). Global Statistics [Internet]. Hanover, NH: ISAPS; 2016. Disponível em: https://www.isaps.org/medical-professionals/isaps-global-statistics/.
26. Andrade RA, Coca KP, Abrão AC. Breastfeeding pattern in the first month of life in women submitted to breast reduction and augmentation. J Pediatr. 2010;86(3):239-44.
27. Souto GC, Giugliani ER, Giugliani C, et al. The impact of breast reduction surgery on breastfeeding performance. J Hum Lact. 2003;19(1):43-9.
28. Chiummariello S, Cigna E, Buccheri EM, et al. Breastfeeding after reduction mammaplasty using different techniques. Aesthetic Plast Surg. 2008;32(2):294-7.
29. Kakagia D, Tripsiannis G, Tsoutsos D. Breastfeeding after reduction mammaplasty: a comparison of 3 techniques. Ann Plast Surg. 2005;55(3):343-5.
30. Thibaudeau S, Sinno H, Williams B. The effects of breast reduction on successful breastfeeding: a systematic review. J Plast Reconstr Aesthet Surg. 2010;63(10):1688-93.
31. Schiff M, Algert CS, Ampt A, et al. The impact of cosmetic breast implants on breastfeeding: a systematic review and meta-analysis. Int Breastfeed J. 2014;17(9):17.
32. Semple JL, Lugowski SJ, Baines CJ, et al. Breast milk contamination and silicone implants: preliminary results using silicon as a proxy measurement for silicone. Plast Reconstr Surg. 1998;102(2):528-33.
33. Brasil. Ministério da Saúde. Vigitel 2012: Vigilância de Fatores de Risco e Proteção para Doenças Crônicas por Inquérito Telefônico. Brasília: Ministério da Saúde; 2013. 136 p.
34. Hauff LE, Leonard SA, Rasmussen KM. Associations of maternal obesity and psychosocial factors with breastfeeding intention, initiation, and duration. Am J Clin Nutr. 2014;99:524-34.
35. Verret-Chalifour J, Giguère Y, Forest JC, et al. Breastfeeding Initiation: Impact of Obesity in a Large Canadian Perinatal Cohort Study. PLoS One. 2015;10(2):e0117512.
36. Stuebe AM, Horton BJ, Chetwynd E, et al. Prevalence and risk factors for early, undesired weaning attributed to lactation dysfunction. J Womens Health (Larchmt). 2014;23(5):404-12.
37. Hauff LE, Demerath EW. Body image concerns and reduced breastfeeding duration in primiparous overweight and obese women. Am J Hum Biol. 2012;24(3):339-49.
38. Hommsen-Rivers LA, Chantry CJ, Peerson JM, et al. Delayed onset of lactogenesis among first-time mothers is related to maternal obesity and factors associated with ineffective breastfeeding. Am J Clin Nutr. 2010;92:574-84.
39. Rasmussen KM, Kjolhede CL. Prepregnant overweight and obesity diminish the prolactin response to suckling in the first week postpartum. Pediatrics. 2004;113:e465-71.
40. Shifraw T, Worku A, Berhane Y. Factors associated exclusive breastfeeding practices of urban women in Addis Ababa public health centers, Ethiopia: a cross sectional study. Int Breastfeed J. 2015;10:22.

41. Prior E, Santhakumaran S, Gale C, et al. Breastfeeding after cesarean delivery: a systematic review and meta-analysis of world literature. Am J Clin Nutr. 2012;95:1113-35.
42. Nauta M, Landsmeer ML, Koren G. Codeine-acetaminophen *versus* nonsteroidal anti-inflammatory drugs in the treatment of post-abdominal surgery pain: a systematic review of randomized trials. Am J Surg. 2009;198(2):256-61.
43. Mkontwana N, Novikova N. Oral analgesia for relieving post-caesarean pain. Cochrane Database of Syst Rev. 2015;(3):CD010450.
44. Li L, Wen J, Li YP, et al. Is routine indwelling catheterisation of the bladder for caesarean section necessary? A systematic review. BJOG. 2011;118:400-9.
45. Chinachotti T, Nilrat P, Samarnpiboonphol P. Nausea, vomiting and pruritus induced by intrathecal morphine. J Med Assoc Thai. 2013;96(5):589-94.
46. American Society of Anesthesiologists (ASA). Practice guidelines for pre-operative fasting and the use of pharmacologic agentes to reduce the risk of pulmonar aspiration: Application to healthy paatients undergoing elective surgery. Anesthesiology. 2011;114(3):495-511.
47. Koju RB, Gurung BS, Dongol Y. Prophylactic administration of ondansetron in prevention of intrathecal morphine-induced pruritus and post-operative nausea and vomiting in patients undergoing caesarean section. BMC Anesthesiol. 2015;17(15):18.
48. Griffiths JD, Gyte GML, Paranjothy S, et al. Interventions for preventing nausea and vomiting in women undergoing regional anaesthesia for caesarean section. Cochrane Database Syst Rev. 2012;9:CD007579.
49. Sachs A, Smiley R. Post-dural puncture headache: the worst common complication in obstetric anesthesia. Semin Perinatol. 2014;38(6):386-94.
50. Liu S, Liston RM, Joseph KS, et al. Maternal Health Study Group of the Canadian Perinatal Surveillance System. Maternal mortality and severe morbidity associated with low-risk planned cesarean delivery *versus* planned vaginal delivery at term. CMAJ. 2007;176(4):455-60.
51. Evans KC, Evans RG, Royal R, et al. Effect of caesarean section on breast milk transfer to the normal term newborn over the first week of life. Arch Dis Child Fetal Neonatal Ed. 2003;88:F380-2.
52. Nissen E, Uvnäs-Moberg K, Svensson K, et al. Different patterns of oxytocin, prolactin but not cortisol release during breastfeeding in women delivered by caesarean section or by the vaginal route. Early Hum Dev. 1996;45(1-2):103-18.
53. Zanardo V, Savona V, Cavallin F, et al. Impaired lactation performance following elective delivery at term: role of maternal levels of cortisol and prolactin. J Matern Fetal Neonatal Med. 2012;25(9):1595-8.
54. Teune MJ, Bakhuizen S, Gyamfi Bannerman C, et al. A systematic review of severe morbidity in infants born late preterm. Am J Obstet Gynecol. 2011;205(4):374.e1-9.
55. Kao APOG, Guedes ZCF, Santos AMN. Características da sucção não nutritiva em RN a termo e pré-termo tardio. Rev Soc Bras Fonoaudiol. 2011;16(3):298-303.
56. Reddy UM, Bettegowda VR, Dias T, et al. Term pregnancy: a period of heterogeneous risk for infant mortality. Obstet Gynecol. 2011;117(6):1279-87.
57. American College of Obstetricians and Gynecologists (ACOG). Committee Opinion No 579: Definition of term pregnancy. Obstet Gynecol. 2013;122(5):1139-40.
58. Palomba S, Santagni S, Falbo A, et al. Complications and challenges associated with polycystic ovary syndrome: current perspectives. Int J Womens Health. 2015; 31(7):745-63.
59. Department of Health and Human Services (USA). Food and Drug Administration. Content and Format of Labeling for Human Prescription Drug and Biological Products; Requirements for Pregnancy and Lactation Labeling [Internet]. 2014. Available from: https://www.govinfo.gov/content/pkg/FR-2014-12-04/pdf/2014-28241.pdf.
60. Silva BAA, Braga LP. Fatores promotores do vínculo mãe-bebê no puerpério imediato hospitalar: uma revisão integrativa. Rev. SBPH. 2019;22(1):258-79.
61. Andreas NJ, Kampmann B, Mehring Le-Doare K. Human breast milk: a review on its composition and bioactivity. Early Hum Dev. 2015;91(11):629-35.
62. von Dadelszen P, Payne B, Li J, et al. Prediction of adverse maternal outcomes in pre-eclampsia: development and validation of the fullPIERS model. Lancet. 2011;377(9761):219-27.
63. Brasil. Ministério da Saúde. Portaria nº 1.153, de 22 de maio de 2014. Redefine os critérios de habilitação da Iniciativa Hospital Amigo da Criança (IHAC), como estratégia de promoção, proteção e apoio ao aleitamento materno e à saúde integral da criança e da mulher, no âmbito do Sistema Único de Saúde (SUS). Diário Oficial da União. 2014.
64. Brasil. Ministério da Saúde. Portaria nº 1.459, de 24 de junho de 2011. Institui, no âmbito do Sistema Único de Saúde - SUS - a Rede Cegonha. Diário Oficial da União. 2011;121(seção 1):109.
65. Appropriate technology for birth. Lancet. 1985;2(8452):436-7.
66. Ye J, Betrán AP, Guerrero Vela M, et al. Searching for the optimal rate of medically necessary cesarean delivery. Birth. 2014;41(3):237-44.
67. Molina G, Weiser TG, Lipsitz SR, et al. Relationship between cesarean delivery rate and maternal and neonatal mortality. JAMA. 2015;314(21):2263-70.
68. Nyqvist KH, Maastrup R, Hansen MN, et al. Neo-BFHI: The Baby-friendly Hospital Initiative for Neonatal Wards. Nordic and Quebec Working Group; 2015.

CAPÍTULO 13

Amamentação em Lactantes com Obesidade e Após Cirurgia Bariátrica

Graciete Oliveira Vieira • Elsa R. J. Giugliani

Introdução

A obesidade tem sido reconhecida como uma epidemia mundial, com morbimortalidade maior que a causada pela desnutrição. A sua prevalência quase triplicou desde 1975. Estima-se que, em 2016, mais de 650 milhões de adultos com 18 anos ou mais apresentavam obesidade.[1] No Brasil, em 2018, a vigilância de fatores de risco e proteção para doenças crônicas informou a estimativa de frequência e distribuição da obesidade nas capitais dos 26 estados e Distrito Federal: 19,8% em adultos, com taxas ligeiramente maiores entre as mulheres (20,7%) do que entre os homens (18,7%).[2]

O índice de massa corporal (IMC), calculado pelo peso em quilos dividido pelo quadrado da altura em metros, define o estado nutricional do ponto de vista antropométrico: subnutrição (IMC < 18,5); adequado (IMC de 18,5 a < 25); sobrepeso (IMC de 25,0 a < 30); e obesidade (IMC ≥ 30,0). A obesidade pode ser subdividida em três categorias: classe 1 (IMC de 30 a < 35); classe 2 (IMC de 35 a < 40); e classe 3 (IMC ≥ 40). A classe 3 é considerada obesidade grave.[3]

Mulheres com obesidade, quando comparadas às com peso adequado, apresentam maior risco de hipertensão, hipercolesterolemia, diabetes *mellitus* tipo 2, problemas cardíacos, acidente vascular cerebral, afecções respiratórias como asma e apneia do sono, doença da vesícula biliar, alguns tipos de cânceres, problemas osteoarticulares e desconforto musculoesquelético.[4] Além disso, a obesidade pode provocar problemas psicológicos como ansiedade, depressão clínica e baixa autoestima, menor qualidade de vida e morte prematura.[4]

Nas últimas décadas, tem crescido também a prevalência de cirurgias bariátricas, procedimento utilizado quando os exercícios físicos, a reeducação alimentar e os outros tratamentos preconizados não são suficientes para a perda de peso e prevenção das consequências da obesidade para a saúde.

Este cenário, em conjunto à valorização crescente do aleitamento materno e o aumento gradativo dos indicadores de aleitamento materno no Brasil e no mundo, faz com que a amamentação em mulheres com obesidade e após cirurgia bariátrica ganhe cada vez mais interesse entre os profissionais da Saúde e a população em geral.

Aleitamento materno na mulher com obesidade

Efeitos da obesidade na composição do leite materno

A obesidade tem influência na composição do leite materno, aumentando os componentes que favorecem a adipogênese, como ácidos graxos poli-insaturados de cadeia longa N6 (LC-PUFAs), insulina e outras substâncias reguladoras do metabolismo.[5] Revisão sistemática com análise de metarregressão, que avaliou a relação entre IMC da mãe e conteúdo de energia, gorduras e/ou proteínas do seu leite, indicou associação positiva entre IMC materno e gorduras do leite entre 1 e 6 meses após o parto.[6] Outra revisão sistemática, que incluiu 12 estudos, relatou aumento da concentração total de lipídios e/ou glicose e/ou frações de macronutrientes no leite de mulheres com excesso de peso.[7] Aumento nas concentrações de gorduras e de lactose no leite de lactantes com sobrepeso ou obesidade também foi encontrado em outra revisão sistemática com metanálise.[8] Porém, essa metanálise não detectou diferenças nas concentrações de proteínas.

Por meio da análise do metaboloma, técnica capaz de detectar o perfil de moléculas de baixo peso molecular no leite materno, foram encontradas alterações em oito tipos específicos de metabólitos que podem desempenhar risco para o desenvolvimento de obesidade infantil (derivados de nucleotídios, 5-metiltioadenosina, açúcares-alcoóis, acilcarnitina e aminoácidos, poliaminas, mono e oligossacarídios, lipídios) em mulheres com sobrepeso e obesidade quando comparadas com mulheres com peso adequado.[9]

O leite produzido por mulheres com obesidade tem um perfil pró-inflamatório de ácidos graxos e concentrações diminuídas de ácidos graxos e carotenoides, fatores neuro protetores que podem exercer papel crítico no desenvolvimento visual e neurológico,[10] e na cognição infantil.[11]

O excesso de peso da mãe e do ganho de peso durante a gestação parece repercutir no perfil da microbiota do seu leite, com maior carga bacteriana total, porém com menor diversidade.[12] Ainda são pouco conhecidas as repercussões dessa microbiota alterada tanto para a mulher quanto para a criança. Especula-se que a disbiose da microbiota mamária favoreça o aparecimento de mastite[13] e câncer de mama[14] na mulher.

Na criança, a microbiota do leite contribui para a semeadura do seu microbioma gastrointestinal, influenciando, assim, o seu desenvolvimento imunológico e metabólico e a sua saúde na vida adulta.[15]

A obesidade materna, tanto pré-gravídica como ao nascimento e aos 5 meses da criança, foi um dos fatores associados ao ganho de peso excessivo em lactentes alimentados exclusivamente com leite materno.[16] No entanto, os poucos estudos existentes sobre o tema não associam esse ganho de peso excessivo com o conteúdo de gorduras, proteínas ou outros macronutrientes no leite materno, e sim a variações hormonais no leite que regulam a adipogênese, como a adiponectina e a leptina.[16,17] É possível, também, que os oligossacarídios do leite materno estejam envolvidos, influenciando o ganho de peso, o acúmulo de gordura corporal e, sobretudo, os efeitos na microbiota intestinal da criança.[18]

Prática da amamentação na mulher com obesidade

O sobrepeso e a obesidade podem comprometer a intenção materna de amamentar e o início da amamentação, com implicações para a duração dessa prática.[19-22] Uma revisão sistemática conduzida com o objetivo de avaliar o efeito do IMC materno antes da gestação na amamentação constatou que as mulheres com sobrepeso/obesidade apresentaram taxas mais baixas de intenção de amamentar, menor probabilidade de iniciar o aleitamento materno e menor duração da amamentação, inclusive da amamentação exclusiva, em comparação com mulheres com IMC adequado.[21] Desse modo, parece haver uma associação linear positiva entre risco de interrupção da amamentação e IMC pré-gestacional. Foi estimado que esse risco aumenta em 4% para cada unidade adicional de IMC.[23]

Vários mecanismos são relatados para explicar a associação negativa entre sobrepeso/obesidade materna e a prática do aleitamento materno. O primeiro se refere ao estágio da fisiologia da lactação – a ativação secretora do leite ou lactogênese II, processo que acontece após o nascimento (dia 3 ao dia 8 pós-parto), em que ocorre rápida queda dos níveis maternos de progesterona e início da secreção abundante de leite. Conhecida como "descida do leite", essa fase se caracteriza por mamas cheias e quentes, dando a sensação à mãe de suficiência de produção de leite.[24] Mulheres com IMC pré-gestacional ≥ 30 kg/m^2 podem apresentar atraso na descida do leite.[24,25] Um estudo norte-americano relatou que as mulheres com sobrepeso e com obesidade tiveram um risco aumentado de atraso na descida do leite (definido como ausência de sensação de mamas cheias nas primeiras 72 horas após o parto) da ordem de 1,4 e 1,5 vezes, respectivamente, quando comparadas com mulheres com peso adequado.[26]

Entre as explicações para esse atraso está o excesso de tecido adiposo, que funciona como reservatório de progesterona, interferindo negativamente na lactogênese II.[23,27] Outra explicação é o fato de as mulheres com sobrepeso/obesidade terem resposta diminuída à prolactina, hormônio regulado pela sucção,[24] provocando início tardio da produção de leite.[20] Adicionalmente, a obesidade costuma aumentar a resistência à insulina, hormônio importante para a produção de leite maduro.[24]

Como consequência do atraso da apojadura em mulheres com obesidade, os seus recém-nascidos (RNs) podem apresentar perda excessiva de peso nos primeiros dias de vida, levando à prescrição de fórmulas infantis, ainda que a mãe tenha a intenção de amamentar exclusivamente.[24] Sabe-se que a suplementação do aleitamento materno com fórmulas infantis na maternidade está associada a menor duração da amamentação.[28]

Além de maiores dificuldades no início do aleitamento materno, as lactantes com sobrepeso ou obesidade relatam insuficiência de leite como causa para o desmame com mais frequência que as mulheres com peso adequado.[29]

Os obstáculos à amamentação em mulheres com sobrepeso/obesidade não se limitam a aspectos fisiológicos. As lactantes com obesidade enfrentam também a barreira física determinada pelo grande volume das mamas, o que dificulta o posicionamento para amamentar e a pega adequada, sobretudo nas mulheres submetidas à cesariana.[30] As mulheres com mamas muito volumosas podem precisar de uma mão extra e suportes (travesseiros, almofadas) para apoiar criança, braço e mama da mãe. Como a visualização da pega pode estar dificultada pelo volume das mamas, é comum a mulher apresentar dor/trauma nos mamilos decorrentes da pega inadequada.[22] Ademais, essas mulheres têm propensão a erupções cutâneas e podem não encontrar sutiãs adequados para a sustentação das mamas.[31] Essas dificuldades ocorrem de forma crescente nas lactantes sem obesidade com mamas volumosas, nas com obesidade e nas com obesidade e mamas volumosas.[25]

Um estudo brasileiro que investigou a associação entre obesidade materna e dificuldades na amamentação nos primeiros dias de vida mostrou que as mulheres com obesidade tiveram mais dificuldades quando comparadas com puérperas sem obesidade. Por sua vez, os RNs das mulheres com obesidade tiveram chance 2,8 vezes maior de ter pega inadequada e maior probabilidade de não estar em aleitamento materno exclusivo no 3º dia pós-parto (64% *versus* 83% entre as mulheres sem obesidade).[22]

As barreiras psicológicas vivenciadas pelas mulheres com obesidade não são menos importantes. Baixa confiança na capacidade de amamentar, desconforto com a imagem corporal, embaraço de amamentar em público e estigma social da obesidade são alguns fatores que dificultam ainda mais a amamentação de mulheres com sobrepeso/obesidade.[30]

Todas as dificuldades já comentadas podem resultar em menor duração do aleitamento materno em mulheres com sobrepeso/obesidade. Além disso, essas mulheres são mais vulneráveis a comorbidades, como diabetes *mellitus* preexistente e diabetes *mellitus* gestacional, e apresentam maior probabilidade de parto cesáreo e de ter RN macrossômico; essas variáveis podem contribuir negativamente para os resultados da amamentação.[24,30]

Cirurgia bariátrica e amamentação

A cirurgia bariátrica (gastroplastia) é um recurso oferecido aos indivíduos com obesidade grave quando outras medidas não são suficientes para a perda de peso. Nos EUA, o número de cirurgias bariátricas vem aumentando de modo gradual desde a década de 1990.[32] No Brasil, levantamento realizado pela Sociedade Brasileira de Cirurgia Bariátrica e Metabólica demostrou que o número de cirurgias bariátricas cresceu 85% entre 2011 e 2018.[33]

A cirurgia bariátrica é uma intervenção cirúrgica com quatro diferentes abordagens:[34,35] (1) gastrectomia vertical, em que a capacidade gástrica é reduzida cirurgicamente, em torno de 70%, e o intestino é mantido intacto, com preservação da absorção dos nutrientes; (2) banda gástrica ajustável, que consiste na colocação de uma cinta na parte superior do estômago, o que dificulta a passagem do alimento, apesar de não ter corte cirúrgico no estômago; (3) *by-pass* gástrico em Y de Roux ou Fobi-Capella, em que o estômago é diminuído por meio de grampeamento, com desvio intestinal, combinando, assim, a restrição da quantidade de ingestão de alimentos e atraso do contato destes com os sucos digestivos (bile e suco pancreático), o que tem como efeito o retardo da absorção dos alimentos ingeridos. As partes do estômago e do intestino privadas do contato com alimentos não são retiradas cirurgicamente; (4) derivação biliopancreática duodenal *switch*, que é semelhante ao *by-pass* gástrico, pois diminui o tamanho do estômago além de realizar o desvio do intestino. Como as demais técnicas, esse procedimento muda a quantidade de comida que o organismo consegue digerir. Os quatro tipos mais comuns de cirurgia bariátrica estão apresentados na Tabela 13.1.

A abordagem utilizada na cirurgia bariátrica varia, mas a gastrectomia vertical é o método que vem apresentando as maiores taxas de aumento nos últimos anos, de acordo com o percentual de crescimento dos números de publicações e citações.[36] No entanto, independentemente do tipo de procedimento realizado, em toda cirurgia bariátrica ocorre interferência na capacidade de armazenamento do estômago, devido à restrição da ingestão de alimentos (gastrectomia vertical, banda gástrica) e/ou má-absorção de nutrientes (*by-pass* gástrico, derivação biliopancreática duodenal).[34]

Apesar do processo de absorção de nutrientes ser iniciado no estômago, é no duodeno, porção superior do intestino delgado, onde ocorre a maior parte do processo digestivo, a exemplo de absorção de vitaminas lipossolúveis (A, D, E, K).[35] Indivíduos com parte do intestino desviado e com estômago reduzido por grampeamento provavelmente terão dificuldades para absorver as vitaminas lipossolúveis, sobretudo a vitamina D. No que diz respeito às vitaminas hidrossolúveis, a vitamina B_{12} é a principal a ser monitorada. Embora essa vitamina seja absorvida predominantemente no intestino grosso, é no estômago que ocorre a produção de suco gástrico e de fatores intrínsecos (indispensáveis para o seu metabolismo), que podem estar comprometidos pela cirurgia bariátrica.[35]

É crescente o número de mulheres em idade reprodutiva que se submetem à cirurgia bariátrica. Por conseguinte, têm crescido os questionamentos das mães e dos profissionais da Saúde sobre os efeitos dessa cirurgia para a prática da amamentação, tanto para a mulher que amamenta quanto para o lactente amamentado.

Revisão sistemática realizada em 2015 sobre deficiências de filoquinona, folato, ferro, cálcio, zinco, magnésio, iodeto, cobre e vitaminas A, D e B_{12} em gestantes e em mulheres após o parto que realizaram cirurgia bariátrica encontrou fracas evidências de deficiências de micronutrientes nas mulheres, bem como evidências não conclusivas sobre os efeitos adversos sobre os RNs.[37] Quanto à composição do leite materno em mulheres submetidas a essa cirurgia, foi demonstrado que, durante as primeiras 6 semanas de lactação, a energia, os macronutrientes e a vitamina A são adequados para a nutrição da criança.[38]

Em 2018, o consenso da Sociedade Austríaca de Ginecologia e Obstetrícia sobre Fertilidade, Gravidez e Lactação Após Cirurgia Bariátrica[39] recomendou a amamentação em mulheres que se submeteram à cirurgia bariátrica embasado nas evidências científicas de adequação da composição do leite materno. Essa recomendação foi ratificada pelos autores de uma revisão sistemática publicada em 2022, que incluiu 11 estudos. Tal revisão mostrou que o leite materno é nutricionalmente adequado após a cirurgia bariátrica e que nenhum efeito a longo prazo foi observado para a amamentação quando as deficiências nutricionais maternas eram corrigidas.[40]

No que diz respeito à prática da amamentação em mulheres submetidas à cirurgia bariátrica, a revisão sistemática constatou que as taxas de amamentação foram, em média, 29% mais baixas em mulheres que realizaram cirurgia de *by-pass* gástrico, quando

---

TABELA 13.1 **Abordagens comuns de cirurgia bariátrica.**

Procedimento	Banda gástrica ajustável	Gastrectomia vertical	*By-pass* gástrico em Y de Roux	Derivação biliopancreática duodenal *switch*
Imagem				
Mecanismo	Envolve uma faixa inflável colocada ao redor da parte superior do estômago, que cria uma pequena bolsa estomacal acima da faixa, e o restante do órgão fica abaixo da faixa.	Remove aproximadamente 80% do estômago e deixa uma bolsa tubular (em forma de banana).	Cria uma pequena bolsa no estômago e a conecta diretamente à extremidade inferior do intestino delgado dividido.	Dois passos: (1) Cria uma bolsa tubular menor, removendo uma parte do estômago (semelhante à gastrectomia vertical). (2) *By-passing* 3/4 do intestino delgado.
Tipo de intervenção	Restritiva	Restritiva	Restritiva Mal absortiva	Restritiva Mal absortiva

Fonte: Sha, 2021.[32]

comparadas com controles sem obesidade; e que os RNs dessas mulheres fizeram suplementação precoce com fórmula infantil, em média dentro de 5 dias após o nascimento.[40]

Apoio à amamentação de mulheres com obesidade e de mulheres submetidas à cirurgia bariátrica

As mulheres com obesidade necessitam de apoio adicional na amamentação, haja vista elas apresentarem mais dificuldades e amamentarem por menos tempo. Os profissionais da Saúde devem alertar essas mulheres sobre a possibilidade dessas dificuldades já no acompanhamento pré-natal, e sobre a importância do apoio tanto profissional quanto da rede social para a superação dessas dificuldades.

Já na maternidade podem surgir as primeiras dificuldades: atraso na descida do leite e dificuldade para posicionar a criança para mamar devido ao tamanho das mamas. É, pois, fundamental a educação dos profissionais envolvidos nos cuidados na maternidade a fim de capacitá-los para conduzir intervenções apropriadas e ministrar apoio suficiente e personalizado.[30] Esse apoio deve iniciar já na sala de parto, com o contato pele a pele imediato e a amamentação na primeira hora de vida da criança. Estudo brasileiro mostrou que o suporte de profissionais da Saúde às mulheres com IMC elevado na primeira hora de vida do RN teve importante papel no início da amamentação.[41]

Durante toda a permanência da dupla mãe-criança na maternidade, a atenção dos profissionais deve ser redobrada, com aconselhamento, orientações com estratégias específicas quanto à pega e à posição para a amamentação e monitoramento do peso do RN. Atenção especial deve ser dada às questões emocionais que costumam estar presentes, como baixa autoestima, muitas vezes associada ao estigma social da obesidade, desconforto para expor as mamas para amamentar devido ao seu volume e, sobretudo, baixa confiança na capacidade de amamentar.[30]

As orientações dadas às mães com obesidade devem valorizar também o efeito da amamentação na redução do peso pós-parto. Estudo conduzido com mulheres taiwanesas demostrou que a relação dose-resposta entre amamentação e retenção de peso pós-parto, fator de risco para incremento de obesidade futura, difere por IMC pré-gestacional. Em mulheres com obesidade que amamentaram exclusivamente por mais de 30 dias, a retenção de peso foi significativamente menor do que naquelas que não amamentaram ou que amamentaram parcialmente pelo mesmo período. Para cada 30 dias adicionais de duração da amamentação exclusiva, houve uma redução na retenção de peso de 0,1 a 0,2 kg, em média. Do mesmo modo, mulheres que amamentaram parcialmente por 120 dias apresentaram menor retenção de peso do que aquelas que não amamentaram ou desmamaram nesse período. Para cada tempo adicional de 30 dias de amamentação, houve uma redução na retenção de peso de 0,1 kg, em média. A retenção de peso diferiu também entre os grupos de IMC pré-gestacional (baixo peso, adequado, sobrepeso e obesidade), pois mulheres com obesidade que amamentaram exclusivamente por período maior que 30 dias ou, parcialmente, por mais de 180 dias tiveram menor retenção de peso quando comparadas às sem obesidade.[42]

Quanto às mulheres submetidas à cirurgia bariátrica, é necessário se certificar se elas estão sendo acompanhadas do ponto de vista nutricional, devido ao risco de ingestão inadequada de comida e redução da absorção dos alimentos, sobretudo naquelas que realizaram *by-pass* gástrico.[40] Algumas mulheres necessitam de suplementos dietéticos diários.[35] É preciso também lembrar que as mulheres com cirurgia bariátrica podem ter dificuldade para ingerir a quantidade de alimentos necessária para atender à demanda elevada de energia, em torno de 500 a 670 kcal por dia, para a produção do leite.[35] A necessidade de monitoramento e suplementação alimentar ao longo da vida é válida para qualquer pessoa que tenha sido submetida à cirurgia bariátrica, independentemente de gravidez e lactação.[34,35]

A prescrição de suplementos deve ser individualizada, embora, nas cirurgias associadas à condição mal absortiva, as lactantes apresentam maior chance de ter deficiência de vitaminas lipossolúveis, vitamina B_{12}, folato (vitamina B_9) e cálcio, além de anemia por deficiência de ferro, uma vez que podem ter dificuldade em obter esses nutrientes exclusivamente dos alimentos.[34,35]

Em suma, a amamentação em mulheres submetidas à cirurgia bariátrica deve ser sempre incentivada, com vigilância do estado nutricional da mãe, focando na ingestão de energia e nutrientes e oferecendo tratamento imediato das deficiências nutricionais identificadas, para adequação nutricional; além de monitoramento cuidadoso do crescimento do lactente.

Considerações finais

A prevalência de obesidade é elevada em todo o mundo. Têm sido relatadas menores prevalências de intenção de amamentar e maiores dificuldades no início da amamentação, assim como menor duração do aleitamento materno em mulheres com IMC elevado quando comparadas às de IMC adequado. Diversos fatores podem contribuir para os efeitos negativos da obesidade para a amamentação; desde atraso na descida do leite por interferência na lactogênese II e alterações nos níveis de prolactina, hipoplasia da glândula mamária e/ou redução do estroma mamário, até dificuldades de ordem física e emocional/psicossocial. A obesidade interfere também na composição do leite materno, alterando os níveis de lipídios, de insulina e de outras substâncias reguladoras do metabolismo e a composição da microbiota do leite.

Paralelamente à crescente prevalência da obesidade, vem aumentando a frequência de cirurgias bariátricas. Independentemente da técnica utilizada nessas cirurgias, ocorre interferência na capacidade de armazenamento do estômago e/ou má-absorção de nutrientes, podendo implicar deficiências maternas de micronutrientes, principalmente quando as técnicas utilizadas forem as de *by-pass* gástrico ou derivação biliopancreática duodenal.

A amamentação pode ser um desafio para as mulheres com obesidade e para aquelas que se submeteram à cirurgia bariátrica, sendo necessário esforço adicional do profissional da Saúde no apoio à amamentação, com orientações individualizadas, que devem iniciar ainda no pré-natal, seguidas de suporte na sala de parto, durante toda a permanência na maternidade e após a alta hospitalar. Para isso, os profissionais devem estar capacitados. Essas mulheres vão precisar também de suporte extra de sua rede de apoio.

Referências bibliográficas

1. World Health Organization (WHO). Obesity and overweight [Internet]. Geneva: WHO; 2021 [cited 2023 Jul 2]. Available from: https://www.who.int/news-room/fact-sheets/detail/obesity-and-overweight
2. Brasil. Vigitel Brasil 2018: vigilância de fatores de risco e proteção para doenças crônicas por inquérito telefônico: estimativas sobre frequência e distribuição sociodemográfica de fatores de risco e proteção para doenças crônicas nas capitais dos 26 estados brasileiros e no Distrito Federal em 2018. Brasília: Ministério da Saúde, Secretaria de Vigilância em Saúde, Departamento de Análise em Saúde e Vigilância de Doenças não Transmissíveis; 2019. 132 p.
3. Centers for Disease Control and Prevention (CDC). Overweight & Obesity: defining adult overweight & obesity [Internet]. USA: Department of Health & Human Services; 2022 [cited 2023 Jul 2]. Available from: https://www.cdc.gov/obesity/basics/adult-defining.html
4. Centers for Disease Control and Prevention (CDC). Overweight & Obesity: consequences of obesity [Internet]. USA: Department of Health & Human Services; 2022 [cited 2023 Jul 2]. Available from: https://www.cdc.gov/obesity/basics/consequences.html
5. Ellsworth L, Perng W, Harman E, et al. Impact of maternal overweight and obesity on milk composition and infant growth. Matern Child Nutr. 2020;16(3):e12979.
6. Daniel AI, Shama S, Ismail S, et al. Maternal BMI is positively associated with human milk fat: a systematic review and meta-regression analysis. Am J Clin Nutr. 2021;(4):1009-22. Erratum in: Am J Clin Nutr. 2023;118(1):342.
7. Oliveira E, Marano D, Amaral YN di V do, et al. Overweight modifies the nutritional composition of human milk? A systematic review. Cien Saude Colet. 2020;25(10):3969-80.
8. Leghi GE, Netting MJ, Middleton PF, et al. The Impact of Maternal Obesity on Human Milk Macronutrient Composition: a Systematic Review and Meta-Analysis. Nutrients. 2020;12:934.
9. Bardanzellu F, Puddu M, Peroni DG, et al. The Human Breast Milk Metabolome in Overweight and Obese Mothers. Front Immunol. 2020;11:1533.
10. Panagos PG, Vishwanathan R, Penfield-Cyr A, et al. Breastmilk from obese mothers has pro-inflammatory properties and decreased neuroprotective fators. J Perinatol. 2016:1-7.
11. Puentes A de la G, Alemany AM, Chisaguano AM, et al. The Effect of Maternal Obesity on Breast Milk Fatty Acids and Its Association with Infant Growth and Cognition-The PREOBE Follow-Up. Nutrients. 2019;11(9):2154.
12. Cabrera-Rubio R, Collado MC, Laitinen K, et al. The human milk microbiome changes over lactation and is shaped by maternal weight and mode of delivery. Am J Clin Nutr. 2012;96(3):544-51.
13. Stinson LF, Sindi ASM, Cheema AS, et al. The human milk microbiome: who, what, when, where, why, and how? Nutr Rev. 2021;79(5):529-43.
14. Urbaniak C, Gloor GB, Brackstone M, et al. The Microbiota of Breast Tissue and Its Association with Breast Cancer. Appl Environ Microbiol. 2016;82(16):5039-48.
15. García-Ricobaraza M, García-Santos JA, Escudero-Marín M, et al. Short-and Long-Term Implications of Human Milk Microbiota on Maternal and Child Health. Int J Mol Sci. 2021;22(21):11866.
16. Larsson MW, Lind MV, Larnkjær, A, et al. Excessive weight gain followed by catch-down in exclusively breastfed infants: An exploratory study. Nutrients. 2018;10(9):1290.
17. Grunewald M, Hellmuth C, Demmelmair, H, et al. Excessive weight gain during full breast-feeding. Ann Nutr Metab. 2014;64(3-4):271-5.
18. Alderete TL, Autran C, Brekke BE, et al. Associations between human milk oligosaccharides and infant body composition in the first 6 mo of life. Am J Clin Nutr. 2015;102:1381-8.
19. de Jersey SJ, Mallan K, Forster J, et al. A prospective study of breastfeeding intentions of healthy weight and overweight women as predictors of breastfeeding outcomes. Midwifery. 2017;53:20-7.
20. Nomura K, Minamizono S, Nagashima K, et al. Maternal Body Mass Index and Breastfeeding Non-Initiation and Cessation: A Quantitative Review of the Literature. Nutrients. 2020;12:2684.
21. Achike M, Akpinar-Elci M. The Role of Maternal Prepregnancy Body Mass Index in Breastfeeding Outcomes: A Systematic Review. Breastfeed Med. 2021;16(9):678-86.
22. Perez MR, de Castro LS, Chang YS, et al. Breastfeeding Practices and Problems Among Obese Women Compared with Nonobese Women in a Brazilian Hospital. Womens Health Rep (New Rochelle). 2021;2(1):219-26.
23. Hashemi-Nazari SS, Hasani J, Izadi N, et al. The effect of pre-pregnancy body mass index on breastfeeding initiation, intention and duration: A systematic review and dose-response meta-analysis. Heliyon. 2020;6(12):e05622.
24. Preusting I, Brumley J, Odibo L, et al. Obesity as a Predictor of Delayed Lactogenesis II. J Hum Lact. 2017;33(4):684-91.
25. Katz KA, Nilsson IM, Rasmussen KM. Danish Health Care Providers' Perception of Breastfeeding Difficulty Experienced by Women Who Are Obese, Have Large Breasts, or Both. Journal of Human Lactation. 2010; 26:138-47.
26. Nommsen-Rivers LA, Chantry CJ, Peerson JM, et al. Delayed onset of lactogenesis among first-time mothers is related to maternal obesity and factors associated with ineffective breastfeeding. Am J Clin Nutr. 2010; 92(3):574-84.
27. Huang Y, Ouyang YQ, Redding SR. Maternal Prepregnancy Body Mass Index, Gestational Weight Gain, and Cessation of Breastfeeding: A Systematic Review and Meta-Analysis. Breastfeed Med. 2019;14(6):366-74.
28. World Health Organization (WHO). Protecting, promoting and supporting breastfeeding in facilities providing maternity and newborn services. Geneva: WHO; 2017. 136 p.
29. Massov L. Clinically overweight and obese mothers and low rates of breastfeeding: Exploring women's perspectives. N. Z. Coll. Midwives J. 2015;51:23-9.
30. Chang YS, Glaria AA, Davie P, et al. Breastfeeding experiences and support for women who are overweight or obese: A mixed-methods systematic review. Matern Child Nutr. 2020;16(1):e12865.
31. Brown D, Baker G, Hoover K. Breastfeeding Tips for Women with Large Breasts. ILCA's. 2013:1-2. Available from: https://milkworks.org/file_download/inline/d67f2103-ed70-451f-ba5f-6f5d7b1f63aa.
32. Alalwan AA, Friedman J, Park H, et al. US national trends in bariatric surgery: A decade of study. Surgery. 2021;170(1):13-7.
33. Sociedade Brasileira de Cirurgia Bariátrica e Metabólica (SBCBM). Cirurgia bariátrica cresce 84,73% entre 2011 e 2018 [Internet]. São Paulo: SBCBM; 2019 [cited 2023 Jul 2]. Available from: https://www.sbcbm.org.br/cirurgia-bariatrica-cresce-8473-entre-2011-e-2018/
34. Osland E, Powlesland H, Guthrie T, et al. Micronutrient management following bariatric surgery: the role of the dietitian in the postoperative period. Ann Transl Med. 2020;8(Suppl 1):S9.
35. Sha Y. Implication of Bariatric Surgery for Breastfeeding: Maternal Nutrition, Milk Composition, and Milk Production – A Care Guide Review for Registered Dietitians and Lactation Consultants. North Carolina: University of North Carolina at Chapel Hill; 2021. p. 44.
36. Ozsoy Z, Demir E. Which Bariatric Procedure Is the Most Popular in the World? A Bibliometric Comparison. Obes Surg. 2018;28:2339-52.
37. Jans G, Matthys C, Bogaerts A, et al. Maternal Micronutrient Deficiencies and Related Adverse Neonatal Outcomes after Bariatric Surgery: A Systematic Review. Adv Nutr. 2015;6:420-9.
38. Jans G, Devlieger R, Preter V D, et al. Bariatric Surgery Does Not Appear to Affect Women's Breast-Milk Composition. J Nutr. 2018;148(7):1096-102.
39. Stopp T, Falcone V, Feichtinger M, et al. Fertility, Pregnancy and Lactation After Bariatric Surgery – a Consensus Statement from the OEGGG. Geburtshilfe Frauenheilkd. 2018;78(12):1207-11.
40. Adsit J, Hewlings SJ. Impact of bariatric surgery on breastfeeding: a systematic review. Surg Obe. Relat Dis. 2022;18(1):117-22.
41. Seehausen MP von, Pérez-Escamilla R, Oliveira MIC de, et al. Social support modifies the association between pre-pregnancy body mass index and breastfeeding initiation in Brazil. PLoS One. 2020;15(5):e0233452.
42. Waits A, Guo CY, Chang YS, et al. Dose-Response Relationships between Breastfeeding and Postpartum Weight Retention Differ by Pre-Pregnancy Body-Mass Index in Taiwanese Women. Nutrients. 2020;12(4):1065.

PARTE 3

Atuação

Capítulo 14 Técnicas de Amamentação

Capítulo 15 Consultoria em Amamentação

Capítulo 16 Terapêuticas e Laserterapia no Manejo Clínico das Lesões do Complexo Mamiloareolar

Capítulo 17 Prática Fonoaudiológica na Amamentação

Capítulo 18 Saúde Oral e Enfoque Odontológico

Capítulo 19 Desmame Precoce e o Respirador Oral

Capítulo 20 Fisioterapia e Osteopatia como Abordagens nas Intercorrências de Amamentação

Capítulo 21 Introdução Alimentar: Uma Construção Familiar | Base para a Nutrição Adequada ao Longo da Vida

Capítulo 22 Acolhimento de Mulheres com Deficiência Física

Capítulo 23 Anestesia e Analgesia de Parto: Impacto na Amamentação

Capítulo 24 Humanização do Parto e do Nascimento

Capítulo 25 Da Livre Demanda ao Desmame: o Seio no Processo de Constituição Psíquica do Bebê

Capítulo 26 Mamar ou Não Mamar? Eis o Desejo do Bebê

Capítulo 27 Depressão e Amamentação

Capítulo 28 Infecções e Vacinas na Nutriz

Capítulo 29 Equipamentos e Tecnologia em Amamentação: Visão Crítica

Capítulo 30 Uso de Medicamentos, Drogas Ilícitas e Galactagogos

Capítulo 31 Aleitamento em Mulheres com História de Uso de Substâncias Psicotrópicas

Capítulo 32 Banco de Leite Humano

Capítulo 33 Amamentação e Saúde da População Negra: É Tempo de nos Aquilombarmos

Capítulo 34 Atenção às Famílias LGBTQIAPN+

Capítulo 35 Aconselhamento: a Arte da Escuta

Capítulo 36 Pai em Cena: Presença Paterna na Semana Mundial de Amamentação

CAPÍTULO 14

Técnicas de Amamentação

Christyna Beatriz Genovez Tavares

Introdução

Amamentar nem sempre é fácil. Mesmo que seja um processo natural e fisiológico, as mães podem apresentar dificuldades nos primeiros dias, as quais, se forem intransponíveis, geralmente levam a desmame precoce. Apoio e incentivo são palavras que não podem faltar no vocabulário da rede de apoio familiar e profissional que envolve a mulher nesse período. Colocá-la no centro desse universo tão maravilhoso que é o aleitamento,[a] dar a ela empoderamento, protagonismo e certeza de que ela é capaz de nutrir, cuidar e acalentar seu bebê são fundamentais para a obtenção de um bom desfecho, tanto para a nutriz quanto para o lactente.

O incentivo à amamentação no pré-natal é a primeira ferramenta a ser utilizada pelo profissional que apoia o aleitamento. Esse período é oportuno para convencer a gestante e a família dos inúmeros benefícios da lactação, que vão desde o fortalecimento do vínculo afetivo entre mãe e filho até a nutrição com o mais perfeito e completo alimento para a criança em seus primeiros anos de vida. Se a mãe estiver plenamente convencida de que amamentar é o melhor que ela pode fazer por seu bebê, fica mais fácil vencer as dificuldades, caso surjam.

O profissional da Saúde que auxilia a mulher que amamenta tem papel importantíssimo nesse contexto, porque nem sempre a família sozinha consegue ajudar. Alguns mitos e tabus culturalmente construídos podem, em vez de auxiliar a mãe, torná-la ainda mais confusa. Assim, é preciso apoio de um profissional capacitado, que, mesmo detentor de algum conhecimento, respeite o saber, a cultura e a vivência de aleitamento da nutriz e do seu círculo familiar, norteando e construindo com eles o melhor caminho a seguir. Além disso, que esteja apto a atender mãe e bebê de modo a facilitar tanto o início quanto a continuidade da amamentação.

Quando a nutriz procura apoio para amamentar, ela precisa *encontrar* ajuda, pois traz consigo muitas expectativas que devem ser atendidas. É preciso adotar uma postura acolhedora, ver a mãe em sua totalidade, de modo que seus problemas sejam sanados de maneira prática e eficiente. A imposição de saberes não auxilia a mulher e, às vezes, pode até afastá-la. Logo, para prestar assistência efetiva, é preciso desenvolver habilidades de comunicação e transformar o atendimento à mãe em um momento extraordinário, em que seja possível identificar sua queixa real, oferecer apoio, compreensão e respeito mútuo, além de capacitá-la a tomar a melhor decisão para ela e para o bebê.

A sucção é um reflexo do bebê; a amamentação, não: é mais complexa e precisa ser ensinada e aprendida. Assim, este capítulo pretende apresentar algumas técnicas, procedimentos e condutas que favoreçem o bom desenrolar da amamentação.

Aconselhamento

O termo aconselhamento não significa dar conselhos, mas sim ajudar a nutriz a lidar com as pressões que envolvem a amamentação no dia a dia, de modo que ela consiga planejar suas ações, adquirir autoconfiança e tomar decisões.[1]

Essas decisões dependerão de como o profissional se disponha a ouvir a nutriz, entender seus problemas e estabelecer com ela uma relação de confiança e apoio. É preciso desenvolver habilidades de ouvir e aprender, compreender o que a mulher sente e pensa, a fim de que se sinta segura e à vontade para expor suas dificuldades e seus anseios.[2,3]

É relevante atentar para a expressão corporal, que pode demonstrar uma comunicação que, ainda que não expressa verbalmente, nem por isso é destituída de sentido para a mulher. A linguagem corporal pode ser positiva, incentivando a comunicação, ou negativa, levando ao desinteresse ou até mesmo à ansiedade na nutriz. O inverso também é verdadeiro: se a expressão não verbal da mãe estiver alheia, pode significar que ela não tem interesse em ouvir, está despreocupada com a situação ou, ainda, que tem medo de se expor.[4]

Quando são desenvolvidas habilidades de comunicação verbal e não verbal, a barreira inicial que normalmente se estabelece pode ser vencida, e a mãe se sente estimulada a expor suas dificuldades sem se sentir diminuída, incapaz ou constrangida.[3] No Capítulo 35, *Aconselhamento: a Arte da Escuta*, aprofundamos esse conceito mostrando as atitudes que o profissional pode adotar para facilitar a expressão não verbal e que proporcionam acolhimento e apoio à lactante, além das habilidades que aumentam a confiança.

---

[a]Embora muitas vezes usemos os termos lactação, aleitamento materno e amamentação indiscriminadamente, cabe ressaltar que, do ponto de vista científico, diferenciam-se: amamentação como o ato de a nutriz dar o peito e o lactente mamá-lo diretamente; aleitamento materno como todas as formas de o lactente receber leite humano ou materno e o movimento social para a promoção, proteção e apoio a essa cultura; e lactação como o fenômeno fisiológico neuroendócrino de produção de leite materno pela puérpera no pós-parto, independente de ela estar ou não amamentando.

Exame das mamas

O termo "mamas" é utilizado para designar as glândulas mamárias, acrescidas do tecido conjuntivo e do tecido adiposo que as circundam.[5] São características dos animais mamíferos e destinadas principalmente à nutrição; contudo, na mulher as mamas têm importante papel na sexualidade.[6] O tamanho das mamas pode variar muito e, normalmente, não tem relação com sua capacidade funcional, mas sim com a quantidade de tecido adiposo nelas contido.[7]

Durante a gestação, as mamas se modificam principalmente em virtude da ação dos hormônios estrogênio e progesterona no tecido mamário, ocorrendo proliferação de ductos, ácinos e a formação de novos alvéolos. Além disso, aumentam a vascularização e a pigmentação do complexo mamiloareolar[2,8] (ver Capítulo 1, *Biologia Estrutural da Mama*).

As mamas estão prontas para produzir leite a partir da 20ª semana de gestação, mas essa produção é em pequena quantidade, porque a placenta inibe a liberação de prolactina pelo hipotálamo. Esse período é denominado "lactogênese I".[6,8]

Após o nascimento, com a dequitação da placenta e a consequente diminuição dos níveis séricos dos hormônios estrogênio e progesterona, ocorre uma rápida elevação dos níveis de prolactina, que induz a produção de leite nas mamas (colostro), iniciando o período chamado "lactogênese II".[2,9]

Entre 24 e 48 horas após o parto ocorre a apojadura, que é o intumescimento da mama em decorrência da grande migração de água, atraída pela hiperosmolaridade da lactose e dilatação dos ductos e alvéolos.[6] Em seguida, ocorre a descida do leite, e a partir daí o volume de leite produzido passa a ser regulado pela demanda do bebê. Essa fase é chamada "lactogênese III" ou "galactopoese".[9]

O processo de apojadura dura 3 a 4 dias; a congestão mamária se reduz e a drenagem da mama torna-se fácil. Ocorre distensão dos alvéolos e/ou dos ductos mamários, mas não há endurecimento e a estase láctica é insignificante.[2,3] Pode acontecer de a lactante sentir dor e, nesse caso, a amamentação deve ser precedida de ordenha manual para melhorar a flexibilidade da região mamiloareolar e, na sequência, a pega do bebê.[3,6]

É imprescindível, portanto, que o profissional consiga identificar como está se desenvolvendo o processo de aleitamento, em que fase da lactação a mulher se apresenta, se a apojadura e a descida do leite já ocorreram, ou mesmo se a lactante apresenta ingurgitamento mamário moderado ou intenso, para que, a partir dessa avaliação e diagnóstico, as intervenções possam ser feitas. Leia mais sobre esse tema no Capítulo 2, *Psicofisiologia da Lactação*.

Ordenha manual

Ordenha é a extração do leite das mamas. O processo pode ser feito pela própria mulher (auto-ordenha) ou por profissional capacitado, que deve conhecer a técnica manual ou mecânica (com bombas extratoras)[10] a fim de ensinar a lactante a realizar, ela própria, a ordenha. A ordenha deve ser feita com cuidado, pois as mamas lactantes são sensíveis e podem ser facilmente traumatizadas se a técnica aplicada não for adequada.

A extração manual é recomendada porque é efetiva, econômica, ocasiona poucos traumatismos e é menos dolorosa. Também é conveniente, pois reduz os riscos de contaminação, posto que o principal cuidado consiste em lavagem das mãos, e pode ser feita a qualquer hora, tornando a mulher menos dependente dos serviços de Saúde para sua realização.[3,10,11]

Antes de iniciar a ordenha manual é imprescindível que a mulher esteja relaxada e confortável. Esse procedimento estimula a liberação da ocitocina pela hipófise posterior (reflexo de ejeção).[6,11] Assim, é importante providenciar um ambiente tranquilo, privativo e acolhedor para reduzir as fontes de dor, desconforto e ansiedade.[3,12] Os passos para a ordenha manual são:

1. Lavar adequadamente as mãos e os antebraços com água e sabão neutro até a altura dos cotovelos e secar com papel-toalha absorvente
2. Manter a mãe em posição que proporcione conforto e relaxamento
3. Calçar luvas de procedimento, considerando-se que para lidar com qualquer secreção é necessário manter precauções padrão
4. Apoiar a mama na região inferior com uma das mãos e, com a outra, palpar as mamas, procurando possíveis pontos endurecidos e/ou dolorosos
5. Massagear a região areolar com movimentos circulares, utilizando as pontas dos dedos indicador, médio e anular (Figura 14.1)
6. Massagear a mama com a palma da mão, fazendo movimentos circulares e suaves (a massagem palmar é mais ampla e menos dolorosa; as massagens bruscas e muito profundas podem lesionar o parênquima mamário)[13] (Figura 14.2)
7. Colocar a mão espalmada sobre a mama, pressionando suavemente em direção ao tórax, e posicionar os dedos polegar e indicador nos limites superior e inferior da aréola (Figura 14.3)
8. Aproximar delicadamente o dedo indicador e o polegar de maneira intermitente, com movimentos firmes, mas sem provocar dor (Figura 14.4)
9. Alternar a posição dos dedos para promover o esvaziamento de toda a mama (de superior e inferior para lateral direita e esquerda e para a região oblíqua da aréola) (Figura 14.5)
10. Informar à lactante que inicialmente o leite não sai ou sai em pequena quantidade, mas, após a liberação da ocitocina, a quantidade aumenta e pode até jorrar
11. Durante a ordenha, o dedo indicador e o polegar só realizam movimentos de abrir e fechar, sem deslizar sobre a pele, pois o deslizamento dos dedos pode escoriar a mama
12. Também não se deve comprimir o mamilo, pois esse movimento é muito doloroso, além de desnecessário, considerando-se que é a expressão da aréola que promoverá a saída do leite
13. Garantir que a mãe aprenda a realizar a auto-ordenha, para que ela mesma possa amaciar as mamas antes das mamadas, o que facilitará a pega do bebê.

Para avaliação adequada da auto-ordenha, consultores do Ministério da Saúde elaboraram, em 2006, o formulário de observação da auto-ordenha[14] (Tabela 14.1).

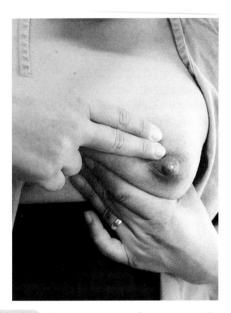

FIGURA 14.1 Massagem puntiforme na região areolar.

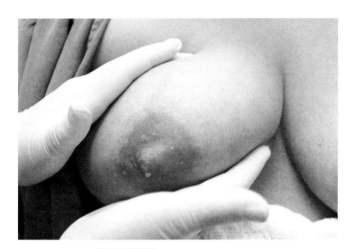

FIGURA 14.2 Massagem palmar.

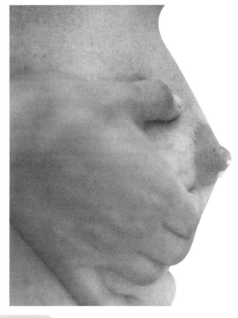

FIGURA 14.3 Mão espalmada para início da ordenha.

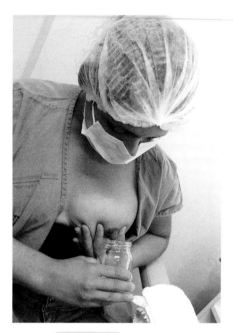

FIGURA 14.4 Ordenha.

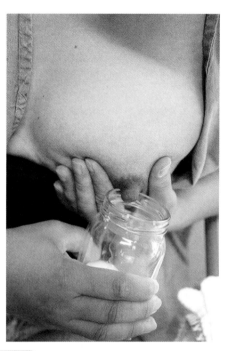

FIGURA 14.5 Ordenha com a mão na posição oblíqua.

Acordar e/ou acalmar o bebê: dois aspectos relevantes

Bebês sonolentos

Para que a mamada ocorra de modo satisfatório, o bebê deverá estar calmo e alerta. Lactentes sonolentos ou muito agitados e chorosos não conseguem mamar. A amamentação é um ato que deve ser prazeroso e confortável tanto para a mãe quanto para o bebê. Portanto, se o bebê estiver dormindo na hora da mamada, é preciso acordá-lo.

TABELA 14.1	Formulário de observação da auto-ordenha.	
Sinais de que a auto-ordenha está adequada	**Sinais de possíveis dificuldades**
Com relação à posição do corpo	
( ) Mãe relaxada e confortável	( ) Mãe tensa e desconfortável
( ) Sentada e levemente curvada para a frente	( ) Mãe reclinada para trás
( ) Mãe com expressão de tranquilidade	( ) Expressão facial de tensão
( ) Mamas livres e expostas	( ) Exposição de apenas parte da mama
Com relação aos cuidados de higiene para coleta do leite	
( ) Cabelos presos ou protegidos com touca	( ) Cabelos soltos ou desprotegidos
( ) Higienização das mãos e antebraços	( ) Falta de higienização das mãos e antebraços
( ) Mãe usa máscara ou não conversa durante a ordenha	( ) Mãe sem máscara ou conversa durante a ordenha
( ) Descarte dos cinco primeiros jatos ou gotas de leite	( ) Mãe não descarta os primeiros jatos ou gotas de leite
Com relação à ordenha	
( ) Massagem circular antes da ordenha	( ) Não realiza a massagem
( ) Polegar no limite superior da aréola e indicador no limite inferior	( ) Mãe pressiona o mamilo ou a mama acima do limite alveolar
( ) Movimentos de compressão e descompressão dos dedos indicador e polegar	( ) Não aproximação dos dedos indicador e polegar
( ) Movimentos rítmicos	( ) Movimentos sem ritmo
( ) Dedos não deslizam sobre a mama	( ) Dedos deslizam sobre a mama
( ) Procedimento é indolor	( ) Procedimento doloroso
( ) Mamas íntegras, sem traumatismos	( ) Mamas traumatizadas pela ordenha

Adaptada de Oliveira et al., 2006.[14]

Além de a sonolência ser comum nas primeiras semanas, outro fator recorrente nesse período é que alguns bebês ficam dorminhocos durante o dia e mais despertos durante a noite. Isso acontece porque tendem a manter o ritmo biológico intrauterino, que não era regulado pelas fases do dia.[2,3,12] Como consequência, mamam menos e por isso é preciso observar se perdem peso, se urinam adequadamente (ao menos 6 vezes nas 24 horas) ou se acordam e solicitam o peito quando estão com fome.[3] Caso alguma alteração seja observada, faz-se necessário estimular o bebê para que ele acorde, da seguinte maneira:

- Orientar a mãe a retirar a roupa do bebê para que ele acorde, deixando-o só com a fralda
- Movimentar a cabeça e o tronco do bebê para a frente e para trás, mantendo a cabeça e o pescoço apoiados nas mãos
- Fazer movimentos giratórios suaves de 180° alternando um lado, depois o outro, mantendo a cabeça e o pescoço apoiados nas mãos
- Orientar a mãe a dar de mamar na posição a cavaleiro, ou seja, com o bebê sentado, porque essa posição estimula o bebê a ficar alerta
- Conversar com o bebê antes e durante a mamada, massageando suas costas, peito, pés e axilas
- Caso ele durma profundamente antes de terminar a mamada, retire-o do peito e movimente-o
- Em último caso, trocar ou dar um banho rápido, para que o bebê acorde.

Bebês agitados

No caso de bebês agitados, é necessário acalmá-los para que possam mamar. O lactente pode estar agitado por vários fatores;

por isso, é importante detectar, por meio da anamnese, o motivo do problema. Entre as causas mais comuns relacionadas com a mãe, citam-se: tabagismo, ingestão excessiva de cafeína, uso de álcool, ingestão de leite de vaca, uso de medicamentos que estimulam o sistema nervoso central ou de anticoncepcional combinado. Outro fator relevante é quando os bebês apresentam desconforto gengival causado pela erupção dos primeiros dentinhos.[2,3,12] Esses lactentes, em geral, mamam de maneira agitada e nervosa e sentem muita necessidade de sucção, contato físico e acalento. Para acalmar o bebê choroso e agitado, deverão ser adotadas as seguintes condutas:

- Tentar descobrir com a mãe a causa da agitação e ajudá-la a reduzir ao mínimo os efeitos (p. ex., diminuir o número de cigarros por dia e a quantidade de alimentos ricos em cafeína, retirar da dieta o uso de leite de vaca e seus derivados, abolir o álcool durante o período de amamentação ou ordenhar e descartar o leite ordenhado após a ingestão de bebida alcoólica, discutir com o médico responsável os riscos e benefícios do uso de medicações e da mudança da pílula anticoncepcional combinada para a pílula somente com progesterona)
- O acalento é sempre ótimo para acalmar o bebê; colocá-lo em posição confortável, conversar com ele calmamente ou cantar canções de ninar ajudam nesse processo
- Manter o ambiente calmo e tranquilo
- No caso de desconforto gengival, sugerir que a mãe ofereça um mordedor gelado
- Orientar a mãe a se acalmar também; caso ela esteja nervosa e estressada com o choro do bebê, o cuidado pode ser delegado a outro cuidador, como o pai, a avó ou outro membro da família.

Posição para amamentar

Quando se fala de posicionamento, é consenso na literatura que a posição escolhida pela mãe lhe permita conforto e relaxamento.[2,3,11,12,15] Outro fator que influencia na escolha da posição é o tipo de parto e em qual dia de puerpério ela se encontra. Nesse sentido, a posição para amamentar não é definitiva e, eventualmente, mesmo que ocorra certa desarmonia inicial, ela pode ser modificada e melhorada durante a mamada ou mesmo ao longo da lactação.[16]

A interação harmoniosa entre lactante e bebê, no que diz respeito à posição, contribui de maneira positiva para a troca de olhares, de sorrisos, de carinhos, de palavras de afeto e acalento, tão essenciais durante a amamentação.[12]

Algumas mães amamentam em posições muito variadas, que fogem ao convencional, mas se mãe e bebê estiverem bem e a amamentação for efetiva, não é necessário que o profissional intervenha e, nessa situação, é essencial ter perspicácia para identificar a necessidade de ajuda ou não.

Caso necessitem de auxílio, é preciso que o profissional coloque em prática as habilidades de comunicação discutidas anteriormente, como criar um clima de confiança e empatia, saber ouvir a mulher, dar ajuda prática e fazer sugestões relevantes.

As posições mais comumente utilizadas são: com a mãe deitada de costas ou de lado; com a mãe sentada e o bebê na posição tradicional; a mãe sentada e o lactente na posição invertida; mãe sentada e bebê na posição a cavaleiro; ultimamente, tem sido utilizada também a "amamentação descontraída" (*laid-back position*). Em todas elas, é muito importante que, além de a mãe estar relaxada, o lactente esteja bem posicionado, de modo a ficar próximo e de frente para a mãe. Isso porque a organização corporal do bebê favorece a boa pega e a sucção.[15,16]

Posição deitada

A posição deitada normalmente é utilizada por mães no pós-operatório imediato (POI) de cesariana. Nessa posição, as mães se colocam de costas e apoiadas por travesseiros. Essa pode ser uma opção também para puérperas pós-partos normais ou mesmo para aquelas que estejam em outro período puerperal que não o POI, se assim preferirem.

A mãe pode também ficar virada de lado, com a cabeça apoiada em um travesseiro e, se necessário, travesseiros apoiando as costas, o que promove conforto. O bebê fica de frente e voltado para a mãe, com a cabeça apoiada no braço dela, em um travesseiro ou mesmo na cama, se esta estiver elevada (Figura 14.6). Essa posição ajuda as mães com mamas muito grandes ou pequenas, pois, ao se encostarem à cama, ficam mais fáceis de serem abocanhadas pelo bebê.[11] Outra recomendação da posição deitada é para quando a mãe estiver cansada, porque ela pode descansar enquanto amamenta.[16]

Um ponto relevante a ser observado nessa posição é que a cabeça do lactente esteja ligeiramente elevada, para evitar possíveis infecções da orelha média, considerando-se que a tuba auditiva, em comparação com a do adulto, esteja posicionada mais horizontalmente desde a orelha média até a nasofaringe; portanto, essa diferença anatômica constitui fator de risco para

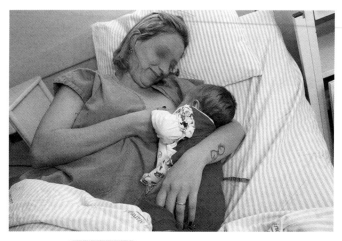

FIGURA 14.6 Mãe na posição deitada.

otites, se tais cuidados não forem tomados.[16-19] É importante ressaltar, ainda, que o leite materno protege o bebê contra otites de repetição em comparação aos leites artificiais.[20]

Posição sentada com lactente na posição tradicional ou clássica

Nessa posição, a lactante fica sentada em uma cadeira, poltrona ou mesmo na cama. É importante que suas costas estejam apoiadas confortavelmente, seja no encosto da poltrona ou da cadeira, seja em travesseiros ou almofadas (Figura 14.7). Assim, ela não ficará curvada nem para a frente, nem para trás. Os pés também devem estar apoiados (em um pufe, banqueta ou na cadeirinha do hospital), de preferência acima do nível do chão, para facilitar o retorno venoso e evitar a formação de edema, que acontece se ficarem suspensos.[21]

O bebê também deve estar relaxado e confortável, pois, quanto mais bem posicionado, mais seguro e concentrado ele fica em mamar.[11,12] Na posição tradicional ou clássica, a criança deverá ser colocada diagonalmente em relação ao corpo da mãe na posição de "abraço", ou seja, o corpo do bebê de frente para a mãe, com o abdome voltado e encostado no abdome materno, acomodando uma das mãozinhas sobre seu peito e a outra tocando seu tórax na região lateral. O corpo e o pescoço do lactente deverão estar

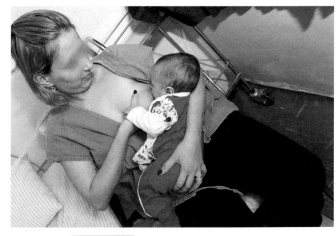

FIGURA 14.7 Mãe na posição sentada.

alinhados, ou seja, o pescoço não pode ficar contorcido e deve estar levemente estendido, de modo que a boca fique em frente ao mamilo. A mãe apoia e oferece a mama com uma das mãos em formato de "C" (Figura 14.8) e, com a outra mão, segura o bebê, apoiando a sua nádega.

Posição sentada com lactente na posição invertida

A posição invertida, também chamada "bola de futebol americano", geralmente é sugerida a mães com mamas grandes, com mamilos malformados ou mulheres submetidas a cesarianas. Também pode ser utilizada para esvaziar a mama completamente em casos de ductos obstruídos, para lactentes que têm preferência por só um dos peitos e se recusam a mudar de posição no momento da mamada ou para amamentar gemelares ao mesmo tempo.[2,3,11,12,16]

Nessa posição, a mãe fica sentada confortavelmente e pode utilizar uma almofada de amamentação ou um travesseiro para apoiar o bebê; ela deve colocar o corpo da criança na posição inversa, debaixo do seu braço, com as pernas voltadas para trás do seu corpo e o abdome encostado em suas costelas, pela lateral (Figura 14.9). A cabeça do bebê fica apoiada na mão da mãe, que tem toda a mobilidade para levá-la até o peito. Essa posição tem a vantagem de facilitar a pega e ser ortostática, considerando-se que a cabeça do bebê fica posicionada para cima e para a frente.[11,12,16]

Posição sentada com o lactente na posição a cavaleiro

A posição a cavaleiro pode ser utilizada para bebês com refluxo gastroesofágico, fissura labial e/ou fenda palatina e crianças com síndrome de Down.[15,16] Os efeitos do refluxo gastroesofágico em bebês que são amamentados são menores do que aqueles observados em crianças em aleitamento artificial; por isso, o aleitamento materno exclusivo nos 6 primeiros meses de vida e combinado com outros alimentos até os 2 anos ou mais é essencial para esses bebês.[2] Adotar a posição verticalizada para diminuir o potencial de regurgitamento do leite deglutido é essencial, pois previne engasgos durante a mamada, além de minimizar dor, choro e irritabilidade provocados pelo refluxo.[2,3]

Essa posição também pode ser uma opção para os lactentes que apresentem fenda palatina ou fissura labial, uma vez que eles têm naturalmente maior dificuldade em pegar o peito. Nesse sentido, essa posição diminui os riscos de engasgos por ser verticalizada, e a técnica de amamentação adequada propicia o tamponamento da fenda, facilitando o vácuo necessário para uma mamada mais eficiente.[2,3,15,18] Ao mesmo tempo, a mãe tampona a fenda labial e a gengiva superiores com a porção digital do polegar, deixando as narinas livres para que o bebê possa respirar.[2,3,15,18]

Para os portadores de síndrome de Down, a posição a cavaleiro pode ser bastante eficiente, pois, além de evitar engasgos, facilita o posicionamento da mão espalmada por baixo da mama na posição de "mão de bailarina". A mão de bailarina, além de sustentar a mama, propicia que a mãe apoie o maxilar do bebê com os dedos indicador e polegar, enquanto os outros três dedos da mão apoiam a mama. Esse posicionamento constitui, ainda, um recurso não só para os lactentes com síndrome de Down, mas também para os de fenda palatina e/ou fissura labial, uma vez que a diminuição do tônus muscular ou maior dificuldade de sustentar a pega comumente estão presentes.[18,22]

Na posição a cavaleiro, a mãe deve ficar o mais relaxada possível, permanecendo sentada e levemente inclinada para a frente. O bebê deverá ficar sentado no colo da mãe com as perninhas abertas, posicionadas uma de cada lado da coxa materna. Com uma das mãos, ela sustenta a cabeça, o pescoço e o tronco do bebê; com a outra, apoia a mama com a palma da mão e com os dedos médio, anular e mínimo, pressionando-a e comprimindo-a para dentro da boca do lactente (Figura 14.10). O queixo do bebê poderá ser apoiado com os dedos indicador e polegar, formando um arco na posição de "mão de bailarina" (Figura 14.11).

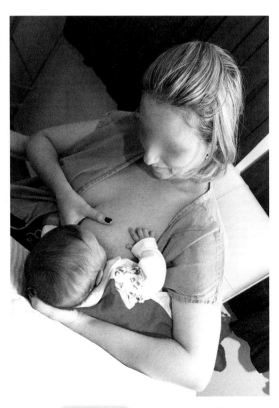

FIGURA 14.9 Posição invertida.

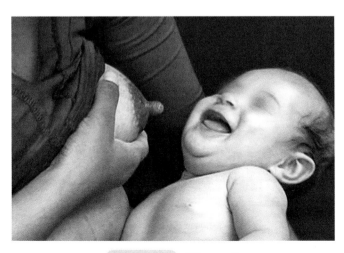

FIGURA 14.8 Mão em C.

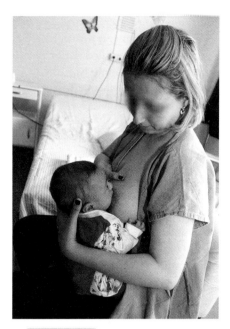

FIGURA 14.10 Posição a cavaleiro.

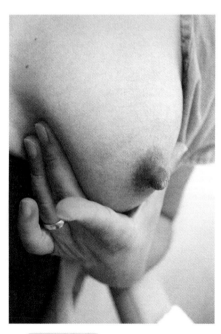

FIGURA 14.11 Mão de bailarina.

Amamentação descontraída (*laid-back position*)

A *laid-back position* é, na verdade, um conjunto de posições que facilitam comportamentos instintivos na mãe e na criança, favorecendo a amamentação. Essa posição foi introduzida pela enfermeira inglesa Suzanne Colson, e constitui uma nova abordagem neurocomportamental para o início da amamentação; ela tem como objetivos reduzir as dificuldades do bebê em pegar a mama e tornar o aleitamento mais prazeroso para mãe-bebê.[23]

Na posição tradicional, a mãe fica ereta e o bebê é posicionado diagonalmente em relação ao corpo dela, geralmente com pernas e pés pouco apoiados e, muitas vezes, suspensos; a mãe coloca pressão nas costas do bebê para apoiá-lo e mantê-lo junto ao peito; contudo, essa pressão pode ser desconfortável.

Na *laid-back position*, a mãe assume uma posição semideitada, levemente reclinada, relaxada, com ombros, cabeça e pescoço bem apoiados; o bebê fica em cima da mãe, em posição longitudinal ou oblíqua, não havendo necessidade de apoiá-lo, mantendo-se fixado à mãe pela força da gravidade e livre da pressão nas costas. As mãos da mãe podem ficar livres ou podem tocar o bebê (Figura 14.12). Nessa posição, os bebês frequentemente pegam a mama sem ajuda.[24] É importante não confundir a *laid-back position* com contato pele a pele, pois nessa posição o bebê e a mãe podem estar vestidos. É claro que o contato pele a pele, quando possível e desejado, potencializa as vantagens do *laid-back breastfeeding*.[23]

Na *laid-back position*, o bebê usa seus reflexos inatos, como rastejo, acomodação, preensão palmar e plantar, flexão das mãos, dos pés e dos dedos, mãos na boca, abertura da boca, lambida, sucção e deglutição. Essa posição promove a locomoção do bebê, ao mantê-lo inclinado, com o corpo voltado para a mãe e firmemente aderido ao corpo dela e suas curvas. O bebê rasteja, acomoda-se e, frequentemente, pega sozinho a mama utilizando seus reflexos inatos, inclusive os reflexos antigravidade que auxiliam a pega. Ou seja, o bebê nasce com capacidade para ter um comportamento mais ativo na amamentação, se lhe derem chance.[23,25]

Outra vantagem descrita nessa maneira de amamentar é maior interação mãe-bebê, sobretudo se houver contato pele a pele e maior atenção da mãe ao bebê. Isso porque na posição tradicional, principalmente no início da amamentação, a mãe muitas vezes fica focada em aplicar corretamente a técnica de amamentação.[25] Algumas mulheres relatam ainda que essa posição possibilita melhor conhecimento de seus bebês e lhes dá mais

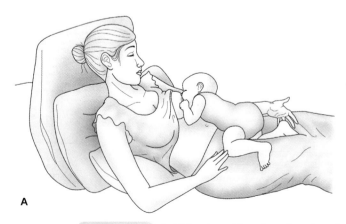
A

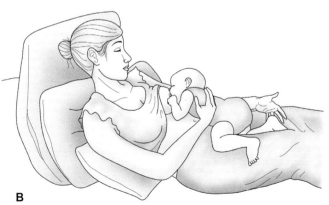
B

FIGURA 14.12 *Laid-back position*. As mãos da mãe podem ficar livres (**A**) ou podem tocar o bebê (**B**).

autoconfiança. Aparentemente, o início do aleitamento materno é mais "instintivo", tanto para as mães quanto para os bebês, e a *laid-back position* parece proporcionar mais autonomia ao bebê, dando-lhe chance de utilizar seu potencial inato.[23-25]

Pega do bebê

Apesar de o lactente apresentar o reflexo de sucção, é necessário que ele aprenda a extrair o leite do peito de maneira eficiente, porque, quando pega a mama adequadamente, o que requer abertura plena da boca – abocanhando não apenas o mamilo, mas grande parte da aréola –, forma-se um lacre perfeito entre a boca e a mama (Figura 14.13), que garante a formação de vácuo, indispensável para que esse complexo mamiloareolar se mantenha no interior da boca da criança.[2,3,11,12,15,16,26]

Para conseguir uma boa pega, deve-se orientar a mãe a segurar a mama com uma das mãos, posicionando o polegar bem acima da aréola, e os outros dedos e toda a palma da mão na região inferior da mama, formando com o polegar e os outros dedos a letra "C" (ver Figura 14.8).[2,3,11,12,15,16,18] É importante deixar os dedos razoavelmente longe da aréola, para que todo o complexo mamiloareolar seja oferecido ao bebê a fim de que ele possa abocanhar grande parte da aréola e não apenas o mamilo (Figura 14.14).

Em contrapartida, é preciso desestimular as mães a pinçarem a aréola entre os dedos médio e indicador (posição de "tesoura") (Figura 14.15), porque essa posição expõe menos o complexo mamiloareolar, o que eventualmente pode fazer o bebê abocanhar só o mamilo; além disso, pinçar a mama pode interromper o fluxo do leite que passa pelos ductos, o que, em consequência, pode levar a sua obstrução.[2,12]

A boca do bebê deve estar no mesmo plano e em frente ao complexo mamiloareolar, e a cabeça deve estar apoiada no membro superior da mãe, levemente inclinada para trás.[5,6,8,9,11] Para estimular o reflexo de busca ou de procura, é preciso tocar o canto da boca da criança com o mamilo. E, para estimular a abertura plena da boca, podemos estimular o bebê tocando em seus lábios com o mamilo, no sentido do nariz para o queixo, principalmente no lábio inferior (Figura 14.16).[15] Assim, ele procurará a mama e abrirá bem a boca.

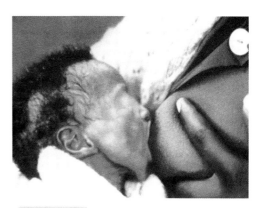

FIGURA 14.15 Mão em posição de tesoura.

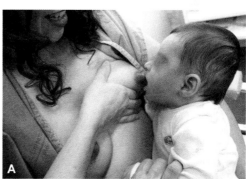

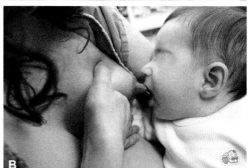

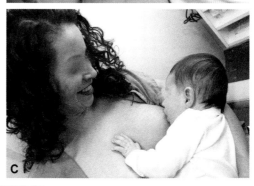

FIGURA 14.16 Estímulo à boa pega fase 1 (**A**), fase 2 (**B**) e fase 3 (**C**).

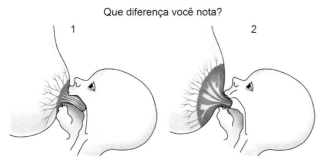

FIGURA 14.13 Pegas correta e incorreta.

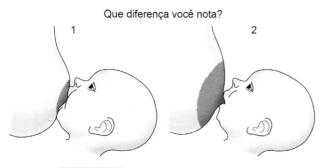

FIGURA 14.14 Pegas correta e incorreta.

Quando a boca estiver bem aberta, orientar a mãe a trazer o bebê para a mama com o braço ou a mão que o está segurando. Esse movimento deve ser ágil, para aproveitar a abertura da boca. A mãe coloca o mamilo e o máximo possível de aréola na boca do bebê. O mamilo deverá ficar posicionado sobre a língua, tocando o palato duro da criança logo atrás da gengiva superior, para ativar o reflexo de sucção (ver Figura 14.13).

Quando a pega está adequada, a língua ultrapassa a gengiva inferior e os lábios ficam evertidos (boca de "peixinho") (Figura 14.17). Se for observado que os lábios estão apertados e voltados para dentro, pode-se corrigir a pega pressionando-se com o polegar ou o indicador o queixo da criança, forçando-o suavemente para baixo, para que o bebê abra mais a boca. Outra manobra que pode ser feita é, com a ponta dos dedos, virar delicadamente os lábios para fora.[12]

Outros fatores importantes a serem observados quando a pega se deu de maneira adequada: a mãe não sente dor durante a mamada; o queixo do bebê encosta no peito da mãe, porque sua movimentação e pressão rítmicas durante a sucção promovem a ordenha da mama; a bochecha fica arredondada (não apresenta "covinhas"); durante a mamada, o único ruído que se ouve é o da criança deglutindo o leite; visualiza-se mais a aréola superior do que a inferior; as sucções são lentas e profundas, ou seja, o bebê suga, deglute e respira, dando pausas, para depois reiniciar a sucção; o mamilo, ao sair da boca do bebê, está íntegro e alongado; a criança fica satisfeita e tranquila após a mamada.[2,3,11,12,16-18]

Caso a pega se dê de maneira inadequada, a mãe sentirá dor persistente; após a mamada, poderão ser observadas lesões no mamilo e/ou mamilos achatados. Também se observa que o queixo não encosta na mama, a bochecha fica retraída, fazendo "covinhas"; ouvem-se ruídos parecidos com estalidos; visualiza-se mais a aréola inferior do que a superior; as sucções não são rítmicas, o que leva o bebê a ficar muito tempo na mama, pois extrai pouco leite durante a mamada, chora muito e não ganha peso.[2,3,16]

A partir do momento em que o profissional conhece a técnica de amamentação, faz-se necessária a observação tanto da lactante quanto do bebê durante a mamada. Essa atividade tem sido proposta como meio de identificar se mães e bebês necessitam de apoio extra. Para tanto, o Fundo das Nações Unidas para a Infância (Unicef) desenvolveu um roteiro de observação da mamada para orientar o profissional da Saúde em casos de nutrizes com dificuldades.[3,27,28] Nesse roteiro, são apresentados os comportamentos favoráveis à amamentação e sinais de possíveis dificuldades, tanto da mãe quanto do recém-nascido, além de outros indícios de problemas por meio de quatro seções: estado geral da mãe/observação do bebê; posição; pega; e sucção. Esse roteiro é o Formulário de Observação da Mamada, apresentado no Tabela 14.2.[28,29]

Aleitamento sob livre demanda

Durante a mamada

O bebê deve mamar sob livre demanda, o tempo que quiser, quando quiser e sem horários predeterminados, inclusive à noite. A amamentação sob livre demanda e em regime de aleitamento materno exclusivo atende às necessidades calóricas e emocionais desde o nascimento até os primeiros 6 meses, permitindo assim um ótimo crescimento e desenvolvimento, sem necessidade de adição de outros alimentos, inclusive água.[8,12,30,31] As mamadas noturnas são importantes porque, além de atenderem à demanda nutricional do bebê, estimulam maior liberação de prolactina e, em consequência, maior produção de leite.[6] Outro fator que é favorecido é a supressão da fertilidade pelo método da amenorreia lactacional.[6,12,32]

Nesse contexto de livre demanda, considera-se que a mamada foi efetiva quando o bebê larga o peito sozinho, fica calmo, tranquilo e satisfeito depois que termina de mamar. Contudo, cada bebê é diferente do outro e, principalmente na 1ª semana, pode apresentar ritmos irregulares com a ocorrência de mamadas muito longas ou muito curtas.[8,12] Caso isso ocorra, é importante identificar o problema e, se necessário, corrigir o manejo e/ou a técnica de amamentação, além de orientar e apoiar as mães para evitar que interpretações errôneas as tornem inseguras.[9]

Mamadas muito longas podem indicar pega incorreta, sucção fraca, bebê dorminhoco, dificuldade de ejeção do leite, entre outros problemas. Esse ritmo cansa a mãe e pode resultar em ganho de peso inadequado da criança porque, pelo fato de ficar muito tempo no peito, mama poucas vezes.[12] Nesses casos, a mãe fica menos confiante em sua capacidade de amamentar e pode pressupor que tem pouco leite ou que seu leite é fraco, caso não receba apoio profissional adequado para lidar com a lactação.

Identificado o problema, o profissional implementa ações reparadoras. Assim, se o bebê não tem a pega correta, por exemplo, é preciso corrigi-la, para que ele consiga extrair leite da mama de maneira eficiente, sem necessidade de ficar longo tempo mamando para consegui-lo. Se o bebê for dorminhoco e fizer longas pausas entre uma sequência de sucções ou tiver sucção muito fraca em virtude da sonolência, é preciso estimulá-lo durante a mamada para que ele acorde e sugue com mais vigor e sem pausas muito longas. Se a mãe apresenta dificuldade de ejeção do leite, um ambiente calmo, tranquilo e a utilização de técnicas de relaxamento (p. ex., massagens nas costas e uma conversa empática) podem ser suficientes para melhorar a ejeção, que estimula o bebê a sugar, proporcionando mamada satisfatória em menor tempo.

Por outro lado, nas mamadas muito curtas em que o bebê suga, mas logo adormece no peito, corre-se o risco de ele estar mamando quantidades insuficientes de leite e, consequentemente,

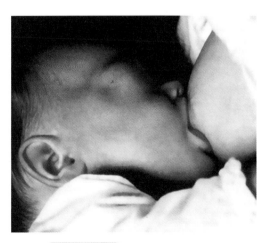

FIGURA 14.17 Boca de peixinho.

TABELA 14.2 — Formulário de observação da mamada.

Nome da mãe:	Nome do bebê:
Situação marital:	Idade gestacional:
Número de consultas pré-natal:	Peso ao nascimento:
Data do parto:	Apgar 1º e 5º minuto de vida:
Tipo de parto:	Data da observação:
Sinais favoráveis à amamentação	**Sinais de possível dificuldade**

Seção A

Observação geral da mãe

( ) Mãe parece saudável	( ) Mãe parece doente ou deprimida
( ) Mãe relaxada e confortável	( ) Mãe parece tensa e desconfortável
( ) Mamas parecem saudáveis	( ) Mamas avermelhadas, inchadas e/ou doloridas
( ) Mama bem apoiada, com dedos fora da aréola	( ) Mama segurada com dedos na aréola

Observação geral do bebê

( ) Bebê parece saudável	( ) Bebê parece sonolento ou doente
( ) Bebê calmo e relaxado	( ) Bebê inquieto ou choroso
( ) Sinais de vínculo entre mãe e bebê	( ) Mãe e bebê sem contato visual
( ) Bebê busca e alcança a mama se está com fome	( ) Bebê não busca nem alcança a mama

Seção B

Posição do bebê

( ) A cabeça e o corpo do bebê estão alinhados	( ) Pescoço e cabeça do bebê girados ao mamar
( ) Bebê seguro próximo ao corpo da mãe	( ) Bebê não é seguro próximo ao corpo da mãe
( ) Bebê de frente para a mama, nariz para o mamilo	( ) Queixo e lábio inferior do bebê opostos ao mamilo
( ) Bebê apoiado	( ) Bebê não está apoiado

Seção C

Pega

( ) Visualiza-se mais aréola acima do lábio superior do bebê	( ) Visualiza-se mais aréola abaixo do lábio inferior do bebê
( ) A boca do bebê está aberta	( ) A boca do bebê não está bem aberta
( ) O lábio inferior está virado para fora	( ) Lábios voltados para a frente ou virados para dentro
( ) O queixo do bebê toca a mama	( ) O queixo do bebê não toca a mama

Seção D

Sucção

( ) Sucções lentas e profundas com pausas	( ) Sucções mais rápidas e superficiais
( ) Bebê solta a mama quando termina	( ) Mãe tira o bebê da mama
( ) Mãe percebe sinais do reflexo da ocitocina	( ) Não se percebem sinais do reflexo da ocitocina
( ) Mamas parecem mais leves após a mamada	( ) Mamas parecem duras e brilhantes

Adaptada de WHO, 2004.[25]

sentir fome pouco tempo depois. Como resultado, terá dificuldade em ganhar peso por deficiência proteico-energética.[33,34] Nessa situação, é importante insistir na mamada, acordar o bebê e colocá-lo novamente no peito para que consiga mamar de maneira efetiva. Quando saciado, o bebê dorme tranquilamente após a mamada e ganha o peso esperado, o que certamente deixará a mãe mais confiante.

No caso de a mãe precisar interromper a mamada, ou quando o bebê está visivelmente saciado e satisfeito mas permanece em sucção não nutritiva (fazendo o bico do peito de "chupeta"),[11] deve-se orientar a mãe a introduzir o dedo mínimo no canto da boca do bebê, para permitir a entrada de ar e interromper o vácuo formado quando a pega e a sucção estão corretas (Figura 14.18).[35] Essa manobra evita que os mamilos sejam tracionados pela boca do bebê e a mãe sinta dor e desconforto ao retirá-lo do peito, além de prevenir lesões mamilares.[11,12]

Durante a lactação

Estudos consistentes têm mostrado que o aleitamento materno exclusivo nos 6 primeiros meses de vida do bebê oferece tanto benefícios nutricionais quanto imunobiológicos, o que promove melhor desenvolvimento da criança e proporciona benefícios para a mãe, porque favorece a perda de peso e prolonga a amenorreia pós-parto.[31,32,36,37]

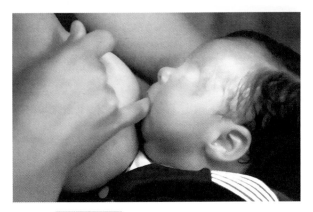

FIGURA 14.18 Interrupção da mamada.

A Organização Mundial da Saúde (OMS) e o Ministério da Saúde recomendam aleitamento materno exclusivo por 6 meses e complementado com alimentos saudáveis até os 2 anos ou mais.[12,30,38,39] Ressalta ainda não haver vantagens em iniciar precocemente os alimentos complementares antes dos 6 meses de vida, porque tal conduta pode ser prejudicial à saúde dos lactentes, aumentando os riscos de morbidade e mortalidade infantil,[2,30,37,40] por estar associada a maiores taxas de diarreia, doença respiratória, desnutrição por introdução de leites artificiais muito diluídos, menor absorção de ferro e zinco, intolerância, alergias e comprometimento do desenvolvimento motor-oral.[2,12,36,38,41,42]

No 2º ano de vida, o leite continua sendo importante fonte de nutrientes, pois chega a fornecer até 95% das necessidades de vitamina C, 45% das de vitamina A, 38% das de proteínas e 31% das necessidades diárias de energia, além de continuar protegendo a criança contra doenças infecciosas. Estudos mostram que, quando não são amamentadas no 2º ano de vida, as crianças têm chance quase 2 vezes maior de morrer por infecção, em comparação àquelas que são amamentadas.[2,12,30,40]

Essas recomendações são amplamente divulgadas em pesquisas, mas ainda existe desconhecimento geral da população nesse sentido. Conhecer os benefícios do leite materno pode ser um importante passo para mudar o comportamento e a atitude das mães, da família e da comunidade em relação à amamentação. Por isso, as mães precisam ser informadas não só sobre a importância da amamentação, mas também sobre as desvantagens do aleitamento artificial e da introdução precoce de outros alimentos.[36] Em contrapartida, os profissionais da Saúde devem ampliar seus conhecimentos e habilidades no manejo da lactação, tanto para dar suporte às mães e às famílias, resolvendo as dificuldades que eventualmente surjam, quanto para convencer gestores da importância da implantação de políticas administrativas e/ou públicas que incentivem a amamentação e, em consequência, reduzam as taxas de morbidade e mortalidade infantis.[40]

Como colocar o bebê para arrotar

Eructação, ou arroto, é a eliminação do ar que a criança engoliu durante a mamada. Quando o bebê mantém boa pega, nem sempre arrota, porque praticamente não engole ar. Mesmo assim, deve-se mantê-lo na posição para arrotar por pelo menos 10 a 15 minutos depois da mamada e, após esse tempo, caso ele não arrote, não há problema. O bebê também pode ser colocado para arrotar sempre que se perceba desconforto gástrico e flatulência.

É importante colocar o bebê para arrotar na posição verticalizada porque esse procedimento facilita a eructação. O mais comum é posicioná-lo verticalmente em relação ao corpo de quem o segura, com a cabeça apoiada no ombro do adulto e, simultaneamente, massagear as costas do bebê com leves "tapinhas" (Figura 14.19).[35] Outra posição é a de "cadeirinha", em que o bebê é colocado sentado de costas no colo do adulto, apoiado com o braço, levemente inclinado para a frente e com as pernas flexionadas, enquanto a face lateral esquerda da barriguinha do bebê é suavemente massageada (Figura 14.20).[3,35] A vantagem dessa posição é que facilita também a eliminação de gases, caso o bebê esteja com flatulência.[3] No entanto, o principal é que o bebê esteja confortável na posição escolhida e que a mãe se sinta segura.

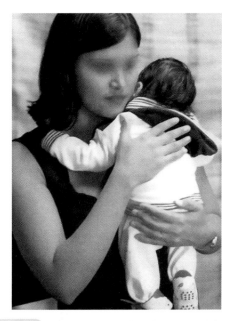

FIGURA 14.19 Posição verticalizada para o bebê arrotar.

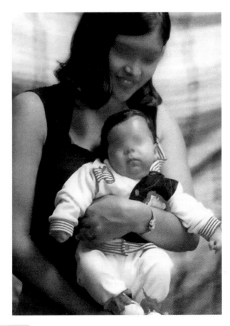

FIGURA 14.20 Posição de cadeirinha para o bebê arrotar.

Como colocar o bebê para dormir

No Brasil, a Pastoral da Criança acompanha aproximadamente 1,4 milhão de famílias e orienta que os bebês devem dormir de barriga para cima; no entanto, essa orientação é pouco praticada pelas mães brasileiras.[43] Esse novo paradigma está sendo adotado em vários países, porque estudos têm mostrado que essa posição é relevante para reduzir em até 70% o risco de morte súbita na infância (MSI), considerada a maior causa de óbito de bebês de 1 a 12 meses nos países desenvolvidos.[43-47]

Existe o mito de que, ao dormir de barriga para cima, o bebê, caso venha a regurgitar ou vomitar, pode aspirar e se afogar. Essa crença incorreta pode ser decorrente da falta de padronização do diagnóstico, da subnotificação de casos suspeitos, além do fato de a necropsia não ser obrigatória no país, o que pode fazer com que muitas mortes por MSI sejam confundidas com morte por broncoaspiração.[43,44]

As causas da MSI são desconhecidas e seu diagnóstico é estabelecido por exclusão, mas acredita-se que, ao deitar-se o bebê de lado ou com a barriga para baixo, ele passe a respirar um ar viciado, ou seja, o ar que ele próprio expira, provocando asfixia, porque a parte do cérebro que controla o reflexo de mudança de posição ainda não está desenvolvida.[46] Outros fatores relacionados com a MSI são tabagismo durante a gravidez e após o nascimento, uso de álcool ou de drogas ilícitas, mães jovens, solteiras e com baixa escolaridade, acompanhamento pré-natal inadequado, uso de colchão ou travesseiro muito moles, superaquecimento do bebê, leito compartilhado com outras pessoas, face coberta por roupa de cama, prematuridade ou baixo peso ao nascimento, hipoxia intrauterina e restrição do crescimento fetal.[43,45,47]

Cabe aos profissionais da Saúde a responsabilidade de mudar o paradigma atual e orientar as mães a deitarem seus bebês de barriga para cima depois de mamarem e arrotarem, além de manterem o ambiente arejado, não fumar junto à criança ou no ambiente em que ela esteja dormindo, não agasalhar demais a criança, evitando cobrir a face dela com cobertor, evitar travesseiro (sem ele a criança lateraliza a cabeça e fica protegida em caso de refluxo ou regurgitamento), não utilizar protetor de berço nem rolinhos laterais à cabeça do bebê e não compartilhar a cama com a criança.

Um acompanhamento pré-natal adequado também é imprescindível, porque pode evitar complicações na gravidez e prematuridade,[48] além de possibilitar a detecção de casos que inspirem mais cuidados no pós-parto pelas equipes de Saúde da família, como gravidez na adolescência e uso de drogas ilícitas.

Como resolver problemas que dificultam a amamentação

Mesmo aplicando corretamente toda a técnica de amamentação, alguns problemas podem acometer a mama puerperal, e é necessário que os profissionais da Saúde os detectem precocemente e saibam resolvê-los, a fim de evitar que a mãe, por não conseguir superá-los sozinha, desista de amamentar.[2,9,48]

Esses problemas podem ser detectados precoce ou tardiamente. Em geral, trata-se de intercorrências relacionadas com as experiências e vivências de amamentação, com as orientações transmitidas no pré-natal, na hospitalização e, após a alta, nas consultas ambulatoriais.[2,3,48]

Os problemas com amamentação surgem em virtude das dificuldades de manejo da lactação ou erro na técnica de amamentação e, normalmente, são fáceis de resolver, desde que a mãe esteja determinada a amamentar e que receba apoio adequado do profissional da Saúde.[9,49] Os problemas mais comuns são: apojadura, traumatismo mamilar, candidíase, fenômeno de Raynaud, obstrução de ductos lactíferos, ingurgitamento mamário, mastite e produção insuficiente de leite, ou hipogalactia.[2,3,9,49,50]

Apojadura

O ingurgitamento mamário fisiológico, também conhecido "descida do leite", é um ingurgitamento leve, normalmente discreto, e sua resolução ocorre com massagens circulares suaves nas mamas, ordenha manual para amaciar a aréola, seguida de sucção do bebê.[2,3] A apojadura acontece em torno de 48 a 72 horas após o parto, mas pode demorar um pouco mais em algumas mulheres (até em torno de 5 dias). As cesarianas eletivas (programadas) vêm sendo apontadas como causas possíveis para essa demora, por fatores hormonais e por dificultar a amamentação na primeira hora de vida. Partos prematuros e obesidade também podem interferir na descida do leite.[13]

A fim de evitar apojaduras mais intensas, é importante auxiliar a mulher a amamentar e orientá-la quanto à amamentação precoce ainda na sala de parto, aleitamento materno exclusivo e sob livre demanda, técnicas adequadas de pega e sucção, além do uso de sutiãs de alças largas para manter as mamas firmes e bem sustentadas.[2,3,9]

O tratamento tem início com massagens circulares suaves nas mamas, realizadas com a ponta dos dedos na região areolar se houver ingurgitamento ampolar (ver Figura 14.1) e palmares na região glandular (ver Figura 14.2). Essa movimentação é importante porque facilita o fluxo e estimula a síntese de ocitocina necessária ao reflexo de ejeção.[3,8,9]

Depois da massagem, faz-se a ordenha manual conforme técnica descrita anteriormente. Com esse procedimento é possível amaciar as mamas e a região areolar, o que favorece a pega do bebê e proporciona uma extração eficaz do leite, com consequente alívio por reduzir a pressão mecânica nos alvéolos e melhora da drenagem linfática e do edema geralmente associado. O bom manejo da apojadura diminui o risco de comprometimento da produção do leite e, sobretudo, da possível ocorrência de mastite.[3,9] Se a mãe estiver sentindo muita dor, pode-se complementar o tratamento com o uso de analgésicos e/ou anti-inflamatórios, prescritos pelo médico e compatíveis com o aleitamento materno.[51,52]

Traumatismos mamilares

Os traumas mamilares são frequentes na mama puerperal, causando desconforto e dor. Eles resultam principalmente de pega incorreta pela dificuldade de manejo ou falha na técnica de amamentação. Outras causas relacionadas com traumatismos mamilares são: posição inadequada, ingurgitamento mamário, deformidades mamilares, disfunções orais do bebê, sucção prolongada ou inadequada, uso de bico, chupeta e intermediários, não interrupção da mamada com o dedo mínimo antes de retirá-la do peito e uso tópico de produtos como óleos, cremes ou pomadas.[2,3,9,53] Apesar de frequentes, os traumatismos mamilares não são considerados normais e é necessária uma intervenção rápida, para evitar complicações.

As mamas podem apresentar mamilos protrusos, os quais formam um ângulo de aproximadamente 90° entre a junção mamiloareolar; semiprotrusos, que também formam ângulo de 90°, mas são mais curtos; pseudoinvertidos ou falso-invertidos, que parecem invertidos, mas se protraem quando estimulados; invertidos ou invaginados, que se assemelham a um umbigo e não se protraem mesmo sendo estimulados, provavelmente por adesão a estruturas internas; e, por fim, mamilos hipertróficos, que são desproporcionalmente grandes em relação à aréola e à boca do bebê.[2,3,9,49]

A morfologia mamilar não é a causa de insucesso no aleitamento materno, porque se o bebê abocanhar adequadamente a aréola, a sucção proporcionará a protractibilidade da região mamiloareolar e a amamentação se concretizará. Contudo, o aspecto morfológico do mamilo, associado à pega incorreta, pode ser fator determinante do tipo de traumatismo que irá acometer a mama, além de aumentar a insegurança da mulher enquanto nutriz.[3,54]

Para que não ocorram traumatismos mamilares, é preciso estar atento à técnica de amamentação e, em especial, à pega inadequada, sua principal causa. Deve-se evitar limpeza da região mamiloareolar, pois água e sabão em excesso podem tirar a lubrificação natural da região, deixando a pele mais ressecada e propensa a rachaduras. É importante incentivar o aleitamento sob livre demanda, porque permite que a criança vá ao peito mais tranquila e com menos fome. Ordenhar a mama antes das mamadas, para aumentar a flexibilidade mamiloareolar e facilitar a pega, também é importante. Introduzir o dedo mínimo no canto da boca do bebê todas as vezes em que for interromper a mamada (Figura 14.21) evita que lesões aconteçam no momento da retirada do mamilo da boca da criança. Não utilizar bico, chupeta, mamadeira e intermediários, porque podem alterar o padrão de sucção da criança, levando à alteração da pega.[2,3,9,53,55]

O tratamento dos traumatismos mamilares consiste principalmente em correção da pega e posição por meio de técnicas adequadas de amamentação. Outros procedimentos que podem ajudar são: aplicar o leite do fim da mamada nos mamilos, deixando secar naturalmente; manter a região mamiloareolar sempre seca e arejada; utilizar coxins semelhantes a rodilhas, feitas de tecido de algodão absorvente, para proteger os mamilos do contato direto com o sutiã sem, contudo, abafar a região (Figura 14.22), chamadas "rosquinhas de amamentação", mas lembrar de trocá-los sempre que estiverem úmidas ou sujas de leite. Medicamentos tópicos não devem ser utilizados porque é necessário retirar o excesso antes da mamada, o que leva à remoção do tecido cicatricial que está se formando, além de causar pega inadequada pelo deslizamento da boca do bebê.[2,3,9,49]

Em caso de lesões extensas e muito dolorosas no momento da mamada, indica-se a suspensão da amamentação por 24 a 48 horas; depois desse período, a lesão deverá ser reavaliada para se verificar a possibilidade do retorno da amamentação naquela mama. Enquanto isso, a mãe amamenta na mama menos afetada, ordenha manualmente o leite do peito lesionado e o oferece ao bebê no copinho.[15,26] Outros procedimentos que podem ajudar são utilizar diferentes posições para diminuir a pressão nas lesões, usar medicamentos analgésicos por via oral, conforme prescrição médica,[9,51] além da fotobiomodulação a *laser*, descrita no Capítulo 16, *Terapêuticas e Laserterapia no Manejo Clínico das Lesões do Complexo Mamiloareolar.*

Candidíase ou monilíase

A monilíase pode ocorrer em virtude da contaminação do bebê durante o parto vaginal, se a mãe estiver contaminada pelo fungo *Candida albicans*. O recém-nascido pode então transmitir para a mãe, mesmo que a infecção nele não seja aparente.[50,56] Essa infecção é bastante comum, e os fatores que podem predispor à infecção são mamilos lesionados mantidos úmidos e abafados com absorventes ou conchas, uso de bicos artificiais, tratamentos com antibióticos, contraceptivos e esteroides por via oral.[2,9,56]

Os sinais e sintomas mais comuns são prurido, ardência e dor em "fisgadas", durante e após as mamadas. A pele dos mamilos

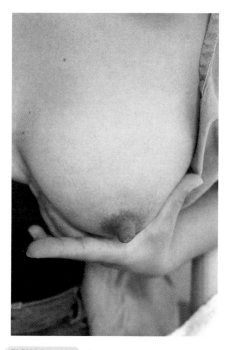

FIGURA 14.21 Ingurgitamento mamário.

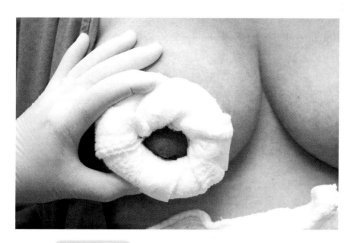

FIGURA 14.22 Coxim para proteção mamilar.

e da aréola fica fina, brilhante, com coloração rósea ou avermelhada e, às vezes, descamação. Os sintomas na criança podem ou não ser aparentes. Quando aparentes, caracterizam-se por crostas esbranquiçadas na cavidade oral, não removíveis, ou lesões fúngicas na genitália.[2,3,9,50]

O tratamento consiste em manter os mamilos e as aréolas secos e arejados,[2,9] protegidos por coxins do tipo rodilhas de amamentação, feitos de tecido de algodão absorvente, que evitam que os mamilos fiquem em contato direto com o sutiã, o que pode aumentar a irritação local.

Como se trata de uma infecção fúngica, mãe e bebê devem ser tratados simultaneamente com antifúngicos prescritos pelo médico.[2,9,50,56] Preferencialmente, o medicamento de escolha para uso tópico na mãe deve ser à base de água, como os géis antifúngicos ou as soluções, pois cremes deixam a região mamilar escorregadia, propiciando pega incorreta e, consequentemente, mais dor.

Outras medidas úteis ao tratamento são: reforçar a lavagem das mãos com água e sabão antes e após as mamadas e após a troca de fraldas do bebê; evitar o uso de absorventes no peito. Chupetas, bicos e mamadeiras são importantes fontes de contaminação; caso não possam ser evitados, devem ser lavados, enxaguados e fervidos por 15 minutos pelo menos 1 vez/dia.[2,9,50,56]

Fenômeno de Raynaud

A síndrome de Raynaud caracteriza-se por uma isquemia intermitente causada por vasoespasmo que pode acometer os mamilos; as causas estão relacionadas com exposição ao frio, compressão anormal do mamilo pela boca do bebê ou traumatismo mamilar importante, mas nem sempre os fatores desencadeantes podem ser identificados. O vasoespasmo ocasiona falta de irrigação sanguínea nos mamilos, palidez e dor, que pode surgir durante e após as mamadas. Como a queixa da mãe é dor em "fisgadas", o fenômeno pode ser confundido com a candidíase. Ressalte-se que a candidíase também pode ser precursora do fenômeno de Raynaud. Os espasmos duram segundos ou minutos, mas a dor persiste e pode durar 1 hora ou mais.[2,51,57]

Para resolver o problema, deve-se tratar a causa se esta for aparente. Assim, se o problema for pega muito compressiva, podem ser realizados na criança exercícios orais que promoverão o relaxamento da mandíbula e o bom posicionamento da língua, para evitar compressão excessiva do mamilo contra o palato. Esses exercícios são realizados por profissional capacitado em motricidade oral, que geralmente é o fonoaudiólogo. Se a causa for traumatismos mamilares, é preciso estabelecer o tratamento já descrito para essa intercorrência; e se for exposição ao frio, um ambiente aquecido e o uso de compressas mornas e secas na região mamilar logo após a mamada podem ajudar a aliviar a dor.[9,51,57] Também é importante evitar fumo, alimentos ricos em cafeína (por conterem substâncias vasoconstritoras) e algumas medicações, como fluconazol e contraceptivos orais, porque podem agravar os vasoespasmos.[2,9,51,57]

Quando esses procedimentos não trouxerem resultados, o médico pode prescrever terapia medicamentosa, mas são necessários mais estudos que comprovem essa indicação. Entre os medicamentos geralmente prescritos estão: nifedipina, ibuprofeno, vitamina B_6 e suplementos com cálcio e magnésio.[2,9]

Obstrução de ductos lactíferos

A obstrução dos ductos lactíferos ocorre quando o leite produzido em determinada área da mama não flui de maneira adequada, causando estase do leite. Essa estase leva à formação de nódulo na mama, que pode ser sentido à palpação, acompanhado de dor local, hiperemia e até febre.[9,50] Em alguns casos, pode-se observar na região mamilar um pequeno ponto obstrutivo, esbranquiçado e bastante doloroso;[9] contudo, esse ponto não demonstra a obstrução de apenas um ducto, mas de vários deles, considerando que no interior das mamas eles encontram-se anatomicamente ramificados.[51]

As causas mais comuns são produção exacerbada de leite (hiperlactação), intervalos longos entre as mamadas, esvaziamento inadequado de determinada região da mama, compressão da mama por sutiã muito apertado, uso de concha para proteger o mamilo, apoio da mama na posição de "tesoura" (em virtude da pressão exacerbada de ductos mais superficiais) e uso de cremes nos mamilos, que podem eventualmente obstruir os poros mamilares.[2,9,50]

O novo Protocolo 36, da Associação Médica de Aleitamento Materno (ABM),[51] também coloca que a causa pode ser o estreitado dos lúmens ductais por edema, associado à hiperlactação e disbiose mamária. A disbiose resulta de uma série de fatores, incluindo genética materna, exposição a antibióticos, uso de probióticos, uso exacerbado de bombas extratoras de leite, cesarianas e escolhas alimentares – esses fatores, isolados ou associados, podem alterar o microbioma da mulher. A disbiose leva, então, ao espessamento do biofilme no interior dos ductos, estreitando-os mais ainda, causando a obstrução, que pode ser parcial ou total.

Para prevenir o problema é preciso orientar sobre a técnica adequada de amamentação, aleitamento materno sob livre demanda, uso de sutiã confortável e adequado ao tamanho das mamas, doação do leite excedente ao banco de leite humano mais próximo e evitar aplicação de cremes nos mamilos.

Para resolver a obstrução dos ductos lactíferos, é preciso orientar a nutriz ao aleitamento materno sob livre demanda, iniciando a amamentação pela mama afetada e utilizando posições diferentes a fim de que o queixo do bebê fique direcionado para a área obstruída – desse modo, haverá melhor esvaziamento dessa região e, consequentemente, alívio do desconforto após a mamada.[2,9,50]

Outra ação necessária, segundo o protocolo da ABM,[51] é aplicar compressas frias no local da obstrução para reduzir o edema e, além disso, associar o uso de anti-inflamatórios prescrito pelo médico para diminuir a inflamação e aliviar a dor. As massagens na região obstruída são contraindicadas porque podem levar à lesão interna do parênquima mamário e, consequentemente, maior inflamação, edema e dor. Recomenda-se, contudo, a drenagem linfática (na região das axilas, subclavicular e ao redor das mamas), com o intuito de ativar os gânglios linfáticos e diminuir o edema associado.

Se houver ponto esbranquiçado no poro mamilar, movimentos de fricção suaves no local[9] com uma toalha felpuda e macia ou uma gaze podem atenuar. A desobstrução local com uma agulha, outrora utilizada, atualmente não é mais recomendada.[51] Após a remoção do ponto obstrutivo, faz-se a ordenha manual e, em seguida, o aleitamento fisiológico.

Mastite

Mastite é um processo inflamatório da mama, seguido ou não de infecção. É um problema que ocorre tardiamente, em geral, na segunda ou terceira semana após o parto, e pode evoluir para um processo supurativo com formação de abscesso mamário se não for bem tratado. Os agentes causadores mais comuns são *Staphylococcus* (*aureus* e *epidermidis*), ocasionalmente *Escherichia coli* e *Streptococcus*. Em geral, é unilateral e atinge 1 a 2% das puérperas; costuma ser mais incidente em primíparas.[2,3,9,50]

A mastite geralmente acontece quando problemas como ingurgitamento mamário, traumatismos mamilares e obstrução de ductos não são devidamente tratados. As outras causas relacionadas com esse problema são: imunidade baixa decorrente de fadiga e estresse pós-parto, falta de higiene adequada das mãos, uso de objetos ou equipamentos em más condições sanitárias (roupa e sutiã sujos, não trocar absorventes molhados, conchas ou bombas de extrair leite não higienizadas).[50,57] Imposição de horários para amamentar, bebê dorminhoco, uso de chupeta ou mamadeira e leite residual porque o bebê não suga bem ou porque a mãe tem excesso de produção são fatores que favorecem a estase láctica e podem predispor a mama puerperal à mastite.[2,3,56,57]

Para o novo Protocolo 36 da ABM, a mastite é considerada entidade patológica única na mama lactante; no entanto, evidências científicas atuais demonstram que a mastite engloba um espectro de condições resultantes de inflamação ductal e edema estromal. Se o estreitamento ductal e a congestão alveolar forem agravados pela alta estimulação da produção de leite, pode desenvolver-se mastite inflamatória e seguir-se uma mastite bacteriana aguda, podendo progredir para fleimão ou abscesso, particularmente se esse cenário for acrescido de trauma tecidual por massagem agressiva da mama. Ressaltam ainda que a mastite também ocorre no contexto de disbiose mamária crônica, com biofilmes bacterianos estreitando os lúmens ductais.[51]

Os sintomas são: dor, hiperemia, calor, endurecimento e edema no local afetado. Se houver infecção associada à inflamação, observam-se sinais e sintomas sistêmicos como mal-estar geral, febre alta (acima de 38°C), calafrios, cefaleia, mialgias, náuseas e vômitos, fadiga, taquicardia e aparecimento de pus no leite. Também ocorre alteração no sabor do leite, que fica mais salgado porque diminuem os níveis de lactose e aumentam os de sódio e cloreto.[2,3,9,50]

Às mães que sentirem apenas os sintomas locais, mas estiverem bem clinicamente, orienta-se manter o aleitamento sob livre demanda. Contudo, é importante uma reavaliação após 24 horas para observar a evolução dos sinais e sintomas. Se houver melhora, não é necessário instituir tratamento medicamentoso, pois é provável que o quadro seja apenas de uma mastite inflamatória e não infecciosa.[51]

Quando a mastite avançar para processo infeccioso, com sintomatologia local e sistêmica, é necessário manter o aleitamento materno sob livre demanda, a fim de obter o esvaziamento mediante a amamentação e, se o bebê não estiver mamando por algum motivo, fazer a ordenha fisiológica mimetizando as mamadas. Ressalte-se que a amamentação não precisa ser interrompida, porque apesar da existência das bactérias no leite, elas não oferecem riscos ao bebê hígido.[2,3,9] Concomitante a isso, deve-se associar terapia medicamentosa com antibióticos, anti-inflamatórios e analgésicos que sejam compatíveis com a amamentação e prescritos pelo médico responsável.[3,9,50,51] Ainda fazem parte do tratamento: repouso da lactante, aumento da ingestão de líquidos, uso de sutiã de alças largas para manter as mamas firmes, sustentadas e confortáveis. O profissional deve oferecer suporte emocional e reavaliar a paciente em 48 horas; se não houver melhora, é necessário investigar se há formação de abscesso.[9,50]

Uma das condutas amplamente utilizadas no tratamento da mastite eram as massagens e o esvaziamento das mamas por meio de ordenha manual ou mecânica. Contudo, o Protocolo 36[51] desestimula essa prática porque a extração láctica, realizada repetidamente na tentativa de aliviar o fleimão, suprimirá o fator de inibição da lactação (FIL), aumentando a produção de leite e, consequentemente, exacerbará o estreitamento dos ductos acometidos e a inflamação. Por isso, a amamentação fisiológica é mais eficaz. Por conseguinte, as massagens antes utilizadas para tentar disseminar o endurecimento e fluidificar mais o leite podem acarretar maior lesão tecidual.

Considerações relevantes sobre o Protocolo 36 da ABM em relação às mastites

É válido ressaltar que o novo Protocolo 36 da ABM traz um novo paradigma de conceitos e condutas em relação ao tratamento de mastites e outras afecções mamárias que passaram a ser denominados *espectro da mastite* (estreitamento ductal, ingurgitamento mamário, mastite inflamatória, mastite bacteriana, fleimão, abscesso, galactocele e mastite subaguda),[51] mas alguns autores questionam se as principais causas desse *espectro da mastite* sejam somente a hiperlactação e/ou disbiose, uma vez que se fazem necessárias mais evidências científicas para comprovarem essa afirmação.[58] Contudo, a publicação do Protocolo 36 nos faz refletir sobre as práticas clínicas em nosso dia a dia. Realmente, observa-se que massagens exageradas sobre os fleimões, além de não trazerem resultados satisfatórios, ocasionam muita dor na paciente. Desse modo, por que continuar praticando essa conduta se sabemos que não é só estase láctica que acomete essa região, mas também inflamação e edema resultantes da infecção? Por outro lado, outra reflexão se faz necessária: será mesmo que a hiperlactação é a grande causa de mastite, ou a principal causa é o mau manejo dessa lactação? – haja vista a doação de leite aos bancos de leite humano do Brasil e de todo o mundo, que se sustentam por doadoras que têm excesso de produção láctica e mesmo assim suas mamas apresentam-se sadias. Bom senso é a melhor resposta. As condutas do Protocolo 36 que vão de encontro com a melhoria da clínica apresentada pela mulher com mastite inflamatória e/ou infecciosa devem ser incluídas em nossa prática clínica, mas o raciocínio clínico, a observação da mulher e a intervenção, somente quando for necessária, são medidas que com certeza ajudarão o binômio mãe-bebê a alcançar sucesso na amamentação.

Abscesso mamário

Nos casos em que ocorrer pus no leite em grande quantidade, suspende-se temporariamente a amamentação apenas na mama afetada, mas deve-se esvaziar a mama por meio de ordenha fisiológica, seja ela manual ou mecânica.[3,50,51] Quando a mastite evolui para abscesso, é possível palpar área de flutuação, mas é importante a confirmação por meio de ultrassonografia para se ter uma dimensão mais precisa do tamanho da coleção de pus.

O tratamento do abscesso consiste em esvaziamento local por aspiração ou por drenagem cirúrgica,[9,50,56,57] e, nesses casos, pode haver necessidade de colocação de dreno. Após a drenagem, fazem-se curativos diários com soro fisiológico a 0,9% até que cesse a saída do exsudato e o dreno seja retirado. A manutenção da lactação na mama afetada é importante, inclusive porque ajuda no tratamento dessa condição. Se houver necessidade de interrupção temporária da amamentação, realizar ordenha fisiológica, continuar o aleitamento na mama sadia e retornar assim que a mama acometida melhorar.[2,3,9,50,56,57]

Hipogalactia ou baixa produção de leite

As mulheres são capazes de produzir leite suficiente para seus filhos, mas é bastante comum a nutriz queixar-se de "leite fraco" ou "pouco leite".[8] Essa queixa acontece muitas vezes porque a mãe está insegura sobre sua capacidade de amamentar, ou por desconhecer o comportamento normal do bebê (choro, mamadas frequentes), além de ficar confusa com as diferentes opiniões das pessoas do seu círculo familiar e social. Nesse contexto, o profissional despreparado acaba sucumbindo às queixas da nutriz e introduz complementos que podem levar ao desmame precoce.[9]

Quando há insuficiência de leite, o bebê não fica saciado após as mamadas, chora muito, quer mamar frequentemente e as mamadas são muito longas. O ganho de peso é inadequado (< 20 g/dia),[59,60] o bebê tem menos de seis a oito micções nas 24 horas e evacuações pouco frequentes, em pequena quantidade, de fezes secas e duras. Os sinais indicativos de que a criança não está recebendo leite suficiente nas primeiras semanas de vida são: perda de peso > 10% do peso ao nascimento, não recuperação do peso ao nascimento em até 2 semanas de vida, ausência de urina por 24 horas, ausência de fezes amareladas no fim da 1ª semana e sinais clínicos de desidratação.[55,57]

A hipogalactia tem como causa principal qualquer fator que limite a extração do leite (p. ex., má pega, restrição no horário de mamadas, uso de complementos, bico, chupeta e mamadeira).[2,59] Outras causas menos frequentes são: sucção ineficiente, problemas anatômicos na mama, doenças maternas, restos placentários, fadiga e estresse pós-parto, restrição importante da dieta, uso de medicamentos que diminuem a produção de leite, mastoplastia redutora e tabagismo.[9,2,57]

O tratamento consiste primeiramente em avaliar a técnica de amamentação e a pega do bebê, para detecção e correção de possíveis falhas. Também é importante aumentar a frequência das mamadas e, se perceber que o peito já esvaziou ou que a criança está sonolenta ou não está sugando vigorosamente, oferecer o outro peito na mesma mamada, evitar o uso de chupeta, mamadeira e protetor de mamilo[2,57] e alimentar-se bem, com dieta balanceada, ingestão de líquidos em quantidade suficiente e repouso.[9,57] Caso a complementação se faça necessária até que a produção de leite se restabeleça, deverá ser feita pela técnica de relactação.[15]

Referências bibliográficas

1. Bueno LGS, Teruya KM. Aconselhamento em amamentação e sua prática. J Pediatr (Rio J). 2004;80(5 Supl):s126-s130.

2. Cunha AMS, Martins VE, Lourdes ML, et al. Prevalência de traumas mamilares e fatores relacionados em puérperas assistidas em um hospital de ensino. Esc Anna Nery. 2019;23(4):e20190024.

3. Urasaki MBM, Teixeira CI, Cervellini MP. Trauma mamilar: cuidados adotados por mulheres no pós-parto. Estima. 2017;15:26-34.

4. Teruya KM, Bueno LGS. Método de aconselhamento. In: Issler H (ed.). O aleitamento materno no contexto atual: políticas, práticas e bases científicas. São Paulo: Sarvier; 2008. p. 155-62.

5. Ricco RG, Del Ciampo LA, Almeida CAN. Mama normal: anatomia, embriologia e lactogênese. In: Issler H (ed.). O aleitamento materno no contexto atual: políticas, práticas e bases científicas. São Paulo: Sarvier; 2008. p. 303-6.

6. Jaldin MGM, Santana RB. Anatomia da mama e fisiologia da lactação. In: Rego JD. Aleitamento materno. São Paulo: Atheneu; 2001. p. 35-46.

7. Mello Júnior W, Romualdo GS. Anatomia e fisiologia da lactação. In: Carvalho MR, Tavares LAM. Aleitamento materno: bases científicas. 3.ed. Rio de Janeiro: Guanabara Koogan; 2010. p. 3-13.

8. Almeida JAG, Novak FR. Amamentação: um híbrido natureza-cultura. J Pediatr (Rio J). 2004;80(5 Supl):s119-s125.

9. Giugliani ERJ. Problemas comuns na lactação e seu manejo. J Pediatr (Rio J). 2004;80(5 Supl):s147-s154.

10. Brasil. Agência Nacional de Vigilância Sanitária (Anvisa). Banco de leite humano: funcionamento, prevenção e controle de riscos. Brasília: Anvisa; 2008.

11. Abrão ACFV, Coca KP. Manejo clínico da amamentação: atribuições da enfermeira. In: Issler H (ed.). O aleitamento materno no contexto atual: políticas, práticas e bases científicas. São Paulo: Sarvier; 2008. p. 347-54.

12. Teruya K, Serva BV. Manejo clínico da lactação. In: Rego JD. Aleitamento materno. São Paulo: Atheneu; 2001. p. 113-30.

13. Brasil. Ministério da Saúde. [Internet]. Dificuldade durante a amamentação? Conheça algumas medidas que podem ajudar. Disponível em: https://www.gov.br/saude/pt-br/assuntos/noticias/2022/agosto/dificuldade-durante-a-amamentacao-conheca-algumas-medidas-que-podem-ajudar.

14. Oliveira MIC, Teruya KM, Souza IEO, et al. Manual de capacitação de multiplicadores na iniciativa unidade básica amiga da amamentação (IUBAAM) – curso de 24 horas (Apostila). Rio de Janeiro: Secretaria de Estado de Saúde do Rio de Janeiro; 2006.

15. Sanches MT. A prática fonoaudiológica no início da amamentação. In: Carvalho MR, Gomes CF. Aleitamento materno: bases científicas. 4. ed. Rio de Janeiro: Guanabara Koogan; 2017. p. 108-31.

16. Cordeiro MT. Postura, posição e pega adequadas: um bom início para a amamentação. In: Rego JD. Aleitamento materno. São Paulo: Atheneu; 2001. p. 131-55.

17. Martin C. Guia prático de amamentação: soluções práticas de A a Z. Rio de Janeiro: Campus; 2001.

18. Carvalho MR. [Internet] Síndrome de down & amamentação. Disponível em: https://aleitamento.com/secoes/amamentacao/sindrome-de-down-amamentacao/3321/.

19. Oliveira FF, Karolkievicz RCT, Gomes CF. A amamentação pode prevenir a otite em pacientes? V Mostra Interna de Trabalhos de Iniciação Científica; 2010 Out 26-29; Maringá, PR: Centro Universitário de Maringá – Cesumar; 2010.

20. Lubianca Neto JF, Hemb L, Silva DB. Systematic literature review of modifiable risk factors for recurrent acute otitis media in childhood. J Pediatr (Rio J). 2006;82(2):87-96.

21. Rett MT, Bernardes NO, Santos AM, et al. Atendimento de puérperas pela fisioterapia em uma maternidade pública humanizada. Fisioter Pesqui. 2008;15(4):361-6.

22. Schuengue N, Marins M. [Internet]. Condutas de enfermagem para a família com recém-nascido com diagnóstico de síndrome de Down. Disponível em: https://pebmed.com.br/condutas-de-enfermagem-para-a-familia-com-recem-nascido-com-diagnostico-de-sindrome-de-down/?utm_source=artigoportal&utm_medium=copytext.

23. Giugliani ERJ. EBC Empresa Brasil de Comunicação. [Internet.] O que é laid-back breastfeeding. Disponível em: http: www.ebc.com.br/infantil/para-pais.

24. La Leche League Internacional. [Internet.] Laid-back breastfeeding. Disponível em: https://llli.org/breastfeeding-info/positioning/.

25. Breastfeeding USA. [Internet.] Some Ins and Outs of Laid-Back Breastfeeding. Disponível em: https://breastfeedingusa.org/some-ins-and-outs-of-laid-back-breastfeeding/.

26. Gomes CF, Oliveira K. Anatomia e fisiologia do sistema estomatognático. In: Carvalho MR, Gomes CF. Aleitamento materno: bases científicas. 4. ed. Rio de Janeiro: Guanabara Koogan; 2017. p. 18-36.

27. Carvalhaes MABL, Corrêa CRH. Identificação de dificuldades no início do aleitamento materno mediante aplicação de protocolo. J Pediatr (Rio J). 2003;79:13-20.

28. World Health Organization (WHO). Positioning a baby at the breast. In: Integrated Infant Feeding Counselling: a trade course. Genebra: WHO; 2004.

29. Vieira AC, Costa AR, Gomes PG. Boas práticas em aleitamento materno: aplicação do formulário de observação e avaliação da mamada. Rev Soc Bras Enferm Ped (S Paulo). 2015;15:13-20.

30. Organização Mundial da Saúde (OMS), Fundo das Nações Unidas para a Infância (Unicef), IBFAN-Brasil. Estratégia global para alimentação de lactentes e crianças de primeira infância. Genebra: OMS/Unicef; 2005.

31. Kramer MS, Karuma R. Optimal duration of exclusive breastfeeding. Cochrane Database Syst Rev. 2012;2012(8):CD003517.

32. Cecatti JG, Araújo AS, Osis MJ, et al. Introdução da lactação e amenorreia como método contraceptivo (LAM) em um programa de planejamento familiar pós-parto: repercussões sobre a saúde das crianças. Rev Bras Saúde Mater Infant. 2004;4(2):159-69.

33. Costa AGV, Sabarense CM. Modulação e composição de ácidos graxos no leite humano. Rev Nutr. 2010;23(3):445-57.

34. Calil VMLT, Vaz FAC. Composição bioquímica do leite humano. In: Issler H (ed.). O aleitamento materno no contexto atual: políticas, práticas e bases científicas. São Paulo: Sarvier; 2008. p. 177-90.

35. Brasil. Ministério da Saúde. Secretaria de Atenção à Saúde. Promovendo o aleitamento materno (álbum seriado). 2. ed. revisada. Brasília: Ministério da Saúde; 2007.

36. Brasil. Ministério da Saúde. Dez passos para uma alimentação saudável: guia alimentar para crianças menores de 2 anos. 2. ed. Brasília: Ministério da Saúde; 2013.

37. Giugliani ERJ. Amamentação exclusiva. In: Carvalho MR, Tavares LAM. Aleitamento materno: bases científicas. 3. ed. Rio de Janeiro: Guanabara Koogan; 2010. p. 27-35.

38. Neiva FCB, Cattoni DM, Ramos JLH, et al. Desmame precoce: implicações para o desenvolvimento motor-oral. J Pediatr (Rio J). 2003;79:7-12.

39. Marques RFSV, Lopez FA, Braga JAP. O crescimento de crianças alimentadas com leite materno exclusivo nos primeiros 6 meses de vida. J Pediatr (Rio J). 2004;80(2):99-105.

40. Geib LTC, Fréu CM, Brandão M, et al. Determinantes sociais e biológicos da mortalidade infantil em coorte de base populacional em Passo Fundo, Rio Grande do Sul. Cienc Saúde. 2010;15(2):363-70.

41. Schneider AP, Stein RT, Fritscher CC. O papel do aleitamento materno, da dieta e do estado nutricional no desenvolvimento de asma e atopia. J Bras Pneumol. 2007;33(4):454-62.

42. Strassburger SZ, Vitolo MR, Bortolini GA, et al. Nutritional errors in the first months of life and their association with asthma and atopy in preschool children. J Pediatr (Rio J). 2010;86(5):391-9.

43. Moon RY, Horne RSC, Hauck FR. Sudden infant death syndrome. Lancet (London). 2007;370:1578-87.

44. Coordenação da Atenção Básica, Secretaria Municipal de Saúde, Área Técnica da Criança e do Adolescente, Área Técnica de Urgência e Emergência. Síndrome da morte súbita do lactente (SMSL). São Paulo: Secretaria Municipal de Saúde; 2011.

45. Issler RMS, Marostica PJC, Giugliani ERJ. Infant sleep position: a randomized clinical Trial of an educational intervention in the maternity ward in Porto Alegre. Birth. 2009;36(2):115-21.

46. Issler RMS. IBFAN Brasil, Encontro Nacional de Aleitamento Materno – ENAM. Amamentação, chupetas e morte súbita do lactente. Santos, SP: ENAM; 2010.

47. Pastoral da Criança. Nota técnica – Bebês devem dormir de barriga para cima. Curitiba: Pastoral da Criança; 2012.

48. Brasil. Ministério da Saúde, Secretaria de Atenção à Saúde, Departamento de Atenção Básica. Manual instrutivo das ações de alimentação e nutrição na Rede Cegonha. Brasília: Ministério da Saúde; 2013.

49. Brasil. Ministério da Saúde. Como enfrentar os principais desafios da amamentação? Disponível em: https://www.gov.br/saude/pt-br/assuntos/saude-brasil/eu-quero-me-alimentar-melhor/noticias/2021/como-enfrentar-os-principais-desafios-da-amamentacao.

50. Ribeirão Preto. Prefeitura Municipal. Secretaria de Saúde. Departamento de Atenção à Saúde das Pessoas. Programa de Aleitamento Materno. Protocolo e diretrizes de atendimento em aleitamento materno. Ribeirão Preto: Prefeitura Municipal de Ribeirão Preto, 2020.

51. Katrina B, Mitchell KB, Johnson HM, et al. Academia de Medicina da Amamentação. Protocolo Clínico #36 ABM: O Espectro da Mastite, Revisado 2022. Amamentar Med. 2022;14(5):360-76.

52. Snowden HM, Renfrew MJ, Woolridge MW. Treatments for breast engorgement during lactation. Cochrane Database Syst Rev. 2001:(2):CD000046.

53. Demitto MO, Bercini, LO, Rossi RM. Uso de chupeta e aleitamento materno exclusivo. Esc Anna Nery (Rio J). 2013;17(2):271-6.

54. Pitilin EB, Polleto M, Gasparin VA, et al. Fatores associados à autoeficácia da amamentação segundo os tipos de mamilos. Rev Rene. 2019;20:e41351.

55. Giugliani ERJ. Slow weight gain/failure to thrive. In: Walker M (ed.). Lactation Consultant Core Curriculum. Boston: Jones and Bartlett Publishers; 2001. p. 332-55.

56. Paraná. Secretaria do Estado da Saúde do Paraná. Departamento de Atenção Primária à Saúde. Divisão de Atenção à Saúde da Criança e do Adolescente. Caderno de atenção à saúde da criança aleitamento materno. Disponível em: https://www.saude.pr.gov.br/sites/default/arquivos_restritos/files/documento/2020-07/pdf3.pdf.

57. Carvalho MR. [Internet]. Como superar obstáculos no manejo clínico da lactação? Disponível em: https://aleitamento.com.br/secoes/amamentacao/como-superar-obstaculos-no-manejo-clinico-da-lactacao/2375/.

58. Baeza C, Paricio-Talayero JM, Pina M, et al. Comentario al Protocolo de la ABM #36 The Mastitis Spectrum Revised 2022. Breastfeed Med. 2022;17(11):970-1.

59. Moura EC. Nutrição e bioquímica. In: Carvalho MR, Gomes CF. Amamentação: bases científicas. 4. ed. Rio de Janeiro: Guanabara Koogan; 2017. p. 49-72.

60. Sociedade Brasileira de Pediatria (SBP). Departamento de Nutrologia. Manual de avaliação nutricional. 2. ed. atualizada. – 2021/Sociedade Brasileira de Pediatria. Departamento Científico de Nutrologia. São Paulo: SBP; 2021. p. 120.

CAPÍTULO 15
Consultoria em Amamentação

Rose Chiaradia • Débora Frenhan

Introdução

Você já parou para pensar nos requisitos para ser consultor especialista em amamentação? Já se deu conta de quão importante é essa pessoa na vida das mães, das famílias e da sociedade? Que atribuições e qualificações você precisa ter para ser um profissional reconhecido e diferenciado?

A falta de uma regulamentação sobre a prática de consultoria em amamentação, de requisitos mínimos determinados por leis específicas para o exercício dessa atividade, abriu espaço para que pessoas sem a mínima capacitação se autodenominem "consultores em amamentação" e publiquem anúncios na imprensa e em redes sociais divulgando seus serviços.

Neste capítulo, abordaremos assuntos que lhe darão uma visão completa das habilidades de consultor ou especialista em amamentação, da ética profissional, bem como das possibilidades de locais e dos limites de atuação. Portanto, leia-o atentamente e, por fim, ponha em prática os fundamentos da consultoria.

Consultor em aleitamento materno e especialista

Com a promoção de mais e melhores campanhas de esclarecimento à população sobre os benefícios do aleitamento materno, das iniciativas e estratégias da Organização Mundial da Saúde (OMS), dos Ministérios e Secretarias de Saúde, nos mais diversos âmbitos de administração, da atuação da Rede Internacional em Defesa do Direito de Amamentar (IBFAN), do maior engajamento das sociedades de especialistas, um crescente número de mulheres decide amamentar seus filhos. Houve também uma relevante ampliação da informação e da educação dos profissionais da Saúde, ampliando seus conhecimentos e habilidades no assunto.[1]

Entretanto, em paralelo a esse crescente interesse pelo aleitamento, houve também um aumento exponencial no número de mulheres com dificuldades para conseguir estabelecer uma amamentação eficaz e prazerosa, isenta de dores e desconfortos, o que pode afetar significativamente o bom crescimento do bebê, com ganho ponderal adequado, desenvolvimento cognitivo e imunológico otimizados, além de laços afetivos intensificados (Figura 15.1).

Isso se deve ao fato de que, embora a amamentação seja um processo natural por meio do qual a raça humana se desenvolveu durante séculos, a cultura da amamentação foi gradativamente sendo substituída pela da alimentação artificial.[2] Desse modo, criou-se uma demanda de profissionais capacitados para a correta atenção à dupla mãe-bebê, ajudando e orientando sobre as melhores maneiras de vencer os desafios e dificuldades na amamentação.

A falta de regulamentação dos profissionais que atuam com a amamentação pode criar desafios no campo da assistência, uma vez que não há critérios claros de qualificação e prática, o que pode afetar a qualidade do atendimento e a segurança das mães e dos bebês. Assim, tornou-se necessário estabelecer condições e critérios que funcionem como um "selo de qualidade" para esses profissionais. Daí surgiu a iniciativa de criar uma certificação internacional – a International Board Certified Lactation Consultant (IBCLC®)[1] – e, mais recentemente, os cursos de pós-graduação *latu sensu* em aleitamento materno, registrados e certificados pelo Ministério da Educação.

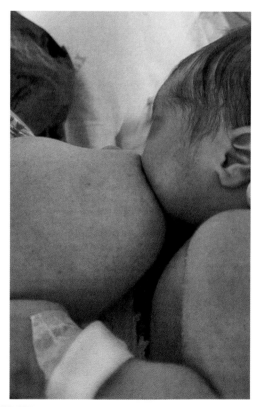

FIGURA 15.1 Lactente com boa pega na mama, abocanhando o mamilo e a aréola em uma mama não ingurgitada.

Entendemos que, para exercer tão nobre ofício, o profissional deve se submeter a uma formação adequada, aprofundar conhecimentos, participar de treinamentos, desenvolver habilidades, estudar exaustivamente, rever conceitos, atualizar-se permanentemente, para que possa oferecer uma assistência de qualidade nessa fase que será determinante para o futuro de uma pessoa e de uma família.

É nesse contexto que se inserem a consultoria certificada e a especialidade em amamentação. São definições que, portanto, não se excluem e não se contradizem, apenas se complementam. A saber:

- Consultor certificado em amamentação (IBCLC®): é o profissional que se submeteu a um extenso e pormenorizado processo de certificação de sua prática em amamentação, com tempo de estudo e atualização. Além disso, foi aprovado em prova específica sobre o tema e recebeu uma certificação. Essa certificação é temporária, e deve ser renovada periodicamente, mediante novas comprovações de seu estudo e prática e novas avaliações de conhecimentos (ver Capítulo 49, *Ensino e Certificação Internacional: International Board Certified Lactation Consultant*).
- Especialista em amamentação: é o profissional que se submeteu a um curso de pós-graduação certificado pelo Ministério da Educação, que obedece a normas rígidas de carga horária mínima, grade programática, abordagem multiprofissional com profissionais altamente qualificados e especializados em suas respectivas áreas de atuação, tempo de atividade prática, submissão a processos de avaliação de conhecimentos, desenvolvimento de atividades científicas de acordo com a metodologia adequada, apresentação de trabalho de conclusão de curso também submetido a avaliação criteriosa por comissão avaliadora composta por profissionais com notória capacidade e *expertise* no tema.

O que faz?

Os especialistas/consultores em amamentação têm uma ampla gama de oportunidades de atuação, nos mais diversos locais. O atendimento pode ter início antes mesmo do nascimento do bebê, por meio da organização ou participação em cursos de orientação a gestantes e casais grávidos, da divulgação da cultura e importância da amamentação na imprensa e nas mídias sociais, e se estende no atendimento em domicílios, clínicas e consultórios privados, no serviço público, na rede básica de Saúde, em hospitais maternidades, no pré-natal, parto, puerpério e primeira infância, de maneira individual ou como participante das equipes multiprofissionais de atendimento a mães e bebês.

Desse modo, um especialista/consultor em aleitamento poderá atuar:

- No pré-natal, fornecendo informações sobre a importância e técnicas de amamentação, diferenças do leite humano e seus substitutos, desafios, leis protetoras do aleitamento, repercussões do aleitamento no desenvolvimento do sistema estomatognático do lactente e vantagens do aleitamento materno para as mães, as famílias e a sociedade (Figura 15.2)
- Na *golden hour*, promovendo o contato pele a pele, o aleitamento na primeira hora de vida e orientando a primeira mamada (Figura 15.3)
- No puerpério, acompanhando e orientando as primeiras mamadas, corrigindo dificuldades de postura e pega, estimulando-a, estabelecendo mamadas efetivas, ensinando a técnica de ordenha mamária, contornando as dificuldades decorrentes de tamanho e formato de mamas e mamilos, considerando o grau de maturidade do bebê, o peso de nascimento, as dimensões de cavidade oral de cada criança e fatores de risco para distúrbios metabólicos, icterícias, infecções, entre outros (Figura 15.4), ensinando e realizando as ordenhas de alívio para auxiliar na pega ou para resolver ingurgitamentos

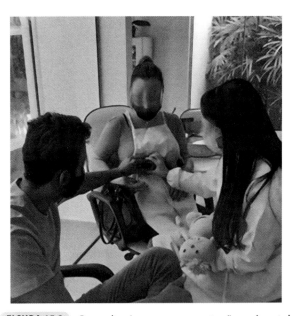

FIGURA 15.2 Consultoria em amamentação pré-natal.

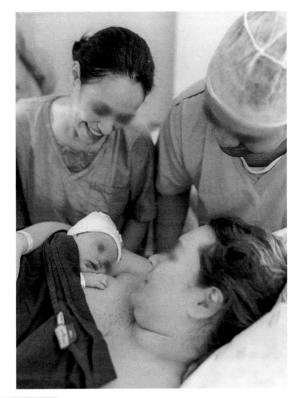

FIGURA 15.3 Presença do consultor em amamentação durante a *golden hour*.

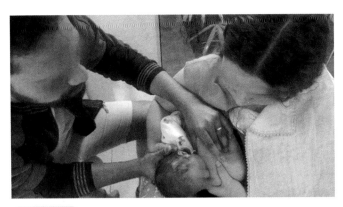

FIGURA 15.4 Consultor auxiliando mãe quanto à pega correta.

- Após a alta da maternidade, acompanhando e aconselhando, ajudando nos momentos de dificuldades, esclarecendo as dúvidas, monitorando ganho ponderal, crescimento e desenvolvimento da criança, orientando e tratando os problemas mamários e suas abordagens, até o fim do ciclo da amamentação (2 anos ou mais).

Locais de atendimento

A amamentação é um dos pilares fundamentais da saúde materno-infantil. Garantir que as mães recebam o suporte necessário para uma amamentação bem-sucedida é crucial, e é nisso que os consultores em amamentação desempenham um papel vital. Esses profissionais altamente treinados podem atuar em uma variedade de locais, proporcionando orientação, incentivo e educação às mães que desejam amamentar.

Hospitais e maternidades

Um dos primeiros lugares onde as mães podem encontrar um consultor em amamentação é na maternidade. Consultores trabalham em estreita colaboração com equipes médicas para apoiar as mulheres logo após o parto, ajudando a garantir um bom começo na amamentação. Esse profissional pode ser um médico ou enfermeiro obstetra que faça parte da equipe do parto ou um profissional específico que ofereça essa assistência.

Na *golden hour*, ou hora dourada, a mãe e seu recém-nascido experimentam seu primeiro contato. Nesse momento, o consultor pode ajudar a posicionar o bebê no peito da mãe, oferecer apoio para deixá-los em posição confortável e estabelecer um ambiente tranquilo para que possam aproveitar esse tempo precioso que são as primeiras horas após o nascimento, contribuindo para o estabelecimento do vínculo emocional entre a mãe e o bebê e reduzindo os riscos de problemas posteriores com a amamentação.

Existem famílias que contratam o serviço de assistência à amamentação exclusivamente para a sala de parto, onde os demais profissionais costumam estar envolvidos e voltados para a assistência ao parto. Após o nascimento do bebê, a equipe segue protocolos de assistência muitas vezes engessados, nos quais o fluxo se assemelha a uma "linha de produção", negligenciando o contato pele a pele e a amamentação na primeira hora de vida.

Como especialistas em amamentação, temos o compromisso de garantir que a recepção ao recém-nascido seja realizada de maneira humanizada e com respeito à individualidade tanto da mãe quanto do bebê, inclusive na espera pelo tempo de cada um deles nesse processo de conhecimento e renascimento. Ressaltamos aqui a importância dos profissionais que atuam diretamente em salas de parto ou na assistência a partos domiciliares. Não é preciso manipular a cabecinha do bebê para o peito da mãe, mas permitir que eles se conectem, favorecer uma posição e um ambiente confortável e então observar a grandeza e a preciosidade desse momento, estando ali como facilitadores e não como protagonistas.

O profissional que acompanha a família deve orientá-la sobre a importância da elaboração de um plano de parto, para que fiquem registrados seus desejos em relação ao parto e à recepção do recém-nascido. O atendimento hospitalar pode se estender a um acompanhamento para a mãe durante todo o período de internação, com visitas exclusivas para um atendimento individualizado de orientação e apoio desde os primeiros dias de vida do bebê.

No atendimento de amamentação no ambiente hospitalar, é importante que o consultor tenha o cuidado de verificar com antecedência a possibilidade de sua entrada no hospital, bem como se há necessidade de cadastro, para que não haja impedimentos no dia do atendimento. Além disso, por mais que a mãe esteja em seu período de internação, é importante combinar com ela o horário da consultoria, evitando, se possível, que coincida com as visitas de familiares e amigos que não fazem parte de sua rede direta de apoio, o que pode interferir negativamente no atendimento, inclusive tirando a liberdade e a privacidade da mãe para amamentar e compartilhar de suas inseguranças e emoções nessa fase tão desafiadora e delicada que é o pós-parto.

Clínicas de amamentação

Clínicas especializadas em amamentação são uma fonte valiosa de ajuda para mães, onde consultores oferecem atendimento personalizado e apoio às famílias desde o pré-natal, com o preparo para a amamentação, até os desafios do pós-parto.

As clínicas de amamentação contam com uma rede de profissionais especializados como pediatras, enfermeiras, nutricionistas, odontopediatras, osteopatas, fisioterapeutas, fonoaudiólogas. Infelizmente, ainda encontramos poucas clínicas de amamentação especializadas no Brasil.

Atendimento domiciliar

O atendimento em domicílio é a atuação mais comum do consultor e tem diversas vantagens.

Comodidade e conforto. O atendimento domiciliar oferece às mães a comodidade de receber suporte especializado no conforto de sua casa. Isso pode ser particularmente benéfico nos primeiros dias após o parto, quando a mobilidade da mãe pode estar limitada e as dificuldades em sair de casa com um recém-nascido são muitas, como o receio à exposição, logística do transporte, desafios climáticos, falta de rede de apoio, entre outros.

Personalização do atendimento. Cada família e situação são únicas. O atendimento domiciliar propicia que o consultor em amamentação avalie o ambiente e as circunstâncias individuais da mãe e do bebê em sua rotina diária, identificando desafios e oportunidades de melhoria que podem passar despercebidos em uma clínica ou hospital, adaptando o suporte de acordo com as necessidades específicas. Bem diferente de um ambiente hospitalar, em casa o consultor consegue, com empatia e acolhimento, perceber as reais necessidades da família, que muitas vezes vão além do manejo técnico da amamentação. Por meio do interesse genuíno do profissional em ouvir as preocupações e angústias da mãe, é possível construir uma relação de confiança na qual a mãe se sentirá à vontade para compartilhar suas experiências e dificuldades, e, com base no que é ouvido, o profissional pode oferecer orientações e suporte personalizados.

Amamentação no ambiente real. O atendimento domiciliar propicia que a mãe pratique a amamentação em seu ambiente real, obtendo orientações sobre como tornar a amamentação mais confortável e prática em casa. Nessa condição, é possível apoiá-la no local de amamentação, seja na poltrona, cama ou sofá e sugerir posições e estratégias de melhoria no manejo da amamentação utilizando recursos que a família já possua, como almofada de amamentação, travesseiros para apoio e outras medidas de acordo com a necessidade de cada família.

Apoio à família. Além de ajudar a mãe a amamentar, o atendimento domiciliar pode envolver outros membros da família, como parceiros ou avós, para que todos possam apoiar a mãe e o bebê de maneira eficaz. A compreensão compartilhada dos benefícios da amamentação, como a técnica correta de amamentar e os desafios que podem surgir, torna possível um envolvimento ativo da família no processo de cuidado, criando um ambiente familiar mais colaborativo. No momento do agendamento, é interessante que o consultor tenha o cuidado de perguntar à cliente se é um desejo dela que sua rede de apoio esteja presente, e tentar agendar para um dia em que isso seja possível.

Flexibilidade de horários. O atendimento domiciliar pode ser agendado de acordo com a conveniência da mãe, levando-se em consideração os momentos mais propícios para a amamentação, o que é particularmente útil no processo de avaliação e acompanhamento das mamadas. Aqui ressaltamos a importância da pontualidade no atendimento. Em geral, as mães aguardam ansiosamente por essa consulta, pois, na maioria das vezes, estão com grandes dificuldades e as expectativas de melhoria são imensas. Muitas adaptam o horário da mamada para coincidir com a visita do consultor, por isso atrasos no atendimento podem causar frustrações e até um bloqueio da mãe em se abrir e compartilhar seus sentimentos, o que pode interferir negativamente no atendimento. Sem dúvida, ser pontual transmitirá uma mensagem positiva a seu respeito. Em casos de imprevistos que resultem em atrasos e comprometimento do tempo da cliente, justifique-se e peça desculpas sinceras.[3]

Acompanhamento do caso. O atendimento domiciliar pode incluir visitas de acompanhamento para garantir que a mãe e o bebê estejam progredindo na amamentação e resolver quaisquer desafios que surjam ao longo do tempo.

No entanto, é importante estabelecer um tempo limite para o acompanhamento das famílias, para que não haja na carreira profissional do consultor uma exaustão por atendimentos excessivos e não remunerados, considerando, inclusive, que para cada fase da amamentação as dúvidas e demandas vindas da mãe são diferentes. Há consultores que, após a realização da consulta, estipulam prazos de acompanhamento mais próximos

por 7 dias; outros, de 15 dias. Depois disso, se a família ainda demonstrar dificuldades, o profissional pode sugerir um novo atendimento. Há também a possibilidade de acordar consultas de retorno ou até mesmo programar novos atendimentos que atendam à necessidade de cada família. O importante é que essas informações sejam expostas de maneira clara e objetiva para a família previamente ao atendimento.

Tempo de atendimento. O tempo de atendimento domiciliar da consultoria em amamentação pode variar dependendo das necessidades individuais da mãe e do bebê, bem como da complexidade das questões enfrentadas. Em geral, uma consulta de amamentação domiciliar dura de 1h30min a 2 horas. A primeira consulta costuma ser um pouco mais longa, pois é preciso fazer uma avaliação completa da mãe e do bebê, incluindo a observação da amamentação, a discussão de histórico médico e a identificação de desafios específicos. Durante a consulta, a mãe receberá orientações sobre técnicas de amamentação adequadas, posicionamento, pega correta e outras práticas importantes. Isso pode incluir demonstrações práticas. Se houver desafios ou problemas específicos, o consultor trabalhará com a mãe para resolver essas questões. Isso pode levar mais tempo, dependendo da complexidade do problema; além disso, o consultor deve oferecer apoio emocional, ouvindo as preocupações e ansiedades da mãe e fornecendo encorajamento. Ao fim da consulta, um plano de ação personalizado pode ser desenvolvido. É muito importante não se tornar cansativo para a família, com consultas muito longas e excesso de informações, que muitas vezes não serão absorvidas pela mãe. Lembre-se de que o tempo necessário pode variar de acordo com a situação individual. Em alguns casos, pode ser preciso uma consulta de acompanhamento para garantir que as orientações dadas estejam sendo eficazes e que a amamentação esteja progredindo bem. A flexibilidade no tempo de atendimento é importante para garantir que todas as necessidades da mãe e do bebê sejam abordadas de maneira adequada e completa.

Grupos de apoio à amamentação

O consultor em amamentação desempenha um papel fundamental nos grupos de apoio, oferecendo orientação especializada, conhecimento prático e suporte emocional às mães. Ele lidera discussões durante as reuniões do grupo, criando um ambiente em que as mães possam compartilhar experiências, fazer perguntas e aprender umas com as outras.

Ao ajudar as mães a superar os desafios da amamentação, entre outras dificuldades, os grupos contribuem para taxas mais elevadas de aleitamento exclusivo. Algumas das principais questões de atuação em consultoria em amamentação em grupos de apoio são:

- Apoio emocional: a transição para a maternidade pode ser emocionalmente desafiadora. Os grupos de apoio oferecem um ambiente seguro no qual as recém-mães podem compartilhar seus sentimentos, medos e ansiedades com outras mulheres que estão passando pela mesma fase. Isso ajuda a reduzir a sensação de isolamento e promove a saúde mental. Em grupo, as mães podem compartilhar suas experiências, desde as alegrias até os desafios, o que ajuda a normalizar as dificuldades que muitas vezes acompanham a maternidade e oferece a oportunidade de aprender com os relatos de outras mães

- Aprendizado e educação: a consultoria pode enriquecer os grupos com a presença de outros profissionais especializados, abordando temas como cuidados com o bebê, sono, alimentação saudável e outros tópicos relevantes para a maternidade. Esse compartilhamento de conhecimento é essencial para ajudar as mães a se sentirem mais confiantes
- *Networking* e amizades: participar de um grupo de apoio pode levar a amizades duradouras com outras mães. Essas conexões podem oferecer apoio contínuo ao longo da jornada da maternidade, além da prevenção do isolamento. A maternidade pode ser solitária, especialmente para aquelas que estão em casa com um bebê. Os grupos de apoio oferecem motivo para sair de casa, interagir com outras pessoas e evitar o isolamento
- Promoção da saúde mental: ao compartilhar suas preocupações e receber apoio de outros membros do grupo e do consultor, as recém-mães podem reduzir o estresse e a ansiedade, contribuindo para sua saúde mental
- Empoderamento: o apoio de um grupo pode empoderar as recém-mães, dando-lhes confiança para tomar decisões informadas sobre a saúde e o bem-estar de seus filhos. Isso é fundamental para a autonomia e o autocuidado
- Suporte pós-reunião: estar disponível para responder a perguntas e fornecer suporte adicional às mães após as reuniões do grupo é extremamente importante, garantindo que elas continuem recebendo orientação e incentivo.

Os grupos de apoio para recém-mães desempenham um papel crucial na promoção do bem-estar emocional, na disseminação de informações úteis e no fortalecimento da comunidade materna. Eles fornecem um espaço onde as mães podem se sentir ouvidas, apoiadas e capacitadas enquanto embarcam na jornada desafiadora e recompensadora da maternidade.

Consultoria online e telefônica

Com os avanços na tecnologia, consultores em amamentação também oferecem atendimento virtual. Isso permite que mães recebam orientação e suporte de qualquer lugar, ampliando o alcance dos serviços. A consultoria em amamentação *online* tem aspectos positivos e negativos:

Verifica-se a importância da adoção de ferramentas virtuais de comunicação para a promoção da educação em saúde junto às mulheres, com fins de fortalecer o processo do aleitamento materno e proporcionar uma assistência segura e de qualidade.[4] O uso das tecnologias de informação e comunicação auxilia as lactantes na demonstração de técnicas adequadas para amamentação, na identificação de dificuldades no aleitamento, na orientação e esclarecimento de dúvidas e no acolhimento dessas mulheres.[4]

Além disso, diante das incertezas que a pandemia da covid-19 nos trouxe, as lactantes estão mais predispostas ao aumento de alterações emocionais, podendo agravar problemas de saúde mental e exigindo dos profissionais da Saúde suporte contínuo e especializado. Os consultores em amamentação devem oferecer suporte às lactantes por meio de estratégias de acompanhamento a distância, como teleconsultas e ações educativas nas mídias sociais, entre outras.[5]

Aspectos positivos:

- Acessibilidade: a consultoria *online* permite que mães de diferentes locais geográficos tenham acesso a especialistas em amamentação, independentemente de sua localização

- Conveniência: as mães podem agendar consultas no conforto de suas casas, economizando tempo e esforço de deslocamento
- Variedade de especialistas: a internet oferece acesso a uma variedade de consultores, permitindo escolher um que atenda às suas necessidades específicas.

Aspectos negativos:

- Limitações na observação: consultorias *online* podem não ser tão eficazes quanto as presenciais, pois não é possível observar diretamente a mãe e o bebê durante a amamentação, o que é crucial para diagnósticos precisos
- Barreiras tecnológicas: algumas famílias podem não ter acesso à internet ou dispositivos adequados, além dos ruídos externos, tanto da cliente quanto do consultor, o que limita sua capacidade de aproveitar a consultoria
- Falta de contato físico: a falta de contato físico pode fazer com que algumas mães sintam falta do apoio emocional e da conexão pessoal que as consultas presenciais podem oferecer.

A consultoria *online* pode ser uma ótima opção para algumas mães em virtude de sua acessibilidade e conveniência, mas pode não ser tão eficaz quanto as consultas presenciais em situações que exijam uma avaliação física detalhada. É importante escolher a opção que melhor atenda às suas necessidades e circunstâncias individuais e, em alguns casos, combinar a consultoria *online* com consultas presenciais.

Centros de Saúde comunitários

Muitos centros de Saúde contam com consultores em amamentação em sua equipe, proporcionando um ponto de acesso conveniente para mães que buscam ajuda na amamentação. Esses centros podem oferecer:

- Consultas pré-natais educativas sobre amamentação
- Aconselhamento individualizado para gestantes e lactantes
- Grupos de apoio à amamentação para compartilhar experiências
- Informações sobre técnicas de amamentação e resolução de problemas
- Espaços acolhedores para amamentação.

A diversidade de locais de atendimento reflete a importância de tornar o suporte à amamentação amplamente acessível. Independentemente do local, a presença de um consultor pode fazer enorme diferença na experiência das mães, aumentando as taxas de amamentação exclusiva e promovendo a saúde tanto da mãe quanto do bebê.

A presença desses profissionais em uma variedade de contextos contribui para a construção de uma comunidade de apoio à amamentação, capacitando as mães a fazerem escolhas informadas e promovendo a saúde no início da vida.

Como se tornar especialista/consultor em amamentação

Não existem regras ou determinações legais que garantam o reconhecimento de um "selo de garantia" quanto à formação, experiência e capacidade profissional de quem atua nessa área. Mesmo assim, é fundamental que o profissional busque garantir a qualidade de seu atendimento.

O Brasil tem profissionais com alto grau de capacidade e *expertise* no atendimento em amamentação, e nossas normas e orientações são, algumas vezes, conflitantes com as orientações prescritas em outros países. Por isso, o profissional que busca uma certificação deve se informar pormenorizadamente sobre a titulação que está buscando, seus requisitos e exigências, além dos conhecimentos e habilidades que serão cobrados.

Entendemos como ideal que o profissional tenha tanto uma certificação nacional (reconhecida pelo Ministério da Educação) quanto a certificação de IBCLC® (Consultor Internacional em Amamentação Certificado), fornecida pelo IBLCE (International Board of Lactation Consultant Examiners), mas que entenda que as recomendações adotadas em outros países estão em desacordo com as recomendações brasileiras.

O caminho para se obter as certificações é o seguinte:

- Especialista: essa é a maneira mais simples de chegar a uma titulação em consultoria em amamentação, embora não seja menos trabalhosa nem exija menos estudo, prática, dedicação e tempo. Existem cursos que oferecem "Especialização em Aleitamento Materno", certificados pelo Ministério da Educação. Eles são aplicados por faculdades, em parceria com escolas e institutos com reconhecida qualidade em seu padrão de ensino, e obedecem a todas as recomendações legais quanto a carga horária, conteúdo programático, prática clínica, supervisão profissional, avaliações periódicas de conhecimento e aprendizado, apresentação de trabalho de conclusão de curso avaliado por comissão julgadora, além de exigir formação de nível superior em áreas de atenção à saúde
- Consultor em amamentação com certificação internacional: para se inscrever e prestar o concurso para consultor em amamentação, o candidato deverá, previamente, atender a determinados critérios de elegibilidade. Em seguida, abrem-se três caminhos para que o profissional possa se submeter à prova de admissão (ver esses detalhes no Capítulo 49, *Ensino e Certificação Internacional: International Board Certified Lactation Consultant.*

Para cada uma dessas categorias existem exigências para elegibilidade, que são determinadas pelo IBLCE e se baseiam em:

- Descrição do grupo onde o postulante se encaixa
- Requisitos em educação em lactação humana e amamentação
- Experiência clínica em lactação
- Educação geral.

Desse modo, profissionais que detenham ambas as titulações, além da prática profissional, poderão se dizer plenamente aptos a exercer consultoria de qualidade em aleitamento materno.

Captação de clientes

Essa é uma questão relevante e sensível para os profissionais que se dedicam ao apoio, à promoção e à proteção ao aleitamento materno. Em geral, recorre-se às oportunidades no atendimento:

- Nos cursos de aconselhamento a gestantes e casais grávidos
- Na sala de parto, participando da equipe multiprofissional, orientando e realizando a *golden hour*

- busca ativa: visita a maternidades, no contato com a dupla mãe-bebê, atendendo, resolvendo as primeiras dificuldades
- No contato com os obstetras, enfermeiras obstetras e obstetrizes, explicando a importância do pré-natal da amamentação, solicitando o encaminhamento das gestantes e puérperas
- Nas mídias sociais, por meio da transmissão de informação de forma ética, precisa, sóbria e contida, sem expor as pessoas, sem sensacionalismo, transmitindo a verdade e conteúdo informativo
- Na imprensa, por meio da participação em programas e entrevistas, divulgando informação e cultura
- Naquilo que, segundo os médicos, é a melhor propaganda que existe: a opinião dos seus clientes, o famoso "boca a boca". Nada é mais eficaz do que a opinião de quem teve uma experiência e aprovou.

Consultor em amamentação e seus limites

A assistência à amamentação é um componente essencial dos cuidados de saúde materno-infantil; no entanto, ela pode apresentar desafios e complicações que exigem apoio especializado. Nesse sentido, o atendimento multiprofissional tem papel crucial na promoção, proteção e apoio à amamentação, garantindo que mães e bebês recebam o suporte abrangente de que necessitam, considerando que cada profissional da Saúde (médicos, enfermeiros, consultores em amamentação, fonoaudiólogos, psicólogos e outros) desempenha um papel específico.

Entender os limites de atuação é extremamente importante. Infelizmente, temos presenciado condutas profissionais que ultrapassam seus limites, entrando em especialidades que não competem de capacidades e conhecimentos clínicos. É preciso reconhecer e exercer um julgamento profissional dentro dos limites de suas qualificações, e esse princípio inclui procurar aconselhamento e recomendar profissionais apropriados.

Em casos de suspeitas de ganho ou perda ponderal do bebê, por exemplo, o pediatra deve ser informado, para que possa prescrever a suplementação adequada. Enquanto isso, o consultor ajudará a mãe a manter a amamentação. Do mesmo modo, quando a suspeita recair sobre uma infecção fúngica nos mamilos da mãe, o consultor deve informá-la sobre a situação, mas a informação relevante do ponto de vista clínico deve ser encaminhada ao prestador de Saúde primária da cliente, seja ele o obstetra ou o médico de escolha da mãe – é esse profissional que vai realizar a avaliação médica e o acompanhamento.[6]

Outro exemplo frequente é o diagnóstico de anquiloglossia por consultores em amamentação não habilitados para tal. Os profissionais da Saúde habilitados para realizar esse diagnóstico são os otorrinolaringologistas, fonoaudiólogos e odontopediatras. A Nota Técnica nº 24/2023, do Ministério da Saúde, institui: "Os profissionais que integram a rede de assistência à saúde e de unidades de Saúde das instituições de ensino superior deverão ser qualificados na avaliação do frênulo lingual utilizando o Protocolo Bristol, uma vez que o principal motivo para a ampla variação na prevalência de anquiloglossia no mundo está relacionada com a falta de padronização ou de critérios clínicos para a realização da avaliação precoce da anquiloglossia. A uniformidade no procedimento de avaliação visa prevenir o subdiagnóstico, reduzir o sobrediagnóstico e evitar iatrogenias, promovendo as melhores condições para a manutenção da amamentação exclusiva até o 6º mês de vida".[7]

Ao se deparar com aspectos intrigantes de um caso que não aparente ser de natureza médica, o consultor deverá conferir outras perspectivas junto a colegas ou procurar sobre o problema em literaturas atuais.

É importante ressaltar que além de entender as demarcações de atuação no âmbito de qualificação profissional, acionando e compartilhando com outros especialistas, também é importante pensarmos em nossos limites nas tomadas de decisões junto à família. Muitas vezes, no anseio de fazer "dar certo" e na preocupação de aplicar técnicas e manejos na amamentação, relegamos a segundo plano o desejo da mãe sobre o processo. A consultoria deve ter foco no problema apresentado pela cliente e na sua solução de maneira profissional, que a satisfaça, independente da solução final ser ou não aquela que o consultor escolheria. A mãe tem que estar envolvida e deve ter a palavra final no processo da tomada de decisões, estando a par de todos os prós e contras em cada situação. Nosso objetivo é colaborar com a mãe para ajudá-la a alcançar seus objetivos relacionados com a amamentação, e não tomar decisões por ela.

Por isso, nunca se esqueça de fazer perguntas abertas que permitam que a mulher expresse seus sentimentos e desejos com relação à amamentação. Alguns exemplos de abordagem são:

- Como você se sente em relação à alimentação do seu filho(a)?
- Quais são suas expectativas em relação à amamentação?
- Existem pessoas em sua rede de apoio que podem ajudá-la ou apoiá-la na jornada da amamentação?
- Quais são suas principais preocupações ou dúvidas sobre amamentação?

Esses são alguns exemplos que facilitarão que a lactante expresse seus sentimentos, pensamentos e preocupações em relação à amamentação, facilitando uma conversa mais aberta e informativa sobre o assunto.

Ética no atendimento

Ética é uma questão extremamente complexa quando se trata de atendimento em amamentação. Por ser um assunto multiprofissional, o consultor deverá sempre se pautar em respeito aos valores culturais, conhecimento e expectativas da família, além de respeito e consideração com os outros profissionais envolvidos em cada caso, cada atendimento, em relação aos critérios técnicos, protocolos institucionais, entre outros balizadores no atendimento de consultoria.

O aleitamento materno é um tema transversal, multiprofissional, e a atuação do consultor em amamentação não é regulamentada por normas oficiais. Portanto, é importante que o especialista em aleitamento materno mantenha uma atitude positiva, propositiva, colaborativa, respeitando e acatando as opiniões, além de adaptar condutas, de modo a garantir o objetivo principal, que é a manutenção da amamentação.

O Brasil não dispõe de legislação específica ou código de ética para consultores em lactação. Assim, julgamos pertinente seguir as recomendações e os princípios do IBLCE, ainda que existam diferenças culturais.

- Prestar serviços profissionais com objetividade e respeito pelas necessidades e pelos valores únicos de cada indivíduo
- Evitar a discriminação de qualquer indivíduo embasada em sua raça, cor, credo, religião, gênero, orientação sexual, idade ou sexualidade
- Cumprir compromissos profissionais de boa-fé
- Agir com honestidade, integridade e justiça
- Manter-se livre de conflitos de interesses enquanto cumpre os objetivos e mantém a integridade da profissão de consultor em lactação
- Manter a confidencialidade
- Basear sua prática em princípios científicos
- Assumir e aceitar a responsabilidade pelas competências pessoais em prática
- Reconhecer e exercer julgamento profissional dentro dos limites de suas qualificações. Esse princípio inclui procurar aconselhamento e recomendar profissionais apropriados
- Informar o público e os colegas sobre seus serviços, recorrendo a informações factuais. Um Consultor em Lactação Certificado não publica seu trabalho de modo errôneo ou enganador
- Fornecer informações suficientes para permitir aos clientes tomarem decisões informadas
- Fornecer informações sobre produtos adequados, de modo que não seja errôneo ou enganador
- Permitir o uso do seu nome com o objetivo de se certificar que os serviços de consultor em lactação só foram prestados se este os tiver autorizado
- Apresentar qualificações profissionais e credenciais com precisão, usando "IBCLC" se a certificação for atual e autorizada pelo IBLCE
- Comunicar a uma pessoa ou autoridade competente situações em que a saúde ou a segurança de colegas aparente estar em risco, dado que tais circunstâncias podem comprometer os padrões de prática e assistência
- Recusar qualquer presente, favor ou hospitalidade de pacientes ou clientes atualmente assistidos pelo IBCLC, pois tal pode ser interpretado como tentativa de exercer influência com vista a obter tratamento preferencial
- Divulgar quaisquer interesses financeiros ou outros conflitos de interesses em organizações relevantes, que forneçam bens e serviços. Assegurar que a avaliação profissional não é influenciada por quaisquer considerações comerciais
- Apresentar informação fundamentada e interpretar informação controversa sem ideias preconcebidas, reconhecendo que existem legítimas diferenças de opinião
- Abdicar voluntariamente do exercício de sua atividade caso o profissional tenha sido declarado mentalmente incapacitado por um tribunal, caso esteja em situação de abuso de substâncias que possa afetar seu desempenho profissional de modo a prejudicar suas clientes
- Obter o consentimento materno para fotografar, efetuar gravações de áudio ou filmar a mãe e os filhos, para fins pedagógicos ou educacionais
- Sujeitar-se a sanção disciplinar
- Aceitar a obrigação de proteger a sociedade e a profissão
- Solicitar e obter consentimento para partilhar preocupações e informações clínicas com o médico ou outro prestador de cuidados de saúde antes de iniciar uma consulta

- Cumprir as disposições do "Código Internacional de Comercialização de substitutos do Leite Materno" e a Norma Brasileira de Comercialização de Alimentos para Lactentes e Crianças de Primeira Infância, Bicos, Chupetas e Mamadeiras (NBCAL)
- Compreender, reconhecer e respeitar os direitos de propriedade intelectual, incluindo, entre outros, direitos de autor (aplicáveis a material escrito, diapositivos, ilustrações etc.).

Redes sociais: como manter uma boa vitrine sem perder a ética

As redes sociais podem ser uma ferramenta poderosa para apoiar as mulheres na jornada da amamentação, desde que utilizadas de maneira ética e responsável. Respeitar a privacidade, basear-se em evidências e manter a integridade profissional são fundamentais para o consultor ao interagir nas redes sociais. No entanto, essas redes trazem desafios, como a disseminação de desinformações e questões de privacidade.

As redes sociais oferecem diversas vantagens para divulgar informações sobre amamentação:

- Acesso amplo: as redes sociais permitem alcançar uma audiência global, tornando mais fácil compartilhar informações sobre amamentação com pessoas de diferentes partes do mundo
- Compartilhamento rápido: é possível disseminar informações instantaneamente, ajudando a educar mães e famílias sobre os benefícios da amamentação
- Conexão com comunidades: grupos e comunidades *online* dedicados à amamentação, onde é possível trocar experiências e obter apoio
- Sensibilização: as redes sociais são ferramentas eficazes para aumentar a conscientização sobre a importância da amamentação e seus benefícios tanto para a mãe quanto para o bebê
- Suporte em tempo real: mães que têm dúvidas ou enfrentam desafios na amamentação podem obter suporte imediato de consultoras e de outras mães por meio das redes sociais
- Recursos multimídia: é possível usar vídeos, imagens, fotografias e outros formatos multimídia para tornar as informações sobre amamentação mais envolventes e compreensíveis
- Acompanhamento e engajamento: as redes sociais permitem acompanhar o engajamento do público por meio de métricas, ajudando a ajustar sua estratégia de divulgação
- Promoção de eventos e *webinars*: você pode usar as redes para promover eventos ao vivo, *webinars* e palestras *online*, atingindo um público amplo
- Compartilhamento de histórias de sucesso: histórias reais de mães que tiveram sucesso na amamentação podem inspirar outras mulheres e mostrar que é possível superar desafios
- Campanhas de conscientização: as redes sociais são ideais para lançar campanhas de conscientização, como a Semana Mundial da Amamentação.

No entanto, é importante usar as redes sociais com responsabilidade, fornecendo informações com base em evidências e promovendo práticas seguras e saudáveis. Além disso, estar atento à privacidade das mães e ao respeito pelas escolhas individuais é fundamental ao divulgar informações.

O consultor deve tomar vários cuidados éticos ao usar as redes sociais:

- Respeito à privacidade: nunca compartilhe informações pessoais ou médicas de mães ou bebês sem o consentimento explícito. Isso inclui fotos, nomes completos e detalhes médicos
- Confidencialidade: mantenha a confidencialidade das informações que as mães compartilham com você em mensagens privadas. Não as divulgue publicamente, mesmo que de maneira anônima, a não ser que sejam autorizadas
- Informação com base em evidências: certifique-se de que as informações e conselhos que você compartilha nas redes sociais sejam com base em evidências científicas confiáveis. Evite disseminar informações não verificadas ou mitos
- Evite diagnósticos médicos: não faça diagnósticos médicos *online*. Encoraje as mães a procurarem um profissional da Saúde quando enfrentarem problemas de saúde
- Compartilhe limites claros: estabeleça limites claros sobre o tipo de suporte que você pode oferecer nas redes sociais. Se algo estiver além de sua *expertise*, encaminhe as mães para profissionais da Saúde qualificados
- Não julgue: evite fazer julgamentos sobre as escolhas de amamentação das mães. Cada situação é única, e seu papel é fornecer apoio, não criticar
- Transparência: se você tem um vínculo financeiro com empresas ou produtos relacionados com a amamentação, revele isso de maneira transparente ao promovê-los nas redes
- Aconselhamento personalizado: não forneça aconselhamento específico para a saúde de uma mãe ou bebê nas redes sociais. Recomende que elas busquem orientação de um profissional
- Combate à desinformação: esteja atento para combater a desinformação sobre amamentação sempre que a encontrar nas redes sociais, fornecendo informações precisas e corrigindo equívocos de maneira respeitosa
- Integridade profissional: mantenha um alto padrão de integridade profissional em suas interações *online*. Isso ajuda a construir confiança com sua audiência.

Habilidades do especialista/ consultor em amamentação

A prática de apoio e orientação requer do profissional uma série de características e habilidades especiais, para que ele possa atuar de maneira producente e eficaz. Essas habilidades e características, na verdade, caminham no sentido oposto às tendências e aos rumos de medicina e da saúde atuais, que estão regidos por relações mais individualistas, pessoas menos afeitas a demonstrações de afeto e carinho, menos relações de confiança, maior beligerância e alienação, resultado de transformações sociais nas formas de produção, com a industrialização, a inserção da mulher no mercado de trabalho, as mudanças na estrutura familiar, o aparecimento de novas famílias, a crescente e constante competitividade e o surgimento de novas profissões.

A medicina caminhou firmemente no sentido da "ultraespecialização", do "conhecer cada vez mais de menos", da valorização de tecnologia, da modernidade. O profissional da amamentação trabalhará com instrumentos que são exatamente opostos a tudo isso.

Ao profissional da amamentação caberá trabalhar com olhar humano, empatia, entendimento, compreensão, respeito a crenças, atitudes, opiniões, entrega, gentileza e capacidade de saber ouvir e escutar.[8]

Empatia é a arte de saber se colocar no lugar do outro, compreendendo seus sentimentos e perspectivas e usando essa compreensão para guiar as próprias ações.[9] Para praticar habilmente o aconselhamento, não basta apenas ouvir, mas ouvir e compreender, para depois interagir, criando uma atmosfera de parceria, transmitindo informação pertinente, concisa, objetiva de maneira eficaz. É preciso "ouvir o outro com atenção, sem interromper seus pensamentos a todo instante, e ter a confiança de deixá-lo parar e refletir sem se afobar para preencher cada silêncio. Ouvir, ouvir, ouvir, e se você o fizer, as pessoas falarão. Por quê? Porque há uma grande probabilidade de ninguém jamais as ter ouvido antes. Talvez nem elas tenham se ouvido".[10]

Além da habilidade de "saber ouvir empaticamente", cabe ao profissional da amamentação desenvolver a capacidade de se comunicar de maneira não violenta, de modo a "evitar o medo, a vergonha, a acusação, a ideia de falha, de coerção ou de ameaças", sem manifestar julgamentos de "bom" ou "mau", de "certo" ou "errado". A ênfase está em expressar sentimentos e necessidades, em vez de críticas e juízos de valor.[11]

Dessa maneira, o consultor precisará lançar mão de suas habilidades de comunicação, aliando escuta empática, aprendizado, desenvolvimento de confiança e apoio, objetivando o sucesso da amamentação.[12] A postura de um consultor em amamentação deve refletir profissionalismo e conforto para criar um ambiente de apoio e confiança para as mães. Aqui estão algumas diretrizes gerais:

- Empatia e respeito: mantenha uma atitude empática, respeitosa e não julgadora em relação às mães e suas decisões
- Comunicação eficaz: esteja disposto a ouvir atentamente as preocupações das mães e a responder às suas perguntas de maneira clara e gentil
- Paciência: reconheça que cada mãe e bebê têm seu próprio ritmo e desafios. Seja paciente e compreensivo
- Profissionalismo: mantenha os limites profissionais e evite fazer comentários pessoais não relacionados com o assunto
- Discrição: vista-se de maneira apropriada e discreta para que a mãe se sinta à vontade durante a consulta. O jaleco asseado e bem passado também demonstra compromisso. São contraindicados os perfumes e cremes de cheiro forte por parte do profissional, bem como decotes, roupas curtas ou transparentes, além de acessórios que comprometam a correta higienização das mãos e antebraços[3]
- Higiene: mantenha uma boa higiene pessoal, incluindo mãos limpas e unhas curtas, para garantir a segurança da mãe e do bebê durante a consultoria.

Lembre-se de que a confiança e o conforto da mãe são essenciais para o sucesso da consulta de amamentação. Portanto, sua postura profissional deve contribuir para criar um ambiente acolhedor e seguro para a mãe e o bebê.

Um consultor ou especialista em lactação deve ser um recurso confiável e solidário para as mães que desejam amamentar, oferecendo suporte físico e emocional durante essa jornada importante.

Referências bibliográficas

1. Issler RM, Giugliani ERJ. Especialista em Amamentação com Certificação Internacional (IBCLC). In: Carvalho MR, Gomes CF. Amamentação: bases científicas. 4. ed. Rio de Janeiro: Guanabara Koogan; 2017. p. 317-23.
2. Almeida JAG. Amamentação: um híbrido natureza-cultura. Rio de Janeiro: Fiocruz; 1999.
3. Perilo TVC. Tratado do especialista em cuidado materno infantil com enfoque em amamentação. v. 2. Belo Horizonte: Mame bem; 2023.
4. Silveira MMM. Rede de apoio virtual à mulher que amamenta. Anais do Seminário de Atualização de Práticas Docentes. 2022;2(2). Disponível em: https://anais.unievangelica.edu.br/index.php/praticasdocentes/article/view/5754. Acesso em: 28 jun. 2024.
5. Lima ACMACC, Chaves AFL, Oliveira MG, et al. Consultoria em amamentação durante a pandemia COVID-19: relato de experiência. Esc Anna Nery. 2020;24(spe):e20200350.
6. International Lactation Consultant Association. Manual prático para consultores de Lactação. 2. ed. Loures: Lusociência; 2011.
7. Brasil. Ministério da Saúde. Secretaria de Atenção Primária à Saúde. Departamento de Gestão do Cuidado Integral. Coordenação-Geral de Articulação do Cuidado Integral. Coordenação de Atenção à Saúde da Criança e do Adolescente. Nota Técnica nº 24/2023. Brasília: Ministério da Saúde; 2023. Disponível em: https://www.fonovim.com.br/arquivos/41c0b41d65e3aa28ae1432c1d8edb977-SEI-MS---0034552702---Nota-Te--cnica-230829-133546.pdf.
8. Kohler CVF, Carvalho MR. Aconselhamento: A arte da escuta. In: Carvalho MR, Gomes CF. Amamentação: nases científicas. 4. ed. Rio de Janeiro: Guanabara Koogan; 2017. p. 277-97.
9. Krznaric R. O poder da empatia: a arte de colocar-se no lugar do outro para mudar o mundo. Rio de Janeiro: Zahar; 2015.
10. Terkel S. Touch and go: a memoir. New York: New Press; 2007.
11. Rosenberg MB. Comunicação não violenta: técnicas para aperfeiçoar relacionamentos pessoais e profissionais. 3. ed. São Paulo: Summus; 2006.
12. World Health Organization/Unicef. Aconselhamento em amamentação: um curso de treinamento. Guia do treinador. Geneva: World Health Organization/Unicef; 1993.

CAPÍTULO 16

Terapêuticas e Laserterapia no Manejo Clínico das Lesões do Complexo Mamiloareolar

Kelly P. Coca • Ana Cristina Freitas de Vilhena Abrão

O *laser* é um dispositivo cuja palavra é derivada do acrônimo em língua inglesa *light amplification by stimulated emission of radiation* (amplificação de luz por emissão estimulada de radiação).[1] Essa fonte de luz tem sido utilizada como terapêutica, pois é capaz de promover a reparação tecidual, efeito analgésico e antiedematoso.[2] Estudos datados da década de 1960 descrevem os benefícios da luz *laser* em diversas áreas da Saúde,[3] principalmente na Oftalmologia, cirurgias vasculares,[4] Odontologia,[5] Fisioterapia e, mais recentemente, na Dermatologia e Cosmiatria.[6]

De maneira prática, os *lasers* podem ser divididos em *lasers* de baixa e alta potência. Os *lasers* de alta potência são usados com o objetivo de corte e abrasão, e causam morte celular; são usados principalmente em procedimentos cirúrgicos. Já os *lasers* de baixa potência (≤ 500 mW) são usados para atingir efeito de fotobiomodulação, que ocorrem com uma irradiância baixa e provocam interação química – consequentemente, reparação tecidual, efeito antiedematoso e analgésico (tratamento não térmico).[7]

A luz é composta de partículas chamadas "fótons"; ao ser emitida por um feixe, ela varia no tempo e no espaço. A luz é uma combinação de campos elétricos e magnéticos que oscilam a certa frequência, ou seja, tem natureza ondulatória. De modo simples, os fótons transportam a energia contida nas radiações eletromagnéticas. Assim, essa energia está diretamente relacionada com a frequência e ao comprimento de onda eletromagnético do fóton.[8]

O *laser* apresenta três características que o diferenciam de outras radiações como uma luz comum do tipo LED (do inglês *light-emitting diode*). São elas:[8]

- Cromaticidade: não há variação da cor do espectro de luz emitido em virtude da entrega de mesmo comprimento de onda (Figura 16.1)
- Coerência: emissão de luz na mesma amplitude, coerência temporal (Figura 16.2)
- Direcionalidade: o feixe de luz apresenta única direção (Figura 16.3).

Essas características demonstram maior precisão de alcance entre a luz *laser* e outro tipo de luz, que também é capaz de provocar fotobiomodulação.[2]

Vale destacar que a luz *laser* é considerada não ionizante, ou seja, a energia emitida não é capaz de alterar e/ou expelir elétrons fora de sua órbita provocando ruptura da molécula de DNA, como é o caso de radiações ultravioleta.[9]

Para obter os efeitos de fotobiomodulação do *laser*, é importante conhecer as propriedades da luz para compreender a interação da luz no tecido (Figura 16.4). Isso porque o resultado da interação da luz com o tecido depende da irradiância do feixe, do tempo de interação, da exposição e do coeficiente de absorção do tecido. A luz incidente poderá refletir, espalhar, transmitir ou absorver. O efeito desejado só será obtido pela absorção da luz no local desejado, e a magnitude da resposta da luz absorvida é dependente do estado fisiológico do tecido irradiado.[10]

Desse modo, a escolha do tratamento depende dos parâmetros do *laser* para atingir o objetivo do tratamento. Os parâmetros físicos do *laser* são definidos conforme apresentado na Tabela 16.1.

Os *lasers* de comprimento de onda no espectro vermelho (600 a 690 nm) ao infravermelho próximo (780 a 830 nm) possibilitam efeitos de modulação de citoquinas, crescimento e migração de células proliferativas, aumento da produção de fibroblastos, aumento da oxigenação celular, aumento da atividade dos macrófagos e, em destaque, aumento da produção de adenosina trifosfato (ATP) celular.[8,11]

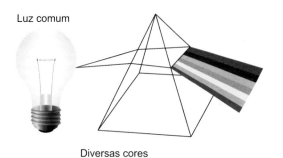
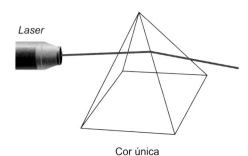

Visualize a figura em cores:

FIGURA 16.1 Demonstração da diferença entre luz comum e *laser* quanto à cromaticidade.

Capítulo 16 • Terapêuticas e Laserterapia no Manejo Clínico das Lesões do Complexo Mamiloareolar

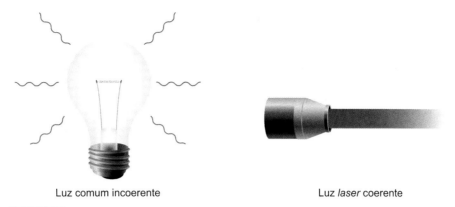

FIGURA 16.2 Demonstração da diferença entre luz comum e *laser* quanto à coerência.

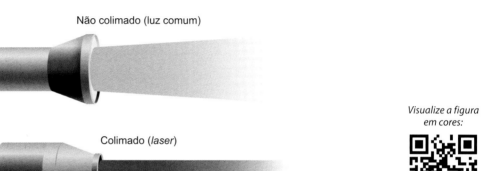

FIGURA 16.3 Demonstração da diferença entre luz comum e *laser* quanto à direcionalidade.

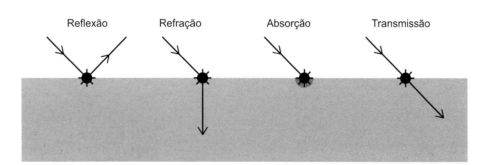

FIGURA 16.4 Demonstração da interação luz-tecido.

TABELA 16.1 Parâmetros físicos do *laser*, unidade de medida, definições e fórmulas usadas para cálculo dos parâmetros.

Parâmetro	Unidade de medida	Definição	Abreviatura	Fórmula
Potência	Watt (W)	Potência radiante incidente	P	P = E (J)/tempo (s)
Densidade de potência (ou irradiância)	W/cm²	Potência radiante incidente em determinada área	DP	DP = P (W)/área (cm²)
Energia	Joule (J)	Energia radiante emitida	E	E = P (W) × tempo (s)
Densidade de energia (ou fluência ou dose)	J/cm²	Energia radiante incidente em determinada área	DE	DE = E/área (cm²)
Comprimento de onda	Nanômetros (nm)	Separação de dois máximos da amplitude de onda	λ	t = DE/área (cm²)
Tempo	Segundos (s)	Tempo de emissão da radiação (luz)	t	t = DE/área (cm²)
Frequência do *laser*	Hertz (Hz)	Número de oscilações dos campos eletromagnéticos que ocorrem em 1 segundo	F	–

Adaptada de Chung et al., 2012.[8]

Aqueles situados na porção do espectro eletromagnético vermelho (visível) são mais absorvidos em tecidos superficiais, com ação mais efetiva na reparação tecidual. Já o infravermelho próximo (não visível) é melhor absorvido em tecidos mais profundos, nos quais sua ação analgésica pode ser mais efetiva.[8]

O meio ativo usado para a produção da energia de um equipamento que produz luz *laser* pode variar de acordo com o fabricante. Alguns exemplos utilizados para a emissão da luz *laser*: He-Ne (hélio-neônio – 633 nm) e os *lasers* diodo semicondutores InGaAlP (fosfato de gálio alumínio e índio – 633 a 625 nm) no espectro vermelho; e o GaAlAs (arseneto de gálio e alumínio – 780 a 830 nm) e o GaAs (arseneto de gálio – 904 nm) para emissão de luz no espectro infravermelho.[12]

Além do comprimento de onda escolhido para atingir a profundidade e o efeito desejado, é importante considerar que não será obtida resposta biológica se a luz aplicada não apresentar irradiância suficiente ou o tempo de irradiação não for suficiente. Se a irradiância ou o tempo de irradiação forem muito altos, será obtido efeito inibitório.[8]

A aplicabilidade dessa terapêutica vem crescendo exponencialmente, e seu uso no cuidado das mulheres em aleitamento materno é relativamente recente (Figura 16.5). Apesar de haver poucos estudos com alto nível de evidência científica, alguns vêm sendo realizados para buscar possíveis protocolos para a analgesia de dor mamilar e o estímulo da reparação tecidual em lesões mamilares.[13-16]

As lesões do complexo mamiloareolar[17] relacionadas com a amamentação são frequentes e consideradas uma das principais causas de desmame precoce,[18,19] especialmente se acompanhadas de dor e desconforto.[20] Apesar de comum, a dor mamilar não é normal e indica um problema na prática da mamada. A queixa de dor é variável, e costuma ser maior na presença de lesões mamilares.[21,22]

As lesões mamiloareolares são identificadas por meio de modificações na cor, espessura, conteúdo líquido ou perda tecidual.[17] Elas atingem as camadas do tecido conjuntivo, derme e epiderme, localizados na aréola, na junção mamiloareolar, na lateral e/ou superfície do mamilo.[17] São classificadas como lesões mamiloareolares sem interrupção da barreira cutânea (eritema, equimose, edema e vesícula) e com interrupção da barreira cutânea (fissura, erosão e crosta) (Figura 16.6).[23]

Sua presença está relacionada, na maioria das vezes, com primiparidade,[24] condição da mama túrgida e/ou ingurgitada,[25] posição e pega incorretos da criança durante a mamada,[26] anquiloglossia, infecção, má-formação do palato da criança, mamilo subdesenvolvido ou malformado, mastite e vasoespasmo.[27] A prevalência de lesões mamilares varia de 26 a 52%, presentes principalmente na primeira semana pós-parto, com maior incidência entre o 2º e 3º dia.[24]

Nesse sentido, a proposta de tratamento das lesões mamilares deve ter sempre como base a resolução da causa e a minimização dos danos, com o objetivo principal de manter a amamentação diretamente na mama de maneira exclusiva, se possível.[28] Além disso, a possibilidade do uso da laserterapia para obtenção do efeito de fotobiomodulação pode e deve ser considerada, quando possível, se não houver presença de lesões com contaminação, proliferação e/ou infecção.[29]

Assim, para a escolha dos parâmetros físicos do *laser*, é preciso considerar as condições do tecido que receberá a luz radiante, como as características da pele a ser tratada: tipo de lesão, espessura da pele acometida, pigmentação, tamanho da lesão, localização da lesão, grau de comprometimento do tecido, presença de exsudato e nível de dor para amamentar.[21,23,30]

Além disso, o profissional deve considerar a presença de sangramento ou conteúdo líquido, a espessura e a pigmentação da pele, que dificultam a penetração da luz pela maior absorção na superfície. Isso porque a água é o principal composto nos tecidos moles e duros e determina a atenuação da luz irradiada, assim como as concentrações de melanina presentes na pele. Por isso, a água e a melanina são consideradas cromóforos, que apresentam coeficiente de espalhamento e absorção altamente dependentes do comprimento de onda.[8]

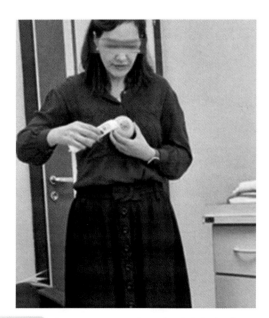

FIGURA 16.5 Demonstração da aplicabilidade da terapêutica do *laser* em mamas.

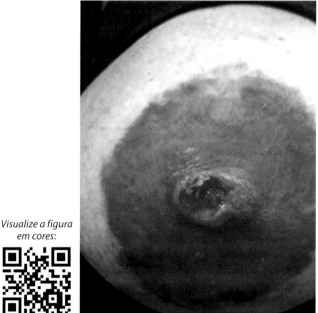

FIGURA 16.6 Exemplo de lesão mamilar persistente do tipo erosão.

Ressalta-se ainda que o tempo de reparação e resolução das lesões mamilares depende da resolução do fator causal, da gravidade e da extensão da lesão, podendo persistir se o diagnóstico do problema e o tratamento proposto não forem adequados para cada caso.[31,32]

O uso isolado do *laser* não será efetivo e pode atrasar o tratamento da lesão mamilar. Indica-se a remoção de qualquer produto usado na região do mamilo e da aréola para a irradiação da luz *laser*, a fim de evitar a interferência da entrega da luz irradiada no tecido (Figura 16.7).[8,33,34]

Quanto às lesões mamilares contaminadas ou infectadas, caracterizadas pela presença de biofilme, elas podem ser manejadas com terapia fotodinâmica. Trata-se da associação do *laser* vermelho com um fotossensibilizador – o mais comumente usado é o azul de metileno (Figura 16.8).

A terapia fotodinâmica vem sendo utilizada no tratamento de infecções com pouca resposta aos tratamentos convencionais, causadas por bactérias multirresistentes e de difícil acesso e/ou associativos (Figura 16.9).[29]

A presença de biofilme nas lesões mamilares, se não bem avaliada e tratada, pode dificultar o tratamento,[35] aumentando as chances de desmame.[31,36]

Atualmente, o fotossensibilizador azul de metileno é amplamente utilizado como fármaco antitumoral e antimicrobiano que, ao ser ativado pela luz na terapia fotodinâmica, mostra efeitos favoráveis em tecidos com infecções provocadas por bactérias, fungos e vírus (Figura 16.10).[37] O azul de metileno também pode ser utilizado em outros tratamentos, como acne vulgar, herpes e lesões pré-cancerígenas.[38]

Visualize a figura em cores:

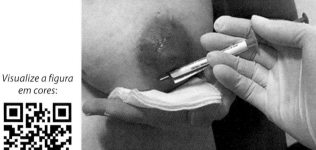

FIGURA 16.8 Aplicação de azul de metileno na região mamiloareolar.

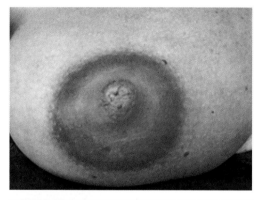

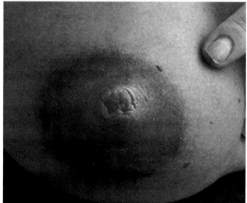

Visualize a figura em cores:

FIGURA 16.7 Lesão mamilar em tratamento utilizando-se do *laser* vermelho associado ao manejo convencional.

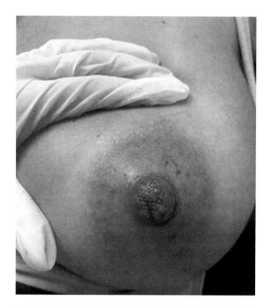

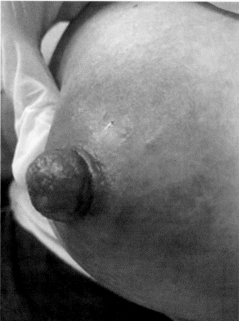

Visualize a figura em cores:

FIGURA 16.9 Pigmentação do azul de metileno na região mamiloareolar com lesão (ápice e inserção) antes da irradiação com *laser* vermelho.

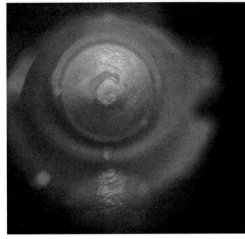

FIGURA 16.10 Identificação de contaminação em uma lesão mamilar persistente por um equipamento de fluorescência óptica.

Na área da amamentação, o uso do *laser* promete ser uma importante terapêutica para as lesões mamilares persistentes e/ou tardias, que envolvem contaminação bacteriana ou fúngica. Ainda estão sendo realizados estudos clínicos e experimentos com material biológico para comprovar os benefícios específicos para as mulheres em fase de lactação.

No que se refere aos processos inflamatórios presentes em mulheres com ingurgitamento patológico e mastite, os benefícios no uso do *laser* na fotobiomodulação poderiam ser explorados, apesar de não haver estudos desenvolvidos diretamente em mulheres com essas afecções.

Referências bibliográficas

1. Freitas LF, Hamblin MR. Proposed mechanisms of photobiomodulation or low-level light therapy. IEEE J Sel Top Quantum Electron. 2016;22(3):7000417.
2. Chaves ME, Araújo AR, Piancastelli AC, Pinotti M. Effects of low-power light therapy on wound healing: *LASER* x LED. An Bras Dermatol. 2014;89(4):616-23.
3. Mester E, Juhász J, Varga P, Karika G. Lasers in clinical practice. Acta Chir Acad Sci Hung. 1968;9(3):349-57.
4. Grzybowski A. History of lasers in ophthalmology. In: Grzybowski A, Luttrull JK, Kozak I (eds.). Retina lasers in ophthalmology: clinical insights and advancements. Berlin: Springer-Verlag; 2023. p. 5-27.
5. Malcangi G, Patano A, Trilli I, et al. Therapeutic and adverse effects of lasers in dentistry: a systematic review. Photonics. 2023;10(6):650.
6. Feng J, Shen S, Song X, Xiang W. Efficacy and safety of picosecond laser for the treatment of melasma: a systematic review and meta-analysis. Lasers Med Sci. 2023;38:84.
7. Cotler HB, Chow RT, Hamblin MR, Carroll J. The use of low level laser therapy (LLLT) for musculoskeletal pain. MOJ Orthop Rheumatol. 2015;2(5):00068.
8. Chung H, Dai T, Sharma SK, et al. The nuts and bolts of low-level laser (light) therapy. Ann Biomed Eng. 2012;40(2):516-33.
9. Omer H. Radiobiological effects and medical applications of non-ionizing radiation. Saudi J Biol Sci. 2021;28(10):5585-92.
10. Chandrasekhar S. Radiative transfer: Courier Corporation; 2013.
11. Karu T. Primary and secondary mechanisms of action of visible to near-IR radiation on cells. J Photochem Photobiol B. 1999;49:1-17.
12. Avci P, Gupta A, Sadasivam M, et al. Low-level laser (light) therapy (LLLT) in skin: stimulating, healing, restoring. Semin Cutan Med Surg. 2013;32:41-52.
13. Coca KP, Marcacine KO, Gamba MA, et al. Efficacy of low-level laser therapy in relieving nipple pain in breastfeeding women: a triple-blind, randomized, controlled trial. Pain Manag Nurs. 2016;17(4):281-9.
14. Camargo BTS, Coca KP, Amir LH, et al. The effect of a single irradiation of low-level laser on nipple pain in breastfeeding women: a randomized controlled trial. Lasers Med Sci. 2020;35:63-9.
15. Chaves MEA, Araújo AR, Santos SF, et al. LED phototherapy improves healing of nipple trauma: a pilot study. Photomed Laser Surg. 2012;30(3):172-8.
16. Buck ML, Eckereder G, Amir LH. Low level laser therapy for breastfeeding problems. Breastfeed Rev. 2016;24(2):29-33.
17. Cervellini MP, Gamba MA, Coca KP, Abrão ACFV. Injuries resulted from breastfeeding: a new approach to a known problem. Rev Esc Enferm USP. 2014;48(2):340-50.
18. Odom EC, Li R, Scanlon KS, et al. Reasons for earlier than desired cessation of breastfeeding. Pediatrics. 2013;131(3):e726-32.
19. Carreiro JA, Francisco AA, Abrão ACFV, et al. Dificuldades relacionadas ao aleitamento materno: análise em um serviço especializado em amamentação. Acta Paul Enferm. 2018;31(4):430-8.
20. Amir LH, Jones LE, Buck ML. Nipple pain associated with breastfeeding: incorporating current neurophysiology into clinical reasoning. Aust Fam Physician. 2015;44(3):127-32.
21. Coca KP, Amir LH, Alves MRS, et al. Measurement tools and intensity of nipple pain among women with or without damaged nipples: A quantitative systematic review. J Adv Nurs. 2019;75(6):1162-72.
22. Douglas P. Re-thinking lactation-related nipple pain and damage. Womens Health (Lond). 2022;18:17455057221087865.
23. Cervellini MP, Coca KP, Gamba MA, et al. Construction and validation of an instrument for classifying nipple and areola complex lesions resulting from breastfeeding. Rev Bras Enferm. 2021;75(1):e20210051.
24. Dias JS, Vieira TO, Vieira GO. Factors associated to nipple trauma in lactation period: a systematic review. Rev Bras Saúde Mater Infant. 2017;17:27-42.
25. Coca KP, Gamba MA, Souza e Silva R, Abrão ACFV. Factors associated with nipple trauma in the maternity unit. J Pediatr (Rio J). 2009;85(4):341-5.
26. Coca KP, Gamba MA, Sousa e Silva R, Abrão ACFV. Does breastfeeding position influence the onset of nipple trauma. Rev Esc Enferm USP. 2009;43(2):446-52.
27. Kent JC, Ashton E, Hardwick CM, et al. Nipple pain in breastfeeding mothers: Incidence, causes and treatments. Int J Environ Res Public Health. 2015;12(10):12247-63.
28. Oliveira FS, Vieira F, Cecilio JO, et al. The effectiveness on health education to prevent nipple trauma from breastfeeding: a systematic review. Rev Bras Saúde Matern Infant. 2020;20(2):333-45.
29. Sun Y, Ogawa R, Xiao BH, et al. Antimicrobial photodynamic therapy in skin wound healing: a systematic review of animal studies. Int Wound J. 2020;17(2):285-99.
30. Dompe C, Moncrieff L, Matys J, et al. Photobiomodulation – underlying mechanism and clinical applications. J Clin Med. 2020;9(6):1724.
31. Berens P, Eglash A, Malloy M, Steube AM. ABM clinical protocol #26: persistent pain with breastfeeding. Breastfeed Med. 2016;11(2):46-53.
32. Puapornpong P, Paritakul P, Suksamarnwong M, et al. Nipple pain incidence, the predisposing factors, the recovery period after care management, and the exclusive breastfeeding outcome. Breastfeed Med. 2017;12:169-73.
33. Vieira F, Bachion MM, Mota DD, Munari DB. A systematic review of the interventions for nipple trauma in breastfeeding mothers. J Nurs Scholarsh. 2013;45(2):116-25.
34. Silva JI, Chagas ALG, Sena BO, et al. Intervenções eficazes para tratamento de trauma mamilar decorrente da amamentação: revisão sistemática. Acta Paul Enferm. 2022;35:eAPE01367.
35. Mirzaei R, Mohammadzadeh R, Alikhani MY, et al. The biofilm-associated bacterial infections unrelated to indwelling devices. IUBMB Life. 2020;72(7):1271-85.
36. Amir LH, Baeza C, Charlamb JR, Jones W. Identifying the cause of breast and nipple pain during lactation. BML. 2021;374:n1628.
37. Mahmoudi H, Pourhajibagher M, Alikhani MY, Bahador A. The effect of antimicrobial photodynamic therapy on the expression of biofilm associated genes in Staphylococcus aureus strains isolated from wound infections in burn patients. Photodiagnosis Photodyn Ther. 2019;25:406-13.
38. Ozog DM, Rkein AM, Fabi SG, et al. Photodynamic therapy: a clinical consensus guide. Dermatol Surg. 2016;42(7):804-27.

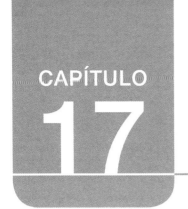

CAPÍTULO 17
Prática Fonoaudiológica na Amamentação

Maria Teresa Cera Sanches • Flavia Aparecida Felipe de Lima Silva

Introdução

O aleitamento materno (AM) é um processo complexo que depende de múltiplos fatores para seu sucesso, considerando-se, desde a concepção até o nascimento, tanto aspectos individuais relacionados com os bebês e suas mães, como características culturais e sociodemográficas que poderão interferir em sua continuidade. Determinantes em nível macro, inclusive em países desenvolvidos, como políticas de saúde implantadas e contexto dos municípios, práticas adotadas nos serviços, capacitação dos profissionais da Saúde, além do controle ao *marketing* abusivo, influenciarão na preservação do AM.[1-3]

Frequentemente os profissionais da Saúde se deparam com situações complexas no manejo da amamentação, tanto na implementação como na continuidade do processo. Um dos aspectos referentes ao bebê relaciona-se com dificuldades da pega e extração de leite, que frequentemente causam dor e lesões mamilares, baixo ganho de peso, reduzida autoeficácia na amamentação e alto grau de estresse familiar.[4]

Cada vez mais, o fonoaudiólogo tem colaborado com as equipes interdisciplinares, tanto no Sistema Único de Saúde (SUS), como em serviços privados, auxiliando nos desafios da amamentação. Essa atuação compreende desde ações hospitalares especializadas para bebês pré-termos ou com necessidades especiais, mas poderá abranger qualquer dupla mãe-bebê, para além dos agravos específicos, e também por meio da promoção e da proteção à amamentação.[5-10]

No intuito de contribuir para a assistência ao aleitamento materno, será abordada a inter-relação desses variados fatores, enfocando aspectos individuais referentes à dupla mãe-filho e, principalmente, do bebê, com destaque para as características anatomofuncionais do sistema estomatognático (SE) e da biomecânica envolvida para a extração efetiva do leite materno. Além disso, será discutida a atuação fonoaudiológica na amamentação, com práticas embasadas em um conceito ampliado da saúde, reconhecendo bebês e suas famílias em sua totalidade.

Políticas públicas brasileiras de apoio à amamentação e inserção do fonoaudiólogo

Apesar da recomendação da Organização Mundial da Saúde e (OMS) do Ministério da Saúde (MS), que preconizam o aleitamento materno exclusivo (AME) desde a sala de parto (na 1ª hora) até os 6 meses de vida e o aleitamento continuado até os 2 anos ou mais, após a introdução alimentar,[11] apenas 44% dos bebês são amamentados exclusivamente com leite materno nos primeiros 6 meses de vida. Na região das Américas, essa taxa decai para 38% das crianças, e somente 32% continuam sendo amamentadas até os 2 anos. Cerca de um em cada três recém-nascidos (RNs) em países de baixa e média renda recebem fórmulas, e apenas um em cada dois RNs é amamentado na primeira hora de vida.[2]

No Brasil, a prevalência de amamentação exclusiva em menores de 6 meses é de 45,8%, a amamentação continuada até 1 ano de vida é de 52,1%, e há registros de que 62,4% das crianças com menos de 2 anos foram amamentadas na primeira hora de vida.[12]

Desde a década de 1980 e, principalmente, após a criação do Programa Nacional de Incentivo ao Aleitamento Materno, o Brasil tem se empenhado para promover, proteger e apoiar o aleitamento materno. Nosso país foi considerado referência com relação a algumas políticas públicas de proteção e apoio ao AM[1] que se destacara internacionalmente, como a Norma Brasileira de Comercialização de Alimentos para Lactentes (NBCAL), a Rede de Bancos de Leite Humano, a Iniciativa Hospital Amigo da Criança (IHAC) e a licença-maternidade prolongada até os 6 meses de vida do bebê e, atualmente, estendida para mães de prematuros (para mais detalhes, ver Capítulo 38, *Proteção, Promoção e Apoio ao Aleitamento Materno no Brasil*).[13]

O Brasil também foi um dos pioneiros a aderir à IHAC, desde os anos 1990, e vários estudos já comprovaram a efetividade dessa iniciativa em estender a duração e a exclusividade da amamentação.[14]

Quanto à **atuação fonoaudiológica**, desde essa época surgem relatos de ações de promoção e assistência à amamentação nos primeiros hospitais credenciados como "Amigo da Criança" no Brasil, sendo esses o Instituto Materno Infantil de Pernambuco – IMIP (Recife, PE) e o Hospital Guilherme Álvaro (Santos, SP). No hospital Sofia Feldman, essa atuação se inicia de maneira sistematizada desde 2010, em todos os setores que assistem mãe e bebê. Entretanto, até os dias atuais, a participação do fonoaudiólogo como integrante da equipe interdisciplinar na rotina diária das maternidades ainda é muito reduzida e não está prevista na portaria da IHAC.[15] Nos Bancos de Leite Humano, que, em geral, integram os hospitais de referência para partos de alto risco, o fonoaudiólogo está previsto por lei como integrante da equipe interdisciplinar, exercendo ações técnicas, educativas e assistência ao aleitamento materno, em todas as unidades materno-infantis.[16]

Com objetivo de melhorar a qualidade do cuidado perinatal ao RN de baixo peso e/ou pré-termo e sua família, em 2000, o MS regulamentou a Norma de Atenção Humanizada ao Recém-Nascido de Baixo Peso – Método Canguru, que considera três etapas da assistência, desde a permanência na Unidade de Terapia Intensiva Neonatal (UTIN), posteriormente com presença da mãe 24 horas na Unidade de Cuidados Intermediários Canguru (UCINca), e após a alta, no acompanhamento dos bebês de baixo peso e pré-termos na rede de atenção à saúde (para mais detalhes, ver Capítulo 41, *Política de Atenção Humanizada ao Recém-Nascido: Método Canguru*).[17]

Posteriormente, com a publicação da Portaria nº 930, de 10 de maio de 2012,[18] com diretrizes e objetivos para a organização da atenção integral e humanizada e a ênfase no cuidado interprofissional, de acordo com as necessidades dessa população, o fonoaudiólogo passa a ser previsto por Lei na Unidade Neonatal e deverá atuar seguindo as três etapas do Método Canguru, inclusive no acompanhamento ambulatorial, após a alta hospitalar.

Em 2015, foi publicada a **Política Nacional de Atenção Integral à Saúde da Criança**, que visa promover e proteger a saúde da criança e do AM, agregando sete eixos de atuação; entre eles, o eixo 1, que aborda a atenção humanizada à gestação, parto e RN; e eixo 2, sobre AM e alimentação complementar saudável.[11] Uma das estratégias que garantem o êxito dessas ações é a **Rede Cegonha**,[19] que visa a uma atenção efetiva e humanizada, desde o planejamento reprodutivo, pré-natal, parto e puerpério, com garantia do acesso, de acordo com a avaliação de critério de risco da gestante e as boas práticas com base em evidências científicas. Inclui também o acompanhamento precoce da puérpera e do bebê até os 2 anos, a fim de ampará-los nas dificuldades do AM na Atenção Básica e dos egressos de UTI, com acesso à reabilitação e aos exames necessários.

A Fonoaudiologia atua em todos os níveis de atenção à saúde, em conjunto com equipes interdisciplinares, exercendo ações de promoção, proteção e recuperação da saúde. Nas últimas décadas, observou-se uma expansão dessa atuação nas maternidades e nos hospitais de referência para parto de alto risco, em equipes de Neonatologia e Pediatria do SUS e também em maternidades privadas. Inseridos tanto na IHAC como em hospitais de referências para partos de alto risco do SUS (que implantaram o Método Canguru e possuem Bancos de Leite Humano) e em Centros de Parto Normal, os fonoaudiólogos tentam, entre outros objetivos, promover e assistir a amamentação, em conjunto com a equipe interdisciplinar, mediante uma abordagem humanizada e com assistência integral ao binômio mãe-bebê.[6,7,9,10,20-23]

Em caso de internação do bebê, a família participará ativamente desse processo, e a atuação fonoaudiológica será pautada nos princípios da clínica ampliada,[24] repercutindo na melhoria da qualidade de vida dessa família e de seus filhos. Atuando desde os períodos pré-natal e pós-parto, o fonoaudiólogo contribui, no suporte às mães e aos bebês, para estabelecimento e continuidade do AM. Realizando diagnóstico e intervenções precoces especializadas, esse profissional poderá contribuir para prevenção de lesões mamilares, intercorrências mamárias, baixo ganho de peso do bebê e desmame precoce.[5,8,25-30]

Observa-se uma tendência à consolidação da inserção do fonoaudiólogo na Atenção Primária, entretanto caracterizada por uma oferta insuficiente e desigual no território nacional.[31]

Além dessa atuação ser ainda pouco conhecida, inclusive pela própria equipe de saúde atuante nas Unidades Básicas de Saúde[32] e pela população assistida,[28] sendo necessário vencer esse desafio, divulgando suas potencialidades de atuação, já que assume relevância para a saúde integral dos indivíduos.

Desde 2022, o Conselho Federal de Fonoaudiologia dispõe de uma resolução sobre a **Atuação do fonoaudiólogo no aleitamento materno**, na qual elenca atribuições e ações específicas da categoria, bem como as possíveis capacitações e os conhecimentos especializados para essa atuação.[33]

Atuação fonoaudiológica no ciclo gravídico-puerperal

Ações no pré-natal

Para melhor entendermos as ações fonoaudiológicas mais específicas com os bebês na amamentação, é imprescindível a compreensão da relação entre mãe e filho, e seus aspectos físicos e emocionais, bem como o envolvimento da família e da rede de apoio, tão necessário nesse momento da vida da mulher. O sucesso da amamentação dependerá do equilíbrio da dupla mãe-bebê, e, caso um deles não esteja bem, causará uma instabilidade no outro.

Desde o **período gestacional e, posteriormente, no puerpério**, ocorrem várias alterações físicas e hormonais no corpo da mulher, e também psíquicas, conforme será discutido a seguir.[34]

Um pré-natal com melhor qualidade, com ações de prevenção e promoção da saúde, poderá ser mais efetivo se houver a atuação de uma equipe interdisciplinar sensível, que possa compreender a gestante, seu cotidiano e o contexto sociocultural a que ela pertence. Serão necessárias habilidades da equipe de saúde para que a comunicação se estabeleça com a gestante e sua família, de maneira satisfatória e abrangente, por meio de um diálogo aberto acerca do que poderá acontecer durante o ciclo gravídico-puerperal, bem como o esclarecimento de dúvidas, medos, expectativas e crenças com relação ao ato de amamentar.[35]

É necessário combater falsas informações como o mito do "leite fraco e insuficiente", o perigo do uso precoce dos bicos artificiais e intermediários de mamilos, esclarecer quais comportamentos são esperados para um RN, como ocorre a adaptação extraútero, além de práticas positivas para estabelecimento da amamentação. Vale a pena ressaltar que **quase 50% das mães em todo o mundo relatam "leite insuficiente" como o principal motivo para a introdução de fórmulas lácteas** nos primeiros meses de vida e interrupção precoce da amamentação. Muitas vezes, o comportamento instável do RN, com choro intenso, sono de curta duração à noite e mamadas frequentes podem ser mal interpretados como sinais de problemas de alimentação, tanto pelos pais como por profissionais da Saúde. No mundo atual, ações para comercialização de substitutos do leite materno violam o Código Internacional da OMS. A indústria se aproveita das preocupações dos pais sobre esses comportamentos (normais) dos RNs, e o ***marketing* abusivo reforça esses equívocos** e reafirmando, sem fundamentos científicos, que as fórmulas lácteas poderão melhorar esses comportamentos.[2]

Estudos indicam que ações educativas, tanto no pré-natal como no puerpério, pautadas em um modelo dialógico, permeado por escuta ativa e comunicação efetiva, proporcionarão, além de conhecimentos técnicos-científicos, também a troca de ideias e empoderamento das famílias, facilitando a construção de um conhecimento coletivo, imprescindíveis para o enfrentamento de saberes populares errôneos e da influência do *marketing*, estabelecendo uma base sólida para uma amamentação bem-sucedida durante todo o ciclo gravídico-puerperal.[34,36]

Na atenção básica, a atuação fonoaudiológica relacionada com a amamentação compreeende tanto o trabalho ambulatorial diretamente com as mães-bebês (individual ou em grupo)[5] como também no matriciamento das ações, conjuntamente com as equipes de saúde, assegurando retaguarda especializada, além de suporte técnico-pedagógico, mediante a construção de um projeto terapêutico integrado. Para contribuir com intervenções que aumentem a capacidade resolutiva da equipe, o projeto terapêutico deve reunir atendimentos individualizados ou intervenções conjuntas entre o especialista matricial e os profissionais da equipe, buscando-se promoção da integralidade, resolutividade e da qualidade da atenção oferecida.[37,38]

A **atuação fonoaudiológica no pré-natal** abrange ações de promoção e prevenção de agravos. Poderá ocorrer por meio de grupos educativos, com gestantes e familiares, reforçando temas sobre benefícios da amamentação e cuidados com as mamas e os mamilos, desenvolvimento orofacial, da fala e da linguagem, inclusive com informações sobre perigos dos bicos artificiais, além de saúde auditiva, uma vez que o AM promove a saúde fonoaudiológica em vários aspectos.[28]

Em estudo de avaliação de programa de acompanhamento de lactentes, sob a óptica da família, em Mogi Mirim/SP,[5] desenvolvido na atenção primária por fonoaudiólogos, concluem que os usuários do programa reconhecem a importância da atuação fonoaudiológica na prevenção e na promoção da saúde, sentem-se acolhidos e empoderados sobre aspectos do AM e do desenvolvimento infantil.

Ações fonoaudiológicas no puerpério

O **período puerperal** é um momento muito especial, uma vez que a mulher e seu filho estão iniciando um relacionamento, e o vínculo entre eles está sendo construído.[39,40] Ainda permeada pelas emoções do parto e por importantes alterações hormonais desse processo, a mulher encontra-se em um estado de alta sensibilidade, tornando-a especialmente receptiva quanto à percepção do seu RN. Este, por sua vez, demonstrará suas preferências, seu comportamento e até suas dificuldades, tornando esse momento imprescindível para **um início bem-sucedido de comunicação da dupla**.[39-41]

O nascimento de um RN desequilibra e fragiliza a mulher, levando-a a experimentar experiências psíquicas intensas, devido à necessidade de readaptação para desempenhar seu novo papel de "ser mãe" e assumir a responsabilidade de atender a expectativas da sociedade, como, por exemplo, a amamentação, o que requer uma **organização psíquica interna** importante. Além dessas pressões psicossociais, somam-se às modificações neurobiológicas do parto e do puerpério, em conjunto com abstinência do sono, o que pode interferir também nas funções cognitivas.[42]

Como consequência, notam-se instabilidade no humor e oscilações nas emoções e no comportamento. Esse estado de sensibilidade perdurará ainda algum tempo após o parto.[40] A amamentação exigirá entrega e paciência, e, para algumas mulheres, poderá causar insegurança e dificuldades nesse processo adaptativo do psiquismo materno, mediante a constatação da fragilidade do RN e da alta demanda de cuidados que ele exigirá, podendo até ser fonte de alto estresse, baixa autoestima, provocando até quadros emocionais mais graves. Cada RN diverge em relação aos outros, tanto nas reações a estímulos, choro e organização, e provocará diferentes comportamentos no adulto.[39] Por outro lado, à medida que a mãe adquire autoconfiança no seu papel de cuidadora e consiga atender às necessidades físicas e emocionais do seu bebê, sentirá também uma autorrealização com seus esforços, sendo a amamentação uma excelente oportunidade de realização e empoderamento para essa mulher.[43]

Fatores psíquicos da mulher, principalmente ansiedade e depressão pós-parto, estão associados a piores indicadores de AM, tanto em exclusividade como em continuidade.[44]

Segundo Vieira et al.,[43] mulheres com elevado nível de autoeficácia para amamentação apresentam maior esforço e persistência para superar as possíveis dificuldades, e mulheres com baixa autoeficácia apresentam 3 vezes mais chances de interromper o AM precocemente. A depressão pós-parto configura-se como alto fator de risco para o desmame precoce.[45]

O *blues* pós-parto, apontado em diversos estudos, faz parte do processo de adaptação inicial, da perda da gestação e do enfrentamento da nova fase com o bebê real, mas deverá passar logo. Para que esse momento possa ser superado, o apoio familiar e de pessoas mais próximas, que formarão uma **rede de apoio**, serão imprescindíveis do ponto de vista psíquico, para que a mulher consiga elaborar tantas transformações e sentir-se segura em seu novo papel. Essa rede de apoio auxiliará o casal e dará forças para o estabelecimento da nova configuração dessa família, com todas as suas singularidades (para mais detalhes, ver Capítulo 27, *Depressão e Amamentação*; e Capítulo 25, *Da Livre Demanda ao Desmame: o Seio no Processo de Constituição Psíquica do Bebê*).

Em estudo de revisão de literatura e metassíntese sobre práticas familiares relacionadas com a manutenção da amamentação, foram descritas cinco categorias importantes: (1) apoio emocional (tanto acolhimento da mãe e bebê quanto valorização da amamentação); (2) apoio instrumental (participação das consultas pré-natal, visita domiciliar, cuidados com o bebê, ajuda prática nas tarefas cotidianas; (3) apoio informativo (com incentivo à amamentação, mas não imposição; (4) apoio presencial (manter-se próximo à mãe e dispor de tempo para ouvi-la); e (5) autoapoio (expectativas positivas sobre a amamentação). Esses achados reforçam a necessidade da ampliação do cuidado da mulher, da criança e da família, para que questões relacionadas com as interações interpessoais possam ser mais enfocadas, uma vez que a informação, por si só, não parece suficiente para superar os primeiros obstáculos, nem tampouco garantir a continuidade da amamentação exclusiva.[46]

O sucesso da amamentação está relacionado com significados construídos pelas mulheres, tanto ao longo de suas vidas como na própria vivência da amamentação. A tomada de decisão de amamentar e continuar o processo é da mulher, com base nas prioridades elencadas por ela, visando atender às necessidades da criança, intimamente relacionada com o valor do leite materno. No entanto, a motivação e a percepção do processo de amamentar são oriundas de experiências inseridas em redes sociofamiliares de autoconfiança, resultando em determinação que supera os diferentes obstáculos durante todo o processo.[47]

Atuação fonoaudiológica em Casa de Parto e na Iniciativa Hospital Amigo da Criança

Apesar dos esforços globais e de políticas públicas para implementação da IHAC,[48] com seus "Dez Passos para o Sucesso da Amamentação", as taxas de início precoce e a exclusividade da amamentação ainda não alcançaram níveis desejáveis, apesar de muitas melhorias, principalmente quanto a práticas como contato pele a pele (CPP) precoce entre mãe-filho, não separação da dupla logo após o nascimento e o estímulo precoce da amamentação, além de identificação precoce das dificuldades da dupla mãe-filho.[14]

A atuação de uma equipe de saúde integrada e capacitada, tanto nas Casa de Parto como nas maternidades, é imprescindível para resolução das primeiras barreiras da amamentação e do aumento das taxas de AM. De acordo com as normas da IHAC, todos os profissionais, incluindo o fonoaudiólogo, deverão ser capacitados para oferecer apoio efetivo no **manejo clínico da amamentação**[49] com condições de escuta e acolhimento, pautados na proposta do **aconselhamento em amamentação**,[50] capacitações obrigatórias nos hospitais intitulados como "amigos da criança" (para mais detalhes, ver Capítulo 35, *Aconselhamento: a Arte da Escuta*). Nessa abordagem, visa-se à valorização do diálogo, considerando-se as experiências pessoais e os sentimentos da mulher, sem julgamentos. Reconhecer a mulher como protagonista do seu processo de amamentar e empoderando-a para que tome suas próprias decisões, fundamentadas em conhecimento científico e com apoio da equipe, será fundamental para superar desafios, principalmente nos casos em que houver desajustes entre as demandas do bebê e da mãe, assim como em dificuldades técnicas no manejo da amamentação e presença de dor, lesões mamilares, entre outros. Para cuidar do bebê, a mulher precisa ser cuidada e acolhida, porém respeitando-se suas crenças, valores e reais necessidades.[51]

Frequentemente, o despreparo profissional, tanto em nível hospitalar como na Atenção Básica, conforme indica estudo de revisão, fornece suporte negativo para as mulheres, com informações conflitantes, inconsistentes e até inadequadas, com imposição de muitas normas às nutrizes, além de uma prática isolada por categoria, sem interação da equipe.[52]

Várias práticas de promoção da amamentação têm se destacado na atenção ao RN, entre elas, a **Golden Hour** ou "**Hora de Ouro**", que engloba cuidados, como: CPP (Figura 17.1) por, pelo menos, 1 hora (as recomendações atuais para RNs saudáveis preconizam o início do CPP o mais rápido possível, logo após o nascimento [10 minutos] e continuado pelo maior tempo possível); clampeamento oportuno/tardio do cordão umbilical; avaliação do bem-estar do RN no abdome da mãe, com garantia de profissionais da Saúde capacitados em reanimação neonatal e adiamento de tarefas não urgentes, priorizando-se o início precoce da amamentação.[53,54]

Estudo de revisão nos moldes da Cochrane,[55] que trabalhou com ensaios clínicos randomizados comparando o CPP imediato

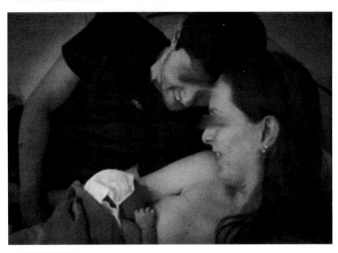

FIGURA 17.1 Contato pele a pele em paciente do Hospital Sofia Feldman.

ou precoce com os cuidados hospitalares habituais, concluiu que houve melhores resultados tanto para a primeira mamada como para o AME, desde a alta hospitalar até 1 mês após o nascimento e de 6 semanas a 6 meses após o nascimento, apesar de muitas análises apresentarem heterogeneidade estatística devido a diferenças consideráveis entre os grupos.

No Brasil, estudo atual comparando as melhores práticas para RNs em hospitais públicos e mistos conveniados ao SUS, segundo tipo de nascimento, entre a pesquisa Nascer, no Brasil (2011), e no último ciclo de avaliação da Rede Cegonha (2017), que incluiu 606 maternidades (8.047 pares de mães/RNs saudáveis), indica aumento para boas práticas relacionadas com o AM entre os dois estudos. Como principais resultados constaram aumento da prevalência de CPP com RN (140%), o AM na sala de parto (82%) e o AM nas primeiras 24 horas de vida (6%), embora a proporção de cesarianas tenha permanecido em torno de 44% e ainda seja um grande desafio, bem como o cumprimento na íntegra do CPP (Passo 4 da IHAC).[56]

Vale salientar que os **Centros de Parto Normal** têm apresentado ótimos resultados nas boas práticas de assistência à gestante de risco habitual, por enfermeiras obstétricas/obstetrizes, de forma autônoma, em conjunto com o hospital de referência, reafirmando a possibilidade de mudança na assistência obstétrica no nosso país (Pesquisa "Nascer no Brasil"). Quanto à assistência ao RN, 99,2% foram mantidos em CPP durante a primeira hora de vida; em 98,8%, o cordão umbilical foi clampeado em tempo oportuno/tardio; 98,3% foram amamentados na primeira hora de vida, 97,3% dos RNs não tiveram aspiradas as vias aéreas superiores; e em 95,5%, não foi realizada a aspiração gástrica.[54]

Na última década, surgem as primeiras experiências divulgadas da **atuação fonoaudiológica em Casa de Parto**, integrando a equipe interdisciplinar, entre eles o Centro de Parto Normal do Hospital Sofia Feldman, em Belo Horizonte, e a Casa Ângela, em São Paulo, desenvolvendo ações em prol da amamentação desde o pré-natal até o pós-parto, com enfoque nas duplas mães-bebês com dificuldades na amamentação. São relatadas ações de promoção e assistência à amamentação, com foco no atendimento precoce e acompanhamento dos bebês com disfunções orais, anquiloglossia, entre outras.[20]

Da mesma maneira, essa atuação ampliada vem ocorrendo nas maternidades e, principalmente, nos hospitais credenciados, como IHAC e naqueles que são referências para partos de alto risco, sendo possível nesses casos, manter-se uma rotina diária de atuação fonoaudiológica, assistindo todas as duplas de mães/RNs com dificuldades, intervindo desde os primeiros dias de vida na assistência à amamentação, seja em alojamento conjunto, Unidade de Terapia Intensiva Neonatal (UTIN), Banco de Leite Humano e integrando todos os programas estabelecidos nesse serviço, como Método Canguru, ambulatórios de acompanhamento, realizando também a avaliação do frênulo lingual e a triagem auditiva.[6]

Atuação fonoaudiológica na Unidade de Terapia Intensiva Neonatal

O RN de alto risco é aquele que apresenta risco de morbidade e mortalidade superior à média, devido a condições ou circunstâncias associadas com o nascimento e com a adaptação à vida extrauterina.[57] A UTIN é o ambiente destinado ao cuidado integral ao RN grave ou potencialmente grave (que tem risco de morte ou apresenta algum tipo de problema ao nascer), dotado de estruturas assistenciais compostas por condições técnicas adequadas, com equipamentos e recursos humanos disponíveis à prestação de assistência especializada, de alguma forma, dividida em ambientes de alto e médio riscos.[18,58]

Estima-se que cerca de 11% dos nascidos vivos necessitem de cuidados especializados imediatamente após o nascimento em uma UTIN de alto ou médio risco,[59,60] e as principais causas se referem à prematuridade e ao baixo peso ao nascer (maioria), além de infecções neonatais, distúrbios cardiorrespiratórios, anoxia perinatal e malformações congênitas.[60,61]

No Brasil, o recém-nascido pré-termo (RNPT), com nascimento antes de completar 37 semanas de idade gestacional[62] perfaz 11,1% de taxa dos nascimentos.[13] Esses bebês apresentam características próprias devido a sua imaturidade que podem afetar diversos sistemas, como o respiratório, o gastrointestinal, o nervoso, entre outros.[63] A alimentação também pode estar comprometida nessa população, uma vez que se trata de um processo complexo. Em geral, a coordenação entre sucção, deglutição e respiração adequa-se por volta de 34 semanas de idade gestacional, com maior risco de intercorrências e aspiração durante a alimentação por via oral antes desse período. Assim, a alimentação desses bebês, em geral, é iniciada com o uso da via alternativa (geralmente sonda gástrica).[64,65]

É importante lembrar que bebês que não são pré-termo, mas apresentam alguma alteração ou malformação, como os casos de hipoxia neonatal, síndromes, cardiopatias ou alterações neurológicas, também podem necessitar de hospitalização na UTIN. Nesses casos, também poderá haver dificuldades importantes na alimentação que envolvem a fisiologia dessa função, causando, por exemplo, a disfagia.[66]

Diante das dificuldades apresentadas por essa população, é necessário saber o momento de iniciar a alimentação pela via oral e realizar uma adequada transição da sonda para essa via, de maneira segura e eficiente, com uso de estimulação oral, caso necessário, com manobras e exercícios musculares específicos que possam facilitar esse processo de transição, facilitando também o AM.[21,67,68] A inclusão do fonoaudiólogo nas unidades neonatais é de grande importância, por ser um profissional com conhecimentos sobre a anatomofisiologia das funções estomatognáticas, podendo tanto tratar as alterações orais, garantindo uma transição segura e efetiva para a via oral, como também promover o AM (Figura 17.2).[69]

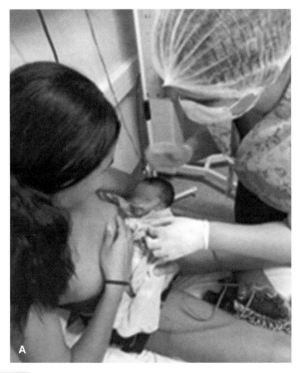
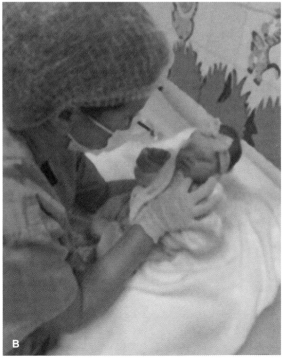

FIGURA 17.2 Atuação da fonoaudióloga com recém-nascido pré-termo no Hospital Sofia Feldman. **A.** Unidade de Terapia Intensiva Neonatal. **B.** Ambulatório de Fonoaudiologia.

O uso de instrumentos validados pode ser útil para determinar o início dessa transição. O *Preterm Oral Feeding Readiness Scale* (POFRAS) é um recurso elaborado e validado por fonoaudióloga no Brasil que avalia a prontidão do RNPT para o uso da via oral. Composto por cinco categorias que determinam um escore ao final, é um instrumento de fácil e rápida aplicação.[21]

Desde a UTIN, estratégias de cuidado são favorecedoras do AM, considerando que se trata de um dos pilares do Método Canguru.[17] Esse método envolve um conjunto de estratégias voltadas para o cuidado individualizado e singular do RN, à valorização da família e de redes sociais de apoio, assim como o CPP e os cuidados no ambiente da UTIN[17,70] e prevê por Lei a inclusão do fonoaudiólogo na equipe. Inicialmente o desempenho na mamada dos prematuros pode ser insatisfatório, necessitando de um olhar cuidadoso e ampliado para auxílio da díade nesse momento, com o objetivo de melhora das respostas orais e funcionais.[71]

Uma revisão de escopo na literatura médica identificou que o método canguru, o CPP, a colostroterapia e o uso de leite humano (cru ou pasteurizado) foram estratégias identificadas como positivas para o AM de prematuros internados.[72]

A ambiência adequada na UTIN, com respeito ao ciclo sono-vigília do bebê, favorece o neurodesenvolvimento do RNPT, assim como as estratégias posturais e os cuidados realizados de maneira adequada. As presenças materna e paterna na unidade pelo tempo desejado com acesso livre 24 horas/dia e a participação nos cuidados do RNPT desenvolvem autonomia e segurança na família. Por fim, o estímulo ao CPP precoce favorece os parâmetros clínicos do RN, o vínculo e o AM (Figura 17.3).[17]

A técnica de transição da sonda para o peito diretamente, ou técnica sonda-peito, é relatada como uma estratégia importante de intervenção que favorece o estabelecimento do AME, evitando o uso de outros utensílios de alimentação. Trata-se de utilizar o desmame direto da sonda para o peito sem oferta de meios alternativos de alimentação, como o copo ou outro utensílio[73,74] (para mais detalhes, ver Capítulo 10, *Amamentação em Bebês Pré-Termos e de Baixo Peso ao Nascer*).

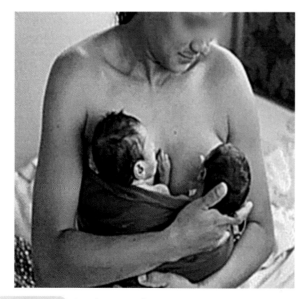

FIGURA 17.3 Recém-nascidos pré-termo gemelares em contato pele a pele na Unidade Canguru do Hospital Sofia Feldman.

Além do trabalho específico com a melhora do desempenho alimentar do RNPT, o fonoaudiólogo, inserido na equipe multiprofissional, atua desde a UTIN até a Unidade Canguru, favorecendo a participação dos pais no cuidado, a extração de leite para ser oferecido ao RNPT e no incentivo ao CPP sempre que possível.[17] Age, ainda, em conjunto com a equipe multiprofissional, em fatores que envolvem a ambiência da unidade, na redução de estressores ambientais, como ruídos e luminosidade excessiva, com programação do atendimento considerando ambiência adequada para melhorar as respostas em relação ao aleitamento.

Atualizações sobre análise da mamada

Protocolos de avaliação

Uma das principais estratégias nas capacitações das equipes de saúde para assistência à amamentação refere-se à **avaliação da mamada**, uma vez que possibilita a identificação de díades com maiores dificuldades, diagnóstico dos problemas e possíveis intervenções clínicas e educativas.[75]

O uso de um instrumento estruturado para observar a amamentação norteia a prática do profissional, à medida que sistematiza e registra sua atuação, facilitando condutas individualizadas à mãe e ao seu filho, bem como a continuidade de suas ações. Além disso, contribui para a comunicação escrita e documentada entre profissionais da equipe e pode ampliar a autoconfiança materna em relação à sua capacidade de amamentar e lidar com as necessidades de seu filho, constituindo um indicador de qualidade para as instituições de saúde.[76,77]

De modo geral, estudos indicam como **fatores de maior risco para dificuldades no início e de continuidade da amamentação, relacionados com as mulheres**, complicações na gestação e no parto, tabagismo, paridade, separação entre mãe e filho, níveis baixos de educação, menor idade, além de pouco conhecimento sobre amamentação. Atenção especial a primíparas, mulheres com alterações em mamas e mamilos (mamas e mamilos muito grandes, mamilos planos, invertidos),[78] mãe de gemelares, mulheres que vivenciaram experiências negativas em processos de amamentação desafiadores com outros filhos, dificuldades de aceitação da gravidez ou quadros psiquiátricos (conforme já discutido) têm sido apontados também como fator de risco para o desmame precoce e necessitarão de maior atenção.[43,45,49,56,79]

Para os bebês, além de RNPT, baixo peso ao nascer, sindrômicos ou com malformações de cabeça e pescoço, os quais necessitarão de acompanhamento de equipe especializada, aqueles com comprometimentos clínicos como icterícia neonatal e hipoglicemia precisarão de atenção especial, principalmente no início da amamentação (para mais detalhes, ver Capítulo 8, *Situações Especiais do Lactente*).[63,65,80,81]

Os RNPT tardios (idade gestacional entre 35 e 37 semanas), bem como os pequenos para a idade gestacional (PIG), também precisam de atenção especial, uma vez que poderão apresentar mais sonolência na mamada, maiores dificuldades em manter-se alertas, pouca força de sucção e, consequentemente, dificuldades em extrair todo o leite materno de que necessitam.[82] Estudo recente identificou que a diminuição da idade gestacional e o tamanho pequeno para a idade gestacional foram associados à diminuição das taxas de AME.[83] Além disso, os recém-nascidos a termo (RNT) precoces (37 a 38 semanas de IG) apresentam taxas de amamentação significativamente menor na primeira hora e menor índice de AME no hospital e 1 mês após a alta.[84]

Mesmo entre os RNT, saudáveis, com peso adequado e com apoio de serviços especializados no manejo clínico da amamentação, alguns poderão ter dificuldades para realização da pega e da extração efetiva do leite, e nem toda mulher estará preparada para facilitar os ajustes necessários para o seu bebê, principalmente no puerpério. Comportamentos descritos como de "alta demanda" do bebê (choro intenso e frequente, dificuldades com ritmo de sono,[85] bebês procrastinadores (sonolentos) e aqueles com inabilidades motoras orais também requererão maior atenção, conforme será discutido a seguir.[22,25,26]

Na literatura médica, há controvérsias sobre a melhor forma de avaliar a mamada, se pela observação direta da dupla mãe-bebê durante o ato (avaliação subjetiva) – de acordo com posicionamento, pega, condições das mamas/mamilos, comportamento de ambos, entre outros aspectos – ou por meio de medidas objetivas da força da sucção, realizadas por instrumentos a vácuo, ou análise dos movimentos da língua, mediante ultrassonografia (USG), ou, ainda, mensurando-se a percepção da mulher em relação aos aspectos de efetividade da mamada.

Ainda não há consenso sobre um melhor instrumento de avaliação da mamada, validado e reconhecido internacionalmente. Os instrumentos mais difundidos na prática são aplicados por profissionais da equipe de saúde, mediante observação visual, com classificação de certo/errado dos padrões e análise subjetiva dos resultados; alguns utilizam classificação por escores, apontando um resultado final satisfatório ou não.

Em revisão integrativa sobre os instrumentos de avaliação da mamada, Sartorio et al.[76] citam 19 recursos identificados em pesquisas; dentre eles, 12 foram validados, 5 adaptados transculturalmente e 2 não foram analisados. Eles identificaram instrumentos referentes a quatro categorias distintas, destacando-se alguns, quanto à aplicação, na categoria de **Avaliação do risco de desmame**, o formulário *Breastfeeding Attrition Prediction Too/1991* (BAPT), e quanto à categoria de **avaliação da percepção/comportamento da mulher em amamentar os instrumentos** – *Breastfeeding Self-Efficacy Scale-Short Form/2003* (BSES-SF) e o *Iowa Infant Feeding Attitude Scale/1999* (IIFAS). Outros formulários têm sido muito utilizados na prática clínica, tanto quanto à categoria de **avaliação do comportamento/condições maternas e competências do latente na amamentação**, mais utilizados na prática clínica, sendo esses: Formulário de Observação da Mamada (*Breastfeed Observation Form/1992*)[49,50] e o *Formulário LATCH Scoring System* (LATCH);[86] e na categoria de **Avaliação das competências do lactente na amamentação**, o instrumento *Bristol Breastfeeding Assessment Tool* (BBAT).[87]

O **Formulário de Observação da Mamada**[50] tem sido muito utilizado no Brasil, nos cursos de treinamento de equipes de saúde, tanto de manejo clínico como em aconselhamento em amamentação, desde a década de 1990, em geral para credenciamento da IHAC ou atualização dos profissionais nessa área. Prático e sucinto, apresenta-se em 2 colunas: esquerda (sinais favoráveis) e direita (possíveis dificuldades) e classifica aspectos antes, durante e após a mamada, como: **condições gerais da mãe** (aspectos

psíquicos; posicionamento mãe-bebê; sinais de vínculo entre mãe-bebê; **aspectos das mamas antes da mamada** (anatomia; sinais de intercorrências; dor; apoio durante a mamada); **condições gerais do bebê** (comportamento calmo e alerta; respostas do bebê quanto aos reflexos orais – procura e sucção; posição da cabeça/pescoço em relação à mama); **condições da pega e extração** (posição dos lábios e mandíbula; abertura da boca; sucção – ritmo e força; movimentação das bochechas; sinais de ejeção do leite da mãe; deglutições audíveis); **aspectos da finalização da mamada** (comportamento do bebê após a mamada; duração da mamada). Apesar de não ter sido validado formalmente, é de fácil compreensão pelos profissionais da Saúde, e seu uso, em larga escala internacional, tornou-se padrão-ouro para avaliação da mamada, sendo muito referido em estudos, até os dias de hoje.[49]

O **Formulário LATCH**[88] também é prático e objetivo, foi validado formalmente e adaptado para o português.[89] Apesar disso, tem pouco uso em estudos de um modo geral, mas tem sido citado em vários estudos na última década. Auxilia os profissionais da Saúde a identificar situações nas quais será necessária intervenção para melhorar a amamentação, atribuindo escores aos cinco componentes-chave da amamentação: **L:** pega; **A:** deglutição audível; **T:** tipo de mamilo da mãe; **C:** conforto da mama/mamilo da mãe; **H:** colo/posicionamento. Com pontuação total de 10 pontos, os escores baixos indicam a necessidade imediata de intervenção e melhoria pelo profissional, apoio e acompanhamento, com risco de desmame precoce.

O **Instrumento Bristol de Avaliação da Mamada** (BBAT) foi idealizado e validado pela equipe do serviço de Bristol/ Inglaterra,[87] com objetivo de avaliar a mamada de maneira eficaz por profissionais de várias áreas da saúde, incluindo parteiras, como uma medida da proficiência e possibilitando a comparação antes/depois de um procedimento como a frenotomia, correlacionado com autoeficácia na amamentação. Com base em escores do formulário LACTH, os autores desenvolveram um protocolo com quatro itens (corretos) para observação: **posicionamento** (bebê bem sustentado – girado, com seu corpo contra o corpo da mãe; cabeça alinhada ao corpo – evitar torções; boca na altura do mamilo; mãe confiante segurando o bebê); **pega** (fixação positiva – fechamento rápido com uma boa quantidade de tecido mamário na boca; bebê permanece fixado ao peito com uma alta ingesta de leite); **sucção** (efetiva em ambos os peitos – inicialmente sucção rápida, em seguida mais devagar, com pausas; finalização – bebê alimentado); **deglutição** (audível, regular, suave deglutição, sem estalos). Considera-se ainda o item **conforto**, com relato da mãe sobre mamas e mamilos confortáveis, em conjunto com a inspeção visual dos mamilos, sem nenhum dano aparente. Por meio de escores, obtém-se a classificação final da mamada. como vantagem, além da objetividade e rapidez para aplicação, a ferramenta mostrou forte correlação com autoeficácia na amamentação, indicando que a técnica de amamentação mais eficiente está associada a aumento da confiança da mãe na amamentação.[87]

Interação do posicionamento e pega

Para que a amamentação se desenvolva de maneira prazeirosa para mãe e filho, é imprescindível que se estabeleça uma comunicação saudável entre a dupla desde o início, para que, aos poucos, o ato se torne um processo natural e uma experiência positiva na vida de ambos. O processo de amamentação envolve, antes de mais nada, intimidade corporal e diálogo entre a mãe e seu bebê, que precisarão se ajustar mutuamente, na busca do "encaixe perfeito".[49]

Esse processo nem sempre é simples, uma vez que a mulher vivencia sensações e situações que não estarão sob seu controle, como a apojadura e a produção de leite, e será necessário um ajuste perfeito entre o corpo de ambos e a boca do bebê e a mama (pega correta), para se conseguir uma extração efetiva de leite, garantindo um ganho de peso adequado para o bebê sem dor ou lesões mamilares para a mulher.[90]

Além dos fatores básicos necessários para uma boa estabilidade do posicionamento e da pega, conforme citados anteriormente na avaliação da mamada, vale ressaltar a importância da mulher estar devidamente confortável, tanto em relação à sua postura (se for sentada, com suporte nas costas, nos pés e com os ombros/região cervical relaxada, apoiando os braços de modo que possa segurar o bebê junto ao seu corpo, sem tensões) como em relação às suas roupas (Figura 17.4) (para mais detalhes, ver Capítulo 14, *Técnicas de Amamentação*).

Aliviar roupas apertadas e excessivas entre a dupla, procurando retirar barreiras, proporcionando ao máximo o contato corpo a corpo, é imprescindível. Para as mamas, principalmente as grandes ou muito pesadas (com próteses, entre outras.), é importante que haja a sustentação, principalmente no início do AM, uma vez que o RN precisará adquirir peso e, consequentemente, maior força de sucção para aguentar o peso das mamas e ainda extrair leite corretamente. Nesses casos, recomenda-se o uso de um sutiã com boa estrutura ou algum tipo de sustentação com rolinho ou tipoia, para segurar o peso das mamas (Figura 17.5).

Na busca para se obter uma boa técnica de amamentação, todos os itens descritos na avaliação da mamada visam obter um melhor desempenho, com objetivo de redução de dor/desconforto para a mulher ou melhora na extração de leite para o bebê. Apoio clínico às mulheres que amamentam é oferecido pelas equipes do parto, como enfermeiras de saúde materno-infantil, obstetrizes, doulas, consultores de lactação e profissionais da Saúde de várias áreas. Esse modelo de "abordagem prática" e "com base em habilidades" é focado na ajuda técnica para a mãe melhorar o posicionamento do seu bebê, facilitar a pega nas mamadas, bem como auxílio para cuidados com as mamas, amplamente difundido nos cursos de manejo clínico da amamentação.[49,90]

Outros métodos têm sido divulgados, como a "amamentação descontraída" *(laid-back)* ou "nutrição biológica", que incentiva as mulheres a amamentar em uma posição relaxada e descontraída, com o bebê deitado de bruços sobre o peito e a gravidade garantindo o maior contato possível entre o corpo do bebê e o tórax, e o abdome da mãe. Acredita-se que essa abordagem tem o potencial de reduzir problemas mamários e facilitar uma boa pega, mediante movimentos espontâneos do bebê ("amamentação liderada pelo bebê") e maior ativação de reflexos neonatais, facilitando o aprendizado da amamentação exclusiva.[91]

Entretanto, esse método não se mostrou efetivo em estudo randomizado e controlado em uma maternidade italiana de nível terciário. Realizado com 188 mulheres (90 orientadas para a nutrição biológica e 98 cuidados habituais), na alta da maternidade, a nutrição biológica reduziu significativamente o risco de problemas mamários, incluindo rachaduras e mamilos doloridos, porém não houve diferença estatisticamente significativa para o AME nem na alta, nem até os 4 meses.[92]

Estudos atuais, com base em avaliações objetivas da mamada por meio de USG, têm mostrado que condutas fundamentas apenas em orientações técnicas de encaixe mãe-bebê não são suficientes para eliminação da dor e das lesões mamilares, assim como para melhorias no padrão de sucção do bebê. Atualmente,

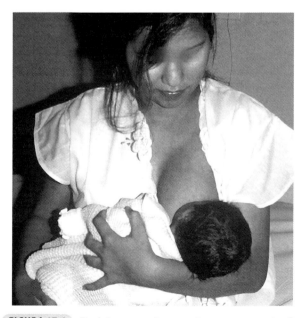

FIGURA 17.4 Posicionamento correto na amamentação.

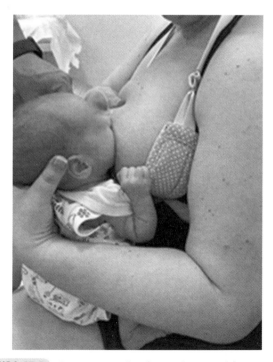

FIGURA 17.5 Amamentação de recém-nascido pequeno para a idade gestacional (que realizou frenotomia ainda na maternidade) em posição cavaleiro com sustentação das mamas.

são frequentes os relatos de insatisfação generalizada de mulheres com a qualidade de conselhos contraditórios que recebem desde a maternidade. Dor nas mamas e nos mamilos, dificuldade do bebê na pega e na sucção, culminando em mamadas excessivamente frequentes, de baixa duração ou intermináveis, baixo ganho de peso, recusa da mama, agitação e choro devido à falta de saciedade, sinalizam falhas na extração do leite materno, podendo resultar em diagnósticos errados como algumas condições clínicas atípicas do bebê (refluxo ou intolerâncias à proteína do leite de vaca e alergias), excesso de medicações e intervenções exageradas e exaustivas para a mãe-bebê.

De acordo com o atual Modelo Gestalt sobre a biomecânica da sucção, a otimização da estabilidade posicional mãe-bebê (com a proximidade simétrica da face-mama e o alinhamento da boca ao mamilo) em associação à eliminação de vetores conflitantes intraorais na mamada serão essenciais para o alcance de volumes ideais de tecido mamário e do vácuo intraoral, além da coordenação de sucção-deglutição-respiração em bebês neurotípicos.[93]

Muito além de uma imposição quanto à melhor maneira de posicionamento, deve-se trabalhar para que cada dupla mãe-filho desenvolva o seu ajuste necessário ao posicionamento, à pega na amamentação, mediante suas singularidades, que variam desde aspectos da anatomia da mama/do mamilo, condições de produção láctea, entre outros, como também a relação desses com a anatomia da boca do bebê, condições clínicas e de maturidade do bebê, padrão de sucção, bem como outros fatores, discutidos ao longo deste livro, que poderão interferir na efetividade da mamada.

A seguir, serão discutidos mais detalhadamente a biomecânica da extração do leite materno e o funcionamento do SE, bem como a atuação fonoaudiológica nesses casos.

Evolução das teorias sobre a dinâmica da sucção do bebê e a extração do leite materno

Desde a década de 1950, surgiram os primeiros estudos com cinerradiografias, sendo Ardran et al.[94] os primeiros a observar bebês se alimentando no peito e com mamadeiras, e a **identificar o papel importante da língua no processo de sucção do leite**. Nesse processo, identificaram também que o bebê abocanha grande parte da aréola dentro de sua boca, além do mamilo. Wolff[95] diferenciou claramente os **tipos de sucção – nutritiva (SN) e não nutritiva (SNN)**, porém mediante estudos com mamadeira.

A partir da década de 1980 (devido à preocupação com a exposição à radiação), surgiram novas técnicas que utilizam a USG para exame dos movimentos intraorais, de modo não invasivo. Weber et al.,[96] estudando a alimentação de RNT, de 2 a 6 dias, por mamadeira e pela amamentação, identificaram que, na pega correta, o vedamento completo da boca do bebê consiste em abocanhar não só o mamilo, mas também parte da aréola. Eles mostraram que o mamilo é aspirado para dentro da boca do bebê, permanecendo próximo à junção dos palatos duro e mole. Identificaram diferenças importantes no modo de extração do leite do peito (**com movimentos de "rolamento" ou peristaltismo da língua**; e na mamadeira, a língua executa movimentos de pistão, de compressão, de cima para baixo. Esse

estudo foi um marco para a ciência e impulsionou novas pesquisas para aprimoramento desse conhecimento. Woolridge[97] afirmou que a remoção do leite dependeria da compressão da aréola pelos lábios e pela língua (parte inferior), e esta realizaria movimentos peristálticos de frente para trás (sem sair do lugar), iniciando pela ponta, e comprimindo suavemente o mamilo, sem sua fricção, pois essa ação poderia ocasionar traumas mamilares.

A partir das últimas duas décadas, estudos de avaliação objetiva têm sido enfatizados na literatura, inicialmente com uso de eletromiografia para análise da atividade muscular envolvida na amamentação em comparação com outros métodos de alimentação[98] e, atualmente, estudos com imagens e USG.

Estudo de Geddes et al.[99] acrescentou novos conhecimentos sobre a dinâmica de extração de leite das mamas, a partir da observação dos movimentos da língua durante a amamentação bem-sucedida, relacionando-as com o fluxo de leite extraído e o vácuo intraoral, e medições da posição do mamilo, por meio de USG submentonianas da cavidade oral. Esse estudo demonstrou que o aumento do vácuo intraoral ocorreu durante o movimento descendente da parte média/posterior da língua, ao mesmo tempo que o jato de leite fluiu dos ductos para a cavidade oral do bebê. O maior diâmetro do mamilo foi observado no abaixamento da língua. Surge então, a **Teoria do Vácuo**, com os primeiros **achados sobre o papel imprescindível da formação do vácuo intraoral para a extração do leite da mama e a participação ativa da língua na amamentação**.

Pesquisadores descreveram diferença nos padrões de sucção e de ingestão de leite, comparando RNs no 3º dia após o parto e, posteriormente, com a lactação estabelecida (16 dias pós-parto), apontando diferenças dos movimentos da língua entre a SN e a SNN, por meio de USG da cavidade intraoral durante a amamentação. Concluíram que, quando a lactação está bem estabelecida, o meio da língua abaixa mais durante a sucção, as taxas de sucção tornam-se mais rápidas e a ingestão de leite aumenta. No entanto, não foram observadas diferenças nas pontuações do LATCH. Diferenças no movimento da língua entre SN e SNN sugerem que há uma ação de sucção modificada quando não há fluxo de leite.[100]

Outros estudos sucederam-se utilizando **imagens de USG submentuais da cavidade intraoral**, inclusive na busca de protocolo de avaliação confiável, buscando relações das alterações mamilares com o movimento da língua dos bebês, os quais apoiaram **os resultados sobre a Teoria do Vácuo intraoral em ser o principal mecanismo de remoção de leite na amamentação**, além de não se observar ação peristáltica da língua.[101]

Em 2014, por meio de análises objetivas de filmes ultrassonográficos, mediante avaliação das simulações computacionais da amamentação, Elad et al.[102] concluíram que o bebê retira o leite da mama por diferentes pressões subatmosféricas (na faixa de −20 a 40 mmHg), e não pelo fato de só abocanhar o conjunto mamilo-areolar. Apontam também dados sobre a motilidade da língua, sendo que o corpo da língua se moverá, em conjunto com movimentos cíclicos da mandíbula, como um bloco, e a parte posterior da língua fará uma ondulação, como uma onda peristáltica, essencial para a deglutição.

Vale a pena ressaltar que, apesar da grande revolução nas pesquisas sobre a biomecânica da extração do leite das mamas e os conhecimentos atuais quanto à viabilidade do uso da USG, os estudos são ainda limitados às visualizações submentais e sagitais bidimensionais da estrutura e a função da interface cavidade oral/mama, além de exigir um profissional altamente habilitado, tanto na técnica como na interpretação das imagens. A maioria dos estudos é descritivo (não há estudos randomizados ou de coorte) e composto de amostras pequenas, e, na maior parte, detalha movimentos de sucção/extração do leite somente em uma tomada, sem comparar com outros grupos e até mesmo comparando bebês em idades bem distintas, o que pode determinar um viés de interpretação. Muitos estudos não referem dados sobre a exclusividade da amamentação, posicionamento da mãe-bebê na mamada e outros fatores que podem comprometer a dinâmica oral e a movimentação da língua, como o uso de bicos artificiais.[101,103]

Existem lacunas no conhecimento relacionadas com a **deglutição na amamentação** até os dias de hoje, pelas próprias dificuldades práticas para desenvolvimento das pesquisas nessa área. A maioria dos estudos para essa função foi realizada com utilização de videofluoroscopia, avaliando a deglutição com uso da mamadeira e em prematuros, e há evidências das diferenças na fisiologia quando o bebê deglute leite materno direto do peito ou pela mamadeira. Estudos com videofluoroscopia não são os mais adequados, uma vez que a posição natural mãe-bebê é alterada no exame, acarretando impacto na fisiologia da deglutição, além do leite materno ser radiotransparente, dificultando essa modalidade para captura de imagem. Sem contar a exposição à radiação da mãe e do bebê, que são contraindicadas.

Estudos de USG acrescentaram significativamente a compreensão da transferência de leite eficaz na amamentação, nas últimas duas décadas, mas pouco para a deglutição, principalmente pela capacidade limitada em capturar eventos tridimensionais tão rápidos e dinâmicos dessa função durante a amamentação, apesar de ainda serem considerados como a modalidade superior em imagem para avaliar a biomecânica da sucção.[101,102]

Atualmente, também se utilizou a ressonância magnética (RM) em tempo real para verificação da dinâmica da deglutição em bebês durante a amamentação. Apesar de barreiras quanto ao ruído e ao ambiente do exame e à necessidades de ajustes corporais durante o processo, esse método se mostrou viável para obtenção de imagens durante a amamentação, porém desafiador para a prática clínica.[104]

A busca de informação científica é imprescindível, mas é necessário raciocínio clínico sobre o tema e os resultados obtidos, avaliando-se a veracidade e a aplicabilidade das informações, bem como os possíveis **conflitos de interesses** (como observado em alguns estudos que declaram ajuda financeira para seus laboratórios oriundos de fabricantes de mamadeiras ou fórmulas).

Biomecânica da extração de leite na amamentação

O desenvolvimento da alimentação envolve um conjunto de profundas interações e coordenação das estruturas do SE que estão inseridas no complexo orofacial, como mandíbula, osso hioide, língua, palato, faringe, laringe, epiglote e toda a musculatura, fáscia e articulações orais envolvidas, que deverão trabalhar em harmonia e apresentar equilíbrio tanto no aspecto postural, de tônus/força e mobilidade adequada para exercer funções tão nobres como a sucção, deglutição e coordenação destas com a respiração.[101,105]

Essas funções começam no período fetal e continuam durante a primeira infância, sendo a deglutição a primeira a aparecer e, posteriormente, a sucção, permanecendo ativas até o fim da vida.[106] Importante ressaltar que o feto deglutirá o líquido amniótico e fará movimentos com a língua, ou seja, um verdadeiro "treinamento" durante seu desenvolvimento intrauterino, ressaltando-se que, em casos de desvios anatômicos ou alterações posturais globais, como, por exemplo, em casos de anquiloglossia ou retrognatia acentuada, a movimentação da língua poderá já estar comprometida anteriormente ao nascimento, e o RN prosseguirá com inabilidades motoras orais (para mais detalhes, ver Capítulos 3, *Anatomia e Fisiologia do Sistema Estomatognático*; e 9, *Anquiloglossia em Recém-Nascidos e Lactentes Jovens: Abordagem Transdisciplinar*).[103,104]

Tanto a ativação do reflexo de sucção como a realização da extração do leite materno das mamas dependem de estimulação labial e amadurecimento dos proprioceptores da região dos lábios e da mucosa interna da boca. Durante o desenvolvimento intrauterino, o feto já irá inicialmente sugar alguma parte de seu corpo, que, ao tocar a região dos lábios, desencadeará o ato de sugar. Com o amadurecimento dessa sucção, o feto passará a deglutir o líquido amniótico, desenvolvendo habilidade para produzir vácuo dentro da boca, por ação da musculatura do SE, que estará ainda mais apta ao nascimento.[105]

Os reflexos orais do RN garantem sua alimentação nessa fase inicial do desenvolvimento e são os seguintes: busca ou procura (ativada mediante toque na bochecha e, principalmente, nos quatro pontos cardeais dos lábios), cuja função consiste em localizar o peito; sucção (desencadeada pelo toque na ponta da língua e papila palatina), sendo sua função a retirada do leite; e deglutição (obtida mediante estímulo do leite na região posterior da língua, em palato mole, faringe e epiglote). Há, ainda, os seguintes reflexos de proteção da deglutição: mordida (obtida mediante o toque na região interna das gengivas), vômitos (desencadeado pelo estímulo na ponta da língua, quando há negação total da deglutição) e tosse. Após o 4º ou 5º mês, com o crescimento das estruturas orais, o amadurecimento do sistema nervoso e as possibilidades de experimentação oral adequada da criança, essa condição basicamente reflexa se modifica, sendo substituída por um padrão voluntário de movimentação oral.[107]

Para um neonato saudável, nascido a termo, esses reflexos estarão ativos logo após o nascimento, sendo a resposta de sucção uma capacidade inata, que deverá ocorrer sem dificuldades. Entretanto, o RN precisará desenvolver habilidades orais para utilizar e coordenar esses reflexos de modo efetivo. Esse processo que envolve a biomecânica para extração do leite na amamentação, também conhecido como "fisiologia da sucção" é considerado uma habilidade aprendida após o nascimento, que necessita de fixação perfeita e vedamento das estruturas orais à mama (pega ótima), com uma refinada adaptação dessas estruturas, a fim de se garantir o vácuo intraoral para extração do leite (ordenha), de modo a não causar danos nos mamilos.[90,103]

Saber distinguir os modos de sucção que podem ocorrer durante a mamada é essencial para uma assistência adequada em amamentação – SN e SNN –, que diferem tanto nas características do vácuo quanto nos movimentos da língua. A SNN, ou seja, sucção sem retirada do leite, poderá ocorrer em utensílios (chupeta e sucção digital), mas também durante a amamentação. Geralmente ocorre no início da mamada para estimular a descida do leite e perto do fim da mamada, servindo para satisfazer o desejo da sucção do bebê, facilitando a regulação do estado de consciência e o autoconforto.[4,105]

A SN refere-se à capacidade do bebê em extrair o leite, portanto, relaciona-se com todas as atividades sincrônicas de sucção, deglutição, respiração e função esofágica. Juntas, todas essas funções são responsáveis pelo transporte rápido e seguro de um bolo de leite da cavidade oral para o estômago,[109] e, antes deste entrar no sistema digestório, deverá haver sincronia dos processos de deglutição e respiração, garantindo ao mesmo tempo a manutenção da estabilidade cardiovascular.[103]

A SNN, portanto, poderá ser utilizada como um bom marcador de prontidão para alimentação oral e da resposta da sucção em si, mas não poderá ser preditiva da coordenação entre as funções de sucção, deglutição faríngea, respiração e função esofágica, segundo Lau.[109] Ressalta-se que na avaliação da SNN alguns parâmetros são importantes para a prática clínica fonoaudiológica.[21] Alves et al.[110] relatam achados significativos entre RNs que apresentaram alterações na movimentação da mandíbula na SNN e mudanças da pega na mamada ("boca do bebê pouco aberta").

Sabe-se que a SN poderá variar de acordo com o tipo e o tamanho do mamilo da mulher,[78] mediante exposição ao uso de bicos artificiais (chupetas e intermediários de mamilos) e mamadeiras, além do fluxo de leite e saciedade do bebê.[98,111-113]

Até hoje, o fenômeno de "confusão de bicos",[111] referente às dificuldades nas habilidades orais para pega e sucção corretas, após exposição do neonato a bicos artificiais, é controverso. O principal desafio é estabelecer a causalidade, ou seja, determinar se os bicos artificiais provocam inabilidades orais e, portanto, recusa dos bebês na amamentação, ou se são simplesmente marcadores de outras características materno-infantis que favorecem o seu uso.[113-115]

Evidências científicas indicam que o uso de chupetas tem sido associado a uma menor duração da amamentação exclusiva[115] e a utilização de bicos artificiais e mamadeiras relacionam-se com alterações, tanto nos padrões de SN (maior influência com uso da mamadeira) como da SNN (correlacionada ao uso de chupeta).[113]

Quando o RN sente fome, desencadeia-se o reflexo de procura (Figura 17.6), mediante toque corporal com sua mãe e cheiro exalado do leite materno. O contato com as mamas estimulará as bochechas e os proprioceptores da região labial (principalmente do lábio inferior), facilitando o giro do rosto do bebê na busca e apreensão da mama, seguida pela, apreensão do conjunto mamilo areolar.[105]

O RN realiza uma ampla abertura da boca, mediante a estimulação tátil da mucosa interna da boca, e ocorre uma excursão mandibular (projeção e rebaixamento da mandíbula), simultaneamente à projeção da língua, de modo que o mamilo e boa parte da aréola (conjunto mamilo areolar) serão apreendidos (ver Figuras 17.6 e 17.7).

Inicialmente ocorrerá um vedamento adequado e firme da boca do bebê sob a mama (pega adequada), com contração suave do músculo orbicular dos lábios ao redor da aréola e inferiormente. Em geral, a posição do lábio superior é neutra, podendo também apresentar-se evertido.[104] Segundo estudos ultrassonográficos,[101] a ponta da língua se mantém estabilizada, repousando sobre o rodete gengival inferior, sem retrair-se durante a mamada, mas também sem avançar além desse ponto. Além disso, o contato firme entre a metade inferior da face e a mama auxilia na vedação perfeita da boca do bebê.[90]

Segundo achados de Geddes et al.[99] com o vedamento perfeito (na pega ótima), o bebê aplica um vácuo basal com a língua quando esta se eleva, mantendo o centro de seu corpo lingual, em posição contrária à junção dos palatos mole e duro, mantendo o mamilo mais alongado, posicionando-o próximo à essa região da cavidade oral.

O ciclo de sucção para extração do leite é caracterizado por movimento descendente da língua (partes anterior e média) em conjunto com a mandíbula; ambas se movem como um "bloco", ou

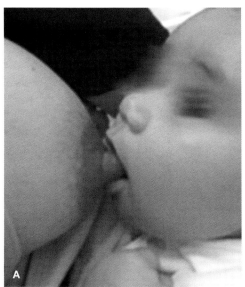
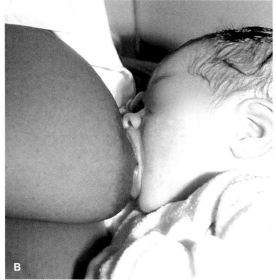

FIGURA 17.6 **A.** Reflexo de procura. **B.** Grande abertura da boca – pega ótima.

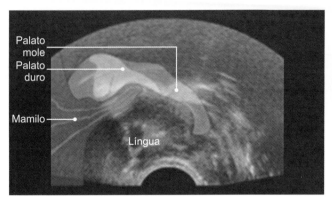 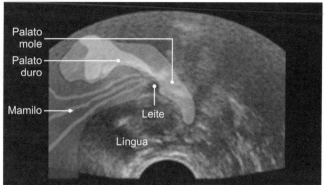

FIGURA 17.7 Esquema ilustrando o aumento de diâmetro do mamilo na extração do leite. (Adaptada de Geddes et al., 2021.)[4]

seja, uma unidade, e um pequeno espaço intraoral é criado entre o palato e o meio da língua, proporcionando um aumento do vácuo intraoral. Uma quantidade de tecido mamário e do mamilo será puxada para dentro da cavidade oral e os ductos de leite dentro dessa cavidade se expandem uniformemente à medida que o vácuo é aplicado (Figura 17.7). A língua envolve o tecido mamário intraoral e as mucosas bucal e palatina, e a aplicação rítmica de picos de vácuo banha o tecido mamário e o mamilo com calor, umidade e sensação de repuxamento profundo, estimulando a liberação de ocitocina e a contração das células mioepiteliais alveolares. O leite flui para o espaço intraoral, à medida que a mandíbula e a língua continuam a descer inferiormente, até ocorrer o pico máximo de vácuo, quando a mandíbula está totalmente distendida; ou seja, **o vácuo intraoral é o principal mecanismo de remoção do leite, e não a ação direta somente da língua**, e não há ar na cavidade oral quando a pega é mantida.[4,99,102,116,117]

A pressão negativa do vácuo intraoral é mais eficaz na remoção do leite quando combinada com a pressão positiva da ejeção do leite materno. A variabilidade do vácuo pode estar relacionada com alterações nessa pressão positiva, que poderá refletir no volume de leite extraído da mama, ou com modificações no volume do tecido mamário intraoral, ou ambos.[90,99,101,102,117-119] Em geral, vácuos intraorais mais fortes associam-se a uma alimentação mais eficiente.[101]

Língua e mandíbula movem-se sincronizadamente enquanto os bebês sugam ativamente, e o palato mole permanece próximo à base da língua, com o mamilo posicionando-se em direção à junção dos palatos duro e mole, sem que nenhum ar esteja presente entre a base da língua e a superfície lingual do palato mole, apesar da excursão anteroposterior da base da língua durante a sucção.[104]

No RN, as funções de procura da mama, sucção e deglutição ocorrem de modo integrado e a fase oral da deglutição inicia-se desde o início da apreensão do complexo mamilo areolar, e posteriormente se completa com a expressão do leite e seu transporte pela língua. À medida que a mandíbula sobe, o vácuo intraoral diminui e o meio da língua eleva-se simultaneamente, o bolo de leite passa sobre a parte posterior da língua e sob o palato mole. O palato mole ergue-se para encontrar as paredes da faringe, selando as vias aéreas nasais. A deglutição ocorre quando o leite estimula os numerosos receptores sensoriais na cavidade oral posterior; tanto a parte posterior da língua quanto o palato mole elevam-se, o leite flui em direção à região faríngea, onde se acumula; uma deglutição faríngea é iniciada, e a respiração é brevemente interrompida. A forma da língua posterior não se altera significativamente durante a deglutição; entretanto, observam-se movimentos peristálticos sutis, em forma de onda, à medida que o bolo passa entre a parte posterior da língua (que está mais próxima da junção dos palatos duro e mole). Os receptores sensoriais do palato mole, das paredes da faringe, dos arcos faciais e da língua desempenham um papel significativo nessa fase, à medida que os estímulos combinados ativam os eventos motores complexos que ocorrem. A fase esofágica, ou fim da deglutição, marca a transferência de líquido da boca para o estômago.[4,90,102,103,105,109]

As frações de sucção-deglutição podem mudar durante a amamentação, em comparação com as proporções de alimentação com mamadeira, que são normalmente mais consistentes e em maior volume. Variações semelhantes nas proporções sucção/respiração e deglutição foram observadas, talvez devido a padrões individuais do reflexo de ejeção, sugerindo que os bebês se adaptam às mudanças nas taxas de fluxo durante a amamentação.[101,112,119] O volume de leite extraído pelo bebê é provavelmente obtido tanto pela fome como pela combinação do volume de leite armazenado na mama e sua disponibilidade como resultado do padrão do reflexo de ejeção.[4,95,98]

A alimentação eficiente depende da coordenação perfeitamente sincronizada de sucção, deglutição e respiração. Cada uma destas funções abrange uma série de elementos que amadurecem em momentos e ritmos diferentes. Acredita-se que, inicialmente, os elementos de cada função deverão atingir uma maturação funcional apropriada que possa trabalhar em sincronia entre si para produzir, posteriormente, uma organização dos processos de sucção, deglutição e respiração. Em segundo lugar, os elementos de todas essas funções distintas, por sua vez, devem ser capazes de fazer o mesmo em um nível integrativo para garantir o transporte seguro e eficiente de um bolo alimentar da boca para o estômago.[109]

Compreender como a anatomia e a fisiologia influenciam as habilidades motoras orais de um bebê é crucial tanto para o diagnóstico da causa das dificuldades na amamentação como para estabelecer um plano de tratamento adequado.

Disfunções orofaciais e baixa extração de leite

As primeiras sucções após o nascimento poderão causar uma marca, ou seja, uma "impressão" no padrão de sucção do RN, que tenderá a se repetir, mesmo que ele ainda esteja sob efeito reflexo, ou seja, mediante respostas comandadas pelo sistema nervoso central. Conforme já discutido, a extração do leite das mamas requererá aprendizagem para o RN, para que possa realizar o ajuste perfeito entre sua boca e o mamilo de sua mãe, garantindo vácuo intraoral e volumes de tecido mamário ideais para uma extração de leite efetiva.[90,103]

Para bebês nascidos a termo e prematuros tardios (idade gestacional entre 35 e 37 semanas), bem como os PIG, inabilidades motoras orais podem passar desapercebidas, devido à curta permanência na maternidade e à baixa ingesta de leite no início da vida, principalmente se a mãe apresentar uma boa apojadura. Em geral, esses problemas são subdiagnosticados, a menos que a amamentação seja minuciosamente avaliada por profissionais da Saúde, e, muitas vezes, os bebês são rotulados como "preguiçosos", "dorminhocos", entre outros.[25,26,82,83]

Estima-se que 25 a 45% dos bebês/crianças com desenvolvimento normal e até 80% dos bebês/crianças com atraso no desenvolvimento (p. ex., pré-termos, sindrômicos) apresentem dificuldades na alimentação oral. Alguns desafios, como a falta de avaliações objetivas/de ferramentas adequadas para determinar se problemas no processo da alimentação ocorrem devido a inabilidades orais ou em virtude de outros agravos, têm sido um problema da prática clínica das equipes neonatais, bem como para a utilização de intervenções eficazes com base em evidências.[109]

Compreendem-se por "disfunções orais ou orofaciais",[25,26,29] "disfunção da sucção"[120] ou "disfunções das habilidades motoras orais" – variados termos são encontrados na literatura[8] – as dificuldades do bebê em estabelecer uma configuração oral tanto para pega quanto para movimentação correta, a fim de se obter uma extração efetiva do leite materno, geralmente caracterizado por incoordenação dos reflexos orais (na fase neonatal), também associados a tensões ou assimetrias orofaciais, padrões posturais inadequados, entre outros, resultando em mamadas inefetivas. A causa primária dessas disfunções não seria de origem neurológica, respiratória, síndromes, prematuridade ou malformações, mas sim por inabilidades motoras orais entre bebês típicos, que podem apresentar pequenos desvios orofaciais ou problemas de origem funcional, acarretando movimentos orais atípicos, frequentemente associados a lesões mamilares mamilares, interferências no ganho de peso e até mesmo ao desmame precoce.

Estudo recente com medidas de RM em tempo real para análise da deglutição na amamentação, fornecendo uma visão geral de toda a cavidade oral, indicou que o grau de elevação da língua necessário para extração de leite parece ser influenciado pela altura e pelo contorno do palato duro do bebê, bem como pelo volume do mamilo materno e do tecido areolar. Conclui-se que outras variáveis anatômicas precisam ser consideradas, além da morfologia do frênulo lingual do bebê, para detecção das causas da disfunção de sua sucção.[104]

Aspectos interferentes nos primeiros dias de vida, como processo de apojadura intenso, que geralmente causam ingurgitamento mamário, somados ao tamanho exagerado da mama ou devido a acréscimo de próteses gigantes, poderão influenciar ainda mais esse impacto, mediante o peso aumentado, que provavelmente dificultarão a sustentação do encaixe boca-mama. Caso não resolvidos prontamente, poderão ser fatores de interferência na aprendizagem correta da pega e da extração do leite pelo RN,

além de uma das principais causas de dor e lesões mamilares nessa fase inicial, uma vez que dificultarão tanto a fixação correta da boca e da língua do bebê no complexo mamilo areolar como a aprendizagem da movimentação da língua para exercer uma extração suave e efetiva durante a amamentação.[49,103]

Cirurgias redutoras com retiradas do mamilo, anatomia diferenciada dos mamilos (encurtados ou planos, ou semi-invertidos) poderão igualmente dificultar o estabelecimento da amamentação.[121,122] Nesses casos, além do manejo clínico da amamentação realizado por profissional (da Saúde ou consultor de amamentação), capacitado em manejo e aconselhamento em aleitamento materno, maior cuidado das mamas e controle do ingurgitamento para esvaziamento lácteo serão necessários, além de ajustes no posicionamento e na pega, e, principalmente, acompanhamento especializado quanto ao aprendizado das habilidades orais do neonato, uma vez que todo esse processo mais longo e/ou dificultoso na apojadura poderá persistir durante dias, interferindo no funcionamento do SE (para mais detalhes sobre manejo das mamas, ver Capítulos 14, *Técnicas de Amamentação*, e 32, *Banco de Leite Humano*).

Outro fator interferente no aprendizado da correta técnica de sucção é o contato precoce do neonato com bicos artificiais, sejam de mamadeira, chupeta ou protetores de mamilos – (bicos de silicone) denominado **confusão de bicos**, conforme já discutido.

Na alimentação com mamadeira, o bebê não precisa de um ajuste preciso da musculatura oral para realização da pega, muito menos movimentos de ordenha, que exigem a permanência do vácuo intraoral, porque o leite escorre facilmente (confusão de fluxo), mediante a compressão da língua contra o bico da mamadeira. Consequentemente, nos transtornos decorrentes do uso de mamadeiras, os movimentos de sucção tornam-se diferentes dos habituais da amamentação.

Vale a pena ressaltar que não há diferenças entre o uso de bicos de chupeta/mamadeira ortodônticos em comparação aos convencionais, quanto à repercussão para o SE, conforme muitas vezes é divulgado nas propagandas de produtos infantis, sendo ambos maléficos para o desenvolvimento orofacial.[114]

Fatores mecânicos de alterações posturais do bebê poderão também estar relacionados com dificuldades na sucção e na deglutição. Desde posições inadequadas durante o desenvolvimento do feto e, consequentemente, alta compressão uterina, como, por exemplo, bebês pélvicos, ou aqueles que ficaram erroneamente com uma cabeça mais virada para um lado ou ainda devido a um trabalho de parto mais longo e difícil, além de posicionamento pós-natal inadequado, as quais irão infringir forças corporais mecânicas intensas. Esses fatores poderão resultar em tensões, torcicolos, assimetrias e disfunções somáticas, ou seja, prejuízo nas funções do sistema somático (ossos, articulações e fáscias). Conhecendo-se a anatomia e a fisiologia do complexo orofacial, e o SE nele inserido, sabe-se que essas estruturas estão interligadas pela coluna cervical e que fazem parte da coluna vertebral. Modificações posturais corporais, portanto, possivelmente exercerão alterações no SE, mediante sua inter-relação com estruturas adjacentes, e disfunções de mobilidade em qualquer uma de suas estruturas, diretas ou indiretas (as quais ele se relacione), poderão repercutir negativamente na amamentação (para mais detalhes, ver Capítulos 3, *Anatomia e Fisiologia do Sistema Estomatognático*, e 20, *Fisioterapia e Osteopatia como Abordagens nas Intercorrências de Amamentação*).[123]

Em alguns casos, mediante prática clínica, observam-se, também, situações em que as respostas da sucção se sobrepõem às de procura, por exemplo, quando o feto já apresentava sucção digital, na fase intrauterina (fato relatado por pais ou até confirmados no USG), dificultando a coordenação dessas respostas e, consequentemente, interferindo na mamada correta. Outros fatores relacionados com as inabilidades orofaciais de bebês na amamentação são exemplificados na Tabela 17.1.

Um dos piores desfechos das disfunções orofaciais refere-se à dor e às lesões nos mamilos, devido ao desajuste da pega e de sua fixação abaixo do ideal, predispondo a ingurgitamento, obstrução dos ductos, mastite e desmame precoce. Segundo Douglas et al.,[117] é preciso identificar vetores de forças conflitantes no contexto da vedação boca-mama e realizar as devidas correções mediante diagnóstico e manejo detalhado. Em abordagens típicas de ajuste e fixação da pega, com diferentes aplicações tópicas para dor mamilar, não se identificou nenhum benefício convincente no uso de pomadas, enfatizando-se novamente a necessidade de novas abordagens clínicas e a compreensão desse processo.

Estudos mais atuais sobre a dor nos mamilos[93] relacionam essa sintomatologia com uma inflamação, devido à exposição repetitiva de alongamento mecânico excessivo e forças deformacionais em epiderme, derme e estroma do mamilo durante a remoção do leite. Os queratinócitos unem-se quando as forças mecânicas excedem os pontos de rendimento do desmossomo, mas se as cargas mecânicas continuarem a aumentar, os desmossomos podem se romper, resultando em inflamação e fratura epitelial. Forças mecânicas de tração mamilar indevidas, portanto, poderão causar micro-hemorragia e inflamação do estroma. Embora o ambiente da pele do complexo areolopapilar seja exclusivamente propício à cicatrização de feridas, também está muito exposto a riscos como traumas mecânicos. Os dois fatores principais que previnem e tratam a dor e a inflamação nos mamilos são, em primeiro lugar, a eliminação de vetores de força conflitantes durante a sucção ou a remoção mecânica do leite e, em segundo lugar, a eliminação da hiperidratação do epitélio, que pode causar danos à pele associados à umidade.[90,93,117] Outros desfechos igualmente impactantes para estabelecimento e continuidade da amamentação exclusiva referem-se ao comportamento instável do bebê,[85] motivos de preocupações aos pais com sua fome e seu crescimento. Dificuldades em pega e sucção, choro durante a amamentação, recusa da mama, mamadas longas e frequentes, bebê se arqueando para trás, rejeitando o peito, dificuldades na extração do leite, ganho de peso inadequado, choro por não saciedade e mães esgotadas pela falta de um ritmo adequado estabelecido entre alimentação e sono sinalizam instabilidade posicional abaixo do ideal e transferência de leite prejudicada, mas podem ser diagnosticadas erroneamente como condições médicas (doença do refluxo gastroesofágico, alergias etc.) e uso excessivo de medicamentos. Esses inúmeros desafios levam muitas mulheres a cessar prematuramente a prática da amamentação.[2,3,90]

Embora muitos desses problemas e disfunções orofaciais possam ser corrigidos em poucos dias no início do AM, em alguns casos mais complexos, se os fatores interferentes permanecerem, poderão causar interferências no funcionamento oral de tal modo que se tornam extremamente difíceis de resolver.[6,25]

Por esse motivo, a atenção quanto ao manejo clínico da amamentação, bem como o diagnóstico precoce das disfunções orofaciais e ações de reabilitação motora oral serão imprescindíveis logo no início da amamentação, a fim de evitar que essas alterações impactem no sucesso do AM. Para esses casos de maior complexidade, será necessário um conhecimento apurado sobre anatomia e neurofisiologia oral (desenvolvimento global e oral do bebê), bem como experiência no manejo clínico da amamentação e acompanhamento com especialistas, no caso, o fonoaudiólogo com prática em AM.[8,9,22,25,26]

Avaliação fonoaudiológica na amamentação

Na busca de maior detalhamento da avaliação da mamada, com enfoque fonoaudiológico, alguns protocolos estão sendo desenvolvidos buscando uma sistematização para coleta dos dados e a padronização de possíveis intervenções, com destaque no início da vida, durante a permanência da dupla mãe-recém-nascido RN na maternidade.[7,8] Protocolos padronizados e validados em Fonoaudiologia para avaliação da mamada ainda são poucos, e a maioria destina-se à avaliação e à intervenção de pré-termos ou disfágicos.[8] Neste capítulo, serão destacados aspectos sobre a atuação fonoaudiológica na amamentação para bebês a termo, saudáveis, tanto na maternidade como no acompanhamento ambulatorial.

TABELA 17.1	Fatores relacionados com a biomecânica: aprendizagem da pega e extração do leite no início da amamentação.
Aspectos anatômicos orofaciais do bebê	Boca pequena, retração mandibular exacerbada, pré-maxila projetada; palato duro alto e estreito; anquiloglossia, alterações do frênulo labial; presença de dente neonatal
Aspectos relacionados com a pega	Boca com pouca abertura durante o reflexo de procura; retração labial; hipertensão perioral; dificuldades de sustentação da pega correta
Aspectos relacionados com a extração do leite materno	Reflexos orais incoordenados, débeis, exacerbados ou incompletos; padrão mordedor; língua posteriorizada e/ou com ausência ou diminuição do canolamento no movimento da sucção
Aspectos anatômicos da mama e/ou dos mamilos	Mamas gigantes; mamilos encurtados, planos ou totalmente invertidos; mamas com tecido muito flácido; cirurgias plásticas (redutoras ou outras; inserção de próteses de silicone)
Iatrogenias	Uso indiscriminado de bicos artificiais, intermediários de mamilos e fórmulas lácteas sem justificativa; intervenções para estimulação oral indevida e sem acompanhamento especializado; uso de técnicas indevidas para complementação, com abuso de fluxo e/ou volume sem controle ou ainda sem seguimento de fonoaudiólogo na presença de disfunções orais
Organização global e postura/comportamento do bebê	Bebês muito sonolentos (procrastinadores), com diminuto tempo de atenção; excessivamente excitados; vorazes (barracudas) no momento da alimentação; bebês que apresentam alguma assimetria, tensões na região cervical ou desvios posturais globais

Adaptada de Sanches, Mello, 2014.[6]

A **avaliação fonoaudiológica da amamentação** abrange: história da dupla mãe-filho (dados pré, peri e pós-parto e da amamentação), exame clínico do RN (aspectos globais e orofaciais anatômicos e funcionais), observação dos estados de consciência e organização global do RN e avaliação da mamada (início-meio-fim), considerando-se também aspectos de mamas/mamilos e conforto físico e emocional da mulher.[7]

Será imprescindível a realização de **anamnese detalhada**[9,25,26,49] diretamente com a mãe e a análise do prontuário hospitalar referente a **dados gestacionais** (aceitação e planejamento da gravidez, realização de pré-natal com dados do decorrer da gravidez, posição do feto, orientações sobre AM, doenças maternas físicas, uso de próteses ou realização de cirurgias redutoras de mamas, aspectos emocionais; vícios), paridade, história de amamentação de outros filhos, experiência da mãe (considerando-se aspectos emocionais, bem-estar e desejo de amamentar); **dados do parto** (tipo de parto, duração, possíveis intercorrências com a mãe ou o RN e condutas), **condições do RN ao nascimento** (índice de APGAR), idade gestacional ao nascimento, assim como dados antropométricos (peso, comprimento, perímetro cefálico). Durante a permanência na maternidade, dados como *golden hour*, comportamento do RN nos primeiros dias, intercorrências clínicas no pós-parto e necessidade de cuidados especiais (UTIN, apoio respiratório, entre outros), informações sobre o início da amamentação (conforto da mãe, lesões mamilares, condições gerais do RN), necessidade de complementações e uso de dispositivos (intermediários de mamilos, mamadeiras, copinhos etc.), peso e condições do RN na alta hospitalar serão fundamentais.

Posteriormente à alta, informações sobre apojadura, condições atuais de mamas e mamilos, história da dor e de lesões mamilares (se houver) serão necessárias. Também **dados da evolução do bebê** (curvas de crescimento, patologias associadas), situação atual do AM (frequência das mamadas, tempo de duração, exclusividade), hábitos atuais como uso de bicos, intermediários de mamilos e similares, informações da rotina mãe-bebê em casa, rede de apoio da mulher e possíveis intervenções e profissionais envolvidos.

Todas essas informações serão norteadoras para futuras condutas para a dupla mãe-filho, além de imprescindíveis para identificação de outros fatores interferentes, como baixa produção láctea ou até algum quadro de ansiedade ou depressão, os quais podem estar mascarados com outros fatores do bebê, como baixo ganho de peso.

O **exame clínico fonoaudiológico** envolverá desde a observação da postura corporal e a organização global, estados de consciência do RN, até um exame minucioso anatômico e funcional do SE,[7,9,25] considerando-se que a alimentação é uma função de alta complexidade, envolvendo estruturas ósseas e musculares, mecanismos neuromusculares e coordenação entre os sistemas respiratório, cardíaco e digestório.[109] Vale a pena ressaltar que a amamentação envolve ainda uma relação de vínculo entre mãe-filho e o meio ambiente, e será uma das primeiras formas de troca de afeto e comunicação.[9,39]

Ao nascimento, o RN que nasceu a termo e saudável apresentará hipertonia fisiológica, caracterizada por uma postura flexora das extremidades e da pelve e adução da cintura escapular, também conhecida como "enrolamento". A coluna vertebral apresenta-se cifótica (de cima até embaixo), e o tronco elevado. Respeitar esse padrão postural normal será imprescindível para a organização do RN, para que toda a musculatura envolvida no processo de sucção e deglutição se estabilize, e possa haver um bom desempenho da função oral para uma amamentação efetiva.[9,25,123]

A observação e o manejo do RN devem considerar sua postura corporal global, movimentação espontânea, tônus muscular, buscando-se identificar outras alterações que possam influenciar o complexo orofacial e suas funções, bem como o direcionamento do bebê para outros profissionais como osteopatas ou quiropatas, se necessário, conforme já discutido anteriormente.

A **observação direta do RN** deverá incluir o estado de consciência, que poderá variar desde sono profundo, leve, sonolência, alerta, agitado até um padrão de estresse e choro, e a organização global deste.[7,39] Observar como o RN passa de um estado para outro, se consegue se manter alerta (calmo e atento) e por quanto tempo permanece assim, bem como quanto tempo conseguirá extrair o leite vigorosamente, será fundamental para uma mamada efetiva. Um bebê que, mesmo com fome, adormece rápido, precisará de ajuda para se manter acordado e realizar, em tempo hábil, extração efetiva das mamas, podendo estar apenas se hidratando, mas não se alimentando adequadamente. Da mesma maneira, verificar seu comportamento no fim da mamada acrescentará informações importantes sobre esse aspecto.

Para um **exame clínico orofacial**, preconiza-se que o RN esteja alerta ou sonolento, calmo e organizado, em padrão de flexão. O fonoaudiólogo deverá realizar uma **avaliação anatômica e funcional das estruturas do SE**, incluindo exame da aparência, postura, tônus e sensibilidade orofacial, intra e extraoral (Figura 17.8).

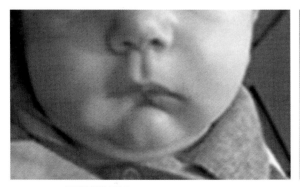
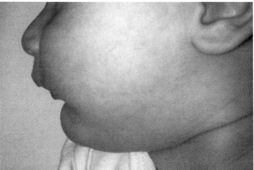

FIGURA 17.8 Lactente de 2 meses de vida com padrão exacerbado de retrognatia.

Será realizada inspeção de maxila, mandíbula, palatos duro e mole, e rodetes gengivais. Quanto aos **aspectos funcionais**, posicionamento (em repouso e em movimentos espontâneos), tônus e mobilidade de bochechas (incluindo bridas), lábios (incluindo vedamento labial) e, principalmente, da língua serão imprescindíveis.[7,8,124] O frênulo lingual deverá ser classificado de acordo com o protocolo específico (Protocolo Bristol é o recomendado pelo MS [Nota Técnica Conjunta 52/2023])[125] e o freio labial também deverá ser analisado com cuidado. Esses achados sempre devem ser correlacionados com a avaliação da mamada (para mais detalhes, ver Capítulo 3, *Anatomia e Fisiologia do Sistema Estomatognático*; Capítulo 9, *Anquiloglossia em Recém-Nascidos e Lactentes Jovens: Abordagem Transdisciplinar*; e Capítulo 18, *Saúde Oral e Enfoque Odontológico*).

Antes da mamada, sinais de prontidão serão observados, ou seja, como o RN demonstra fome e sede, se apresenta reflexos de procura e sucção, se mostra sinais de aproximação (se leva as mãos em linha média ou na face), se consegue manter-se organizado, em postura de flexão no colo de sua mãe, ou se, por algum motivo, chora, se arqueia para trás, se desorganiza facilmente, apresentando dificuldades na harmonia entre os reflexos de procura/sucção e, consequentemente, na extração e deglutição do leite materno.[9,21,25]

Durante a mamada, além de todos os parâmetros analisados anteriormente (aspectos de vínculo e posicionamento mãe-bebê, pega, conforto da mãe, aspectos da mama e mamilo), mediante protocolo específico para avaliação da mamada, o fonoaudiólogo analisará também, de modo mais detalhado, **as condições da pega** (se o RN apresenta condições para realizar a abertura de boca suficiente para abocanhar o complexo mamilo areolar e manter a pega correta; se os lábios realizam adequado vedamento, com lábio superior neutro e lábio inferior levemente evertido, sem força excessiva; sem escape na pega, de modo a entrar ar) e **principalmente quanto à extração do leite**, se ocorre de modo efetivo (sucção com força e ritmo adequados; movimentos harmônicos da mandíbula, de modo posteroanterior, sem força excessiva; manutenção do ritmo durante a mamada e porções de sucções potentes na maior parte da mamada, com poucas e curtas pausas (em geral somente para deglutir e respirar), voltando a mamar vigorosamente na sequência; possibilidade audível de goles de leite durante a mamada (em local silencioso), procurando identificar sinais de compensação da musculatura oral envolvida ou de movimentos inapropriados.[6,7,49,104]

Ao fim da mamada, ressalta-se a importância do registro do tempo, considerando-se que uma mamada efetiva (descontando-se pausas e interrupções) deverá ocorrer em tempo aceitável para que o bebê extraia uma quantidade de leite necessária ao seu aporte calórico. Alguns sinais evidentes nos mamilos, como achatamento, mamilos esbranquiçados, com lesões evidentes e outros, poderão indicar força mecânica exagerada durante a mamada, assim como relato de dor ou desconforto da mãe. Observar o comportamento do bebê ao fim da amamentação também é imprescindível, uma vez que um bebê saciado deverá adormecer ou, simplesmente, soltar o mamilo, apresentando-se calmo, em estado de sonolência, sem sinais aparentes de fome (inquietação motora, choro, reflexos de procura ou sucção).[7,49]

Concluindo, não se trata apenas de avaliar o frênulo lingual e os movimentos isolados da língua, ou observar a mamada e constatar que o bebê abocanha somente o mamilo e causa lesão mamilar, ou ainda que não retira leite suficiente. Nesses casos, a contribuição fonoaudiológica será a identificação da real causa dessa disfunção orofacial, ou inabilidade oral do bebê, mediante a resposta das principais indagações da equipe interdisciplinar: "Qual a origem da desorganização miofuncional?" "Por que a língua está posteriorizada?" "Quais cadeias musculares estão envolvidas?" "Por que ocorrem movimentos compensatórios, como, por exemplo, o padrão mordedor?" "Por que o bebê apresenta padrão alterado de comportamento?"

Mediante esse diagnóstico apurado, metas deverão ser estabelecidas e pactuadas com a mãe e a família, e os achados discutidos com a equipe interdisciplinar, para que um plano de tratamento individualizado possa ser implementado, elencando-se prioridades e evitando-se sobrecargas à família.[7,9,25-27,29,46,124]

Intervenções fonoaudiológicas na amamentação

Considerando-se que a maioria dos neonatos com problemas iniciais de amamentação não apresenta disfunção neurológica nem intercorrências graves, alguns necessitarão apenas de intervenções mínimas, mas específicas, envolvendo predominantemente posicionamento correto, respostas de abertura e fixação de boca e língua, para manter boas condições de vácuo intraoral e efetividade da mamada.

Portanto, torna-se necessário auxiliar e promover um cuidado individualizado com mãe e bebê, a fim de se adequarem às funções do SE que envolvem o AM, o quanto antes possível.[20-23] As primeiras experiências vividas no Alojamento Conjunto são fundamentais para que tudo aconteça de modo saudável e eficiente.[8,27] Nesse momento, a assistência ao binômio pode e deve ser o mais completa possível, a fim de evitar que, diante das primeiras dificuldades, haja interesse na interrupção do aleitamento.[126]

O trabalho do fonoaudiólogo é fundamental nesse sentido, uma vez que é o profissional da Saúde que possui profundo conhecimento em relação às funções estomatognáticas, sendo habilitado para intervir nos seus distúrbios e no sistema motor oral do bebê.[6,7,26,29]

A confiança materna na amamentação e o comportamento do RN são fortes preditores da duração da amamentação, bem como dessa alimentação de maneira exclusiva. Os profissionais da Saúde devem monitorar o comportamento de amamentação dos RNs e não só fornecer às mães informações a respeito dela, mas também ajudá-las a desenvolver confiança nessa prática antes de receberem alta.[49-52,127]

Após anamnese detalhada e avaliação do SE e da mamada (vide item anterior), o fonoaudiólogo terá como identificar os fatores que podem comprometer a amamentação, estando eles relacionados com o manejo desta de um modo geral ou com alterações orofaciais.

O manejo do AM deve considerar a disponibilidade emocional e as condições maternas para amamentar, as condições de mamas e mamilos, além de aspectos relacionados com a prontidão do bebê para a mamado, comportamento dele, a pega, o posicionamento e o vínculo entre mãe e bebê.[7,8,25]

O fonoaudiólogo pode auxiliar desde o uso de estratégias para despertar o bebê até a ajuda prática quanto à melhor técnica para facilitar a pega (Figura 17.9) e o posicionamento do bebê à mama, garantindo efetividade na extração láctea, assim como a manutenção da sua produção.[7]

Algumas das principais queixas relacionadas com a disfunção da sucção referem-se às alterações anatomofuncionais das estruturas orofaciais como nos casos de: pouca abertura da boca, pega superficial, posteriorização da língua, excesso de participação do lábio superior e/ou movimento de varredura deste na sucção; ausência de vedamento labial, rigidez muscular oromotora, padrão mordedor, entre outras.[9,25,26,90,110,124]

Diante disso, pode ser necessário iniciar programa de acompanhamento fonoaudiológico individualizado, considerando-se características da forma e função das estruturas orofaciais e a melhor posição entre mãe-bebê para neutralizar vetores conflitantes.

Várias posições para amamentação são descritas na literatura, cada qual com vantagens e/ou indicações mais específicas, de acordo com características da mãe ou do bebê.[49] O importante é garantir o padrão de enrolamento do RN e de lactentes jovens, para assegurar a simetria entre face e mandíbula, bem como o ajuste mamilar à boca do bebê, sem causar tensões cervicais ou desalinhamentos de cabeça/pescoço com o corpo do bebê, conforme exemplificado na Figura 17.10.

Vale a pena ressaltar que, nessa posição tradicional invertida (ver Figura 17.10), quando a mulher sentada apoia o bebê com o braço oposto ao da mama que está sendo oferecida, se aumenta a chance de lesões mamilares devido a esses desajustes serem frequentes.[128]

A dupla mãe-bebê e o contexto familiar ao qual estão inseridos também devem ser considerados. Cada experiência de amamentação será única, diferente para cada mãe e filho, mesmo para mães experientes.

As intervenções que envolvem estimulação oral deverão ser realizadas sempre antes da mamada, aproveitando-se a prontidão e a fome do bebê, sendo necessário que este esteja em estado de alerta, de forma organizada. Outro cuidado exigido é o controle rígido do tempo (2 a 5 minutos no máximo) e da quantidade de estímulos aplicados, que deverá ser dosada mediante a observação do comportamento e das respostas do bebê. Muito tempo de manipulação poderá estressar os RNs e prejudicar o desempenho global na mamada, além de que exercícios orofaciais usados indiscriminadamente poderão agravar ainda mais o funcionamento oral.[25]

A intervenção deve ser específica para o fator identificado ou a função inadequada diagnosticada, como em casos de extrema tensão perioral, em que será necessário um trabalho para reequilíbrio do tônus labial, ou melhoria da força de sucção, em situações de sucção débil, com baixa extração de leite e interferência no ganho de peso. Manobras, massagens, ajustes na própria mamada e treino específico dos reflexos orais e, principalmente, da sucção poderão ser realizados.[9,25,29,124]

De acordo com a nossa prática clínica, não acreditamos que exercícios miofuncionais isolados sejam efetivos na resolução de inabilidades motoras orais na amamentação, apenas facilitadores do processo. Pautado nos princípios da Ortopedia Funcional dos Maxilares, segundo Valério,[105] acredita-se que a aprendizagem do funcionamento motor oral na mamada será adquirida durante a correção da própria função. Mamadas com maior assistência e atenção, com correções necessárias, serão sempre o aspecto mais importante de todo o processo. Muitas vezes, mudanças de posicionamento e ajustes na boca do bebê para maior eficiência da pega/extração, também serão necessários.

Os pais deverão ser agentes ativos no processo de observação e correção dos eventuais problemas na mamada, identificando progressos ou necessidades de novos recursos.[25]

FIGURA 17.9 Técnica facilitadora para pega correta de recém-nascido pequeno para a idade gestacional durante a amamentação.

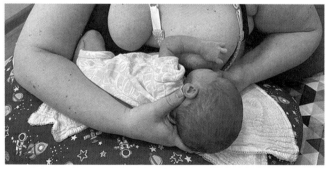

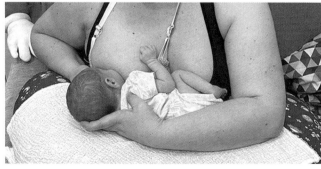

FIGURA 17.10 Correção de posicionamento durante a amamentação.

Avaliação da necessidade de complementação

Mediante a constatação da necessidade de auxílio no suporte calórico do bebê, alguns cuidados deverão ser imprescindíveis:

- Decisão de equipe interdisciplinar: geralmente, o pediatra/neonatologista prescreverá a quantidade do produto lácteo e o fonoaudiólogo a forma como administrá-lo, orientando a família. Na maioria das vezes, o diagnóstico é comprovado por baixo ganho de peso, choro constante, dificuldades no ritmo do sono e alto grau de estresse do bebê e da família. Também em casos de suspensão da amamentação, por lesões mamilares graves e alto grau de dor, sendo necessário extrair o leite materno e oferecê-lo ao bebê
- Garantir a produção láctea: sempre orientar a extração e o uso do leite materno (padrão-ouro) como complemento. Orientações para uso de bomba adequada (preferencialmente elétrica), com ordenhas regulares após a mamada, para manutenção da produção láctea, e da técnica de extração manual também serão necessárias
- A escolha da melhor técnica para o complemento (copinho [Figura 17.11], colher, translactação, relactação) deverá considerar características anatômicas e funcionais singulares do bebê, bem como o volume necessário. Ou seja: não existe uma melhor técnica, existe o método mais efetivo de acordo com as necessidades da dupla em questão.
- Trabalho simultâneo interdisciplinar: proteção da produção láctea + resolução das alterações motoras orais do bebê + resolução das lesões mamilares + estabilidade emocional da mulher, com objetivo de alcançar o AME

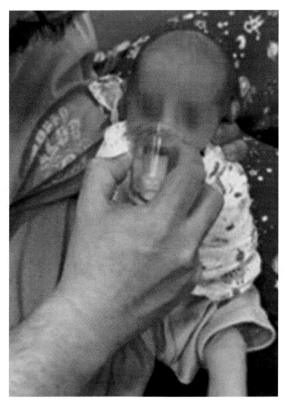

FIGURA 17.11 Pai sendo orientado sobre o uso do copinho por fonoaudióloga (Casa Curumim/SP).

- Retirada do complemento: deverá ser gradual e assistida, com retornos para pesagem e reavaliação do quadro
- Acompanhamento da dupla até a resolução de todas as dificuldades da dupla: garantindo-se tanto o aprendizado do bebê, com melhoria do desempenho oral, como ganho de peso estável, depois da total cessação da complementação.

Vários são os desafios a respeito de técnicas alternativas para melhoria da amamentação, tanto de estimulação oral para o bebê, como para o auxílio de complementação. Não há um consenso sobre qual é a melhor técnica ou programa de estimulação a ser seguido, embasado cientificamente.

Ensaio atual de revisão sobre a eficácia de intervenções para resolver dificuldades de amamentação em bebês com menos de 6 meses, com déficit de crescimento, visando melhorar as práticas de amamentação e o aumento da ingestão de leite materno, indica que os estudos são muito "limitados" em seus achados e de qualidade "baixa" a "muito baixa", não obtendo resultados conclusivos sobre a melhor técnica para estimular como a SNN na mama esvaziada comparada à SNN no dedo, ou método complementar, como o uso do copo, mamadeira, colher, entre outros.[129]

Outro desafio é a carga de novas tarefas e demandas para mães e famílias que já se encontram desgastados e ansiosos por resolução. As mães quase sempre querem saber quanto trabalho e tempo estão envolvidos antes de se comprometerem a seguir os planos de tratamento sugeridos. Alguns autores relatam que será necessária aproximadamente a mesma quantidade de semanas que a idade do bebê para resolver completamente os problemas.[120]

Desse modo, é imprescindível um trabalho paralelo de apoio e empoderamento da mulher para que ela possa superar as dificuldades (geralmente trabalho interdisciplinar – psicologia, consultoras, enfermeiras, pediatras e até psiquiatra).

Importante ressaltar que são relativamente recentes os novos conhecimentos sobre a biomecânica da extração do leite materno, e até os dias de hoje ainda pairam lacunas sobre esse conhecimento. Apesar disso, uma verdade absoluta é veiculada em redes sociais, em cursos *online*, pouco embasada na ciência e tampouco nas recomendações atuais das políticas públicas brasileiras e internacionais em prol do AM.

Informações erradas circulam em textos informativos, livros e materiais didáticos para puérperas e gestantes, e muitos dados circulam nas redes sociais, promovendo novos "apetrechos" e criando-se "necessidades especiais" para a amamentação, na maioria das vezes desnecessárias, em que a prioridade é a venda de produtos ou até de "métodos" ou cursos para formação assistencial na amamentação.

Variadas orientações ou "técnicas" são informadas indiscriminadamente para a população, tanto para estimulação oral de bebês, como para complementação, em casos de baixo ganho de peso, como se o uso indiscriminado dessas técnicas não provocasse qualquer consequência para o aprendizado oral e correto funcionamento do SE dos bebês. Infelizmente, nos dias atuais há muitos casos de iatrogenias, como bebês excessivamente manipulados na região orofacial, apresentando sinais claros de "aversão oral", bebês com alto padrão de estresse, de difícil manejo, que chegam tarde ao especialista, no caso, o fonoaudiólogo, quando o processo do desmame precoce já está em curso, sendo difícil ou até impossível a reversão do problema. Atualmente, se tornaram comuns duplas submetidas a várias consultas/ sessões de laserterapia, entre outros, ou ainda mães desencorajadas, com baixa autoeficácia na amamentação, com ansiedade excessiva ou até mesmo com quadro de depressão instalada, vítimas dessas "orientações" ou mal condução desse manejo clínico que necessitará de toda atenção e trabalho altamente minucioso, cuidadoso e singular.

Atuação fonoaudiológica em centros/clínicas especializadas em aleitamento materno

Em municípios que dispõem de centros especializados, como, por exemplo, centros de lactação, ambulatórios de especialidades ou mesmo centros especializados em reabilitação (CER), estes deverão ser referência para unidades da Atenção Primária, para avaliação e acompanhamento de casos mais complexos em amamentação, contando com uma equipe interdisciplinar especializada em manejo da amamentação, em que o seguimento pediátrico convencional deverá ser mantido nas unidades do território de origem de cada caso.

Os CER são unidades destinadas ao atendimento especializado de pessoas com deficiência (auditiva, visual, física e emocional), compostas de equipe multiprofissional, com objetivo de desenvolver seu potencial físico e psicossocial.[130]

Nos casos dos bebês, a demanda inclui portadores de alguma malformação ou aqueles que necessitam de maior atenção para uma amamentação efetiva, como, por exemplo, bebês neuroatípicos, portadores de fissura labiopalatal ou outras deformidades orofaciais, entre outros. Frequentemente são encaminhados ainda aqueles RNs com pequenos desvios anatômicos e/ou funcionais, ou com alterações de crescimento orofacial, que necessitarão de maior atenção fonoaudiológica, como, por exemplo, em casos de acompanhamento para anquiloglossia.

No acompanhamento ambulatorial, seja em centro especializado para lactentes e suas mães (público ou privado), o principal objetivo do fonoaudiólogo e de sua equipe será construir estratégias com as famílias visando à continuidade da amamentação de modo seguro e eficiente, se possível de modo exclusivo até o 6º mês e continuado até os 2 anos. Nesses casos, é imprescindível o diagnóstico precoce e as correções dos possíveis fatores interferentes no funcionamento oral, como as causas de baixo ganho de peso, lesões mamilares ou desmame precoce.

Clínica especializada em amamentação (Casa Curumim)

Atualmente, existem clínicas especializadas em amamentação que dispõem de equipes interdisciplinares. A Casa Curumim, primeira de São Paulo (inaugurada há 13 anos), reconhecida pela atuação de seus profissionais, especialistas em amamentação em diferentes áreas da Saúde, é certificada internacionalmente pela *International Board of Lactation Consultant Examiners* (IBLCE) e pela *International Lactation Consultant Association* (ILCA), em virtude do trabalho de excelência realizado em amamentação. Apesar de ser uma clínica privada, presta assistência gratuita em ambulatório de amamentação para famílias com dificuldades

(executado por enfermeiras), a grupos de orientação à gestante e de amamentação (coordenado por diversos profissionais da Saúde) e grupos para mães de pós-parto: "Conversas de Mães", mediado por psicóloga. Além disso, outras atividades lúdicas e informativas ocorrem nessa Casa, como as oficinas de introdução alimentar (teórico e prática), coordenadas por fonoaudióloga e nutricionista (para mais detalhes, ver Capítulo 21, *Introdução Alimentar: uma Construção Familiar | Base para a Nutrição Adequada ao Longo da Vida*), para bebês e suas famílias nessa nova fase.

O diferencial do trabalho da Casa Curumim é seu modelo de assistência interdisciplinar, que, sob a perspectiva da família, considera seu entorno nos vários níveis que a envolvem, a partir do conceito de integralidade, entre elas: acolhimento, vínculo, autonomia, resolutividade e corresponsabilidade dos sujeitos em questão.[11,24]

No trabalho com amamentação, a abordagem ecossistêmica tem se mostrado bem eficiente, considerando-se o bebê e todos à sua volta, além de seus pais, também seus irmãos, avós, familiares próximos e rede de apoio. Considerando-se que cada uma dessas pessoas tem uma história de vida que impacta o relacionamento de umas com as outras e com a dupla mãe-bebê, essa complexa rede de interações é também sensibilizada pelas pressões e influências culturais e sociais de onde vivem. Com frequência, atende-se famílias que desenvolveram dificuldades complexas de amamentação mediante situações a partir de um problema psicossociofamiliar, mas também o oposto, devido a uma situação concreta de amamentação, desencadeou-se uma situação familiar complexa. Portanto, a atenção adequada à amamentação precisa considerar essas especificidades e qualquer atuação que se limite às questões das mamas e da boca do bebê estará fadada ao fracasso ou à incompletude.

Dessa maneira, a família tem a oportunidade de ser acolhida e assistida, em suas necessidades singulares, em um espaço onde todos podem ter acesso. Outro diferencial é a facilidade de troca direta entre os profissionais (até mesmo para consultas compartilhadas) e a discussão de casos, possibilitando um olhar ampliado da questão, sob várias ópticas e especialidades, além do grupo de estudos que ocorre frequentemente, pelo qual aprofundamos vários assuntos de interesse coletivo em amamentação.

Faz parte da atuação fonoaudiológica um diagnóstico diferencial e frequentemente um manejo minucioso da amamentação, com utilização de técnicas fonoaudiológicas e manobras facilitadoras, tanto para ajustes necessários na pega como para extração do leite, com acompanhamento até a superação das dificuldades da dupla (como já discutido anteriormente) (Figura 17.12). Em casos de maior complexidade, como de RN com baixo ganho de peso, ou, por exemplo, bebês portadores de fissura labial/palatina, ou bebês com anquiloglossia e submetidos a frenotomia, será realizado um acompanhamento mais assíduo, reavaliando-se o bebê em fases críticas, como por volta dos 3 meses (quando já deveria ter ocorrido uma perfeita adaptação entre produção láctea da mãe e a extração efetiva do bebê) e depois, aos 6 meses.

Em nossa experiência, muitos bebês com fissuras conseguem sugar diretamente no peito, mas devem ser consideradas comorbidades associadas (cardiopatias, outras síndromes, entre outros), o tipo e a extensão da lesão, bem como os tipos/meios de

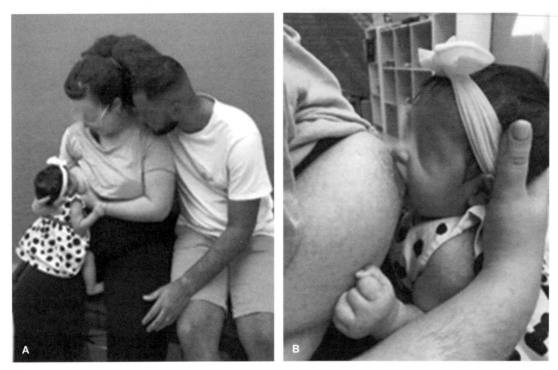

FIGURA 17.12 **A.** Família em acompanhamento fonoaudiológico. **B.** Recém-nascido com baixo ganho de peso após realização de frenotomia.

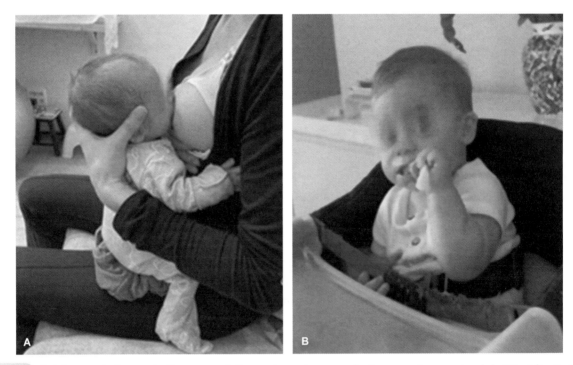

FIGURA 17.13 Bebê com síndrome de Down em aleitamento materno exclusivo e ganho ponderal de 30 g/dia. **A.** Aos 2 meses. **B.** Fase da introdução alimentar.

complementação, se necessário. Da mesma maneira, ocorre com bebês portadores de síndrome de Down (Figura 17.13), desde que o trabalho de apoio com equipe interdisciplinar comece logo no início da vida. Nesses casos, bebês e famílias precisam ser considerados em suas singularidades com muita cautela, e, em geral, a ansiedade e os fatores emocionais de seus pais serão fatores cruciais para o sucesso e o enfrentamento das dificuldades.

Realiza-se também suporte para bebês e mães, quando do retorno destas ao trabalho e na fase da introdução alimentar (individualmente ou na oficina de introdução alimentar), sempre que necessário, tanto para casos de anquiloglossia, como para qualquer dupla que requisite esse acompanhamento (para mais detalhes, ver Capítulo 21, *Introdução Alimentar: uma Construção Familiar | Base para a Nutrição Adequada ao Longo da Vida*).

Considerações finais

Trabalhar em equipe é imprescindível para o sucesso da amamentação. Se não for possível no mesmo espaço, é necessário fazer parte de um grupo que disponha de várias especialidades, incluindo-se o fonoaudiólogo, para garantir o encaminhamento necessário em tempo hábil e para prevenir impactos negativos no desenvolvimento orofacial e suas respectivas funções.

Por fim, é importante que a atuação do fonoaudiólogo nessa área esteja pautada nas políticas públicas de Saúde e nas boas práticas de assistência neonatal, humanização, bem como na assistência e na promoção do AM.

Espera-se que as informações e reflexões expostas neste capítulo possam contribuir para a prática de profissionais da Saúde, gestores e a sociedade em geral, e também para ampliação das possibilidades das ações fonoaudiológicas, visando a uma abordagem coletiva e preventiva nessa abrangente e apaixonante área de atuação.

Referências bibliográficas

1. Victora CG, Bahl R, Barros AJD, et al. Breastfeeding in the 21 st century: epidemiology, mechanisms, and lifelong effect. Lancet. 2016;387(10017):475-90.
2. Pérez-Escamilla R, Tomori C, Hernández-Cordero S, et al. Breastfeeding: crucially important, but increasingly challenged in a market-driven world. Lancet. 2023; 401(10375):472-85.
3. Rollins N, Piwoz E, Baker P, et al. Marketing of commercial milk formula: a system to capture parents, communities, science, and policy. Lancet. 2023;401(10375):486-502.
4. Geddes DT, Gridneva Z, Perrella SL, et al. 25 Years of Research in Human Lactation: from discovery to translation. Nutrients (Basel). 2021;13(9):3071.
5. Botasso KC, Cavalheiro MTP, Lima MCMP. Avaliação de um programa de acompanhamento de lactentes sob a óptica da família. Rev Cefac. 2013;15(2):374-81.
6. Sanches MTC, Melo AM. Políticas pública nacionais em aleitamento materno e saúde do recém-nascido e a atuação fonoaudiológica. In: Marchesan IQ, Silva HJ, Tomé MC. Tratado das Especialidades em Fonoaudiologia. São Paulo: Roca; 2014. p. 772-8.
7. Medeiros AMC, Nascimento HS, Santos MKO, et al. Análise do conteúdo e aparência do protocolo de acompanhamento fonoaudiológico – aleitamento materno. Audiol Commun Res. 2018;23:1921.
8. Oliveira FBN, Fernandes CP; Gurgel LG, et al. Breastfeeding assessment protocols and speech therapy: an integrative literature review. Rev Cefac. 2019;21(5):e14018.
9. Xavier C. Aleitamento materno e as contribuições da fonoaudiologia para o desenvolvimento orofacial e global do bebê. In: Chedid SJ. (Org.). Prevenção de Maloclusão no Bebê: Monitoramento do Desenvolvimento Craniofacial desde a Gestação. Nova Odessa, SP: Napoleão; 2022. p. 286-301.
10. Silva FAFL, Costa DAS, Friche AAL. Habilidades orais e desempenho na mamada de recém-nascidos prematuros internados em unidade neonatal. Rev Cefac. 2023;25(6):e9523.
11. Brasil. Ministério da Saúde. Portaria nº 1.130, de 5 de agosto de 2015. Institui a Política Nacional de Atenção Integral à Saúde da Criança (PNAISC) no âmbito do Sistema Único de Saúde (SUS). Brasília, DF: Diário Oficial da União; 2015. Disponível em: https://bvsms.saude.gov.br/bvs/saudelegis/gm/2015/prt1130_05_08_2015.html. Acesso em: 11 jan. 2024.
12. Universidade Federal do Rio de Janeiro. Aleitamento materno: prevalência e práticas de aleitamento materno em crianças brasileiras menores de 2 anos 4: ENANI 2019. Rio de Janeiro, RJ: UFRJ, 2021. Disponível em: https://enani.nutricao.ufrj.br/wp-content/uploads/2021/11/Relatorio-4_ENANI-2019_Aleitamento-Materno.pdf. Acesso em: 11 jan. 2024.
13. Born too soon: decade of action on preterm birth. Geneva: World Health Organization; 2023. Available from: https://iris.who.int/bitstream/handle/10665/367620/9789240073890-eng.pdf?sequence=1. Accessed on: 15 abr. 2024.
14. World Health Organization (WHO); The United Nations Children's Fund (UNICEF). Global Breastfeeding Scorecard 2022: Protecting breastfeeding through further investments and policy actions. Geneva; New York: WHO; UNICEF; 2022. Available from: https://www.globalbreastfeedingcollective.org/media/1921/file. Accessed on: 11 abr. 2024.

15. Brasil. Ministério da Saúde. Portaria nº 1.153, de 22 de maio de 2014. Redefine os critérios de habilitação da Iniciativa Hospital Amigo da Criança (IHAC), como estratégia de promoção, proteção e apoio ao aleitamento materno e à saúde integral da criança e da mulher, no âmbito do Sistema Único de Saúde (SUS). Brasília, DF: Diário Oficial da União; 2014. Disponível em: https://bvsms.saude.gov.br/bvs/saudelegis/gm/2014/prt1153_22_05_2014.html. Acesso em: 15 mar. 2024.
16. Rede Brasileira de Bancos de Leite Humano (rBLH). Normas Técnicas BLH-IFF/NT 01.21: Norma Técnica: Qualificação de Recursos Humanos. Rio de Janeiro: RBLH; 2021. Disponível em: https://rblh.fiocruz.br/sites/rblh.fiocruz.br/files/usuario/126/nt_01_21_qualificacao_dos_recursos_humanos_0.pdf. Acesso em: 15 mar. 2024.
17. Brasil. Ministério da Saúde. Secretaria de Atenção à Saúde. Departamento de Ações Programáticas Estratégicas. Atenção humanizada ao recém-nascido: Método Canguru: Manual Técnico. 3. ed. Brasília, DF: Ministério da Saúde; 2017.
18. Brasil. Ministério da Saúde. Portaria nº 930, de 10 de maio de 2012. Define as diretrizes e objetivos para a organização da atenção integral e humanizada ao recém-nascido grave ou potencialmente grave e os critérios de classificação e habilitação de leitos de Unidade Neonatal no âmbito do Sistema Único de Saúde (SUS). Brasília, DF: Diário Oficial da União; 2012. Disponível em: https://bvsms.saude.gov.br/bvs/saudelegis/gm/2012/prt0930_10_05_2012.html. Acesso em: 11 jan. 2024.
19. Brasil. Ministério da Saúde. Secretaria de Atenção à Saúde. Área de Saúde da Mulher. Rede cegonha. Portaria GM nº 1.459, 24 de junho de 2011. Brasília, DF: Diário Oficial da União; 2011.
20. Todaro MC. A atuação da fonoaudiologia na Casa de Parto. Rev Dourado. 2022. p. 19.
21. Fujinaga CI, Moraes SA, Zamberlam-Amorim NE, et al. Validação do conteúdo de um instrumento para avaliação da prontidão do prematuro para início da alimentação oral. Rev Bras Saude Mater Infant. 2008;8(4):391-9.
22. Marques MCS, Melo AM. Amamentação no alojamento conjunto. Rev Cefac. 2008;10(2):261-71.
23. Feitosa ALF, Silva MGP. Banco de Leite Humano. Disturb Comun. 2022; 34(1):e51934.
24. Brasil. Ministério da Saúde. Secretaria de Atenção à Saúde. Política Nacional de Humanização da Atenção e Gestão do SUS. Clínica ampliada e compartilhada. Brasília, DF: Ministério da saúde; 2009. Disponível em: https://bvsms.saude.gov.br/bvs/publicacoes/clinica_ampliada_compartilhada.pdf. Acesso em: 15 mar. 2024.
25. Sanches MTC. Manejo clínico das disfunções orais na amamentação. J Pediatr. 2004;80(5):s155-62.
26. Valério KD, Araújo CMT, Coutinho SB. Influência da disfunção oral do neonato a termo sobre o início da lactação. Rev Cefac. 2010;12(3):441-53.
27. Mosele PG, dos Santos JF, de Godói VC, et al. Instrumento de avaliação da sucção do recém-nascido com vistas a alimentação ao seio materno. Rev Cefac. 2014;16(5):1548-57.
28. Pagnoncelli DS, Cassol K, Tomiasi A, Topanotti J. Ação de promoção de saúde com grupo de gestantes em Unidade Básica de Saúde: enfoque fonoaudiológico. FJH. 2019;1(1):50-68.
29. Franklin VKS, Ramos PFC. Os desafios da intervenção fonoaudiológica no aleitamento materno: revisão integrativa. Res Soc Development. 2021;10(1):e33410111813.
30. Santos KCF, Nascimento HS, de Sá TPL, et al. Conhecimento de puérperas sobre amamentação e fonoaudiologia em uma maternidade pública do Nordeste brasileiro. Disturb Comun. 2020;32(3):490-9.
31. Viégas LHT, Costa Meira TC, Santos BS, et al. Speech, language and hearing services in primary health care in Brazil: an analysis of provision and an estimate of shortage, 2005-2015. Rev Cefac. 2018;20(3):353-62.
32. Maschio E, Maldonade IR. Percepção dos profissionais de saúde sobre a inserção do fonoaudiólogo na Atenção Primária. Disturb Comun. 2023;35(2):e60153.
33. Conselho Federal de Fonoaudiologia (CFFa). Resolução CFFa nº 661, de 30 de março de 2022. Dispõe sobre a atuação do fonoaudiólogo no aleitamento materno. Brasília, DF: Diário Oficial da União; 2022. Disponível em: https://www.in.gov.br/en/web/dou/-/resolucao-cffa-n-661-de-30-de-marco-de-2022-393581186. Acesso em: 11 jan. 2024.
34. Livramento DVP, Backes MTS, Damiani PR, et al. Percepções de gestantes acerca do cuidado pré-natal na atenção primária à saúde. Rev Gaucha Enferm. 2019;40:e20180211.
35. Rocha IP, Bastos NLMV, Luz RT, et al. Aleitamento materno na atenção básica: o papel da equipe multidisciplinar. Rev Contemp. 2022;2(6):1088-103.
36. Ramalho RR. Modelo analítico da pedagogia do oprimido: sistematização do método Paulo Freire. Rev Bras Educ. 2022;27:e270007.
37. Campos GWS, Figueiredo MD, Pereira Jr. N, et al. A aplicação da metodologia Paideia no apoio institucional, no apoio matricial e na clínica ampliada. Interface. 2014;18(1):983-95. Disponível em: https://www.scielo.br/j/icse/a/DTWSYxgyjHpg9tJfGD5yVkk/abstract/?lang=pt#. Acesso em: 11 jan. 2024.

38. Nordi ABA, Aciole GG. Apoio matricial: uma experiência da residência multiprofissional em saúde. Trab Educ Saude. 2017;15(2):485-500.
39. Brazelton TB. O Desenvolvimento do Apego: uma Família em Formação. Porto Alegre: Artes Médicas; 1988.
40. Winnicott DW. Os bebês e Suas Mães. 3. ed. São Paulo: Martins Fontes; 1996.
41. Guimarães DC, Lima BN, Menezes ASS, et al. Conhecimento da puérpera sobre amamentação na atenção básica. REAS [Internet]. 2018. [Citado em 14/05/2024]; (18):e107. Available from: https://acervomais.com.br/index.php/saude/article/view/107.
42. Carrizo E, Domini J, Quezada RYJ, et al. Variaciones del estado cognitivo en el puerperio y sus determinantes: una revisión narrativa. Ciênc Saude Coletiva. 2020;25(8):3321-34.
43. Vieira ES, Caldeira NT, Eugênio DS, et al. Breastfeeding self-efficacy and postpartum depression: a cohort study. Rev Lat Am Enfermagem. 2018;26:e3035.
44. Cantilino A, Zambaldi CF, Sougey EB, et al. Transtornos psiquiátricos no pós-parto. Arch Clin Psychiatry. 2010;37(6):288-94. Disponível em: https://www.scielo.br/j/rpc/a/nfBndszPxgSTqkh9zXgpnjK/#. Acesso em: 11 jan. 2024.
45. Abuchaim ESV, Caldeira NT, Di Lucca MM, et al. Depressão pós-parto e autoeficácia materna para amamentar: prevalência e associação. Acta Paul Enferm. 2016;29(6):664-70.
46. Sousa AM, Fracolli LA, Zoboli ELCP. Práticas familiares relacionadas à manutenção da amamentação: revisão da literatura e metassíntese. Rev Panam Salud Publ. 2013;34(2):127-34.
47. Almeida JAG, Novak FR. Amamentação: um híbrido natureza-cultura. J Pediatr. 2004;80(5 Supl.):S119-25.
48. World Health Organization (WHO). Dez passos para uma amamentação bem-sucedida em 2023. Available from: https://www.who.int/teams/nutrition-and-food-safety/food-and-nutrition-actions-in-health-systems/ten-steps-to-successful-breastfeeding. Accessed on: 10/12/2023.
49. Brasil. Avasus. Curso Teórico de Manejo do Aleitamento Materno, 2022. Disponível em: https://avasus.ufrn.br/local/avasplugin/cursos/curso.php?id=510. Acesso em: 11 jan. 2024.
50. World Health Organization (WHO). The United Nations Children's Fund (UNICEF). Positioning a baby at the breast. In: World Health Organization; The United Nations Children's Fund. Integrated infant feeding counselling: a training course: Trainer's Guide. Geneva: WHO; 2004.
51. Siqueira PBC, Sanches MTC, Mattar MJG. Desafios e avanços na qualificação em "Aconselhamento em amamentação" de enfermeiros da ESF no município de Taubaté – SP. Bis, Bol Inst Saúde. 2019;20(1):74-82.
52. Almeida JM, Luz SAB, Ued FV. Apoio ao aleitamento materno pelos profissionais de saúde: revisão integrativa da literatura. Rev Paul Pediatr. 2015;33(3):355-62.
53. Brasil. Ministério da Saúde. Portaria nº 1.459, de 24 de junho de 2011. Institui no âmbito do Sistema Único de Saúde – SUS – a Rede Cegonha. Brasília, DF: Diário Oficial da União; 2011. Disponível em: https://bvsms.saude.gov.br/bvs/saudelegis/gm/2011/prt1459_24_06_2011.html. Acesso em: 15 jan. 2024.
54. Medina ET, Mouta RJO, Silva SCSB, da Gama SGN. O cuidado na casa de parto e sua conformidade com as diretrizes nacionais. Ciênc Saude Coletiva. 2023;28(7):2065-74.
55. Moore ER, Bergman N, Anderson GC, Medley N. Early skin-to-skin contact for mothers and their healthy newborn infants. Cochrane Database Syst Rev. 2016;11(11):CD003519.
56. Gomes MASM, Esteves-Pereira AP, Bittencourt SDA, et al. Atenção hospitalar ao recém-nascido saudável no Brasil: estamos avançando na garantia das boas práticas? Cienc Saude Coletiva. 2021;26(3):859-74.
57. Fraser D. Problemas de saúde dos recém-nascidos. In: Hockenberry MJ, Wilson, D. Wong: Fundamentos de Enfermagem Pediátrica. 9. ed. Rio de Janeiro: Elsevier; 2014. Capítulo 9.
58. Busko M, Murata P. Neonates in intensive care endure painful procedures, mostly without analgesia. Medscape Medical News. 2008.
59. Costa ALRR, Araujo E, Lima JWO, et al. Fatores de risco materno associados à necessidade de unidade de terapia intensiva neonatal. Rev Bras Ginecol Obstet. 2014; 36(1):29-34.
60. Mucha F, Franco SC, Silva GAG. Frequência e características maternas e do recém-nascido associadas à internação de neonatos em UTI no município de Joinville, Santa Catarina – 2012. Rev Bras Saude Mater Infant. 2015;15(2):201-8.
61. Freitas MCN, Sousa AOB, Cabral SAAO, et al. Caracterização dos recém-nascidos internados em Unidades de Terapia Intensiva. ID On Line Rev Mult Psic. 2018;12(40):228-42.
62. World Health Organization (WHO). Recommended definitions, terminology and format for statistical tables related to the perinatal period and use of a new certificate for cause of perinatal deaths. Modifications recommended by FIGO as amended October 14, 1976. Acta Obstet Gynecol Scand. 1977;56(3):247-53.
63. Boyle AK, Rinaldi SF, Norman JE, et al. Preterm birth: inflammation, fetal injury and treatment strategies. J Reprod Immunol. 2017;119:62-6.
64. Calado DFB, Souza R. Intervenção fonoaudiológica em recém-nascido pré-termo: estimulação oromotora e sucção não nutritiva. Rev Cefac. 2011; 14(1):176-81.
65. Griffith TT, Bell AF, Vincent C, et al. Oral feeding success: a concept analysis. Adv Neonatal Care. 2018;19(1):21-31.
66. Li L, Liu L, Chen F, Huang L. Clinical effects of oral motor intervention combined with non-nutritive sucking on oral feeding in preterm infants with dysphagia. J Pediatr. 2022;98(6):635-40.
67. Fucile S, Gisel EG, McFarland DH, et al. Oral and non-oral sensorimotor interventions enhance oral feeding performance in preterm infants. Dev Med Child Neurol. 2011;53(9):829-35.
68. Lau C, Smith EO. Interventions to improve the oral feeding performance of preterm infants. Acta Paediatr. 2012;101(7):e269-74.
69. Pinto LK, Guimarães LM, Coelho LMFR, Marangoni AC. Perfil das crianças atendidas no setor fonoaudiológico do ambulatório de crianças de alto risco da prefeitura municipal de Franca/SP. Rev Cefac. 2013;15(2):391-401.
70. Sanches MTC, Costa R, Azevedo VMGO, et al. Método Canguru no Brasil: 15 anos de política pública. São Paulo: Instituto de Saúde. 2015; Temas em saúde coletiva 19, 261 p.
71. Silva FAFL, Alves NAC, Friche AAL. Tempo de transição da alimentação por sonda gástrica para alimentação por via oral em recém-nascidos pré-termo de uma unidade neonatal do Sistema Único de Saúde. Disturb Comun. 2023;35(3):e62265.
72. Hilditch C, Howes A, Dempster N, Keir A.What evidence-based strategies have been shown to improve breastfeeding rates in preterm infants? J Paediatr Child Health. 2019;55(8):907-14.
73. Aquino RR, Osório MM. Relactation, translactation, and breast_orogastric tube as transition methods in feeding preterm babies. J Hum Lact. 2009;25(4):420-6.
74. Medeiros AMC, Oliveira ARM, Fernandes AM, et al. Caracterização da técnica de transição da alimentação por sonda enteral para seio materno em recém-nascidos prematuros. J Soc Bras Fonoaudiol. 2011;23(1):57-65.
75. World Health Organization (WHO); The United Nations Children's Fund (UNICEF). Iniciativa Hospital Amigo da Criança: revista, atualizada e ampliada para o cuidado integrado: módulo 3: promovendo e incentivando a amamentação em um Hospital Amigo da Criança: curso de 20 horas para equipes de maternidade. Brasília: Ministério da Saúde; 2009. Disponível em: https://bvsms.saude.gov.br/bvs/publicacoes/iniciativa_hospital_amigo_crianca_modulo3.pdf. Acesso em: 11 jan. 2024.
76. Sartorio BT, Coca KP, Marcacine KO, et al. Instrumentos de avaliação do aleitamento materno e seu uso na prática clínica. Rev Gaucha Enferm. 2017;38(1):e64675.
77. Carvalhaes MABL, Corrêa CRH. Identificação de dificuldades no início do aleitamento materno mediante aplicação de protocolo. J Pediatr. 2003;79(1):13-20.
78. Vazirinejad R, Darakhshan S, Esmaeili A, Hadadian S. The effect of maternal breast variations on neonatal weight gain in the first seven days of life. Int Breastfeed J. 2009;4(1):13.
79. Cohen SS, Alexander DD, Krebs NF, et al. Factors associated with breastfeeding initiation and continuation: a meta-analysis. J Pediatr. 2018;203:190-6.e21.
80. Academy of Breastfeeding Medicine. ABM Clinical Protocol #3: hospital guidelines for the use of supplementary feedings in the healthy term breastfed neonate, revised 2009. Breastfeed Med. 2009;4(3):175-82.
81. Academy of Breastfeeding Medicine (ABM). Protocolo Clínico #1 ABM: diretrizes de monitoramento da glicemia e tratamento de hipoglicemia em recém-nascidos a termo e prematuros tardios, Revisado 2021. Disponível em: https://abm.memberclicks.net/assets/DOCUMENTS/PROTOCOLS/1-hipoglicemia-formatado-portuguese.pdf. Acesso em: 15 jan. 2024.
82. Machado MCHS, Tacito e Silva MR, Almeida MAM, et al. Aleitamento materno em recém-nascidos prematuros tardios e a termo: estudo de coorte. Rev Eletr Enferm. 2019;21:52382.
83. Nejsum FM, Måstrup R, Torp-Pedersen C, et al. Exclusive breastfeeding: relation to gestational age, birth weight, and early neonatal ward admission. A nationwide cohort study of children born after 35 weeks of gestation. PLoS One. 2023;18(5):e0285476.
84. Noble A, Eventov-Friedman S, Hand I, et al. Breastfeeding intensity and exclusivity of early term infants at birth and 1 month. Breastfeed Med. 2019;14(6):398-403.
85. Vilar-Compte M, Pérez-Escamilla R, Orta-Aleman D, et al. Impact of baby behaviour on caregiver's infant feeding decisions during the first 6 months of life: a systematic review. Matern Child Nutr. 2022;18(3):e13345.
86. Jensen D, Wallace S, Kelsay P. LATCH: a breastfeeding charting system and documentation tool. J Obstet Gynecol Neonatal Nurs. 1994;23(1):27-32.
87. Ingram J, Johnson D, Copeland M, et al. The development of a new breast feeding assessment tool and the relationship with breast feeding self-efficacy. Midwifery. 2015;31(1):132-7.

88. Riordan JM, Koehn M. Reliability and validity testing of three breastfeeding assessment tools. J Obstet Gynecol Neonatal Nurs. 1997;26(2):181-7.

89. Conceição CM, Coca KP, Alves MR, et al. Validação para língua portuguesa do instrumento de avaliação do aleitamento materno LATCH. Acta Paul Enferm. 2017;30(2):210-6.

90. Douglas P, Geddes D. Practice-based interpretation of ultrasound studies leads the way to more effective clinical support and less pharmaceutical and surgical intervention for breastfeeding infants. Midwifery. 2018;58:145-55.

91. Colson S. Biological nurturing: the laid-back breastfeeding revolution. Midwifery Today Int Midwife. 2012;101:9-11.

92. Milinco M, Travan L, Cattaneo A, et al. Effectiveness of biological nurturing on early breastfeeding problems: a randomized controlled trial. Int Breastfeed J. 2020;15(1):21.

93. Douglas P. Re-thinking lactation-related nipple pain and damage. Womens Health. 2022;18:174550572210878.

94. Ardran GM, Kemp PH, Lind J. A cineradiographic study of breast feeding. Br J Radiol. 1958;31:156-62.

95. Wolf PH. The serial organization of sucking in the Young infant. Pediatrics. 1968;42:943-56.

96. Weber F, Woolridge MW, Baum JD. An ultrasonographic study of the organization of sucking and swallowing by newborn infants. Dev Med Child Neurol. 1986;28:19-24.

97. Woolridge MW. The anatomy of infant sucking. Midwifery. 1986;2:164-71.

98. Gomes CF, Trezza EMC, Murade ECM, Padovani CR. Surface electromyography of facial muscles during natural and artificial feeding of infants. J Pediatr. 2006;82(2):103-9.

99. Geddes DT, Kent JC, Mitoulas LR, et al. Tongue movement and intra-oral vacuum in breastfeeding infants. Early Hum Dev. 2008;84(7):471-7.

100. Sakalidis VS, Williams TM, Garbin CP, et al. Ultrasound imaging of infant sucking dynamics during the establishment of lactation. J Hum Lact. 2013;29(2):205-13.

101. Geddes DT, Sakalidis VS. Ultrasound imaging of breastfeeding: a window to the inside. J Hum Lact. 2016;32(2):340-9.

102. Elad D, Kozlovsky P, Blum O, et al. Biomechanics of milk extraction during breast-feeding. Proc Natl Acad Sci. 2014;111(14):5230-5.

103. Alan A, Orhan AI, Orhan K. Evaluation of the breastfeeding dynamics of neonates with ankyloglossia via a novel ultrasonographic technique. Diagnostics (Basel). 2023;13(22):3435.

104. Mills N, Lydon AM, Davies-Payne D, et al. Imaging the breastfeeding swallow: pilot study utilizing real-time MRI. Laryngoscope Investig Otolaryngol. 2020;5(3):572-9.

105. Valério P. Funções do sistema estomatognático: imprescindíveis à vida. In: Forma e Movimento: Bases Fisiológicas da Ortopedia Funcional dos Maxilares. Cap. 1. Ribeirão Preto: Tota; 2022.

106. Delaney AL, Arvedson JC. Development of swallowing and feeding: prenatal through first year of life. Dev Disabil Res Rev. 2008;14(2):105-17.

107. Segovia ML. Maduración de las praxias estomatológicas. In: Interrelaciones entre la odontoestomatologia y la fonoaudiologia – la deglución atípica. 2. ed. Buenos Aires: Panamericana; 1988. p. 67-82.

108. Douglas CR. Conceitos gerais sobre fisiologia bucal. In: Douglas CR (Ed.). Tratado de Fisiologia Aplicada às Ciências da Saúde. São Paulo: Robe Editorial; 1994. p. 827-910.

109. Lau C. Development of suck and swallow mechanisms in infants. Ann Nutr Metab (Basel). 2015;66(5):7-14.

110. Alves YVT, Santos JCJ, Barreto IDC, et al. Avaliação da sucção não nutritiva de recém-nascidos a termo e sua relação com o desempenho da mamada. Rev Bras Saude Mater Infant. 2019;19(3).

111. Neifert M, Lawrence R, Seacat J. Nipple confusion: toward a formal definition. J Pediatr. 1995;126(6):125-9.

112. Sakalidis VS, Williams TM, Garbin CP, et al. Ultrasound imaging of infant sucking dynamics during the establishment of lactation. J Hum Lact. 2013;29(2):205-13.

113. Batista CLC, Rodrigues VP, Ribeiro VS, et al. Nutritive and non-nutritive sucking patterns associated with pacifier use and bottle-feeding in full-term infants. Early Hum Dev. 2019;132:18-23.

114. Corrêa CC, Bueno MRS, Lauris JRP, et al. Interferência dos bicos ortodônticos e convencionais no sistema estomatognático: revisão sistemática. Codas. 2016;28(2):182-9.

115. Buccini GS, Pérez-Escamilla R, Paulino LM, et al. Pacifier use and interruption of exclusive breastfeeding: systematic review and meta-analysis. Matern Child Nutr. 2016;13(3):e12384.

116. Steele CM, van Lieshout PHHM. The dynamics of lingual-mandibular coordination during liquid swallowing. Dysphagia. 2007;23(1):33-46.

117. Douglas PS, Perrella SL, Geddes DT. A brief gestalt intervention changes ultrasound measures of tongue movement during breastfeeding: case series. BMC Pregnancy Childbirth. 2022;22(1):94.

118. McClellan HL, Sakalidis VS, Hepworth AR, et al. Validation of nipple diameter and tongue movement measurements with B-mode ultrasound during breastfeeding. Ultrasound Med Biol. 2010;36(11):1797-807.

119. Sakalidis VS, McClellan HL, Hepworth AR, et al. Oxygen saturation and suck-swallow-breathe coordination of term infants during breastfeeding and feeding from a teat releasing milk only with vacuum. Int J Pediatr. 2012;2012:130769.

120. Marmet C, Shell E, Aldana S. Assessing infant suck dysfunction: case management. J Hum Lact. 2000;16(4):332-6.

121. Coca KP, Gambá MA, Silva RS, et al. Fatores associados ao trauma mamilar na maternidade. J Pediatr. 2009;85(4):341-5.

122. Andrade RA, Coca KP, Abrão ACFV. Padrão de aleitamento materno no primeiro mês de vida em mulheres submetidas a cirurgia de redução de mamas e implantes. J Pediatr (Rio J). 2010;86(3):239-44.

123. Liem TAT. Still's osteopathic lesion theory and evidence-based models supporting the emerged concept of somatic dysfunction. J Am Osteopath Assoc. 2016;116(10):654-61.

124. Nobrega C. Importância da intervenção fonoaudiológica para a prevenção de maloclusão no bebê: avaliação e recursos terapêuticos. In: Chedid SJ. (Org.). Prevenção de Maloclusão no Bebê: Monitoramento do Desenvolvimento Craniofacial desde a Gestação. Nova Odessa, SP: Napoleão; 2022. p. 383-7.

125. Ministério da Saúde. Secretaria de Atenção Primária à Saúde Departamento de Gestão do Cuidado Integral. Coordenação-Geral de Articulação do Cuidado Integral Coordenação de Atenção à Saúde da Criança e do Adolescente Departamento de Saúde da Família e Comunidade Coordenação-Geral de Saúde Bucal. NOTA TÉCNICA Conjunta 52 /2023-ANQUILOGLOSSIA EM RN. CACRIAD/CGACI/DGCI/SAPS/MS E CGSB/DESCO/SAPS/MS.

126. Silva OLO, Rea MF, Venâncio SI, Buccini GS. A Iniciativa Hospital Amigo da Criança: contribuição para o incremento da amamentação e a redução da mortalidade infantil no Brasil. Rev. Bras. Saude Mater. Infant. 2018; 18(3). Disponível em: https://doi.org/10.1590/1806-93042018000300003

127. Loke AY, Chan LKS. Maternal breastfeeding self-efficacy and the breastfeeding behaviors of newborns in the practice of exclusive breastfeeding. J Obstet Gynecol Neonatal Nurs. 2013;42(6):672-84.

128. Thompson RE, Kruske S, Barclay L, et al. Potential predictors of nipple trauma from an in-home breastfeeding programme: a crosssectional study. Women Birth. 2016;29:336-44.

129. Mohandas S, Rana R, Sirwani B, et al. Effectiveness of interventions to manage difficulties with breastfeeding for mothers of infants under six months with growth faltering: a systematic review update. Nutrients. 2023;15(4):988.

130. Brasil. Ministério da Saúde. Portaria nº 1.303, de 28 de junho de 2013. Estabelece os requisitos mínimos de ambientes para os componentes da Atenção Especializada da Rede de Cuidados à Pessoa com Deficiência no âmbito do Sistema Único de Saúde (SUS). Brasília, DF: Diário Oficial da União; 2013.

CAPÍTULO 18

Saúde Oral e Enfoque Odontológico

Ludmila Tavares Costa Ercolin • Nayara Tomazi Batista

Por uma Odontologia mais amiga da amamentação: do pré-natal ao desmame

A Odontologia precisa abordar questões de saúde além da cavidade bucal. É fundamental que, durante o curso de graduação, os alunos sejam formados com o conceito de integralidade do cuidado. É necessário avançar no desenvolvimento de habilidades e competências preconizadas pelas Diretrizes Curriculares Nacionais em temas que ampliem a promoção da saúde e a prevenção de doenças, contemplando os interesses do SUS, compatibilizando e valorizando as necessidades sentidas pela população e pelos profissionais da Saúde – p. ex., incorporando na grade curricular disciplinas relacionadas com a amamentação.[1]

Precisamos de uma Odontologia mais amiga da amamentação. Já foi constatado que quando os termos "amamentação" ou "aleitamento materno" aparecem em planos pedagógicos de cursos de graduação em Odontologia, o foco é a prevenção de doenças bucais na idade adulta, principalmente a prevenção de cáries, doença periodontal e maloclusões,[2] o que reforça a necessidade de informação e formação mais ampliada de cirurgiões dentistas sobre amamentação.

O cirurgião-dentista desempenha um papel essencial na proteção, promoção e apoio ao aleitamento materno, com sua atuação desde a consulta odontológica pré-natal até o desmame. É nesse momento que ele orienta sobre os benefícios do aleitamento materno e seu papel fundamental para o desenvolvimento do sistema estomatognático; destaca os prejuízos associados ao uso de bicos artificiais; cumpre e divulga a Norma Brasileira de Comercialização de Alimentos para Lactentes e Crianças da Primeira Infância, Bicos Chupetas e Mamadeiras (NBCAL); apoia em casos de alterações anatomofuncionais do sistema estomatognático que possam impactar na amamentação, como fissuras orofaciais e anquiloglossia; e enfatiza os benefícios da amamentação até 2 anos ou mais, incluindo a ação protetora da amamentação contra a cárie.

Amamentação em pauta no pré-natal odontológico

A assistência pré-natal adequada é uma ação importante para a detecção e a intervenção em tempo oportuno das situações de risco de saúde da mãe e do bebê, com o potencial de diminuir as principais causas de mortalidade materna e neonatal.[3] No Brasil, em 2000, foi implantado o Programa de Humanização do Parto e do Nascimento (PHPN), que implementou um protocolo mínimo de ações recomendadas para diminuir a mortalidade materna e perinatal e evitar complicações durante a gestação. A partir de então, a prioridade foi atender às recomendações mínimas, dentre elas favorecer e promover o início precoce do cuidado pré-natal, tanto sistêmico quanto no odontológico, estabelecer a cobertura universal, garantir a periodicidade das consultas, implementar ações preventivas e curativas por meio de uma rede de Saúde integrada e efetuar, no mínimo, seis consultas, além da realização de procedimentos clínico-laboratoriais e da promoção de atividades educativas.[4]

As mudanças biológicas, hormonais e psicológicas que ocorrem desde o primeiro trimestre gestacional podem fazer com que as gestantes fiquem mais suscetíveis às doenças orais, necessitando de maior cuidado com a saúde bucal.[4] O estrogênio e a progesterona são hormônios sexuais que têm seus níveis drasticamente elevados durante a gestação. Esses hormônios favorecem o suporte nutricional para os microrganismos da cavidade oral – assim, bactérias acidogênicas, como *Streptococcus* sp., desenvolvem-se facilmente. No entanto, a acidificação da cavidade oral, associada à queda do pH, alimentação rica em carboidratos e descontrole da placa bacteriana ou biofilme (resultados de uma higienização bucal precária) são condições que incrementam a predisposição para que a gestante desenvolva a cárie e também doenças gengivais, como gengivite e periodontite.[4,5] Considerando o impacto da saúde bucal na saúde geral dos indivíduos, é necessário incluir nessa assistência o pré-natal odontológico.

Nas consultas de pré-natal odontológico, é fundamental que se faça a avaliação da saúde bucal da gestante, a orientação sobre os riscos de doenças gengivais (gengivite e periodontite) e prematuridade,[6] os esclarecimentos sobre a segurança de procedimentos odontológicos durante a gestação, se necessários, sem potenciais riscos para o bebê, e as intervenções odontológicas preventivas e curativas na cavidade bucal das gestantes.[7,8]

Nessas consultas, é o momento para que os profissionais informem e orientem as gestantes e famílias sobre os benefícios da amamentação e do leite humano, o impacto do uso dos bicos artificiais para a amamentação e no desenvolvimento do sistema estomatognático do bebê, todos os profissionais engajados no incentivo ao aleitamento materno podem conscientizar sobre a condições que se processa o desenvolvimento das estruturas do sistema estomatognático durante a primeira infância.[8]

Sistema estomatognático: considerações anatomofuncionais e manifestações bucais dos bebês

O exame criterioso da anatomia e função do sistema estomatognático do bebê é imprescindível durante a assistência à mãe e ao bebê no processo da amamentação. Conhecer o padrão sucção-deglutição-respiração, as características típicas e atípicas de anatomia e da função das estruturas orofaciais do bebê com fundamental para identificar o impacto nos comportamentos relacionados à amamentação e alimentação, bem como para fazer os encaminhamentos ou intervenções necessárias.

A avaliação oral do bebê exige que se observe a anatomia oral, o encaixe entre a boca e o mamilo, a coordenação sucção-deglutição-respiração e identifique os desvios ou atipias das estruturas e seus impactos na amamentação. As variações ou anormalidades na anatomia ou função das estruturas orofaciais do bebê podem afetar negativamente a amamentação, o que pode indicar a necessidade de maior apoio.[9]

A avaliação de estruturas orais do bebê, como lábios, bochechas, mandíbula, língua e palatos é fundamental quando se assiste o bebê, a mãe e a família no processo da amamentação. Para identificar alterações ou anormalidades, é preciso conhecer a anatomia e a função consideradas normais ou típicas de cada uma dessas estruturas.

Lábios

Os lábios ajudam na pega, puxando o mamilo e o estabilizando dentro da boca. Os lábios permanecem em posição neutra, nem retraídos nem excessivamente evertidos, e selam suavemente ao redor da aréola durante a mamada.

As condições anormais de lábios são:

- Hipotonia ou fraqueza, que pode afetar a quantidade de sucção que o bebê faz e aumentar o trabalho para se alimentar, contribuindo para perda de leite e fadiga à medida que a amamentação progride
- Hipertonia ou uso excessivo dos lábios; pode ser compensatório em virtude da fraqueza muscular nas bochechas, mandíbula e língua ou ainda um frênulo labial ou lingual curto ou com movimentação restrita[10]
- Freio labial superior curto, que pode trazer comprometimento do aleitamento materno por interferência na pega, uma vez que o freio limita o movimento necessário do lábio superior para o abocanhamento da mama.[11] Essa é uma situação pouco frequente, mas que deve ser considerada por interferir nos mecanismos de sucção e resultar em ineficiente transferência de leite, baixo ganho ponderal, dor e trauma nos mamilos.[12-15]

Outras condições que requerem avaliação criteriosa para indicação precoce de cirurgia do freio labial são:

- O desenvolvimento de lesões de cárie em crianças em aleitamento, pois o freio anormal favorece a retenção do leite nas superfícies vestibulares dos dentes anteriores superiores.[12]
- Risco de início ou progressão de doença periodontal.[16] Uma vez feito o diagnóstico, a decisão de quando intervir e qual

técnica utilizar são os maiores desafios para o cirurgião-dentista. Autores afirmam que o tratamento só é necessário quando a aderência do freio exerce uma força traumática na gengiva e causa um diastema que permanece após a erupção dos caninos superiores permanentes.[17] A escolha desse momento é feita pelo fato de que o diastema interincisivo pode regredir após a erupção dentária dos seis dentes anteriores superiores.[18] Entretanto, é sabido que diastemas > 2 mm podem não se fechar totalmente de modo espontâneo,[14,18] e o freio labial mal posicionado é considerado uma das causas para o não fechamento. Assim, são necessários mais estudos sobre a indicação de intervenção cirúrgica em lactentes[19]

- Fenda ou fissura labial (ver seção "Fissuras orofaciais", neste capítulo).

As bolhas de sucção encontradas em lábio superior de lactentes podem ser causadas por fricção resultante do movimento labial retraído ou restrito durante a mamada ou por uma incapacidade de manter uma vedação adequada na mamada, por diferentes causas como frênulo lingual curto ou hipertonia labial, fazendo com que o bebê escorregue da mama ao longo da mamada.[9,20]

Bochechas e coxins de gordura

Os coxins de gordura ajudam a fornecer o suporte estrutural para a atividade oral e faríngea do bebê.[20] Na prematuridade ou em bebês com baixo peso, o déficit dessa estrutura pode fazer com que as bochechas entrem em colapso durante as mamadas, formando covinhas quando o bebê faz a extração de leite das mamas. Além disso, pode fazer com que o lactente tenha que aumentar o vácuo intraoral para manter a sucção, o que pode deixá-lo mais cansado até que a mamada esteja completa. Observar a anatomia das bochechas em repouso e durante a mamada efetiva é uma condição importante de avaliação da face do bebê e pode sugerir estratégias mecânicas de posicionamento da mão da mãe para auxiliar na estabilização da mamada (mão de bailarina) ou compressão da mama durante o trabalho de extração de leite do bebê como estratégias para auxiliá-lo na efetividade da mamada.[20,21]

Mandíbula

A mandíbula tem a função de fornecer estabilidade para os movimentos da língua, lábios e bochechas.[20] Algum grau de retrognatismo mandibular é característico em lactentes; o crescimento para a frente e o posicionamento adequado em relação à maxila ocorrem durante os primeiros meses de vida.[22] Uma mandíbula retraída pode contribuir para dor nos mamilos e dificuldade na pega (rasa). Inclinar a cabeça do bebê para trás, ligeiramente estendida, pode aproximar o queixo/mento do peito e ajudar a obter uma pega mais confortável. Condições atípicas ou anormais como pequena abertura de boca, excussões mandibulares descoordenadas, assimetrias e micrognatias requerem investigação e manejo específicos para redução de danos na mamada.[23]

Língua

A língua do bebê apresenta menos tecido adiposo e musculatura especializada para desenvolver a função de sucção, diferente da língua adulta.[24]

Na amamentação, a língua auxilia os lábios a trazerem o mamilo para dentro da cavidade oral e selam a mama, propiciando a sucção. A língua forma uma cânula central que proporciona um corredor para o leite passar de maneira segura, auxiliando na coordenação sucção-respiração.[20] Em repouso e durante a amamentação, a língua molda as estruturas da boca, particularmente do palato, o que tem impacto na dentição e na fala.[20,25] No ciclo de sucção, o movimento da língua, em conjunto com a excussão mandibular, gera uma pressão intraoral negativa adequada na cavidade oral, enquanto movimentos peristálticos ou ondulatórios da porção posterior da língua auxiliam na coordenação da deglutição-respiração.[20,25] A língua precisa ser capaz de se elevar livremente e comprimir e alongar o mamilo contra o palato duro de modo que a cada abaixamento subsequente da língua, um aumento adequado da cavidade oral gere pressão negativa.[20,25] A ponta da língua se estende sobre a crista gengival inferior, fornecendo um grau de acolchoamento durante a amamentação que ajuda a proteger os mamilos, enquanto permite que o bebê comprima a aréola. A língua também deve se estender, agarrar o mamilo e estabilizá-lo contra o palato.

Quando a língua se move incorretamente, o bebê pode não conseguir manter uma vedação ideal na mama e, muitas vezes, não consegue manter a coordenação sucção-deglutição-respiração eficiente. Limitações na mobilidade ou força da língua exigem que o bebê use atividades compensatórias durante as mamadas, como apertamento da mandíbula ou retração labial, o que muitas vezes pode danificar os mamilos.[20] É necessário que os profissionais que assistem as famílias no processo da amamentação saibam avaliar a língua dos bebês, identificando condições típicas e encaminhando para diagnóstico e intervenções as condições atípicas, como a anquiloglossia (ver Capítulo 9, *Anquiloglossia em Recém-Nascidos e Lactentes Jovens: Abordagem Transdisciplinar*). Enquanto a solução do caso ainda não tiver se dado, é fundamental que os manejos técnico e mecânico da amamentação sejam realizados, mantendo o bebê alimentado e preservando a produção de leite.

Palatos duro e mole

Os palatos têm função importante na transferência eficaz de leite. O palato duro auxilia no posicionamento e na estabilidade do mamilo dentro da boca, e o palato mole cria a vedação posterior da cavidade oral em conjunto com a língua, possibilitando que a sucção aconteça, além de se elevar durante a deglutição.[27]

A forma do palato pode ser influenciada por fatores hereditários e genéticos ou pode resultar de circunstâncias que impeçam a formação típica do palato duro durante a gestação. Uma alteração anatômica do palato pode tornar difícil o bebê posicionar adequadamente o mamilo e comprimi-lo com a língua durante a mamada (ver seção "Fissuras orofaciais", neste capítulo).[37]

Manifestações bucais comuns dos bebês

Dentre as manifestações bucais mais comuns dos bebês, podemos citar a anquiloglossia (ver Capítulo 9, *Anquiloglossia em Recém-Nascidos e Lactentes Jovens: Abordagem Transdisciplinar*), os dentes natal e neonatal (Figura 18.1), os nódulos de Bohn (Figura 18.2), as e pérolas de Epstein (Figura 18.3) e os cistos de erupção (Figura 18.4). Essas condições costumam ser motivo

Visualize a figura em cores:

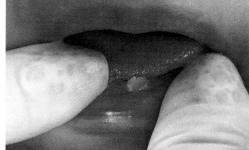

FIGURA 18.1 Dente neonatal.

Visualize a figura em cores:

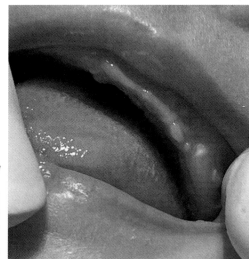

FIGURA 18.2 Nódulos de Bohn.

Visualize a figura em cores:
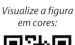

FIGURA 18.3 Pérolas de Epstein.

Visualize a figura em cores:
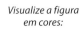

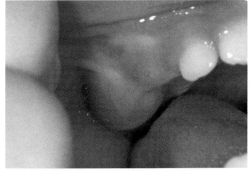

FIGURA 18.4 Cisto de erupção.

de preocupação para diversas famílias; assim, é de fundamental importância que todos os profissionais que assistem mães, bebês e famílias possam ser capazes de reconhecer essas alterações e direcionar para avaliação e intervenção adequadas.

Os dentes natais (presentes ao nascimento) e neonatal (que aparecem 30 a 45 dias após o nascimento)[28] têm prevalência que varia de 1:2000 a 1:3500, e são mais encontrados em meninas. Um estudo de 2023[29] relatou que os dentes mais acometidos foram os incisivos inferiores (85%), seguidos dos incisivos superiores (11%), caninos e molares inferiores (3%) e caninos e molares inferiores (1%). A maioria dos achados era dentes decíduos, e 5% eram supranumerários. A conduta odontológica frente a esses casos é preservar o dente, desgastar a borda incisal em casos de traumas nos mamilos ou na língua do bebê durante a mamada, ou exodontia em casos de mobilidade grave.[30] A doença de Riga-Fede é caracterizada por uma úlcera no ventre da língua relacionada com trauma em virtude da presença desses dentes, e pode interferir na alimentação da criança.

Os nódulos de Bohn são pequenos cistos de inclusão que acometem os recém-nascidos (RNs) na superfície da crista gengival nas porções palatinas/lingual e vestibular; na maxila, sua presença é mais frequente. Acredita-se que seu surgimento seja decorrente de restos de glândulas salivares. A conduta segue um diagnóstico diferencial para dentes natais ou neonatais; não há necessidade de intervenção, pois os nódulos de Bohn regridem espontaneamente. Já as pérolas de Epstein são descritas clinicamente como lesões circunscritas ou pequenos tumores císticos de coloração branco-amarelado, derivado de tecido epitelial. São frequentemente encontradas na rafe palatina mediana, e assim como os nódulos de Bohn, desaparecem espontaneamente.[31]

O cisto de erupção é descrito como um aumento flutuante e localizado. Em geral, não apresenta sintomatologia dolorosa, exceto se estiver inflamado; está presente na mucosa alveolar e pode acometer dentes decíduos e permanentes.[32]

Ação do sistema estomatognático

O conhecimento sobre a biomecânica da amamentação é fundamental para a avaliação da mamada e a assistência do bebê e da mãe ou pessoa que amamenta. Genna[20] sugere que a amamentação eficaz no peito envolve um movimento cíclico da mandíbula (movimentos de abertura, protrusão, fechamento e retrusão) e da porção anterior da língua, movimento peristáltico rítmico da porção posterior da língua e ejeção de leite (assunto que será abordado nos Capítulos 3, *Anatomia e Fisiologia do Sistema Estomatognático*, e 17, *Prática Fonoaudiológica na Amamentação*).

Fissuras orofaciais

A palavra fissura tem origem no latim e quer dizer "abertura" ou "fenda". Em outras aplicações, como na Medicina, pode significar uma falha na continuidade de um tecido que diverge da normalidade, podendo ser inata ou adquirida. Quando relacionada com patologias, a fissura pode apresentar manifestação diversa, originária do tecido mole, esqueleto ou demais regiões anatômicas. Neste capítulo, trataremos das fissuras orofaciais, mais conhecidas como fissura de lábio, fissura de palato ou de lábio e palato.

As malformações congênitas mais comuns que atingem a face são as fissuras labiopalatinas. A prevalência varia entre as etnias – mais prevalente em indivíduos de origem asiática (1:440), caucasianos (1:650) e negros (1:2000). No Brasil, a prevalência é de 1 a cada 650 nascidos vivos.[32]

As fissuras acontecem entre o período embrionário e o início do período fetal, o que significa dizer entre a 4ª e a 12ª semanas gestacionais – período de formação da face humana. Os processos faciais, mandibulares, maxilares e nasais que mais tarde formarão a face são diferenciados até a 4ª semana de gestação e se fusionam entre si até a 7ª semana, formando as estruturas do nariz, lábio e mandíbula.[34] Por se formarem cedo, essas estruturas estão mais propensas a agentes teratogênicos, inclusive por se expor a fatores que desconhece que podem lhe causar anomalias, já que na maioria das vezes não se tem ciência da gestação nesse período. Próximo ao início do período fetal, mais precisamente na 12ª semana, os processos palatinos que darão origem ao palato secundário se fusionarão, formando a estrutura do palato mole ou posterior.[35]

Primeiro, os processos mandibulares se fusionam, formando a mandíbula. Sua formação e união são rápidos, o que a torna menos exposta à ocorrência de fissuras; as fendas na mandíbula são raras e podem estar associadas a síndromes. Em seguida, os processos nasais mediais se fundem, formando o que chamamos "palato primário", ou "palato duro". Após a fase de formação do palato primário, segue-se a união deste com os processos da maxila e os processos nasais laterais, formando o que conhecemos sobre a face humana no período embrionário.[34,35] A união entre o palato primário e o secundário e o primário com o septo nasal finalizam o processo de formação da face. O marco embriológico da união entre o palato duro e o palato mole é chamado "forame incisivo", e se trata de uma pequena depressão anatômica localizada na parte posterior dos incisivos centrais, que pode ser sentido e visto na cavidade oral.[35]

Dursy e His apresentaram uma teoria sobre o processo embriológico da face humana: a área de fusão entre todos os processos faciais é uma área sob vulnerabilidade.[35] Portanto, as fissuras ocorrem quando há falha da fusão entre um ou mais processos da face. Assim, as fissuras de lábio e rebordo alveolar são formadas até a 8ª semana gestacional, e as de palato até a 12ª semana, acompanhando o desenvolvimento da face. Durante a ultrassonografia obstétrica, é possível diagnosticá-las – em especial, as fissuras localizadas no lábio, pela facilidade na visualização.[36]

Uma das divisões importantes que guiam a classificação das fissuras e podem auxiliar no processo de aleitamento materno é a divisão entre fissura sindrômica e não sindrômica.[37] A primeira diz respeito à ocorrência de fissura associada a uma ou mais anomalias, denotando a ocorrência de síndrome. As não sindrômicas estão relacionadas com a ocorrência de fissura isolada, ou seja, não associada a nenhum outro tipo de anomalia. Nem sempre é possível diagnosticar uma síndrome logo após o nascimento, e muitas vezes o diagnóstico requer acompanhamento ao longo de alguns anos para associação de fenótipos importantes. As fissuras não sindrômicas, não associadas a nenhum tipo de anomalia, apresentam os reflexos neurológicos, manutenção de tronco encefálico e estruturas que possibilitam boa deglutição e coordenação de sucção, tornando possível a alimentação via oral. Já as sindrômicas precisam de cuidados minuciosos e avaliação de uma equipe multiprofissional sobre a possibilidade de aceitação via oral.[35,37]

Etiologia

A etiologia das fissuras orofaciais é multifatorial, resultado da união de fatores ambientais, predisposição genética e fatores teratogênicos. Histórico familiar positivo (ou seja, uma família com um filho com fissura) representa de 2 a 5% de chances de ocorrer a anomalia em uma nova gestação. Muitos estudos têm se dedicado à identificação dos genes relacionados com a fissura labiopalatina. Dentre os principais, destacam-se o fator de crescimento transformador alfa (TGFA), o fator regulador de interferon 6 (IRF6) e o receptor 2 do fator de crescimento de fibroblastos (FGFR2).[37]

Entretanto, a proposta que muitas literaturas ressaltam é o modelo de herança multifatorial, que observa os fatores genéticos interagindo com os do ambiente. Os fatores de risco ambientais dizem respeito principalmente ao uso de álcool, tabagismo, uso de corticosteroides, ácido valproico e ácido retinoico. Medicamentos anticonvulsivantes interferem no metabolismo dos folatos, tornando-se um fator de risco. Do mesmo modo, outras doenças como diabetes, obesidade, radiação ionizante, hipertermia e infecções podem estar associadas à ocorrência da fissura não sindrômica.[37]

Alguns fatores ambientais dizem respeito ao estado nutricional da gestante, incluindo a deficiência de ácido fólico e zinco. Desse modo, a suplementação de ácido fólico no pré-natal pode levar à diminuição da prevalência de fissura e outras malformações.[37]

Classificação das fissuras

Muitas classificações são utilizadas para agrupar os tipos de fissuras. Uma das mais conhecidas é a Spina, utilizada nos grandes centros. Esse tipo de classificação utiliza o forame incisivo para localizar o acometimento da anomalia. As fissuras que acometem a região anterior ao forame incisivo são chamadas "pré-forame" e podem acometer um ou dois lados do lábio e/ou o rebordo alveolar. A classificação "pós-forame" diz respeito às fendas que acometem a região posterior ao forame incisivo e podem chegar até a região da úvula. As denominadas "transforame incisivo" são aquelas que afetam a região anterior e posterior do forame incisivo, chegando até a úvula.[36]

De acordo com diversas literaturas, a fissura transforame incisivo é a mais comum, e o lado esquerdo é o mais acometido, com maior predileção pelo sexo masculino. Já as fissuras pós-forame apresentam-se como as mais comuns no sexo feminino. No entanto, muitas literaturas encontram achados díspares.[27,35]

Existem, ainda, dois tipos de fissuras que não são classificados por Spina e que podem trazer repercussões ao aleitamento materno e à alimentação via oral: a fissura submucosa e as fissuras raras da face.[35]

A fissura submucosa pode ocorrer em conjunto ou não com a fissura labial, e é caracterizada com a presença de úvula bífida, diástase da musculatura velar e chanfradura óssea na borda posterior do palato duro. Apesar de os sinais serem bem característicos, existe uma dificuldade no diagnóstico, realizado muitas vezes após a identificação de sinais de insuficiência velofaríngea.[35]

As fissuras raras da face podem ser classificadas de várias maneiras, porém a mais usual é a de Paul Tessier, que as identifica em cada local de acometimento por números, tendo a órbita ocular como referência. Essas fissuras podem acometer os locais mais diversos, incluindo áreas diferentes dos locais de fusão embriológicos discutidos anteriormente. O grau de comprometimento varia de acordo com o local afetado: problemas oftalmológicos, alimentares, respiratórios, neurológicos, entre outros.[35,38]

Cada tipo de fissura apresenta uma desordem, seja estética, funcional, social ou familiar. A queiloplastia e a palatoplastia, chamadas "cirurgias primárias", têm o objetivo de adequar funcional e anatomicamente o lábio e o palato acometidos pela fenda. A queiloplastia, cirurgia reparadora do lábio, pode ser realizada 1 ou 2 vezes, dependendo da extensão e da lateralidade da fissura e, por consenso de alguns especialistas, recomenda-se a realização a partir dos 3 meses de vida. A palatoplastia, realizada para reparação do palato, pode ser realizada a partir dos 12 meses de vida.[35,37]

Fato é que, em virtude da falha de continuidade nos tecidos, as fissuras quebram a integridade anatômica da cavidade oral e levam a prejuízos da função mastigatória, de sucção e, em algumas vezes, da deglutição. Por isso, não é incomum encontrar pessoas e profissionais que suspendam a oferta de leite materno aos lactentes com fissuras sem nenhum tipo de avaliação, atitude muitas vezes equivocada.

Limitações do lactente com fissura

As limitações frente ao aleitamento materno estão relacionadas com dois fatores principais: déficit de selamento labial e/ou ausência de pressão intraoral – o primeiro relacionado com crianças que apresentam fissuras pré-forame, o segundo a crianças com fissura pós-forame e ambas para fissura transforame incisivo (ou seja, as limitações estão relacionadas com a obtenção do leite materno diretamente da mama). Por vezes, essas duas questões levam a distensão abdominal por aumento da ingesta de ar, diminuição do ganho ponderal, irritação, escape nasal de leite, aspiração, engasgos e otites de repetição. Além das limitações fisiológicas, existem ainda as relacionadas com fatores que diminuem a adesão ao aleitamento, como falta de profissionais habilidosos, falta de orientação e preparo dos pais, centros de orientações centralizados, entre outros.[35,39]

Os lactentes que apresentam fissura pré-forame (lábio e/ou rebordo alveolar) têm maior facilidade de realizar o aleitamento diretamente ao seio. Essa facilidade é atribuída principalmente pela lateralidade e extensão da fissura, ou até pela posição que a criança é colocada para mamar, já que a criança com fissura labial consegue manter a pressão intraoral negativa desde que haja selamento labial. Em alguns casos, inclusive, não há nenhum tipo de limitação.[39]

Nos casos de fissura pós-forame, sejam elas completas (até o palato duro) ou não (somente o palato mole), a dificuldade de obter o leite diretamente do seio materno é de moderada a grande, já que o mecanismo de sucção, responsável pela obtenção do leite, está evidentemente prejudicado.[35,39]

Na fissura transforame, a dificuldade de amamentação é grande. Nesse caso, o mecanismo de pressão intraoral negativa e selamento labial é comprometido, o que torna cansativa e de grande dificuldade a extração e manutenção da deglutição. Portanto, quanto maior a fissura, maior a dificuldade de obter o leite materno diretamente do seio.[35,39]

Entretanto, excetuando-se os casos em que a fissura está associada às síndromes com comprometimento respiratório, neurológico e/ou cardiovascular, além do diagnóstico de disfagia orofaríngea, a alimentação via oral é defendida, fazendo com que as limitações referentes ao aleitamento materno sejam sanadas e/ou, muitas vezes, minimizadas.

Aleitamento materno em lactentes com fissura

O leite materno é um alimento completo e rico em nutrientes, que garante benefícios aos lactentes: proteção contra infecções de ouvido médio; auxílio do vínculo mãe e filho, muitas vezes vulnerável; aumento de movimentos mandibulares, contribuindo para sua normoposição; melhora da oclusão dentária; equilíbrio neuromuscular; harmonia de desenvolvimento miofuncional; posterior desenvolvimento da fala e da linguagem. Além dos benefícios específicos, o leite materno favorece o ganho ponderal, condição importante para o desenvolvimento e para a realização das cirurgias primárias.[33]

A fissura por si só não é um fator determinante para o não aleitamento. As mães que optam e sabem dos benefícios do aleitamento materno, ainda que tenham dificuldades, buscam e realizam estratégias próprias para amamentar seus filhos, mesmo que por um breve período.[35]

Um estudo realizado em um centro de referências para crianças com fissura observou que as mães criaram alternativas próprias para ofertar o leite materno ao seio, buscando posições específicas que variavam de acordo com a lateralidade da fissura. Essas posições foram denominadas "estratégias facilitadoras".[35]

Estratégias facilitadoras da amamentação

As estratégias facilitadoras estão relacionadas principalmente com os cuidados gerais em relação à mama e ao bebê, mas também à necessidade de a mãe segurar a mama com a mão (permitindo que o mamilo e a aréola permaneçam na boca) e à expressão de leite na boca da criança (em caso de déficit de sucção ou até que a criança institua esse mecanismo). No período de adaptação, é importante que a mãe oferte o leite mais vezes e até ordenhe para complementar o aleitamento diretamente ao seio. Essas medidas complementares são fundamentais, pois lactentes com fissura orofacial podem levar mais tempo e demandar mais energia, desequilibrando o balanço energético.[35,39]

Outra medida simples, mas valiosa, é a verticalização do bebê durante o processo de aleitamento. Essa posição, além de prevenir engasgos em razão da gravidade, auxilia na prevenção de otites, dificultando o escoamento de leite para o conduto auditivo, principalmente em lactentes que apresentem fissura pós-forame e transforame incisivo. Vale ressaltar que as estratégias facilitadoras beneficiam em especial aqueles com fissura pré-forame (fissura de lábio), pois favorecem o selamento labial. Os ganhos com as estratégias para melhora da pressão intraoral são poucos ou nenhum, e nesses casos, se a mãe deseja amamentar diretamente ao seio, são necessárias estratégias para ejeção do leite diretamente na boca do bebê.[35]

Quando a fissura se localiza à esquerda, a posição na mama direita da mãe pode ajudar. Dessa maneira, a fissura fica voltada para a parte inferior, evitando o escape do mamilo pela boca. Outra posição para as fissuras localizadas à esquerda é a de posição a cavalinho, com o bebê posicionado ou na mama esquerda ou na direita. Como a fissura fica voltada para a parte superior da mama, a mãe pode auxiliar segurando-a ou vedando a região da fenda com o dedo polegar. Esse tipo de conduta facilita o selamento labial.[34,40]

Nas fissuras localizadas à direita, é possível utilizar uma variação da posição de "bola de futebol americano" (Figura 18.5). A fissura fica voltada para a região inferior da mama, o que anatomicamente favorece o selamento e evita o escape do mamilo. A posição de cavalinho, com as mãos da mãe selando a área da fissura como relatado anteriormente, também é efetiva.[35,40]

As fissuras bilaterais, ou seja, que acometem os dois lados do lábio, são mais extensas. Para elas, o objetivo é o mesmo das estratégias anteriores: favorecer o selamento labial. Uma das posições efetivas é a cavalinho (Figura 18.6), com a mãe apoiando

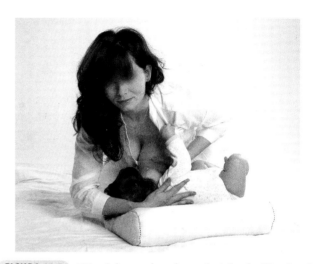

FIGURA 18.5 Mãe debruçada sobre o bebê – facilitação do vedamento na pega.

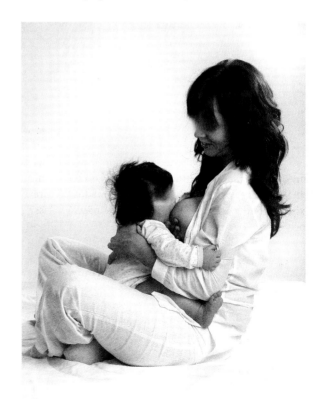

FIGURA 18.6 Posição de cavalinho.

ou não a região mandibular da criança (apertando suavemente a região das bochechas) para o selamento de ambos os lados, além de vedar as áreas da fenda com o dedo polegar e indicador. Vale lembrar que na maioria das vezes essas posições emergem da experiência e da adaptação da mãe e filho, e não devem ser utilizadas de maneira generalizada.[35,40]

Há ainda estratégias conhecidas utilizando bandagem elástica e placa obturadora. Embora em alguns relatos de caso e estudos em andamento essas técnicas pareçam efetivas, existe a necessidade de estudo de maior evidência em populações para a evidência científica. Além disso, há desvantagens quanto ao uso desses dispositivos que precisam ser discutidas.[35]

A translactação é outra estratégia efetiva para o aleitamento em caso de fissuras. Trata-se de uma técnica em que o leite materno é ofertado por meio de uma sonda fixada na região da mama e conectada a um frasco ou seringa. Um de seus benefícios é a manutenção do contato pele a pele entre mãe e filho. O contato torna possível a produção de ocitocina e prolactina, indispensáveis ao processo de produção e ejeção do leite. Além disso, nos casos de fissura pós-forame há uma diminuição da pressão intraoral, que é um dos mecanismos para extração de leite da mama, e essa técnica propicia a oferta do leite de maneira indireta.

Quando o aleitamento no peito não é possível

Nem sempre é possível ofertar o leite materno diretamente da mama; essa possibilidade depende de uma série de fatores que incluem o desejo da mãe em amamentar, a extensão da fissura, orientações pré e pós-natal, além do apoio social e familiar. Entretanto, é necessário que a oferta seja viabilizada de algum modo. Não existem dispositivos específicos para pacientes fissurados e que mudem a efetividade da mamada – podem ser usados mamadeiras, copos e até mesmo colheres, da maneira que o lactente e a mãe melhor se adaptarem.[35,39,40]

Quanto às mamadeiras, os bicos podem ser de látex ou silicone, contanto que sejam macios e com um furo que permita o gotejamento do leite de até 1 mm. A oferta de leite com dispositivos deve manter a cautela da verticalização do bebê, evitando engasgos e refluxo nasal, além de espaçar o tempo entre sucção/amassamento – deglutição – respiração. Não se deve evitar o lado da fissura; é necessário estimulá-lo para exercitar a musculatura.[35,39]

Independente da maneira como o leite for ofertado, alguns sinais devem ser observados: perda ponderal, aumento do choro ou irritabilidade, dificuldade em dormir, distensão abdominal, aumento do tempo de ingestão, dificuldade respiratória. Esses são sinais de que a amamentação não está sendo efetiva, seja por desequilíbrio no balanço calórico (muito gasto energético e pouco oferta), por ingesta de ar durante as mamadas ou por outros problemas associados.

Em geral, lactentes com fissura não apresentam padrões de crescimento e desenvolvimento diferentes do normal. Porém, em alguns estudos é possível observar baixos níveis de ferritina, anemia ferropriva, pacientes em risco nutricional, além de maior grau de exposição a infecções das vias aéreas pela condição anatômica (diminuição do aquecimento e umidificação do ar que passa pelas narinas e exposição do conduto auditivo).[35]

Aleitamento materno durante a realização das cirurgias primárias

A queiloplastia, cirurgia reparadora do lábio, costuma ser a primeira cirurgia de um paciente com fissura. Ela acontece, em média, aos 3 meses de vida; em alguns centros, pode ser recomendada ao nascimento. Durante a sua realização, o aleitamento materno se faz presente – ele não precisa ser contraindicado de maneira absoluta sob justificativa cirúrgica. Não existe nenhuma relação de deiscência da ferida operatória quanto ao ato de amamentar. É evidente que esse processo deve ser adaptado às novas condições, uma vez que o período pós-operatório pode ser doloroso e confuso ao lactente.[39]

Aleitamento materno em síndromes e sequências associadas à fissura orofacial

Existem diversas síndromes e sequências associadas à presença de fissura orofacial, chamadas "fissuras sindrômicas". Nesses casos, a oferta de leite materno via oral precisa ser cuidadosamente avaliada e indicada, mas as fissuras sindrômicas não são uma contraindicação absoluta ao aleitamento.[41,42]

A avaliação das fissuras sindrômicas deve ser realizada por uma equipe multiprofissional composta por fonoaudiólogos, enfermeiros, médicos, dentistas, nutricionistas, além da presença do cuidador, que fará parte da tomada de decisão. Nos casos em que não exista disfagia, problemas neurológicos ligados à deglutição ou que prejudiquem o processo de sucção, ou qualquer outra patologia ligada a essa contraindicação, a oferta pode ser efetivada.

Diante da grande quantidade de síndromes e sequências, neste capítulo optamos por discorrer sobre a mais prevalente delas, com importantes repercussões no aleitamento materno: a sequência de Pierre Robin (SPR).[42]

A SPR é caracterizada pela presença de micrognatia, glossoptose e, em muitos casos, por fissura pós-forame que pode se manifestar em formato de "U" ou "V". Sua prevalência varia de 1:8000 até 1:30000 nascidos vivos. A SPR é considerada uma sequência já que uma das condições, por teoria, leva a outra, formando uma sequência de sinais: durante o processo embriológico, a micrognatia leva um mal posicionamento da língua, que impede a fusão entre os processos palatinos. Esta também pode ser considerada SPR não sindrômica (quando não associada a outras síndromes) ou sindrômica (quando acompanhada de síndrome conhecida, como síndrome de Down, síndrome de Stickler e outras).[42]

Em virtude de anomalias, essas crianças frequentemente apresentam graus variados de obstrução respiratória decorrentes de glossoptose, disfagia em virtude de micrognatia e dificuldade respiratória e refluxo gastroesofágico, com maior repercussão nos primeiros meses de vida.[35,39]

A obstrução das vias aéreas e a disfagia devem ser avaliadas cuidadosamente por equipe multiprofissional; em muitos casos, a oferta de leite materno diretamente ao seio pode ser uma tarefa difícil e até mesmo contraindicada. Em alguns casos, é necessário o uso de sondas alimentadoras até a resolução do quadro respiratório.

As técnicas fonoaudiológicas facilitadoras da alimentação (TFFA) auxiliam na anteriorização da língua por meio de massagens e exercícios, como a sucção não nutritiva e o uso de bicos longos e macios, quando o aleitamento materno ao seio está contraindicado. Uma boa organização do lactente no momento das mamadas, a manutenção de movimentos rítmicos e a sustentação da mandíbula são indicados após avaliação da equipe.[35]

Os graus de obstrução podem ser avaliados por um exame chamado "nasofibroscopia", que identifica a presença de glossoptose e o classifica, além de encontrar disfunções faríngeas e da laringe. A conduta é realizada de acordo com cada caso e pode variar entre a inserção de uma cânula nasofaríngea, distração osteomandibular e traqueostomia ou até mesmo uma conduta expectante.[42]

O uso da cânula nasofaríngea é uma conduta simples, que consiste na passagem de um tubo maleável pela narina até a região orofaríngea, propiciando a anteriorização da língua e a passagem de ar. Pode ser realizado, inclusive, por cuidadores informais. A posição prona e elevada é uma das condutas que também auxiliam na anteriorização da língua, além de diminuir as chances de refluxo.[41,42]

Independente das diversas condutas, é importante lembrar que em todos esses casos a ordenha deve ser incentivada, inclusive nos casos que contraindiquem a alimentação via oral.

Bicos artificiais: informações, escolhas e impactos no sistema estomatognático e na amamentação

É fundamental e necessário que todos os profissionais da Saúde conheçam, cumpram e auxiliem no monitoramento da Norma Brasileira de Comercialização de Alimentos para Lactentes e Crianças de Primeira Infância, Bicos, Chupetas e Mamadeiras (NBCAL). A fim de assegurar o uso apropriado de produtos como leites, papinhas, chupetas e mamadeiras de modo que não haja interferência na prática do aleitamento materno, esse conjunto de regulamentações sobre a promoção comercial e a rotulagem desses alimentos e produtos destinados a RNs e crianças de até 3 anos foi criado e sancionado na forma da Lei nº 11.265 e regulamentada pelo Poder Executivo em 2015, na 5ª Conferência Nacional de Segurança Alimentar e Nutricional, como Decreto nº 8.552. Esse Decreto foi revogado em novembro de 2018, pois seu conteúdo foi incorporado ao Decreto nº 9.579. Cabe à Anvisa e às vigilâncias estaduais e municipais a fiscalização do cumprimento da NBCAL pelas empresas e estabelecimentos comerciais e a adoção das ações aplicáveis aos infratores. Essa norma precisa ser amplamente divulgada para que, inclusive, as famílias possam conhecê-la.

A NBCAL regulamenta a comercialização dos bicos, mas ainda é necessário que os profissionais e famílias conheçam os impactos que o uso de chupetas e mamadeiras podem trazer para a saúde e a qualidade de vida dos bebês e crianças pequenas a curto, médio e longo prazos.

É importante destacar que o uso da mamadeira pode impactar a instalação e a manutenção da amamentação. Na alimentação por mamadeira, o trabalho muscular necessário é rompido, ocorre inadequação na pega, a obtenção do leite acontece por

sucção (pressão negativa) e a rede de funções torna-se inadequada, provocando alterações das funções orais. A mais grave, por envolver diversas especialidades, é a respiração, cujo padrão normal é nasal, mas se transforma no impróprio padrão bucal ou misto.[43] Além disso, o desenvolvimento mandibular, quando acontece apenas abertura e fechamento, tem deficiência.[20]

Um cenário preocupante é o número significativo de crianças sendo alimentadas com mamadeiras, com impacto negativo na oclusão dental e menor função dos músculos da face.[44] Abate et al.[45] mostraram que a amamentação por 6 meses ou mais reduz o risco de mordida cruzada posterior e maloclusão de classe II na dentição decídua e mista, condições que podem trazer impactos a curto, médio e longo prazos para os indivíduos.

O uso de chupeta em alguns países desenvolvidos é tão estabelecido culturalmente que sua prevalência é de até 42,5% em crianças pequenas até os 12 meses.[46] A sucção de chupeta é um hábito não nutritivo comum e tem recebido considerável atenção ao longo de muitos anos.[46,47] A chupeta é, na maioria das vezes, uma escolha feita pela família na tentativa de acalmar o choro do bebê, aumentar o bem-estar dos pais e/ou prevenir a sucção digital.[46,47]

Os bebês se comunicam de maneira multimodal, por meio de olhares, gestos, balbucios, choro.[48,49] O choro é uma das maneiras de comunicação dos bebês – não é a única, mas é a que, provavelmente, mais deixa os adultos cuidadores em condição de alerta e até de desespero. Escutar o bebê, a sua demanda, reconhecer o tipo de choro, pode ser uma boa estratégia para estabelecer uma relação sem a necessidade do uso da chupeta como técnica imediatista de conter o choro.

Em uma revisão sistemática da literatura, Shmid et al.[50] afirmam que é inexistente a evidência de alto nível sobre os efeitos da chupeta nas estruturas orofaciais. No entanto, há evidências moderadas de que o uso da chupeta está associado à mordida aberta anterior e à mordida cruzada posterior, afetando o desenvolvimento harmonioso das estruturas orofaciais.[50] Os efeitos do uso da chupeta são dependentes da duração e da frequência.[51]

Uma revisão sistemática comparando chupetas convencionais e ortodônticas não demonstrou diferenças significativas em seus efeitos sobre o sistema estomatognático.[52] No entanto, um recente ensaio clínico randomizado e controlado demonstrou que chupetas com bico que têm a cervical mais fina (como as ortodônticas) reduz a ocorrência de mordida aberta anterior e o aumento da sobressaliência.[53] Desse modo, ensaios clínicos randomizados e controlados são fortemente necessários para analisar melhor o efeito da chupeta convencional e ortodôntica sobre as estruturas orofaciais.[50]

Ainda sobre as chupetas, é importante considerar que seu uso tem efeito protetor contra a síndrome da morte súbita do lactente (SMSL),[46] mas o nível de evidência é muito baixo,[52] uma vez que não há ensaios clínicos randomizados disponíveis que atestem de maneira confiável essa hipótese.[54]

O papel do profissional da Saúde precisa ser informativo, com base em evidências, sem julgar a escolha da família em relação à oferta de bicos artificiais. É fundamental informar sobre as consequências do uso das mamadeiras e chupetas para além da amamentação e, assim, a família poderá fazer escolhas informadas sobre essa prática.

Relação entre desmame e cariogenicidade do leite humano

Desde 1991, a Organização Mundial da Saúde (OMS) recomenda o aleitamento materno exclusivo até os 6 meses de vida e a amamentação até os 2 anos ou mais, com o desmame acontecendo no tempo que mãe e bebê escolherem. O processo de desmame tem início com a apresentação alimentar aos 6 meses, e essa complementação precisa acontecer com alimentos saudáveis e livre de açúcares.[55]

Infelizmente, diversos profissionais orientam que as famílias realizem o desmame de bebês por acreditarem na cariogenicidade do leite humano – motivo pelo qual o debate sobre esse assunto se faz necessário.

A cárie dental é a doença crônica não comunicável mais comum na infância.[56] Doenças não comunicáveis também são conhecidas como doenças crônicas não transmissíveis porque não são transmitidas por infecções nem por pessoas – é o caso de doenças cardíacas, diabetes *mellitus* tipo 2 e cânceres. A prevalência de cárie na infância pelo mundo é de 17% em bebês e 36% em crianças aos 2 anos, com impacto negativo considerável sobre a qualidade de vida de crianças e suas famílias.[57]

Em um estudo de coorte realizado na Austrália, os pesquisadores não encontraram associação entre doença cárie e a amamentação prolongada, provavelmente porque quase 30% das crianças com até 2 anos consumiam pouco açúcar – ou seja, sem açúcar, sem cárie, mesmo com leite humano.[58] Ricomini et al.,[59] em um estudo laboratorial, mostraram que a lactose do leite humano não é capaz de reduzir o pH a ponto de desmineralizar o esmalte dental (pH crítico para esmalte: 5,5). Abanto et al.[60] mostraram que a amamentação prolongada representa um fator de risco fraco para a cárie dental.

Segundo a OMS,[56] a ingestão de açúcar livre é um fator dietético essencial no desenvolvimento da cárie dentária, já que essa doença é açúcar dependente. O alto consumo de açúcares resulta em biofilme dental cariogênico rico em espécies sacarolíticas, acidogênicas e acidúricas. O leite humano é fermentado sobre esse biofilme cariogênico, resultando na potencialização da desmineralização do esmalte. Desse modo, o leite humano funciona como um potencializador (e não como causador) da lesão inicial de cárie, pois é necessária a presença do açúcar no biofilme, tornando-o cariogênico.[60]

O efeito do aleitamento materno prolongado sobre o aumento do risco de cárie dentária foi mediado pelo consumo de açúcar.[60] Assim, o alerta é para que sejam implementadas práticas alimentares para a prevenção de cárie e a promoção do aleitamento materno, evitando-se o consumo de açúcar nos primeiros 2 anos. Os profissionais precisam estar cientes disso para que não aconteçam desmames iatrogênicos justificados pela crença da cariogenicidade do leite humano.

Considerações finais

Este capítulo tem o objetivo de mostrar a contribuição que a Odontologia traz para a amamentação, destacando sua relação desde a formação em nível de graduação do odontólogo até sua atividade profissional no apoio às famílias em todos os processos da amamentação. Uma Odontologia mais "amiga da amamentação" preocupa-se com o pré-natal odontológico; o exame criterioso da anatomia e função do sistema estomatognático do bebê, conhecendo o padrão sucção-deglutição-respiração, as características típicas e atípicas de anatomia e a função das estruturas orofaciais do bebê e seus possíveis impactos na amamentação e alimentação, para fazer os encaminhamentos ou intervenções necessárias; o conhecimento e a aplicação da NBCAL e dos efeitos do uso de bicos artificiais; e, por fim, a relação entre leite humano e cariogenicidade para que mais bebês, mães e famílias sejam protegidos de desmames iatrogênicos.

Referências bibliográficas

1. Brockveld LSM, Venancio SI. Os dentistas estão preparados para a promoção da amamentação e alimentação complementar saudável? Physis (Rio J). 2022;32(2)e320215. Disponível em: https://www.scielo.br/j/physis/a/nKH6vqCrMsGYqFhkhrvjLqF/?lang=pt.
2. Brockveld LSM. A inserção do cirurgião-dentista na promoção do aleitamento materno e alimentação complementar saudável – da formação à prática. [Tese de Doutorado]. Faculdade de Saúde Pública. Universidade de São Paulo. São Paulo; 2020.
3. Baldin PEA, Pedrosa FG, Domingues GR, et al. Relation between prenatal education for breastfeeding and breastfeeding technique. Rev Bras Saúde Mater Infant. 2022;22(3):651-7.
4. Degasperi JU, Dias AJW, Boleta-Ceranto DCF. Alterações orais e sistêmicas decorrentes da gestação e a importância do pré-natal médico e odontológico para redução das complicações gestacionais. Res Soc Dev. 2021;10(3):e8810312976.
5. Calvi VL, Chalub LO, Carmo AFB, et al. Knowledge of senior students concluding the courses of Dentistry and Medicine toward the interrelationship of periodontal diseases and systemic health. Res Soc Dev. 2020;9(12):e19691210967.
6. Bi WG, Emami E, Luo Z-C, et al. Effect of periodontal treatment in pregnancy on perinatal outcomes: a systematic review and meta-analysis. J Matern Fetal Neonatal Med. 2021;34(19):3259-68.
7. Carmo WD. A importância do pré-natal odontológico. Revista Cathedral. 2020;2(3):145-56.
8. Brasil. Ministério da Saúde. Secretaria de Atenção Primária à Saúde. Departamento de Saúde da Família. Diretriz para a prática clínica odontológica na Atenção Primária à Saúde: tratamento em gestantes. Brasília: Ministério da Saúde; 2022.
9. Chamberlain K, Campbell SH, Spencer B. Lactation education and approval review committee (LEAARC) news brief LEAARC announces core curriculum for interdisciplinary lactation care, 2nd edition. J Hum Lact. 2022; 38(4):794-5.
10. Wambach K, Riordan J. Breastfeeding and Human Lactation. 5. ed. Burlington: Jones & Bartlett Learning; 2016.
11. Lefort Y, Evans A, Livingstone V, et al. Academy of breastfeeding medicine position statement on ankyloglossia in breastfeeding dyads. Breastfeed Med. 2021;16(4):278-81.
12. Kotlow LA. Diagnosing and understanding the maxillary lip-tie (superior labial, the maxillary labial frenum) as it relates to breastfeeding. J Hum Lac. 2013;29(4):458-64.
13. Ghaheri BA, Cole M, Fausel SC, et al. Breastfeeding improvement following tongue-tie and lip-tie release: a prospective cohort study. Laryngoscope. 2017;127(5):1217-23.
14. American Academy of Pediatric Dentistry. Management considerations for pediatric oral surgery and oral pathology. The Reference Manual of Pediatric Dentistry. Chicago: American Academy of Pediatric Dentistry; 2023. p. 527-36.
15. Razdan R, Callahan S, Saggio R, et al. Maxillary frenulum in newborns: Association with breastfeeding. Otolaryngol Head Neck Surg. 2020;162(6):954-8.
16. Neto I, Molero O, Goulart VC. Frenectomia: revisão de literatura. Rev UNINGÁ Review. 2014;18(3):21-5.
17. Morais JF, Freitas MR, Freitas KMS, et al. Postretention stability after orthodontic closure of maxillary interincisor diastemas. J Appl Oral Sci. 2014; 22(5):409-15.
18. Suter VGA, Heinzmann A-E, Grossen J, et al. Does the maxillary midline diastema close after frenectomy? Quintessence Int. 2014;45:57-66.

19. Delmondes FS, Gutierrez GM, Imparato JCP, et al. Frelo labial superior: quando e como intervir? Res Soc Dev. 2021;10)(2):e31410212608.
20. Genna CW. Supporting sucking skills in breastfeeding infants. 4. ed. Sudbury: Jones and Bartlett; 2022.
21. Alexander JM, Grant AM, Campbell MJ. Randomised controlled trial of breast shells and Hoffman's exercises for inverted and non-protractile nipples. BMJ. 1992;304(6833):1030-2.
22. Coquerelle M, Prados-Frutos JC, Benazzi S, et al. Infant growth patterns of the mandible in modern humans: a closer exploration of the developmental interactions between the symphyseal bone, the teeth, and the suprahyoid and tongue muscle insertion sites. J Anat. 2013;222(2):178-92.
23. Wall V, Glass R. Mandibular asymmetry and breastfeeding problems: experience from 11 cases. J Hum Lac. 2006;22(3):328-34.
24. Iskander A, Sanders I. Morphological comparison between neonatal and adult human tongues. Ann Otol Rhinol Laryngol. 2003;112(9):768-76.
25. Elad D, Kozlovsky P, Blum O, et al. Biomechanics of milk extraction during breast-feeding. Proc Natl Acad Sci USA. 2014;111(14):5230-5.
26. Cavalheiro MG, Souza FQ, Ribeiro LS, et al. Funções orofaciais nos diferentes tipos de fissura labiopalatina. Archives of Health Investigation. 2023;12(1): 161-8.
27. Andrade AF, Queiroz MSC, Nagai MM, et al. Análise epidemiológica de fissuras labiopalatinas em recém-nascidos no Brasil. Brazilian J Health Rev. 2021;4(4):18005-21.
28. Martínez-Herrera P, Aguilar-Fuentes EG, Gutiérrez-Rojo JF. Lesiones orales del recién nacido. Oral. 2015;16(52):1283-6.
29. Figueiredo V, Fortes GSL, Chevitarese L, et al. Dentes neonatais e natais: revisão integrativa. Int J Sci Dentistry. 2023;2(61):26-42.
30. Lucas-Rincón SE, Medina-Solís CE, Pontigo-Loyola AP, et al. Dientes natales y neonatales: una revisión de la literatura. Pediatr. (Asunción). 2017;44:62-70.
31. Abanto J, Raggio DP, Alves FBT, et al. Oral characteristics of newborns: report of some oral anomalies and their treatment. Int J Dent. 2009;8(3):140-5.
32. Palmeira M, Carvalho M, Serrano F, et al. Dente natal e neonatal: diagnóstico e conduta terapêutica. Rev Odontol Univ. Cid São Paulo. 2017. 29(2):149-53.
33. Freitas MG, Werneck AL, Borim BC. Aleitamento materno exclusivo: adesão e dificuldades. Rev Enferm UFPE online. 2018;12(9):2301-7.
34. Moore K. Embriologia básica. 8. ed. Rio de Janeiro: Elsevier; 2014.
35. Trindade IEK, Silva-Filho OG. Fissuras labiopalatinas: uma abordagem interdisciplinar. São Paulo: Livraria Santos; 2007.
36. Spina V, Psillakis JM, Lapa FS, Ferreira MC. Classificação das fissuras lábio-palatinas: sugestão de modificação. Rev Hosp Clin Fac Med. São Paulo. 1972;27:5-6.
37. Freitas JAS, Almeida ALPF, Soares S, et al. Rehabilitative treatment of cleft lip and palate: experience of the Hospital for Rehabilitation of Craniofacial Anomalies/USP (HRAC/USP) Part 4: Oral Rehabilitation. J Appl Oral Sci. 2013;21(3):284-92.
38. Tessier P. Anatomical classification of facial, cranio-facial and latero-facial clefts. J Maxillofac Surg. 1976;4(2):69-92.
39. Trettene AS, Maximiano TO, Beraldo CC, et al. Aleitamento materno em lactentes com fissura labiopalatina. Rev Enferm UFPE on line. 2018;12(5):1390-6.
40. Thomé S. Estudo da prática do aleitamento materno em crianças portadoras de malformação congênita de lábio e/ou palato. Dissertação [Mestrado]. Universidade de São Paulo. Ribeirão Preto: USP; 1990. p. 244.
41. Salmen ICDM, Marques IL. In situ and home care nasopharyngeal intubation improves respiratory condition and prevents surgical procedures in early infancy of severe cases of Robin Sequence. Biomed Res Int. 2015;2015:608905.
42. Marques IL, Sousa TV, Carneiro AF, et al. Sequência de Robin: protocolo único de tratamento. Jornal Pediatr (Rio J). 2005;81:14-22.
43. Vinha PP, Mello-Filho FV. Evidence of a preventive effect of breastfeeding on obstructive sleep apnea in children and adults. J Hum Lact. 2017;33(2): 448-53.
44. Almahrul A, Alsulaimani L, Alghamdi F. The impact of breastfeeding and non-nutritive sucking behaviors on skeletal and dental malocclusions of pediatric patients: a narrative review of the literature. Cureus. 2021;13(10):e19160.
45. Abate A, Cavagnetto D, Fama A, et al. Relationship between breastfeeding and malocclusion: a systematic review of the literature. Nutrients. 2020;12(12):3688.

46. Moimaz SAS, Garbin AJI, Lima AMC, et al. Longitudinal study of habits leading to malocclusion development in childhood. BMC Oral Health. 2014;14:96.
47. Callaghan A, Kendall G, Lock C, et al. Association between pacifier use and breast-feeding, sudden infant death syndrome, infection and dental malocclusion. Int J Evid Based Healthc. 2005;3(6):147-67.
48. Parlato-Oliveira EM. O bebê e as tramas da linguagem. São Paulo. Instituto Langage; 2022.
49. Parlato-Oliveira EM. Saberes do bebê. São Paulo: Instituto Langage; 2019.
50. Schmid KM, Kugler R, Nalabothu P, et al. The effect of pacifier sucking on orofacial structures: a systematic literature review. Prog Orthod. 2018;19:8.
51. Duncan K, McNamara C, Ireland AJ, Sandy JR. Sucking habits in childhood and the effects on the primary dentition: findings of the Avon Longitudinal Study of Pregnancy and Childhood. Int J Paediatr Dent. 2008;18(3):178-88.
52. Corrêa CC, Bueno MRS, Lauris JRP, Berretin-Felix G. Interferência dos bicos ortodônticos e convencionais no sistema estomatognático: revisão sistemática. CoDAS. 2016;28(2):182-9.
53. Wagner Y, Heinrich-Weltzien R. Effect of a thin-neck pacifier on primary dentition: a randomized controlled trial. Orthod Craniofac Res. 2016;19(3):127-36.
54. Psaila K, Foster JP, Pulbrook N, Jeffery HE. Infant pacifiers for reduction in risk of sudden infant death syndrome. Cochrane Database Syst Rev. 2017;4(4):CD011147.
55. Brasil. Ministério da Saúde. Secretaria de Atenção Primaria à Saúde. Departamento de Promoção da Saúde. Guia alimentar para crianças brasileiras menores de 2 anos. Brasília: Ministério da Saúde; 2019.
56. World Health Organization (WHO). Sugars and dental caries. WHO Technical Information Note, October 2017. Available from: https://apps.who. int/iris/bitstream/handle/10665/259413/WHO-NMH-NHD-17.12-eng. pdf?seque.
57. Tinanoff N, Baez RJ, Guillory CD, et al. Early childhood caries epidemiology, aetiology, risk assessment, societal burden, management, education, and policy: global perspective. Int J Paediatr Dent. 2019;29(3):238-48.
58. Devenish G, Mukhtar A, Begley A, et al. Early childhood feeding practices and dental caries among Australian preschoolers. Am J Clin Nutr. 2020;111(4):821-8.
59. Ricomini Filho AP, Assis ACM, Oliveira BEC, Cury JA. Cariogenic potential of human and bovine milk on enamel demineralization. Caries Res. 2021;55(4):260-7.
60. Abanto J, Maruyama JM, Pinheiro E, et al. Prolonged breastfeeding, sugar consumption and dental caries at 2 years of age: a birth cohort study. Community Dent Oral Epidemiol. 2023;51(3):575-82.

Bibliografia

Achmad H, Samad R, Nasir M, et al. Nutritional improvement in children with cieft llp and cleft palate using a combination of an obturator and feeding bottle infant. J Pharm Negat Results. 2022;13(8). Available from: https://repository.unhas.ac.id/id/eprint/23434/.

Costa VCR, Silva RC, Oliveira IF, et al. Aspectos etiológicos e clínicos das fissuras labiopalatinas. Rev Med Saúde Brasília. 2018;7(2):258-68.

Hytten FE. Clinical and chemical studies in human lactation. Br Med J. 1954;2(4902):1447-52.

Kogo M, Okada G, Ishii S, et al. Breast feeding for cleft lip and palate patients, using the Hotz-type plate. Cleft Palate Craniofac J. 1997;34(4):351-3.

Kotlow LA. The influence of the maxillary frenum on the development and pattern of dental caries on anterior teeth in breastfeeding infants: Prevention, diagnosis, and treatment. J Hum Lac. 2010;26(3):304-8.

Losken A, Seify H, Denson DD, et al. Validating three-dimensional imaging of the breast. Ann Plast Surg. 2005;54(5):471-6.

Macedo MP, Castro BS, Penido SMMO, Penido CVSR. Frenectomia labial superior em paciente portador de aparelho ortodôntico: relato de caso clínico. RFO (Passo Fundo). 2012;17(3):332-5. Disponível em: http://revodonto.bvsalud.org/pdf/rfo/v17n3/a15v17n3.pdf.

CAPÍTULO 19

Desmame Precoce e o Respirador Oral

Pedro Pileggi Vinha

Introdução

O aleitamento materno garante muitos benefícios tanto para a mãe quanto para a criança, com destaque para o aumento da imunidade, a garantia nutricional e o desenvolvimento da oclusão no lactente. A relação entre a falta de amamentação e a presença de distúrbios respiratórios, porém, é um aspecto relativamente pouco divulgado.

A relação entre o uso de fórmula infantil e rinites e hipertrofias de tecidos linfoides já é sabida, assim como alterações no desenvolvimento da face e a respiração oral. No entanto, as consequências desse padrão respiratório a curto, médio e longo prazos raramente são aprofundadas. É como se as consequências fossem apenas momentâneas e não produzissem nas crianças com respiração oral uma série de complicações que poderão acompanhá-las para o resto da vida.[1]

O objetivo deste capítulo é explicar as causas das alterações respiratórias e suas consequências a curto, médio e longo prazos.

Causas da respiração oral

A amamentação desempenha papel fundamental na prevenção da respiração oral, condição em que a pessoa respira predominantemente pela boca e não pelo nariz.

A relação entre o desmame precoce e o desenvolvimento de respiração oral na criança já é relativamente bem estabelecida.[2-5] Em recente revisão sistemática com metanálise, observou-se que a prevalência de respiração oral é menor no grupo amamentado 12 ou 24 meses (41 e 34%, respectivamente) (*odds ratio* [OR] 0,62) quando comparado ao grupo não amamentado.[5] Os resultados de outra metanálise revelaram que a taxa de prevalência de respiração oral (OR 2,04) foi significativamente maior em indivíduos que foram amamentados por menos de 6 meses.[3]

Em geral, não foi encontrada diferença estatisticamente significante na incidência de respiração oral ao comprar o grupo que recebeu amamentação até 6 meses e aquele que não foi amamentado; entretanto, pode-se afirmar que a diferença existe.[2,3,5]

Com essa relação já bem definida, é importante entender os principais mecanismos que propiciam o aumento da incidência de respiração oral como consequência do desmame precoce. São eles: a utilização de mamadeira e de bico artificial e a utilização de fórmulas infantis.

Mamadeira e bico artificial

O uso de mamadeira e bico artificial altera a ação mecânica da língua e, consequentemente, o desenvolvimento das arcadas dentárias e da face como um todo, em especial da maxila. A extração do leite na amamentação ocorre principalmente pelos movimentos da língua e, em paralelo, pelos movimentos mandibulares de abertura, protrusão, fechamento e retrusão. Esses movimentos repetitivos garantem o crescimento correto da mandíbula, corrigindo uma retrognatia fisiológica inerente ao recém-nascido (RN)[6,7] Desse modo, e comprovadamente, nenhum tipo de aleitamento artificial alcança os mesmos resultados que os obtidos pela amamentação no quesito crescimento mandibular anteroposterior.[8]

A retrognatia facilita o processo de respiração oral em virtude da falta de espaço posterior na faringe, graças ao menor desenvolvimento mandibular. Nesse caso, em especial, a posteriorização da língua, por sua posição anatômica, afeta a passagem de ar tanto do nariz quanto da boca, predispondo a criança a desenvolver apneia do sono infantil (que é a mais grave patologia vinculada à respiração oral), pois facilita o colapso faringiano.[1]

Entretanto, a maior contribuição da mamadeira para o estabelecimento da respiração oral não está na mandíbula, mas sim na maxila. Nesse caso, a língua é diretamente prejudicada pelo uso dos bicos artificiais, resultando em deformação do crescimento maxilar. A correta posição da língua do bebê é anteriorizada e colabada ao palato. Durante a amamentação, a ponta da língua fica à frente do rebordo gengival inferior e, quando a criança não está sendo amamentada, ela se mantém anteriorizada e colabada ao palato (Figura 19.1).

O colabamento entre a língua e o palato (região conhecida como Donders Space)[9] resulta em uma pressão negativa entre eles, direcionando o crescimento interssutural da maxila para o centro e para baixo, além de manter a língua posicionada anteriormente, sem a necessidade de ação muscular para permanecer nessa posição.

Esse crescimento para baixo e para dentro resulta em um deslocamento maxilar para fora e para baixo, aumentando a cavidade oral e nasal no sentido transversal, expandindo a maxila e trazendo o palato para baixo, em direção à cavidade oral, ampliando o espaço vertical da cavidade nasal (Figura 19.2).

Essa direção de crescimento maxilar, efeito de uma tração do palato para dentro e para baixo, resulta no desenvolvimento equilibrado da maxila, com um espaço aéreo nasal suficientemente

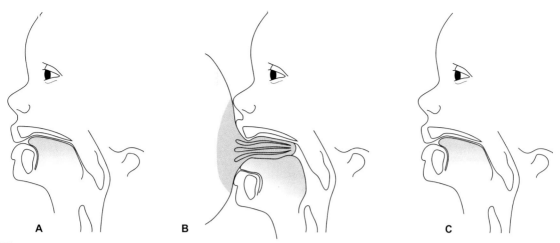

FIGURA 19.1 **A.** Posição da língua normal, colabada ao palato (**A**) e durante a amamentação (**B**). Observe que o mamilo não afeta a posição natural da língua, que é colabada ao palato duro (**C**).

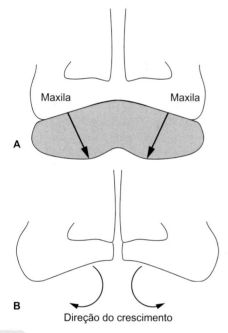

FIGURA 19.2 **A.** Pressão negativa gerada pelo colabamento da língua no palato. **B.** Direção do crescimento do palato para baixo e para fora.

grande para suprir a necessidade de fluxo de ar sem precisar utilizar a boca para respirar. Além disso, a boca cresce transversalmente, mantendo o espaço para o correto posicionamento da língua, que é acoplada ao palato.

Quando a criança utiliza bicos artificiais, principalmente o da mamadeira, provoca uma flacidez lingual, abaixando a sua ponta e suas bordas laterais, dificultando a realização da forma de concha, típica de uma língua bem estruturada, normalmente encontrada em crianças amamentadas exclusivamente. Sem esse formato, o colabamento da língua é quase impossível, uma vez que ela não consegue gerar a pressão negativa necessária para manter-se ancorada no palato (Figura 19.3). O resultado é a falta de direcionamento de crescimento dos ossos maxilares, geralmente alterado com atresia maxilar e aprofundamento do palato (Figura 19.4).

Com isso, a língua não cabe mais na cavidade oral, em virtude do pequeno desenvolvimento transversal. Além disso, a cavidade nasal também fica mais estreita e com menor altura, graças ao aprofundamento do palato, o que dificulta o fluxo de ar pela cavidade nasal e exige respiração oral suplementar.

A atresia maxilar é um resultado comprovado cientificamente, decorrente dessa alteração de crescimento, que foi gerada pelo uso de mamadeiras e bicos artificiais, levando a

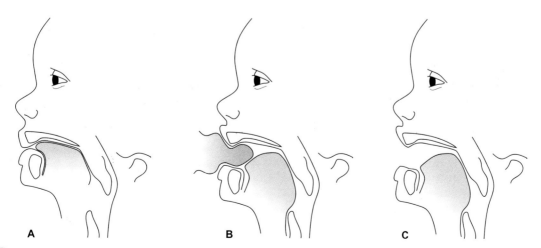

FIGURA 19.3 Posição da língua alterada com uso de mamadeira. **A.** Posição da língua normal. **B.** Durante a sucção da mamadeira com bico artificial. **C.** Observa-se alteração na posição da língua.

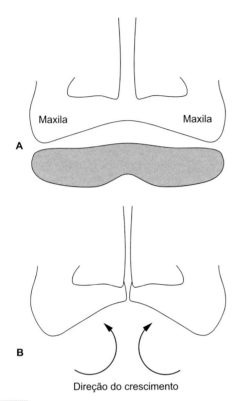

FIGURA 19.4 **A.** Afastamento da língua do palato deixa de direcionar o crescimento da maxila. **B.** A falta de gerenciamento resulta em crescimento transversal deficitário e elevação do palato.

uma respiração oral, uma vez que a mordida cruzada posterior é a mais frequente maloclusão relacionada com o uso da mamadeira (Figura 19.5).[8,10]

A partir do estabelecimento da respiração incorreta (total ou parcial), uma série de patologias podem surgir. As mais frequentes são as hipertrofias das tonsilas faríngeas, que corrobora com a obstrução respiratória nasal. Nesse caso, a hipertrofia das tonsilas faríngeas é decorrente da atresia.

Fórmulas infantis

As fórmulas apresentam potencial alergênico muito mais alto que o leite materno. Entre os principais agentes alérgenos estão a betalactoglobulina, a caseína e a lactoalbumina, que são mais bem descritos no Capítulo 6, *Composição Nutricional do Leite Humano*, e no Capítulo 7, *Microbiologia e Imunologia do Leite Materno*. Do ponto de vista respiratório, o maior problema dessas substâncias é que elas causam rinite e hipertrofia das tonsilas faríngeas (adenoides) e/ou palatinas (amígdalas) (Figura 19.6).

Essas alterações dificultam a passagem do ar pela cavidade nasal graças ao seu aumento de volume, obrigando a criança a respirar pela boca. A respiração oral necessariamente abaixa a língua, obrigando o seu descolamento do palato para que o fluxo de ar seja viável. A Figura 19.7 ilustra o abaixamento da língua para a passagem do ar.

O resultado desse abaixamento da língua é a perda da tração do palato para baixo, que gerencia o crescimento maxilar, levando à atresia maxilar e ao aprofundamento do palato. Nesse caso, a atresia maxilar passa a ser um agente secundário da obstrução nasal.

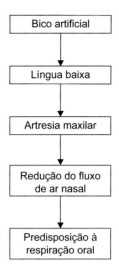

FIGURA 19.5 Diagrama esquemático que demonstra como o bico artificial aumenta a predisposição à respiração oral.

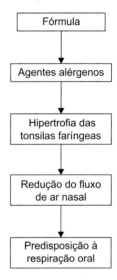

FIGURA 19.6 Diagrama esquemático que demonstra como a fórmula láctea do aleitamento artificial aumenta a predisposição à respiração oral.

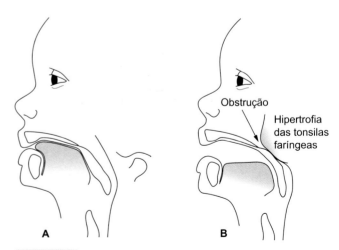

FIGURA 19.7 **A.** Posicionamento correto da língua. **B.** Fluxo aéreo nasal obstruído pela hipertrofia das tonsilas faríngeas, resultando em abaixamento da língua e descolamento do palato para viabilizar a passagem do ar pela boca.

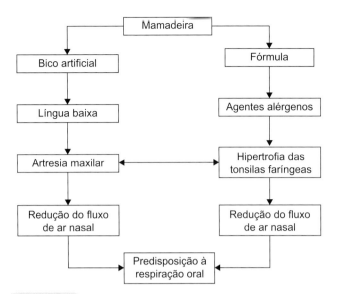

FIGURA 19.8 Diagrama esquemático demonstrando como o aleitamento artificial pela mamadeira, seja pelo uso do bico artificial ou pela fórmula, predispõe a criança à respiração oral. Observe a inter-relação entre a atresia maxilar e a hipertrofia das tonsilas faríngeas.

Entretanto, nem sempre se consegue determinar a causa primária da obstrução respiratória. O que se sabe é que o aleitamento artificial, seja pelo uso de mamadeiras ou de bicos artificiais ou pelo consumo fórmula infantil, pode ser responsável pela obstrução nasal, predispondo à respiração oral (Figura 19.8).

De modo geral, o importante é evitar a obstrução nasal, independente da causa. Substituir a mamadeira por outros dispositivos, como copo ou colheres, entre outras técnicas que não utilizem bicos de borracha, já é um passo importante para evitar a respiração oral – e a chance de sucesso aumenta substancialmente se evitarmos as fórmulas.

Consequências da respiração oral

A respiração oral, por si só, já é um grande fardo para seus portadores. Entretanto, pode acontecer uma série de problemas e doenças relacionados com essa condição respiratória, uma vez que também há a respiração suplementar. Por isso, denominamos "síndrome do respirador oral" a respiração pela boca e suas complicações associadas.

A melhor definição para a síndrome do respirador oral é: conjunto de sinais e sintomas decorrentes de respirar pela boca por um período prolongado. Isso porque diversas áreas do corpo podem ser afetadas, direta ou indiretamente, pela respiração oral. A seguir, relacionamos as principais áreas afetadas e suas principais patologias.

Alterações oclusais

As principais alterações ortodônticas decorrentes da respiração oral já foram relacionadas. A atresia maxilar é a maior delas e a mais significativa, seguida da retrognatia mandibular.

As mordidas cruzadas são bastante frequentes em crianças que não foram amamentadas.[10] Alterações como inclinação acentuada dos incisivos superiores também são relativamente frequentes.

Alterações fonoaudiológicas

As principais alterações fonoaudiológicas observadas no respirador oral são a dificuldade de vedamento labial espontâneo e a flacidez da musculatura da língua. A ausência de vedamento labial é caracterizada pela incapacidade de manter os lábios fechados sem esforço. Em geral, observa-se encurtamento do lábio superior e flacidez do lábio inferior, que se encontra evertido. Quanto à língua, geralmente ela se encontra flácida, em especial nos músculos que são alterados pelo bico artificial, mantendo-se posicionada baixa e levemente mais posteriorizada.

Alterações otorrinolaringológicas

Rinite

A rinite é a mais comum das patologias encontradas em crianças que respiram pela boca. Vale ressaltar que rinite é a inflamação da mucosa pituitária (mucosa que reveste o nariz), podendo ser alérgica ou não.

Hipertrofia das tonsilas faríngeas (adenoide)

As tonsilas faríngeas são tecidos linfoides que se localizam no fim do nariz, na parte mais alta da faringe. Por serem tecidos de proteção, apresentam uma curva de crescimento diferente do crescimento estatural, atingindo seu volume máximo aos 8 ou 9 anos e depois regredindo. No entanto, a hipertrofia da adenoide é uma das patologias mais comumente encontradas nos respiradores bucais com menos de 6 anos. O aumento do volume da adenoide acarreta a obstrução nasal e, consequentemente, o paciente agrava ou inicia a respiração oral.

Otite média aguda

A otite média aguda é uma inflamação do ouvido médio causada pela obstrução da tuba auditiva, seja por infecção, alergia ou causa mecânica, que evolui para uma infecção, provocando muita dor. É a terceira complicação mais frequente relacionada com a respiração oral. Como a diminuição da aeração do ouvido é a principal causa das otites, fica fácil entender por que o respirador oral apresenta essa patologia com frequência, uma vez que o fluxo aéreo nasal está comprometido.

Sinusite

A sinusite é a inflamação dos seios fasciais pelo acúmulo de secreção que não consegue ser drenada. Os seios da face são estruturas vazias presentes nos ossos faciais, e todos são conectados à cavidade nasal. A aeração dos seios faciais é fundamental para a manutenção da saúde dessas estruturas, assim como é para o ouvido. Para tanto, não deve haver acúmulo de secreção em seu interior. Exatamente como nas otites, a diminuição da cavidade nasal resultante da atresia maxilar reduz o fluxo de ar pelo nariz, diminuindo a ventilação dos seios e deixando essas estruturas mais propensas a doenças.

Amigdalites

A inflamação das amígdalas (tonsilas palatinas) é outra doença relativamente comum nos respiradores orais, apesar de ter menor prevalência se comparada às outras patologias aqui descritas. O nariz tem a função de limpar, aquecer e umidificar o ar que vai para os pulmões. Quando se respira pela boca, um fluxo de ar frio, seco e sujo agride primariamente a faringe, aumentando em muito a incidência de infecções, quando comparado a respiradores nasais. A hipertrofia das tonsilas pode ocorrer como reação a essas infecções ou como reações alérgicas, incluindo as fórmulas lácteas, entre outros fatores. Apesar de as hipertrofias amigdalianas terem inúmeras causas, elas encontram-se mais frequentes nos respiradores orais.[11]

Desvio de septo

O septo é uma estrutura óssea e cartilaginosa que divide o nariz ao meio, do alto do nariz até a sua base (palato duro). Seu desvio causa a obstrução nasal em um ou em ambos os lados do nariz, dificultando a respiração. Apesar de o desvio de septo não ser frequente em crianças pequenas, os respiradores orais apresentam grande prevalência dessa alteração anatômica, que se torna mais frequentemente observável no início da adolescência. A explicação mais plausível para sua ocorrência é a elevação do palato, consequente do estreitamento maxilar, que é uma marca do respirador oral – por isso sua alta prevalência.[12]

Asma

A asma é uma doença crônica dos pulmões, caracterizada por vias aéreas inflamadas e estreitadas, causando dificuldade respiratória. Rinites, mudanças de temperatura, fatores psicológicos, entre outros, podem acabar em crises asmáticas, dificultando a ventilação da criança. A respiração oral prevalente explica o aumento da incidência de asma em respiradores orais – o ar seco, frio e sujo deixa o indivíduo que respira pela boca muito mais suscetível às crises asmáticas.[13]

Distúrbios do sono

Alterações do sono são relativamente comuns no respirador oral, especialmente em crianças com menos de 6 anos. Sono agitado e ronco são as mais frequentes. A apneia do sono, embora menos frequente, é a terceira alteração do sono mais prevalente e geralmente vem acompanhada de enurese noturna tardia, um sinal muito claro da existência de obstruções respiratórias repetidas durante o sono.

O sono agitado provavelmente está relacionado com distúrbios respiratórios do sono, com ou sem apneia obstrutiva. A dificuldade respiratória superficializa o sono, aumentando a movimentação durante a noite.

O ronco, frequentemente observado em respiradores orais, é um sinal muito importante das obstruções respiratórias durante o sono. Em geral, ele é causado por hipertrofia adenoamigdaliana. Atualmente, observa-se também a queda da língua na orofaringe como um dos fatores causais do ronco.

Já a apneia obstrutiva do sono, caracterizada pela obstrução total (> 90%) do fluxo respiratório, é o sintoma mais grave do respirador oral. Essa patologia, por si só, apresenta risco de óbito para crianças ou consequências gravíssimas, como déficit de atenção, dificuldade de aprendizado e redução estatutária.[14,15]

Outro distúrbio importante do sono é a enurese noturna tardia na infância ou a incapacidade de a criança segurar o xixi durante o sono. Assim como o ronco, a enurese noturna em si não é um problema, mas em crianças respiradoras orais pode ser um sinal de apneia do sono.[16]

Distúrbios de comportamento e de aprendizagem

Podemos descrever, de maneira extremamente sucinta, que os principais transtornos do respirador oral são ansiedade, irritabilidade e dificuldade de concentração, associados ou não à hiperatividade. Esses sintomas são muito parecidos com os do transtorno de déficit de atenção e hiperatividade (TDAH).

O TDAH é uma condição patológica devidamente reconhecida pela Organização Mundial da Saúde (OMS) e que representa grande transtorno na vida de seus portadores e familiares. Entretanto, quando se comparam os sintomas do TDAH e do respirador oral, é possível observar coincidência em praticamente todos eles, principalmente quando associada à apneia do sono. Os principais sintomas do TDAH são ansiedade, impaciência, desatenção, impulsividade e agressividade, associados ou não à hiperatividade.

Acredita-se que 30% das crianças diagnosticadas com TDAH sejam, na verdade, respiradoras orais mal diagnosticados.[17] Transtornos de aprendizagem também estão relacionados com a dificuldade respiratória, comprometendo a qualidade de vida dessas crianças e de suas famílias.[18]

Alterações posturais

Comum em mais de 70% das crianças com problemas respiratórios, as alterações posturais são fáceis e claramente identificáveis. A necessidade de respirar pela boca faz com que a criança tenha que jogar a cabeça para trás, fazendo uma extensão cefálica, anteriorizando a cabeça em relação ao eixo do corpo.

A alteração no posicionamento da cabeça resulta em hiperlordose cervical, que desencadeará uma série de alterações corporais. As outras curvaturas da coluna tendem a responder compensatoriamente, causando hiperlordoses e hipercifoses. Músculos extras são solicitados para auxiliar no processo respiratório, provocando uma anteriorização do ombro, palma da mão virada para trás e escápulas aladas. A bacia tende a girar anteriormente e os joelhos tendem a unir-se, criando um *geno varo*, e os pés se afastam (em geral, em pés planos).

Na prática, o respirador oral é mecanicamente impossibilitado de posturar-se corretamente.[19-21]

Considerações finais

Se ampliarmos nosso olhar e observarmos a criança mais de longe, é possível notar que os danos causados por não amamentar são muito superiores às questões nutricionais. O aumento da incidência de respiração oral em crianças com desmame precoce e as sérias consequências vinculadas ao ato de respirar pela boca devem ser encarados como prioridade pelos profissionais da Saúde na promoção, proteção e apoio ao aleitamento materno.

Para efeitos práticos, o mínimo necessário para a proteção respiratória é de 1 ano de amamentação (idealmente 2 anos) e nunca utilizar bicos artificiais (mamadeiras e chupetas), além de evitar o uso de fórmulas lácteas como complementação após o fim da amamentação exclusiva, que deve ocorrer depois dos 6 meses de vida, conforme preconizado pela OMS.

Referências bibliográficas

1. Vinha PP, Mello-Filho FV. Breastfeeding can prevent obstructive sleep apnea in adults and children: a review of the literature. Sleep Med. 2017;40(2):e339.
2. Lopes TSP, Moura LFAD, Lima MCMP. Association between breastfeeding and breathing pattern in children: a sectional study. J Pediatr (Rio J). 2014;90(4):396-402.
3. Park EH, Kim J-G, Yang Y-M, et al. Association between breastfeeding and childhood breathing patterns: a systematic review and meta-analysis. Breastfeed Med. 2018;13(4):240-7.
4. Santos Neto ET, Barbosa RW, Oliveira AE, Zandonade E. Fatores associados ao surgimento da respiração bucal nos primeiros meses do desenvolvimento infantil. Rev Bras Crescimento Desenvolvimento Hum. 2009;19(2):237.
5. Savian CM, Bolsson GB, Botton G, et al. Do breastfed children have a lower chance of developing mouth breathing? A systematic review and meta-analysis. Clin Oral Investig. 2021;25(4):1641-54.
6. Chen X, Xia B, Ge L. Effects of breast-feeding duration, bottle-feeding duration and non-nutritive sucking habits on the occlusal characteristics of primary dentition. BMC Pediatr. 2015;15:46.
7. Faltin Jr. K, Machado CR, Ramanzzini WA, et al. A importância da amamentação natural no desenvolvimento da face. Rev Inst Odontol Paul. 1983;1:13-5.
8. Boronat-Catalá M, Montiel-Company JM, Bellot-Arcís C, et al. Association between duration of breastfeeding and malocclusions in primary and mixed dentition: A systematic review and meta-analysis. Sci Rep. 2017;7:1-11.
9. Donders FC. Ueber den mechanismus des saugens. Pflüger Arch. 1875; 10:91-4.
10. Kobayashi HM, Scavone Jr. H, Ferreira RI, Garib DG. Relationship between breastfeeding duration and prevalence of posterior crossbite in the deciduous dentition. Am J Orthod Dentofacial Orthop. 2010;137:54-8.
11. Ikävalko T, Närhi M, Eloranta A-M, et al. Predictors of sleep disordered breathing in children: the PANIC study. Eur J Orthod. 2018;40(3):268-72.
12. Gray LP. Deviated nasal septum. Incidence and etiology. Ann Otol Rhinol Laryngol Suppl. 1978;87(3 Pt 3 Suppl 50):3-20.
13. Araújo BCL, Simões SM, Gois-Santos VT, Martins-Filho PRS. Association between mouth breathing and asthma: a systematic review and meta-analysis. Curr Allerg Asthma Rep. 2020;20(7):24.
14. Blumer S, Eli I, Kaminsky-Kurtz S, et al. Sleep-related breathing disorders in children-red flags in pediatric care. J Clin Med. 2022;11(19):5570.
15. Morais-Almeida M, Wandalsen GF, Solé D. Growth and mouth breathers. J Pediatr (Rio J). 2019;95(Suppl 1):66-71.
16. Soster LA, Alves R, Fagundes SN, et al. Sleep disturbances associated with sleep enuresis: a questionnaire study. Eur J Paediatr Neurol. 2016;20(2):282-5.
17. Jefferson Y. Mouth breathing: adverse effects on facial growth, health, academics, and behavior. Gen Dent. 2010;58:18-25.
18. VERA CFD, Conde GES, Wajnsztejn R, Nemr K. Transtornos de aprendizagem em presença de respiração oral em indivíduos com diagnóstico de transtornos de déficit de atenção/hiperatividade (TDAH). Rev CEFAC. 2006;8(4):441-55.
19. Conti PBM, Sakano E, Ribeiro MAGO, et al. Assessment of the body posture of mouth-breathing children and adolescents. J Pediatr (Rio J). 2011;87(4):357-63.
20. Milanesi JM, Borin G, Corrêa ECR, Silva, et al. Impact of the mouth breathing occurred during childhood in the adult age: biophotogrammetric postural analysis. Int J Pediatr Otorhinolaryngol. 2011;75(8):999-1004.
21. Roggia B, Correa B, Pranke GI, et al. Postural control of mouth breathing school aged children regarding gender. Pro fono. 2010;22(4): 433-8.

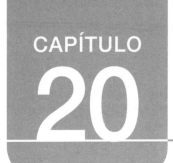

CAPÍTULO 20

Fisioterapia e Osteopatia como Abordagens nas Intercorrências de Amamentação

Bruno Luis Amoroso Borges

Introdução

A amamentação é um elo fundamental entre mãe e filho. Ela fornece não apenas nutrição, mas também conforto, contato emocional e físico essenciais nos primeiros meses de vida, além de um começo saudável para o desenvolvimento do bebê. No entanto, nem sempre esse processo ocorre de maneira fluida e natural. As dificuldades na amamentação, como hipogalactia referida, fatores biopsicossociais, complicações nutricionais, insatisfação do bebê, rotina de vida e condição de saúde da mãe, são uma das principais causas de desmame precoce[1,2] e representam um desafio para os profissionais da Saúde em todo o mundo.

Por isso, alguns autores, como Goldfield et al.[3] e Neville,[4] têm se concentrado em entender a biomecânica e as posturas da lactante e do lactente. Depois de auxiliar as mães no pré-natal e de tê-las apoiado durante as primeiras mamadas, se houver dificuldades, os profissionais da Saúde podem recorrer ao trabalho multiprofissional, dentre eles a Fisioterapia e a Osteopatia.

A Osteopatia surge como alternativa para abordar as disfunções de amamentação, promovendo equilíbrio e bem-estar para a mãe e o bebê. Esse método é definido como "prática exclusivamente manual cujo objetivo é compensar disfunções na mobilidade dos tecidos do corpo humano".[5] A Osteopatia foi criada pelo médico norte-americano Andrew Taylor Still, no fim do século XIX. Ela se distingue por sua filosofia holística, centrada no paciente, com foco na saúde e não na doença.[6,7] Muitas técnicas são utilizadas na Osteopatia. Algumas são mais indicadas em lactentes, como relaxar áreas densas, tensões ósseas, ligamentares, liberação miofascial e normalização da mobilidade das suturas cranianas.[8,9] Todas essas técnicas propiciam o relaxamento das zonas de compressão, a fim de liberar as estruturas envolvidas nas funções fisiológicas perturbadas. Para a fluidez do movimento realizado pelo lactente ao procurar a mama e realizar a sucção, o movimento cervical deve permitir a rotação e a extensão da cabeça; a base do crânio deve estar livre para não comprimir as saídas de nervos cranianos como o hipoglosso, nervo motor da língua, nem prejudicar a flexibilidade dos músculos hioides superiores estabilizadores da língua.[10,11] Por fim, as estruturas nervosas aferentes e eferentes devem estar livres de compressão ou tração para uma função muscular efetiva. Todos os nervos cranianos estão envolvidos no reflexo de busca e na coordenação sucção-deglutição-respiração (Tabela 20.1).

A Osteopatia é um método holístico de saúde que enfatiza o papel do sistema musculoesquelético na saúde em um contexto biopsicossocial e promove o funcionamento ideal dos tecidos do corpo por meio de uma variedade de técnicas manuais. As causas da apresentação de um paciente podem ser visualizadas por meio de cinco modelos: biomecânico, respiratório-circulatório, neurológico, metabólico e biopsicossocial. Esses cinco modelos foram desenvolvidos pelo Educational Council on Osteopathic Principles (ECOP).[15] O tratamento de crianças é considerado por muitos osteopatas parte fundamental da Osteopatia,[16,17] sendo parte da formação osteopática tanto na Europa quanto no Brasil. Vale ressaltar que a Osteopatia pediátrica tem sido relatada como método seguro.[18]

Neste capítulo, exploramos a Osteopatia como um recurso de cuidados de saúde alternativo que considera o corpo um sistema integrado, no qual a função ideal depende da harmonia entre todas as estruturas.

Princípios da Osteopatia na amamentação

A amamentação envolve diversos fatores que devem estar em harmonia entre si. A pega correta do bebê na mama, a produção adequada de leite, a coordenação dos movimentos de sucção e deglutição e a posição da mãe e do bebê são apenas alguns elementos para uma amamentação bem-sucedida. Quando algum desses componentes não está funcionando como deveria, podem surgir dificuldades como dor durante a amamentação, ingurgitamento mamário, baixo ganho ponderal do bebê e até mesmo desmame precoce.

A abordagem osteopática na amamentação baseia-se na compreensão de que o corpo humano é uma unidade integrada, no qual todos os sistemas estão interconectados e influenciam-se mutuamente, e que tem a capacidade intrínseca de autocura e equilíbrio. O osteopata avalia as diferentes estruturas corporais, como músculos, ossos, articulações e tecidos, para identificar possíveis restrições ou desalinhamentos capazes de afetar a mãe ou o bebê durante a amamentação e tratar restrições de movimento, tensões e desequilíbrios no corpo, a fim de contribuir na abordagem das possíveis causas subjacentes das disfunções, em vez de apenas aliviar os sintomas.

Avaliação e tratamento

Durante a consulta osteopática, o profissional realiza uma avaliação minuciosa da mãe e do bebê. Ele examina a postura da mãe e a mecânica da pega do lactente e busca por áreas de

TABELA 20.1 Nervos, músculos, reflexos e funções.

Nervos cranianos e cervicais	Músculos/estruturas relacionadas	Reflexos primitivos	Funções
I. Olfatório	–	–	Olfato, guia para a mama
II. Óptico	–	–	Visão, campo visual, guia para a mama
III. Oculomotor	Reto medial, oblíquo inferior, elevador da pálpebra, constritor da pupila	–	Guia para a mama
IV. Troclear	Oblíquo superior	–	Guia para a mama
V. Trigêmeo	Músculo da mastigação, tensor do véu palatino	Busca e sucção	Sensibilidade da face e faringe, modula a ação mastigatória
VI. Abducente	Reto lateral	–	Guia para a mama
VII. Facial	Mímica facial, salivação	Busca e sucção	Mobilidade da face, lábios, glândulas salivares, 2/3 gustativos anteriores da língua
VIII. Vestibulococlear	–	–	Audição e equilíbrio
IX. Glossofaríngeo	Músculo estilo faríngeo, parótida, 1/3 posterior da língua, palato posterior, nasofaringe, úvula	Sucção e GAG	Sucção e deglutição
X. Vago	Músculos do palato mole, laringe, faringe, epiglote, palatoglosso	GAG	Parassimpático visceral, desvio do palato mole, deglutição
XI. Acessório	Esternocleidomastoide, trapézio	Busca	Movimento cervical
XII. Hipoglosso	Músculos da língua, exceto palatoglosso e infra-hioides	Transverso da língua, protrusão e busca	–
C1-C2	Infra-hioides	–	Estabilização do hioide

Adaptada de Netter, 2011;[12] Hazelbaker, 1993;[13] e Miller, 2002.[14]

tensão ou restrição no corpo de ambos. Por meio de técnicas manuais suaves, o osteopata trabalha para restaurar o equilíbrio e a mobilidade das estruturas, aliviando tensões que podem afetar a amamentação.

Uma das condições disfuncionais que podem ocorrer na mãe durante a amamentação é a mastite, uma infecção do tecido mamário que está mais associada à lactação. O diagnóstico de mastite requer uma área eritematosa e dolorosa da mama e sintomas constitucionais como fadiga, mialgias, febre e calafrios. As mães, por vezes, consideram a interrupção da amamentação para aliviar a dor, apesar de não ser recomendada, já que a cessação pode exacerbar a condição.[19] A incidência de mastite não é bem definida, variando de 2,5 a 33%, dependendo da população e do estudo; o maior fator de risco isolado é história de mastite prévia.[20,21] A causa da mastite não é clara. Estase láctea, patógenos infecciosos, estresse e trauma mamilar são considerados possíveis etiologias. As recomendações atuais de tratamento para a mastite incluem medidas de suporte, como analgesia e compressas mornas.[22]

É comum encontrar disfunções que podem interferir na mastite, como restrição da entrada torácica esquerda com aumento da plenitude da fossa supraclavicular, tensão na fáscia de Sibson, peitorais maior e menor, região axilar, diafragma torácico, bem como a relação inervatória dessas regiões, que englobaria cervical e torácica, principalmente.[23]

Em relação às disfunções dos lactentes, uma revisão de escopo publicada em 2018 por Hawk et al.,[24] focando apenas nas questões musculoesqueléticas, encontrou alguns pontos interessantes. O aleitamento materno é uma questão multifatorial, e é mais bem compreendido por teorias comportamentais de saúde, como o modelo ecológico, que inclui os níveis intrapessoal, interpessoal, comunitário, institucional e de políticas públicas. Segundo Rollins et al.,[25] a amamentação deve ser abordada em níveis estrutural, contextual e individual. Ainda segundo os autores,

uma das questões estruturais relacionadas com as intercorrências na amamentação é a disfunção musculoesquelética, por exemplo, disfunções em tecidos moles, como anquiloglossia e torcicolo congênito. As intervenções com técnicas manuais, como a Osteopatia, podem melhorar a capacidade de amamentar; porém, muitas vezes, essas técnicas não estão incluídas nas diretrizes, que costumam priorizar questões cirúrgicas. Uma vez que as diretrizes de prática clínica são fundamentadas em evidências científicas, é importante avaliar a base de evidências atual para os procedimentos das técnicas manuais, que podem contribuir para o sucesso do aleitamento materno.

Dentre os estudos sobre o tratamento osteopático manipulativo está o estudo piloto publicado em 1998 por Fraval.[26] Ele verificou que o teor de lipídios do leite materno era baixo antes da terapia manual osteopática, mas aumentou a ponto de ser comparável ao nível considerado normal após o tratamento.

Outra possibilidade disfuncional é mostrada no estudo de Cornall,[27] que associa a tensão no grupo muscular suboccipital a um modelo muito descrito na terapia manual, chamado "KISS" (desequilíbrio cinemático decorrente da tensão dos suboccipitais). Essa condição estaria relacionada com o desenvolvimento da coluna vertebral, suportando músculos e associada à estrutura neurológica. Além da questão da amamentação, as cólicas parecem estar relacionadas também.

Postula-se que a disfunção da coluna cervical superior e a alteração do *input* proprioceptivo associada, a capacidade reduzida de direcionar os movimentos da cabeça para fontes estimulantes e a tensão muscular influenciam o comportamento e o desenvolvimento do bebê. Afirma-se também que a terapia manual e a Osteopatia aliviam com sucesso muitos desses sintomas. No entanto, faltam evidências que sustentem essas conclusões.[28]

Por meio desses estudos, podemos explicar como é uma rotina de tratamento, seja para a mãe ou para o bebê. É importante ressaltar que esses exemplos não são a base do tratamento para todos os pacientes nessas condições, uma vez que devemos sempre avaliar para identificar as questões individuais e globais.

Técnicas para as lactantes

Inicialmente, é importante realizar a avaliação da lactante. Em geral, a queixa pode estar relacionada com a obstrução do ducto mamário, alterações vasculares como fenômeno de Raynaud, estresse decorrente da dor, mastite, *baby blues*, dores no pós-parto, dentre outros. Para isso, o osteopata precisa utilizar da anamnese para traçar um plano de tratamento.

Anamnese

Primeiro perguntamos sobre as queixas principais e secundárias. É importante detalhar as dores: localização, tipo de dor, cronologia, fatores que pioram e melhoram, momentos do dia que pioram. Em seguida, deve-se questionar sobre o histórico de traumas, desde o parto até os dias mais recentes: fraturas, entorses, acidentes de carro, quedas. Outro ponto importante são as cicatrizes decorrentes de cirurgias ou mesmo de pontos que foram necessários ao longo da vida. Esse fato é importante, uma vez que as cicatrizes são campos de perturbações que podem ser causas primárias do problema ou podem ser secundárias a ele. Isso pode ocorrer porque pode haver *inputs* neurais facilitando o segmento medular, levando a situações em desequilíbrio. Nesse aspecto, as cirurgias de mamas, como a mamoplastia, ou abominais, como apendicectomia, colecistectomia, cesarianas, episiotomia e lacerações pós-parto, seriam alvos que poderiam interferir na amamentação.

Além disso, as sequelas viscerais podem ser um ponto importante para as queixas da mãe. Queixas relacionadas com cardiopatias e doenças respiratórias podem repercutir na vascularização sistêmica, dentre elas na mama, ou até mesmo na facilitação de uma dor. Coração e pulmão têm inervação simpática iniciando na torácica alta (primeira torácica à quarta). A mama é inervada sensorialmente nesses níveis, em especial a quarta torácica. Uma repercussão nesse nível poderia alterar a capacidade sensitiva. Além disso, há a possibilidade de alteração hormonal. Hipotireoidismo e alterações pressóricas podem repercutir nesse sistema. Como a produção do leite ocorre por meio do sistema neuroendócrino, a disfunção desse sistema pode levar à alteração na produção.

Por fim, queixas relacionadas com alimentação e fatores biopsicossociais podem ser peças-chave no tratamento. Para isso, ao identificar tais questões, o osteopata precisa concentrar-se no tratamento dessas alterações em conjunto com outros profissionais competentes, como psicólogos e nutricionistas.

Técnicas fluídicas (mastites, obstruções)

Nessa técnica, é importante começar centralmente, pois todo o retorno linfático e venoso finaliza no coração. Isso não significa um protocolo, pois é preciso centrar o tratamento no indivíduo. A famosa frase "cada caso é um caso" deve ser empregada. Os objetivos das técnicas fluídicas, segundo Kuchera,[29] são: abrir os padrões miofasciais, maximizar os movimentos diafragmáticos, tratar os tecidos-chave para restaurar a circulação fluídica e aumentar os gradientes pressóricos, além do bombeamento hidrodinâmico.

Primeiro trabalha-se no sistema nervoso autônomo, por exemplo, a técnica de elevação das costelas, com o objetivo de equilibrar o sistema nervoso simpático, mobilizando as costelas no sentido superior e lateral. Em seguida, trabalha-se na mobilidade dos diafragmas (Figura 20.1), pois os sistemas venosos e linfáticos atravessam os diafragmas pélvico, respiratório, escapular e craniocervical.

Seguindo o raciocínio, precisamos iniciar as técnicas de bombeamento central (Figura 20.2), e, por fim, aplicar as técnicas locais, como nos membros superiores, axilas e mamas (Figura 20.3).

Técnicas neurais e biomecânicas

São técnicas empregadas para estabelecer o equilíbrio da produção do leite materno. Com base na fisiologia, é possível afirmar que o controle central é feito pelo hipotálamo e pela hipófise, e o órgão-alvo é a mama. Portanto, inicia-se com a compressão do terceiro ventrículo (CV3) (hipotálamo e hipófise), depois a hipófise e, ao fim, a compressão na torácica e na mama (Figuras 20.4 a 20.6).

Técnicas para os lactentes

A avaliação do bebê deve ser minuciosa, para identificar possíveis alterações mecânicas durante a amamentação. É importante o trabalho multiprofissional com pediatras, consultoras de amamentação, fonoaudiólogos, odontopediatras, nutricionistas e osteopatas, a fim de identificar alterações anatômicas como displasias mandibulares, anquiloglossia, alterações neurológicas, torcicolo congênito, dentre outras – muitas vezes, o problema primário é uma dessas alterações anatômicas, e a alteração na amamentação é uma consequência.

Na anamnese, é importante questionar sobre a abertura da mandíbula e o posicionamento da língua, da cabeça e do tronco. É possível verificar a sucção nutritiva durante a amamentação, e a não nutritiva colocando o dedo mínimo na boca do bebê. Deve-se relacionar o que foi dito na anamnese e analisar outras disfunções.

Além da queixa, é preciso compreender como foi a gestação. Estresses intensos e contínuos, por exemplo, podem interferir no equilíbrio entre mãe e bebê em virtude do cortisol. Outro fator relevante é o parto: trabalho de parto longo, bebês grandes e assinclitismo podem ser os fatores primários para alterações na mobilidade articular.

A avaliação osteopática novamente se concentra no indivíduo. É preciso avaliar o lactente como um todo. Alguns pontos a serem considerados com as possíveis interferências são:

- Mobilidade do crânio: pode interferir na mecânica articulatória da cervical e da mandíbula, já que músculos e inervações emergem do crânio. Nesse caso, deve-se concentrar também na mobilidade da mandíbula e assimetrias
- Cervical: avaliar a mobilidade ativa e passiva. A restrição de um dos lados pode interferir na queixa maior em uma das mamas
- Mobilidade do ombro (clavícula, escápula e úmero): músculos como o esternocleidomastoide se inserem no crânio, esterno e clavícula, e podem interferir no posicionamento do lactente
- Mobilidade global da coluna, costelas e pelve: a cervical seria o foco mais claro, mas outros níveis podem interferir na mobilidade necessária para a amamentação

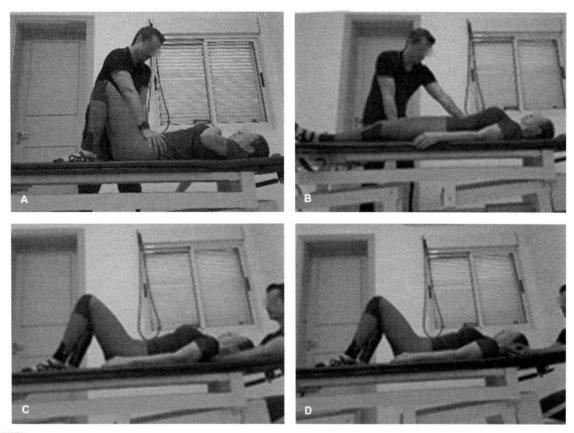

FIGURA 20.1 Técnicas para os diafragmas. **A.** Diafragma pélvico. **B.** Diafragma respiratório. **C.** Diafragma escapular. **D.** Diafragma craniano.

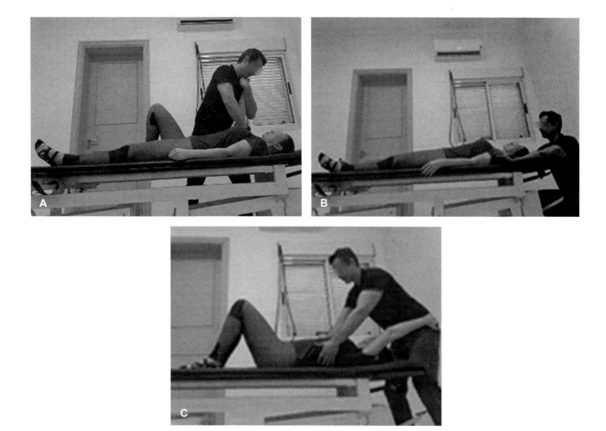

FIGURA 20.2 Técnicas de bombeio torácico. **A.** Unilateral. **B.** Bilateral superior. **C.** Bilateral inferior.

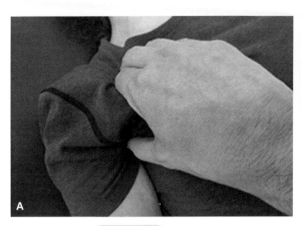
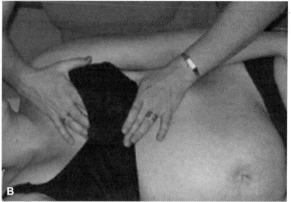

FIGURA 20.3 Técnicas focais para mama. **A.** Axilar. **B.** *Unwinding* para mama.

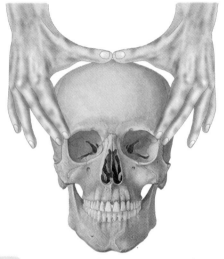

FIGURA 20.4 Compressão do terceiro ventrículo (CV3), segundo Liem. (Adaptada de Liem, 2005.)[30]

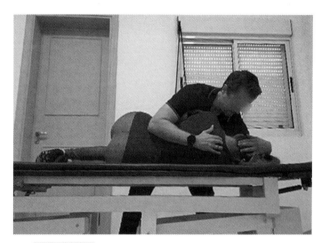

FIGURA 20.6 Técnica articulatória para a torácica.

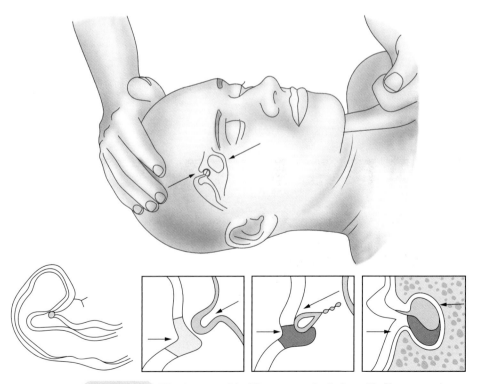

FIGURA 20.5 Técnica para hipófise, segundo Auberville.[31]

- Mobilidade dos diafragmas. Os diafragmas se movimentam de maneira sincronizada; por isso, a restrição de um deles pode interferir no diafragma craniocervical, levando a compressões neurais, fluídicas e mecânicas.

Uma vez identificadas as disfunções, é importante intervir de imediato, a fim de evitar estresse no lactente. Em geral, deve-se concentrarem em abordagens mínimas com técnicas suaves.

As Figuras 20.7 a 20.10 mostram exemplos de intervenções osteopáticas.

Língua

Técnicas miofasciais com objetivo de melhorar a mobilidade e promover a descompressão do canal do hipoglosso (Figura 20.11).

Cervical

Técnicas suaves, como equilíbrio das tensões ligamentares (BLT), com o objetivo de melhorar a mobilidade. A cervical apresenta parte da inervação dos músculos hioides e é responsável pelo posicionamento para a amamentação (Figura 20.12).

Diafragma

Técnicas indiretas com objetivo de atuar nos receptores fasciais, a fim de inibir os *inputs* aferentes e promover relaxamento miofascial. A Figura 20.13 mostra a técnica aplicada em um dos diafragmas, mas pode-se fazer em todos ou de maneira combinada.

Considerações finais

A aplicação da Osteopatia nas disfunções de amamentação pode trazer diversos benefícios, tanto para a mãe quanto para o bebê. Com o alívio das tensões musculares e das restrições articulares, a lactante pode encontrar maior conforto durante a amamentação, minimizando a dor e melhorando a produção de leite. Além disso, o bebê pode ser capaz de realizar uma pega mais eficaz, aumentando o sucesso da amamentação.

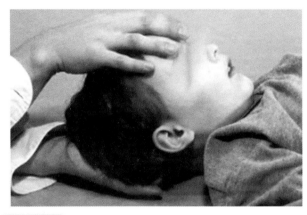

FIGURA 20.9 Técnica para o temporal. Occipital: localização de inserções musculares como trapézio e esternocleidomastoide e desfiladeiro do nervo hipoglosso. (Reproduzida de Carrero, 2009.)[32]

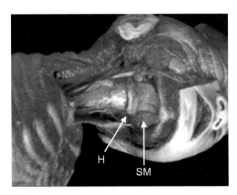
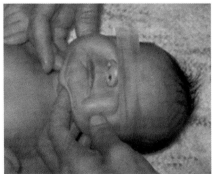

FIGURA 20.7 Técnicas cranianas. Mandíbula: foco na melhora da mobilidade de abertura e simetria.

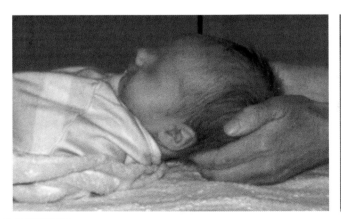
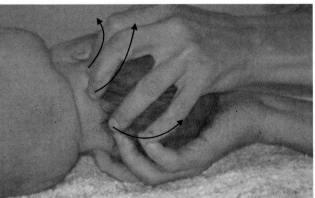

FIGURA 20.8 Técnica miofascial da mandíbula. Osso temporal: relacionado com articulação temporomandibular, inserção do músculo temporal, localização no gânglio trigeminal e desfiladeiro do nervo facial. (Adaptada de Carrero, 2009.)[32]

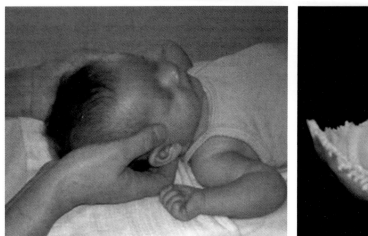
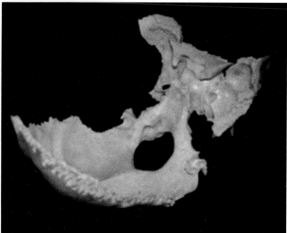

FIGURA 20.10 Técnica para o occipital. Sincondrose esfenobasilar (SEB): inserções dos músculos pterigoides, e desfiladeiro do nervo trigêmeo. (Reproduzida de Sergueef, 2007.)[33]

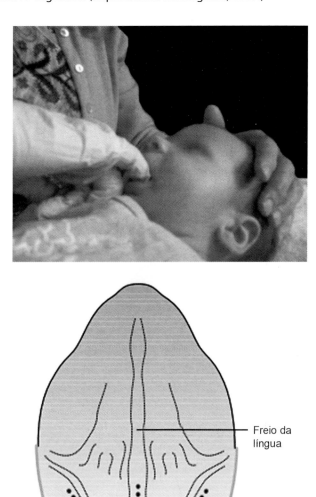

Freio da língua

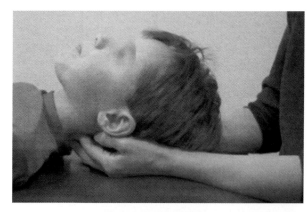
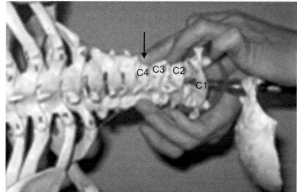
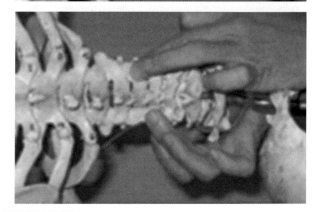

FIGURA 20.11 Técnica *unwinding* para língua. (Reproduzida de Carrero, 2009.)[32]

FIGURA 20.12 Equilíbrio das tensões ligamentares (BLT) para a cervical. (Adaptada de Carrero, 2009.)[32]

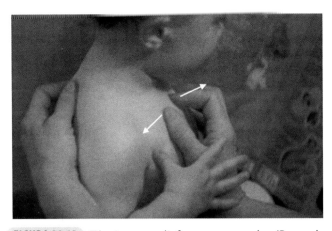

FIGURA 20.13 Técnica para diafragma escapular. (Reproduzida de Carrero, 2009.)[32]

A Osteopatia não se limita apenas ao aspecto físico, mas também considera o estado emocional e o bem-estar geral da mãe. O alívio do estresse físico e emocional propicia a sensação de relaxamento, aumenta a confiança durante a amamentação e contribui para um ambiente positivo para o bebê.

A Osteopatia emerge como uma abordagem promissora para auxiliar no tratamento das dificuldades na amamentação. Ao olhar para o corpo como um todo e abordar não apenas os sintomas, mas também as causas subjacentes, os profissionais osteopatas podem desempenhar papel significativo na promoção de uma experiência de amamentação mais saudável e harmoniosa para mães e bebês. É importante ressaltar que a colaboração entre profissionais da Saúde, incluindo médicos, pediatras e consultores de lactação, é fundamental para garantir o melhor cuidado para as mães e os bebês em cada situação única.

Referências bibliográficas

1. Li R, Fein SB, Chen J, Grummer-Strawn LM. Why mothers stop breastfeeding: mothers' self-reported reasons for stopping during the first year. Pediatrics. 2008;122(Suppl 2):S69-76.
2. Carreiro JA, Francisco AA, Abrão ACFV, et al. Breastfeeding difficulties: analysis of a servisse specialized in breasfeeding. Acta Paul Enferm. 2018;31(4):430-8.
3. Goldfield EC, Richardson MJ, Lee KG, Margetts S. Coordination of sucking, swallowing, and breathing and oxygen saturation during early infant breastfeeding and bottle-feeding. Pediatr Res. 2006;60:450-5.
4. Neville MC. Anatomy and physiology of lactation. Pediatr Clin North Am. 2001;48:13-34.
5. Barry C, Falissard B. Évaluation de l'efficacité de la pratique de l'ostéopathie. [Internet]. Disponível em: https://www.inserm.fr/rapport/evaluation-de--lefficacite-de-la-pratique-de-losteopathie-2012/.
6. American Association of Colleges of Osteopathic Medicine (AACOM). Osteopathic Medical College Information Book. Entering Class 2016. Chevy Chase: AACOM; 2016. Disponível em: https://davispresoma.weebly.com/uploads/4/9/4/6/4946998/2016_cib.pdf.
7. Still AT. Philosophie de l'ostéopathie. 3. ed. Vannes: Sully; 2007.
8. Chila AG. Foundations of Osteopathic Medicine. 3. ed. Philadelphia: Lippincott Williams & Wilkins; 2011.
9. Fawkes C, Leach J, Mathias S, Moore AP. The Standardised Data Collection Project. Standardised data collection within osteopathic practice in the UK:development and first use of a tool to profile osteopathic care in 2009. Clinical Research Centre for Health Professions, University of Brighton; 2010. Disponível em: https://www.osteopathy.org.uk/news-and-resources/document-library/research-and-surveys/standardised-data-collection-project/.
10. Genna CW. Supporting sucking skills in breastfeeding infants. 2. ed. Burlington: Jones and Bartlett Learning; 2012.
11. Lalauze-Pol R. Le crâne du nouveau-né. Montpellier: Sauramps Médical; 2009.
12. Netter FH. Atlas d'anatomie humaine. 4. ed. Balsamo: Masson; 2011.
13. Hazelbaker AK. The assessment tool for lingual frenulum function (ATLFF): Use in a lactation consultant private practice. Pasadena, California, Pacific Oaks College; 1993. Hazelbaker (2010, p. 59).
14. Miller AJ. Oral and pharyngeal reflexes in the mammalian nervous system: their diverse range in complexity and the pivotal role of the tongue. Crit Rev Oral Biol Med. 2002;13(5):409-25.
15. Giusti R (ed.). Glossary of Osteopathic Terminology. 3. ed. American Association of Colleges of Osteopathic Medicine; 2017.
16. DiGiovanna EL, Schiowitz S, Dowling DJ (eds.). An osteopathic approach to diagnosis and treatment. Philadelphia: Lippincott Williams & Wilkins; 2005.
17. Vaughan B, Morrison T, Buttigieg D, et al Approach to low back pain – osteopathy. Aust Fam Physician. 2014;43(4):197-8.
18. Hayes NM, Bezilla TA. Incidence of iatrogenesis associated with osteopathic manipulative treatment of pediatric patients. J Am Osteopath Assoc. 2006;106(10):605-8.
19. Amir LH. Managing common breastfeeding problems in the community. BMJ. 2014;348:g2954.
20. Foxman B, D'Arcy H, Gillespie B, et al. Lactation mastitis: occurrence and medical management among 946 breastfeeding women in the United States. Am J Epidemiol. 2002;155(2):103-14.
21. World Health Organization (WHO). Mastitis: causes and management. Geneva: WHO; 2000. Disponível em: https://www.who.int/publications/i/item/WHO-FCH-CAH-00.13.
22. Boakes E, Woods A, Johnson N, Kadoglou N. Breast infection: a review of diagnosis and management practices. Eur J Breast Health. 2018;14(3):136-43.
23. Jackson C, Loveless B. The use of osteopathic manipulative medicine in the management of recurrent mastitis. J Am Osteopath Assoc. 2020;120(12):921-5.
24. Hawk C, Minkalis AL, Webb C, et al. Manual interventions for musculoskeletal factors in infants with suboptimal breastfeeding: a scoping review. J Evid Based Integr Med. 2018;23:2515690X1881697.
25. Rollins N, Bhandari N, Hajeebhoy N, et al. Why invest, and what it will take to improve breastfeeding practices? The Lancet. 2016;387(10017):491-504. https://doi.org/10.1016/s0140-6736(15)01044-2.
26. Fraval M. A pilot study: Osteopathic treatment of infant with a sucking dysfunction. J Amer Acad Osteopat. 1998;8(2):25-33.
27. Cornall D. Promoting optimal breastfeeding through the osteopathic therapeutic cycle. PhD thesis, Victoria University; 2015.
28. Cornall D. A review of the breastfeeding literature relevant to osteopathic practice. Int J Osteopath Med. 2011;14(2):61-6.
29. Kuchera WA, Kuchera ML. Osteopathic principles in practice. 2. ed. Dayton: Greyden Press; 1994.
30. Liem T. Cranial osteopathy principles and practice. Edinburg: Churchill Livingstone Elsevier; 2005.
31. Auberville A, Aubin A. La motilité en ostéopathie. Elsevier Masson; 2015.
32. Carrero J. Pediatric manual medicine: an osteopathic approach. Edinburg: Churchill Livingstone Elsevier; 2009.
33. Sergueef N. Cranial osteopathy for infants, children and adolescents. Edinburg: Churchill Livingstone Elsevier; 2007.

CAPÍTULO 21

Introdução Alimentar: Uma Construção Familiar | Base para a Nutrição Adequada ao Longo da Vida

Rachel Francischi • Maria Teresa Cera Sanches

Introdução

O comer e a alimentação são provavelmente os atos de maior significado para os seres humanos. A comida e os rituais envolvidos na alimentação carregam sentimentos e sensações, pensamentos, crenças e tabus que definem culturas, nacionalidades, religiões, famílias, vínculos e afetos.[1] O ato de se alimentar envolve muitos aspectos e é permeado por trocas afetivas e sociais que, muito além de nutrir o corpo considerando-se os aspectos biológicos da nutrição,[2] referem-se também a nutrir a "alma", desde que a alimentação englobe alegria, socialização e prazer, especialmente durante a delicada fase do desenvolvimento infantil que é o início da alimentação sólida.

A formação dos hábitos alimentares é fortemente influenciada desde o início da vida por diversos fatores, iniciando-se ainda no período gestacional, passando pela amamentação[3] e introdução alimentar e seguindo ao longo de toda a infância. Os hábitos e comportamentos alimentares modulam-se de acordo com os hábitos de cada família e cultura e recebem influências da indústria de alimentos e publicidade abusiva de ultraprocessados.[4,5]

Para que as práticas alimentares sejam adequadas e seguras, garantindo pleno desenvolvimento e saúde da criança, tanto a disponibilidade quanto o acesso a alimentos adequados são necessários. A quantidade e a qualidade dos alimentos oferecidos, bem como o modo de oferecê-los, dependem também de informações e conhecimentos corretos por parte dos cuidadores.

O cenário atual da alimentação na primeira infância é complexo. Com o aumento de mulheres no mercado de trabalho, escassa proteção à maternidade e direitos trabalhistas e sem auxílio na redistribuição do trabalho doméstico, constata-se uma diminuição da amamentação ao longo dos dois primeiros anos de vida. Isso ainda é agravado pelo apelo publicitário para o consumo de ultraprocessados na alimentação infantil, incluindo os compostos lácteos e leites artificiais após o primeiro ano de vida.[6]

Mudanças nos padrões alimentares da população vêm sendo constatadas nas últimas décadas. Observa-se redução no consumo de alimentos naturais e na comida caseira, bem como aumento no consumo de alimentos processados e ultraprocessados que, como veremos, traz sérios prejuízos à saúde e ao meio ambiente.[6-8]

Pretendemos trazer à luz informações atuais e reflexões quanto ao modo seguro e adequado para a introdução da alimentação sólida, sempre com base em evidências científicas e recomendações nacionais e internacionais atualizadas. A partir de pressupostos da promoção da saúde e em uma compreensão ampliada da alimentação humana em seus aspectos biopsicossociais, abordamos estratégias eficientes dirigidas aos pais/mães/cuidadores.

Alimentação complementar

A fase da transição alimentar que se inicia ao fim do período de aleitamento materno exclusivo é chamada "alimentação complementar". O padrão-ouro na alimentação infantil, de acordo com o Ministério da Saúde,[9] da Organização Mundial da Saúde (OMS)[10] e da Sociedade Brasileira de Pediatria (SBP)[11] refere-se ao início do aleitamento materno ainda em sala de parto (na primeira hora de vida) e até pelo menos os 2 anos ou mais, de modo exclusivo até o 6º mês de vida. A OMS[10,12,13] e o Fundo das Nações Unidas para a Infância (UNICEF)[12] recomendam a continuidade do aleitamento materno durante a introdução gradual dos alimentos complementares até pelo menos os 2 anos, a fim de complementar o aleitamento materno, mas não o substituir.

Segundo a OMS,[10] para garantir que as necessidades nutricionais dos lactentes sejam atendidas, a alimentação complementar deve ser:

- Oportuna: a alimentação sólida deve ser introduzida quando a necessidade de energia e nutrientes exceder o que pode ser fornecido pela amamentação exclusiva
- Adequada: deve fornecer nutrientes suficientes para satisfazer as necessidades de uma criança em crescimento
- Segura: sem mamadeiras; os alimentos devem ser preparados e armazenados de maneira higiênica; as mãos das crianças devem estar limpas, assim como os utensílios
- Adequadamente oferecida: os alimentos devem ser servidos de acordo com os sinais de apetite e saciedade da criança; a frequência das refeições e a alimentação devem ser adequadas à idade.

A alimentação complementar adequada traz inúmeros benefícios para a saúde da criança e ao longo de todo o ciclo de vida: crescimento e desenvolvimento adequados; prevenção de infecções, alergias e melhor desenvolvimento imunológico;[9,12,13] prevenção de doenças crônicas não transmissíveis;[12,14] prevenção de anemia e deficiências nutricionais; desenvolvimento psicossocial adequado e formação de laços afetivos seguros; formação de paladar saudável e hábitos alimentares adequados;[9,12,13] e também ganhos sociais promovendo sistemas alimentares mais ecológicos, sustentabilidade e meio ambiente mais saudável.[6]

A alimentação complementar adequada dependerá de informações precisas e de apoio qualificado da família, da comunidade, de parcerias de trabalho, além das orientações dos profissionais da Saúde. Conhecimento e práticas alimentares inadequadas são muitas vezes determinante maior da desnutrição do que a própria escassez de comida. Abordagens diversificadas são necessárias, garantindo acesso aos alimentos que satisfaçam às necessidades energéticas e nutricionais das crianças, utilizando-se alimentos domésticos e tecnologias com base na comunidade, aumentando a densidade de nutrientes, a biodisponibilidade e o conteúdo de micronutrientes dos alimentos locais.[10]

Uma alimentação complementar inadequada poderá afetar a aceitação e a qualidade da alimentação ao longo da infância, aumentando o risco de seletividade alimentar e de outras dificuldades alimentares.[15-18]

A interação afetiva e a responsividade emocional dos cuidadores são fundamentais nessa fase. Já se sabe que a capacidade do cuidador em responder adequadamente aos diferentes sinais que a criança transmite durante a alimentação (p. ex., fome, sede e saciedade) favorece o desenvolvimento infantil saudável, de maneira emocionalmente positiva.[19,20] Definida como alimentação responsiva, esta consiste em "práticas alimentares que incentivam a criança a comer de maneira autônoma e em resposta às necessidades fisiológicas e de desenvolvimento, o que pode estimular a autorregulação na alimentação e apoiar o desenvolvimento cognitivo, emocional e social".[21]

A criança saberá demonstrar quando quer se alimentar, ou quando já está satisfeita, desenvolvendo sua capacidade de regular os sinais internos de fome e saciedade.[20,22-24] É responsabilidade dos adultos preparar um ambiente favorável para que isso aconteça,[4,23] apresentar alimentos saudáveis e adequados, respeitar o tempo de cada criança e estar atentos aos sinais de fome e saciedade, além de não oferecer alimentos ultraprocessados.[4] Práticas alimentares não responsivas envolvem atitudes coercitivas e controladoras por parte dos cuidadores, que podem prejudicar a autorregulação da ingestão alimentar da criança, aumentando o risco de sobrepeso, obesidade e aversões alimentares.[23,25-27]

Os ambientes das primeiras refeições são contextos em que as mães e os cuidadores tomam decisões importantes, que englobam os cuidados de saúde, tipos de alimentos e formas de alimentação, e são permeados por influências da comunidade, além da comercialização e publicidade de alimentos. Isso pode promover e apoiar a continuidade da amamentação e a alimentação complementar correta ou, por outro lado, prejudicar o processo, levando a um cenário de desmame precoce e/ou introdução alimentar tardia, incorreta ou insuficiente.[5]

Em estudo transversal descritivo com 101 mães e bebês de 5 a 8 meses de vida na cidade do Recife, constatou-se que 79,2% não se adequavam às normas do Ministério da Saúde quanto à transição alimentar.[28] Os principais motivos referidos pelas mães foram: recusa da criança (23,5%); interferência da avó (19%); praticidade do preparo/oferecimento do mingau em relação à alimentação salgada (17,7%). Quanto ao tipo de orientação, 97,4% afirmaram receber as orientações verbais e escritas no Serviço de Saúde. Na amostra estudada, o enfermeiro e a avó foram os principais orientadores da transição alimentar, com 77 e 16%, respetivamente. A mãe, principal responsável pelos cuidados da criança, sofreu influências de seu ambiente familiar, sobretudo das avós dos bebês, e da sociedade em que está inserida.

Assim, o momento da transição alimentar é comumente vivido pela família, principalmente pela mulher, com sentimentos ambivalentes, seja pelo fim da exclusividade materna na alimentação do bebê, pela incorporação de novos cuidadores na rotina alimentar, ou mesmo pela novidade que o momento proporciona à família. Ansiedades, dúvidas, angústias, permeadas por informações controversas e excessivas vindas de familiares, internet, mídias sociais ou até mesmo profissionais da Saúde, amplificam a vulnerabilidade dessa fase.[29,30]

É nesse contexto que conhecimentos fundamentais sobre a alimentação complementar são imprescindíveis para todo profissional da Saúde materno-infantil. Infelizmente, também na alimentação complementar se repetem os problemas da formação básica em aleitamento materno (ver mais detalhes no Capítulo 49, *Ensino e Certificação Internacional: International Board Certified Lactation Consultant*, pois igualmente a formação e atualização em alimentação e nutrição infantil ainda são frágeis nas principais universidades. Mitos, falta de informação técnica e condutas clínicas sem embasamento científico em nutrição obscurecem a assistência em puericultura.

Estão publicados diversos materiais técnicos da OMS, da Organização Pan-americana da Saúde (OPAS), do UNICEF, da SBP e do Ministério da Saúde que consolidam recomendações sobre a alimentação complementar, cujas evidências estão constantemente sendo revisadas e atualizadas. Em 2019, o Ministério da Saúde lançou o *Guia alimentar para crianças brasileiras menores de 2 anos*, principal referência atual brasileira.[9]

Alimentação complementar e continuidade do aleitamento materno

No presente capítulo, utilizaremos o termo "aleitamento materno continuado" em vez de "prolongado", uma vez que esse último, embora utilizado na literatura e em traduções ao português, pode induzir o conceito errôneo de a maior duração do aleitamento materno não ser ideal, e sim uma prorrogação, um prolongamento com viés não essencial.

Estudos e metanálises[31-34] demonstraram que o aleitamento materno continuado oferece inúmeras vantagens tanto para o bebê quanto para a mãe, além de benefícios duradouros para a sociedade em geral:

- Nutrição excelente: embora a introdução de alimentos sólidos seja importante fonte de nutrição ao lactente após os 6 meses de vida, o leite materno continua sendo o principal responsável por essa função. Para o bebê, o aleitamento é fonte confiável e familiar de nutrientes e energia, substância bioativas, ácidos nucleicos, oligossacarídios, prebióticos, probióticos e toda sua composição nutricional extraordinária e inimitável. A Figura 21.1 ilustra o conceito da transição gradual de fontes alimentares para o aporte de calorias do bebê
- Imunidade reforçada: o leite materno mantém suas propriedades imunológicas após os 6 meses de vida, conferindo proteção superior contra infecções e alergias
- Facilita a introdução de alimentos sólidos: a introdução de sólidos na dieta do lactente é um processo de aprendizagem com desafios para a criança, mas o leite materno segue propiciando conforto e familiaridade, tornando mais fácil a aceitação de novos sabores e texturas

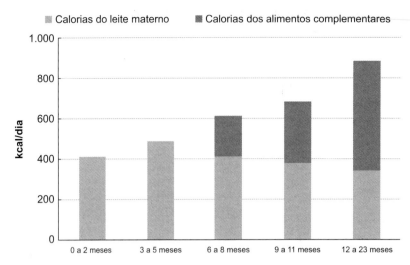

FIGURA 21.1 Necessidades energéticas por idade providas pelo leite materno e/ou pelos alimentos complementares. (Adaptada de PAHO, 2003, e WHO, 2009.)[19,42]

- Promove o vínculo mãe-filho: a amamentação permanece como momento de conexão profunda entre mãe e bebê, propiciando vínculo afetivo, segurança e apoio emocional à criança
- Reduz o risco de doenças crônicas não transmissíveis: evidências demonstraram que o aleitamento materno continuado está associado a menor risco de desenvolvimento de doenças crônicas, como obesidade, diabetes *mellitus* tipo 2 (DM2) e alergias, na infância e ao longo de toda a vida
- Benefícios para a mãe: redução do risco de câncer de mama[35] e câncer de ovário,[36] DM2,[37] hipertensão,[38] síndrome metabólica,[39] doenças cardiovasculares[40] e fraturas por osteoporose.[41] É observada maior relação dose-resposta, com associação inversa entre desfecho com a maior duração da amamentação por filho e/ou duração cumulativa ou seja, ao longo da vida, na mulher que amamentou
- Sustentabilidade e economia: o aleitamento materno continuado é uma escolha sustentável, uma vez que não requer produção e comercialização de leites artificiais que têm impacto ambiental significativo. Além disso, obviamente é uma opção extremamente econômica para as famílias.

A maior probabilidade do aleitamento continuado se associa positivamente com a maior escolaridade materna, retorno ao trabalho materno somente após 1 ano do bebê e apoio do cônjuge.[43] A introdução alimentar antes dos 4 meses de vida e o uso de leites artificiais em qualquer idade são fatores de risco para o desmame.[43]

Apesar dos inúmeros benefícios individuais e coletivos, ainda é preciso muitos esforços e a implementação das políticas públicas já existentes para promover, apoiar e proteger o aleitamento materno continuado.

A fim de assegurar a continuidade do aleitamento durante a introdução alimentar, o leite materno deve, sempre que possível, ser oferecido ao longo do dia e da noite, idealmente em livre demanda. Se a criança estiver sendo amamentada, não é recomendado introduzir outro leite ou fórmula infantil, por serem desnecessários e induzirem o desmame. Se a mãe precisar se ausentar, ou na fase de retorno ao trabalho, é recomendável que ela retire e armazene seu leite (preferencialmente em recipiente de vidro com tampa plástica, previamente higienizado e fervido por 15 minutos), para que outra pessoa o ofereça à criança. Se a ausência materna for prolongada, a ordenha é fundamental para manter a adequada produção de leite (aproximadamente a cada 4 horas). A ordenha regular mantém a produção e o ajuste ao novo ritmo de mamadas na introdução da alimentação. Leite materno e água, a partir de 6 meses de vida, devem ser oferecidos em copo aberto.[9]

Há muitas desvantagens na introdução da alimentação sólida antes de a criança completar 6 meses. Além de essa ser a idade de amadurecimento neurológico e motor com os sinais de prontidão do bebê para a alimentação sólida, o desenvolvimento imunológico também é determinante para o início da alimentação. Bebês amamentados exclusivamente até os 6 meses adoecem menos, principalmente de infecções gastrointestinais,[44] e têm menor prevalência de alergias e infecções respiratórias.

> O bebê aos 6 meses e os sinais de prontidão para início da alimentação sólida:
> - Sustentação de tronco e cabeça: sentar-se sozinho ou com mínimo apoio
> - Coordenação visiomotora desenvolvida suficiente para ver, pegar com as próprias mãos e levar objetos e alimentos à boca
> - Interesse em alimentos e em pessoas se alimentando

Lactente aos 6 meses de vida

Aos 6 meses de vida, uma nova etapa se inicia para o bebê, com um grande salto no desenvolvimento relacionado com a motricidade ampla e ao controle motor sobre a musculatura do eixo corporal: controle de cabeça e sentar-se com equilíbrio (Figura 21.2). O lactente, que no início da vida passava a maior parte do tempo dormindo ou em posição horizontal, e posteriormente semi-inclinado, a partir dos 4 meses de vida adquire a possibilidade motora de agarrar objetos e iniciam-se movimentos do tronco, quadril e esforço para sentar-se, ainda necessitando de apoio. Aos 6 meses, com a possibilidade de sentar-se sem apoio e com equilíbrio do tronco, o bebê ganha total autonomia dos membros superiores e maior destreza manual para levar objetos à boca (coordenação visiomotora) (Figura 21.3). Aos 7 meses, ele estabelece melhor desempenho para preensão palmar e, aos 8 meses, faz o movimento de pinça digital.[45]

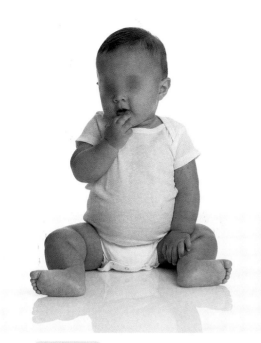

FIGURA 21.2 Sentar com equilíbrio.

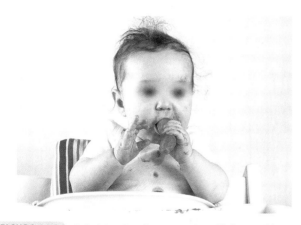

FIGURA 21.3 O início da alimentação sólida e a liberação dos membros superiores.

Em relação aos aspectos orofaciais, com todos os estímulos recebidos durante a amamentação (ver Capítulo 3, *Anatomia e Fisiologia do Sistema Estomatognático*), espera-se nessa fase um importante crescimento do terço inferior da face, proporcionando harmonia entre o viscerocrânio (face) e o neurocrânio (Figura 21.4). Outro fator importante se refere ao nascimento dos primeiros dentes decíduos, por volta dos 6 a 8 meses, favorecendo a correção da retrognatia (característica na fase neonatal), que deverá ser totalmente normalizada por volta dos 14 meses, com a topogênese dos primeiros decíduos e o estabelecimento de relação anteroposterior normal dos rodetes gengivais. Nota-se a efetivação da oclusão labial e a posteriorização da língua; a ponta da língua deverá apoiar-se sobre as rugas palatinas e a papila para a realização da deglutição. A biomecânica da alimentação (habilidades de mastigação e deglutição) também pode influenciar a aceitação e o desenvolvimento da alimentação.[46,47]

Verifica-se o aumento das dimensões ósseas (largura, altura e comprimento do palato e mandíbula) que evoluem muito durante o primeiro ano de vida, mediante impulso na modelagem da

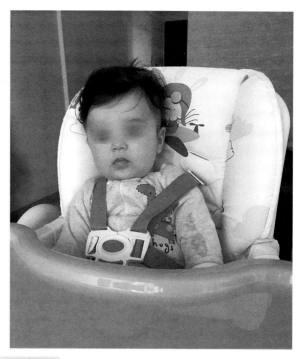

FIGURA 21.4 Desenvolvimento orofacial – bebê aos 6 meses de vida.

anatomia orofacial durante a introdução de alimentos, reforçando a importância de se oferecer texturas adequadas nessa idade para apoiar o crescimento orofacial. Além do desenvolvimento da estrutura óssea, os músculos que atuam na mandíbula durante a movimentação tanto para a amamentação quanto nessa fase, na mastigação, também evoluem, aumentando as possibilidades de movimentos. Em relação ao desenvolvimento dos tecidos moles, a largura da boca aumenta entre 6 semanas e 36 meses de 34,1 para 43,5 mm (boca fechada) ou de 28,5 para 36,9 mm (boca aberta), indicado que há mais espaço disponível para alimentação durante o desenvolvimento do bebê. Os músculos da língua aumentam de comprimento; a língua apresenta a ponta mais definida, e tanto a língua quanto os lábios adquirem a condição e o controle para realizar movimentos mais refinados, necessários à formação e propulsão do bolo alimentar.[48] Os ciclos mastigatórios irão variar de acordo com a consistência dos alimentos; quanto mais consistente o alimento, maior será a ativação da musculatura, o tecido ósseo receberá mais estímulos e, consequentemente, será mais desenvolvido.[46]

Nessa fase, observa-se uma resposta intensa do reflexo de GAG (anteriorizado), o qual protegerá inicialmente o bebê contra engasgos,[49] uma vez que a deglutição efetiva e segura dependerá tanto do desenvolvimento neuromotor quanto das experiências do bebê. Na fase antecipatória da deglutição, que antecede a chegada do alimento à boca, o cheiro, as texturas, a forma e as cores dos alimentos estimulam as modulações cerebrais e preparam o corpo para a alimentação. A fase preparatória consiste na preparação do bolo alimentar, e os padrões de movimentação irão variar de acordo com a consistência dos alimentos e a manipulação oral que o bebê fará para saboreá-los. Na fase oral, o bolo alimentar será posicionado sobre a língua (até esse momento, com controle voluntário e possibilidade de o processo

Parte 3 • Atuação

ser interrompido e o alimento, cuspido). Posteriormente, pelos movimentos da língua, o bolo alimentar é levado para a parte posterior da cavidade oral para ser deglutido, nas fases faríngea e esofágica da deglutição, que ocorrem por uma sequência de movimentos involuntários.[46]

Nutrição na alimentação complementar

Segundo a OMS, tanto o aleitamento quanto os alimentos complementares podem ser oferecidos na refeição, pois não há ordem estabelecida e a mãe pode decidir quando irá amamentar.[42] A flexibilidade da família é essencial, observando sinais de sede, sono e ritmo de cada bebê, pois durante a refeição o lactente deve estar bem-disposto. A transição no espaçamento de mamadas e sua substituição por alimentos complementares ocorre gradualmente ao longo das semanas de aprendizagem alimentar. Não há rigidez no número mínimo e máximo de mamadas, pois o bebê deve mamar sempre que quiser. No entanto, para garantir tanto a produção de leite materno quanto a nutrição adequada do bebê, entre 6 e 7 meses de vida o número mínimo de cinco mamadas em 24 horas é recomendado. Lembremos que a quantidade de leite produzida pela mulher depende principalmente de quanto a criança mama: mais mamadas, mais leite, mais saúde.[9]

A escolha dos alimentos oferecidos será determinante para assegurar não apenas a ótima nutrição infantil, mas também a formação de paladar e hábitos saudáveis na infância. Dessa maneira, é essencial que sejam oferecidos a maior quantidade de alimentos saudáveis, *in natura*, que a família possa obter, que façam tradicionalmente parte das refeições familiares e que estejam disponíveis na região que a família reside.

Sabemos que o Brasil é rico em tradições culinárias e produção agrícola. A variedade de gêneros alimentícios no território nacional é enorme, e decidir quais serão os alimentos complementares na introdução alimentar é motivo de preocupação e dúvidas entre cuidadores e até mesmo entre profissionais da Saúde. Para compreender os tipos de alimentos existentes e quais poderão ser oferecidos à criança na alimentação complementar, utilizamos a classificação de alimentos NOVA, que está no *Guia alimentar para a população brasileira*.[8] A NOVA classifica os alimentos com base no grau de processamento a que foram submetidos durante sua fabricação; é uma classificação simples, clara, além de ser a abordagem atual principal e mais completa para avaliar a qualidade dos alimentos. Os alimentos são classificados em quatro categorias. A Tabela 21.1 explica a classificação NOVA dos alimentos e a Figura 21.5 ilustra exemplos de alimentos em cada categoria.

O processamento interfere no teor nutricional do alimento, enquanto a composição química diz respeito a sabor, textura e presença e tipos de aditivos (conservantes, aromatizantes, corantes etc.) – por isso, alimentos processados e ultraprocessados, não devem ser oferecidos, principalmente nessa fase. O consumo de alimentos processados interfere na quantidade de alimento consumida e no modo como os alimentos são comidos, além de causar impacto no meio ambiente e na cultura.

Os alimentos *in natura* ou minimamente processados devem ser a base da alimentação do bebê, da criança e da família. Apenas alguns poucos alimentos desse grupo não são recomendados para crianças, como café, chá-mate, chá verde e chá preto. Alimentos *in natura* são saudáveis e apresentam nutrientes importantes para a manutenção da saúde, crescimento e desenvolvimento infantil (Figura 21.6). O preparo dos alimentos *in natura* favorece a tradição culinária, com receitas de família que são passadas de geração em geração. Sempre que possível, o incentivo ao consumo de alimentos da agricultura familiar e orgânicos – aqueles que não utilizam agrotóxicos ou defensivos agrícolas em sua produção – é preferível. O consumo de alimentos agroecológicos, que além de não utilizarem agrotóxicos são produzidos com base na justiça social e favorecem a economia local e a sustentabilidade, também deve ser estimulado.[8]

Na alimentação complementar, recomendações específicas sobre ingredientes culinários devem ser feitas pelo profissional da Saúde às famílias:

- Óleos: devem fazer parte da refeição da criança, com moderação, para preparar ou refogar alimentos. Óleos em excesso e frituras não são recomendados
- Açúcar: nenhum tipo de açúcar deve fazer parte da alimentação complementar.[9] O açúcar interfere na formação do paladar

---

TABELA 21.1 Classificação dos alimentos NOVA.

Classificação	Definição	Exemplos
Alimentos *in natura* e minimamente processados	*In natura*: obtidos diretamente das plantas ou dos animais e não sofrem qualquer alteração após deixar a natureza	Frutas, verduras, legumes, cereais, raízes, tubérculos, oleaginosas
	Minimamente processados: passam por algum tipo de modificação mínima antes de serem consumidos (limpeza, moagem, fermentação, pasteurização, refrigeração ou congelamento), sem adição de qualquer substância	Farinhas, ovos, leites, carnes, aves, pescados
Ingredientes culinários processados	Produtos usados para preparar as refeições, fabricados a partir de alimentos *in natura*	Sal, óleos vegetais, azeite de oliva, açúcar branco, cristal, demerara, mascavo, melado, rapadura, mel de abelhas, manteiga, vinagres
Processados	Produzidos a partir dos alimentos *in natura* com adição de sal ou de açúcar	Alimentos enlatados ou em conserva, extrato de tomate, queijos tipo minas, prato, muçarela, ricota e outros; pães feitos de farinha de trigo, leveduras, água e sal
Ultraprocessados	Produtos feitos pela indústria de alimentos com várias técnicas e etapas e que levam muitos ingredientes, como sal, açúcar, óleos, gorduras e aditivos (corantes artificiais, conservantes, adoçantes, aromatizantes, realçadores de sabor etc.)	Refrigerantes, pó para refrescos, bebidas prontas a base de frutas (suco, néctar, refrescos), salgadinhos de pacote, sorvetes, chocolates, guloseimas, gelatina, achocolatados, farinhas de cereais instantâneas, iogurtes com sabor e *petit suisse*, queijos processados, caldos de carne/frango/legumes em cubos ou em pó, empanados tipo nuggets, salsicha, presunto e embutidos, macarrão instantâneo, entre outros

Adaptada de Brasil, 2014.[8]

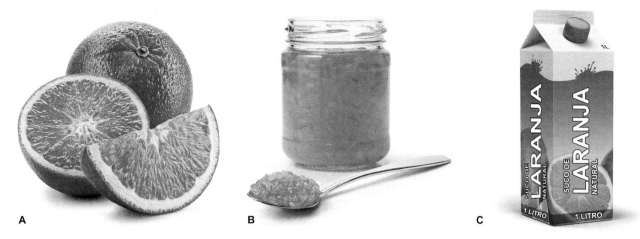

FIGURA 21.5 Exemplos de alimentos classificados de acordo com seu grau de processamento. **A.** *In natura*: frutas. **B.** Processado: geleia de frutas. **C.** Ultraprocessado: suco de caixinha.

da criança, dificultando a apreciação do sabor natural de frutas e legumes e propiciando a seletividade alimentar, além de causar cáries; seu consumo excessivo está associado a obesidade e doenças cardiovasculares.[50] Adoçantes são considerados ultraprocessados e não devem ser usados na alimentação infantil[9]

- Sal: a ingestão de sódio no Brasil é muito elevada, quase 3 vezes mais do que o recomendado, e é fator de risco para hipertensão arterial. Durante a introdução alimentar, o bebê aprende os sabores naturais dos alimentos. No Brasil, o sal é obrigatoriamente fortificado com iodo, e é importante fonte desse nutriente. A criança pode e deve ser alimentada com a comida da família desde o início, que deve ser preparada com óleo vegetal, temperos naturais (ervas frescas, alho, cebola) e quantidade mínima de sal. O *Guia alimentar para crianças brasileiras menores de 2 anos*[9] recomenda o uso de sal em quantidades mínimas para o lactente.

O consumo excessivo de alimentos processados está relacionado com doenças cardiovasculares, hipertensão, diabetes, obesidade e câncer. Na alimentação complementar, alimentos enlatados não podem ser consumidos. Apenas pequenas quantidades de pães ou queijos podem fazer parte da dieta de crianças com menos de 2 anos.

> **POR QUE ULTRAPROCESSADOS NÃO DEVEM FAZER PARTE DA ALIMENTAÇÃO INFANTIL?**
>
> Ultraprocessados contêm quantidades excessivas de calorias, sal, açúcar, gorduras e aditivos químicos. Esses alimentos podem levar à hipertensão, doenças cardiovasculares, obesidade e câncer. Além disso, o açúcar nesses alimentos causa cáries. Esses produtos são hipersaborosos, feitos para induzir o consumo frequente e em grande quantidade. Esse é um ponto crítico na infância, na fase de formação do paladar. O consumo desses produtos pode fazer a criança perder o interesse pela comida de verdade. Eles não são fontes adequadas de fibras, vitaminas e minerais e não asseguram a nutrição ótima para o crescimento e desenvolvimento infantil. Além de todos esses motivos, ultraprocessados trazem impactos negativos na cultura, na vida social e no meio ambiente por sua produção, distribuição, comercialização e consumo, afetando também, indiretamente, a saúde e o bem-estar das famílias.[9]

Por mais que a publicidade faça parecer que alguns produtos industrializados possam ser consumidos por crianças, em propagandas alegres e com personagens infantis, são os adultos que devem protegê-las dos efeitos prejudiciais dessa publicidade e desses alimentos na saúde infantil.

Determinantes sociodemográficos estão impactando os alimentos complementares consumidos pelas crianças brasileiras. Cerca de 80% das crianças brasileiras entre 6 e 23 meses de vida consomem alimentos ultraprocessados, segundo dados recentes do ENANI,[51] impactando no aumento da prevalência de excesso de peso e obesidade infantil,[52] especialmente entre crianças com menos de 2 anos.[53]

> **PARECE ADEQUADO, MAS NÃO É!**
>
> Compostos lácteos parecem leite em pó e são vendidos em embalagens cuja publicidade é muito parecida com fórmulas infantis ou leite em pó. Eles contêm uma mistura de ingredientes, como óleos e gorduras, açúcares e aromatizantes. Embora a publicidade alegue que se trata de um produto enriquecido com vitaminas e supostamente nutritivo, os compostos lácteos não devem fazer parte da alimentação infantil.
>
> Espessantes são produtos em pó para adicionar ao leite e preparo de mingau ou leite engrossado, como farinhas instantâneas de arroz, milho, aveia e/ou trigo, com ou sem sabor de frutas. Embora contenham cereais e embalagens infantis que sugerem o uso apropriado para bebês, esses espessantes são produtos ultraprocessados e não devem ser oferecidos à criança.

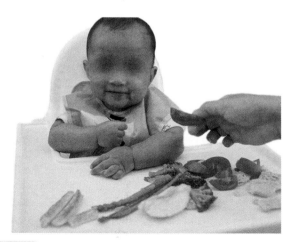

FIGURA 21.6 Alimentos *in natura* oferecidos no início da alimentação complementar.

Pesquisa recente no Brasil com crianças entre 6 e 23 meses encontrou que o padrão alimentar de consumo de alimentos *in natura* e minimamente processados foi associado a maior renda familiar *per capita* e às residências urbanas nas regiões mais desenvolvidas do país.[54] Aos 12 meses ou mais, a adesão a esse padrão alimentar mais saudável relacionou-se à raça/cor branca, maior renda familiar *per capita*, residência em regiões mais desenvolvidas e frequência em creches privadas. Já a maior adesão ao consumo de alimentos ultraprocessados esteve diretamente associada a crianças pretas ou pardas que residiam em regiões mais desenvolvidas e inversamente associada às que residiam no Nordeste brasileiro.

Construção de hábitos e comportamento alimentar

É justamente na alimentação complementar que a construção dos hábitos alimentares começa. As preferências e aversões, bem como os comportamentos alimentares, serão em grande medida determinados pela cultura alimentar em que a criança está inserida e as experiências relacionadas com alimentação vivenciadas na infância, sejam positivas e/ou negativas. Embora haja influência genética sobre o desenvolvimento do paladar e comportamento alimentar, já se sabe que o ambiente é determinante na nutrição. A interação entre fatores sociais, econômicos, culturais, familiares e individuais determinará o comportamento alimentar individual.[55]

Desde o período gestacional e durante a lactação, a aceitação de alimentos e o sabor percebido pelo bebê podem ser programados pela dieta materna. Uma revisão sistemática demonstrou evidências claras da programação da aceitação de sabores amargos e sabores específicos (como alho) por bebês em função da exposição materna a esses sabores durante a gestação e lactação.[3] O líquido amniótico reflete diferentes sabores da dieta da gestante.[56] Após o nascimento e através do leite materno, o bebê também percebe sutilmente sabores e odores de alimentos que a mãe come, já que diferentes características organoléticas da dieta materna são transferidas ao leite humano, principalmente através de compostos voláteis.[57,58]

É no início da vida que a resposta hedônica aos sabores alimentares experimentados no leite materno pode ser melhorada. Um estudo controlado randomizado com quase 100 duplas mães-bebês revelou que lactentes cujas mães consumiam maior variedade de sumos de vegetais no início da lactação aceitavam melhor cereais com estes sumos do que lactentes do grupo controle cujas mães bebiam água e evitavam a ingestão desses vegetais.[59]

Quanto mais variada for a alimentação da mãe durante a lactação, mais variado será o sabor do seu leite.[60] Essa é uma das hipóteses para explicar por que as crianças amamentadas têm menos seletividade alimentar e são mais dispostas a experimentar novos alimentos ao longo da infância, ou seja, apresentam menos neofobia alimentar.[61]

Além da influência materna na gestação e na lactação, a aprendizagem alimentar segue se consolidando durante a fase da alimentação complementar a partir das experiências vividas em torno do comer e da comida a qual a criança e a família têm acesso e disponibilidade.

Métodos de alimentação complementar

Em geral, alguns métodos são utilizados para alimentar um bebê no início da introdução alimentar.

O método tradicional[9,11] consiste na oferta de alimentos em forma de purê/mingau inicialmente, aumentando-se a consistência em pequenos pedaços levemente amassados, sem liquidificar, ofertados pelo adulto, que decidirá o que o bebê vai experimentar e quanto ele deveria comer. Nesse caso, a autonomia é do cuidador.

No *baby-led weaning* (BLW), ou seja, desmame guiado pelo bebê, ele experimenta os alimentos livremente e os leva em pedaços à boca, com suas próprias mãos, desde o início da introdução alimentar, em seu próprio ritmo. Nesse sentido, a autonomia é do bebê. Essa abordagem defende a oferta de alimentos complementares em pedaços, tiras ou bastões e não inclui alimentação com a colher e nenhum método de adaptação de consistência para preparar a refeição do lactente, como amassar, triturar ou desfiar. Não se trata especificamente de um método, mas sim de uma abordagem que encoraja os pais a confiarem na capacidade que o lactente tem de autoalimentar-se e na autorregulação da fome/saciedade.[11,62]

Já o método misto mistura técnicas e consiste em incentivar o bebê a se alimentar sozinho, com base na confiança e no respeito ao bebê e em sua autonomia, independente de em alguns momentos o cuidador também ofertar os alimentos.[4,9] Esse método, também denominado "abordagem participativa", vem sendo seguido por muitas famílias que se identificam com o BLW, mas não conseguem praticá-lo em 100% dos casos.[49]

Um dos questionamentos das famílias e dos profissionais da Saúde em relação à aderência ao BLW refere-se à preocupação com possíveis engasgos além da baixa ingesta de alimentos e distrações dos bebês. Arantes et al.,[63] em uma revisão integrativa da literatura, adaptados com base na recomendação do *Preferred Reporting Items for Systematic Reviews and Meta-Analyse* (PRISMA), trabalharam com 13 referências provenientes de estudos quantitativos e três com metodologias qualitativas sobre o assunto. Eles concluíram que o grupo de bebês que utilizaram o BLW, quando comparado ao grupo de alimentação tradicional, foi menos propenso ao excesso de peso, menos exigente e aceitou os mesmos alimentos que a família. O número de episódios de engasgo não diferiu entre os grupos. As mães que optaram pelo BLW tinham maior escolaridade, ocupavam cargos gerenciais no trabalho e apresentaram maior chance de amamentar até o 6º mês de vida.

Apesar de questionamentos sobre a bagunça nas refeições, desperdício de alimentos e engasgos, a maioria das mães recomendou a adoção do BLW. Alguns serviços e profissionais da Saúde mostraram resistências em indicar esse método. Em estudo transversal com amostra de 502 pais e 364 profissionais da Saúde,[64] com objetivo de avaliar o conhecimento e as atitudes de um grupo de pais e profissionais da Saúde em relação ao BLW na Espanha, os autores encontraram que 92,3% dos profissionais e 93,4% dos pais conheciam o BLW. Recomendaram o BLW "sempre" em 39,8 e 69,3% dos casos, e "às vezes" em 49,7 e 24,9%, respectivamente. Dos profissionais da Saúde, 80,5% recomendaram início da alimentação complementar a partir dos 6 meses. Desses, 36% utilizaram BLW, 24% seguiram o método tradicional, 3,3% adotaram a alimentação com mamadeira, enquanto os demais 36% não indicaram.

Apesar do reconhecimento dos benefícios do BLW, entre eles a participação do bebê nas refeições familiares, maior período de amamentação, maior autonomia do bebê, melhor transição para dieta sólida e principalmente maior aceitação de novos sabores e texturas na dieta, além de melhor desenvolvimento da motricidade fina, oral e global, o BLW ainda encontra resistência entre as famílias e precisa ser mais estudado e divulgado no meio científico.

Rotina alimentar do bebê a partir dos 6 meses de vida

Início da introdução alimentar

Não há evidência científica de qual é o melhor alimento para a introdução alimentar, pois cada época do ano é safra de determinados alimentos, cada região tem sua cultura alimentar e cada bebê é único em sua família. É importante salientar que era costume recomendar sucos de frutas na introdução alimentar, mas, atualmente, não são considerados adequados aos bebês, nem mesmo os naturais. Sucos contêm alto teor de açúcares livres, mesmo aqueles naturais e sem açúcar, porque mesmo assim têm excesso de frutose, além de apresentarem menor teor de fibras e vitaminas em comparação com a fruta fresca.

Cada alimento tem seu teor nutricional, e quanto mais diversificada a dieta, maior a probabilidade de ingestão de todos os nutrientes. Por outro lado, atenção especial deve ser dada à densidade energética, para assegurar adequado aporte nutricional para o acelerado ritmo de crescimento e desenvolvimento dos primeiros 2 anos. A capacidade gástrica do bebê é limitada, e a substituição de mamadas por alimentos de baixa densidade nutricional poderá comprometer o crescimento e causar desnutrição.

Analisando apenas o teor energético de diferentes alimentos comparativamente ao leite materno, ou seja, sem considerar todos os macros e micronutrientes, vemos diferenças consideráveis que justificam a importância do balanceamento dos grupos alimentares na composição das refeições. Enquanto o leite humano maduro tem cerca de 70 quilocalorias (kcal) em cada 100 mℓ, arroz cozido tem 126 kcal para cada 100 g, enquanto o feijão tem 150 kcal e frango ou carne cozida cerca de 190 kcal. Já frutas como laranja ou tangerina apresentam cerca de 40 kcal/100 g. Legumes e verduras têm menos da metade da densidade energética do leite materno (p. ex., 100 g de cenoura têm cerca de 27 kcal, e de chuchu 20 kcal).[65] Por diluírem ainda mais os nutrientes dos alimentos, sopas e caldos são desaconselháveis na introdução alimentar. Recomenda-se que cereais, raízes e tubérculos, leguminosas, frutas, legumes e verduras devam ser oferecidos ao bebê desde o início da introdução alimentar. Lactentes vegetarianos não consomem carnes, frangos, peixes e/ou ovos, mas esses alimentos podem fazer parte da alimentação complementar em famílias que o consomem.

Leite de vaca e derivados (ou de outros animais) não são recomendados para bebês amamentados,[13] pois além de favorecerem o desmame, o leite de vaca é um dos principais alérgenos alimentares em todo o mundo, e pacientes alérgicos a suas proteínas apresentam elevadas taxas de reatividade a leites de outros mamíferos.[66] O leite de vaca integral é recomendado apenas para bebês não amamentados a partir dos 6 meses de vida.[13] Alimentos com potencial alergênico como ovos, amendoim, peixes e trigo devem ser oferecidos ao lactente a partir de 6 meses. Não há comprovação científica que antecipar ou atrasar sua introdução diminua a ocorrência de alergias alimentares.[66] Para os ovos,

tanto a clara quanto a gema devem ser oferecidas, bem cozidas. Já o amendoim e demais oleaginosas, por ser alimento rígido e em formato arredondado, representa risco de asfixia e deve ser oferecido ralado ou em pasta.

A ingestão hídrica precisa ser iniciada logo no primeiro dia da introdução alimentar. Água potável, filtrada, deve ser oferecida ao bebê para o adequado funcionamento renal, gastrointestinal e metabólico. Recomenda-se oferecer água em copo aberto ou colher, cerca de 5 vezes/dia. Quando oferecer a água, a criança precisa estar sentada, com a coluna reta, cabeça e pescoço firmes e alinhados, para evitar engasgos.

Organização das refeições e preparo dos alimentos

No meio da manhã e no meio da tarde, devem-se servir frutas frescas e leite materno. Para as refeições principais (almoço e jantar), recomenda-se incluir um alimento de cada um dos seguintes grupos alimentares:

- Hortaliças verduras: fonte de várias vitaminas, minerais, fibras, fitoquímicos
- Hortaliças legumes: fonte de várias vitaminas, minerais, fibras, fitoquímicos
- Cereais e tubérculos: fonte de carboidratos e vitaminas (especialmente complexo B presente nos cereais integrais)
- Leguminosas: fonte de carboidratos complexos, proteínas vegetais, fibras, vitaminas (especialmente complexo B) e minerais (especialmente ferro e magnésio)
- Carnes, miúdos e ovos: fonte de proteínas, gorduras, vitaminas (especialmente vitamina B_{12}) e minerais (especialmente ferro e zinco). Bebês vegetarianos substituem esse grupo acrescentando maior porção do grupo cereais e especialmente do grupo leguminosas, conforme descrito a seguir [67]
- Óleos: fonte de ácidos graxos essenciais: mono e poli-insaturados, ômega 3 e 6
- Frutas: fonte de vitaminas, minerais, fibras e fitoquímicos. Um pedaço pequeno de fruta deve ser servido após (ou junto) das refeições principais.

BEBÊ VEGETARIANO

Segundo a American Dietetic Association,[68] a American Academy of Pediatrics[69] e a Sociedade Brasileira de Pediatria,[70] uma dieta vegetariana bem balanceada é capaz de promover crescimento e desenvolvimento adequados em crianças e adolescentes. Além disso, mães vegetarianas são mais propensas a amamentar seus bebês e por mais tempo.[71] Especialmente entre famílias veganas, as prevalências de aleitamento materno exclusivo e a duração da amamentação são maiores que em onívoras ou ovolactovegetarianas.[71,72]

Para alimentação complementar de crianças vegetarianas, o grupo das carnes não deve ser oferecido. É necessário aumentar as porções de leguminosas e adequar as porções de cereais para que as recomendações proteicas sejam atingidas.[73] As leguminosas devem ser servidas 2 vezes/dia, com preparo e textura adequados à idade, seguindo-se as recomendações do *Guia alimentar para crianças menores de 2 anos*.[73] O prato vegetariano balanceado na alimentação complementar deve obedecer a regra dos terços:[67,73]

- 1/3 do prato com alimentos do grupo hortaliças verduras, legumes e/ou cogumelos
- 1/3 do prato com alimentos do grupo cereais, raízes e tubérculos
- 1/3 do prato com alimentos do grupo leguminosas.

(continua)

Acrescenta-se também uma porção de frutas no almoço e no jantar, já que a vitamina C das frutas aumenta a biodisponibilidade de micronutrientes, em especial do ferro não heme presente em alimentos vegetais. Para aumentar o aporte energético e lipídico, deve-se agregar uma colher de sopa de óleo cru ao prato da criança e, se possível, óleo de linhaça ou chia, por serem fontes de ácidos graxos ômega 3.[67] Caso não seja possível a inclusão desses óleos vegetais ricos em ômega 3, a suplementação com ômega 3 (DHA) de origem vegetal (DHA de algas marinhas) é indicada dos 6 aos 24 meses de vida.[67,74]

A suplementação preventiva com vitamina B_{12} é obrigatória para todas os bebês vegetarianos ou veganos.[67,73,75] As demais suplementações profiláticas (ferro e vitamina D) devem seguir as diretrizes para todos os bebês, lembrando que a vitamina D a ser suplementada deve ser oriunda de fonte vegetal.[67]

É muito importante variar as receitas e os alimentos servidos, evitando-se a monotonia alimentar. Essa diversificação contribui para maior espectro de sabores conhecidos, paladar menos seletivo e maior ingestão nutricional. Os alimentos podem ser os mesmos para o bebê e a família, desde que sem excesso de gorduras, sal e condimentos e adaptados na consistência. Isso estimula o lactente no processo de introdução alimentar e ainda promove alimentação saudável para toda a família. Sempre que possível, alimentos recém-preparados devem ser oferecidos à criança, pois o frescor confere mais sabor e melhor textura. No entanto, pela praticidade é possível armazenar alimentos já preparados para servir posteriormente. A comida caseira pode ser acondicionada em potes fechados e armazenada em geladeira, congelador ou freezer, cujo prazo de validade varia (Tabela 21.2).

Cuidar da alimentação deve ser uma tarefa coletiva. A atenção durante o preparo dos alimentos e a higiene adequada previnem contaminação e risco de infecções. Alimentos crus, como frutas, legumes e verduras, devem ser higienizados em solução clorada (hipoclorito de sódio). É importante lavar as mãos antes de cozinhar e alimentar a criança, e é fundamental sempre lavar as mãos da criança antes das refeições.[9]

Estabelecer a rotina alimentar

Nos primeiros dias, o oferecimento deve ser gradual, aumentando-se progressivamente a oferta de alimentos para três refeições diárias: lanche da manhã, almoço e lanche da tarde (Tabela 21.3). A partir dos 7 meses de vida, deve-se incluir o jantar. A aceitação da alimentação complementar é variável; há dias que o bebê come mais, há dias que come menos. Essa imprevisibilidade é motivo de angústia entre os cuidadores. O profissional da Saúde que acolhe as ansiedades e aconselha oportunamente os responsáveis pode desempenhar papel crucial no desenvolvimento de relações saudáveis entre os familiares e a alimentação.[76] Vários estudos há décadas vêm demonstrando que bebês saudáveis

conseguem instintivamente escolher uma dieta adequada e balanceada, desde que lhes sejam oferecidos alimentos variados e saudáveis para comer.[77-79] A quantidade a ser consumida depende de cada bebê e não há padrão. O número de refeições e a rotina de alimentos a serem oferecidos de acordo com a idade do bebê estão mostrados na Tabela 21.3. Caso a criança tenha mais resistência em aceitar novos alimentos, é preciso ter paciência, seguir oferecendo de diversas maneiras e amorosamente, e continuar com a alimentação responsiva. No início da introdução, não é preciso se preocupar com a quantidade que a criança come, pois o leite materno continua sendo o principal alimento. Adiar a época de introdução dos outros alimentos e na consistência adequada pode dificultar que a criança aceite a alimentação no futuro.

Oficinas promotoras de saúde: a introdução alimentar como base para uma nutrição adequada ao longo da vida

Atualmente, o conceito de "promoção da saúde" destaca a autonomia do indivíduo e da comunidade em garantir um estilo de vida saudável, considerando os vários determinantes sociais que poderão interferir na saúde, incluindo controle e monitoramento da propaganda de alimentos, redução do uso de álcool e tabaco e estímulo à atividade física e hábitos alimentares saudáveis.[80,81] Há mais de 100 anos, esforços de agências internacionais como OPAS, OMS e UNICEF e iniciativa de vários governos trabalham no sentido de desenvolver pesquisas e ações com a meta de atingir "Saúde para todos", amenizando as desigualdades sociais, incluindo melhores políticas de alimentação e combate aos efeitos nocivos da indústria de alimentos, fórmulas infantis e produtos afins destinados ao público infantil.

Atualmente, o Coletivo Global de Amamentação[82] reúne ações de governos, doadores de governos, entidades filantrópicas, organizações internacionais e sociedade civil. Ele é liderado pelo UNICEF e pela OMS, visando uma ação mundial em que todas as mães do planeta disponham de suporte técnico, financeiro, emocional e de políticas públicas para continuar a amamentação e a adequada alimentação complementar.

Atualmente, está em vigor no Brasil a Estratégia Nacional para Promoção do Aleitamento Materno e Alimentação Complementar Saudável no Sistema Único de Saúde (SUS) – Estratégia Amamenta e Alimenta Brasil (EAAB), qualificando as ações de promoção do aleitamento materno e da alimentação complementar saudável. A proposta inova quanto à capacitação dos profissionais da Saúde da Atenção Primária no SUS, utilizando uma abordagem crítica-reflexiva por meio de atividades participativas e problematizadoras, incentivando a troca de experiências e a construção do conhecimento a partir da realidade local.[83]

Mediante a experiência das autoras deste capítulo em atuação na Saúde Coletiva, participando de discussões, trabalhos de implantação e pesquisas da Rede Amamenta Brasil do Ministério da Saúde;[84] Oficinas de Formação de Educação Permanente no SUS para profissionais da Saúde e pesquisas avaliativas da área, enquanto fonoaudióloga e pesquisadora do Instituto de Saúde da Secretaria de Estado da Saúde/SP,[85] bem como o trabalho de

TABELA 21.2	Tempo de armazenamento de alimentos.
Geladeira	Comida caseira pronta: 3 dias
	Carne crua: 3 dias
	Carne crua temperada: 1 dia
	Peixe cozido: 1 dia
Congelador (geladeiras de uma porta)	Comida caseira pronta: 10 dias
Freezer (geladeiras de duas portas)	Comida caseira pronta: 30 dias
	Carne crua: 30 dias

Adaptada de Brasil, 2019.[9]

TABELA 21.3 Rotina alimentar de bebês dos 6 aos 24 meses.

Refeição	Aos 6 meses de vida	Entre 7 e 11 meses de vida	Entre 1 e 2 anos
Café da manhã	Leite materno	Leite materno	Leite materno e fruta e/ou cereal/tubérculo
Lanche da manhã	Fruta e leite materno	Fruta e leite materno	Fruta
Almoço	1 alimento do grupo **verdura** 1 alimento do grupo **legume** 1 alimento do grupo **cereal ou tubérculo** 1 alimento do grupo **leguminosa** 1 alimento do grupo **carne/ovo*** 1 pedaço de **fruta**	1 alimento do grupo **verdura** 1 alimento do grupo **legume** 1 alimento do grupo **cereal ou tubérculo** 1 alimento do grupo **leguminosa** 1 alimento do grupo **carne/ovo*** 1 pedaço de **fruta**	1 alimento do grupo **verdura** 1 alimento do grupo **legume** 1 alimento do grupo **cereal ou tubérculo** 1 alimento do grupo **leguminosa** 1 alimento do grupo **carne/ovo*** 1 pedaço de **fruta**
Lanche da tarde	Fruta e leite materno	Fruta e leite materno	Leite materno e fruta e/ou cereal/tubérculo
Jantar	Leite materno	1 alimento do grupo **verdura** 1 alimento do grupo **legume** 1 alimento do grupo **cereal ou tubérculo** 1 alimento do grupo **leguminosa** 1 alimento do grupo **carne/ovo*** 1 pedaço de **fruta**	1 alimento do grupo **verdura** 1 alimento do grupo **legume** 1 alimento do grupo **cereal ou tubérculo** 1 alimento do grupo **leguminosa** 1 alimento do grupo **carne/ovo*** 1 pedaço de **fruta**
Lanche da noite	Leite materno	Leite materno	Leite materno

*Bebês/veganos não consomem e devem aumentar a quantidade de cereais e leguminosas. (Adaptada de Brasil, 2019.)[9]

nutricionista em agência do sistema das Nações Unidas para a cooperação técnica e Sul-Sul em nutrição materno-infantil para diversos países da América Latina e Caribe [86-88] e na área de comunicação e educação alimentar e nutricional em plataformas educacionais como Serviço Social do Comércio de São Paulo (Sesc SP),[89] surge a proposta inovadora deste trabalho na clínica privada: *Oficina de introdução alimentar – a original. Quais, onde, como e quanto de alimentos oferecer ao bebê*,[90] que se iniciou em 2011 e constata resultados positivos para a promoção da alimentação infantil, em um modelo de aprendizagem em grupo.

Como principal objetivo, a Oficina visa informar e atualizar as famílias quanto à formação de hábitos alimentares saudáveis desde a infância, reforçando a importância da continuidade do aleitamento materno até os 2 anos ou mais, trabalhando com conceitos de alimentação ampliada e incentivando práticas de consumo de alimentos *in natura* diariamente. A oficina visa também capacitar pais e cuidadores quanto à melhor maneira de preparo e oferta desses alimentos ao bebê.

Pautada em pressupostos da Promoção da Saúde, Educação em Saúde, Aconselhamento e no Método de Paulo Freire, [83,91,92,93] a oficina consiste em referencial teórico e prática supervisionada, realizada em encontro presencial de 4 horas, agrupando famílias/cuidadores e seus bebês na fase da alimentação complementar. Inicialmente, realiza-se repasse e reflexões sobre informações e recomendações atuais sobre nutrição infantil. Posteriormente, ações práticas são realizadas em grupo, desde a demonstração de higienização e preparo dos alimentos até a oferta prática de alimentos e água para os bebês, com supervisão das facilitadoras (Figura 21.7).

Essa prática de ensino-aprendizagem valoriza a produção de um novo conhecimento com base na experiência e na realidade vivenciadas pelos atores envolvidos e nos problemas enfrentados no dia a dia. Caracterizada por uma relação interpessoal permeada pelo diálogo e escuta ativa, ela valoriza o intercâmbio de informações, trocas de experiências geracionais (entre pais e avós/cuidadores), que auxiliarão o próprio usuário a tomar decisões de autocuidado.[92,93] Na metodologia proposta por Paulo Freire, a partir da criação de um grupo no qual pessoas

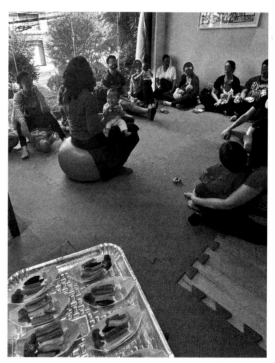

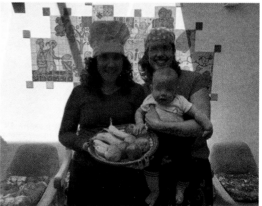

FIGURA 21.7 Cenas da Oficina de Introdução Alimentar, Casa Curumim, São Paulo, SP.

se unirão por uma situação existencial limite, desenvolvem-se temas geradores – com a contextualização, problematização e ampliação do conhecimento, para os quais deverão ser buscados seus significados.[92,93]

Mediante as dúvidas suscitadas na Oficina, angústias vivenciadas no atual processo de alimentar o filho, relato de memórias nocivas da infância e até traumas alimentares, além da prática compartilhada coletivamente, potencializa-se a qualidade do cuidado e surge a possibilidade de (re)significar esse processo. As famílias são conduzidas a uma reflexão crítica sobre seu próprio processo da introdução alimentar com seus filhos, o que poderia ser modificado ou aprimorado no cotidiano familiar da alimentação e de rotinas preestabelecidas.

Com base em todos os pressupostos teóricos desenvolvidos neste capítulo, elaboramos um material audiovisual e entregamos um resumo por escrito, que é discutido durante a Oficina, com foco nos 12 pilares descritos na Tabela 21.4.

A introdução alimentar é um processo que acontece ao longo de vários meses e que terá mais chances de ser bem-sucedida na medida em que é percebida como um momento de aprendizagem mútua (cuidador e bebê) permeado de brincar compartilhado, muito além de uma tarefa a ser cumprida na rotina de cuidados. Muito mais do que e quando os alimentos serão servidos, o "como fazer", o momento oportuno, onde e por quem a criança será alimentada será fundamental nesse processo.

Vale ressaltar que o posicionamento correto do bebê poderá interferir na aceitação de novos alimentos e texturas. Para que o sistema oral funcione de maneira eficiente e suas estruturas trabalhem em harmonia, proporcionando mastigação adequada e deglutição segura, a cabeça do bebê deve estar centrada em linha média (sem pender para os lados, nem cair para frente ou para trás) e a mandíbula em ângulo de 90° em relação ao tronco, para evitar engasgos. O bebê deverá permanecer sentado, em local sem riscos de queda e suficientemente livre para movimentar os braços e o corpo, tanto se for comer sozinho (BLW) quanto se o cuidador lhe oferecer o alimento. Recomenda-se que o cuidador se sente à frente do bebê, mantendo-se na mesma altura de seus olhos, permitindo que ele se relacione tanto com quem o alimenta quanto com o alimento.[9]

Uma das práticas de maior sucesso durante a Oficina é a dos "Mordedores Naturais".[90] A ideia surgiu a partir da observação das facilitadoras sobre bebês perto de 5 meses. Alguns sinais de prontidão alimentar surgem, embora ainda sem o amadurecimento completo. Para estimular esses bebês que já têm maior coordenação visiomotora e que mostram entusiasmados ao ver alimentos e principalmente levar objetos à boca, o uso de mordedores naturais é uma brincadeira estimulante. Em vez de mordedores e brinquedos de plásticos ou silicone, os mordedores naturais são à base de cascas de frutas e partes não comestíveis de alimentos. O bebê alivia a coceira e a sensibilidade nas gengivas e ainda treina com segurança os movimentos que logo serão usados na alimentação sólida, tanto das mãos quanto de toda a cavidade oral: boca, língua, gengivas, entre outros. Os mordedores mais usados são os de frutas com cascas duras como melão e melancia, sem a polpa, oferecendo-se apenas a casca higienizada adequadamente e a parte branca, em formato de bastão, com diversos tamanhos e espessuras, mas sem formatos arredondados ou pequenos que representem qualquer risco de engasgo e asfixia (Figura 21.8). Os mordedores devem ser servidos gelados ou à temperatura ambiente. As descobertas sensoriais costumam ser

TABELA 21.4 Pilares do sucesso da introdução alimentar: quais alimentos, onde, como e quanto oferecer.	
PILAR 1 Ambientação	Alimentação envolve prazer e alegria: proporcione um ambiente descontraído e divertido. Evite telas, rádio, música alta e mantenha a harmonia nesse momento
PILAR 2 Socialização	É importante que a família e o cuidador se alimentem junto com o bebê. Comer sozinho, em um ambiente hostil, trará uma experiência muito diferente e difícil para um bebê que estava acostumado a ficar no colo e ao aconchego durante a alimentação
PILAR 3 Atenção	Foco no ato de comer. Durante a refeição, o foco deve estar voltado para aquele momento. Caso o bebê se distraia, volte à atenção ao prato, aos alimentos
PILAR 4 Exploração sensorial	Aproveite a curiosidade do bebê: deixe-o usar todos os sentidos, olhando, cheirando, pegando os alimentos com as próprias mãos, de acordo com sua vontade e interesse; deixe-o livre, para degustar se sujar e brincar com os alimentos
PILAR 5 Reforço positivo	Converse com o bebê durante a refeição, nomeie e fale sobre os alimentos que estão no prato. Olhar para o bebê, sorrir, elogiar a refeição trarão bons resultados de reforço positivo
PILAR 6 Respeito	Respeite o ritmo do bebê – ele ainda não sabe que os alimentos servirão para se alimentar. Alguns bebês podem se alimentar muito vagarosamente. Aos poucos ele irá aprender a se alimentar mais rápido
PILAR 7 Métodos variados	Não engesse a alimentação a nenhum método até observar o SEU bebê se alimentando e perceber suas necessidades. O importante é atuar na alimentação de maneira responsiva
PILAR 8 Posição correta	O bebê deve estar sentado, com postura reta, em um local confortável e seguro
PILAR 9 Momento oportuno	O melhor momento para oferecer novos alimentos vai depender do bebê. O ideal seria ele estar alerta e disposto. Evite momentos quando o bebê apresentar sinais de irritabilidade, como sono, cansaço, choro, entre outros.
PILAR 10 Exploração do paladar	O bebê está iniciando uma "alfabetização do paladar", por isso utilize poucos temperos, somente com ervas naturais e azeite, para que ele aprenda o real sabor dos alimentos *in natura*. Não restrinja; amplie ao máximo o repertório dos alimentos *in natura*
PILAR 11 Autorregulação	Confie na autorregulação do bebê: nunca o force a comer, sob nenhum pretexto. Preste atenção aos sinais de saciedade. Aos primeiros sinais de irritação, cansaço e recusa, interrompa o processo. Evite o choro
PILAR 12 Temperamento	Cada bebê tem seu próprio ritmo, preferências e grau de interesse variado na hora de se alimentar, além de sua personalidade e temperamento. Não compare o bebê com outros membros da família ou da comunidade! Ele é único

Adaptada de Francischi e Sanches, 2020.[90]

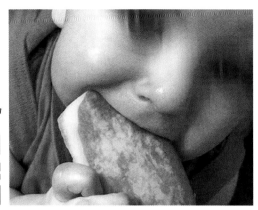

Visualize a figura em cores:

FIGURA 21.8 Mordedores naturais à base de casca de melancia para exploração sensorial de bebês.

muito alegres para o bebê, que aprende a pegar, segurar, brincar, levar à boca, enquanto os cuidadores podem se concentrar mais sossegadamente nas reflexões da Oficina. Com segurança, é um ótimo treinamento táctil, olfativo, gustativo e de toda oralidade que caracteriza essa fase.

Há muita publicidade e comercialização de produtos, alimentos e utensílios para a introdução alimentar. No entanto, poucos itens serão realmente úteis. À refeição, a criança deve ter um prato só para ela, bem como seus talheres e copo. Para a fase da introdução alimentar, recomenda-se uma colher pequena e, se possível, com ponta de material suave (p. ex., silicone). O Ministério da Saúde[9] recomenda o uso de copo aberto (sem bicos), preferencialmente de vidro, uma vez que esse material é de origem natural, e sem conter produtos perigosos à saúde, também visando facilitar a higiene e para prevenir possíveis confusões de bico que o lactente possa apresentar. Obviamente, o manuseio de utensílios de vidro não deve ser feito pelo bebê. À medida que a criança cresce, pode aprender a usar o próprio copo com supervisão. Colheres comuns também poderão ser utilizadas para a oferta de líquidos em pequena quantidade inicialmente. Existe uma gama enorme de copinhos chamados de "transição" e colheres denominadas "dosadoras", entretanto sem comprovação científica quanto à eficiência desses ou qual tipo de bico seria o melhor. O importante é que o cuidador seja treinado para aplicar a técnica correta, esteja seguro no manejo do utensílio a ser ofertado e esteja atento aos sinais de estresse ou dificuldades do bebê. Após 1 ano, garfos e colheres comuns podem ser utilizados, desde que de tamanho apropriado à mão do lactente.

O bebê deverá ser agente de seu próprio processo e livre para expressar suas preferências e necessidades. Mais do que se alimentar, no início a proposta é a descoberta, a vivência alegre com os pais e cuidadores que permitam que ele aguce todos os seus sentidos nas descobertas de novos sabores e texturas (Figura 21.9). Desse modo, pais sensíveis, praticando uma alimentação com base nas respostas do bebê, encorajando-o a comer, mas não forçando-o, considerando também seu ritmo e personalidade, será a chave do sucesso.

A criança deve, sempre que possível, comer junto com a família, seja essa família grande ou pequena. A hora da refeição é um momento de estímulo ao desenvolvimento global da criança. São oportunidades de grande aprendizagem, interação, convivência e partilha. A criança observa os outros membros da família, aprende por imitação a comer, a usar talheres, a permanecer

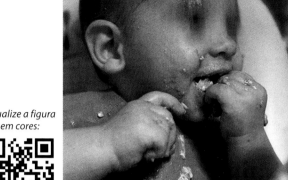

Visualize a figura em cores:

FIGURA 21.9 A alimentação complementar é um processo de descobertas sensoriais.

sentada à mesa, a escutar, a esperar sua vez de ser servida. Ela se sente pertencente àquela família. Estudos encontraram que realizar ao menos uma refeição ao dia em família tem forte associação com melhor desempenho escolar, maior autoestima, menor prevalência de transtornos alimentares e depressão, menor uso de drogas ilícitas e álcool e menor risco de suicídio.[94]

Durante as práticas, compartilham-se diversos aspectos da alimentação responsiva, como conversar com o bebê, falar sobre a comida servida, sua origem, cores, nomes, sorrir e olhar nos olhos da criança. Os adultos percebem como são momentos mágicos, de intenso afeto, troca e aprendizagem, com efeitos duradouros. Caberá ao cuidador a responsabilidade de ser sensível aos sinais do bebê e aliviar tensões durante a alimentação, além de torná-la alegre e prazerosa; enquanto é papel da criança expressar os sinais de fome e saciedade com clareza e ser receptiva ao cuidador.[4]

A SOCIEDADE BRASILEIRA DE PEDIATRIA[95] PUBLICOU RECENTEMENTE O DOCUMENTO "ALIMENTAÇÃO COMPLEMENTAR PARA O LACTENTE SAUDÁVEL: AMPLIANDO AS ESCOLHAS COM EVIDÊNCIAS APLICÁVEIS E SUSTENTÁVEIS"

Nessa publicação, reafirma-se as diretrizes de alimentação complementar saudável e destaca-se a importância do aleitamento materno, o momento adequado para introdução alimentar, sua diversidade e frequência, bem como o respeito aos aspectos culturais e educacionais das famílias. A curta duração do aleitamento materno, a introdução precoce de alimentos complementares, a falta de diversidade na dieta, o consumo de açúcar e ultraprocessados e o uso excessivo de mamadeiras contribuem para problemas nutricionais. Guias alimentares e diretrizes são essenciais para capacitar os profissionais da Saúde a oferecerem suporte adequado às famílias, considerando suas características socioeconômicas e culturais. A diversidade alimentar, a escolha dos alimentos, a forma de preparo e a frequência das refeições são cruciais para uma alimentação adequada. Aos 6 meses de vida, deve-se oferecer uma refeição principal (almoço ou jantar) e um lanche com fruta in natura, introduzindo uma segunda refeição principal e outro lanche de fruta após cerca de 30 dias. Nos demais horários, a criança deve ser amamentada. Não há rigidez com relação a quais refeições devem ser introduzidas primeiro (fruta ou refeição principal), almoço ou jantar e os horários. A alimentação deve ser baseada em preparações caseiras, utilizando alimentos in natura e minimamente processados, evitando ultraprocessados e açúcar nos primeiros dois anos de vida.

Considerações finais

A alimentação é um fator de identidade de povos e culturas, para além de aspectos biológicos e desfechos adversos à saúde, relacionando-se com socialização, trocas afetivas entre a família, comunidade e meio ambiente. A fase da introdução alimentar será alicerce para toda a vida, considerando-se que as primeiras experimentações expressam todos os sentidos. Além disso, é de extrema importância que esse processo seja prazeroso, alegre e principalmente de respeito ao bebê, enquanto sujeito e protagonista de seu próprio processo. Faz-se necessário um (re)pensar e (re)significar as práticas dos profissionais da Saúde, com inovações práticas-reflexivas, que deverão ir além da informação e repasse de orientações, valorizando o ato de se alimentar com presença, trocas e harmonia entre os membros da família e comunidade, considerando as subjetividades, valorizando as diferenças culturais e regionais e utilizando estratégias práticas de promoção da saúde.

Referências bibliográficas

1. Fischler C. Food, self and identity. Soc Sci Informat. 1988;27(2):275-92.
2. Oliveira BMF, Frutuoso MFP. Muito além dos nutrientes: experiências e conexões com crianças autistas a partir do cozinhar e comer juntos. Cad Saúde Pública. 2021;37(4):e00132020.
3. Nehring I, Kostka T, Von Kries R, Rehfuess EA. Impacts of in utero and early infant taste experiences on later taste acceptance: a systematic review. J Nutr. 2015;145:1271-9.
4. Silva GAP; Costa KAO, Giugliani ERJ. Infant feeding: beyond the nutritional aspects. J Pediatr (Rio J). 2016;92(3 Suppl 1):S2-7.
5. Baker P, Santos T, Neves PA, et al. First-food systems transformations and the ultra-processing of infant and young child diets: the determinants, dynamics and consequences of the global rise in commercial milk formula consumption. Matern Child Nutr. 2021;17(2):e13097.
6. Rollins N, Piwoz E, Baker P, et al. Marketing of commercial milk formula: a system to capture parents, communities, science, and policy. Lancet. 2023;401(10375):486-502.
7. Sotero AM, Cabral PC, Silva GAP. Fatores socioeconômicos, culturais e demográficos maternos associados ao padrão alimentar de lactentes. Rev Paulista Pediatr. 2015;33(4):445-52.
8. Brasil. Ministério da Saúde. Secretaria de Atenção Primária à Saúde. Departamento de Atenção Básica. Guia alimentar para a população brasileira. Brasília: Ministério da Saúde; 2014. Disponível em: https://bvsms.saude.gov.br/bvs/publicacoes/guia_alimentar_populacao_brasileira_2ed.pdf.
9. Brasil. Ministério da Saúde. Secretaria de Atenção Primária à Saúde. Departamento de Promoção da Saúde. Guia alimentar para crianças brasileiras menores de 2 anos. Brasília: Ministério da Saúde; 2019.
10. World Health Organization (WHO), United Nations Children's Fund (UNICEF). Global strategy for infant and young child feeding. Genebra: WHO; 2003. Available from: https://www.who.int/publications/i/item/9241562218.
11. Sociedade Brasileira de Pediatria (SBP). A alimentação complementar e o método BLW (baby-led weaning). Guia Prático de Atualização. Departamento Científico de Nutrologia. n. 3, maio 2017. Disponível em: https://www.sbp.com.br/fileadmin/user_upload/19491c-GP_-_AlimCompl_-_Metodo_BLW.pdf.
12. World Health Organization (WHO). The optimal duration of exclusive breastfeeding a systematic review. Geneva: WHO; 2002.
13. World Health Organization (WHO). WHO Guideline for complementary feeding of infants and young children 6-23 months of age. Geneva: WHO; 2023.
14. Adair LS. How could complementary feeding patterns affect the susceptibility to NCD later in life? Nutr Metab Cardiovasc Dis. 2012;22(10):765-9.
15. Shim JE, Kim J, Mathai RA. STRONG Kids Research Team. Associations of infant feeding practices and picky eating behaviors of preschool children. J Am Diet Assoc. 2011;111(9):1363-8.
16. Young BE, Krebs NF. Complementary feeding: critical considerations to optimize growth, nutrition, and feeding behavior. Curr Pediatr Rep. 2013;1(4):247-56.
17. Switkowski KM, Gingras V, Rifas-Shiman SL, Oken E. Patterns of complementary feeding behaviors predict diet quality in early childhood. Nutrients. 2020;12(3):810.
18. Thompson HR, Borger C, Paolicelli C, et al. The relationship between breastfeeding and initial vegetable introduction with vegetable consumption in a national cohort of children ages 1-5 years from low-income households. Nutrients. 2022;14(9):1740.
19. Pan American Health Organization (PAHO), World Health Organization (WHO). Guiding principles for complementary feeding of the breastfed child. Washington, D.C.: PAHO; 2003. Available from: https://www.who.int/publications/i/item/9275124604.
20. Black MM, Aboud FE. Responsive feeding is embedded in a theoretical framework of responsive parenting. J Nutr. 2011;141(3):490-4.
21. Pérez-Escamilla R, Jimenez EY, Dewey KG. Responsive feeding recommendations: harmonizing integration into dietary guidelines for infants and young children. Curr Dev Nutr. 2021;30:1-5.
22. Larsen JK, Hermans RCJ, Sleddens EFC, et al. How parental dietary behavior and food parenting practices affect children's dietary behavior. Interacting sources of influence? Appetite. 2015;89:246-57.
23. Satter E. Feeding with love and good sense: the first two years. Kercy Press; 2022.
24. Fernandes C, Martins F, Santos AF, et al. Complementary feeding methods: associations with feeding and emotional responsiveness. Children (Basel). 2023;10(3):464.
25. Birch LL, Fisher JO. Development of eating behaviors among children and adolescents. Pediatrics. 1998;101(3 Pt 2):539-49.
26. Orrell-Valente JK, Hill LG, Brechwald WA, et al. "Just three more bites": an observational analysis of parents' socialization of children's eating at mealtime. Appetite. 2007;48:37-45.
27. Batsell Jr. WR, Brown AS, Ansfield ME, Paschall GY. "You will eat all of that!": a retrospective analysis of forced consumption episodes. Appetite. 2002;38(3):211-9.
28. Santos CS, Lima LS, Javorski M. Fatores que interferem na transição alimentar de crianças entre cinco e oito meses: investigação em Serviço de Puericultura do Recife, Brasil. Rev Bras Saúde Matern Infant. 2007;7(4):373-80.
29. Liu X, Liao X, Ren Q, et al. Concerns regarding complementary feeding practices among urban Chinese mothers: a focus group study in Xi'an. J Health Popul Nutr. 2018;37:20.
30. Garcia AL, Looby S, McLean-Guthrie K, Parrett A. An exploration of complementary feeding practices, information needs and sources. Int J Environ Res Public Health. 2019;16(22):4311.
31. Victora CG, Horta BL, Mola CL, et al. Association between breastfeeding and intelligence, education al attainment, and in come at 30 years of age: a prospective birth cohort study from Brazil. Lancet Glob Health. 2015;3(4):199-205.
32. Horta BL, Victora CG. Short-term effects of breastfeeding: a systematic review on the benefits of breastfeeding on diarrhoea and pneumonia mortality. Geneva: World Health Organization; 2013.
33. Horta BL, Loret de Mola C, Victora CG. Long-term consequences of breastfeeding on cholesterol, obesity, systolic blood pressure and type 2 diabetes: a systematic review and meta-analysis. Acta Paediatr. 2015;104(467):30-7.
34. Kramer MS, Kakuma R. Optimal duration of exclusive breastfeeding. Cochrane Database Syst Rev. 2012;2012(8):CD003517.
35. Zhou Y, Chen J, Li Q, et al. Association between breastfeeding and breast cancer risk: Evidence from a meta-analysis. Breastfeed Med. 2015;10(3):175-82.
36. Li D-P, Du C, Zhang Z-M, et al. Breastfeeding and ovarian cancer risk: a systematic review and meta-analysis of 40 epidemiological studies. Asian Pac J Cancer Prev. 2014;15:4829-37.
37. Aune D, Norat T, Romundstad P, Vatten LJ. Breastfeeding and the maternal risk of type 2 diabetes: a systematic review and dose-response meta-analysis of cohort studies. Nutr Metab Cardiovasc Dis. 2014;24(2):107-15.
38. Bonifacino E, Schwartz EB, Jun H, et al. Effect of lactation on maternal hypertension: a systematic review. Breastfeed Med. 2018;13(9):578-88.
39. Gunderson EP, Jacobs Jr. DR, Chiang V, et al. Duration of lactation and incidence of the metabolic syndrome in women of reproductive age according to gestational diabetes mellitus status: a 20-year prospective study in CARDIA (Coronary Artery Risk Development in Young Adults). Diabetes. 2010;59(2):495-504.
40. Nguyen B, Gale J, Nassar N, et al. Breastfeeding and cardiovascular disease hospitalization and mortality in parous women: evidence from a large Australian cohort study. J Am Heart Assoc. 2019;8(6):e011056.
41. Duan X, Wang J, Jiang X. A meta-analysis of breastfeeding and osteoporotic fracture risk in the females. Osteoporos Int. 2017;28(2):495-503.
42. World Health Organization (WHO). Infant and young child feeding. Model chapter for textbooks for medical students and allied health professionals. Geneva: WHO; 2009. Available from: https://www.who.int/publications/i/item/9789241597494.
43. Scott J, Ahwong E, Devenish G, et al. Determinants of continued breastfeeding at 12 and 24 months: results of an Australian cohort study. Int J Environ Res Public Health. 2019;16(20):3980.

44. Dewey KG, Cohen RJ, Brown KH, Rivera LL. Effects of exclusive breastfeeding for four versus six months on maternal nutritional status and infant motor development: results of two randomized trials in Honduras. J Nutr. 2001;131(2):262-7.

45. Fonseca LF, Pianetti G, Xavier CC. Compêndio de neurologia infantil. Belo Horizonte: Ed Medsi; 2002.

46. Valério P. Funções do sistema estomatognático imprescindíveis à vida. In: Valério P (org.). Forma e movimento. Bases fisiológicas para a ortopedia funcional dos maxilares. Ribeirão Preto: Tota; 2022. p. 3-41.

47. Pereira MBB, Chedid SJ. Considerações gerais sobre os rodetes gengivais ao nascimento. In: Chedid SJ (org). Prevenção de maloclusão no bebê. Nova Odessa, SP: Napoleão, 2022. p. 246-62.

48. Le Révérend BJD, Edelson LR, Loret C. Anatomical, functional, physiological and behavioural aspects of the development of mastication in early childhood. Br J Nutr. 2014;111(3):403-14.

49. Padovani AR. Abordagens de introdução alimentar – como iniciar a alimentação complementar? In: Perilo TVC (org.). Tratado do especialista em cuidado materno-infantil com enfoque em amamentação. Belo Horizonte: Mame bem; 2019. p. 281-8.

50. Vos MB, Kaar JL, Welsh JA, et al. Added sugars and cardiovascular disease risk in children: a scientific statement from the American Heart Association. Circulation. 2017;135(19):e1017-e1034.

51. Universidade Federal do Rio de Janeiro. Alimentação Infantil I: Prevalência de indicadores de alimentação de crianças menores de 5 anos: ENANI 2019. Documento eletrônico. Rio de Janeiro: UFRJ; 2021.

52. Costa CS, Rauber F, Leffa PS, et al. Ultra-processed food consumption and its effects on anthropometric and glucose profile: a longitudinal study during childhood. Nutr Metab Cardiovasc Dis. 2019;29(2):177-84.

53. Universidade Federal do Rio de Janeiro. Estado Nutricional Antropométrico da Criança e da Mãe: Prevalência de indicadores antropométrico de crianças brasileiras menores de 5 anos de idade e suas mães biológicas: ENANI 2019. Documento eletrônico. Rio de Janeiro: UFRJ; 2022. Coordenador geral, Gilberto Kac.

54. Carvalho RBN, Louzada MLC, Rauber F, Levy RB. Characteristics associated with dietary patterns in Brazilian children under two years of age. Rev Saúde Pública. 2022;56:118.

55. Scaglioni S, De Cosmi V, Ciappolino V, et al. Factors influencing children's eating behaviours. Nutrients. 2018;10(6):706.

56. Spahn JM, Callahan EH, Spill MK, et al. Influence of maternal diet on flavor transfer to amniotic fluid and breast milk and children's responses: a systematic review. Am J Clin Nutr. 2019;109(Suppl_7):1003S-1026S.

57. Mennella JA, Beauchamp GK. The human infants' response to vanilla flavors in mother's milk and formula. Infant Behav Dev. 1996;19:13-9.

58. Cooke L, Fildes A. The impact of flavour exposure in utero and during milk feeding on food acceptance at weaning and beyond. Appetite. 2011;57(3):808-11.

59. Mennella JA, Daniels LM, Reiter AR. Learning to like vegetables during breastfeeding: a randomized clinical trial of lactating mothers and infants. Am J Clin Nutr. 2017;106:67-76.

60. Mennella JA. The chemical senses and the development of flavor preferences in humans. In: Hale TW, Hartmann PE (eds.). Textbook on human lactation. Amarillo, TX: Hale Publishing; 2007. p. 403-14.

61. Galloway AT, Lee Y, Birch LL. Predictors and consequences of food neophobia and pickiness in young girls. J Am Diet Assoc. 2003;103(6):692-8.

62. Vieira VL, Rapley G. Baby-led weaning, an overview of the new approach to food introduction: integrative literature review. Rev Paul Pediatr. 2021;40:e2020507.

63. Arantes ALAE, Neves FS, Campos AAL, Pereira Netto M. The baby-led weaning method (BLW) in the context of complementary feeding: a review. Rev Paul Pediatr. 2018;36(3):353-63.

64. Martín ISM, Vilar EG, Guerra GP, Martín MAC. Knowledge and attitudes towards baby-led-weaning by health professionals and parents: a cross-sectional study. Enferm Clin. 2022:32(Suppl 1):S64-S72.

65. Tabela Brasileira de Composição de Alimentos/NEPA – UNICAMP. 4. ed. Campinas: NEPA-UNICAMP; 2011.

66. Solé D, Silva LR, Cocco RR, et al. Consenso Brasileiro sobre Alergia Alimentar: 2018 – Parte 1 – Etiopatogenia, clínica e diagnóstico. Documento conjunto elaborado pela Sociedade Brasileira de Pediatria e Associação Brasileira de Alergia e Imunologia. Arq Asma Alerg Imunol. 2018;2(1):7-38.

67. Francischi R. Vegetarianismo e veganismo em nutrição materno infantil. São Paulo: Ed. Senac, 2023.

68. Melina V, Craig W, Levin S. Position of the Academy of Nutrition and Dietetics: vegetarian diets. J Acad Nutr Diet. 2016;116(12):1970-80.

69. American Academy of Pediatrics (AAP). Committee on Nutrition. Nutritional aspects of vegetarian diets. In: Kleinman RE, Greer FR (eds.). Pediatric nutrition: policy of the American Academy of Pediatrics. 7. ed. Elk Grove Village, IL: American Academy of Pediatrics, 2014. p. 241-64.

70. Sociedade Brasileira de Pediatria (SBP). Vegetarianismo na infância e na adolescência. Guia Prático de Atualização. Departamento Científico de Nutrologia. n. 4, julho 2017.

71. Pawlak R, Ding Q, Sovyanhadi M. Pregnancy outcome and breastfeeding pattern among vegans, vegetarians and non-vegetarians. J Diet Res Nutr. 2015;1:4.

72. Weder S, Hoffmann M, Becker K, et al. Energy, macronutrient intake, and anthropometrics of vegetarian, vegan, and omnivorous children (1-3 years) in Germany (VeChi Diet Study). Nutrients. 2019;11(4):832.

73. Navolar T (org.). Alimentação para bebês e crianças vegetarianas até 2 anos de idade. Guia alimentar para a família. São Paulo: Sociedade Vegetariana Brasileira; 2018.

74. Slywitch E. The International Vegetarian Union vegan nutrition guide for adults. Dresden: International Vegetarian Union; 2022.

75. Slywitch E. Vegetarianismo em pediatria: parecer oficial da Sociedade Vegetariana Brasileira. São Paulo: SVB; 2020. Disponível em: https://sites.svb.org.br/wp-content/uploads/2022/05/parecer-pediatria-092020-1_compressed-1.pdf.

77. Davis CM. Results of the self-selection of diets by young children. Can Med Assoc J. 1939;41(3):257-61.

78. Birch LL, Deysher M. Caloric compensation and sensory specific satiety: evidence for self-regulation of food intake, by young children. Appetite. 1986;7(4):323-31.

79. Fox MK, Devaney B, Reidy K, et al. Relationship between portion size and energy intake among infants and toddlers: evidence of self-regulation. J Am Diet Assoc. 2006;106(1 Suppl 1):S77-83.

80. Catrib AMF, Dias MSA, Frota MA. Promoção da saúde no contexto da estratégia Saúde da Família. Campinas: Ed Saberes; 2012.

81. Carvalho SR. Saúde coletiva e promoção da saúde. São Paulo: Hucitec; 2013.

82. United Nations Children's Fund (UNICEF), World Health Organization (WHO), Global Breastfeeding Collective. Global Breastfeeding Scorecard 2022. Protecting breastfeeding through further investments and policy actions. Available from: https://www.globalbreastfeedingcollective.org/media/1921/file.

83. Brasil. Estratégia nacional para promoção do aleitamento materno e alimentação complementar saudável no Sistema Único de Saúde: manual de implementação. Brasília: Ministério da Saúde; 2015. Disponível em: https://bvsms.saude.gov.br/bvs/publicacoes/estrategia_nacional_promocao_aleitamento_materno.pdf.

84. Brasil. Ministério da Saúde. Secretaria de Atenção Primária à Saúde. Departamento de Atenção Básica. Rede Amamenta Brasil: caderno do tutor. Brasília: Ministério da Saúde; 2009. Disponível em: https://bvsms.saude.gov.br/bvs/publicacoes/rede_amamenta_brasil_caderno_tutor.pdf.

85. Venancio I, Martins MCN, Sanches MTC, et al. Análise de implantação da Rede Amamenta Brasil: desafios e perspectivas da promoção do aleitamento materno na atenção básica. Cad Saúde Pública. 2013;29(11):2261-74.

86. Cespedes A, Lechtig A, Francischi R. Social protection networks in Central America and the Dominican Republic: do they have a nutritional dimension? Food Nutr Bull. 2011;32(2):171-80.

87. Francischi R, Rios I, Cespedes A, et al. Analysis of mother and child nutrition and health programs in 11 countries of Latin America and the Caribbean. Oral presentation at XV Latin-American Nutrition Congress. Latin-American Nutrition Society; nov. 2009.

88. Rios I, Francischi R, Cespedes A, et al. Analysis of School Feeding Programs in 11 countries of Latin America and the Caribbean. Poster presentation at XV Latin-American Nutrition Congress. Latin-American Nutrition Society; nov. 2009.

89. Francischi R. Construindo o futuro: introdução alimentar para bebês até 2 anos. SESC Digital. São Paulo; 2020.

90. Francischi R, Sanches MTC. Oficina de introdução alimentar – a original: quais, onde, como e quanto de alimentos oferecer ao bebê? 3. rev. Material impresso distribuído nas Oficinas de Introdução Alimentar para pais e cuidadores. São Paulo; 2020.

91. Ceccim RB. Educação Permanente em Saúde: descentralização e disseminação de capacidade pedagógica na saúde. Ciênc Saúde Coletiva. 2005;10(4):975-86.

92. Freire P. Pedagogia da autonomia: saberes necessários à prática educativa. São Paulo: Paz e Terra, 1996.

93. Heidemann ITSB, Wosny AM, Boehs AE. Promoção da Saúde na Atenção Básica: estudo baseado no método de Paulo Freire. Ciênc Saúde Colet. 2014:19(8):3553-9.

94. Harrison ME, Norris ML, Obeid N, et al. Systematic review of the effects of family meal frequency on psychosocial outcomes in youth. Can Fam Physician. 2015;61(2):e96-106.

95. Sociedade Brasileira de Pediatria (SBP). Alimentação Complementar para o Lactente Saudável: Ampliando as Escolhas com Evidências Aplicáveis e Sustentáveis. Sociedade Brasileira de Pediatria, Departamentos Científicos de Aleitamento Materno, Bioética, Gastroenterologia, Nutrologia e Pediatria Ambulatorial. n. 4, julho 2024. 14 p.

CAPÍTULO 22

Acolhimento de Mulheres com Deficiência Física

Marcia Machado • Denise Lima Nogueira • Tayná Albuquerque Tabosa

Introdução

A amamentação é uma prática milenar que apresenta diversos benefícios ao binômio mãe-filho. Com início recomendado já na primeira hora de vida do recém-nascido, ela é influenciada por diversos fatores que podem favorecer ou não a sua manutenção.[1] Pesquisas apontam que mulheres com algum tipo de deficiência física enfrentam mais desafios diante do aleitamento materno do que aquelas sem deficiência.[2,3] Além disso, nota-se um despreparo das equipes de Saúde para lidar com essa população, o que evidencia a necessidade de qualificação na graduação sobre essa temática e de preparo dos serviços assistenciais de Saúde para o acolhimento e o apoio a essas mulheres no curso da amamentação.[4,5]

O conceito de deficiência tem várias facetas e está em constante evolução. Nos últimos anos, passou de uma visão focada no indivíduo e suas condições patológicas para uma visão social. Nessa perspectiva, o ambiente é um aspecto importante, uma vez que impacta a experiência e a extensão da deficiência.[6]

Definida como perda ou anormalidade de estrutura ou função (psicológica, fisiológica ou anatômica), a deficiência pode ser temporária ou permanente, tendo consequência direta ou uma resposta do indivíduo a essa condição.[7] De acordo com a Classificação Internacional de Funcionalidade (CIF), a incapacidade, operacionalmente, é um "decréscimo" nos domínios funcionais relacionados ao corpo, à pessoa ou à sociedade, que pode trazer desvantagens para alguns indivíduos.[8] A CIF estabelece três domínios funcionais:

- Funções e estruturas corporais
- Atividades e participação
- Fatores ambientais.

O domínio "funções e estruturas corporais" diz respeito à descrição das partes anatômicas do corpo e suas funções (incluindo as funções psicológicas). Já o domínio "atividades e participação" está relacionado com as tarefas que o indivíduo consegue realizar e seu nível de envolvimento nas atividades de vida diária. Os "fatores ambientais" consideram o ambiente físico, social e atitudinal em que essas pessoas estão inseridas e como isso interfere no processo saúde-doença. É recomendável que os profissionais da Saúde incluam os fatores pessoais, como idade, sexo, nível de escolaridade, fonte de renda e experiências anteriores, nas relações de planejamento do cuidado, pois fazem parte do contexto do indivíduo.[8]

Considerando que a desvantagem vivenciada por um indivíduo é um prejuízo que limita ou impede o desempenho de papéis (variando de acordo com idade, sexo, fatores sociais e culturais), é reconhecido que essa desvantagem pode gerar disparidade entre a capacidade individual da pessoa com deficiência e as expectativas de sua família, trabalho ou grupo social. Nesse sentido, a deficiência deve ser considerada quanto aos impactos que ela gera para as atividades e para a participação de pessoas com essa condição na sociedade.[8]

Uma vez que o termo "deficiência" abrange desde pessoas com pequenas limitações de função até a dependência total para a realização de atividades, as condições de saúde associadas à deficiência física são variadas e heterogêneas. Vale ressaltar, contudo, que os conceitos de deficiência, incapacidade e desvantagem não têm necessariamente uma ordem nem estabelecem uma relação de interdependência.[7]

Além das incapacidades geradas direta e indiretamente pelas deficiências, essas pessoas também estão mais propensas a condições comórbidas, apresentam maior vulnerabilidade a condições relacionadas à idade, risco crescente de exposição à violência, risco elevado de lesão não intencional e risco elevado de morte prematura. Desse modo, reconhece-se que, embora necessitem de maior assistência em saúde, tanto geral quanto especializada, pessoas com deficiência nem sempre recebem os cuidados adequados em todos os grupos por sexo e idade.[6]

Levando-se em conta mulheres com deficiência física, a situação se torna mais preocupante. Além de todas as dificuldades enfrentadas por qualquer pessoa com deficiência, elas também enfrentam as barreiras inerentes aos desafios de "ser mulher" na sociedade. Isso lhes confere dupla vulnerabilidade, uma vez que mulheres e pessoas com deficiência física têm chances menores de participação social e política, acesso à educação, à justiça, à saúde e ao trabalho. Quando decidem viver sua sexualidade e maternidade, o despreparo dos profissionais da Saúde para acolhê-las, o apoio insuficiente ou, em alguns casos, até ausente da sociedade emergem como barreiras para que elas assumam os papéis de cuidadora, esposa e mãe.[9]

Este capítulo propõe discorrer sobre o contexto brasileiro de mulheres com deficiência física que amamentam, em especial as mães cegas e surdas (por ser o tema estudado pela autora principal, nos últimos 19 anos), as políticas e redes de atenção à pessoa com deficiência, os desafios e as barreiras vivenciadas por essas mulheres nesse processo, assim como evidenciar estratégias facilitadoras e apoiadoras para a amamentação nessa população, destacando a importância do acolhimento a essas mulheres pelos serviços e profissionais da Saúde.

Perfil epidemiológico e condições de saúde de mulheres brasileiras com deficiência física

No Brasil, no ano de 2019, 8,4% (IC[a] 8,2 a 8,7) dos brasileiros apresentavam algum tipo de deficiência física. Considerando os tipos de deficiência, 4,9% (IC 8,4 a 5,1) eram deficiência motora, das quais 2,7% (IC 3,7 a 3,9) nos membros inferiores e 2,7% (IC 2,5 a 2,8) nos membros superiores; 3,4% (IC 3,3 a 3,5) da população brasileira tinham deficiência visual; 1,2% (IC 1,1 a 1,3) apresentavam deficiência mental ou intelectual; 1,1% (IC 1,1 a 1,2) apresentavam deficiência auditiva; e 1,8% (IC 1,8 a 1,9) tinham múltiplas deficiências.[10]

Das pessoas com deficiência física no Brasil, em 2019, 51,4% (IC 49,4 a 53,4) receberam cuidado regular em reabilitação no Sistema Único de Saúde (SUS) nos últimos 12 meses, e 15,8% (IC 15,3 a 16,2) receberam algum cuidado regular em reabilitação nos últimos 12 meses; 5,7% (IC 5,3 a 6) utilizavam equipamentos de auxílio obtidos no SUS; 40,4% (IC 39,9 a 40,9) utilizavam óculos ou outro equipamento para a visão; 1,7% (IC 1,6 a 1,8) utilizava equipamento de auxílio para locomoção; e 0,8% (IC 0,8 a 0,9) utilizava equipamento para audição.[10]

No país, a deficiência é prevalente no sexo feminino; 9,9% (IC 9,6 a 10,1) das mulheres brasileiras apresentavam algum tipo de deficiência, em comparação a 6,9% (IC 6,6 a 7,1) entre os homens.[10] Um estudo aponta que mulheres com deficiências apresentam mais incapacidade funcional e vivem mais tempo do que os homens na mesma situação.[11]

No que concerne a assistência à saúde, hospitais e estabelecimentos de Saúde no Brasil não estão adaptados para pessoas com deficiências motora, visual e auditiva.[12] Nas unidades de Saúde, essas mulheres enfrentam desafios para além das barreiras físicas, arquitetônicas e mobiliárias. O acesso aos serviços de Saúde é o principal deles, e impacta na redução de atendimentos e no baixo número de atividades educativas de promoção, prevenção e manutenção da saúde voltadas a essa população. A ausência de ambiência física adequada compromete seriamente o acolhimento e a inclusão dessas pessoas.[13]

Um estudo realizado na Paraíba com pessoas com deficiência auditiva mostrou que, mesmo com grau de escolaridade equivalente ao Ensino Médio completo, essas pessoas relatam não ter conhecimento sobre o que é saúde e doença, pois não têm acesso às conversas e aos meios de comunicação convencionais. Para elas, a mãe é a principal fonte de informação em saúde. Sua inclusão em atividades e ações educativas, que forneçam informações essenciais sobre saúde e doença, no sentido ampliado desses conceitos, emerge como uma necessidade dessa população.[14]

Outro estudo que investigou o acesso à saúde de mães com deficiência visual em Fortaleza revelou que muitas delas foram privadas do direito de ser atendidas em local mais apropriado, como também da educação em saúde durante o pré-natal, em virtude de sua deficiência. Essas mães também revelam a falta de diálogo por parte dos profissionais com mulheres com deficiência visual, por ocasião do cuidado pré-natal.[5] Todos esses aspectos são muito importantes e refletem na garantia da amamentação e dos demais cuidados com o bebê.

---

[a]Intervalo de confiança, que expressa o intervalo onde, com 95% de confiança, está a verdadeira média para essa população.

Atenção à saúde para a pessoa com deficiência: legislações e políticas de Saúde no Brasil

Com uma visão focada nas possibilidades do indivíduo, o setor da Saúde deve garantir acessibilidade e inclusão social aos seus usuários. Acessibilidade é definida como a possibilidade e a condição de alcance para utilização, com segurança e autonomia, dos espaços, mobiliários e equipamentos urbanos, das edificações, dos transportes e dos sistemas e meios de comunicação pela pessoa com deficiência ou com mobilidade reduzida.[15] Já inclusão social é a garantia da inclusão de todos na sociedade.[16]

A inclusão social tem como pressuposto o reconhecimento da diferença, assegurando tratamento adequado e respeito pela diversidade. A inclusão visa compensar eventuais desvantagens que possam se apresentar a pessoas com deficiência, uma vez que elas precisam de tratamento especial do ordenamento jurídico para que possam, efetivamente, ser incluídas na sociedade. Afinal, pessoas com deficiência também têm direito de participar da sociedade de modo pleno e efetivo, em situação de igualdade de oportunidades.[5,16,17]

A fim de assegurar os direitos da população com deficiência física, a Constituição Federal Brasileira de 1988 trouxe bases para a normatização do atendimento digno, humano e em sentido de igualdade de oportunidade a essas pessoas no território brasileiro. Assim, foram promulgadas leis, decretos e normas que regulamentam os direitos dessa população no Brasil, com destaque para as Leis nº 7.853/1989, nº 10.048/2000, nº 10.098/2000 e nº 13.146/2015 e os Decretos nº 3.298/99 e nº 5.296/04.

A Lei nº 10.098/2000, regulamentada pelo Decreto nº 5.296/2004, tem por objetivo estabelecer normas para a "promoção da acessibilidade das pessoas com deficiência ou com mobilidade reduzida mediante a supressão de barreiras e obstáculos" estruturais nas vias, espaços públicos, edificações e nos meios de transporte e de comunicação. Já a Lei nº 13.146 de 2015, conhecida como "Lei Brasileira de Inclusão da Pessoa com Deficiência (Estatuto da Pessoa com Deficiência)",[18] tem por objetivo "assegurar e promover, em condições de igualdade, o exercício dos direitos e das liberdades fundamentais por pessoa com deficiência, visando a sua inclusão social e cidadania".

De acordo com a Lei Brasileira de Inclusão da Pessoa com Deficiência, pessoas com deficiências devem usufruir de condições de igualdade de oportunidades com as demais pessoas. No âmbito da Saúde, elas têm direito à atenção integral em todos os níveis de complexidade do SUS, considerando-se a garantia de acesso universal e igualitário, cabendo às operadoras de planos e seguros privados de Saúde "garantir à pessoa com deficiência, no mínimo, todos os serviços e produtos ofertados aos demais clientes".[18]

A essa população deve ser assegurado o direito ao digno acesso aos serviços e às informações de saúde, os quais devem ser prestados mediante recursos de tecnologias assistivas e outras formas de comunicação. Aos acompanhantes ou atendentes pessoais nos serviços de Saúde, cabe a esses promover condições para que isso ocorra em tempo integral.[18]

A Lei Brasileira de Inclusão da Pessoa com Deficiência afirma, ainda, que compete ao SUS desenvolver ações destinadas à prevenção de deficiências por causas evitáveis, das quais duas estão relacionadas à assistência à saúde materno-infantil:

- Acompanhamento da gravidez, do parto e do puerpério para pessoas com deficiência, garantindo parto humanizado e seguro
- Promoção de práticas alimentares adequadas e saudáveis e prevenção e cuidado integral dos agravos relacionados à alimentação e nutrição da mulher e da criança.[18]

Cabe ainda destacar, como normatizações para a atenção à saúde de pessoas com deficiência, a Portaria MS/GM nº 827/1991 que instituiu o "Programa de Atenção à Saúde da Pessoa Portadora de Deficiência"; a Portaria MS/GM nº 818/01, que criou mecanismos para a organização e implantação de Redes Estaduais de Assistência à Pessoa Portadora de Deficiência Física; a Portaria MS/GM nº 1060/02, que institui a Política Nacional de Atenção à Pessoa com Deficiência; e a Portaria nº 793/2012, que promulgou a Rede de Cuidados à Pessoa com Deficiência no âmbito do SUS.

A Política Nacional de Saúde da Pessoa com Deficiência foi instituída no sentido de garantir a inclusão das pessoas com deficiência em toda a rede SUS. Ela abrange os níveis de prevenção, promoção e recuperação da saúde, para responder às complexas demandas de saúde dessa população, com o intuito de promover qualidade de vida para essas pessoas por meio da inclusão.[19]

Ainda nesse sentido, em 2012 foi criada a Rede de Cuidados à Pessoa com Deficiência no SUS, para "ampliar o acesso e qualificar o atendimento às pessoas com deficiência [...]", "promover a vinculação das pessoas com deficiência [...] e suas famílias aos pontos de atenção", e "garantir a articulação e a integração dos pontos de atenção das redes de Saúde no território, qualificando o cuidado por meio do acolhimento e classificação de risco".[20]

Essa rede conta com atores nos níveis de atenção primária, secundária e terciária e define pontos de apoio e atenção à saúde para pessoas com deficiência em todos os níveis de complexidade de atenção à saúde (Tabela 22.1).

Na percepção das pessoas com deficiência, essas políticas de inclusão contribuem para que se tenha melhor qualidade de vida e igualdade de direitos. No entanto, ainda existe um sentimento de insatisfação, já que nem sempre essas medidas são efetivas.[21]

Apesar de todas essas conquistas, há ainda muito o que se fazer em se tratando de políticas públicas. Pessoas com deficiências auditiva, visual e motora relatam que ainda são necessários o reconhecimento da cidadania dessa população, mudanças atitudinais na sociedade como um todo e o cumprimento das leis relativas a essa população para que, de fato, haja inclusão e acessibilidade.[21]

Percebe-se que ainda há um longo caminho a percorrer, com transformações consideráveis nos serviços para garantir acessibilidade da pessoa com deficiência, com o cumprimento dos padrões legais e a garantia de acesso das mães aos serviços de Saúde, além de atendimento digno e apropriado.[5]

Barreiras à amamentação vivenciadas por mulheres com deficiência

Para as mães com alguma deficiência, o cuidado dos filhos é um desafio ainda maior em comparação com o enfrentado por outras mães. Mães com deficiência visual encontram dificuldades para adquirir conhecimentos e técnicas em torno da alimentação, higiene, cuidados de saúde, prevenção de acidentes, entre outros. Apesar de a maioria delas aprender tudo isso durante o processo de maternar, o medo e a insegurança são capazes de reduzir o sentimento de capacidade desses pais. Por isso, é preciso que os profissionais estejam atentos a esses desafios.[3]

No Canadá, um estudo investigou as práticas de amamentação à beira do leito de mães com deficiência física, intelectual ou desenvolvimental e deficiências múltiplas e identificou que pessoas com essas deficiências tinham menor propensão à intenção de amamentar. Mães com deficiência intelectual ou desenvolvimental e múltiplas deficiências apresentaram taxas mais baixas de iniciação da amamentação até 2 horas depois do parto e de recebimento de apoio profissional para amamentação até 6 horas após o parto, gerando uma taxa também reduzida de mães, dentre essa população, que recebem alta em amamentação exclusiva. Além disso, mães com deficiência intelectual ou desenvolvimental foram as que menos se envolveram no cuidado dos filhos, quando comparadas com mães com outros tipos de deficiência.[22]

Nos EUA, estudo com mães com deficiência física, intelectual, desenvolvimental, sensorial, psiquiátrica e múltiplas deficiências evidenciou algumas dificuldades enfrentadas por elas na amamentação, como dificuldade de comunicação com o consultor de amamentação, intensa pressão para amamentar e dificuldade com o suprimento necessário de leite para o lactente.[23]

De acordo com esse estudo, a dificuldade de comunicação se dá, principalmente, em mães com surdez, uma vez que os consultores não têm a experiência de lidar com essa especificidade.

TABELA 22.1 Pontos de apoio da Rede de Atenção à Pessoa com Deficiência no âmbito do SUS.

Nível de atenção	Serviços de Saúde	Competências
Atenção básica	Unidade Básica de Saúde (UBS) Núcleo de Apoio à Saúde da Família (NASF) Atenção Odontológica	Identificar riscos e demandas Coordenar o cuidado Articular com as tecnologias e coordenar o cuidado dentro da rede
Atenção secundária	Centros Especializados em Reabilitação (CER) Estabelecimentos de Saúde habilitados em apenas um Serviço de Reabilitação Oficinas Ortopédicas Centros de Especialidades Odontológicas (CEO)	Oferecer serviços especializados de reabilitação
Atenção terciária	Atenção Hospitalar e de Urgência e Emergência, composta por Unidades de Pronto Atendimento (UPA) Serviços de Atendimento Móvel de Urgência (SAMU) Hospitais de Emergência	Acolhimento, classificação de risco Cuidado nas situações de urgência e emergência das pessoas com deficiência

Adaptada de Portaria nº 793, de 24 de abril de 2012.[20]

Mães com deficiência visual também relatam dificuldades para aprender a amamentar, mesmo com a assistência de consultores, que, por sua vez, parecem rígidos quanto aos requisitos padronizados de amamentação e cuidados com o bebê.[3,5,23] Para garantir o adequado cuidado dos filhos, elas se apoiam nos sentidos remanescentes: tato, olfato e audição.[3]

A intensa pressão dos profissionais do hospital para que as mães amamentem causa medo e inadequação nessas mães, que já se apresentam receosas de não serem capazes de realizar essa tarefa. Outra dificuldade relatada é a de que, como qualquer mãe, algumas não conseguem prover o suprimento adequado de leite para a criança, configurando mais uma experiência negativa, reforçando o sentimento de incapacidade.[23]

Mães com deficiência visual referem alguns sentimentos negativos com relação à amamentação, como medo de pisar ou se sentar na criança, já que não conseguem vê-la, sentimento de incapacidade de se relacionar com seu bebê pela incapacidade de contato visual e de inadequação em virtude das dúvidas quanto à capacidade de cuidado dos filhos, que é pior para as mães que não conseguem amamentar.[3,24]

Para as mães cegas, as barreiras para a amamentação são: dificuldades em colocar o bebê no peito, fazendo com que ele realize a pega; dificuldade de manter uma posição adequada, pois nem sempre a criança estava em posição confortável, mesmo com o esforço das mães; incapacidade de utilizar tecnologias assistivas já que esses instrumentos não têm instruções adequadas para cegos e nem sempre elas conseguem alguém treinado para orientá-las; incapacidade de receber educação sobre amamentação voltada para deficientes, uma vez que essas informações são limitadas e falta apoio dos profissionais da Saúde.[24]

Mesmo considerando os avanços na inclusão de pessoas com deficiência, ainda é comum que mães com deficiência enfrentem preconceitos em relação à sua condição e à maternidade. Esse preconceito diz respeito, principalmente, à capacidade de uma mulher com deficiência ser mãe, assim como não poder criar um filho da maneira que outras pessoas consideram adequado. Apesar disso, essas mulheres expressam com convicção o desejo de ser acolhidas como mulheres e mães pela sociedade.[25]

Assim como o papel da mulher e o conceito de pessoa com deficiência, a amamentação (no sentido do reconhecimento de suas vantagens nutricionais e afetivas) também sofreu influências históricas e culturais. As concepções e os valores adotados durante nosso processo histórico de socialização influenciam a prática da amamentação tanto quanto os fatores relacionados ao equilíbrio biológico e ao funcionamento hormonal da mulher.[1]

Evidencia-se ainda a "culpabilidade" imposta à mulher que não amamenta, recaindo sobre ela a responsabilidade pela morbidade e mortalidade das crianças. Infelizmente, essa cultura reafirma o conceito de que a mãe é a única responsável pelas consequências do desmame, desconsiderando os fatores que a levaram a essa decisão.[1]

No Brasil, as mulheres são a maioria das pessoas com deficiência. Elas conquistaram maior expectativa de vida e garantia de direitos; no entanto, ainda enfrentam acesso reduzido ou inadequado por parte dos estabelecimentos de Saúde (em todos os níveis de atenção). A dificuldade de acesso aos serviços de Saúde coloca essa população à margem do planejamento de promoção, prevenção e manutenção da saúde. Outro fator agravante é o escasso acesso à informação em saúde, o que dificulta o entendimento dessas pessoas sobre o processo saúde-doença e qual caminho devem percorrer para ter suas necessidades de saúde atendidas.

Estratégias facilitadoras e de apoio à amamentação por mulheres com deficiência

O aumento da expectativa de vida, o surgimento de novas tecnologias e o investimento em assistência e políticas públicas por parte do governo e da iniciativa privada levaram à melhora na qualidade de vida de mulheres com deficiência. As políticas de inclusão estão sendo implementadas, ainda que de maneira lenta e com pouca participação da população. Além disso, com o avanço da tecnologia, essas mulheres estão mais informadas sobre seus direitos, reivindicando melhorias na assistência, acessibilidade e participação nas formulações de políticas inclusivas.

Em resposta a essa demanda, os serviços e os profissionais da Saúde devem dar mais ênfase para as possibilidades dessas mulheres, concentrando-se em minimizar as desvantagens resultantes de circunstâncias do ambiente físico e social.[7]

Nos EUA, mães com deficiência têm como estratégias de apoio facilitadoras da amamentação: adaptações e equipamentos, assistência física e presencial por parte de outras pessoas, uso de bomba de extração de leite e apoio de outras mães com deficiência, que também passaram pela mesma experiência. Entre as adaptações, elas relataram procurar a "melhor posição" considerando sua incapacidade, adaptando o uso convencional do travesseiro e de outros equipamentos. Para algumas mães, a bomba de extração de leite foi a única solução para que pudessem continuar amamentando exclusivamente. A bomba é vista com bons olhos, por favorecer a extração de modo independente. No entanto, a prática da ordenha manual por mulheres com deficiência visual pode ser adotada de maneira mais corriqueira, orientando a mãe sobre o toque e o reconhecimento de sua mama. A ajuda física consiste, principalmente, em segurar a criança e a mãe na posição de amamentação, e é prestada, em geral, pela mãe da lactante. O conhecimento compartilhado por pessoas com deficiência que tiveram a mesma experiência também foi apontado como relevante.[4]

Uma pesquisa realizada no Canadá identificou técnicas e posições utilizadas por mães com deficiência: uso de acessórios, ajuda de terceiros, posição e local adequados para a amamentação. Em relação aos acessórios, o travesseiro foi citado por oferecer suporte para a mãe e para o lactente, principalmente para o apoio da cabeça e para sustentar o braço da mãe. Em alguns casos, a ajuda de terceiros foi necessária para colocar o travesseiro, a mãe e o bebê em posição adequada. Quanto à posição da amamentação, as mães citaram que a invertida (p. ex., bola americana, bebê com os pés para fora do corpo da mãe), a posição deitada ou deitada de lado foram as que mais facilitaram a amamentação. A cadeira de rodas não se mostrou boa opção para a amamentação, pois são necessários muitos ajustes, principalmente de um apoio adequado para os braços da mãe.[26]

Mães com deficiência visual apontaram algumas estratégias facilitadoras para a amamentação: encontrar a posição mais adequada para si; assistência física de outras pessoas; e suporte de pares, especialmente de avós, nos primeiros dias após o parto. É importante ressaltar que pais com deficiência visual consideram que outros pais que passaram pela mesma situação possam ser seus conselheiros mais confiáveis, pois se apresentavam mais cordiais e entendiam melhor seus problemas do que outras pessoas externas ao convívio familiar.[24]

Interações positivas com os profissionais da Saúde foram relatadas como imprescindíveis para que mulheres com deficiência se sentissem acolhidas no processo de amamentação. Para elas, foi relevante que os profissionais entendessem a importância de ter um acompanhante de confiança e que as ajudassem na amamentação. Assim, a postura criativa, acolhedora e adaptativa dos profissionais da Saúde é imperativa para resultados mais eficazes na amamentação nessa população.[23] A Tabela 22.2 sintetiza essas estratégias.

Dentre as estratégias facilitadoras da amamentação para mulheres com deficiência, abordaremos a seguir a rede de apoio e o uso de tecnologias assistivas e ajudas técnicas, tendo em vista o impacto que apresentam no sucesso da amamentação.

Redes de apoio às mulheres com deficiência que amamentam

Entre mães com deficiência, ainda é comum o sentimento de que elas precisam provar que também são capazes de trabalhar, cuidar da própria casa e de seus filhos. Isso se deve, principalmente, ao peso que o conceito de normalidade e anormalidade exerce na sociedade, uma vez que esse paradigma ainda influencia a maneira como essas mães enxergam seus corpos e os papéis propostos para a mulher.[27]

Nesse contexto, a rede de apoio se apresenta relevante para esse enfrentamento. Se essa mãe não receber apoio de sua rede social durante a gravidez e no cuidado com o filho, ela se sentirá inferior em autoeficácia, situação que é capaz de reduzir a propensão dessas mães amamentarem, assim como interferir na continuidade da amamentação diante dos desafios vivenciados.[25]

Uma rede de apoio pautada na consideração dos interesses dessas mães, com especial interesse pela situação de vida da família mediante a oferta de carinho e consideração, pode se tornar fator de proteção para mães com deficiência e suas famílias. Por outro lado, se essas mães contarem com uma rede de apoio desestruturada, elas podem apresentar maior redução de habilidades parentais, considerando que essa população já enfrenta muitos desafios nesse sentido.[28]

TABELA 22.2	**Síntese de estratégias facilitadoras da amamentação para mulheres com deficiência.**

- Acessórios que propiciem conforto para a mãe (posição deitada em uma rede ou cadeira ou na cama)
- Adaptações/melhor posição
- Ajuda de terceiros
- Ambiente/local
- Apoio de outras mães com deficiência
- Equipamentos de Saúde acessíveis
- Uso de bomba de extração de leite
- Interações positivas com os profissionais da Saúde
- Envolver os pais no processo de cuidado

Adaptada de Powell, 2018;[4] Warkentin, 2021;[26] Can, 2023;[24] e Andrews, 2021.[23]

A rede de apoio informal, no caso de mães com deficiência, é constituída por familiares, amigos, colegas de trabalho, vizinhos, entre outros. Porém, é comum o relato de que essas mães se desenvolvem sozinhas em relação às adaptações nas atividades de cuidado dos filhos, incluindo a amamentação. Para tanto, em especial no caso de mães com deficiência visual, é importante garantir a organização do ambiente e dos pertences, pois isso interfere diretamente nas atividades de cuidado tanto da própria mãe quanto no cuidado com o filho.[3,5,27]

No caso de mães com deficiência intelectual, as habilidades adaptativas da mãe são definitivas para a criação dos filhos e para a manutenção de um relacionamento duradouro e o exercício de sua profissão. Todavia, a presença de pessoas próximas, mesmo que poucas, fornecendo apoio e ajuda é imprescindível para o desenvolvimento dessas habilidades.[28]

Estudo com cinco mães com deficiência intelectual identificou que elas receberam apoio de 25 fontes ao total, com média de cinco fontes por mãe (variação de duas a oito fontes). Dessas fontes, 17 eram membros da família (68%), seis eram amigos (24%), dois eram vizinhos (8%) e nenhum profissional.[28] Diante disso, verifica-se que essas mães têm uma rede de apoio pequena, o que indica uma tendência ao isolamento social e provável falta de alternativas para buscar ajuda. Isso é reforçado pelo fato de que essas mães tinham amigos e vizinhos em número muito reduzido e não receberam apoio dos profissionais da Saúde.[28]

Essas mães receberam apoio prático e emocional.[28] A ajuda prática para a amamentação esteve limitada a segurar a criança e a mãe na posição de amamentação.[4] Já o apoio emocional se deu por conversas diante de alguns problemas que elas deveriam enfrentar, informações sobre questões desconhecidas, conselhos em geral e esclarecimentos de dúvidas.[28]

A companhia oferecida pela rede de apoio também emergiu entre mães com deficiência intelectual como importante, já que estas dispunham de escassos momentos de lazer.[28] A rede de apoio informal para mães com deficiência intelectual está representada na Figura 22.1.

A rede de apoio também refere enfrentamento de barreiras relacionadas ao comprometimento do próprio orçamento, tendo em vista a necessidade de, em muitas vezes, oferecer ajuda financeira e a sobrecarga pelo montante de ajuda dispensada,[28] o que infere em reconhecer a necessidade de oferecer ajuda também para a rede de apoio.

Tecnologias assistivas e ajudas técnicas

Segundo a Lei Brasileira de Inclusão da Pessoa com Deficiência,[18] é considerada tecnologia assistiva ou ajuda técnica "produtos, equipamentos, dispositivos, recursos, metodologias, estratégias, práticas e serviços que objetivem promover a funcionalidade, relacionada à atividade e à participação da pessoa com deficiência ou com mobilidade reduzida, visando à sua autonomia, independência, qualidade de vida e inclusão social".

O objetivo dessas tecnologias é auxiliar pessoas com deficiência na realização de suas atividades funcionais.[29] Esses dispositivos podem ser empregados em diversas áreas (Tabela 22.3).

Nesse sentido, existem tecnologias de assistência voltadas para melhorar a funcionalidade e tecnologias de apoio, voltadas para compensar alguma limitação funcional e/ou

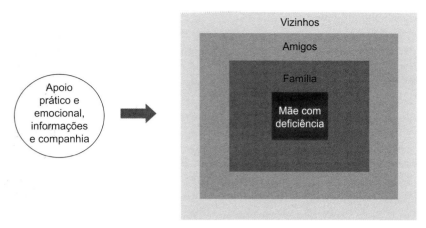

FIGURA 22.1 Representação da rede de apoio informal de mães com deficiência intelectual. (Adaptada de Araújo, 2013.)[28]

TABELA 22.3 Síntese de áreas possíveis para emprego de tecnologias assistivas.

- Adaptações para atividades da vida diária
- Sistemas de comunicação alternativa
- Dispositivos para utilização de computadores
- Unidades de controle ambiental
- Adaptações estruturais em ambientes domésticos, profissionais ou públicos
- Adequação da postura sentada
- Adaptações para pessoas com deficiência visual e auditiva
- Equipamentos para mobilidade
- Adaptações em veículos

Adaptada de Rocha, 2005.[29]

promover independência. Nessas tecnologias estão envolvidos tanto os utilizadores finais (pessoas com deficiência, familiares e cuidadores) quanto os profissionais da Saúde, professores, fabricantes, desenvolvedores, fornecedores, consultores, entre outros.[29]

Estudos evidenciam que mães com deficiência se valem de tecnologias assistivas para apoio à amamentação, como uso de acessórios e equipamentos (travesseiros e bomba de extração de leite) e melhor posição para a amamentação.[4,24,26] Portanto, é imprescindível que mães com deficiência tenham fácil acesso a esses dispositivos e serviços, bem como sejam realizadas adaptações de uso ou *design*[24] para que elas obtenham mais sucesso com a prática da amamentação.

Para tanto, faz-se necessária a evolução dessas tecnologias quanto à capacidade de individualização, considerando as várias deficiências e contextos de mães com deficiência que amamentam. Essas ferramentas precisam ser individualizadas e específicas, de acordo com as necessidades de cada mãe – por exemplo, para mães com deficiência visual, podem ser desenvolvidos treinamentos e aconselhamento pessoal no formato de texto ou áudio.[24]

Os dispositivos de assistência devem ser pensados de modo a propiciar a manutenção da amamentação exclusiva pelo maior tempo possível até os 6 meses. Seus manuais e instruções também devem ser adaptados. Além disso, os profissionais da Saúde desempenham importante papel na utilização desses instrumentos e serviços.[24]

Oliveira et al.[2] desenvolveram e validaram uma tecnologia assistiva sobre amamentação para pessoas com deficiência visual. Trata-se de áudio de acesso *online*, no formato de literatura de cordel, sobre a composição do leite e esclarecimentos de alguns "mitos" acerca do tema. Essa tecnologia se mostrou uma ferramenta motivadora para encorajar mães com deficiência visual no processo de amamentação.

Para essas mães com deficiência visual, é muito importante que as informações em saúde sejam repassadas por meio de material tátil e auditivo. Para ampliar o acesso, pode-se considerar o meio eletrônico, com acesso à internet. Essas tecnologias visam auxiliar o profissional da Saúde na tarefa de compartilhar conhecimentos relacionados à educação em saúde para mães com deficiência visual, garantindo acesso à informação em saúde.[2,5]

Acolhimento de mulheres com deficiência pelos serviços e profissionais da Saúde

O acolhimento de pessoas com deficiência requer que o profissional da Saúde desenvolva e disponha de maior habilidade em estabelecer contato, de modo humanizado, adequado e individualizado. É necessário que o profissional acolha as demandas desses pacientes que, na maioria das vezes, são desprovidos do reconhecimento de suas necessidades.[5]

Para as mães com deficiência, o suporte de profissionais da Saúde no processo de gestar, parir e cuidar do filho é imprescindível. A assistência prestada pela equipe de Saúde, seja no hospital ou na atenção primária, é condição essencial para garantir a saúde da mãe e da criança. Muitas mães com deficiência que passaram por essa experiência referiram-se à equipe que prestou seus cuidados como "anjos". Uma boa assistência de saúde, com disposição para ampará-las, reduz as dificuldades do processo, gerando confiança na equipe. Por sua vez, mulheres com deficiência atendidas por uma equipe acolhedora e segura referem admiração e gratidão a esses profissionais. Elas relatam, ainda, que o cuidado e a atenção recebidos desses profissionais serão o referencial da qualidade da assistência que elas merecem receber.[30]

Apesar das conquistas e dos avanços na assistência à saúde a mulheres com deficiência que amamentam, ainda existem atitudes e preconceitos por parte dos prestadores de serviço, configurando-se barreira para que essas pessoas com deficiência recebam assistência digna.[6,5]

Diante desse cenário, é imprescindível que os profissionais da Saúde e familiares de mães com deficiência busquem maneiras de minimizar ou superar as dificuldades enfrentadas por elas, considerando as características de cada uma e as barreiras próprias do processo de amamentação. Para isso, os profissionais devem utilizar linguagem flexível, demonstrando ouvir e entender as necessidades das mães, assim como devem evitar culpabilizar mães que optem pelo desmame.[1]

Considerando que mães com deficiências são heterogêneas em relação às suas condições de saúde e experiências de vida, o acolhimento deve ser feito de maneira individualizada. O apoio a elas deve ser constante e intenso no início da maternidade, quando emergem situações novas, devendo ser espaçado à medida que desenvolvam autonomia.

Os profissionais devem adotar uma abordagem sistêmica, considerando e intervindo sobre as necessidades da família como um todo, e acolhendo e envolvendo os parceiros dessas mães com deficiência, para que o casal trabalhe colaborativamente no cuidado dos filhos. Também, quando possível, devem atuar na comunidade em que a família vive.[28] Além disso, é muito importante garantir a essas mães um acolhimento multiprofissional em Saúde, que forneça respostas para as diversas demandas dessa população.[5]

Em situações de internação hospitalar, pessoas com deficiência têm direito a acompanhante ou a atendente pessoal.[18] A companhia da rede de apoio informal durante o parto, na maioria das vezes, é a única fonte de apoio dessas mulheres, e sua privação no momento do parto pode causar sentimento de desamparo.[30,5]

Para promover o digno acolhimento e o sucesso da amamentação, os profissionais da Saúde precisam dialogar com essas mães sobre as opções para assegurar o suprimento de leite à criança. Na assistência hospitalar, mães com deficiência relataram terem tido experiência positiva quando participaram das escolhas acerca da alimentação adequada à criança junto aos profissionais da Saúde.[23]

Durante a internação, é primordial que os profissionais da Saúde incentivem mães com deficiência a iniciar a amamentação o mais cedo possível, garantindo suporte e estimulando-as a optar pela amamentação exclusiva. Além disso, a equipe de Saúde deve promover o contato pele a pele do lactente com as mães, considerando as especificidades de cada uma.[22]

É fundamental desenvolver ações de educação permanente, que favoreçam qualificar o acolhimento nos serviços e dos profissionais da Saúde à mãe com deficiência que amamenta.

Proposições para a promoção do acolhimento de mulheres com deficiência

Para superar as dificuldades encontradas por mães com deficiência que amamentam e promover a prática do aleitamento exclusivo e continuado até os 2 anos da criança, é imprescindível adequar as práticas adotadas pelos profissionais da Saúde, adotar ou propor estratégias, políticas ou programas pela gestão da Saúde, e reorientar a formação na área da Saúde (Tabela 22.4).

TABELA 22.4 Síntese de recomendações para a promoção do aleitamento materno entre mulheres com deficiência a partir da prática de acolhimento digno.	
Recomendações para os profissionais da Saúde	
Powell, 2018[4]	Compreender as necessidades de mães com deficiência que amamentam ou pretendem amamentar
Commodari, 2022[25]	Promover estratégias de abordagem que gerem e/ou aumentem a autoeficácia em mulheres com deficiência que amamentam
Marques, 2018[13]	Estimular reflexões coletivas e buscar alternativas práticas para estimular a quebra de barreiras atitudinais
Araújo, 2013[28]	Promover treinamentos de habilidades que permitam às mães ampliar sua rede social e buscar ajuda e apoio em outros lugares e de outras pessoas e profissionais Fortalecer, nas mães com deficiência, autoeficácia e habilidades adaptativas
Recomendações para a gestão em Saúde	
Powell, 2018[4]	Aumentar a disponibilidade de equipamentos para adaptação Promover trocas de experiências entre mulheres com deficiência e entre estas e os profissionais da Saúde
Thomaz, 2021[12]	Disponibilizar hospitais e estabelecimentos de Saúde adequados aos variados tipos de deficiência Identificar e mapear esses locais, a fim de proporcionar atendimento seguro e humanizado para essas mães Garantir que mães com deficiência sejam informadas previamente sobre o local do parto e onde buscar ajuda adequada às suas necessidades, com o acesso facilitado
Machado, 2005[1]	Fomentar educação permanente aos profissionais da Saúde, priorizando que essas iniciativas envolvam parcerias entre os profissionais da Saúde e os diversos atores sociais envolvidos direta e indiretamente no processo de amamentação dessa população (p. ex., familiares, outras pessoas com deficiência, organizações, associações, entre outros)
Organização Mundial da Saúde, 2012[6]	Explorar as opções de uso de tecnologias de comunicação e informação para melhorar os serviços, a capacidade da assistência médica e o acesso à informação por parte das pessoas com deficiência Sempre que possível, envolver pessoas com deficiência como educadores e instrutores Treinar pessoas da comunidade de modo que elas possam atuar em serviços de triagem e assistência preventiva à saúde
Brown, 2023[22]	Prestar treinamento sobre deficiência, amamentação adaptada e barreiras para a amamentação
Bezerra, 2020[5]	Promover capacitação dos profissionais da Saúde e a formação de grupos informativos, em que se abordem os cuidados com os filhos, bem como se dê abertura para que as mães possam expor suas concepções e experiências
Recomendações para a formação profissional em Saúde	
Powell, 2018[4]	Possibilitar a ampliação de conhecimento dos profissionais sobre as formas de adaptação do aleitamento em mães com deficiência
Corrêa, 2022[27]	Incentivar o desenvolvimento de pesquisas sobre o tema com a perspectiva de promover uma sociedade mais inclusiva
OMS, 2012[6]	Incentivar o desenvolvimento de pesquisas que gerem evidências sobre a prática da amamentação por mães com deficiência Incentivar a inclusão de pessoas com deficiência nas pesquisas científicas Integrar a formação sobre deficiência nos cursos de graduação e de educação continuada para todos os profissionais da Saúde

Considerações finais

É evidente a necessidade de intervenções junto à população que apresenta algum tipo de deficiência física, a fim de minimizar as situações de estresse vivenciadas, especialmente no processo de amamentação. Como proposições, além do cumprimento das normatizações preconizadas pelas políticas de inclusão, a formação permanente deve qualificar os profissionais da Saúde com um perfil proativo, iniciando na identificação de pessoas com deficiência nas áreas de atuação da atenção básica de Saúde e seguindo em todas as fases da gestação, parto e puerpério. Durante o acompanhamento das mães com algum tipo de deficiência, é preciso definir protocolos, incluindo visita domiciliar, facilitação para o acesso ao cuidado puerperal, acessibilidade do trajeto da casa até a Unidade Básica de Atenção à Saúde da Família (UBASF) e, especialmente, melhorar as relações de comunicação entre os profissionais da Saúde e as mães com deficiência.

Ademais, é necessário reforçar no currículo das Universidades, de todas as profissões, conteúdos sobre como abordar e acompanhar pessoas com deficiência, como apoiar a amamentação em suas diferentes fases e como tornar a vida dessas pessoas mais leve e respeitosa.

As políticas públicas devem ter a garantia de recursos para promover a execução de ações que auxiliem a comunidade de pessoas com deficiência física e escutem mais, em especial, os pais das crianças, para dar suporte no planejamento de intervenções, com base na "escuta ativa dos sujeitos", tornando-os participativos nas decisões e proposições.

Referências bibliográficas

1. Machado MMT, Bosi MLM. Amamentação: um resgate histórico. Cadernos Esp. 2005;1:14-22.
2. Oliveira PMP, Pagliuca LMF, Cezario KG, et al. Amamentação: validação de tecnologia assistiva em áudio para pessoa com deficiência visual. Acta Paul Enferm. 2017;30(2):122-8.
3. Pagliuca LMF, Uchoa RS, Machado MMT. Pais cegos: experiências sobre o cuidado dos seus filhos. Rev Latino-Am Enfermagem. 2009;17(2):271-4.
4. Powell RM, Mitra M, Smeltzer SC, et al. Breastfeeding among women with physical disabilities in the United States. J Hum Lact. 2018;34(2):253-61.
5. Bezerra CP, Nicolau AIO, Bezerra GPP, et al. Acesso aos serviços de saúde por mães cegas: dos enfrentamentos aos ensinamentos. Acta Paul Enferm. 2020;33:eAPE20190197.
6. Organização Mundial da Saúde (OMS). Relatório mundial sobre a deficiência. São Paulo: SEDPcD; 2012. Disponível em: https://apps.who.int/iris/bitstream/handle/10665/44575/9788564047020_por.pdf.
7. Amiralian MLT, Pinto EB, Ghirard MIG, et al. Conceituando deficiência. Rev Saúde Pública. 2000;34:97-103.
8. World Health Organization (WHO). How to use the ICF: A practical manual for using the International Classification of Functioning. Disability and Health (ICF). Exposure draft for comment. October 2013. Geneva: WHO. Disponível em: https://www.who.int/publications/m/item/how-to-use-the-icf---a-practical-manual-for-using-the-international-classification-of-functioning-disability-and-health.
9. Bezerra CP, Pagliuca LMF. A vivência da sexualidade por adolescentes portadoras de deficiência visual. Rev Esc Enferm USP. 2010;44(3):578-83.
10. Pesquisa Nacional de Saúde 2019: percepção do estado de saúde, estilos de vida, doenças crônicas e saúde bucal: Brasil e grandes regiões. Rio de Janeiro: IBGE, 2020.
11. Camargos MCS, Gonzaga MR, Costa JV, et al. Estimativas de expectativa de vida livre de incapacidade funcional para Brasil e Grandes Regiões, 1998 e 2013. Ciênc Saúde Colet. 2019;24(3):737-47.
12. Thomaz EBAF, Costa EM, Goiabeira YNLA. Acessibilidade no parto e nascimento a pessoas com deficiência motora, visual ou auditiva: estrutura de estabelecimentos do SUS vinculados à Rede Cegonha. Cienc Saúde Coletiva. 2021;26(3):897-908.
13. Marques JF, Áfio ACE, Carvalho LV, et al. Acessibilidade física na atenção primária à saúde: um passo para o acolhimento. Rev Gaúcha Enferm. 2018;39:e2017-0009.
14. Oliveira YCA, Celino SDM, França ISX, et al. Conhecimento e fonte de informações de pessoas surdas sobre saúde e doença. Interface (Botucatu). 2015;19(54):549-60.
15. Brasil. Lei Nº 10.098, de 19 de dezembro de 2000. Estabelece normas gerais e critérios básicos para a promoção da acessibilidade das pessoas portadoras de deficiência ou com mobilidade reduzida, e dá outras providências. Brasília; 2000. Disponível em: https://www.planalto.gov.br/ccivil_03/leis/l10098.htm.
16. Araújo LAD, Maia M. A cidade, o dever constitucional de inclusão social e a acessibilidade. Rev Dir Cid. 2016;8:225-44.
17. Rodrigues D. Fundamentalismo, complexidade e inclusão. Contributos para uma educação inclusiva. Rev Port Invest Edu. 2020;(Especial):215-27.
18. Brasil. Lei nº 13.146, de 6 de julho de 2015. Institui a Lei Brasileira de Inclusão das Pessoas com Deficiência (Estatuto da Pessoa com Deficiência). Diário Oficial da União. 7 jul. 2015. Disponível em: https://www.planalto.gov.br/ccivil_03/_ato2015-2018/2015/lei/l13146.htm.
19. Brasil. Ministério da Saúde. Secretaria de Atenção à Saúde. Departamento de Ações Programáticas Estratégicas. Política Nacional de Saúde da Pessoa com Deficiência. Brasília: Ministério da Saúde; 2008. Disponível em: https://bvsms.saude.gov.br/bvs/publicacoes/politica_nacional_pessoa_com_deficiencia.pdf.
20. Brasil. Ministério da Saúde. Portaria MS/GM Nº 793, de 24 de abril de 2012. Institui a Rede de Cuidados à Pessoa com Deficiência. Brasília: Ministério da Saúde; 2012. Disponível em: https://bvsms.saude.gov.br/bvs/saudelegis/gm/2012/prt0793_24_04_2012.html.
21. Pagliuca LMF, Mariano MR, Oliveira PMP, et al. Repercussão de políticas públicas inclusivas segundo análise das pessoas com deficiência. Escola Anna Nery. 2015;19(3):498-504.
22. Brown HK, Taylor C, Vigod SN, et al. Disability and in-hospital breastfeeding practices and supports in Ontario, Canada: a population-based study. Lancet Public Health. 2023;8(1):e47-56.
23. Andrews EE, Powell RM, Ayers KB. Experiences of breastfeeding among disabled women. Womens Health Issues. 2021;31:82-9.
24. Can M, Sahin BM. Experiences of breastfeeding mothers with visual disabilities. J Hum Lact. 2023;39(3):540-9.
25. Commodari E, La Rosa VL, Nania GS. Pregnancy, motherhood and partner support in visually impaired women: a qualitative study. Int J Environ Res Public Health. 2022;19(7):4308.
26. Warkentin T, Hermann S, Berndl A. Breastfeeding positions and techniques used by Canadians with physical disabilities. Disabil Health J. 2021;14(4):101151.
27. Corrêa VCR, Jurdi APS, Silva CCB. Mães com deficiência e maternidade: cotidiano, redes de apoio e relação com a escola. Rev Bras Educ Espec. 2022;28:335-48.
28. Araújo GMS, Aiello ALR. Rede social de apoio de mães com deficiência intelectual. Psicol Reflex Crit. 2013;26(4):752-61.
29. Rocha EF, Castiglioni MC. Reflexões sobre recursos tecnológicos: ajudas técnicas, tecnologia assistiva, tecnologia de assistência e tecnologia de apoio. Rev Ter Ocup Univ São Paulo. 2005;16(3):97-104.
30. Carvalho CFS, Brito RS. Rede de apoio no ciclo gravídico-puerperal: concepções de mulheres com deficiência física. Texto Contexto Enferm. 2016;25(2):e0600015.

CAPÍTULO 23

Anestesia e Analgesia de Parto: Impacto na Amamentação

Laísa Barros • Rayanna Silva de Carvalho Araujo

Introdução

James Young Simpson realizou a primeira analgesia de parto (AP) que se tenha registro, administrando éter durante o trabalho de parto (TP) de uma gestante com deformidade pélvica, em 1847. Mãe e bebê sobreviveram após o parto complicado, com um adendo: ausência de dor. Durante os 2 anos seguintes, o médico relatou uma série de casos, que foram os primeiros estudos publicados sobre a AP, mas o assunto ainda era controverso e pouco aceito, especialmente pela questão religiosa. A Bíblia ditava e ainda dita, em grande parte, o nosso comportamento, e a nova descoberta ia de encontro com o que estava escrito – que a dor do parto seria um castigo divino. Até que a Rainha Victoria, da Inglaterra, teve seu oitavo filho sob efeito de clorofórmio, procedimento realizado pelo primeiro anestesista histórico, John Snow, popularizando o estudo do tema e dando início às origens da anestesia obstétrica.[1]

Ao longo dos últimos séculos, novas descobertas foram feitas e outras práticas passaram a ser realizadas, possibilitando à equipe de Saúde salvar mães e recém-nascidos (RNs) que, de outro modo, não sobreviveriam ou teriam desfechos graves. No entanto, essas mesmas práticas passaram a ser utilizadas de maneira invasiva e desnecessária, tornando raro o parto natural, aquele sem qualquer tipo de intervenção. No Brasil, a taxa de partos naturais é de apenas 5%. Aos poucos, o parto, que antes acontecia entre mulheres em ambiente doméstico, foi sendo hospitalizado e cada vez mais medicalizado – o que não necessariamente leva a bons desfechos, como diminuição de mortalidade materna ou neonatal. Essas intervenções, quando realizadas sem necessidade, podem desencadear eventos iatrogênicos que terão consequências muito provavelmente por toda a vida daquela díade.[2-4]

Isso nos leva ao outro lado da gangorra: podemos passar a acreditar que o parto natural seria o único e melhor modo possível e o mais seguro de trazer um bebê ao mundo, o que é compreensível depois de mais de um século de intervenções dispensáveis e, por muitas vezes, violentas com mãe e RN. A humanização do parto e o incentivo ao parto vaginal e natural são de suma importância em um país como o Brasil, que está no topo do *ranking* mundial de cesarianas e de violência obstétrica. No entanto, nem sempre a opção da mulher será por um parto sem intervenções; às vezes, essa escolha será por um parto vaginal com analgesia ou até mesmo uma cesariana por escolha – sem indicação obstétrica. É claro que existem problemáticas culturais/locais em relação a esse assunto, e essa "escolha" terá como fundamento falsas premissas ou medo (da dor, de sofrer violência obstétrica, de expor o bebê a um perigo imaginado no parto vaginal). A Organização Mundial da Saúde (OMS) afirma que a parto cesariano apresenta, em relação ao parto vaginal, maior risco de complicações significativas com sequelas e óbito, devendo ser realizado apenas quando necessário. Assim, do ponto de vista médico, a cesariana como escolha é inconcebível. No entanto, enquanto o ideal não chega, enquanto não temos assistência obstétrica e informação de qualidade para todas as gestantes, teremos que trabalhar com o real e não nos cabe dissuadir ou julgar, mas sim apoiar e oferecer competência técnica e humana.[5,6]

> O objetivo principal de assistência materna de qualidade é favorecer experiência positiva para a mulher e sua família, manter a sua saúde física e emocional, prevenir complicações e responder às emergências.[7]

A pesquisa exaustiva e o estudo continuado sobre as vias de parto e sobre quando a intervenção é necessária e/ou desejada são grandes desafios para nossa geração de profissionais. Como oferecer alívio da dor com segurança para mãe e bebê? Quais são os possíveis desfechos de intervir? E a pergunta de ouro para quem trabalha com amamentação: é possível intervir sem que isso comprometa o aleitamento materno?

Medo da dor e preparação para o parto

O obstetra Grantly Dick-Read, um dos autores pioneiros sobre o parto natural, descreveu em seu livro *Childbirth Without Fear* ("Parto sem medo" – tradução livre) que, ao assistir um parto, ficou espantado e fascinado quando a parturiente recusou a anestesia inalatória e afirmou que o parto não era doloroso para ela. Dick-Read tece no mesmo livro sua hipótese sobre a "síndrome medo-tensão-dor", afirmando que a maior causa de dor no TP não complicado é o medo, causado por experiências negativas anteriores e pelo imaginário coletivo sobre o parto – afinal, todas as outras dores possíveis são comparadas a essa. Se não conhecemos histórias positivas de parto, sempre que se fala sobre ele logo esse imaginário surge em nossas mentes e nos faz crer que só pode haver dor e sofrimento durante esse evento.[8]

Desde a descoberta de que o estado psicológico/mental da parturiente influencia fortemente sua percepção dolorosa das contrações e do parto, diversos foram os autores que criaram métodos de preparação visando o alívio da dor. O próprio Dick-Read descreve a sua. Em seguida, surgem Lamaze, método conhecido mundialmente, que tinha como foco a respiração, e o método psicoprofilático criado na União Soviética, que tinha como objetivo o relaxamento muscular.[9]

Alguns fatores individuais também influenciam nessa interpretação da dor. Já foi demonstrado que nulíparas relatam dor muito mais intensa durante o TP precoce (< 5 cm) do que multíparas. O posicionamento verticalizado ou lateralizado em vez do decúbito dorsal também está relacionado com escores de dor menores, assim como a possibilidade de deambulação e movimento. Também estão relacionados: etnicidade da parturiente, sua experiência pregressa e/ou educação perinatal, aspectos culturais e o limiar doloroso ou habilidade pessoal de lidar com a dor.[10]

Seria hipocrisia negar que a dor – ou o desconforto, como algumas mulheres descrevem – esteja presente na maioria dos casos e que não faça parte do processo. Mas uma gestante bem assistida pode ter uma boa experiência de parto com ou sem intervenções mais invasivas, a depender de sua vontade e necessidade.

Cada mulher vivenciará esse evento de maneira individual e única, mas já foi demonstrado que o preparo pré-natal das gestantes que desejam o parto vaginal é de extrema importância para uma experiência positiva e até prazerosa. Muito pode ser feito durante a gestação para que essa mulher receba informação e seja acolhida em todas as suas dúvidas e angústias, como atendimentos individuais ou rodas de conversa em grupo e psicoterapia com profissional da área. Os métodos são diversos e podem ser realizados por equipe multiprofissional, sempre visando prover toda a informação necessária para que a mulher faça suas escolhas de maneira consciente e segura. Além desse preparo que pode ser realizado no pré-natal, o suporte emocional contínuo oferecido pela equipe de Saúde e pelos acompanhantes e doula durante o TP são cruciais para uma boa experiência, pois diminui o número de intervenções invasivas e a duração total do TP, aumenta o número de partos vaginais espontâneos e a satisfação geral da parturiente e, além de tudo, influencia na percepção dolorosa da parturiente.[9,10]

O que não devemos nunca perder de vista enquanto profissionais assistentes é que o parto e a amamentação fazem parte da vida sexual da mulher e devem ser tratados como espaço íntimo e sagrado. Se possível, idealmente, recomenda-se uma consulta pré-anestésica com apresentação do profissional e da família, quando as dúvidas serão sanadas e o plano de parto será apresentado. O anestesiologista deve também ser parte ativa no processo, e o entrosamento entre a equipe é fundamental para que tudo corra sem transtornos e com toda a segurança possível para mãe e bebê.

Neurofisiologia da dor

Dor e nocicepção são dois conceitos distintos. O termo "nocicepção" refere-se aos sinais que chegam ao sistema nervoso central (SNC) após a ativação de receptores sensoriais especializados, chamados "nociceptores", que transmitem informação sobre o dano tecidual. Já a dor é a experiência pessoal emocional desagradável que geralmente acompanha a nocicepção. Os nociceptores são terminações nervosas que convertem estímulos em impulsos nervosos e estão presentes na pele, músculos, vísceras e articulações em densidades variadas. As fibras nervosas relacionadas com a nocicepção são de dois tipos: tipo A delta, mielinizadas e de diâmetro maior, que conduzem os impulsos rapidamente (5 a 30 m/s); e tipo C, amielínicas de menor diâmetro, que conduzem os impulsos lentamente (0,5 m/s). Em virtude dessa diferença na velocidade de propagação do impulso entre as duas fibras, a sensação de dor tem duas fases, uma rápida e fina (epicrítica) e uma tardia, mais difusa e duradoura (protopática).[11,12]

O impulso nervoso causado pelo dano tecidual é recebido pelos nociceptores e transformado em potencial de ação pelos neurônios aferentes primários em uma fase chamada "transdução". Na fase de transmissão esse impulso é sequencialmente conduzido até a medula espinal, onde será modulado em seu corno posterior. Na última fase (percepção), tudo se integra no encéfalo, quando o impulso sobe até o córtex sensorial pelo tálamo e a dor é percebida.[12]

Tipos de dor

Dor nociceptiva somática. É a dor em tecidos cutâneos e profundos, muito relacionada com o sistema musculoesquelético, que pode ser manifestada no local em que é sentida ou distante de onde é originada, quando é chamada "dor referida".

Dor nociceptiva visceral. É a dor sentida quando ocorre lesão tecidual em vísceras torácicas, abdominais e pélvicas. É uma dor profunda, difusa e mal localizada.

Tipos de dor no trabalho de parto

Durante o TP, diferentes nociceptores serão estimulados em cada estágio, causando sensações dolorosas de diferentes tipos. Para que a AP seja satisfatória, é preciso conhecer esses estágios e o que esperar de cada um deles:[11]

- Primeiro estágio: vai das primeiras contrações até a dilatação completa do colo uterino. A dor no primeiro estágio é essencialmente "visceral", causada pela contração do útero, distensão do segmento uterino inferior e dilatação do colo. Esses impulsos dolorosos são transmitidos por fibras viscerais que acompanham fibras simpáticas e entram na medula espinal nos segmentos que vão de T-10 a L-1
- Segundo estágio (período expulsivo): compreende o intervalo que vai da dilatação total até a saída do feto. Nesse estágio, a dor é "somática", causada pela distensão do assoalho pélvico, vagina e períneo, e é transmitida pelo nervo pudendo, formado por fibras sacrais de S-2 a S-4
- Terceiro estágio: período que decorre entre a saída fetal e o desprendimento das membranas fetais e placenta.

A Figura 23.1 mostra as vias de dor no TP.

Métodos não farmacológicos para alívio da dor no parto

Existem muitos métodos não farmacológicos que ajudam as mulheres a lidar com a dor do parto; entre eles, os mais estudados são: imersão em água morna, hipnose, *biofeedback*, injeção

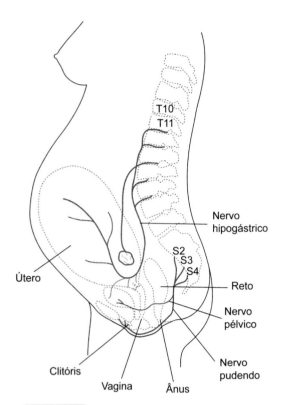

FIGURA 23.1 Vias de dor no trabalho de parto.

de água estéril, acupuntura, TENS (*transcutaneous electrical nerve stimulation*), técnicas de relaxamento (com música, ioga e áudios), massagem e reflexologia, aromaterapia, banho de aspersão e bola suíça. A grande vantagem desses métodos é a não utilização de fármacos, com a manutenção da fisiologia normal do parto.[10,13]

O Ministério da Saúde tem como recomendações publicadas na *Diretriz nacional de assistência ao parto normal*:[14]

- Os profissionais da Saúde devem comunicar às mulheres as opções disponíveis para alívio da dor em suas instalações de parto e discutir as vantagens e desvantagens dessas opções, de acordo com as convicções da mulher, salvaguardando a segurança materna e fetal
- A deambulação e livre movimentação materna é permitida, notadamente no primeiro e no segundo período do TP
- Técnicas como massagem ou aplicação de compressas mornas são recomendadas para parturientes de risco habitual que desejam alívio da dor durante o TP, dependendo da preferência da mulher
- Métodos como bola de parto, técnicas de respiração e relaxamento, banhos de chuveiro e musicoterapia podem proporcionar redução na dor, mesmo que modesta e com baixos níveis de evidência, com custo e risco mínimos, podendo ser utilizados de maneira associada e conforme disponibilidade e desejo da mulher
- Sempre que possível, deve ser oferecido à mulher a imersão em água para alívio da dor no TP
- Não há evidências suficientes para apoiar o uso da TENS para reduzir a dor no TP
- Tentar retardar ou evitar a progressão do TP com métodos de alívio da dor não é recomendado.

Analgesia e anestesia para o parto

Analgesia é a diminuição da percepção da dor, em graus variados de intensidade/potência. Anestesia é o estado de bloqueio completo da dor e controle da resposta autônoma decorrente do estímulo nóxico. O médico anestesiologista pode valer-se de diversas técnicas e combinações para a anestesia/AP.

O parto vaginal pode ser realizado com os bloqueios de neuroeixo: bloqueio subaracnóideo (raquianestesia ou anestesia raquidiana), bloqueio peridural ou raquiperidural, que é uma combinação de ambos, chamado também de "duplo bloqueio" ou "bloqueio combinado". A escolha da técnica depende do estágio do TP quando a analgesia foi solicitada. Durante o primeiro estágio, dermátomos mais altos são os responsáveis pela dor (T10-L1); durante o segundo, os responsáveis são os dermátomos mais baixos (S2-S4).[12]

Antes que o uso da peridural se tornasse rotineiro no TP, o bloqueio pudendo também era muito utilizado, especialmente em parto vaginal instrumentalizado. O bloqueio é realizado com a infiltração de anestésico local no nervo pudendo ao nível da espinha isquiática, bilateralmente, o que provoca anestesia na porção externa da vagina, vulva e períneo. Ele também pode ser realizado para complementação de uma peridural mais alta que falhou em anestesiar as raízes nervosas sacrais. Infelizmente, esse bloqueio ainda é muito praticado para um procedimento que não deveria mais ser realizado de rotina e que pode, inclusive, ser considerado violência obstétrica: a episiotomia.[15]

A cesariana pode ser realizada com os bloqueios de neuroeixo – raquianestesia ou peridural – ou com anestesia geral (AG).

Em alguns países, é comum a AP com o anestésico inalatório óxido nitroso (NO). Esse gás é absorvido e excretado pelos pulmões, atravessa a barreira placentária, mas é eliminado muito rapidamente e não tem efeitos neonatais adversos. Também não causa efeitos nas contrações uterinas nem depressão cardiovascular na parturiente. Ele é autoadministrado por máscara facial em concentração de 50% de NO e 50% de oxigênio previamente misturados no cilindro (Entonox®) ou por *blender* (misturador), quando utilizados os gases da rede hospitalar. Como mecanismo de segurança, o sistema utilizado permite que o gás flua apenas em inalação profunda, quando a pressão na máscara se torna negativa; se a parturiente se sentir mal ou desmaiar, por exemplo, a mistura não será mais inalada. Como efeitos adversos, pode haver náusea, vômito, alucinação e tontura. A paciente deve ser acompanhada durante o uso e orientada a iniciar a inalação antes de a contração uterina chegar ao pico, pois existe um tempo de latência de aproximadamente 30 a 40 segundos para que o NO atinja o SNC e produza a analgesia necessária.[10,15]

Também amplamente utilizada em outros países e pouco empregada em nosso meio é a analgesia parenteral com opioides, que podem ser administrados por via intravenosa ou subcutânea. Na Inglaterra, por exemplo, as parteiras têm autorização para aplicação subcutânea de petidina, e um estudo realizado em 2014 mostrou que 25% das parturientes utilizaram essa medicação ou similar em seus trabalhos de parto. Em revisão sistemática da Cochrane foi demonstrado que eles podem trazer algum alívio para a dor do TP, embora muitas parturientes ainda relatem dor moderada a intensa apesar de seu uso. Além disso, os opioides estão associados a diversos efeitos colaterais, como náuseas, vômitos e sonolência. Em estudos observacionais também foi relatado que seu uso está associado no RN com alterações no batimento cardiofetal (BCF) e acelerações e desacelerações na cardiotocografia, diminuição do estado de alerta e do reflexo de sucção, com consequente atraso na amamentação. Ainda não temos evidência robusta para afirmar qual opioide teria mais eficácia com menos efeitos adversos em mãe e feto/RN.[10]

Uma alternativa moderna aos opioides parenterais mais utilizados no TP é o remifentanil, um opioide de alta potência com rápida metabolização por esterases teciduais. Ele é administrado em bomba de infusão contínua programada em modo PCA (do inglês *patient-controlled analgesia*), no qual, além da infusão basal contínua, o *bolus* da medicação é realizado conforme demanda. Como é rapidamente metabolizado e eliminado, o feto/RN também o elimina de pronto mesmo que haja transferência placentária. Nesse caso, a paciente necessitará de monitoramento contínuo da saturação de oxigênio, e naloxona (antagonista opioide) e oxigênio inalatório devem estar prontamente disponíveis para uso em casos de apneia ou se o RN necessitar de manobras de reanimação.[15]

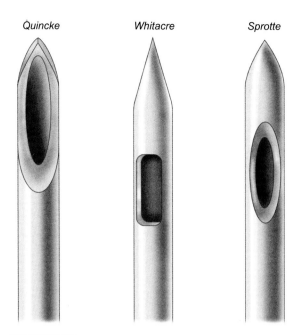

FIGURA 23.2 Modelos de agulha para raquianestesia.

Raquianestesia

A raquianestesia, ou anestesia raquidiana, é realizada depositando o anestésico local (AL) e o adjuvante (que no TP costuma ser um opioide – fentanil, sufentanil ou morfina) dentro do espaço subaracnóideo, entre a membrana aracnoide e a pia-máter no canal vertebral. Esse AL com o opioide se misturarão ao líquor que banha a medula espinal provocando, assim, a anestesia desejada. Por ter esse mecanismo de contato direto com o sistema nervoso central (SNC), são utilizadas doses menores de medicação para chegar ao efeito almejado. Para nível de comparação, a dose de morfina na raquianestesia é 20 vezes menor do que aquela utilizada na peridural e até 50 vezes menor do que a dose intravenosa. Na raquianestesia são utilizadas agulhas de fino calibre (27G e 25G); os modelos ponta de lápis (*Whitacre e Sprotte*) são preferidos em detrimento àqueles com bisel cortante (*Quincke*) em virtude de menor incidência de cefaleia pós-punção[12] (Figura 23.2).

A raquianestesia é amplamente utilizada em partos vaginais e cesariana, pois é um método de rápida realização e instalação em mãos experientes. Nos partos vaginais, em virtude de seu tempo de ação menor, a raquianestesia geralmente é reservada para o segundo e terceiro estágios; se realizada no primeiro estágio, costuma estar associada à peridural no bloqueio combinado. Em revisão sistemática da Cochrane, foi demonstrado que a utilização de opioides no espaço subaracnóideo/intratecal durante o TP está associado a efeitos colaterais de prurido e bradicardia fetal. Não foi demonstrada correlação entre a raquianestesia e o aumento em taxas de cesariana ou parto vaginal instrumental, Apgar < 7 no minuto 5 ou outras anormalidades no BCF. Outro efeito comum, mas que não foi analisado nessa revisão, é a retenção urinária.[10]

Cefaleia pós-punção dural

A cefaleia pós-punção dural é um assunto de interesse para quem trabalha com amamentação, pois pode ser causa de dor incapacitante no pós-operatório e impedimento para que a puérpera se ponha na posição verticalizada para amamentar.

A cefaleia pós-punção dural geralmente acontece após 48 a 72 horas da raquianestesia ou após punção inadvertida da dura-máter durante a peridural; a dor tem intensidade variada, é bilateral, frontal ou occipital, e aparece ao sentar-se ou levantar-se, melhorando na posição horizontal. Pode, ainda, estar associada a outros sintomas como rigidez de nuca, fotofobia, náuseas e sintomas auditivos e visuais.

A cefaleia acontece em decorrência do vazamento do líquido cerebrospinal pelo orifício deixado na dura-máter pela agulha após a anestesia e tem como fatores de risco: sexo feminino, gravidez, idades entre 18 e 50 anos, agulhas de grosso calibre com bisel cortante (tipo *Quincke*), orientação perpendicular do bisel durante a punção, procedimento difícil com várias tentativas e inexperiência do anestesiologista. Ao contrário do que se pensava, ela não é prevenida com o decúbito da paciente; logo, não se deve mais prescrever ou indicar que a puérpera permaneça completamente deitada e sem levantar a cabeça no pós-operatório imediato.

Nos casos de cefaleia menos intensa, em que a paciente consegue levantar-se e está apta aos cuidados com o RN e consigo, pode-se lançar mão de terapia mais conservadora com hidratação vigorosa, analgésicos comuns e bloqueio esfenopalatino.

No caso de cefaleia incapacitante, quando é impossível sentar-se ou levantar-se, o tratamento padrão-ouro é o *blood patch*, no qual 20 mℓ de sangue são retirados da paciente e injetados no espaço peridural, no mesmo espaço da punção anterior ou, em caso de múltiplas punções, no espaço mais inferior entre elas. O sangue, ao coagular no espaço, funciona como barreira ao vazamento do líquor, trazendo alívio à cefaleia.[16]

Peridural

A peridural é uma anestesia realizada depositando-se anestésico local e adjuvantes no espaço peridural. O espaço peridural está localizado entre o saco dural e a parede do canal vertebral, que vai da membrana sacrococcígea até o forame magno. Ele é composto por tecido adiposo, vasos sanguíneos e linfáticos e as raízes nervosas provenientes da medula espinal.[11,12]

A anestesia peridural é realizada com agulha de ponta curva (*Tuohy*) de maior calibre (16G ou 18G) em comparação com a raquianestesia. Ela pode ser realizada com injeção única de anestésicos, mas também é possível a passagem e permanência de um cateter no espaço peridural, por isso é considerada ideal para o TP em que a duração costuma ser imprevisível (Figura 23.3). Esse cateter poderá ser utilizado ao longo de todo esse tempo, e na maioria das vezes é retirado após o parto, quando mãe e bebê são direcionados ao alojamento. Os volumes e massas de anestésicos utilizados são maiores em relação à anestesia raquidiana e podem ser titulados para que se tenha o efeito desejado, o que pode ser desde uma analgesia leve até uma anestesia completa.[11]

No advento do uso da peridural no TP, era comum a realização de anestesia abdominal quase total, decorrendo em bloqueio motor com consequente restrição da parturiente ao leito, que também perdia grande parte da sensibilidade e a capacidade de sentir as contrações. Com isso, era comum a necessidade de doses crescentes de ocitocina e de puxos dirigidos, associada à utilização de fórceps ou vácuo extrator, com todos os seus possíveis desfechos desfavoráveis para mãe e RN, além de aumentar a duração total do TP.[17]

A grande tendência atual para AP com peridural é que se utilize concentrações de fármacos cada vez mais baixas, tanto de anestésico local quanto de opioide, com a menor dose necessária para o efeito desejado. Com concentração menor de anestésicos, bloqueia-se apenas parcialmente o estímulo doloroso, possibilitando que haja analgesia sem bloqueio motor e que a parturiente continue se movimentando e deambulando livremente (com ajuda), diminuindo o tempo do segundo estágio e a necessidade de partos instrumentais.[17]

A seguir mostramos, na Tabela 23.1, as características dos anestésicos mais utilizados na peridural.

TABELA 23.1 Anestésicos locais mais utilizados na peridural em nosso meio para analgesia/anestesia de parto.

Anestésico local	Concentração	Latência	Duração
Analgesia			
Lidocaína	1 a 1,5%	Moderada	Intermediária
Bupivacaína/levobupivacaína	0,0625 a 0,250%	Lenta	Longa
Ropivacaína	0,1 a 0,2%	Lenta	Longa
Anestesia			
Lidocaína	2 a 5%	Moderada	Intermediária
Bupivacaína/levobupivacaína	0,5%	Lenta	Longa
Ropivacaína	0,5 a 1%	Lenta	Longa

Uma revisão realizada em 2018 com mais de 11 mil parturientes mostrou que, em estudos conduzidos após 2005, não houve aumento dos partos vaginais instrumentais em pacientes que receberam AP, muito provavelmente em virtude dessa mudança na condução nas últimas décadas. Esse mesmo estudo também não mostrou aumento na taxa de cesarianas, dor lombar pós-operatória e desfechos neonatais negativos, como aumento de admissão em UTI ou índices de Apgar menores.[18]

A hipotensão é o efeito adverso mais comum dessa técnica; logo, é mandatório um acesso venoso periférico e monitoramento durante os primeiros 20 minutos, e depois a intervalos regulares. Em outra revisão sistemática foi demonstrado que há aumento nos casos de bloqueio motor, retenção urinária e febre em comparação com mulheres que receberam apenas opioide parenteral ou que tiveram parto natural.[10]

A ocorrência de febre pós-peridural é um efeito adverso ainda pouco discutido. A incidência do aumento da temperatura após a

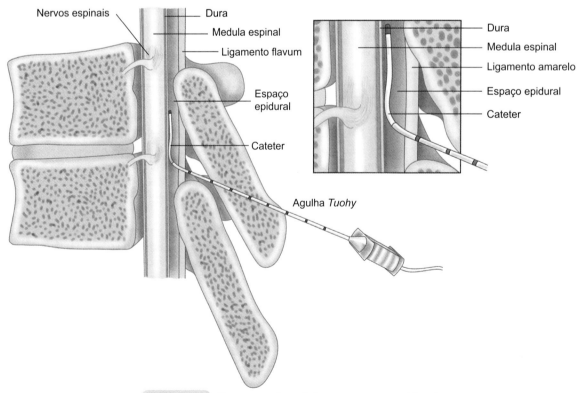

FIGURA 23.3 Passagem do cateter no espaço peridural.

instalação do bloqueio varia entre 15 e 25% e é observada apenas em parturientes em franco TP, não sendo descrita nem mesmo em pacientes submetidas a cesariana eletiva que receberam o mesmo tipo de anestesia. Não se sabe ao certo o mecanismo pelo qual ocorre esse aumento na temperatura. Algumas das teorias sugerem, como causa, a perda da capacidade do corpo de dissipar calor e uma provável "inflamação estéril", na qual há aumento de liberação de citocinas a nível celular relacionado com o AL, em que a dose acumulada tem grande influência na incidência da febre pós-peridural – outro motivo importante para que utilizemos doses otimizadas e parcimônia na AP.[19]

Esse assunto é de importância para quem trabalha com aleitamento materno porque a febre intraparto está associada a desfechos neonatais ruins, como dano cerebral e convulsão. Também em muitas instituições haverá toda uma investigação de foco infeccioso, inclusive com a possibilidade de internação em unidade de cuidados intensivos neonatal, resultando em importante impacto no aleitamento materno. Estudos mais robustos são necessários para concluir se a febre pós-peridural, em específico, está associada a esses desfechos.[20]

Peridural para cesariana

Apesar de ser um procedimento mais praticado para o parto vaginal, caso seja indicada cesariana de urgência durante o TP, o cateter que foi instalado, se em bom funcionamento, poderá ser utilizado para a parto cirúrgico, poupando a paciente de nova anestesia. Tudo depende da experiência do anestesiologista e do grau de urgência da realização da cesárea, se existe tempo hábil para que a anestesia completa se instale, visto que o tempo de latência da peridural é mais longo que o da raquianestesia.

Bloqueio combinado raquiperidural ("duplo bloqueio")

O duplo bloqueio é realizado com punção peridural com passagem de agulha de raquianestesia longa por dentro da agulha de *Tuohy*. Injeta-se o AL e/ou opioide no espaço subaracnóideo e, logo após, realiza-se a passagem do cateter de permanência, que fica durante todo o TP (Figura 23.4). Mostramos, na Tabela 23.2, as doses e a duração dos opioides mais utilizados no duplo bloqueio.

Também é possível realizar cada punção em espaços vertebrais diferentes. É uma opção versátil, que dá ao anestesiologista grande "margem de manobra" na condução da anestesia e muito conforto e satisfação à parturiente. Pode ser realizado desde o TP inicial até a dilatação quase total e tem como vantagem menor latência, com alívio da dor mais rápido em comparação à peridural isolada. O bloqueio combinado, quando comparado à peridural, tem como desvantagem maior incidência de prurido, porém não há diferenças na mobilidade materna, na taxa de cesarianas ou parto instrumental, necessidade do uso de ocitocina, cefaleia pós-punção e necessidade de UTI neonatal para o RN.[10,21]

Anestesia geral

A AG pode ser definida como o conjunto de analgesia completa, inconsciência, imobilidade e controle das respostas autonômicas. É impreterível a utilização de um dispositivo para a manutenção da permeabilidade da via aérea, pois a paciente perde todos os seus reflexos protetores. Diversas variações e combinações de anestésicos podem ser utilizadas para se obter o mesmo resultado, dependendo da experiência do anestesiologista e das particularidades de cada paciente.[11]

A intubação orotraqueal na gestante pode resultar em falha em 1/280 e ter consequências catastróficas. Isso se dá, em grande parte, por ganho ponderal, edema de via aérea decorrente da gestação e aumento de volume das mamas. Essa via aérea também se torna altamente vascularizada e friável à manipulação; além disso, a gestante tem retardo no esvaziamento gástrico e é

TABELA 23.2 Opioides mais utilizados no bloqueio combinado raquiperidural.

Opioide	Dose peridural	Dose raquianestesia	Duração
Morfina	2 a 5 mg	0,1 a 0,2 mg	18 a 24 h
Fentanila	50 a 100 mcg	10 a 20 mcg	3 a 4 h
Sufentanila	10 a 20 mcg	2,5 a 10 mcg	3 a 4 h

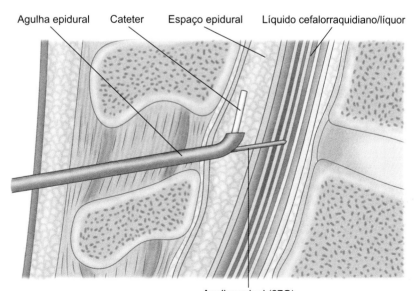

FIGURA 23.4 Realização da raquiperidural.

considerada paciente "estômago cheio". Não é por menos que a maioria dos anestesistas prefira os bloqueios de neuroeixo e reserve a AG para os casos de emergência.[15]

A AG é a modalidade menos praticada na anestesia obstétrica, em virtude dessa necessidade de manipulação de via aérea e alta transferência dos fármacos utilizados para o feto. Como na AG as medicações são administradas por via intravenosa, a transferência placentária é mais alta e o RN costuma necessitar de cuidados redobrados até que as elimine de seu organismo.

Algumas indicações de AG para o parto são: falha de bloqueio na raquianestesia ou peridural, prolapso de cordão, coagulopatias que impeçam bloqueio de neuroeixo, eclâmpsia, cardiopatias graves, sepse e lesões de pele no local da punção na coluna vertebral.[15]

Analgesia de parto, bem-estar fetal e amamentação

Uma das principais preocupações durante uma analgesia/anestesia de parto diz respeito à passagem de fármacos para o feto por via transplacentária e as consequências para seu bem-estar após o nascimento. Ao contrário da anestesia de uma lactante não parturiente, nesse caso, o feto receberá o medicamento diretamente em sua corrente sanguínea, e não apenas pelo leite materno ingerido. Apesar de o feto/RN ter muitas funções ainda imaturas, a circulação fetal pode ser um fator protetor, retardando o início ou atenuando os efeitos depressores das medicações usadas. O fígado é o primeiro órgão perfundido pela veia umbilical, mas esse sangue se dilui com o sangue proveniente do trato gastrointestinal, retardando assim o equilíbrio dos fármacos entre a veia e a artéria umbilicais. Ainda assim, os fármacos podem causar efeitos adversos graves e não desejados no RN, com necessidade de reanimação neonatal ou cuidado mais intensivo durante as primeiras horas de nascimento.[12]

É importante lembrar que, além dos efeitos diretos dos fármacos no organismo do feto/RN, também são possíveis efeitos indiretos decorrentes de alterações fisiológicas e/ou bioquímicas na mãe. Foi demonstrado que a bradicardia fetal que ocorre após a administração intratecal de opioides pode estar associada à hipertonia uterina que ocorre após o alívio repentino da dor, quando acontece rápido declínio de adrenalina e beta-endorfinas, mas não da noradrenalina e da ocitocina. Isso resulta em tônus uterino aumentado, com diminuição do fluxo sanguíneo placentário ou descida rápida do feto no canal, com compressão do polo cefálico e consequentes alterações no BCF. Apesar de preocupante, a maioria dessas alterações é transitória e não altera o prognóstico neonatal.[12,21]

Alguns critérios que são passíveis de serem medidos e que podem indicar o bem-estar fetal/neonatal são: escore de Apgar, escores neurocomportamentais (como o NACS – *Neurologic and Adaptive Capacity Score*), alimentação/amamentação e equilíbrio ácido-básico. Apesar disso, são poucos os ensaios clínicos randomizados que mensuram essas variáveis ao estudar a AP. Em revisão sistemática da Cochrane sobre alívio da dor no parto, demonstrou-se que a amamentação muito raramente é levada em conta como desfecho. Em apenas dois dos 57 estudos foram considerados o comportamento neonatal e seu efeito no aleitamento, e em nenhum dos estudos se estudou a interação mãe-bebê e desfechos desfavoráveis a longo prazo

para o bebê. Mesmo em estudos menores e observacionais, o desfecho "amamentação" é difícil de ser medido. Alguns utilizam a duração do aleitamento, seja ele misto ou exclusivo, outros relatam o aleitamento no momento da alta, ou a necessidade de suplementação na internação; outros, ainda, utilizam observação direta de consultoras em amamentação com preenchimento de instrumentos como o *BREAST-feeding* ou *LATCH*, ou o relato da puérpera sobre possíveis dificuldades.[10,22]

Há ainda pouca ou nenhuma padronização nas doses e técnicas utilizadas nos bloqueios. Obviamente, existe um norte ao se realizar uma AP, mas há tantos tipos de combinações possíveis e muita influência local e cultural, o que torna a comparação e a pesquisa dos desfechos ainda mais árdua, especialmente em revisões maiores. Além disso, há aspectos éticos envolvidos, como realizar um estudo randomizado no qual haja um grupo-controle com nenhuma analgesia/anestesia para uma parturiente que requisitou a intervenção anestésica. Por fim, os fatores que já foram provados influenciadores nas taxas de aleitamento materno, para mais ou para menos: Hospitais Amigos da Criança com política de aleitamento materno exclusivo ou hospitais que tenham consultoras em aleitamento materno de plantão em seu quadro de funcionários, suporte familiar/social, IMC materno, uso de ocitocina no TP, aumento da temperatura materna pós-peridural com desfecho desfavorável para o RN, contato pele a pele e o tempo decorrido do nascimento até a primeira mamada.[23]

Quando se tem real noção da quantidade de variáveis que podem influenciar o sucesso ou o fracasso do aleitamento materno, vemos a dificuldade de desenhar um estudo que nos traga respostas confiáveis e que seja passível de comparação com outros estudos parecidos, tornando possível uma revisão sistemática que nos traga respostas confiáveis.

Em revisão publicada em 2016, French et al.[24] analisaram 23 artigos que se propuseram a analisar a AP com a amamentação como desfecho. Desses artigos, 11 mostraram que a peridural não estava associada a menores taxas de aleitamento, e em um deles mostrou-se associação positiva – parturientes que receberam analgesia tiveram resultados positivos relativos ao tempo de início do aleitamento e na produção de leite. Doze artigos mostraram que a AP esteve implicada em alteração nas taxas de aleitamento, seja analisando grupos com e sem peridural ou estudando efeito dose-resposta com os fármacos utilizados na analgesia. Os resultados se mostraram conflitantes e não se pôde concluir com certeza se a peridural afeta ou não o aleitamento. Os estudos não são homogêneos – por exemplo, sabe-se que o fentanil utilizado na peridural tem meia-vida entre 2 e 2,5 horas, inferindo-se então que deveria haver dados sobre o aleitamento nas primeiras horas pós-parto, mas nos estudos essas informações variaram entre pós-parto imediato até 6 meses após, ou em questionários retrospectivos realizados com as mães até 3 anos depois do nascimento, o que poderia levar a viés de memória. Em alguns estudos, a parturiente recebeu, além da peridural, outras medicações parenterais que poderiam afetar a amamentação; não houve padronização de doses utilizadas ou coleta de outros dados já citados que influenciam no desfecho estudado.[24]

Em revisão mais recente, publicada em 2021 por Heesen et al.,[25] foram analisados 15 estudos com 16.112 participantes que receberam analgesia de neuroeixo no parto. Desses, seis deles não acharam diferenças entre os grupos, seis acharam incidência menor nas mães que receberam analgesia e três deles obtiveram roultados conflitantes. Mais uma vez, houve pouca homogeneidade entre os desenhos e resultados pouco confiáveis. Como possíveis causas, aventou-se a possibilidade de que mulheres que escolhem o parto natural estejam mais propensas a amamentar, ou que aquelas que optam pela AP tenham partos mais difíceis e fatigantes, o que pode atrasar a primeira mamada do RN. Os estudos incluídos também vieram de diversos países, e não foram levadas em consideração as variações culturais que sabemos existir quando se trata de parto e puerpério. Concluiu-se, então, que o sucesso da amamentação deriva de um conjunto complexo de fatores e que, caso a AP tenha papel nesse desfecho, ele seja pequeno e contornável com outras medidas.[25]

São poucos os ensaios clínicos randomizados mais robustos que se propõem a estudar o impacto da AP e da utilização de opioides no bloqueio de neuroeixo no aleitamento materno; a maioria dos estudos é menor ou sem randomização. O primeiro randomizado e duplo-cego a estudar o assunto foi o publicado por Beilin et al., em 2006.[26] Esse estudo, bastante conhecido, randomizou parturientes que receberam AP com bloqueio peridural em três grupos: alta dose de fentanil (> 150 mcg), dose intermediária (1 a 150 mcg) e peridural sem fentanil. As parturientes eram mulheres multíparas que haviam amamentado previamente e que planejavam amamentar novamente. No primeiro dia após o parto, mãe e consultora analisavam como estava o aleitamento e um pediatra registrava o comportamento neurológico do bebê. Os autores encontraram menor pontuação no escore neurocomportamental nos bebês de mães que receberam doses altas de fentanil, embora não tenham considerado haver relevância clínica, pois na primeira avaliação (24 horas) não houve relação entre a dose de fentanil utilizada e problemas na amamentação. Já na avaliação após 6 semanas, o número de mães que receberam a dose maior e estavam amamentando era menor, em comparação com o grupo de menor dose e o grupo sem fentanil (p < 0,002).[26]

Um estudo clínico randomizado britânico, publicado em 2010 por Wilson et al.,[27] alocou parturientes nulíparas em três grupos: grupo-controle com peridural de alta dose, grupo de raquiperidural e grupo de peridural com baixa dose de anestésicos. Um quarto grupo de comparação foi feito com mulheres que não receberam AP. Não houve diferença de tempo para início da amamentação entre os três grupos estudados. O que se demonstrou foi que mulheres de etnia não branca e de mais idade eram mais propensas que as demais a amamentar prontamente. Também mulheres que não receberam AP com peridural, mas receberam petidina, demoraram mais a iniciar o aleitamento. Logo, houve evidência de que a utilização do fentanil na AP não exerceu influência na iniciação ou na duração do aleitamento nas díades estudadas.[27]

Em um terceiro ensaio, Lee et al.[28] randomizaram multíparas com mais de 38 semanas de idade gestacional que já haviam amamentado por pelo menos 6 semanas e que desejavam amamentar por pelo menos 3 meses. Elas foram alocadas em três grupos: grupo com bupivacaína 1 mg/mℓ + fentanil 0 (zero) mcg/mℓ, grupo com bupivacaína 0,8 mg/mℓ + fentanil 1 mcg/mℓ, e grupo com bupivacaína 0,625 + fentanil 2 mcg/mℓ. Os grupos foram assim divididos para responder se o que influencia no aleitamento materno é o opioide ou a AL. Não houve diferença entre os grupos nas taxas de aleitamento em 6 semanas e em 3 meses. Também não houve diferença nos pesos de nascimento, gasometria coletada do cordão umbilical, Apgar < 7 no primeiro minuto

e número de admissões em UTI neonatal. A única variável que mostrou estar associada à continuidade do aleitamento foi o desejo materno previamente declarado de amamentar.[28]

Ainda não temos respostas definitivas, mas sabemos que não se deve deixar de oferecer a AP para as parturientes que a solicitam e que desejam amamentar seus bebês. Caso se prove no futuro que mesmo a AP moderna com baixas doses de anestésicos e opioides tem papel no desfecho da amamentação, a próxima resposta a ser perseguida será como oferecer o suporte necessário para contornar possíveis dificuldades decorrentes para que essa díade tenha a amamentação estabelecida sem grandes percalços. O anestesiologista também é um profissional que pode e deve proteger e apoiar a amamentação em seus locais de trabalho.[25,29]

Anestesia e sedação em lactante não parturiente/gestante

Não existem dados concretos do número aproximado de lactantes que necessitam de procedimentos que requeiram anestesia e/ou sedação a cada ano. Todas as mulheres com filhos menores de 2 anos durante consulta pré-anestésica deveriam ser questionadas de rotina se estão amamentando ou não, mas infelizmente essa pergunta ainda é pouco comum durante a admissão hospitalar. É nosso papel e das instituições de Saúde evitar que haja desmame iatrogênico em virtude de procedimentos cirúrgicos e ambulatoriais que necessitem de anestesia ou sedação.[30]

Algumas questões importantes se impõem nesse cenário: essa mulher deseja continuar amamentando no pós-operatório? Se sim, estamos dando a oportunidade para que esses lactentes tenham acesso à mãe enquanto ela se recupera e já está apta a amamentar? O ambiente é seguro para o bebê? Esse bebê já iniciou a introdução alimentar? Quais os impactos de uma possível interrupção no aleitamento? Quem ficará com a criança enquanto a mãe não tiver alta? Com planejamento e alinhamento entre os personagens envolvidos, é possível que o direito dessa mãe de amamentar e o direito da criança de mamar sejam respeitados.[30,31]

De acordo com diretrizes e artigos recentes, temos alguns pontos-chave:

- A amamentação não deve ser interrompida ou impedida pelo mínimo de tempo possível, e a mulher deve ser encorajada a amamentar assim que estiver acordada e se sentir segura, se assim desejar
- A maioria dos fármacos utilizados passa em pequena quantidade para o leite e não há necessidade de ordenhar e descartar o leite ordenhado
- Benzodiazepínicos e opioides podem ser usados com cautela e, de preferência, em dose única
- Codeína não deve ser utilizada, pois há muita variação de metabolismo entre os indivíduos, com risco de efeitos graves no lactente
- Ácido acetilsalicílico não deve ser utilizado, pelo risco de síndrome de Reye
- Se possível, a utilização de bloqueios regionais e técnicas poupadoras de opioides devem ser priorizadas
- A preferência deve ser por procedimentos em hospital-dia ou com alta hospitalar precoce

- A mãe deve ser orientada quanto a amamentar de maneira segura no pós-operatório: evitar cama compartilhada ou amamentar em poltrona ou deitada em sofá, pois pode haver sonolência residual ou reflexos diminuídos
- Apoio e suporte irrestritos da equipe devem ser oferecidos.

Fármacos comumente utilizados em anestesia e seu impacto na amamentação

O estudo da segurança de medicamentos durante a amamentação pode ser complicado por questões éticas; consequentemente, a maioria é estudo menor e sem randomização. No entanto, existem meios de se quantificar a passagem desses fármacos para o leite materno. Uma delas é a mensuração da razão leite/plasma (L/P) e o índice de exposição do lactente. A razão L/P é medida dividindo a concentração da medicação no leite pela concentração no plasma materno. Valores < 1 são considerados seguros, pois em teoria se tem menos fármaco no leite do que no plasma. Outro valor a ser considerado é o índice de exposição do lactente, que pode ser calculado conforme a fórmula a seguir:

$$\text{Índice de exposição do lactente (\%)} = \frac{\text{Dose absoluta no lactente (mg/kg/dia)}}{\text{Dose materna (mg/kg/dia)}} \times 100$$

Em geral, considera-se que índices < 10% tenham pouca relevância farmacológica e que o aleitamento deva ser mantido. Índices > 25% são considerados elevados e com alto risco de efeitos adversos para lactentes. Esses dois meios são métodos teóricos de medida, mas não são perfeitos nem incontestáveis, por isso outros fatores também são importantes, como duração do tratamento, idade do bebê/criança, toxicidade do fármaco, volume de leite ingerido, entre outros (ver Capítulo 30, *Uso de Medicamentos, Drogas Ilícitas e Galactagogos*).[31,32]

Alguns dos fármacos mais utilizados durante anestesia e sedação e seus impactos no aleitamento serão mostrados a seguir.[30-33]

Anestésicos locais

Os AL são utilizados nos bloqueios de neuroeixo, bloqueios periféricos e infiltração local. A lidocaína tem meia-vida curta e baixa disponibilidade via oral (menos de 30%) e é pouco excretada no leite materno, portanto, pode ser considerada segura mesmo em doses antiarrítmicas. A bupivacaína, assim como a levobupivacaína, já foram estudadas e são seguras para parturientes que receberam AP com bloqueio peridural. A ropivacaína ainda carece de estudos maiores, mas não há relatos de efeitos em RNs amamentados após anestesia peridural utilizando-se desse AL.

Opioides

Morfina

A morfina tem um metabólito ativo com potência maior que a molécula mãe, morfina-6-glicuronídio; ela passa em pequena quantidade para o leite materno, porém é mal absorvida pelo trato gastrointestinal, com biodisponibilidade de apenas 30%. Ela pode ser utilizada em dose única de resgate de dor muito intensa sem efeitos deletérios maiores para o lactente. No entanto, múltiplas doses ou utilização em bomba de infusão não são recomendadas.

Codeína

É considerada um profármaco, pois é seu metabólito que tem forma ativa e provoca analgesia. Em virtude de um polimorfismo genético, existe muita variação na metabolização entre os indivíduos; aqueles que metabolizam de modo ultrarrápido sentirão analgesia mais potente, porém com fortes efeitos colaterais na mãe e no lactante.

Fentanil

É considerado seguro, por ser amplamente estudado. Seus níveis no leite materno são extremamente baixos 2 horas após a administração em dose única, o que também pode ser extrapolado para o alfentanil e sufentanil.

Remifentanil

Rapidamente metabolizado, é utilizado em analgesia venosa de parto com mínimos efeitos para o feto, e pode ser utilizado em lactantes.

Tramadol

Tem um metabólito ativo, o O-desmetiltramadol, que é excretado pelo leite. Houve relatos de casos publicados de depressão respiratória e morte nos EUA. Se seu uso for necessário, o lactente deve ser atentamente observado quanto a sonolência, sedação e depressão respiratória.

Benzodiazepínicos

O diazepam tem meia-vida de eliminação longa (20 a 50 horas), com relatos de sucção débil e letargia no lactente; portanto, deve ser evitado sempre que possível, mesmo em dose única. Já o midazolam é mais rapidamente eliminado, com pico no plasma materno entre 20 e 30 minutos após o *bolus* de dose única, por isso deve ser a primeira escolha quando necessário para sedação.

Hipnóticos

Tiopental

Apesar de atualmente o tiopental ser raramente utilizado para indução de anestesia, ele pode ser considerado seguro por ter transferência insignificante para o leite, com razão L/P < 1.

Propofol

O propofol é amplamente utilizado e rapidamente depurado tanto da circulação materna quanto do RN, sendo considerado seguro em doses habituais e únicas. Ainda são necessários estudos maiores para avaliar a segurança da infusão contínua em sedação ou anestesia venosa total.

Etomidato

O etomidato é outro agente de indução com estudos limitados. Um estudo comparando etomidato e tiopental no colostro após dose única demonstrou que o etomidato é muito rapidamente depurado, então pode ser considerado seguro.

Em revisão sistemática publicada na Revista Brasileira de Anestesiologia não foram encontrados estudos com cetamina em humanos, portanto não se pode afirmar que esse fármaco seja seguro para lactantes.

Bloqueadores neuromusculares e reversores

Bloqueadores

Succinilcolina, rocurônio, cisatracúrio, atracúrio. Não existem estudos que demonstrem a transferência desses fármacos para o leite materno. No entanto, em virtude de suas características farmacológicas, pode-se concluir que sua passagem é mínima e, mesmo que pequenas quantidades estejam no leite, a absorção pelo trato gastrointestinal do lactente é mínima.

Reversores

A neostigmina pode ser considerada segura, pois já foi estudada em mães com miastenia *gravis*. O sugamadex, por ser um fármaco novo, ainda não foi estudado em lactantes; porém, por ser uma molécula com alto peso e polarizada, muito provavelmente deve passar em pouca quantidade e a absorção pelo trato gastrointestinal do lactente também seria mínima.

Alfa-2 agonistas

Estudos demonstram que a dexmedetomidina pode ser utilizada se o aleitamento for interrompido por 24 horas após o fim de sua administração. A clonidina pode ter impactos negativos por diminuir a secreção de prolactina, com diminuição na produção de leite no pós-parto imediato.

Antieméticos

Ondansetron na considerado seguro e pode ser utilizado. Apesar de não haver estudos sobre a transferência para o leite materno, já foram realizados estudos em animais. É um fármaco liberado para uso em bebês maiores de 6 meses. Bromoprida, dexametasona e dimenidrinato também são seguros e amplamente utilizados. A domperidona e a metoclopramida também podem ser utilizadas, mas têm probabilidade de efeito colateral galactagogo que deve ser explicado à lactante.

Analgésicos e anti-inflamatórios

Analgésicos e anti-inflamatórios são grandes aliados no controle da dor pós-operatória e considerados "poupadores de opioides". Dipirona, tenoxicam, cetoprofeno, ibuprofeno, cetorolaco, piroxicam e paracetamol podem ser utilizados com segurança. O ácido acetilsalicílico não deve ser utilizado, pelo potencial de síndrome de Reye no lactente.

Antibióticos

Antibióticos são considerados na profilaxia de infecção do sítio cirúrgico. Quando utilizados por curto período, não costumam ter efeitos nocivos para a lactante e o lactente. Dentre os mais comumente utilizados para esse fim, estão cefazolina, cefalotina, clindamicina, ceftriaxona, metronidazol, cefuroxima, cefadroxila, todos considerados seguros durante a amamentação. O metronidazol pode resultar em gosto amargo no leite; assim, a próxima mamada pode ser adiada por 2 horas após sua administração por via intravenosa. Apesar de a maioria dos estudos não demonstrar efeitos no lactente, ele deve ser observado quanto a diarreia, vômito ou perda de apetite. Como existe grande número de classes e particularidades, sempre que houver dúvida é possível consultar o Manual do Ministério da Saúde, e-lactancia.org e Lactmed. Apresentamos, na Figura 23.5, os mais importantes fármacos utilizados no perioperatório.

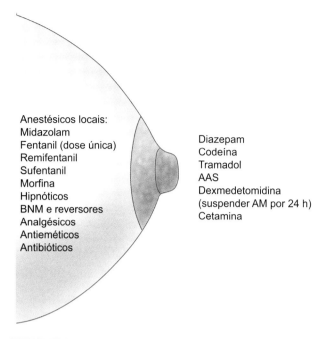

FIGURA 23.5 Principais medicações utilizadas no perioperatório.

Referências bibliográficas

1. Pereira LDP. Primórdios da analgesia de parto: a força das mulheres. Sci Med. 2014;24(4):420-4.
2. Leal MC, Pereira APE, Domingues RMSM, et al. Obstetric interventions during labor and childbirth in Brazilian low-risk women. Cad Saúde Pública. 2014;30(Suppl 1):S1-S16.
3. World Health Organization (WHO). WHO recommendations: intrapartum care for a positive childbirth experience. Geneva: WHO; 2018. Available from: https://www.who.int/publications/i/item/9789241550215.
4. Odent M. Birth and breastfeeding. Rediscovering the Needs of Women During Pregnancy and Childbirth. East Sussex: Clairview Books; 2007.
5. Domingues RMSM, Dias MAB, Nakamura-Pereira M, et al. Processo de decisão pelo tipo de parto no Brasil: da preferência inicial das mulheres à via de parto final. Cad Saúde Pública. 2014;30(Sup):S101-S116.
6. Melchiori LE, Maia ACB, Bredariolli RN, Hory RI. Preferência de gestantes pelo parto normal ou cesariano. Interação Psicol. 2009;13:13-23.
7. Brasil. Ministério da Saúde. Humanização do parto e do nascimento. Caderno HumanizaSUS. v. 4. Brasília: Ministério da Saúde; 2014. Disponível em: https://www.redehumanizasus.net/sites/default/files/caderno_humanizasus_v4_humanizacao_parto.pdf.
8. Dick-Read G, Wessell H, Ellis HF. Childbirth without fear. Harper & Row; 1990.
9. Silva EAT. Gestação e preparo para o parto: programas de intervenção Pregnancy and preparation for childbirth: intervention programs. Mundo Saúde. 2013;37(2):208-15.
10. Jones L, Othman M, Dowswell T, et al. Pain management for women in labour: an overview of systematic reviews. Cochrane Database Syst Rev. 2012;2012(3):CD009234.
11. Cangiani LM, Slullitel A, Potério GMB, et al. (eds.). Sociedade de Anestesiologia do Estado de São Paulo (org.). Tratado de anestesiologia SAESP. 7. ed. São Paulo: Atheneu, 2011.
12. Barash PG, Cullen BF, Stoelting RK, et al. Manual de anestesia clínica. Barcelona: Wolters Kluwer Health España, 2014.
13. Mascarenhas VHA, Lima TR, Silva FMD, et al. Evidências científicas sobre métodos não farmacológicos para alívio na dor do parto. Acta Paul Enferm [Internet]. 2019;32(3):350-7. Available from: https://doi.org/10.1590/1982-0194201900048.
14. Brasil. Ministério da Saúde. Diretriz Nacional de Assistência ao Parto Normal. Versão preliminar. Brasília: Ministério da Saúde; 2022. Disponível em: https://bvsms.saude.gov.br/bvs/publicacoes/diretrizes_nacionais_assistencia_parto_normal.pdf.
15. MacColgáin S, Addei A, Baskett TF. Analgesia and Anaesthesia in labour and delivery. In: Arulkumaran S, Robson M. Munro Kerr's Operative Obstetrics. 13. ed. Elsevier Health Sciences. 2019; p. 208-14.

16. Bateman BT, Cole N, Sun-Edelstein C, Lay CL. Post dural puncture headache. UpToDate. [Internet]. Available from: https://www.uptodate.com/contents/post-dural-puncture-headache#H760723609.

17. Loubert C, Hinova A, Fernando R. Update on modern neuraxial analgesia in labour: a review of the literature of the last 5 years. Anaesthesia. 2011;66(3):191-212.

18. Anim-Somuah M, Smyth RMD, Cyna AM, Cuthbert A. Epidural versus non-epidural or no analgesia for pain management in labour. Cochrane Database Syst Rev. 2018;5(5):CD000331.

19. Jansen S, Lopriore E, Naaktgeboren C, et al. Epidural-related fever and maternal and neonatal morbidity: a systematic review and meta-analysis. Neonatology. 2020;117(3):259-70.

20. Morton S, Kua J, Mullington C. Epidural analgesia, intrapartum hyperthermia, and neonatal brain injury: a systematic review and meta-analysis. Br J Anaesth. 2020;126(2):500-15.

21. Aragão FF, Aragão PW, Martins CA, et al. Analgesia de parto no neuroeixo: uma revisão da literatura. Braz J Anesthesiol. 2019;69(3):291-8.

22. Griffin CMC, Amorim MHC, Almeida FA, et al. LATCH como ferramenta sistematizada para avaliação da técnica de amamentação na maternidade. Acta Paul Enferm. 2022;35:eAPE03181.

23. Szabo AL. Intrapartum neuraxial analgesia and breastfeeding outcomes. Anesth Analg. 2013;116(2):399-405.

24. French CA, Cong X, Chung KS. Labor epidural analgesia and breastfeeding. J Hum Lact. 2016;32(3):507-20.

25. Heesen P, Halpern SH, Beilin Y, et al. Labor neuraxial analgesia and breastfeeding: An updated systematic review. J Clin Anesth. 2021;68:110105.

26. Beilin Y, Bodian CA, Weiser J, et al. Effect of labor epidural analgesia with and without fentanyl on infant breast-feeding. Anesthesiology. 2005;103(6):1211-7.

27. Wilson MJA, Macarthur C, Cooper GM, et al.; COMET Study Group UK. Epidural analgesia and breastfeeding: a randomised controlled trial of epidural techniques with and without fentanyl and a non-epidural comparison group. Anaesthesia. 2010;65(2):145-53.

28. Lee AI, McCarthy RJ, Toledo P, et al. Epidural labor analgesia–fentanyl dose and breastfeeding success: a randomized clinical trial. Anesthesiology. 2017;127(4):614-24.

29. Zuppa AA, Alighieri G, Riccardi R, et al. Epidural analgesia, neonatal care and breastfeeding. Ital J Pediatr. 2014;40:82.

30. Mitchell J, Jones W, Winkley E, Kinsella SM. Guideline on anaesthesia and sedation in breastfeeding women 2020: Guideline from the Association of Anaesthetists. Anaesthesia. 2020;75(11):1482-93.

31. Oliveira MR, Santos MG, Aude DA, et al. Anestesia materna deve atrasar a amamentação? Revisão sistemática da literatura. Braz J Anesthesiol. 2019;69(2):184-96.

32. Brasil. Ministério da Saúde. Secretaria de Atenção à Saúde. Departamento de Ações Programáticas e Estratégicas. Amamentação e uso de medicamentos e outras substâncias. 2. ed. Brasília: Ministério da Saúde; 2010. Disponível em: https://bvsms.saude.gov.br/bvs/publicacoes/amamentacao_uso_medicamentos_2ed.pdf.

33. Montgomery A, Hale TW. The Academy of Breastfeed. ABM clinical protocol #15: analgesia and anesthesia for the breastfeeding mother, revised 2012. Breastfeed Med. 2012;7(6):547-53.

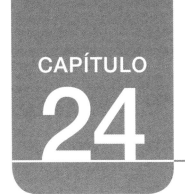

Humanização do Parto e do Nascimento

Ricardo Jones • Flavia G. Schaidhauer

Práticas humanizadas do parto e do nascimento

O modelo biomédico cartesiano percebe a amamentação como uma ocorrência que se inicia quando o recém-nascido (RN) inicialmente se aproxima do mamilo da mãe com os lábios. O encontro esperado entre o RN e a mama materna possui uma textura delicada, e os momentos que envolvem essa ocorrência são cruciais para seu sucesso. Consequentemente, quanto mais desprovido de distúrbios químicos, biológicos, psicológicos, emocionais e circunstanciais nocivos, maior a probabilidade de que a amamentação – com sua série de ocorrências positivas – estabeleça uma forte presença, resultando em um aumento substancial nas perspectivas de sobrevivência do RN e em uma melhora notável em seu estado de saúde e qualidade de vida. Os estados de gravidez, parto e aleitamento materno são componentes interconectados de um processo contínuo que, lamentavelmente, foi erroneamente compartimentado na busca de objetivos didáticos que contribuíram minimamente para uma compreensão abrangente desse fenômeno. Assim, um aspecto que nunca deveria ter sido dividido foi fragmentado, apesar da ausência de qualquer indicação de descontinuidade por toda parte. Gravidez, parto e aleitamento materno representam estágios distintos dentro do mesmo processo de nutrição e devem ser examinados de um ponto de vista interdisciplinar. Isso não deve implicar fragmentação, mas sim uma busca por discurso e interação sinérgica.[1]

Cuidados e orientações do pré-natal

No Brasil, o Programa de Humanização do Pré-Natal e do Nascimento (PHPN) exige um mínimo de seis consultas pré-natais, preferencialmente uma no primeiro trimestre, duas no segundo e três no terceiro trimestre (período em que ocorre a maioria das complicações obstétricas). É evidente que, em vez de aumentar o número de consultas, é fundamental melhorar sua qualidade para que elas possam cumprir os verdadeiros objetivos do cuidado pré-natal.[1]

O cuidado pré-natal insuficiente, focado principalmente no tratamento de condições médicas e no reforço de ansiedades e incertezas moldadas por influências sociais, pode fazer com que as mulheres fiquem presas a uma dependência enfraquecedora que afeta suas vidas. Por outro lado, a orientação pré-natal que reforça as capacidades das mulheres e enfatiza suas habilidades e aptidões inerentes pode capacitá-las a emergir como indivíduos mais fortes e confiantes, capazes de incutir em seus RNs a sensação necessária de segurança e determinação para um desenvolvimento ideal.[2] Todo esforço deve ser feito para permitir que as mulheres encontrem suas próprias estratégias para alcançar as metas de amamentação, ao mesmo tempo em que abordam quaisquer obstáculos que possam impedir sua jornada fisiológica. Acima de tudo, as pessoas encarregadas de cuidar de mulheres grávidas devem cumprir o papel de educadoras. É crucial que orientem as mulheres a reconhecerem suas próprias verdades inerentes, que só podem ser descobertas por meio da exploração pessoal.[3] O profissional assistente deve possuir habilidades de escuta excepcionais para orientar com delicadeza e eficácia as mulheres a reconhecerem seu potencial para a maternidade por meio de suas próprias narrativas. Qualquer sensação de distanciamento ou indiferença, transmitida por meio de sinais verbais ou não verbais, como roupas, desprezo pelas queixas dos pacientes ou duração insuficiente da consulta, pode servir como um impedimento para um envolvimento significativo e exacerbar as inseguranças da gestante.[4]

Quando se trata de promover a amamentação, a principal responsabilidade do pré-natalista é reforçar as capacidades inerentes que toda mulher possui para garantir a conclusão bem-sucedida dessa tarefa. O processo de aconselhamento deve priorizar a noção de que toda mulher é inerentemente qualificada para cumprir essas funções, exceto nos casos em que uma condição grave interrompa esse curso natural. Consequentemente, os equívocos sobre a alteração da estética mamária devido à amamentação, o impacto na atividade sexual e os desafios da amamentação durante o trabalho fora de casa devem ser desmascarados durante as discussões pré-natais. Essas questões devem ser abordadas de maneira clara e transparente. É crucial que esse indivíduo oriente as gestantes a reconhecerem suas próprias verdades inerentes e a compreenderem que elas só podem descobri-las por meio de sua própria jornada.[5]

Exame das mamas

Um exame adequado da gestante é imprescindível nas consultas pré-natais para garantir seu bem-estar físico e o exame de rotina das mamas deve ser realizado.

Avaliação preliminar. É imperativo avaliar meticulosamente e de maneira abrangente a forma, o tamanho e a textura das glândulas mamárias, não apenas para identificar anormalidades no tecido mamário, mas também alterações hiperplásicas, aplásicas e neoplásicas, como nódulos, linfonodos inchados e tumores. Detectar malformações nos mamilos e aréolas em um estágio inicial, que podem impedir a capacidade do lactente de mamar, é de suma importância. No entanto, é fundamental ter em mente que, mais do que a função diagnóstica precisa, o profissional de pré-natal serve como fonte de assistência, orientação e apoio para os desafios futuros da gravidez e da maternidade.[6]

Vale ressaltar as mudanças naturais que ocorrem nas mamas durante o período gestacional, incluindo: tubérculos de Montgomery, escurecimento da aréola, expansão e visibilidade da rede venosa externa da mama (rede de Haller), aumento mamário, aumento da temperatura externa, entre outras. É essencial elucidar cada um desses estágios transformadores do desenvolvimento mamário para a paciente, contextualizando-os dentro de uma estrutura de normalidade e fisiologia, evitando, assim, preconceitos, equívocos e mitos que possam induzir insegurança e apreensão.[7]

Informação

A disseminação de informações apropriadas sobre amamentação, meticulosamente escritas e ilustradas, tem o potencial de aumentar a compreensão do assunto e da proporção de mulheres que iniciam e mantêm a amamentação. No entanto, o fornecimento de informações deve sempre ser realizado com responsabilidade. Mesmo instruções precisas, se apresentadas de maneira imprecisa, podem causar confusão, aumento da ansiedade e objetificação da paciente. A qualidade da orientação normalmente fornecida nos cursos de pré-natal varia significativamente e certas diretrizes podem até ser perigosas.[8]

Evidências do começo do século XXI indicaram que os cursos de preparação pré-natal poderiam ser potencialmente eficazes na promoção da amamentação. Ao extrapolar esses dados para a amamentação, é provável que aulas voltadas à preparação para esses cursos promovam uma abordagem menos medicamentosa e mais autoconfiante durante o período de lactação. Também foi observado que os cursos de preparação para o parto podem variar significativamente. Geralmente, os cursos organizados pela comunidade, facilitados por associações de mães e organizações similares, tendem a incorporar as perspectivas e desejos das mães e dos pais em suas diretrizes. Por outro lado, os cursos conduzidos e ministrados em hospitais geralmente se concentram em explicar e justificar as práticas implementadas lá, em vez de questionar e deliberar sobre as políticas existentes do serviço para ajudar a família a fazer escolhas informadas sobre os planos de parto e a ampla gama de alternativas disponíveis para mulheres grávidas. Em relação à amamentação, é fundamental que as informações fornecidas sejam positivas e alinhadas com as evidências científicas atuais.[9]

Preparação das mamas

As diretrizes atuais para cuidados eficazes na gravidez e no parto classificam os exercícios de Hoffman como "formas de assistência ineficazes ou potencialmente prejudiciais". Da mesma maneira, o uso de conchas não demonstrou oferecer nenhum benefício para mulheres com mamilos invertidos ou planos durante o pré-natal. Estudos que investigam a eficácia do "condicionamento" mamilar durante a gravidez não produziram diferenças significativas,

objetivas ou subjetivas, entre o uso de pomadas de lanolina, a expressão do colostro ou quaisquer outras intervenções.[10] Essas práticas, que antes eram amplamente aceitas como tratamento padrão para a preparação da amamentação, não resistiram ao escrutínio de ensaios clínicos randomizados abrangentes e, portanto, não podem ser consideradas apropriadas para o cuidado sistemático de mulheres grávidas. Elas também são classificadas como "formas de assistência ineficazes ou potencialmente prejudiciais".[11] Os resultados da pesquisa sobre a preparação das mamas para a amamentação demonstram que as mulheres possuem uma capacidade natural de amamentar e que qualquer preparação deve se concentrar na criação de condições sociais, familiares, psicológicas e emocionais que promovam a amamentação saudável, com incentivo e apoio consistentes à autoestima da gestante.[12]

Parto e amamentação

A hospitalização, apesar de suas prováveis vantagens para pacientes com patologias, grávidas ou não, gera uma reversão na dinâmica de poder associada ao parto. Ela transformou o ato de dar à luz de uma ocorrência social, profundamente enraizada na cultura, a um evento médico que, consequentemente, é controlado por profissionais da Saúde. A mulher deixou de ser anfitriã para ser convidada, enquanto o médico assumiu o papel de gerente de todas as ações.[13] O ato de dar à luz passou das mãos das mulheres para as mãos dos médicos. Essa perspectiva permite compreender que a maioria dos problemas observados durante a amamentação decorre de um afastamento gradual e sistemático das posturas, atitudes e comportamentos que foram instintivamente realizados por milênios.[14]

Na sociedade contemporânea, surgiu um fenômeno cultural que obstrui o contato físico entre RNs e suas mães, modificando, assim, o padrão de reconhecimento sensorial que prioriza o apaziguamento dos hormônios de alerta presentes em ambos os indivíduos.[15] A expressão de angústia associada ao processo de parto se torna evidente quando são observados os níveis elevados de cortisol em RNs separados de suas mães, particularmente aqueles que, além da separação, passam por várias intervenções, muitas das quais são ineficazes e perigosas. Além disso, considerando que quase 90% da população de classe média em nossa sociedade agora dá à luz por cesariana, deve-se questionar até que ponto esses indivíduos serão capazes de estabelecer imediatamente uma conexão física com seus filhos após o parto.[16]

Local de nascimento

Após o fim da II Guerra Mundial, a maioria das mulheres americanas já havia passado a dar à luz seus filhos em hospitais sob a supervisão de médicos. A transição das parteiras para os cuidados dos médicos, bem como dos partos domiciliares para as maternidades, ocorreu rapidamente, considerando a longa duração durante a qual a mente humana se adaptou aos mecanismos do parto.[17] Esse fenômeno transformou o processo de parto em um "processo de produção" de uma mercadoria – o bebê –, em que se seguiu uma sequência previsível de etapas até que o resultado desejado fosse alcançado: admissão, preparação, parto, recuperação e alta hospitalar. Entre essas inúmeras regulamentações, está a exigência de exame imediato do RN por especialistas após o nascimento a fim de realizar uma avaliação rotineira do seu bem-estar. Embora essa prática seja crucial para prevenir possíveis problemas, ela é evidentemente superutilizada em muitos hospitais, principalmente devido ao desrespeito à importância do contato mãe-bebê nos minutos imediatamente após o parto.[18]

Como determina o conhecimento contemporâneo, esse contato inicial instiga uma onda de ocitocina, que é uma resposta orgânica que visa fortalecer o vínculo emocional formado entre mãe e filho. Nas palavras da Biblioteca Cochrane, a menos que surjam evidências contrárias, nunca se deve separar mães de seus bebês.[19]

Embora as evidências mais recentes e abrangentes indiquem que os partos domiciliares e hospitalares de baixo risco são igualmente seguros, com os partos domiciliares com menor taxa de intervenção e maior taxa de satisfação (Figura 24.1), ainda existem barreiras culturais no Brasil e falta de regulamentação no Sistema Único de Saúde (SUS).[20]

As casas de parto podem também desempenhar um importante avanço nesse sentido. Criados para desmedicalizar o nascimento, esses estabelecimentos existem em profusão em várias partes do mundo, principalmente na Europa. Nesses locais, estimula-se uma postura de incentivo à normalidade do nascimento e utilizam-se recursos de *parteria* para alcançar tal finalidade. Os partos são conduzidos por parteiras profissionais e acompanhados pela família em ambientes que procuram se aproximar o máximo possível do aconchego de um lar.[21]

Acompanhantes no parto

O apoio oferecido pelas mulheres foi um padrão social recorrente que persistiu ao longo de séculos. No entanto, com o advento dos partos hospitalares, amigos e familiares imediatos foram excluídos do processo de parto. O apoio que eles forneceram historicamente foi substituído por cuidados profissionais em um ambiente hospitalar. Como o parto se tornou principalmente uma questão médica, ocorrendo em hospitais e maternidades, também se transformou em uma atividade multidisciplinar.[22]

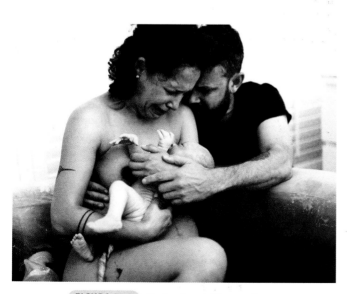

FIGURA 24.1 Parto domiciliar na água.

Em um esforço para restaurar o apoio histórico que as mulheres recebiam durante o parto, surgiu a função das **doulas**, com base no trabalho de pesquisadores americanos na década de 1980. O termo "doula", usado pela primeira vez pela falecida antropóloga americana Dana Raphael (1926-2016) em seu livro de 1973, *The Tender Gift – Breastfeeding*, é originário do grego e significa "serva de uma mulher", destacando a função social daqueles que fornecem apoio físico e emocional à mulher.

Nos últimos anos, houve alguns retrocessos na lei do acompanhante, dando margem à gestante ficar sozinha. A nova lei altera a Lei Orgânica da Saúde (Lei nº 8.080), no Capítulo VII do Título II, que trata do "subsistema de acompanhamento à mulher nos serviços de saúde". O antigo texto garantia o direito de acompanhante apenas em caso de parto no SUS. Agora, o direito foi ampliado para todas as unidades de Saúde, públicas ou privadas, e em todos os procedimentos que a mulher realizar. No entanto, em casos de emergência ou cirurgia cesárea, apenas acompanhantes que sejam profissionais da Saúde podem acompanhar mulher.[23] O acompanhante deverá ser maior de idade e de livre indicação da paciente ou de seu representante legal, caso ela esteja impossibilitada de manifestar a sua vontade. Em caso de procedimentos que envolvam sedação ou rebaixamento do nível de consciência, se a paciente não indicar acompanhante, a unidade de Saúde deverá indicar uma pessoa para acompanhá-la, de preferência profissionais da Saúde do sexo feminino. Se a paciente recusar acompanhante, ela deverá fazer isso por escrito e assinado com, no mínimo, 24 horas de antecedência. De acordo com o novo texto, em urgências ou emergências, se a mulher estiver desacompanhada, os profissionais da Saúde ficam autorizados a agir na proteção e defesa da saúde e vida da paciente. Nos centros cirúrgicos ou unidades de terapia intensiva com restrições relacionadas com a segurança ou com a saúde dos pacientes, o acompanhante deverá ser um profissional da Saúde. Nesse caso, deve ser justificado pelo corpo clínico.[24]

Posição materna no parto

A Biblioteca Cochrane de Medicina afirma que não há evidências fundamentadas para apoiar a prática de manter mulheres grávidas em posição supina durante a segunda fase do trabalho de parto. Com algumas ressalvas, os dados tendem a favorecer as posições verticais. A posição supina, caracterizada por deitar-se de costas, tende a prolongar a duração da segunda fase do trabalho de parto, diminuir a ocorrência de partos espontâneos, aumentar a ocorrência de traçados anormais da frequência cardíaca fetal e diminuir o nível de pH do cordão umbilical.[25]

Qualquer intervenção que aumente a duração e atrapalhe o trabalho de parto causará mais desconforto e cansaço na parturiente. Quanto mais estafada estiver a mulher nas primeiras horas que se seguem ao nascimento do seu bebê, mais difícil será amamentá-lo com adequação.[26]

Hidratação, fluidos e alimentação no trabalho de parto

Existem muitos dados científicos relativos ao consumo de alimentos e líquidos durante o processo de parto e as descobertas derivadas dessas investigações conduzidas em várias instâncias em todo o mundo são definitivas: não há comprovação para apoiar a noção de que a restrição da ingestão oral pelas pacientes possa evitar a aspiração gástrica, e não há comprovação de um risco aumentado associado à permissão de que as pacientes consumam alimentos e bebidas de acordo com suas preferências durante o curso de trabalho de parto.[27] Além disso, essas investigações afirmam que a administração de infusões parenterais pode ter efeitos prejudiciais tanto para a mãe quanto para o feto. Ainda assim, a prática da NPO (do latim *nil per os*, "nada pela boca") continua sendo habitual em hospitais para qualquer paciente que possa ser internada para trabalho de parto.[28] É comum em várias maternidades que, imediatamente após a admissão, seja iniciada a hidratação intravenosa com soro de glicose.[29]

Do ponto de vista do RN, alguns estudos indicam que aqueles cujas mães receberam fluidos intravenosos experimentaram maior perda imediata de peso após o parto, o que implica que nasceram com excesso de líquido.[30] Essa redução imediata de peso após o nascimento pode ser percebida pelos pediatras ou outros cuidadores como perda real de peso, necessitando de suplementação dietética agressiva para restaurar esse déficit, normalmente por meio do uso de fórmula láctea artificial. Tanto o obstáculo da alimentação oral normal quanto a substituição da reposição hídrica pela terapia intravenosa podem ter implicações prejudiciais para a amamentação.[31]

Episiotomia

No início dos anos 1980, Thacker e Banta conduziram uma extensa revisão da literatura sobre essa cirurgia, analisando mais de 350 artigos e capítulos de livros didáticos publicados entre 1860 e 1980.[32] Apesar de seus esforços, eles não encontraram fundamentos válidos para realizar rotineiramente esse tipo de procedimento. Se as mulheres receberem informações abrangentes sobre os riscos e benefícios, incluindo os riscos demonstráveis, é altamente improvável que elas consintam em se submeter a episiotomias de rotina. A episiotomia não é mais recomendada como procedimento de rotina.[33] A evidência disponível não apoia a noção de que a episiotomia reduz danos perineais, prolapso vaginal futuro ou incontinência urinária. Ao contrário, há uma correlação entre episiotomias e uma maior ocorrência de lacerações de terceiro e quarto graus, bem como disfunção subsequente do músculo esfincteriano anal.[34]

Cesarianas

Na contemporaneidade, alguns países têm taxas de cesariana que superam em 3 vezes o limite máximo recomendado pela Organização Mundial da Saúde (OMS). O Brasil, com uma taxa de cesariana de 56,8%, é agora considerado o país com a maior taxa mundial. No entanto, essa escalada significativa não é um fenômeno isolado confinado a uma região geográfica específica; na verdade, é uma ocorrência global que afeta tanto as superpotências quanto as nações mais empobrecidas. A consequência da intervenção excessiva por meio da utilização injustificada de um recurso valioso, como a cesariana, sem dúvida interfere no vínculo entre a mãe e o bebê, interferindo no processo de amamentação.[35]

Numerosos estudos indicam que a cesariana tem um impacto negativo na amamentação, principalmente devido aos momentos imediatos após o nascimento. RNs por cesariana apresentam excitabilidade reduzida e respostas neurológicas diminuídas nos primeiros 2 dias de vida. Os níveis de catecolaminas são mais baixos nesses bebês, levando muitos especialistas a acreditar que o aumento repentino da adrenalina durante o parto é crucial para o desenvolvimento de respostas neurológicas precoces.[36] Mulheres submetidas a cesariana experimentam um atraso no estabelecimento da amamentação, e o tempo perdido na formação do vínculo e no aproveitamento da interação hormonal entre mãe-bebê pode ser o fator determinante na falha da amamentação.[37] Somente quando se compreende plenamente a importância primordial desses momentos iniciais para alcançar o sucesso da amamentação, pode-se realmente demonstrar um maior nível de consideração pelas necessidades do RN.[38]

Para que se aumente a taxa de amamentação, é imperioso que os altos índices de cesarianas sejam discutidos em todos os níveis, desde a consulta com o pré-natalista na linha de frente da assistência até os políticos e gestores, responsáveis pela elaboração de políticas de Saúde para a mulher.[39]

Nascer no brasil: principais resultados[40]

O pré-natal, o parto e o pós-parto têm sido o foco de várias políticas públicas no Brasil, com o objetivo de diminuir as taxas de morbimortalidade de mães e bebês, bem como melhorar a qualidade dos cuidados de saúde prestados a mulheres e crianças. O estudo "Nascer no Brasil" (2011-2012) envolveu o monitoramento de 23.894 puérperas em 266 unidades de Saúde, incluindo instituições públicas vinculadas ao SUS, bem como estabelecimentos privados, que realizaram mais de 500 partos anualmente, de fevereiro de 2011 a outubro de 2012. A próxima edição "Nascer no Brasil II" (2020-2022) apresentará uma expansão no escopo, incorporando maternidades com uma contagem anual de partos inferior a 500 e abrangendo também o tema da perda fetal precoce, que não foi examinado no estudo anterior. Um total de 24.255 mulheres que buscam assistência médica para parto ou perda fetal precoce serão observadas em 465 maternidades em todo o país. Este próximo estudo também nos permitirá examinar a progressão dos cuidados relacionados com o parto e ao nascimento em maternidades públicas e privadas do país. Além da investigação primária sobre perdas fetais, partos e nascimentos, temas complementares, como morbidade e mortalidade materna e perinatal, o impacto da covid-19 durante a gravidez e os distúrbios emocionais paternos, serão examinados.

O estudo foi baseado em uma grande amostra nacional de mulheres. Os resultados mostraram que a prevalência de gravidez indesejada foi de 55,4%. Verificou-se que vários fatores estão associados à gravidez indesejada, incluindo idade materna, cor da pele, *status* de parceiro, *status* profissional, abuso de álcool e partos anteriores. Os fatores de risco para gravidez indesejada incluíram morte neonatal prévia, parto prematuro e complicações durante a gravidez. Também foi descoberto que a gravidez indesejada estava associada a um alto risco de comportamento não saudável.

Outro aspecto do estudo se concentrou na associação entre boas práticas e a avaliação do cuidado da mulher durante o parto e o nascimento. As boas práticas incluíram a presença de profissionais da Saúde, privacidade, informações claras e apoio empático de parceiros. No entanto, fatores como liberdade de movimento, nutrição e escolha de acompanhantes não se mostraram associados à avaliação. O estudo enfatizou a importância de um bom relacionamento com a equipe de cuidadores para uma experiência de parto positiva. O estudo também analisou as taxas de cesarianas no Brasil com base na fonte de pagamento.

A taxa geral de cesariana no Brasil foi encontrada em 51,9%. Observou-se que mulheres de alto risco tiveram taxas significativamente maiores de cesariana no setor público. O estudo identificou os grupos de Robson que tiveram o maior impacto na taxa de cesariana. Os resultados sugeriram que as políticas públicas deveriam se concentrar na redução das cesarianas em mulheres nulíparas. O estudo também examinou a alta taxa de cirurgia de cesariana em mulheres primíparas no Brasil. Os fatores associados ao maior risco de cesariana incluíram residir na região Sudeste, condições clínicas e obstétricas, admissão precoce, decisão tardia pela cesariana e uso de analgesia. Por outro lado, os fatores associados a um menor risco de cesariana incluíram aconselhamento favorável para o parto vaginal, indução do parto e o uso de boas práticas durante o parto. O estudo propôs que a incorporação de enfermeiras obstétricas na assistência ao parto pode incrementar boas práticas.

O estudo destacou ainda o aumento da taxa de nascimentos prematuros em todo o mundo, inclusive no Brasil. Verificou-se que o parto prematuro está associado a maior morbimortalidade. O estudo analisou os fatores que afetam o parto prematuro espontâneo e iniciado profissionalmente. Fatores sociodemográficos e parto prematuro prévio foram associados ao parto prematuro espontâneo, enquanto o parto prematuro iniciado profissionalmente foi associado a cuidados médicos privados para o parto e cesarianas anteriores. O estudo sugeriu que reduzir o parto prematuro iniciado profissionalmente pode ser possível e que reduzir as desigualdades sociais e de saúde deve ser uma prioridade nacional.

O estudo também avaliou os fatores associados aos casos de "near miss" materno (NMM) durante o parto e pós-parto no Brasil. O conceito de NMM permite avaliação da qualidade da assistência obstétrica, representando uma ferramenta a ser utilizada na prática obstétrica rotineira ao identificar mulheres que estejam sob maior risco de evolução para quadros graves, o que permite a rápida implementação de medidas de tratamento e suporte. Os fatores associados a NMM incluíram a ausência de cuidados pré-natais, complicações obstétricas e o tipo de parto. No entanto, as características sociais e demográficas maternas não foram associadas a NMM. O estudo recomendou que as estratégias para reduzir NMM se concentrassem em aumentar o acesso ao pré-natal e ao parto e em reduzir as taxas de cesarianas eletivas.

Outro aspecto do estudo examinou os fatores associados à necessidade de ventilação com pressão positiva e oxigênio suplementar na sala de parto. Verificou-se que RNs prematuros tardios, risco obstétrico materno e idade materna contribuíram para uma maior necessidade de ventilação com pressão positiva e oxigênio. A cesárea no trabalho de parto também foi associada à necessidade de ventilação com pressão positiva e oxigênio. No entanto, após ajustes para distúrbios maternos e idade gestacional, o tipo de parto não era mais significativo.

O estudo também investigou a participação de enfermeiras e enfermeiras obstétricas na assistência ao parto no Brasil. Verificou-se que as boas práticas foram mais frequentes quando enfermeiras e enfermeiras obstétricas estavam envolvidas, e menos intervenções foram usadas. Hospitais com enfermeiras e parteiras tiveram menores taxas de cesariana. O estudo destacou os benefícios do trabalho colaborativo entre médicos e enfermeiras/enfermeiras obstétricas na assistência ao parto e ao nascimento. A adoção de boas práticas foi vista como uma maneira de melhorar a assistência obstétrica e neonatal no Brasil.

Rede Cegonha

A Rede Cegonha é uma política pública que foi implementada no Brasil com o objetivo de garantir o direito das gestantes e dos RNs a um atendimento de qualidade no pré-natal, parto e pós-parto. A seguir, estão algumas das leis e portarias que norteiam a Rede Cegonha no Brasil:

- Portaria nº 1.459/GM/MS, de 24 de junho de 2011: institui a Rede Cegonha como estratégia do Ministério da Saúde para implementar uma rede de cuidados para as gestantes e seus bebês
- Lei nº 12.546, de 14 de dezembro de 2011: institui o Programa de Qualificação da Atenção à Saúde Materno Infantil, que tem como objetivo o fortalecimento da Rede Cegonha e a melhoria da qualidade da assistência à saúde materno-infantil
- Portaria nº 650/GM/MS, de 5 de outubro de 2011: estabelece diretrizes para a organização da Rede Cegonha em todo o território nacional, com ações integradas e articuladas entre os diferentes níveis de atenção à saúde
- Portaria nº 1.920/GM/MS, de 5 de setembro de 2013: define as diretrizes para a implementação da Rede Cegonha nos municípios, com foco na humanização do parto e nascimento, na atenção à mulher e ao RN e na garantia do acesso universal e igualitário aos serviços de Saúde.

A Portaria nº 1.459/GM/MS, de 24 de junho de 2011, estabelece diretrizes para a organização dessa iniciativa, que tem como objetivo garantir atenção integral às mulheres durante a gravidez, o parto e o puerpério, bem como às crianças na primeira infância.

Além disso, a Rede Cegonha foi regulamentada pela Lei nº 12.468, de 26 de agosto de 2011, que dispõe sobre a regulamentação da profissão de doula no Brasil. A presença de doulas durante o parto é uma das estratégias da Rede Cegonha para promover uma experiência positiva e humanizada para as gestantes e parturientes.

Essa rede é uma estratégia do Ministério da Saúde do Brasil, que visa garantir atenção humanizada e de qualidade à saúde da mulher e da criança durante o ciclo gravídico-puerperal. Ela é composta por quatro componentes:

- Pré-natal: garante um acompanhamento integral da gestante desde o início da gestação. Inclui consultas médicas, exames laboratoriais, vacinação e orientações sobre autocuidado e alimentação saudável
- Parto e nascimento: busca assegurar um parto seguro e respeitoso, com o objetivo de reduzir a mortalidade materna e neonatal. Inclui assistência obstétrica, neonatal e anestesia, além de estrutura adequada para o parto
- Puerpério e atenção básica: oferece suporte às mães e aos RNs no período pós-parto, visando prevenir possíveis complicações e promover o bem-estar da família. Inclui consultas de puericultura, vacinação, planejamento familiar e orientações sobre amamentação

- Planejamento reprodutivo e contracepção: garante o acesso a métodos contraceptivos seguros e eficazes, além de informações sobre planejamento familiar. Inclui consultas com profissionais da Saúde habilitados e distribuição gratuita de contraceptivos.

A Rede Cegonha também promove a articulação entre os diferentes níveis de atenção à saúde, a capacitação de profissionais da Saúde e a participação da comunidade na promoção da saúde materno-infantil. Seu objetivo é garantir o direito à saúde e contribuir para a redução da morbimortalidade materna e neonatal no Brasil.

O impacto direto da implementação da Rede Cegonha na saúde materna e infantil no Brasil tem sido significativo, trazendo melhorias na qualidade da assistência pré-natal, no acompanhamento do parto e no atendimento pós-parto. Além disso, a política tem contribuído para a redução da mortalidade materna e infantil, a promoção da saúde da gestante e do bebê e o fortalecimento da rede de cuidados materno-infantis em todo o país.

Condições do parto e nascimento que afetam o aleitamento

Hora dourada

Uma hora dourada fisiológica é fundamental para homeostasia do RN e da amamentação.[19]

Sabe-se agora que o RN saudável tem um padrão de comportamento sequencial inato durante as primeiras horas após o nascimento se o contato pele a pele for iniciado. Aos poucos, os reflexos primitivos ganham vida: o bebê adquire sucessivamente os reflexos de sucção e busca, fecha a mão, leva a mão à boca cerca de meia hora após o nascimento e, dentro de 1 hora após o nascimento, encontra a mama materna e começa a sugar.[19]

Quando a mãe tem em seu peito nu o RN imediatamente após o nascimento, isso tem um impacto profundo sobre ela (Figura 24.2). Uma revisão sistemática das experiências maternas de contato pele a pele revela sentimentos avassaladores de amor, uma experiência natural que as ensina a ser mãe, melhora a autoestima e é uma maneira de conhecer e entender o bebê.[41] Percebemos que esse simples ato da equipe de entregar o RN à mãe favorece o início da confiança dos pais.[42]

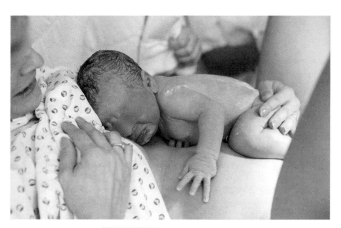

FIGURA 24.2 Hora dourada.

Os nove estágios do contato pele a pele: início de amamentação liderado pelo recém-nascido:[43,44]

Estágio 1: choro ao nascer (Figura 24.3 A)

Este primeiro estágio é caracterizado pelo choro inicial do nascimento, quando os pulmões se expandem pela primeira vez à medida que o RN faz a transição para a respiração e outros instintos de sobrevivência. Esses comportamentos podem incluir o reflexo de moro, fazer caretas, tossir, levantar todo o corpo do tronco da mãe, abrir abruptamente os olhos e tensão no corpo. Recomenda-se o clampeamento tardio do cordão umbilical – mais de 3 minutos após o parto.[45]

Estágio 2: relaxamento (Figura 24.3 B)

O RN fica imóvel e quieto, não fazendo movimentos. Ao deitar-se tranquilamente no peito da mãe, o bebê pode ouvir os batimentos cardíacos maternos. Esse som familiar do útero parece confortar o RN após a rápida transição para a vida extrauterina.[46] É possível realizar a avaliação do escore de APGAR, bem como quaisquer outras avaliações necessárias, em um RN a termo saudável sem perturbá-lo, permitindo que o contato pele a pele possa continuar ininterruptamente. Se a administração de vitamina K for uma rotina, esta deve ocorrer logo após o nascimento, enquanto os níveis de catecolaminas são mais elevados,[47] de preferência com o RN pele a pele com a mãe, pois esse tipo de contato demonstrou diminuir a reação do bebê à dor no pós-parto.[48]

Estágio 3: despertar (Figura 24.3 C)

O estágio de despertar é uma transição do estágio de relaxamento para o estágio de atividade. O RN faz pequenos movimentos da cabeça, rosto e ombros e ondulam suavemente através dos braços até os dedos. O RN faz pequenos movimentos na boca. Eles gradualmente abrem os olhos durante esse estágio, piscando repetidamente até que os olhos estejam estáveis e focados.

Estágio 4: atividade (Figura 24.3 D)

Durante a fase de atividade, o RN apresenta maior amplitude de movimento em toda a cabeça, corpo, braços e mãos. Os membros movem-se com maior determinação. O RN pode enraizar e levantar a cabeça do peito da mãe. Os dedos muitas vezes começam o estágio fechados, mas podem se expandir. No início dessa fase, o RN pode ter movimentação apenas da língua dentro da boca. Durante a fase de atividade, o RN levará a língua até a borda dos lábios, depois se projetará além dos lábios e, em seguida, projetará repetidamente além dos lábios.[49]

Estágio 5: repouso (Figura 24.3 E)

O estágio de repouso está entrelaçado com todos os outros estágios. Um RN pode parar ou começar durante qualquer um dos estágios para descansar, e então continuar com esse mesmo estágio, ou passar para o próximo.[50] Ele pode estar deitado ainda chupando os dedos ou apenas olhando para o mamilo. Os olhos podem estar abertos ou fechados. É importante valorizar a fase de repouso e não se preocupar se o RN ainda não teve sucesso com o processo da primeira hora.

Estágio 6: engatinhar (Figura 24.3 F)

O estágio de engatinhar pode incluir engatinhar, pular, deslizar, rastejar ou muitos outros nomes interessantes de maneiras de se mover da posição entre as mamas para uma posição muito próxima ao mamilo. Às vezes, esse processo é tão sutil que pais e funcionários ficam surpresos ao notar que o RN chegou na mama. Outras vezes, o RN pode fazer movimentos fortes e evidentes, chamando a atenção de todos no quarto. Nesses casos, pode ser útil se a mãe colocar a mão sob o pé do RN para dar ao bebê algo para empurrar a fim de se mover em direção à mama.

Estágio 7: familiarização (Figura 24.3 G)

Como o RN está em uma posição semi-reclinada e alerta, ele tem o controle sobre sua experiência, em vez de ser colocado em uma posição dependente pela mãe. Para alcançar a mama, o RN deve poder manobrar para uma posição adequada. Ao se aproximar do peito, ele realiza chamadas específicas para a mãe – uma chamada curta que geralmente resulta em uma resposta suave da mãe. A frequência desses sons aumenta à medida que ele se aproxima do mamilo da mãe.[43]

É provável que os odores da mama materna estejam induzindo essa resposta (tubérculos de Montgomery). O RN está preparando sua língua, o peito e o mamilo para o momento de fixação e sucção. As ações da língua demonstram a coordenação motora desse órgão pelo RN com o reflexo de enraizamento e a capacidade de movê-la para o fundo da boca, com formato curvo e fino. O RN precisa praticar essa coordenação do reflexo raiz-língua ou, em inglês, *rooting*.[51]

Se os bebês com um comportamento aversivo puderem passar pacificamente pelos estágios de contato pele a pele em um momento posterior, eles podem alcançar com sucesso o mamilo, prender-se a ele sozinhos e começar a sugar. Isso pode acontecer mesmo semanas após o nascimento se não for possível mais cedo.[52]

Estágio 8: sucção (Figura 24.3 H)

O RN se fixa ao mamilo durante essa fase e mama com sucesso. Quando o RN pega a mama, ele está posicionando a boca aberta adequadamente na aréola e no mamilo, não os deixando doloridos. É interessante notar que as mãos, que estão agitadas, muitas vezes param de se mover quando a mamada inicia. Durante essa

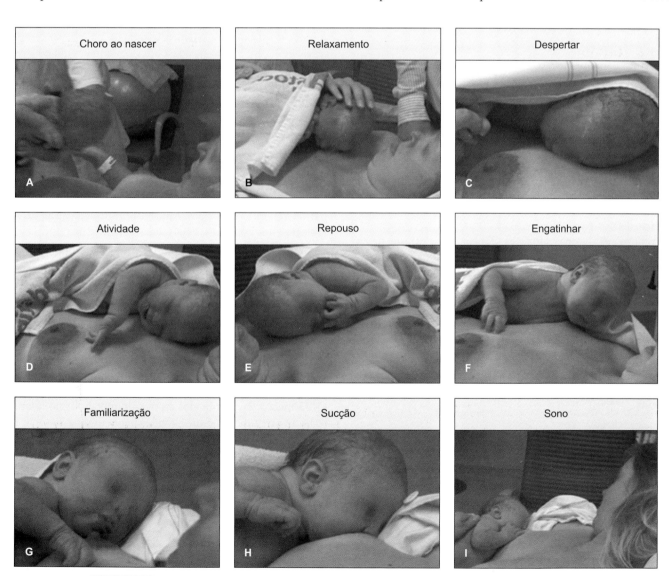

FIGURA 24.3 Nove estágios do contato pele a pele. (Adaptada de Widström AM et al., 2019.)[56]

Parte 3 • Atuação

primeira hora, é uma primeira mamada perfeita, embora o RN continue a se reajustar até ficar satisfeito com a pega. O lactente não precisa de ajuda para ajustar a pega. Os RNs que fazem a pega sozinhos durante a primeira hora após o nascimento têm poucos problemas com a amamentação, pega e transferência de leite.[53] O parceiro também pode passar tempo pele a pele com o seu RN se a separação da mãe for necessária.[54]

Estágio 9: sono (Figura 24.3 I)

No fim da sucção, cerca de uma hora e meia após o nascimento, o RN fica sonolento e adormece. A ocitocina, liberada na mãe e no bebê pela sucção, desencadeia a liberação de hormônios gastrointestinais (GI), incluindo colecistocinina (CCK) e gastrina. O alto nível de CCK tanto na mãe quanto no RN causará um sono pós-prandial relaxante e satisfatório.[55] Mais tarde, após o nascimento, o RN terá mais controle sobre seu corpo e movimentos. Compreender as etapas e os comportamentos de amamentação do RN é, de fato, tranquilizador para os pais, mesmo na enfermaria de puerpério.

Condições do parto e nascimento que afetam o aleitamento

Para que a amamentação seja bem-sucedida, a lactogênese II (apojadura) precisa ocorrer de maneira adequada.[57] Qualquer prática, intencional ou não, que cause ou contribua para a imaturidade infantil, lesão no nascimento, influência farmacológica, função do sistema nervoso central alterada, alteração de reflexos motores do RN, atraso na lactogênese ou condição adversa da mama e/ou comprometimento do vínculo mãe-bebê coloca a mãe e o lactente em risco para amamentação.[58]

Nem todas as lactantes terão a apojadura no terceiro ou quarto dia pós-parto. Um atraso ou diminuição na lactogênese II é comum em algumas situações (Tabela 24.1). Atrasos na lactogênese II estão relacionados com fisiologia da lactação. Os efeitos de doenças maternas gestacionais, da imaturidade do RN, de medicamentos e de intervenções mecânicas são cumulativos e sinérgicos.[45]

TABELA 24.1 Fatores de risco para atraso na lactogênese II.
Primiparidade
Idade materna acima de 30 anos
Cesárea
Período expulsivo prolongado
Sobrecarga hídrica durante trabalho de parto
Diabetes *mellitus* tipos 1 e 2; diabetes *mellitus* gestacional
Obesidade
Síndrome de ovários policísticos
Retenção placentária
Hemorragia pós-parto grave
Estresse/violência obstétrica
Cirurgia mamária

Doenças e condições maternas

Diabetes *mellitus*, assim como diabetes gestacional, atrasa a lactogênese II em pelo menos 24 horas, principalmente porque os níveis de insulina circulantes e a resistência periférica à insulina diminuem a afinidade da prolactina com o receptor desse hormônio no tecido mamário. A população com diabetes *mellitus* enfrenta maior dificuldade de amamentação, bem como desmame precoce. Já está bem estabelecido o risco para essa população, sendo a ordenha de colostro antenatal indicada no pré-natal. A obesidade, da mesma forma, provoca estado de resistência periférica à insulina devido ao tecido adiposo aumentado.

Prematuridade

A própria prematuridade, isoladamente e em combinação com outras consequências do nascimento, afeta a capacidade de alimentação do RN. A prematuridade é um fator de risco para desmame precoce, devido à hipotonia, sucção débil e risco de internação em unidade de terapia intensiva neonatal, além da separação precoce do binômio.[48]

Indução do parto

A indução do parto, especialmente antes de 39 semanas completas de gestação, está associada a um risco aumentado de morte infantil e outras complicações. Induções eletivas para primigestas podem aumentar o risco de cesariana.[37] Mulheres submetidas a cesárea têm atraso na lactogênese II e maior risco de falha na amamentação.[50]

A indução eletiva de trabalho de parto leva a maior risco de parto instrumentalizado, com uso de vácuo extrator ou fórceps, que podem causar lesões dolorosas que dificultam a amamentação na primeira semana de vida, podendo ocasionar o desmame.[52]

RNs de mães que receberam ocitocina durante o trabalho de parto tiveram 2 vezes mais chances de ter problemas de sucção nas primeiras horas e dias após o nascimento e menos probabilidade de conseguir uma sucção efetiva dentro da primeira hora após o nascimento.[44]

Medicações que afetam a sucção, a deglutição e/ou a respiração

A meia-vida pediátrica de alguns analgésicos e anestésicos, como sufentanil e bupivacaína, usados para analgesia durante o trabalho de parto podem afetar o bebê. A meia-vida do fentanil está relacionada com a dose e pode ser de até 18 horas ou mais. Os fármacos são eliminados através do metabolismo infantil, levando cerca de cinco meias-vidas para eliminação total. Há evidências crescentes de que os narcóticos, especialmente aqueles administrados no espaço epidural, afetam o neuro comportamento do RN, incluindo a capacidade de sugar, engolir e respirar de maneira coordenada.[59] A anestesia peridural de parto teve um impacto negativo na amamentação nas primeiras 24 horas de vida, embora não inibisse a porcentagem de tentativas de amamentação na primeira hora. Em outras palavras, os RNs tiveram a oportunidade de mamar, mas não conseguiram estabelecer a pega e sugar.[49,60] (ver mais detalhes no Capítulo 23, *Anestesia e Analgesia de Parto: Impacto na Amamentação*).

Infusão de excesso de fluidos intravenosos

Fluidos intravenosos são administrados para prevenir hipotensão supina quando uma epidural é colocada durante o trabalho de parto, antes de uma cesariana planejada ou quando surgem algumas complicações do parto.[61] Há muito se especula que os fluidos intravenosos administrados à mãe estão associados ao edema mamário, o que causa dificuldade na amamentação. O edema na mama em lactação parece contrair os ductos lácteos, o que reduz o fluxo de leite, dificultando a pega e a transferência de colostro para o RN. A hidratação intravenosa está associada ao excesso de perda de peso em RNs, devido à diurese osmótica nas primeiras 24 horas de vida, levando ao excesso de suplementação de fórmula.[62]

Tocotraumatismo na região cefálica relacionada com o nascimento

Lesões na cabeça, rosto ou parte superior do corpo do RN podem interferir na capacidade do bebê de sugar, engolir e respirar confortavelmente. As lacerações podem ocorrer durante o uso de fórceps ou cirurgia cesariana; pinças ou extratores a vácuo podem causar hematomas significativos e até feridas; e partos mecanicamente difíceis estão associados à assimetria craniana e facial. Stellwagen, Hubbard, Chambers e Jones estudaram assimetrias em RNs, relatando que "assimetria facial moderada estava associada a um segundo estágio mais longo do trabalho de parto, parto com fórceps, um RN maior e trauma de nascimento".[63] Mais de uma assimetria significativa foi encontrada em 10% dos RNs. Wall e Glass relataram que a assimetria facial e o torcicolo estão associados à capacidade de sucção prejudicada.[64]

A aspiração de vias aéreas de um RN a termo vigoroso está associada a aversão oral, lesão na orofaringe posterior, remoção de muco normal e imunologicamente importante e falha na prevenção de pneumonia por aspiração de mecônio, mesmo por meio de líquido amniótico meconial.[65]

Cefalematoma; fraturas do ombro, braço ou face; luxação da cartilagem triangular do septo nasal; lesões nervosas; hemorragia subgaleal; sangramento intracraniano; e outros danos físicos à criança são mais comuns em partos instrumentalizados e partos cesáreos.[66]

Separação do binômio

Ao nascer, o ambiente interno e externo do RN muda drástica e permanentemente. De repente, o som e a luz não são mediados; o RN deve coordenar a sucção, a deglutição, a respiração para obter comida e ar, e toda a superfície da pele é bombardeada por novas sensações, muitas vezes dolorosas. Um RN normal colocado em contato com a pele da mãe imediatamente após o nascimento pode engatinhar até a mama e começar a mamar em menos de 5 minutos, ou pelo menos na primeira hora. Como vimos anteriormente, o RN passa por nove fases distintas nas primeiras horas após o nascimento. Se o RN for separado durante essa sequência, a transição suave para a sucção pode ser interrompida. O contato pele a pele imediato e sustentado é central para o estabelecimento da amamentação.[41]

Separar a mãe e o bebê interrompe essa impressão-chave, podendo aumentar a dificuldade de amamentação e levar ao desmame precoce. A melhor maneira de prevenir complicações

da amamentação decorrentes das práticas de parto é minimizar o uso de intervenções. Um parto normal, sem violência obstétrica e neonatal, geralmente leva a uma amamentação normal.[67]

Quando ocorrem complicações durante a gravidez, o trabalho de parto e o parto, as intervenções usadas adequadamente podem salvar a vida da mãe e/ou do RN. Ainda assim, mesmo quando necessárias e utilizadas adequadamente, as intervenções podem ter um efeito negativo profundo no RN, na mãe e no curso da amamentação.[68]

A taxa de intervenções praticadas é a principal preocupação, não as intervenções em si. A OMS e outros órgãos de política de Saúde publicaram dados com base em pesquisas sobre as taxas recomendadas de intervenções medicamente necessárias. Em muitos lugares, os índices locais de indução, cirurgia cesariana e uso epidural excedem em muito as taxas medicamente necessárias.[69]

Referências bibliográficas

1. Ministério da Saúde. Secretaria de Atenção à Saúde. Departamento de Atenção Básica. Atenção ao pré-natal de baixo risco. Brasília: Editora do Ministério da Saúde; 2013. 318 p.
2. Leal MC, Esteves-Pereira AP, Viellas EF, et al. Assistência pré-natal na rede pública do Brasil. Rev Saúde Pública. 2020;54:8.
3. World Health Organization. Breastfeeding [Internet]. 2021. Available from: https://www.who.int/health topics/breastfeeding#tab=tab_1.
4. Schmied V, Beake S, Sheehan A, et al. Women's perceptions and experiences of breastfeeding support: a metasynthesis. Birth. 2011;38(1):49-60.
5. Renfrew MJ, McCormick FM, Wade A, et al. Support for healthy breastfeeding mothers with healthy term babies. Cochrane Database of Syst Rev. 2020;2(2).
6. Gonçalves CV, Dias-da-Costa JS, Duarte G, et al. Exame clínico das mamas em consultas de pré-natal: análise da cobertura e de fatores associados em município do Rio Grande do Sul, Brasil. Cad Saúde Pública. 2008;24(8):1783-90.
7. Brasil. Ministério da Saúde. Secretaria de Atenção à Saúde. Departamento de Atenção Básica. Saúde da criança: aleitamento materno e alimentação complementar. 2. ed. Brasília: Ministério da Saúde; 2015. 184 p.
8. World Alliance for Breastfeeding Action. Cartilha Empoderar mães e pais, favorecer a amamentação. In: Anais da Semana Mundial do Aleitamento Materno [Internet]; 2019. Disponível em: https://www.ibfan.org.br/site/wp-content/uploads/2019/07/1-SMAM_folder_port_2019_final.pdf.
9. Alves JS, Oliveira MIC, Rito RVVF. Orientações sobre amamentação na atenção básica de saúde e associação com o aleitamento materno exclusivo. Ciênc Saúde Colet. 2018;23(4):1077-88.
10. Amaral SA, Bielemann RM, Del-Ponte B, et al. Intenção de amamentar, duração do aleitamento materno e motivos para o desmame: um estudo de coorte, Pelotas, RS, 2014. Epidemiol Serv Saúde. 2020 [cited 2024 Fev 13];29(1):e2019219. Disponível em: http://scielo.iec.gov.br/scielo.php?script=sci_arttext&pid=S1679-49742020000100025&lng=pt&nrm=iso. Acesso em: 13 fev. 2024.
11. Nascimento VC, Oliveira MIC, Alves VH, et al. Associação entre as orientações pré-natais em aleitamento materno e a satisfação com o apoio para amamentar. Rev Bras Saúde Mat Infant. 2013;13(2):147-59.
12. Costa CA, Penna LHG, Nascimento MBR, et al. Preparo da mama para amamentação nos serviços de saúde: a prática é condizente com as recomendações? Ciênc Saúde Coletiva. 2016;21(10):3279-89.
13. Khatib MN, Gaidhane A, Upadhyay S, et al. Interventions for promoting and optimizing breastfeeding practices: An overview of systematic review. Front Public Health. 2023;11:984876.
14. Davis AMB, Sclafani V. Birth Experiences, Breastfeeding, and the Mother-Child Relationship: Evidence from a Large Sample of Mothers. Canadian Jour of Nursi Res. 2022;54(4):518-29.
15. Chaves RL. O nascimento como experiência radical de mudança. Cad Saúde Pública. 2014;30(1). Disponível em: https://doi.org/10.1590/0102-311XPE03S114.
16. Gomes MASM, Esteves-Pereira AP, Bittencourt DAS, et al. Atenção hospitalar ao recém-nascido saudável no Brasil: estamos avançando na garantia das boas práticas? Ciênc Saúde Coletiva. 2021;26(3):859-74.
17. Sousa PKS, Novaes TG, Magalhães EIS, et al. Prevalência e fatores associados ao aleitamento materno na primeira hora de vida em nascidos vivos a termo no sudoeste da Bahia, 2017. Epidemiol Serv Saúde. 2020;29(2):e2018384.
18. Merewood A, Brooks D, Bauchner H, et al. Maternal birthplace and breastfeeding initiation among term and preterm infants: a statewide assessment for Massachusetts. Pediatrics. 2006;118(4):e1048-54.

19. Moore ER, Bergman N, Anderson GC, et al. Early skinto-skin contact for mothers and their healthy newborn infants. Cochrane Database Syst Rev. 2016;11:CD003519.
20. Middleton P, Shepherd E, Morris J, at al. Induction of labour at or beyond 37 weeks' gestation. Cochrane Database of Syst Rev. 2020;7:CD004945.
21. Brasil. Ministério da Saúde. Secretaria de Ciência, Tecnologia e Insumos Estratégicos. Departamento de Gestão e Incorporação de Tecnologias em Saúde. Diretrizes nacionais de assistência ao parto normal: versão resumida. Brasília: Ministério da Saúde; 2017.
22. Barbosa MBB, Herculano TB, Brilhante MAA, et al. Doulas como dispositivos para humanização do parto hospitalar: do voluntariado à mercantilização. Saúde em Debat. 2018;42(117):420-9.
23. Ramey-Collier K, Jackson M, Malloy A, et al. Doula Care: A Review of outcomes and impact on birth experience. Obstet Gynecol Surv. 2023;78(2):124-7.
24. Brasil, Lei nº 14.737, de 27 de novembro de 2023. Altera a Lei nº 8.080, de 19 de setembro de 1990 (Lei Orgânica da Saúde), para ampliar o direito da mulher de ter acompanhante nos atendimentos realizados em serviços de saúde públicos e privados. 2023;225(seção 1):3.
25. Walker KF, Kibuka M, Thornton JG, et al. Maternal position in the second stage of labour for women with epidural anaesthesia. Cochrane Database of Syst Rev. 2018;11:CD008070.
26. Garbelli L, Lira V. Maternal positions during labor: Midwives' knowledge and educational needs in northern Italy. Eur J Midwifery. 2021;5:15.
27. Beggs JA, Stainton MC. Eat, drink, and be labouring? J Perinat Educ. 2002; 11(1):1-13.
28. Singata M, Tranmer J, Gyte GML. Restricting oral fluid and food intake during labour. Cochrane Database of Syst Rev. 2013;8:CD003930.
29. Sharts-Hopko NC. Oral intake during labor: a review of the evidence. MCN Am J Matern Child Nurs. 2010;35(4):197-203.
30. Giudicelli M, Hassler M, Blanc J, et al. Influence of intrapartum maternal fluids on weight loss in breastfed newborns. J Matern Fetal Neonatal Med. 2022;35(4):692-8.
31. Noel-Weiss J, Woodend AK, Peterson WE, at al. An observational study of associations among maternal fluids during parturition, neonatal output, and breastfed newborn weight loss. Int Breastfeed J. 2011;6:9.
32. Thacker SB, Banta HD. Benefits and risks of episiotomy: an interpretative review of the English language literature, 1860-1980. Obstet Gynecol Surv. 1983;38(6):322-38.
33. Mattar R, Aquino MMA, Mesquita MRS. A prática da episiotomia no Brasil. Rev Bras Ginecol e Obstet. 2007;29(1):1-2.
34. Jiang H, Qian X, Carroli G, et al. Selective *versus* routine use of episiotomy for vaginal birth. Cochrane Database of Syst Rev. 2017;2:CD000081.
35. Dias B, Leal MC, Esteves-Pereira AP, et al. Variações das taxas de cesariana e cesariana recorrente no Brasil segundo idade gestacional ao nascer e tipo de hospital. Cad Saúde Pública. 2022;38(6).
36. Li L, Wan W, Zhu C. Breastfeeding after a cesarean section: A literature review. Midwifery. 2021;103:CD103117.
37. Lim G, Facco FL, Nathan N, et al. A Review of the Impact of Obstetric Anesthesia on Maternal and Neonatal Outcomes. Anesthesiol. 2018;129(1):192-215.
38. Ulfa Y, Maruyama N, Igarashi Y, et al. Women's experiences of breastfeeding after a cesarean section: a meta-synthesis. Jpn J Nurs Sci. 2023;20(3):e12534.
39. Zheng Y, Xia Y, Ye W, et al. The Effect of Skin-to-Skin Contact on Postoperative Depression and Physical Recovery of Parturients after Cesarean Section in Obstetrics and Gynecology Department. Comput Math Methods Med. 2022;2022:e9927805. Retratado em: Computational And Mathematical Methods In Medicine. 2023;2023:e9794109.
40. Reproductive Health. Childbirth in Brazil. 2016;13(3):127.
41. Bystrova K, Ivanova V, Edhborg M, et al. Early contact versus separation: effects on mother-infant interaction one year later. Birth. 2009;36(2):97-109.
42. Anderzén-Carlsson A, Lamy ZC, Eriksson M. Parental experiences of providing skin-to-skin care to their newborn infant--part 1: a qualitative systematic review. Int J Qual Stud Health Well-being. 2014;9:24906.
43. Widström AM, Lilja G, Aaltomaa-Michalias P, et al. Newborn behaviour to locate the breast when skin-to-skin: a possible method for enabling early self-regulation. Acta paediatr. 2011;100(1):79-85.
44. Brimdyr K, Cadwell K, Widström AM, et al. The effect of labor medications on normal newborn behavior in the first hour after birth: a prospective cohort study. Early hum dev. 2019;132:30-6.
45. Andersson O, Hellstrom-Westas L, Andersson D, et al. Effect of delayed *versus* early umbilical cord clamping on neonatal outcomes and iron status at 4 months: a randomised controlled trial. BMJ. 2011;343:d7157.
46. Lagercrantz H. The good stress of being born. Acta Paediatr. 2016;105:1413-16. Available from: https://doi.org/10.1111/apa.13615.
47. Hägnevik K, Faxelius G, Irestedt L, et al. Catecholamine Surge and Metabolic Adaptation in the Newborn after Vaginal Delivery and Caesarean Section. Acta Padiatrica. 1984;73:602-09. Available from: https://doi.org/10.1111/j.1651-2227.1984.tb09982.x
48. Olsson E, Ahlsen G, Eriksson M. Skin-to-skin contact reduces near-infrared spectroscopy pain responses in premature infants during blood sampling. Acta Paediatr. 2016;105:376-80.

49. Brimdyr K, Widstrom AM, Cadwell K, et al. Analysis of € newborn tongue behavior as related to intrapartum epidural fentanyl exposure. In: Abstracts from 16th ISRHML Conference Breastfeeding and the Use of Human Milk, Science and Practice; 2012 Dec 10; Trieste, Italy. 2012:7(6):556-77.
50. Crenshaw JT, Cadwell K, Brimdyr K, et al. Use of a video-ethnographic intervention (PRECESS Immersion Method) to improve skin-to-skin care and breastfeeding rates. Breastfeed Med Off J Acad Breastfeed Med. 2012;7:69-78.
51. Nissen E, Lilja G, Matthiesen AS, et al. Effects of maternal pethidine on infants'developing breast feeding behaviour. Acta Padiatrica. 1995;84:140-5. Available from: https://doi.org/10.1111/j.1651-2227.1995.tb13596.x.
52. Svensson KE, Velandia MI, Matthiesen A-ST, et al. Effects of mother-infant skin-to-skin € contact on severe latch-on problems in older infants: a randomized trial. Int Breastfeed J. 2013; 8:1
53. Righard L, Alade MO. Effect of deliv&ry room routines on success of first breast-feed. Lancei. 1990; 336(8723):1105-7.
54. Velandia M, Matthisen AS, Uvnäs-Moberg K, Nissen E. Onset of vocal interaction between parents and newborns in skin-to-skin contact immediately after elective cesarean section. Birth. 2010;37(3):192-201.
55. Nissen E, Widstrom AM, Lilja G, et al. Effects of routinely given pethidine during labour on infants' developing breastfeeding behaviour. Effects of dose-delivery time interval and various concentrations of pethidine/norpethidine in cord plasma. Acta Paediatr. 1997;86:201-8.
56. Widström AM, Brimdyr K, Svensson K, et al. Skin-to-skin contact the first hour after birth, underlying implications and clinical practice. Acta Paediatr. 2019;108(7):1192-204.
57. Farah E, Barger MK, Klima C, et al. (2020). Impaired Lactation: Review of Delayed Lactogenesis and Insufficient Lactation. Journal of midwifery & women's health. 2020;66(5):631-40.
58. Essa RM, Abdel Aziz Ismail NI. Effect of early maternal/newborn skin-to-skin contact after birth on the duration of third stage of labor and initiation of breastfeeding. J Nurs Educ Pract. 2015;5(4):98-107. Available from: http://www.sciedu.ca/journal/index.php/jnep/article/view/5698.
59. Veef E, Van de Velde M. Post-cesarean section analgesia. Best practice & research. Clinical Anaesthesiol. 2021;36(1):83-8.
60. Heesen P, Halpern SH, Beilin Y, et al. (2021). Labor neuraxial analgesia and breastfeeding: An updated systematic review. J Clin Anesthes. 2021; 68:110105.
61. Chantry CJ, Nommsen-Rivers LA, Peerson JM, et al. Excess weight loss in first-born breastfed newborns relates to maternal intrapartum fluid balance. Pediatrics. 2011;127(1):171-9.
62. Delfino E, Peano L, Wetzl RG, et al. Newborn Weight Loss as a Predictor of Persistence of Exclusive Breastfeeding up to 6 Months. Front pediatr. 2022;10:871595.
63. Stellwagen L, Hubbard E, Chambers C, et al. Torticollis, facial asymmetry and plagiocephaly in normal newborns. Arch Dis Child. 2008;93(10):827-31.
64 Wall V, Glass R. Mandibular asymmetry and breastfeeding problems: experience from 11 cases. J Hum Lact. 2006;22(3):328-34.
65. Neumann I, Mounsey A, Das N. Suctioning neonates at birth: time to change our approach. J Fam Pract. 2014;63(8):461-2.
66. Słabuszewska-Jóźwiak A, Szymański JK, Ciebiera M, et al. Pediatrics Consequences of Caesarean Section-A Systematic Review and Meta-Analysis. Int J Environ Res Public Health. 2020;17(21):8031.
67. Császár-Nagy N, Bókkon I. Mother-newborn separation at birth in hospitals: A possible risk for neurodevelopmental disorders? Neurosci Biobehav Rev. 2018;84:337-51.
68. Fawke J, Wyllie J, Udaeta E, et al. Suctioning of clear amniotic fluid at birth: A systematic review. Resusc Plus. 2022;12:100298.
69. Roofthooft E, Joshi GP, Rawal N, et al. Prospect guideline for elective caesarean section: updated systematic review and procedure-specific postoperative pain management recommendations. Anaesthesia. 2021;476(5):665-80.

Bibliografia

Brimdyr K, Cadwell K, Svensson K, et al. The nine stages of skin-to-skin: practical guidelines and insights from four countries. Matern Child Nutr. 2020;16(4):e13042.

Fleming PJ. Unexpected collapse of apparently healthy newborn infants: the benefits and potential risks of skin-to-skin contact. Arch Dis Child – Fetal Neonatal Ed. 2012;97:2-3.

Handlin L, Jonas W, Petersson M, et al. Effects of sucking and skin-to-skin contact on maternal ACTH and cortisol levels during the second day postpartum-influence of epidural analgesia and oxytocin in the perinatal period. Breastfeed Med Off J Acad Breastfeed Med. 2009;4:207-2.

Neczypor JL, Holley SL. Providing Evidence-Based Care During the Golden Hour. Nurs Women's Health. 2017;21(6):462-72.

Neifert M, Bunik M. Overcoming clinical barriers to exclusive breastfeeding. Pediatr Clin North Am. 2013;60(1):115-45.

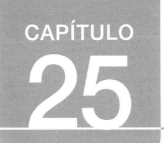

Da Livre Demanda ao Desmame: o Seio no Processo de Constituição Psíquica do Bebê

Denise de Sousa Feliciano

Uma vez que já deixei bem claro que a palavra seio e a ideia de amamentação abrangem toda uma técnica de ser mãe de um bebê, sinto-me livre, então, para enfatizar quão importante pode ser o próprio seio.
DONALD WINNICOTT

Introdução

As mamas doloridas e intumescidas estão entre os primeiros sinais de gravidez, o que mostra seu lugar significativo nessa relação inaugural para a criança que nasce. Elas crescem junto com o ventre e desenham o perfil da futura mãe com seu bebê. Também é a mama, com seu "cheiro de aconchego", que o bebê vai procurar quando sai do ventre – um cheiro já conhecido, que ele ainda não sabe que se chama "mamãe". Vai levar um tempo para descobrir... Até lá, a mãe tem o desafio de se manter tão próxima quanto possível para que o bebê se sinta confortável, nutrido e aquecido, quase tanto quanto dentro de seu corpo. Ela precisa mergulhar no mundo de seu bebê e viver com ele como se não houvesse mais ninguém, para que ele tenha a ilusão onipotente de ser o próprio mundo. Mas para que essa ilusão aconteça, a mãe também precisa contar com um ambiente que possa sustentá-la e dar a ela um conforto similar. E essa é a função do pai ou seu representante, oferecendo a essa dupla mãe-bebê, que estão "coladinhos" nesse primeiro tempo, algo que seja semelhante à experiência de um seio. Vamos chamar de **seio paterno**.

Podemos imaginar a beleza dessa cena: um bebê tranquilo, com uma mãe dedicada inteiramente para ele e um pai cuidadoso e atento para dar o suporte necessário à dupla. No entanto, tudo isso requer muito trabalho psíquico para esses adultos. Um bebê traz de volta o bebê vulnerável que fomos, para que possamos compreendê-lo. Não é fácil se sentir bebê. Os sentimentos ficam à flor da pele e é muito cansativo conseguir ser bebê e adulto ao mesmo tempo, além da sensação de estranhamento dessa nova vida de mãe e pai. Chegou alguém desconhecido para morar junto, mas por quem, por algum motivo, a mãe e o pai dedicados já sentem amor.

A fome do bebê e a produção do leite são um processo de ajuste. Muitas vezes ele fica descompassado, e tem leite de mais ou de menos. Não é um processo que se ajuste de imediato, assim como os ritmos do bebê em sua fome, sono, dores e desconfortos.

O bebê precisa aprender a mamar. Ele tem alguma intuição, mas o aprendizado vai se dar com o tempo e o encontro contínuo com as mamas. É um período de conhecimento mútuo, desconfortos e perseverança, mas com alguns momentos de prazer indescritíveis compensando toda a turbulência.

Os cuidados que um bebê recebe em sua vida inicial, seja dos pais ou de quem os substitua, são a matriz da constituição de sua mente. O indivíduo nasce com um potencial para o desenvolvimento psíquico, mas só alcançará esse *status* na interação com os adultos que se ocupam dele de maneira adequada às suas necessidades.

Se o bebê não puder contar com um adulto plenamente disponível e atento, poderá ter muitas dificuldades para se tornar um ser humano independente e autônomo. Falhas nesse ambiente primário, representadas pela relação dos primeiros anos entre a criança e seu cuidador, são responsáveis por diversos transtornos e psicopatologias.

Quarenta semanas para sonhar: tornar-se mãe, tornar-se pai

O processo biológico de conceber e parir, ainda que traga mudanças significativas no corpo da mulher, não revela a magnitude do trabalho psíquico que impõe não apenas à futura mãe, mas a ambos os genitores, no processo de tornar-se pai e mãe, chamado **parentalidade**. É uma transformação identitária avassaladora.

A mudança no corpo da mulher gestante concretiza a vinda gradativa do bebê, o que pode ser um facilitador no processo que acontece em nível psíquico. O pai tem um trabalho em base mais abstrata até o nascimento, mas poderá também ser ajudado pela visualização e proximidade com o corpo materno.

A complexidade desse processo fica facilitada se o biológico e o psíquico estiverem sincronizados, criando uma representação da parentalidade. Tudo depende dos recursos mentais adquiridos por cada um até então, que vão dissipar o estranhamento e construir uma relação de intimidade com tudo o que está acontecendo e o que está por vir.

Esse percurso se inicia antes mesmo da concepção, no desejo inconsciente de ter um filho, que precisa se tornar consciente para a abertura de espaços psíquicos capazes de sonhar essa nova realidade. Disso deriva a reorganização na rotina e na disponibilidade dos pais para a implicação efetiva desses adultos nos cuidados de um bebê.

Nem sempre essa apropriação do desejo em nível consciente ocorre antes de se verem grávidos. Algumas vezes, é somente a notícia real que vai revelá-lo. Ainda assim, o período gestacional com o crescimento do bebê no ventre vai trazendo as múltiplas vivências emocionais e, aos poucos, consolidando o lugar dos pais.

A parentalidade está relacionada à capacidade dos pais de serem afetados emocionalmente pelo estado mental mais primitivo dos filhos, com marcas que não são acessadas pela memória e que dependem de como tenham eles próprios vivido enquanto bebês e crianças na relação primária com seus próprios pais.

Amamentar depende desse processo de parentalização em curso. Para ambos os pais, ter um filho evoca o bebê que um dia foram, cujas marcas vão servir de aliadas no estabelecimento de um bom vínculo amamentar. Essas marcas também podem trazer impedimentos significativos e profundos, os quais nem sempre podem ser superados no tempo em que o bebê precisa. Vem delas as dificuldades e impossibilidades de se estabelecer uma amamentação satisfatória.

É importante considerar que as marcas primárias dos pais podem estar relacionadas a conflitos inconscientes profundos e que serão fatores inibidores na entrega da mãe ao sugar de seu bebê. Ela precisa poder estar plenamente livre psiquicamente para entregar uma parte sensível e íntima de seu corpo para ser fonte de alimento a outro ser humano e assumir-se como responsável por sua sobrevivência, em caráter primordial. As estranhas sensações de descida do leite e do contato da boca do bebê com o mamilo podem ser inquietantes e conflitantes com o papel erótico que a mama tinha em sua vida feminina até então. São sensações e emoções intensas que se impõem e contam com uma estrutura mental saudável para que sejam processadas e transformadas em ternura.

Estar ciente dessa complexidade é o primeiro ponto para que esse trabalho mental aconteça e que as dificuldades sejam superadas. Uma parentalização ainda não consolidada interfere no estabelecimento da aprendizagem de mamar do bebê e amamentar da mãe, resultando em um desencontro afetivo e, consequentemente, na insuficiência nutricional.

Na espécie humana, os processos biológicos não são óbvios. O funcionamento do corpo está relacionado com processos psicoemocionais e a singularidade de cada indivíduo. Tornar-se pais é um processo complexo e sofisticado, que muitas vezes é minimizado na falsa simplificação que os associa aos mamíferos, que não têm a complexidade psíquica que nos atravessa.

O bebê e o seio na ofuscante luz do nascer: experiência de ouro

No fim da gestação, o ambiente intrauterino já não conserva o mesmo conforto de antes e se torna insuficiente e desconfortável, culminando com as contrações que inauguram a turbulência do nascimento. Na mudança de ambiente vital, supõe-se uma vivência aterrorizante, na qual as sensações de vazio e desamparo são imperativas. A experiência disruptiva do parto, que impõe ao bebê o que poderíamos chamar de "fim de mundo", pode ser atenuada se ele encontra a mãe, que o contém em seus braços, e a pele quente de um peito que conforta, ocupando papel reorganizador importante, sem necessariamente ter a função de alimentá-lo – uma primeira e fundamental experiência de prazer contrapondo-se ao intenso desprazer, marcas fundantes na constituição mental.

Um recurso importante para essa passagem é o **clampeamento tardio do cordão umbilical**, colocando o bebê sobre o corpo da mãe aguardando até que o cordão pare de pulsar. Além da importante função fisiológica de propiciar maior fluxo sanguíneo rico em ferro, colocá-lo junto no colo materno antes da separação concreta do corpo da mãe permite o reencontro com seu cheiro e voz – reconforto, segurança e contorno para a sensação de fragmentação que o bebê está experimentando. O **cordão umbilical**, assim, é substituído por um **cordão psíquico** com a mãe. É a experiência emocional desse momento que inaugura essa importante relação.

Essa vivência tão significativa e inaugural na qual o seio é apresentado como referência de segurança após uma vivência de desamparo amplia a possibilidade de o bebê estabelecer com ele uma boa relação. Os pediatras reconhecem a excelência desse momento ao considerar que, para o sucesso da amamentação, é importante que o bebê mame em sua primeira hora de vida, que ficou conhecida como *golden hour*. Mamar não significa necessariamente se alimentar. O bebê muito provavelmente não tem fome, mas tem desamparo. Antes de tudo, o seio é um amparo emocional. Ele é central na vivência descrita, mas como aliado de toda multiplicidade de sensações que estão acontecendo. Toda experiência sensorial vai ganhando significado emocional a partir do prazer compartilhado com a mãe – é o que chamamos **seio** em psicanálise. O seio não é a mama em si, mas a experiência emocional ampliada.

O primeiro encontro com o peito não é nutricional. No entanto, quando a fome vier, uma mãe disponível e atenta vai perceber os sinais de seu incômodo e oferecê-lo antes que se torne insuportável. O peito, então, ganha primazia nesses primeiros dias a partir da atitude materna vinda da proximidade com o bebê. Estar "colada" com ele nessa fase de vida é fundamental, pois minimiza as sensações de desconforto que seu **eu** imaturo não pode sustentar. O desconforto excessivo nesse período são vivências de terror, porque estão acima da capacidade do bebê processá-lo em seu aparelho psíquico rudimentar. As marcas dessas vivências dificultam a construção da segurança interna. A mãe precisa garantir continuidade sem episódios de rupturas do conforto, até que ele vá se fortalecendo.

No ambiente intrauterino, o feto recebe passivamente todo o suprimento fisiológico do qual necessita, para todas as funções ainda incipientes de seu próprio organismo. Os órgãos maternos maduros e saudáveis desempenham as funções de sustentação vital para as quais o corpo do feto ainda não tem maturidade suficiente. Aos poucos, essa plena adequação se torna insuficiente, e o bebê necessita de algo a mais que o corpo materno já não pode oferecer.

Essa vivência é análoga ao que se passa na experiência psíquica da mãe com seu bebê. Ela oferece seu **eu** maduro ao **eu** rudimentar do bebê, que não tem condições de processar em níveis mentais os estímulos que lhe chegam, sejam do próprio corpo ou do ambiente externo. Para essa função materna, o seio pode ser um facilitador por ser uma vivência corporal, porém em um nível relacional, ainda que o bebê não faça de início essa discriminação e o tome como se fosse parte de si mesmo.

O **eu** no nascimento não tem coesão, e a vivência psíquica do bebê é de se sentir fragmentado na ausência da mãe ou quem a substitua. A mãe e os cuidados essenciais permitem que haja a sensação de integração que chamamos "pele psíquica".[1,2] O bebê não percebe a mãe como um outro; ele a vê como parte de si e tem a ilusão de que **cria** o seio quando precisa dele.[3] Essa ilusão onipotente só é possível com uma mãe muito presente, em uma relação quase fusional, que garanta continuidade.

Amamentar e mamar: um aprendizado a três

A descrição da amamentação até aqui mostra a complexidade na qual esse processo está envolvido. O encontro do mamilo com a boca do bebê, o ritmo do sugar, o extrair do leite de maneira efetiva, também derivam de um percurso análogo. Os fatores psicoemocionais se somam aos fatores morfológicos do peito e da língua do bebê, assim como do funcionamento hormonal na produção de prolactina e ocitocina, assim como às características individuais de cada um dos envolvidos: mãe, bebê, pai ou substituto.

Para que a amamentação se estabeleça favoravelmente é preciso um tempo de aprendizado. Esse tempo é norteado pelo conhecimento mútuo e gradual, que se dá pela proximidade atenta e os repetidos encontros de mamadas, incluindo os desencontros das mamadas não efetivas. O bebê com fome não consegue extrair leite, ficando inquieto e expressando seu desconforto com choro e extensões comportamentais que abalam o estado emocional da mãe, muitas vezes desencadeando um círculo vicioso.

> A amamentação, tão árdua de se estabelecer, é para qualquer mulher muito penosa. Em um capítulo prévio, foi sugerido que as mães cuja atitude para com a amamentação é favorável (baseada principalmente em fantasias orais benignas) podem vencer as dificuldades mais facilmente do que aquelas que têm fantasias sobre a amamentação muito ríspidas. O fato, porém, é que todos os bebês impõem certa tensão nas mães antes de elas conseguirem usar o seio.[4]

O pai ou parceiro(a) da mãe é parte essencial dessa dinâmica. Tanto a mãe quanto a rede de profissionais precisam considerá-lo, pois sua presença e intervenções podem ajudar a mãe a restabelecer o equilíbrio emocional, que também contribui para a tranquilidade do bebê.

Amamentar e mamar são um aprendizado a três, sustentado pela continência de uma equipe de profissionais compreensiva, atenta e que saiba esperar que se constitua um vínculo mãe-bebê/peito-boca.

Não se pode classificar os desencontros iniciais como dificuldades; eles são parte de um processo inerente de aprendizagem. Equivocadamente, as famílias e as equipes de Saúde se afligem em busca de que a amamentação eficaz seja estabelecida em um tempo ainda incipiente, e acabam por criar um estado de tensão da dupla mãe-bebê que pode, sim, comprometer esse período de adaptação e criar uma verdadeira dificuldade ou até impossibilidade.

A intenção de ensinar uma mãe a amamentar pode comprometer o olhar dessa mãe para seu bebê e a descoberta de suas características e preferências. A observação atenta e paciente é o melhor a se fazer. Nesse sentido, ter uma atitude reservada, sem interferir no intuito de ensinar, pode ser a melhor ajuda para que a amamentação se estabeleça. Essa atitude paciente e observadora serve também como modelo para que a mãe respeite o ritmo de seu bebê, aguardando que ele "descubra" o seio.

Um trabalho de observação da amamentação que merece ser conhecido na íntegra é o de Maud Middlemore.[4] A analista inglesa observou, em 1950, duplas de amamentação em uma maternidade de Londres e concluiu que a efetivação da amamentação se dava com a adaptação da mãe às características do bebê.

Bebês sonolentos precisavam de mães ativas que os incentivassem a sugar; por outro lado, os bebês excitados precisavam que suas mães os tranquilizassem para a pega.

> Um dos argumentos deste livro tem sido que a atitude primária da mãe em relação à amamentação é sempre modificada pela conduta do bebê, de modo que após alguns dias de amamentação, algumas mulheres logram obter prazer maior do que esperavam, enquanto outras se desgostam cada vez mais.[4]

De todo modo, as fantasias prévias da mãe em relação à amamentação serão decisivas na maneira como farão o manejo nesse processo de aprendizado. Isso depende de marcas que vêm da própria experiência da mãe enquanto bebê que mamou ou não, e a natureza emocional que esteve presente à época, de prazer ou privação. Como considerou Middlemore, "as dificuldades reais de amamentação jogam com diferentes fantasias para cada caso; algumas dessas são toleráveis para a mulher, e outras não".[4]

No entanto, as características do bebê, somadas à compreensão e ao acolhimento do ambiente, podem ser um fator transformador nas marcas que estiveram presentes em seu psiquismo até então, o que pode até mesmo significar uma restauração da própria relação da mãe com a própria mãe.

Livre demanda e exterogestação

No primeiro trimestre de vida pós-nascimento, a imaturidade do bebê demanda uma atitude materna que se assemelha à perinatal. O antropólogo inglês Ashley Montagu nomeou esse período de "exterogestação",[5] teoria que em 2002 o pediatra Harvey Karp deu voz em defesa de um quarto trimestre gestacional fora do útero.

Essa proposição está em sintonia com a teoria psicanalítica inaugurada por Freud, que afirmou que um bebê não existe sem sua mãe ou quem a substitua, legitimando a unidade mãe-bebê dos primeiros tempos.[6]

A maturação psíquica do indivíduo, que acontece fundamentalmente durante os primeiros 2 anos de vida, foi ampla e detalhadamente estudada pelo pediatra e psicanalista Donald Winnicott, cuja experiência pediátrica com inúmeros bebês e seus cuidadores consolidou os aportes teóricos trazidos por seus colegas psicanalistas até então e permitiu o refinamento que a união desses dois olhares lhe ofereceu. Habituado também à interação com as famílias, Winnicott deixou um legado acessível na linguagem e nas descrições fenomenológicas para pais e profissionais da Saúde. "As hipóteses de Winnicott sobre o desenvolvimento emocional inicial do bebê e sua facilitação pela mãe certamente influenciaram a prática pediátrica pelo menos nas últimas três décadas, e continuarão a influenciá-la, afirmou Peter Tizar, presidente da British Paediatric Association e professor de Pediatria da Oxford University, ao apresentar seu livro *Os bebês e suas mães.*[7]

Winnicott descreve o desenvolvimento emocional primitivo como uma jornada em direção à maturidade, que parte da dependência à independência.[8] No estágio da independência, o indivíduo é plenamente capaz de socializar-se e interagir com o ambiente de maneira harmoniosa e sem comportamentos antissociais. Não se trata de ser absolutamente independente ou isolado, diz o autor – o que se estabelece é uma relação interdependente entre o indivíduo e seu entorno.

Para Winnicott, o bebê traz consigo um potencial inato que vai naturalmente em direção ao desenvolvimento, desde que haja um ambiente favorável para isso. Falhas ambientais bloqueiam o potencial do bebê e impedem que ele atinja o grau necessário para se socializar e ser um indivíduo capaz de se responsabilizar pelas demandas individuais e coletivas.

O primeiro estágio do desenvolvimento descrito por Winnicott é aquele no qual o bebê não tem consciência de estar sendo cuidado por outra pessoa. A provisão lhe chega tão precisamente à sua necessidade que ele não precisa se esforçar em buscá-la. É um estado de **dependência absoluta**, que conta com a dedicação também absoluta de alguém, em geral a mãe. Esta, por sua vez, se for suficientemente saudável psiquicamente, adquire de modo natural um estado mental de plena identificação com a condição primitiva de seu bebê, que é capaz de atendê-lo adequadamente no que ele precisa. Essa condição mental regressiva da mãe ao próprio bebê que ela foi um dia, que Winnicott nomeou de **preocupação materna primária**, seria naturalmente desenvolvida no fim da gravidez e nas primeiras semanas após o parto. O autor considerou esse estado uma espécie de **doença normal**, tal a vulnerabilidade que impõe à mulher.

Nesse cenário descrito das primeiríssimas relações que poderíamos chamar de "fusionais", a presença constante de uma mãe atenta que amamenta ao captar os sinais sutis de incômodo de seu bebê, seja de fome ou de acolhimento, contribui enormemente para a ilusão onipotente do bebê. A amamentação em livre-demanda, portanto, é muitíssimo bem-vinda em seu sentido psicoemocional, além dos aportes nutricionais e imunológicos que essa atitude pode oferecer ao bebê.

Winnicott foi um forte defensor da amamentação, afirmando que mesmo sabendo que uma criança pode se desenvolver saudavelmente sem ter mamado ao peito, a experiência desse encontro pele a pele tem um valor incomparável, pela riqueza que oferece à dupla mãe-bebê na construção de um vínculo significativo e de intimidade.

> Não há a menor dúvida de que, atualmente, um número enorme de pessoas se desenvolveu satisfatoriamente sem que tenha passado pela experiência da amamentação. Isso significa que existem outras formas pelas quais um bebê pode experimentar um contato físico íntimo com a mãe.
>
> No entanto, eu sentiria muito se a amamentação estivesse ausente em um único caso, simplesmente porque acredito que a mãe ou o bebê, ou ambos, estarão perdendo algo se não passarem por essa experiência.
>
> Não estamos apenas preocupados com a doença ou com distúrbios psiquiátricos; estamos preocupados com a riqueza da personalidade, com a força do caráter e com a capacidade de ser feliz, bem como com a capacidade de revolucionar e rebelar-se. (Winnicott, 2006.)[9]

Descoberta de um "outro" chamado mamãe

Em torno dos 3 meses de vida, como resultado da maturação que vem acontecendo gradualmente desde o nascimento, o bebê começa a perceber que o seio é parte de outra pessoa, instaurando uma primeira noção de unidade para si mesmo.

Nesse estágio, chamado por Winnicott de **dependência relativa**, a presença contínua da mãe ainda é fundamental, mas com breves afastamentos, pausas, respostas menos imediatas. A diferença fundamental está na percepção de ser separado da mãe e no fato de ser necessário um movimento seu para que ela possa lhe atender. Como exemplo, podemos mencionar a cena em que o bebê acorda com fome e chora para comunicar sua necessidade de chamar alguém para atendê-lo. Sua mãe se aproxima, fala com ele, mas não oferece o peito de imediato. Entretanto, ele se acalma porque sabe que em breve vai mamar. Embora com fome, outros prazeres lhe acalmam e o ajudam a adiar a necessidade de alimento concreto na presença amorosa da mãe.

Tão importante como a relação fusional e contínua do início de vida é a possibilidade de gradativamente o bebê se separar do corpo materno e substituí-lo por representações simbólicas. Essa condição vem do processo de a mãe permitir que o bebê se afaste dela e se interesse pelo mundo e por outras pessoas, criando vínculos com base no modelo de sua relação inicial que lhe deu segurança para esse afastamento.

É frequente os pais tomarem a ideia de livre-demanda – que cabe muito bem para o primeiro trimestre de vida – como um modelo de amamentação mesmo para crianças já crescidas. Do ponto de vista psicoemocional, essa atitude compromete o desenvolvimento da autonomia na medida em que não há modulação com as novas necessidades. Regular aos poucos as mamadas significa informar à criança que há outras formas de satisfação e acolhimento, o que enriquece a experiência relacional da criança, sobretudo na relação com o pai.

> A mãe (não necessariamente a própria mãe do bebê) suficientemente boa é a que faz uma adaptação ativa às necessidades do mesmo, uma adaptação ativa que gradualmente diminui, de acordo com a crescente capacidade de o bebê suportar as falhas na adaptação e de tolerar os resultados da frustração.[10]

Do desmame ao sujeito[a]

A presença concreta do corpo da mãe é crucial no início de vida do bebê. Ele é a matriz das experiências significativas na adaptação do bebê ao ambiente. No entanto, o bebê não pode ficar colado ao corpo da mãe para sempre, nem por um tempo excessivo ao necessário para que a criança adquira o equipamento que lhe permita ser um indivíduo, sujeito.

É a gradativa substituição do próprio corpo por sua representação como experiência transformada em estrutura psíquica que dá autonomia à criança e ao futuro adulto.

Ao findar o primeiro semestre de vida, muito acontece na rotina do bebê em termos de socialização. A mudança nutricional e a passagem do aleitamento exclusivo para a inclusão de outros alimentos são representantes dessa entrada da criança em um mundo com muitas outras pessoas além de sua mãe. O pai, nessa etapa, adquire importância significativa tanto pela representação desse universo social quanto para impedir que mãe e bebê se mantenham em uma relação dual quando o bebê já tem aparato psíquico para a inclusão de terceiros. O alimento é um deles.

---

[a]Inspirado no importante livro de Thelma Queiroz, *Do desmame ao sujeito*, leitura fundamental para um aprofundamento psicanalítico sobre o assunto.

Com essa nova aquisição, já é possível, gradualmente, também adiar as mamadas, regulando com noções de dia e noite sem a necessária prontidão da livre-demanda.

É um desmame gradativo, que pode levar ainda vários meses, mas já se instala nessa relação e será favorecido com a atitude do pai ou quem possa exercer a **função paterna**.

Chamamos **peito do pai**[11] o peito simbólico primário na substituição do peito concreto materno. É uma metáfora que pode auxiliar nessa passagem do peito da mãe ao peito do pai (Figura 25.1), ajudando na consolidação da simbolização. Klein afirmou que "o simbolismo se torna a base não só de toda a fantasia e sublimação, mas também da relação do indivíduo com o mundo externo e com a realidade em geral".[12]

O peito do pai pode ser associado também ao **eu**, se nos lembrarmos que o gesto de bater no próprio peito dá essa noção de autonomia e individuação. Obviamente, estamos aqui nessa etapa nos referindo à base rudimentar de um longo percurso, que vai percorrer toda a infância e puberdade. Entretanto, é nesse primeiro tempo e na dinâmica que percorre a gestação até os 2 anos, ou mil dias, que essa potencialidade ganha força motriz em direção ao pleno desenvolvimento.

As inevitáveis dores do desmame têm suscitado um equívoco fundamental na busca de um idealizado **desmame gentil**, como a ideia implícita de se evitar os muitos afetos próprios de um desmame, como a dor e o luto da despedida, o medo do novo, a hesitação em seguir no desconhecido, além do reconhecimento de sinais da agressividade do bebê que se rebela, cujas vivências são essenciais a um desenvolvimento saudável.[13]

A base da saúde mental está na capacidade de se lidar com as muitas demandas impostas pela vida, tanto em seu aspecto da relação com o ambiente quanto as fantasias desencadeadas pelo aparelho psíquico em seu funcionamento normal. A frustração é inerente à vida, e os primeiros anos permitem que a criança desenvolva um psiquismo capaz de tolerá-la.

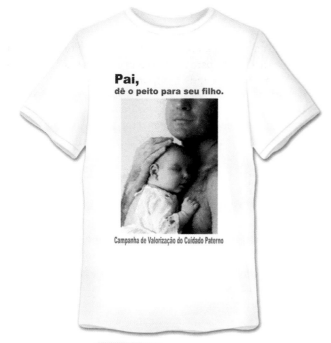

FIGURA 25.1 Peito paterno.

Se considerarmos que ser gentil não significa **não frustrar**, podemos oferecer à criança pequena o ambiente que acolha e dê sentido aos afetos de dor e raiva que são desencadeados pelo desmame. E é o gradativo contato com esses afetos, dentro da maturação da criança nesse período, que ajudam a criar recursos para lidar com eles.

O desmame é um dos momentos importantes que marca o aprendizado de lidar com o luto. Falhas nessa capacidade levam o indivíduo ao aprisionamento nos processos de perda que não se conclui, o que chamamos de melancolia e depressão. Para Freud, a incapacidade de se entristecer e se enlutar pelas perdas faz com que o indivíduo não consiga elaborá-las, mantendo-se em um contínuo estado de melancolia.[14] A depressão como doença tem suas raízes na melancolia e impede que haja a elaboração normal para sua superação.

O que temos, sim, no desmame, são emoções que incluem a tristeza como experiência necessária para se enfrentar e elaborar as muitas perdas que a vida trará, sobretudo nas etapas mais significativas da vida – nascimento, desmame, adolescência, maternidade/paternidade – cuja dor e desconforto são parte do luto pelo que se deixa para trás somado às inquietações sobre o desconhecido do que virá. Paradoxalmente, é a curiosidade pelo desconhecido que está por vir que estimula o desenvolvimento e as novas aquisições em substituição do que se perde ou abandona. No desmame, a perda do seio concreto e da sensorialidade do corpo da mãe colado ao do filho contrasta com a conquista de novas competências, autonomias, descobertas. Considerar que não haja só perdas permite que as dores das passagens sejam proporcionais às capacidades do indivíduo em lidar com elas.

Outro equívoco importante de ser esclarecido no processo de desmame é supor que a criança vai desmamar a si mesma. No aparelho mental imaturo do bebê, a tendência é sempre o conforto e a satisfação imediata e ilimitada. São exatamente os limites gradualmente impostos por seus cuidadores que o ajudarão na maturação e consequente tolerância à frustração e aos demais afetos relacionados ao desconforto. A criança, portanto, não pode ter o peso da decisão de se autodesmamar. Por outro lado, a observação atenta dos pais se sintoniza com as condições singulares da criança e a prontidão para que essas vivências não sejam superiores às suas capacidades adquiridas. É um processo refinado de observação e manejo no ritmo, estabelecendo um percurso que podemos então chamar de **gentil**, porque respeita as condições individuais de cada criança, ajudando-a a superar eventuais dificuldades adicionais que se revelem.

Outro afeto fundamental e inerente ao desmame é a raiva. A criança precisa poder viver e expressar esse sentimento. Uma das importantes aquisições psíquicas do indivíduo vem da possibilidade de construir com os pais uma relação segura, fruto da constatação de que eles podem sobreviver aos seus ataques e continuar a amá-lo. Impor limites e tolerar a reação de frustração e ódio é um dos desafios parentais que contribui para a construção de um vínculo genuíno, que será modelo para as demais relações de sua vida.[15]

Nesse desenvolvimento emocional, o desmame é o declínio natural de um período de amamentação bem-sucedida que se faz em etapas.[16] No primeiro trimestre de vida, o bebê precisa da mãe muito perto e poder mamar quando quiser, dia e noite. No segundo trimestre ele começa a perceber algo além de si mesmo e que a mãe não é parte dele; poderá começar a absorver pequenas regulações que incluem a discriminação entre o ritmo noturno e diurno. Aos 6 meses, a introdução dos novos alimentos inaugura a criança em um mundo compartilhado, e sua sobrevivência não vem mais do corpo materno, representando a entrada em um grupo social.[17]

A mãe sintonizada com seu bebê vai, gradativamente, diminuindo a frequência das mamadas sem ceder aos protestos e oferecendo novas experiências no lugar do peito concreto, que vão sendo recebidas com interesse por um bebê saudável. O próprio bebê apresenta sinais de prontidão para essa nova etapa. Mesmo pronta, a criança pode hesitar em abandonar o lugar já conhecido e confortável na direção do que ela não conhece, mas ante a segurança parental ela se tranquiliza e recebe o que lhe é apresentado com interesse e prazer.

Importante considerar que não é só o sofrimento do bebê que está em cena. O sentimento de luto é mútuo na mãe pela perda de "seu bebê", que também se atenua com a satisfação pelo crescimento e independência de seu filho. São as dores saudáveis da vida.

O pai ou seu substituto é um importante aliado nesse percurso. É quem pode ajudar a fazer esse novo "clampeamento simbólico" da separação dos corpos mãe-bebê, convocando o filho para o **peito do pai**, marcando o simbólico e o édipo, nuclear na saúde mental. E sempre haverá o cordão psíquico imaginário, que a criança levará dentro de si para a vida.

Ao mesmo tempo que o pai se interpõe entre a dupla até então "colada" nessa relação inicial, apresentando-se como relação de interesse ao filho, também convoca a mulher como companheira sexual, que havia ficado em segundo plano no puerpério. Essa restauração do casal amoroso, ao lado do casal parental, são também marcas essenciais para a maturidade da criança.

Nesse percurso, o peito gradativamente passa de **corporal** para **simbólico**. As marcas vividas em nível sensorial vão adquirindo representação e podem ser substituídas por recurso imaginário. O **peito** se torna **seio**. Mas, para isso, é fundamental que tenha havido uma significativa experiência sensorial e afetiva que o atual bebê leve para toda sua vida, a fim de que o peito se transforme no símbolo da capacidade de amar.

Mordidas necessárias

Este é um momento delicado e fundamental da amamentação. Naturalmente, o bebê sente necessidade de morder a mama, como um estímulo que vem de sua agressividade constitutiva, responsável por toda a atividade humana, movimento, criatividade. A agressividade deriva da energia que impulsiona o indivíduo ativamente, além de ajudá-lo a estabelecer limites e recursos de proteção para sua integridade.

A mãe precisa tolerar essas mordidas sem se assustar ou interromper a amamentação, ainda que possa gentilmente comunicar seu desconforto. Isso significa que ela precisa suportar um tanto das mordidas ao mesmo tempo em que vai colocando limites para que o bebê gradue e estabeleça com ela uma espécie de jogo.

No mundo fantasmático do bebê, ele de fato ataca o seio e o destrói como reação a suas frustrações. É preciso que a mãe possa receber seus ataques e sobreviver a eles amorosamente, sem retaliação ou abandono. Segundo Klein e Winnicott, essa

seria uma das vivências nucleares da amamentação, responsável pela segurança da criança nas relações e na possibilidade de se vincular ao longo da vida.[13,16]

O bebê inicia com o seio o exercício de modulação desses afetos, para gradualmente aprender a usá-los como ferramentas e não como armas de violência. É ao longo da infância e na relação com seus cuidadores, que em geral são os pais, que a criança vai constituindo internamente a condição de se conter e expressar adequadamente seus sentimentos hostis. Tudo isso começa no morder o seio!

Se a mãe puder acolher esses movimentos do bebê sem se assustar e sem interromper a amamentação, ela poderá observar nas mordidas uma comunicação do estado emocional do bebê, suas frustrações e necessidades. Ele poderá morder de modo mais sossegado, como uma brincadeira, se estiver satisfeito, ou mais forte se estiver com fome ou desconfortável. A reação da mãe vai ajudando o bebê a compreender os efeitos de seus gestos no mundo.

Profissionais da Saúde materno-infantil: ajuda ou interferência?

O puerpério é um período de extrema delicadeza para todos os envolvidos. Para o bebê, significa a pedra fundamental de toda sua existência. A saúde e a patologia são possibilidades que rondam essas vivências, por isso é preciso propiciar a seus protagonistas um ambiente saudável, favorecendo que essa jornada corresponda à saúde e não à doença.

A atitude dos profissionais da Saúde é fator essencial para que a saúde prevaleça. É preciso, portanto, que cada um em sua especialidade esteja consciente e atento a uma presença que não seja de invasão, mas de apoio e sustentação.

Logo após o nascimento, os pais estão diante de um estranhamento, pois o bebê que chega nunca será o que idealizaram. Eles precisam estar abertos para se deixarem seduzir pelo bebê real que chega. Ao mesmo tempo, sentem-se frágeis pelo desgaste físico e emocional pelo qual passaram nos últimos tempos e no parto, além da vulnerabilidade de não se sentirem plenamente aptos na responsabilidade dos cuidados com o bebê. Em outras palavras, estão suscetíveis. As intervenções nesse período poderão soar como depreciativas e incapacitantes.

Os profissionais da Saúde devem ter um trabalho sutil tanto no contato e cuidado para com o bebê, que precisa do menor nível possível de estimulações, como para com os pais, funcionando como estrutura de sustentação tranquila e silenciosa, favorecendo que a mãe se sinta segura para ocupar seu lugar de mãe.[18]

Para Cresti et al., o hospital e os profissionais que participam desse momento devem funcionar como um **envelope psíquico** que contém e ajuda na modulação das emoções presentes.[19] Quando a equipe se adapta às emoções da mãe com sensibilidade, consentindo que ela expresse seus sentimentos confusos e de insegurança, permite que a receptividade e calma com a qual é cuidada possa gradativamente lhe tranquilizar e propiciar maior contato com seu bebê, acolhendo seus sentimentos e dando a eles um significado. O fato de se empatizar com as dificuldades iniciais da família alivia as ansiedades e instaura um clima de confiança.

Algumas vezes, os profissionais desconsideram o estado emocional da mãe, desenvolvendo com ela uma relação de rivalidade pelas vivências que também são despertadas nos profissionais que estão em contato com os **estados primitivos da mente** – esses estados de desamparo e imaturidade da mente do bebê, mas que permanecem na mente do adulto e são evocados em momentos que possam se assemelhar às vivências primárias de cada pessoa.

Para que haja um conhecimento mútuo da mãe com seu bebê e, consequentemente, se estabeleça uma amamentação prazerosa para a dupla, é importante que eles tenham tempo para se descobrir e aprender as sutilezas desse processo, construindo uma interação.

Muitos problemas acontecem quando esse momento inicial não é respeitado pelas pessoas que participam do puerpério, pela interferência nessa descoberta mútua e aprendizado que se faz necessário.

O que muitas vezes se toma precipitadamente como **dificuldades da amamentação** é, na verdade, fruto de um processo ainda em curso, que precisa se estabelecer a partir das tentativas muitas vezes ineficientes, mas que levam a novos ensaios e aprendizados. O pai é quem mais pode e precisa estar perto, em uma postura de amparo e filtro dos estímulos que chegam à dupla mãe-bebê. Ele pode ser também um intermediário nas contribuições das equipes de apoio com quem precisarão contar.

Muito do que podemos compreender como dificuldade são decorrentes de expectativas e intervenções de profissionais que participam do puerpério e se apressam em ensinar as mães a amamentar seus bebês, em lugar de oferecer um tempo de descoberta entre eles, de acordo com as características e condições de cada dupla.

Em geral, as mães estão fragilizadas pela intensa demanda emocional e orgânica desse período. Elas podem, muito facilmente, sentir-se incapazes. É muito comum mulheres relatarem comentários depreciativos feitos pelas equipes de Enfermagem sobre a produção de leite ou o formato do mamilo, que desencadeiam estados de estresse sobre uma mãe que está em um estado emocional de extrema vulnerabilidade.

Muitas mulheres reagem a intervenções dessa natureza com recusa em continuar a experimentar e buscar modos de se adaptar a seus bebês. Com receio de que seus bebês sejam expostos à fome, preferem adotar um modo artificial de alimentar e sentem-se incapazes e desvalorizadas, o que muitas vezes as impede até de cuidar dos bebês sem ajuda, comprometendo ainda mais o desenvolvimento de um vínculo de intimidade.

É importante que o profissional da Saúde se coloque em uma posição mais silenciosa e observadora, a uma distância que não seja invasiva, mas suficiente para oferecer algum tipo de ajuda que facilite o pleno encontro mãe-bebê.

Essa adaptação pode ser também observada no sentido biológico, quando nos primeiros dias as mamas produzem um volume de leite que ainda não está adaptado às necessidades daquele bebê. Além disso, o bebê ainda tem reservas e certamente vai mamar em frequência e volume menores. O resultado são **mamas ingurgitadas**, que precisarão ser massageadas para uma drenagem que tanto vai facilitar o mamar do bebê quanto diminuir o desconforto materno. Mamas plenas de leite podem ser dolorosas. Com o tempo, a produção de leite e a fome do bebê estarão em sintonia.

A **pega do bebê** pode se tornar muito fácil se a mãe estiver confortável para que o próprio bebê descubra intuitivamente o jeito de mamar. Às vezes, o bebê pode ter uma pega ineficaz, abocanhando apenas o mamilo, o que pode causar dores e fissuras mamilares, além de não favorecer a extração de leite. Essa situação pode ser favorecida pelo olhar atento de um profissional que faça pequenas observações, em geral bem recebidas pela mãe e que ajudam a dupla a encontrar uma posição favorável e entrar em um ritmo satisfatório para a saciação da fome do bebê.

Se esse ritmo não for respeitado, com o passar dos dias algo que poderia ser simples de solucionar e favorecer uma amamentação satisfatória transforma-se em um problema muito mais delicado, porque o bebê não mama o suficiente e a fome o deixa em desespero, que também desespera a mãe e pode fragilizar toda a família.

É fundamental que os profissionais da Saúde adotem uma posição de observadores testemunhas de um desencontro, ou seja, o estado inicial de duas pessoas que são desconhecidas e mutuamente estranhas em uma disposição para a interação. É uma posição passiva e atenta que, do mesmo modo que a mãe, precisa suportar esse estranhamento. Será igualmente necessário que a mãe suporte o desconforto dessa situação de estranhamento para estabelecer gradativamente uma descoberta e um percurso em direção a um encontro com seu bebê. "O encontro" – quando acontece – pode despertar uma experiência mútua de satisfação e êxtase que facilita trocas afetivas, construindo o que chamamos "intimidade".

Para Middlemore,[4] é preciso levar em consideração que a amamentação é complicada na espécie humana por uma influência que os demais mamíferos não têm: os serviços dos profissionais que participam do puerpério. Em proximidade com a **dupla a amamentar**, esses profissionais são também tocados emocionalmente com o estado emocional de estranhamento e desconforto que, muitas vezes, é responsável por um clima de angústia que reverbera aos que participam da cena.

Muitas das intervenções apressadas e precoces são derivadas desse ambiente de intensas emoções contraditórias, que também revelam o estado emocional de desamparo do bebê. O melhor modo de ajudar a família é tolerar o desconforto desse momento inicial de desencontro, que esperamos que seja rumo ao encontro. A experiência de um profissional que se coloque como testemunha passiva é desafiadora, pois implica na disposição para acolher as tentativas muitas vezes frustradas que vão acontecendo, sem interferir no intuito de "ensinar". Não podemos ensinar uma dupla a amamentar. O que precisamos ser capazes é de oferecer ajuda quando observamos algum impedimento, sem tirar a família do lugar de protagonista.

Em suma, é preciso ter em mente as palavras de Donald Winnicott, o pediatra que se tornou psicanalista e muito aprendeu com mães, pais e bebês:

> Não encontro palavras para expressar as forças imensas que estão em atuação neste momento crítico, mas posso tentar explicar alguma coisa do que está se passando. Há uma coisa extremamente curiosa acontecendo: a mãe, que talvez esteja fisicamente exausta e incontinente, e que depende, de muitas e diferentes formas, da atenção especializada que a enfermeira e o médico podem lhe dispensar, é ao mesmo tempo a única pessoa capaz de apresentar o mundo ao

bebê de uma forma adequada e que lhe faça sentido. Ela sabe como fazê-lo, e para tanto não precisa de nenhuma forma de treinamento ou habilidade especial: sua sabedoria decorre do fato de ser a mãe natural. No entanto, seus instintos naturais não conseguirão se desenvolver se ela estiver amedrontada ou não vir seu bebê quando ele nascer, ou ainda se o bebê só lhe for trazido em momentos preestabelecidos pelas autoridades como sendo ideais para a alimentação. Desta forma, as coisas simplesmente não funcionam. O leite da mãe não flui como uma excreção; é uma resposta a um estímulo, e este estímulo é a visão, o cheiro e o tato de seu bebê, e o choro do bebê, que expressa necessidade. É tudo uma coisa só: o cuidado que a mãe toma com o bebê, e a alimentação periódica que se desenvolve como se fosse um meio de comunicação entre ambos – uma canção sem palavras.[20]

Considerações finais

A constituição da mente de um bebê acontece em um percurso que se inaugura na experiência intraútero e percorre os primeiros 3 anos de vida da criança, tendo seus cuidadores como figuras essenciais para a construção de uma mente saudável. A amamentação é coadjuvante nesse processo, tendo em vista que a sensação de fome é vivida pelo bebê de modo aterrorizante e ocupa boa parte de sua rotina. O seio que pertence à primeira pessoa importante na vida da criança, a mãe, acompanha esse processo, pela primazia de ser a referência não apenas na saciação da fome, mas também como fonte de aconchego e ternura que representam as experiências primárias com a mãe.

A amamentação em livre demanda propicia uma relação de caráter fusional com a figura materna durante um período no qual a proximidade é essencial para que o bebê se sinta uma unidade. No entanto, aos poucos, é necessário haver uma dinâmica de afastamento e frustração que alterne entre presença e ausência para que o bebê desenvolva seu potencial inato rumo à autonomia e socialização. O desmame gradativo é um processo favorecedor para a maturação do aparelho mental inicialmente rudimentar, permitindo a construção da mente simbólica e o fortalecimento do **eu**.

Referências bibliográficas

1. Bick E. A experiência de pele em relações arcaicas. In: Spillius EB. Melanie Klein hoje. Rio de Janeiro: Imago; 1991.
2. Barros IG. Primórdios da estruturação psíquica como se apresentam na clínica. Bergasse 19. 2013;4:19-36.
3. Winnicott WD. Preocupação materna primária. In: Winnicott DW. Da Pediatria à Psicanálise. Rio de Janeiro: Imago; 2000.
4. Middlemore MP. Mãe e bebê na amamentação: uma analista observa a dupla amamentar. São Paulo: IBREX; 1974.
5. Guevara A. Gestação para além do útero. Revista Viva Saúde. Disponível em: https://www.spsp.org.br/PDF/Materia-exterogestacao.pdf.
6. Freud S. Formulações sobre os dois princípios do funcionamento mental (1911). In: Freud S. Obras completas. vol. 18. São Paulo: Companhia das Letras; 2010.
7. Tizar P. Introdução. In: Winnicott DW. Os bebês e suas mães. São Paulo: Martins Fontes; 1994.
8. Winnicott DW. Da dependência à independência no desenvolvimento do indivíduo (1963). In: Winnicott DW. O ambiente e os processos de maturação: estudos sobre a teoria do desenvolvimento emocional. Porto Alegre, ARTMED; 1983.
9. Winnicott DW. A comunicação entre o bebê e a mãe e entre a mãe e o bebê: convergências e divergências. In: Winnicott DW. Os bebês e suas mães. São Paulo: Martins Fontes; 2006.
10. Winnicott DW. Objetos transicionais e fenômenos transicionais. In: Winnicott DW. Da Pediatria à Psicanálise. Rio de Janeiro: Imago; 2000.
11. Feliciano DS. O seio na vida psíquica do bebê: do peito da mãe ao peito do pai. Blog da Sociedade Brasileira de Psicanálise de São Paulo. Postado em 24 ago. 2022. Disponível em: https://www.sbpsp.org.br/blog/o-seio-na-vida-psiquica-do-bebe-do-peito-da-mae-ao-peito-do-pai/.
12. Klein M. A importância da formação de símbolos no desenvolvimento do ego (1930). In: Klein M. Amor, culpa e reparação e outros trabalhos. Rio de Janeiro: Imago; 1967.
13. Klein M. O desmame (1936). In: Klein M. Amor, culpa e reparação e outros trabalhos. Rio de Janeiro: Imago; 1967.
14. Freud S. Luto e melancolia (1915/1917). In: Freud S. Obras completas. vol. 12. São Paulo: Companhia das Letras; 2010.
15. Klein M. Algumas conclusões teóricas sobre a vida emocional do bebê (1952). In: Klein M. Inveja e gratidão e outros trabalhos. Rio de Janeiro: Imago; 1975.
16. Winnicott DW. O desmame. In: Winnicott DW. A criança e seu mundo. Rio de Janeiro: Guanabara Koogan; 1982.
17. Winnicott DW. Desenvolvimento emocional primitivo. In: Winnicott DW. Da Pediatria à Psicanálise. Rio de Janeiro: Imago; 2000.
18. Druon C. Como o espírito vem ao corpo das crianças, em UTI Neonatal. In: Lacroix M-B, Monmayrant M (orgs.). A observação de bebês: os laços do encantamento. Porto Alegre: Artes Médicas; 1997.
19. Cresti L, Lapi I. O esboço da relação da mãe/bebê e a instituição hospitalar: díade ou tríade? In: Lacroix M-B, Monmayrant M (orgs.). A observação de bebês: os laços do encantamento. Porto Alegre: Artes Médicas; 1997.
20. Winnicott DW. A amamentação como forma de comunicação. In: Winnicott DW. Os bebês e suas mães. São Paulo: Martins Fontes; 1994.

CAPÍTULO 26

Mamar ou Não Mamar? Eis o Desejo do Bebê

Erika Parlato-Oliveira

Introdução

O bebê é na maioria das vezes, tomado como um ser de pura necessidade e, sendo raras as exceções. Sua imaturidade motora o coloca em condição de extrema dependência de um outro que lhe preste os cuidados necessários para sua subsistência.

Essa imaturidade motora tem sido a fonte de muitos mal-entendidos sobre o bebê. Não se deve tomar sua limitação motora como sinal de incapacidade de produzir ações complexas, que não envolvam deslocamento autônomo e controle muscular. Esse primeiro momento de vida do bebê é marcado por atividades intensas de construção e de criação, quando diversos processos mentais estão acontecendo para que ele possa, em aproximadamente 12 meses, apresentar habilidades surpreendentes.

Estudar os saberes do bebê é tarefa gratificante e, sobretudo, reveladora. O campo de pesquisa sobre o que o bebê sabe é vasto e ainda não foi totalmente descoberto. As novas tecnologias têm ajudado a criar e a ajustar novas metodologias de pesquisa que ampliam, cada vez mais, o olhar sobre os bebês.

A transdisciplinaridade como estratégia de produção de conhecimento tem favorecido a ampliação dessa abordagem. E é essa articulação, com diferentes profissionais da ciência e da clínica, que tem sido a base necessária para reconhecer o quanto o bebê está além da pura necessidade.

Este capítulo pretende lançar questões que levem o leitor a uma perspectiva que reconheça no bebê um ser desejante, e que as expressões de seu desejo podem estar presentes em sua demanda, também em suas dificuldades e até mesmo na recusa do leite produzido pela pessoa que o amamenta.

Bebê: um ser desejante

O bebê tomado como sujeito desejante não pode ser visto como um ser sem escolhas, e que por "desconhecimento" de todas as outras possibilidades deveria receber e aceitar tudo o que oferecemos a ele.

Os saberes do bebê estão amparados em sua capacidade interpretativa do mundo. Munido de um grande aparato de sensações, ele constrói percepções complexas não apenas do que lhe é apresentado, mas também sobre tudo o que lhe cerca. É comum pensar que o bebê apenas recebe, que é um ser passivo à espera de um outro que o anime, que lhe traga algo e ensine

o que ele deve aprender. No entanto, as construções que o bebê realiza são criações complexas que envolvem todo o contexto no qual ele está inserido.

O contexto em que o bebê se encontra envolve o seu entorno físico e as formas de apresentação que o outro realiza. As variações de humor, marcadas pelas incertezas, angústias, expectativas e mesmo satisfação e prazer que o cuidador está passando são informações importantes que farão com que uma ação semelhante, como a amamentação, seja interpretada pelo bebê de maneira distinta daquela que ele viveu anteriormente em outros contextos.

Todos somos afetados pelas condições nas quais estamos inseridos. Um odor desagradável, que não precisa ser necessariamente ruim para todos, é suficiente para perdermos o interesse na alimentação que está sendo apresentada. E isso vale para todas as percepções – nossa sensibilidade pode nos levar a reações que são contrárias às nossas necessidades. Criamos para nós uma realidade que não está sustentada apenas no que necessitamos; nossas percepções não são apenas reativas às sensações, mas são procriativas, agem sobre as sensações, criando uma realidade que é atravessada pelo desejo.

Em psicanálise, o desejo é um conceito que aponta para todas as possibilidades – não apenas as positivas, aquelas que fazem parte do conjunto de ações consideradas boas e valorizadas pela cultura. O desejo é o que sustenta as escolhas do sujeito; nesse sentido, seus quereres estão atravessados pelo seu desejo, sejam quais forem. É preciso que o sujeito seja confrontado com seu desejo, que ele saiba o que sustenta suas escolhas. É nesse momento que entra o analista, quando necessário, para produzir interpretações que favoreçam a escuta do sujeito sobre seu desejo. Essa explicação sintética sobre a ação interpretativa do analista serve para embasar o trabalho de escuta dos bebês.

Os bebês precisam ter o seu desejo reconhecido pelo outro. E, no contexto alimentar em que se encontra a amamentação, o desejo do bebê precisa ser considerado para que ele seja escutado não apenas quando algo não vai bem nesse processo, mas a todo momento. Recusar o leite materno não pode ser visto somente como algo que não foi realizado da maneira correta, ou como um sintoma do bebê; essas duas condições podem estar ocorrendo, mas há uma terceira possibilidade que aponta para um dizer do bebê sobre esse processo. Ele nos diz algo sobre a amamentação que deve ser levado em conta: sua recusa pode estar sustentada em uma interpretação equivocada sobre qualquer parte desse processo.

Bebê: um ser que interpreta

Os cuidadores e as pessoas em geral não reconhecem o bebê como um ser que pode interpretar suas ações e seus dizeres, pois acreditam que o entendimento só ocorre se o outro for conhecedor da língua que falamos. Em parte, isso tem validade – compartilhamos alguns sentidos, mas eles são sempre resultantes de uma interpretação que fazemos da fala do outro, que não é apenas resultado das palavras que dizemos. Os gestos que acompanham a fala e as próprias características da fala, como intensidade, volume, velocidade e musicalidade presentes em todas as produções sonoras de cada sujeito, participam ativamente na interpretação e no sentido para quem está escutando. Assim, ao não reconhecer que o bebê é um ser capaz de interpretar o que está sendo dito, muitos cuidadores tratam de assuntos que não deveriam ser tratados na sua presença, como se o bebê não escutasse.

Essas palavras não dirigidas ao bebê, mas pronunciadas na sua presença, possibilitam a ele um saber sobre o outro e sobre o que ele interpreta sobre si mesmo. Não se trata, evidentemente, de um saber sobre o conteúdo significativo do que foi dito, mas sim de um saber que o bebê constrói a partir do que ele vê e escuta e, assim, interpreta.

Esse é um ponto importante a ser considerado quando lidamos com bebês em qualquer situação clínica. Saber o que os cuidadores falam sobre amamentação para o bebê é um ponto de partida que pode ser revelador sobre as possíveis dificuldades que ele possa estar enfrentando na sua relação com a amamentação.

Outro ponto que é preciso destacar sobre os saberes do bebê repousa sobre suas percepções gustativas e olfativas. Há poucos estudos sobre os sentidos que servem para a construção dessas duas percepções. Mas já se sabe que os bebês são capazes de reconhecer a diversidade de odores que circulam em seu entorno e construir com elas as percepções que lhe agradam ou desagradam. Todos os lugares são plenos de odores, e o olfato faz sua parte categorizando-os e oferecendo informações importantes para as percepções olfativas.

> Não somente o bebê sabe diferenciar os odores segundo suas diversas facetas sensoriais ou afetivas (intensidade, qualidade, complexidade, familiaridade, valor prazeroso), mas também ele tem a capacidade de adquiri-los facilmente. Essas aquisições podem ser o resultado, de fenômenos passivos (simples exposições, familiarizações), ou de aprendizagem.[1]

Schaal nos mostra em outro trabalho que a capacidade olfativa, comumente pensada apenas a partir do momento em que o bebê se encontra em mundo aéreo, não representa de fato o que acontece com o bebê em seu tempo no útero. Ele nos mostra que os neurônios responsáveis pelo olfato se encontram em atividade desde a 11ª semana gestacional e que os marcadores bioquímicos dos bulbos olfativos passam a se exprimir a partir da 24ª semana gestacional.[2] É preciso, então, rever boa parte do que se sabe e se faz com os bebês nesses primeiros momentos de vida pré-natal no que diz respeito a seus gostos e desgostos, ou seja, sobre seus desejos. O bebê já traz de seu tempo gestacional experiências olfativas e gustativas que favorecerão ou não sua relação com o que lhe é ofertado ao nascimento ou após o nascimento. Dois trabalhos recentes demonstram a influência dos odores do período gestacional na sucção do recém-nascido[3] e propõem o uso de odores para favorecer a sucção de prematuros ainda hospitalizados.[4]

As escolhas alimentares da gestante terão participação decisiva na construção das sensações olfativas do bebê na sua vida extrauterina e na construção de suas percepções que serão concebidas pelo que lhe é oferecido e pelo que ele deseja receber. Esse processo de construção das percepções é complexo, pois envolve não apenas o que se apresenta aos sentidos, mas também o que não está presente naquele momento. Assim, as lembranças de outros sabores e gostos, agradáveis ou não, fazem com que a experiência imediata seja interpretada e qualificada pelas vivências que a antecedem. O bebê tomado como **tábula rasa** precisa desaparecer das teorias para que possa também, em pouco tempo, desaparecer do senso comum.

> Os resultados de nossas pesquisas revelam que o cérebro, mesmo em estado muito imaturo do seu desenvolvimento, cria e memoriza referências sensoriais e as relaciona aos sistemas avaliativos e atencionais, de um lado, e aos sistemas de ação, de outro. É em referência a tais critérios internos estabelecidos no final do período fetal que o recém-nascido organizará seus primeiros processamentos perceptuais e suas decisões comportamentais frente aos estímulos.[1]

O trabalho recente de Ercolin, *Dizeres dos bebês sobre a amamentação*, é um ponto de partida importante para aqueles que querem olhar também para o bebê na lactação. Não pensar no bebê como um sujeito que faz escolhas desde os primeiros momentos de sua vida é um equívoco que precisa ser eliminado das teorias e das práticas que lidam com bebês.

> Já é hora de os bebês deixarem de ser amamentados, nessa ação reflexiva, e ocuparem a ação ativa no processo: bebês amamentantes, se assim desejarem e escolherem.[5]

Diversas maneiras de se comunicar e de se expressar

O trabalho clínico com bebês exige uma escuta que não está amparada pela fala oralizada. Assim, o profissional que lida com esse público precisa estar disposto a escutar o que ele diz por meio de suas expressões de linguagem. Não se pode tomar a língua verbal oralizada como única forma de expressão da linguagem – ela é a mais estruturada e frequente na cultura, mas nunca age sozinha. Ao se expressar oralmente, faz-se uso de diversos recursos expressivos para compor o dizer: gestos, movimentos e modulações da voz compõem fundamentalmente as expressões multimodais da linguagem.

Saber que os bebês não são apenas seres de necessidades, mas que têm desejos que vão se transformando com as experiências, torna possível ao clínico reconhecer o que eles nos dizem por meio de sua expressão multimodal.

Todo bebê mama. Essa é uma certeza construída culturalmente, por ser a única forma autônoma de ingestão de alimentos por parte dos bebês no início de sua vida. No entanto, mamar é uma expressão do ser bebê. Sugar é uma condição reconhecida até como reflexo, pois o bebê suga mesmo quando não há nutrição em jogo. A sucção não nutritiva nos mostra que essa atividade motora de contato com o mundo externo traz, para além do alimento, informações sensoriais táteis e gustativas importantes para o bebê em sua construção de saberes perceptuais sobre os objetos que lhe são levados até a boca e o que ele mesmo consegue levar até ela. Essa exploração e construção de conhecimento do bebê permanece ativa durante muito tempo; e é apenas a partir das interdições que essa maneira de conhecer os objetos passa a não ser mais utilizada. O manuseio e o olhar vão aos poucos substituindo a exploração oral, mas nosso prazer com os alimentos não nos deixa dúvidas do valor que a gustação tem na vida de cada sujeito.

Sugar o dedo da mão pode permanecer durante muito tempo na vida de um bebê como ato que promove satisfação e conforto. Vemos crianças já crescidas que mantêm esse hábito como recurso de autossatisfação. Fica evidente que sugar não é um ato mecânico, mas sim uma forma de expressão do bebê e da criança.

A alimentação também é uma forma de expressão. Apesar de necessária para a sobrevivência do organismo, o consumo de alimentos é muito diverso entre os seres humanos. A forma e a quantidade com a qual nos alimentamos vão da insuficiência à exorbitância, e cada sujeito faz de sua alimentação um modo singular de expressão. Com a industrialização dos alimentos, ainda que o produto seja o mesmo pode haver diferença no modo de se alimentar, pois o singular aparece na maneira como ingerimos e até mesmo como digerimos o alimento.

O olhar atento para o bebê deve se voltar para os meios que ele usa para nos mostrar sua linguagem. Suas expressões revelam sua interpretação do mundo, e essa interpretação é o resultado de suas percepções construídas pelas sensações que ele recebe e o desejo que produz.

Seus desejos revelam o trabalho de criação do que não está necessariamente presente, mas que é concebido com o que lhe é apresentado e oferecido. Não querer algo, por exemplo, mostra que não é aquilo, na forma como está sendo oferecido, que ele deseja naquele momento, e que é preciso ser de outra maneira, com outros componentes. Muitas vezes, as condições oferecidas ao bebê podem não ser apreciadas por ele, e isso modifica radicalmente o modo como ele pode lidar com essa experiência. O sujeito não lida da mesma maneira quando alteramos as condições com as quais ele está acostumado.

É preciso reconhecer o bebê como um sujeito que, dotado de desejo, nos fala do seu jeito singular de seus quereres. O desejo é a criação de algo que existe apenas para seu criador, e para o outro pode ser até mesmo inconcebível ou insuportável.

A não escuta desse desejo, construído com todos os indícios e detalhes que o bebê recupera a partir de suas percepções, produz um efeito que pode gerar desde frustração e desconsolo até algo que pode perdurar por mais tempo, como um sintoma.

Para desejar não são necessários condições especiais ou um tempo específico de vida – basta ser afetado pelo que o cerca nas mais diversas formas de contato. O desejo é uma construção que o sujeito faz com a matéria-prima que ele elege; ela não pode ser imposta pelo outro e tampouco é resultado de alguma condição natural. O desejo não pode ser transmitido pelo outro – ele é a invenção que o bebê realiza como sujeito de seu desejo. Logo, é preciso estar disponível para escutar o bebê e seus desejos.

Considerações finais

Este capítulo propõe ao leitor reconhecer no bebê um ser desejante. As expressões de seu desejo podem estar presentes em suas demandas, em suas dificuldades e até mesmo na recusa do leite produzido pela pessoa que o amamenta. O bebê, tomado como sujeito desejante, não pode ser visto como um ser sem escolhas e que, por "desconhecimento" de todas as outras possibilidades, deveria receber e aceitar tudo o que lhe é oferecido.

Nesse contexto alimentar no qual se encontra a amamentação, o desejo do bebê precisa ser considerado para que ele seja escutado, não apenas quando algo não vai bem nesse processo, mas a todo momento. Recusar o leite materno não pode ser visto apenas como algo que não foi realizado de maneira correta, ou somente como um sintoma do bebê – essas duas condições podem estar ocorrendo, mas a terceira possibilidade aponta para um dizer do bebê sobre esse processo: ele nos diz algo sobre a amamentação que deve ser levado em consideração.

Referências bibliográficas

1. Schaal B. À la recherche du temps gagné: comment l'olfaction du fœtus anticipe l'adaptation du nouveau-né. Spirale. 2011;59(3):35-55.
2. Schaal B, Hummel T, Soussignan R. Olfaction in fetal and premature infant: functional status clinical implications. Clin Perinatol. 2004;31(2):261-85.
3. Riolo-Boidé F, Losson C. La mémoire olfactive fœtale au service de l'oralité des prématurés. Sciences cognitives; 2015. ffdumas-01211771. Disponível em: https://dumas.ccsd.cnrs.fr/dumas-01211771/document.
4. Brucelle M, Di Maggio-Gobet M. Élaboration d'une palette olfactive destinée à stimuler les mécanismes de succion du nouveau-né. Sciences cognitives; 2016. dumas-01357240. Disponível em: https://dumas.ccsd.cnrs.fr/dumas-01357240/document.
5. Ercolin LTC. Dizeres dos bebês sobre a amamentação. São Paulo: Instituto Langage; 2023.

Bibliografia

Parlato-Oliveira E. O bebê e as tramas da linguagem. São Paulo: Instituto Langage; 2022.
Parlato-Oliveira E. O sofrimento psíquico do bebê e sua expressão na linguagem. In: Feliciano D. Pediatria e saúde mental: implicações frente às mudanças do século XXI. São Paulo: Atheneu; 2024.
Parlato-Oliveira E. Saberes do bebê. São Paulo: Instituto Langage; 2019.

CAPÍTULO 27

Depressão e Amamentação

Honorina de Almeida • Arianne Angelelli

Introdução

Certa vez assisti a um programa de TV sobre profissões curiosas que contava a história de um pai, caçador de serpentes, que levou o filho a uma floresta com o propósito de ensinar-lhe seu ofício. Saíram então a caminhar. O pai ia na frente e, de vez em quando, alertava o filho para que se mantivesse concentrado e atento a qualquer ruído, movimento ou mudança no ambiente em que estavam. O filho, decidido a encontrar algumas serpentes, seguia o pai e mantinha-se concentrado aos seus conselhos. Após muito andarem, ambos agora cansados, o velho pai interrompeu a caminhada e perguntou ao filho se durante a jornada ele tinha avistado alguma serpente. O filho respondeu que durante todo o percurso se mantivera atento, mas que não tinha avistado nenhum vestígio de serpentes no local, concluindo que provavelmente não havia mais nenhuma naquela floresta já tão explorada. O pai deu um discreto sorriso e então lhe disse: olhe para cima! E lá, camuflada em um galho, podia-se ver uma serpente. O filho se assustou e falou: eu estava o tempo todo tão atento, como não enxerguei? O pai respondeu: do início da caminhada até esse ponto, passamos por vários tipos de serpentes, em locais diferentes e de todas as cores, mas para enxergá-las é preciso olhar para todos os lados.

A depressão pós-parto (DPP) é um assunto complexo e demanda atenção muito especial do profissional da Saúde. Além do conhecimento sobre o assunto, ele precisa realmente exercitar uma escuta atenta. Cada mulher tem uma história, a qual começou bem antes de ela engravidar e tornar-se mãe. Então, quando estamos diante de uma mulher, agora mãe com seu bebê, precisamos expandir nosso olhar, para não focar apenas na situação que se apresenta à nossa frente. Precisamos olhar para todos os lados; assim, teremos mais chances de enxergar as "serpentes".

Assim, como as serpentes camufladas pela vegetação, a depressão materna ainda é muito subdiagnosticada, em parte porque existe um estigma ligado a este tema e em parte porque seus sintomas nem sempre se apresentam de modo explícito e claro. O estigma ligado aos transtornos mentais puerperais está associado à imagem idealizada do amor materno, que deveria ser natural e "incondicional", e que não "combina" com a tristeza, a desesperança e a angústia sentidas por essas mulheres. Se, nos casos mais evidentes, a família se mobiliza e todos percebem a dificuldade da mãe, muitas vezes os sintomas depressivos de menor intensidade podem passar despercebidos. Isso, porém, não impede que esses sintomas venham a ocasionar sofrimentos

e dificuldades de toda ordem. Nesse caso, é comum que nem a mãe, nem a família e nem o profissional da Saúde cheguem a associar essas dificuldades ao quadro de humor materno.

E, enfim, quando a depressão chega a ser diagnosticada, às vezes depois de muitos meses, torna-se necessário todo um trabalho para resgatar a autoconfiança materna, as relações conjugais e familiares desgastadas e, finalmente, o bebê, cujo desenvolvimento pode ter sido afetado. Mas há casos – e não são poucos – em que não ocorre a identificação do problema, nem o tratamento adequado, mesmo tardiamente. E as consequências desse fato atingem toda a família, a qualidade do vínculo entre a mãe e o bebê e o desenvolvimento emocional deste último, talvez por muitos anos. Um dos problemas que pode estar ligado à depressão materna é, justamente, a dificuldade na amamentação.

Depressão perinatal

A depressão perinatal, que pode atingir uma a cada cinco mulheres,[1] é um fenômeno complexo. Ele não se explica somente por fatores biológicos, alterações hormonais e suscetibilidade genética. A complexidade do tema se soma ao fato de que tornar-se mãe (ou pai) é uma grande transformação no campo experiencial e subjetivo de um indivíduo. Essa transformação envolve perdas, desafios e mudanças concretas de vida. Assim, a gravidez, o parto e o puerpério colocam a mulher diante de transformações sucessivas que envolvem seu corpo, preparando-a para receber o bebê em seus braços, amamentá-lo e criar um vínculo ele. No entanto, para que isso aconteça, é importante que a mãe conte com o apoio do seu ambiente e possa, do ponto de vista psíquico, lidar com essas transformações.

Do ponto de vista psiquiátrico, um quadro de depressão pode eclodir quando um indivíduo suscetível, diante de um estressor ou "gatilho" ambiental, desenvolve sintomas que envolvem a perda da energia vital, da capacidade para o prazer e para o investimento afetivo no mundo e nas pessoas. No puerpério, quando existe um bebê que precisa tanto da mãe, o quadro apresenta um complicador a mais. Temos, então, duas pessoas precisando de cuidado, a mãe e o bebê, e uma demanda aumentada sobre essa mulher, já fragilizada e sem energia.

Curiosamente, para quem olha "de fora", embora a mãe esteja mentalmente adoecida, as coisas podem se passar como se o problema estivesse somente com o bebê. O bebê fala com seu corpo, e seu sofrimento pode se manifestar nas dificuldades de amamentação, de sono, de motricidade ou desenvolvimento. Nesses casos, os sintomas da mãe são mais silenciosos. Outras vezes, ela já traz queixas e sintomas, como irritação, incômodo e dor ao amamentar; dificuldade de dormir e queixas físicas podem predominar, ainda direcionando o olhar do profissional para esses problemas mais concretos, sem que ele perceba o quadro depressivo subjacente a essas queixas.

É importante lembrar que alterações do humor, choro, desânimo, inquietação, preocupação e tristeza fazem parte da condição humana. O que determina a patologia é a intensidade e a gravidade da preocupação ou da tristeza, que no puerpério podem dirigir-se ao bebê ou ao luto por tudo o que a mulher sente que perdeu com a maternidade. É comum ouvir das pacientes que sua vida "acabou", já que agora estão diante de uma responsabilidade que lhes parece um peso e um fardo impossível de carregar. E essa constatação por parte da mulher, em geral, a envergonha: são sentimentos que tenta esconder até de si mesma.

Ora, no início da vida, um bebê dá mesmo muito trabalho! Que mãe nunca pensou "nossa, o que fui inventar para a minha vida!"? É natural que, por vezes, surja certo arrependimento por ter tido um filho, principalmente se há muitas complicações no meio do caminho. No caso da depressão, porém, os sentimentos de pesar, tristeza e desesperança predominam e roubam as energias da mãe, além de interferir em sua capacidade de se encantar com o bebê. A chave para o entendimento dessa situação é a perda da capacidade de sentir prazer. Assim, cuidar e amamentar tornam-se tarefas árduas, que muitas mães continuam a cumprir por se sentirem responsáveis pelo filho, mas com pouca alegria, com pouca satisfação.

Nos manuais classificatórios, encontramos dois sintomas cardinais para o diagnóstico de depressão: o humor triste e a ausência de prazer.[2] Uma mãe que esteja cansada, sem energia ou com dificuldade de se vincular ao bebê, mas que não apresente essa alteração de humor, nem perda de prazer (anedonia) em suas atividades, pode estar em dificuldades, certamente, mas não se configura uma depressão. Mesmo quadros orgânicos como anemia ou hipotireoidismo, muito comuns, podem se assemelhar a um quadro depressivo, em virtude da perda de energia sentida em decorrência da patologia orgânica. Daí a importância de realizar um diagnóstico diferencial em relação aos sintomas apresentados pela mãe.

A depressão é um transtorno de humor; portanto, as emoções e os sentimentos maternos tomam um colorido melancólico e pesaroso, mas há um detalhe importante: às vezes, em virtude da falta de energia ou de paciência, a mãe sente a necessidade de se recolher, e é a apatia que predomina no quadro. Quando as demandas sobre a mulher são intensas, ou quando ela tem de enfrentar desafios e mudanças de rotina, tão comuns ao puerpério, ela pode se sentir muito irritada e incomodada. Por isso, o humor irritado também faz parte do quadro de várias pacientes. E isso pode não ser referido ao profissional da Saúde, mas aparece no contato rotineiro com a mãe. Por isso, atenção: aquela paciente "chata", exigente, demandante, inflexível... pode ser, na verdade, uma mãe que está com depressão pós-parto (DPP). Da mesma maneira, o humor disfórico, compreendido como o sentimento de mal-estar psíquico associado à irritação, embora tenha um colorido diferente da tristeza pesarosa que costumamos associar à depressão, é também muito comum nos quadros puerperais.

Outro sintoma prevalente, a ansiedade ou a angústia (aperto ou peso no peito), pode estar associada à depressão ou apenas a um transtorno de ansiedade da mãe. Quando existe choro frequente e queixa de tristeza, podemos entender que a depressão e a ansiedade estão acontecendo juntas, o que é muito comum. Alterações do apetite, do sono, alterações cognitivas como perda da memória, distratibilidade, fadiga e aumento de sensibilidade à dor também costumam estar presentes, associando-se às alterações de humor.[1] Do mesmo modo, podem surgir alterações do pensamento, como preocupações obsessivas com o bebê, ruminações de causar dano ao bebê e até ideias de morte. Nos casos mais graves, a ideação suicida pode estar presente: o suicídio é uma das maiores causas de morte materna até que se complete o primeiro ano da criança.[3] Assim, mães que apresentam esses sintomas devem ser interrogadas sobre as "ideias ruins" que possam estar tendo, já que nem sempre falam sobre isso ativamente.

A Tabela 27.1 resume os sintomas depressivos e os critérios para seu diagnóstico. Vale ressaltar que a depressão perinatal não é considerada um diagnóstico à parte em relação a outros quadros depressivos que ocorrem na vida, embora tenha suas particularidades. Para evitar o diagnóstico em quadros transitórios, a maioria dos manuais classificatórios de psiquiatria considera a presença de 2 semanas de sintomas para caracterizar um episódio de transtorno depressivo maior.

Os sintomas descritos na Tabela 27.1, no caso da depressão perinatal, ocorrem durante a gravidez ou no pós-parto, e habitualmente, cursam com ansiedade associada, assim como preocupações com o bebê. A depressão perinatal é um fator conhecido de perturbação do estabelecimento do vínculo mãe-bebê[5] e uma das causas mais importantes de desmame precoce, além de estar ligada a vários tipos de perturbação no processo de amamentação.

Relação entre depressão materna e amamentação

Para pensar a relação entre a depressão materna (ou, se quisermos ser mais abrangentes, entre os transtornos mentais maternos) e, a amamentação, podemos partir, inicialmente, das dificuldades encontradas mais comumente em nossa clínica. Nesse sentido, as reações de adaptação puerperais são aquelas alterações psíquicas que se encontram no campo da saúde.

Assim, muitas mulheres referem insegurança e apresentam reações ligadas ao processo adaptativo do psiquismo materno diante da grande novidade de ter um bebê, um ser tão frágil e dependente. A amamentação, que exige da mãe grande dedicação e paciência, também se liga de maneira simbólica à construção do papel materno. Por meio da amamentação, a mãe busca construir uma das bases de sua sensação de autoeficácia em relação ao cuidado do filho.[6] Por isso, o benefício mútuo da amamentação continua a ser buscado pela maioria das mulheres. Além de querer o bem do filho, amamentar significa, para elas, que estão conseguindo desempenhar bem o seu papel. O desejo de poder amamentar e sentir-se capaz de cuidar do bebê aumenta a busca das mães por parâmetros objetivos ligados ao

Parte 3 • Atuação

TABELA 27.1	Diagnóstico clínico de episódio depressivo maior com início no periparto.

- **Critério temporal**: o início dos sintomas de humor ocorre gradualmente durante a gravidez ou dentro de 4 semanas após o parto (no primeiro ano após o parto, para a comunidade de especialistas)

- **Apresentação**: as pacientes podem parecer infelizes, com expressão facial que denota olhos lacrimejantes, testa enrugada, cantos da boca voltados para baixo, postura retraída ou pouco contato visual. Pode haver perda da expressão facial, pouco movimento corporal e discurso alentecido e sem energia (p. ex., voz suave, perda da prosódia, uso de palavras monossilábicas). Em algumas mulheres, o humor deprimido pode ser tão profundo que elas ficam incapazes de sentir as emoções habituais ou sentem que o mundo se tornou "sem cor" ou sem vida; podem até ficar incapazes de chorar. Nos casos de depressão perinatal, é comum haver sintomas ansiosos associados, e, nesses casos, o observador perceberá, em vez da apatia, maior inquietação

- **Sintomas**: segundo o DSM-V, para o transtorno depressivo maior, cinco ou mais dos sintomas abaixo devem estar presentes por 2 semanas ou mais, quase todos os dias. Um dos sintomas deve ser necessariamente:
  1. Humor deprimido (tristeza) ou
  2. Anedonia (interesse ou prazer acentuadamente diminuído em atividades).
  Outros sintomas podem incluir:
  1. Preocupação ou ansiedade excessiva, irritabilidade ou temperamento explosivo
  2. Sentir-se sobrecarregada, sem capacidade para se concentrar ou tomar decisões
  3. Sentimentos de inutilidade, culpa excessiva ou inapropriada, desesperança
  4. Distúrbios do sono (insônia ou hipersonia). Essas alterações de sono não se justificam apenas pelo despertar noturno para atender ou amamentar o bebê
  5. Fadiga, diminuição da energia (que não se justifica somente pelo cuidado com o recém-nascido)
  6. Sintomas físicos ou queixas sem causa física aparente
  7. Distúrbios psicomotores (agitação ou lentidão psicomotora)
  8. Desconforto em relação ao bebê, falta de sentimento pelo bebê
  9. Distúrbios do apetite, alterações de peso significativas (perda ou ganho ponderal)
  10. Pensamentos recorrentes de morte ou suicídio, tentativa de suicídio ou um plano específico para cometer suicídio

- **Início do quadro**: uma parte dos casos de DPP tem início na gravidez. A depressão pode passar despercebida durante a gestação, pois sintomas como fadiga, comprometimento do sono e alteração do apetite são comuns durante o período gestacional

- **Comprometimento**: é importante considerar que para o diagnóstico de depressão, os sintomas precisam causar impacto significativo no convívio social, no trabalho ou em outras áreas importantes da vida da mulher

- Da mesma maneira, esses sintomas não decorrem de feitos fisiológicos diretos de uma substância ou outra condição médica e não são mais bem explicados por outras condições psiquiátricas, como o transtorno esquizoafetivo ou transtornos psicóticos. Uma parte das pacientes com episódios depressivos perinatais pode ser portadora do transtorno bipolar, apresentando então episódios de mania ou hipomania (humor exacerbado, excessivamente irritado ou alegre). Nesses casos, o episódio depressivo é precedido ou ocorre depois desses episódios de mania ou hipomania, e o tratamento a ser instituído deve ser diferente

DPP: depressão pós-parto; DSM-V: Manual Diagnóstico e Estatístico de Transtornos Mentais. (Adaptada de DSM-5[4] e Valadares et al.)[1]

desenvolvimento da criança. Essa busca se intensifica se, por diversos motivos, a mulher questionar sua própria capacidade de ser mãe. É aí que as emoções afloram, complicando as coisas entre a mãe e o bebê que ainda estão se conhecendo e aprendendo a se entender. Nesse contexto, o profissional que trabalha com a amamentação deve sempre se indagar sobre o significado desse processo para cada mulher: quais são suas inseguranças, crenças e bloqueios emocionais. As expectativas e temores da mãe e da família podem interferir, e muito, no processo natural de ajuste entre a mãe e o bebê.

Habituado a lidar com as expectativas, o nervosismo, o cansaço e a desorganização dos primeiros dias, o profissional da Saúde tem em seu horizonte os benefícios da amamentação e a necessidade de oferecer apoio, suporte e orientação à família. O bebê precisa ganhar peso, a mãe provavelmente está cansada e, na maioria das vezes, a curva de aprendizagem da amamentação tem seu momento crítico nas fases iniciais. Mas o cansaço, a insegurança, as dúvidas e as flutuações do humor materno são esperados no puerpério.

Assim, se considerarmos o puerpério uma grande fase de adaptação, poderemos compreender a prevalência de até 70% do chamado *blues* puerperal. O *blues* é um conjunto de manifestações emocionais e comportamentais de mães que estão se ajustando à novidade do filho durante o primeiro mês.[7] Por que o profissional da Saúde deve pensar no diagnóstico diferencial entre esses sintomas característicos do ajustamento materno e a depressão propriamente dita?

Essa diferenciação é importante porque o *blues* é autolimitado e responde bem às medidas de suporte ambiental. Quando diante de uma mulher que se sente insegura, irritada, cansada ou desorganizada diante do novo papel, o ambiente como um todo – e isso inclui a postura dos profissionais de cuidado – deve identificar o processo de ajustamento materno e oferecer-lhe apoio. Esse apoio passa pela escuta das angústias e dúvidas da mãe, mas também por ações concretas. Aí destacamos o auxílio para o descanso, o sono, as orientações práticas e a ajuda com os cuidados com o bebê e com a casa – tudo no sentido de confortar a mãe e deixá-la tranquila para poder "se entender" com seu bebê, que está aprendendo a dormir, se comunicar e mamar.

Mas o *blues* puerperal é um fenômeno autolimitado, que se restringe ao primeiro mês e tende a se resolver conforme a família e a mãe se adaptam à chegada do bebê, que sempre traz consigo um quê de surpresa, mesmo quando planejado. Os problemas não melhoram com o tempo quando a mãe (ou mesmo o pai) desenvolvem um quadro mais duradouro de ansiedade, depressão ou qualquer outro transtorno mental. Ter um bebê pequeno e não poder contar com a resiliência e a capacidade de lidar com as tarefas envolvidas em seu cuidado é uma situação aflitiva. E é isso que geralmente ocorre quando os pais, mentalmente adoecidos, necessitam de outro tipo de ajuda. E o bebê, para quem tudo é urgência, não pode esperar: ele precisa de adultos que garantam sua segurança e a estabilidade ambiental para poder desenvolver-se mental e fisicamente.

Na amamentação, quando tudo corre bem, temos um panorama de dificuldade inicial (curva de aprendizagem) que, em um processo de idas e vindas, caminha para um equilíbrio. Contudo, há casos em que as dificuldades podem estar relacionadas a um quadro depressivo que está se iniciando, um *blues* que vai se carregando de tintas cada vez mais escuras. Essa situação deve ser detectada e abordada o quanto antes pelo profissional da Saúde, que pode ser procurado, justamente, por causa da amamentação que está complicada, problemática, ou mesmo após um desmame precoce causado por tais dificuldades.

Assim, a complexidade da situação perinatal nos leva a considerar quanto a doença mental da mãe (principalmente quando ela é a principal cuidadora da criança) tem efeito sistêmico em relação ao grupo familiar. A doença da mãe afeta diretamente o desenvolvimento do bebê e de seus padrões de apego,[8] podendo traduzir-se em distúrbios psicossomáticos nos pequenos e, mais tarde, em dificuldades de socialização e predisposição a doenças psiquiátricas na prole.[9] Por isso, o tratamento da mãe, nesse momento, impacta na prevenção de inúmeros problemas e distúrbios que podem se manifestar na criança no momento presente ou futuro. Devemos sempre nos lembrar que, no início da vida, cuidar da mãe é também cuidar do filho. E isso inclui o suporte e o cuidado com o próprio processo da amamentação.

Quando temos em mente as questões práticas do manejo de uma nutriz que apresenta um quadro depressivo puerperal, o primeiro fator a considerar é que as dificuldades de amamentação podem ser um reflexo da própria depressão e ansiedade maternas. Em outras palavras, as queixas em relação à amamentação podem vir a camuflar a angústia e o sofrimento ligados ao transtorno de humor, verdadeira raiz do problema apresentado. Por isso, o manejo das dificuldades pode resultar ineficaz se as questões emocionais e o quadro psiquiátrico não forem diagnosticados e tratados.

Essas dificuldades podem ser diversas: maior sensibilidade à dor na amamentação, sintomas gastrointestinais do bebê e até questões conjugais, preocupações excessivas com a saúde ou higiene da criança ou dificuldades no manejo do seu sono. Nem sempre a mulher tem clareza sobre seu estado, nem sempre apresenta uma queixa clara de tristeza, choro, perda de prazer na vida, o que tornaria mais fácil o diagnóstico do problema de base. Então, é importante ter em mente que questões no bebê, na amamentação e até nas relações familiares podem ser a "cortina de fumaça" que impede a todos de enxergar o sofrimento mental da mulher.

Por isso, é importante perguntar diretamente à mãe como andam seus pensamentos e sentimentos. Não são perguntas muito fáceis de fazer, principalmente se a mulher está assustada consigo mesma e tenta esconder seus sintomas. Paradoxalmente, ela pode revelar pensamentos de conteúdo depressivo mais facilmente ao responder uma escala autoaplicável, como a Escala de Depressão Pós-Parto de Edimburgo (EPDS, do inglês *Edinburgh Postnatal Depresssion Scale*)[10] (Tabela 27.2), ou relatar suas preocupações somente para aquelas poucas pessoas por quem não se sente julgada (p. ex., a mãe pode "se abrir" para a consultora de amamentação, com quem se sente mais à vontade, enquanto esconde seus sintomas do seu médico, do pediatra e até do companheiro). É preciso sensibilidade e tato para oferecer ajuda efetiva para uma pessoa que, muitas vezes, está envergonhada por se sentir talhando como mãe ou sentindo algo que não deveria estar sentindo, no momento de suposta felicidade e realização, que é a conquista da maternidade.

Além de ser um bom instrumento de triagem, usado em todo o mundo e já validado no Brasil, a leitura da escala EPDS pode

---

TABELA 27.2 — **Texto da Escala de Depressão Pós-Parto de Edimburgo conforme validação no Brasil.**

Você teve há pouco tempo um bebê e gostaríamos de saber como você está se sentindo. Por favor, marque a resposta que mais se aproxima do que você tem sentido nos últimos 7 dias, não apenas como você está se sentindo hoje

Nos últimos 7 dias...

1) Eu tenho sido capaz de rir e achar graça das coisas:
( ) Como eu sempre fiz
( ) Não tanto quanto antes
( ) Sem dúvida, menos que antes
( ) De jeito nenhum

2) Eu sinto prazer quando penso no que está por acontecer em meu dia a dia:
( ) Como sempre senti
( ) Talvez, menos que antes
( ) Com certeza menos
( ) De jeito nenhum

3) Eu tenho me culpado sem necessidade quando as coisas saem erradas:
( ) Sim, na maioria das vezes
( ) Sim, algumas vezes
( ) Não muitas vezes
( ) Não, nenhuma vez

4) Eu tenho me sentido ansiosa ou preocupada sem um bom motivo:
( ) Não, de maneira alguma
( ) Pouquíssimas vezes
( ) Sim, algumas vezes
( ) Sim, muitas vezes

5) Eu tenho me sentido assustada ou em pânico sem um bom motivo:
( ) Sim, muitas vezes
( ) Sim, algumas vezes
( ) Não muitas vezes
( ) Não, nenhuma vez

6) Eu tenho me sentido esmagada pelas tarefas e acontecimentos do meu dia a dia:
( ) Sim. Na maioria das vezes eu não consigo lidar bem com eles
( ) Sim. Algumas vezes não consigo lidar bem como antes
( ) Não. Na maioria das vezes consigo lidar bem com eles
( ) Não. Eu consigo lidar com eles tão bem quanto antes

7) Eu tenho me sentido tão infeliz que tenho tido dificuldade de dormir:
( ) Sim, na maioria das vezes
( ) Sim, algumas vezes
( ) Não muitas vezes
( ) Não, nenhuma vez

8) Eu tenho me sentido triste ou arrasada:
( ) Sim, na maioria das vezes
( ) Sim, muitas vezes
( ) Não muitas vezes
( ) Não, de jeito nenhum

9) Eu tenho me sentido tão infeliz que tenho chorado:
( ) Sim, quase todo o tempo
( ) Sim, muitas vezes
( ) De vez em quando
( ) Não, nenhuma vez

10) A ideia de fazer mal a mim mesma passou por minha cabeça:
( ) Sim, muitas vezes, ultimamente
( ) Algumas vezes nos últimos dias
( ) Pouquíssimas vezes, ultimamente
( ) Nenhuma vez

Nota: Forma de pontuação da EPDS — nos itens 1, 2, e 4, a pontuação para a sequência de alternativas de resposta é: 0, 1, 2 e 3. Nos demais itens, a pontuação da sequência de alternativas de resposta é: 3, 2, 1 e 0. (Adaptada de Santos et al. 2007.)[10]

ser uma inspiração para o profissional da Saúde que procura descobrir a melhor maneira de fazer à mãe as perguntas certas, as quais a ajudarão a acessar seus sintomas e contar a ele como está se sentindo em relação a si mesma e à maternidade.

Dificuldade na amamentação: causa ou sintoma?

Para pensar a relação de causalidade entre o transtorno mental e a dificuldade na amamentação, recorremos não só à compreensão dos fatores psicossociais, presentes em todas as pessoas que se tornam pai e mãe, os quais, como já salientamos, podem atuar como gatilhos ou estressores para o desenvolvimento da depressão perinatal.

De fato, é importante lembrar que existem mecanismos neurobiológicos que também parecem estar envolvidos no desenvolvimento desses quadros. As abruptas interrupções nos hormônios placentários, como estrogênio e progesterona, no pós-parto, e o aumento abrupto dos hormônios ligados à lactação, como prolactina e ocitocina, componentes como neuroinflamação, estresse, genética e epigenética, levantam a possibilidade de que, além das questões psicoemocionais, existem vários mecanismos que podem atuar no desenvolvimento do quadro de depressão.[11]

Mas é importante salientar que como a maior parte das mulheres com quadro de DPP não é diagnosticada, então é de se esperar que serão poucas as mulheres que vão chegar para um atendimento de amamentação com o diagnóstico já estabelecido. Essa situação traz grandes responsabilidades, pois quando uma mãe nos procurar, precisamos estar preparados para fazer uma avaliação que vai além da dificuldade específica, já que essa pode ser tanto sintoma quanto causa do quadro, ou seja, uma dificuldade da amamentação pode ser um sinal de DPP e a DPP pode ser desencadeada por problemas de amamentação.[12,13]

Nesse sentido, é importante que tanto o profissional que trabalha com mulheres nessa fase da vida quanto as famílias estejam bem informados sobre o tema. Precisamos começar a conversar com mulheres na gestação e no pós-parto, tentar entender os processos pelos quais elas passam e desenvolver uma estratégia para identificarmos os sinais que podem sugerir uma DPP ou algum outro transtorno psiquiátrico.

Ademais, mulheres com **fatores de risco** para depressão devem ser especialmente amparadas, pois sabemos que o puerpério é um momento de maior demanda sobre a mulher e que cursa com as alterações neuroendócrinas descritas anteriormente. A mulher já teve depressão no passado? Teve sintomas depressivos ou ansiosos, alterações do sono ou problemas conjugais na gravidez? Tem histórico de doença psiquiátrica na família, passou por um sério estresse na gravidez ou no pós-parto? Na Tabela 27.3, descrevemos alguns fatores de risco conhecidos para a DPP, lembrando que o maior fator de risco para o quadro puerperal de depressão é ter tido, já na gravidez, episódios ou sintomas depressivos.

De todo modo, até para que possamos nos preocupar em levantar os fatores de risco para identificar mais rapidamente os casos de DPP, um primeiro e importante passo é saber que ela existe e que é séria, podendo levar a grande sofrimento pessoal para a mulher, repercussão no desenvolvimento dos filhos e desestruturação sociofamiliar. É certo termos grande preocupação com a saúde física da mãe e do bebê, mas com o mesmo empenho que nos preocupamos se a pressão arterial da mãe está elevada ou se o bebê está com a diurese adequada, precisamos nos preocupar se a condição psicoemocional da mulher está adequada a esse momento da vida. É necessário perder o medo de nos aproximar dessa seara que faz tanta diferença na evolução dos casos que atendemos em nosso dia a dia.

Para tanto, é preciso conhecer as mudanças consideradas fisiológicas nessa fase da vida e saber o que não é esperado. Algumas vezes, é possível suspeitar que algo não vai bem já no primeiro encontro. Mas precisamos ter calma: conheça mais sobre a família e a situação antes de tomar qualquer atitude que possa assustá-los. Se assustados, eles podem não buscar ajuda. Graciela Cullere-Crespin, uma psicanalista argentina que viveu muitos anos na França, em um capítulo do seu livro *A clínica precoce: o nascimento do humano*[14] sugere como realizar um encaminhamento adequado quando se trata de saúde mental.

TABELA 27.3 Fatores de risco para depressão pós-parto.

Fatores psicológicos e psiquiátricos	Fatores obstétricos	Fatores biológicos	Fatores sociais	Aleitamento materno/desmame
Episódios prévios de depressão, doença bipolar perinatal ou outros distúrbios de saúde mental Depressão na gravidez	Gravidez de alto risco	Idade materna ≤ 18 anos Ter feito tratamento de reprodução assistida	Violência doméstica, suporte inadequado do parceiro	Dificuldades de amamentação
Eventos estressores da vida geral	Complicações do parto ou do feto/recém-nascido (deformações graves, morte, natimortos, tempo de UTI, enterite necrosante, displasia broncopulmonar etc.)	Diabetes, doença autoimune, entre outros	Suporte social inadequado	Não amamentar
História de abuso físico ou sexual	Baixo peso ao nascer	Disfunção tireoidiana	Baixo *status* socioeconômico	Problemas de sono
História familiar de distúrbio psiquiátrico	Prematuridade	Outros fatores hormonais (estrogênio, cortisol, prolactina, progesterona ocitocina)	Desemprego da mulher ou do(a) parceiro(a)	Dificuldades de desmame
Distúrbios de humor por uso de anticoncepcionais orais ou transtorno disfórico pré-menstrual	Gemelaridade	–	Mulher imigrante	–

Adaptada de Valadares et al., 2020.[1]

Ela pondera que são três as fases de um bom encaminhamento. Na primeira fase, o profissional identifica o problema e reconhece a necessidade de encaminhamento para o profissional especializado. Na segunda fase, ajuda a família a reconhecer a necessidade de uma avaliação especializada e espera a família reconhecer essa necessidade. Por fim, na terceira fase, quando a família já entendeu a própria necessidade, o encaminhamento é realizado. Essas três fases não acontecem em um período preestabelecido. Às vezes, esse processo pode evoluir rápido ou demorar semanas, mas isso implica manter-se próximo à família.

Desse modo, o desafio do profissional que não é da área de saúde mental é conseguir enxergar e avaliar a relevância dos sintomas mais subjetivos. O ser humano não é apenas um corpo, mas um corpo impactado por sua saúde mental.

O mais interessante é que, desde a gestação e após o nascimento do bebê, a mulher é acompanhada por muitos profissionais e certamente todos eles são também responsáveis por cuidar da sua saúde mental. Obstetras, pediatras, enfermeiros, técnicos de Enfermagem, doulas, parteiras, fonoaudiólogos, fisioterapeutas, psicólogos, consultoras de amamentação e outros – todos encontram a família em várias oportunidades diferentes nessa fase, mas quem não sabe o que procura não vai entender o que encontrar.

Se você não tem cuidado de mulheres com quadros psiquiátricos no pós-parto, possivelmente está tendo dificuldades para identificar a situação.

Papel protetor do aleitamento materno: amamentar é benéfico para a mulher com depressão pós-parto?

O que fazer diante da presença de um quadro psiquiátrico materno? Devemos estimular a amamentação ou suspendê-la? Com agir para garantir o melhor interesse do bebê e cuidar, ao mesmo tempo, da saúde mental de sua mãe?

Erroneamente, em casos de depressão, temos observado a recomendação de desmame ou o não estímulo para que a mulher continue a amamentar sob o pretexto de que amamentar seria um fardo a mais. No entanto, os estudos mostram que provavelmente é o contrário, já que amamentar pode ajudar na recuperação do quadro de DPP, em parte por meio da ação de componentes neurobiológicos. Podemos dar como exemplo os dois hormônios mais importantes ligados à produção e liberação do leite, prolactina e ocitocina. Esses hormônios são neurotransmissores produzidos na hipófise e têm sido estudados com a finalidade de verificar se a amamentação interfere no metabolismo psiconeural e de que maneira esse processo ocorreria.[11] A ocitocina endógena, que tem seu papel bem conhecido na regulação da emoção, interação social, estresse e formação do apego, se eleva em ondas durante o período de amamentação. Sabe-se que seus níveis demonstraram estar inversamente correlacionados com os sintomas de depressão, e a diminuição dos seus níveis plasmáticos mostrou ser preditiva para seu desenvolvimento.[15] A prolactina, por sua vez, com atuação na produção de leite, é conhecida por atuar na regulação positiva do comportamento materno em relação ao bebê. Níveis plasmáticos reduzidos foram encontrados em mulheres com DPP e naquelas com maior risco de desenvolver o quadro, sugerindo que poderia haver uma relação fisiopatológica entre os níveis de prolactina e os quadros de DPP.[11]

Há alguns anos, o Dr. Altemus, do Instituto Nacional de Saúde Mental, em Maryland (EUA), publicou um estudo pioneiro em humanos comparando 10 mulheres lactantes e 10 não lactantes que estavam entre 7 e 18 semanas de pós-parto.[16] Elas realizaram 20 minutos de exercício em esteira graduada. As respostas plasmáticas de hormônio adrenocorticotrófico (ACTH) e cortisol, dois hormônios associados à ativação do eixo hipotálamo-hipófise-adrenal (HPA), uma via de estresse no cérebro ao exercício, foram significativamente atenuadas em mulheres lactantes (p < 0,001, p < 0,05 e p < 0,001, respectivamente). Os níveis basais de noradrenalina também foram reduzidos (p < 0,05). Esses resultados mostraram uma possível contenção dos sistemas neuro-hormonais responsivos ao estresse em mulheres lactantes.

Estudos epidemiológicos também mostram relação positiva entre a amamentação e a menor intensidade dos sintomas psiquiátricos, mesmo em quadros mais graves. Uma pesquisa realizada na região de Nova Gales do Sul, na Austrália, onde as 186.452 mulheres que deram à luz a bebês vivos entre os anos de 2007 e 2008 foram acompanhadas, identificou 2.940 mulheres com problemas psiquiátricos que receberam atendimento hospitalar até 12 meses após o parto. O estudo concluiu que a amamentação estava associada à diminuição no risco de internações maternas por esquizofrenia, transtorno afetivo bipolar e doença mental decorrente do uso de medicamentos e substâncias no primeiro ano de pós-parto.[17]

Outro interessante estudo prospectivo português realizado com 334 mulheres após o nascimento de seus bebês e já diagnosticadas com depressão no pré-natal observou que mulheres que aos 3 meses estavam amamentando exclusivamente apresentaram menos sintomas de depressão e menores taxas de depressão entre 3 e 6 meses após o parto do que as que não amamentaram.[18]

Outros estudos estão sendo realizados, e ainda é necessário conhecer mais sobre os vários fatores que estão implicados nos quadros de DPP. No entanto, mesmo que ainda não exista um consenso sobre qual mecanismo envolve a associação entre a amamentação e melhor saúde mental da mulher, existem evidências de que amamentar poderia ajudar a proteger contra a DPP e outros transtornos psicoemocionais do pós-parto.

O profissional da Saúde, tendo em vista os benefícios da amamentação, deve ajudar a família a superar as dificuldades nesse momento e entender a importância de cuidar da mãe, mas sempre respeitar seus desejos e limitações em relação à amamentação.

E quando a amamentação está contraindicada ou não é possível?

Apesar de conhecidos os benefícios da amamentação para a mãe e o bebê, o profissional da Saúde deve ter em mente que, em alguns casos, a amamentação exclusiva, ou mesmo a amamentação mista, está contraindicada pelo menos temporariamente, pela questão psiquiátrica da mãe. Sabemos que, em alguns casos, a medicação que a mãe usa pode ser prejudicial para o bebê.

Sempre que for instituído um tratamento medicamentoso para uma mulher com quadro psiquiátrico, é necessário considerar também a questão da transmissão das medicações psicotrópicas no leite materno.

Estamos aqui diante de uma questão bastante específica. Se, por um lado, temos que desmistificar a ideia de que mães com problemas psiquiátricos não podem amamentar, precisamos também conhecer aquelas condições que tornam a amamentação desvantajosa para a mãe ou para a criança. Seria ótimo se pudéssemos ter uma "receita de bolo" com o diagnóstico ou o medicamento que contraindicam a amamentação de maneira formal. Porém, na maioria das vezes, essas respostas não são fáceis, e temos que analisar cada caso, pesando os riscos e benefícios para a mãe e o bebê. Por isso, a avaliação de um psiquiatra familiarizado com o assunto torna-se de suma importância.

Assim, a amamentação no contexto da doença mental materna é um tema complexo, e não existe uma fórmula pronta para sabermos que medicações indicar, que medicações devem ser sempre evitadas e que diagnósticos indicam a necessidade de suspender a amamentação – até porque os transtornos mentais são muito variados, como também os recursos de cada pessoa (e sua rede de suporte) para lidar com eles. Uma paciente psicótica, com quadro de esquizofrenia, por exemplo, pode amamentar seu bebê desde que compensada de seu quadro, e muitas medicações antipsicóticas (p. ex., quetiapina) são bastante seguras para a amamentação. Por outro lado, uma paciente com quadro menos grave, do ponto de vista psiquiátrico, pode estar com muita dificuldade para amamentar, e o pediatra e o psiquiatra, conjuntamente, talvez cheguem à conclusão de que o aleitamento artificial seja mais benéfico naquele caso, se, por exemplo, a mãe fica agressiva com o bebê ou expressa o desejo claro de não amamentá-lo. Do ponto de vista ético, sempre devemos respeitar a subjetividade e as crenças de nossas pacientes e compreender que devemos fazer o que é possível, em cada caso, mesmo que distante daquilo que idealizamos.

De todo modo, alguns princípios e conhecimentos podem ajudar o profissional em suas decisões e na construção da sua orientação em relação aos casos por ele atendidos.

Quando a nutriz apresenta quadro psiquiátrico

Primeiramente, é importante diagnosticar corretamente e fornecer condições à mãe para que tenha o melhor tratamento possível para seu quadro. O diagnóstico, a gravidade do problema e o levantamento das condições ambientais da mãe são fundamentais para definir a conduta relativa à amamentação. Certos diagnósticos e situações (casos de psicose materna descompensada, depressão mais grave com necessidade de internação por risco suicida, quadros bipolares mais graves, abuso ou dependência de álcool e substâncias, entre outros) exigem cautela por parte da recomendação em manter a amamentação. Por sorte, esses casos são mais raros; porém, se mesmo diante de uma situação dessa gravidade, a mãe e a família desejarem muito que a amamentação prossiga, isso deverá ocorrer com total supervisão.

Pode haver, por parte do quadro materno, a necessidade de uso de medicamentos contraindicados na amamentação, quando a paciente não melhora com o uso das medicações mais seguras para o bebê, por exemplo. Podemos citar, nesses casos, as mães com quadros de epilepsia que fazem uso de medicamentos contraindicados, ou aquelas que fazem uso de lítio para o transtorno bipolar e que não melhoram com outros estabilizadores de humor. O lítio tem alto nível de passagem para o leite, e embora em certos países haja uma boa estrutura para controle dos níveis séricos do bebê, devemos pensar caso a caso se a prescrição desse medicamento não pode acarretar um grande risco se não for cuidadosamente monitorado semanalmente. Por isso, muitos países não indicam o lítio para mães que querem amamentar, embora não haja contraindicação formal para seu uso.[19] Isso porque esse sal, que tem uma estrutura molecular muito pequena, pode facilmente intoxicar o bebê. Em um acompanhamento ideal, deveríamos fazer exames laboratoriais frequentes, além de controlar cuidadosamente o estado de hidratação, função renal, tiroidiana e cardíaca do neonato. Por isso, para a maior segurança do bebê, muitas vezes a melhor conduta é não indicar esse medicamento na amamentação.[19]

Como já apontado, se a nutriz faz seguimento psiquiátrico e usa medicamentos psicotrópicos, nunca é demais ressaltar a importância da conversa entre os profissionais que dela cuidam e do pediatra do bebê, para que o melhor interesse da mãe e do filho sejam contemplados. Nos transtornos mentais perinatais, a importância da psicoterapia é um consenso: evitar a polifarmácia e o excesso de prescrições medicamentosas por meios auxiliares de tratamento é uma preocupação ética quando consideramos o feto e o bebê que amamenta, e sempre recebe de maneira direta ou indireta uma parcela do medicamento ministrado à mãe.

Nos casos em que, por sua condição psiquiátrica, a mãe não pode amamentar, nosso trabalho não termina e, mais ainda, torna-se mais delicado. Aqui, é importante auxiliar a mãe a trabalhar na construção do seu papel materno desmistificando a equação imaginária que liga "ser mãe" e "amamentar" e que traz tanto sofrimento às mulheres que, por qualquer motivo, não conseguem se tornar nutrizes de seus bebês.

Por último, é importante frisar que os quadros psiquiátricos mais comuns, entre eles a depressão e a ansiedade, tendem a responder bem a medicamentos os quais podem ser utilizados na amamentação de modo relativamente seguro. A maioria dos antidepressivos inibidores de recaptação de serotonina (como a sertralina, a paroxetina e o escitalopram, por exemplo), alguns dos antidepressivos tricíclicos (como a nortriptilina), alguns indutores de sono e até certas classes de antipsicóticos podem ser utilizados para dar alívio à mãe que sofre sem que ela precise deixar de amamentar, quando esse é seu desejo. Portanto, na maioria dos casos, não é necessário contraindicar a amamentação apenas porque a mãe está em tratamento psiquiátrico: é preciso investigar seu caso e o medicamento prescrito, além de considerar, caso a caso, o desejo da mãe, as condições de sua rede de suporte e a necessidade do bebê. Existem *sites* especializados em avaliar o risco de cada medicamento específico na amamentação, que podem ser consultados em caso de dúvidas sobre a segurança e os últimos estudos existentes sobre esses medicamentos. Entre eles, citamos o manual do Ministério da Saúde sobre amamentação e o uso de medicamentos e outras substâncias, o LactMed® e o e-lactancia (ver Capítulo 30, *Uso de Medicamentos, Drogas Ilícitas e Galactagogos,* e Capítulo 31, *Aleitamento em Mulheres com História de Uso de Substâncias Psicotrópicas*).

Sem diagnóstico psiquiátrico, mas com dificuldades de vínculo com o bebê ou adaptação à maternidade

Para todas as mães, é importante considerar e ter conhecimento sobre sinais e sintomas de disforia que têm sido levantados pelas evidências, já que a amamentação pode ser um fator protetor para a saúde mental materna, não se constituindo agravante ou contraindicação formal para as mulheres que sofrem de depressão ou *blues* puerperal. Um detalhe importante, em muitos casos de maior risco para os transtornos depressivos, é a questão fundamental do sono da mãe. Além de o sono ser um fator essencial ao bem-estar materno, a privação de sono pode contribuir para descompensação de todas as doenças psiquiátricas ou impedir a melhora de mães que estejam em tratamento. Então, é importante garantir que as nutrizes com risco para depressão ou aquelas que já estejam se tratando de um quadro depressivo e que estejam amamentando, possam dormir a quantidade de horas de que necessitam para se recuperar.

Da mesma maneira que os estudos apontam o fator protetor da amamentação para a saúde da mãe, encontramos uma associação entre dificuldades de amamentação e desenvolvimento de depressão, ansiedade e sofrimento psíquico para as mães. Nesses casos, os problemas para amamentar têm efeito estressor e são um gatilho importante para as mulheres e suas famílias, levando-as à angústia, à sensação de fracasso, ao cansaço, à sensação de inadequação da mãe e alto estresse para o bebê. Disso decorrem dois pontos importantes: a amamentação deve ser buscada como meta e horizonte de todo profissional que pensa no bem-estar da mãe e do filho, mas não pode ser imposta às mulheres à custa de sua saúde psíquica quando as condições delas, para amamentar, forem desfavoráveis. O segundo ponto denota a importância do nosso trabalho. Precisamos lembrar que a maioria dos problemas de amamentação começa com pequenas dificuldades e tem relação com um manejo inadequado da situação. Dessa maneira, temos a responsabilidade de garantir às mulheres acesso ao melhor cuidado desde a maternidade, prevenindo e ajudando na resolução dessas dificuldades, para assim reduzir o impacto desse fator de risco.

Ambiente familiar

Apesar do nosso foco sobre as questões psiquiátricas das nutrizes, considerando o diagnóstico e as medicações, nunca devemos nos esquecer do ambiente, da rede de suporte com a qual a mãe e o bebê podem contar. No caso da depressão materna, o ambiente atinge grande importância. A mulher adoecida conta com menos energia vital para se dedicar ao bebê e está sujeita a maiores irrupções de angústia, preocupações obsessivas, crises de desregulação emocional e instabilidade de modo geral. Considerando as necessidades do bebê, temos de garantir todo suporte para que seu cuidado possa ocorrer satisfatoriamente.

Assim, muitas vezes, é o papel do pai, da avó ou de uma pessoa próxima dando suporte à mãe que pode ser o fator ambiental mais importante para o sucesso de uma amamentação.

Considerando a relevância da família, percebemos, na clínica, que muitas mães que estão se recuperando de um episódio depressivo encontram na amamentação a "garantia" de estar dando algo bom ao seu bebê, frente a sua dificuldade de cuidar dele em outros âmbitos. Se a amamentação faz bem à mãe, é importante que todos à sua volta possam lhe dar acolhimento – e permitir que ela amamente! – sem preconceito em relação à sua condição, compreendendo o valor da amamentação para a sensação da autoeficácia da mãe, sem desqualificá-la. Se a amamentação é desejada pela mãe, e se mantém, ela pode ajudar na recuperação do seu quadro mental – e isso deve ser informado à família. Paulatinamente, conforme a mãe melhora, é importante ajudar a família a "sair de cena" quando a mãe tem condições e deseja assumir outras tarefas de cuidado do bebê. Muitos familiares que se ocupam da criança, nesses casos, desenvolvem um receio ou têm verdadeiro medo de confiar na mãe que está em tratamento psiquiátrico, infantilizando-a ou desqualificando-a, de modo mais ou menos aparente. O manejo desses problemas e as dificuldades do sistema familiar ligadas ao medo de confiar na mãe, ou até de "perdoá-la" por ter adoecido (!), podem impactar diretamente na saúde do bebê e na saúde do vínculo mãe-bebê, até as fases mais posteriores do desmame da criança e em momentos mais tardios do seu desenvolvimento.

A depressão não "acaba" quando os sintomas vão embora – é preciso recuperar o tempo perdido e superar as culpas e as tristezas, acreditando no potencial de reparação da mãe e do vínculo que ela pode construir com o filho, mesmo após um começo difícil. É aí que a psicoterapia tem valor inestimável: individual ou em grupo, qualquer que seja sua linha teórica, a psicoterapia busca propiciar um espaço de compreensão e escuta para que a mãe possa narrar a si mesma. Ao compreender e simbolizar as experiências difíceis pelas quais passou, a mulher pode desenvolver um novo repertório emocional e comportamental para não seguir repetindo o desencontro com o filho, que marcou o início do processo de adoecimento psiquiátrico e que pode ter desdobramentos posteriores em virtude da culpa não elaborada que costuma atormentar essas mães por muito tempo.[20]

Depressão pós-parto paterna

Considerando a importância do entorno e da rede familiar para o bem-estar da dupla mãe-bebê, não poderíamos deixar de citar a questão da saúde mental paterna como um fator que pode tanto amenizar quanto agravar o sofrimento psíquico da mulher no pós-parto. Na verdade, desde a notícia da gravidez, o companheiro da mãe pode sentir-se ansioso e ver despertados em si sentimentos de insuficiência, apreensão, ciúmes e até mesmo rivalidade com o bebê.[21] Curiosamente, pais que fogem da cena perinatal, tornando-se ausentes e negligentes em todas as etapas do processo (deixando de acompanhar as consultas e os exames, refugiando-se no excesso de trabalho ou em condutas "escapistas" como o aumento do uso de álcool e substâncias) podem estar, na verdade, muito angustiados com a expectativa de serem pais, ou mesmo clinicamente deprimidos. No entanto, os homens raramente pedem ajuda e até têm dificuldade de reconhecer o seu estado. Se há um fator que passa despercebido no contexto perinatal, e muitas vezes só se deixa conhecer pelos efeitos negativos na mãe ou na criança, este fator é a depressão paterna.[21]

A depressão no pai tem seu pico de incidência a partir do terceiro mês de vida da criança; ela costuma cursar com sintomas externalizantes (abuso de álcool e substâncias, envolvimento em relações extraconjugais e problemas de raiva) e permanece subdiagnosticada na maioria dos contextos. Quando o pai pode contar com espaços de narratividade para elaborar suas angústias e obter o tratamento adequado para restabelecer sua saúde mental, pode tornar-se de fato o apoio de que a mãe e o bebê precisam, de modo que a atitude paterna influencia no sucesso não apenas da amamentação, mas também do desenvolvimento psíquico da criança a longo prazo.[22]

Considerações em relação à prática clínica: o manejo e suas complexidades

Como conduzir a amamentação quando a mãe não está bem

Quando se fala em efeito positivo da amamentação para as mulheres com DPP, precisamos cuidar para não sobrecarregar ainda mais essa mulher com a pressão de ter que amamentar. Um fator importante é a temporalidade. Uma mãe com DPP, quando tratada, recupera sua condição emocional e energia apara cuidar do bebê e de si mesma. A seguir, um caso clínico ilustra uma situação comumente encontrada em nossa prática:

> **CASO CLÍNICO**
>
> Clara realizou uma fertilização *in vitro* e deu à luz a uma menina, Teresa, a termo e sem intercorrências. Quando Teresa completou 3 semanas de vida, Clara procurou ajuda, pois a filha não ganhava peso e a mãe não queria introduzir fórmula. Após alguns encontros, ficou mais evidente que Clara estava com grandes dificuldades de atender às suas próprias necessidades e às demandas da filha, principalmente em relação à amamentação. A fórmula láctea foi introduzida e ela foi encaminhada para tratamento psiquiátrico. Três semanas após, já em uso de medicamentos e utilizando fórmula em todas as mamadas, Clara pediu ajuda para desmamar. Não conseguia mais. Após ser acolhida e receber as orientações em relação ao desmame, foi perguntada se seria possível realizar a extração do leite uma ou duas vezes/dia durante mais alguns dias com a finalidade de manter a lactação para o caso de reavaliar sua decisão em breve. Ela avaliou que conseguiria uma vez/dia e ficou até animada com a possibilidade de a filha receber um pouco do seu leite. Um acompanhamento semanal foi organizado. Na semana seguinte, já mais estável com o tratamento, Clara informou que estava retirando leite duas vezes/dia. Duas semanas após, ela extraía o leite três vezes/dia e, eventualmente, colocava Teresa no peito. Com 4 meses de vida, Clara estava bem melhor e Teresa em aleitamento materno misto. A introdução alimentar ocorreu sem intercorrências, e Teresa desmamou por completo com 18 meses de vida.

Esse caso poderia ter evoluído de outra maneira, mas ele ilustra que quando se trabalha com situações que por si só já são muito instáveis, nada é definitivo; criada uma relação de confiança entre o profissional da Saúde e a família, sugestões podem ser colocadas. Em relação ao desejo da mãe de interromper a amamentação no momento de crise, devemos acolher esse desejo, mas não precisamos recebê-lo como uma decisão definitiva, pois a mulher está em situação psiquiátrica de exceção e, com sua melhora, a possibilidade da amamentação pode retornar. Nesse processo, é importante não exercer uma pressão para que a amamentação seja mantida, mas, se possível, deixar a "porta aberta". Um acompanhamento próximo e uma conduta expectante, como se costuma dizer na Medicina Clínica, pode ser uma boa saída. É importante lembrarmos sempre que a conduta ideal é aquela possível, e que o que parece ótimo (amamentação exclusiva) pode ser inimigo do bom (amamentação mista).

Existem inúmeras maneiras de trabalhar com pessoas que estão em momentos sensíveis ou difíceis na vida. Aqui sugerimos que o profissional realize uma abordagem ecossistêmica, na qual o ponto de partida pode ser o bebê, evoluindo para seu entorno mais próximo e ampliando o olhar em direção às várias camadas que se formam em volta, do micro para o macro. Nessa abordagem, é fundamental compreender os entrelaces entre as camadas, entre as camadas e seus vários componentes e entre os vários componentes das camadas (Figura 27.1).

Um fato importante a ser considerado é o modo como vamos acessar as informações necessárias ao diagnóstico e como vamos nos comunicar de maneira adequada com a família. Uma grande ajuda é a utilização das habilidades de aconselhamento em aleitamento materno.

Sinais que podem ser encontrados em bebês de mães com depressão pós-parto

A DPP pode gerar sintomas psicossomáticos no bebê. No entanto, antes de concluirmos que o bebê não está bem porque está reagindo à depressão de sua mãe, é importante e necessário fazer uma boa avaliação clínica para assegurar-se de que ele não está doente. O bebê é uma pessoa física, neurológica e psiquicamente imatura, que ainda não tem recursos para existir sem o suporte de um adulto. No entanto, é perfeitamente capaz de manifestar por meio de seu corpo e de suas reações as sensações geradas pelas experiências positivas ou negativas que vivencia. Sua capacidade de autorregulação é limitada, por isso ele precisa de um adulto emocionalmente estável para oferecer um amparo adequado que propicie seu bem-estar. Por exemplo: se chora, deve ser acolhido; se demonstra sinais de fome, deve ser alimentado; se busca contato, deve encontrar correspondência. Na falta desse fator regulador, o bebê pode apresentar sintomas de desorganização com a finalidade de mobilizar o adulto (Tabela 27.4). Se ele tem uma força de vida grande, vai reagir com muito movimento, hipertonia e ruídos, mas pode reagir também com apatia, hipotonia e sonolência.[23]

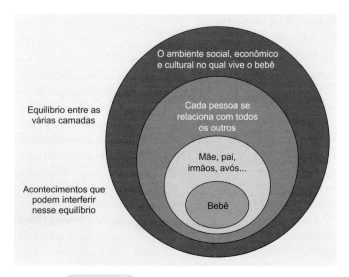

FIGURA 27.1 Abordagem ecossistêmica.

Sinais na amamentação

Apesar das evidências de que o aleitamento materno pode ser benéfico para as mães deprimidas, o desmame precoce nessa população é muito elevado.[24] Esse fato pode ser explicado pela depressão em si, que dificulta o envolvimento necessário na fase da amamentação, e por vários outros fatores que contribuem para essa estatística, como isolamento social, ajuda inadequada no manejo dos problemas reais de amamentação, problemas no relacionamento do casal, falta de apoio e de ajuda prática.

Os sintomas vão desde dificuldade na manutenção da pega, compressões mamilares por tensão perioral do bebê, problemas crônicos não resolvidos e presença de dor, que parece ser um dos sintomas mais relevantes (Tabela 27.5).[25]

Sinais na mamada

A observação da mamada também é um momento muito rico, no qual podemos avaliar a capacidade da mãe de perceber a necessidade do bebê e de aconchegá-lo no peito (Tabela 27.6). Vale lembrar que mães mais inseguras e de "primeira viagem" podem ser mais "desajeitadas" nessas primeiras semanas, mas quando têm a oportunidade de receber orientações, rapidamente adquirem habilidade para lidar adequadamente com o bebê.

TABELA 27.4	Sinais de depressão pós-parto materna no bebê.*

- Transtorno do sono (despertares constantes ou sonolência)
- Recusa em mamar ou ausência de sinais de saciedade
- Regurgitação frequente
- Cólicas
- Irritabilidade, choro constante
- Dificuldade de consolo
- Hiperexcitabilidade, estado de hiperalerta
- Apatia, pouca movimentação espontânea
- Baixo ganho ponderal por gasto excessivo ou por baixa ingesta

*É importante fazer uma avaliação criteriosa e ter segurança de que os sintomas não são de origem clínica.

TABELA 27.5	Sinais de depressão pós-parto na amamentação.*

- Dificuldades prolongadas (deve ser sempre considerada, pois pode ser um sintoma, mas também um fator desencadeador)
- Fissura mamilar recorrente
- Mamilos comprimidos
- Ingurgitamento mamário frequente
- Dor e percepção de dor mais elevada do que seria esperado para a situação
- Recusa em mamar ou mamar com muita frequência

*Considerar os fatores clínicos, que devem ser criteriosamente avaliados e resolvidos. Por exemplo, um mamilo comprimido pode ser causado por tensão muscular decorrente de anquiloglossia, ou a dificuldade em pegar o peito pode ser causada pelo uso de mamadeira ou chupeta.

TABELA 27.6	Observação da mamada.

- Dificuldade para acomodar o bebê no peito
- Dificuldade em manter o posicionamento (bebê escorrega)
- Bebê afastado do corpo durante a mamada (solto no colo)
- Bebê com membros em extensão
- Bebê demora a relaxar durante a mamada
- Mãe irritada ou muito passiva
- Pouco contato visual com o bebê
- Bebê apresenta recusa em mamar ou solicita o peito com muita frequência
- Bebê irritado durante a mamada
- Sonolência durante a mamada

Sugestões para o profissional que trabalha com mulheres nos pós-parto e no período da amamentação

- Faça uma boa anamnese. A anamnese não é um inquérito, onde um faz a pergunta e o outro responde; é muito mais que uma conversa em que a pessoa é convidada a falar sobre sua vida, atual e pregressa. Para isso, precisamos utilizar as habilidades de comunicação, fazendo perguntas abertas, mostrando interesse e empatia pelo que é compartilhado conosco. Como o tempo de atendimento do profissional é finito, a história no primeiro atendimento não precisa começar do início (lembre-se de que quadros psiquiátricos anteriores é um dos sinais de alerta para DPP). A história pode começar pela gestação, avançar pelo parto e amamentação. Como foi a gestação? Como você se sentiu? Como foi o parto? Nos primeiros momentos com o bebê, como foi o início da amamentação? Anote as questões objetivas e subjetivas. Ofereça ajuda prática para atender às questões mais urgentes do manejo e agende um retorno em poucos dias. Diante de uma mãe sobrecarregada, auxilie a família na logística do dia a dia, ajude-os a organizar uma rede sociofamiliar de apoio
- Ajude a organizar o sono. Muitas mulheres precisam dormir para a autorregulação cerebral enquanto estão se tratando; então, ter alguém cuidando do bebê durante parte da noite e alimentando-o, pode ser um fator protetor para a amamentação
- Faça acompanhamento frequente. Dê reforço positivo dos cuidados prestados ao bebê, do esforço que ela está fazendo e reforce que o bebê está bem
- Recomende os grupos de apoio do pós-parto orientados por psicóloga
- Evite colocar o bebê chorando no peito (mães com DPP podem ser muito sensíveis ao choro do bebê)
- Resolva as questões básicas de manejo: pega, posição, livre demanda
- Mobilize auxílio extra: ajude a família a se organizar, estabelecer a logística, definir quem vai/pode ajudar
- Ensine a alimentar o bebê com métodos que não envolvam a mamadeira
- Deixe a mãe descansar. Melhor uma mãe inteira por um período do dia do que uma mãe aos pedaços o tempo todo
- Ajude os familiares a compreenderem a situação
- Se necessário e se possível, encaminhe para psiquiatra com experiência perinatal.

Considerações finais

Uma em cada cinco mulheres apresenta DPP, e mais de 50% dos casos não são diagnosticados. Esses são dados que não podem ser ignorados. A incidência de desmame precoce na DPP é alta, e os efeitos sobre a família e o bebê podem ser devastadores. Informar-se sobre o assunto faz parte da formação do profissional que trabalha com amamentação, com mães e bebês. É preciso exercitar a escuta para identificar as situações de risco e encaminhar a mulher para que ela receba tratamento adequado.

Caminhando por essa "floresta", precisamos realmente olhar para todos os lados; assim, certamente teremos mais chance de enxergar as "serpentes" que se camuflam entre as "folhagens".

Referências bibliográficas

1. Valadares G, Drummond AV, Rangel CC, et al. Maternal Mental Health and Peripartum Depression. In: Rennó Jr J, Valadares G, Cantilino A, et al. Women's mental health: a clinical and evidence-based guide. Springer; 2020. p. 349-75.
2. World Health Organization (WHO). ICD-11: International classification of diseaseˢ (11th revision). Geneva: WHO; 2022. Disponível em: https://icd.who.int/en.
3. Tavares D, Quevedo L, Jansen K, et al. Prevalence of suicide risk and comorbidities in postpartum women in Pelotas. Rev Bras Psiquiatr. 2012;34(3):270-6.
4. American Psychiatry Association. Diagnostic and Statistical Manual of Mental disorders – DSM-5. 5.ed. Washington: APA; 2013.
5. Dubber S, Reck C, Müller M, Gawlik S. Postpartum bonding: the role of perinatal depression, anxiety and maternal–fetal bonding during pregnancy. Arch Womens Ment Health. 2014;18(2):187-95.
6. Vieira ES, Caldeira NT, Eugênio DS, et al. Breastfeeding self-efficacy and postpartum depression: a cohort study. Rev Latino-Am Enfermagem [Internet]. 2018;26:e3035.
7. Rezaie-Keikhaie K, Arbabshastan ME, Rafiemanesh H, et al. Systematic review and meta-analysis of the prevalence of the maternity blues in the postpartum period. J Obstet Gynecol Neonatal Nurs. 2020;49(2):127-36.
8. Bowlby J. Uma base segura: aplicações clínicas da teoria do apego. Porto Alegre: Artes Médicas;1989.
9. Tirumalaraju V, Suchting R, Evans J, et al. Risk of depression in the adolescent and adult offspring of mothers with perinatal depression: a systematic review and meta-analysis. JAMA Netw Open. 2020;3(6):e208783.
10. Santos IS, Matijasevich A, Tavares BF, et al. Validation of the Edinburgh Postnatal Depression Scale (EPDS) in a sample of mothers from the 2004 Pelotas Birth Cohort Study. Cad Saúde Pública. 2007;23(11):2577-88.
11. Payne JL, Maguire J. Pathophysiological mechanisms implicated in postpartum depression. Front Neuroendocrinol. 2019;52:165-80.
12. Islam MJ, Broidy L, Baird K, et al. Early exclusive breastfeeding cessation and postpartum depression: Assessing the mediating and moderating role of maternal stress and social support. PLoS One. 2021;16(5):e0251419.
13. Gila-Díaz A, Carrillo GH, López de Pablo ÁL, et al. Association between maternal postpartum depression, stress, optimism, and breastfeeding pattern in the first six months. Int J Environ Res Public Health. 2020;17(19):7153.
14. Cullere-Crespin G. A clínica precoce: o nascimento do humano. São Paulo: Casa do Psicólogo; 2004.
15. Bell AF, Erickson EN, Carter CS. Beyond labor: the role of natural and synthetic oxytocin in the transition to motherhood. J Midwifery Womens Health. 2014;59:35-42:quiz 108.
16. Altemus M, Deuster PA, Galliven E, et al. Suppression of hypothalmic-pituitary-adrenal axis responses to stress in lactating women. J Clin Endocrinol Metab. 1995;80(10):2954-9.
17. Xu F, Li Z, Binns C, et al. Does infant feeding method impact on maternal mental health? Breastfeed Med. 2014;9(4):215-21.
18. Figueiredo B, Pinto TM, Costa R. Exclusive breastfeeding moderates the association between prenatal and postpartum depression. J Hum Lact. 2021;37(4):784-94.
19. Bogen DL, Sit D, Genovese A, Wisner KL. Three cases of lithium exposure and exclusive breastfeeding. Arch Womens Ment Health. 2012;15:69-72.
20. Soifer R. Psicologia da gravidez, parto e puerpério. 6.ed. Porto Alegre: Artes Médicas; 1992.
21. Angelelli AMM. Saúde mental paterna e suas repercussões na perinatalidade. In: Rennó Jr J (ed). Tratado de saúde mental da mulher: uma abordagem multidisciplinar. Santana de Parnaíba: Manole; 2024. p. 220-30.
22. Dachew B, Ayano G, Duko B, et al. Paternal depression and risk of depression among offspring: a systematic review and meta-analysis. JAMA Netw Open. 2023;6(8):e2329159.
23. Aktar E, Qu J, Lawrence PJ, et al. Fetal and infant outcomes in the offspring of parents with perinatal mental disorders: earliest influences. Front Psychiatry. 2019;10:391.
24. Woolhouse H, James J, Gartland D, et al. Maternal depressive symptoms at three months postpartum and breastfeeding rates at six months postpartum: Implications for primary care in a prospective cohort study of primiparous women in Australia. Women Birth. 2016; 29(4):381-7.
25. Brown A, Rance J, Bennett P. Understanding the relationship between breastfeeding and postnatal depression: the role of pain and physical difficulties. J Adv Nurs. 2016;72(2):273-82.

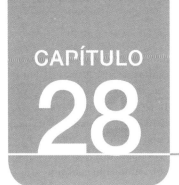

Infecções e Vacinas na Nutriz

Charbell Miguel Haddad Kury • Marcus Miguel Haddad Kury (*in memoriam*)

Introdução

Os séculos XIX e XX foram reconhecidos por profundas mudanças sociais, políticas e econômicas, marcadas por uma notável transição epidemiológica,[1] em que pese a mudança no perfil de mortalidade geral das doenças infecciosas, com incremento de redução em detrimento de um aumento progressivo das enfermidades crônicas. Diversas intervenções foram essenciais para esse processo, com destaque para três que contribuíram significativamente para a redução da mortalidade geral: o saneamento básico, as vacinas e os antibióticos.

Entretanto, o período compreendido entre 2020 e 2022 foi marcado por uma profunda revisão desses paradigmas, uma vez que fomos surpreendidos pela pandemia da covid-19. Além das milhares de mortes, a humanidade sofreu com profundos impactos econômicos e sociais. O último relatório mundial da Organização Mundial da Saúde (OMS) e do Fundo das Nações Unidas da Infância em 2022 (Unicef) soma à pandemia outras tragédias humanitárias, como as mudanças climáticas, que acarretam enchentes e secas, bem como as guerras, que não apenas levaram à morte e a doenças, mas também resultaram na elevação dos preços dos alimentos, contribuindo para a tragédia humanitária.[2]

Quando se delimita o universo da infância e sua relação direta com a mortalidade, podem-se acrescentar dados extremamente preocupantes do último relatório da OMS/Unicef em 2022: o número de crianças deslocadas de áreas de conflito chegou ao patamar da II Guerra Mundial, com 37 milhões de crianças que estão experimentando má nutrição grave e falta de vacinas, de acesso a saneamento básico e de educação.[2] Quando se analisam os dados sobre desnutrição, chega-se ao maior número da história de crianças – 356,3 milhões – em situação de algum tipo de má nutrição em todo o mundo. Considerando essa catástrofe mundial, o Unicef e a OMS lançaram, em 12 de janeiro de 2023, uma ação emergencial global para combater a crise nutricional mundial. Essa estratégia está amparada em cinco ações, entre as quais: intervenções em má nutrição infantil; estímulo ao aleitamento materno (AM) exclusivo até 6 meses e complementado até 2 anos ou mais; saneamento básico; nutrição materna e proteção social.[3]

Se partirmos da premissa de que a palavra-chave **nutrição** está no cerne dessas cinco ações, podemos admitir que uma janela ótima de oportunidades se abre quando, desde a gestação, permite-se uma oferta adequada em termos de qualidade e quantidade de nutrientes. Trata-se do conceito de "1.000 dias", uma etapa crítica que vai desde a concepção até os 2 anos e é determinante para o crescimento e desenvolvimento ótimos quando positivamente estimulada. Entretanto, a presença de estimulação negativa repercute em vieses como redução de imunidade, aumento de infecções, obesidade e perdas cognitivas, que culminarão em maior morbimortalidade.[4]

O AM está entre as intervenções nutricionais mais custo-efetivas. Dados da OMS indicam que o ato de prover amamentação exclusiva nos 6 primeiros meses tem o potencial de salvar 800 mil vidas.[5] No entanto, segundo o Unicef, apenas duas em cada cinco lactantes estão amamentando exclusivamente seus bebês, elevando a carga de doenças em todo o mundo. O leite materno (LM) traz benefícios não apenas na redução de doenças infecciosas, mas também das doenças crônicas não transmissíveis (DCNTs). Assim, quando o profissional da Saúde é formador e disseminador de opinião a favor da amamentação exclusiva, está contribuindo para reduzir em 72% a internação por doenças diarreicas e até 74% das infecções de vias aéreas inferiores, além de sobrepeso, obesidade, câncer de mama e diabetes nos adultos.[6-8]

A Tabela 28.1 mostra as principais publicações ao longo do tempo com artigos que relacionam o AM e sua proteção às doenças infecciosas e à redução da mortalidade infantil.

A despeito de toda dedicação coletiva e individual na construção do vínculo mãe-bebê para o AM, existem situações pontuais em que a mãe, por apresentar alguma doença ativa e considerando a possibilidade de já ter tido seu recém-nascido (RN) exposto ao agente patogênico desde a vida fetal, tem o AM contraindicado, a fim de evitar a transmissão do agente infeccioso.[16]

Diversos desfechos ocorrem nessa inter-relação mãe-RN no contexto infeccioso, e as seguintes situações-problema podem ocorrer:[17]

- A transmissão perinatal de algumas entidades mórbidas ocorre exclusivamente por essa via, porém em nenhuma hipótese o agente infeccioso é encontrado no LM
- O agente infectante é transposto e secretado no LM, porém não há potencial patogênico por não ter a replicação do agente naquele meio
- O agente infeccioso é transposto, secretado no leite e terá capacidade de infectar o neonato dada a replicação do agente no LM. Deve-se analisar que, nesse contexto, o tempo de oferta do LM antes da interrupção será determinante para a infecção ou não do bebê.

Parte 3 • Atuação

TABELA 28.1 Resumo das principais publicações sobre o efeito do aleitamento materno e redução da morbimortalidade.

Autores	Descrição do estudo	Resultado e conclusões
Ware et al., 2023[9]	Estudo de coorte prospectivo com avaliação de taxa de iniciação de AM em 48 estados americanos envolvendo 9.711.567 nascidos vivos e relacionado com diversas variáveis de risco	Foram contabilizadas 20.632 mortes de bebês de 7 dias a menos de 1 ano. As regiões americanas que iniciaram precocemente o AM tiveram fator de proteção contra a mortalidade, especialmente as regiões Nordeste e Meio-Atlântico (OR = 0,67; IC 95% = 0,65 a 0,69; p < 0,0001)
Abdulla et al., 2022[10]	Estudo transversal de Bangladesh com 5.725 bebês em um grupo de amamentação exclusiva e outro com amamentação e iniciação precoce de alimentos ou fórmulas complementares. Análise de desfecho: diarreia e IRA	O grupo sem amamentação exclusiva apresentou, em relação ao grupo sem amamentação exclusiva: • Maior risco de diarreia (OR = 2,11; IC 95% = 1,56 a 2,85) • IRA (OR = 1,43; IC 95% = 1,28 a 1,60) • Diarreia e IRA (OR = 1,48; IC 95% = 1,32 a 1,66)
Gómez-Acebo et al., 2021[11]	Estudo de coorte espanhol com 969 bebês em AM exclusivo e bebês com uso de fórmula infantil e desfecho de bronquiolite	O AM exclusivo diminuiu o número de episódios de bronquiolite em 41%, em comparação com uso de fórmulas infantis (RR = 0,59; IC 95% = 0,46 a 0,76)
Alamneh et al., 2020[12]	Metanálise etíope com 4.598 bebês seguidos em dois grupos: o primeiro grupo em AM exclusivo, e o segundo em AM complementado por 6 meses. Análise de desfecho: pneumonia	Maior risco de pneumonia no grupo de amamentação não exclusiva (OR = 2,46; IC 95% = 1,35 a 4,47)
Ware et al., 2019[13]	148.679 nascidos vivos foram investigados no Tennessee, de janeiro a dezembro de 2014, em estudo retrospectivo relacionando com maiores ou menores taxas de AM à ocorrência ou não de maior mortalidade infantil geral, neonatal e pós-neonatal	A iniciação precoce do AM foi associada à redução significativa da mortalidade infantil geral e neonatal, mas não à pós-neonatal (OR = 0,81; IC 95% = 0,68 a 0,97; p = 0,023) A mortalidade pós-neonatal foi impactada pelo AM somente quando esta ocorreu por doenças infecciosas, mostrando o papel protetor da amamentação (OR = 0,49; IC 95% = 0,32 a 0,77; p = 0,002)
Rogawski et al., 2015[14]	Estudo de coorte indiano com seguimento de 465 bebês de 6 meses até 3 anos com análise de desfecho do efeito protetor do AM no microbioma do bebê quando do uso de antimicrobianos	Os resultados foram estatisticamente significantes, levando ao aumento de cerca de 48% no RR de todos os casos de diarreia de todas as etiologias na idade de 6 meses a menos de 3 anos de contraírem diarreia se não amamentados. Entretanto, os autores evidenciaram que se houvesse a instituição do AM mesmo durante a exposição ao antibiótico, o correlato de aumento de casos de diarreia deixava de ser estatisticamente significante, desde que o aleitamento fosse exclusivo por 6 meses
Moon et al., 2013[15]	Estudo de resposta de inativação de cepas de rotavírus vacinais pelos anticorpos do LM: IgA, lactoferrina e lactaderina de mulheres de países em desenvolvimento (Índia e África do Sul) e desenvolvidos (EUA)	Os autores concluíram que havia maiores títulos de IgA no LM das lactantes indianas e sul-africanas em relação às norte-americanas A análise multivariada mostrou correlação estatisticamente significativa de neutralização das cepas das vacinas de Rotarix® sobretudo na Índia; das cepas de RotaTeq® e Rotavac® na África do Sul, em ambos os casos quando comparados com os EUA. De modo similar, foram observadas ações antivirais da lactoferrina do LM, sobretudo por meio da ligação direta com as partículas virais, em proporções diretamente proporcionais e estatisticamente significativa Apesar dessas ações antivirais do LM, ele não interferiu de modo estatisticamente significativo na cepa vacinal, devendo-se encorajar o aleitamento antes, durante e depois da vacinação, conforme bula das vacinas

AM: aleitamento materno; IC 95%: intervalo de confiança de 95%; IgA: Imunoglobulina A; IRA: infecção respiratória aguda; LM: leite materno; OR: *odds ratio*; RR: risco relativo.

Neste capítulo, serão debatidas as principais infecções perinatais e seu impacto no binômio mãe-bebê, considerando as indicações ou contraindicações do AM. Nutrizes em tratamento com antirretrovirais, dependentes de substâncias (especialmente cocaína e opioides) ou em uso de quimioterápicos e radioterápicos devem, em algum momento, precisar interromper temporariamente a amamentação por indicação médica.[18,19]

Doenças infecciosas e transmissão pelo leite materno

Doenças virais

Partindo-se da premissa de que a simples presença de um vírus no LM não necessariamente indicará transmissão viral, deve-se fundamentar que a transmissão de um vírus pelo LM depende de três principais mecanismos: disseminação viral para as glândulas mamárias; manutenção da infectividade viral no leite humano; capacidade viral de transpor epitélios intestinal, respiratório e tonsilar.[20]

Neste capítulo, procurou-se categorizar os tipos virais por famílias, similaridades antigênicas ou mesmo pela característica de transmissão por vetores.

Família Herpesvírus (Herpesviridae)

Citomegalovírus

O citomegalovírus (CMV) é um DNA vírus, considerado o maior causador de infecções congênitas mundialmente. Sua taxa de prevalência varia de 0,2 a 3%. Apesar de altamente prevalente, 90% dos bebês são assintomáticos ao nascimento. Entretanto, entre os 10% sintomáticos, quase todos terão comemorativos clínicos reservados. Nesse grupo, tem-se o achado de surdez neurossensorial, em que pese o indicador de que cerca de 25% dos bebês sintomáticos desenvolverão surdez neurossensorial por CMV. Ainda não há vacina licenciada para o CMV, mas estudos estão sendo conduzidos para se buscar a melhor plataforma.[21]

A presença de CMV nas glândulas mamárias das nutrizes infectadas ocorre por meio de reativação local nas glândulas mamárias e não se correlaciona necessariamente com a eliminação viral na urina. Cerca de 67 a 97% das lactantes soropositivas para CMV podem apresentar reativação do CMV localmente na mama, segundo demonstram estudos realizados com reação em cadeia de polimerase quantitativa em tempo real (RT-qPCR).[17,22,23]

A Tabela 28.2 contém um resumo das principais características virológicas e de transmissão do CMV e suas particularidades no AM.

Quando analisamos mais amiúde a população de prematuros e sua suscetibilidade ao CMV transmitido pelo LM, devemos considerar que, em virtude da falta de consenso acerca do ponto de corte ideal para se decidir entre a oferta de leite cru da nutriz ou leite pasteurizado/fórmula infantil, o estudo de Kuratch e Resch trouxe uma abordagem diferenciada em casos de mães soropositivas para o CMV.[26] Nesse editorial, a decisão de oferta de leite cru materno é individual para cada bebê, fundamentada em características clínicas do neonato prematuro em associação ao consentimento informado dos pais. A Figura 28.1 mostra o fluxograma proposto para prematuros com mães soropositivas para CMV.

Nessa publicação, os autores sugerem o ponto de corte de prematuridade ≤ 32 semanas de idade gestacional (IG) ou ≤ 1.500 g como marcador da decisão risco/benefício do LM fresco.

TABELA 28.2 Características virológicas e de transmissão do citomegalovírus e suas particularidades no aleitamento materno.[16,17,22,24-26]

Virologia	Herpes-vírus humano tipo 5 – Família Herpesviridae, subfamília *Beta-herpesvirinae* Gênero *Citomegalovírus* Genoma viral contém DNA de fita dupla que varia de 196 a 240 mil pares de base
Transmissão	Infecção adquirida • Transmissão por contato sexual (secreções vaginais, cervicais ou sêmen), urina, saliva e lágrimas de crianças com infecção subclínica; transfusão de sangue; recepção de órgãos transplantados Infecção congênita • Via transplacentária • Perinatal: exposição a secreções cervicovaginais durante o parto (30 a 50% de transmissão)/AM (30 a 70% em lactentes amamentados > 1 mês)
Particularidades no AM em mães infectadas por CMV	Os bebês a termo podem ser amamentados normalmente ou receber leite cru independente do *status* sorológico da mãe para CMV Não há consenso sobre limite mínimo de segurança para RNs prematuros receberem leite cru de mães com CMV. A SBP recomenda suspensão de oferta de leite cru em RNs < 1.000 g ou < 30 semanas de IG. Por outro lado, a AAP recomenda suspensão para aqueles < 1.500 g ou < 32 semanas de IG
Pasteurização e congelamento do LM	Servem para reduzir a carga viral do CMV e, assim, reduzir a transmissão Técnicas de pasteurização conforme recomendado pela RBLH Técnicas de congelamento do leite a −20°C reduz a carga viral, mas não elimina a transmissão

AAP: American Academy of Pediatrics; AM: aleitamento materno; CMV: citomegalovírus; DNA: ácido desoxirribonucleico; IG: idade gestacional; LM: leite materno; RBLH: Rede de Bancos de Leite Humano; RN: recém-nascido; SBP: Sociedade Brasileira de Pediatria.

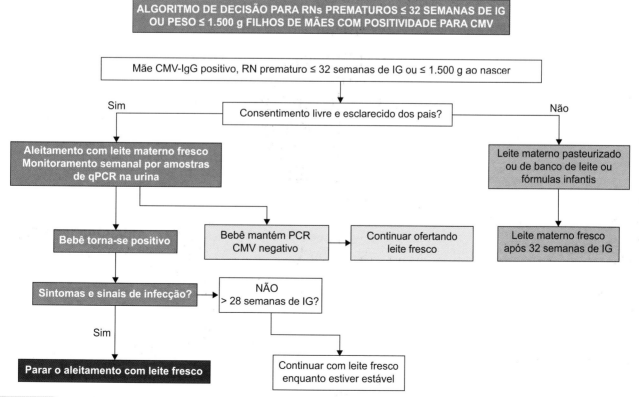

FIGURA 28.1 Fluxograma sugerido para prematuros com mães soropositivas ao citomegalovírus. (Adaptada de Kuratch e Resch, 2010.)[26]

Entretanto, há uma abordagem individualizada que considera diversas variáveis para análise (IG do bebê; uso de LM fresco, congelado ou de banco de leite; resultado de RT-qPCR positivo na urina do bebê e sinais e sintomas da infecção pelo CMV). Desse modo, os valores de IG e peso não são estanques na proibição ou não do leite humano fresco.[26]

Assim, considerando esse fluxograma, se o bebê tem < 32 semanas de IG ou < 1.500 g, os pais são informados sobre a aceitação de oferta de LM fresco da mãe infectada pelo CMV. Se não houver autorização pelos pais, será oferecido leite pasteurizado, de banco de leite ou fórmula; se os pais aceitarem, será oferecido o LM fresco e o bebê será avaliado semanalmente por RT-qPCR para CMV. Em caso de positividade no RT-qPCR, serão avaliados sinais e sintomas – se estiverem presentes, o LM fresco é suspenso; caso o RT-qPCR seja positivo e não haja sinais e sintomas e os RNs sejam > 28 semanas (idade gestacional), o LM fresco é mantido, com vigilância constante.

Herpes-vírus simples 1 e 2

O herpes-vírus simples (HSV) é um DNA vírus que na gestação pode ser transmitido principalmente durante o parto, mas também por via hematogênica, transplacentária ou mesmo após o nascimento, com contato direto do RN com lesões infectadas da lactante. Em relação ao LM, apesar de estudos já terem demonstrado a presença tanto de HSV-1 quanto do HSV-2 no LM, a transmissão é rara.[22]

Apesar dessas contradições, o benefício do aleitamento materno é superior ao risco de transmissão – nesse caso, o AM só deve ser suspenso quando da presença de lesões herpéticas ativas na mama em locais que possam estar em contato com o bebê.[17,19,22]

A Tabela 28.3 resume as características virológicas e de transmissão pelo HSV e suas particularidades no AM.

Vírus varicela-zóster

O vírus varicela-zóster (VVZ) é um DNA vírus de dupla hélice da subfamília *Alfa-herpes-vírus*, causador de quadros sistêmicos com letalidade variável nos hospedeiros, a depender da idade e da imunidade. Graças à introdução da vacinação universal contra a varicela, em 2013, houve considerável redução de casos da doença no Brasil, e isso se traduziu na redução de casos de varicela na gestação.[28]

A infecção primária ocorre após contato do VVZ com o indivíduo suscetível, e se caracteriza pelo aparecimento de lesões maculopapulares que evoluem para vesículas de evolução temporal diferentes. Após a infecção primária, os vírus podem percorrer as fibras nervosas e se instalar nos gânglios da raiz dorsal de nervos autonômicos, onde se posicionam de forma latente; sua contenção é feita pelo sistema imunológico. A quebra de barreiras imunológicas, que ocorre em 20% dos indivíduos, pode levar à reativação viral com o quadro de erupção vesicular dolorosa em região de dermátomo subjacente, conhecida como herpes-zóster.[17,24] Há outra expressão clínica da doença, mais específica da vida neonatal: a varicela congênita, infecção que ocorre pela infecção da gestante até a 28ª semana de gestação e pode evoluir para retardo do crescimento intrauterino e manifestações neurológicas e oftalmológicas.[17,24]

A Tabela 28.4 resume as características virológicas e de transmissão do VVZ e suas particularidades no AM.

Epstein-Barr vírus

O vírus Epstein-Barr (EBV) faz parte do grupo dos herpes-vírus; e também é conhecido como "herpes-vírus-4" (HHV-4). Trata-se de um DNA vírus de genoma de cadeia dupla linear, cuja expressão clínica mais conhecida é a **mononucleose infecciosa**,[31,32] mas também pode ser relacionado com a ocorrência dos linfomas de Burkitt e Hodgkin, bem como à esclerose múltipla e à granulomatose linfomatóide. Na África Subsaariana, o linfoma de Burkitt é o principal causador de câncer nas crianças.

A transmissão do EBV se dá preponderantemente por contato com saliva, sêmen, secreções vaginais, bem como transfusão de sangue e doação de órgãos. Entretanto, já foi descrito o achado do EBV em LM, mas sem evidência de transmissão vertical.[33] Há apenas um relato anedótico de uma possível transmissão vertical por AM de mulheres portadoras de malária por *Plasmodium falciparum*. Nesse artigo, conduzido por Daud et al.,[34] investigou-se o papel do plasmódio na transmissão oportunista de EBV em 175 nutrizes. As nutrizes tiveram seu leite avaliado por RT-qPCR para EBV nos momentos 6, 10, 14 e 18 semanas após o parto, e as conclusões demonstraram que a maior carga viral pelo EBV ocorreu em 6 semanas após o parto naquelas mães com malária intraparto. Foi investigada a infecciosidade do vírus no LM, o que foi reforçada. Os autores provaram que, em países

TABELA 28.3	Características virológicas e de transmissão pelo herpes-vírus simples 1 e 2 e suas particularidades no aleitamento materno.[16,17,19,22]
Virologia	HSV-1 e HSV-2 são vírions grandes e envelopados com núcleo de DNA de cadeia dupla de 80 a 240 kb Família Herpesviridae, subfamília *Alfa-herpes-vírus* Ainda não existe vacina preventiva licenciada
Transmissão da infecção neonatal	Intrauterina: muito rara (5%). Ocorre por meio de viremia materna ou infecção ascendente do sistema genital, independente do estado de integridade das membranas Pós-natal: menos frequente (10%). Ocorre por contato direto da lesão ativa dos pais ou cuidadores (p. ex., herpes labial) com o RN Perinatal: mais frequente (85%). Ocorre por meio do contato do RN com o sistema genital materno infectado, independente da presença de lesões ativas ou não (cerca de 2/3 das gestantes são assintomáticas)
Particularidades no AM	Estudo de Kotronias e Kopranos[27] investigou a presença de HSV-1 e HSV-2 no LM 4 a 5 dias após o parto, pela técnica de hibridização *in situ*. Foram encontradas taxas de até 62% do HSV em monócitos e células epiteliais do LM. Entretanto, apesar da presença do HSV no LM, não há potencial transmissivo A amamentação sempre será indicada em mães HSV positivas, exceto quando da presença de vesículas herpéticas localizadas na mama. Nesse caso, a amamentação deve ser suspensa enquanto persistirem as lesões Em caso de lesões por HSV em outros locais, a nutriz deve cobri-las e reforçar a correta higiene das mãos

AM: aleitamento materno; DNA: ácido desoxirribonucleico; HSV-1: herpes-vírus simples 1; HSV-2: herpes-vírus simples 2; LM: leite materno; RN: recém-nascido.

com ambiente hiperendêmico para a malária, as gestantes que apresentam malária *falciparum* reativam o EBV na gestação, e o vírus pode ser expresso no LM com potencial infectante, pois eram resistentes a DNase I e eram indutores de proliferação de células-beta.[34] No entanto, os benefícios do LM são inquestionáveis. Assim, de acordo com a Academia Americana de Pediatria (AAP, do inglês American Academy of Pediatrics) e os Centros de Controle e Prevenção de Doenças (CDC, do inglês Centers for Disease Control and Prevention),[17,19] a infecção pelo EBV não contraindica a amamentação e esta deve ser **recomendada**.

Família Togaviridae

Vírus da rubéola

O vírus da rubéola é um RNA vírus de fita simples, causador de uma doença febril aguda exantemática. O período de incubação pode ser compreendido de 12 a 23 dias (média de 17 dias). Apesar de uma parcela dos pacientes se apresentar assintomática ou oligossintomática, 80% dos infectados pelo vírus irão manifestar sinais e sintomas que se caracterizam por febre, dor de cabeça, mal-estar, linfadenopatia generalizada, artralgias e exantema maculopapular.[17,24]

Nas gestantes, o vírus selvagem ou a versão atenuada da vacina contra a rubéola (cepa vacinal RA 27/3, com mais de 95% de eficácia) estão associados ao quadro de síndrome da rubéola congênita (SRC), e a maior preocupação reside no primeiro trimestre de gestação, quando há a possibilidade de desfechos clínicos desfavoráveis como aborto e natimortalidade. Quando não leva ao óbito fetal, leva à ocorrência de anormalidades cardíacas, cataratas e surdez congênita.[17,24,28]

A prevenção dessa condição se dá pela vacinação dada pelo Programa Nacional de Imunização (PNI) aos 12 e 15 meses de vida na forma da vacina tríplice viral (sarampo, caxumba e rubéola). Entretanto, para se evitar a SRC, o melhor momento para se vacinar uma mulher em idade fértil é no período puerperal.[24,28]

A Tabela 28.5 resume os aspectos virológicos e de transmissão da rubéola e suas particularidades no AM.

Chikungunya

Ver seção "Arbovírus".

Família Paramyxoviridae

Vírus do sarampo

O vírus do sarampo é um RNA vírus causador da doença exantemática aguda altamente contagiosa, geradora de surtos e epidemias. O período de incubação é de 7 a 18 dias, com média de 10 dias.[35]

TABELA 28.4 Características virológicas e de transmissão do vírus varicela-zóster e suas particularidades no aleitamento materno.[16,17,22,28-30]

Virologia	VVZ – vírus DNA de cadeia dupla de 125 mil pares de bases Família Herpesviridae, subfamília *Alfa-herpes-vírus* Exclusivamente em seres humanos
Transmissão	Alta transmissibilidade Transmissão por meio de contato com secreções respiratórias (gotículas respiratórias), contato direto com lesões ativas de pele infectadas e via transplacentária O período de maior transmissibilidade ocorre antes do surgimento de erupção cutânea e até que todas se tornem crostas
Particularidades no AM	Não há transmissão do VVZ pelo LM e, portanto, na maioria das vezes a nutriz infectada pode amamentar, especialmente se a infecção se deu antes de 5 dias perto do parto ou mais de 48 h após o parto, período em que há passagem de anticorpos em conjunto com os vírus. Nesse caso, deve-se apenas atentar para as precauções recomendadas: 1) Solicitar a VZIG aos CRIEs e administrar ao RN o mais rápido possível, no máximo em 96 h de vida 2) Manter a mãe em isolamento por aerossóis e contato até que a última vesícula vire crosta; isolamento para aerossóis do RN separado da mãe* 3) Profissionais da Saúde e acompanhantes deverão ter seu *status* de imunidade ao VVZ inquirido pelo CRIE, e indivíduos suscetíveis devem usar respirador PFF2 (N95) para entrar na área de isolamento, bem como devem ser vacinados com vacina para VZV ou receber VZIG, de acordo com a situação imunológica 4) Estimular a alta hospitalar otimizada, de acordo com as condições clínicas do paciente 5) Estimular a amamentação quando todas as lesões da mãe se transformarem em crostas 6) Vacinação específica em 2 doses recomendada pelo MS e pela SBIm

*Uma publicação mais recente da AAP sugere que separar o binômio mãe-bebê não seria mais necessário, visto que além da possibilidade de termos transmissão transplacentária, ou mesmo que o bebê tenha contato com a mãe, há possibilidade de administrar a VZIG ou imunoglobulina humana intravenosa, mantendo a díade no alojamento conjunto e favorecendo o aleitamento. AAP: American Academy of Pediatrics; AM: aleitamento materno; CRIE: Centros de Referência para Imunobiológicos Especiais; DNA: ácido desoxirribonucleico; LM: leite materno; MS: Ministério da Saúde; RN: recém-nascido; SBIm: Sociedade Brasileira de Imunizações; VVZ: vírus varicela-zóster; VZIG: imunoglobulina antivaricela-zóster.

TABELA 28.5 Aspectos virológicos e de transmissão da rubéola e suas particularidades no aleitamento materno.[16,17,24,28]

Virologia	RNA de fita simples de 10 mil pares de bases Gênero *Rubivirus*, Família Togaviridae
Transmissão	Disseminação por gotículas respiratórias transmitidas por tosse ou espirro Contato íntimo Transmissão vertical por vírus selvagem ou vacinal (SRC)
Particularidades no AM	Nutrizes com doença ativa ou recém-vacinadas no pós-parto podem ocasionalmente eliminar o vírus no LM, podendo acometer o neonato de um quadro frustro de exantema de evolução benigna, sem nenhum desfecho desfavorável Nutrizes com doença ativa ou recém-vacinadas contra a rubéola podem amamentar normalmente. Deve-se manter a indicação da vacina de rubéola na composição da vacina tríplice viral, de acordo com as orientações do MS

AM: aleitamento materno; LM: leite materno; MS: Ministério da Saúde; RNA: ácido ribonucleico; SRC: síndrome da rubéola congênita.

Parte 3 • Atuação

A prevenção dessa condição se dá pela vacinação, oferecida em duas doses nos lactentes aos 12 meses na forma tríplice viral, com reforço aos 15 meses, com acréscimo da vacina contra a varicela. Excepcionalmente, em períodos de surtos e de recrudescimento de casos, é sugerida dose extra de vacina tríplice viral aos 6 meses de vida; essa dose não é computada posteriormente (dose zero). Acredita-se que a gestante previamente vacinada obtenha anticorpos específicos contra o sarampo em seu LM, a despeito de o vírus do sarampo não ter sido isolado do leite da nutriz. Entretanto, deve-se contraindicar a vacina tríplice viral em gestantes.[24,28]

A Tabela 28.6 resume os aspectos virológicos e de transmissão do vírus do sarampo e suas particularidades no AM.

Caxumba

O vírus da caxumba pertence ao gênero *Paramyxovirus*, e é causador da entidade mórbida parotidite infecciosa, conhecida como "papeira". Trata-se de um RNA vírus de fita simples que causa doença inflamatória aguda bastante contagiosa, com as seguintes formas de transmissão:[16,17]

- Contato com gotículas respiratórias infectadas de doentes por meio de tosse, espirro ou contato íntimo
- Contato por fômites, por meio de compartilhamento de utensílios usados no dia a dia, como copos e talheres
- Contato com superfícies contaminadas e posterior contato com mucosa.

Como estratégia de prevenção da caxumba, destaca-se a vacina tríplice viral (sarampo, caxumba e rubéola). Essa vacina tem eficácia acima de 96% para a caxumba com duas doses. Entretanto, em grupos não vacinados, são esperados até 85% de casos de caxumba, principalmente em adultos, nos quais a doença tem pior desfecho.[24,28]

Ocorre que esse vírus, apesar de ter diversas formas de transmissão, não é transmitido pelo LM, de modo que na mãe infectada a amamentação é **recomendada**.[16,19] Vale lembrar que no LM da nutriz doente já se encontram anticorpos protetores.

Vírus causadores de hepatites virais (Famílias Picornaviridae, Hepadnaviridae e Flaviviridae)

Hepatite A

A hepatite A (HAV) se apresenta como moléstia infecciosa aguda de principal transmissão fecal-oral. Essa doença é causada por um RNA vírus e se manifesta após um período médio de 28 dias de incubação, variando de 15 a 50 dias. Essa entidade mórbida tem espectro de apresentação clínica variável, apesar de a maioria dos casos ser assintomáticas ou oligossintomáticas. Por outro lado, quando o quadro é sintomático, pode apresentar-se com febre de início abrupto e súbito acompanhada de náuseas, vômitos, diarreia, cefaleia, perda de apetite e perda ponderal.[17,28]

A vacina preventiva contra o HAV foi incluída gratuitamente e de modo universal pelo PNI a partir de julho de 2014, em uma dose aos 12 meses.[24,29] Ocorre que no período de 2011 a 2014, quando da introdução da vacina contra o HAV, os casos da doença se mantiveram estáveis, mas a partir de 2015 houve expressiva redução em 75% dos casos, variando de 1,6 casos para 0,4/100.000 habitantes quando comparados aos anos 2015 e 2022, respectivamente.[36]

Os detalhes virológicos e de transmissão do HAV e as particularidades no AM estão descritos na Tabela 28.7 (ver adiante), comparados aos dos demais vírus causadores de hepatites.

Hepatite B

O vírus da hepatite B (HBV) é um DNA vírus que tem período de incubação médio de 90 dias (60 a 150 dias). O HBV é o causador da entidade mórbida que cursa basicamente com infecção e inflamação hepática, com desfechos clínicos dicotômicos: em alguns casos, ocorre uma doença aguda autolimitada; em outros, há progressão para uma infecção crônica que pode evoluir para cirrose hepática e câncer de fígado. Esses desfechos variáveis têm relação direta com o momento da exposição ao vírus, de modo que os bebês expostos precocemente ao HBV têm chance de até 90% de se tornarem cronicamente infectados, bem diferente dos adultos, que respondem por menos de 10%.[24,28,32]

Dessa maneira, considera-se altamente suscetível para infecção o neonato de mãe infectada pelo antígeno de superfície do HBV (HbsAg), principalmente se essa sorologia estiver acompanhada da positividade do antígeno de replicação viral (HbeAg). Assim, para assegurar total segurança nessa situação de risco de transmissão materno-infantil, recomenda-se seguir os protocolos da AAP, dos CDC e do Ministério da Saúde no tocante à prevenção da transmissão do HBV, quais sejam:[17,28]

- Oferta da vacina contra HBV nas primeiras 12 horas de vida
- Aplicação de imunoglobulina específica para HBV nas primeiras 12 a 24 horas de vida.

TABELA 28.6	Características virológicas e de transmissão do sarampo e suas particularidades no aleitamento materno.[16,28,35]
Virologia	Vírus envelopado de RNA fita simples, sentido negativo, 15.894 nucleotídios Gênero *Morbillivirus*, Família Paramyxoviridae
Transmissão	Gotículas respiratórias e pelo ar O vírus permanece em suspensão no ar por até 2 h após um doente ter se ausentado de um ambiente fechado O vírus não permanece viável e transmissível por muito tempo em fômites
Particularidades no AM	Protocolo em caso de a nutriz em vigência de AM apresentar sarampo: a) Aplicar imunoglobulina *standard* (gamaglobulina hiperimune) no recém-nascido na dose de 0,5 mℓ/kg. Após esse período, aguardar tempo mínimo de 5 meses e oferecer a vacina tríplice viral (desde que a idade do bebê seja > 6 meses) b) Indicar isolamento respiratório da mãe durante os primeiros 4 dias do exantema c) Não deixar de oferecer o LM, que pode ser ordenhado inicialmente e dado ao lactente durante o período de isolamento da mãe. Vale ressaltar que após 48 h do início do exantema já há o aparecimento da IgA secretória protetora, e a amamentação pode ser retomada

AM: aleitamento materno; LM: leite materno; RNA: ácido ribonucleico.

TABELA 28.7	Características virológicas e de transmissão dos vírus causadores de hepatites e suas particularidades no aleitamento materno.[16,17,28,37,38]		
Características	Hepatite A	Hepatite B	Hepatite C
Virologia	Genoma RNA de fita simples, polaridade positiva com 7,5 kb Vírus de capsídio icosaédrico, com 27 a 32 nm Ordem Picornavirales, Família Picornaviridae, gênero *Hepatovirus*	Vírus DNA de fita dupla, com simetria icosaédrica e diâmetro de 42 nm Família Hepadnaviridae, gênero *Orthohepadnavirus*	Vírus RNA sentido positivo Família Flaviviridae, gênero *Hepacivirus*
Transmissão	Ingestão de água e alimento contaminados Contato próximo com pessoas infectadas, por via oral-fecal Contato sexual (especialmente em homens que fazem sexo com homens) Uso de substâncias ilícitas	Relação sexual não protegida Acidente biológico com agulha contaminada/hemotransfusão Compartilhamento de seringas, navalhas e escovas de dente Transmissão vertical (mãe-bebê)	Contato com sangue contaminado por compartilhamento de agulhas para uso de substâncias injetáveis (mais comum em países desenvolvidos) Recepção de sangue por transfusão sanguínea (mais comum em países em desenvolvimento; porém, a partir de 1992, os requisitos de biossegurança em hemocentros se elevaram) Acidentes biológicos com agulhas contaminadas Transmissão vertical mãe-filho (cerca de 6 a 10% das mães HCV positivas; depende de fatores maternos como maior carga viral materna para HCV e coinfecção pelo HIV) Menos comuns: relação sexual e compartilhamento de lâminas de barbear e escovas de dente
Particularidades no AM	O aleitamento deve ser RECOMENDADO Obs.: dado o risco teórico de transmissão pelo LM em virtude do contato com fezes maternas, sugere-se a administração de imunoglobulina humana (gamaglobulina hiperimune) na dose de 0,02 mℓ/kg intramuscular tão logo que possível, no máximo em até 2 semanas da exposição	O aleitamento deve ser RECOMENDADO Assegurar que o RN recebeu vacina e imunoglobulina contra o HBV ao recomendar a amamentação Mães com HBV em uso de antivirais devem pesar risco e benefício da amamentação Obs.: há ainda um risco teórico de deglutição de sangue materno secretado em conjunto com pequenas fissuras mamilares, porém as diretrizes do CDC não confirmam essa forma de transmissão	O aleitamento deve ser RECOMENDADO Obs.: quando da presença de fissuras e/ou sangramento nos mamilos, embora não existam dados suficientes para contraindicar a amamentação, considerando que o HCV possa ser transmitido pelo sangue infectado, é prudente que a amamentação seja temporariamente interrompida até a cicatrização da mama, mantendo o estímulo da lactação por meio de ordenha e descarte do leite

AM: aleitamento materno; CDC: Centers for Disease Control and Prevention; DNA: ácido desoxirribonucleico; HBV: vírus da hepatite B; HCV: vírus da hepatite C; HIV: vírus da imunodeficiência humana; LM: leite materno; RN: recém-nascido; RNA: ácido ribonucleico.

Do ponto de vista epidemiológico, o Brasil manteve, de 2012 a 2019, um número estável de casos notificados por ano, com tendência à redução de 16%, passando de 8,1 para 6,7 casos/100.000 habitantes. Em 2022, a última avaliação contabilizou nova redução, com 4,3 casos/100.000 habitantes. Deve-se salientar que a faixa etária mais acometida é dos 20 a 30 anos.[36]

Os detalhes virológicos e de transmissão do HBV e suas particularidades no AM estão descritos na Tabela 28.7, comparados aos dos demais vírus causadores de hepatites.

Hepatite C

O vírus da hepatite C (HCV) é um RNA flavivírus que, similarmente ao HBV, pode ser transmitido por via parenteral. Também pode ter evolução crônica, mas apresenta algumas diferenças epidemiológicas, virológicas e de desfecho com o HBV.[17,28]

Do ponto de vista epidemiológico, os dados brasileiros de infecções por HCV notificadas de 2011 a 2014, a exemplo da infecção pelo HBV, manteve-se estável até 2014-2015, quando da elevação da sensibilidade da vigilância laboratorial com o acréscimo dos marcadores diagnósticos anti-HCV ou HCV-RNA, o que acarretou a elevação de casos da doença. No entanto, em 2022, a taxa de detecção reduziu para 6,6 casos/100.000 habitantes.[36]

Os detalhes virológicos e de transmissão do HCV e suas particularidades no AM estão descritos na Tabela 28.7, comparados aos dos demais vírus causadores de hepatites.

Família dos retrovírus

Vírus da imunodeficiência humana

Do ponto de vista virológico, o vírus da imunodeficiência humana (HIV) é um retrovírus com genoma RNA, com longo período de incubação. Essa entidade é causadora da síndrome da imunodeficiência adquirida (AIDS), doença em que ocorre a infecção viral em células responsáveis pela sinalização da resposta imunitária, os linfócitos T de classe CD4, bem como em macrófagos e células dendríticas.[32,39]

Os dados de epidemiologia de AIDS em nosso país têm se estabilizado, com número total de casos de 1.088.536 pessoas de 1980 a 2022. Em relação às gestantes/parturientes/puérperas notificadas, esse número é da ordem de 8 mil casos/ano, com percentual de HIV adquirido por transmissão vertical da ordem de 85,4% do total de casos. A taxa de detecção de gestantes tem se mantido estável desde 2018. Além disso, a taxa média de transmissão vertical pelo HIV teve importante redução de 66% nos últimos 10 anos, reduzindo de 3,4 casos/100.000 habitantes para 1,2 casos/100.000 habitantes, atendendo às recomendações da OMS/Unicef, que sustentam a eliminação da transmissão vertical.[40]

A amamentação representa quase 1/3 da transmissão vertical; 5 a 20% dos bebês amamentados se infectam em virtude da infecção materna crônica, e 25 a 30% em nutrizes com infecção tardia.[32,40]

Esse percentual variável depende de alguns indicadores, que incluem níveis de carga viral, valor de CD4 maternos, tempo de AM, presença ou não de lesões na boca do lactente e na mama da mãe e adesão ao uso de antirretrovirais. Vale lembrar que o LM dos primeiros 14 dias de vida do bebê contém elevada carga de vírus por causa do colostro, em comparação ao leite após esse período.[24,32,41,42]

Os detalhes virológicos e de transmissão do HIV e suas particularidades no AM estão descritos na Tabela 28.9, comparados aos do vírus linfotrópico humano (HTLV).

Vírus linfotrópico humano

O HTLV é o outro retrovírus de interesse acadêmico de transmissão mãe-filho por meio do LM. Assim como o HIV, esse vírus também tem tropismo pelos linfócitos T CD4, mas com algumas diferenças: a taxa de replicação viral no HIV é elevada, enquanto no HTLV é baixa; diferente do HIV, o HTLV tem relativamente baixo impacto epidemiológico no mundo e alta estabilidade genética; enquanto o HIV induz a morte da célula T CD4, o HTLV leva à diferenciação e à transformação da célula T CD4 infectada. Existem dois tipos virais descritos, o HTLV-1 e o HTLV-2.[17,43]

A caracterização da transmissão mãe-filho foi provada pela primeira vez no Japão, onde o HTLV é endêmico e muito prevalente. Atualmente, o HTLV também está presente na América do Sul e no Caribe, bem como na África Central, o que totaliza em média cerca de 10 a 20 milhões de infectados no mundo.[44] Em contraste com o HIV, o HTLV não se transmite como vírus livre no líquido biológico contaminado, mas apenas associado a células como linfócitos, e permite longo tempo de exposição para contaminar,[45] fato demonstrado pela presença dos vírus em células infectadas dentro do LM, bem como pela comprovação da infecção de bebês filhos de mães amamentadas em comparação aos que receberam fórmula láctea.

Os detalhes virológicos e de transmissão do HTLV e as particularidades no AM estão descritos na Tabela 28.8.

Arbovírus

A classificação em Arbovírus não é taxonômica em virtude das diversas similaridades entre os vírus descritos a seguir.

Dengue

O vírus da dengue (DENV) pertence ao gênero dos *Flavivírus* e está inserido na Família Flaviviridae, apresentando quatro sorotipos diferentes (1, 2, 3 e 4) e tendo como hospedeiro artrópode os mosquitos do gênero *Aedes*. Trata-se de um RNA vírus de fita simples, que causa uma doença infecciosa aguda autolimitada com desfecho variável.[24,28,32]

Epidemiologicamente, o mundo está exposto a essa doença, cuja maioria dos casos se dá no ambiente tropical e subtropical com importante impacto em morbidade. Segundo dados da OMS, existem 3,9 bilhões de pessoas no mundo em risco de contrair dengue. Estudos matemáticos atestam que de 2000 a 2019 houve aumento de casos notificados de 505.430 para 5,2 milhões, o que nos faz inferir que atualmente ocorrem no mundo 100 a 200 milhões de casos anuais e 40 mil óbitos.[49]

O Brasil notificou, no período de 2019 a 2022, cerca de 4.534.270 casos de DENV (média de 1,1 milhão de casos/ano) e 2.674 óbitos. O ano de 2022 foi o mais letal desde a década de 1980. Até julho de 2023, os números mostram-se ainda mais preocupantes, com 2.376.522 casos e 769 óbitos.[50]

TABELA 28.8 Características virológicas e de transmissão dos retrovírus HIV e HTLV e suas particularidades no aleitamento materno.[16,17,19,32,37,39,42,46-48]

Características	HIV	HTLV
Virologia	Genoma RNA de fita simples, polaridade positiva com 9,8 kb Vírus de forma esférica de 100 mm de diâmetro, com envelope e capsídio viral com 3 genes estruturais e 6 genes regulatórios Apresenta 3 enzimas em sua estrutura: protease, transcriptase reversa e integrasse Divide-se em 2 tipos virais: HIV-1 e HIV-2 Gênero *Lentivirus*, Família Retroviridae	DNA vírus de fita dupla, com simetria icosaédrica e 42 nm de diâmetro Gênero *Deltaretrovirus*, Família Retroviridae
Transmissão	Transmissão vertical (mãe-filho) pode ocorrer em 3 momentos: • Intrauterino: o HIV chega ao feto por infecção placentária advinda do transporte celular transplacental e infecção dos trofoblastos da placenta • Durante o parto: contato do feto com secreções maternas que podem estar no líquido amniótico ou por passagem pelo canal vaginal • Durante a amamentação Transfusão sanguínea Injeção de substâncias não seguras Abuso sexual	Sangue contaminado Relação sexual sem proteção Transmissão vertical (mãe-filho): até 20,5% por amamentação em bebês maiores de 6 meses (média de 15 a 25%), 8,3% em bebês amamentados por menos de 6 meses e 2,4% em bebês alimentados por fórmula láctea
Particularidades no AM	O aleitamento NÃO deve ser RECOMENDADO Recomenda-se a INTERRUPÇÃO da amamentação tão logo o bebê nasça Não se recomenda a utilização de aleitamento cruzado A mãe receberá fórmula de partida com leite artificial substituto de 6 a 12 meses, bem como medicamentos para interromper a lactação Obs.: quando houver BLH na cidade, uma nutriz soropositiva pode oferecer seu leite aos filhos, desde que antes esse leite tenha passado pelo processo de pasteurização; não é recomendada a pasteurização domiciliar do leite humano	O aleitamento NÃO deve ser RECOMENDADO Recomenda-se a INTERRUPÇÃO da amamentação de bebês cujas mães são HTLV-1 e HTLV-2 positivas, bem como o encorajamento de utilização de leite pasteurizado em BLH, quando possível, e leite de fórmula artificial quando não disponível o leite humano pasteurizado

AM: aleitamento materno; BLH: banco de leite humano; DNA: ácido desoxirribonucleico; HIV: vírus da imunodeficiência humana; HTLV: vírus linfotrópico humano; RNA: ácido ribonucleico.

Em relação à prevenção da dengue, recentemente a vacina preventiva Qdenga®, produzida pelo laboratório Takeda®, foi licenciada no Brasil. Ela pode ser aplicada em duas doses com 3 meses de intervalo a partir dos 4 anos até os 60; no entanto, por ser uma vacina viva, é contraindicada em gestantes. A Qdenga® tem elevada eficácia na redução de casos graves com hospitalização (90,4%) e casos confirmados laboratorialmente (80,2%) e pode ser usada tanto em indivíduos soropositivos quanto soronegativos para a dengue – diferente da vacina anterior Dengvaxia®, que somente pode ser usada em indivíduos já expostos ao vírus.[51]

Os detalhes virológicos e de transmissão dos arbovírus e suas particularidades no AM estão dispostos na Tabela 28.9.

Vírus Chikungunya

O vírus Chikungunya (CHIKV) pertence ao gênero *Alphavirus*. É considerado um RNA vírus de fita simples, e foi isolado pela primeira vez em 1952. O nome que caracteriza a entidade mórbida deriva da palavra de origem makonde, que significa "aquele que se encurva ou se entorce".[24,28,32]

No Brasil, o ano de 2010 tornou-se um marco com a detecção dos primeiros três casos importados da doença.[52] Entretanto, houve um interregno de 3 anos até o segundo semestre de 2014, quando se detectou a transmissão autóctone e explosiva do vírus. Na última semana daquele ano já haviam sido notificados 3.195 casos suspeitos, com 2.196 confirmados.[53] O último boletim do Ministério da Saúde de 2022 atestava o maior ano em número de casos notificados em comparação ao período de 2019 a 2021, com 174.517 casos e 94 óbitos no Brasil.[50]

Os detalhes virológicos e de transmissão dos arbovírus e suas particularidades no AM estão dispostos na Tabela 28.9.

Zika vírus

O Zika vírus (ZIKV) se caracteriza por ser um RNA vírus de fita simples, pertencente à Família Flaviviridae e gênero *Flavívirus*, o qual foi isolado pela primeira vez em 1947 na Floresta Zika, na Uganda, África. Desde 1960, os casos relacionados com o ZIKV são descritos na África e na Ásia, e somente nos idos de 2007 o vírus passou a ser mais reconhecido mundialmente, com o surto nas ilhas Yap, na Micronésia, e, em 2013, com o grande surto na Polinésia Francesa.[24,32,54]

A entrada do ZIKV no Brasil coincide com os grandes eventos de massa ocorridos desde 2013 (Copa das Confederações e Copa do Mundo, em 2014). Em agosto de 2015, a Secretaria Estadual de Saúde de Pernambuco notificou ao Ministério da Saúde a ocorrência de um agravo inusitado de aumento de casos de microcefalia.[55] Sabe-se que a associação dos casos de microcefalia nas gestantes com ZIKV, primariamente descrita em Pernambuco, continua sendo objeto de pesquisa em todo o mundo, com diversas teorias fisiopatológicas já descritas.[56] Dados do último boletim de arboviroses do Ministério da Saúde de 2023 atestam que no ano anterior ocorreram 9.204 casos de ZIKV no Brasil, com um óbito confirmado e cerca de 600 casos em gestantes.[50]

Os detalhes virológicos e de transmissão dos arbovírus e suas particularidades no AM dos arbovírus estão dispostos na Tabela 28.9.

Família Flaviviridae

Febre do Nilo Ocidental

A febre do Nilo Ocidental (FNO), também conhecida como "encefalite do Nilo Ocidental", é uma entidade mórbida causada

TABELA 28.9	Características virológicas e de transmissão dos arbovírus e suas particularidades no aleitamento materno.[16,19,24,28,32,37,57]		
Características	Dengue	Chikungunya	Zika
Genoma	RNA fita simples, 10.700 nucleotídios	RNA fita simples, 11.825 nucleotídios	RNA fita simples, 10.794 nucleotídios
Genótipos principais	DENV-1: I, II e III DENV-2: genótipos asiático/americano, asiático I, asiático II, americano, cosmopolita e selvagem DENV-3: I, II, III, IV e V DENV-4: I, IIa, IIb, III, IV e V	Asia; África Central-Oriental-Sul; África Ocidental	Linhagens africana e asiática
Sorotipos	4 sorotipos (DENV-1, DENV-2, DENV-3 e DENV-4)	Sorotipo único	Sorotipo único
Transmissão	Inseto vetor do gênero *Aedes*	Inseto vetor do gênero *Aedes* Transmissão perinatal	Inseto vetor do gênero *Aedes* Transmissão perinatal Transmissão sexual
Particularidades no AM	O aleitamento deve ser RECOMENDADO Obs.: há apenas um relato anedótico na literatura sobre possível rota de transmissão de dengue por LM publicado por Barthel et al.[57] – descrição de um caso de nutriz com quadro agudo de dengue e exame laboratorial por métodos moleculares (RT-PCR) em LM positivo e correlacionado com achado em soro. O RN foi amamentado por 4 dias antes de desenvolver febre e plaquetopenia, que culminou com RT-PCR positivo também. Importante destacar que, na análise filogenética, ambos os vírus eram do sorotipo 1 de dengue e pertenciam à mesma estirpe com 100% de similaridade	O aleitamento deve ser RECOMENDADO Obs.: apesar de os CDC, bem como o artigo de Gérardin et al.,[58] atestarem a possibilidade de transmissão vertical, com importantes desfechos para o RN, como prematuridade, baixo peso ao nascer e piora no desfecho cognitivo, a transmissão do CHIKV pelo LM não foi comprovada	O aleitamento deve ser RECOMENDADO Obs.: a respeito da transmissão dessa infecção pelo AM, após diversas especulações, reconhece-se que embora o vírus esteja presente no LM, um trabalho demostrou não ser esse vírus replicativo no LM; logo, não há potencial para transmissão materno-infantil. Assim, segundo os CDC,[19] os benefícios potenciais do AM são indiscutíveis e deve ser encorajado na nutriz infectada por ZIKV

AM: aleitamento materno; CDC: Centers for Disease Control and Prevention; CHIKV: vírus Chikungunya; DENV: vírus da dengue; LM: leite materno; RN: recem-nascido; RNA: ácido ribonucleico; RT-PCR: transcrição reversa seguida de reação em cadeia da polimerase; ZIKV: Zika vírus.

por um RNA vírus de fita simples de sentido positivo da Família Flaviviridae e do gênero *Flavivírus*.[17,28] Embora não seja epidemiologicamente endêmica no Brasil, deve-se atentar à possibilidade de introdução dessa doença pelos viajantes, com a presença do vírus já identificada no Brasil gerando o primeiro caso em 2014, no Piauí.[59]

A transmissão da FNO ocorre principalmente pela picada do mosquito de gênero *Culex*. Entretanto, outras formas de transmissão podem ser observadas, como transfusão de sangue, transplante de órgãos, exposição a materiais de laboratório e, raramente, por transmissão perinatal, nela inclusa o AM.[17,28]

Apesar de o CDC informar sobre a possibilidade de transmissão via LM, ela é muito baixa, de modo que os inúmeros benefícios do AM em muito superam os riscos de suspensão da amamentação. Além disso, em caso de infecção do neonato, existem elevadas chances de ele não apresentar infecção sintomática.[16,17,19,46]

Assim, a amamentação no caso de nutrizes com infecção ativa pela FNO deve ser **recomendada** com precauções e vigilância clínica.[17,19]

Febre amarela

A febre amarela (FA), causada por um RNA vírus de fita simples sentido positivo, pertence à Família Flaviviridae e gênero *Flavivírus*. Essa estirpe viral causa uma doença infecciosa aguda de alta letalidade e de importância não apenas no ser humano, mas também pelas epizootias (epidemias em ecossistemas), que preocupam por sua relação íntima com os espaços urbano e periurbano.[28,32]

A FA é transmitida pela picada de mosquitos do gênero *Aedes*, tanto *Aedes aegypti* quanto *A. albopictus*. A importância do primeiro vetor diminuiu até 1942, quando houve a eliminação da FA urbana. Entretanto, a partir de 2014 ocorreu uma reemergência do vírus da FA na região Centro-Oeste brasileira, e os 4 anos seguintes foram responsáveis pelos maiores surtos de FA desde a década de 1930, com cerca de 2.100 casos e 700 óbitos no quadriênio 2016 a 2018. Posteriormente, em 2019, apesar da redução de casos em virtude das campanhas de vacinação em massa e da vigilância das epizootias, um movimento atípico da doença ocorreu, com a entrada do vírus nas regiões litorâneas de Santa Catarina e do Paraná.[60]

A prevenção da FA se dá pela vacinação, que no Brasil é oferecida desde 1937 pela Fundação Oswaldo Cruz (Fiocruz). Trata-se de uma vacina viva atenuada derivada da linhagem DD, oferecida em dose única desde abril de 2017. Entretanto, se o indivíduo recebeu uma dose da vacina antes de completar 5 anos, uma dose de reforço é recomendada, independentemente da idade que o ele tiver.[24,28]

Quanto à vacinação de nutrizes contra FA, os manuais da Sociedade Brasileira de Imunizações (SBIm) e do Ministério da Saúde a contraindicam antes dos 6 meses de vida , exceto se o benefício da vacina for superior ao risco da doença. Mesmo assim, as lactantes que, por questões epidemiológicas (residirem em local próximo onde ocorreu a confirmação de circulação do vírus – epizootias, casos humanos e vetores na área afetada) precisarem ser vacinadas, devem suspender o AM por 10 dias; o LM pode ser extraído previamente e congelado até 15 dias para ser oferecido ao lactente.[61]

Família Filoviridae

Vírus Ebola

O vírus Ebola é um RNA vírus de fita simples, da Família Filoviridae, em que os gêneros *Ebola* e *Marburg* causam febres hemorrágicas de alta letalidade. Historicamente, as primeiras ocorrências de casos de Ebola datam de 1976, na região do rio Ebola, no antigo Zaire (atual República Democrática do Congo). Desde então, em mais de 40 anos, mais de 30 surtos ocorreram na África, sempre de modo limitado geograficamente.[62] Entretanto, no período de 2014 a 2016, os surtos deram lugar à pior epidemia de todos os tempos, com altas taxas de ataque em três países, responsáveis pela quase totalidade de casos (Guiné, Serra Leoa e Libéria). Nesse período ocorreram 28.646 casos e 11.323 óbitos. Posteriormente, a doença se estabilizou na África, tendo ocorrido 3.878 casos e 2.467 óbitos de 2017 aos dias atuais, com 63% de letalidade.[63]

O que leva à transmissão desse vírus é o contato direto com secreções do paciente doente (vômito, urina, sêmen, fezes, saliva) e sangue contaminado. Também se deve levar em consideração a aquisição do vírus por meio de rituais fúnebres de preparo de cadáveres, muito comuns na África. Entretanto, os CDC informam sobre a possibilidade de a mãe nutriz que esteja com doença ativa secretar o vírus no LM e este possa ser veículo de transmissão.[19]

Dessa maneira, apesar de o Ebola não ser causador de muitos casos em crianças (menos de 10% do total), e considerando os riscos e a alta letalidade da doença, **não se recomenda** a amamentação de bebês filhos de mães com doença aguda, entendendo a gravidade da situação e a alta taxa de transmissibilidade do vírus pelas secreções corporais.[19]

Família Orthomyxoviridae

Vírus influenza

O vírus causador da influenza é um RNA vírus originado na Família Orthomyxoviridae, que se subdivide em cinco gêneros, dos quais três deles são mais importantes para os seres humanos: influenza A, B e C. De modo mais frequente, a influenza do tipo A pode infectar não apenas os seres humanos, mas suínos, aves, focas, baleias e cavalos, sendo causadora de epidemias e pandemias, como a pandemia pela influenza H1N1, ocorrida em 2009.[17,24,28,32]

Dados mundiais contam cerca de 3 a 5 milhões de casos anuais dessa condição, com 290 a 650 mil óbitos anuais.[64] A epidemiologia da influenza no Brasil sofreu importantes mudanças durante e após a pandemia da covid-19. Primeiro, em 2020, observou-se uma queda abrupta na circulação de influenza, com 2.231 casos e 312 óbitos por síndrome respiratória aguda grave (SRAG) em detrimento do crescimento exponencial do SARS-CoV-2. Entretanto, em 2021, com a vacinação contra a covid-19, o relaxamento das medidas sanitárias e a queda da imunidade natural pelo distanciamento social, observamos elevação em cerca de 600% em número de casos e óbitos por influenza (12.000 casos e 1.800 óbitos), especialmente pela chegada da cepa A H3N2 Darwin.[65,66]

Os detalhes virológicos e de transmissão do vírus da influenza e suas particularidades no AM estão dispostos na Tabela 28.10.

Família Coronaviridae

SARS-CoV-2 (covid-19)

O SARS-CoV-2 surgiu no fim de 2019, mais precisamente em Wuhan, na província de Hubei, China, como causador de casos graves de SRAG e óbitos que motivaram as autoridades sanitárias chinesas e a OMS a declarar, em janeiro de 2020, o surto como uma emergência de saúde pública de importância internacional.[69] De acordo com dados da OMS, desde o início da pandemia até 16 de agosto de 2023, foram contabilizados no mundo cerca de 770 milhões de casos e 6.955.141 de óbitos em todo o mundo. De forma mais específica, no Brasil, nesse mesmo período, ocorreram cerca de 38 milhões de casos com 705.054 óbitos.[70,71]

A covid-19 é uma cepa que evoluiu dentro da família Coronaviridae. É um RNA vírus com natureza zoonótica, pois seu ciclo evolutivo tem similaridade de 80% com o SARS-CoV de 2003 dos coronavírus de morcegos. Entretanto, o SARS-CoV-2, diferente de seu antecessor SARS-CoV, apresenta diversos saltos evolutivos – entre eles, a capacidade de se transmitir não apenas pelas gotículas infectadas, mas também por aerossóis. Além disso, modelos matemáticos de previsão de transmissão atestam que cerca de 59% das transmissões ocorridas no mundo foram de pessoas assintomáticas. Essa característica do SARS-CoV-2 foi o grande diferencial na evolução para a pandemia por covid-19, declarada pela OMS em 11 de março de 2020.[69,72,73]

Considerando que a infecção natural pode levar à produção de anticorpos protetores ao feto, um estudo italiano demonstrou a passagem transplacentária de IgG para o feto, bem como IgA pelo AM. Entretanto, considerando a infecção natural como de maior vulnerabilidade nessa população, a vacinação contra a covid-19 é a melhor estratégia de prevenção, pois assegura não apenas proteção à mãe, mas também ao RN por meio da passagem de anticorpos protetores, em especial a IgA secretora.[74,75]

Os detalhes virológicos e de transmissão da covid-19 e suas particularidades no AM estão dispostos na Tabela 28.11.

Família Poxviridae

Monkeypox

O monkeypox (mpox) se caracteriza por ser um DNA vírus causador da varíola dos macacos, doença zoonótica descrita pela primeira vez em 1970 em um lactente de 9 meses da República

---

TABELA 28.10 Características virológicas e de transmissão do vírus da influenza e suas particularidades no aleitamento materno.[16,19,28,30,32,67,68]

Virologia	RNA vírus com 13 kb, responsável por codificar 13 proteínas – principais proteínas de superfície HA e NA Diferente dos vírus influenza B e C, apenas no vírus influenza A podem ser subdivididos 18 subtipos pela HA e 11 subtipos pela NA, configurando as múltiplas cepas H e N da influenza A
Transmissão	Transmissão por gotículas respiratórias geradas por tosse ou espirro
Particularidades no AM	O AM deve ser RECOMENDADO A nutriz deve fazer a correta lavagem das mãos com água e sabão ou usar álcool em gel antes de amamentar, após crises de tosse, antes e depois da alimentação e depois de fazer necessidades fisiológicas ou tocar em olhos, nariz ou boca. A mãe deve usar máscara facial para amamentar; caso esteja debilitada, ela pode fazer a extração do LM, que deve ser oferecido em copinho ou xícara. Em caso de doença ativa, a medicação oseltamivir é segura na nutriz. Deve-se estimular a vacinação contra influenza anualmente
Particularidades sobre a vacinação	A vacina contra a influenza é indicada para gestantes em qualquer idade gestacional, puérperas ou nutrizes As vacinas de gripe tradicionalmente oferecidas no SUS são trivalentes, com uma cepa H1N1, uma cepa de influenza sazonal e uma cepa de influenza B Sugere-se, quando possível, recomendar a vacina quadrivalente em clínicas privadas contra a influenza em virtude da presença de uma CEPA B de influenza "extra", que aumenta a eficácia da vacina e evita falhas conhecidas como *mismatch*, quando a cepa B circulante daquele ano é diferente da vacinal A vacina é contraindicada para pessoas com alergia anafilática a proteína do ovo

AM: aleitamento materno; HA: hemaglutinina; LM: leite materno; NA: neuraminidase.

TABELA 28.11 Características virológicas e de transmissão da covid-19 e suas particularidades no aleitamento materno.[16,19,24,76-78]

Virologia	RNA vírus de fita simples com 29 kb Gênero *Betacoronavírus,* Família Coronaviridae Possui a proteína Spike presente em todos os coronavírus
Transmissão	Contato pessoa a pessoa por meio de gotículas ou aerossóis contaminados pelo SARS-CoV-2 Contato de uma pessoa suscetível com superfícies contaminadas Existem até o momento três formas documentadas de transmissão do SARS-CoV-2 da mãe infectada para o RN: 1) Transmissão intrauterina por meio da disseminação hematogênica transplacentária ou partículas virais no líquido amniótico que são ingeridas ou inaladas pelo feto (menos provável, porém há o contraponto de relatos anedóticos sugerindo a possibilidade) 2) Transmissão intraparto após exposição ao tecido materno, secreções ou fezes infectadas no momento do nascimento 3) Transmissão pós-parto da mãe infectada ao RN. Nesse caso, a transmissão pela mãe infectada é mais provável pelo contato com secreções respiratórias, e a via menos provável é pelo LM
Particularidades no AM	O aleitamento deve ser RECOMENDADO A nutriz deve receber todas as vacinas contra a covid-19 indicadas A lactante deve lavar as mãos usando água e sabão antes de tocar no filho ou extrair o LM por expressão manual ou com extrator de leite; se não houver água e sabão disponíveis, usar desinfetante para as mãos com pelo menos 60% de álcool; deve também usar máscara quando estiver em contato próximo com o bebê, como ao amamentar ou alimentar de mamadeira e ao extrair o LM; proceder à limpeza e higienização dos extratores de leite e todos os itens de alimentação infantil Em caso de uma nutriz em condições insuficientes para amamentar seu RN, deve-se ordenhar LM ou usar leite humano pasteurizado

AM: aleitamento materno; LM: leite materno; RN: recém-nascido; RNA: ácido ribonucleico.

Democrática do Congo. Essa entidade mórbida permaneceu restrita a quadros endêmicos na África Central e Ocidental, até que em maio de 2022 um surto de mpox teve início no Reino Unido e rapidamente se espalhou pela Europa, Américas e todos os continentes, com 113 países relatando cerca de 90 mil casos e 154 mortes.[79-81] O último relatório do Ministério da Saúde brasileiro, em 14 de julho de 2023, contabilizava 10.967 casos confirmados, 1.874 casos suspeitos e 16 óbitos.[82]

Em 2023, a vacina Jynneos foi licenciada no Brasil para uso em grupos específicos, dividindo-se em vacinação pré-exposição (destinada a profissionais de laboratório, pessoas que vivem com HIV/AIDS com mais de 18 anos e contagem de TCD4 < 200 células, profissionais de laboratório que trabalham com os poxivírus) e pós-exposição (indicada para pessoas expostas a contato direto com fluidos e secreções corporais de pessoas de médio ou alto risco). A vacina é segura na gestante, na puérpera e na nutriz.[83]

Os detalhes virológicos e de transmissão do mpox e suas particularidades no AM estão dispostos na Tabela 28.12.

Doenças bacterianas

Em geral, as doenças bacterianas não contraindicam o AM.[17,19] Entretanto, em algumas infecções invasivas de caráter grave, como meningites, osteomielites, septicemias e bacteremias, pode-se recomendar alguma interrupção temporária da amamentação por um período de 24 a 96 horas após o início do antimicrobiano associado à alguma melhora clínica.[16]

Hanseníase

A hanseníase é uma infecção causada por *Mycobacterium leprae*. É uma importante doença negligenciada, histórica, com importantes consequências dermatológicas e neurológicas; trata-se de uma entidade mórbida de alta infecciosidade, transmitida por contato pessoal com secreções nasais e da pele. As características clínicas dependem dos níveis imunológicos dos pacientes. Do ponto de vista microbiológico, o espectro da doença do tipo virchowiana não tratada apresenta aspectos preocupantes para a transmissão mãe-bebê.[28]

Em 2021, a OMS recebeu a notificação de 140.594 casos oriundos de 106 países, em uma taxa 10,2% maior do que a do ano de 2020. As Américas respondem por 19.826 casos, dos quais 18.318 são brasileiros. Para enfrentar essa condição, o Ministério da Saúde lançou a *Estratégia Nacional para o Enfrentamento da Hanseníase 2023-2030*, com o objetivo de erradicar a hanseníase, cumprindo compromissos internacionais com a OMS e a ONU. Esses compromissos se assemelham aos objetivos da estratégia 2019 a 2022, qual seja, a proposta de redução da carga da doença.[87,88]

Mycobacterium leprae pode ser isolado no LM de mulheres na forma virchowiana não tratada ou com tratamento com sulfona (dapsona ou clofazimina) por tempo < 3 meses ou com tratamento < 3 semanas com rifampicina. Lesões de pele na mama também podem ser fonte de contaminação.[89]

Os fármacos usados para o tratamento da hanseníase não contraindicam a amamentação, e o RN deverá ser precocemente tratado, simultaneamente ao tratamento materno. Deve-se recomendar

---

TABELA 28.12 Características virológicas e de transmissão do mpox e suas particularidades no aleitamento materno.[79,84,85]

Virologia	DNA vírus de fita dupla, 200 kb Gênero *Orthopoxvirus*, Família Poxviridae Apresenta duas linhagens filogenéticas: clado Bacia do Congo, com letalidade de 1 a 10%, e clado da África Ocidental, de 1,4%
Transmissão	Humano-humano. Contato direto com indivíduos que apresentam lesões em pele e mucosa (oral, faringe, ocular, genital e anal) por meio de contato pele-pele, mucosa-mucosa ou mucosa-pele Gotículas e aerossóis. É necessária exposição próxima e prolongada Superfícies ou fômites: vestimentas, roupas de cama, utensílios ou qualquer objeto contaminado por pessoas infectadas. Uma partícula de mpox pode persistir de 1 a 56 dias, a depender de condições de unidade e ambiente
Particularidades no AM	O aleitamento deve ser RECOMENDADO avaliando-se caso a caso Apesar de conhecermos os benefícios do AM e do contato pele a pele entre o bebê e sua mãe, em casos de mpox devemos pesar aspectos clínicos e psicológicos maternos. Se o paciente optar por ter contato com o RN durante o período infeccioso, devem ser tomadas diversas precauções: • Evitar contato pele a pele e informar à nutriz sobre os riscos da infecção e da necessidade de se manter RN e nutriz em quartos separados enquanto a mãe está em fase ativa da mpox • Em caso de contato pele a pele, o RN deve ser totalmente vestido ou enfaixado e, após o contato, a roupa ou o cobertor devem ser removidos e substituídos • Devem-se usar luvas e vestimenta limpa a cada contato, mantendo coberta toda a pele visível abaixo do pescoço • Lençóis sujos devem ser removidos da área • A nutriz deve usar máscara cirúrgica para proteção facial durante a visita • Fazer exame macroscópico do RN imediatamente após o nascimento • Quando disponível, coletar *swab* de garganta ou de lesões suspeitas do RN Protocolo do MS para mpox: • Mãe confirmada ou suspeita **SEM** lesões nas mamas e RN +/detectável para mpox sem lesão em mucosa oral: **amamentar** • Mãe confirmada ou suspeita **SEM** lesões nas mamas e RN +/detectável para mpox com lesões em mucosa: **extrair o leite e ofertar em copinho** • Mãe confirmada ou suspeita **SEM** lesões nas mamas e RN negativo/não detectável ou sem resultado de exame para mpox: **não amamentar/extrair e desprezar o leite** • Mãe confirmada ou suspeita **COM** lesões nas mamas e RN negativo/não detectável ou positivo/detectável ou sem resultado de exame para mpox: **não amamentar/considerar inibir temporariamente a lactação com medicações** Um relato de caso publicado em agosto de 2023 sobre gestante com mpox+ que deu à luz ainda com sintomas a um RN (que foi isolado), com RT-qPCR de orofaringe e do LM negativos, aplicou todos os protocolos de proteção ao RN, com a liberação da amamentação com a cura das lesões maternas.[86]

AM: aleitamento materno; DNA: ácido desoxirribonucleico; LM: leite materno; mpox: monkeypox; MS: Ministério da Saúde; RN: recém-nascido

também o uso da vacina BCG, pela indução de proteção cruzada contra a hanseníase. A mãe deve ser aconselhada a diminuir o contato com o bebê e praticar medidas de higiene, além de usar máscara no momento da amamentação.[19]

Se a lactante estiver sob tratamento adequado, o AM é **recomendado**. Entretanto, se ela apresentar hanseníase virchowiana não tratada ou com tratamento inferior a 3 meses com sulfona ou inferior a 3 semanas com rifampicina, ou ainda, se estiver com lesões de pele na mama, o AM **não é recomendado** até que o tratamento seja cumprido em tempo superior a 3 meses com sulfona ou 3 semanas com rifampicina, e não mais apresentar lesões de pele da mama. Essa regra se aplica ao leite cru ordenhado.[16,19]

Tuberculose

A tuberculose (TB) ainda se constitui um dos grandes desafios em saúde pública mundial. O Brasil faz parte de um grupo de 22 países com as maiores cargas de TB do mundo, respondendo por 80% dos doentes. Nos últimos 20 anos pré-covid-19, os números de casos e óbitos se mantinham estáveis. Entretanto, em 2020, houve uma redução relativa de casos notificados e de óbitos, podendo-se inferir que esses números estejam subnotificados em virtude da descontinuidade dos serviços de TB. No entanto, tem-se notado uma elevação de casos e óbitos em que pese o número de 36 casos/100.000 habitantes em 2021 comparado a 37,9 casos/100.000 habitantes em 2019; 5.074 óbitos em 2021, número semelhante aos 5.162 óbitos de 2002.[90]

O RN exposto à TB deve receber isoniazida na dose de 10 mg/kg/dia até o 3º ou 4º mês, quando deve ser feito o teste tuberculínico (PPD). Em caso de PPD positivo, deve-se avaliar TB pulmonar. Em caso de confirmação de doença ativa, o tratamento deve ser realizado; caso contrário, deve-se manter apenas a isoniazida. Para resultados negativos, deve-se descontinuar a isoniazida aos 3 meses e aplicar a BCG.

Nesse sentido, é importante considerar os desfechos possíveis e a intervenção do profissional da Saúde em relação ao tratamento e ao AM frente a três cenários clínico-laboratoriais:[16]

- TB em lactantes abacilíferas ou tratadas há mais de 2 semanas antes do parto: manter o tratamento materno com a quimioterapia e fortalecer os cuidados de contato mãe-bebê; tanto o AM quanto a extração do leite cru com oferta ao RN podem ser feitos
- TB em lactantes com pessoa com tuberculose ativa: suspender a amamentação temporariamente até o diagnóstico e início de terapia na lactante e, além da profilaxia no bebê. Pode-se, então, realizar normalmente a extração do leite cru e oferecê-lo ao RN. Além disso, deve-se recomendar o uso de medidas sanitárias, em especial o uso de máscara cobrindo nariz, boca e queixo; reduzir contato mãe-filho por pelo menos 2 semanas após início do tratamento; proceder a investigação da criança e fazer profilaxia com isoniazida
- TB em lactantes portadoras de TB multifármacos resistente: suspender a amamentação temporariamente até o início da terapia adequada e até a mulher ficar bacilífera. Devem-se seguir normas sanitárias, em especial o uso de máscara cobrindo nariz, boca e queixo. Proceder à separação de mãe e filho até que ela se torne bacilífera. Proceder à investigação da criança e fazer profilaxia com isoniazida.

Sífilis

A sífilis, ou Lues, é uma infecção sexualmente transmissível (IST) causada pela bactéria gram-negativa do grupo das espiroquetas *Treponema pallidum*. Trata-se de uma infecção crônica sistêmica, curável e exclusiva dos seres humanos. A transmissão dessa condição se dá por relacionamento sexual, transmissão vertical e, menos comumente, por beijo na boca e transfusão sanguínea. A transmissão de *T. pallidum* através da placenta, com desenvolvimento de sinais e sintomas, define o quadro de sífilis congênita (SC). Do contrário, apenas definimos um bebê exposto a *T. pallidum*.[17,24,28]

Do ponto de vista epidemiológico, estudo do Ministério da Saúde publicado em recente boletim de 2022 atesta que nos últimos 10 anos houve crescimento de casos de SC de 2018 a 2020. Em 2020, em particular, em virtude da pandemia por da covid-19 e das diversas rupturas no seguimento de pacientes em decorrência da paralisação dos serviços de atenção primária em todo o Brasil, deu-se a impressão de que houve redução ainda maior (5,2%); no entanto, em 2021 o número de casos se elevou novamente.[91]

Em relação à transmissão da sífilis, além da via sexual, há possibilidade de infecção por contato com lesão em mucosas. Adicionalmente, a mãe nutriz pode transmitir a sífilis em caso de lesão ativa em mucosa ou nas mamas. O AM deve ser suspenso em caso de sífilis primária (lesão de cancro duro) ou secundária (roséola sifilítica), e não se deve utilizar o leite ordenhado da mãe caso haja lesão ativa nos seios. Entretanto, já existe eliminação da bactéria nas lesões após 24 horas de aplicação da penicilina. Assim, se houver tratamento adequado, a amamentação está **recomendada**.[16,19]

Brucelose

A brucelose, também conhecida como "febre do Mediterrâneo" ou "febre de Malta", é uma doença bacteriana aguda transmitida pelo cocobacilo gram-negativo do gênero *Brucella* sp. Essa bactéria se encontra em hospedeiros mamíferos, como bovinos, caprinos e ovinos, e pode ser isolada em produtos não adequadamente pasteurizados, como leite, manteiga e queijos.[17,92]

Há diversas formas de transmissão, entre elas o contato direto com a bactéria por meio de materiais contaminados, como materiais de aborto e sangue contaminado. Há possibilidade de transmissão por ingestão de leite e derivados não devidamente pasteurizados, bem como pela inalação de bactérias por atividades profissionais com animais infectados.[17,92]

Há chance de transmissão pelo LM nas mães agudamente infectadas, de modo que se deve primeiramente caracterizar a presença de quadro clínico materno; inicia-se a propedêutica com solicitação de exames de triagem e confirmação e, depois, prepara-se um plano terapêutico com antibióticos. Caso a paciente seja gestante ou nutriz e esteja em doença aguda, deve-se **suspender temporariamente a amamentação por 72 a 96 horas** com uso de leite cru, dando-se preferência ao leite pasteurizado. Após iniciado o tratamento com antibióticos, pode-se **recomendar** a amamentação.[16,19]

Mastite

A mastite é uma doença de caráter agudo ou subagudo das mamas, que se dá por causas infecciosas. Diversos agentes podem ser responsáveis, como bactérias do gênero *Staphylococcus*, *Streptococcus*, *Escherichia coli* ou fungos do gênero *Cryptococcus* e *Candida*.[16,17]

Eventualmente, o *Staphylococcus aureus*, que do ponto de vista epidemiológico se comporta como a mais comum e patogênica, pode levar ao quadro de abcesso mamário. Nesse caso, recomenda-se:[16,17]

- Utilizar compressas frias nas mamas afetadas, de 2/2 horas por 15 minutos, entre as mamadas
- "Esvaziar" completamente a mama com amamentação ou retirada por expressão manual ou com bomba
- A rigor, utilizar antibióticos com cobertura para *S. aureus* para a nutriz, se após 24 a 48 horas de ordenha não tiver obtido melhora clínica da mama afetada
- Usar medicamentos sintomáticos para aliviar a dor, bem como proporcionar suporte emocional
- **Manter** o AM, desde que haja início dos antimicrobianos empiricamente e que o material drenado do abscesso não tenha contato direto com a boca da criança ou rompimento para o sistema ductal. Se essas situações não forem atendidas, **suspender temporariamente o AM** na mama afetada, mantendo a extração do leite humano, descarte do leite extraído e amamentação na mama contralateral.

Em seu último número, o Redbook®[17] apresentou alguns dados sobre a epidemiologia da mastite e abcesso mamário, que ocorre em cerca 10% das nutrizes. Outro dado importante advém de maior taxa de isolamento de estirpes de *Staphylococcus* resistentes a meticilina (MRSA), especialmente MRSA de comunidade (CA-MRSA). Estudo de Selb et al.[93] sobre a natureza do CA-MRSA demonstrou preocupação em termos de saúde pública. A prevalência dessa entidade, comparada ao MRSA hospitalar (HA-MRSA), cresceu mais de 100% nos últimos 12 anos, em virtude do alto *fitness* (performance de replicação) do CA-MRSA.

Cabe destacar que a mastite ou abcesso por *M. tuberculosis* é transmitida por contato com a lesão. Nesse caso, deve-se fazer o tratamento do RN com isoniazida e suspender temporariamente a amamentação; o LM ordenhado pode ser utilizado, desde que as lesões estejam resolvidas ou a cultura esteja negativa.[16]

Outras doenças bacterianas

Outras doenças bacterianas são apresentadas na Tabela 28.13.

Doenças parasitárias

Em geral, as doenças parasitárias são motivo de grande preocupação no Brasil graças ao seu grau de endemicidade e morbidade. No entanto, apesar dos riscos de transmissão do LM, de modo geral eles não se configuram contraindicação para a amamentação, visto que na maioria das entidades mórbidas não há transmissão de parasita pelo leite humano, exceto na doença de Chagas aguda, quando o parasita pode ser excretado no leite humano.[16]

Doença de Chagas

A doença de Chagas é uma antropozoonose causada pelo protozoário flagelado *Trypanosoma cruzi*. Pode ser transmitida por transfusão de sangue e transmissão vertical, além de outros meios mais raros.[28,32] Nesse aspecto, deve-se ter em mente que os casos de doença de Chagas Aguda podem ser caracterizados pela transferência de parasitos no LM com potencial de infecção do neonato. Entretanto, caso o lactente seja infectado, a doença tem curso benigno e raramente com sequelas.[19]

Apesar disso, o protocolo oficial é de **NÃO RECOMENDAR** a amamentação em casos de nutrizes **COM DOENÇA AGUDA ATIVA.** Caso a doença esteja em sua fase crônica, **RECOMENDA-SE AMAMENTAR**, exceto em caso de lesão ativa com sangramento nas mamas.[16,19]

Malária

A malária é uma doença infecciosa aguda de caráter endêmico no Brasil, causada por cinco espécies de protozoários do gênero *Plasmodium*. Em nosso país, há três espécies principais associadas

TABELA 28.13 Doenças bacterianas.[16,17,19]			
Infecção	**Transmissão**	**Conduta em relação ao aleitamento materno**	**Uso de leite materno extraído cru**
Staphylococcus aureus (doença grave/invasiva)	Contato Inalação de gotículas Alimentos contaminados	Suspensão temporária após 24 a 48 h de início de antimicrobianos	Liberado após 24 a 48 h de início de antimicrobianos
Streptococcus do grupo B (doença grave/invasiva)	Contato Colonização de trato gastrointestinal e urinário feminino		
Doença grave ou invasiva por *Neisseria miningitidis*	Gotículas respiratórias	Suspensão temporária por 24 h após início da antibioticoterapia	Liberado após 24 h do início da antibioticoterapia
Infecção gastrointestinal	Fecal-oral	Permitido	Permitido
Listeriose	Perinatal Alimentos contaminados Contato com animais Infecção hospitalar	Suspensão temporária até início de tratamento em doença aguda. Em bebês criticamente enfermos, deve-se liberar a amamentação em virtude dos inúmeros benefícios em relação ao risco	Liberado após início de tratamento materno. Em caso de doença aguda, recomenda-se pasteurização do leite antes de utilização
Leptospirose	Contato com urina contaminada em lama ou águas de enchentes	Suspensão temporária em caso de doença aguda Pesar risco e benefício da amamentação em casos de bebês criticamente enfermos	Não permitido na fase aguda Recomendado em caso de leite pasteurizado
Coqueluche neonatal	Gotículas	Suspensão temporária por 5 dias após início de antimicrobianos	Permitido. Recomendam-se medidas de higiene e uso de máscara

à malária em seres humanos: *P. vivax, P. falciparum* e *P. malariae.* O ser humano é o principal reservatório da malária humana com importância epidemiológica, e se infecta por meio da picada de mosquitos vetores do gênero *Anopheles*, cujas espécies se encontram disseminadas nas florestas tropicais e equatoriais brasileiras.[28]

Em relação à prevenção da infecção e sua relação com a amamentação, o AM deve ser **recomendado**; e mesmo os medicamentos antimaláricos não devem ser suspensos durante o aleitamento.[16,19]

Doenças fúngicas

As doenças fúngicas como um todo são consideradas infecções de natureza oportunística e, portanto, devem ser avaliadas em conjunto com outras doenças que causam imunossupressão, como HIV/AIDS.

Criptococose

Trata-se de um fungo oportunista causador de infecções graves, como meningites. O principal agente etiológico é o *Criptococcus neoformans*, muito associado a casos de imunodeficiência, como HIV/AIDS.[32]

Apesar de ser um fungo altamente patogênico, não é excretado no LM, podendo ser **recomendada** a amamentação,[19] exceto se a nutriz for portadora da coinfecção com HIV/AIDS. Nesse caso, a contraindicação do AM pela presença do HIV supera a indicação da amamentação pela presença da criptococose.

Candida albicans

Trata-se de um fungo classificado na Família Cryptococcaceae, do gênero *Candida*, compreendendo cerca de 200 espécies. São microrganismos comensais que, em condições normais do hospedeiro, fazem parte da microbiota do trato gastrointestinal, vaginal, da uretra e dos pulmões.[32] Entretanto, dependendo do tênue equilíbrio entre o hospedeiro e o fungo, a cândida pode se tornar patogênica, em virtude de diversos mecanismos, como prematuridade, doenças imunossupressoras (HIV/AIDS), uso de cateter venoso central, intubação orotraqueal, ventilação mecânica, cateter de diálise e nutrição parenteral, entre outros.[94]

A infecção por *Candida* no RN pelo LM é frequente e, muitas vezes, recorrente. Nesse caso, geralmente se recomenda tratamento tópico ou sistêmico do binômio, uma vez que a mama materna é local propício à reprodução do fungo, por haver umidade, disponibilidade de nutrientes e calor. Além disso, caso a mama apresente algum trauma ou fissura, há maior possibilidade de colonização por *Candida*. De qualquer modo, o AM está **recomendado** nessa condição.[89]

Considerações finais

Os inegáveis benefícios do AM transcendem o caráter nutricional do bebê. Há excelentes resultados imunológicos e na redução da carga de infecções. Entretanto, a despeito de a nutriz apresentar doença ativa, raramente o LM é veículo de transmissão dessa

condição ao RN, de modo que as contraindicações absolutas da interrupção do AM são pequenas. Nesse sentido, caberá ao profissional da Saúde em seu eixo condutor precípuo da atenção primária ser o meio de transformação para a orientação correta das intervenções a serem feitas para a nutriz, evitando-se contraindicações desnecessárias que poderiam interferir no binômio mãe-bebê, trazendo inúmeros prejuízos futuros ao lactente.

Referências bibliográficas

1. Omram AR. The epidemiologic transition: a theory of the epidemiology of population change. Milbank Mem Fund Q. 1971;49(Part 1):509-38.
2. Fundo das Nações Unidas para a Infância (Unicef). Unicef annual report 2022. Disponível em: https://www.unicef.org/reports/unicef-annual-report-2022.
3. Organização Mundial da Saúde (OMS). Fundo das Nações Unidas da Infância (Unicef). Global action plan for child wasting. Disponível em: https://www.childwasting.org.
4. Nogueira-De-Almeida CA, Ribas Filho D, Weffort VRS, et al. First 2,200 days of life as a window of opportunity for multidisciplinary action regarding the developmental origin of health and disease: positioning of the Brazilian Association of Nutrology. IJN [Internet]. 2022;15(3).
5. Organização Mundial da Saúde (OMS). Aleitamento materno, 2019. Disponível em: https://www.who.int/health-topics/breastfeeding#tab=tab_1.
6. Victora CG, Bahl R, Barros AJ, et al. Breastfeeding in the 21st century: epidemiology, mechanisms, and lifelong effect. Lancet. 2016;387(10017):475-90.
7. Rogacion JM (ed.). Intersections of nutrition: retracing yesterday, redefining tomorrow. Nestlé Nutrition Institute Workshop Series. Vol. 97. Basel: Nestlé Nutrition Institute; 2023.
8. Wang X, Yan M, Zhang Y, et al. Breastfeeding in infancy and mortality in middle and late adulthood: A prospective cohort study and meta-analysis. J Intern Med. 2023;293(5):624-35.
9. Ware JL, Li R, Chen A, et al. Associations between breastfeeding and postperinatal infant deaths in the U.S. Am J Prev Med. 2023;65(5):763-74.
10. Abdulla F, Hossain MM, Karimuzzaman M, Ali M, Rahman A. Likelihood of infectious diseases due to lack of exclusive breastfeeding among infants in Bangladesh. PLoS One. 2022;17(2): e0263890.
11. Gómez-Acebo I, Lechosa-Muñiz C, Paz-Zulueta M, et al. Feeding in the first six months of life is associated with the probability of having bronchiolitis: a cohort study in Spain. Int Breastfeed J. 2021;16:82.
12. Alamneh YM, Adane F. Magnitude and predictors of pneumonia among under-five children in Ethiopia: a systematic review and meta-analysis. J Environ Public Health. 2020;2020:1606783.
13. Ware JL, Chen A, Morrow AL, Kmet J. Associations between breastfeeding initiation and infant mortality in an urban population. Breastfeed Med. 2019;14(7):465-74.
14. Rogawski ET, Westreich D, Becker-Dreps S, et al. The effect of early life antibiotic exposures on diarrheal rates among young children in Vellore, India. Pediatr Infect Dis J. 2015;34(6):583-8.
15. Moon SS, Tate JE, Ray P, et al. Differential profiles and inhibitory effect on rotavirus vaccines of nonantibody components in breast milk from mothers in developing and developed countries. Pediatr Infect Dis J. 2013;32(8):863-70.
16. Sociedade Brasileira de Pediatria (SBP). Departamento de Aleitamento Materno. Doenças maternas infecciosas e amamentação – atualização. Disponível em https://www.sbp.com.br/imprensa/detalhe/nid/doencas-maternas-infecciosas-e-amamentacao-atualizacao/.
17. American Academy of Pediatrics (AAP). [Section 2] In: Kimberlin DW, Barnett ED, Lynfield R, Sawyer MH (eds.). RedBook: 2021 Report of the Committee on Infectious Diseases. Itasca: AAP; 2021.
18. Sachs HC. Committee on Drugs. The transfer of drugs and therapeutics into human breast milk: an update on selected topics. *Pediatrics.* 2013;132(3):e796-e809. doi:10.1542/peds.2013-1985.
19. Centers for Disease Control and Prevention (CDC). Breastfeeding and special circumstances. Disponível em: https://www.cdc.gov/breastfeeding/breastfeeding-special-circumstances/index.html.
20. Desgraupes S, Hubert M, Gessain A, et al. Mother-to-child transmission of arboviruses during breastfeeding: from epidemiology to cellular mechanisms. Viruses. 2021;13(7):1312.
21. Luck SE, Wieringa JW, Blázquez-Gamero D, et al. Congenital cytomegalovirus: a European expert consensus statement on diagnosis and management. Pediatr Infect Dis J. 2017;36(12):1205-13.

22. Calil R, Fontes SSV. Infecções virais perinatais e seus desafios. In: Sociedade Brasileira de Pediatria; Procianoy RS, Leone CR (orgs.). PRORN Programa de Atualização em Neonatologia: Ciclo 16. Porto Alegre: Artmed Panamericana; 2019. p. 29-79.

23. Kurath S, Halwachs-Baumann G, Müller W, Resch B. Transmission of cytomegalovirus via breast milk to the prematurely born infant: a systematic review. Clin Microbiol Infect. 2010;16(8):1172-8.

24. Sociedade de Pediatria do Estado do Rio de Janeiro (SOPERJ). Nogueira KT, Madeira IR (eds.). Cunha JB, Brito AR, Moura ATMS (orgs. série). Petraglia TCMB, Sztajnbok DCN (orgs. Vol.). Infectologia pediátrica. 2. ed. Barueri: Manole; 2020.

25. Lloyd ML, Hod N, Jayaraman J, et al. Inactivation of cytomegalovirus in breast milk using ultraviolet-c irradiation: opportunities for a new treatment option in breast milk banking. PLoS One. 2016;11(8):e0161116.

26. Kurath S, Resch B. Cytomegalovirus and transmission via breast milk: how to support breast milk to premature infants and prevent severe infection? Pediatr Infect Dis J. 2010;29(7):680-1.

27. Kotronias D, Kapranos N. Detection of herpes simplex virus DNA in maternal breast milk by in situ hybridization with tyramide signal amplification. In Vivo. 1999;13(6):463-6.

28. Brasil. Ministério da Saúde. Secretaria de Vigilância em Saúde. Departamento de Articulação Estratégica de Vigilância em Saúde. Guia de Vigilância em Saúde. 5.ed. rev. e atual. Brasília: Ministério da Saúde; 2022. Disponível em: https://bvsms.saude.gov.br/bvs/publicacoes/guia_vigilancia_saude_5ed_rev_atual.pdf.

29. Braspenning SE, Sadaoka T, Breuer J, Verjans GMGM, Ouwendijk WJD, Depledge DP. Decoding the architecture of the varicella-zoster virus transcriptome. mBio. 2020;11(5):e01568-20.

30. Sendelbach DM, Sanchez PJ. Varicella, influenza: not necessary to separate mother and infant. Pediatrics. 2012;130(2):e464-6.

31. Murata T. Epstein-Barr virus: the molecular virology and the associated diseases. Fujita Med J. 2023;9(2):65-72.

32. Salomão R. Infectologia: Bases clínicas e tratamento. Rio de Janeiro: Guanabara Koogan; 2017.

33. Lawrence RM, Lawrence RA. Breast milk and infection. Clin Perinatol. 2004;31(3):501-28.

34. Daud II, Coleman CB, Smith NA, et al. Breast milk as a potential source of Epstein-Barr virus transmission among infants living in a Malaria-endemic region of Kenya. J Infect Dis. 2015;212(11):1735-42.

35. Rota PA, Moss WJ, Takeda M, et al. Measles. Nat Rev Dis Primers. 2016;2:16049.

36. Brasil. Ministério da Saúde. Secretaria de Vigilância em Saúde e Ambiente. Departamento de HIV/Aids, Tuberculose, Hepatites Virais e Infecções Sexualmente Transmissíveis. Hepatites Virais 2023. Boletim Epidemiológico. Número especial. Jul. 2023. Disponível em: https://www.gov.br/aids/pt-br/central-de-conteudo/boletins-epidemiologicos/2023/hepatites-virais/boletim-epidemiologico-hepatites-virais-_-2023.pdf.

37. Current ICTV Taxonomy Release. Taxonomy Browser. Virus Taxonomy: 2022 Release. International Committee on Taxonomy of Viruses (ICTV). 2023. Disponível em: https://ictv.global/taxonomy. Acesso em: 24 abr. 2024.

38. Daudi N, Shouval D, Stein-Zamir C, Ackerman Z. Breastmilk hepatitis A virus RNA in nursing mothers with acute hepatitis A virus infection. Breastfeed Med. 2012;7:313-5.

39. Brasil. Ministério da Saúde. Secretaria de Vigilância em Saúde. Departamento de Vigilância, Prevenção e Controle das Infecções Sexualmente Transmissíveis, do HIV/Aids e das Hepatites Virais. Protocolo clínico e diretrizes terapêuticas para manejo da infecção pelo HIV em adultos. Brasília: Ministério da Saúde; 2018. Disponível em: https://www.gov.br/aids/pt-br/central-de-conteudo/pcdts/2013/hiv-aids/pcdt_manejo_adulto_12_2018_web.pdf/view.

40. Brasil. Ministério da Saúde. Secretaria de Vigilância em Saúde. Boletim Epidemiológico HIV/AIDS 2022. (Internet 31/01/2023.) Brasília: Ministério da Saúde; 2022. Disponível em: https://www.gov.br/aids/pt-br/central-de-conteudo/boletins-epidemiologicos/2022/hiv-aids/boletim_hiv_aids_-2022_internet_31-01-23.pdf/view. Acesso em: 24 abr. 2024.

41. Rosa MC, Lobato RC, Gonçalves CV, et al. Evaluation of factors associated with vertical HIV-1 transmission. J Pediatr (Rio J). 2015;91(6):523-8.

42. Redmond AM, McNamara JF. The road to eliminate mother-to-child HIV transmission. J Pediatr (Rio J). 2015;91(6):509-11.

43. Moriuchi H, Masuzaki H, Doi H, Katamine S. Mother-to-child transmission of human T-cell lymphotropic virus type 1. Pediatr Infect Dis J. 2013;32(2):175-7.

44. Gessain A, Cassar O. Epidemiological aspects and world distribution of HTLV-1 infection. Front Microbiol. 2012; 3:388.

45. Li HC, Biggar RJ, Miley WJ, et al. Provirus load in breast milk and risk of mother-to-child transmission of human T lymphotropic virus type I. J Infect Dis. 2004;190(7):1275-8.

46. Garcia-Loygorri MC, De Luis D, Torreblanca B, et al. La leche materna como vehículo de transmisión de virus. Nutr Hosp. 2015;32:4-10.

47. Kinoshita K, Amagasaki T, Hino S, et al. Milk-borne transmission of HTLV-I from carrier mothers to their children. Jpn J Cancer Res. 1987;78(7):674-80.

48. Kusuhara K, Sonoda S, Takahashi K, et al. Mother-to-child transmission of human T-cell leukemia virus type I (HTLV-I): a fifteen-year follow-up study in Okinawa, Japan. Int J Cancer. 1987;40(6):755-7.

49. Organização Mundial da Saúde (OMS). Fact sheet. Dengue and severe dengue. Disponível em: https://www.who.int/news-room/fact-sheets/detail/dengue-and-severe-dengue. Acesso em: 17 mar. 2023.

50. Brasil. Ministério da Saúde. Secretaria de Vigilância em Saúde e Ambiente. Monitoramento dos casos de arboviroses até a semana epidemiológica 52 de 2022. Boletim Epidemiológico. 2023;54(1.). Disponível em: https://www.gov.br/saude/pt-br/centrais-de-conteudo/publicacoes/boletins/epidemiologicos/edicoes/2023/boletim-epidemiologico-volume-54-no-01/#:cerca de:text=Até%20a%20SE%2052%20 de,para%20°%20 mesmo%20 período%20analisado.

51. Sociedade Brasileira de Imunizações (SBIm). Nota técnica conjunta SBIm/SBI/SBMT. Vacina Dengue 1, 2, 3, 4 (atenuada) QDENGA®. Disponível em: https://sbim.org.br/images/files/notas-tecnicas/nota-tecnica-sbim-sbi-sbmt-qdenga-v6.pdf. Acesso em: 3 jul. 2023.

52. Brasil. Ministério da Saúde. Secretaria de Vigilância em Saúde. Departamento de Vigilância Epidemiológica. Nota Técnica nº 162/2010 – CGPNCD/DEVEP/SVS/MS. Dezembro de 2010.

53. Brasil. Ministério da Saúde. Secretaria de Vigilância em Saúde. Departamento de Vigilância Epidemiológica. Boletim epidemiológico dengue e Chikungunya. Volume 46, nº 03, 2015. Disponível em: https://www.saude.ba.gov.br/wp-content/uploads/2024/02/Protocolo-Tecnico-INVESTIGACAO-OBITO-ARBO.pdf. Acesso em: 24 abr. 2024.

54. Duffy MR, Chen TH, Hancock WT, et al. Zika virus outbreak on Yap Island, Federated States of Micronesia. N Engl J Med. 2009;360(24):2536-43.

55. Brasil. Ministério da Saúde. Secretaria de Atenção à Saúde. Protocolo de atenção à saúde e resposta à ocorrência de microcefalia relacionada à infecção pelo vírus Zika. Brasília: Ministério da Saúde; 2016. Disponível em: https://bvsms.saude.gov.br/bvs/publicacoes/protocolo_resposta_microcefalia_relacionada_infeccao_virus_zika.pdf.

56. Giraldo MI, Gonzalez-Orozco M, Rajsbaum R. Pathogenesis of Zika virus infection. Annu Rev Pathol. 2023;18:181-203.

57. Barthel A, Gourinat AC, Cazorla C, et al. Breast milk as a possible route of vertical transmission of dengue virus? Clin Infect Dis. 2013;57(3):415-7.

58. Gérardin P, Sampériz S, Ramful D, et al. Neurocognitive outcome of children exposed to perinatal mother-to-child Chikungunya virus infection: the CHIMERE cohort study on Reunion Island. PLoS Negl Trop Dis. 2014;8(7): e2996.

59. Brasil. Ministério da Saúde. Febre do Nilo Ocidental. Disponível em: https://www.gov.br/saude/pt-br/assuntos/saude-de-a-a-z/f/febre-do-nilo-ocidental. Acesso em: 24 abr. 2024.

60. Brasil. Ministério da Saúde. Secretaria de Vigilância em Saúde. Situação epidemiológica da febre amarela no monitoramento 2019/2020. Boletim Epidemiológico. 2020;51(1). Disponível em: http://www.rets.epsjv.fiocruz.br/sites/default/files/arquivos/biblioteca/boletim-epidemiologico-svs-01.pdf.

61. Sociedade Brasileira de Imunizações (SBIm). Nota técnica – 17/04/2017. Febre Amarela. Disponível em: https://sbim.org.br/images/files/nt-fa-sbim-170417.pdf.

62. Goeijenbier M, van Kampen JJ, Reusken CB, et al. Ebola virus disease: a review on epidemiology, symptoms, treatment, and pathogenesis. Neth J Med. 2014;72(9):442-8.

63. Centers for Disease Control and Prevention (CDC). History of Ebola disease outbreaks. Disponível em: https://www.cdc.gov/vhf/ebola/history/chronology.html#anchor_1526565058132.

64. Organização Mundial da Saúde (OMS). Fact sheet. Influenza (seasonal). 12 jan. 2023. Disponível em: https://www.who.int/news-room/fact-sheets/detail/influenza-(seasonal). Acesso em: 12 jan. 2023.

65. Sociedade Brasileira de Imunizações (SBIm). Nota técnica SBIm – 01/04/2022. Vacinas influenza no Brasil em 2022. Disponível em: https://sbim.org.br/images/files/notas-tecnicas/nt-sbim-vacinacao-influenza-220401-v3.pdf.

66. Brasil. Ministério da Saúde. Secretaria de Vigilância em Saúde e Ambiente. Departamento de Vigilância Epidemiológica. Doença pelo Novo Coronavirus – Covid-19. Boletim Epidemiológico Especial. 2023;148. Disponível em: https://www.gov.br/saude/pt-br/centrais-de-conteudo/publicacoes/boletins/epidemiologicos/covid-19/2023/boletim-epidemiologico-no-148-boletim-coe-coronavirus.

67. Brasil. Ministério da Saúde. Secretaria de Vigilância em Saúde e Ambiente. Departamento do Programa Nacional de Imunizações e Doenças Imunopreveníveis. Guia de manejo e tratamento de influenza 2023. Brasília: Ministério da Saúde; 2023. Disponível em: http://bvsms.saude.gov.br/bvs/publicacoes//guia_manejo_tratamento_influenza_2023.pdf.

68. Sociedade Brasileira de Imunizações (SBIm), Nota técnica SBIm 13/03/2023. Vacinas influenza no Brasil 2023. Disponível em: https://sbim.org.br/images/files/notas-tecnicas/nt-sbim-vacinas-influenza-brasil-2023-at.pdf.

69. Sociedade Brasileira de Pediatria (SBP). Departamento Científico de Infectologia. Novo coronavírus (Covid-19). Documento Científico nº 14, fevereiro de 2020. Disponível em: https://www.sbp.com.br/fileadmin/user_upload/22340d-DocCientifico_-_Novo_coronavirus.pdf.

70. Organização Mundial da Saúde (OMS). WHO COVID-19 dashboard. Disponível em: https://covid19.who.int.

71. Brasil. Ministério da Saúde. Secretaria de Vigilância em Saúde e Ambiente. Departamento de Vigilância Epidemiológica. Painel de casos de doença pelo coronavírus 2019 (Covid-19) no Brasil pelo Ministério da Saúde; 2023.

72. Johansson MA, Quandelacy TM, Kada S, et al. SARS-CoV-2 transmission from people without COVID-19 symptoms. JAMA Netw Open. 2021;4:e2035057.

73. Nunes LM. Aleitamento materno em filhos de mães COVID-19 positivas. In: Sociedade Brasileira de Pediatria; Procianoy RS, Leone CR (orgs.). PRORN Programa de Atualização em Neonatologia: Ciclo 19. Porto Alegre: Artmed Panamericana; 2021. p. 77-91.

74. Conti MG, Terreri S, Piano Mortari E, et al. Immune response of neonates born to mothers infected with SARS-CoV-2. JAMA Netw Open. 2021;4(11):e2132563.

75. Falsaperla R, Leone G, Familiari M, Ruggieri M. COVID-19 vaccination in pregnant and lactating women: a systematic review. Expert Rev Vaccines. 2021;20(12):1619-28.

76. Liu X, Chen H, An M, et al. Recommendations for breastfeeding during Coronavirus Disease 2019 (COVID-19) pandemic. Int Breastfeed J. 2022;17:28.

77. Sankaran D, Nakra N, Cheema R, et al. Perinatal SARS-CoV-2 infection and neonatal COVID-19: a 2021 update. Neoreviews. 2021;22(5):e284-e295.

78. Khalil OAK, Khalil SS. SARS-CoV-2: taxonomia, origem e constituição. Rev. Med (São Paulo).2020;99(5):473-9.

79. Organização Panamericana de Saúde (OPAS). Manejo clínico e prevenção e controle de infecção para varíola dos macacos. Orientação provisória de resposta rápida. Disponível em: https://www.sindhoesg.org.br/site2020/wp-content/uploads/2022/07/OPAS-MANEJO-CLINICO-VARIOLA_JUNHO-2022.pdf. 10 jun. 2022.

80. Centers for Disease Control and Prevention (CDC). Mpox outbreak global map. Disponível em: https://www.cdc.gov/poxvirus/mpox/response/2022/world-map.html.

81. Organização Mundial da Saúde (OMS). Fact sheet. Monkeypox. Disponível em: https://www.who.int/news-room/fact-sheets/detail/monkeypox. Acesso em: 18 abr. 2023.

82. Brasil. Ministério da Saúde. Secretaria de Vigilância em Saúde e Ambiente. Departamento de Vigilância em Doenças Transmissíveis. Informe Epidemiológico Monkeypox – Número 184/SE 28 – 14 de julho de 2023. Disponível em: https://www.gov.br/saude/pt-br/composicao/svsa/resposta-a-emergencias/coes/monkeypox/atualizacao-dos-casos/card-situacao-epidemiologica-de-monkeypox-no-brasil-no184/view.

83. Brasil. Ministério da Saúde. Secretaria de Vigilância em Saúde e Ambiente. Departamento de Imunização e Doenças Imunopreveníveis. Coordenação Geral de Incorporação Científica e Imunização. Nota Técnica nº 13/2023 – CGICI/DIMU/SVSA. Publicado em 06/03/2023. Disponível em: https://www.gov.br/saude/pt-br/centrais-de-conteudo/publicacoes/notas-tecnicas/2023/nota-tecnica-no-13-2023-cgici-dimu-svsa-ms/view.

84. Centers for Disease Control and Prevention (CDC). Clinical considerations for mpox in people who are pregnant or breastfeeding. Disponível em: https://www.cdc.gov/poxvirus/mpox/clinicians/pregnancy.html.

85. Brasil. Ministério da Saúde. Secretaria de Vigilância em Saúde. Monkeypox: orientações técnicas para a assistência à saúde – versão 1. Setembro de 2022. Disponível em: https://www.gov.br/saude/pt-br/campanhas-da-saude/2022/variola-dos-macacos/publicacoes/protocolos/monkeypox-orientacoes-tecnicas-para-a-assistencia-a-saude/view.

86. Soares MLC, Teixeira DC, Pinto WR, et al. Newborn exposed to the monkeypox virus: a brief report. Pediatr Infect Dis J. 2023;42(8):e316.

87. Organização Mundial da Saúde (OMS). Estratégia Global de Hanseníase 2021-2030 "Rumo à zero hanseníase". Nova Delhi: OMS, Escritório Regional para o Sudeste Asiático; 2021. Disponível em: https://www.who.int/pt/publications/i/item/9789290228509.

88. Brasil. Ministério da Saúde. Secretaria de Vigilância em Saúde. Departamento de Vigilância Epidemiológica. Programa Nacional de Controle da Hanseníase. Vigilância em Saúde: boletim epidemiológico hanseníase. Brasília: Ministério da Saúde; 2023. Disponível em: https://www.gov.br/saude/pt-br/centrais-de-conteudo/publicacoes/boletins/epidemiologicos/especiais/2023/boletim_hanseniase-2023_internet_completo.pdf.

89. Lawrence RM. Circumstances when breastfeeding is contraindicated. Pediatr Clin North Am. 2013;60:295-318.

90. Brasil. Ministério da Saúde. Secretaria de Vigilância em Saúde e Ambiente. Departamento de HIV/Aids, Tuberculose, Hepatites Virais e Infecções Sexualmente Transmissíveis. Tuberculose 2023. Boletim Epidemiológico. Número especial. Mar. 2023. Disponível em: https://www.gov.br/saude/pt-br/centrais-de-conteudo/publicacoes/boletins/epidemiologicos/especiais/2023/boletim-epidemiologico-de-tuberculose-numero-especial-mar.2023/.

91. Brasil. Ministério da Saúde. Secretaria de Vigilância em Saúde. Departamento de Doenças de Condições Crônicas e Infecções Sexualmente Transmissíveis – DCCI. Boletim epidemiológico sífilis – Número especial, out. 2022. Brasília: Ministério da Saúde; 2022. Disponível em: https://www.gov.br/saude/pt-br/centrais-de-conteudo/publicacoes/boletins/epidemiologicos/especiais/2022/boletim-epidemiologico-de-sifilis-numero-especial-out-2022/view.

92. Sola MC, De Freitas FA, Sena ELS, De Mesquita AJ. Brucelose bovina: revisão. Enciclopédia Biosfera. 2014;10(18):686-714.

93. Selb R, Albert-Braun S, Weltzien A, et al. Characterization of methicillin-resistant Staphylococcus aureus from children at hospital admission: Experiences from a hospital in a German metropolitan area. Pediatr Infect Dis J. 2022;41(9):720-7.

94. Chakrabarti A, Sood P, Rudramurthy SM, et al. Characteristics, outcome, and risk factors for mortality of paediatric patients with ICU-acquired candidemia in India: a multicentre prospective study. Mycoses. 2020;63(11):1149-63.

CAPÍTULO 29

Equipamentos e Tecnologia em Amamentação: Visão Crítica

Maria Beatriz Reinert do Nascimento

> *O que é* High Tech High Touch?
> *[...] É reconhecer que, no que tem de melhor, a tecnologia dá apoio à vida humana e a faz prosperar; no que tem de pior, ela aliena, isola, distorce e destrói.*
> *[...] É escolher conscientemente empregar a tecnologia quando ela acrescenta valor à vida humana.*
> JOHN NAISBITT

Introdução

No decorrer de milhões de anos, os seres humanos desenvolveram táticas variadas para alimentação de suas crias, provavelmente procurando equilibrar o custo metabólico da lactação para a mulher e o risco de sobrevivência para a criança. O fracasso na amamentação era fatal para o lactente. Assim, à semelhança de outros utensílios domésticos, dispositivos especiais para auxiliar no ato de amamentar estão disponíveis desde a Antiguidade, e têm sido usados em uma variedade de situações.[1,2]

Evidências atuais demonstram que o aleitamento materno (AM) e o uso do leite humano (LH) reduzem a mortalidade e trazem impactos positivos para a saúde a longo prazo, para o desenvolvimento infantil, para as famílias e para a economia mundial.[3]

Quase toda mãe pode amamentar o seu filho. No entanto, problemas de amamentação são comuns e, por vezes, resultam em lactentes que abandonam o AM antes do planejado.[4]

A motivação é fundamental para a decisão de aleitar ao peito e depende das crenças pessoais da mulher e do apoio que ela recebe de sua família e da sociedade. Como profissionais da Saúde, é nossa responsabilidade garantir que todas as mães tenham a oportunidade de tomar decisões informadas sobre a alimentação de seus filhos. É por meio da educação e do aconselhamento em amamentação que daremos condições para que elas possam fazer escolhas mais benéficas à saúde.[5,6]

A despeito disso, insegurança, informações incorretas ou medo podem levar as mulheres a questionarem a sua capacidade de amamentar. Além do mais, a separação da díade mãe-filho e problemas na mama, muitas vezes, também resultam em desmame precoce. Nessas situações, a nutriz necessita de soluções realistas para superar as dificuldades, e deve receber subsídios valiosos para continuar acreditando que a amamentação é uma opção viável.[5-8] Isso inclui a utilização de acessórios específicos para o AM, que podem facilitar a sua manutenção.[1,9-11]

É surpreendente que ainda existam tantas incógnitas sobre a lactação.[8] Há, do mesmo modo, uma relativa falta de pesquisas científicas sobre apoio e manejo clínico da amamentação; assim, para ajudar individualmente cada mãe, nem sempre todos os aspectos das doenças mamárias nesse período são cobertos por estudos randomizados e controlados.[6] Consequentemente, um raciocínio clínico correto e bem embasado também pode orientar as nossas escolhas ao momento de lançarmos mão desses artifícios.[10]

A tecnologia tem sido parte integrante dos cuidados de saúde nos tempos atuais. Supõe-se, geralmente, que os benefícios ou malefícios trazidos pelos equipamentos modernos dependem apenas do fato de fazermos bom ou mau uso deles. No entanto, seu uso pode exercer um efeito diferente do desejado, passando mensagens subliminares, determinando perda de algumas habilidades em favor de outras, fragmentando o cuidado integral ao paciente e criando dependência de aparatos tecnológicos.[11-13]

Nas últimas duas décadas, tem havido um recrudescimento no uso de ferramentas de auxílio à mulher nutriz, que incluem dispositivos usados para manter ou aumentar a produção láctea, oferecer LH ao lactente, facilitar a pega ou transferência de leite, e aliviar a dor ou desconforto materno. Sua aplicação não está mais limitada à unidade de terapia intensiva neonatal ou ao ambiente hospitalar, elas também podem ser implementadas no domicílio para promover o uso de LH e proteger o aleitamento natural. Sem contar que o número de dispositivos utilizados para favorecer a amamentação vai aumentando rapidamente em meio aos desafios encontrados.[9,11,12,14,15]

Infelizmente, da mesma maneira que o excesso no consumo de medicamentos e fórmulas infantis, bem como a realização de intervenções cirúrgicas, possam ser encarados como um fenômeno cultural e globalizado, o emprego abusivo e desnecessário de apetrechos para a lactação tem sido observado na prática clínica diária. É sabido que estratégias de *marketing* afetam uma tomada de decisão, especialmente influenciando as mulheres na busca por substitutos ou acessórios inovadores que tornem o AM mais fácil e mais conveniente.[6,7,13]

Entre os grandes desafios para os envolvidos na assistência à gestante, à puérpera e ao recém-nascido estão a aquisição de conhecimentos e o desenvolvimento de habilidades específicas para atender apropriadamente a dupla mãe-bebê na lactação.[5,6]

Considerando que os produtos auxiliares para a amamentação podem ser, eventualmente, a solução para alguns dos problemas das mamas lactantes, eles serão abordados em relação ao seu funcionamento e aplicabilidade, destacando-se as vantagens e as desvantagens do seu uso, para que os profissionais da Saúde possam indicá-los apropriadamente, sempre respeitando a condição individual de cada nutriz e do lactente.

Acessórios para o aleitamento materno

Intermediários (bicos de silicone)

São dispositivos de silicone, finos, flexíveis e maleáveis, que podem ser colocados sobre a área mamiloareolar imediatamente antes da mamada, de modo que o mamilo fique encaixado no bico do "protetor" e seja moldado, para facilitar a pega e melhorar o padrão de sucção e o desconforto materno (Figuras 29.1 e 29.2).[14,16-18]

Desde os anos 1500, há registros de que objetos desse tipo, mas fabricados de outros materiais, como chumbo, madeira, osso, chifre, marfim, prata, vidro e estanho, já eram indicados para everter os mamilos, ou protegê-los do frio e do contato com as roupas. Só com o advento da vulcanização da borracha, por volta de 1800, é que foi possível a criação de bicos produzidos a partir desse material. Na década de 1950, surgiram os intermediários de látex. Nos anos 1980, as versões em vidro e borracha estavam disponíveis, mas o bico não adaptava ao peito, determinando baixa transferência de LH. Versões fabricadas em borracha mais dura ou látex também interferiam com retirada de leite, colocando em risco o AM. Finalmente, foram substituídas por modelos de silicone, inclusive ultrafinos, que estão disponíveis atualmente.[1,10,16,17]

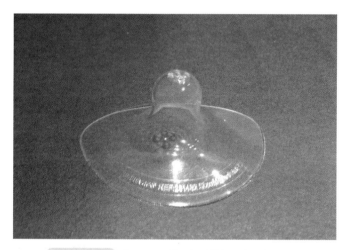

FIGURA 29.1 Protetor flexível (bico de silicone).

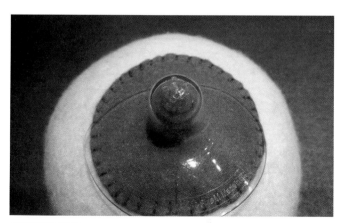

FIGURA 29.2 Protetor flexível (bico de silicone) adaptado à aréola e ao mamilo (mama didática de pano).

Há descrição de múltiplos usos para intermediários de silicone, particularmente em casos de mamilos planos ou invertidos[19] ou fissurados,[15] de ingurgitamento mamário,[20] de fluxo intenso de LH,[17] e em recém-nascidos prematuros (RNPT)[21] ou com sucção desorganizada[19] ou com frênulo lingual curto[17] ou em lactentes hipotônicos.[10,16,22,23] Em mulheres com história de abuso sexual, com dificuldades no AM, se um protetor flexível é utilizado como uma barreira entre o peito e a boca da criança, elas são capazes de prosseguir com a amamentação.[16,17] Se houver "confusão de bicos", na transição mamadeira-peito, eles podem ser utilizados associados à técnica da relactação, na vigência de baixa produção de leite, e inclusive na lactação adotiva.[10] Do mesmo modo, o uso do bico de silicone sobre a sonda do suplementador é descrito como uma alternativa para neonatos com fissuras labiopalatais e síndrome de Down.[22,24] Ainda, há relato do desenvolvimento de nova tecnologia, como alternativa à administração convencional de medicamentos para crianças exclusivamente amamentadas, por meio de um protetor de mamilo terapêutico.[25]

O emprego do bico flexível é motivo de controvérsia,[26] mas entre 490 profissionais da Saúde entrevistados por Eglash et al.,[27] 92% indicam-no para suas pacientes. Comparando as experiências e as percepções do uso intermediário de silicone em unidades neonatais da Suécia e da Inglaterra, observa-se que no contexto inglês ele praticamente não é utilizado. Entretanto, entre mães e membros das equipes das instituições suecas, onde ele está facilmente disponível, é tido como uma real ajuda na amamentação, mas que deve ser usado com cautela e só por motivo justificado.[28]

É crucial reconhecer que as experiências das famílias e dos profissionais da Saúde com o uso do protetor de mamilo podem variar, tanto em termos de aspectos negativos quanto positivos.[28]

Entre as vantagens citadas da aplicação dessa ferramenta estão: a preservação do AM, a redução da frustração da díade mãe-filho, a diminuição da pressão negativa excessiva durante a sucção e a facilitação da pega para RNPT e hipotônicos.[10,14,26]

Entre 202 nutrizes avaliadas por Powers e Tapia,[23] 88% afirmaram que o bico de silicone permitiu sucesso no AM, e em meio a 54 díades mãe-bebê estudadas por Chertok,[29] houve 89,8% de satisfação com o produto. Entre 81 puérperas com problemas precoces nas mamas, e que utilizam o produto por um tempo mediano de 6,6 semanas, 80% o acham de grande utilidade.[30]

A prevenção do desmame precoce é relatada por Chertok et al.,[31] quando da avaliação de 32 nutrizes em risco de abandono do AM e que utilizam intermediários de silicone sem influência na passagem de leite, nem na dosagem de prolactina materna, embora apenas cinco binômios tenham sido avaliados com esse fim. O ganho ponderal nos primeiros 2 meses de vida também não parece ser diferente entre filhos de mulheres que usam e que não usam o protetor de mamilo.[29]

Meier et al.[9] descrevem que protetores ultrafinos de silicone parecem aumentar a transferência de leite do peito para o RNPT, por compensar parcialmente a fraca pressão de sucção e facilitando a pega, diminuindo a necessidade de suplementação alimentar, sem interferir na duração total do AM nesses pacientes. Essa seria uma tecnologia auxiliar que, utilizada a curto prazo, favoreceria o AM nessa população, até que o padrão de sucção se tornasse efetivo.[9]

Ao avaliar a dinâmica de sucção de 38 bebês nascidos prematuramente, pesquisadores australianos concluíram que um RNPT estável exerce uma ação semelhante à de um recém-nascido (RN) a termo para criar vácuo intraoral e remover LH, mas com uma força menor. Assim, a eficácia da remoção depende da duração da mamada e do tempo de sucção ativa eficiente. Esse padrão de sucção não é alterado com o uso do protetor flexível, mas o vácuo gerado nessa situação é inferior, o que, por sua vez, poderia comprometer a ingesta láctea.[32]

Estudo observacional prospectivo realizado na Austrália revela que 42% das mães de prematuros, seguidos por 12 semanas a partir de 33 semanas de vida pós-menstrual, usam o artefato nos primeiros 14 dias, o que não sugere alterar a proporção de amamentados ao final.[21]

Considerando que um RNPT tem menor duração da amamentação do que um bebê nascido a termo, pois enfrenta desafios adicionais em razão de sua imaturidade fisiológica, menor força de sucção e capacidade limitada de coordenação oral, é fundamental garantir ótima transferência láctea.[21] Pesquisas precisam avançar no sentido de mostrar que esse objetivo pode ou não ser alcançado por meio de algumas estratégias, incluindo o uso de protetores de mamilo, quando apropriado, para aumentar os benefícios do AM nessa população vulnerável.[32]

Lamentavelmente, muitas vezes, o protetor flexível de mamilo é utilizado por razões impróprias, como para prevenção de mastite, para mulheres com mamoplastia redutora ou Fenômeno de Raynaud nas mamas, e até para neonatos sonolentos após o nascimento ou com icterícia ou hipoglicemia.[17] Não há apoio na literatura para o uso desse dispositivo em RNs termo ou pré-termo tardio no puerpério imediato, já que a amamentação eficaz geralmente pode ser alcançada sem ele.[15]

As desvantagens mencionadas da sua utilização, ainda que temporária, incluem o risco de redução da confiança materna, diminuição da produção láctea, desmame e complicações na alimentação, e contaminação, pois podem cair durante o uso, necessitando de higienização frequente.[10,28]

Entre 287 díades mãe-filho, de Porto Alegre, Rio Grande do Sul, acompanhadas do nascimento até os 6 meses de vida do bebê, 12,5% usaram o intermediário de silicone desde a permanência na maternidade, o que foi associado com a interrupção precoce do aleitamento materno exclusivo (AME).[33] Um estudo, envolvendo 4.815 nutrizes dinamarquesas que responderam a um questionário, revela que 29% usam bico de silicone, especialmente por causa de mamilos dolorosos e dificuldade de pega, sendo 22% delas só no início e 7% durante todo o período de lactação. Não obstante parte dessas mulheres terem achado esse uso benéfico, outras afirmam que ele causou dependência, além de estar correlacionado com uma duração mais curta da amamentação.[15]

Também na Dinamarca, entre 1.165 puérperas com filhos pré-termo, 54% fizeram uso de bico de silicone, e um número significativamente menor das que o utilizavam na alta amamentava exclusivamente com 1 mês de vida corrigida, quando comparados com as que nunca usaram.[20]

Na literatura, há apresentação do caso de uma nutriz com um padrão incomum de trauma mamilar relacionado com o uso desse artefato, com formação de bolhas na ponta do mamilo que se correlacionaram com cada um dos orifícios do protetor de silicone.[34]

A despeito de que o uso de bicos de silicone para tratar dor e trauma mamilar possa não ser necessário, eles são muito utilizados nessa situação. Parece que eles podem proteger os mamilos fissurados, enquanto a nutriz aprende o posicionamento e a pega adequados, além de favorecer uma pressão menos intensa de sucção.[6,10]

Novos estudos demonstram, realmente, que em lactantes com dor nos mamilos que utilizam esses dispositivos, de modelos atualmente disponíveis no mercado, por mais de 1 mês, já desde a primeira semana pós-parto, há redução de 25% na intensidade dos episódios dolorosos, sem interferência no vácuo intraoral ou na transferência láctea para o bebê.[35] Da mesma maneira, o grau de esvaziamento mamário não é influenciado pela presença de um fino protetor de silicone para controlar a dor durante o início da amamentação, sugerindo que ele não altere o estímulo de impulsos neurais pela sucção; portanto, sem causar impacto sobre a ejeção ou produção do leite nessas mulheres. Diferentemente desses casos em que há uso continuado do bico protetor, em neonatos expostos ao artefato pela primeira vez ocorre uma significativa redução na retirada de leite, provavelmente por alteração do padrão de sucção nutritiva ou do vácuo intraoral.[36]

Em uma publicação sobre a avaliação de 25 nutrizes australianas, em uso de intermediário de silicone desde a primeira semana de puerpério, para manejo de dor mamilar, não é encontrada associação desse objeto com a diminuição do volume lácteo produzido. Diante de hipogalactia, os autores salientam a relevância de serem apuradas as razões da baixa produção de leite, em vez de a causa ser atribuída automaticamente à dor ou ao uso de protetor de mamilo.[37]

Manejo do protetor flexível

Antes de assentar o bico de silicone na mama, é preciso umedecer a parte interna das bordas e invertê-las, assim como parte do bico do protetor. Isso vai ajudar a puxar o mamilo para dentro do artefato ao momento da colocação na mama.[1,8,10] O mamilo deve ficar bem encaixado nesse local; por essa razão, escolhe-se o intermediário mais de acordo com o tamanho do mamilo da mãe do que com o tamanho da boca do bebê.[16] Os melhores resultados são obtidos com bicos mais curtos e com menor diâmetro de base,[1] mas pode-se tentar vários tamanhos para ver qual oferece melhor adaptação, para que o mamilo fique confortavelmente dentro do protetor.[10] Após cada uso, o intermediário de silicone deve ser lavado com água e sabão, bem enxaguado, e guardado em recipiente plástico limpo.[1,10]

Para que o lactente faça uma pega correta, ele deve estar bem posicionado, com o queixo encostado na mama e com o sulco nasolabial tocando o bico de silicone, o que vai permitir que consiga abocanhar boa parte do tecido mamário.[10] As mamas podem ser massageadas e um pouco de leite pode ser ordenhado durante a mamada, para encorajar o bebê a sugar. É preciso sempre checar se está havendo esvaziamento completo de todas as áreas da glândula mamária, e, ao fim, o bico deve estar cheio de leite.[1,8]

Tendo em conta que é improvável que um lactente com dificuldade às mamadas passe, imediatamente, a sugar eficientemente apenas com a adição de um intermediário de silicone, os pais precisam aprender a identificar os sinais de transferência láctea adequada tanto para a mãe quanto para o bebê. Um plano apropriado de ação precisa ser elaborado, no sentido de estabelecer uma frequência de mamadas, uma rotina de extração láctea para manter ou aumentar o volume produzido, e a necessidade de suplementação.[17]

Enquanto algumas mulheres relatam ser relativamente fácil colocar o bebê de volta ao peito sem o dispositivo, outras referem que os bebês desenvolvem dependência do seu uso.[15,17] Portanto, o processo de desmame do protetor flexível deve ser particularizado. Pode-se tentar mamadas sem o bico de silicone em momentos em que o lactente esteja calmo, e não muito faminto, ou iniciar o processo de alimentação com o artefato e, pouco depois, removê-lo. Essa tentativa pode ocorrer em vários momentos durante a mamada, mas caso o bebê recuse o peito ou não sugue por mais de alguns minutos, ele deve ser recolocado.[1,10]

Importante lembrar que em casos de mamilo plano, a primeira intervenção deve ser a massagem ou a aplicação de compressas frias mamilares, para ajudá-lo a protrair, imediatamente antes das mamadas. Em se tratando de mamilos invertidos, tentar moldá-los com os dedos ou utilizar bomba de sucção pode ajudar em sua eversão.[1,8] Para facilitar a pega, a mãe pode dar forma à aréola, de modo que ela se adapte à boca do bebê. Com o RN posicionado bem próximo da mãe e de frente para a mama, estando à aréola bem moldada, o mamilo deve ser direcionado ao nariz e a mama introduzida delicadamente por sobre a língua.[10] Outras opções de dispositivos para esse fim serão descritas ao longo do texto.

Nesses mamilos "difíceis", e na situação de prematuros com sucção ineficaz ou dificuldade em manter a pega da aréola, se a estimulação dos mamilos previamente à mamada e se todas as tentativas de suporte para uma pega adequada se mostrarem infrutíferas, o produto pode ser experimentado, desde que de tamanho apropriado e colocado corretamente. Importante lembrar que o uso é temporário, por curtos períodos, na esperança de preservar o AM, enquanto o RN aprende a sugar.[8]

Como pesquisas sugerem que protetores de mamilo podem ajudar mães em risco de abandono da amamentação, os profissionais da Saúde devem estar cientes dessa possibilidade e oferecer às mulheres informações precisas sobre esse tratamento. A indicação dessa ferramenta para uso por períodos limitados deve ser sempre individualizada, levando em consideração a avaliação clínica e as circunstâncias específicas dos pacientes. O acompanhamento rigoroso é necessário para avaliar sua eficácia na resolução do problema, bem como a satisfação e o conforto da díade, até a interrupção do uso do artefato.[4,26,30]

É fundamental que a mulher, que verbalize ou não o desejo de parar de amamentar, seja apoiada e encorajada a buscar soluções para os problemas do AM, e o intermediário de silicone pode ser uma alternativa.[28,38]

Suplementador

É um artefato para oferecer alimentação suplementar, sendo composto de um recipiente para armazenar leite e um tubo extensor, que deve ser fixado na mama da nutriz (Figura 29.3).[1,39]

O primeiro sistema de nutrição suplementar, desenvolvido industrialmente, passou a ser comercializado em 1971, e foi inicialmente desenhado para mães adotivas que não receberam os efeitos benéficos dos hormônios gestacionais, e que, desse

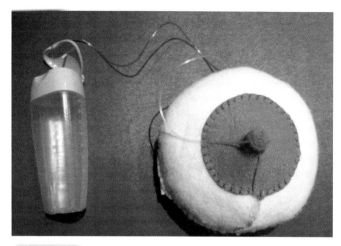

FIGURA 29.3 Suplementador e mama didática de pano com a sonda encostada no mamilo.

modo, poderiam vivenciar a experiência da amamentação.[1] A lactação induzida, portanto, diz respeito ao estímulo de produção láctea em uma mulher que nunca esteve grávida, e que pode ser alcançada por meio do uso de suplementadores, associados ou não a hormônios, galactagogos e bombas tira-leite.[18,40,41] O sucesso nessa empreitada está muito mais relacionado com a confiança da mãe em suas habilidades de maternagem do que com o volume de leite produzido.[18,42]

Estes dispositivos também são utilizados para a relactação, que é uma técnica efetiva para o restabelecimento da produção de leite após interrupção temporária da lactação, seja por desmame precoce, por separação da dupla mãe-filho por doença ou prematuridade, por incapacidade de o lactente tolerar fórmulas infantis, por desastres naturais.[43] A maioria das mulheres é capaz de voltar a lactar, mas as chances de êxito na relactação são mais altas se ela for iniciada dentro de 3 meses da suspensão do AM. Grande parte das mães volta a produzir leite materno dentro de 1 semana, em quantidade que varia de mulher para mulher.[44] Há, inclusive, relato de retorno ao AME em apenas 6 dias de utilização da técnica sonda-peito.[45] Esse método é indicado não só para RN, mas também para lactentes desnutridos pela falta de AM. Entre 62 pacientes com idade inferior a 6 meses, internados para tratamento de desnutrição aguda, em que foi tentado o resgate da amamentação, 55,7% das mães voltaram a aleitar com sucesso.[46]

São muitos os benefícios desse sistema, pois ele ajuda a manter o RN ao peito, reforçando a maneira correta de sucção, permite o estímulo das mamas para aumentar a produção láctea, otimiza o tempo da nutriz e reduz o gasto energético do lactente.[8,47]

A melhor maneira de oferecer suplementação ao neonato ainda não está definida na literatura, mas, idealmente, ela não deveria interferir com a produção láctea da mulher, nem com a habilidade ou o desejo do bebê em sugar ao peito. Com o leite sendo oferecido via suplementador, evita-se, assim, o uso de bicos artificiais.[44,48]

Todavia, uma recém-publicada revisão sistemática, avaliando a efetividade de intervenções para solucionar dificuldades de ganho de peso em lactentes de 1 a 6 meses de vida em AM, evidencia que não é possível fazer recomendações sobre técnicas alternativas para suplementação alimentar nessa população.

Inclusive, entre neonatos pré-termo, não há diferença entre o ganho de peso diário e o tempo para transição para amamentação direta ao peito, quando comparados os grupos que recebem a alimentação com mamadeira e que a recebem via suplementador.[49]

Amamentar prematuros é um desafio. Eles apresentam imaturidade fisiológica e neurológica, hipotonia muscular e hiper-reatividade aos estímulos do meio ambiente, permanecendo em alerta por períodos muito curtos. Muitas mães de RNPT percebem que nutrir o filho é a única coisa que podem, efetivamente, fazer para colaborar para a sua recuperação.[18] Nesses pacientes, a transição da gavagem para o peito tem sido efetivada igualmente, por meio do suplementador, pela **translactação** ou **relactação**, respectivamente quando a mãe tem ou não produção adequada de leite.[50,51] Publicação recente apresentou os resultados de um ensaio clínico randomizado, realizado na Turquia, que comprovou a efetividade da estimulação oral e o uso de suplementador na redução do tempo para transição sonda-peito, na produção láctea materna e na manutenção do AM até 1 mês após a alta.[52]

Outras indicações descritas, com poucas evidências e mais com base na experiência clínica de profissionais da Saúde com o dispositivo, seriam: ganho ponderal insuficiente, sucção débil ou incoordenada, "confusão de bicos", síndrome de Down, fissuras labiopalatais, RN cardiopatas ou com distúrbios neurológicos, hipogalactia por mamoplastia ou insuficiência glandular verdadeira.[1,10,24,39,40,48]

Mesmo que as nutrizes que precisem de um método suplementar de nutrição entendam como complicada a sua utilização, elas acreditam que essa é uma solução viável e que favorece a manutenção do AM em diferentes situações, além de promover o contato físico da mulher com o seu filho.[8,39,40] Motivação e confiança das mães são fundamentais para uma relactação bem-sucedida, fazendo toda a diferença ter o apoio de uma equipe de Saúde com profissionais qualificados e com experiência na utilização de métodos alternativos de alimentação.[43,48,53,54]

Os suplementadores podem ser uma excelente opção para nutrizes e lactentes com dificuldade na amamentação; no entanto, mais pesquisas precisam ser realizadas sobre a sua eficácia. A despeito do manuseio eventualmente difícil,[8,48] a sucção ao peito é recompensada e há estímulo adequado das mamas para incrementar a produção de leite.[55] A transferência láctea é apropriada, desde que o lactente seja hábil em sugar efetivamente.[55] Sua utilização pode ser temporária, mas em determinadas ocasiões, como lactação adotiva, mamoplastia redutora, insuficiência glandular verdadeira ou no caso de problemas genéticos e neurológicos do lactente, há necessidade de uso ininterrupto do dispositivo.[22,24,39]

Manejo do suplementador

Ao ser considerado o emprego desse tipo de dispositivo, é importante que a mãe seja envolvida no processo de tomada de decisão e receba instruções acuradas e treinamento para adequado manuseio do equipamento.[48]

A cada uso, o recipiente do suplementador deve ser preenchido com leite. O tubo fino, previamente colado na fita adesiva hipoalergênica transparente ou microporosa, precisa ser fixado na mama, na altura da ponta do mamilo, de preferência direcionado ao lábio inferior do bebê.[10] Outra sugestão seria orientar a ponta da sonda para o lábio superior do lactente, na altura da mama às 10 ou 2 horas, para não haver interferência com o alcance do mamilo, caso o tubo encoste no *filtrum* do lábio. Há situações em que a mãe prefere que a própria alça do sutiã seja utilizada para segurar a sonda.[8]

Importante lembrar que quanto mais alto o recipiente em relação ao mamilo, mais rápido será o fluxo de leite, portanto se o bebê tem dificuldade de coordenação de sucção-deglutição, é preciso reduzir o escoamento lácteo.[8,10]

Um problema relacionado com essa técnica é que alguns lactentes aprendem a sorver no tubo extensor e não fazem sucção efetiva na mama. Nesses casos, o tubo deve ser fixado antes da ponta do mamilo, e o bebê deve ser reposicionado, pois uma pega adequada precisa ser mantida. Caso não haja retirada de leite do peito, e sim apenas do suplementador, a técnica precisa ser descontinuada.[10]

Outra situação comum é o lactente agarrar o recipiente ou o tubo. Por essa razão, recomenda-se posicionar o recipiente lateralmente à mama, e a sonda, sob o sutiã.[8,10]

Uma boa posição para mamada, no método sonda-peito, é aquela em que a mãe fica sentada e apoia o corpo do RN no seu antebraço, segurando sua cabeça, enquanto as pernas dele ficam sob o braço materno, como se ela estivesse segurando uma bola de futebol americano, visto que permite melhor controle da cabeça e do pescoço.[1] No caso de lactente com fissura labiopalatal, as posições de cavaleiro ou semirreclinada ajudam a impedir a entrada de leite na fenda.[10]

No que diz respeito à higienização, devem ser seguidas as orientações do fabricante.[10] É recomendado lavar o artefato com água e sabão após o uso e fazer a esterilização por fervura durante 20 minutos, 1 vez/dia.[1]

A recomendação para seu emprego deve ser exata, e o desmame do artefato, programado e gradativo.[1,55] Um seguimento constante da díade mãe-filho é essencial, para avaliação das mamadas, do ganho ponderal e da produção de LH.[1,53,55] A redução de volume e periodicidade do suplemento, em pequenas quantidades, diariamente, deve ser acompanhada de mamadas mais frequentes ou LH ordenhado oferecido de 8 a 12 vezes nas 24 horas.[55]

Existem os suplementadores industrializados, mas a maneira mais simples e fácil de aumentar a ingestão de calorias e estimular o neonato a sugar é oferecer o leite em um copo, mamadeira ou uma seringa, com uma sonda nasogástrica ou um tubo de um *scalp* (cateter de curta permanência) acoplado e fixado na mama (Figura 29.4).[10,40,45,46,53]

Conchas

As conchas são dispositivos de plástico rígido que são colocadas sobre os mamilos, abaixo do sutiã. São constituídas de duas peças: uma base em forma de disco plano com um orifício esférico central, coberto por uma cúpula arredondada, que pode ou não ter buracos de ventilação (Figura 29.5). A base, algumas vezes, pode ser de silicone flexível.[1,18]

No século XIX, o inventor americano Charles H. Davidson patenteou um chamado "instrumento lácteo", composto de um receptáculo de vidro, para impedir que houvesse vazamento de leite e proteger a mama do contato com as roupas, e de um

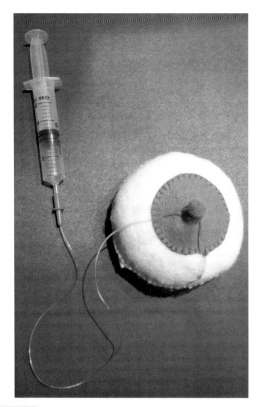

FIGURA 29.4 Seringa e sonda ao lado de mama didática de pano.

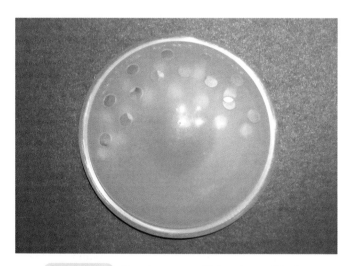

FIGURA 29.5 Concha com orifícios de ventilação.

tubo de transferência, que permitiria converter o objeto em uma bomba tira-leite. Parece ter sido uma das primeiras versões das conchas atuais.[56]

Também conhecidas como "conchas de Woolwich",[57] esses artefatos são geralmente vendidos em embalagens com duas unidades e têm validade indeterminada, durando todo o período de amamentação.[58]

Apesar de 3 a 10% das grávidas apresentarem mamilos não protrusos ou invertidos,[18] a vantagem do preparo das mamas durante a gestação com a utilização de exercícios de Hoffman ou conchas não foi confirmada em um estudo clínico randomizado incluindo 96 mulheres inglesas.[59]

Para ser usada com o objetivo de facilitar a protrusão do mamilo, a concha precisa ter um disco com abertura pequena, uma vez que esse anel interno aplicaria uma pressão suave, mas firme, na aréola, favorecendo a liberação do tecido fibroso na base do mamilo. Nesse caso, a mulher pode precisar usar um sutiã com taça de tamanho maior do que o habitual, para acomodar confortavelmente a concha.[1]

Nos casos de mamilos planos ou invertidos, lembrar que puxar suavemente o mamilo para fora, rolá-lo entre as pontas dos dedos e mantê-lo assim pode facilitar a pega.[8,10] Tanto a sucção com bomba manual por 1 a 2 minutos quanto dispositivos específicos para everter os mamilos, previamente às mamadas, trariam efeito semelhante.[8,10,18] Nessa categoria, estão incluídos instrumentos avaliados em pequenos estudos, como o corretor de mamilos *Latch Assist Lansinoh®* (composto de um bulbo acoplado a um copo plástico para envolver o mamilo e permitir a aplicação de força de sucção para temporariamente evertê-lo) e os *Supple Cups®* (pequenas peças de silicone flexível que, após lubrificadas, são pressionadas contra a base do mamilo, permanecendo por 1 a 5 minutos, e, ao liberar a pressão, everteriam o mamilo). Também existem inversores de mamilos indicados para uso entre gestações, como os já mencionados *Supple Cups®* e o *Niplette®* (constituído de um pequeno copo de plástico rígido, um tubo com válvula e uma seringa, que cria uma pressão sustentada para everter o mamilo, podendo ser usados por até 8 horas seguidas).[8,10]

O uso de seringa plástica cortada, com o êmbolo invertido, não é mais recomendado nessa situação, visto que além de não estar associada com o aumento nas taxas de AM,[57] ainda há a dificuldade para a realização de seu corte de forma manual, afora o problema da modificação da finalidade específica para a qual o produto foi designado.[10]

A dor e o trauma mamilar são queixas comuns entre as nutrizes e estão entre as principais causas de desmame precoce.[6,18] O aconselhamento no manejo do AM, bem como o posicionamento e a pega apropriados, são fatores essenciais na prevenção do desconforto e das fissuras mamilares. No entanto, é crucial que a abordagem clínica de apoio à amamentação seja individualizada para cada díade, em função das grandes diversidades anatômicas tanto maternas quanto infantis. É preciso otimizar a posição adotada, para adequar o volume de tecido mamário na cavidade oral, de modo a evitar uma mamada dolorosa.[6]

Como nem sempre esse objetivo é alcançado, o uso excessivo e indiscriminado de tratamentos, que carecem de base de evidências, é observado por representar uma possibilidade de solução desses problemas tão prevalentes durante o período de lactação.[6]

Em uma revisão sistemática da Biblioteca Cochrane, foram avaliadas diferentes intervenções concebidas para reduzir a dor mamilar em mulheres lactantes, contudo não ficou claro qual tratamento é o mais eficaz. Não há evidências suficientes de que curativos de gel, ou conchas e lanolina, ou somente lanolina melhorem significativamente a percepção materna de dor nos mamilos.[60]

Um ensaio clínico randomizado realizado em Goiás, Brasil, envolvendo 100 nutrizes com trauma mamilar, comparou dois tratamentos, lanolina anidra ou concha associada a leite materno, por 10 dias. Uma cicatrização mais rápida, a partir do terceiro dia de intervenção (p = 0,032), e uma menor intensidade de dor desde o quinto dia (p = 0,008) são constatadas no grupo de tratamento com leite materno combinado com a concha.[61]

Se os mamilos da mãe estiverem muito doloridos, de modo que ela não tolere a pressão do sutiã ou das roupas, o uso de conchas pode ser indicado, já que abreviar o contato da área danificada com a roupa pode propiciar melhora do desconforto entre as mamadas. Entretanto, a cúpula do dispositivo deve ter buracos de ventilação, e a base, uma grande abertura para o mamilo, permitindo a circulação de ar e a não aderência da lesão mamilar à roupa.[58] O sutiã deve ser grande o suficiente, abrangendo toda a mama, sem que o tecido mamário fique indevidamente comprimido.[31,62]

Para investigar a eficácia das conchas mamárias na prevenção da dor e traumatismo mamilar, 81 gestantes goianas são alocadas, sequencialmente e sem cegamento, para dois grupos de tratamento, ambos recebendo educação em AM. O grupo experimental, por sua vez, é orientado a utilizar o artefato desde o pré-natal até 14 dias do puerpério. Observa-se que não há significância estatística em relação a apresentar ou não dor ou lesão nos mamilos, quando comparados os grupos.[58]

Ainda que o uso de conchas não pareça ser efetivo na prevenção da dor e do trauma mamilar, é descrita a possibilidade de redução do aparecimento de ingurgitamento em nutrizes, quando usada nos primeiros dias pós-parto;[58] porém, se utilizadas por longos períodos, podem causar danos ao tecido mamário.[6] Embora não confirmada pela literatura, outra provável indicação do uso de conchas seria para alguns casos de ingurgitamento das mamas, pois elas parecem ajudar a diminuir o edema areolar ao redor do mamilo, permitindo o gotejamento do leite estagnado e reduzindo o desconforto da lactante.[38,58]

A ausência de orifícios de ventilação nas conchas não permite adequada circulação de ar para o mamilo e a aréola, causando retenção de umidade e calor, favorecendo o aparecimento de fissuras e exulcerações do mamilo. Não pode ser esquecida a possibilidade de reações alérgicas pelo contato com o plástico, assim como o risco de edema mamiloareolar, inflamação e retardo na cicatrização causados pela pressão exercida pelo dispositivo sobre a mama.[1,6]

Manejo das conchas

Utilizar conchas no pré-natal não traz vantagens para a gestante, nem para everter mamilos planos ou invertidos,[59] nem para a prevenção da dor ou trauma mamilar,[58] mas se houver desejo de utilização, deve ser por um tempo gradualmente aumentado a partir de 1 ou 2 horas por dia.[58] No pós-parto, a concha pode ser utilizada por 30 minutos antes da mamada ou durante todo o dia, entre as mamadas.[1,58]

Para evitar compressão exagerada da aréola ou dos ductos, a concha não deve ser utilizada durante o sono, e o tamanho da concha precisa ser avaliado em relação ao tamanho do mamilo e do sutiã utilizado.[1,58]

Cuidados com a higienização do produto são importantes, sendo sempre necessário ferver por 5 minutos antes do primeiro uso e lavar com sabão e água a cada retirada para as mamadas.[58]

Não é preconizado o emprego de conchas para coleta de LH, pelo alto risco de contaminação bacteriana. Contudo, o leite gotejado da mama contralateral durante uma mamada ou ordenha pode ser aproveitado, desde que a concha tenha sido higienizada com água quente e sabão, e bem enxaguada.[1]

Salienta-se que o uso rotineiro das conchas para nutrizes sem afecção nas mamas não está recomendado.[1,6] É fundamental ressaltar que a pressão mantida durante o uso das conchas pode traumatizar o complexo mamiloarelolar.[18]

Protetores absorventes

São artefatos descartáveis ou reutilizáveis que são recomendados para absorver o excesso de leite materno (Figuras 29.6 e 29.7).[63]

O vazamento contínuo ou intermitente de leite é uma das queixas frequentemente apresentadas por nutrizes. Pode estar condicionado ao reflexo de ejeção desencadeado por estímulos auditivos, visuais e olfativos, ou ao estímulo mamário na relação sexual, ou ocorrer quando as mamas estão cheias ou como gotejamento contralateral durante uma mamada. É reconhecido que o AM em horários fixos está associado a esse evento.[63]

Algumas vezes, a produção láctea excessiva pode prejudicar a interação social pela preocupação e desconforto decorrentes do vazamento de LH nas roupas.[64,65] Nessa situação, a compressão mamária e mamilar por alguns segundos, o uso de roupas que escondam o vazamento e, eventualmente, a utilização de protetores absorventes são soluções úteis.[63]

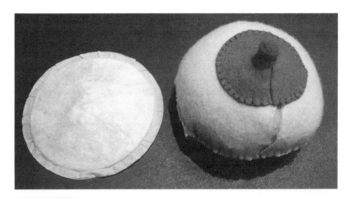

FIGURA 29.6 Protetor absorvente descartável e mama didática de pano.

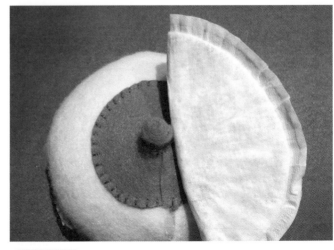

FIGURA 29.7 Protetor absorvente descartável sobre mama didática de pano.

Na década de 1990, foi publicado um estudo avaliando vários tipos de absorventes, descartáveis ou não, que comparou a retenção e a evaporação de fluidos, bem como determinou os efeitos colaterais relacionados com seu uso. Foi observado que as nutrizes utilizam, em média, cinco pares de protetores diariamente, e tendem a prolongar o seu uso, mesmo que ele esteja muito molhado. Não foi percebido aumento da incidência de fissuras mamilares, embora os protetores impermeáveis sejam relacionados com reações alérgicas.[66]

A despeito de ser comumente pensado nessa possibilidade de alergia,[66] o eritema mamiloareolar pode, na realidade, estar relacionado com a exposição prolongada a uma fonte de umidade.[6] Enfatiza-se que nova abordagem foi recentemente proposta para prevenir e tratar dor nos mamilos, que inclui duas estratégias: a eliminação de microtraumas mecânicos repetitivos durante a retirada do leite e a redução da hidratação epitelial excessiva. A umidade ambiental, pela oclusão causada pelo protetor, que absorve leite e suor, altera o pH e o microbioma da pele e hidrata o epitélio, favorecendo o dano à pele em resposta à carga mecânica da sucção.[6]

Manejo dos protetores absorventes

Em virtude de a prevenção do derramamento involuntário de LH em público ser importante para muitas lactantes, o emprego ocasional de protetores absorventes, desde que confortáveis e macios, tende a ser uma saída prática.[63,66] Contudo, para não manter a pele dos mamilos úmida, os protetores absorventes, principalmente os descartáveis revestidos com plástico impermeável, precisam ser trocados com frequência, e, nos episódios de candidíase mamilar, os absorventes reutilizáveis devem ser fervidos a cada dia.[66,67] Do mesmo modo, o cuidado de umedecer o protetor antes da sua retirada, no caso de estar aderido à pele, deve ser tomado.[6,63]

Não está indicada a utilização de papel higiênico ou lenços de papel com a finalidade de sorver o excesso de LH, uma vez que a superfície da pele fica muito molhada. Vale ressaltar que a alternativa comprovadamente mais eficaz, barata e fácil de fazer em casa é a utilização de oito camadas de papel-tecido próprio para fraldas, composto de fibras de celulose, entremeadas por 12 camadas de papel higiênico de folha dupla.[66]

Destaca-se, entretanto, que a amamentação em livre demanda e a compressão mamária, por exemplo, com os braços cruzados sobre as mamas, são, em geral, suficientes para inibir a vazão indesejada de leite materno. Durante a mamada, pode ser útil colocar uma toalha ou fralda de algodão sobre a outra mama.[63]

Bombas extratoras de leite materno

Aparelhos especiais para a extração da secreção lática da nutriz têm sido usados desde a Antiguidade e fabricados em várias formas e modelos, na dependência do material disponível em cada época. Os gregos antigos utilizavam vasos de cerâmica tanto para esvaziar a mama quanto para alimentar o bebê. Os romanos inventaram extratores de vidro, que eram sugados pela própria mãe, para everter mamilos invertidos e retirar leite. Artefatos de vidro, em forma de cachimbo, foram usados nos séculos XVI e XVII para extrair leite do peito com a ajuda de outra mulher. A partir de 1700, instrumentos feitos de marfim, vidro,

resina elástica e borracha passaram a ser descritos como úteis para drenar a mama e deixar os mamilos mais protrusos. Com a maior sobrevida de RNPT ocorrida no século XIX, utensílios para serem sugados por mãe e filho foram desenvolvidos para facilitar a amamentação. Só com a descoberta das bactérias, por volta de 1860, é que as bombas tira-leite começaram a ser projetadas de modo a ter sua limpeza facilitada e suas peças de vidro esterilizadas.[1,2]

Em 1923, um pediatra e um engenheiro americanos criaram o primeiro extrator lácteo elétrico, com vácuo contínuo. Esse dispositivo foi aperfeiçoado, durante a II Guerra Mundial, por um engenheiro suíço, incorporando ciclos alternantes de sucção e repouso.[68] O avanço tecnológico, nos últimos tempos, permitiu o desenvolvimento de ordenhadeiras manuais e elétricas com desenho moderno, que permitem geração de pressão negativa apropriada e prevenção da compressão mamilar, tornando a extração de leite materno mais prática e eficiente.[10,12,69] Atualmente, eficácia, eficiência, conforto e comodidade da bomba são parâmetros estudados e comparados com a sucção de um RN a termo.[70]

Há diferentes tipos extratores de leite, mas, de modo geral, eles são compostos de frasco coletor, válvula, tubulação e funil, de plástico ou silicone, que se acopla à mama. Podem ter sistema fechado ou aberto, particularmente quando há ou não uma proteção contra refluxo de leite – no último caso, é capaz de determinar contaminação bacteriana e fúngica. O sistema fechado é o que permite o compartilhamento do dispositivo em ambiente hospitalar, desde que cada paciente use componentes individuais próximos aos protetores de refluxo.[8,71]

Tanto nos EUA quanto no Brasil, são produtos para saúde considerados dispositivos médicos classe I (baixo risco) ou classe II (médio risco), respectivamente quando do tipo manual ou elétrico.[68]

As bombas extratoras são classificadas em: bombas não elétricas, nas quais a pressão é passiva ou gerada manualmente; e bombas elétricas, que dispõem de um pequeno motor que gera sucção por meio de energia vinda de pilha ou de adaptador para uma tomada elétrica, ou onde o efeito mecânico é gerado por motores ligados à eletricidade.[1,69,71]

Bombas tira-leite passivas são compostas de um funil e um coletor de silicone que, ao ser comprimido e depois aplicado à mama, promove sucção suficiente para coletar um pouco de leite ou recolher o gotejado na mama contralateral durante a mamada.[8,71] Já as do tipo manual funcionam quando é criada uma pressão negativa, ao ser feito um movimento rítmico com as mãos em um cilindro (Figura 29.8), ao apertar uma alavanca ou comprimir um bulbo. Embora não necessitem de bateria ou tomada elétrica, sendo passíveis de utilização em qualquer ambiente, como o processo é lento, podem levar a mãe à fadiga ou à tendinite por esforço repetitivo. A bomba com bulbo de borracha não é recomendada, pois apesar do baixo custo, está associada a traumatismo do complexo mamiloareolar, dificuldade de higienização e maior possibilidade de contaminação do leite.[1,18,69,71]

Extratores elétricos são divididos em bombas portáteis (móveis) e estacionárias. Entre as portáteis, destaca-se a ordenhadeira de leite à bateria, que é pequena e leve, mas ruidosa, e pode ser utilizada em locais nos quais não haja eletricidade disponível. Tem um mecanismo de ajuste do vácuo ao, ritmicamente, ser ocluído ou aberto um orifício, podendo ser operada

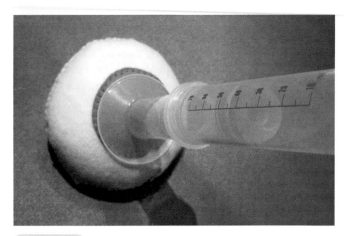

FIGURA 29.8 Bomba tira-leite manual do tipo cilindro sobre mama didática de pano.

utilizando-se apenas uma mão, mas o custo de reposição das baterias é alto.[1,18,71] Embora mais caros, os modelos sem tubulação, nos quais o motor se conecta diretamente a um coletor integrado a um reservatório, são mais discretos, pois podem ser inseridos diretamente no sutiã, não sendo facilmente visíveis.[71] Seguindo a mesma lógica, há modelos com tubulação em que o motor pode ser colocado na cintura ou no bolso.[8]

Entre as ordenhadeiras mecânicas estacionárias, encontram-se bombas mais robustas e potentes, com sistema fechado, que são as preferidas para uso comum em ambiente hospitalar. Também existem exemplares para uso pessoal, que podem ser bastante efetivos.[8,71] Elas têm ciclos à pressão em duas fases, balanceando força e velocidade para prover estimulação e expressão. No modo de estimulação, o vácuo gerado é similar ao da sucção de um RN, com baixa pressão e alta velocidade para eliciar o reflexo de ejeção. Por sua vez, a fase de extração depende de maior pressão, ajustável para máximo efeito de retirada láctea, com menor frequência de sucção.[8,10,71]

Algumas bombas tira-leite têm dupla saída, o que permite esvaziamento simultâneo das duas mamas, determinando maior rapidez e volume de remoção de leite materno.[18,71]

Manejo das bombas extratoras

A extração láctea deve ser sempre precedida da lavagem cuidadosa das mãos, da escolha de um lugar tranquilo e uma posição confortável, e da massagem delicada em todos os quadrantes das mamas, que é fundamental para facilitar o reflexo de ejeção do leite, assim como aplicação de calor local.[8,18,72]

As bombas devem ser montadas conforme as orientações do fabricante, sem contaminação de seus constituintes. Algumas delas têm a opção de diferentes tamanhos de funil. É fundamental que o diâmetro interno do funil seja adequado ao do mamilo. Seu tamanho ideal deve ser ligeiramente maior que a circunferência mamilar, permitindo o movimento livre do mamilo ao longo do ducto do funil, sem fricção e sem sucção do tecido areolar. Um funil, bem acomodado e com selamento perfeito, permite bombeamento confortável, com saída de um bom fluxo de leite. Por sua vez, um ajuste inadequado é passível de causar dor ou dano tecidual, com edema e escoriação, e até redução do volume lácteo extraído.[10,69,71,73] Essa última situação pode também ser decorrente da configuração do funil, pois aqueles com maior ângulo de abertura estão relacionados com melhor *performance* e maior conforto.[73]

Cada mulher responde de maneira diferente à frequência de ciclo e à força do vácuo dos extratores, com o tempo de esvaziamento mamário sendo variável. Não existe um único padrão de extração, nem um tempo específico para tal que seja ideal para todas as mães. Nas ordenhadeiras elétricas, pode-se iniciar com velocidade alta e vácuo baixo até que o reflexo de ejeção seja estimulado, depois reduz-se a velocidade para média e aumenta-se o vácuo o quanto for necessário para a saída efetiva de LH, desde que não promova dor. A duração de uma sessão de ordenha varia de 15 a 30 minutos para a maioria das mulheres, e não deve ultrapassar meia hora. Sugere-se que a partir do momento em que é percebida a redução do gotejamento de leite, a extração pode ser continuada por mais 2 minutos.[8-10,18,69]

De acordo com as instruções de cada equipamento, as peças que devem ser normalmente lavadas incluem os recipientes para armazenamento de leite, o funil e as válvulas ou membranas. Em se tratando de RN termo saudável, após o uso, a bomba precisa ser desmontada e suas partes lavadas com sabão, enxaguadas com água quente e deixadas para secar em uma toalha limpa. No caso de bebês vulneráveis, como os RNPT, há necessidade de esterilização de todos os componentes que entram em contato direto com o leite, que pode ser realizada por meio da fervura.[18]

Os profissionais da Saúde devem orientar as mulheres sobre a importância de aprender a usar uma bomba tira-leite corretamente, e precisam dar todo apoio que se fizer necessário, pois as dificuldades advindas da expressão láctea, realizada dessa maneira, podem ser minimizadas se a aquisição de habilidades de ordenha for obtida por meio de orientações personalizadas.[71,74] Os problemas mais comuns decorrentes da utilização de extratores elétricos e à bateria são dor e trauma mamilar.[68,75] Nesses casos, a nutriz precisa ser instruída a diminuir o nível de vácuo ou liberá-lo. Também é importante observar se o tamanho do funil é apropriado, e se o mamilo está centralizado no túnel antes de a bomba estar ligada. Caso os mamilos fiquem edemaciados ou com alteração da perfusão durante a ordenha, deve-se trocar o funil por outro de diâmetro interno maior. A utilização de lubrificantes, como o azeite de oliva, pode diminuir o desconforto. Se ainda assim persistir a dor, deve-se tentar usar outro tipo de bomba.[8,9,71] Dano tecidual e contaminação bacteriana do leite materno são complicações do uso de bombas manuais.[1,10,18,69]

Escolha do tipo de extração

São muitas as razões que levam as mulheres a optarem pelo uso de bombas tira-leite, como prematuridade, gemelaridade, separação entre mãe e filho, doação para um banco de leite, bem como necessidade de aumentar a produção de leite, estabelecer lactação adotiva, estocar LH adicional, aliviar o desconforto materno decorrente do ingurgitamento mamário, everter mamilos invertidos e obter LH para que outra pessoa possa alimentar o bebê.[8,71,72,74]

Esses fatores devem ser considerados ao se decidir por uma técnica de extração láctea, pois a conveniência, a aceitabilidade e a eficácia do método escolhido dependem de cada situação.[76]

Por exemplo, quando há nascimento de um RN de muito baixo peso ou no retorno ao trabalho, a frequência de retirada de leite e a rotina de procedimentos higiênicos podem ser exaustivas.[9,18]

Avaliando 34 estudos, a mais recente revisão sistemática da Biblioteca Cochrane mostrou que o método mais adequado para a expressão de leite pode depender do tempo decorrido desde o nascimento, do propósito da ordenha e de questões individuais da mãe e do lactente. Intervenções de baixo custo, incluindo o início precoce da extração, escutar música para relaxamento, massagem e aquecimento das mamas, expressão manual e bombas de menor custo podem ser tão ou mais eficazes que as grandes bombas elétricas para alguns desfechos.[76]

Diante de um nascimento prematuro, o estímulo para extração mamária deve ser precoce e iniciado assim que a condição da mãe permitir, idealmente dentro de 1 a 6 horas após o parto.[9,18] Sugere-se evitar apenas a expressão manual nas primeiras 72 horas ou "fase de iniciação da lactação", assim chamado por Meier et al., que corresponde à ativação secretória. O ideal seria já iniciar a extração mecânica utilizando ordenhadeira com bom ajuste de força de vácuo e ciclos de velocidade, que se assemelhe à sucção do bebê, a fim de determinar maior incremento na produção láctea.[9,70] Combinar compressões manuais durante a retirada mecânica do LH é mais efetivo em termos de aumento do volume de leite extraído que qualquer uma das técnicas isoladas.[7,8,18] É de primordial importância que as mães de prematuros compreendam, desde o início, que para garantir que seus filhos recebam alta em AME, é preciso estabelecer uma produção láctea de mais de 500 mℓ/dia, nos primeiros 14 dias pós-parto – esse segundo período é conhecido como "chegando ao volume".[9,70] O próximo estágio, a partir de então, corresponde à manutenção da lactação.[70]

Comparando-se três grupos de nutrizes que utilizaram bomba elétrica de dupla saída, bomba elétrica simples ou ordenha manual, houve diferença estatisticamente significativa no volume obtido, mas muitas mulheres ordenharam quantidades adequadas mesmo com expressão simples e manual, satisfazendo as necessidades de seus filhos.[77]

No Brasil, entre mães de RNPT com peso de nascimento inferior a 1.250 g, foram avaliados os volumes lácteos produzidos no quinto dia e nas primeiras 5 semanas após o parto, segundo três tipos de ordenha: manual, com bomba manual e com bomba elétrica automática. Verificou-se que a ordenha mecânica foi a mais eficaz para o estabelecimento e a manutenção da lactação nessas puérperas, não havendo alteração da qualidade físico-química do LH, e que a quantidade de leite obtida foi até 3 vezes maior com a extração mecânica quando comparada com a manual.[78]

Nos casos de prematuridade, quando a ordenha substitui totalmente a sucção do bebê, são recomendadas as bombas elétricas estacionárias de padrão hospitalar, idealmente em todas as fases da lactação (iniciação, "chegando ao volume" e manutenção).[70]

Uma mãe que trabalha em tempo integral pode ser beneficiada com o uso de uma bomba elétrica portátil que faça o esvaziamento de ambas as mamas, mas sucesso também pode ser obtido com expressão única. Se for retirar o leite de forma eventual, pode ser usada extração com as mãos, ou bomba manual ou à bateria.[18,70]

Independentemente da existência de equipamentos para a extração láctea, todas as mulheres deveriam aprender a técnica correta de ordenha mamária manual. Essa é uma habilidade útil no caso de a nutriz precisar tornar mais flexível a região mamiloareolar para facilitar a pega adequada, aliviar o ingurgitamento mamário ou manter a lactação se houver afastamento temporário do filho.[18,69] Embora seja mais econômica e possa ser realizada em qualquer lugar,[69,72] o LH é extraído por compressão dos ductos, não mimetizando a sucção.[70] Entretanto, é observado que o LH ordenhado de forma manual, entre 48 e 72 horas pós-parto, tem maior teor de gordura que o obtido por retirada mecânica.[79]

Considerações finais

Sendo a lactação um processo tão complexo, não é surpreendente que muitas mães apresentem dificuldades em sua experiência de amamentação.[39]

Àquelas que escolhem amamentar exclusivamente precisam de suporte da família e da comunidade, bem como de aconselhamento competente dos profissionais da Saúde para atingirem o objetivo de dar aos seus filhos o melhor início de vida. Mesmo sabendo que a manutenção da lactação em casos de prematuridade ou problemas mamários exige grande comprometimento da nutriz, a maior parte delas acredita ser um esforço válido em favor da saúde dos filhos.[9,18]

Não obstante, a maioria das mulheres poder amamentar sem a necessidade de artefatos especiais, as indústrias influenciam a sociedade e as pessoas passam a pensar que precisam de equipamentos para facilitar o que deveria ser um processo muito natural. Além disso, muitas vezes, há desejo expresso dos pais no sentido de encaixar a alimentação infantil no seu estilo de vida preferencial, o que inclui substituir o aleitamento ao peito por LH ordenhado na mamadeira.[11,13]

Na legislação brasileira, há regulamentação específica considerando os alimentos infantis e outros produtos de puericultura, como bicos, chupetas, mamadeiras e protetores de mamilo. Nem todos os acessórios discutidos anteriormente estão incluídos no âmbito de abrangência dessa legislação. De qualquer modo, os profissionais da Saúde precisam conhecer a Norma Brasileira de Comercialização de Alimentos para Lactentes e Crianças de Primeira Infância, Bicos, Chupetas e Mamadeiras (NBCAL), que é um conjunto fundamental de regulamentações para salvaguardar a saúde e a nutrição dos lactentes, por meio da proteção legal ao AM.[80]

A medicalização da amamentação é um problema contemporâneo, com as pacientes recebendo intervenção profissional, com aplicação de novas técnicas em saúde para tratar as dificuldades encontradas durante essa prática.[68]

A utilização de tecnologias de lactação nem sempre é desejável, mas caso sejam necessárias, o profissional da Saúde precisa fazer uma avaliação individualizada e saber usar bem as ferramentas existentes à sua disposição, para poder ajudar as mães a melhorarem a confiança nas habilidades para amamentar e a atingirem os seus objetivos em amamentação.[11] Como em outras situações de assistência à saúde, a instituição de um tratamento deverá ser com base em evidências científicas ou em um raciocínio clínico sólido, e cada caso deverá ser acompanhado para que seja determinado o momento certo de retirada da terapêutica.[12,20]

Os acessórios e os produtos utilizados pela mulher na amamentação devem ser restringidos a ocasiões em que haja embasamento admissível de que eles poderão favorecer a manutenção da lactação e que realmente serão de grande auxílio para as nutrizes, especialmente promovendo satisfação materna na interação com seu filho.[10,11,20,39]

O ponto focal é que a abordagem seja centrada na pessoa, levando em consideração as necessidades específicas da mãe e do bebê. No caso de mulheres com neonatos pré-termo, é importante reconhecer sua vulnerabilidade e fornecer um apoio ainda mais sensível e personalizado. A amamentação não deve ser vista apenas como uma obrigação, mas sim como um processo relacional e que requer atenção aos aspectos emocionais e de vínculo entre a díade.[28]

Referências bibliográficas

1. Walker M. Breast pumps and other technologies. In: Riordan J, Wambach K. Breastfeeding and human lactation. 4th ed. Boston: Jones and Bartlett Publishers; 2010. p. 379-424.
2. Obladen M. Guttus, tiralatte and téterelle: a history of breast pumps. J Perinat Med. 2012;40(6):669-75.
3. Meek JY, Noble L. Technical Report: Breastfeeding and the Use of Human Milk. Pediatrics. 2022;150(1):e2022057989.
4. Ekström A, Abrahamsson H, Eriksson RM, et al. Women's use of nipple shields-Their influence on breastfeeding duration after a process-oriented education for health professionals. Breastfeed Med. 2014;9(9):458-66.
5. Pérez-Escamilla R, Tomori C, Hernández-Cordero S, et al. 2023 Lancet Breastfeeding Series Group. Breastfeeding: crucially important, but increasingly challenged in a market-driven world. Lancet. 2023;401(10375):472-85.
6. Douglas P. Re-thinking lactation-related nipple pain and damage. Womens Health (Lond). 2022;18:17455057221087865.
7. Rollins N, Piwoz E, Baker P, et al. 2023 Lancet Breastfeeding Series Group. Marketing of commercial milk formula: a system to capture parents, communities, science, and policy. Lancet. 2023;401(10375):486-502.
8. Marasco L, West D. Making More Milk: The Breastfeeding Guide to Increasing Your Milk Production. 2nd ed. New York: McGraw-Hill Education; 2020.
9. Meier PP, Johnson TJ, Patel AL, et al. Evidence-Based Methods That Promote Human Milk Feeding of Preterm Infants: An Expert Review. Clin Perinatol. 2017;44(1):1-22.
10. Genna CW. Selecting and using breastfeeding tools: improving care and outcomes. Amarillo: Hale Publishing; 2009.
11. Hubbard LJ. Breastfeeding self-efficacy in women using assistive techniques and devices to address maternal and infant feeding problems [dissertation]. Greenville: East Carolina University; 2021. 179 f.
12. Buckley KM. A double-edged sword: lactation consultants' perceptions of the impact of breast pumps on the practice of breastfeeding. J Perinat Educ. 2009;18(2):13-22.
13. Sheehan A, Bowcher WL. Messages to new mothers: an analysis of breast pump advertisements. Matern Child Nutr. 2017;13(2):e12313.
14. Froh EB, Hallowell S, Spatz DL. The use of technologies to support human milk e breastfeeding. J Pediatr Nurs. 2015;30(3):521-3.
15. Kronborg H, Foverskov E, Nilsson I, et al. Why do mothers use nipple shields and how does this influence duration of exclusive breastfeeding? Matern Child Nutr. 2017;13(1):e12251.
16. Powers DC, Tapia VB. Clinical Decision Making: When to Consider Using a Nipple Shield. Clin Lactation. 2012;3(1):26-9.
17. Robertson BD. Nipple Shield Use: Families' Stories. Clin Lactation. 2019;10(3):141-6.
18. Lawrence RA, Lawrence RM, editors. Breastfeeding: A guide for the medical profession. 9th ed. Philadelphia: Elsevier; 2022.
19. Manerkar SA, Mondkar JA, Goel S. Use of silicone nipple shields as a lactation aid for flat or inverted nipples: an observational study in a tertiary care hospital. Int J Contemp Med Res. 2016;3(12):3432-5.
20. Maastrup R, Walloee S, Kronborg H. Nipple shield use in preterm infants: Prevalence, motives for use and association with exclusive breastfeeding – Results from a national cohort study. PLoS One. 2019;14(9):e0222811.
21. Perrella SL, Nancarrow K, Rea A, et al. Longitudinal Follow-up of Preterm Breastfeeding to 12 Weeks Corrected Gestational Age. Adv Neonatal Care. 2022;22(6):571-7.
22. Thomas J, Marinelli KA. Academy of Breastfeeding Medicine. ABM Clinical Protocol #16: Breastfeeding the Hypotonic Infant, Revision 2016. Breastfeed Med. 2016;11(6):271-6.
23. Powers D, Tapia VB. Women's experiences using a nipple shield. J Hum Lact. 2004;20(3):327-34.
24. Lopez-Bassols I. Assisted Nursing: A Case Study of an Infant With a Complete Unilateral Cleft Lip and Palate. J Hum Lact. 2021;37(2):419-24.
25. Maier T, Scheuerle RL, Markl D, et al. Zinc delivery from non-woven fibres within a therapeutic nipple shield. Int J Pharm. 2018;537(1-2):290-9.
26. Chow S, Chow R, Popovic M, et al. The Use of Nipple Shields: A Review. Front Public Health. 2015;3:236.
27. Eglash A, Ziemer AL, Chevalier A. Health professionals' attitudes and use of nipple shields for breastfeeding women. Breastfeed Med. 2010;5(4):147-51.
28. Flacking R, Dykes F. Perceptions and experiences of using a nipple shield among parents and staff – an ethnographic study in neonatal units. BMC Pregnancy Childbirth. 2017;17(1):1.
29. Chertok IR. Reexamination of ultra-thin nipple shield use, infant growth and maternal satisfaction. J Clin Nurs. 2009;18(21):2949-55.
30. Hanna S, Wilson M, Norwood S. A description of breast-feeding outcomes among U.S. mothers using nipple shields. Midwifery. 2013;29(6):616-21.
31. Chertok IR, Schneider J, Blackburn S. A pilot study of maternal and term infant outcomes associated with ultrathin nipple shield use. J Obstet Gynecol Neonatal Nurs. 2006;35(2):265-72.
32. Geddes DT, Chooi K, Nancarrow K, et al. Characterisation of sucking dynamics of breastfeeding preterm infants: a cross sectional study. BMC Pregnancy Childbirth. 2017;17(1):386.
33. Santos DA. Influência do uso do bico de silicone pela puérpera na maternidade no risco de interrupção do aleitamento materno exclusivo nos primeiros 6 meses de vida da criança [dissertação]. Porto Alegre: Universidade Federal do Rio Grande do Sul; 2021. 120 p.
34. Perrella SL, Lai CT, Geddes DT. Case report of nipple shield trauma associated with breastfeeding an infant with high intra-oral vacuum. BMC Pregnancy Childbirth. 2015;15:155.
35. Coentro VS, Perrella SL, Lai CT, et al. Nipple shield use does not impact sucking dynamics in breastfeeding infants of mothers with nipple pain. Eur J Pediatr. 2021;180(5):1537-43.
36. Coentro VS, Perrella SL, Lai CT, et al. Impact of Nipple Shield Use on Milk Transfer and Maternal Nipple Pain. Breastfeed Med. 2021;16(3):222-9.
37. Coentro VS, Lai CT, Rea A, et al. Breast Milk Production in Women Who Use Nipple Shields for Persistent Nipple Pain. J Obstet Gynecol Neonatal Nurs. 2022;51(1):73-82.
38. Walker M. Are There Any Cures for Sore Nipples? Clin Lactation. 2013;4(3):106-15.
39. Borucki LC. Breastfeeding mothers' experiences using a supplemental feeding tube device: finding an alternative. J Hum Lact. 2005;21(4):429-38.
40. Kendall-Tackett K. Breastfeeding Doesn't Need to Suck: How to Nurture Your Baby and Your Mental Health. Washington: APA Life Tools; 2022.
41. Schnell A. Breastfeeding without birthing: mothers through adoption or surrogacy can breastfeed! J Hum Lact. 2015;31(1):187-8.
42. Cheales-Siebenaler NJ. Induced Lactation in an Adoptive Mother. J Hum Lact. 1999;15(1):41-3.
43. Lommen A, Brown B, Hollist D. Experiential Perceptions of Relactation: A Phenomenological Study. J Hum Lact. 2015;31(3):498-503.
44. Muresan M. Successful relactation-a case history. Breastfeed Med. 2011;6(4):233-9.
45. Kayhan-Tetik B, Baydar-Artantaş A, Bozcuk-Güzeldemirci G, et al. A case report of successful relactation. Turk J Pediatr. 2013;55(6):641-4.
46. Singh DK, Rai R, Dubey S. Supplementary suckling technique for relactation in infants with severe acute malnutrition. Indian Pediatr. 2014;51(8):671.
47. Tully MR. How to offer supplements. J Hum Lact. 1998;14(3):246-7.
48. Penny F, Judge M, Brownell E, et al. What Is the Evidence for Use of a Supplemental Feeding Tube Device as an Alternative Supplemental Feeding Method for Breastfed Infants? Adv Neonatal Care. 2018;18(1):31-7.
49. Mohandas S, Rana R, Sirwani B, et al. Effectiveness of Interventions to Manage Difficulties with Breastfeeding for Mothers of Infants under Six Months with Growth Faltering: A Systematic Review Update. Nutrients. 2023;15(4):988.
50. Aquino RR, Osório MM. Relactation, Translactation, and Breast-Orogastric Tube as Transition Methods in Feeding Preterm Babies. J Hum Lact. 2009;25(4):420-6.
51. Brasil. Ministério da Saúde. Secretaria de Atenção à Saúde. Departamento de Ações Programáticas Estratégicas. Atenção humanizada ao recém-nascido de baixo peso: Método Canguru – Manual Técnico. 2. ed. Brasília: Editora do Ministério da Saúde; 2013. 204 p.

52. Çelik F, Sen S, Muslu GK. Effects of Oral Stimulation and Supplemental Nursing System on the Transition Time to Full Breast of Mother and Sucking Success in Preterm Infants: A Randomized Controlled Trial. Clin Nurs Res. 2022;31(5):891-900.

53. Melo SL, Murta EFC. Hypogalactia treated with hand expression and translactation without the use of galactagogues. J Hum Lact. 2009;25(4):444-7.

54. Dehkhoda N, Valizadeh S, Jodeiry B, et al. The effects of an educational and supportive relactation program on weight gain of preterm infants. J Caring Sci. 2013;2(2):97-103.

55. Whitburn S. Breastfeeding: Expressing and supplementing. Aust J Gen Pract. 2022;51(3):112-5.

56. Davidson CH, inventor. Lacteal instrument. United States patent US 22018 A. 1858 Nov 9. English.

57. Nabulsi M, Ghanem R, Smaili H, et al. The inverted syringe technique for management of inverted nipples in breastfeeding women: a pilot randomized controlled trial. Int Breastfeed J. 2022;17(1):9.

58. Cecilio JO, Mendonça Vieira FV, Oliveira FS, et al. Breast shells for pain and nipple injury prevention: A non-randomized clinical trial. PEC Innov. 2022;1:100101.

59. Alexander JM, Grant AM, Campbell MJ. Randomised controlled trial of breast shells and Hoffman's exercises for inverted and non-protractile nipples. BMJ 1992;304(6833):1030-2.

60. Dennis CL, Jackson K, Watson J. Interventions for treating painful nipples among breastfeeding women. Cochrane Database Syst Rev. 2014;(12): CD007366.

61. Vieira F, Mota DDCF, Castral TC, et al. Effects of Anhydrous Lanolin versus Breast Milk Combined with a Breast Shell for the Treatment of Nipple Trauma and Pain During Breastfeeding: A Randomized Clinical Trial. J Midwifery Womens Health. 2017;62(5):572-9.

62. Heberle ABS, Cardelli AAM, Higarashi IH, et al. Ergonomics of anatomical bra models for breastfeeding: a contribution of nursing. Rev Bras Enferm. 2022;75(3):e20210264.

63. Smith LJ, Riordan J. Postpartum care. In: Riordan J, Wambach K. Breastfeeding and human lactation. 4th ed. Boston: Jones and Bartlett Publishers; 2010. p. 253-90.

64. Wallace BC, Zelen M, Pacheco CL. Managing milk leakage in breastfeeding women: a clinical trial evaluating a polyvinyl chloride device versus disposable nursing pads. J Hum Lact. 1997;13(4):285-90.

65. Wilson-Clay B. Milk Oversupply. J Hum Lact. 2006;22(2):218-20.

66. Griffiths RJ. Breast pads: their effectiveness and use by lactating women. J Hum Lact. 1993;9(1):19-26.

67 Bodley V, Powers D. Case management of a breastfeeding mother with persistent oversupply and recurrent breast infections. J Hum Lact. 2000; 16(3):221-5.

68. Leiter V, Agiliga A, Kennedy E, et al. Pay at the pump? Problems with electric breast pumps. Soc Sci Med. 2022;292:114625.

69. Eglash A, Malloy ML. Breastmilk Expression and Breast Pump Technology. Clin Obstet Gynecol. 2015;58(4):855-67.

70. Meier PP, Patel AL, Hoban R, et al. Which breast pump for which mother: an evidence-based approach to individualizing breast pump technology. J Perinatol. 2016;36(7):493-9.

71. Liberty A, Rubin ES, Bullard KA, et al. Human Milk-Expression Technologies: A Primer for Obstetricians. Obstet Gynecol. 2022;139(6):1180-8.

72. Becker GE. Measuring Mothers' Viewpoints of Breast Pump Usage. Int J Environ Res Public Health. 2021;18(8):3883.

73. Sakalidis VS, Ivarsson L, Haynes AG, et al. Breast shield design impacts milk removal dynamics during pumping: A randomized controlled non-inferiority trial. Acta Obstet Gynecol Scand. 2020;99(11):1561-7.

74. Nakayama JY, Marks KJ, McGowan A, et al. Human milk expression in the first year postpartum among persons with low incomes. J Hum Nutr Diet. 2023;36(4):1261-9.

75. Bartels RL, DiTomasso D, Macht GA. A mother-centered evaluation of breast pumps. Appl Ergon. 2020;88:103123.

76. Becker GE, Smith HA, Cooney F. Methods of milk expression for lactating women. Cochrane Database Syst Rev. 2016;9(9):CD006170.

77. Slusher TM, Slusher IL, Keating EM, et al. Comparison of maternal milk (breastmilk) expression methods in an African nursery. Breastfeed Med. 2012;7(2):107-11.

78. Pessoto MA. Avaliação da lactação em mães de recém-nascido pré-termo com peso de nascimento inferior a 1.250 gramas segundo diferentes métodos de ordenha: manual, com bomba manual ou com bomba elétrica [tese]. Campinas: Faculdade de Ciências Médicas, Universidade Estadual de Campinas; 2009. 219 p.

79. Mangel L, Ovental A, Batscha N, et al. Higher Fat Content in Breastmilk Expressed Manually: A Randomized Trial. Breastfeed Med. 2015;10(7): 352-4.

80. Silva KB, Oliveira MIC, Boccolini CS, et al. Illegal commercial promotion of products competing with breastfeeding. Rev Saúde Pública. 2020;54:10.

CAPÍTULO 30

Uso de Medicamentos, Drogas Ilícitas e Galactagogos

Roberto Gomes Chaves • Luciano Borges Santiago • Joel Alves Lamounier

Introdução

A amamentação está associada a benefícios para a saúde do lactente e da mãe, a curto e a longo prazo. É vasta a literatura que apresenta evidências de benefícios de ordem nutricional, imunológica, metabólica, cognitiva e psíquica para o lactente, diretamente ligados ao tempo de aleitamento materno, sendo maximizados quando ele chega a, pelo menos, 2 anos. Contudo, vários fatores, como o uso de drogas ilícitas e medicamentos, contribuem para a interrupção precoce do aleitamento materno.

O uso de medicamentos pela nutriz é uma prática frequente, e o consumo de drogas lícitas e ilícitas por esse grupo de mulheres vem crescendo nas últimas décadas. Portanto, os profissionais da Saúde que prescrevem medicamentos durante a lactação ou prestam orientações sobre eles devem estar atualizados acerca do assunto, possibilitando, sempre que possível, a manutenção do aleitamento materno na vigência da terapêutica indicada. Infelizmente, várias publicações revelam que a falta de conhecimento sobre a farmacologia da lactação pelos profissionais da Saúde determina orientações inadequadas e, frequentemente, o desmame em situações que haveria possibilidade de compatibilizar a amamentação com o uso materno de medicamentos.

A percepção materna de baixa produção de leite é uma queixa frequente das nutrizes. Nesses casos, frequentemente os médicos são questionados acerca da necessidade de uso de galactagogos, ou seja, de alimentos, plantas ou medicamentos para promover aumento do volume do leite materno.

Neste capítulo serão apresentadas informações para auxiliar o médico na prescrição ou orientação à nutriz sobre o uso de medicamentos, drogas ilícitas e galactagogos.

Frequência do uso de medicamentos, drogas ilícitas e galactagogos pela nutriz

O uso de medicamentos pela mulher durante o período da amamentação é uma prática muito frequente, iniciada ainda na maternidade, durante o parto, e se mantém durante todo o tempo de lactação. Há estudos que mostram a prescrição de pelo menos um medicamento em todas as mulheres no pós-parto imediato, com maior frequência para analgésicos, uterotônicos e antieméticos. Um estudo de coorte realizado em uma maternidade de Pelotas, Rio Grande do Sul, em 2015, encontrou uso

de medicamentos por quase a totalidade das mulheres, a saber: ocitocina (97,4%), seguida de lidocaína (75%), cetoprofeno (69%), cefalotina (66%) e diclofenaco (65%) Após a alta da maternidade, os trabalhos evidenciam frequência variável, entre 25 e 98%; analgésicos/anti-inflamatórios não esteroides (AINEs), sais ferrosos e progestogênios estão entre os mais consumidos.

As mudanças comportamentais e sociais envolvendo a maioria das mulheres nas últimas décadas determinaram um aumento significativo do número de tabagistas, etilistas e usuárias de drogas ilícitas. Entretanto, pesquisas que avaliam a frequência do uso dessas substâncias por nutrizes, em geral, apresentam dados subestimados; afinal, acredita-se que as mulheres tenham receio de relatar tal consumo, principalmente das drogas consideradas ilícitas. O aumento vertiginoso do uso de cigarros eletrônicos e narguilé nos últimos anos pelos jovens brasileiros, inclusive por mães nutrizes, tem causado preocupação em todas as entidades de saúde. Uma pesquisa nacional realizada pelo Centro de Informações sobre Saúde e Álcool (CISA) mostrou que 68,3% das mulheres entre 18 e 35 anos fazem uso de álcool, e um estudo realizado em Minas Gerais com 203 nutrizes mostrou consumo de álcool por 12,3% e de tabaco por 7,3% da amostra. Há carência de estudos nacionais acerca da frequência do uso de drogas ilícitas, principalmente durante a lactação. Estima-se que 7,6% das mulheres norte-americanas, 10,2% das canadenses e 11% das australianas em idade fértil façam uso de maconha. A estimativa da Organização Mundial da Saúde (OMS) para o Brasil é que existam 3% de usuários de *crack*, ou seja, 6 milhões de brasileiros. Uma pesquisa nacional publicada em 2013 mostrou que 46,6% das usuárias de *crack* já engravidaram e vivenciaram o dilema da incompatibilidade entre o vício e a prática da amamentação.

Um estudo australiano realizado em 2019 com 1.876 lactantes encontrou uso de alimentos, ervas ou medicamentos para aumento da produção do leite por 60% da amostra (1.120 mulheres). A maioria das mulheres relatou receber recomendações para usar galactagogos fitoterápicos/dietéticos da internet (38%) ou de amigos (25%), enquanto os galactagogos farmacêuticos foram mais comumente prescritos por médicos (72%).

Uso de medicamentos e drogas ilícitas como fator de risco para o desmame

A interrupção da amamentação durante o uso de medicamentos só deveria se justificar quando o fármaco em questão pertencesse a uma classe de "contraindicados" nesse período. Porém, na literatura, são descritos outros fatores utilizados como justificativa, entre eles:

- O desinteresse e o desconhecimento dos profissionais da Saúde em relação à segurança dos medicamentos para uso durante a fase de lactação
- As informações não científicas contidas nas bulas dos medicamentos
- O receio materno de efeitos adversos sobre seu filho
- A carência de estudos que avaliem a segurança dos medicamentos para uso durante a amamentação.

Muitos médicos desprovidos de conhecimento sobre farmacologia da lactação acreditam que o aleitamento materno não é seguro para o lactente se a mãe utiliza fármacos para o tratamento de sintomas ou doenças, mesmo quando as evidências científicas atestam a segurança dos medicamentos específicos para uso durante a lactação. Assim, é frequente o aconselhamento às lactantes nessa situação no sentido de suspender a amamentação, sem avaliar as possíveis consequências para o lactente, para a mãe e para a família. Sobre o assunto, Thomas Hale afirma:

> [...] o número de mulheres que são aconselhadas a interromper a amamentação para tomar um medicamento ainda é muito alto. Felizmente, muitas mães estão se conscientizando dos enormes benefícios da amamentação e simplesmente se recusam a seguir alguns dos conselhos dados por profissionais de saúde. Elas procuram as informações por conta própria [...] (Hale, 2014).

Infelizmente, a maioria dos profissionais da Saúde utiliza a bula do medicamento como fonte de consulta para aconselhar a mãe a não amamentar sem antes fazer um estudo minucioso da literatura para encontrar a resposta verdadeira. As bulas de medicamentos não têm informações científicas adequadas sobre a segurança de medicamentos para uso na lactação. Recentemente, a Food and Drug Administration, órgão norte-americano responsável por regular o conteúdo de bulas, reconheceu essa deficiência e passou a recomendar que os fabricantes de medicamentos realizem estudos para determinar os níveis no leite materno de seus fármacos. No Brasil, a Agência Nacional de Vigilância Sanitária (Anvisa) ainda não se posicionou sobre o tema. Em um estudo acerca da segurança dos AINEs durante a lactação, Chaves et al. encontraram 90% de discordância entre as informações contidas em bulas e os dados científicos sobre o tema.

Há relatos de interrupção da amamentação por mulheres que receberam a prescrição de medicamentos seguros para uso durante a lactação. Questionadas a respeito do motivo para tal decisão, elas afirmaram ter receio de algum dano à saúde do filho. Tal relato revela a necessidade da adoção de medidas que visem ao aumento da adesão às orientações médicas, entre elas a melhoria da relação entre médico e paciente.

Farmacologia e lactação

A boa prática terapêutica exige do profissional prescritor um adequado conhecimento sobre farmacologia. Na prescrição para nutrizes, devem-se conhecer, além das características farmacológicas da substância, os fatores relacionados com o leite materno, a mulher e o lactente. Tais informações são decisivas no momento da escolha do medicamento a ser prescrito para a nutriz.

Fatores relacionados com o fármaco

Os fatores relacionados com o fármaco que determinam sua segurança para uso na lactação são: segurança do fármaco para o lactente, biodisponibilidade para a criança e concentração do medicamento no compartimento lácteo que será ingerido pelo bebê.

Fármacos aprovados para uso por lactentes devem ser considerados seguros para uso por nutrizes. Já o consumo materno de substâncias com risco potencial de efeitos adversos, em geral, não causa preocupação se essas substâncias não forem absorvidas pelo trato (conforme escrito pelo colaborador) digestório da criança.

A concentração do fármaco no compartimento lácteo depende de vários fatores, descritos a seguir:

- Via de administração: muitos medicamentos administrados topicamente ou inalados não alcançam níveis plasmáticos significativos e têm níveis lácteos não mensuráveis. Assim, para o tratamento da acne, a tretinoína de uso local não causa preocupação, ao contrário da isotretinoína, administrada por via oral
- Peso molecular: os poros das membranas permitem o movimento de moléculas com pesos moleculares menores que 800 dáltons. Assim, fármacos com elevado peso molecular, como a heparina (12.000 a 15.000 dáltons), não atingem o compartimento lácteo, sendo considerados seguros para uso por lactantes. Já o antineoplásico Thiotepa, por exemplo, tem baixo peso molecular (189 dáltons), com uso contraindicado durante a amamentação
- Grau de ionização: fármacos que são bases fracas tendem a estar menos ionizados no plasma (pH = 7,4) e a permanecer na forma ionizada no compartimento lácteo (pH = 7,1), favorecendo sua concentração no leite materno (p. ex., beta-bloqueadores)
- Ligação a proteínas: fármacos com baixa afinidade a proteínas plasmáticas apresentam maior facilidade para atingir o compartimento lácteo, uma vez que passam para o leite materno sob a forma livre, ou seja, não ligados às proteínas plasmáticas (p. ex., diazepam)
- Lipossolubilidade: fármacos lipossolúveis atravessam mais facilmente a barreira celular lipoproteica, alcançando mais facilmente o compartimento lácteo. Concentram-se mais no leite maduro em razão de seu maior coeficiente de solubilidade em lipídios (p. ex., sulfonamidas e cloranfenicol)
- Meia-vida: fármacos de ação longa mantêm níveis circulantes por mais tempo no sangue materno e, consequentemente, no leite materno. Assim, deve-se preferir midazolam em vez de diazepam ao se prescrever um hipnótico
- Biodisponibilidade oral: fármacos com baixa biodisponibilidade são ideais para uso durante a lactação, porque, mesmo quando presentes no leite materno, são pouco ou nada absorvidos pelo lactente. Alguns medicamentos são pouco estáveis no ambiente gastrointestinal devido às enzimas proteolíticas e aos ácidos presentes no estômago da criança. Isso inclui a família dos aminoglicosídios, omeprazol e medicamentos de grandes peptídios, como a heparina, e a maioria dos novos anticorpos monoclonais

- Concentração plasmática: a possibilidade de transferência de fármacos para o compartimento lácteo tem correlação direta com a concentração plasmática do fármaco no plasma materno. Assim, quanto maior a dose e a concentração plasmática, maior a chance de elevada concentração dele no leite materno.

Fatores relacionados com o leite materno

A excreção de fármacos pelo leite materno é maior durante os primeiros dias de lactação (colostro), quando as células alveolares são pequenas e o espaço intercelular é maior, o que facilita a transferência de substâncias maternas, incluindo fármacos, linfócitos, imunoglobulinas e proteínas para o leite. No fim da primeira semana, as células alveolares aumentam seus volumes sob a influência da prolactina e, consequentemente, fecham as lacunas intercelulares, reduzindo assim a entrada da maioria dos fármacos, proteínas e outras substâncias maternas no compartimento lácteo.

Fatores relacionados com a nutriz

Mulheres com doenças hepáticas e renais podem apresentar, respectivamente, menor capacidade de metabolização e de excreção dos fármacos. Portanto, os níveis séricos de medicamentos metabolizados pelo fígado e excretados pelos rins podem estar elevados, aumentando a exposição do lactente a eles.

Fatores relacionados com o lactente

A idade do lactente e a frequência das mamadas são consideradas as variáveis mais importantes para determinar a segurança do medicamento utilizado pela nutriz. Estudo de revisão sobre efeitos adversos em lactentes de medicamentos utilizados pelas mães mostrou risco mais elevado de reações nos menores de 2 meses de vida (78%). Apenas 4% das reações ocorreram em crianças com mais de 6 meses de vida, em razão da maior maturidade metabólica hepática e da excreção renal, além da menor ingesta láctea após o início da alimentação complementar. Em lactentes maiores, a barreira hematoencefálica, mais desenvolvida, reduz a passagem de fármacos lipossolúveis que atuam no sistema nervoso central (SNC). A classificação sobre o risco dos medicamentos para uso na lactação elaborada por Thomas Hale revela a importância dessas variáveis: baixo risco (lactentes de 6 a 18 meses de vida), risco moderado (lactentes entre 2 e 6 meses de vida) e alto risco (prematuros, recém-nascidos, lactentes clinicamente instáveis ou com função renal debilitada).

Método de estimativa de exposição do lactente aos fármacos

A estimativa da exposição do lactente ao fármaco pela via do leite materno é mais uma variável que contribui para a avaliação da segurança do seu uso durante a lactação, principalmente quando a exposição é prolongada. As medidas mais utilizadas para tal fim são a razão leite/plasma e a dose relativa no lactente.

A razão leite/plasma é utilizada para estimar a quantidade de fármaco transferida para o leite. É a razão entre as concentrações do fármaco no plasma e no leite em estado de equilíbrio. Baixo valor indica baixa concentração do fármaco no leite.

Conforme descrito anteriormente, nem sempre valores elevados constituem preocupação, a exemplo de fármacos com baixa biodisponibilidade para o lactente.

A dose relativa no lactente estima a porcentagem da dose materna transferida para a criança. A dose relativa no lactente é calculada dividindo a dose do bebê via leite (mg/kg/dia) pela dose da mãe em mg/kg/dia. Estabeleceu-se, de maneira arbitrária, que o valor deve ser menor que 10% para que o fármaco seja considerado seguro para uso durante a lactação. A desvantagem é considerar que mãe e filho têm a mesma absorção, metabolização e excreção, fato que normalmente não ocorre na prática. Para os fármacos considerados seguros na lactação, esse cálculo é dispensável.

Os valores da razão leite/plasma e da dose relativa no lactente raramente são informados na maioria das publicações sobre o tema e não estão presentes nas bulas dos medicamentos. Para ter acesso a essas informações, a sugestão é o *site* da LactMed, elaborado pela United States National Library of Medicine (NIH), disponível também como aplicativo para *smartphones*.

Classificação da segurança dos fármacos para uso na lactação

As fontes mais atualizadas e completas de informações para ajudar os médicos quanto aos medicamentos na amamentação são a Biblioteca Nacional de Medicina dos EUA (LactMed), o *site* espanhol e-lactancia (e-lactancia.org), um projeto da Asociación para la Promoción e Investigación científica y cultural de la Lactancia Materna, além da plataforma de Thomas Hale, a Medsmilk (halesmed.com). LactMed é um serviço gratuito, disponível na língua inglesa, devidamente referenciado e continuamente atualizado. Os dados para cada fármaco incluem o nível de segurança infantil e materna dos medicamentos, possíveis efeitos sobre as crianças amamentadas e sobre a lactação, além de fármacos alternativos a serem considerados. O *site* espanhol e-lactancia, também gratuito, fornece informações em espanhol e inglês sobre compatibilidade de medicamentos e outros produtos com a amamentação. A plataforma Medsmilk, de Thomas Hale, disponível via *site* e aplicativo, é disponível na língua inglesa, não é gratuita, mas é considerada a fonte mais completa e atualizada sobre o tema. Na língua portuguesa, há, entre outras, as publicações disponibilizadas pela Sociedade Brasileira de Pediatria, de 2017, e pelo Ministério da Saúde, de 2010.

Na Tabela 30.1 encontram-se informações adaptadas das fontes supracitadas quanto à segurança de fármacos na lactação. Eles se classificam em:

- Seguros: há estudos realizados com nutrizes sem aumento da ocorrência de efeitos adversos em lactentes ou o risco de ocorrência de efeitos adversos é baixo
- Provavelmente seguros: medicamentos sem estudos controlados em nutrizes. Assim, há risco teórico ou concreto de danos à saúde do lactente ou à produção láctea. Esses medicamentos devem ser utilizados levando-se em conta a relação risco/benefício, quando outros mais seguros não estiverem disponíveis ou forem ineficazes. Recomenda-se utilizá-los durante o menor tempo e na menor dose possível, observando os efeitos sobre o lactente

Capítulo 30 · Uso de Medicamentos, Drogas Ilícitas e Galactagogos

TABELA 30.1 Classificação do nível de segurança dos fármacos para uso durante a amamentação.

Classes farmacológicas	Seguros	Usar com cautela	Contraindicados
Fármacos que atuam no sistema nervoso central			
Antidepressivos	Amitriptilina, amoxapina, citalopram, clomipramina, desipramina, escitalopram, fluoxetina, fluvoxamina, imipramina, nortriptilina, paroxetina, sertralina, venlafaxina	Bupropiona, desvenlafaxina, duloxetina, eszopiclona, maprotilina, milnaciprana, mirtazapina, moclobemida,* nefazodona,* trazodona, vilazodona	Doxepina, sulpirida
Antiepilépticos	Carbamazepina, fenitoína, fosfenitoína, gabapentina, lamotrigina, levetiracetam	Ácido valproico,* clonazepam, etossuximida,* etotoína, felbamato,* fenobarbital,* lacosamida, oxcarbazepina, parametadiona,* primidona,* tiagabina, topiramato, trimetadiona,* vigabatrina, zonisamida	–
Hipnóticos e ansiolíticos	Midazolam, oxazepam, quazepam, zaleplon, zopiclona	Alprazolam, buspirona, clordiazepóxido, clorazepato, flunitrazepam,* flurazepam,* lorazepam, meprobamato, prazepam, hidrato de cloral, clobazam, diazepam, estazolam, oxibato de sódio,* ramelteon, secobarbital,* temazepam, triazolam, zolpidem	Ácido gama-aminobutírico
Neurolépticos	Olanzapina, quetiapina, risperidona, Ziprasidona	Aripiprazol, asenapina, carbonato de lítio,* clorpromazina, clozapina, flufenazina, haloperidol, iloperidona, loxapina,* lurasidona, paliperidona, pimozida,* perfenazina, tioridazina,* tiotixeno,* trifluoperazina,* zuclopentixol	–
Analgésicos e anti-inflamatórios			
Analgésicos antipiréticos	Paracetamol	Ácido acetilsalicílico (AAS), dipirona*	–
Analgésicos opioides	Alfentanila, buprenorfina, butorfanol, metadona, nalbufina, propoxifeno	Codeína,* hidromorfona, meperidina,* morfina, oxicodona, oximorfona, pentazocina, remifentanil, tapentadol, tramadol	–
Anti-inflamatórios não esteroides	Cetorolaco, diclofenaco, flurbiprofeno, ibuprofeno, piroxicam	Diflusal, etodolaco, indometacina, meclofenamato, meloxicam, mesalamina, nabumetona, nepafenaco, olsadazina, naproxeno, oxaprozina, salsalato,* sulfassalazina, sulindaco, valdecoxibe	–
Corticosteroides	Metilprednisolona, prednisona, prednisolona	Betametasona, budesonida, ciclesonida, flunisolida, fluticasona, dexametasona, hidrocortisona, triancinolona	–
Antiartríticos	–	Condroitina, glucosamina, metilsulfonilmetano	Leflunomida
Fármacos usados na enxaqueca	–	Almotriptana, eletriptana, ergotamina,* flunarizina,* frovatriptana, isometepteno, naratriptana, rizatriptana, sumatriptana, zolmitriptana	–
Anestésicos e indutores anestésicos	Benzocaína, bupivacaína, lidocaína, propofol, ropivacaína	Articaína, benoxinato, dibucaína, fenol,* hidrocodona, quetamina, mentol, mepivacaína, metoexital, óxido nitroso, pramoxina, procaína, sevoflurano, tiopental	–
Relaxantes musculares	Baclofeno	Carisoprodol, ciclobenzaprina, clorzoxazona,* dantroleno,* tizanidina,* metaxalona, metocarbamol, mivacúrio, orfenadrina	–
Anti-histamínicos	Carbinoxamina, cetirizina, desloratadina, dimenidrinato, difenidramina, fexofenadina, hidroxizina, levocetirizina, loratadina, triprolidina	Azelastina, bronfeniramina, cetotifeno, clemastina,* clorfeniramina, ciproeptadina, dexbronfeniramina, dextroclorfeniramina, doxilamina, epinastina, levocabastina, feniramina, feniltoloxamina, prometazina, pirilamina, trimeprazina*	–
Anti-infecciosos			
Antibióticos	Amicacina, amoxicilina, amoxicilina + clavulanato de potássio, ampicilina, ampicilina + sulbactam, azitromicina, aztreonam, bacitracina, carbenicilina, cefaclor, cefadroxila, cefazolina, cefdinir, cefditoreno, cefepima, cefixima, cefoperazona, cefotaxima, cefotetana, cefoxitina, cefpodoxima, cefprozila, ceftazidima, ceftizoxima, ceftriaxona, cefalexina, cefalotina, cefapirina, ceftibuteno, cefuroxima, cilastatina, claritromicina, clindamicina, cloxacilina, daptomicina, dicloxacilina, gentamicina, imipeném, levofloxacino, metronidazol, mupirocina, nitrofurantoína, nafcilina, ofloxacino, oxacilina, B, penicilina G, piperacilina, polimixina B, sulfisoxazol, tazobactam, ticarcilina, tobramicina, trimetoprima, vancomicina	Ácido nalidíxico, besifloxacino, ceftarolina, ciprofloxacino, cloranfenicol,* clorohexedina,* dalfopristina + quinupristina, dapsona,* doripeném, doxiciclina, eritromicina, fidaxomicina, fosfomicina, gatifloxacino, gramicidina, grepafloxacino,* hidroxiquinolina, linezolida, lomefloxacino, meropeném, metenamina, minociclina, moxifloxacino, neomicina, netilmicina, norfloxacino, retapamulina, rifaximina, estreptomicina, sulfadiazina de prata,* sulfametoxazol, telitromicina, tetraciclina, tigeciclina,* trovafloxacino*	–

(continua)

Parte 3 • Atuação

TABELA 30.1 Classificação do nível de segurança dos fármacos para uso durante a amamentação. (*Continuação*)

Classes farmacológicas	Seguros	Usar com cautela	Contraindicados
Anti-infecciosos			
Antivirais	Aciclovir, lamivudina, oseltamivir, valaciclovir	Adefovir,* boceprevir,* entecavir,* ribavirina,* telbivunida,* alvimopan, amantadina, docosanol, fanciclovir, ganciclovir, rimantadina, tenofovir, valganciclovir	Abacavir, delavirdina, didanosina, efavirenz, entricitabina, etravirena, foscarnet, indinavir, lopinavir, nevirapina, raltegravir, ritonavir, saquinavir, estavudina, zidovudina
Anti-helmínticos	Albendazol, praziquantel	Ivermectina, mebendazol, nitazoxanida, pirantel, tiabendazol	–
Antiprotozoários	Metronidazol	Atovaquona, nitazoxanida, paromomicina	–
Tuberculostáticos	Rifampicina	Ácido aminossalicílico, cicloserina,* etambutol, isoniazida, pirazinamida	–
Antimaláricos	Cloroquina	Primaquina, pirimetamina*	–
Fármacos cardiovasculares			
Antianginosos	Verapamil	Diltiazem, dinitrato de isossorbida, mononitrato de isossorbida, nitroglicerina,* nitroprussiato*	–
Antiarrítmicos	Adenosina, disopiramida, lidocaína, mexiletina, propafenona, quinidina	Dronedarona, flecainida, tocainida*	Amiodarona
Anti-hiperlipêmicos	Colesevelam	Atorvastatina, colestipol, ezetimiba, fenofibrato, fluvastatina, genfibrozila, lovastatina, pravastatina, rosuvastatina, sinvastatina	–
Anti-hipertensivos	Benazepril, captopril, enalapril, hidralazina, labetalol, metildopa, metoprolol, nicardipino, nifedipino, nimodipino, nitrendipino, quinapril, propranolol	Acebutolol, alfuzosina,* alisquireno, ambrisentana,* anlodipino, atenolol, barnidipino, benzenapril, betaxolol, bisoprolol, bosentana,* candesartana, carteolol, carvedilol, clonidina, doxazosina, eprosartana, esmolol, felodipino, fendolopam, fosinopril, iloprost, irbesartana, isradipino, lisinopril, losartana, minoxidil, nadolol,* nebivolol, nisoldipino, olmesartana, pindolol, prazosina, ramipril, silodosina, sotalol,* tansulosina, telmisartana,* terazosin,* valsartana	–
Cardiotônicos	Digoxina	–	–
Adrenérgicos e vasopressores	Desmopressina, dobutamina, dopamina, adrenalina	Atomoxetina,* dexmedetomidina,* dextroanfetamina, efedrina,* midodrina	–
Diuréticos	Acetazolamida, hidroclorotiazida, espirolonactona	Ácido etacrínico, amilorida, bendroflumetiazida,* Bumetanida, clorotiazida, clortalidona,* eplerenona, furosemida, indapamida, manitol, torsemide, triantereno	–
Fármacos hematológicos			
Anticoagulantes	Dalteparina, heparina, lepirudina, varfarina	Ácido tranexâmico, argatrobana, enoxaparina, fondaparinux, rivaroxaban, ticagrelor, tinzaparina	–
Antiagregante plaquetário	Dabigatran	AAS, anagrelida,* clopidogrel, dipiridamol, eptifibatide, prasugrel	–
Hemostáticos e hematopoéticos	Fator VIIa	Ácido aminocaproico,* darbepoetina alfa	–
Fármacos para o aparelho respiratório			
Antiasmáticos	Salbutamol, bromento de ipratrópio, cromoglicato de sódio, isoproterenol, levalbuterol, salmeterol, terbutalina	Arformoterol, formoterol, montelucaste, pirbuterol, teofilina, zafirlucaste, zileuton	–
Antitussígenos, mucolíticos e expectorantes	Dextrometorfano	Alfadornase, benzonatato,* guaifenesina, iodeto de potássio*	–
Descongestionantes nasais	–	Eucalipto (extrato), fenilefrina, nafazolina, pseudoefedrina, oxitemazolina	–
Fármacos para o sistema digestório			
Antiácidos e antissecretores ácidos	Cimetidina, deslanzoprazol, esomeprazol, famotidina, lansoprazol, nizaditina, omeprazol, pantoprazol, ranitidina, sucralfato	Rabeprazol	–
Antieméticos e gastrocinéticos	Domperidona, metoclopramida, ondasetrona	Cinarizina, ciclizina, dolasetrona, dronabinol,* droperidol, granisetrona, nabilona,* palonosetrona, proclorperazina, trimetobenzamida	–
Antiespasmódicos	–	Escopolamina, hioscina	–
Laxantes	Bisacodil, docusato, *psilium*, laxantes salinos, hidróxido de magnésio, meticelulose	Óleo de castor, glicerina, lactulose, óleo mineral, polietilenoglicol, prucaloprida, sena	–

(continua)

Capítulo 30 • Uso de Medicamentos, Drogas Ilícitas e Galactagogos

TABELA 30.1 Classificação do nível de segurança dos fármacos para uso durante a amamentação. (*Continuação*)

Classes farmacológicas	Seguros	Usar com cautela	Contraindicados
Hormônios e antagonistas			
Antidiabéticos orais e insulina	Insulinas Glipizida, gliburida, metformina, miglitol	Acarbose, clorpropamida, exenatida, glimepirida,* linagliptina, liraglutida, nateglinida, pioglitazona, pramlintide, repaglinida,* rosiglitazona, sitagliptina, tolbutamida	–
Hormônios tireoidianos e antagonistas	Levotiroxina, tirotropina, liotironina, metimazol, propiltiouracila	Sais de iodo*	–
Contraceptivos	–	Desogestrel, dinoprostona, drospirenona, etinilestradiol, etonogestrel (implante), levonorgestrel, mestranol, nonoxinol 9 (espermicida), norelgestromina, noretindrona, noretinodrel, ulipristal	–
Imunossupressores e antineoplásicos	–	Aldesleucina,* alentuzumabe,* altretamina,* bleomicina,* cetuximabe,* fluoruracila,* flutamida,* gencitabina,* hidroxiureia,* ifosfamida, imatinibe,* interferon alfa 2B, lapatinibe,* mercaptopurina, metotrexato,* nilotinibe,* ofatumumabe, sunitinibe,* teniposídio,* talidomida,* toremifeno	Aminopterina, anastrozol, asparaginase, bussulfano, capecitabina, carboplastina, carmustina, clorambucila, cisplatina, cladribina, ciclofosfamida, citarabina, dacarbazina, cactinomicina, daunorrubicina, docetaxel, doxorrubicina, epirrubicina, erlotinibe, etoposídio, everolimo, exemestane, mefalano, mitomicina, oxalipatina, paclitaxel, pazopanibe, pentostatina, temozolomida, vimblastina, vincristina, vinorelbina
Fármacos para pele e mucosa			
Escabicidas e pediculicidas	Benzoato de benzila, deltametrina, enxofre, permetrina	Ivermectina	–
Antiacneicos	Adapaleno, peróxido de benzoíla	Ácido azelaico, tretinoína	Isotretinoína (oral)
Anti-inflamatórios	Pimecrolimo, tacrolimo	–	–
Antisseborreicos	–	Piritionato de zinco, sulfeto de selênio	–
Antipruriginosos	Calamina, óxido férrico	Cânfora, doxepina creme	–
Antipsoriáticos	–	Alefacepte	–
Clareadores	–	Hidroquinona	–
Fármacos para uso oftalmológico	Olopatadina, sulfacetamida sódica	Fluoresceína, trifluridina, tropicamida, verteporfina	–
Antiglaucoma	Dipivefrina, timolol	Bimatoprosta, brimonidina, dorzolamida, lapatinibe, levobunolol, pilocarpina	–
Vitaminas e análogos	Ácido ascórbico (C) Ácido fólico (B_9) Ácido pantotênico (B_5) Biotina (B_7) Cianocobalamina (B_{12}) Fitonadiona (K) Piridoxina (B_6) Riboflavina (B_2) Tiamina (B_1) Vitamina D Vitamina E	Betacaroteno Calcitriol (D) Coenzima Q10 Doxercalciferol (D) Leucovorin Niacina (B_3) Paricalcitol (D) Vitamina A	–
Agentes diagnósticos	Diatrizoato, gadopentato dimeglumina, ioexol, metrizamida, metrizoato, metipona, PPD (teste tuberculínico)	Ácido ioxitalâmico, cobalto 57,* gadobenato, gadobutrol, gadodiamida, gadoterato, gadoteridol, gadoversetamida, gadoxetato dissódico, histamina, índio 110 octreotida,* índio 111,* isosulfan azul,* indocianina verde, inulina, iodipamida, iodixanol, iopamidol, iopentol, iopromida, indapamida, ioversol, ioxaglato, ioxilana, mangafodipir, metacolina, proteína perflutreno tipo A, ragadenoson,* tálio,* tecnécio 99, tiopentato, xenônio 133	Gálio 67, metileno azul

*Potencialmente perigosos.

Parte 3 • Atuação

- Possivelmente perigosos: existem evidências de risco para o lactente ou para a produção láctea, mas o seu uso pode ser aceitável após a avaliação da relação riscos *versus* benefícios
- Contraindicados: existem evidências de danos significativos à saúde do lactente. Nesse caso, o risco do uso do medicamento pela nutriz claramente é maior que os benefícios do aleitamento materno. Esses fármacos exigem a interrupção da amamentação.

Uso de drogas de abuso ilícitas durante a amamentação

O uso de álcool e tabaco não é considerado contraindicado para nutrizes. Contudo, desde a gravidez, as mulheres devem ser desencorajadas a utilizar essas drogas ilícitas devido aos efeitos potencialmente danosos para a criança.

O álcool, ou etanol, é uma substância depressora do SNC. Apesar de uma quantidade significativa ser secretada no leite materno, ela não é considerada perigosa para o lactente, em doses e períodos limitados. No entanto, um estudo mostrou que a ingestão de 0,3 g/kg de álcool, conteúdo presente em uma lata de cerveja (350 mℓ), pode reduzir em até 23% a ingestão de leite pela criança. Além disso, há relatos de alteração do odor e do sabor do leite materno, levando à recusa pela criança. Apesar de a Academia Americana de Pediatria considerar o álcool compatível com a amamentação, deve-se ressaltar que apenas o uso esporádico e em doses baixas pode ser praticado, principalmente por mães que não têm o hábito de beber, em razão da baixa atividade das enzimas que metabolizam a substância.

O tabagismo em nutrizes tem sido associado ao aumento do risco de morte súbita, à redução da produção láctea e ao menor tempo de aleitamento materno. Entretanto, mães que optarem pelo uso do tabaco devem manter a amamentação. Essa recomendação apoia-se em estudos que mostraram que filhos de mulheres tabagistas amamentados apresentavam menor risco de doenças respiratórias comparados com filhos de tabagistas não amamentados. Além disso, há evidência de que os efeitos negativos da exposição intrauterina ao tabaco no desempenho cognitivo de crianças aos 9 anos eram limitados àquelas que não foram amamentadas. Assim, dentro de uma estratégia de redução de danos, acredita-se que a amamentação associada ao tabagismo materno seja menos prejudicial que o uso de leites industrializados. Porém, devido a relatos de redução da ingestão do leite por alteração do sabor e da diminuição da produção de leite em função da nicotina, o crescimento da criança deve ser rigorosamente acompanhado. O uso de gomas de mascar ou adesivos contendo nicotina na tentativa de abandonar o vício é considerado seguro durante a amamentação.

Mães usuárias regulares de drogas de abuso ilícitas não devem amamentar seus filhos, e as usuárias ocasionais devem suspender a amamentação por um período variável, dependendo da droga em questão (Tabela 30.2). O comportamento de uso abusivo de drogas ilícitas incapacita a mãe para o cuidado adequado do bebê e representa um risco à vida e à saúde de ambos, mãe e bebê. Existe um risco aumentado de psicose e outros transtornos psiquiátricos em mães que usam drogas como a cocaína. Uma publicação

TABELA 30.2	Recomendações sobre o tempo de interrupção da amamentação após o uso de droga de abuso ilícitas pela nutriz.
Drogas ilícitas	**Período recomendado de interrupção da amamentação**
Álcool (etanol)	2 h para cada drinque* consumido
Anfetamina e *ecstasy*	24 a 36 h
Cocaína e *crack*	24 h
Fenciclidina	1 a 2 semanas
Heroína e morfina	24 h
LSD	48 h
Maconha	24 h

*Um drinque corresponde a 340 mℓ de cerveja, 141,7 mℓ de vinho e 42,5 mℓ de bebidas destiladas. (Fonte: Hale, 2005.)

sobre redução de danos, do Ministério da Saúde do Brasil em conjunto com a Universidade de São Paulo e o Programa de Orientação e Atendimento a Dependentes (PROAD), destinada aos profissionais da Saúde, afirma que sempre que o consumo de drogas ilícitas for de alto risco para terceiros, como no caso de lactantes, a tolerância zero deveria ser promovida. A cama compartilhada com o bebê não é recomendada se forem usadas drogas ilícitas em razão do risco aumentado de sufocamento ou morte súbita do bebê. Mulheres inseridas em programas de tratamento devem ser alertadas a não utilizarem essas drogas e apoiadas a amamentar durante a abstinência.

Uso de galactagogos

Galactagogos são substâncias com potencial de auxiliar o início e a manutenção da produção adequada de leite. Os profissionais da Saúde devem, antes de considerar a prescrição de galactagogos, avaliar se há hipogalactia real ou fictícia. A queixa de pouco leite muitas vezes é uma percepção errônea da mãe, alimentada pela insegurança quanto à sua capacidade de nutrir plenamente o bebê, pelo desconhecimento do comportamento normal de um bebê, que costuma mamar com frequência, e pelas opiniões negativas de pessoas próximas. Em alguns casos, a dor ao amamentar, o cansaço, o estresse, a ansiedade, o medo e a falta de autoconfiança podem inibir o reflexo de ejeção do leite, prejudicando a lactação.

A maioria dos estudos sugere eficácia limitada dos galactagogos no aumento da produção de leite. Em pequenos estudos randomizados de metoclopramida administrada a mães de bebês a termo ou prematuros na dose de 10 mg a cada 8 horas, não houve diferença na quantidade de produção de leite entre mães que receberam metoclopramida em comparação com mães que receberam placebo. Uma revisão sistemática concluiu que a domperidona pode aumentar o volume de leite materno ordenhado em mães que bombeiam seus bebês prematuros, mas os achados podem não ser generalizáveis, porque os dois estudos incluídos envolveram mães com mais de 14 dias pós-parto e que tiveram suporte total à lactação. Em outro estudo com 80 mães que extraíam leite materno para alimentar seus bebês na Unidade de Terapia Intensiva Neonatal, o uso de domperidona e metoclopramida durante 10 dias mostrou que ambos os medicamentos foram igualmente eficazes no aumento da produção de leite. Contudo, não houve utilização de um grupo controle. Nesse estudo, 15% das mães relataram efeitos colaterais (p. ex., dores de cabeça, diarreia e alterações de humor), havendo possibilidade de subestimação da frequência dos efeitos adversos, pois um número significativo de mães desistiu do estudo (n = 15). Outro estudo em mães de bebês prematuros com menos de 29 semanas de gestação mostrou que a domperidona parecia aumentar o volume do leite, pelo menos em alguns dos indivíduos, embora o aumento absoluto no volume do leite fosse modesto.

Um estudo de metanálise publicado na Cochrane em 2020 sobre os efeitos de galactagogos farmacológicos ou naturais (plantas e alimentos) para mães de bebês a termo não internados concluiu que as evidências sobre a eficácia dos galactagogos são escassas e de qualidade muito baixa. Assim, ainda não se conhecem os reais efeitos dos galactagogos sobre a produção de leite materno. Foi encontrada evidência de baixa qualidade que os galactagogos farmacológicos podem aumentar o volume de leite. Existe alguma evidência proveniente de análises de subgrupos que os galactagogos naturais podem aumentar o peso dos bebês e o volume de leite em mães com bebês saudáveis, a termo. Porém, em razão da grande heterogeneidade entre os estudos, da imprecisão das medições e dos relatos incompletos, há incerteza sobre a magnitude desse efeito. Houve expressiva escassez de informações sobre os efeitos adversos dos galactagogos.

Os revisores do UpToDate, sistema de suporte para decisões médicas baseadas em evidências, não recomendam o uso rotineiro de galactagogos porque há evidências limitadas para sustentar sua eficácia e por potenciais preocupações de segurança. Ressaltam que esses agentes nunca devem ser usados no lugar de uma avaliação e correção de quaisquer fatores modificáveis, como o aumento da frequência das mamadas e o esvaziamento mamário. Concluem que, se os galactagogos forem considerados em pacientes selecionados, em geral prematuros, que não tenham respondido ao suporte da lactação, eles devem ser usados com cautela, e as mães precisam estar conscientes dos efeitos colaterais potenciais e da falta de dados que apoiem seu uso.

Assim, a prescrição de galactagogos deve ser considerada para situações em que foram descartadas as causas tratáveis de hipogalactia (p. ex., hipotireoidismo materno ou uso de medicamentos) e, principalmente, após avaliação da técnica de amamentação e de medidas que sabidamente aumentam a produção de leite, como maior frequência das mamadas e esvaziamento adequado das mamas. Cabe ressaltar que a estimulação mecânica da região areolomamilar pela sucção do lactente e a ordenha do leite são os estímulos mais importantes para a manutenção da lactação. Tais estímulos promovem a secreção de prolactina pela hipófise anterior e de ocitocina pela hipófise posterior. Cabe ressaltar o importante papel do estado psíquico e psicossocial da mãe para a adequada produção láctea.

Orientação e prescrição para a nutriz

Realizar a prescrição para nutrizes ou orientar sobre a compatibilidade dos medicamentos com o aleitamento materno é, frequentemente, um dilema para muitos médicos. Nesse momento, o profissional deve considerar vários fatores, como: os benefícios da medicação para a mãe; o risco de interrupção do aleitamento materno para o bebê, mesmo que temporariamente; as chances de efeitos adversos do medicamento sobre o lactente e sobre a produção de leite materno.

As orientações a serem consideradas na escolha de medicamentos para mães que amamentam são:

- Ter em mãos uma boa e atualizada fonte de consulta sobre o tema
- A classificação de risco dos medicamentos para uso na gravidez não é a mesma que a do risco na amamentação
- A amamentação é uma prática muito importante, e até mesmo sua interrupção temporária pode afetar a oferta de leite
- Avaliar a real necessidade da terapia medicamentosa à luz das melhores evidências científicas
- Orientar a nutriz a extrair e estocar seu leite antes de utilizar medicamentos que exijam a suspensão temporária da amamentação. Durante o efeito do medicamento, a mãe deve ordenhar e desprezar o seu leite
- Um fármaco deve alcançar o plasma materno antes de se transferir para o compartimento lácteo. Deve-se usar a terapia tópica quando possível, uma vez que os níveis séricos são, em geral, muito baixos
- A transferência do fármaco a partir do plasma materno para o leite depende de disponibilidade oral, lipossolubilidade, peso molecular, ligação às proteínas plasmáticas e meia-vida. Devem ser escolhidos fármacos com baixa absorção oral, baixa solubilidade lipídica, de grande peso molecular, forte ligação às proteínas e meia-vida curta
- Os medicamentos seguros para um lactente são, geralmente, seguros para uso pela nutriz
- Mães de bebês com diagnóstico de deficiência de glicose-6-fostato-desidrogenase devem evitar o uso de medicamentos que podem provocar hemólise nos filhos, ou seja, os mesmos contraindicados para uso pelo lactente
- Quando possível, deve-se optar por preparações contendo apenas um fármaco, em vez de medicamentos com vários princípios ativos
- É preciso programar o horário de administração do fármaco à mãe, evitando que o pico do medicamento no sangue e no leite materno coincida com o horário da amamentação. Em geral, a exposição do lactente ao fármaco pode ser diminuída se a mãe utilizar o medicamento imediatamente antes ou logo após a mamada
- Deve-se dosar o nível sérico do fármaco no lactente se houver risco para ele, por exemplo, nos tratamentos maternos prolongados com alguns antiepilépticos
- Devem ser escolhidos medicamentos que alcancem níveis mínimos no leite. Os antidepressivos sertralina e paroxetina, por exemplo, têm níveis lácteos bem mais baixos que a fluoxetina
- Utilizar o medicamento pelo menor tempo possível, pois os riscos de um tratamento por curto período são menores que os de uma terapia a longo prazo
- Orientar a mãe a observar no lactente a ocorrência de efeitos colaterais comuns ao fármaco utilizado, como sonolência na vigência do uso materno de benzodiazepínicos
- Agentes radiológicos para uso em radiografias, tomografia computadorizada e ressonância magnética têm pouca ou nenhuma disponibilidade oral e, portanto, não exigem interrupção do aleitamento materno

- A idade gestacional do bebê deve ser levada em consideração. Prematuros e recém-nascidos são mais suscetíveis aos efeitos adversos de fármacos usados pela nutriz, em razão da imaturidade dos sistemas de metabolização e excreção
- Levar em consideração o tipo de alimentação do lactente. Aqueles em aleitamento materno exclusivo serão mais expostos ao fármaco utilizado pela mãe do que lactentes já em alimentação complementar.

Considerações finais

A amamentação está associada a benefícios para a saúde física e psíquica da mãe e da criança. Portanto, os fatores que dificultam ou impedem essa prática, como o uso de medicamentos e drogas ilícitas, devem ser muito bem conhecidos pelos profissionais da Saúde.

Atualmente, a grande facilidade de acesso à informação de boa qualidade torna inaceitável a frequente prática de interrupção da amamentação por uso de medicamentos não contraindicados para nutrizes. Assim, a amamentação somente deverá ser interrompida diante de evidência substancial de que o fármaco usado pela nutriz seja nocivo para o lactente. Uma avaliação criteriosa no momento da prescrição quase sempre permite compatibilizar o tratamento medicamentoso com a amamentação.

Já a prescrição de galactagogos se apresenta como uma prática tentadora dada a sua simplicidade e rapidez. Contudo, há carência de evidência científica sobre os benefícios das substâncias galactagogas, principalmente para mães de lactentes nascidos a termo. A maioria dos casos de aparente hipogalactia pode ser resolvida com o desenvolvimento, pelo profissional da Saúde, de expertise para o manejo do aleitamento materno, como a habilidade da empatia e do bom relacionamento com a nutriz, paciência, persistência, segurança, disponibilidade de tempo, além de conhecimento das práticas que mantenham a lactação fisiológica, como amamentação sob livre demanda, pega adequada do complexo areolomamilar e esvaziamento das mamas.

Bibliografia

American Academy of Pediatrics Committee on Drugs. Transfer of drugs and other chemicals into human milk. Pediatrics. 2001;108(3):776-89.

APILAM: Associação de Promoção e Investigação Cultural e Científica sobre Aleitamento Materno. E-lactancia; 2002. Disponível em: https://apilam. org/e-lactancia. Acesso em: 08 jul. 2023.

Brasil. Ministério da Justiça; Ministério da Saúde. Perfil dos usuários de *crack* e/ou similares no Brasil; 2013.

Brasil. Ministério da Saúde. Secretaria de Atenção à Saúde. Departamento de Ações Programáticas e Estratégicas. Amamentação e uso de medicamentos e outras substâncias. 2. ed. Brasília: Ministério da Saúde; 2010.

Chaves RG, Lamounier JA, César CC. Fatores associados com a duração do aleitamento materno. J. Pediatr. (Rio J). 2007;83(3):241-6.

Chaves RG, Lamounier JA, César CC. Medicamentos e amamentação: atualização e revisão aplicadas à clínica materno-infantil. Rev Paul Pediatr. 2007;25(3):276-88.

Conselho Federal de Medicina. Diretrizes gerais médicas para assistência integral ao dependente do uso de *crack*; 2011.

Davanzo R, Bua J, De Cunto A, et al. Advising mothers on the use of medications during breastfeeding: a need for a positive attitude. J Hum Lact. 2016;32(1):15-9.

Foong SC, Tan ML, Foong WC, et al. Oral galactagogues (natural therapies or drugs) for increasing breast milk production in mothers of non-hospitalised term infants. Cochrane Database Syst Rev. 2020;5(5):CD011505.

Giugliani ERJ. Problemas comuns na lactação e o seu manejo. J Pediatr. (Rio J). 2004;80(5 suppl):S147-S154.

Hale TW. Drug therapy and breastfeeding. In: Riordan J, editor. Breastfeeding and human lactation. 3. ed. Boston: Jones and Barlett Publishers; 2005.

Hale TW. Hale's Medications and Mothers' Milk 2023: a manual of lactational pharmacology. Springer Publishing Company; 2022.

Hale TW. Maternal medications during breastfeeding. Clin Obstet Gynecol. 2004;47(3):696-711.

Hale TW. Pharmacology Review: Drug therapy and breastfeeding: pharmacokinetics, risk factors, and effects on milk production. NeoReviews. 2004; 5(4):e164-e172.

Hale TW, Rowe HE. Medications and Mothers' Milk. 17th ed. Amarillo: Hale Publishing LP; 2014.

LactMed: a toxnet database. Drugs and Lactation Database (LactMed). [cited 2023 Jul 07]. Available from: https://www.researchgate.net/publication/244925833_Pharmacology_Review_Drug_Therapy_and_Breastfeeding_Pharmacokinetics_Risk_Factors_and_Effects_on_Milk_Production.

McBride GM, Stevenson R, Zizzo G, et al. Use and experiences of galactagogues while breastfeeding among Australian women. PLoS One. 2021;16(7):e0254049.

Mello PRB, Pinto GR, Botelho C. Influência do tabagismo na fertilidade, gestação e lactação. J Pediatr (Rio J). 2001;77(4):257-64.

Ponti M, Stewart K, Amir LH, et al. Medicine use and safety while breastfeeding: investigating the perspectives of community pharmacists in Australia. Aust J Prim Health. 2015;21(1):46-57.

Programa de Orientação e Atendimento a Dependentes (PROAD). Universidade Federal de São Paulo (UNIFESP). Ministério da Saúde. Drogas e redução de danos: uma cartilha para profissionais de saúde. Niel M, Silveira DX (orgs). São Paulo; 2008. 149 f.

Rowe H, Baker T, Hale TW. Maternal medication, drug use, and breastfeeding. Child Adolesc Psychiatr Clin N Am. 2015;24(1):1-20.

Sachs HC; Committee On Drugs. The transfer of drugs and therapeutics into human breast milk: an update on select topics. Pediatrics. 2013;132(3):e796-809.

Silveira MPT, Possignollo J, Miranda VIA, et al. Classificação de risco dos medicamentos usados na internação para o parto na amamentação: coorte de nascimentos de Pelotas/2015. Rev Bras Epidemiol. 2020;23:E200026.

Sociedade Brasileira de Pediatria. Departamento Científico de Aleitamento Materno. Uso de medicamentos e outras substâncias pela mulher durante a amamentação. SBP; 2017. 18 p. Disponível em: https://www.sbp.com.br/fileadmin/user_upload/Aleitamento_-__Uso_Medicam_durante_Amament. pdf. Acesso em: 03 mar. 2024.

Spencer B. Medications and breastfeeding for mothers with chronic illness. J Obstet Gynecol Neonatal Nurs. 2015;44(4):543-52.

Spencer J. Common problems of breastfeeding and weaning. UpToDate; 2023 [cited 2024 Mar 03]. Available from: https://medilib.ir/uptodate/show/4996

World Health Organization. Infant and young child feeding: Model chapter for textbooks for medical students and allied health professionals. Geneva: WHO; 2009 [cited 2024 Mar 03]. Available from: https://iris.who.int/bitstream/handle/10665/44117/9789241597494_eng.pdf?sequ

CAPÍTULO 31

Aleitamento em Mulheres com História de Uso de Substâncias Psicotrópicas

Edson Borges de Souza • Ana Lúcia dos Reis Lima e Silva • Marcia Rocha Parizzi • Clara Viana Lage Meirelles

Introdução

De acordo com a Organização Mundial da Saúde (OMS), droga é toda substância natural ou sintética, que, introduzida no organismo vivo, modifica uma ou mais das suas funções, independentemente de ser lícita ou ilícita. O uso prejudicial e a dependência de drogas lícitas ou ilícitas são um problema de Saúde Pública internacional. A dependência de drogas é considerada uma doença crônica, incluída no Código Internacional de Doenças (CID-10; CID-11), e no Manual Diagnóstico e Estatístico de Transtornos Mentais (DSM-V).[1]

O CID-10 é o critério adotado no Brasil pelo Sistema Único de Saúde (SUS). Ele abrange todas as doenças e foi elaborado pela OMS. O DSM-IV e o DSM-V abrangem apenas os transtornos mentais e têm sido mais utilizados em ambientes de pesquisa, porque possuem itens mais detalhados, em forma de tópicos (Associação Americana de Psiquiatria).[2]

No DSM-V (2013), a doença associada ao uso de drogas é denominada "transtornos relacionados a substâncias" (*substance use disorder*). Na CID-10 (1993), como "síndrome de dependência" e "uso nocivo". Na versão mais atual, a CID-11 (2019), foi incluída a categoria "episódio único de uso danoso de substâncias". Essa é a nomenclatura que deve ser utilizada. Termos como "drogadição", "drogadita", "usuária" e outros são estigmatizantes e não devem ser utilizados. Ademais, é importante distinguir "uso recreativo" de dependência.[3]

Epidemiologia

O uso de drogas lícitas e ilícitas é um importante problema de saúde entre mulheres em idade reprodutiva. Segundo dados apresentados no Relatório do United Nations Office on Drugs and Crime (UNODC),[4] no ano de 2017, cerca de 217 milhões de pessoas entre 15 e 64 anos usaram alguma substância psicoativa pelo menos uma vez no ano anterior, correspondendo a cerca de 5,5% da população de todo o mundo nessa faixa etária, naquele ano. O relatório apresentou ainda que, em 2017, cerca de 35 milhões de pessoas sofriam de **transtornos por uso de substâncias** (TUS) e, consequentemente, deveriam receber algum tipo de atenção em saúde e/ou tratamento. No entanto, estima-se que apenas um em cada sete dessas pessoas consiga obtê-lo de fato.[4]

No Brasil, estudos e inquéritos têm buscado avaliar o consumo de substâncias em populações definidas. Uma série de estudos avaliou o consumo entre estudantes de Ensino Médio das Capitais Brasileiras. Esses estudos foram realizados pelo Centro Brasileiro de Informações sobre Drogas Psicotrópicas (CEBRID), com início em 1989 e edições subsequentes em 1989, 1993, 1997, 2004 e 2010.

Outros estudos realizados pontualmente (sem periodicidade), sobre outras populações definidas (ou em contexto), foram os seguintes: "Crianças e Adolescentes em Situação de Rua" (1987, 1989, 1993, 1997, 2003); "I Levantamento Nacional sobre o uso de álcool, tabaco e outras drogas entre universitários das 27 capitais brasileiras" (2009); a pesquisa "Uso de bebidas alcoólicas e outras drogas nas rodovias brasileiras" (2009) e a "Pesquisa Nacional sobre o uso do *crack*" (2014).

Na população geral brasileira, foram realizados até o momento três levantamentos epidemiológicos acerca do uso/abuso de álcool e drogas (2001, 2005 e 2015). Porém, apenas o último diz respeito ao país como um todo, sendo representativo da população brasileira na sua totalidade. Em 2019 foi publicado o **III Levantamento Nacional sobre o Uso de Drogas pela População Brasileira**. Diferenças metodológicas, crescimento demográfico e alteração política dos territórios (dentre outros motivos), dificultam a comparabilidade dos achados e, consequentemente, a identificação de tendências do uso de substâncias do país.[5]

Nesse levantamento, a prevalência de consumo de substâncias ilícitas entre pessoas de 12 a 65 anos abrangendo o uso ao logo da vida, nos últimos 12 meses e nos últimos 30 dias foi de (Figura 31.1):

- Brasileiros entre 12 e 65 anos: 3,2%
- Sexo: homens (5%); mulheres (1,5%) e
- Faixa etária: jovens entre 18 e 24 anos (7,4%); jovens entre 25 e 34 anos (4,8%).

Os homens apresentam maior prevalência de uso de álcool, tabaco, maconha, solventes, cocaína, alucinógenos, *crack*, merla[a] e esteroides, enquanto as mulheres usam mais estimulantes, benzodiazepínicos, orexígenos e opiáceos.

---

[a] Merla, também chamada "zuca" ou "pasta base", é uma variação da pasta de coca, da qual se originam também a cocaína e o *crack*. A merla é um produto grosseiro, obtido das primeiras fases de separação da cocaína, a partir do processamento das folhas da planta.

Visualize a figura em cores:

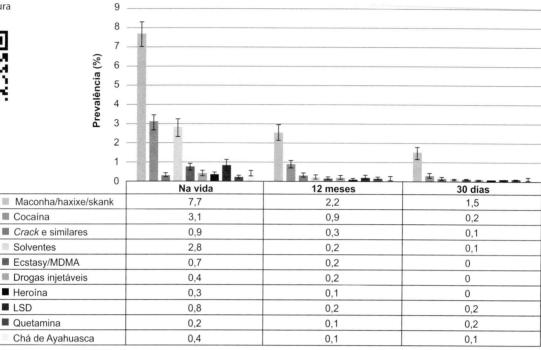

FIGURA 31.1 Prevalência de consumo de substâncias ilícitas entre pessoas de 12 a 65 anos no Brasil em 2015, abrangendo o uso ao logo da vida, nos últimos 12 meses e nos últimos 30 dias, por tipo de substância. Nota: as prevalências (%) são relativas ao total da população de pesquisa. LSD: dietilamida do ácido lisérgico; MDMA: 3,4-metilenodioximetanfetamina. (Adaptada de ICICT.)[6]

Nenhum dos estudos avaliou a prevalência de consumo de substâncias entre mulheres grávidas. Assim, a prevalência nessa população deve ser extrapolada a partir da prevalência encontrada entre mulheres em idade fértil ou mulheres jovens (18 a 24 anos; 25 a 34 anos).

Estudo avaliando o perfil dos usuários de *crack* e/ou similares[7] revelou que cerca de 370 mil brasileiros de todas as idades usaram regularmente *crack* e similares (pasta-base, merla e óxi) nas capitais ao longo de pelo menos 6 meses em 2012. Esse número corresponde a 0,8% da população das capitais do país e a 35% dos consumidores de drogas ilícitas nessas cidades. Entre esses usuários, 20% eram mulheres; e entre essas, 10% estavam grávidas. Esses dados nos permitem estimar, de maneira aproximada, o número de gestantes que fazem ou fizeram uso de *crack* e similares, conforme o número de habitantes.[7]

Rastreio e diagnóstico de dependência por uso de substâncias

Idealmente, o manejo do aleitamento em mulheres que consomem substâncias deveria começar durante a gravidez, através do diagnóstico pré-natal e estabelecimento de um plano de cuidados. A importância do pré-natal para a assistência e o tratamento dessas mulheres é apontada em duas importantes publicações do Ministério da Saúde – Cadernos da Atenção Básica (2012) e Manual de Atenção ao Pré-natal de Alto Risco (2022).

Nessa última publicação, os autores chamam a atenção para alguns princípios e passos na identificação de mulheres que fazem uso de substâncias:[8]

- Anamnese detalhada, livre de prejulgamentos e preconceitos, garantindo o sigilo profissional
- Questionamento sobre o tipo de droga; quantidade de cada uma, frequência, tempo de uso, via de administração (se fizer uso de injetável, perguntar sobre compartilhamento de agulhas), antecedente de overdose, necessidade de internação para desintoxicação
- Histórico familiar de uso de drogas, principalmente por parte dos parceiros
- Histórico de passagens policiais e/ou encarceramento prévios; antecedente de doenças sexualmente transmissíveis
- Histórico de prostituição; perda de guarda de filho ou sob cuidados de entidades de proteção à infância
- Se tem rede de apoio social e afetivo.

Além disso, apontam para a dificuldade de se fazer o diagnóstico, "principalmente porque as mulheres frequentemente negam a sua utilização".[8] Para tanto, se faz necessário uma abordagem interprofissional e intersetorial, que saiba construir vínculos e abordar esse tema entre as gestantes para prestar melhor assistência. Nenhuma das publicações estabelece fluxos diagnósticos ou recomenda instrumentos para aumentar a acurácia do rastreio.

Rastreio

O rastreio para o uso de substâncias pode ser feito por meio de uma pergunta simples ou mediante questionários padronizados. Um teste com um único item (pergunta) pode ser tão eficaz quanto questionários mais longos e mais complexos (ASSIST, por exemplo). Todavia, é importante que a pergunta seja apropriadamente formulada. Perguntas fechadas, do tipo "sim" ou "não", solicitando uma informação sobre o tempo presente, pode inibir a mulher e gerar uma resposta negativa.

Na prática clínica, o rastreio para o uso de substâncias costuma basear-se em uma pergunta do tipo "sim" ou "não" (pergunta fechada), e no preenchimento do campo "outras drogas" da Caderneta da Gestante (para mulheres que fazem pré-natal no SUS). Frequentemente, a informação sobre o uso de substâncias é fornecida pelo agente comunitário de Saúde, que a obtém de pessoas da comunidade onde a mulher vive.

Esse método apresenta limitações e inconvenientes:

- Baixa acurácia: é comum as mulheres omitirem o uso
- Quebra da confidencialidade, muitas vezes associada à estigmatização (as mulheres são "rotuladas" como usuárias)
- Diante de uma resposta afirmativa, não há continuidade no processo de investigação, diagnóstico, classificação da gravidade e tratamento.

As mulheres são mais propensas a relatar o uso ao longo da vida ou antes da gravidez do que informar o uso durante a gravidez devido aos riscos e estigmas. Então pergunte: "Quantas vezes no último ano você usou uma droga ilegal ou usou um medicamento por razões não médicas?". Se solicitado a esclarecer o significado de "razões não médicas" – se solicitado a esclarecer o significado de "razões não médicas", explique "por exemplo, por causa da experiência ou sentimento que causou". "No último ano, quantas vezes você usou álcool (ou outras drogas)?"

O uso de questionários autoadministrados também pode ser utilizado. Um estudo avaliou um questionário com um único item (SISQs, do inglês *single-item screening questions*) autoadministrado por computador e concluiu que é uma abordagem válida para detectar o uso nocivo de álcool e drogas em pacientes adultos na atenção primária. Embora instrumentos de triagem administrados pelo cuidador possam ter maior precisão em contextos de pesquisa, em ambientes de prática do mundo real pode haver vantagens distintas no uso de uma abordagem autoadministrada.[9]

A ferramenta ASSIST (do inglês *Alcohol, Smoking and Substance Involvement Screening Test*) foi desenhada para rastreio. Um escore Z igual ou superior a 4 em qualquer outra substância no ASSIST indica uso de risco moderado a alto. Uma pontuação diferente de zero, porém baixa, indica uso recente ou passado. Uma pontuação específica da substância de 27 ou mais pode indicar dependência.

Todavia, devido à sua extensão (mais de 80 itens, dependendo de quantas substâncias o paciente relata ter usado alguma vez na vida), não é uma ferramenta facilmente aplicável na prática clínica, com essa finalidade. A vantagem é que ele fornece informações adicionais úteis para avaliação e discussão durante a intervenção breve. Além do mais, pode ser utilizado para diagnóstico.

Diagnóstico

Para pacientes com rastreio positivo, o passo seguinte é estabelecer ou afastar o diagnóstico de dependência ou uso nocivo, utilizando-se critérios estabelecidos pela **CID-10** (Tabela 31.1) ou **DSM-IV (V)**. CID-10 é o sistema adotado no Brasil pelo SUS.[10]

Riscos e consequências do uso de substâncias

O uso de substâncias na gravidez (recreativo ou associado à dependência) está relacionado com aumento no risco de complicações como aborto, parto pré-termo, restrição do crescimento intrauterino, descolamento de placenta, hemorragia intraventricular, óbito fetal intrauterino e síndrome de abstinência neonatal. Além disso, sabe-se que metabólitos ativos de drogas, incluindo cocaína, opioides, maconha e tabaco, passam para a corrente sanguínea fetal, atravessam a barreira hematoencefálica e interferem no desenvolvimento inicial da célula nervosa, ou causam morte celular. Pesquisadores acreditam que esses metabólitos interajam com a composição genética fetal, afetando o desenvolvimento cognitivo e comportamental futuro.[11-13]

TABELA 31.1 Critérios da CID-10 para "síndrome de dependência" e para "uso nocivo".	
Síndrome de dependência	**Uso nocivo**
Um **diagnóstico definitivo de dependência** deve em geral ser feito somente se **três ou mais dos seguintes requisitos** tenham sido experienciados ou exibidos em algum momento do ano anterior: a) um forte desejo ou senso de compulsão para consumir a substância; b) dificuldades em controlar o comportamento de consumir a substância em termos de seu início, término e níveis de consumo; c) um estado de abstinência fisiológico quando o uso da substância cessou ou foi reduzido, como evidenciado por: síndrome de abstinência para a substância ou o uso da mesma substância (ou de uma intimamente relacionada) com a intenção de aliviar ou evitar sintomas de abstinência; d) evidência de tolerância, de maneira que doses crescentes da substância psicoativa são requeridas para alcançar efeitos originalmente produzidos por doses mais baixas; e) abandono progressivo de prazeres e interesses alternativos em favor do uso da substância psicoativa, aumento da quantidade de tempo necessária para se recuperar de seus efeitos; f) persistência no uso da substância, a despeito de evidência clara de consequências manifestamente nocivas (deve-se fazer esforços claros para determinar se o usuário estava realmente consciente da natureza e da extensão do dano).	**O diagnóstico requer que um dano real deva ter sido causado à saúde física e mental do usuário** Padrões nocivos de uso são frequentemente criticados por outras pessoas e estão associados a consequências sociais diversas de vários tipos. O fato de um padrão de uso ou uma substância em particular não seja aprovado por outra pessoa, pela cultura ou possa ter levado a consequências socialmente negativas, como prisão ou brigas conjugais, não é por si mesmo evidência de uso nocivo A intoxicação aguda ou a "ressaca" não é por si mesma evidência suficiente do dano à saúde requerido para codificar uso nocivo O uso nocivo não deve ser diagnosticado se a síndrome de dependência, um transtorno psicótico ou outra forma específica de transtorno relacionado com o uso de drogas ou álcool está presente

No puerpério, evidências mostram que o uso materno de nicotina, álcool, *ecstasy*, anfetaminas, cocaína e estimulantes relacionados tem efeito prejudicial para o bebê amamentado; e álcool, opioides, benzodiazepínicos e *Cannabis* podem causar sedação tanto na mãe quanto no bebê.[14] A maior parte desse conhecimento é derivada de relatos de casos, em geral, intoxicação aguda ou resultados a curto prazo.

É plausível supor que o uso de substâncias por lactantes possa afetar o desenvolvimento cognitivo e comportamental futuro do lactente. Todavia, pouco se sabe sobre o efeito específico de cada substância a longo prazo, o efeito de diferentes intensidades de exposição à drogas, incluindo o uso esporádico, e o impacto sobre o risco de o lactente desenvolver, no futuro, dependência a substâncias ou outras doenças neuropsiquiátricas.

Cannabis

A cannabis é a substância psicoativa mais usada no Brasil.[5]

Farmacocinética

O princípio ativo da cannabis, o Δ^9-tetra-hidrocanabinol (THC), distribui-se rapidamente para o cérebro e tecidos adiposos. O THC atravessa a placenta e é secretado no leite materno durante a lactação, resultando em um acúmulo de 8 vezes no leite materno em comparação com os níveis plasmáticos. Os metabólitos do THC, o **11-OH-THC** e o **canabidiol** também foram detectados no leite materno. O número de horas desde o último uso e a frequência de uso diário foram associados à concentração de THC no leite materno. A concentração máxima média de THC no leite materno foi documentada em 1 hora após o consumo de cannabis inalada, seguida por uma redução na concentração de THC para cada hora adicional desde o último uso. Da mesma maneira, com mais usos diários, houve um aumento significativo na concentração de THC. Além disso, o THC foi mensurável no leite materno até 6 dias após o uso materno.[15]

Efeitos da exposição antenatal e por meio da lactação para a prole

Evidências de estudos de acompanhamento a longo prazo relacionadas com exposição pré-natal à cannabis mostraram alguns possíveis desfechos negativos, como problemas comportamentais e transtorno de déficit de atenção e hiperatividade[16] (Tabela 31.2). Por outro lado, uma revisão sistemática não mostrou associação entre exposição antenatal e déficits cognitivos clinicamente relevantes.[17]

Os efeitos da exposição pós-natal, através do leite, sobre o desenvolvimento infantil, são ainda menos claros. Uma revisão sistemática[15] buscou avaliar o efeito do consumo de cannabis durante a lactação sobre o desenvolvimento do lactente. Apenas dois estudos preencheram os critérios de inclusão. Ambos os estudos foram realizados na década de 1980 e incluíram pouco mais de 150 mulheres. Essas mulheres amamentaram pelo menos até 3 meses e consumiram cannabis de forma leve a moderada (< 7 vezes/semana) e pesada (> 7 vezes/semana). Os lactentes foram avaliados com 1 ano de vida.

Esses dois estudos demonstraram achados diferentes em relação ao desenvolvimento motor. O primeiro estudo[18] não mostrou diferenças nos desfechos, mas foi limitado pelo pequeno número de bebês expostos. Já o segundo estudo[19] indicou diferenças no desenvolvimento motor entre lactentes, dependendo do nível de exposição à cannabis. Nenhum desses estudos controlou adequadamente a exposição durante a gestação. Por isso, esses achados podem ter sido confundidos pelo uso materno de maconha durante a gravidez, e, portanto, não está claro se a exposição pré ou pós-natal é um determinante mais forte do desenvolvimento infantil.

Esse grau de evidência fornece dados insuficientes sobre os riscos de exposição ao THC no leite materno em termos de desfechos infantis. Os resultados indicam resultados conflitantes em relação ao risco de exposição à cannabis no leite materno. Dada essa investigação limitada, a segurança da amamentação para as mulheres que consomem cannabis não pode ser inequivocamente determinada. As mulheres devem ser aconselhadas a abster-se do consumo de cannabis durante a lactação ou a reduzir o consumo se a abstinência não for possível.

Com base em nosso conhecimento atual sobre o uso de cannabis durante a gravidez e lactação, as seguintes recomendações clínicas podem ser consideradas:[15]

- As mulheres grávidas devem ser aconselhadas sobre os possíveis riscos do uso de cannabis pós-parto para a saúde infantil, incluindo menor duração da amamentação e possíveis atrasos no neurodesenvolvimento (II-3)

TABELA 31.2 Efeitos cognitivos e comportamentais da exposição antenatal à cannabis.

Aumento do comportamento agressivo	Déficits nas habilidades verbais e perceptuais, raciocínio verbal, quantitativo e visual, memória a curto prazo, atenção e vigilância	Déficits no raciocínio abstrato e visual, atenção, funcionamento executivo, leitura, fala, atenção, e internalização e comportamentos sociais	Déficits no funcionamento cognitivo-visual, desempenho acadêmico, velocidade de processamento da informação e coordenação visual e motora	Déficits no funcionamento executivo, inibição de resposta e memória de trabalho visuo-espacial
Déficits de atenção (mulheres)	Hiperatividade	Hiperatividade	Delinquência	Tabagismo
	Impulsividade	Impulsividade		Uso de substâncias
		Sintomas depressivos e ansiosos		Início precoce do uso de substâncias
		Experiências psicóticas-like		
		Distúrbios dos pensamentos		
		Distúrbios do sono a longo prazo		

Adaptada de Canadian Centre on Substance Use and Addiction, 2022.[16]

- As mulheres que estão amamentando devem ser aconselhadas a abster-se do uso de cannabis e outras coexposições, como álcool e tabaco, durante a lactação (II-3)
- Para as mulheres que não podem abster-se do consumo de cannabis durante a lactação, a redução do consumo deve ser aconselhada para diminuir os riscos potenciais de exposição à cannabis no leite materno (II-3)
- Para reduzir o risco de exposição à maior concentração de THC no leite materno, as mulheres devem evitar amamentar dentro de 1 hora após o uso de cannabis inalada (III).

Cocaína

Farmacocinética

A cocaína é uma molécula pertencente à família dos alcaloides naturais derivados das folhas de Erythroxylum coca. Está disponível em duas formas químicas: cloridrato de cocaína e cocaína *freebase*, conhecido pelo seu nome de rua *crack*.[20]

A cocaína é bem absorvida através de todas as vias de administração, incluindo administrações oral, vaginal, sublingual e retal. Além disso, a cocaína pode ser administrada por inalação (aerossol ou fumaça) ou por métodos parenterais (injeções subcutâneas, intramusculares ou intravenosas). Após a inalação, a cocaína atravessa rapidamente a mucosa nasal e entra no sistema circulatório. A fumaça do *crack* permite que a cocaína atravesse rapidamente dos pulmões para o sangue. O uso parenteral permite que a cocaína entre rapidamente na corrente sanguínea e produza efeitos imediatos e intensos.

O tempo para atingir o pico plasmático depende da via de administração. Cerca de 10 a 20 minutos após a injeção e 60 minutos após a ingestão ou inalação. A cocaína é rápida e extensivamente metabolizada (mais de 90%) principalmente no fígado por hidrólise enzimática e não enzimática para produzir Ecgonine-Methyl-ester (EME) e Benzoilecgonina (BE), respectivamente (Figura 31.1), que são posteriormente metabolizados para Ecgonine (ECG). A Ecgonine é ativa no ambiente fetal e pode ser tóxica, enquanto EME e ECG são consideradas moléculas farmacologicamente inativas.

No fim de 4 horas, a maior parte da droga de origem é eliminada do plasma. No entanto, os metabolitos podem ser identificados até 144 horas após a administração.

A cocaína é suficientemente estável no leite, de modo que qualquer cocaína que entre no leite materno a partir da corrente sanguínea estará disponível para o lactente. Após a administração de cocaína radioativa em fêmeas lactantes, a relação leite/sangue para a cocaína foi em média de 7,8. Esses dados indicam que tanto o feto quanto o lactente estão em risco considerável devido ao uso de cocaína pela mãe.[21]

Efeitos sobre a lactação

O uso de cocaína durante a lactação é considerado **muito inseguro** (e-lactancia e LactMed). Por isso, o uso dessa substância está contraindicado durante a lactação, e a suspensão do aleitamento pode ser considerada se a mulher não consegue se manter abstinente. Para mulheres que fazem uso intermitente, a suspensão do aleitamento por 24 horas, com ordenha e descarte do leite produzido nesse período, é a conduta recomendada pela maioria dos autores.[22]

Foram relatados casos de intoxicação aguda do lactente após ingestão acidental e inalação passiva dos vapores de cocaína (*crack*). Os lactentes intoxicados apresentaram irritabilidade, tremores, hipotonia, vômitos, diarreia, pupilas dilatadas, cianose, desconforto respiratório, taquicardia e hipertensão arterial.[23,24] Um lactente apresentou quadro de convulsões, letargia e coma após amamentação em mama coberta com anestésico tópico contendo cocaína.[25] Além do mais, o uso pesado de substâncias está associado a um risco aumentado de psicose puerperal, outras doenças psiquiátricas, que podem levar a mãe a apresentar comportamentos perigosos para si mesma e para o bebê.[26]

Inalantes/solventes

Os inalantes/solventes constituem um vasto grupo de produtos diferentes, usados licitamente em várias das atividades industriais, comerciais e domésticas. No III levantamento Nacional sobre o Uso de Drogas pela População Brasileira,[5] solventes/inalantes apareceram entre as substâncias mais consumidas (Tabela 31.3). É um problema particularmente relevante entre crianças e adolescentes em situação de rua, devido à facilidade de acesso.[27]

Como são voláteis, evaporam à temperatura ambiente, o que facilita que sejam inalados (cheirados) de qualquer recipiente. Popularmente, são conhecidos como "cheirinho da loló", "cola de sapateiro", "cheirinho do morro", ou "cheirinho", além de "lança perfume", quando apresentam diversas composições e são usadas ilegalmente.[29]

Com exceção dos gases anestésicos que são usados em ambientes cirúrgicos, essas substâncias não são próprias para consumo humano. O abuso de inalantes envolve a inalação deliberada de substâncias para atingir a euforia e um estado mental alterado. Inalantes referem-se a uma grande variedade de substâncias, incluindo solventes voláteis, gases, aerossóis e nitritos. O abuso de inalantes é bastante prevalente e é um problema visto em todo o mundo, especialmente em grupos culturais empobrecidos ou marginalizados.[30]

Efeitos dos solventes sobre a gestação

Estudos clínicos avaliando o efeito do uso abusivo dessas substâncias durante a gravidez e lactação não foram encontrados. As informações sobre a possibilidade de efeitos à saúde em gestantes e lactantes provém de estudos de exposição ocupacional a solventes e óxido nitroso. Por serem altamente lipofílicos, quase todos os solventes voláteis devem atravessar prontamente a placenta e resultar em exposição fetal. Várias investigações têm sugerido uma ligação entre resultados adversos na gravidez e exposição a solventes orgânicos.[31]

Devido à sua alta lipofilicidade, os inalantes voláteis atravessam a placenta. Assim, o uso de inalantes durante a gravidez pode causar abortos espontâneos e síndrome fetal por exposição ao solvente, que é semelhante à **síndrome alcoólica fetal**. Caracteriza-se por baixo peso ao nascer, microcefalia, micrognatia, dismorfologia facial, dismorfismo craniofacial, disfunção cerebelar, perda auditiva, fenda palatina, retardo do crescimento, diminuição do tônus muscular e atraso no desenvolvimento. Abstinências neonatais também são observadas com abuso de voláteis inalatórios.[28]

322 Parte 3 • Atuação

TABELA 31.3 Classificação farmacológica dos inalantes comumente abusados.

Classe farmacológica	Química (estado)	Fontes comuns
Solventes e gases voláteis		
Hidrocarbonetos alifáticos	Butano, propano, metano (gás)	Fluido mais leve, combustível engarrafado, propelentes de aerossol (*spray* de cabelo, tinta *spray*, desodorantes, ambientadores, *spray* de óleo de cozinha)
	n-Hexano (líquido)	Adesivo, gasolina, solventes industriais, cimento de borracha
	Isooctano (líquido)	Combustível automotivo
	Querosene (líquido)	Fluido mais leve
	Nafta (líquida)	Polidor de sapatos, adesivo
	Terebintina (líquido)	Diluente de tinta, solvente
Hidrocarbonetos aromáticos	Benzeno (líquido)	Gasolina, cimento de borracha
	Tolueno (líquido)	Adesivos, diluente de tinta, tinta *spray*, cimento de borracha, removedor de esmalte
	Xileno (líquido)	Diluente de tinta, adesivo, desengraxante
Ésteres	Acetato de etila (líquido) Acetato de metilo (líquido)	Adesivo, removedor de esmalte, ativador de tinta Adesivo, removedor de esmalte, ingrediente de fragrância
Éteres	Éter dimetílico (líquido) Éter dietílico (líquido)	Combustível, propelente de aerossol, refrigerante, *sprays* "congelantes", combustível
Hidrocarbonetos halogenados		
Hidrocarbonetos clorados	Tetracloreto de carbono (líquido)	Soluções de limpeza, propelentes de aerossóis
	Clorofórmio (líquido) (triclorometano)	Limpador para compostos plásticos, adesivo, removedor de manchas
	Cloreto de etila (líquido) (cloroetano)	Anestésico tópico
	Cloreto de metileno (líquido) (diclorometano)	Diluentes de tintas, removedores de verniz, desengordurante
	Tetracloretileno (líquido)	Agentes de limpeza a seco desengraxantes
Tricloroetileno (líquido)	Agente de limpeza a seco, removedor de manchas, desengraxante	Hidrocarbonetos fluorados Clorofluorocarbonos (gás) (freons: difluoroetano, diclorofluorometano, tetrafluoroetano, bromoclorodifluorometano) Refrigerantes, propelentes de aerossóis diversos (spray de cabelo, tinta spray, spray de computador ou duster, desodorantes, ambientadores, extintor de incêndio)
	1,1,1-Triclorotano (líquido)	Fluido de correção de máquinas datilográficas
Hidrocarbonetos fluorados	Clorofluorocarbonos (gás) (freons: difluoroetano, diclorofluorometano, tetrafluoroetano, bromoclorodifluorometano)	Refrigerantes, propelentes de aerossóis diversos (spray de cabelo, tinta spray, spray de computador ou duster, desodorantes, ambientadores, extintor de incêndio)
Acetonas	Acetona (líquido) Metil butilcetona (líquido)	Removedor de esmalte, diluente de tinta, solvente, adesivo, diluente de tinta
Gases anestésicos voláteis		
Anestésicos voláteis alcanos	Halotano (gás)	Anestésico geral
Anestésicos halogenados ("flurano")	Enflurano (gás), isoflurano (gás), sevoflurano (gás)	Anestésicos gerais
Gases anestésicos inorgânicos		
Monóxido de dinitrogênio	Óxido nitroso (gás)	Chantilly enlatado, tanques de balão
Alquil-nitritos voláteis		
Nitritos	Nitrito de amila (líquido) Nitrito de butila (líquido) Nitrito de isopropil (líquido)	Medicamentos para angina (vasodilatadores), "poppers", "pargos", desodorizantes de sala

Adaptada de Radparvar, 2023.[28]

Opioides

Os opioides têm um efeito analgésico e sedativo potente, sendo utilizados há mais de 100 anos para o alívio da dor crônica e aguda. Também podem causar euforia, por isso costumam ser utilizados com finalidades recreativas, que pode evoluir para uso abusivo, dependência e overdose. Nos EUA e Canadá, o uso abusivo de opioides constitui um importante problema de saúde pública. Morte por overdose de opioide constitui a principal causa de mortalidade naqueles países.[30] O uso abusivo na gravidez inclui o uso de heroína e o uso não terapêutico de drogas analgésicas prescritas.[32]

Heroína pode ser utilizada de forma injetável, inalação nasal, ou por meio de cigarros. Heroína tem uma meia-vida curta, por isso deve ser utilizada várias vezes durante o dia, para manter o efeito. Drogas prescritas incluem codeína, fentanil, morfina, metadona, oxicodona, meperidina, hidromorfona, hidrocodona, propoxifeno e buprenorfina. Esses produtos podem ser utilizados de várias maneiras: deglutidos, injetados, inalação nasal, fumados, mascados, ou na forma de supositórios.

O início e a intensidade da euforia podem variar conforme a substância e a formulação. Todas as drogas têm potencial para overdose, dependência física, abuso e adição. A injeção de heroína também apresenta risco de transmissão de infecções, incluindo hepatites virais e HIV. A dependência de opioides está associada a um comportamento compulsivo de busca pela droga, dependência física e tolerância, que leva o usuário a buscar doses cada vez mais altas. Uma vez estabelecida a dependência a síndrome de abstinência ocorre com a descontinuação da droga.[32]

Uso de opioides na gravidez e lactação

Alguns estudos sugeriram que os opioides como um grupo podem estar associados a defeitos congênitos, no entanto, esses estudos não encontraram um padrão específico de defeitos congênitos. Com base nos estudos disponíveis, se houver uma chance aumentada de defeitos congênitos com o uso de opioides na gravidez, é provável que seja pequena. O uso crônico de heroína foi associado a descolamento de placenta, restrição do crescimento intrauterino, prematuridade, óbito fetal e eliminação de mecônio. Não existem evidências de que as substâncias de prescrição estejam associadas a outros efeitos adversos na gestação. O tratamento farmacológico da dependência a opioides pode ser feito com metadona ou buprenorfina.

A **síndrome de abstinência neonatal por opioides (SANO)** é um dos resultados mais comuns do uso crônico de opioides na gestação. Manifesta-se por reflexos de sucção não coordenados, com comprometimento da qualidade da amamentação, irritabilidade e choro agudo. A exposição à metadona e buprenorfina, para tratamento da dependência também pode levar a síndrome de abstinência. Todas as crianças expostas ao uso de opioides na gestação devem ser monitoradas para síndrome de abstinência neonatal e devem ser tratadas, se necessário.[32]

Vários estudos demonstram que o aleitamento materno pode diminuir os sintomas associadas à SANO, em mulheres tratadas com metadona ou buprenorfina. Em um estudo com neonatos expostos à metadona, neonatos amamentados tiveram menor incidência de SANO necessitando de tratamento farmacológico (53% vs. 80%, p < 0,05) e tiveram menor duração do tratamento (31,0 vs. 48,9 dias, p < 0,05) em comparação com neonatos não amamentados. O grau em que a amamentação atenua os sintomas associados à SANO provavelmente está associado à pequena quantidade de opioides presentes no leite materno. O início do aleitamento materno proporciona ao neonato baixas concentrações de opioides, reduzindo a ocorrência ou a gravidade dos sintomas de abstinência.[33]

Grande parte da epidemia norte-americana de opioides foi instigada por aumentos acentuados no uso de substâncias prescritas, que levaram a taxas alarmantes de uso indevido, dependência e overdose. No entanto, esse fenômeno ainda não se replicou globalmente. No Brasil, o uso indevido de opioides não é um problema de Saúde Pública tão relevante quanto na América do Norte.

Todavia, tem havido um aumento muito rápido na venda de opioides no Brasil (Figura 31.2). Uma pesquisa recente mostrou que, entre 2009 e 2015, houve um aumento de 465% nas vendas de opioides. A codeína respondeu por 98% das vendas nesse período. Mas a oxicodona foi o fármaco que apresentou o maior aumento relativo (RR = 11,39; IC 95% = 11,19; 11,59). Não é possível afirmar que esse aumento esteja associado ao uso indevido desses fármacos. Pode representar uma melhoria do acesso aos opioides por parte de pacientes com dor crônica e tratamentos paliativos. De todo modo, os autores deste estudo recomendam "vigilância cuidadosa da oferta e dos resultados subsequentes, para evitar o desenvolvimento uma epidemia devastadora de opioides", como aquela vista na América do Norte.[30]

No puerpério, tramadol é um fármaco frequentemente prescrito para o manejo da dor em pacientes submetidas a cesariana, ou sutura de trauma perineal, pois é compatível com o aleitamento materno (e-lactancia). Codeína também é um fármaco que costuma ser prescrito durante a gravidez, para manejo de dor de cabeça ou dor lombar, e, eventualmente, também pode ser prescrito no puerpério, pelas mesmas indicações do tramadol.

Todavia, a codeína deve ser utilizada com cautela durante o aleitamento materno. Em condições usuais, os níveis plasmáticos dos lactentes são muito baixos, abaixo dos níveis terapêuticos,

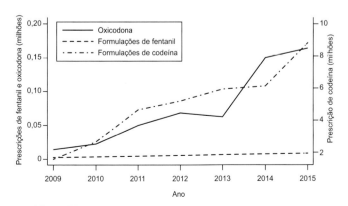

FIGURA 31.2 Número de prescrições de opioides vendidas no Brasil, de 2009 a 2015.

com uma dose relativa insignificante, inferior a 1,5%. Por isso, foi considerado seguro para uso durante a amamentação. Todavia, em mulheres portadoras de excesso do gene ligado à enzima P450-2D6, a codeína pode ser rapidamente metabolizada à morfina, e nesse caso, sedação excessiva pode ocorrer. O diagnóstico genético dessa condição não está disponível na prática clínica. Foram relatados casos de depressão respiratória, sonolência, apneia, e um caso fatal.

Por isso, alguns autores contraindicam o uso de codeína por mulheres amamentando. Outros recomendam uso cauteloso, na menor dose possível, pelo menor tempo (não mais do que 3 a 4 dias), com monitoramento atento de sinais de sedação na mãe ou no recém-nascido (RN) (e-lactancia).

Retirada compulsória ou obrigatória de bebês do convívio com as mães biológicas que usam drogas e/ou em situação de vulnerabilidade

A história de violência doméstica, problemas de saúde mental e uso prejudicial de drogas ilícitas e álcool pelos pais, o chamado "trio tóxico", tem sido associado a risco aumentado de abuso e negligência na infância. No entanto, no Brasil e em outros países, essa associação está profundamente entranhada na forma como o sistema de justiça, os serviços de proteção à criança e os sistemas nacionais de informação interpretam e tomam decisões em situações envolvendo filhos de mulheres com história de uso de drogas e/ou em situação de rua. Incapaz de oferecer tratamentos efetivos, que inclui a garantia de vida digna para as mulheres em situação de vulnerabilidade e seus filhos, estes sistemas, frequentemente de forma protocolar, separam os filhos de seus pais, sob o argumento de que essa medida visa proteger a criança de um futuro risco que pode ou não acontecer.

Separar um bebê de sua mãe, ou de sua família, é uma ação que tem consequências definitivas e irreversíveis para todos – a criança, a mãe e a família. Uma revisão sistemática mostrou que perder a guarda dos filhos, em decorrência do uso de drogas pode exacerbar o trauma e piorar a saúde materna (pior saúde mental, maior uso de drogas e risco de overdose, menor engajamento no tratamento e piora dos fatores sociais).[34]

Do ponto de vista da criança, há evidências de que isoladamente cada um dos fatores do "trio tóxico" pode levar a piores desfechos infantis, mas a qualidade da evidência é mista e longe de ser abrangente. Uma revisão sistemática identificou 20 publicações avaliando a relação entre os fatores do "trio tóxico" e maus-tratos infantis. Foram encontradas poucas evidências de qualidade confirmando essa relação, e quase nenhuma teoria avaliando essas supostas relações. Segundo os autores, essa discrepância entre a importância dada ao "trio tóxico" e a escassez de evidências justificaria uma mudança das atribuições excessivamente simplificadas do risco parental nas políticas e práticas e para uma maior atenção a outros fatores significativos para a proteção da criança.[35]

Essas conclusões têm implicações imediatas para as políticas de saúde materna, bem-estar infantil e sistema judiciário. No Brasil, políticas de "retirada compulsória ou obrigatória de bebês",

com separação entre mães e seus filhos, acolhimento institucional e entrega para a adoção, costumam ser defendidas para "proteger" as crianças de mães em situações de risco, denominadas "incapazes para o exercício do cuidado materno" ou possíveis violadoras dos direitos de seus filhos.

Na última década, um exemplo recente ocorreu em Belo Horizonte a partir de 2014. Por meio de intervenções do Ministério Público da Infância e Juventude e Vara Cível da Infância e Juventude de Belo Horizonte junto aos serviços públicos de Saúde e de Assistência Social, mais de 300 crianças foram retiradas compulsoriamente de suas mães.[36]

Tais medidas afetaram principalmente mulheres em situação de rua, pobres e negras, e despertaram forte reação de organizações não governamentais e governamentais, que se mobilizaram para discutir os direitos sexuais e reprodutivos dessas mulheres, que estavam sendo gravemente violados.

Um dos resultados dessa mobilização foram publicações de normativas nacionais orientadoras, para as instituições e agentes públicos, de diretrizes éticas voltadas para a atenção às pessoas em situação de vulnerabilidade, bem como a publicação de diversas pesquisas, oriundas de serviços de pós-graduação de muitas universidades públicas:

- Nota Técnica nº 01 de 2016, de autoria do Ministério de Desenvolvimento Social e Ministério da Saúde que disponibiliza as Diretrizes, Fluxo e Fluxograma para a atenção integral às mulheres e adolescentes em situação de rua e/ou usuárias de álcool e/ou *crack*/outras drogas e seus filhos RNs[37]
- Revista Saúde em Rede. Suplemento – Chamada Adoção Compulsória, v. 4. n. 1. Suplem (2018)[38]
- Resolução CNJ 425/2021, do Conselho Nacional de Justiça, que instituiu a Política Nacional de Atenção às Pessoas em Situação de Rua e suas interseccionalidades (PopRuaJud).[39] Esta resolução resguarda de maneira clara que mulheres em situação de vulnerabilidade, mesmo aquelas vivendo na rua, tem direito à maternidade e ao cuidado de seus filhos:

> Art. 30. Às crianças e adolescentes em situação de rua é assegurado o direito à convivência familiar e comunitária, bem como proteção integral da família em situação de vulnerabilidade social, de modo a evitar a separação de mães e pais e outros cuidadores em situação de rua e seus filhos e filhas e outros dependentes.
>
> § 1º A situação de rua não é motivo suficiente para a suspensão e perda do poder familiar, de acordo com o art. nº 23 do Estatuto da Criança e Adolescente (ECA).
>
> § 2º A falta de vagas em instituição de acolhimento da rede de proteção social, bem como a falta de moradia digna não justifica o afastamento do convívio familiar.

- Relatório da pesquisa "Condições para o exercício de direitos sexuais e reprodutivos de mulheres usuárias de drogas em Belo Horizonte/MG", que descreve os eventos ocorridos em Belo Horizonte, desde 2014, bem como destaca o uso de drogas como a justificativa mais frequentemente utilizada pelo Poder Judiciário para fundamentar, embora sem concreta situação de ameaça ou violação de direitos de bebês, a separação entre mães e seus filhos em processos judiciais entre os anos de 2013 e 2019.[40] Esta Pesquisa desenvolvida pela parceria entre o Fórum Mineiro de Saúde Mental, a Clínica de Direitos Humanos da Universidade Federal de Minas Gerais, a Frente Mineira Drogas e Direitos Humanos, a Defensoria Pública de Minas Gerais e o Instituto DH, foi publicada em 2022, e avaliou o exercício dos direitos sexuais e reprodutivos de mulheres que residem em Belo Horizonte, já passaram pela experiência da maternidade e fazem ou já fizeram uso de drogas.

O uso de drogas ou álcool, de maneira isolada ou em conjunto com doença mental dos pais e violência doméstica são, sem dúvida, fatores importantes na vida das crianças. No entanto, não são os únicos fatores significativos, e o contexto social e econômico em que essas questões são vivenciadas está inextricavelmente implicado nas consequências para as crianças, tratando-se de fatores estruturais que não devem ser abordados como de responsabilidade individual, mas como indicadores de atenção para a incidência de políticas públicas.

Assim, devem ser evitadas as práticas imediatistas de afastamentos das crianças de suas mães e todas as violações dos direitos sexuais e reprodutivos das mulheres negras e pobres atendidas na Rede de Atenção como Conselhos Tutelares, a rede do Sistema Unificado de Saúde/SUS (Atenção Primária à Saúde, Rede de Saúde Mental, Atenção Secundária e Hospitalar/Hospitais e maternidades públicas) e a Rede do Sistema Unificado de Assistência Social/SUAS (CRAS, CREAS). Além disso, os técnicos dos Serviços do SUS e SUAS que compõem a Rede de Atenção, devem receber educação continuada, além de supervisão permanente oferecida por técnicos da Gestão municipal, na construção dos casos clínicos de mulheres em situação de vulnerabilidade, visando a construção de planos terapêuticos e socioassistenciais singulares, pautados em princípios éticos e não violadores, conforme definido nas normativas disponibilizadas supracitadas.

Parentalidade e uso de substâncias

Pesquisas estimam que entre 5 e 30% das crianças em países europeus vivem com pelo menos um dos pais que usa substâncias.[41] Não foram encontradas estimativas dessa natureza para a população brasileira.

Além dos danos bem documentados do uso de substâncias para o usuário individual, o uso parental de substâncias está associado a experiências adversas na infância, como lesões não intencionais, maus-tratos, abuso e violência intencional. Além disso, o uso parental de substâncias foi associado a condições como transtorno de conduta e transtorno desafiador de oposição, depressão e transtorno de ansiedade. Crianças cujos pais usam substâncias são significativamente mais propensas a se envolver com o uso precoce de substâncias, uso nocivo de substâncias e desenvolvimento de transtornos mentais na vida adulta.[42]

Por outro lado, a separação das crianças de suas famílias, acolhimento institucional e entrega para adoção também pode ser traumática. Não existem evidências de boa qualidade indicando recomendações que sejam válidas para todos os casos. Assim, a conduta acerca da capacidade parental, em mulheres que fazem uso de substâncias, deve ser realizada de maneira individualizada por uma equipe multiprofissional, envolvendo profissionais da área da Saúde, da Psicologia, do Serviço Social e do Direito.

Ao contrário de opiniões com base no senso comum, não é verdade que mulheres que fazem uso de substâncias não podem cuidar de seus filhos. Evidências empíricas atestam que a adição a drogas não compromete sempre ou de maneira integral a parentalidade. Relação de cuidado saudável pode ser preservada apesar da condição psicopatológica.[43]

Estudo de coorte realizado na Inglaterra acompanhou 71 crianças nascidas de mulheres encaminhadas a uma clínica hospitalar de pré-natal para gestantes usuárias de drogas, que haviam declarado o uso a um profissional da Saúde ou trabalhador voluntário do setor. Desse total, 81% eram usuárias de heroína, 50% de metadona, 18% de *crack*, 6% de cocaína, 8% de anfetaminas e 22% de benzodiazepínicos. Apesar das intenções maternas e das múltiplas intervenções de suporte, 27% das crianças nascidas de mulheres com problemas de abuso de substâncias significativos necessitaram de serviços de proteção durante os anos pré-escolares. Visto por outro ângulo, 73% das crianças não necessitaram de serviço de proteção.[44]

O que dizem as diretrizes

Organização Mundial da Saúde

A OMS classifica o uso de substâncias como "uma condição de saúde durante a qual o aleitamento pode continuar, embora seja um problema preocupante".[12]

O consumo materno de nicotina, álcool, ecstasy, anfetaminas, cocaína e estimulantes pode causar efeitos nocivos sobre os lactentes amamentados. Já álcool, opioides, benzodiazepínicos e cannabis podem causar sedação tanto na mãe quanto no bebê.

As mães devem ser encorajadas a não usar essas substâncias e devem receber apoio para se manterem abstinentes.

As mães que escolhem não suspender o uso dessas substâncias ou não podem fazê-lo devem buscar aconselhamento individual sobre os riscos e benefícios do aleitamento, dependendo de suas circunstâncias individuais. Para as mães que utilizam essas substâncias por períodos curtos, deve-se considerar a suspensão temporária do aleitamento materno quando usarem tais substâncias.

Sociedade Brasileira de Pediatria

A SBP também fez recomendações sobre o aleitamento em mulheres que fazem uso de substâncias[45] (Tabela 31.4).

Mulheres devem ser fortemente desencorajadas a utilizarem drogas de abuso durante a gestação, no intuito de reduzir os danos à saúde do seu filho. Tal recomendação deve ser mantida após o nascimento da criança, pois a exposição ao álcool e às drogas psicoativas como cocaína, *crack*, maconha, anfetaminas,

TABELA 31.4	Recomendações sobre o tempo de interrupção da amamentação após o uso de droga de abuso pela nutriz.
Drogas	**Período de interrupção da amamentação**
Álcool (etanol)	2 h para cada *drink** consumido
Anfetamina e ecstasy	24 a 36 h
Cocaína e *crack*	24 h
Fenciclidina	1 a 2 semanas
Heroína e morfina	24 h
LSD	48 h
Maconha	24 h

*Um *drink* corresponde a 340 mℓ de cerveja, 141,7 mℓ de vinho, 42,5 mℓ de bebidas destiladas. (Fonte: Adaptada de Hale, 2017.)[22]

ecstasy, LSD e heroína podem prejudicar o julgamento da mãe e interferir no cuidado com o seu filho, além do risco de toxicidade para o lactente amamentado.

Mães usuárias regulares de drogas de abuso ilícitas não devem amamentar seus filhos. As usuárias ocasionais devem suspender a amamentação por um período variável após o consumo da droga em questão.

Os autores da diretriz da SBP citam a publicação da OMS. Contudo, alertam para o fato de que "a baixa qualidade da assistência em Saúde aos usuários de drogas lícitas e ilícitas no Brasil não garante que a mãe dependente química fique realmente abstinente das drogas. Tal realidade dificulta muito a tomada de decisão pelo profissional da Saúde no momento da orientação sobre a manutenção do aleitamento materno ou do desmame".

Nova Gales do Sul/Austrália

Diretriz publicada pelo governo provincial da Nova Gales do Sul, na Austrália também adota as recomendações da OMS, mas estabelece princípios para o cuidado de mulheres que fazem uso de substâncias, durante a gestação, parto e puerpério.[46]

Se uma mulher que amamenta optar por usar substâncias, recomenda-se uma abordagem para a minimização de danos (redução de danos), desde que:

- A mulher foi informada sobre os efeitos prováveis no bebê das substâncias que está ou pode utilizar
- A mulher recebeu apoio para planejar a exposição mínima do bebê aos efeitos dessas substâncias.

O apoio adequado às mulheres dependentes de substâncias que desejam amamentar requer apoio integrado de serviços de drogas e álcool, pediatra, consultor de lactação ou outro profissional da Saúde com experiência em amamentação.

Academy of Breastfeeding Medicine

A Academy of Breastfeeding Medicine[47] publicou um protocolo para aleitamento em mulheres que fazem uso de substâncias ou apresentam transtorno por uso de substâncias (TUS). As recomendações, com base nas evidências disponíveis, consideram três cenários clínicos:

- **Aleitamento materno entre mulheres que usam substâncias ou com transtornos por uso de substâncias** (Tabela 31.5). As decisões sobre amamentação entre binômios mães-bebês expostos a substâncias são complexas. Com base nas evidências, mulheres que interrompem o uso de substâncias não prescritas no momento do parto podem ser apoiadas no início da amamentação, com acompanhamento adequado, como cuidados para TUS no pós-parto e suporte na lactação
- **Aleitamento materno no contexto do uso de substâncias não prescritas**. Para todas as mulheres que usam substâncias não prescritas interessadas em amamentar, recomendamos que os médicos incentivem a redução do uso e/ou a desintoxicação e cessação sempre que possível, em associação com tratamentos e suportes adequados. Entre aquelas que param o uso de substâncias não prescritas (Tabela 31.6), mas têm

---

TABELA 31.5 Recomendações gerais para aleitamento materno entre mulheres que usam substâncias ou com transtornos por uso de substâncias.

Recomendações	Nível da evidência	Força da recomendação
Aquelas que têm transtorno por uso de substâncias ou usam substâncias durante a gravidez ou durante o puerpério devem se envolver em cuidados multiprofissionais para uso de substâncias	2	B
Mulheres que interrompem o uso de substâncias não prescritas durante o parto podem ser apoiadas no início da amamentação com acompanhamento adequado	2	B
Cuidados perinatais dirigidos ao manejo do binômio durante a lactação, como educação pré-natal, suporte à lactação durante a lactação e no domicílio, assim como tratamento multidisciplinar contínuo do TUS podem facilitar a continuidade da amamentação	2	B
Programas individuais e instituições devem estabelecer diretrizes de aleitamento materno para mitigar o viés, facilitar a consistência entre os profissionais e capacitar os indivíduos em TUS	3	C

TABELA 31.6 Recomendações para aleitamento materno no contexto do uso de substâncias não prescritas.

Recomendações	Nível da evidência	Força da recomendação
Opioides: A amamentação deve ser evitada durante o uso de opioides não prescritos	2	B
Hipnóticos sedativos: A amamentação deve ser evitada durante o uso de hipnóticos sedativos não prescritos	3	C
Benzodiazepínicos prescritos: mulheres que amamentam e interrompem o uso não prescrito, mas permanecem em uso prescrito para o tratamento do transtorno por uso de benzodiazepínicos, ou para transtornos de ansiedade, podem retornar à amamentação	2	B
Estimulantes: A amamentação deve ser evitada durante o uso de estimulantes não prescritos	3	B
Álcool: A amamentação deve ser evitada imediatamente após o consumo moderado a alto de álcool. A ingestão ocasional de quantidades modestas de álcool (dois copos de 150 mℓ de vinho ou 1,5 ℓ de cerveja) durante a lactação e a espera de 2 h após consumo de bebida para retomar a amamentação é provavelmente segura	1	A
Tabaco e nicotina: Recomendamos que o aleitamento materno seja continuado naquelas mães que fumam ou inalam (vaping), devido aos benefícios documentados do aleitamento, mas sugerimos que reduzam seu consumo tanto quanto possível e evitem o fumar junto ao lactente	1	A
Cannabis: Encorajamos a cessação e/ou redução do uso de cannabis durante a amamentação	2	B
Para as mães que continuam a usar cannabis e desejam amamentar, recomendamos um processo de tomada de decisão compartilhada para discutir os riscos e benefícios do aleitamento materno. As discussões podem ser guiadas pelo exame da via e tipo de utilização LSD de produtos de cannabis, potência e frequência de uso.	3	C

um retorno ao uso, a amamentação pode ser retomada após a eliminação da substância com planos de tratamento de suporte estabelecidos
- **Aleitamento materno no contexto do tratamento do uso de substâncias.** O tratamento é utilizado principalmente para mulheres que usam opioides. Como esse não é um problema relevante no Brasil, não vamos incluir este quadro. Para quem necessitar recomendação a esse respeito, pode consultar a publicação da ABM.

Manejo clínico de pessoas que usam drogas ilícitas ou apresentam transtornos comportamentais

Durante o pré-natal

Para mulheres que apresentam rastreio positivo para uso de substâncias, o primeiro passo é colher uma boa história clínica, confirmando ou excluindo um diagnóstico de dependência, utilizando as definições da CID-10[48] (Figura 31.3).

O manejo vai depender da intensidade e do padrão de uso e da presença de comorbidades.[49]
- **Baixo risco:** Sem história de uso prévio ou atual; uso de baixa intensidade: interrompeu antes da gestação ou imediatamente após o diagnóstico da gravidez
- **Risco moderado:** uso de alta intensidade no passado, incluindo tratamento recente; interrompeu uso tardiamente na gravidez; persiste em uso de baixa intensidade
- **Alto risco:** uso atual; preenche critérios de Síndrome de Dependência (CID-10).

Para mulheres que fazem uso ocasional de substâncias, classificadas como consumo de risco baixo ou moderado, o seguimento pode ser realizado na Atenção Primária à Saúde. Informar sobre os riscos gestacionais da exposição a substâncias, utilizando as metodologias propostas pela Intervenção Breve e reforçando a recomendação para manter-se abstinente costumam ser suficientes.

Mulheres com diagnóstico de TUS devem ser acompanhadas por equipe multiprofissional, com treinamento no manejo dessas condições. O Manual de Gestação de Alto Risco, publicado pelo Ministério da Saúde,[8] recomenda encaminhamento para serviço de pré-natal de alto risco, todavia é importante lembrar que, de modo geral, esses serviços são formados por ginecologistas e obstetras que não têm formação para tratamento e seguimento de pessoas com TUS. Assim, seguimento na Atenção Primária, com apoio dos Centros de Atenção Psicossocial (CAPS) podem ser mais apropriados. É importante que as equipes de Saúde e os gestores locais estabeleçam os fluxos de cuidado para essas mulheres, conforme resumimos na Tabela 31.7.

O roteiro mínimo para a abordagem pré-natal desse grupo de mulheres deve incluir aconselhamento, investigação detalhada da história de uso abusivo de substância, abordagem com base em redução de danos (reconhecimento de que as recaídas são uma característica do transtorno, e não um problema de personalidade), informações educativas, avaliação e tratamento de comorbidades (em particular problemas de saúde mental, história de abuso), terapia de reposição com opioide nos casos indicados e avaliação do crescimento e do bem-estar fetal (Tabela 31.8).

TABELA 31.7 Indicações para seguimento na Atenção Primária em Saúde ou para pré-natal de alto risco.

Risco médio ou intermediário	Alto risco
Atenção Primária à Saúde com apoio de equipe multiprofissional ou com apoio de ambulatório pré-natal de alto risco	Ambulatório pré-natal de alto risco ou ambulatório de pré-natal especializado
- Uso ocasional de drogas ilícitas - Etilismo sem indicativo de dependência - Tabagismo com baixo grau de dependência	- Etilismo com indicativo de dependência - Tabagismo com indicativo de dependência elevada - Dependência e/ou uso abusivo de drogas

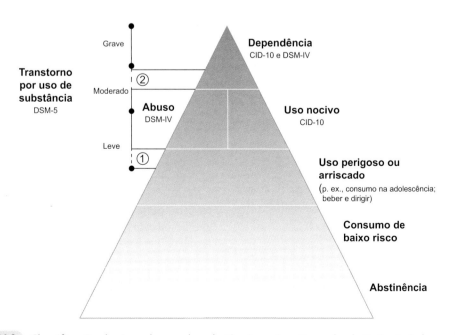

FIGURA 31.3 Classificação de risco de uso de substâncias psicoativas: da abstinência à dependência.

Parte 3 • Atuação

TABELA 31.8	Abordagem pré-natal de mulheres com transtorno por uso de substâncias.
Aconselhamento	Discutir aceitação da gravidez, inclusive intenção de dar o filho para adoção
História do uso abusivo de substâncias	Tipo de substância utilizada, via, duração, abstinência, tratamentos realizados
Redução de danos	Utilizar abordagem respeitosa, livre de julgamento Agendamentos flexíveis Antecipar faltas às consultas
Educação	Efeitos da substância sobre a gravidez Contracepção pós-parto Aleitamento materno Analgesia no parto Preparação para a maternidade
Avaliação e tratamento de comorbidades	Clínicas: tabagismo, doenças sexualmente transmissíveis, hepatite C, problemas odontológicos Psiquiátricas: depressão, transtorno bipolar, ansiedade, transtorno do estresse pós-traumático Ambientais: violência doméstica, situação de rua, insegurança alimentar
Terapia de reposição de opioide	Metadona e buprenorfina
Avaliação do bem-estar fetal	Investigação de restrição do crescimento intrauterino e avaliação da vitalidade fetal

A caderneta da gestante traz um campo para registrar uso de "outras drogas". Como discutido anteriormente, uma resposta positiva à uma pergunta sobre consumo de drogas, deve ser compreendida simplesmente como um teste de rastreio positivo, e não como um diagnóstico. Todavia, como não existem instruções para o preenchimento desse campo, este conceito não é bem compreendido pelos profissionais que utilizam a caderneta. Assim, o que deveria ser um rastreio, transforma-se em um diagnóstico. Diferentes padrões de uso, inclusive consumo de baixo risco (mulheres que interromperam o uso), são todos reunidos no mesmo rótulo, sinalizado por um "X" na caderneta. Passam a ser "usuárias".

Esse campo acaba tendo um papel estigmatizante. Informações sobre o consumo de substâncias são importantes na transferência de cuidado da Atenção Primária para a Maternidade, no momento do parto. Será que isso poderia ser feito de outra maneira, sem estigmatizar e sem quebrar o sigilo? A finalidade e a utilização desse campo deveriam ser revistas pelo Ministério da Saúde.

Pós-parto imediato

As primeiras 24 a 48 horas após o nascimento são um período de observação e recuperação para a mulher. Em geral, mesmo mulheres portadoras de TUS ficam abstinentes nesse período.

Aleitamento na primeira hora de vida

Todos os casos de intoxicação aguda por cocaína/*crack* identificados pelas referências mais importantes sobre o tema (e-lactancia, Lactmed, Hale) ocorreram em lactentes com amamentação bem estabelecida, após alta hospitalar. Não foi encontrado nenhum caso publicado de intoxicação aguda envolvendo RN colocado em contato pele a pele e estimulado a mamar na primeira hora de vida.

O volume de colostro ingerido pelo RN nas primeiras 24 horas de vida foi estimado em 15 +/– 11 mℓ.[50] Assim, o volume de colostro transferido na primeira hora não deve ser maior do que 1 a 2 mℓ. A função principal da primeira mamada é estabelecer vínculo, não nutricional. O risco de intoxicação está relacionado com a quantidade de droga ingerida.

Assim, mesmo considerando a maior permeabilidade das células epiteliais alveolares, e eventual uso recente de substâncias, antes do parto, o risco de intoxicação aguda do com a na primeira hora de vida é provavelmente desprezível.

No Hospital Sofia Feldman (BH/MG), a política institucional é oferecer contato pele a pele e estimular a amamentação na primeira hora de vida para todas as mulheres, mesmo aquelas com história de uso de substâncias, independente da substância utilizada e do momento do último uso. Não há relato de complicações que pudessem ser atribuídas à intoxicação aguda por substâncias, em particular cocaína/*crack*. Houve casos de mulheres que fizeram uso dessa droga momentos antes da admissão hospitalar para o parto.

Por isso, com base na ausência de relatos na literatura, na farmacocinética, na farmacodinâmica da cocaína/*crack* e na experiência institucional, não achamos justificada a recomendação de suspender a amamentação na primeira hora de vida, mesmo que a mulher tenha feito uso dessa droga há menos de 24 horas de vida. Essa recomendação deve ser considerada para lactentes maiores, com lactação estabelecida, ingerindo grandes volumes de leite.

A internação hospitalar é um tempo privilegiado também para a amamentação. É o momento de observar o comportamento da mulher em relação ao uso de drogas e ao vínculo com o RN, investigar tratamentos prévios e interesse em continuar tratando, conhecer a intensidade e a qualidade do apoio de sua rede social, os recursos disponíveis para cuidar do RN e, logicamente, seu conhecimento e suas intenções em relação ao aleitamento materno, entre outras informações úteis. É um momento de **ouvir** e **aprender**, promover **confiança** e dar **apoio**.[51]

Mais detalhes sobre aconselhamento estão no Capítulo 35, *Aconselhamento: a Arte da Escuta*.

Não existem casos descritos de intoxicação aguda por qualquer droga entre RNs que mamaram na primeira hora de vida. O risco, se existir, provavelmente é desprezível, por isso o contato pele a pele e a amamentação na primeira hora de vida devem ser estimulados e mantidos durante toda a internação.

Após a alta hospitalar

A gravidez e o puerpério imediato constituem uma janela de oportunidades para apoiar adolescentes na manutenção de mudanças positivas no comportamento. O envolvimento do parceiro pode ser benéfico, porque seu comportamento tem grande impacto sobre a decisão de retornar ao uso. O aleitamento fortalece o vínculo mãe-bebê[52] e tem um efeito protetor contra a depressão puerperal.[53] Vínculos mais fortes com seus bebês e menor prevalência de depressão puerperal certamente terão impacto positivo sobre a decisão de mulheres usuárias de drogas manterem-se abstinentes após o parto.

Estudos mostram que o uso de drogas entre mães adolescentes tende a diminuir ou cessar até o fim da gestação. Todavia, o consumo volta a aumentar gradualmente após o parto, embora frequentemente em um nível inferior ao pré-gestacional.[54] Fatores preditores importantes de recaída foram: uso prévio de drogas, tempo após o parto, parceiro também usuário e história de abuso na infância.[55] A suspensão do aleitamento e separação mãe-bebê podem ter um efeito negativo sobre a saúde da mulher; manter a amamentação, pelo contrário, pode ter um efeito terapêutico, inclusive ajudando a mulher a manter-se abstinente.

Referências bibliográficas

1. Sistema Nacional de Políticas Públicas sobre Drogas. Plano Nacional de Políticas sobre Drogas (Planad): 2022-2027. Brasília; 2022.
2. American Psychiatric Association (APA). 2013. Diagnostic and Statistical Manual of Mental Disorders. 5th ed. Washington, DC: American Psychiatric Publishing; 2013. Available from: http://www.psychiatry.org.
3. Ministério da Justiça e Cidadania. Detecção do uso e diagnóstico da dependência de substâncias psicoativas: módulo 3. 11. ed. Brasília: Secretaria Nacional de Políticas sobre Drogas; 2017. 70 p.
4. United Nations Office on Drugs and Crime. World Drug Report 2019 [Internet]. United Nations; 2019. Available from: WDR19_Booklet_1_EXECUTIVE_SUMMARY.pdf (unodc.org).
5. Coutinho C, Toledo L, Bastos FI. Epidemiologia do uso de substâncias psicoativas no Brasil. Rio de Janeiro: Fundação Oswaldo Cruz, 2019.
6. Instituto de Comunicação e Informação Científica e Tecnológica em Saúde; Fundação Oswaldo Cruz. III Levantamento Nacional sobre o Uso de Drogas pela População Brasileira. Rio de Janeiro: Fiocruz/ICICT; 2017. 528 p.
7. Fundação Oswaldo Cruz (Fiocruz). Secretaria Nacional de Políticas Sobre Drogas. Perfil dos usuários de crack e/ou similares no Brasil; 2012.
8. Brasil. Ministério da Saúde. Secretaria de Atenção Primária à Saúde. Departamento de Ações Programáticas. Manual de gestação de alto risco. Brasília: Ministério da Saúde; 2022.
9. McNeely J, Cleland CM, Strauss SM, et al. Validation of self-administered single-item screening questions (SISQs) for unhealthy alcohol and drug use in primary care patients. J Gen Intern Med. 2015 Dec;30(12): 1757-64.
10. Wells RHC, Bay-Nielsen H, Braun R, et al. CID-10: classificação estatística internacional de doenças e problemas relacionados à saude. São Paulo: EDUSP; 2011. Classificação estatística internacional de doenças e problemas relacionados à saude. São Paulo: EDUSP; 2011.
11. Minnes S, Lang A, Singer L. Prenatal tobacco, marijuana, stimulant, and opiate exposure: outcomes and practice implications. Addict Sci Clin Pract. 2011;6:57.
12. Organização Mundial da Saúde (OMS). Razões médicas aceitáveis para uso de substitutos do leite materno. OMS; 2009.
13. Brasil. Ministério da Saúde (MS). Secretaria de Atenção à Saúde. Departamento de Ações Programáticas e Estratégicas. Amamentação e uso de medicamentos e outras substâncias. 2. ed. Brasília: MS; 2010. 92 p. (Série A – Normas e Manuais Técnicos).
14. Ribeiro SFT, Fernandes RAQ. Nutrizes usuárias de drogas e o desfecho da amamentação: estudo de coorte. SMAD Rev Eletr Saúde Mental Álcool Drog. 2021;17(1):32-8. Disponível em: http://pepsic.bvsalud.org/scielo.php?script=sci_arttext&pid=S1806-69762021000100006&lng=pt&nrm=iso. Acesso: 21 maio 2024.
15. Ordean A, Kim G. Cannabis Use During Lactation: Literature Review and Clinical Recommendations. J Obstet Gynaecol Can. 2020 Oct;42(10): 1248-53.
16. Canadian Centre on Substance Use and Addiction. Clearing the Smoke on Cannabis: Cannabis Use During Pregnancy and Breastfeeding. 2022.
17. Torres CA, Medina-Kirchner C, O'Malley KY, Hart CL. Totality of the Evidence Suggests Prenatal Cannabis Exposure Does Not Lead to Cognitive Impairments: A Systematic and Critical Review. Front Psychol. 2020 May 8;11:816.
18. Tennes K, Avitable N, Blackard, et al. Marijuana: prenatal and postnatal exposure in the human. NIDA Res Monogr. 1985;59:48-60.
19. Astley SJ, Little RE. Maternal marijuana use during lactation and infant development at one year. Neurotoxicol Teratol. 1990;12(2):161-8.
20. De Giovanni N, Marchetti D. Cocaine and its metabolites in the placenta: a systematic review of the literature. Reprod Toxicol. 2012 Jan; 33(1):1-14.

21. Wigglins RC, Kolsten C, Ruiz B, Davis CM. Pharmacokinetics of cocaine: basic studies of route, dosage, pregnancy and lactation. Neurotoxicology. 1989 Fall;10(3):367-81. PMID: 2626213.
22. Hale TW, Rowe HE. Medications & mothers' milk. New York: Springer Publishing Company [Internet]; 2017. Available from: http://www.medsmilk.com.
23. Chaney NE, Franke J, Wadlington WB. Cocaine convulsions in a breast-feeding baby. J Pediatr. 1988 Jan;112(1):134-5.
24. Chasnoff IJ, Lewis DE, Squires L. Cocaine intoxication in a breast-fed infant. Pediatrics. 1987 Dec;80(6):836-8.
25. Howie WO, McMullen PC. Breastfeeding problems following anesthetic administration. J Perinat Educ. 2006 Summer;15(3):50-7.
26. Vallersnes OM, Dines AM, Wood DM, et al. Euro-DEN Research Group; Dargan PI. Psychosis associated with acute recreational drug toxicity: a European case series. BMC Psychiatry. 2016;16:293. Erratum in: BMC Psychiatry. 2016 Nov 16;16(1):405.
27. Nascimento A. Uso de solventes por crianças e adolescentes em situação de rua no Distrito Federal [Dissertação de mestrado]. Brasília: Universidade de Brasília, Área de concentração: Toxicologia; 2009.
28. Radparvar S. The Clinical Assessment and Treatment of Inhalant Abuse. Perm J. 2023 Jun 15;27(2):99-109.
29. Centro Regional de Estudos, Prevenção e Recuperação de Dependentes Químicos. Drogas inalantes. FURG; 2013.
30. Krawczyk N, Greene MC, Zorzanelli R, et al. Rising trends of prescription opioid sales in contemporary Brazil 2009-2015. Am J Public Health. 2018;108(5):666-8.
31. Jones HE, Balster RL. Inhalant abuse in pregnancy. Obstet Gynecol Clin North Am. 1998 Mar;25(1):153-67.
32. ACOG Committee on Health Care for Underserved Women; American Society of Addiction Medicine. ACOG Committee Opinion nº 524: Opioid abuse, dependence, and addiction in pregnancy. Obstet Gynecol. 2012;119(5):1070-6.
33. Kelty E, Preen DB. Risk factors associated with the occurrence of neonatal opioid withdrawal syndrome: a Review. CNS Drugs. 2019;33(11):1113-20.
34. Darlington CK, Clark R, Jacoby SF, et al. Outcomes and experiences after child custody loss among mothers who use drugs: a mixed studies systematic review. Drug Alcohol Depend. 2023;251:110944.
35. Skinner GCM, Bywaters PWB, Bilson A, et al. The "toxic trio'" (domestic violence, substance misuse and mental ill-health): How good is the evidence base? Children and Youth Services Review.2021;120:105678. Available from: https://doi.org/10.1016/j.childyouth.2020.105678.
36. De quem é este bebê? – Por mais Saúde e menos abrigamentos em BH. Disponível em: https://dequemeestebebe.wordpress.com/.
37. Ministério de Desenvolvimento Social e Combate à Fome. Secretaria Nacional de Assistência Social. Nota Técnica Conjunta nº 001/2016. Diretrizes, fluxo e fluxograma para a atenção integral às mulheres e adolescentes em situação de rua e/ou usuárias de álcool e/ou crack/outras drogas e seus filhos recém-nascidos. Disponível em: https://www.mds.gov.br/webarquivos/legislacao/bolsa_familia/nota_tecnica/nt_conjunta_01_MDS_msaude. pdf. Acesso em: 28 fev. 2024.
38. Suplemento temático "A adoção compulsória de filhos de mulheres criminalizadas". Saúde em Redes. 2018;4(1).
39. Conselho Nacional de Justiça. Resolução nº 425 de 08 de outubro de 2021. Institui, no âmbito do Poder Judiciário, a Política Nacional Judicial de Atenção a Pessoas em Situação de Rua e suas interseccionalidades. Disponível em: atos.cnj.jus.br/atos/detalhar/4169. Acesso em: 28 fev. 2024.
40. Fórum Mineiro de Saúde Mental. Clínica de Direitos Humanos da Universidade Federal de Minas Gerais. Frente Mineira Drogas e Direitos Humanos. Defensoria Pública de Minas Gerais. Condições para o exercício de direitos sexuais e reprodutivos de mulheres usuárias de drogas em Belo Horizonte/MG: relatório de pesquisa. Belo Horizonte: Instituto DH; 2022. 208 p.
41. McGovern R, Newham J, Addison M, et al. The effectiveness of psychosocial interventions at reducing the frequency of alcohol and drug use in parents: findings of a Cochrane Review and meta-analyses. Addiction. 2022;117(10):2571-82.
42. McGovern R, Newham JJ, Addison MT, et al. Effectiveness of psychosocial interventions for reducing parental substance misuse. Cochrane Database Syst Rev. 2021;3(3):CD012823.
43. Parolin M, Simonelli A. Attachment Theory and Maternal Drug Addiction: The Contribution to Parenting Interventions. Front Psychiatry. 2016;7:152.
44. Street K, Whitlingum G, Gibson P, et al. Is adequate parenting compatible with maternal drug use? A 5-year follow-up. Child Care Health Dev. 2008;34(2):204-6.
45. Sociedade Brasileira de Pediatria. Uso de medicamentos e outras substâncias pela mulher durante a amamentação. 2017:(4):1-18.

46. NSW Government. Guidelines for the Management of Substance Use During Pregnancy Birth and the Postnatal Period; 2012.

47. Harris M, Schiff DM, Saia K, et al. Academy of Breastfeeding Medicine Clinical Protocol #21: Breastfeeding in the Setting of Substance Use and Substance Use Disorder (Revised 2023). Breastfeed Med. 2023;18(10):715-33.

48. Araújo MR, Laranjeira R. Evolução do conceito de dependência [atualizada, com comentários sobre o DSM-5]. ResearchGate; 2016.

49. Wright TE, Terplan M, Ondersma SJ, et al. The role of screening, brief intervention and referral to treatment (sbirt) in the perinatal period. Am J Obstet Gynecol. 2016; 215(5):539-47.

50. Santoro Jr W, Martinez FE, Ricco RG, et al. Colostrum ingested during the first day of life by exclusively breastfed healthy newborn infants. J Pediatr. 2010;156(1):29-32.

51. Bueno LGS, Teruya KM. Aconselhamento em amamentação e sua prática. J Pediatr. 2004; 80(5 Suppl): S126-30.

52. Bistrova K, Ivanova V, Edhborg M, et al. Early contact *versus* separation: effects on mother-infant interaction one year later. Birth. 2009; 36(2): 97-108.

53. Figueiredo B, Dias CC, Brandão S, et al. Breastfeeding and postpartum depression: state of the art review. J Pediatr. 2013;89(4):332-8.

54. Gilchrist LD, Hussey JM, Gillmore MR, et al. Drug use among adolescent mothers: prepregnancy to 18 months postpartum. J Adolesc Health. 1996;19(5):337-44.

55. Spears GV, Stein JA, Griffin DK. Latent growth trajectories of substance use among pregnant and parenting adolescents. Psychol Addict Behav. 2010;24(2):322-32.

CAPÍTULO 32

Banco de Leite Humano

Soraia Drago Menconi • Andrea Penha Spinola Fernandes

Introdução

A Rede Brasileira de Bancos de Leite Humano (Rede BLH) tem uma história ímpar e muito intrínseca ao aleitamento materno. Constantemente ela tem evoluído, tanto quantitativa quanto qualitativamente, promovendo saúde, diminuindo a morbimortalidade infantil, criando cultura e exportando saber e tecnologia. Os bancos de leite humano (BLHs) têm sido um diferencial na promoção e no apoio ao aleitamento materno.

A Rede BLH promove a confiança, refletindo um trabalho sério e constante. Isso a torna uma referência não só para o Brasil, mas também para outros países da América Latina, da Europa e da América do Norte. É considerada a maior e mais bem organizada rede de BLHs do mundo, coordenada pelo Dr. João Aprígio Guerra de Almeida, e tem conquistado vários prêmios pela qualidade do trabalho realizado.

Desde os primórdios da humanidade, falava-se sobre aleitamento materno. As amas de leite foram figuras importantes na história, quando, por algum motivo, as mães não conseguiam ou não queriam amamentar. Entretanto, o desconhecimento sobre o manejo do aleitamento e das propriedades do leite materno fez com que a prática fosse deixada em segundo plano e os produtos industrializados se tornassem mais valorizados. Curiosamente, no período em que a humanidade mais evoluiu do ponto de vista tecnológico e científico, a amamentação, capaz de salvar tantas vidas, foi esquecida e considerada sem muito valor, realizada como ato mecânico e tantas vezes transferida a outrem.

De qualquer maneira, ainda hoje, o ser humano sofre com todos os preconceitos de uma sociedade moderna que tenta se abrir para uma nova realidade, mas que ainda vive sob a sombra do desmame precoce, de tabus com relação ao aleitamento materno e de políticas industriais que ditam as regras mercadológicas.

É preciso sair da inércia e da falta de conhecimento acerca do aleitamento materno para garantir sua manutenção pelo maior tempo possível. É necessário obter conhecimento e se voltar para o que de mais importante a mãe tem a oferecer para seu filho.

O leite materno, tão bem representado como "ouro branco", tem uma importância capital para a qualidade de vida. Por isso, todos os esforços devem ser investidos para garantir que as crianças usufruam desse maravilhoso presente, o qual é recebido gratuitamente.

As dificuldades enfrentadas não são poucas. A resistência contra as grandes potências responsáveis pela produção e pela comercialização de substitutos do leite materno, principalmente em razão da falta de conhecimento de todos os envolvidos no processo de aleitamento materno e dos cuidados com o binômio mãe-bebê, não é fácil, mas vale a pena persistir.

Rede Brasileira de Bancos de Leite Humano

A criação da Rede BLH foi uma iniciativa do Ministério da Saúde, desenvolvida pela Secretaria de Políticas de Saúde (Área de Saúde da Criança e Aleitamento Materno) e pela Fundação Oswaldo Cruz (Instituto Fernandes Figueira). Sua missão é promover a saúde da mulher e da criança mediante a integração e a construção de parcerias com órgãos federais, unidades da federação, municípios, iniciativa privada e sociedade, no âmbito da atuação dos BLHs.[1]

A ação coordenada, a pesquisa e o desenvolvimento tecnológico são os mais importantes elementos de sustentação da BLH-BR. Por meio desses três ingredientes, tem sido possível manter em equilíbrio um alto rigor técnico a um baixo custo operacional e, assim, responder de maneira adequada às diversas demandas da sociedade brasileira.[2]

A Rede BLH proporcionou crescimento quantitativo e qualitativo, inaugurando um novo conceito de atuação dos BLHs, que passaram a ser eficientes apoiadores e incentivadores do aleitamento materno. No entanto, o compromisso assumido pela rede não se restringe apenas aos dados gerados pelos BLHs, mas também, e principalmente, ao aprimoramento constante e à busca pela qualidade. Vale dizer que é um processo contínuo que utiliza várias ferramentas, como educação continuada, assessoramento técnico, meios eletrônicos, entre outras que facilitam o trabalho da rede.[1,3]

A Rede BLH apresenta um modelo operacional de acordo com o diagrama da Figura 32.1. Cada BLH é identificado como uma "unidade geradora de informação", fazendo com que todos participem ativamente da construção da rede por meio do sistema de produção da Rede Nacional de Bancos de Leite Humano, idealizado pelo Centro de Informação Científica e Tecnológica e pelo Instituto Fernandes Figueira, unidades vinculadas à Fundação Oswaldo Cruz.[3]

Várias ações desenvolvidas pela Rede BLH despertam o interesse e o conhecimento da população e de profissionais para a importância do aleitamento materno, dos BLHs e da doação do leite. Entre elas, destacam-se:[3]

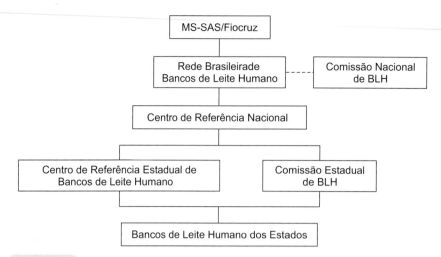

FIGURA 32.1   Modelo operacional. (Fonte: Rede BLH – Fundação Oswaldo Cruz.)

- Comemoração da Semana Mundial de Aleitamento Materno (SMAM), em que a rede apoia a campanha do Ministério da Saúde, que a coordena desde 1999
- Comemoração do Dia Nacional de Doação de Leite Humano – 19 de maio – uma data instituída pelo Ministério da Saúde por meio da Portaria nº 1.893, de 2 de outubro de 2003, art. 1º. A primeira comemoração foi realizada em 2004
- Ações realizadas por vários BLHs com as mais variadas parcerias, com o intuito de divulgar, apoiar e incentivar o aleitamento materno e a doação de leite humano
- Programa Ibero-BLH: aprovado em novembro de 2007, é um programa de cooperação na região ibero-americana para troca de conhecimento e tecnologia nas áreas de aleitamento materno e BLH. Tem como países participantes: Argentina, Bolívia, Brasil, Colômbia, Costa Rica, Espanha, Panamá, Paraguai, Peru, Uruguai e Venezuela
- Criação do Prêmio Jovem Pesquisador da BLH-BR.

A Rede BLH tem os objetivos descritos a seguir, extraídos do *site* da Rede Nacional de Bancos de Leite Humano:[3]

- Promover, proteger e apoiar o aleitamento materno
- Coletar e distribuir leite humano de qualidade certificada
- Contribuir para a redução da mortalidade infantil
- Somar esforços ao Pacto Nacional pela redução da mortalidade materna e neonatal
- Promover condições que possibilitem a extensão de cobertura da Rede BLH com ênfase nas regiões de risco, segundo os critérios estabelecidos pela política pública de Saúde
- Implementar os sistemas de garantia de qualidade da Rede BLH
- Ampliar os sistemas de informação e vigilância em BLHs na América Latina
- Empreender esforços para a construção da Rede Latino-americana de BLHs.

Legislação

As Portarias e Resoluções referentes ao BLH estão discriminadas a seguir:[3]

- **Portaria nº 322, de 26 de maio de 1988:** primeiro documento, no Brasil, que aprovou normas gerais destinadas a regular a instalação e o funcionamento dos BLHs[3,4]
- **Resolução RDC nº 171, de 4 de setembro de 2006:** novo regulamento para o funcionamento dos BLHs, que substituiu a Portaria nº 322, de 26 de maio de 1988[5]
- **Portaria nº 812, de 27 de outubro de 1999:** aprovou o Plano de Trabalho, cujo objetivo é a implantação do Projeto da Rede Nacional de Bancos de Leite Humano[3]
- **Resolução RDC nº 50, de 21 de fevereiro de 2002:** dispõe sobre o regulamento técnico para planejamento, programação, elaboração e avaliação de projetos físicos de estabelecimentos assistenciais de Saúde, emitido pela Agência Nacional de Vigilância Sanitária (Anvisa)[6]
- **Portaria nº 698, de 9 de abril de 2002:** foi modificada pela Portaria nº 2.193, publicada no Diário Oficial da União (DOU) em 15 de setembro de 2006. Definiu a estrutura e as normas de atuação e funcionamento dos BLHs no Brasil[3]
- **Norma Brasileira de Comercialização de Alimentos (NBCAL) – Lei nº 11.265, de 3 de janeiro de 2006:** representa uma adequação do Código Internacional de Comercialização de Substitutos do Leite Materno à realidade brasileira e inclui item específico sobre o uso de bicos e mamadeiras. A Lei nº 11.265 foi alterada pela Lei nº 11.474, de 15 de maio de 2007[3]
- **Portaria nº 2.051, de 8 de novembro de 2001:** o Ministério da Saúde estabeleceu novos critérios relacionados com a NBCAL[3]
- **Resolução RDC nº 221, de 5 de agosto de 2002:** aprovou o regulamento técnico sobre chupetas, bicos, mamadeiras e protetores de mamilo[3]
- **Resolução RDC nº 222, de 5 de agosto de 2002:** relacionada com a Promoção Comercial de Alimentos para Lactentes e Crianças de Primeira Infância[3]
- **Portaria nº 1.893, de 2 de outubro de 2003:** instituiu o Dia Nacional de Doação de Leite Humano no Brasil[3]
- **Nota Técnica Conjunta nº 1, de 24 de fevereiro de 2010:** a Anvisa e o Ministério da Saúde definem as exigências técnicas para a instalação de salas de apoio à amamentação em empresas públicas ou privadas, publicada no DOU
- **Portaria nº 961 do Ministério da Saúde, de 22 de maio de 2013:** incluiu e alterou valores dos procedimentos relacionados com os BLHs, além de ter estabelecido recursos

financeiros do Bloco da Atenção de Média e Alta Complexidade a serem incorporados ao limite financeiro de Média e Alta Complexidade dos Estados, do Distrito Federal e dos municípios
- **Portaria nº 193 do Ministério da Saúde, de 23 de fevereiro de 2010:** aprova a Nota Técnica Conjunta nº 01/2010 da Anvisa e do Ministério da Saúde, que tem por objetivo orientar a instalação de salas de apoio à amamentação em empresas públicas ou privadas e a fiscalização desses ambientes pelas vigilâncias sanitárias locais
- **Nota Técnica Conjunta nº 01/2010 da Anvisa e do Ministério da Saúde:** dispõe sobre sala de apoio à amamentação em empresas públicas e privadas.

Estrutura organizacional da Rede Brasileira de Bancos de Leite Humano

A Rede BLH está estruturada conforme a Portaria Ministerial nº 2.193, de 14 de setembro de 2006,[7] que substituiu a Portaria Ministerial nº 698, de 9 de abril de 2002.[8]

Apresenta o seguinte modelo de atuação:

- Núcleo de Gestão e Informação
- Núcleo Sistema Único de Saúde (SUS) – Rede BLH-BR
- Núcleo BLH-AL, de apoio à América Latina
- Programa de Qualidade em BLH
- Programa de Ensino, Pesquisa e Desenvolvimento Tecnológico.

Secretaria de Atenção à Saúde

Por meio da Área Técnica da Saúde da Criança e Aleitamento Materno, a Secretaria de Atenção à Saúde (SAS) é responsável pela coordenação do processo de formatação da política pública de Saúde referente a BLHs, bem como pela elaboração de critérios para implantação e implementação dessas unidades.

Para conseguir esse objetivo, a Secretaria conta com instâncias consultivas e assessoras, representadas pela Fundação Oswaldo Cruz (Fiocruz), pela Comissão Nacional de Bancos de Leite Humano (CNBLH) e pelo Centro de Referência Nacional para Bancos de Leite Humano (CRNBLH).

Comissão Nacional de Bancos de Leite Humano

Foi constituída pela Portaria nº 50/GM, em 18 de janeiro de 1999,[9] e atualmente é regulamentada pela Portaria nº 2.193, de 14 de setembro de 2006.[7] Trata-se de uma instância colegiada consultiva, que tem como finalidades:

- Assessorar a Área Técnica de Saúde da Criança e Aleitamento Materno da SAS na formulação, no controle e na avaliação da política relativa aos BLHs, incluindo seus aspectos econômicos e financeiros
- Discutir diretrizes, identificar necessidades e coordenar a produção de documentos técnicos e científicos
- Assessorar o monitoramento das atividades, participar do redirecionamento de estratégias e apoiar o processo de articulação, mobilizando e sensibilizando setores do governo e da sociedade civil para o desenvolvimento de ações inerentes ao tema
- Propor à SAS medidas sobre assuntos submetidos a comissão e pelos seus membros.

Centro de Referência Nacional para Bancos de Leite Humano

É o BLH do Instituto Fernandes Figueira (Fiocruz), localizado no Rio de Janeiro. É um órgão de pesquisa e instância assessora e executora das ações planejadas para os BLHs pela Área Técnica da Saúde da Criança e Aleitamento Materno da SAS.

Comissões Estaduais de Bancos de Leite Humano

São designadas pelas Secretarias Estaduais de Saúde (SES). As Comissões Estaduais de Bancos de Leite Humano (CEBLH) têm por finalidade prestar assessoramento à área correspondente da Secretaria Estadual de Saúde no planejamento, no controle e na avaliação das ações de BLHs.

Centros de Referência Estadual para Bancos de Leite Humano

Os Centros de Referência Estadual para Bancos de Leite Humano (CREBLHs) são órgãos de pesquisa e instâncias executoras das ações planejadas pela área correspondente da SES. Todos os estados brasileiros contam com um centro de referência, com exceção de São Paulo, que tem dois centros, um na capital e outro no interior, por ser o estado com o maior número de BLHs. Os CREBLHs estão subordinados ao Centro de Referência Nacional.

Bancos de Leite Humano

Não há limitação para o número de BLHs, podendo ser tantos quanto possíveis. Estão subordinados à Coordenação Estadual e têm as seguintes prerrogativas:

- Ser centro especializado, obrigatoriamente vinculado a um hospital materno e/ou infantil
- Ser responsável pela promoção e pelo apoio ao aleitamento materno
- Executar as atividades de coleta, seleção e classificação, controle clínico, processamento e controle da qualidade de leite humano ordenhado (LHO) – colostro, leite de transição e leite humano maduro –, e distribuir, sob prescrição do médico ou de nutricionista, o leite humano processado, observando os dispositivos legais vigentes
- Responder pelo funcionamento dos postos de coleta a ele vinculados
- Buscar a certificação da qualidade dos produtos e processos sob sua responsabilidade.

Postos de coleta

Podem ser fixos ou móveis, necessariamente vinculados a um BLH, destinados a coletar o excedente da produção láctea da nutriz (LHO) e promover atividades responsáveis por promoção, apoio e proteção do aleitamento materno. As atividades de processamento e distribuição não são realizadas nesse serviço.

Salas de apoio à amamentação

Implementadas em empresas públicas e privadas, são salas destinadas à ordenha e à estocagem de leite materno durante a jornada de trabalho, facilitando a manutenção do aleitamento para as mulheres que retornam ao serviço.

Associação Brasileira de Profissionais de Bancos de Leite Humano[10]

A Associação Brasileira de Profissionais de Bancos de Leite Humano (ABPBLH), fundada em 13 de abril de 2002, surgiu da necessidade de se associar uma gama de profissionais que trabalham com BLHs na tentativa de facilitar e garantir seu crescimento e incrementar a Rede BLH. É responsável por promover encontros científicos, participar no cenário político das discussões sobre BLHs e aleitamento materno, entre outras finalidades. Seu estatuto e suas informações mais específicas estão contidos no *site* da ABPBLH, podendo associar-se a ela qualquer profissional que se interesse por aleitamento materno. Constitui-se em um importante instrumento de divulgação e defesa dos interesses relacionados com aleitamento materno e BLH.

Definições e conceitos

É importante padronizar o vocabulário da área e definir conceitos antes de se abordar a parte técnica de funcionamento dos BLHs, para que todos os interessados possam ficar familiarizados. Essas definições foram extraídas da Resolução RDC nº 171, de 4 de setembro de 2006,[5] referentes ao Regulamento Técnico de Funcionamento de Bancos de Leite Humano:

- **Acidez Dornic do leite humano:** acidez titulável do LHO expressa em graus Dornic
- **Aditivos em LHO:** toda e qualquer substância adicionada ao LHO de modo intencional ou acidental
- **BLH:** serviço especializado, responsável por ações de promoção, proteção e apoio ao aleitamento materno e pela execução de atividades de coleta da produção láctea da nutriz, do seu processamento, do controle de qualidade e da distribuição
- **BLH de referência:** responsável pela implementação de ações estratégicas estabelecidas para sua área de abrangência, com a atribuição de desenvolver educação permanente e pesquisas operacionais, bem como prestar assessoria técnica
- **Boas práticas de manipulação do LHO:** procedimentos necessários para garantir a qualidade do LHO desde a sua coleta até a distribuição
- **Cadeia de frio:** condição de conservação sob frio, na qual os produtos refrigerados ou congelados devem ser mantidos, da coleta ao consumo, sob controle e registro
- **Conformidade do LHO:** atendimento aos requisitos de qualidade do LHO
- **Conservação do LHO:** conjunto de procedimentos que visam à preservação das características químicas, físico-químicas, imunológicas e microbiológicas do LHO

- **Controle de qualidade:** conjunto de operações realizadas com o objetivo de verificar a conformidade dos produtos e dos processos
- **Crematócrito:** técnica analítica que viabiliza o cálculo estimado do conteúdo energético do LHO
- **Degelo:** processo controlado que visa transferir calor ao produto congelado em quantidade suficiente para a mudança de fase sólida para líquida
- **Desinfecção:** processo físico ou químico que elimina a maioria dos microrganismos patogênicos de objetos inanimados e superfícies, com exceção de esporos bacterianos, podendo ser de baixo, médio ou alto nível
- **Doadora de leite humano:** nutriz saudável que apresenta secreção láctea superior às exigências de seu filho e se dispõe a doar o excedente; ou aquela que ordenha o próprio leite para manutenção da lactação e/ou alimentação de seu filho
- **Esterilização:** processo físico ou químico que destrói todos os tipos de vida microbiana, ou seja, bactérias nas formas vegetativas e esporuladas, fungos e vírus
- **Estocagem do LHO:** conjunto de operações que visam à conservação do LHO
- **Evento adverso grave (EAG):** qualquer ocorrência clínica desfavorável que resulte em morte, risco de morte, hospitalização ou prolongamento de uma hospitalização preexistente, incapacidade significativa persistente ou permanente; ou ocorrência clínica significativa
- **Indicadores do BLH:** medidas e parâmetros utilizados para avaliar a eficiência do BLH
- **Lactente:** criança com menos de 24 meses de vida
- **Leite humano:** secreção láctea produzida pela nutriz
- **Leite humano ordenhado pasteurizado (LHOP):** LHO submetido ao tratamento térmico de pasteurização
- **Leite humano ordenhado cru (LHOC):** LHO que não recebeu tratamento térmico ou pasteurização
- **Licença de funcionamento/licença sanitária/alvará sanitário:** documento expedido pelo órgão sanitário competente estadual, municipal ou do Distrito Federal que libera o funcionamento dos estabelecimentos que exercem atividades sob regime de vigilância sanitária
- **Limpeza:** processo sistemático e contínuo para a manutenção do asseio e para a retirada de sujidade de uma superfície
- **Liofilização do LHO:** processo de retirada da água por sublimação até a umidade final de 4 a 5%
- **Microbiota do LHO:** microrganismos presentes no LHO
- **Nutriz:** lactante, mulher com produção láctea (leite)
- **Não conformidade do LHO:** não atendimento aos requisitos de qualidade do LHO
- *Off-flavor*: característica organoléptica não conforme o aroma original do LHO
- **Ordenha do leite humano:** procedimento de extração de leite humano
- **Pasteurização do LHO:** tratamento térmico ao qual o LHO deve ser submetido para inativar sua flora
- *Pool* **de LHO:** produto resultante da mistura de doações de LHO
- **Porcionamento do LHO:** aliquotagem do LHO para consumo de acordo com prescrição médica e/ou de nutricionista
- **Posto de coleta de leite humano (PCLH):** unidade fixa ou móvel, intra ou extra-hospitalar, vinculada tecnicamente ao

BLH e administrativamente a um serviço de Saúde ou ao próprio BLH, responsável por ações de promoção, proteção e apoio ao aleitamento materno e execução de atividades de coleta da produção láctea da nutriz e sua estocagem

- **Profissional capacitado em BLH e PCLH:** profissional capacitado de acordo com os critérios estabelecidos pelo CRNBLH/Fiocruz
- **Receptor do leite humano:** consumidor do produto distribuído pelo BLH ou pelo PCLH
- **Reenvase do LHO:** operação de transferência do leite humano da embalagem em que foi colocado após a ordenha para a embalagem em que será pasteurizado
- **Rótulo:** identificação impressa ou escrita aplicada sobre a embalagem com os dizeres de rotulagem
- **Valor biológico do leite humano:** características imunobiológicas, nutricionais e organolépticas do leite humano.

Implantação e funcionamento do banco de leite humano

O BLH é um estabelecimento sem fins lucrativos, sendo vedada a compra e a venda na aquisição dos seus produtos.[4]

Antes de se definir o local a ser utilizado para BLH ou PCLH, bem como funcionamento, aquisição de equipamentos e contratação de pessoal qualificado, deve-se discutir o projeto em conjunto com o BLH de referência estadual e a vigilância sanitária local, para que todos os detalhes sejam esclarecidos antes com o intuito de se evitarem contratempos e dificuldades posteriores. A capacitação da equipe que atuará no BLH deverá ser realizada pelo BLH de referência. Existem normatizações do Ministério da Saúde, por meio da Resolução RDC nº 171, de 4 de setembro de 2006[5] (novo regulamento para o funcionamento dos BLHs, que substituiu a Portaria nº 322, de 26 de maio de 1988),[4] e da Anvisa, com a RDC nº 50, de 21 de fevereiro de 2002,[6] que regulamentam o espaço físico do BLH e seu funcionamento. Há também a RDC/ANVISA nº 189/2003,[11] que analisa os projetos arquitetônicos. Deve-se sempre conhecer as portarias ou os decretos estaduais sobre o funcionamento dos BLHs, se houver.

É importante escrever o manual de boas práticas do BLH que está sendo implantado, normatizando as ações realizadas. Também foram desenvolvidas ferramentas para melhorar a qualificação dos BLHs e seu gerenciamento.

Todos os tópicos descritos a seguir estão fundamentados na normatização e nas recomendações preconizadas pela Rede BLH,[3,12] além de Portarias e Resoluções pertinentes, bem como artigos relacionados.

Sistema de produção da Rede Brasileira de Bancos de Leite Humano

É uma ferramenta de gerenciamento importante para os BLHs e para as coordenações estaduais e a nacional. Os dados cadastrais e de produção dos BLHs e postos de coleta são reunidos nesse sistema, que, com suas funcionalidades, facilita a manutenção dos dados atualizados, possibilitando a difusão a todos que acessam o portal da BLH-BR. A coordenação de cada BLH realiza o gerenciamento dos dados via *web*, incluindo, alternando e excluindo, sendo responsável pelas informações dos dados correspondentes ao seu BLH/posto de coleta.

Programa de qualidade: proficiência em bancos de leite humano

É uma iniciativa do Ministério da Saúde desenvolvida pela Fiocruz e pelo Ministério da Saúde/SAS/DAPE/Área Técnica da Saúde da Criança, com o objetivo de promover condições que permitam certificar a qualidade dos produtos e serviços sob a responsabilidade dos BLHs em todo país. A participação dos BLHs nesse programa significa um processo contínuo de melhoria por meio de monitoramento do desempenho analítico, possibilitando, assim, a revisão de suas práticas e de seus processos. O conteúdo técnico, a elaboração e a operacionalização do programa são de responsabilidade do CRNBLH do Instituto Fernandes Figueira/Fiocruz, em parceria com a Control-Lab, para o fornecimento do material necessário à realização dos testes de proficiência.

Salas de apoio à amamentação

Foram regulamentadas pela Portaria nº 193, de 23 de fevereiro de 2010,[13] e têm por finalidade o apoio à amamentação. Estão presentes em algumas empresas no país e são espaços nos quais as nutrizes que retornaram ao trabalho após a licença-maternidade, e que desejam manter a amamentação, podem ordenhar o próprio leite e armazená-lo durante o horário de trabalho, para, ao fim do expediente, levar o leite coletado para o seu filho no domicílio ou até mesmo para doação a um BLH.

Área física e infraestrutura do banco de leite humano

Características das instalações

De acordo com a Resolução RDC nº 171, de 4 de setembro de 2006,[5] os BLHs, bem como os postos de coleta, devem obedecer às seguintes condições básicas, no tocante à instalação:

- Localização: distante de locais que comprometam a qualidade do produto processado/estocado, dos pontos de vista físico-químico e microbiológico. A área própria e de preferência deve ser próxima à Unidade de Internação (UTI neonatal, alojamento conjunto)
- Área disponível: suficiente e proporcional à realização de todas as operações a que se propõe
- Abastecimento de água: atendimento aos padrões de potabilidade vigentes, em volume suficiente às necessidades operacionais do BLH
- Iluminação e ventilação: suficientes em todas as dependências, respeitando as especificações de ordem técnica
- Dependências para manipulação: devem ter piso, paredes, teto e divisórias revestidos de material impermeável, liso, sem apresentar pontos de acúmulo, construídos de modo a facilitar as operações de limpeza e sanitização

- Demais dependências: vestiário, banheiro e outras dependências necessárias em número proporcional à capacidade operacional.

Ambientes necessários ao funcionamento do BLH, de acordo com a Resolução da Anvisa (RDC nº 171, de 4 de setembro de 2006):[5]

- Sala para recepção, registro e triagem de doadoras: área mínima de 7,5 m²
- Área para estocagem de leite cru coletado: 4 m²
- Área para recepção de coleta externa: 4 m²
- Arquivo de doadoras: a depender da tecnologia utilizada
- Sala para ordenha (coleta): 1,5 m² para cada cadeira de doação
- Sala para processamento, estocagem e distribuição de leite
- Seleção, classificação e pasteurização: 15 m²
- Estocagem: 2 m² por *freezer* ou geladeira. A depender do equipamento, no caso do uso de câmaras frias (+4° a +6° e –25°)
- Liofilização
- Laboratório de controle de qualidade: 6 m²
- Sala para lactentes acompanhantes: 4,4 m²; deve ter dois berços, no mínimo
- Ambientes de apoio:
  - Sala de esterilização de materiais
  - Sanitários (masculino e feminino)
  - Vestiário (barreira para área de liofilização, quando esta for realizada)
  - Depósito de material de limpeza
  - Sala administrativa
  - Copa
  - Sala de exame (consultório)
  - Sala de demonstração e educação em Saúde.

É importante reforçar que nas placas de identificação do BLH, bem como nos folhetos e em outros materiais de divulgação e orientação, deve existir o nome do responsável técnico, com o devido registro no seu Conselho Regional e sua formação.

Além dos ambientes obrigatórios e opcionais descritos, também são necessários, para o desenvolvimento das atividades, os ambientes de suporte relacionados a seguir:

- Vestiário de barreira (3 m²) com instalação de lavatórios, exclusivo para a paramentação de trabalhadores, doadoras e demais usuários, servindo de barreira (controle de entrada e saída) à entrada nos ambientes de coleta e de processamento
- Sanitários (masculino e feminino)
- Sanitário para pessoas com deficiência
- Depósito de material de limpeza (DML) com área mínima de 2 m² e dimensão mínima de 1 m, equipado com tanque.

Para os BLHs e os PCLHs instalados em edificações de uso coletivo e não exclusivo de um serviço de Saúde, o depósito pode ser substituído por um carrinho de limpeza, desde que a edificação tenha área específica na qual sejam realizadas a rotina de higienização dos carrinhos e a guarda dos materiais utilizados.

Os seguintes ambientes não precisam ser exclusivos do BLH, podendo ser compartilhados com outras unidades do serviço de Saúde: centro de material e esterilização (CME) simplificado, consultório, sala administrativa, sala de demonstração e educação em Saúde, e copa.

Horário de funcionamento

O horário de funcionamento do BLH fica a critério da equipe e da instituição, de acordo com suas necessidades e possibilidades, devendo ser divulgado previamente. Existem BLHs que trabalham 24 horas/dia.

Parâmetros para instalação da sala de apoio à amamentação

Para a instalação de uma sala de apoio à amamentação em empresas, é preciso seguir alguns parâmetros definidos na RDC nº 171/2006 para a sala de ordenha: dimensionamento de 1,5 m² por cadeira de coleta e instalação de um ponto de água fria e lavatório, para atender aos requisitos de cuidados de higiene das mãos e dos seios; e espaço suficiente para a coleta do leite, que deve conter *freezer* com termômetro para monitoramento diário da temperatura.

Recursos humanos

A equipe que vai trabalhar em um BLH deve ser detentora de um perfil próprio para lidar com situações que envolvem não apenas as ações técnicas, mas também um profundo espírito de solidariedade, empatia e companheirismo. Acolhimento e disponibilidade são diferenciais para os profissionais que decidem enveredar pelos caminhos do aleitamento materno, pois as ações do BLH não se limitam ao campo técnico do saber, e sim se expandem para as relações familiares, a fim de garantir o sucesso do aleitamento e a captação de doadoras. Para tanto, de acordo com a Portaria Ministerial nº 698, de 9 de abril de 2002,[8] e o Manual da Anvisa,[13] são necessários: capacitação mínima dos profissionais, quadro funcional e controle de saúde para os funcionários.

Capacitação mínima

Os profissionais que atuarão em BLHs devem ter capacitação nas seguintes áreas:

- Manejo clínico da lactação
- Aconselhamento em amamentação
- Processamento e Controle de Qualidade do Leite Humano, atualmente realizado na modalidade a distância, composto de 20 aulas, com carga horária total de 180 horas, o qual orienta a complementação prática no Banco de Leite Humano Referência do Estado.

Recomenda-se que todos sejam capacitados no Método Canguru, pois, nas orientações e visitas que a equipe realizará, irão deparar-se com problemas específicos e precisarão de subsídios para resolvê-los. Devem também ter o curso de monitoramento da Norma Brasileira de Comercialização de Alimentos para Lactentes (NBCAL).

Quadro funcional

A quantidade de recursos humanos necessária ao desenvolvimento das atividades em BLH dependerá do tamanho e da complexidade de assistência do referido banco:

- Profissionais de nível superior, legalmente habilitados para assumir a responsabilidade das atividades médico assistenciais e de tecnologia de alimentos
- Podem integrar a equipe multiprofissional: médicos, dentistas, nutricionistas, enfermeiros, farmacêuticos, bioquímicos, engenheiros de alimentos, auxiliares e técnicos em Enfermagem, técnicos em Nutrição ou de laboratórios, técnicos em Microbiologia
- Equipe de apoio: psicólogo, assistente social, fonoaudiólogo e terapeuta ocupacional, fisioterapeuta.

Controle de saúde para os funcionários

Os profissionais dos BLHs e dos PCLHs devem realizar exames periódicos de saúde a intervalos definidos, ou seja, no momento da admissão, periodicamente a cada 1 ano, quando do retorno do trabalho, na mudança de função e no momento da demissão. Deve-se lembrar que a realização dos exames deve ser em conjunto com o médico do trabalho (se houver) e sempre em acordo com a vigilância sanitária local,[14] em conformidade com o disposto nas Portarias nº 8/96 (NR-7) e nº 485/2005 (NR-32), do Ministério do Trabalho e Emprego (MTE), e na RDC/Anvisa nº 171/2006.

Os exames constam de:

- Avaliação da saúde do trabalhador:
  - Avaliação clínica
  - Determinações laboratoriais conforme o Programa de Controle Médico de Saúde Ocupacional (PCMSO) e segundo a Nota Técnica 02.21, exame dermatológico, hemograma completo, urina tipo 1, exame parasitológico de fezes, coprocultura e exame bacteriológico de secreção nasofaríngea para os profissionais que manipulam diretamente o leite
- Vacinação:
  - Tétano
  - Hepatite B
  - Difteria
  - Outras doenças imunopreveníveis ou a critério do médico do trabalho, de acordo com o disposto no PCMSO.

Precauções a serem observadas

É obrigatória, para todos os funcionários, a utilização de luvas de procedimento e de óculos protetores (equipamento de proteção individual – EPI) sempre que estiverem em atendimento ou manipulando o LHO, para evitar riscos de doenças infectocontagiosas.

Não se deve portar brincos, anéis, pulseiras ou outros adornos, bem como utilizar unhas postiças, esmaltes coloridos, maquiagem, perfumes e cremes quando em atendimento. Isso porque, além da possibilidade de contaminação do LHO, pode alterar o flavor do leite.

A lavagem das mãos e a escovação das unhas são de suma importância e devem ser realizadas com água e sabão. Após a lavagem, deve-se utilizar álcool a 70%, friccionando durante cerca de 30 segundos, com a intenção de reduzir a carga microbiana das mãos.

A utilização de avental próprio é recomendada, e, durante a coleta, a ordenha e a pasteurização, devem-se utilizar gorro e máscara para reduzir a possibilidade de contaminação do leite ordenhado. A utilização de sapatilhas fica a critério de cada serviço e deve ser definida em conjunto com a Comissão de Infecção Hospitalar.

Doadoras

As doadoras devem ser mulheres sadias, que estão amamentando e que apresentam produção de leite superior às necessidades de seus filhos, além da disponibilidade de doar esse excedente de produção por livre e espontânea vontade. As nutrizes que estão temporariamente impedidas de amamentar seus filhos diretamente no peito, por motivos ligados à saúde deles ou outros motivos não relacionados com a saúde do recém-nascido (RN), mas consideradas compatíveis com a amamentação, também são consideradas doadoras.

De acordo com a RDC nº 171/2006,[5] para serem consideradas aptas à doação, a critério médico, as nutrizes devem:

- Estar amamentando ou ordenhando leite para o próprio filho
- Ser saudáveis
- Apresentar exames pré ou pós-natais compatíveis com a doação de leite ordenhado
- Não fumar mais de 10 cigarros por dia
- Não usar medicamentos incompatíveis com a amamentação
- Não usar álcool ou drogas ilícitas
- Realizar exames (hemograma completo, VDRL, anti-HIV, HTLV e demais sorologias em geral, realizadas durante o pré-natal) quando o cartão de pré-natal não estiver disponível ou quando a nutriz não tiver feito o pré-natal. Outros exames podem ser realizados conforme o perfil epidemiológico local ou a necessidade individual da doadora.

Para que a qualidade do leite doado seja garantida, as doadoras devem ser orientadas sobre os procedimentos necessários para a realização da coleta. Se possível, além das orientações verbais, deve-se entregar material escrito e/ou em formato digital, para esclarecimento, caso haja dúvida, principalmente quando a coleta acontecer no domicílio, em empresas, enfermarias ou outros locais.

A anamnese e o exame físico da doadora são muito importantes, a fim de avaliar suas condições clínicas e definir se está apta ou não para sê-lo. São consideradas inaptas aquelas mulheres portadoras de doenças infectocontagiosas, desnutridas ou que apresentem patologias mamilares, como mastites ou abscessos.

Ordenha

Ordenha é a ação realizada para retirada do leite materno, seja para doação, seja para o próprio filho.

A ordenha pode ser manual (Figura 32.2) ou com bombas manuais ou elétricas. Caso a opção seja a bomba tira-leite, é importante avaliar o tipo a ser utilizado, para que não haja contaminação do leite ordenhado, nem cause ferimentos no mamilo.

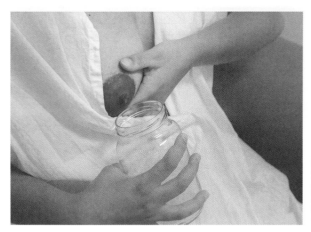 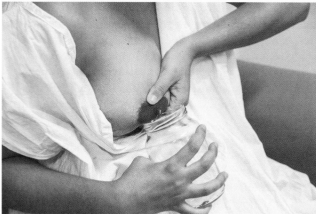

FIGURA 32.2 Ordenha manual.

A ordenha pode ser realizada em BLH, posto de coleta ou outros locais. Caso seja realizada em domicílio, local de trabalho ou outro lugar, devem ser respeitadas as normas para se evitar a contaminação do LHO. Nunca se deve ordenhar o leite em banheiros ou locais que possam prejudicar a qualidade do LHO.

Antes de realizar a ordenha do leite, a doadora deve ser orientada a:

- Retirar blusa, sutiã, anéis, pulseiras, relógio e outros adornos
- Colocar gorro e máscara. A utilização de sapatilhas fica a critério da instituição (é facultativo). No caso de ordenha no domicílio, a doadora deve estar de cabelos presos, e, na impossibilidade de ser oferecida a máscara, deve utilizar lenço ou fralda sobre o nariz
- Lavar as mãos e os antebraços, e usar escovas de unhas individuais para remover as sujidades, promovendo a escovação com água e sabão, utilizando água corrente
- Lavar as mamas e os mamilos apenas com água, não utilizando sabão, para evitar o ressecamento
- Secar as mamas e as mãos com toalha individual, fechar a torneira com a própria toalha, para evitar a recontaminação das mãos a partir da torneira.

Para realizar a ordenha, deve-se:

- Colocar o material a ser utilizado sobre uma mesa, após limpeza com álcool a 70%
- Colocar a tampa do frasco sobre a mesa, com a parte estéril para cima
- Avaliar as mamas, desfazendo nódulos, e iniciar a ordenha
- Desprezar os primeiros jatos em um pequeno frasco (que não será utilizado) ou em um pano limpo. Essa medida visa à diminuição dos contaminantes microbianos
- Coletar o leite ordenhado no próprio frasco destinado a coleta ou em um copo previamente preparado, caso esteja no domicílio. Se for utilizado o copo ou frasco não esterilizado, devem-se ferver ambos previamente em água durante 10 a 15 minutos. Deixar secar sobre um pano limpo, naturalmente, com a boca do frasco para baixo
- Se a ordenha for realizada no copo, deve-se colocar o leite recém-coletado sobre aquele que está no frasco guardado no congelador, completando o volume. Nunca se deve completar o volume total, pois, após o congelamento, haverá expansão dele, podendo quebrar o frasco
- Fechar o frasco e identificá-lo de acordo com a normatização, ou seja, com nome, data e horário do início da coleta. Se o volume for completado, a data (dia/mês/ano) e a hora deverão, necessariamente, ser da primeira coleta
- A pré-estocagem no domicílio deve ser realizada no refrigerador, congelador ou *freezer*, sempre com os frascos bem tampados e separados dos demais alimentos, para evitar que o leite absorva odores ou outros voláteis. Deve-se respeitar o prazo de validade para utilização do leite; assim, se ele for mantido no refrigerador, deverá ser colocado na primeira prateleira da geladeira, com temperatura de até 5°C (nunca na porta da geladeira), e poderá ser utilizado até 12 horas após a coleta.[4,14] Se o leite for congelado, poderá ser utilizado até 15 dias após a coleta (temperatura abaixo de –3°C). É preciso lembrar que, no caso dos leites que serão doados para um BLH, o prazo de chegada deve ser de, no máximo, 10 dias, para que seja possível pasteurizá-lo em até 15 dias, sem prejuízo da qualidade do produto.

Transporte do leite humano

A partir do momento em que o leite humano é ordenhado, é necessário preocupar-se com a cadeia de frio, mantendo-o em temperatura menor ou igual a 5°C. O transporte do LHO deve ser realizado com muito rigor na manutenção dessa rede de frio, pois é a principal maneira de garantir a qualidade do produto, diminuindo a proliferação bacteriana. Mesmo percorrendo curtas distâncias, como da enfermaria para o BLH ou para o bebê, o leite deve ser mantido em cadeia de frio.

Nos transportes realizados do local de coleta para o BLH ou deste para o local de consumo, é preciso alguns cuidados, como:

- Utilizar frascos apropriados para essa finalidade
- Colocar os frascos em caixas isotérmicas, preferencialmente de PVC, com "gelo reciclável", na proporção de 3:1, ou seja, três barras de gelo reciclável para cada frasco, dispondo da maneira apresentada na Figura 32.3 A. As caixas de isopor devem ser evitadas em função da dificuldade de se realizar a higienização adequada

- A utilização de gelo comum deve ser feita apenas para leite fluido, pois ele representa uma fonte de calor para o leite congelado, promovendo o seu degelo durante o transporte
- O transporte realizado pela doadora, caso não seja possível a utilização de gelo reciclável e o leite esteja congelado, deve ser feito em caixa isotérmica, sem gelo
- Nos transportes realizados pela equipe de coleta domiciliar, devem-se utilizar termômetros de cabo extensor com leitura externa, colocados no interior da caixa, dentro de um recipiente, sem contato direto com o gelo (Figura 32.3 B)
- Durante o transporte, devem-se anotar, em uma planilha, as temperaturas inicial, durante o transporte e final (chegada ao BLH). O tempo não deve exceder 6 horas.

Toda vez que uma equipe sair para coletar o leite no domicílio da doadora, deve ser realizado um itinerário para que a distância percorrida esteja dentro de um período suficiente, a fim de que não haja degelo do leite. **Distâncias muito longas devem ser evitadas**.

Processamento do leite humano ordenhado

No processamento do LHO estão compreendidas várias etapas, conforme a metodologia recomendada pela Rede BLH.[3] Elas estão descritas a seguir.

Avaliação inicial

Ao chegar ao BLH, o leite cru deve ser avaliado, observando-se as condições da embalagem, se ela é adequada quanto ao tipo de material (Figura 32.4), se a vedação está apropriada, se há trincamentos no frasco, se a identificação está correta etc. O recipiente utilizado deve ser de vidro (muito utilizados são os de maionese ou de café solúvel). Também deve ser observada a temperatura da caixa no momento da entrega. Após essa avaliação, os frascos deverão ser limpos com álcool a 70%, para reduzir a presença de contaminantes existentes nos refrigeradores e *freezers*.

Se a pasteurização do leite não acontecer nesse momento, o produto cru deverá ser acondicionado em *freezer*, mantendo temperatura abaixo de –6°C, não excedendo o prazo de 15 dias da primeira coleta no frasco. Esse *freezer* deve estar devidamente identificado, em lugar visível, que se destina ao acondicionamento do leite cru. Não é permitida a utilização desse *freezer* para outros produtos ou alimentos.

Seleção e classificação

A seleção e a classificação do LHO devem ser realizadas logo ao dar entrada no BLH, quando o produto cru estiver apenas refrigerado ou após o degelo para a realização da pasteurização.

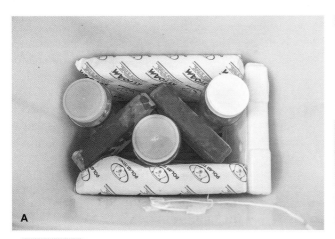
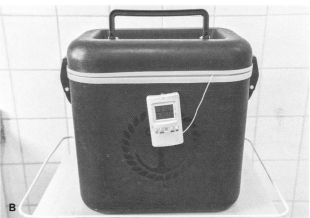

FIGURA 32.3 **A.** Caixa isotérmica contendo frascos de gelo. **B.** Caixa isotérmica com termômetro com cabo extensor.

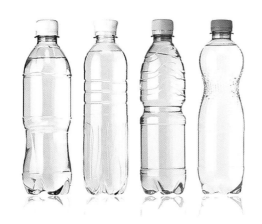
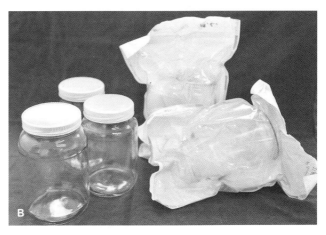

FIGURA 32.4 **A.** Frascos impróprios para reutilização em banco de leite humano. **B.** Frasco adequado para banco de leite humano.

Nesse momento, deve-se observar se não há sujidade no leite, coloração ou odores característicos que inviabilizem a sua utilização, além do prazo de validade de pré-estocagem do LHO.

Devem-se coletar amostras do leite para o controle físico-químico (que será descrito posteriormente), mantendo-as refrigeradas até o momento de realização do exame.

Acondicionamento e embalagem (reenvase)

Reenvase significa dividir o volume de leite doado, colocando-o em outros frascos de volumes iguais, definidos pelo BLH, para facilitar a pasteurização.

O leite congelado (produto cru) deve ser submetido a degelo prévio, utilizando-se aparelho de banho-maria, na temperatura de 40°C (Figura 32.5), antes do reenvase. Não se deve descongelar completamente o leite, deixando uma pedra de gelo no interior do frasco e homogeneizando-o durante o procedimento.

É preciso sempre proceder ao reenvase em frascos previamente esterilizados, nos volumes preconizados pelo BLH e em campo de chama, que pode ser obtido com bico de Bunsen ou Meker (Figura 32.6), ou em cabine de segurança biológica, para evitar contaminação.

Pasteurização

A pasteurização é um processo que utiliza tempo e temperatura, com a finalidade de inativar 100% dos microrganismos patogênicos e 99,9% da microbiota saprófita presente no leite materno.[3] A temperatura utilizada de 62,5°C durante 30 minutos foi calculada de modo a promover a inativação térmica da *Coxiella burnetii*.[3]

Para o processo de pasteurização, deve-se:

- Regular a temperatura de aquecimento do banho-maria de acordo com os padrões definidos pela curva de penetração de calor, que deve ser suficiente para aquecer o LHO a 62,5°C (Figura 32.7 A)
- Colocar os frascos no interior do banho-maria, com volumes aproximados, com 1/4 de rosca da tampa. Observar se o nível da água está superior ao do leite no interior dos frascos (Figura 32.7 B)

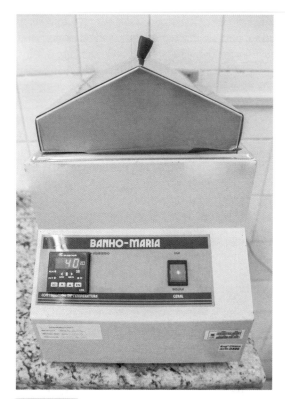

FIGURA 32.5 Banho-maria utilizado para degelo.

- Colocar, junto aos frascos para pasteurização, o frasco-controle (Figura 32.7 C), ou seja, aquele com um leite humano que não será utilizado, com um termômetro em seu interior. Esse será o controle de temperatura do leite durante o processo de pasteurização
- Aguardar o tempo de preaquecimento, que deverá ser pre-estabelecido. Esse tempo varia de acordo com o número de frascos e o volume de LHO
- Quando a temperatura do leite estiver em 62,5°C, ou seja, ao fim do tempo de preaquecimento, deverão ser marcados 30 minutos
- Durante a pasteurização, homogeneizar os frascos, a cada 5 minutos, caso o banho-maria não disponha de agitador automático (Figura 32.7 D)
- Retirar os frascos do banho-maria e resfriá-los
- Coletar amostras para o controle de qualidade microbiológico.

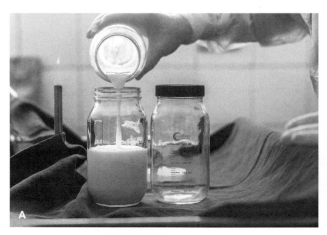
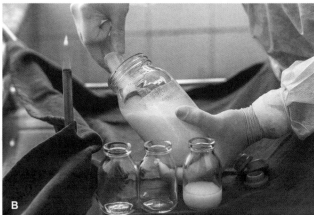

FIGURA 32.6 **A.** Reenvase, campo de chama. **B.** Fracionamento, volumes prescritos.

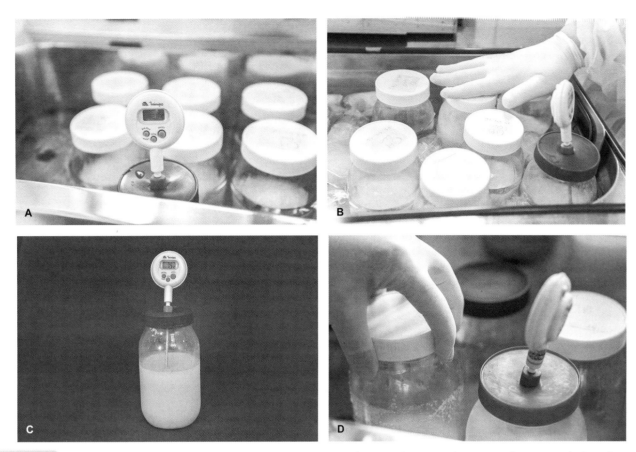

FIGURA 32.7 **A.** Frascos em banho-maria para pasteurização. **B.** Cuba com água e gelo para resfriamento do leite humano pasteurizado (LHP). **C.** Frasco-controle, detalhe. **D.** Homogeneização.

Resfriamento

O resfriamento tem a finalidade de cessar as perdas do produto pelo calor residual. Quanto mais rápido for (abaixo de 15 minutos), menores serão as chances de alterar a qualidade do produto. Pode ser realizado em resfriadores (Figura 32.8) ou em cubas com água e gelo, devendo chegar a 5°C.

Liofilização

A liofilização diz respeito ao processo e à conservação aplicáveis aos produtos descritos nas normas, por meio da redução do seu teor de água, por sublimação, até uma unidade final de 5%. É uma técnica que demanda maior espaço físico nos BLHs.

Rotulagem

Todo produto processado, estocado e fracionado deve ser rotulado. Em alguns BLHs já informatizados, podem ser utilizados rótulos contendo apenas um marcador, por exemplo, o código de barras, que possibilita a identificação rápida de todos os dados necessários.

O rótulo deve conter informações ou localizadores que permitam identificar e classificar o LHP.

Estocagem

O leite processado deve ser estocado em local específico, não sendo permitidos outros produtos hospitalares ou alimentos no mesmo lugar (Figura 32.9).

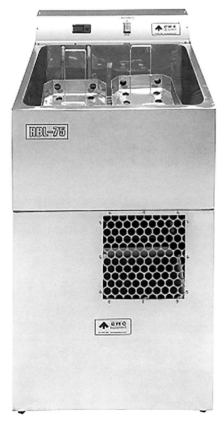

FIGURA 32.8 Resfriador.

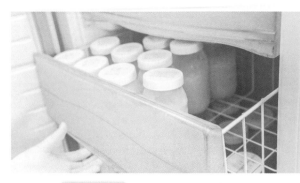

FIGURA 32.9 Estocagem em *freezer*.

O *freezer* destinado à estocagem do LHP pode ser horizontal ou vertical e deve ter controle rigoroso de temperatura, verificada 2 vezes/dia. O termômetro a ser utilizado deve ser de máxima e mínima.

O período de estocagem para leites pasteurizados é de até 6 meses, acondicionados em *freezer*, com temperatura máxima de –3°C. Para leites liofilizados, o tempo de estocagem é de até 1 ano.

Porcionamento

O porcionamento é realizado mediante prescrição médica ou de nutricionista (Figura 32.10), devendo-se:

- Realizar a higienização das mãos e dos antebraços
- Paramentar com avental, gorro, máscara e luvas
- Selecionar o leite de acordo com a idade gestacional e as necessidades do receptor
- Submeter produtos congelados a degelo prévio
- Homogeneizar o LHO
- Separar frascos estéreis para o fracionamento
- Acender o campo de chama, que poderá ser obtido com bico de Bunsen ou Meker, ou capela de fluxo laminar
- Realizar o fracionamento em campo de chama ou capela de fluxo laminar de acordo com os volumes prescritos
- Identificar os frascos (rotular)
- Acondicionar os recipientes com LHP e fracionado em geladeira a 5°C, podendo ser utilizado em até 24 horas.

O porcionamento pode ser realizado em cabine de segurança biológica, em vez de ser feito em campo de chama.

Distribuição

A responsabilidade da distribuição do LHP é do BLH e deve ser realizada mediante prescrição. Os dados dos receptores que receberão esse leite devem ser registrados, incluindo seu diagnóstico. A distribuição segue os critérios definidos pela RDC nº 171/2006, que estabelece como receptores os lactentes que apresentam uma ou mais das indicações listadas a seguir:

- Prematuros e RNs de baixo peso que não sugam
- RNs infectados, especialmente com enteroinfecções
- Portadores de deficiências imunológicas
- Portadores de diarreia protraída
- Casos excepcionais, a critério clínico
- Portadores de alergias a proteínas heterólogas.

Obviamente, um BLH pode auxiliar vários bebês, incluindo gemelares, filhos de mães com produção de leite insuficiente (p. ex., após cirurgia de redução de mama) e filhos de mães internadas, sem condições para amamentar, devendo ficar a critério médico ou do nutricionista a solicitação do LHP.

Controle de qualidade

A qualidade do LHO pode ser definida como uma grandeza que resulta da avaliação conjunta de uma série de parâmetros, que incluem as características nutricionais, imunológicas, químicas e microbiológicas.[1]

O controle de qualidade deve permear todo o processo, ser dinâmico e estar em acordo com a evolução técnica do setor. Pode ter caráter preventivo ou retrospectivo. O **controle preventivo** vai determinar o produto a ser oferecido ao consumo e é mais importante do ponto de vista operacional. O **controle retrospectivo** possibilita identificar a origem dos problemas relacionados com a qualidade do produto em um momento em que não é mais passível de controle.[1] Ambos têm sua importância, uma vez que o retrospectivo atesta as causas e promove as alterações necessárias em todas as etapas do processo, visando à oferta de um produto de melhor qualidade.

A preocupação, na verdade, é com relação a segurança, eficiência e eficácia, e baixo custo, de maneira a ser possível a reprodução do controle de qualidade por toda a rede de BLH.

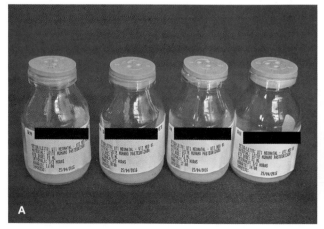 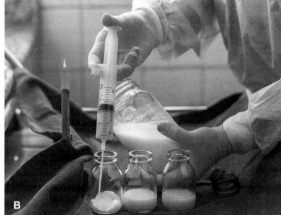

FIGURA 32.10 **A.** Fracionamento e identificação de frascos. **B.** Fracionamento em campo de chama.

Controle sanitário do leite humano ordenhado

Atualmente, o controle sanitário do LHO[14-17] é realizado por meio de indicadores de contaminação de origem fecal, direta ou indireta, com pesquisa dos coliformes totais, coliformes fecais e *Escherichia coli*. Para tanto, utiliza-se metodologia com critérios simples, economicamente viáveis e seguros, diminuindo a possibilidade de resultados falso-positivos.

Esse controle é realizado após a pasteurização, devendo ser aguardado seu resultado para liberação do leite ordenhado e pasteurizado para o consumo. Caso haja evidências de contaminação, o leite deve ser desprezado, e todas as etapas do processo precisam ser avaliadas, desde a coleta até a pasteurização.

Para a realização do controle sanitário, foi desenvolvida uma metodologia alternativa pelo CRNBLH/Fiocruz, partindo da clássica descrita no *Standard Methods for the Examination of Dairy Products*. A metodologia recomendada pela Rede BLH consiste na inoculação de quatro alíquotas de 1 mℓ cada uma de leite ordenhado e pasteurizado, pipetadas de modo independente e inseridas em tubos com 10 mℓ de caldo bile verde brilhante, a 50 g/mℓ (5% p/v), com tubos de Durham em seu interior. Após inoculação e incubação a 36 ± 1°C, a presença de gás no interior do tubo de Durham caracteriza resultado positivo.

Material:

- Estante para suporte revestida em PVC
- Tubos para cultura microbiológica com capacidade mínima de 15 mℓ
- Tubos de Durham
- Pipetas sorológicas graduadas de 1 mℓ, esterilizadas, com algodão nos bocais
- Alça de níquel-cromo com *loop*, calibrada 1:100 com suporte para alça
- Estufa bacteriológica para cultura, regulada a 36 ± 1°C
- Autoclave que permita operar a 121°C por 15 minutos
- Balança semianalítica com sensibilidade de 0,1 g
- Bico de Bunsen ou de Mecker
- Frasco de Erlenmeyer
- Tubo de ensaio
- Gelo ou gelo reciclável
- Caldo bile verde brilhante 2% ou caldo verde brilhante bile lactosado (BGBL, do inglês *brilliant green bile lactose broth*)
- Água destilada ou desionizada.

Técnica – teste presuntivo – BGBL a 5%:

- Retirar os frascos previamente preparados de BGBL da geladeira, 20 minutos antes do uso
- Identificar cada tubo de ensaio com o mesmo número do frasco de leite analisado e colocar na estante para tubos (Figura 32.11)
- Retirar um frasco por vez para coleta das alíquotas e retorná-los imediatamente à cadeia de frio
- Coletar sob campo de chama ou em cabine de segurança biológica
- Pipetar, independentemente, quatro alíquotas do leite pasteurizado, de 1 mℓ cada, de pontos diferentes do frasco (após homogeneização do leite). Também pode ser utilizada seringa estéril para a retirada do leite

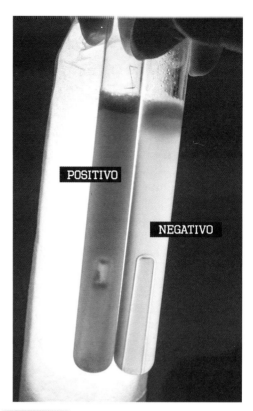

FIGURA 32.11 BGBL: frascos positivo e negativo.

- Inocular essas alíquotas em tubos com 10 mℓ de BGBL a 5% p/v, com tubos de Durham em seu interior
- Incubar os tubos a 36 ± 1°C, por 24 a 48 horas, em estufa bacteriológica
- Realizar a leitura em 24 horas. Se negativo, realizar nova leitura com 48 horas. Caso seja positivo, não é necessária nova leitura, devendo ser realizado teste confirmatório
- Os frascos positivos apresentam gás no tubo de Durham.

Teste confirmatório – BGBL a 4%:

- Transferir, com alça de níquel-cromo (bacteriológica), em campo de chama, uma amostra (alçada) do tubo de BGBL 5% para o tubo de BGBL 4%
- Colocar em estufa bacteriológica
- Realizar a leitura 48 horas depois. Se houver gás (bolha de ar), o resultado será positivo, devendo o leite ser descartado, conforme normatização vigente. Se não houver produção de gás, o resultado será negativo, ficando o leite liberado para consumo.

Resultado negativo:

BGBL 5% (sem presença de gás após 48 horas): leite próprio para o consumo

BGBL 5% positivo (com formação de gás até 48 horas ou mudança de cor no meio) e BGBL 4% negativo após 48 horas: leite liberado para consumo – crescimento de bactérias saprófitas (fermentação)

Resultado positivo:

BGBL 5% positivo até 48 horas (com formação de gás ou mudança de cor no meio) e BGBL 4% positivo após 48 horas (presença de gás): contaminação do leite com enterobactérias (leite contaminado com material fecal)

Controle físico-químico

O controle físico-químico do LHO é importante porque avalia as características que garantem o valor nutricional do produto. É uma avaliação retrospectiva, que demonstra como o processo se desenvolveu desde a coleta do leite ordenhado até a sua chegada ao BLH. Dentro dessas características, destacam-se o teor de gordura, o conteúdo energético e a acidez do leite.

Crematócrito

A técnica do crematócrito[14-16] foi adaptada para ser utilizada na rotina operacional dos BLHs, com sucesso. Ela se assemelha à utilizada para micro-hematócrito, utilizando-se leite em vez de sangue. É importante para a classificação do LHO com o teor energético estimado, possibilitando melhor distribuição do LHP para as diversas necessidades dos receptores.

Material:

- Centrífuga de micro-hematócrito com *timer*
- Tubos capilares para determinação de micro-hematócrito, com ou sem heparina (75 mm × 1 mm × 1,5 mm)
- Massa para selar capilar ou bico de Bunsen para fechar os capilares
- Régua milimetrada
- Pipetador automático manual com ponteiras descartáveis
- Pipetas volumétricas de diversos volumes
- Banho-maria termostatizado, capaz de manter a temperatura de 40°C
- Tubos de ensaio pequenos (5 mℓ)
- Estante para suporte, revestida em PVC, para 24 ou 72 tubos
- Vórtex (agitador para tubos de ensaio).

Técnica:

- Homogeneizar o frasco contendo o LHO
- Pipetar 1 mℓ de leite humano cru, com pipeta graduada, e transferir esse volume para tubo de ensaio pequeno (5 mℓ)
- Identificar os tubos com o mesmo número do frasco a ser analisado
- Dispor as amostras de 1 mℓ em estantes (revestidas de PVC) e aquecer em banho-maria, a 40°C (solubilização da gordura), durante 15 minutos
- Homogeneizar em vórtex ou manualmente (Figura 32.12 A)
- Coletar, de modo independente, alíquotas de cada uma das amostras de LHO com o auxílio de tubos microcapilares
- Vedar uma das extremidades dos tubos com massa ou bico de Bunsen (Figura 32.12 B)
- Dispor os capilares na centrífuga, posicionando as extremidades vedadas na direção dela (para fora)
- Centrifugar os capilares durante 15 minutos, à rotação máxima, em centrífuga para micro-hematócrito (Figura 32.12 C)
- Após a centrifugação, observa-se a separação entre a parte creme, que se localiza na região posterior e tem coloração mais densa, e o soro do leite, de aspecto mais "ralo", logo após o creme.

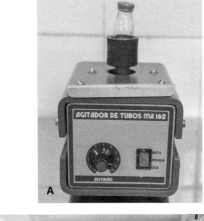
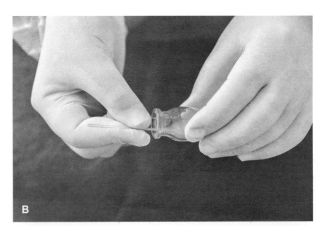
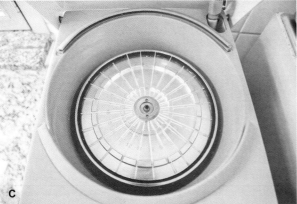
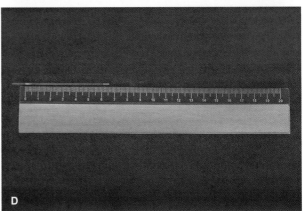

FIGURA 32.12 Crematócrito. **A.** Homogeneização em vórtex. **B.** Preenchimento do capilar. **C.** Centrífuga com capilares. **D.** Leitura de exame.

Para a leitura, utiliza-se uma régua milimetrada e procede-se à medida do comprimento da coluna de creme (mm) e da coluna total do produto (coluna de creme, uma coluna de soro, expressos em milímetros). Após essas medidas, utilizam-se as fórmulas descritas a seguir, para se obter o teor de gordura e o conteúdo energético (Figura 32.12 D).

> Cálculo do conteúdo energético total: percentual de creme × 66,8 + 290 = kcal/mℓ
>
> Avaliação do teor de creme: coluna de creme (mm) × 100 ÷ coluna total (mm) = percentual de creme
>
> Avaliação do teor de gordura: (percentual de creme – 0,59) ÷ 1,46 = % de gordura
>
> Cálculo do conteúdo energético total: percentual de creme × 66,8 + 290 = kcal/mℓ
>
> **Valores estimados:**
> - Leite anterior: 464 a 700 kcal/mℓ
> - Leite posterior: 720 a 1.100 kcal/mℓ
> - Colostro: 300 kcal/mℓ
> - Leite de transição: aproximadamente 500 a 600 kcal/ℓ
> - Leite maduro: aproximadamente 700 kcal/ℓ

Acidez titulável

A acidez titulável[15-18] consiste no controle físico-químico realizado por meio da titulação do LHO por uma solução alcalina cuja concentração é conhecida (solução Dornic – NaOH N/9). O indicador utilizado é a fenolftaleína a 1%, e o resultado é fornecido em graus Dornic.

Esse teste indica, por análise retrospectiva, como o leite foi conservado, possibilitando a avaliação de várias etapas do processo (p. ex., quebra da cadeia de frio). O aumento de acidez resulta em perdas qualitativas do leite (p. ex., precipitação da caseína, diminuição da biodisponibilidade do cálcio e do fósforo, redução do valor imunológico, alteração do flavor do LHO e diminuição do valor nutricional). É resultado da proliferação de microrganismos que promovem o desdobramento da lactose em ácido láctico, que não tem nenhum valor energético. Leites com acidez Dornic elevada são impróprios para consumo e, portanto, desprezados.

Material:

- Microbureta graduada ao centésimo ou acidímetro com escala de 0,01 mℓ
- Pipetador automático para análise quantitativa
- Pipetas volumétricas de 1 mℓ ou pipeta automática calibrada de 1 mℓ
- Tubo de ensaio (10 × 100 mm)
- Estante para suporte, revestida em PVC, para 24 ou 72 tubos
- Agitador tipo vórtex
- Frasco conta-gotas
- Gelo reciclável
- Caixas isotérmicas revestidas em PVC
- Solução padrão de hidróxido de sódio a 0,1 N fatorada
- Solução indicadora de fenolftaleína hidroalcoólica a 1% em álcool 95° Gay-Lussac (GL) neutralizada.

Técnica:

- Homogeneizar manualmente o leite humano
- Coletar aproximadamente 4 mℓ de leite com pipeta graduada ou seringa estéril
- Colocar em tubo de ensaio de 10 × 100 mm, previamente resfriado e mantido em banho de gelo com identificação do número do frasco de leite a ser analisado (proceder da mesma maneira para cada novo frasco de leite descongelado)
- As amostras devem permanecer sob cadeia de frio até o início da análise
- Agitar o tubo de ensaio em vórtex ou manualmente
- Pipetar alíquotas de 1 mℓ do leite e transferir para o tubo de titulação (Figura 32.13 A a C)
- Pingar uma gota de fenolftaleína a 1% (Figura 32.13 D)
- Titular com a solução Dornic: NaOH 0,1 N, com acidímetro de Dornic, agitando o frasco até aparecer a cor rósea (rosa bebê), que deve ser permanente (ponto de viragem) (Figura 32.13 E)
- Proceder à leitura: para cada 0,01 mℓ de NaOH N/9, atribui-se 1 grau Dornic (Figura 32.13 F).

> **Resultados:**
> - Valores normais: são considerados como valores de referência para acidez titulável de 1° a 8° Dornic
> - Leites com acidez superior a 8° Dornic devem ser desprezados

Descarte do leite humano reprovado na seleção e na classificação

Os produtos que não estiverem em conformidade com as especificações determinadas devem ser descartados. A RDC/Anvisa n° 306/2004[19] define, para resíduos do Grupo D, que podem ser descartados diretamente na rede de esgoto da rede pública. Se não houver sistema de tratamento de esgoto da rede pública, a instituição deve realizar tratamento próprio.

Materiais e equipamentos utilizados: lavagem, preparo e esterilização

Os materiais utilizados devem ser deixados de molho, em solução detergente, preparada sob diluição e tempo de permanência estabelecidos pelo fabricante. Devem-se utilizar escovas apropriadas, enxaguar bem o material em água corrente, promover a secagem e separar de acordo com o tipo de esterilização.

Os materiais que serão enviados para esterilização deverão estar identificados conforme a rotina do serviço, não deixando de conter o nome de quem preparou e a data.

As bombas tira-leite, os acopladores de mama e as escovas para mãos devem ser lavados, embalados individualmente e autoclavados. Pode-se utilizar o método com óxido de etileno.

Os vidros que serão utilizados para o acondicionamento do LHO, no caso frascos recicláveis, devem ser autoclavados junto às tampas, retornando 1/4 de rosca, a fim de deixar uma "folga" no fechamento da tampa. Os frascos devem ser fechados ainda quentes, tão logo sejam retirados da autoclave.

Tabela de procedimentos do banco de leite humano

Os BLHs têm códigos específicos para cada ação realizada em suas unidades, e para tanto há necessidade de consultar a tabela de procedimentos[3] do Sistema de Informações Ambulatoriais do Sistema Único de Saúde – SIA/SUS (Tabela 32.1). Os valores pagos para cada procedimento estão no *site* http://sigtap.datasus.gov.br/tabela-unificada/app/sec/inicio.jsp.

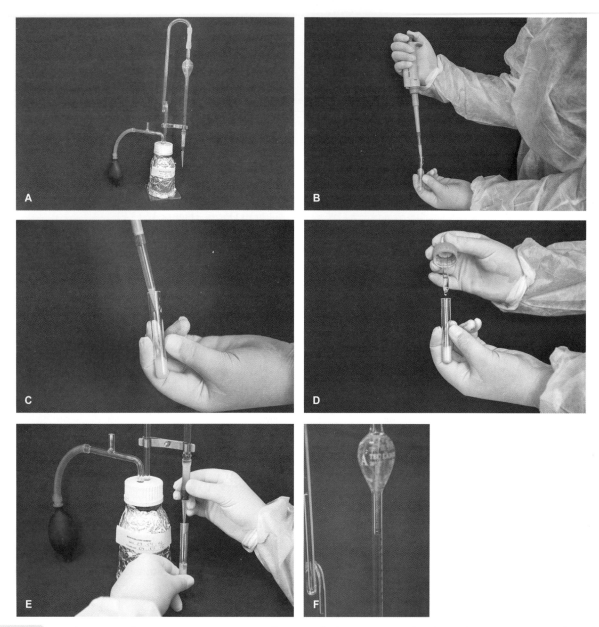

FIGURA 32.13 Acidez. **A.** Acidímetro. **B.** Pipeta. **C.** Transferência do leite para o tubo de titulação. **D.** Gota de fenolftaleína. **E.** Coluna pipetada. **F.** Ponta de viragem.

TABELA 32.1 Tabela de procedimentos do Sistema de Informações Ambulatoriais do Sistema Único de Saúde.

	Código	Descrição
Profissionais de nível superior: consulta médica/atendimentos em especialidades básicas	0301010064	Consulta em Pediatria
Ações executadas por outros profissionais de nível superior: atendimento/consulta em especialidades básicas	0301010030	Consulta/atendimento de enfermeiro(a) em Atenção Básica
	0301010048	Consulta/atendimento de outros profissionais de nível superior (psicólogo) em Atenção Básica
	0301010048	Consulta/atendimento em assistência especializada e de alta complexidade (nutricionista)
Atividade educativa em Atenção Básica: ações executadas por outros profissionais de nível superior	0101010010	Atividade educativa em Atenção Básica com grupo na unidade – nível superior (por grupo) Mínimo de 10 participantes e duração mínima de 30 min
Ações executadas por profissionais de Enfermagem e outros profissionais da Saúde de nível médio: enfermeiro(a), auxiliar de Enfermagem, técnico de Enfermagem, outros profissionais de nível médio Atendimento individual, por paciente	0301100020	Administração de medicamentos por paciente (consiste no ato de administrar medicamentos, por paciente, independentemente da quantidade)
	0202080099	Coleta de material para exame laboratorial em patologia clínica
	0401010023	Curativo por paciente
Procedimentos especializados realizados por outros profissionais de nível médio	0101040032	Coleta externa de leite materno – por doadora
	0202080099	Cultura de leite materno pós-pasteurização

Lista de equipamentos e materiais necessários para implantação de banco de leite humano

Os equipamentos e materiais necessários para se implantar um BLH são:

- Acidímetro de Dornic para leite humano
- Alça de níquel-cromo
- Aparelhos de ar-condicionado
- Balança eletrônica com capacidade até 10 kg (pesar bebês)
- Balança semianalítica
- Banho-maria com agitação, de 0 a 100°C, com controlador de temperatura e sensibilidade de 0,1°C
- Banho-maria para sorologia a 56°C, para degelo
- Bicos de Bunsen ou lamparina a álcool
- Bombas tira-leite elétricas e manuais
- Caixas isotérmicas
- BGBL 2% de lactose desidratado (meio de cultura)
- Destilador ou desionizador
- Estante para tubos de ensaio
- Frascos de vidro borossilicato com tampa plástica (p. ex., de maionese, de café solúvel)
- Estufa de cultura na faixa de 37°C
- *Freezer* (de preferência vertical) ou câmaras frias
- Gelo reciclável
- Material de consumo: seringas, agulhas, luvas, aventais, gorros, máscaras, detergentes, álcool a 70%, sanitizante, copos descartáveis etc.
- Material de escritório: computador e impressora, arquivos, mesas, cadeiras, impressos, entre outros
- Mesa auxiliar de aço inox
- Microcapilares para crematócrito/massa de modelar
- Microcentrífuga
- Pipetas automáticas ou sorológicas
- Refrigerador duplex
- Régua milimétrica
- Resfriador para leite humano
- Solução alcoólica de fenolftaleína a 1%
- Solução de Dornic – NaOH N/9
- Termômetro de temperatura ambiente
- Termômetros de cabo extensor
- Termômetros de máxima e mínima
- *Timer*
- Tubos de Durham
- Tubos de ensaio com tampa rosqueável – 150 mm × 16 mm, em vidro borossilicato
- Vórtex (agitador para tubos de ensaio)
- Aquecedor a banho-maria destinado à pasteurização, totalmente em aço inox, estrutura monobloco com os cantos arredondados para perfeita higienização, cuba isolada termicamente, galheteiro removível, permitindo a colocação e a retirada dos frascos sem contato manual, drenagem de água com saída inferior na cuba e descarga na lateral do equipamento, resistência blindada em aço inox de alta potência (acima de 3.200 watts) e relé de estado sólido sem contato mecânico de altíssima durabilidade, controlador digital, microprocessador com sistema PID e *timer* (controle de tempo

de pasteurização da bomba circulante para homogeneização da temperatura da água)
- Resfriador rápido para leite humano em aço inox, estrutura em monobloco com cuba polida e cantos arredondados, serpentina em cobre fixada internamente em contato direto com a água, cuba isolada termicamente, drenagem de água com saída inferior da cuba e descarga lateral, unidade compressora compacta, controlador de funcionamento e temperatura com sensor de alta sensibilidade, capacidade de água até 12 ℓ, garantindo estabilidade de 0,5°C na faixa de trabalho até 50°C
- Banho-maria para leite humano na faixa de 36 a 36,5°C e para descongelamento do leite humano em berçário e UTI neonatal, para descongelamento rápido do leite humano, ordenhado para fracionamento em hospitais e BLHs, contando com controlador de temperatura microprocessado e garantindo a estabilidade de 0,5°C na faixa de trabalho
- Tubo de ensaio em vidro borossilicato resistente à autoclavação e quimicamente sem borda, medindo 15 mm × 125 mm
- Tubo de ensaio em borossilicato resistente à autoclavação e quimicamente sem borda, medindo 10 mm × 100 mm
- Tubo de ensaio em borossilicato tipo pirex ou similar, com tampa rosqueável e baquelite, medindo 16 mm × 150 mm
- Tubo de Durham em vidro borossilicato reforçado resistente à autoclavação e quimicamente, medindo 6 mm × 60 mm
- Pipeta volumétrica, bocal e bico temperado, gravação permanente, classe A, em vidro borossilicato, de capacidade 1 mℓ
- Pipeta graduada, bocal e bico temperado, gravação permanente, classe A, em vidro borossilicato de 1/10, de capacidade 5 mℓ
- Pipeta graduada, bocal e bico temperado, gravação permanente, classe A, em vidro borossilicato de 1/10, de capacidade 10 mℓ
- Micropipetador de 1.000 mℓ
- Repipetador manual
- Caixa de ponteira de 1.000 microlitros, caixa com mil unidades
- Centrífuga para micro-hematócrito de 110 e 220 volts
- Desionizador 50 ℓ/h com coluna de troca de íons 110 e 220 volts
- Termômetro com escala interna de mercúrio graduado – 10 a 110°C, calibrado pela RDC a 65°C
- Termômetro com escala interna de mercúrio graduado – 10 a 110°C sem calibração da RDC, com certificado do fabricante
- Termômetro de máxima e mínima
- Termômetro de máxima e mínima com cabo extensor
- Relógio de marcar tempo
- Balança monoprato tríplice com escala mecânica para até 1.500 g
- Gelox® – gelo reciclável
- Tubo capilar sem heparina
- Agitador de tubo tipo vórtex
- Espátula em aço inox
- Cabo de Kolle em alumínio
- Alça de platina bacteriológica em aço inox
- Frasco tipo de maionese ou de café solúvel, rosqueável, capacidade para 150, 250 e 500 mℓ
- BGBL 2%, frasco com 500 g
- Acidímetro com coluna de 2 mℓ e divisão de 0,05
- Hidróxido de sódio N/9

- Solução alcoólica de fenolftaleína
- Bico de Bunsen
- Becker 2.000 mℓ
- Erlenmeyer 2.000 mℓ
- Proveta 1.000 mℓ/500 mℓ
- Frasco conta-gotas 60 mℓ branco
- Estante para 24 tubos/72 tubos
- *Freezer*
- Geladeira.

Referências bibliográficas

1. Almeida JAG, Novak FR. O papel dos bancos de leite humano no incentivo ao aleitamento materno. In: Rego JD. Aleitamento materno. São Paulo: Atheneu; 2001. p. 321-32.
2. Ferreira SLC. Duas décadas de política pública no Brasil. Gota de Leite. Rio de Janeiro. 2005;1(1). Disponível em: https://www.bvsam.icict.fiocruz.br/gotadeleite/01/gotadeleite01.htm
3. Rede Nacional de Bancos de Leite Humano. Disponível em: http://www.fiocruz.br/redeblh. Acesso em: 8 mar. 2024.
4. Brasil. Portaria Ministerial nº 322, de 26 de maio de 1988. Estabelece normas federais sobre leite humano.
5. Brasil. Agência Nacional de Vigilância Sanitária (Anvisa). Resolução RDC nº 171, de 4 de setembro de 2006. Dispõe sobre o Regulamento Técnico para o Funcionamento de Bancos de Leite Humano.
6. Brasil. Agência Nacional de Vigilância Sanitária (Anvisa). Resolução RDC nº 50, de 21 de fevereiro de 2002. Dispõe sobre o regulamento técnico para planejamento, programação, elaboração e avaliação de projetos físicos de estabelecimentos assistenciais de saúde. Disponível em: https://bvsms.saude.gov.br/bvs/saudelegis/anvisa/2002/rdc0050_21_02_2002.html. Acesso em: 6 abr. 2024.
7. Brasil. Portaria Ministerial nº 2.193/GM, de 14 de setembro de 2006. Define a estrutura e a atuação dos Bancos de Leite Humano (BLH).
8. Brasil. Portaria Ministerial nº 698, de 09 de abril de 2002. Aprova o Regulamento Técnico para o funcionamento de Bancos de Leite Humano. Diário Oficial da União, Brasília, DF, 10 abr. 2002. Seção 1, p. 66-68.
9. Brasil. Portaria Ministerial nº 50/GM, de 18 de janeiro de 1999. Referente à constituição da Comissão Nacional de Bancos de Leite Humano, extraída do DOU nº 12-E, Seção 2, p. 3, de 19 de janeiro de 1999.
10. Associação Brasileira de Profissionais de Bancos de Leite Humano (ABP-BLH). Disponível em: www.abpblh.org.br. Acesso em: 8 mar. 2024.
11. Brasil. Agência Nacional de Vigilância Sanitária (Anvisa). Resolução – RDC nº 189, de 18 de julho de 2003. Dispõe sobre a regulamentação dos procedimentos de análise, avaliação e aprovação dos projetos físicos de estabelecimentos de saúde no Sistema Nacional de Vigilância Sanitária, altera o Regulamento Técnico aprovado pela RDC nº 50, de 21 de fevereiro de 2002 e dá outras providências.
12. Brasil. Agência Nacional de Vigilância Sanitária (Anvisa). Banco de leite humano: funcionamento, prevenção e controle de riscos. Brasília: Anvisa; 2008. 160 p.
13. Brasil. Agência Nacional de Vigilância Sanitária (Anvisa). Portaria nº 193, de 23 de fevereiro de 2010.
14. Rede Nacional de Bancos de Leite Humano. Manual técnico – BLH – Fiocruz. Disponível em: https://rblh.fiocruz.br/normas-tecnicas-e-manuais. Acesso em: 6 abr. 2024.
15. Manual de Boas Práticas do Banco de Leite Humano "Dr. Olindo De Lucca" – Irmandade da Santa Casa de Misericórdia de Limeira. Limeira; 2004.
16. Manual de Boas Práticas Operacionais – Banco de Leite Humano do Hospital das Clínicas da Faculdade de Medicina de Ribeirão Preto/USP. Ribeirão Preto; 1998.
17. Normas Técnicas BLH-IFF/NT 40.21 – Controle de Qualidade Microbiológico – Teste Simplificado para Detecção de Coliformes Totais. rBLH. 2021;1(40). Disponível em: https://rblh.fiocruz.br/sites/rblh.fiocruz.br/files/usuario/116/nt_40.21-controle_de_qualidade_microbiologico-teste_simplificado_para_deteccao_de_coliformes_totais.pdf.pdf. Acesso em: 9 abr. 2023.
18. Panichi MN, Stancari RCA, Dias Jr., et al. Determinação da acidez Dornic do leite humano ordenhado como avaliação de qualidade dos procedimentos de banco de leite humano. In: Anais de Temas Livres do II Congresso Brasileiro de BLH. Natal; 1998.
19. Brasil. Agência Nacional de Vigilância Sanitária (Anvisa). Resolução RDC nº 306, de 7 de dezembro de 2004. Dispõe sobre o Regulamento Técnico para o gerenciamento de resíduos de serviços de saúde.

CAPÍTULO 33

Amamentação e Saúde da População Negra: É Tempo de nos Aquilombarmos

Fernanda Lopes Sanchez Derballe

Introdução

Como garantir o direito de todos a amamentar? Para responder a essa pergunta, este capítulo abordará a interseção entre raça e amamentação no Brasil, um país com mais de 50% de sua população se autodeclarando negra. Destaca o impacto negativo do racismo nos índices de amamentação e enfatiza a necessidade de estudos sobre racismo estrutural nas formações em Saúde.

Ao aprofundar no tema, o texto propõe abordar a amamentação da população negra desde o início da jornada reprodutiva, em razão das dificuldades enfrentadas por pessoas negras desde o mercado dos afetos até os índices altíssimos de violência obstétrica e neonatal.

A Política Nacional de Saúde Integral da População Negra, pactuada desde 2007, é apresentada como estratégia fundamental no reconhecimento do racismo como um problema de Saúde atual que afeta todos os processos de saúde e doença, e que deve ser estudada pelos profissionais que atuam com amamentação.

O texto também reforça que as dificuldades de amamentar das pessoas negras não estão relacionadas com a raça, mas sim aos impactos do racismo. Portanto, é crucial abordar racismo e antirracismo nas formações dos profissionais, nas políticas e na promoção da amamentação.

Em relação a campanhas, o capítulo também abordará o nascimento da Semana de Apoio à Amamentação Negra (SAAN), ação de reconhecimento, combate ao racismo, e aquilombamento dos profissionais negros que atuam nesse campo.

O antirracismo deve ser um pacto coletivo. Com ele promove-se justiça reprodutiva, equidade racial e melhora nos índices de amamentação. Reconhecer e combater o racismo deve ser diário até que esse sintoma social seja erradicado.

Desejo é compromisso

Haverá um momento na história em que este artigo não fará mais sentido. Em breve, o leitor que escolher este livro para aprofundar seus estudos sobre amamentação irá se indagar por que naquela época foi necessário que alguém escrevesse sobre amamentação, racismo e a importância de construir uma assistência antirracista para mães negras, pessoas negras que amamentam, suas famílias e seus bebês.

Esse leitor do futuro fará essa pergunta não a partir de um lugar de negação da existência do racismo, temática que seguirá sendo amplamente debatida nas mais variadas formações, desde os bancos das escolas infantis até os pós-doutorados. Nesse momento histórico futuro, falar de racismo será estratégia fundamental de não esquecimento, de conscientização coletiva da formação social brasileira sob bases estruturalmente racistas e seus efeitos nefastos ao longo de muitos séculos, mesmo após a abolição da escravatura. Será parte da vigilância social necessária para que nada semelhante se repita nas gerações futuras.

Entretanto, nesse novo mundo, o antirracismo será tema obsoleto, uma vez que o racismo terá sido erradicado. Finalmente, indivíduos negros, brancos, indígenas, amarelos, com obesidade, com alguma deficiência, LGBTQIAPN+, idosos ou que são chamados "loucos" viverão em uma sociedade mais justa e igualitária, na qual o comum da diferença será motivo de celebração.

Nesse momento histórico futuro, em que artigos como este não farão mais sentido, e gráficos, relatos e pesquisas que denunciam as disparidades na atenção à população negra farão parte do passado biográfico de uma nação marcada pela existência do racismo, será possível – desejável e incentivado – que se fale do nascer, amamentar, viver e morrer negro para além das tragédias e dos efeitos físicos, psíquicos e sociais do racismo sobre nossos corpos e subjetividades.

Porém, ainda não estamos nesse tempo. O futuro no qual esse leitor irá habitar segue sendo construído por muitas mãos, muitos textos como este, por outros tantos que vieram antes e outros mais que virão. A escrita deste capítulo faz parte do (meu) compromisso ancestral com a semeadura de um futuro em que a erradicação do racismo será presente. Até esse tempo chegar, nós escreveremos – e a leitura deste texto seguirá urgente.

"Se podes olhar, vê. Se podes ver, repara"[1]

O ano era 2017. São Paulo sediava pela quarta vez um grande evento internacional de assistência ao parto e ao nascimento, com enfoque na Medicina com base em evidências científicas. Diferentemente dos anos anteriores, nessa edição teríamos uma fala que inauguraria um campo: Daniela Rosa, socióloga, mestre e doutoranda em Ciências Sociais, doula, educadora perinatal, mãe de dois meninos. Daniela, mulher negra de presença marcante, grande e acolhedora como um Baobá, Daniela da voz aveludada, trouxe pela primeira vez, nesse espaço, que sempre se apresentou enquanto militante nas causas de gênero e sexualidade, a temática racial.

Se é tempo de ver, repara: as questões raciais seguiam marginalizadas nos discursos sobre mulheres, pessoas gestantes, famílias, bebês, nascimentos e amamentações, uma vez que a abordagem do cenário obstétrico não apresentava outra interseccionalidade que não a questão de gênero. Ou seja, não abordava como todas as questões de gênero e sexualidade se associam e se potencializam quando atravessadas pelas condições socioeconômicas e, especialmente, pelas questões raciais.

Foi preciso que uma mulher negra se levantasse para que todos que acompanhavam o simpósio de 2017 pudessem ver quem eram as principais vítimas de violência obstétrica, de morte materna e da desnutrição grave na primeiríssima infância:[2] pessoas negras, mais de 55% da população brasileira.[3]

Daniela Rosa levantou-se nesse evento, mas foram incontáveis as pessoas negras que foram erguendo suas vozes ao longo dos séculos implantando campos de debates fundamentais para que as questões de saúde da população negra pudessem se transformar em agendas transversais em prol da redução das iniquidades injustificáveis que a população negra segue vivendo até hoje.[a]

Importante lembrar também que, em 2017, o Ministério da Saúde imprimiu a terceira edição do caderno "Política Nacional de Saúde Integral da População Negra" (PNSIPN), documento redigido em 2010. O objetivo desse documento era orientar gestores e técnicos na implementação da PNSIPN, pactuada por meio da Portaria nº 992, de 13 de maio de 2009.

Mas o que a reimpressão desse documento, a fala de Daniela Rosa e o texto sobre amamentação que será desenvolvido aqui tem a ver?

O documento da PNSIPN reconhece publicamente o racismo como um fato atual, não apenas legado histórico. E mais do que isso, ele traz o tema para as políticas públicas.

Apesar de no Brasil termos uma literatura razoavelmente extensa sobre a temática racial, eram poucos os estudos que se debruçavam sobre a existência da discriminação racial nos serviços de Saúde, a percepção dos usuários e os efeitos nos dados relativos às taxas de morbimortalidade da população negra. A PNSIPN escancarou a necessidade de olharmos para o tema e traz um delineamento de objetivos para se combater as iniquidades, sendo eles:

- Aprimorar os sistemas de informação em Saúde pela inclusão do quesito cor em todos os instrumentos de coleta de dados adotados pelo Sistema Único de Saúde (SUS)
- Desenvolver ações para reduzir indicadores de morbimortalidade materna e infantil, doença falciforme, hipertensão arterial, diabetes *mellitus*, HIV/AIDS, tuberculose, hanseníase, cânceres de colo uterino e de mama, miomas, transtornos mentais na população negra
- Garantir e ampliar o acesso da população negra do campo e da floresta e, em particular, das populações quilombolas, às ações e aos serviços de Saúde
- Garantir o fomento à realização de estudos e pesquisas sobre racismo e saúde da população negra.[4]

---

[a] Jurema Werneck, Fernanda Lopes, Maria Lucia da Silva, Isildinha Batista, Maria Aparecida Bento, Lelia Gonzalez, Sueli Carneiro, Neuza Santos Souza, Virginia Bicudo, somente para citar algumas intelectuais negras brasileiras que tanto produziram quanto produzem pesquisas fundamentais para o bem viver da população negra.

Todos esses objetivos tematizam as consequências nocivas do racismo na saúde de uma pessoa negra, e nos mostram isso por meio da produção de pesquisas com dados epidemiológicos desagregados. Produzir ciência dessa maneira significa dizer que todo dado produzido precisa apontar para qual população ele pertence, ou então ele será sempre um dado pela metade.

Quando falamos de nascimento e parto, por exemplo, quem são as gestantes? Se pensamos em expectativa de vida, ela é igual para os diferentes grupos raciais? Sabemos a resposta, mas com dados concretos pudemos demonstrar e provar que a tese de que somos todos iguais é falsa e que deixa mais da metade da população brasileira à margem das políticas de Saúde.

Portanto, para garantir que ninguém fique para trás, é necessário desagregar os dados e fazer uma mineração cuidadosa. Foi reutilizando informações populacionais já coletadas em outros estudos, somando-as a novas, que têm sido possível atestar que pessoas negras tem menor expectativa de vida que brancos, maior prevalência de doenças crônicas e infecciosas, sofrem mais com os altos índices de violência urbana que incidem de maneira significativa entre os jovens negros, e têm mais chance de mortalidade materna.[5]

Somente a desagregação dos dados nos permitirá a visualização – "se podes olhar, vê" – e a comprovação de reivindicações históricas. Por meio dela pode-se pleitear e produzir políticas mais efetivas para o cuidado em Saúde de cada população, incluindo direcionamento de recursos, monitoramentos, avaliações, projetos – "se podes ver, **repara**".

Importante dizer que a PNSIPN foi fruto de anos de reinvindicações dos movimentos sociais negros, sobretudo o Movimento Negro Unificado, que pediam por políticas públicas que combatessem a raiz da desigualdade e a exclusão social, de modo a dar chances para que a população negra pudesse sobreviver. Essa política só teve condições de ser elaborada em 2010 porque, em 2003, houve a criação da Secretaria de Políticas de Promoção da Igualdade Racial.

Com a elaboração da PNSIPN, o Ministério da Saúde reafirmou o compromisso que o Estado brasileiro havia assumido desde a criação da Constituição Federal em 1988, que se pautava na promoção de igualdade. O Ministério "entendeu ser fundamental a estratégia de formulação desta Política reafirmando o princípio da universalidade do SUS",[4] reconhecendo que a população negra, mesmo liberta da escravatura, seguia sendo desfavorecida no acesso a todos os direitos humanos, incluindo o direito à saúde. Ao promulgar essa política, o Estado reconhece a existência do racismo e legitima a necessidade de programas, políticas e leis que estejam focadas na superação das violações de direitos a que a população negra segue sendo sujeita.

Cento e vinte e um anos após a abolição da escravatura, 19 anos após a criação do SUS, é redigida uma política que reconhece que as condições de vida da população negra são fruto de processos sociais, culturais e econômicos injustos, que nossa história foi construída em bases estruturalmente racistas e que se queremos oferecer saúde universal e democrática, será necessário retirar o véu da cegueira branca, que diz ver todos como iguais, ignorando a existência de tantos que seguem excluídos da saúde, da educação, do trabalho, dos temas dos congressos, dos livros didáticos, das formações, dos dados e das políticas de promoção e proteção das gestações, dos nascimentos e das amamentações, porque:

> Apesar da centralidade da questão da saúde da mulher e da criança nas políticas de saúde no Brasil, até o momento foram conduzidas poucas pesquisas voltadas para a análise das influências da raça/cor no tocante à experiência de gestação e parto.[6]

Devemos incluir nessa afirmação, contida no estudo *A cor da dor: iniquidades raciais na atenção pré-natal e ao parto no Brasil* – publicado também em 2017 –, a amamentação, foco deste livro, deste capítulo e desta autora.

Entretanto, para falarmos de amamentação será necessário voltarmos e examinarmos desde o local de onde parte a caminhada de uma mulher negra, de uma pessoa gestante negra, de uma família negra e/ou inter-racial, muito antes de o bebê abocanhar o peito em busca de leite.

Uma célula que se junta a outra célula e...

Já na largada da jornada reprodutiva temos uma diferença fundamental, uma vez que "Mulheres negras têm mais dificuldades de acesso ao que os demógrafos chamam de 'mercado afetivo'",[7] o que resulta em maior dificuldade em encontrar parceiros, parceiras e parceires. O padrão estético eurocêntrico, de mulheres longilíneas, com cabelos escorrendo pelos ombros e narizes afilados, condena boa parte das mulheres negras a um celibato involuntário. A essas mulheres, o direito de ter ou não filhos esbarra na impossibilidade de ter com quem.[8]

Sem parceiros, muitas vezes vivendo um celibato involuntário ao longo da vida toda, gestar passa a ser uma tarefa bastante difícil – para dizer o mínimo. Podemos afirmar que decidir se terão filhos, quantos, em qual momento da vida e qual o espaçamento entre as crianças ainda é, para algumas mulheres e pessoas com útero, um privilégio.

Para o entendimento desses direitos reprodutivos enquanto privilégio, é necessária a compreensão da interseccionalidade que atravessa corpos e conceitos. Ou seja, a intersecção entre as opressões estruturais do racismo, do capitalismo e do cisheteropatriarcado, que se sobrepõem e criam uma articulação inseparável que coloca mulheres negras mais expostas às violências.

A alternativa à falta de lugar no mercado dos afetos são as gestações sem parceiros. Sabemos que existem as maternidades solo programadas, sendo elas por via adotiva ou biológica. De toda maneira, esse ato requer uma importante elaboração psíquica e localização frente ao desejo de ser ou não mãe, além de direitos sociais básicos, como água, moradia, trabalho, saneamento básico, para citar só alguns aos quais boa parte da população negra, majoritariamente periférica em função dos efeitos das estruturas racistas na economia, seguem sem ter acesso. Sem trabalho e salário digno sabemos que a inscrição no cadastro nacional de adoção fica bastante complicada e a possibilidade de realizar uma fertilização *in vitro* é praticamente zero, uma vez que o custo desse procedimento é altíssimo. Ou seja, novamente estamos diante de meios de se ter filhos que não estão declarada e diretamente interditados à população negra, mas estruturalmente tem seu acesso bastante dificultado.

Uma célula que se junta a outra célula e faz um bebê

Caso seja possível vencer a barreira conceptiva e dar seguimento a um projeto gestacional de filhos, a pessoa negra segue em risco: mulheres negras e pessoas negras gestantes têm maior chance de fazer menos do que as oito consultas de pré-natal necessárias para um cuidado ótimo em saúde. Esse número foi recomendado pela Organização Mundial da Saúde (OMS) em 2016, com o "objetivo de reduzir o risco de natimortos e complicações na gravidez".[9]

Com menos consultas de pré-natal, pessoas negras recebem menos orientações sobre onde ir na hora do parto, vinculam-se menos às maternidades e têm mais chance de peregrinar até encontrar o local onde parir. Além disso, recebem pouca ou nenhuma orientação sobre sinais de trabalho de parto e sobre as possíveis complicações na gravidez que indicam risco de saúde. São as gestações que mais chegam no pós-termo e, no que diz respeito à amamentação, também são as pessoas que recebem menos orientações e/ou de onde procurar ajuda caso tenham dificuldades nesse momento.[6] Tudo isso leva as pessoas negras a terem uma experiência gestacional pior em relação às demais gestantes e maior insatisfação com os equipamentos, os serviços e os profissionais da Saúde.

Mas não se trata somente da percepção subjetiva ou dos efeitos traumáticos no psiquismo da gestante – que já seria violento o suficiente: isso também as coloca em maior risco de morte, tanto as pessoas gestantes quanto seus bebês.

Por exemplo, entre os diagnósticos importantes a serem feitos no pré-natal estaria a presença ou não de sífilis. Segundo pesquisa da Fundação Oswaldo Cruz (Fiocruz), entre as pessoas gestantes com sífilis, 59,8% eram negras e 30,6% brancas. O que nos leva ao segundo dado referente a esse quadro: as crianças com sífilis congênita. Os números apontam para um percentual em que as crianças negras são mais que o dobro das brancas (65,1 × 25,0%).[10] Os dois são quadros complexos que podem levar à morte e poderiam ter melhores desfechos se tivessem tido um pré-natal melhor.

Além da sífilis, há também outros adoecimentos graves que colocam em risco a vida de mães e bebês, sobretudo a hipertensão arterial, principal causa de morte materna.

A mortalidade materna compreende as mortes que acontecem entre a gestação, o parto e até 40 dias após o nascimento do bebê, por causas evitáveis por meio de um pré-natal adequado. Os índices brasileiros para mortalidade materna são mais altos que os preconizados pela OMS,[6] e isso evidencia o tanto que o país tem falhado no pré-natal. Porém, faltava dizer com quem: "a razão de mortalidade materna é maior duas vezes e meia em mulheres pretas do que em brancas no Brasil".[6]

Para amamentar é necessário que mãe e bebê estejam vivos. Mas falaremos disso depois do parto.

"Um menino nasceu: o mundo tornou a começar!"[11]

O momento do parto é esperado, sonhado, temido. Há quem diga o quanto foi transformadora a vivência, tem quem escolha músicas para tocar na hora que o bebê coroar, que leva para casa a placenta carimbada em folha branca, como memória daquele órgão que nutriu o filho ainda no ventre. O parto é um evento da sexualidade humana que carrega uma intensidade física e psíquica marcante a todos que vivem essa experiência. E é também no parto, nesse momento importante, que mulheres negras e pessoas negras gestantes vivem momentos de maior vulnerabilidade, não pelo parto em si, mas pela interseccionalidade com o racismo.

Mulheres negras são as principais vítimas de violência obstétrica, que é a violência caracterizada pelos abusos sofridos na hora do parto, sejam eles físicos (p. ex., raspagem compulsória de pelos pubianos, lavagem intestinal, manobra de Kristeller, episiotomia), sejam eles psicológicos (p. ex., humilhações verbais, coação, ameaças, proibição da entrada do acompanhante).

Entre todos os dados relativos à violência obstétrica sofrida por mulheres negras e pessoas negras gestantes, o que sempre causa horror é a anestesia: pessoas negras recebem menos anestesia e analgesia durante o trabalho de parto, independentemente da via de nascimento.

Particularmente perversa, ao mesmo tempo em que é reveladora quanto aos impactos da desigualdade de raça/cor, é a constatação quanto à menor aplicação de analgesia para os grupos étnico-raciais mais discriminados. Diversas investigações, muitas das quais estadunidenses, têm relatado uso diferencial de analgesia em serviços de emergência para adultos e crianças, o que vitimiza, sobretud, os afro-americanos. Os resultados das mulheres brasileiras, mesmo após controle para variáveis sociodemográficas, indicam menor uso de analgesia nas mulheres pretas. Uma década atrás, em estudo em maternidades na cidade do Rio de Janeiro, Leal et al. também evidenciaram menor oferta de procedimentos anestésicos no parto vaginal para mulheres pretas e pardas, com menores proporções ainda para as de menor escolaridade.[6]

A quantidade de melanina na pele não faz com que os receptores neuroquímicos de dor sejam menos sensíveis, e, portanto, a pessoa negra precise de menos anestesia. Não há nenhuma justificativa biológica para o menor uso de analgesia em pessoas negras. A única justificativa que segue deixando pessoas negras sentindo mais dor é o mito racista de que pessoas negras sentiriam menos dor, e no caso do parto ainda se soma a isso a fala popular (e racista) de que mulheres negras são boas parideiras.

Segundo Hoffman et al.,[12] o uso diferencial de analgesia segundo grupos raciais possivelmente está associado a percepções sociais que se baseiam na existência de profundas diferenças biológicas supostamente intrínsecas. Esses autores entrevistaram estudantes de Medicina e residentes e constataram que eram comuns as perspectivas identificadas por esses autores como de "racismo internalizado", de que, ao se comparar pretos e brancos, os primeiros eram tidos como mais resistentes à dor.[6]

Podemos notar que iniciar a escrita diretamente pela temática da amamentação é um privilégio do qual a população negra – seja ela gestante, seja ela pessoa que amamenta, seja ela bebê ou mesmo pesquisadora negra – não participa, uma vez que desde antes da concepção inicia-se uma grande e exaustiva corrida de obstáculos, conforme pude descrever até aqui. Essa corrida expõe constantemente pessoas negras aos efeitos da discriminação racial que geram adoecimentos físicos, sociais, emocionais, e contribui para os maus desfechos em Saúde.

Pode a pessoa negra amamentar?

Nesse sentido, promover, proteger e apoiar a amamentação das pessoas negras inclui um olhar para o manejo do racismo com objetivo de extingui-lo. Se queremos que a amamentação seja um direito de todos, é necessário que as políticas públicas e as campanhas dialoguem com os 55% da população que fica invisível nos dados, nos discursos, no material didático, nas formações etc.

Para termos uma boa técnica de manejo da amamentação de todos será necessário aprender a vencer o tabu e falar sobre raças e racismo. As campanhas, os programas e as políticas que cuidam de mães, pessoas gestantes e bebês durante a primeiríssima infância precisam centralizar o tema das iniquidades raciais em seus debates. Mas antes de pensarmos no que deve ser feito, é necessário que façamos mais uma volta no caminho para alinharmos alguns conceitos essenciais para o manejo do antirracismo.

Sankofa: volte e pegue

Adoecer e morrer mais e mais cedo não significa que a população negra seja doente. Afinal, "nenhuma mulher negra carrega um mapa da doença no lugar da certidão de nascimento".[13] Mas sofremos com as consequências do racismo, levando uma vida com menor qualidade e com mais violência, com ventres atravessados por uma liberdade que nos foi dada no papel, mas não inscrita socialmente para que possamos decidir nossas trajetórias reprodutivas. Isso tudo porque "a condição de saúde é determinada por fatores econômicos, políticos, sociais, culturais e ambientais. Logo, para se alcançar o estado de bem-estar é preciso investimentos diversos dentro e fora do serviço de Saúde".[10]

Para aprofundarmos sobre essa questão é necessário que nos comprometamos com o que tenho chamado "Ética Sankofa". Mas o que seria isso?

Sankofa é um ideograma Adinkra (Figura 33.1), que é uma espécie de alfabeto com diversos símbolos criados pelos povos da região africana do Gana, e que representam conceitos ou aforismos. Sankofa surgiu com o provérbio ganês *"Se wo were fi na wosankofa a yenkyi"*, que significa "não é tabu voltar para trás e recuperar o que você esqueceu (perdeu)",[14] ou, de modo simplificado: "volte e pegue".

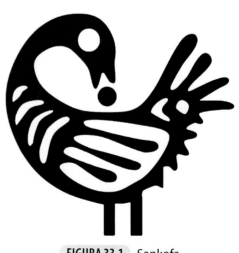

FIGURA 33.1 Sankofa.

Sankofa quer dizer que devemos reconhecer que estamos esquecendo algo e buscá-lo, porque sem essa coisa que estava ficando no caminho, não teremos avanço verdadeiro.

Portanto, para nos debruçarmos sobre os índices de saúde que incidem na amamentação da população negra será necessário compreender melhor o que é branquitude, racismo estrutural, institucional e como ele pousa, ruidosamente, sobre colos e bebês Brasil a fora.

Branquitude

Quando Daniela Rosa nos trouxe os dados de parto e nascimento das mulheres negras e pessoas negras gestantes, ela estava ao mesmo tempo contando sobre os efeitos do racismo e apontando para a existência da branquitude. Mas o que é branquitude e como isso interfere no cenário obstétrico brasileiro?

Diferentemente do que se imagina, branquitude não tem a ver com a quantidade de melanina na pele, nem com a pessoa branca em si, mas sim com uma categoria social que cria uma hierarquia entre as raças e marca toda a socialização de um povo. Ou seja, não se trata de algo definido apenas pelas questões genéticas e pela cor da pele, mas sim pelas posições e lugares sociais que cada indivíduo – brancos e não brancos – ocupa na sociedade.

A supervalorização histórica do branco em detrimento ao não branco marca desde a preferência estética até em quem depositamos confiança, oferecemos oportunidades de trabalho etc. Isso confere a esse grupo social vantagens materiais e simbólicas com as quais ele se beneficia independentemente de ele desejar, como vimos nos dados relativos ao mercado dos afetos, nas taxas de mortalidade materna diferentes entre pessoas brancas e pessoas negras, e poderíamos incluir aqui as diferenças salariais, a empregabilidade, entre outras questões.

Quando falamos de branquitude precisamos ter em mente que estamos diante de estruturas de poder que visam manter um grupo no topo e outro na base, conferindo privilégios a uns e vulnerabilidade a outros.

Um paralelo para compreensão da branquitude enquanto categoria social e dimensão de poder seria pensar no patriarcado. Sabemos que homens partilham de vantagens materiais e simbólicas na sociedade atual, conquistando melhores empregos, salários, mais representatividade na política e assim por diante. O patriarcado é uma estrutura de poder que hierarquiza os gêneros, ultrapassa os desejos individuais de ser signatário dessas opressões ou não, e coloca o grupo mulheres em situação de maior vulnerabilidade. O mesmo acontece com o racismo e as pessoas brancas.

Além do poder, outra característica da branquitude é a invisibilidade, algo que não se trata de poderes mágicos, mas sim de algo que se concretiza na incapacidade de assumir branco como um sujeito pertencente a um grupo étnico com fenótipo próprio; portanto, leem-se e são lidos como neutros.

Faça um exercício: procure no seu buscador digital favorito "pessoa amamentando". A menos que o algoritmo do seu computador esteja bastante treinado, os primeiros resultados que a sua busca irá revelar serão bastante parecidos com a imagem da Figura 33.2.

Note que em nenhum momento da busca especificamos que gostaríamos de resultados apenas de pessoas brancas, mas foi somente isso que nos foi entregue porque esta é a imagem considerada padrão do que é uma pessoa, "[...] cada palavra que usamos define o lugar de uma identidade. No fundo, através das suas terminologias, a língua informa-nos constantemente de quem é normal e de quem pode representar a verdadeira condição humana".[15]

Raça e racismo

O conceito de raça nasce dessa percepção de **outridade** e da necessidade humana de dividir em grupos tudo aquilo que vê. Começou inicialmente na Zoologia e na Botânica, com o intuito de classificar espécies dos reinos animal e vegetal, organizando quais eram puras e quais eram misturas,[16] até que no século XVI chegou aos seres humanos.

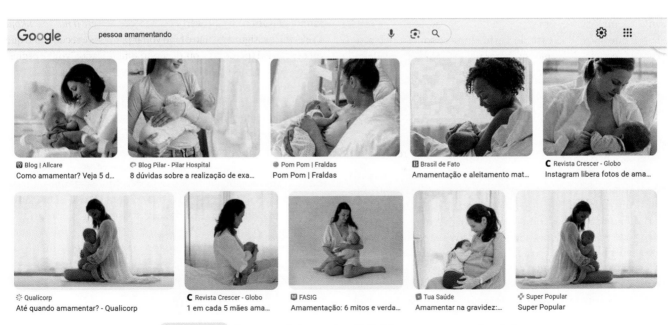

FIGURA 33.2 Imagem de buscador digital: "pessoa amamentando".

Foi na França que raça passou a designar grupos humanos com características físicas diversas e a determinar relações de classes. Naquele momento, a França se dividia entre os nobres (francos) e os plebeus (gauleses). Como nos explica o antropólogo Kabengele Munanga:

> Não apenas os Francos se consideravam como uma raça distinta dos Gauleses, mais do que isso, eles se consideravam dotados de sangue "puro", insinuando suas habilidades especiais e aptidões naturais para dirigir, administrar e dominar os Gauleses, que segundo pensavam, podiam até ser escravizados. Percebe-se como o conceito de raças "puras" foi transportado da Botânica e da Zoologia para legitimar as relações de dominação e de sujeição entre classes sociais (Nobreza e Plebe), sem que houvesse diferenças morfo-biológicas notáveis entre os indivíduos pertencentes a ambas as classes.[16]

Ou seja, como explicitado no trecho sobre branquitude, o conceito de raças adentra os grupos humanos já trazendo uma divisão entre eles, atravessada por relações de poder, exploração e dominação – que é o verdadeiro equívoco desse conceito. Digo isso porque estudar a variabilidade do fenótipo humano, agrupar pessoas com características semelhantes, ver as diferenças entre os sujeitos, não é errado, muito pelo contrário. Ver as diferenças é parte importante do processo de deixar de enxergar a norma como branca. O erro é ver diferença para hostilizar e humilhar pessoas, transformando raça em racismo, criando hierarquia e precedentes para dominação entre os sujeitos.

O racismo é composto dessa ideologia preconceituosa de superioridade entre as raças. Por meio da discriminação racial mantém-se a humanidade dividida entre brancos e não brancos. E como já explicitado no trecho sobre branquitude, o grupo social branco é aquele que tem os traços culturais, linguísticos, religiosos naturalmente superiores em função das suas características físicas – uma vez que as características intelectuais e morais já seriam consequências diretas das físicas.

Tudo isso acontece de maneira sistemática, o que significa dizer que não é ocasional, que ocorre para além da moralidade individual dos sujeitos, para além das ações conscientes e inconscientes, fazendo parte do regulador de funcionamento social, fundando a estrutura que sustenta o mundo e as relações sociais tal qual nós conhecemos hoje, sejam elas relações pessoais, ou relações institucionais.

Os índices de má assistência a mulheres negras e pessoas negras gestantes que foram apresentados neste estudo, os inúmeros obstáculos para podermos chegar até a amamentação, só são possíveis porque raça é um constructo social que dá base para a existência do racismo. E o racismo é a violência social que visa à humilhação, e que não surge a partir do indivíduo que faz um atendimento inadequado a uma pessoa negra amamentando, por exemplo, e não consegue perceber a inflamação na pele porque não encontra eritema. O racismo acontece para muito além da intenção porque ele é anterior à cena racista. Ele é o que nos constituiu enquanto sujeitos e constitui também as instituições.

Para muito além dos comportamentos individuais, o racismo estrutural e institucional diz "respeito às situações em que instituições públicas ou privadas tratam certas pessoas ou grupos de forma desigual inadequada ineficiente ou desconsideram suas necessidades específicas em função da noção de raça, cor e etnia".[2] Em resumo, a oferta inadequada de saúde à população negra viola os princípios da universalidade, da integralidade e da equidade que devem nortear o SUS.

Além disso, é importante lembrar que:

> [...] o Brasil é signatário de diversos acordos internacionais – que reforçam as nossas legislações internas – que versam sobre os Direitos das Mulheres. Assim, o Estado, através de agentes públicos, bem como das instituições privadas de Saúde, tem o dever de colocar tais acordos em prática. Dentre esses acordos, podemos citar a Convenção sobre a Eliminação de Todas as Formas de Discriminação contra a Mulher em 1979, e que determinava o dever das instituições na eliminação do racismo.[2]

Peito negro, intervenções brancas[b]

A partir do que foi exposto até aqui podemos concluir que para prestarmos uma assistência integral a todos, será necessário que tiremos a branquitude da invisibilidade, passando a enxergar raça e oferecendo atendimento diferente aos diferentes. Isso inclui sim saber operar o *laser* na pele escura, saber identificar mastite sem a presença de vermelhidão, saber observar parâmetros de cianose em bebês negros que têm como características lábios mais escuros e mais uma série de questões que não são ensinadas nos cursos formativos. Mas não podemos parar por aqui.

Especialmente no Brasil, onde o racismo é definido como **racismo de marca**, ou seja, em que o preconceito é fundamentado na aparência física, produzir estudos no campo da amamentação e negritude que abordem apenas o manejo biológico das peles negras, sem aprofundar nas causas do racismo, é um equívoco grave, pois faz desses estudos um retrocesso biologista ao conceito de raças e não atua nas estruturas que perpetuam o sistema racista que adoece e mata pessoas negras diariamente: "quanto mais escuras, mais matáveis",[13] como escreve a socióloga Maria Ribeiro em seu livro sobre o nascer negro para além da tragédia.

Notem que por isso é tão importante zelar pela porta de entrada desse assunto. Talvez o percurso escolhido para iniciar este texto e chegar até finalmente à cena da amamentação tenha parecido longo, porém a assistência que pretende se comprometer com o antirracismo estará diante de uma encruzilhada que não admite atalhos.

Vejam, se iniciamos este texto trazendo o assunto das mulheres negras escravizadas como amas de leite, reforçamos a ideia de que o racismo é um legado exclusivamente histórico, e já sabemos que ele é atual, além de apresentar mulheres negras em seus históricos lugares de subalternização. Se escolhemos falar primeiramente das questões físicas e biológicas que compõem as peles negras, fazemos um retorno aos discursos biologicistas, e já sabemos que além de raça e racismo serem um constructo social, o discurso biologicista é potente em oferecer ainda mais munição ao racismo científico. E se, por fim, decidimos iniciar pelas questões socioeconômicas que vulnerabilizam a população negra – uma vez que no Brasil raça e classe se interseccionam –, podemos fazer crer que ao resolvermos a pobreza resolveríamos o racismo, e essa é uma inverdade inventada pelos discursos neoliberais. Nenhuma, absolutamente nenhuma dessas portas de entrada nos ajudará a destruir as engrenagens racistas que sustentam o mundo tal qual conhecemos.

---

[b] Referência ao título do livro *Pele negra, máscaras brancas*, de Fantz Fanon.

Seria como fazer um atendimento a uma pessoa recém-parida com fissura mamilar e oferecer tratamento apenas para o machucado visível, sem intervir no motivo que está causando a fissura. O resultado será novas fissuras muito em breve, porque o manejo da causa foi negligenciado.

A professora Bárbara Carine, em seu livro *Como ser um educador antirracista*,[17] diz que é necessário atuar na direção de uma pedagogia da implosão que não parte da ideia de solucionar a exclusão social a partir da inclusão, colocando os diferentes para dentro – das festas, dos livros, das pesquisas, dos protocolos – do "edifício brancocêntrico ocidental" que já existe. Ela fala isso porque inclusão significa ser incluída/convidada para uma festa na qual as pessoas já estabeleceram o que você pode vestir, comer, qual música você deve dançar, ou seja, não parte da premissa do protagonismo, e, com isso, há uma abertura bastante limitada ao reconhecimento dos "outros" como sujeitos produtores de conhecimento que podem e devem falar de si em primeira pessoa. Isso só será possível quando entendermos que construir uma assistência integral demanda que façamos juntos novas estruturas que sustentarão pilares sociais que nem conhecemos ainda. Se queremos que "amanhã não seja só um ontem com um novo nome"[18] é preciso implodir a **casa grande** e enegrecer a assistência desde a sua base. Mas o que isso significa?

Não existe essa coisa chamada "amamentação"[c]

O ano era 2017. Daniela Rosa falava pela primeira vez sobre racismo estrutural em um evento sobre parto humanizado, e, com isso, abria um campo fecundo para que outros debates sobre racismo e saúde reprodutiva pudessem ser alçados ao seu lugar de importância – necessário ato.

A presença de Daniela Rosa trazia um corpo negro falando em primeira pessoa, trazendo suas reflexões, apresentava teóricos e teorias formuladas por intelectuais negros, pesquisas sobre saúde da população negra também formuladas por pesquisadores negros, enegrecendo corporalmente o ambiente e intelectualmente as epistemes.

Seis meses depois desse evento, em 14 de março de 2018, a então vereadora Marielle Franco foi assassinada no Rio de Janeiro. Marielle construía uma atuação comprometida com a necessidade de se interseccionalizar os debates políticos levando em consideração as opressões raciais, as de gênero e as de classe, todas atravessando diretamente a vida de mulheres negras e periféricas como a própria Marielle.

O assassinato de Marielle não é um evento sem importância para este estudo, uma vez que produziu efeitos diretamente sobre mulheres negras militantes – em movimentos sociais organizados ou não – na medida em que tentou criar um **cale-se** nas reivindicações por equidade de raça e gênero. Têm certeza de que vocês desejam retirar a negritude do armário e reivindicar seus lugares?

Viver e resistir aos traumas gerados pela discriminação exige a reinvenção e a ressignificação de quem se é. Se essas situações são o cotidiano das vidas de mulheres negras, isso significa que

---

[c] Referência à famosa frase do pediatra e psicanalista D. Winnicott: "*There is no such a thing as a baby*".

o que se exige delas/nós é que invistam em constantes processos de reinvenção de si mesmas para não serem derrotadas pelo racismo, pelo patriarcalismo, pela violência.[19]

No caso de Marielle, nem toda reinvenção e enfrentamento foram suficientes para barrar a violência real que ceifa a vida de mulheres negras diariamente – seja por morte matada, seja pela morte morrida dos índices obstétricos apresentados no início deste estudo.

A violência racista produz inúmeros efeitos nos corpos e subjetividades negras, muitas vezes imobilização, depressão, adoecimento ao mesmo tempo que produz a necessidade de resistir. Reexistir, existir novamente fazendo frente às violências racistas que tentam nos matar concreta e simbolicamente todos os dias.

Das violências mais triviais às mais nefastas, o compromisso de resistir nem sempre é exatamente uma escolha para uma mulher negra, uma vez que temos a necessidade/urgência de ir em "busca de respostas, de ações que possam transformar a realidade de profunda desigualdade nas quais vivem as mulheres negras".[19] Não por desejo, mas por sobrevivência, "elas (nós) se organizam e lutam".[19]

"Nóis por nóis":[20] a opressão forma as condições de resistência[19]

O ano era 2018. Apenas 6 meses após o assassinato de Marielle Franco, eu, uma mulher, negra, psicóloga, consultora de amamentação, falaria no evento de assistência ao parto humanizado que ouviu Daniela Rosa em 2017 falando sobre racismo estrutural.

Dessa vez eu levaria o tema da amamentação e as mulheres negras, com o objetivo de contar a todos como o mundo da amamentação **é diferente da ponte para cá**.[21] Diria que falar de amamentação sem interseccionalidade é em si um grande equívoco e que deixa um contingente de pessoas negras excluídas dos discursos, das campanhas e das políticas públicas, sem acolhimento, escuta, com mais demandas a cumprir e em situação de risco.

Nesse dia, abordaria as formações que não tematizam raça, que entendem que esse assunto é pauta para o ativismo – como se a pauta da amamentação não tivesse nascido no seio do ativismo. Falaria que letramento racial deve ser tema básico para qualquer formação em Saúde que se preza por integralidade e igualdade, uma vez que conhecer o racismo, saber identificá-lo é fundamental para combatê-lo. E por isso contaria aos presentes na palestra desse dia o que é branquitude, como esse conceito opera na assistência à saúde por meio da falta de representatividade nos materiais didáticos, da ausência de pesquisas nacionais em amamentação com dados desagregados para o quesito racial – o tanto que é perverso chamar "recorte" algo que analisaria mais da metade da população brasileira e poderia produzir políticas públicas e alocar recursos para aqueles que mais precisam. E como a somatória de tudo isso resulta na má assistência prestada às famílias negras e o quanto isso oferta risco para desmame precoce, baixa adesão às condutas e orientações, levando a maus desfechos.

Entretanto, o subtexto dessa fala, entrecortada por lágrimas e coração acelerado, era a imensa solidão e o grande adoecimento que profissionais negros vivem ao adentrarem campos embebidos na branquitude, tomados pelas hierarquias sociais e raciais existentes nos corredores da assistência e nas formações nas áreas da Saúde. Como diria o Emicida, essa fala "não era um *hit*, era um pedido de socorro".[18]

Semana de Apoio à Amamentação Negra: é tempo de nos aquilombarmos

A historiadora Beatriz Nascimento nos ensinou a importância do aquilombamento. Ela compreendia o quilombo para muito além de um lugar físico, o via como espaço ideológico, local simbólico de agregação, resistência e preservação. Nesses espaços, torna-se possível a criação de narrativas contra-hegemônicas que contemplem a multiplicidade dos sujeitos e que possam ser faladas, pensadas e produzidas por aqueles a quem historicamente são muito mais os objetos de estudo do que os produtores de ciência, política e cultura.

O ano era 2018, e naquela palestra-aula-ato-manifesto sobre amamentação e as mulheres negras começava a ser sonhada a I Semana de Apoio à Amamentação Negra (SAAN), como necessário gesto de aquilombamento, que só tomaria corpo após o fértil encontro com a pediatra negra Tiacuã Fazendeiro, e ganharia o mundo 2 anos depois, em 2020, no meio da pandemia da covid-19.

O objetivo do projeto era ter 7 dias durante o Agosto Dourado, mês de promoção da amamentação, dedicados a falar exclusivamente das questões que atravessam corpos negros, produzindo conteúdo informativo e proporcionando um espaço de visibilidade, segurança e acolhimento às famílias e aos profissionais negros da assistência.

A SAAN nasceu inspirada na *Black Breastfeeding Week* (BBW), que acontece de 25 a 31 de agosto nos EUA. Essa iniciativa começou em 2012, liderada por três mulheres negras, Kimberly Seals Allers, Kiddada Green e Anayah Sangodele-Ayoka, que atuam na assistência à amamentação. As três colegas decidiram criar esse projeto por perceberem que devido "a barreiras sistêmicas e estruturais, como o racismo, o preconceito e o acesso desigual ao apoio e aos recursos para a lactação",[22] mulheres afro-americanas amamentam menos que as brancas. Vale dizer que nos EUA já existem muitas pesquisas racializadas, facilitando a percepção dessa discrepância a partir de dados coletados. É assim também no Brasil: mulheres e crianças negras sofrem mais barreiras sistêmicas e estruturais durante o período perinatal em comparação com outras populações.

Com essa constatação, Kimberly, Kiddada e Anayah elencaram cinco motivos que fazem a BBW tão necessária:[d]

1. A taxa de mortalidade dos bebês negros era o dobro da dos brancos, muitos já nascendo doentes – podemos inferir que isso indica um pré-natal inadequado –, e o leite humano seria de grande valia para a saúde deles. Aumentar a amamentação entre as pessoas negras poderia reduzir as mortes dos lactentes negros.

2. A população negra tem altas taxas de doenças que poderiam ser prevenidas com o aleitamento humano, como infecções respiratórias, diabetes *mellitus* tipo 2, asma, síndrome de morte súbita infantil e obesidade infantil.

3. Falta de diversidade entre os profissionais de amamentação: não só existem desigualdades raciais nas taxas de amamentação, como também há uma disparidade na liderança dos grupos e consultoras de amamentação. "Não existe debate sobre o fato de que a defesa da amamentação seja liderada por mulheres brancas. Isto é um problema".[23] Embora bem-intencionada, a maioria não está preparada para lidar adequadamente com as pessoas afro-americanas.

Esta é 1 semana para discutir a falta de diversidade entre as consultoras de amamentação e para mudar nossa narrativa. Um momento para destacar, celebrar e mostrar as defensoras da amamentação em nossa comunidade que, muitas vezes, são invisibilizadas. E para garantir que a liderança nos movimentos de amamentação também reflita a mesma igualdade que buscamos entre as mulheres que amamentam.[23]

4. Barreiras culturais únicas entre as mulheres negras: embora muitas das "armadilhas" para a amamentação sejam universais, as mulheres negras têm barreiras culturais únicas e uma história complexa. As marcas históricas do trabalho das lactantes escravizadas como amas de leite deixaram cicatrizes culturais entre as mulheres negras, e que, por vezes, comparecem nos desfechos da amamentação. Isso nos leva a precisar desenvolver uma assistência às pessoas negras que amamentam que leve em consideração tais atravessamentos.

5. Racismo e vulnerabilidade social: o racismo impacta a vida de todas as pessoas negras. Além disso, existem muitas pessoas negras em situação de vulnerabilidade social; muitas comunidades afro-americanas são "primeiros desertos alimentares".[24] Se desejamos promover o aleitamento nas populações negras é necessário criar estratégias para combater o racismo e as vulnerabilidades socioeconômicas.

O quinto item dos motivos elencados pelas americanas sempre foi nossa pauta prioritária. Importante lembrar que quando o projeto nasceu, sete em cada 10 gestantes que morriam no mundo por conta da covid-19 eram brasileiras e, em sua maioria, negras. Como demonstrei, para amamentar é preciso que as mulheres e as pessoas gestantes sobrevivam. A partir desse momento, o conceito de justiça reprodutiva se torna nossa bússola, mas ainda levaria um tempo para que **o retirássemos do armário**.

Justiça reprodutiva soma as questões que envolvem o direito das mulheres e de pessoas com útero de decidirem sobre suas trajetórias reprodutivas: não terem sua fertilidade controlada pelo Estado, decidir se querem ter filhos, quantos, com qual espaçamento entre eles, e transversaliza a tudo isso o campo da justiça social, que basicamente é o direito a ter direitos. Ou seja, para poder pensar em direitos e saúde reprodutiva é preciso primeiro garantir a vida com dignidade.

Além disso, o conceito de justiça reprodutiva considera a pluralidade de realidades das mulheres, suas diferentes formas de acesso às políticas. E justiça reprodutiva retira o debate sobre direitos reprodutivos do âmbito neoliberal e individual, bastante frequente em alguns discursos feministas, e parte para uma perspectiva de coletividade em que não há avanço enquanto não for para todas.[25]

---

[d] A maior parte do texto dos cinco motivos é referência à postagem de Fe Lopes e Tiacuã Fazendeiro na conta "Amamentação Negra", do Instagram. Disponível em: https://www.instagram.com/amamentacaonegra/. Acesso em: 2 out. 2023.

Pela importância e força do conceito de justiça reprodutiva, desenvolvido por mulheres negras ativistas em meados da década de 1990,[e] ele se transformou em uma agenda prioritária na luta contra o racismo e a violência contra as mulheres:

> [...] porque ele destaca o acesso aos recursos econômicos, sociais e políticos para que as mulheres possam tomar decisões saudáveis sobre os seus corpos, sexualidade e reprodução, mas não de uma maneira apenas individual, mas levando em conta as suas famílias, seus contextos e as suas comunidades.[25]

Por entendermos esse conceito como estrutural da campanha que visa combater as violências contra as mulheres negras, que pleiteia que nenhuma pessoa gestante fique para trás, e por entendermos a importância de enegrecer as bases epistemológicas da SAAN, em 2022 decidimos que "justiça reprodutiva" seria o nosso tema e sempre partiríamos dele para os próximos debates.

Isso aconteceu também porque as colegas americanas estavam celebrando os 10 anos dessa iniciativa nos EUA, enquanto ainda dávamos os primeiros passos rumo à maior estruturação da Semana em consonância com pautas alinhadas às necessidades das pessoas negras brasileiras.

Conhecer justiça reprodutiva no mesmo ano em que a BBW fazia 10 anos foi a oportunidade certa para que trouxéssemos para o centro dos debates da SAAN as políticas públicas brasileiras de cuidado da população negra e o ativismo nacional dos nossos movimentos negros por justiça social.

A partir desse momento entendemos que parte fundamental do trabalho que desejamos desenvolver envolve a formação dos profissionais que atuam na assistência à amamentação, tanto no sentido do acesso democrático e gratuito aos materiais de estudo quanto no fomento de uma formação crítica, em que a promoção da amamentação esteja transversalizada com a garantia de direitos básicos (p. ex., moradia, trabalho, salário, saneamento básico etc.) para todos.

Além disso, como dito antes, queremos contribuir para a criação de espaços de fortalecimento e aquilombamento entre os profissionais negros que atuam na assistência à amamentação. Não só a eles, mas às famílias negras e inter-raciais, uma vez que já existem estudos comprovando que há melhores desfechos quando o atendimento é feito por profissionais com quem há identificação.[22]

E foi como foco na formação e no aquilombamento que entendemos que era tempo de voltar e pegar as pessoas e os temas que ficaram para trás no campo da amamentação e, assim, a IV Semana de Apoio à Amamentação Negra (SAAN), no ano de 2023, teve como tema "Vou aprender a ler para ensinar minhas camaradas". Inauguramos a Biblioteca Luisa Mahin,[f] com títulos voltados para os determinantes sociais em Saúde, as interseccionalidades, com foco em ser um espaço de estudo livre, gratuito, e que pretende ser referência de trocas, aprendizados e saberes decolonais em gestação, nascimento, amamentação e primeiríssima infância.

---

[e] Veja mais sobre esse importante momento histórico pela defesa das mulheres em: Carta de Itapecerica. In: I Encontro de Saúde da Mulher; 1984. Disponível em: https://redesaude.org.br/wp-content/uploads/2021/09/Carta-de-Itapecerica-1984.pdf. Acesso em: 2 out. 2023.

[f] A Biblioteca Luisa Mahin fica em São Paulo, capital, dentro da Casa Caeté, que é uma clínica privada de atendimento transdisciplinar em Saúde.

Quando uma mulher negra se movimenta, o mundo se movimenta

Comecei este estudo contando de Daniela Rosa, sua altivez, generosidade e inspiração para um grupo de mulheres negras que tiveram o privilégio de ser impactadas por sua voz em 2017. Uma mulher negra se movimenta, e outras tantas se veem representadas nesse gesto e passam a se mover também – a mágica da representatividade, que não resolve tudo, mas é capaz de operar imensas transformações que, somadas, irão erradicar o racismo.

Esse movimento impactou a mim, que, em 2018, decidi que a violência racista, a branquitude, não me parariam nos meus estudos sobre amamentação, justiça social e racismo. Ao erguer a voz, outras vozes se somam, e assim nasceu a SAAN em 2020, movimento que surgiu 100% remoto em meio à pandemia da covid-19 e se tornou um polo atrativo para famílias e profissionais negros que viram ali um espaço no qual se sentiam representados e onde poderiam se nutrir – e nos nutrir, porque o movimento é dinâmico – e multiplicar mais e mais Semanas de Amamentação Negra pelo Brasil a fora.

Tivemos colegas na política propondo que a SAAN se tornasse lei, colegas fazendo deste o tema de seus trabalhos de conclusão de curso, produzindo conteúdo em suas mídias sociais, criando suas próprias semanas com seus próprios temas.

A SAAN virou matéria de inúmeros veículos de notícias; o tema da amamentação e da negritude passou a figurar em alguns cursos de formação de consultores de amamentação, em congressos de amamentação, em debates de ligas de Pediatria, de ligas de obstetrícia, durante as campanhas do Agosto Dourado promovidas pelas Secretarias de Saúde de diversos Estados.

Foi uma grata surpresa encontrar um solo tão fértil e nutridor para nossa SAAN, que é um projeto que nasceu pelas minhas mãos e da Tiacuã, mas que pertence e só faz sentido quando aquilombando junto ao ativismo negro por justiça reprodutiva. Juntos nos fortalecemos ano a ano, dando sempre mais passos na direção da produção de cuidado às famílias e aos profissionais negros da assistência à amamentação.

A liberdade é uma luta constante

A liberdade é uma luta constante.
CONCEIÇÃO EVARISTO

Apesar do ativismo pelos direitos das mulheres e das crianças, pela alimentação livre dos efeitos danosos do marketing da publicidade infantil ser a base do surgimento das organizações que militam pela amamentação, ter ativistas negras, brasileiras, fora dos bancos universitários, reivindicando espaço na produção de conhecimento sobre o assunto e cobrando um posicionamento frente às injustiças raciais, era uma novidade – e uma ousadia.

Entretanto, o ano era 2020, e tanto a pandemia da covid-19 quanto o assassinato do afro-americano George Floyd por um policial branco trouxeram a temática do racismo novamente a assombrar os campos progressistas. O antirracismo não parecia mais opcional e passou a figurar como tema em *lives*, cursos, tendo os livros com esse assunto entrado para a lista dos mais vendidos. Tragédias vendem, mas o antirracismo não pode ser cooptado pelo capitalismo e se transformar em *hit* nas paradas de sucesso – como artigo que vende muito e logo deixamos encostado no armário.

É por isso que disse na introdução que a escrita deste capítulo só faz sentido se ela estiver comprometida com a sua desnecessidade em um futuro que eu não verei, mas terei orgulho de ter semeado.

Como nos explica a psicóloga Lia Schucman, é necessário que façamos movimentos paradoxais: "o que me parece mais importante nessa raça é um contorno no qual não há conteúdo intrínseco ou essencial: é preciso enxergar a raça para tornar-se cego a ela".[26]

E nesse movimento de ver, enxergar e reparar – no duplo sentido da palavra –, tanto a escrita quanto a leitura desse estudo pedem que você se implique com a construção de um mundo em que falar de racismo seja passado, porque os princípios de equidade, igualdade e integralidade serão respeitados e seremos, finalmente, uma sociedade justa e igualitária.

A posição antirracista pede que você, leitor, leve essa pauta para os locais nos quais atua, para as militâncias em que você se encontra, desagregue dados das pesquisas que você produza. Pede que veja raça, não para produzir racismo, mas para saber identificá-lo, coibi-lo e produzir cuidado adequado e equânime. Pede que as campanhas de amamentação que tomam o mês de agosto se comprometam com a interseccionalidade, se comprometam com o entendimento e a implementação das estratégias das políticas de Saúde da população negra – por exemplo, a inserção do quesito raça cor nas anamneses – e, sobretudo, que tematizem o racismo e a justiça reprodutiva como central na estratégia para melhores índices de amamentação.

Para conseguirmos melhora verdadeiramente para todos:

> Precisamos descolonizar a pesquisa sobre amamentação, descentralizando a supremacia branca, o eurocentrismo e o racismo incorporados em projetos científicos, biomédicos e de Saúde Pública, e criando paradigmas e práticas de pesquisa que foram desenvolvidos por e para comunidades negras.[22]

Ou seja, é preciso se comprometer com a ética Sankofa, voltar e pegar o que tem ficado à margem: a participação de pessoas negras no campo de estudos da amamentação para além da narrativa das amas de leite, como agentes, promotores, estudiosos e pesquisadores. Não existirá avanço na direção da decolonização das práticas e estudos em saúde sem reconhecimento do protagonismo e relevância dos referenciais negros para as epistemes.

Não há como sustentar ações antirracistas sem implicar-se. É preciso estudo teórico e abertura emocional para reconhecer os privilégios materiais e simbólicos da branquitude e renunciar a eles de modo ativo. É preciso afirmar a existência do racismo aqui, não lá longe, para então se comprometer tanto com as ações afirmativas que visam reformar o sistema que temos atual quanto com a destruição das bases exploratórias que sustentam o racismo e o classismo – sendo esse gesto um pacto coletivo, mas também um compromisso pessoal diário. E por compromisso diário estou dizendo até o dia em que o racismo deixar de existir no mundo, porque "bom mesmo seria que o racismo não existisse, pois isso implicaria na inutilidade/inexistência do antirracismo".[17]

Quando isso acontecer escreveremos sobre o nascer negro contando das poéticas tatuadas nas dobrinhas pretas de bebês rechonchudos aninhados em peitos que, ao se arfarem, será de amor.

E se tiver dor – porque amamentar, se construir mãe/pai, seguirá sendo a tarefa complexa que é – será por conta da pega errada no mamilo, do freio da língua, do posicionamento inadequado dos braços ou de qualquer outra coisa bastante comum e bem distante das estatísticas tenebrosas como as apresentadas neste capítulo, que ceifam sonhos e corpos pretos muito antes de que eles possam ser amamentados.

Até esse dia chegar, "até que nenhuma violência nos vá buscar no útero",[13] aquilombar será "acertada tática, necessário esquema",[27] e manejar o antirracismo seguirá sendo urgente. E um compromisso de todos.

Referências bibliográficas

1. Saramago J. Ensaio sobre a cegueira. Companhia das Letras; 2020.
2. Defensoria Pública do Estado de São Paulo. Núcleo Especializado de Defesa da Diversidade e da Igualdade Racial. Mulheres negras, acesso à saúde e racismo. Cartilha voltada para profissionais de saúde [Internet]. 2020. Disponível em: https://www.defensoria.sp.def.br/documents/20122/83e20 a0e-27a1-3cc1-d273-0051fcc98e1d. Acesso em: 2 out. 2023.
3. Instituto Brasileiro de Geografia e Estatística (IBGE). Conheça o Brasil – População: cor ou raça [Internet]. IBGEeduca; 2022. Disponível em: https://educa.ibge.gov.br/jovens/conheca-o-brasil/populacao/18319-cor-ou-raca.html. Acesso em: 2 out. 2023.
4. Brasil. Ministério da Saúde. Secretaria de Gestão Estratégica e Participativa. Departamento de Apoio à Gestão Participativa e ao Controle Social. Política Nacional de Saúde Integral da População Negra: uma política para o SUS. 3. ed. Brasília: Editora do Ministério da Saúde; 2017. Disponível em: https://bvsms.saude.gov.br/bvs/publicacoes/politica_nacional_saude_populacao_negra_3d.pdf. Acesso em: 2 out. 2023.
5. Instituto de Pesquisa Econômica Aplicada (ipea). Atlas da Violência. 2020 [Internet]. Ipea; 2020. Disponível em: https://www.ipea.gov.br/atlasviolencia/download/24/atlas-da-violencia-2020. Acesso em: 2 out. 2023.
6. Leal MC, Gama SGN, Pereira APE, et al. A cor da dor: iniquidades raciais na atenção pré-natal e ao parto no Brasil. Cad. Saúde Pública. 2017;33(Suppl 1):e00078816.
7. Carneiro S. Gênero e raça na sociedade brasileira. In: Escritos de uma vida. São Paulo: Editora Polen; 2019. p. 162.
8. Lopes F. Para ser uma guerreira, é necessário matar as suas lágrimas. In: Angrimani D. Perdi meu bebê: uma companhia para atravessar o luto gestacional, perinatal e neonatal. Editora Damiana Angrimani/Instituto do Luto Parental; 2023. p. 125.
9. OMS divulga novas recomendações para grávidas [Internet]. Saúde Amanhã; 2016. Disponível em: https://saudeamanha.fiocruz.br/oms-divulga-novas-recomendacoes-para-gravidas/. Acesso em: 2 out. 2023.
10. Vidas Negras: políticas para reduzir vulnerabilidades em saúde precisam de dados de melhor qualidade [Internet]. UNAIDS; 2018. Disponível em: https://unaids.org.br/2018/01/vidasnegras-politicas-para-reduzir-vulnerabilidades-em-saude-precisam-de-dados-de-melhor-qualidade/. Acesso em: 2 out. 2023.
11. Rosa JG. Grande sertão: Veredas. Rio de Janeiro: Editora José Olympio; 1956.
12. Hoffman KM, Trawalter S, Axt JR, Oliver MN. Racial bias in pain assessment and treatment recommendations, and false beliefs about biological differences between blacks and whites. Proc Natl Acad Sci. 2016;113:4296-301.
13. Ribeiro M. Ginecologias: nascimento negro para além da tragédia. São Paulo: Editora Nossa Editora; 2022.
14. Leite DS. Sankofa e as políticas de ações afirmativas: Olhar o passado para construir o futuro [Internet]. Portal Geledés; 2021. Disponível em: https://www.geledes.org.br/sankofa-e-as-politicas-de-acoes-afirmativas-olhar-o-passado-para-construir-o-futuro/. Acesso em: 2 out. 2023.
15. Kilomba G. Memórias da plantação: Episódios de racismo cotidiano. Editora Cobogó; 2019. p. 17.
16. Munanga K. Uma abordagem conceitual das noções de raça, racismo, identidade e etnia. Universidade Federal de Minas Gerais. Disponível em: https://www.ufmg.br/inclusaosocial/?p=59. Acesso em: 2 out. 2023.
17. Pinheiro BCS. Como ser um educador antirracista. São Paulo: Editora Planeta; 2023.
18. Emicida. AmarElo (Part. Majur e Pabllo Vittar); 2019.
19. Matta BAR, Machado RCF. A intelectualidade negra e a produção científica: um olhar decolonial. Cad. Ética Filos. Polít. [Internet]. 2021;39(2):33-44. Disponível em: https://www.revistas.usp.br/cefp/article/view/191686.
20. Emicida. Nóiz; 2013.

21. Racionais MC's. Da ponte pra cá; 2002.
22. Asiodu IV, Bugg K, Palmquist AEL. Achieving Breastfeeding Equity and Justice in Black Communities: Past, Present, and Future. Breastfeed Med. 2021;16(6):447-51.
23. Lopes F, Fazendeiro T. Amamentação Negra. Instagram: @amamentacaonegra. Disponível em: https://www.instagram.com/amamentacaonegra/. Acesso em: 2 out. 2023.
24. Beatriz A. Black Breastfeeding Week – Mulheres negras também amamentam [Internet]. Medium; 2018. Disponível em: https://medium.com/@aledoula/black-breastfeeding-week-mulheres-negras-tamb%C3%A9m-amamentam-7b269044b33d. Acesso em: 2 out. 2023.
25. Noronha R. Por que a justiça reprodutiva é relevante para a luta pelo fim da violência contra as mulheres? [Internet]. Catarinas; 2016. Disponível em: https://catarinas.info/justica-reprodutiva-e-relevante-para-a-luta-pelo-fim-da-violencia-contra-as-mulheres/. Acesso em: 2 out. 2023.
26. Schucman LV. Entre o encardido, o branco e o branquíssimo: Branquitude, hierarquia e poder na cidade de São Paulo. Editora Veneta; 2020, p. 199.
27. Evaristo C. Poema Tempo de Nós Aquilombar. Disponível em: https://culturadorn.blogspot.com/2021/07/tempo-de-nos-aquilombar-conceicao.html.

Bibliografia

Almeida S. Racismo Estrutural. Editora Jandaíra; 2019.

Brasil. Ministério dos Direitos Humanos e da Cidadania. Política Nacional de Promoção da Igualdade Racial [Internet]. Ministério dos Direitos Humanos e da Cidadania; 2021. Disponível em: https://www.gov.br/mdh/pt-br/navegue-por-temas/igualdade-etnico-racial/acoes-e-programas/politica-nacional-de-promocao-da-igualdade-racial. Acesso em: 31 jul. 2023.

Mano a mano [Internet]. [Podcast], Saúde, Alimentação e Raça; Julho de 2023; [2 h 36 min.]. Disponível em: https://open.spotify.com/episode/1dX5VDl03rWmUORZDftNu0. Acesso em: 2 mai. 2024.

Nascimento B. Uma história feita por mãos negras. Rio de Janeiro: Zahar; 2021.

Projeto Querino [Internet]. [Podcast]; 2022. Disponível em: https://projetoquerino.com.br/. Acesso em: 31 jul. 2023.

Siqueira LMM. DOSSIÊ: Mulheres Negras e Justiça Reprodutiva 2020-2021 [Internet]. Rio de Janeiro; 2021. Disponível em: https://portaldeboaspraticas.iff.fiocruz.br/biblioteca/dossie-mulheres-negras-e-justica-reprodutiva-2020-2021/. Acesso em: 2 out. 2023.

CAPÍTULO 34

Atenção às Famílias LGBTQIAPN+

Ana Carolina Lorga Salis

A escuridão não pode expulsar a escuridão, apenas a luz pode fazer isso.
O ódio não pode expulsar o ódio, só o amor pode fazer isso.
MARTIN LUTHER KING JR.

Lugar de fala

Lugar de fala é definido como o local de fala da pessoa que narra, no sentido de compreender de que contexto da sociedade emerge a "voz" que profere sobre determinado assunto, identificando o peso que o "local" tem sobre a narrativa. Não tem o propósito de calar vozes ou dar a um único grupo o direito de fala.[1]

Meu lugar de fala: Ana Carolina Lorga Salis, mulher branca cisgênero, heterossexual, mãe de três filhos, casada há 28 anos, pediatra, especialista e titulada internacionalmente em aleitamento humano, inconformada com um sistema que discrimina a população LGBTQIAPN+ (lésbicas, *gays*, bissexuais, transexuais e travestis, *queer* e questionando, intersexo, assexuais/arromânticos/agênero, pan/poli, não binários e demais identidades de gêneros e orientações sexuais), tentando romper a bolha na qual se insere. Ativista na divulgação de conhecimento a profissionais da Saúde sobre as especificidades dessa população, no apoio a seus direitos e na promoção de um mundo mais equalitário.

Sigla e linguagem neutra

A sigla LGBTQIAPN+, no momento, tem maior representatividade e reconhecimento nacional e internacional. Cada letra representa um grupo diversificado de pessoas com necessidades diferentes. Outros acrônimos são corretamente utilizados na literatura, sem que haja uma padronização.

Em apoio à inclusão, considerando-se a diversidade de pessoas que amamentam e em reconhecimento aos gêneros não binários, usa-se neste capítulo a linguagem de gênero neutro – aquela que não indica nem masculino, nem feminino.

Existem duas formas principais de linguagem de gênero neutro:[2]

- O uso de palavras *unissex* que neutralizam o gênero (a escolhida neste capítulo):
  - "A pessoa que amamenta", em vez de "a lactante"
  - "A pessoa que gesta", em vez de "a gestante"
- O uso da flexão "e" (quando palavras fazem referência a gêneros e terminam com -**a** ou -**o** – p. ex., "*menine*" em vez de "menina" ou "menino") ou da flexão "u" (quando palavras fazem referência a gêneros e o masculino termina com -**e** – p. ex., "*elu*" em vez de "ela" ou "ele").

Este capítulo busca reunir informações e conhecimentos sobre a população LGBTQIAPN+, dentro do contexto de assistência à amamentação, visando à construção de uma proposta de cuidado integral e promoção de equidade. Pretende-se fornecer ferramentas para que profissionais da Saúde possam desenvolver práticas mais adequadas às necessidades singulares das pessoas que integram tais grupos populacionais, incluindo a abordagem conceitual de terminologias referentes a identidades de gênero, expressões de gênero, sexos biológicos, orientações sexuais e afins.

Pessoas com diferentes identidades de gênero e orientação sexual podem, de modo geral, gestar, parir e amamentar. A necessidade de suporte à lactação nas famílias diversas é uma demanda crescente;[3] no entanto, a gravidez e a lactação estão culturalmente associadas às mulheres cisgêneros heterossexuais. A partir desse contexto, há uma iminente necessidade de se formar (e/ou informar) profissionais capacitados para assistirem esse grupo populacional,[4] que permanece amplamente invisibilizado e desamparado quanto ao reconhecimento de seus direitos, até mesmo na Saúde.

Os períodos gravídico-puerperal e de lactação, por si só, são intensos e repletos de sentimentos ambíguos. Para uma família LGBTQIAPN+ essa fase pode ser ainda mais complexa, por exacerbar um estado de vulnerabilidade preexistente, alicerçado em vivências de discriminação de uma sociedade endossexo-cis-heteronormativa.

Situações de vulnerabilidade: a LGBTQIAPN+fobia é um preconceito que mata

Vulnerabilidade é definida como o estado de indivíduos ou grupos que, por alguma razão, têm sua capacidade de autodeterminação reduzida, podendo apresentar dificuldades para proteger seus próprios interesses devido a déficits de poder, inteligência, educação, recursos, força ou outros atributos [...].[1]

Profissionais da Saúde precisam estar aptos a reconhecer situações que podem vulnerabilizar a população LGBTQIAPN+, além de identificar suas intersecções de raça, classe e sexualidade, a fim de minimizar efeitos lesivos e favorecer o desenvolvimento de autoestima, confiança e orgulho próprio.

O Brasil tem sido, pelo 15º ano consecutivo, o país que mais reporta assassinatos de pessoas trans no mundo.[5] Milhões de vidas são tiradas pelo simples motivo de não adequação de gênero e/ou orientação sexual. Aqui, uma pessoa LGBT é agredida a cada hora,[6] e a expectativa de vida das travestis e transexuais é de 35 anos,[7] assemelhando-se à expectativa de vida da Idade Média.

A LGBTQIAPN+fobia é um preconceito que mata, seja com arma de fogo, seja cotidianamente, em suas vivências, muitas vezes iniciando dentro de casa, com a rejeição parental ou até mesmo expulsão do lar. Esse sofrimento é estendido às escolas, muitas vezes ineficazes na coibição do *bullying*. A necessidade de sobreviver nas ruas sem apoio familiar, escolar e/ou da sociedade, por vezes, leva à procura inevitável da prostituição, gerando um conjunto de opressões e múltiplas formas de violência.

A LGBTQIAPN+fobia é um preconceito que mata, uma vez que essas pessoas, ao viverem em uma sociedade heterocisnormativa, seguem como corpos abjetos, excluídos também das oportunidades de trabalho. A muitas, é negado o direito de praticarem a religião, gerando, por vezes, angústias que permeiam sensações de condenação do sagrado e almas não libertas. Um preconceito que mata, por gerar índices altíssimos de suicídio, sintomas depressivos, automutilação e distúrbios alimentares entre adolescentes e adultos LGBTQIAPN+.[8]

Essas pessoas não nascem com depressão ou ideações suicidas, mas as desenvolvem quando percebem que a sociedade impõe padrões de comportamento que não correspondem às suas próprias essências.

LGBTQIAPN+fobia é um preconceito que mata, e nos espaços de Saúde não é diferente. Situações de discriminação e/ou inabilidade vivenciadas por esse recorte da população na assistência médica têm graves repercussões no processo individual saúde-doença. As pessoas que optam por procurar assistência médica encontram barreiras que dificultam seus processos de cuidado. Muitas já não o fazem, por terem histórico de violências vividas em tentativas anteriores, renunciando ao direito à cidadania e à saúde.[1]

Compete aos profissionais da Saúde apoiar cada pessoa em sua busca por bem-estar; todos devem estar preparados para lidar com os diferentes segmentos da população LGBTQIAPN+ e suas particularidades, em um processo contínuo de atualização. Não cabe aos pacientes a tarefa de ensinar como fazê-lo. A simpatia e a aceitação são necessidades básicas para esses profissionais, mas, com certeza, insuficientes. Muitas formas básicas de comunicação realizadas em serviços de Saúde podem ser violentas e inadequadas a essas pessoas, fazendo-se necessário o uso da empatia, em sua maneira mais genuína, retirando a lente já moldada por uma sociedade heterocisnormativa e enxergando além, para depois do arco-íris. As opressões podem repercutir sobremaneira nos indivíduos, traduzindo-se em diferentes formas de sofrimento que ecoam no estado de saúde do indivíduo.

Esses pacientes, assim como todos, merecem uma assistência embasada na equidade, sem preconceito ou julgamentos morais, desenvolvida por profissionais que ofereçam competência, apoio, acolhimento, carinho, compreensão e estudos científicos dedicados às suas especificidades.

Terminologias e conceitos

O bom atendimento inicia no conhecimento de terminologias e suas definições.[1,10,11] Para melhor compreender a pluralidade da sexualidade humana, a Figura 34.1 a resume em quatro principais pilares.[11]

Sexo biológico

Diz respeito às características físicas, que associam genitais, cromossomos e hormônios que o bebê apresenta ao nascer, podendo, basicamente, ser endossexo feminino (genitais típicos femininos e cromossomos XX), endossexo masculino (pênis, testículos e cromossomos XY) ou intersexo (genitais atípicos, variações cromossômicas e/ou gonadais).

Endossexo

Diz respeito ao sexo biológico (oposto de intersexo) e é um termo binário utilizado pelo movimento social para descrever pessoas que não nasceram intersexo, ou seja, que apresentam características biológicas sexuais típicas (endossexo feminino e endossexo masculino).

Intersexo

Diz respeito ao sexo biológico e é um termo "guarda-chuva" que descreve pessoas que nascem com anatomia reprodutiva, sexual e/ou um padrão de cromossomos que não podem ser

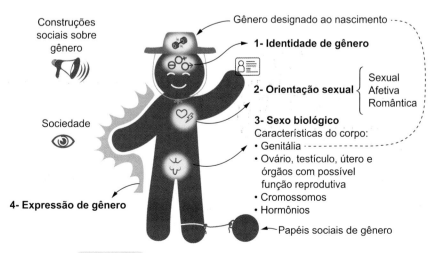

FIGURA 34.1 Quatro pilares da sexualidade humana.

classificados como tipicamente masculinos ou femininos. Na Medicina, o termo utilizado é "desordens/diferenças de desenvolvimento de sexo" (DDS). Estima-se que 1,7% da população mundial tenha algum grau de variabilidade entre características genéticas, genitais, de gônadas, de órgãos com potencial função reprodutiva ou de respostas hormonais, não havendo uma linearidade típica entre elas.[1,6] A Reunião do Consenso de Chicago, realizada em 2005, desaconselha o uso dos termos "hermafrodita" e "pseudo-hermafrodita", usados anteriormente para pessoas intersexo.

Corpos intersexo correspondem a variações do corpo biológico e não são uma doença em si. Cabe ao profissional da Saúde acolher e orientar pais de bebês com DDS, referindo-se à condição como uma variante da normalidade e informando a possibilidade de postergar a cirurgia (exceção a casos de urgências médicas), até que a pessoa intersexo possa participar na tomada de decisão.[10]

Gênero designado ao nascimento

O gênero que é atribuído ao bebê assim que nasce a partir da visualização do sexo biológico e/ou da avaliação cromossômica. Pode ou não haver congruência entre o gênero e o gênero que o indivíduo se identifica mais tardiamente.

Identidade de gênero

É o modo como cada pessoa se identifica com o seu gênero. Basicamente, ela pode se identificar como homem cisgênero ou transgênero, mulher cisgênero ou transgênero, travesti e não binária, independentemente do corpo que habita (sexo biológico) ou da expressão de gênero. A identidade de gênero é sempre autorreferida, ou seja, só o próprio indivíduo pode contar sobre si mesmo.

A formação da identidade de gênero, apesar de ainda não inteiramente conhecida, resulta da interação de fatores biológicos, psicológicos e socioculturais. A identidade de gênero já pode ser percebida na primeira infância, entre 4 e 6 anos.[1]

Pessoa cisgênero ou pessoa cis

Pessoa que se identifica com o gênero designado ao nascimento (todas as pessoas que não são transgênero, são cisgênero).

Pessoa transgênero ou pessoa trans

Indivíduo cuja identidade de gênero não corresponde ao gênero designado ao nascimento. É um termo "guarda-chuva" que engloba várias identidades: homens e mulheres transexuais, pessoas não binárias, travestis e outras. Pessoas transgêneros não obrigatoriamente passaram por terapia hormonal, cirurgias ou outros tratamentos médicos de modificações corporais.[10,12] O termo **transvestigênere** tem sido sugerido para substituir o termo "transgênero", por melhor contemplar as pessoas trans, travestis e não binárias.[1,13]

Pessoa trans masculina

Termo "guarda-chuva" que abrange pessoas que tiveram o gênero feminino designado ao nascimento, mas têm uma identidade trans com expressão mais masculina. Inclui homem trans e pessoa não binária com expressão masculina.

Pessoa trans feminina

Termo "guarda-chuva" que abrange pessoas que tiveram o gênero masculino designado ao nascimento, mas têm uma identidade trans com expressão mais feminina. Inclui mulher trans, travesti e pessoa não binária com expressão feminina.

Transgeneridade ou transexualidade

Sinônimo de **incongruência de gênero**, é o termo usado na Medicina ao descrever pessoas trans e está na Classificação Internacional de Doenças (CID) como "condição na qual a pessoa não se identifica com o gênero designado ao nascimento".[13] Com a nova edição da CID-11, lançada em 2019, a transexualidade deixa de ser considerada doença e passa a ser classificada como "incongruência de gênero". No entanto, sua permanência no CID ainda se faz necessária para que essas pessoas tenham acesso ao cuidado integral de saúde, incluindo hormonização, cirurgias de redesignação sexual e demais assistências afirmativas de gênero, inclusive por meio do Sistema Único de Saúde (SUS).

> [...] demonstra, finalmente, que o que é patológico, problemático, disfórico ou incongruente, na verdade, não é o gênero, mas as práticas, os discursos, os ditos e não ditos que tentam, a todo tempo, classificá-lo, purificá-lo, deslegitimá-lo e invisibilizá-lo.[13]

Travesti

É uma identidade de gênero feminina de pessoas que tiveram o gênero masculino designado ao nascimento, identificam-se com o gênero travesti e desejam ser reconhecidas como tal, para honrar uma classe que carrega em seu nome uma luta histórica que travou durante muito tempo e que reflete, nos dias de hoje, em importantes conquistas para a população LGBTQIAPN+.

A travestilidade é uma construção identitária brasileira que foi marginalizada ao longo da história, estigmatizada pela prostituição e sofre efeitos da interseccionalidade entre identidade de gênero, racialização, sexualização, marginalização econômica e social, quase sempre articulando várias narrativas de sofrimento e luta. No entanto, lentamente, a travestilidade vem ganhando representatividade e reconhecimento. Por ser uma identidade feminina, o pronome/artigo usado com essas pessoas é sempre feminino ("a" travesti). Se diferenciam das mulheres trans unicamente pelo lugar que ocupam na sociedade e o termo que cada uma prefere usar para se apresentar. Elas não são pessoas que se travestem (essas são chamadas "*Drag Queens*" – uma *performance*), uma vez que, ao se despirem, mantêm a identidade travesti.

Pessoa não binária

É a identidade de gênero da pessoa que não se identifica com o binarismo masculino/feminino, ou seja, não se percebe como homem, nem como mulher. Todas as pessoas não binárias são trans, uma vez que não se identificam com o gênero designado ao nascimento.

Orientação sexual

É a atração sexual, afetiva e emocional que se sente por outras pessoas. Os indivíduos podem ser heterossexuais, homossexuais, bissexuais, pansexuais, assexuais etc. Essa condição é resultado da interação de fatores biopsicossociais, sendo a natureza biológica o fator preponderante de sua gênese.[1,13] Não é uma opção e não pode ser modificada.

A terapia de reversão, também conhecida como "cura *gay*", é proibida no Brasil pela Resolução nº 1 do Conselho Federal de Psicologia, ratificada pelo Supremo Tribunal Federal (STF) em 2019.[14]

Heterossexual

É a orientação sexual da pessoa que se sente atraída amorosa, física e afetivamente por pessoas de outro gênero, diferente do seu. Não é necessário ter experiência sexual prévia para se identificar como tal.[10]

Lésbica

É a orientação sexual da mulher (cis ou trans) que sente atração emocional/física/sexual por outras mulheres (cis ou trans). Para se identificar como lésbica não é necessário ter experiência sexual com outras mulheres.[10]

Gay

É a orientação sexual do homem (cis ou trans) que sente atração emocional/física/sexual por outros homens (cis ou trans). Em alguns casos esse termo é usado também para mulheres homossexuais, mas na sigla LGBTQIAPN+, a letra G faz referência aos homens. Não é necessário ter experiência sexual com pessoas do mesmo gênero para se identificar como *gay*.[10]

Bissexual

É a orientação sexual da pessoa (cis ou trans) que sente atração emocional/física/sexual por mais de um gênero.

Queer

Termo fluído e inclusivo usado por algumas pessoas (geralmente mais jovens) que não querem se rotular em relação à própria orientação sexual e identidade de gênero; geralmente quem se identifica como "*queer*" acredita que os termos tradicionais (p. ex., "*gay*", "lésbica", "bissexual", "trans", "cis", "não binária") restringem a pluralidade da sexualidade.[10]

Questionando

Pessoas que não têm identidade sexual ou de gênero definidas e que estão refletindo a respeito.

Assexual

Pessoa que não sente atração ou desejo sexual por outras pessoas; no entanto, pode ter atração afetiva e/ou romântica.

+ (mais)

Termo utilizado para incluir outros grupos e variações de sexualidade e gênero.

Pansexual

É a orientação sexual da pessoa que tem atração sexual/física/emocional por outras pessoas, independentemente do gênero. O que importa para ela são as características da pessoa, como um todo, não o gênero.

Expressão de gênero

É a forma como o indivíduo expressa publicamente sua aparência, nome social, vestimenta, corte de cabelo, voz e maneirismo. As expressões de gênero podem ser femininas, masculinas ou andróginas. Não necessariamente está de acordo com a identidade de gênero, o sexo biológico ou a orientação sexual. Ao longo da vida, as pessoas podem ter diferentes expressões de gênero.

Andrógino

Pessoa que apresenta uma expressão de gênero com características femininas e masculinas. Também chamada "expressão de gênero não binária". Esses indivíduos não necessariamente têm uma identidade de gênero não binária (Figura 34.2).

Papéis sociais de gênero

Referem-se às expectativas sociais de comportamentos, atitudes, funções, ocupação de espaços, responsabilidade e poderes

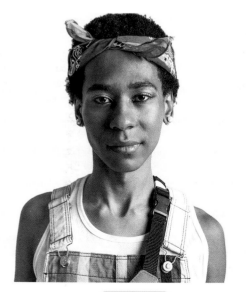
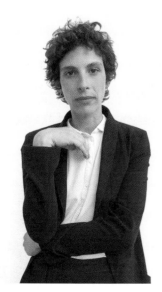

FIGURA 34.2 Pessoas com expressão de gênero andrógina.

atribuídos à feminilidade e à masculinidade. Na sociedade existem papéis sociais do gênero feminino e do gênero masculino (p. ex., amamentar é considerado um papel social feminino).

Nome social

Nome pelo qual a pessoa escolhe ser chamada, o que pode ser diferente do nome de registro. É frequentemente utilizado por pessoas trans.

Transição

Processo/tempo durante o qual uma pessoa muda sua expressão de gênero, geralmente com o intuito de alinhar a aparência física com a identidade de gênero. A transição de gênero pode ou não ser desejada por pessoas trans, não binárias, travestis e intersexo. As modificações são realizadas de acordo com a demanda de cada indivíduo. As possibilidades de transição de gênero, basicamente, são: transição social, bloqueio puberal, hormonização, procedimentos cirúrgicos e estéticos.

Como dito anteriormente, a identidade de gênero já pode ser percebida em crianças entre 4 e 6 anos, tornando possível que queiram manifestar uma expressão de gênero diferente do gênero designado ao nascimento já na primeira infância, o que pode ou não corresponder a uma fase do desenvolvimento. A repressão leva ao sofrimento e à angústia e não à alteração da identidade de gênero (ou orientação sexual). Tentar modificar aspectos da personalidade de uma pessoa desrespeita sua integridade e gera tormento, tristeza e desconfortos.

As crianças devem ser acolhidas em suas demandas e a possibilidade de experimentação típica da infância deve ser estimulada. Profissionais da Saúde podem acolher os pais/responsáveis com crianças com variabilidade de expressão de gênero e ajudá-los a tornarem-se indivíduos com menos expectativas de gênero na criação de suas crianças e adolescentes.

Parceria

Termo sugerido para substituir expressões (binárias) do tipo: "esposa", "marido", "parceiro", "parceira", ou seja, é aquela pessoa com quem se está em um relacionamento, evitando equívocos e facilitando a comunicação.

Exemplo prático: "A sua parceria gostaria de participar do atendimento?" (pergunta a uma mulher, evitando pressupor que seja um marido ou um parceiro).

Passabilidade

Significa a possibilidade de uma pessoa ser lida socialmente como membro de um grupo identitário diferente daquele designado ao nascimento. Se refere ao quanto uma pessoa trans se aproxima dos estereótipos estéticos atribuídos ao gênero com o qual ela se identifica, ou seja, o quanto uma pessoa trans se passa por cis. Ter maior passabilidade em uma sociedade preconceituosa faz com que pessoas trans sofram menos violência.

Colactação/coamamentação

Quando a criança é amamentada por mais de uma pessoa que ocupa um papel parental naquela família, por exemplo, pai (homem trans) e mãe (mulher trans) ou duas mulheres cis lésbicas.

LGBTQIAPN+fobia

Medo, aversão ou ódio irracional a todas as pessoas que são percebidas ou manifestam orientação sexual ou identidade/ expressão de gênero diferente dos padrões heterocisnormativos.[10] Práticas homofóbicas e transfóbicas podem ser enquadradas nas hipóteses de crime de preconceito – em 2019, o STF enquadrou homofobia e transfobia como crimes de racismo (Lei nº 7.716). A LGBTQIAPN+fobia não deve ser tratada como as demais fobias, mas com punição legal e educação.[10]

Sociedade heteronormativa

Sociedade na qual a identidade de gênero, a orientação sexual e a expressão de gênero são impostas por normas predeterminadas. Para cada identidade há uma expectativa, gerada pela sociedade, de um comportamento específico, supostamente adequado. Sociedade que considera como única possibilidade aceitável a existência de pessoas cisgênero e heterossexuais e marginaliza aquelas que não se enquadram nesses padrões.

Ideologia de gênero

Expressão utilizada por pessoas conservadoras que deslegitimam a ciência e a noção de que a identidade de gênero e o sexo biológico são conceitos diferentes e independentes e negam a igualdade de direitos e o respeito às pessoas LGBTQIAPN+.

Chest feeding

Termo em inglês usado para descrever o ato de homens trans alimentarem seus bebês no peito, independentemente de terem feito cirurgia de remoção da glândula mamária. Tradução sugerida: "dar o peito", "alimentar no peito", "amamentar", "alimentar no tórax".

Binder

Faixa/bandagem compressiva, geralmente utilizada por pessoas trans masculinas, para esconder o volume mamário.

Disforia relacionada com gênero

Sofrimento relacionado com o desconforto em parte do corpo. Nem todas as pessoas trans têm disforia das partes do corpo que não correspondem ao seu gênero. Não é sinônimo de "incongruência de gênero", pois a disforia é uma doença (sofrimento = necessita de tratamento). Todas as pessoas, não apenas aquelas com incongruência de gênero, podem ter disforia relacionada com parte do seu corpo. Sugere-se hoje que se dê preferência a termos como "disforia de genital", "disforia de tórax", "disforia de voz" etc., individualizando o sofrimento de cada pessoa, independentemente do gênero.

Barriga solidária

Também chamada "útero de substituição", refere-se à geração de um bebê com material genético de uma pessoa, mas gestado no útero de outra. No Brasil, a doação temporária do útero não poderá ter caráter lucrativo ou comercial e a pessoa deve ter parentesco consanguíneo de até 4º graus com um dos membros do casal.

Principais demandas de amamentação na população LGBTQIAPN+

A amamentação é um direito humano e praticá-la não depende de identidade de gênero ou orientação sexual. O aleitamento humano é promotor de equidade e é capaz de oferecer melhor desenvolvimento cognitivo, maior quociente de inteligência, maior escolaridade e salários mais altos na vida adulta, além de proteger os bebês e as pessoas que amamentam contra doenças e facilitar o vínculo emocional familiar.[15]

Os avanços na reprodução assistida e nos protocolos de indução da lactação, a liberalização das políticas de adoção, junto à barriga solidária, tem permitido mais famílias homotransparentais fornecerem leite humano a seus bebês.

Diferentes métodos podem propiciar e facilitar a amamentação nessas famílias. Conhecer a conduta apropriada e as particularidades não tradicionais do aleitamento da população LGBTQIAPN+ é imprescindível aos profissionais que atuam na área.

Lactação induzida

Induzir a lactação consiste em estimular a produção de leite em pessoas não gestantes, fazendo com que aquele corpo "acredite" que está grávido.

A indução da lactação é geralmente utilizada por mães/pais que adotam ou têm seus bebês por meio de barriga solidária, pessoas que querem compartilhar a experiência de amamentar junto à parceria que gesta o bebê, mulheres trans ou travestis que desejam produzir leite humano para seus bebês etc.

Existem vários relatos de casos na literatura demonstrando a indução bem-sucedida da lactação em mulheres cis com filhos adotivos,[16] mulheres lésbicas que compartilham a amamentação ou mães de bebês de barrigas solidárias; no entanto, a literatura para mulheres trans é bastante escassa.

Durante a gravidez, o organismo produz hormônios como o lactogênio placentário humano, a progesterona, o estrogênio e a prolactina, que atuam em conjunto na preparação da mama para lactar. Na gestação, a prolactina não age estimulando a produção láctea, pois seu efeito lactogênico é bloqueado pela progesterona e pelo estrogênio circulantes; somente após o nascimento do bebê e a expulsão placentária, com consequente queda da progesterona e do estrogênio, é que a prolactina consegue promover a produção copiosa de leite. A sucção do bebê nas mamas e um ambiente acolhedor estimulam a liberação da ocitocina, que promove o reflexo de ejeção do leite.

Na indução da lactação, tenta-se simular esse processo, com o uso contínuo (sem fase menstrual – pílulas placebo) de anticoncepcional oral (ACO) combinado (estrogênio + progesterona = ajudam na preparação das glândulas mamárias) associado a um galactagogo (com o intuito de aumentar a quantidade de prolactina circulante no organismo). Essas substâncias agem na preparação da mama e na produção láctea e substituem três dos quatro hormônios envolvidos nesse processo durante a gravidez. O hormônio lactogênio placentário humano está presente somente em corpos gravídicos, não sendo ainda possível sua substituição. Usa-se a bomba extratora de leite ou a ordenha manual para simular a sucção do bebê e estimular a produção de ocitocina.

Não existe uma padronização de protocolos sobre a indução da lactação. O protocolo mais popularmente conhecido é o Protocolo Newman-Goldfarb, que foi construído a partir da própria experiência de Lenore Goldfarb que desejou amamentar seus bebês nascidos de "barriga de aluguel" (permitida nos EUA). Lenore foi mãe, lactante (produziu mais de 900 mℓ de leite/dia) e coautora dos protocolos junto ao Dr. Jack Newman. Ao longo dos anos, o protocolo Newman-Goldfarb foi sendo revisado e ajustado para diferentes faixas etárias, identidades de gênero e intervalos de tempo para a chegada do bebê.

Existem três diferentes tipos de protocolos sugeridos por Newman e Goldfarb: regular, acelerado e da menopausa (Tabela 34.1).

TABELA 34.1 Protocolos para lactação induzida.

Tipo de protocolo	Anticoncepcional oral	Domperidona	Bombeamento e/ou ordenha manual e ervas
Regular: é a melhor escolha para quando se tem tempo antes da chegada do bebê	Início: 6 a 9 meses antes do nascimento do bebê (quanto mais tempo, melhor) Fim: 6 semanas antes do nascimento do bebê	Início: 6 meses antes do nascimento do bebê, junto ao ACO Fim: somente após o nascimento do bebê e quando a produção de leite já estiver satisfatória	Início: 6 semanas antes do nascimento do bebê (após a retirada do ACO) Fim: somente após o nascimento do bebê e quando a produção de leite já estiver satisfatória
Acelerado: esse protocolo é indicado para as pessoas que têm pouco ou nenhum tempo para a chegada do bebê. Como o tempo para o estímulo das mamas é menor, é esperado que a produção de leite seja mais baixa	Início: tentar um mínimo de 60 dias antes do nascimento do bebê (nos casos em que não há esse tempo, é possível iniciar mais tarde) Fim: se possível 30 dias antes do nascimento do bebê Se não houver tempo para isso, esperar pelo menos até que se observe um aumento das glândulas mamárias Exemplo: faltando 2 meses para a chegada do bebê: tomar 1 mês de anticoncepcional e deixar 1 mês para as próximas fases	Início: tentar um mínimo de 60 dias antes do nascimento do bebê, junto ao ACO Fim: somente após o nascimento do bebê e quando a produção de leite já estiver satisfatória	Início: tentar um mínimo de 30 dias antes do nascimento do bebê (após a retirada do ACO) Fim: somente após o nascimento do bebê e quando a produção de leite já estiver satisfatória
Menopausa: se a mulher está na menopausa (natural, precoce ou tem alguma condição clínica que levou a isso), esse é o protocolo indicado Se ela estiver realizando terapia de reposição hormonal, deve suspender e iniciar o anticoncepcional	Início: mínimo 60 dias antes do nascimento do bebê Fim: após o aumento do volume das mamas	Início: mínimo 60 dias antes do nascimento do bebê, junto ao ACO Fim: somente após o nascimento do bebê e quando a produção de leite já estiver satisfatória	Início: após o aumento do volume das mamas e a retirada do ACO Fim: somente após o nascimento do bebê e quando a produção de leite já estiver satisfatória

ACO: anticoncepcional oral. (Fonte: Goldfarb e Newman, 2000.)[17]

Alguns sinais clínicos são esperados em determinadas fases desses protocolos:[17]

- o uso do ACO associado à domperidona, espera-se que ocorra o aumento das mamas (volume aproximado de uma xícara); caso não aconteça, pode-se tentar aumentar a dosagem de progesterona
- Com a interrupção do ACO, espera-se que haja sangramento vaginal (em pessoas com útero); caso não aconteça, sugere-se uma avaliação hormonal
- Na fase de bombeamento, espera-se que inicie a produção láctea.

A maioria das mulheres que seguiu o protocolo regular, segundo a experiência do Dr. Newman, foi capaz de suprir as necessidades do bebê de maneira predominante ou exclusiva e sustentar a lactação.[17]

A pílula anticoncepcional nesse protocolo deve conter pelo menos 1 mg de progesterona e não mais do que 0,035 mg de estrogênio, ser iniciada em qualquer momento do ciclo menstrual (por isso não fornece proteção contraceptiva usual) e ser tomada sem interrupções.

A domperidona, galactagogo de escolha da maioria dos protocolos, é um medicamento utilizado para tratar refluxo gastroesofágico, que tem como efeito secundário o aumento nos níveis de prolactina, por bloquear os receptores periféricos da dopamina (antagonista da prolactina). Lembrando que o efeito lactogênico da prolactina só é liberado quando ocorre a queda dos níveis de estrogênio e progesterona (retirada do anticoncepcional).

Feno-grego e Cardo-santo são as ervas consideradas úteis para aumentar o suprimento de leite nesses protocolos. Segundo Newman-Goldfarb, o momento ideal para iniciá-las é no início da fase de bombeamento, após a retirada do ACO. Atenção especial às pessoas diabéticas e asmáticas, pois o feno-grego pode afetar os níveis séricos de glicose e agravar os sintomas de asma.

Para que um bom estímulo da mama seja efetivo, o bombeamento deve ser realizado de 3/3 horas, sendo pelo menos uma vez durante a noite (entre 1 e 5 horas), quando a prolactina atinge níveis séricos mais altos. Sugere-se o uso de bomba elétrica dupla (para economizar tempo e obter melhor resultado) por 5 a 7 minutos. Massagens mamárias leves e cócegas no complexo areolomamilar ajudam na descida do leite.[17]

Na indução da lactação, pode ser necessário complementar a alimentação do bebê; para isso, o método de escolha é o uso de um dispositivo de alimentação suplementar conectado à mama (Figura 34.3), o que ajudará no suprimento de leite e, ao mesmo tempo, manterá o bebê bem nutrido.

Os principais fatores de risco para a realização desses protocolos são:

- História familiar de trombose: pode ser um empecilho para o uso de contraceptivos[3]
- História pessoal de arritmia cardíaca (síndrome do QT Longo) para pessoas que usam a domperidona como galactagogo: as doses de domperidona recomendadas mostraram-se seguras em vários estudos com mulheres saudáveis; no entanto, recomenda-se a realização de eletrocardiograma antes de iniciar e após 48 horas de uso. Além disso, sua introdução e retirada devem ser feitas de modo gradual.[18]

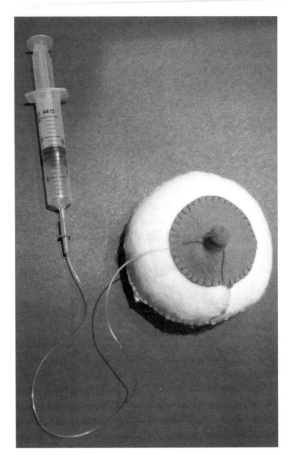

FIGURA 34.3 Foto mostrando o dispositivo de alimentação suplementar.

Algumas pessoas preferem simplesmente colocar o bebê no peito, não fazer uso de qualquer medicação e aguardar pela possibilidade de produção láctea. Essa é uma opção legítima, mas traz menos probabilidade de que aquele organismo produza quantidades significativas de leite. Outras optam por não tomar contraceptivos (ou tomam anticoncepcionais não combinados – minipílulas, ou seja, sem estrogênio) e usam apenas a domperidona com o bombeamento. E, por fim, têm aquelas que evitam a domperidona e usam somente as ervas galactagogas com bombeamento.

Os protocolos devem ser individualizados e adaptados para as necessidades de cada organismo. No entanto, quanto maior o tempo de preparo do corpo para lactar, quanto mais completo o protocolo em relação à utilização das substâncias sugeridas e quanto maior a dedicação e o empenho para a realização do estímulo mamário (é mais importante o número de vezes que se faz o estímulo do que a duração de tempo de cada bombeamento), maiores são as chances de sucesso.[17]

No que diz respeito às particularidades da indução da lactação em pessoas LGBTQIAPN+, recomenda-se acrescentar às mulheres trans e travestis um bloqueador de androgênio (espironolactona) – caso não tenham feito orquiectomia bilateral – para minimizar a ação da testosterona no organismo,[17] e aos homens trans, orienta-se suspender a testosterona (hormônio utilizado nos processos de transição com o intuito de desenvolver características corporais masculinas), caso estejam fazendo uso, já que ela pode reduzir os níveis de prolactina circulante[19] – e alguns estudos mostram a possibilidade de causar danos ao bebê.[20] O estrogênio utilizado na indução da lactação para maturação da glândula mamária e por mulheres trans no processo de transição (com o intuito de desenvolver características corporais femininas), idealmente, deve ser evitado ou ter suas dosagens reduzidas quando se planeja aumentar a produção de leite, já que pode prejudicar a ação da prolactina (principal hormônio responsável na produção láctea) nos lactócitos (células produtoras de leite).[17] No entanto, a disforia relacionada com a atenuação dos caracteres masculinos conquistados com o uso da testosterona e dos caracteres femininos conquistados com o uso do estrogênio, pode ser um fator de relevância para as pessoas trans, sendo necessário encontrar um equilíbrio entre a satisfação na possível maior produção láctea e a insatisfação com aspectos do próprio corpo.

Algumas informações importantes, respaldadas nas limitadas publicações sobre o tema, devem ser discutidas com as famílias LGBTQIAPN+ que desejam induzir a lactação:

- Os protocolos são escassos e não há uma padronização, nem mesmo para população geral
- Induzir a lactação pode ser uma tarefa árdua, que exige dedicação, paciência e que pode gerar níveis altos de estresse nas famílias
- Não há pesquisas publicadas sobre a frequência do sucesso desses protocolos em pessoas trans, e é possível que, após uma grande demanda de esforço e dedicação, obtenham-se resultados muito aquém das expectativas
- O leite humano tem inúmeras células vivas e fatores protetores contra doenças, além de inúmeras outras vantagens para o recém-nascido e para a pessoa que amamenta; por isso, o sucesso nesses casos pode ser a produção de poucas gotas de leite, que já farão diferença no desenvolver do bebê.

Colactação/coamamentação

Fala-se em colactação quando mais de um membro da família amamenta o bebê. Ela pode ser escolhida pelas famílias para compartilhar tarefas, vivências e vínculos.[21]

Colactar, diferentemente do que muitas pessoas pensam, pode ser tão desafiador quanto induzir a lactação. Dividir a amamentação entre duas ou mais pessoas não reduz a dedicação individual necessária para manter a produção de leite, uma vez que a pessoa que não está amamentando o bebê, no momento em que sua parceria o faz, precisa fazer um estímulo nas mamas (manual ou com bomba extratora) para manter ou aumentar a produção láctea. O estímulo das mamas deve acontecer a cada 3 horas, principalmente até que a amamentação esteja bem estabelecida, independentemente de ser com o ato de amamentar ou com o bombeamento, para manter ou aumentar a produção láctea. Em casos de dois ou mais bebês sendo coamamentados, o bombeamento pode não ser necessário, pois as mamas serão estimuladas com bastante frequência pelas crianças.

Sempre que possível, a primeira mamada deve ser ofertada por quem deu à luz, dada a individualidade do colostro da pessoa que gestou para o neonato.[3]

Os mesmos exames solicitados no pré-natal para a pessoa que gesta são idealmente realizados por todas as pessoas que desejam coamamentar.

Um plano de colactação (Quadro 34.1) deve ser construído ainda no pré-natal por uma equipe interdisciplinar (profissional da Saúde com experiência em lactação, pediatra, obstetra, doula etc.) junto às pessoas que desejam coamamentar e ser apresentado no momento do parto.[3]

Uma pesquisa qualitativa envolvendo relatos bilaterais de 10 famílias, 17 pais e 20 crianças amamentadas de maneira compartilhada indicou que, em sua maioria, as experiências de

---

QUADRO 34.1 Plano de alimentação infantil em casos de colactação.

Observe que este plano de alimentação é preenchido pela pessoa que gesta. Em um hospital ou instituição, na maioria dos casos, esta seria a responsável pelas escolhas dos cuidados de saúde do bebê, podendo precisar ser adaptado em circunstâncias específicas.

- Meu nome é _____ e meu objetivo é coamamentar nosso bebê com minha parceria (nome) _____.
- Os benefícios da alimentação com leite humano são muito importantes para nós e para o nosso bebê. Gostaríamos de que nossas diretrizes fossem apoiadas, desde que sejam medicamente seguras. Também gostaríamos de proteger meu suprimento de leite, enquanto apoiamos (nome da parceria) _____ a aumentar o seu suprimento láctea. Por causa disso, algumas coisas em nosso plano de alimentação são as mesmas de outras pessoas e algumas são diferentes.

(MARQUE TODAS AS QUE SE APLICAM):

☐ Por favor, coloque nosso bebê pele a pele imediatamente após o nascimento e, se possível, faça exames e procedimentos nele enquanto ele estiver no contato pele a pele.

O contato pele a pele inicial e a primeira mamada serão feitos por (nome) _____, se estiver medicamente capaz.

Caso _____ (repetir o nome da linha anterior) não esteja disponível após o nascimento para fazer pele a pele e amamentar, por favor, permita que (nome) _____ o faça.

Após a primeira pega, gostaríamos que (nome)_____ alimentasse o bebê no peito.

☐ Caso nosso bebê esteja impossibilitado de mamar na primeira hora de vida, solicitamos auxílio para estimular a produção de leite, se possível, na primeira hora pós-parto.

☐ Por favor, ajude-nos a reconhecer os sinais de que meu bebê está com fome e a alimentá-lo quando ele estiver pronto para comer.

☐ Por favor, após o nascimento, pedimos que seja garantido o direito de permanecer em alojamento conjunto com nosso bebê durante 24 horas/dia, para que possamos amamentar em livre demanda, participar dos primeiros cuidados do bebê e, assim, favorecer a construção do vínculo familiar.

☐ Nosso objetivo é amamentar exclusivamente nosso bebê. Por favor, não dê a ele nenhuma fórmula, a menos que seja uma indicação médica; nesse caso, avise-nos sobre isso.

☐ Por favor, não dê chupetas ou mamadeiras ao bebê. Caso seja necessário algum método alternativo de alimentação, que ele seja alimentado com copo, colher ou seringa.

☐ Após a primeira pega, gostaríamos de coamamentar nosso bebê no peito. Sabemos que, se fizermos isso, quem não estiver recebendo o estímulo de sucção do bebê precisará de ordenha manual ou extração com bomba elétrica para não prejudicar o suprimento láctea. Por favor, ajude-nos com esse estímulo.

☐ Se minha parceria não estiver produzindo leite, compreendemos que uma sonda de alimentação suplementar precisará ser usada conectada ao peito. Por favor, forneça à minha parceria ajuda com a utilização da sonda de alimentação no peito enquanto estiver no hospital.

Este plano foi discutido com o médico: _____.

O pediatra do bebê será: _____.

Assinatura _____, data ____/____/____.

colactação foram positivas e demonstraram benefícios, que foram mais evidentes nas áreas de vínculo, facilidade logística e percepções da legitimidade de parentalidade dos pais não gestantes.[21]

Amamentação em pessoas trans masculinas

Pessoas trans masculinas podem, no processo de transição, usar a testosterona para desenvolver características sexuais secundárias masculinas. O uso prolongado desse hormônio pode causar atrofia das glândulas mamárias.[22] com consequente prejuízo na produção láctea, caso a pessoa opte por amamentar. O uso de testosterona geralmente inibe a ovulação; no entanto, alguns indivíduos engravidam durante seu uso, e caso a concepção aconteça, a testosterona deve ser interrompida.[23]

Algumas pessoas trans masculinas usam o *Binder* para disfarçar o volume mamário. Seu uso prolongado também pode causar atrofia da glândula mamária com consequente prejuízo na produção láctea. No período de lactação, o *Binder* pode causar danos mamários por compressão.[24] Caso a pessoa opte pelo seu uso nesse período por disforia, sugere-se que o faça pelo menor tempo possível e com menor pressão.[17]

Parte das pessoas trans masculinas se submetem a cirurgia de masculinização torácica. Essa cirurgia, diferentemente da mastectomia para remoção de câncer de mama, pode utilizar a glândula mamária para deixar uma aparência mais masculina no tórax. A depender da técnica cirúrgica utilizada, do tempo que passou entre a cirurgia e a lactação, da sensibilidade do complexo areolomamilar, alguns indivíduos ainda podem produzir leite e amamentar seus bebês, embora a suplementação de leite com um dispositivo conectado ao peito provavelmente seja necessária.[3]

Essas pessoas não necessariamente equiparam a gestação e a amamentação com a feminilidade e podem desejar gestar, parir e amamentar. Um grande estudo quantitativo feito com pessoas trans masculinas que gestaram mostrou que a maioria dos participantes optou por amamentar, enquanto alguns não o fizeram por motivo de saúde física e/ou mental.[12] Mesmo que o tecido mamário tenha sido gatilho de sofrimento psíquico no passado, algumas pessoas trans masculinas conseguem ressignificá-lo com o propósito de alimentar o próprio filho, e isso pode gerar um sentimento de satisfação.

No entanto, caso decidam por não amamentar, cabe ao profissional orientar sobre a possibilidade de aumento das glândulas mamárias durante a gestação e a apojadura (mesmo após a cirurgia de masculinização torácica) e as estratégias para encerrar a produção láctea. Os profissionais da Saúde devem comunicar uma compreensão da disforia que o aumento do tecido glandular mamário pode causar nos indivíduos trans masculinos e acolhê-los, independentemente da trajetória escolhida no processo de lactação.

Amamentação em pessoas trans femininas

Pessoas trans femininas podem, no processo de transição, usar o estrogênio para desenvolver características sexuais secundárias femininas. Esse hormônio promove o crescimento do tecido glandular mamário, que poderá produzir leite, se for preparado para isso com os protocolos descritos anteriormente. No entanto, o uso do estrogênio após o início da lactação pode interferir negativamente na produção láctea.

Até o momento, há na literatura, poucos relatos discutindo a indução da lactação em mulheres trans. O primeiro e mais representativo deles foi publicado em 2018 e relata a experiência de uma mulher trans que, após indução da lactação, conseguiu amamentar exclusivamente seu bebê durante 6 semanas.[25]

Em 2023, foi publicado um estudo notável sobre os resultados da análise da qualidade nutricional do leite produzido por mulheres transexuais não gestacionais e pais não binários em terapia hormonal de afirmação de gênero baseada em estrogênio. As descobertas desse estudo fornecem garantias sobre a adequação nutricional desse leite[26] e reafirmam a bioatividade do leite humano.

A amamentação oferece inúmeros benefícios para a saúde da criança, independente do estímulo que desencadeia a produção láctea, seja mediada por hormônios exógenos (indução) ou endógenos (gestacionais), uma vez que as drogas de indução oferecem baixo risco potencial ao bebê e muitas vezes são necessárias também por lactantes cisgêneros.[27]

Como assistir as famílias diversas em lactação

Famílias LGBTQIAPN+, assim como outras, precisam de acesso a suportes de lactação. No entanto, estudos mostram que boa parte dos indivíduos LGBTQIAPN+ vivenciou pelo menos uma experiência negativa nos espaços de Saúde e muitos profissionais da Saúde nem mesmo conheciam o *status* de gênero de seus pacientes,[1] revelando uma inadequação na comunicação entre profissionais da Saúde e pacientes LGBTQIAPN+.

O não letramento da linguagem LGBTQIAPN+ acentua o binarismo, os estereótipos e os papéis sociais e pode enfatizar disforias e danificar a autoeficácia das pessoas (ferramenta poderosa para lactantes). Utilizá-la como uma ferramenta inclusiva é um desafio também para os serviços de Saúde.

Faz-se, a seguir, uma alusão a um modelo de atendimento inclusivo, com habilidades específicas de comunicação focadas nas necessidades da população LGBTQIAPN+, visando ao bem-estar dessas pessoas nos estabelecimentos de Saúde e na assistência à lactação.

Conhecer terminologias

Conhecer as terminologias referentes a **identidades de gênero** (mulher cis ou trans, homem cis ou trans, pessoa não binária, travesti), **expressões de gênero** (feminina, masculina, não binária, andrógina), **sexos biológicos** (feminino, masculino, intersexo), **orientações sexuais** (homossexual, bissexual, heterossexual, pansexual, assexual, entre outras) e ter consciência da fluidez e da natureza evolutiva desses termos. Daí a importância de manter-se em constante (des)construção e atualização, evitando equívocos na abordagem desses pacientes.

Conhecer as particularidades médicas e sociais dessa população

Esse item está relacionado com as áreas de atuação de cada profissional. Por exemplo, pessoas que trabalham com consultoria em amamentação devem saber sobre homens gestantes e lactantes, suas implicações etc. No entanto, não há necessidade de terem conhecimentos específicos de outras áreas, como cirurgias de redesignação sexual.

Empregar pronome, nome e papel parental escolhidos pela pessoa

Perguntar, anotar em local de destaque e empregar o **pronome** (ele/dele, ela/dela), o **nome** (de registro/social – caso a pessoa opte pelo nome social, não a questionar sobre seu nome de registro) e o **papel parental** (pode-se ocupar o papel parental de mãe ou de pai, independentemente da identidade de gênero) escolhidos pela pessoa. Não pressupor gênero ou papel parental pela aparência, somente a própria pessoa pode dar essas informações. Alguns homens trans podem ter expressão de gênero feminina, enquanto outras pessoas, com expressão de gênero masculina podem se identificar como mulher.

Exemplo prático de como perguntar essas informações:

- **Pronome:** "Olá! Como estão? Me chamo Carla e podem se referir a mim com o pronome feminino. E com vocês? Que pronome devo usar?"
- **Nome:** "Como você quer que eu te chame?"
- **Papel parental (pai/mãe):** "Como gostaria que seu bebê te chamasse?"

Demonstrar o pronome que gostaria que fosse usado com você

Escrever o pronome após o seu nome em redes sociais, WhatsApp, cartões de visita etc. pode ser uma maneira virtual de apoio e de se mostrar aberto a esse tipo de assistência.

Exemplos práticos:

- **Fabiana Vieira (ela/dela):** significa que provavelmente se identifica com o gênero feminino e que deseja que se refiram a ela usando pronomes e artigos femininos
- **Rogério (ele/dele):** significa que provavelmente se identifica com o gênero masculino e que deseja que se refiram a ele usando pronomes e artigos masculinos
- **Patrik (elu/delu):** significa que provavelmente é uma pessoa não binária e que deseja que se refiram a ela usando pronomes e artigos neutros.

Certificar-se de que todas as perguntas são realmente necessárias para o atendimento

Explicar por que tais perguntas são relevantes. Pessoas LGBTQIAPN+ são frequentemente submetidas a questionamentos que visam unicamente satisfazer a curiosidade alheia.

Exemplos práticos:

- Perguntas importantes para um atendimento de lactação:
  - "Por quanto tempo fez uso de estrogênio?" (para uma mulher trans que deseja amamentar)
  - "Com que frequência você usa o *Binder*?" (para um homem trans que deseja amamentar)
  - "Como você está se sentindo com o aumento do volume no tórax?" (para um homem trans que está apresentando aumento das mamas devido à gravidez)

- Perguntas desnecessárias em um atendimento de lactação:
  - "Você já fez a cirurgia de redesignação sexual?"
  - "O que você faz para disfarçar seu órgão genital?"

Evitar alguns termos

Evitar termos como "mulheres", "mães", "materna", "senhora" e praticar falar "pessoas grávidas", "cuidadores", "responsáveis", "parceria", "lactante", "leite humano", "gestante", "parturiente".

Não pressupor que a pessoa deseja amamentar

As modificações corporais provocadas pela gestação podem gerar sofrimento psíquico. Profissionais da Saúde devem saber reconhecer o risco ou a iminência da disforia corporal relacionada com gênero e apoiar as decisões tomadas.

Exemplos práticos:

- "Como estão pensando em alimentar o bebê?" (pergunta aberta, que não denota julgamento)
- "O que sabem sobre indução da lactação?" (por ser um tema pouco conhecido, deve-se informar a possibilidade de lactar sem gestar).

Evitar suposições relacionadas com as parcerias

Homens e mulheres trans, assim como todas as pessoas, podem ter qualquer orientação sexual. Por exemplo: a mulher trans pode ser lésbica, o homem trans pode ser *gay*.

Estar ciente de que pessoas trans masculinas podem sentir-se desconfortáveis durante o exame físico da mama

Profissionais da Saúde, principalmente nesse tipo de atendimento, devem pedir licença antes de tocar as pessoas. Além disso, dentro de uma assistência respeitosa, recomenda-se perguntar à família sobre o termo que melhor as representa. Provavelmente, homens trans optem por termos como "tórax" ou "peito".

Exemplo prático de como perguntar:

- "Que termo usam quando se referem a essa parte do corpo?"

Dar igual atenção e importância à pessoa que não gestou e está colactando com a pessoa que gestou

Essas pessoas comumente são invisibilizadas, tratadas como "pai" (no caso de mulheres cis ou trans), têm sua parentalidade constantemente questionada e são vistas como "reserva" na lactação.

Exemplo prático:

- Maneira incorreta: "A nutriz principal deve amamentar primeiro, para garantir o colostro ao bebê." (falar "nutriz principal" desvaloriza a pessoa que passou semanas ou meses estimulando o peito, tomando medicamentos e sonhando com a amamentação)
- Maneira correta: "É importante oferecer o colostro da pessoa que gestou para o bebê".

Entender que a amamentação cruzada acontece somente quando o bebê é amamentado por uma pessoa que não ocupa o papel parental naquela família

Ou seja, se a pessoa é mãe ou pai naquele enredo familiar, mesmo não tendo gestado e/ou não tendo laços consanguíneos com a criança, ela deve ser reconhecida como tal e respeitada como lactante legítima.

Tratar de todos os assuntos necessários com naturalidade e respeito

Sem meias palavras, enfatizando o "olho no olho". Nunca usar termos pejorativos.

Exemplos de termos que não devem ser usados:

- Opção sexual/de gênero: **termo corrigido – orientação sexual/de gênero**. Para compreender a violência do termo "opção" (fazendo referência às pessoas poderem escolher, por exemplo, ser trans ou cis, heterossexual ou homossexual), sugerem-se os seguintes autoquestionamentos: "Quando escolhi ser heterossexual?" ou "Quantas pessoas escolheriam viver na exclusão, no preconceito e no medo?". Não é opção ou escolha, são elementos biológicos, genéticos, influências pré-natais, desequilíbrios hormonais e fatores ambientais que estão envolvidos nessa condição. É preciso desconstruir o conceito de opção e construir o de condição, enfatizando sua natureza não patológica e batalhando pela normalização
- Traveco: **termo corrigido – travesti**. O sufixo "-eco" é depreciativo e remete a algo sem valor. O correto é "**A travesti**", uma identidade feminina e legítima
- Homossexualismo/transexualismo: **termos corrigidos – homossexualidade/transexualidade**. O sufixo "-ismo" remete à doença. A homossexualidade e a transexualidade foram retiradas da lista de doenças mentais em 1990 e 2019, respectivamente
- Hermafrodita: **termo corrigido – diferenças do desenvolvimento do sexo/pessoa intersexo**. Em agosto de 2006, o chamado "Consenso de Chicago" propôs a utilização do termo "*Disorders of Sex Development*" (inicialmente compreendido como distúrbios – *disorders* – e atualmente como Diversidades/Diferenças do Desenvolvimento do Sexo – DDS).[9] Essas mudanças trazem uma desconstrução do conceito de "doença" e valorizam a construção do conceito de "condição" (DDS = condição), com o intuito de naturalizar corpos atípicos que muitas vezes são submetidos a cirurgias precoces para efeitos unicamente estéticos (para "corrigi-los"). "DDS" é o termo utilizado na Medicina; no entanto, quando se faz referência a uma pessoa com DDS, usa-se o termo "pessoa intersexo" (não "pessoa intersexual" ou "hermafrodita")
- Genitália ambígua: **termo corrigido – genitália atípica**
- Assexuado: **termo corrigido – assexual**.

Realizar rastreio de sintomas de ansiedade e depressão

Tal como acontece em todos os tipos de assistência, deve-se realizar o **rastreio de sintomas de ansiedade e depressão em gestantes e/ou lactantes LGBTQIAPN+**. A saúde mental pode ser um tema de maior destaque para essa população.

Dar maior atenção à confidencialidade

Considerando os índices atuais de violência contra essa população, a confidencialidade pode ser ainda mais crucial para certos pacientes. Sugere-se perguntar como querem que suas questões sejam tratadas em ambientes não privados. Algumas pessoas podem revelar identidade de gênero e orientação sexual durante o atendimento, no entanto, logo que a porta para o corredor se abre, pode ter alguém (às vezes da família) que desconhece a condição.

Ter formulários e prontuários com linguagem inclusiva

"Responsáveis", "pessoa que amamenta", "filiação", "papel parental", "lactante", "gestante", "parturiente", "parceria". Pulseiras de identificação hospitalar adequadas ao gênero e ao papel parental informados pelas pessoas que irão vesti-las também são úteis.

Treinar toda a equipe para um atendimento inclusivo e respeitoso

A compreensão e a prática adequadas da pessoa responsável pelo atendimento são fundamentais, mas a população LGBTQIAPN+ não estará imune a desconfortos e violências se a equipe não agir integralmente de maneira harmônica e respeitosa. Todas as pessoas que trabalham no espaço de Saúde devem estar cientes de que alguns indivíduos que procuram atendimentos de lactação não se identificam como "mulheres" e que podem preferir ser tratados por nomes diferentes daqueles contidos em seus documentos.

Ornamentar o espaço de Saúde com pelo menos um item que faça referência ao movimento LGBTQIAPN+

Por exemplo, almofada arco-íris, adesivos da bandeira, quadros, mural de fotos incluindo famílias diversas. Essa é uma forma sutil e impactante de reconhecê-los. Uma simples caneca arco-íris pode tornar o ambiente mais receptivo e acolhedor à essa população.

Pensar e considerar sobre o nome do espaço de Saúde

Evitar termos que façam referência ao gênero, como "clínica da mulher" e "maternidade".

Colocar placas inclusivas nas portas dos banheiros dos estabelecimentos de Saúde

Colocar placas "unissex" ou "todos os gêneros", ou mesmo deixá-las sem placa de referência ao gênero (apenas "banheiro"). O acesso ao banheiro costuma ser muito estressante para quem não se encaixa perfeitamente nas normas binárias de gênero ou para pessoas trans com menos passabilidade.

Ter atenção ao se referir ao público geral

Ao se referir ao público em geral, usar frases como: "Boa noite a todas as pessoas aqui presentes!", "A pessoa (indivíduo) que amamenta...", "Todas as pessoas que gestam...", "Dar o peito...", "O leite materno ou humano...". **Iniciar aulas com *slides* inclusivos**, por exemplo: "Qualquer uso dos termos 'mãe', 'maternal' ou 'materno' não pretende excluir pais transexuais ou não binários que possam estar amamentando ou fornecendo leite humano a seus bebês".

Sugerir que cada pessoa da equipe faça uma autoanálise

No sentido de reconhecer sentimentos negativos ou desconfortos relacionados com essa população. A desconstrução de preconceitos começa somente após sua identificação e seu reconhecimento interno.

Oferecer uma lista de grupos de apoio e de profissionais da Saúde "LGBTQIAPN+apoiadores"

Saber referenciar rede de assistência às famílias diversas, a fim de estimular a conexão com pares, possibilitando a troca de experiências e o empoderamento familiar. O sentimento de solidão pode ser esmagador, por exemplo, para pais gestantes ou lactantes, quando não encontram representatividade na comunidade.

Conhecer e defender políticas públicas, leis e direitos já conquistados

Isso garante melhor apoio a essa população, visando assegurar que cada indivíduo seja visto como sujeito de direitos.

Compreender que erros podem ocorrer

A sugestão é que os corrija, desculpe-se, esforce-se para não os repetir e que siga o ritmo do atendimento.

Crianças criadas por pessoas LGBTQIAPN+

As preocupações com o bem-estar psicológico das crianças nascidas e/ou criadas na pluralidade familiar contemporânea baseiam-se principalmente em pressupostos culturais sobre famílias "tradicionais". No entanto, a suposição de que essas questões teriam um impacto negativo no desenvolvimento dessas crianças é infundada e nenhum estudo encontrou desvantagens dos filhos de pais LGBTQIAPN+ em relação às outras crianças/adolescentes.[28-30]

Os principais dados encontrados nesses estudos foram:

- Filhos de pessoas LGBTQIAPN+ parecem desenvolver-se de forma saudável e típica em todas as idades e domínios de desenvolvimento (p. ex., desempenho acadêmico, relações com pares, ajustamento comportamental, bem-estar emocional)[28]
- Crianças criadas por pessoas trans são saudáveis, bem adaptadas, resilientes e mostram apego seguro aos pais[28]
- Na área específica do desenvolvimento do comportamento de gênero, as crianças das famílias diversas parecem apresentar padrões típicos, semelhantes às outras crianças criadas fora desse contexto[29]

- A diversidade sexual e de gênero de responsáveis não influencia a orientação sexual e identidade de gênero das crianças e dos adolescentes.[28]

Cabe à sociedade tornar as vivências dessas crianças mais leves, reduzindo atitudes discriminatórias e violentas, aumentando a aceitação das diferenças desde o início, mitigando o *bullying*, naturalizando as famílias diversas, desconstruindo preconceitos e criando representatividades. É preciso ampliar as discussões sobre gênero e sexualidade, não apenas nas escolas, mas também dentro dos lares.

Debate sobre o uso dos termos "aleitamento humano" e "leite humano"

A linguagem deve servir para incluir e ampliar, não para restringir. Em um atendimento de uma mulher que amamenta, chamar o leite produzido pelo seu corpo de "humano" pode ser restritivo dentro da vivência feminina e causar desconforto e sensação de luta inglória às conquistas das mulheres nos últimos anos. No entanto, uma restrição maior seria usar o termo "aleitamento materno" na construção de uma legislação ou em um capítulo de livro direcionado a todas as pessoas que lactam, como se essa fosse uma condição unicamente relacionada com a mulher. Homens trans gestam e amamentam.

A linguagem precisa ser adequada à norma e essa não deve inviabilizar pessoas, pois se assim o fizer, anulará seus direitos civis e de saúde pública. Manter o termo "aleitamento materno" em legislações e falas/escritas direcionadas à população geral traz à tona a famigerada discussão sobre exclusão, vivenciada ainda hoje por mulheres, proporcionando ao próximo o mesmo sofrimento vivenciado.

Esses termos podem ser usados de acordo com a arena que ocupa, dando preferência a "aleitamento materno"/"leite materno" na assistência às mulheres. Nos casos de homens trans, deve-se usar "aleitamento humano"/"leite humano", e em legislações ou falas/escritas para população geral, pode-se associar os dois termos, como nos exemplos: "O aleitamento materno ou humano traz inúmeros benefícios ao recém-nascido" e "O leite humano/materno tem imunoglobulinas, as quais não são encontradas nas fórmulas lácteas" (caso gere incômodo à pessoa que narra usar somente "leite humano").

Considerações finais

Observa-se uma crescente demanda ao suporte à lactação nas diferentes configurações familiares. A amamentação precisa ser incentivada também nesse contexto, tendo em vista os inúmeros benefícios ao bebê, à pessoa que amamenta, à sociedade e ao planeta.

Profissionais da Saúde devem estar aptos a oferecer iguais oportunidades a todas as pessoas, sem qualquer julgamento ético, moral ou religioso, e promover uma assistência humanizada, de modo que consiga enxergar a si mesmo e ao próximo como iguais, em importância, mas diferentes em suas particularidades;

e o único remédio capaz de curar o preconceito é a informação. Sigamos aprendendo e ensinando para que cada dia mais possamos responder às demandas de saúde de todas as pessoas.

Que uma semente seja plantada com a leitura deste capítulo e que muitas flores possam perfumar e tornar mais leve a vivência dessa população, facilitando o processo de saúde de todas as pessoas. Que cada profissional da Saúde seja o promotor da mudança necessária à assistência da sua comunidade, tornando-se corresponsável pela construção de um ambiente acolhedor para todos. Calar-se diante da LGBTQIAPN+fobia é condenar minorias à invisibilidade e à exclusão. É preciso clamar e gritar, de modo que as fileiras do fundo também possam ouvir, girar o mundo em direção à diversidade e fomentar a cultura da inclusão em busca de um caminho no qual todas as pessoas coexistem com orgulho de serem quem são, sem abjeções.

É preciso colorir os atendimentos, os espaços de Saúde, as campanhas e as políticas públicas. MAIS COR, POR FAVOR!

Referências bibliográficas

1. Ciasca SV, Hercowitz A, Lopes Junior A. Saúde LGBTQIA+: práticas de cuidado transdisciplinar. Santana de Parnaíba: Manole; 2021.
2. Almeida GC. Manual para o uso da linguagem neutra em língua Portuguesa [Internet]. Frente Trans Unileira; 2020. Disponível em: https://portal.unila.edu.br/informes/manual-de-linguagem-neutra/Manualdelinguagemneutraport.pdf. Acesso em: 10 set. 2023.
3. Ferri RL, Rosen-Carole CB, Jackson J, et al. ABM Clinical Protocol #33: lactation care for lesbian, gay, bisexual, transgender, queer, questioning, plus patients. Breastfeed Med. 2020;15(5):284-93.
4. Gomes SM, Sousa LMP, Vasconcelos TM, et al. O SUS fora do armário: concepções de gestores municipais de saúde sobre a população LGBT. Saúde Soc. 2018;27(4):1120-33.
5. Benevides BG. Dossiê: Assassinatos e violências contra travestis e transexuais brasileiras em 2023. Brasília, DF: Distrito Drag; ANTRA; 2024. 125 p.
6. Relatórios do Grupo Gay da Bahia (GGB) [Internet]. Observatório de Mortes e Violências LGBTI+ no Brasil; 2022. Disponível em: https://observatoriomorteseviolenciaslgbtibrasil.org/uncategorized/dossie-de-mortes-e-violencia-lgbti-no-brasil-em-2022/. Acesso em: 21 set. 2023.
7. Resistir pra existir, existir pra reagir [Internet]. Associação Nacional de Travestis e Transexuais; 2018. Disponível em: https://antrabrasil.org/. Acesso em: 21 set. 2023.
8. Connolly MD, Zervos MJ, Barone CJ, et al. The mental health of transgender youth: advances in understanding. J Adolesc Health. 2016;59(5):489-95.
9. Lee PA, Nordenström A, Houk CP, et al. Global disorders of sex development update since 2006: perceptions, approach and care. Horm Res Paediatr. 2016;85(3):158-0. [Cited 2024 Apr 19.] Available from: https://doi.org/10.1159/000442975.
10. Reis T (org.). Manual de comunicação LGBTI+. 2. ed. Curitiba: Aliança Nacional LGBTI/GayLatino; 2018. Disponível em: https://www.grupodignidade.org.br/wp-content/uploads/2018/05/manual-comunicacao-LGBTI.pdf. Acesso em: 21 set. 2023.
11. São Paulo (SP). Secretaria Municipal da Saúde. Coordenação da Área Técnica de Saúde Integral da População LGBTIA+. Protocolo para o cuidado integral à saúde de pessoas trans, travestis ou com vivências de variabilidade de gênero no município de São Paulo. 2. ed. Secretaria Municipal da Saúde|SMS|PMSP; 2023. 374p.
12. MacDonald T, Noel-Weiss J, West D, et al. Transmasculine individuals' experiences with lactation, chestfeeding, and gender identity: a qualitative study. BMC Pregnancy Childbirth. 2016;16:106.
13. Cano-Prais HA, Costa-Val A, Souza ER. Classificatory incongruities: an analysis of the discourses on ICD11 proposals in relation to trans experiences. Cad Pagu. 2021;62:e216219.
14. Conselho Federal de Psicologia. Resolução nº 1, de 29 de janeiro de 2018 [Internet]. Conselho Federal de Psicologia; 2018. Disponível em: https://site.cfp.org.br/wp-content/uploads/2018/01/Resolu%C3%A7%C3%A3o-CFP-01-2018.pdf. Acesso em: 19 abr. 2024.
15. Victora CG, Bahl R, Barros AJD, et al. Breastfeeding in the 21st century: epidemiology, mechanisms, and lifelong effect. Lancet. 2016;387(10017):475-90.
16. Wilson E, Perrin MT, Fogleman A, et al. The intricacies of induced lactation for same-sex mothers of an adopted child. J Hum Lact. 2015:31(1):64-7.
17. Goldfarb L, Newman J. The protocols for induced lactation: a guide for maximizing breast milk production [Internet]. 2000. Disponível em: https://www.asklenore.info/breastfeeding/induced_lactation/protocols4print.shtml. Acesso em: 21 set. 2023.
18. Domperidone – Information for Breastfeeding Parents [Internet]. International Breastfeeding Centre; 2021. Disponível em: https://ibconline.ca/information-sheets/domperidone/. Acesso em: 21 set. 2023.
19. Paricio JM. Testosterone [Internet]. e-lactancia; 2022. Disponível em: https://www.e-lactancia.org/breastfeeding/testosterone/product/. Acesso em: 21 set. 2023.
20. Hale TW. Hale's Medications & Mothers' Milk™ 2021: A Manual of Lactational Pharmacology. United States: Springer Publishing Co Inc; 2020. 736 p.
21. Moon J. Two-parent co-nursing in queer families [Internet]. Growing Season; 2023. Disponível em: https://www.growingseason.care/co-nursing-queer-families.php. Acesso em: 21 set. 2023.
22. Baker GM, Guzman-Arocho YD, Bret-Mounet VC, et al. Testosterone therapy and breast histopathological features in transgender individuals. Mod Pathol. 2021;34(1):85-94.
23. Taub RL, Ellis SA, Neal-Perry G, et al. The effect of testosterone on ovulatory function in transmasculine individuals. Am J Obstet Gynecol. 2020;223(2):229.e1-229.e8.
24. Swift K, Janke J. Breast binding... is it all that it's wrapped up to be? J Obstet Gynecol Neonatal Nurs. 2033;32(3):332-9.
25. Reisman T, Goldstein Z. Case report: Induced lactation in transgender woman. Transgend Health. 2018;3(1):24-6.
26. Weimer AK. Lactation induction in a transgender woman: macronutrient analysis and patient perspectives. J Hum Lact. 2023;39(3):488-94.
27. Paynter MJ. Medication and Facilitation of Transgender Women's Lactation. J Hum Lact. 2019;35(2):239-43.
28. Tasker F. Lesbian mothers, gay fathers, and their children: a review. J Dev Behav Pediatr. 2005;26(3):224-40.
29. Fedewa AL, Black WW, Ahn S. Children and adolescents with same-gender parents: a meta-analytic approach in assessing outcomes. J GLBT Fam Stud. 2015;11(1):1-34.
30. Patterson CJ. Parents' sexual orientation and children's development. Child Dev Perspec. 2017;11(1):45-9.

CAPÍTULO 35
Aconselhamento: a Arte da Escuta

Celina Valderez Feijó Kohler • Marcus Renato de Carvalho

Conheça todas as teorias, domine todas as técnicas, mas ao tocar uma alma humana, seja apenas outra alma humana.
CARL GUSTAV JUNG

Introdução

O objetivo deste capítulo é enfatizar o importante papel da comunicação nos desfechos satisfatórios, para pacientes e profissionais. Aqueles que se dedicam a cuidar de mulheres na gestação, no parto e na amamentação não podem dispensar técnicas que promovam o vínculo e a confiança das mulheres nesses momentos de fragilidade. Abordaremos alguns aspectos históricos que refletem como as habilidades de comunicação vêm se tornando importantes no campo da Saúde. Abordaremos a comunicação humana e a arte de exercer empatia, reflexões sobre a importância de uma atitude acolhedora para o sucesso do atendimento a mães, bebês e familiares, definição e bases teóricas e práticas do *counselling*, dados históricos sobre o curso de Aconselhamento em Amamentação da Organização Mundial da Saúde (OMS) e do Unicef (Fundo das Nações Unidas para a Infância), a capacitação oferecida atualmente pelo Ministério da Saúde, bem como um resumo das técnicas e habilidades de aconselhamento.

Aconselhamento

O aconselhamento em amamentação visa ao empoderamento da mulher, enquanto respeitamos sua situação pessoal e desejos. Portanto, a intenção nunca será forçar a lactante, isso é contrário ao conceito de *"consejeria"* (em espanhol). Em vez disso, *counselling* é tornar-se disponível e acessível a todas as mulheres grávidas e mães, particularmente para aquelas que estão considerando a possibilidade de amamentar ou que já estejam amamentando.

O aconselhamento em aleitamento para gestantes pode habilitá-las a ter o melhor início na amamentação, desde que se ofereça apoio e permita que mães e seus recém-nascidos (RNs) iniciem a lactação o mais cedo possível depois do nascimento, estejam juntos dia e noite, estabeleçam e mantenham a amamentação além das apropriadas "pega" e "posição".

Um aconselhamento sensível e efetivo pode assistir mães que estão considerando amamentar, ou que já estão amamentando, a superar desafios. Enfatizando que a amamentação provê mais que um alimento, proteção e conforto ao bebê, assim como abrigo e imunoproteção. O aconselhamento pode ajudar a superar eventuais barreiras que as mães enfrentam.[1]

Mães que poderiam não estar considerando amamentar podem ser apoiadas para tomar decisões informadas sobre a alimentação de seus bebês. O aconselhamento pode destacar as extensas e retumbantes evidências sobre os benefícios da amamentação, assim como prover mães com informações científicas, imparciais e factuais sobre outras escolhas na alimentação de crianças, de modo que elas possam alimentar seus filhos de maneira responsável e segura.[2]

Reflitamos: para que a mulher tenha possibilidade de sucesso – lembrando que o "sucesso" seria atingir as metas definidas pela própria mulher –, bastaria que a equipe, que cada profissional, buscasse se comunicar efetivamente **apenas com a mulher**? Qual a importância de comunicar-se efetivamente com seu entorno, sua rede de apoio? Será suficiente submeter a mulher, como mera assistente, a um "curso para gestantes"?

No Capítulo 47, *Redes Online de Apoio à Maternidade*, enfatiza-se o papel vital dessa cadeia de suporte, que se apropria de informações atualizadas, no apoio da gestante, da parturiente, da puérpera e da lactante. Em todas as fases, é fundamental para a mulher contar com o suporte do pai da criança, das avós (mãe e sogra), das tias, das madrinhas e dos amigos. É evidente que nenhum participante da rede de apoio deseja prejudicar mãe ou bebê. No entanto, ao sobrecarregar a mulher com sugestões muitas vezes contraditórias – por exemplo, proibições, como abstinência de certos alimentos, recomendação para dar chás ao bebê "com cólicas", ou sugerir mamadeira "porque o bebê chora muito, então o leite deve ser fraco" –, a rede de apoio pode estar contribuindo efetivamente para o desmame. E como lidar com esse tipo de situação? Como esclarecer, sem criticar, sem fazer com que a família saia da consulta revoltada, dizendo para a mulher que "o profissional não sabe de nada"? Como aceitar o que esse familiar pensa e sente, sem ferir suscetibilidades? Como torná-lo um parceiro, em vez de opositor? Será que, em vez de culpabilizar a rede de apoio pelo fracasso na amamentação, os profissionais poderiam transformar esses atores em participantes ativos no seu sucesso? Acreditamos que sim, desde que dominem habilidades que possam facilitar o diálogo e, desse modo, o entendimento das situações enfrentadas. Por mais incrível que pareça, hoje há técnicas aparentemente simples, porém muito efetivas, para realizar esse "aparente milagre". São as chamadas "habilidades de comunicação ou de aconselhamento". Consistem em atitudes como escuta ativa de suas crenças, com respeito, lembrando sempre de reconhecer e elogiar as iniciativas que estão revelando resultados positivos.[2]

Ao refletir sobre essas questões, lembro de uma afirmação ouvida algum tempo atrás de uma docente de Medicina.

Ela declarou que, na Faculdade na qual lecionava, era intensa a procura por vagas na cirurgia, na Unidade de Terapia Intensiva (UTI), ou seja, em áreas de maior complexidade tecnológica, e quando os alunos eram designados para trabalhar com ela, comportavam-se como se estivessem sendo castigados. Esse comportamento faz pensar no quanto ainda falta avançar na valorização das "tecnologias leves",[3] entre elas a comunicação. Ao mesmo tempo, vale considerar que mesmo em ambientes nos quais a Medicina emprega equipamentos sofisticados, as tecnologias leves como comunicação, acolhimento, diálogo, comprovadamente contribuem para uma recuperação mais rápida da saúde.

A amamentação, fenômeno que caracteriza os mamíferos, nos seres humanos não é inato ou instintivo, pode ser simples e complexo ao mesmo tempo. "Simples" porque o processo neuroendócrino responsável pela produção de leite na fêmea faz parte da nossa evolução, acompanhando os seres humanos desde os primórdios, garantindo sua sobrevivência como espécie. "Complexa" porque é mediada por emoções, informações, culturas, comportamentos – um ato psicossomático (ver Capítulo 2, *Psicofisiologia da Lactação*).

Séculos atrás, antes da industrialização dos leites de vaca, por exemplo, a maioria das mulheres amamentava por vários anos. Não havia preocupação com o modo de transmitir os "segredos" da prática, visto que fazia parte do dia a dia das famílias. Entretanto, o mundo mudou: as guerras, as mulheres deixando o lar para trabalhar em fábricas, o êxodo rural, a redução do tamanho das famílias e a industrialização, criando o leite em pó e oferecendo promessas de "modernidade", acarretaram mudanças socioeconômicas e culturais; em consequência, a amamentação chegou perto de desaparecer.

Atualmente, percebe-se um aumento de interesse pela amamentação, mas nem sempre as famílias e os profissionais percebem o quão pouco sabem sobre o tema e não percebem a pouca habilidade que têm para lidar com tal complexidade. Assim, a reação natural é responsabilizar alguém pelo desmame precoce, nunca eles mesmos. No caso, aquela que deveria ser o centro das atenções e do foco de cuidado – a mulher que necessita de apoio e informação – torna-se a responsável por tudo o que "não dá certo".

Além disso, a Medicina atual e, por extensão, as demais profissões da área da Saúde, há décadas vêm destacando como importantes as intervenções, as técnicas, os equipamentos e a sofisticação em sua profissão, como se, para ser um profissional atualizado, não fosse importante respeitar o conhecimento popular, a sabedoria das mulheres mais velhas, a intuição e a capacidade de mães e pais de superarem obstáculos para realizar a contento o cuidado de seus filhos.

Para ajudar concretamente uma mulher, não basta conhecer a fisiologia da lactação. É preciso reconhecer que a amamentação é um fenômeno psicossomático que depende do estado emocional da lactante. É preciso lembrar que a amamentação inicia em um momento de fragilidade emocional e física das mulheres; que a amamentação, bem como pais de cuidados a um RN, demanda disponibilidade para uma dedicação total a um ser totalmente indefeso, e a mulher contemporânea parece estar cada vez menos preparada para isso.[4]

Importante lembrar que lactação é diferente de amamentação: a maioria das puérperas produz leite, fruto de reflexos hormonais.

Mas, amamentar significa muito além de sintetizar e excretar o leite e o lactente sugar a mama. Logo, é elementar saber que, se há sucção, esse processo terá continuidade: a hipófise libera prolactina; e se essa nutriz se sentir apoiada, confiante, há a liberação da ocitocina, que faz a contração das células mioepiteliais, proporcionando o reflexo de ejeção, e o leite é liberado dos alvéolos. Portanto, não basta repassar informações, especialmente nesses primeiros momentos, em que a mãe está se recuperando do esforço físico e das emoções do parto. É fundamental perceber a relação entre a liberação da ocitocina e a qualidade emocional do atendimento à nova mãe, momento em que a calidez do toque no ombro, o contato olho no olho, podem fazer diferença.

O pós-parto é um momento delicado, de instabilidade física, hormonal e emocional. Desse modo, o papel de mãe, de provedora de cuidados para um novo ser, e a consciência da importância de cada detalhe podem ser esmagadores para algumas mulheres. Por isso, as mães precisam de todo apoio que puder ser oferecido.

A amamentação, ao mesmo tempo em que pode promover bem-estar como efeito secundário da prolactina e da ocitocina, implica muitas exigências para o corpo, a mente e as emoções das nutrizes. Substâncias liberadas sob o efeito do estresse bloqueiam a ocitocina. Esse hormônio, secretado pela neuro-hipófise, é o responsável pela expulsão da gordura presente nas células alveolares. Portanto, o medo, a insegurança e a solidão, impedindo a liberação da ocitocina e, consequentemente, dos lipídios, podem ser responsáveis por um bebê insatisfeito e com ganho de peso insuficiente.

Lawrence[5] reconhece a existência de receio por parte dos profissionais da Saúde de incutir culpa na **mãe** que escolhe não amamentar, resultando em uma atitude passiva, especialmente do médico, de modo que a gestante pode passar todo o pré-natal sem receber informações sobre a amamentação. Por outro lado, a autora destaca a importância de oferecer informações às mães e a seus familiares próximos, para que possam tomar decisões conscientes de seus impactos.

Estudos em várias partes do mundo têm revelado justificativas das mães para a introdução de outros líquidos/alimentos além do leite materno. As mais frequentes ainda são "pouco leite" e o temor de que o leite "esteja secando". Essas condições são facilmente detectadas em seu início, quando o profissional está habilitado a ouvir e entender o que a mãe realmente está sentindo, fazendo perguntas abertas, uma técnica que permite obter mais informações. Por exemplo, quando a mãe comenta com um profissional da Saúde que "tem pouco leite", ou que "seu leite é fraco", a maioria ainda rebate a afirmação com um convicto "não existe leite fraco". Contudo, será realmente útil contrariar a mulher desse modo? Seria possível lidar com essa situação de outra maneira?

Um profissional que utiliza as habilidades de aconselhamento não agirá dessa maneira; pelo contrário, buscará todo e qualquer progresso da mãe e do bebê que possa primeiramente receber um elogio. Em seguida, ouvirá as queixas da mãe, exercitando a empatia e utilizando técnicas que a ajudem a falar de seus sentimentos e suas percepções. Ele também oferecerá poucas informações (as mais relevantes para aquele momento) e fará algumas **sugestões** de conduta (jamais prescrições).

Como fazer uma mulher fragilizada pela gestação e pelo parto sentir-se poderosa, capaz de vencer barreiras, iniciar e seguir amamentando? Certamente não será impondo e mostrando a ela o quanto está errada, o quanto suas ideias são ultrapassadas e o quanto a cultura familiar não está ajudando. Os profissionais são constantemente desafiados a superar impulsos de julgar, criticar e demonstrar conhecimento científico. No entanto, para ajudar realmente uma mulher, é preciso desenvolver habilidades como a empatia, ou seja, um esforço para colocar-se no lugar do outro e, assim, evitar a atitude tão comum de julgamento. A empatia é necessária em todos os contextos: com a mulher, com o companheiro, com a avó, a vizinha, a sogra – enfim, com toda a rede que envolve essa mulher. Também é útil na convivência profissional: diante de um colega que pensa e age de modo impessoal, utilizar as "habilidades de comunicação", com o passar dos dias, pode colaborar para mudar atitudes.

É preciso lembrar que a decisão sobre prosseguir amamentando ou não é sempre da mulher. Portanto, o profissional que tem a intenção de apoiar e ser um aconselhador (e não um conselheiro) em amamentação tem o dever de estar informado e dominar as técnicas mais avançadas de comunicação, estando disponível para ouvir as angústias da mãe atentamente, ainda que lhe pareçam despropositais, ou por algum motivo não goste do que esteja ouvindo. O aconselhador também tem o dever de manter-se atualizado e conhecer a fundo a psicofisiologia da lactação, oferecendo tudo isso com facilidade de acesso, como quem oferece um doce saboroso para alguém que eventualmente não deseja, não tem interesse ou é alérgico. A decisão, assim como as dores e as angústias, é da mulher. É ela quem vai passar por eventuais sofrimentos, precisar de paciência e persistência, organizar-se quanto às tarefas domésticas, escolher se vai retomar o trabalho fora de casa, o estudo, e seguir amamentando. Ao profissional da Saúde cabe ouvir, aceitar, sugerir e apoiar, lembrando que a decisão final cabe a ela – e que, mesmo decidindo não amamentar, existindo empatia e acolhimento por parte do profissional, caso a mãe mude de ideia, ela saberá a quem pedir ajuda para retomar a amamentação.

É sempre bom lembrar que o limite entre incentivar e pressionar, muitas vezes, é tênue. Não há placa de "pare"; por isso, é preciso estar atento para não impor a nossa vontade. É comum ouvir comentários sobre atitudes de equipes bem-intencionadas que, inadvertidamente, cometem excessos, sem perceber estarem exercendo pressão sobre as mulheres. Por outro lado, existem aqueles que, por receio de magoar ou culpabilizar a mãe, desistem cedo demais.

Aconselhar significa empoderar, e, para isso, é necessário embasamento teórico suficiente, a fim de não haver dúvidas sobre o que está dizendo e ser convincente. Outro aspecto importante a considerar é a importância da capacitação **da equipe**, buscando o que se costuma designar como "linguagem única". Outra queixa comum das mães são orientações desencontradas, por exemplo, "amamentar por 10 minutos em cada lado" ou, ainda, "de 3 em 3 horas", enquanto outros profissionais recomendam "livre demanda", sem mais explicações. É preciso estar atento, pois o que é óbvio para quem estuda determinado assunto há anos pode não ser nada óbvio a quem está escutando pela primeira vez.

Quando se trata de amamentação, "fazer ao próximo o que gostaria que fizessem a você" ou "não fazer ao próximo o que não gostaria que fizessem a você" nem sempre funciona. É preciso exercitar permanentemente a empatia, pois cada mulher é um universo diferente. Por exemplo, uma profissional que viveu uma experiência pessoal positiva e gratificante de amamentação, ou acompanhou de perto alguém que viveu isso, é compreensível que tente fazer uma mãe amamentar a todo custo, pois conhece bem os benefícios da prática; entretanto, como agir se a mãe em questão for portadora do vírus da imunodeficiência humana (HIV) e tiver sido orientada quanto a não amamentar, mas não deseja expor sua condição? O profissional seguirá insistindo até quando? Que sinais a mãe precisará enviar para que o profissional compreenda o que realmente ocorre?

Portanto, dar conselhos, partindo do que se imagina ser a necessidade da paciente, em geral, não é uma boa estratégia. Por outro lado, quando se aprende a ouvir antes de agir, corre-se menos risco de intervir desnecessariamente.

Ao profissional cabe desenvolver habilidades que o capacitem a perceber o que realmente está acontecendo com a mãe, para depois entender e ajudar adequadamente e no momento oportuno. Saber ouvir é uma habilidade complexa, a ponto de existirem cursos de aperfeiçoamento nessa área. Essa é a técnica do "aconselhamento". Aprender a ouvir sem julgar, sem levar sustos e sem ditar regras pode ser desafiador. Além disso, há várias barreiras que dificultam essa ponte comunicativa, como o jaleco branco, a linguagem médica, o computador (que, às vezes, está interposto), o celular que toca a toda hora, a mesa que separa, os preconceitos, a diversidade cultural humana etc. Desse modo, empregar as técnicas de aconselhamento é item fundamental para um bom acolhimento nos serviços de Saúde. Segundo o Programa Nacional de Humanização:[6]

> Os processos de "anestesia" de nossa escuta e de produção de indiferença diante do outro, em relação às suas necessidades e diferenças, têm-nos produzido a enganosa sensação de salvaguarda, de proteção do sofrimento. Entretanto, esses processos nos mergulham no isolamento, entorpecem nossa sensibilidade e enfraquecem os laços coletivos mediante os quais se nutrem as forças de invenção e de resistência que constroem nossa própria humanidade. Pois a vida não é o que se passa apenas em cada um dos sujeitos, mas, principalmente, o que se passa entre os sujeitos, nos vínculos que constroem e que os constroem como potência de afetar e ser afetado.

Ajudar uma mulher que se tornou mãe a estabelecer o aleitamento não é um procedimento técnico qualquer. O profissional da Saúde deve reconhecer que há necessidade de uma postura empática, que transmita confiança e um ambiente calmo e privativo. Esse conjunto de habilidades e atitudes de apoio é denominado **aconselhamento**.

O conceito de aconselhamento é relativamente novo, e a palavra pode ser facilmente mal-entendida. Alguns idiomas usam a mesma expressão para designar "dar conselho", o que absolutamente não é o caso. Aconselhamento significa mais do que dar uma opinião. No caso, é **apoiar** a nutriz, ajudando a desenvolver confiança em si mesma, tornando-a capaz de decidir o que é melhor para ela. É necessário estar atento e buscar entender seus sentimentos. O profissional precisa exercitar essa habilidade de ouvir e construir uma relação de cumplicidade e vínculo cuidador-paciente.

É importante lembrar das mulheres que **não desejam** ou, por algum impedimento, **não podem amamentar**. As habilidades de aconselhamento existem para essas mulheres também – para acolher sua vontade, seu desejo, ou mesmo sua frustração.

Portanto, nunca será forçar alguma mulher a fazer a vontade do profissional. Em caso de impossibilidade, as habilidades de comunicação podem ajudar o profissional a orientar as melhores escolhas para essa mulher.[2]

As habilidades de aconselhamento são úteis não apenas no trabalho. Também podem fazer a diferença no dia a dia, com a família, na escola e no trabalho, tornando mais agradáveis os momentos de convivência e atenuando as situações estressantes. Em suma, podem acrescentar mais qualidade à vida de quem as aplica e ao ambiente ao seu redor.

Há uma frase atribuída a Santo Agostinho[7] que pode ilustrar o papel da autoconfiança na amamentação: "Ter fé é acreditar naquilo que você não vê; a recompensa por essa fé é ver aquilo em que você acredita". Iniciar a amamentação exige da mulher uma bagagem respeitável de informação e confiança em si mesma, na capacidade de o seu corpo vir a suprir as necessidades do seu filho. Para que a puérpera, no pós-parto imediato, compreenda a importância de colocar seu bebê para sugar uma mama aparentemente "vazia", é fundamental ter recebido informações. Saber que a quantidade de leite que seu peito é capaz de produzir naquele momento é proporcional à capacidade gástrica de seu bebê é uma informação aparentemente simples, porém fundamental. Oferecer a mama nesse momento, quando sua aparência está longe do que poderia ser a expectativa da mãe – ou seja, um peito "repleto de leite", é um imenso ato de fé. E o momento adequado para construir essa confiança em si mesma não é no ápice da "partolândia". O momento ideal, segundo a OMS,[2] é a gestação. No entanto, ainda hoje é muito comum encontrar parturientes que desconhecem totalmente a fisiologia da amamentação, assistidas por equipes ainda não sensibilizadas para a importância de seu papel nesse momento crucial da vida. Para apoiar a mãe e ter sucesso ao utilizar as habilidades de aconselhamento, o profissional também precisa crer, no sentido de uma confiança construída pelo estudo e pela vivência. Porém, também é importante continuar sendo *expert* em suas especialidades, além de dominar os procedimentos diagnósticos e as modalidades terapêuticas. Contudo, as pacientes precisam de alguém que realmente as escute, já que se trata de suas vidas, e a mulher crê, com razão, que não há ninguém com mais autoridade do que ela mesma para falar da própria vida.

Rubem Alves afirma:[8]

> O que as pessoas mais desejam é alguém que as escute de maneira calma e tranquila. Em silêncio. Sem dar conselhos. Sem que digam: "se eu fosse você". A gente ama não é a pessoa que fala bonito. É a pessoa que escuta bonito. A fala só é bonita quando ela nasce de uma longa e silenciosa escuta. É na escuta que o amor começa. E é na não escuta que ele termina. Não aprendi isso nos livros. Aprendi prestando atenção.

Empatia: capacidade que possibilita o aconselhamento

Antes de tudo, é importante ter clareza sobre os significados de "simpatia" e "empatia". Obviamente é muito mais agradável ser atendido por um profissional simpático. Entretanto, **empatia** não deve ser confundida com **simpatia** (estado de humor que visa à aproximação, mesmo entre desconhecidos). A tentativa

de ser simpático, em vez de facilitar, pode bloquear a comunicação. Na consulta em que prevalece a simpatia, o profissional da Saúde está interessado no que acontece à mãe; entretanto, olha a situação do seu ponto de vista. Por exemplo, poderia trazer uma experiência pessoal, na tentativa de mostrar à mãe que já viveu situação semelhante; entretanto, essa atitude faz com que o foco da atenção **se volte para o profissional**. Já na empatia, ele escuta a mãe e demonstra a ela que entendeu seus sentimentos, do ponto de vista dela; o foco deve se manter na mãe e em seus sentimentos. O relacionamento mãe/profissional é fortalecido quando a empatia é praticada: a mãe é escutada com atenção e é elogiada no que faz, com perceptíveis resultados positivos.[9]

Empatia é a arte de se colocar no lugar do outro, compreendendo sentimentos e perspectivas e usando essa compreensão para guiar as próprias ações.[10] Assim, ao praticar o aconselhamento, é necessário estabelecer uma "comunicação empática" para apoiar da melhor maneira possível.[11]

Atender a nutriz com uma postura empática é ter a consciência de que os interesses do profissional não são iguais ao dela; logo, sua *expertise* em manejo clínico pode não ser o suficiente. Segundo Moore,[12] "não é um ato de caridade, não deve ser um sacrifício pessoal e não é prescritiva", como é muito comum nos atendimentos de profissionais da Saúde.

Existe um tipo de empatia aplicada como adoção de perspectiva, chamado **empatia cognitiva**, e outro como resposta emocional compartilhada, conhecido como **empatia afetiva**. A empatia cognitiva é uma questão de ver o mundo da perspectiva de outros – o reconhecimento de que outras pessoas têm gostos, experiências e visões de mundo diferentes dos próprios. Já a empatia afetiva envolve menos o compreender "os motivos por trás de um comportamento" e mais o compartilhar ou espelhar suas emoções.

Por exemplo, uma puérpera chora angustiada no alojamento conjunto no segundo dia após o parto porque pensa que não tem leite, "só colostro", e o encarregado de atendê-la é "contaminado" pela situação e se angustia; contudo, percebe a situação a tempo de dissipar as dúvidas da mãe. Entretanto, uma colega percebe a situação de outra maneira e sente piedade ("Oh, pobrezinha"), o que demonstra compaixão, não empatia. A compaixão refere-se tipicamente a uma reação emocional não compartilhada. Nesse caso, é preciso compreender os sentimentos (aspecto afetivo) e as perspectivas (aspecto cognitivo) dessa puérpera para guiar as ações. Um profissional capacitado em lactação que atendesse essa nutriz perceberia tratar-se de acontecimento dentro do esperado, ou seja, que ainda não teria havido apojadura; poderia, então, atuar no sentido de tranquilizar a mulher. Portanto, o cuidado que se deve ter é não julgar como "desimportante", por saber tratar-se de fato corriqueiro; porém, uma vez que a nutriz está perceptivelmente transtornada, não se deixar comover a ponto de portar-se como um familiar, chorando junto.

Outro exemplo poderia ser uma situação de "lactogestação". A gestante está amamentando um bebê de 2 anos, que gosta de mamar, e aceita alimentação variada, adequada para a sua idade. Essa mãe procura um profissional da Saúde muito angustiada, pois "seu leite está secando". Qual seria a atitude mais correta? Passar a ela um protocolo de *Power Pumping* ou galactagogos compatíveis com a gestação, esquecendo que ela tem um bebê para cuidar, está fragilizada, sobrecarregada, além da predominância de hormônios que tendem a reduzir a produção de leite? A empatia, nesse caso, ajudaria o profissional a perceber a situação dessa gestante, levando a ouvir com atenção suas angústias e receios, e tranquilizá-la quanto à fase que está passando, em vez de sobrecarregar ainda mais com informações e procedimentos que ela provavelmente não dará conta de executar!

Ocitocina e empatia

O neuroeconomista Paul Zak, autor do livro *A molécula da moralidade*, demonstrou que o hormônio ocitocina, responsável pela ejeção láctea, pode provocar uma atitude empática.[13] É o que ele denominou "circuito humano da empatia mediada pela ocitocina" (em inglês *Human Oxytocin Mediated Empathy* [HOME] circuit; Zak e Vercoe, 2010). Ver alguém em sofrimento moderado provoca a liberação de ocitocina pela neuro-hipófise, junto às substâncias neuroquímicas serotonina e dopamina. Isso incita o ser humano ao envolvimento social, promovendo um comportamento empático.

É possível aprender a ser mais empático; entretanto, para que isso ocorra, é necessário eliminar posturas e defesas criadas na formação existencial e acadêmica, como o preconceito, a autoridade, a distância e a negação. Para tanto, primeiramente deve-se compreender que essas atitudes impedem o ato de se colocar no lugar do outro, e, depois, conhecer a si mesmo e perceber qual a dimensão desses muros do relacionamento interpessoal. É importante saber que, ao se libertar de preconceitos, o ser humano se livra também de estereotipar e prejulgar. É importante ainda não confundir a autoridade legítima conquistada pelo estudo e pela experiência com uma postura autoritária: "eu sei, você não sabe, e eu irei te ensinar".

A empatia também pode sofrer "cansaço". A exaustão psicológica produzida por um excesso de atendimentos ou por uma memória de dor pode ser o motivo da "fadiga de empatia". Assim, reconhecer essa situação, pedir ajuda a um colega ou solicitar um tempo para se reabastecer podem ser boas opções. Contudo, não se pode ser tudo permanentemente. Em alguns momentos, praticar a empatia pode ser difícil; entretanto, isso não impede o desempenho com satisfação de outros papéis no apoio à amamentação, como docente, pesquisador, divulgador etc. Cada profissional deve reconhecer o seu lugar, onde se sente mais confortável e onde sua trajetória e suas habilidades lhe dão maior rendimento no trabalho.

Comunicação e aconselhamento

Já dizia Rubem Alves: "Sem a educação das sensibilidades, todas as habilidades são tolas e sem sentido".[8]

Comunicação é tecnologia leve. Convidamos você a refletir sobre essa frase atribuída a Hunter Doherty "Patch" Adams, médico estadunidense: "Ao cuidar de uma doença, você pode ganhar ou perder. Ao cuidar de uma pessoa, você sempre ganha".[14]

Nem sempre a comunicação foi considerada importante no processo de atendimento às demandas na Saúde. Se considerarmos a história recente da Medicina, percebemos grandes avanços na área da tecnologia. Entretanto, a "Medicina Centrada

na Pessoa", defendida por Carl Rogers na década de 1950, ainda é pouco valorizada, sendo percebida uma tendência à concentração do poder no médico.[15]

No início do século XIX, surgiu o modelo biomédico. Trouxe avanços; ao mesmo tempo, fez com que o diagnóstico das alterações na saúde se tornasse mais importante do que o bem-estar do paciente. Vários cientistas, ao longo do século XX, questionaram o modelo biomédico. Balint, psicanalista húngaro,[16] foi um dos pioneiros na abordagem subjetiva do paciente em relação ao seu adoecimento. Seus estudos contribuíram para a humanização do cuidado para além das questões biológicas dos transtornos da saúde.

A partir dos trabalhos dos precursores da Humanização na Medicina, Stewart et al.[17] propuseram a "**Medicina Centrada na Pessoa**" como uma evolução do enfoque biomédico. Os principais componentes dessa Medicina são a identificação das ideias e das emoções a respeito da sua condição de saúde, e o compartilhamento das decisões e das responsabilidades. Ou seja, o profissional necessita adquirir conhecimento científico, porém o desenvolvimento das habilidades interpessoais é tão necessário quanto os protocolos clínicos.

Na década de 1980 – ou seja, há mais de 40 anos –, o modelo de abordagem, o método clínico centrado na pessoa, que exige uma mudança na mentalidade do profissional, não era reconhecido como importante. Dominava, como ainda parece dominar, a "noção hierárquica" de que o profissional está no comando e a pessoa que busca o cuidado é passiva.[17] Segundo vários autores, as vantagens da Medicina Centrada na Pessoa incluem maior satisfação do paciente, maior adesão ao tratamento e melhor resposta à terapêutica, além de maior contentamento do profissional e maior eficiência no cuidado.

Um estudo publicado no JAMA, de Levinson,[18] deteve-se em procurar consequências da má comunicação entre médicos e pacientes. Relata o autor que 54% das queixas dos pacientes não são detectadas pelos profissionais; em 50% das consultas, profissionais e pacientes não estão de acordo sobre o motivo principal da consulta; 50% dos pacientes não cumprem total ou parcialmente o tratamento, e foi encontrada associação com erro clínico. Por outro lado, os profissionais com menos reclamações foram os que orientavam melhor, utilizavam o humor, escutavam mais, estimulavam os pacientes a falar – e estes apresentavam resultados de saúde mais positivos.

Outro aspecto da Comunicação no Cuidado à Saúde foi trazido por Merhy,[19] médico sanitarista. O autor alerta sobre a "medicalização da existência", sobretudo a partir do século XX. Em suas palavras:

A busca objetiva do problema biológico tem levado a que a ação do profissional esteja centrada nos procedimentos, esvaziada de interesse no outro, com escuta empobrecida. Assim, as ações de Saúde têm perdido sua dimensão cuidadora e, apesar dos contínuos avanços científicos, elas têm perdido potência e eficácia.

Entendemos que, ao classificar as tecnologias utilizadas na área da Saúde como leves (tecnologias de relações: produção de vínculo e das relações, autonomização, acolhimento, gestão de processos de trabalho); leve-duras (saberes bem estruturados, como a clínica médica, a psicanalítica, a epidemiológica) e duras (equipamentos tecnológicos, máquinas, normas, estruturas organizacionais), Merhy[19] contribuiu para a humanização da assistência. Importante destacar que todas as tecnologias têm um papel importante na resolução dos problemas em saúde; na atualidade, estamos gradativamente valorizando mais os processos de acolhimento, vínculo e atenção integral à pessoa.[20] Desse modo, a comunicação interpessoal, outrora relegada a um lugar sem importância, passa a exigir formação e conhecimento técnico, e não mais apenas uma qualidade pessoal, como a chamada "simpatia". Desse modo, o que hoje chamamos "Aconselhamento em Amamentação" trata-se de uma das tecnologias ditas "leves" e requer formação específica.

Na prática do aconselhamento, é altamente recomendável que o profissional se coloque como interessado em ouvir a nutriz, mas não como examinador ou especialista em amamentação. Isso porque, na formação da área, aprende-se a importância da boa anamnese, e para não haver "perda" de muito tempo nessa fase, com frequência o profissional se assume como investigador, interrogando (p. ex., um jornalista que está fazendo a apuração de um caso).

Praticar aconselhamento não é um caminho para encontrar um diagnóstico e um tratamento. Aconselhamento significa:

> [...] ouvir o outro com atenção, sem interromper seus pensamentos a todo instante, e ter a confiança de deixá-lo parar e refletir sem nos afobar para preencher cada silêncio. Ouvir, ouvir, ouvir, e se você o fizer, as pessoas falarão. Por quê? Porque há uma grande probabilidade de ninguém jamais as ter ouvido antes. Talvez nem elas mesmas já tenham se ouvido.[22]

O aconselhamento, portanto, é uma escuta empática.[21]

Atualmente, há muita tecnologia, o que teoricamente deveria melhorar a comunicação, aproximando as pessoas. Porém, infelizmente, o que se percebe é o contrário: as pessoas nunca interagiram tão pouco.[22]

Em Sociologia, comunicação é um processo pelo qual ideias e sentimentos são transmitidos de indivíduo para indivíduo, tornando possível a interação social.[23] Na comunicação humana, os principais códigos são o **verbal** (linguagens falada e escrita) e o **não verbal** (p. ex., movimentos e postura do corpo, aparência física, contato, olhares, fatores ambientais e espaciais).

O grande teórico da comunicação, Watzlawick, afirmou que "todo comportamento é comunicação". Para o autor, não existe um "não comportamento"; a atividade ou a inatividade, a palavra ou o silêncio, a atenção ou a indiferença, tudo tem valor de mensagem. Em seus estudos, ele concluiu que muitos sintomas e sinais são maneiras de comunicação de algo inconsciente; assim, para além das próprias palavras e do que é dito, o modo como é dito (a linguagem corporal, os silêncios, as onomatopeias) também tem uma enorme importância. Para ele, toda comunicação tem dois componentes: o conteúdo e a relação entre as pessoas que se comunicam.[24]

No dia a dia, assim como ao interagir com as gestantes e as nutrizes, há um hábito que se impõe: tentar primeiro entender. Segundo Covey,[11] isso propicia a comunicação efetiva, além de ser emocionante pela possibilidade de se obterem resultados imediatamente. É pouco comum uma pessoa escutar com a intenção de entender; geralmente, **escuta-se com a intenção de responder**. A maioria das pessoas passa sua vida aprendendo a se comunicar em forma escrita ou falada, mas tem pouco treinamento em escutar e entender verdadeiramente a outra pessoa desde seu próprio marco de referência. Isso significa mostrar-se mais interessado e compreensivo com relação aos outros do que esperar que os outros o entendam; afinal, se o desejo é de realizar a comunicação que realmente pode fazer a diferença na vida das pessoas assistidas, é preciso primeiro tentar compreendê-las. Quando se entende de onde as pessoas vêm, o que estão tentando dizer e o que é importante para elas, ser entendido torna-se uma consequência natural, acontece sem esforço. Escutar com empatia é uma ferramenta muito poderosa, capaz de proporcionar a informação exata com a qual trabalhar. Em lugar de ouvir o que a pessoa fala pelo filtro com o qual **você** olha o mundo, é importante entender como a outra pessoa o vê.[11]

Depois da necessidade física de sobreviver, a necessidade mais importante é a de sobreviver psicologicamente – ser entendido e apreciado. Isso é extremamente importante para as mulheres, e, ao escutar com empatia, pode-se satisfazer essa necessidade. Uma vez que a pessoa tenha suas demandas básicas cobertas, com baixa das suas defesas, o profissional pode então ajudá-la. A partir daí, é possível trabalhar juntos em uma solução benéfica a todos.[11]

Para Covey, os paradigmas do profissional, sejam corretos, sejam incorretos, são a fonte dos comportamentos e das atitudes, e, portanto, do relacionamento com os outros. Em seu livro, ele descreve uma situação vivenciada no metrô de Nova York:

> Entre várias pessoas calmamente sentadas, subitamente um homem entrou no vagão do metrô com os filhos. As crianças faziam algazarra e se comportavam mal, de modo que a calma desapareceu. O homem sentou-se a meu lado e fechou os olhos, aparentemente ignorando a situação. As crianças corriam de um lado para o outro, incomodando a todos, e o homem a meu lado não fazia nada. Irritado, não conseguia acreditar que ele pudesse ser tão insensível, deixando seus filhos incomodarem os outros sem tomar uma atitude. Enquanto ainda conseguia manter a calma e o controle, virei para ele e disse: – Senhor, seus filhos estão perturbando muitas pessoas. Será que não poderia dar um jeito neles? O homem olhou para mim e disse calmamente: – Sim, creio que o senhor tem razão. Acho que deveria fazer alguma coisa. Acabamos de sair do hospital, onde a mãe deles morreu há uma hora. Eu não sei o que pensar, e parece que eles também não conseguem lidar com isso. Podem imaginar o que senti naquele momento? Meu paradigma mudou. De repente, eu vi as coisas de um modo diferente, e como eu estava vendo as coisas de outro modo, eu pensava, sentia e agia de um jeito diferente. Minha irritação desapareceu. Não precisava mais controlar minha atitude ou meu comportamento, meu coração ficou inundado com o sofrimento daquele homem. Os sentimentos de compaixão e solidariedade fluíram livremente.[11]

Quando nos propomos a cuidar de alguém, é preciso lembrar que, além do corpo caracterizado por processos físicos, fisiológicos, bioquímicos e genéticos, toda pessoa tem um **corpo** vivido. Esse corpo envolve história pessoal, pontos de exteriorização de emoções, maneiras de ocupar o espaço e de se relacionar com o mundo, podendo ser fonte de segurança e orgulho, ou de ameaça e medo. É importante lembrar que sofrimento não é o mesmo que dor, embora esta possa levar àquele, e que não é qualquer dor que faz sofrer. Aos profissionais da Saúde, pode ser difícil resistir à tendência de simplificações e adoção de fórmulas mágicas; eles poderão ficar angustiados por não saberem lidar com situações novas.

A formação reducionista, seja biológica, seja psicológica, pode causar uma sensação de impotência, resultando em explicações simplistas que levem a agir de acordo com um esquema mental de variáveis seguras e conhecidas. O profissional que se habitua a focar no sofrimento corre o risco de negligenciar as dimensões da pessoa que estão indo bem e que são fonte de criatividade, alegria e produção de vida. Portanto, é preciso estar atento para ser capaz de lembrar a quem é cuidado das suas próprias potencialidades.[6]

Comunicação não violenta

A comunicação não violenta (CNV) é um "processo de comunicação" desenvolvido pelo psicólogo Marshall Rosenberg e é fundada em habilidades de linguagem e escuta, ajudando a reformular a maneira como se expressa e se ouve os outros. Ela visa ao estabelecimento de relações de parceria e cooperação em que predominem a comunicação eficaz e com empatia. Rosenberg trabalhou com o psicólogo humanista Carl Rogers na época em que pesquisava os componentes de uma relação de apoio. Os resultados dessa pesquisa foram fundamentais no desenvolvimento da CNV.[25]

O autor escolheu essa denominação porque os princípios defendidos são próximos do *ahimsa* (não violência), a filosofia de Mohandas Gandhi:[26]

> A não violência significa permitirmos que venha à tona aquilo que existe de positivo em nós e que sejamos dominados pelo amor, respeito, compreensão, gratidão, compaixão e preocupação com os outros em vez de sermos pelas atitudes egocêntricas, egoístas, gananciosas, odientas, preconceituosas, suspeitosas e agressivas que costumam dominar nosso pensamento. [...]
>
> O mundo em que vivemos é aquilo que fazemos dele (palavras de Arun Gandhi, neto de Gandhi e fundador do Instituto Gandhi pela não violência).

Essencialmente, a CNV busca a pacificação de uma guerra cotidiana, pois sempre se espera que os outros mudem primeiro, e o ser humano se habitua a expressar o que deseja de maneira impositiva e desatenta. Apesar de sentirem um clima de cinismo, falsidade e hipocrisia generalizada, muitas pessoas não conseguem identificar em si mesmas a alienação emocional que condenam nos outros. Assim, a CNV tem o objetivo de resgatar o que há de mais genuíno nas pessoas: suas emoções, seus valores e a capacidade de se expressarem com honestidade, ajudando os outros com real empatia, ou seja, mergulhando nas verdadeiras necessidades do outro, e não em sua vontade de parecer altruísta. A comunicação usual que se estabelece é cheia de ruídos, vinda também de uma dificuldade pessoal em se abrir de modo vulnerável e em alcançar a pessoa na necessidade delicada de ser apreciada.[14]

Chamada também "comunicação empática", a CNV considera que todas as ações são originadas em uma tentativa de satisfazer necessidades humanas, mas propõe tentativas de fazê-lo evitando o uso do medo, da vergonha, da acusação, da ideia de falha, da coerção ou das ameaças. O ideal da CNV é conseguir que necessidades, desejos, anseios e esperanças não sejam satisfeitos à custa de outra pessoa. Um princípio-chave da CNV é a capacidade de se expressar sem usar julgamentos de "bom" ou "mau" do que está "certo" ou "errado". A ênfase está em expressar sentimentos e necessidades, em vez de críticas ou juízos de valor.[26]

Na infância, Rosenberg presenciou violentos conflitos raciais em sua cidade. Esse fato deixou marcas que o levaram a pesquisar os fatores que afetam a capacidade humana de se manter compassivo. Ele percebeu o profundo papel da linguagem e do uso das palavras, e desenvolveu uma abordagem específica de comunicação (ouvir e falar) que possibilita uma conexão maior entre as pessoas para que a compaixão possa emergir, mesmo em situações críticas. Essa abordagem mostrou-se útil para todos os indivíduos, não somente aqueles que lidam com situações de conflito ou que atravessam um impasse com alguém significativo. Porém, exige bastante prática, esforço, paciência, dedicação e envolvimento genuíno.[26]

A maioria das bases educacionais e morais conhecidas é violenta. Ao serem determinadas noções rígidas de certo e errado, são estabelecidas também as ideias implícitas de mérito e punição. A educação formal e familiar e a cultura arrastam a sociedade para julgamentos moralizadores, como culpa, insulto, depreciação, rotulação, crítica, comparação e diagnósticos, ou seja, uma linguagem rica em palavras que classificam e separam as pessoas e seus atos.[26]

Os quatro componentes da CNV são:

- Observação
- Sentimento
- Necessidades
- Pedido.

Uma mãe poderia expressar os três primeiros componentes ao filho adolescente dizendo: "Roberto, quando eu vejo meias sujas debaixo do sofá da sala fico irritada, porque preciso de mais ordem no espaço que usamos em comum". O quarto componente seria um pedido bem específico: "Você poderia colocar suas meias no seu quarto ou na lavadora?". A intenção, então, é dar enfoque ao que se deseja da outra pessoa, com a maior clareza possível.[26]

As duas partes do processo de CNV são:

- Expressar-se honestamente por meio dos quatro componentes
- Receber com empatia por meio dos quatro componentes.

Quando se utiliza a CNV nas interações – o autor destaca três níveis de interação: com nós mesmos, com outra pessoa ou com um grupo –, o indivíduo se coloca em seu estado compassivo natural.[26]

Para Rosenberg, um tipo de comunicação alienante da vida é o uso do que ele denomina "julgamentos moralizadores". Eles subentendem uma natureza errada ou maligna nas pessoas que não agem em consonância com os valores de quem julga. Tais julgamentos aparecem em frases como: "A mãe é preguiçosa", "Ela não quer amamentar", "Essa avó fica se metendo" etc. Culpa, insulto, depreciação, rotulação, crítica, comparação e diagnósticos são maneiras de julgamento.[26]

Bases teóricas prováveis do *counselling*

Quando o aconselhamento em amamentação é mencionado, o material mais conhecido, sem dúvida, é o curso da OMS, de 1994, embora ele não mencione bases teóricas.[27] Não encontrando registros sobre a origem desse curso, surgiu a oportunidade de buscar informações junto à Dra. Rea, coordenadora da área de aleitamento materno da OMS à época em que o curso foi elaborado. Soubemos então que as autoras do primeiro Curso de Aconselhamento em Amamentação se apoiaram em suas próprias vivências e práticas, principalmente na África, em que há algum tempo vinha sendo observado que a subserviência das mulheres dificultava a sua compreensão do autocuidado e da necessidade de empoderamento frente às campanhas publicitárias do leite artificial. Buscando as bases teóricas prováveis, a nutricionista Dra. Katia Bassichetto, orientada de Rea, realizou profundo estudo à procura dos teóricos que teriam mais afinidade com as reflexões e as técnicas propostas no curso.[28] A seguir, serão resumidos alguns achados da autora quanto ao conceito de aconselhamento e aos princípios da ajuda interpessoal efetiva, além das habilidades e dos procedimentos para a formação de um aconselhador eficiente.

Aspectos conceituais do *counselling*

Carl Rogers desenvolveu, a partir da década de 1940, a teoria da **Terapia centrada no cliente**, que inspirou reflexões e práticas relacionadas com o aconselhamento. Segundo essa teoria, é necessário estabelecer escuta e aceitação sem julgamento quando se deseja ajudar alguém terapeuticamente. Ela adota pressupostos da psicologia humanística, uma visão positiva da natureza humana, considerando que as pessoas são capazes de entender a si mesmas e mudar atitudes e comportamentos se estiverem participando de um processo terapêutico.

Inicialmente conhecido como **aconselhamento não diretivo**, a teoria questionou a validade de procedimentos terapêuticos então estabelecidos, como: conselho, sugestão, persuasão, ensinamento, diagnóstico e interpretação, excluindo-os de sua abordagem. Os aconselhadores não diretivos focavam principalmente a comunicação verbal e a não verbal, e a ênfase estava na **aceitação pelo aconselhador dos sentimentos expressos pelo cliente**. No segundo período, na década de 1950, a teoria foi publicada com a denominação **Terapia centrada no cliente**. Sob essa nova perspectiva, o próprio referencial interno da pessoa deveria ser utilizado para seu entendimento, cabendo ao profissional criar um clima facilitador em que a **aceitação** e a **empatia** estivessem presentes. Nas décadas de 1970 a 1980, a teoria foi renomeada para **Terapia centrada na pessoa, ampliando** a sua aplicabilidade para áreas como educação, cuidados de saúde, vida familiar etc. Conceitos como "liberdade", "escolha", "valores", "responsabilidade pessoal", "autonomia", "proposta" e "significado" foram mobilizados para proporcionar o fortalecimento dos indivíduos, que podem se tornar capazes de uma transformação pessoal e social.

O sucesso na aplicação da terapia é constatado a partir da capacidade de o cliente ampliar sua compreensão das relações entre o eu e o ambiente, o que inclui capacidades, emoções, conhecimentos, valores, interesses, modos de interpretar a si e os outros, contatos interpessoais com a família, amigos, companheiros de trabalho, fatores econômicos e herança cultural.[29]

Aconselhador eficiente

Bassichetto[28] utilizou alguns estudos, entre a extensa literatura sobre o tema, para enumerar algumas das qualidades e das características mais importantes de aconselhadores eficientes:

- São **hábeis em levar à extroversão**: ouvem de modo atento e envolvido; avaliam a relevância do que está sendo dito; prestam cuidadosa atenção a sentimentos, convicções, perspectivas e suposições sobre o eu, sobre pessoas significativas e circunstâncias do espaço vital. São capazes de controlar os seus próprios sentimentos e ansiedades enquanto ouvem o outro
- São **honestos, diretos, não manipuladores, não críticos**: inspiram sentimentos de segurança, credibilidade e confiança, fazendo com que se abram, acreditando em uma chance real de que algo proveitoso resulte disso
- Estão **voltados para a autoanálise não defensiva e contínua**: podem ajudar o paciente a pensar aberta e não defensivamente sobre si mesmos. Não têm medo de participar de experiências de aconselhamento
- Transmitem **respeito, consideração e interesse pelas pessoas que os procuram**: não são indiferentes ao presente e ao futuro dos clientes e oferecem energia para o bem-estar deles. Reconhecem seus talentos e não os diminuem por suas limitações
- Gostam de si mesmos, se respeitam e não são dependentes do reconhecimento das pessoas que estão procurando ajudar. Não são arrogantes ou presunçosos
- Têm conhecimento específico em alguma área de especial valor para o paciente
- Procuram compreender o comportamento das pessoas, sem impor julgamentos de valor, pressupondo que isso é o que realmente as ajuda. Aceitam determinado padrão de comportamento e tentam compreender como ele se desenvolveu. Emitem opiniões sobre a eficácia ou ineficácia dele apenas para servir às necessidades do paciente
- Percebem que os problemas apresentados pela paciente **são influenciados por muitos fatores complexos**, que devem ser identificados e compreendidos como parte inerente da tentativa de ajuda
- São **capazes de identificar padrões de comportamento contraproducentes** e ajudar a substituí-los por outros mais gratificantes.

Aconselhamento como prática profissional

A partir da perspectiva de Rogers, aconselhamento é o processo de ajudar as pessoas a ter clareza de seus próprios objetivos e criar planos de ação de acordo com eles, destacando o potencial único de cada indivíduo, sendo o aconselhador um facilitador do crescimento pessoal. É considerado um processo interativo, que pode levar a paciente a mudanças em uma ou mais das seguintes áreas: comportamento, modos de elaborar a realidade, aumento da capacidade para ser bem-sucedido nas situações da vida e **conhecimento e habilidade para tomada de decisões**.

Rogers preconizava que o modelo de ajuda deveria ser planejado e aplicado progressivamente, em três fases:

- Descoberta inicial
- Exploração em profundidade
- Planejamento para a ação.

Cada etapa depende da anterior, pois não é possível estabelecer objetivos sem clarificar suas preocupações, e nem avaliar possíveis cursos de ação sem estabelecer objetivos.

Descoberta inicial

Enfatiza a qualidade da relação no aconselhamento e consiste em **demonstrar atenção pela postura, pela expressão facial e pelo contato pelo olhar**. Nessa fase, o aconselhador deve estabelecer condições que promovam confiança na paciente, como:

- **Empatia:** efeitos desejáveis: expressar interesse; dar *feedback*, ajudando-a a ver com mais clareza quais são os seus próprios temas; inspirar segurança de que algo de útil pode derivar, de que nada de ruim vai lhe acontecer e que o aconselhador tem algo de especial para lhe oferecer
- **Coerência ou autenticidade:** apresentar-se honestamente à paciente, sem defesas ou objetivos ocultos e sem desejo de controlá-la ou manipulá-la, preparado para não expressar quaisquer juízos, nem dar opiniões sobre o que ela deve ou não fazer, o que se caracterizaria como "conselho"
- **Incondicionalidade:** não estabelecer condições para o seu interesse
- **Consideração positiva:** o aconselhador exprime interesse quando está disposto a dedicar tempo para o bem-estar das suas pacientes
- **Concreção:** comunicação concreta é útil para o trabalho de esclarecimento.

Quando a linguagem utilizada pela paciente for vaga ou obscura, o aconselhador deve pedir esclarecimento a fim de mostrar a dificuldade em compreendê-la, servindo como um *feedback*; **responder de modo significativo** ao que ela diz; e **usar linguagem simples**. Na medida em que necessita estimular a comunicação, o aconselhador deve observar algumas linguagens corporais, como **postura de atenção** (o ouvinte ativo **volta-se para a pessoa que fala** e **olha em seus olhos**) e **mensagens verbais** (declaração sincera de oferecimento de ajuda), além de "evitar modos de bloquear a comunicação" (dar conselho, dar aula, contar histórias e fazer questionamentos excessivos).

Exploração em profundidade

Ajuda a paciente a compreender mais profundamente as suas motivações. Deve ficar claro para ela que, apesar de o aconselhador reagir imediatamente às suas afirmações, ele não está criticando o seu comportamento. Quanto ao *feedback*, ele sempre encontra alguma resistência; porém, será mais facilmente aceito se vier de uma fonte confiável e calma, apresentado para consideração.

Planejamento para a ação

A paciente deve decidir como alcançar os objetivos que emergiram durante as duas etapas anteriores. Pode haver várias possibilidades de como agir, e o aconselhador pode colaborar na avaliação dessas alternativas, na implementação de um modo de ação e na avaliação dos resultados. Quando consegue tomar uma decisão, cabe ao aconselhador oferecer apoio para a ação. A percepção, pela paciente, de que os novos comportamentos são satisfatórios pode ser uma medida de sucesso e de que o aconselhamento está terminado.

Aplicabilidade das habilidades de aconselhamento

O aconselhamento não diretivo, centrado na paciente, proposto por Rogers, tem tido ampla aplicabilidade em diversas áreas.

A atitude de escuta atenta e respeitosa do aconselhador em relação às pacientes quanto a suas crenças e seus referenciais culturais e sociais constitui parte de uma postura, que contribui para que elas adquiram confiança e resgatem os próprios recursos internos para a resolução de dificuldades e tomada de decisões. Não se exige, para sua aplicação, conhecimentos avançados de Psicologia, e sim desenvolvimento de habilidades, como empatia, autenticidade, escuta sensível e olhar positivo incondicional, tanto na vida pessoal quanto na profissional.

Capacitação em aconselhamento

Curso de Aconselhamento em Amamentação da Organização Mundial da Saúde/Fundo das Nações Unidas para a Infância: histórico

O primeiro Curso de Aconselhamento em Amamentação da OMS/Unicef, oferecido pelo Ministério da Saúde do Brasil (MS), aconteceu em 1995. A formação de treinador consistia em 80 horas. Esse curso proporcionou, ao mesmo tempo, a aquisição de conhecimentos essenciais sobre manejo clínico da amamentação e a prática das habilidades de comunicação.

O Curso de Aconselhamento da OMS surgiu entre 1989 e 1992, quando Marina Ferreira Rea trabalhou em Genebra, na OMS, como *medical officer* da Divisão de Controle de Doenças Diarreicas. Nesse período, coordenou a elaboração do Curso de Aconselhamento em Amamentação, com a consultoria da pediatra inglesa Felicity Savage King.

Savage King trabalhou por 18 anos na África e na Ásia, capacitando profissionais e lidando diretamente com mães. Foi seu empenho em ajudar as mulheres que a capacitou para elaborar o Curso de Aconselhamento. No Quênia, algumas vezes em conjunto com Helen Armstrong, começou a escrever as bases de um curso de manejo clínico de aleitamento, que resultou no livro *Helping Mothers to Breastfeed*,[30] traduzido ao português por Zuleika Thomson, docente de Medicina em Londrina, Paraná. Redigir o curso e o livro trouxeram à luz as ideias iniciais sobre aconselhamento. Depois disso, a OMS a contratou para elaborar o curso em questão.

Felicity conhecia os textos de Carl Rogers, entretanto, sua maior inspiração, que a motivava a defender com veemência a importância de ouvir a mulher ao tentar ajudá-la na amamentação, foi seu trabalho nas áreas pobres da África e da Ásia. Nessas regiões, as mulheres não são ouvidas, e suas condições de vida e saúde não são levadas em conta durante a consulta. Ela questionava se esse comportamento se repetia em outros lugares do mundo. O pré-teste do curso na América Latina foi realizado na Jamaica, país de origem inglesa, porque era essa a língua falada pela autora do curso. King, porém, ficou surpresa ao ver a dependência da mulher jamaicana, a religiosidade e a dificuldade de **enfrentar** a arrogância do profissional da Saúde – realidade muito semelhante à das mulheres africanas. O curso, ao propor uma nova metodologia para abordar as mães, corrigiu um erro com relação às mulheres que amamentam no mundo todo.

Redigido por Felicity, o curso foi revisado por Rea, recebeu algumas modificações, e o grupo de trabalho no Centers for

Disease Control and Prevention (CDC)/OMS decidiu como fazer a revisão metodológica. Os testes de campo foram realizados pelas Dras. Marina e Savage King nas Filipinas, na Jamaica e na Tanzânia durante cerca de 18 meses. A cada retorno de campo, modificações sugeridas eram incorporadas. O texto foi reescrito, e a metodologia, revista também por uma equipe externa (CDC/Atlanta/EUA). Em 1993, foi feito o teste final em Bangladesh. O curso foi lançado em 1994, em inglês, com carga horária de 80 horas para treinadores – o primeiro período de 40 horas para formar treinadores, e o segundo, para os treinadores formarem os participantes, incluindo 2 a 3 dias de prática em Maternidade.

Rea traduziu o curso para a língua portuguesa, contando com a colaboração de Cristina Monte, Docente da Universidade Federal do Ceará. Em 1996, foi lançado em Brasília, com a participação de Jairo Osorno (Colômbia) e colegas brasileiros, como Keiko Teruya (São Paulo) e Vilneide Braga Serva (Instituto de Medicina Integral Professor Fernando Figueira –IMIP, Pernambuco). Depois do lançamento, a OMS financiou um projeto para avaliar o curso no Brasil, a cargo de Rea, nessa ocasião trabalhando no Instituto de Saúde, São Paulo. O curso foi multiplicado no Brasil inicialmente pelas Dras. Rea, Teruya e Braga Serva.

Em 1997, a OMS decidiu enviar a Dra. Savage King ao Brasil para uma avaliação *in loco*. Iniciou em Londrina, no V Encontro Nacional de Aleitamento Materno (ENAM), no qual foram entrevistados diversos facilitadores formados no Brasil. Os resultados estão publicados.[31] Nessa ocasião, foram realizadas entrevistas em cidades que tinham implementado o curso, como Fortaleza, Recife, Brasília e São Paulo. O resultado dessa avaliação, considerado positivo, levou a OMS a traduzir o curso para vários idiomas. Após a aprovação, a OMS elaborou outros dois cursos na área: Aconselhamento em Alimentação Complementar e, posteriormente, Aconselhamento em Alimentação Infantil para mães HIV-positivas. Ambos foram traduzidos ao português e lançados no Brasil, embora o curso para mães HIV-positivas não tenha sido aceito pelas autoridades da Secretaria de Saúde de São Paulo, nem pelo MS.

O Curso de Aconselhamento em Amamentação mudou o modo como a OMS via essa prática e, consequentemente, o papel da mulher na sobrevivência infantil.

Cursos de Aconselhamento em Amamentação disponíveis no Brasil

A maioria dos cursos na área é disponibilizada pelo Sistema Único de Saúde (SUS). Logo, a sugestão é buscar informações junto às Secretarias Estaduais de Saúde. Alguns que podem ser citados são:

- **Curso de Aconselhamento em Amamentação da OMS/Unicef** (40 horas): trata-se do primeiro curso internacional apresentando habilidades de aconselhamento associadas ao manejo de amamentação
- **Curso de Aconselhamento em Alimentação de Lactentes e Crianças de Primeira Infância:**[31] desenvolvido pela OMS em função da urgência de capacitar grande número de trabalhadores da Saúde e aconselhadores em relação aos conteúdos básicos para uma boa alimentação de lactentes e crianças de primeira infância. Visa capacitar a ouvir e apoiar as mães sobre as práticas recomendadas pela OMS quanto à alimentação de suas crianças até os 24 meses de vida, assim como ajudar mães infectadas pelo HIV a escolher e pôr em prática um método apropriado de alimentação para as crianças
- **Curso de Aconselhamento por meio da Discussão de Casos** (20 horas): as autoras dessa iniciativa foram Ana Júlia Colameo, pediatra, e Fabiana Müller, enfermeira. Devido à longa duração do Curso de Aconselhamento em Amamentação da OMS/Unicef, os serviços de Saúde encontraram dificuldade para liberar profissionais. Entre 2004 e 2005, dentro das atividades do Instituto de Saúde, as autoras elaboraram um curso piloto de 20 horas. Foram problematizados 20 "casos", ensejando a utilização das habilidades de aconselhamento e o manejo clínico da amamentação. A disseminação no Estado de São Paulo foi intensa em razão da flexibilidade do curso, que podia ser ministrado em 3, 4 ou 5 dias, de acordo com a disponibilidade dos profissionais. Os cursos foram financiados por instituições de Saúde, maternidades, municípios ou grupos de profissionais, que se organizaram para receber um ou dois facilitadores
- **Oficina de Aconselhamento em Amamentação/Ministério da Saúde/Brasil** (16 horas): atividade com base no Curso de Aconselhamento em Amamentação da OMS/Unicef, elaborada pelas Dras. Sonia Isoyama Venancio, Keiko Teruya e Maria José Guardia Mattar e apresentada aos gestores de Saúde em 2015. Trata-se de uma oficina focada nas habilidades de aconselhamento. Como pré-requisito, é exigida a participação prévia em curso de manejo de amamentação de 20 horas. Consiste em dramatizações e rodas de conversa sobre habilidades de "ouvir e aprender" e "como desenvolver a autoconfiança e dar apoio", seguidas de prática clínica. A partir do seu lançamento, tem sido realizadas oficinas macrorregionais para facilitadores, envolvendo todos os Estados brasileiros. A partir delas, fica a cargo das Secretarias Estaduais de Saúde a multiplicação em sua região. Há outras iniciativas, como a **Oficina de Introdução à Prática do Aconselhamento** (8 horas) e o **Curso de Especialização em Aconselhamento – do Pré-natal ao Desmame**.

Grupos de apoio que praticam aconselhamento

Os grupos de apoio à amamentação "de mãe a mãe" são grupos de iguais. Neles, as mulheres compartilham experiências e ajudam umas às outras com empatia e ideias práticas sobre como superar dificuldades, além de aprenderem mais sobre como os seus corpos funcionam.[30] Nesses grupos, as habilidades de aconselhamento manifestam-se espontaneamente, e, embora seja comum "dar conselhos", predomina a escuta empática.

Apoiar a amamentação significa empoderar a mulher que é mãe. As mães são empoderadas quando são ouvidas e quando percebem que há espaço e acolhimento para seus medos e suas dúvidas. Nos Grupos de Apoio Mãe a Mãe, os temas a serem discutidos surgem entre elas, por demanda das participantes.

A percepção de que a amamentação bem-sucedida dependia de muito mais do que "incentivo" surgiu na metade do século passado, nos EUA. *La Leche League International* (LLLI), uma organização não governamental, sem fins lucrativos, religiosos ou políticos, que promove e apoia o aleitamento valorizando a maternidade, e a mais antiga e ampla em seu gênero, fundada em 1956. Está presente em mais de 85 países, com cerca de 6 mil líderes – mães experientes que dedicam parte de seu tempo, sem remuneração, para ajudar outras mães. Conta com um conselho consultor profissional formado por mais de 50 especialistas em Pediatria, Obstetrícia, Nutrição, Psicologia, Administração e Direito. Tem *status* de organização não governamental (ONG) na Organização das Nações Unidas (ONU).

Outra organização bem-sucedida de apoio à mulher que amamenta, embora de menor âmbito que a LLLI, chama-se *Ñuñu*. Surgiu em Buenos Aires, na Argentina, em 1974, por iniciativa de um pediatra, psicólogo, estudioso das ideias de Carl Rogers: Dr. Jorge Diaz Walker, falecido em 2015. Expandiu-se em uma rede de grupos à Grande Buenos Aires, às províncias argentinas e ao Paraguai. *Ñuñu* é uma palavra da língua quéchua que significa "mama, mamar ou mãe" indistintamente. Identifica a Associação de Ajuda Materna, movimento feminino para um nascimento e uma criação digna e humana, com ênfase na amamentação. Trata-se de uma associação de mães que amamentaram, cujo propósito é ajudar e animar outras mães que também querem. Ela promove encontros em grupo de maneira informal, em locais predeterminados.

O Grupo de Mães Amigas do Peito surgiu no Rio de Janeiro (RJ), em 1980, por iniciativa da atriz Bíbi Vogel. Casada com um argentino, ela teve sua filha Maira em Buenos Aires e recebeu apoio do Dr. Diaz Walker e do *Ñuñu* ao amamentar. Essa experiência a motivou a reunir, no Brasil, outras mulheres que perceberam a importância de compartilhar dificuldades, expectativas e sucessos vividos com a amamentação. As Amigas do Peito constituíram uma ONG sem fins lucrativos, formada por mulheres que acreditam na importância da amamentação e que trabalharam voluntariamente para a sua promoção. Desde o início, os grupos de apoio às mães e aos seus familiares foram sua base. Eles eram abertos a todas as pessoas interessadas no tema e se reuniam em locais fixos e públicos. Ao longo dos quase 25 anos de atividade, o Grupo de Mães Amigas do Peito atuou em diversos locais no Rio de Janeiro e em outras cidades, como Niterói, Petrópolis, Teresópolis, Nova Friburgo, Porto Alegre e Brasília. Em suas reuniões, que se desenvolvem de modo bastante descontraído, propõe-se a ajudar umas às outras por meio de suas próprias experiências. Logo, não são aulas, nem palestras, e os assuntos surgem das necessidades do momento. Participam dos encontros gestantes, mães, pais, bebês, crianças, avós, familiares, amigos, estudantes e demais interessados na temática. Quanto à metodologia, todos se sentam em círculo e, ao começar a reunião, cada pessoa se apresenta e explica a razão de sua presença no grupo. A partir daí, são discutidos os assuntos mais mencionados pelos participantes. A reunião é coordenada por uma das Amigas do Peito. A coordenadora é uma mãe que teve uma experiência positiva de amamentação, a qual procura ouvir mais do que falar. O objetivo é estimular as mães a se ajudarem e interferir apenas quando precisar acrescentar ou corrigir alguma informação importante. As Amigas do Peito encerraram suas atividades em 2015.

A respeito de grupos presenciais em atividade, atualmente, há o grupo Matrice, em São Paulo. Além desse, há vários grupos com a característica de realizarem atividades exclusivamente *online*, como o Grupo Virtual de Amamentação (GVA).

Técnicas para desenvolver habilidades de comunicação

O Curso de Aconselhamento em Amamentação da OMS/Unicef vem sendo, desde seu lançamento, fonte de apoio e inspiração para os profissionais que desejam ser mais efetivos em seus contatos com gestantes e mães. Muitos já perceberam a importância do **modo como falam**, **do que** falam e **do quanto** falam. É comum, nos primeiros contatos com mães, que os profissionais inexperientes, cheios de boa vontade, falem sem parar, na ânsia de transmitir todo o conhecimento que arduamente adquiriram. Porém, será que basta falar para que a mãe "incorpore" todo esse saber? É preciso lembrar que, durante a gestação, a mulher irá se interessar por assuntos que sejam significativos para ela. Outro aspecto interessante é constatar a resposta "muda" que a maioria das gestantes dá quando lhes é perguntado se têm dúvidas, especialmente as primíparas. Como ter dúvidas e formular perguntas sobre o que nunca viveu? Por outro lado, se uma abertura é disponibilizada para que elas exponham vivências da sua família e do seu entorno, aumentam as possibilidades de descobrir quais são as suas próprias dúvidas, buscando, assim, as respostas. É muito útil compartilhar vivências e experiências; essa é a constatação dos Grupos de Apoio à Amamentação ao redor do mundo.[30]

Um fato interessante ilustra a capacidade que bons profissionais têm de reverem suas práticas. A Dra. King publicou, em 1985, o livro *Como ajudar as mães a amamentar*,[30] com base em sua extensa vivência como pediatra. Nesse livro, há um capítulo intitulado "Aconselhamento", em que chama a atenção para a importância de ouvir a mulher. Nesse capítulo, porém, são apresentadas extensas listas de **conselhos** a serem oferecidos no pré-natal, no pós-parto etc. Alguns anos depois (1993), ela seria a principal autora do Curso de Aconselhamento em Amamentação da OMS/Unicef, no qual, pela primeira vez, foram oferecidas aos profissionais técnicas sobre um conjunto básico de eficientes "habilidades de aconselhamento".[27]

Parte dos profissionais já conhece as habilidades de aconselhamento. Entretanto, há muitos que as desconhecem. É principalmente para esse público que serão reproduzidas a seguir as habilidades do modo como são apresentadas no curso, com alguns exemplos, porém resumidamente. A descrição das habilidades (tal como os exemplos) foi transcrita e adaptada do *Guia do Treinador* do Curso de Aconselhamento em Amamentação da OMS/Unicef.[27]

Habilidades de ouvir e aprender

A finalidade das habilidades de ouvir e aprender é: usar técnicas não verbais e verbais para estimular a mãe a falar sem fazer muitas perguntas; responder aos sentimentos da mãe com empatia; e evitar o uso de palavras que pareçam julgamento. A lactante pode não falar sobre os seus sentimentos com facilidade, especialmente se é tímida, e com alguém que não conhece bem. Desse modo, os profissionais da Saúde necessitam desenvolver a habilidade para ouvir e para fazer com que a mãe sinta que estão interessados nela. Isso irá estimulá-la a dizer mais, e será menos provável que ela "desligue" e não diga mais nada.

As seis habilidades de ouvir e aprender são:

- Usar comunicação não verbal útil:
  - Manter a cabeça no mesmo nível
  - Prestar atenção
  - Remover barreiras
  - Dedicar tempo
  - Tocar de maneira apropriada
- Fazer perguntas abertas
- Usar respostas e gestos que demonstrem interesse
- Devolver com suas palavras o que a mãe diz
- Empatia: mostrar que entende como ela se sente
- Evitar palavras que soem como julgamento.

Habilidade 1: usar comunicação não verbal útil

Comunicação não verbal significa mostrar uma atitude com a postura, a expressão e outros meios, menos a fala. Uma boa maneira de demonstrar a importância de cada modalidade de comunicação não verbal é repetir a frase "Bom dia, Maria. Como está a alimentação do seu bebê?", modificando vários aspectos da linguagem não verbal, como no Quadro 35.1.

Habilidade 2: fazer perguntas abertas

Essa habilidade é útil para começar uma conversa com a mãe ou obter a sua história de amamentação. É importante fazer perguntas que a levem a falar e dar informação, pois ajuda a fazer menos perguntas, utilizando melhor o tempo. **Perguntas abertas** são geralmente as mais úteis. Geralmente, começam com "como", "o que", "quem", "onde" e "por que". Por exemplo: "Como você está alimentando o seu bebê?". Já as **perguntas fechadas** são normalmente menos úteis, pois dizem à mãe a resposta que se espera, e ela pode respondê-las com "sim" ou "não". Geralmente, começam com expressões como "você está", "ele fez", "ela faz" ou "ele tem".

QUADRO 35.1 Aspectos da linguagem não verbal.

Postura (manter a cabeça no mesmo nível)	Bloqueia: permanecer de pé com a cabeça mais alta do que a da outra pessoa
	Ajuda: sentar-se de modo que a cabeça fique no mesmo nível que a da mãe
Contato visual (prestar atenção)	Bloqueia: olhar para alguma outra direção, para o celular ou para as próprias anotações
	Ajuda: olhar para a mãe e prestar atenção enquanto ela fala
Barreiras (remover barreiras)	Bloqueia: sentar-se atrás de uma mesa ou fazer anotações enquanto fala
	Ajuda: remover a mesa ou as anotações
Dedicar tempo	Bloqueia: ter pressa. Cumprimentá-la rapidamente, mostrar sinais de impaciência, olhar para o relógio ou celular
	Ajuda: fazer a mulher sentir que o profissional tem tempo. Por exemplo, sentar-se e cumprimentá-la sem pressa; permanecer calmo, sorrindo para ela, observando a mamada e esperando que ela responda
Toque (tocar de maneira apropriada)	Bloqueia: tocar a mãe de maneira inapropriada
	Ajuda: tocar ao modo aceito pela cultura local

 EXEMPLO

"Você amamentou seu último bebê?"
Se a mãe diz "sim" a essa pergunta, o profissional continua sem saber se ela amamentou exclusivamente ou se ofereceu alguma alimentação artificial. Assim, pode acabar frustrado e achar que a mãe do bebê não está querendo falar ou que não está dizendo a verdade.

Habilidade 3: usar respostas e gestos que demonstrem interesse

Se o profissional deseja que a mãe continue falando, é preciso demonstrar que está ouvindo e que está interessado no que ela está dizendo. Algumas formas importantes de fazer isso são:

- Com gestos, como olhar para ela, balançar a cabeça afirmativamente e sorrir
- Com respostas simples, como "Ahã", "Mmm", "Ah é?!".

 EXEMPLO

Profissional (P): – Bom dia, (nome da mãe). Como está a alimentação do seu bebê?
Mãe: – Bom dia. Eu acho que está indo muito bem; estou amamentando.
P: – Mmm. [Balança a cabeça afirmativamente e sorri.]
Mãe: – Bem, um dia desses, eu fiquei um pouquinho preocupada porque ele vomitou.
P: – Ah é?! [Levanta as sobrancelhas, olha interessado.]
Mãe: – Eu fiquei imaginando se era alguma coisa que ele tinha comido, ou se meu leite não é bom para ele.
P: – Ahã! [Balança a cabeça afirmativamente e com interesse.]
Comentário: o profissional da Saúde fez uma pergunta para começar a conversa e, a partir daí, estimulou a mãe a continuar falando com respostas e gestos.

Habilidade 4: devolver com suas palavras o que a mãe diz

Os profissionais, às vezes, fazem uma porção de perguntas referentes a fatos. Entretanto, as respostas a esse tipo de pergunta frequentemente são inúteis. A mãe pode falar cada vez menos em reação a cada questão. Por exemplo, se a mãe diz: "Meu bebê chorou demais esta noite", pode lhe ocorrer perguntar: "Quantas vezes ele te acordou?". A resposta da mãe a essa pergunta pode não ser útil.

Portanto, é mais interessante repetir o que a mãe diz, **devolvendo**. Isso mostra que o profissional entendeu, tornando mais provável que ela fale mais sobre o que a está preocupando. É melhor, inclusive, dizer de modo um pouco diferente. Por exemplo, se a mãe diz: "Meu bebê estava chorando demais na noite passada", o profissional poderia dizer: "Seu bebê chorou e fez você ficar acordada a noite toda?".

Habilidade 5: empatia – mostrar que entende como ela se sente

Quando a mãe diz algo que mostra como ela se sente, é útil que o profissional responda demonstrando que ouviu o que ela disse e que entendeu os seus sentimentos **do ponto de vista dela**. Por exemplo, se a mãe diz: "Meu bebê quer mamar todo o tempo, e isso me cansa demais!", o profissional talvez responda ao que ela **sente** da seguinte maneira: "Então você está sempre cansada?".

Quando se expressa simpatia, sente-se o que acontece à pessoa segundo o **próprio** ponto de vista. Ela é expressa ao se dizer: "Ah, eu sei como você se sente. Meu bebê também queria mamar muito e eu me sentia exausta". Isso direciona a atenção para o profissional e não faz a mãe sentir que ele a entendeu.

Habilidade 6: evitar palavras que soem como julgamento

Palavras que soam como julgamento podem ser, por exemplo, "certo", "errado", "bem", "mal", "bastante", "adequado", "direitinho". Se o profissional está usando termos desse tipo quando fala com a mãe, especialmente quando faz perguntas, ele pode fazê-la sentir que está errada, ou que há algo errado com o bebê. Assim, em vez de dizer "O bebê dorme bem?", poderia ser dito: "Como tem dormido o bebê?".

Perguntas que soam como julgamento são sempre fechadas; logo, o uso de perguntas abertas frequentemente ajuda a evitar tais vocábulos.

Habilidades de desenvolver a confiança e dar apoio

Esse é o segundo grupo de habilidades de comunicação e inclui:

- Aceitar o que a mãe pensa e sente
- Reconhecer e elogiar o que a mãe e o bebê estão fazendo certo
- Dar ajuda prática
- Dar pouca e relevante informação
- Usar linguagem simples
- Dar uma ou duas sugestões, não ordens.

Ao empregar essas habilidades, espera-se que o profissional possa colaborar para desenvolver a confiança da mãe e dar-lhe apoio; afinal, a mulher que amamenta pode facilmente perder a confiança em si mesma. Isso pode levá-la a dar alimentação artificial desnecessária para responder às pressões da família e de amigos; assim, o profissional precisa ter habilidade para ajudá-la a se sentir confiante e bem consigo mesma.

Confiança pode ajudar a mãe a ter sucesso na amamentação, a resistir a pressões de outras pessoas. Portanto, **é importante não fazer com que ela sinta que fez algo errado**.

A nutriz facilmente acredita que existe algo que não vai bem consigo mesma ou com o seu leite. Isso reduz a sua confiança. Desse modo, **é importante evitar dizer o que fazer à mãe que amamenta**.

O profissional, portanto, deve ajudar cada mãe a decidir o que é melhor para ela mesma e seu bebê, o que aumentará sua confiança.

Habilidade 1: aceitar o que a mãe pensa e sente

Algumas vezes, a mãe tem um pensamento com o qual o profissional não concorda, isto é, uma "ideia errada". Em outras, a mãe se sente muito chateada sobre algo que o profissional sabe que não é um problema sério. Nesses casos, como ela irá se sentir se ele logo discordar dela, ou criticá-la, ou disser que aquilo não é tão sério para chatear ou preocupar? Essas atitudes poderão fazer com que a mãe se sinta errada, reduzindo sua confiança. Assim, ela poderá não querer dizer mais nada. Então, é importante não discordar da mãe, sem, contudo, concordar com uma ideia incorreta. O profissional pode querer sugerir algo bem diferente, mas isso pode se tornar difícil se já tiver concordado com ela. Em vez disso, é preciso simplesmente **aceitar** o que ela pensa, o que significa responder de maneira neutra, não concordando, nem discordando. Por exemplo: "Meu leite é ralo e fraco, por isso tenho que dar mamadeira".

- Possível resposta inapropriada, porque é discordante: "Oh não! O leite nunca é ralo e fraco. Ele apenas parece ser assim!"
- Possível resposta inapropriada, porque é concordante: "É… leite ralo pode ser um problema"
- Resposta apropriada por mostrar aceitação: "Eu entendo. Você está preocupada com o seu leite".

Habilidade 2: reconhecer e elogiar o que a mãe e o bebê estão fazendo certo

Os profissionais da Saúde são capacitados para **procurar problemas**. Frequentemente, isso significa que eles veem apenas o que pensam que as pessoas estão fazendo de errado e querem corrigir. **Como se sente a mãe se o profissional lhe diz que está fazendo algo errado, ou que o seu bebê não está indo bem?** Essa atitude faz com que ela se sinta mal e reduz a sua confiança. Por isso, como aconselhadores, é preciso **procurar o que as mães e os bebês estão fazendo certo**. Deve-se primeiro **reconhecer** em que eles estão acertando, e então elogiar ou mostrar aprovação às boas práticas.

Elogiar as boas práticas tem vários benefícios, como:

- Aumentar a confiança da mãe
- Encorajar a mãe a continuar essas boas práticas
- Facilitar que, mais tarde, a mãe aceite sugestões.

Contudo, pode ser difícil reconhecer o que a mãe está fazendo certo; é necessário aprender a reconhecer boas práticas. Qualquer mãe cuja criança está sobrevivendo deve estar fazendo algo de correto, qualquer que seja o seu *status* socioeconômico ou nível educacional. Portanto, é sempre útil reconhecer e elogiar quando um bebê está indo bem (p. ex., ganhando peso ou sugando adequadamente).

Habilidade 3: dar ajuda prática

Alguma ajuda prática é melhor do que apenas recitar teorias. Alguns exemplos são:

- Quando a mãe se sente cansada, suja ou desconfortável: ajudá-la a ficar limpa e confortável; segurar o bebê enquanto ela se ajeita para ficar mais acomodada, ou tomar banho, ou ir ao banheiro
- Quando ela está com fome ou sede: dar-lhe algo para beber ou algo para comer.

Ajuda prática também inclui auxílio com a amamentação, como colocar o bebê na mama ou aliviar o ingurgitamento.

Habilidade 4: dar pouca e relevante informação

As mães, com frequência, precisam de informação sobre amamentação; logo, é importante compartilhar conhecimento com elas, além de corrigir ideias equivocadas. Entretanto, é fundamental:

- Dar uma informação que seja relevante para a situação do **momento**, dizendo-lhe o que ela pode fazer hoje, e não daqui a algumas semanas
- Tentar fornecer uma ou duas informações de cada vez, especialmente se ela estiver cansada e já tiver recebido muitas outras informações
- Dar informação de uma maneira que não soe como crítica ou a faça pensar que está fazendo algo incorreto. Isso é especialmente importante se o intuito é corrigir uma ideia errada. Para tal, deve-se esperar até que a confiança da mãe tenha aumentado, aceitando o que ela diz e elogiando o que ela e seu bebê estão fazendo. O profissional não precisa dar nova informação ou corrigir uma ideia imediatamente.

 EXEMPLO

Zeca tem 2 meses de vida, é amamentado de modo exclusivo e ganha peso satisfatoriamente. De repente, ele parece ter mais fome e quer mamar mais. Sua mãe acha que não tem leite suficiente.

Que informação relevante o profissional deve dar à mãe como resposta?

- Resposta 1: "Ah, o Zeca está crescendo bem. Não se preocupe com seu leite. É melhor dar só peito até 6 meses de vida, e aí começar a dar outros alimentos".
- Resposta 2: "Zeca está crescendo rápido. Bebês saudáveis às vezes têm mais fome quando crescem mais depressa. O cartão de crescimento do Zeca mostra que ele está tomando todo o leite de que precisa. Isso vai melhorar em alguns dias".

A resposta 2 explica o comportamento atual do Zeca e cobre as preocupações da mãe, por isso se trata de informação relevante.
A informação da resposta 1 não explica o comportamento do Zeca nem é relevante. **Dizer-lhe que não se preocupe não ajuda**.

Habilidade 5: usar linguagem simples

Trabalhadores da Saúde aprendem sobre doenças e tratamentos usando termos técnicos ou científicos. Quando esses termos se tornam familiares, é fácil esquecer que pessoas que não são da área podem não os entender. Frequentemente, usam termos técnicos-científicos quando falam com as mães, e elas não entendem. Portanto, é importante usar termos simples para dar explicações às mães.

 EXEMPLO

Qual afirmação é mais fácil para uma mãe entender?

- Afirmação 1: "Seu bebê precisa alcançar os seios lactíferos para conseguir retirar o leite materno efetivamente".
- Afirmação 2: "Seu bebê pode conseguir leite mais facilmente se abocanhar não só o bico do peito".

A afirmação 2 é mais fácil de ser entendida. A afirmação 1 usa os termos "seios lactíferos" e "efetivamente", que muitas mães não entenderiam.

Habilidade 6: dar uma ou duas sugestões, não ordens

O profissional pode achar que seria útil se a mãe fizesse algo de maneira diferente, como amamentar o bebê mais vezes ou segurá-lo de outro modo. Entretanto, é preciso ter cuidado para não **lhe dizer o que fazer** ou **mandá-la fazer alguma coisa**. Isso não ajuda a mãe a se sentir confiante. Portanto, quando o profissional aconselhar a mãe, deve **sugerir** o que ela pode fazer. Dessa maneira, ela poderá decidir se vai tentar ou não. Isso fará com que ela se sinta dona da situação.

 EXEMPLO

Eliane é amamentada apenas 4 vezes/dia e está ganhando peso muito lentamente. Sua mãe pensa que não tem leite suficiente.

Qual dessas respostas é uma ordem e qual é uma sugestão?

- Resposta 1: "Você deve amamentar a Eliane 10 vezes/dia!"
- Resposta 2: "Pode ajudar se você amamentar a Eliane mais vezes".

A resposta 1 é uma **ordem**, pois diz à mãe de Eliane o que ela deve fazer. Assim, ela irá se sentir mal e perderá a confiança se não puder fazê-lo. A resposta 2 é uma **sugestão**, pois permite que a mãe de Eliane decida se irá ou não amamentar mais frequentemente.
Outra maneira de fazer uma sugestão é perguntar, por exemplo: "Você já pensou em dar de mamar mais vezes? Quem sabe ajude".

Recomenda-se a leitura do Capítulo 49, *Ensino e Certificação Internacional: International Board Certified Lactation Consultant*, no qual é possível notar que essa habilidade é exigida para obter o título de Consultor Internacional em Lactação. Entre os requisitos exigidos para a inscrição do candidato a prestar a prova, encontra-se: "90 horas de formação em lactação e 5 horas em aconselhamento" (essa última incluída em 2021). Em muitas situações, não é suficiente conhecer a psicofisiologia da lactação. A cada ano surgem novas áreas, novos protocolos, novas técnicas. No entanto, é fundamental entender que cada uma dessas áreas pode ser considerada "estanque", pode ser objeto de uma formação específica, como se fosse uma "gaveta" individualizada. Já o aconselhamento, esse cabe em todas as gavetas; todas as áreas técnicas podem ser muito mais efetivas, à medida que se apropriarem das habilidades de comunicação, ou seja, de aconselhamento.

Que tal aplicar as habilidades de comunicação? Mudar a postura exige comprometimento e perseverança! Os resultados virão com a prática.

Homenagem

Nossa homenagem de gratidão e carinho para Bíbi Vogel, fundadora das Amigas do Peito (1942-2004), e para o Dr. Jorge Diaz Walker (1930-2015). Vocês deixaram sua marca em nosso trabalho.

Referências bibliográficas

1. Rea MF, Venancio SI. Avaliação do Curso de Aconselhamento em Amamentação OMS/UNICEF. J Pediatria (Rio J). 1999;75(2):112-8.
2. Guideline: counselling of women to improve breastfeeding practices [Internet]. Geneva: World Health Organization; 2018 [cited 2024 Apr 24]. Available from: https://iris.who.int/bitstream/handle/10665/280133/9789241550468--eng.pdf.
3. Lisboa NA, Santos SF, Lima EI. A importância das tecnologias leves no processo de cuidar na atenção primária em saúde. Textura. 2017;10(19):164-71.
4. World Health Organization. WHO recommendations on maternal and newborn care for a positive postnatal experience [Internet]. Geneva: World Health Organization; 2022 [cited 2024 Apr 24]. Available from: https://www.who.int/publications/i/item/9789240045989.
5. Lawrence R. Breastfeeding: a guide for the medical profession. Mosby; 1996.

6. Brasil. Ministério da Saúde. Secretaria de Atenção à Saúde. Departamento de Atenção Básica. Saúde mental/Ministério da Saúde, Secretaria de Atenção à Saúde, Departamento de Atenção Básica, Departamento de Ações Programáticas Estratégicas. Brasília: Ministério da Saúde; 2013.176 p.: il. (Cadernos de Atenção Básica, nº 34).

7. Aurélio Agostinho [Internet]. Wikiquote; 2023 [cited 2024 Apr 24]. Available from: https://pt.wikiquote.org/wiki/Aur%C3%A9lio_Agostinho#:~:text=%22As%20pessoas%20viajam%20para%20admirar,si%20mesmas%20sem%20se%20admirarem.%22.

8. Alves R. Se eu fosse você. Cultura Brasil. Disponível em: http://gianzinho-culturabrasil.blogspot.com.br/2013/03/se-eu-fosse-voce-rubem-alves.html.

9. Bueno LGS, Teruya, KM. Aconselhamento em amamentação e sua prática. J Pediatria. 2004;80(5):s126-s130.

10. Krznaric R. O poder da empatia: a arte de colocar-se no lugar do outro para transformar o mundo. Rio de Janeiro: Zahar; 2015.

11. Covey S. Os sete hábitos das pessoas altamente eficazes. Rio de Janeiro: Best Seller; 2005.

12. Moore P. Disguised. Waco: World Books; 1985.

13. Zak P. A molécula da moralidade. Rio de Janeiro: Elsevier; 2012.

14. Baldissera O. Patch Adams além do cinema: como o médico revolucionou os hospitais [Internet]. PÓSPUCPRDIGITAL; 2021. Disponível em: https://posdigital.pucpr.br/blog/patch-adams#:cercade:text=%22Ao%20cuidar%20de%20uma%20doen%C3%A7a,uma%20pessoa%20voc%C3%AA%20sempre%20ganha.%E2%80%9D. Acesso em: 24 abr. 2024.

15. Ribeiro MMF, Amaral CFS. Medicina centrada no paciente e ensino médico: a importância do cuidado com a pessoa e o poder médico. Rev Bras Educ Med. 2008;32(1):90-7.

16. Balint M. O médico, seu paciente e a doença. 1984.

17. Stewart M, Brown JB, Weston WW, et al. Medicina Centrada na Pessoa – Transformando o método clínico. 2. ed. Porto Alegre: Artmed; 2010.

18. Levinson W, Roter DL, Mullooly JP, et al. Physician-patient communication. The relationship with malpractice claims among primary care physicians and surgeons. JAMA. 1997;277(7):553-9.

19. Merhy EE, Baduy RS, Seixas CT, et al. (orgs.). Avaliação compartilhada do cuidado em saúde: surpreendendo o instituído nas redes. Rio de Janeiro: Hexis, 2016. p. 448. (Políticas e cuidados em saúde; 1.)

20. Coelho MO, Jorge MSB. Tecnologia das relações como dispositivo do atendimento humanizado na atenção básica à saúde na perspectiva do acesso, do acolhimento e do vínculo. Ciênc Saúde Coletiva. 2009;14(suppl 1): 1523-31.

21. Terkel S. Touch and go: a memoir. New York: New Press; 2007.

22. Guarnieri ACM. Marcondes Filho. Maturana, Bateson e Watzlawick: novas tecnologias e ausência de comunicação. Fasci-Tech. 2010;1(3):22-35.

23. Comunicação. Michaelis Online. Disponível em: https://michaelis.uol.com.br/moderno-portugues/busca/portugues-brasileiro/comunica%C3%A7%C3%A3o/. Acesso em: 24 abr. 2024.

24. Watzlawick P, Beavin JH, Jackson DJ. Pragmática da comunicação humana. São Paulo: Cultrix; 1967.

25. Mattos F. Comunicação não-violenta: o que é e como praticar [Internet]. Papo de Homem; 2013. Disponível em: http://www.papodehomem.com.br/comunicacao-nao-violenta-o-que-e-e-como-praticar. Acesso em: 24 abr. 2024.

26. Rosenberg MB. Comunicação não violenta: técnicas para aprimorar relacionamentos pessoais e profissionais. 3. ed. São Paulo: Summus; 2006.

27. World Health Organization/Unicef. Aconselhamento em amamentação. Um curso de treinamento. Guia do treinador. Breastfeeding counselling: a training course. Geneva: World Health Organization/Unicef; 1993.

28. Bassichetto KC, Rea MF. Aconselhamento em alimentação infantil: contribuição para a discussão dos pressupostos teóricos. Saúde Coletiva. 2010;(42):189-94.

29. Araujo IC, Freire JC. Os valores e a sua importância para a teoria da clínica da abordagem centrada na pessoa. Rev. abordagem gestalt Goiânia.2014; 20(1): 86-93. Disponível em: http://pepsic.bvsalud.org/scielo.php?script=sci_arttext&pid=S1809-68672014000100012&lng=pt&nrm=iso. Acesso em: 24 abr. 2024.

30. Savage KF. Como ajudar as mães a amamentar. 4. ed. Brasília: Ministério da Saúde; 2001.

31. Curso de Aconselhamento em Alimentação de Lactentes e Crianças de Primeira Infância [Internet]. IBFAN Brasil; 2013. Disponível em: http://www.ibfan.org.br/site/cursos/aconselhamento-em-alimentacao-de-lactentes-e-criancas-de-primeira-infancia-um-curso-integrado.html. Acesso em: 24 abr. 2024.

CAPÍTULO 36

Pai em Cena: Presença Paterna na Semana Mundial de Amamentação

Marcos Nascimento • Camylla Sales

Introdução

Quando fomos convidados para contribuir com um texto sobre paternidade nesta obra, perguntamo-nos qual seria a melhor maneira de colaborar com o debate. Muito se tem escrito sobre participação paterna no cuidado dos(as) filhos(as), na importância para o seu desenvolvimento cognitivo, motor e emocional, e nas contribuições para a divisão de tarefas do cuidado entre mulheres e homens.[1] No entanto, no universo da amamentação, sua presença pode ser considerada tímida, ainda que desejada e estimulada.

Nesse sentido, nosso objeto de reflexão se dirige às campanhas de amamentação e de que modo os pais vêm sendo inseridos. Sabemos que, cada vez mais, as estratégias de comunicação têm sido importantes para divulgar boas práticas embasadas em estudos científicos e capazes de fomentar diálogos entre a sociedade e o setor de Saúde. Dessa maneira, dividimos nossas reflexões em três seções: um breve panorama sobre a amamentação no Brasil; a situação da paternidade na realidade brasileira, a partir do diálogo com a Política Nacional de Atenção Integral à Saúde do Homem (PNAISH); e uma reflexão sobre as campanhas da Semana Mundial da Amamentação (SMAM). Por fim, compartilhamos algumas preocupações e pistas oriundas dessas reflexões para o engajamento paterno.

Aleitamento humano e seus desafios (ainda) contemporâneos: um breve panorama

Há um consenso científico bem estabelecido acerca da superioridade do leite humano, considerado o padrão-ouro para alimentação de bebês, e que segundo recomendações de uma série de órgãos de Saúde e outras organizações, deve ser oferecido exclusivamente até o 6º mês de vida e continuado até os 2 anos ou mais. Além de proteger o bebê de diarreias, pneumonias, infecções e alergias, possibilita melhor desenvolvimento do sistema nervoso e reduz o risco de desenvolvimento de doenças crônicas não transmissíveis na vida adulta, entre elas hipertensão, diabetes, obesidade e alguns tipos de câncer, diminui a taxa de mortalidade em crianças menores de 5 anos[2,3] e está associado à menor prevalência de transtornos mentais comuns na adolescência.[4] Sua prática também é considerada fator de proteção para a mãe, uma vez que reduz o risco de desenvolvimento de câncer de mama e de colo do útero.[5] Além disso, a amamentação pode ser um facilitador do vínculo entre mãe e filho, contribuindo para a saúde mental materna.

A amamentação tem inúmeras vantagens, que vão desde as propriedades inigualáveis do leite materno[a] até questões econômicas envolvidas em sua realização, já que não gera alto custo financeiro para a família quando comparada ao leite artificial, o que faz com que seus benefícios se estendam para o bebê, a mulher, a família e o Estado. É uma prática que, embora determinada biologicamente, é influenciada socioculturalmente e tem sofrido diversas modificações ao longo da história, sendo considerada um híbrido de natureza e cultura. Os condicionantes sociais, econômicos, políticos e culturais possibilitaram que se tornasse um ato regulável pela sociedade e que fosse caracterizada como um bem social compartilhado.[6]

De acordo com o Estudo Nacional de Alimentação e Nutrição Infantil (ENANI-2019),[7] a prevalência de aleitamento materno exclusivo (AME) nos menores de 6 meses de vida foi de 45,8%, e a de aleitamento materno continuado no primeiro ano (dos 12 aos 23 meses de vida) foi de 43,6%. Embora essas taxas sejam expressivas e tenham aumentado nos últimos anos, continuam abaixo do preconizado pela Organização Mundial da Saúde (OMS), que tem como uma das metas de nutrição da Agenda 2030 ter 70% das crianças amamentadas de maneira exclusiva por pelo menos 6 meses, além de haver grande proporção de crianças fazendo uso de bicos artificiais (chupeta e mamadeira), o que pode interferir negativamente na continuidade da amamentação.

Apesar da comprovação científica acerca das vantagens da amamentação e de sua ampla divulgação, o desmame precoce ainda tem altas taxas no Brasil, revelando o paradoxo resultante do descompasso entre o avanço do conhecimento científico e da amamentação como prática socialmente construída: "todas as vantagens da amamentação descobertas pela ciência e difundidas na sociedade não têm sido suficientes para garantir a introjeção de valores culturais capazes de reverter a sempre presente tendência ao desmame".[6]

Diversas causas podem influenciar no sucesso da amamentação, entre elas estão o crescimento da indústria de leite artificial, a falta de rede de apoio à mãe que amamenta e a pouca informação da população sobre os benefícios do aleitamento materno para

---

[a]Neste texto, optou-se por utilizar tanto a nomenclatura "leite materno" – ainda predominante – quanto "leite humano". É importante destacar que homens trans podem ser pais e amamentar seus bebês.

toda a sociedade. Por isso, é necessário que tal prática continue a ser difundida e estimulada e que se possa identificar os fatores que contribuem ou dificultam sua efetivação, e, a partir disso, intervir de modo a promover mudanças nessa seara. Para que haja maiores chances de sucesso, é necessário que a família receba informação de qualidade e se prepare para a amamentação desde o pré-natal; a dupla precisa ser apoiada e ter seus desejos respeitados para que consiga estabelecer o aleitamento materno adequadamente e dar prosseguimento a essa prática de acordo com as recomendações oficiais.[8]

A amamentação costuma ser uma prática romantizada e comumente representada como ato de amor da mãe para com o filho; pouco se fala sobre as dificuldades envolvidas no processo e as possíveis intercorrências (p. ex., ingurgitamentos, fissuras, mastite etc.). Entretanto, não deve ser compreendida como uma decisão pessoal da mãe e/ou da família, uma vez que se encontra conectada a uma rede de outros eventos sociais, econômicos e políticos.

Embora se cobre da família que o bebê seja exclusivamente amamentado até os 6 meses de vida e que a amamentação seja oferecida de maneira complementar por mais tempo, os direitos trabalhistas, por exemplo, não acompanham essas recomendações. A licença-maternidade tem duração de 120 dias, para a maior parte das mulheres, e a licença-paternidade de apenas 5 dias, para a maioria dos homens, o que dificulta, quando não inviabiliza, o estabelecimento e a manutenção do aleitamento. Além disso, não podemos esquecer que há um número significativo de pessoas que trabalham na informalidade e, por isso, não têm acesso a direitos trabalhistas, o que dificulta ainda mais a possibilidade do aleitamento por tempo prolongado.

A teoria econômica clássica considera tempo de trabalho aquele dedicado ao mercado formal, por meio do qual se obtém uma contrapartida financeira, desconsiderando o tempo destinado aos cuidados pessoais, com a casa e a família, por exemplo. Entretanto, teorias feministas sobre a economia chamam atenção para o fato de que comparar trabalho doméstico ao tempo gasto com ócio e lazer, torna invisível esse trabalho de cuidado e manutenção da vida, que é majoritariamente realizado pelas mulheres e essencial para a sociedade.[9]

Se considerarmos a amamentação enquanto direito da criança e da mãe, é necessário também pensar em como efetivá-la; para isso, deve-se atentar para o atual sistema econômico global, marcado pela desigualdade de gênero e pela discriminação contra as mulheres, que é sustentado, em grande medida, pela divisão assimétrica de responsabilidades nas atividades de cuidado, estereótipos de gênero e lacunas nas leis e nas políticas.[10]

O pensamento econômico dominante aumenta as desigualdades estruturais quando não reconhece o valor econômico do trabalho doméstico e de cuidado, que são geralmente não remunerados, privilegiando assim as políticas macroeconômicas masculinas que são prejudiciais às mulheres[11] e que afastam os homens das atividades de cuidado e manutenção da vida humana. O trabalho reprodutivo é considerado trabalho improdutivo e não entra no cálculo econômico dos países.

A partir desse cenário, é preciso reconhecer que estudos apontam a importância e a influência paterna no processo de amamentação, uma vez que o pai é considerado figura de apoio e incentivo para a nutriz. A maior parte deles pontua a necessidade

de participação do pai desde o pré-natal, devendo ele ser incluído nas orientações sobre aleitamento, uma vez que isso contribui na adaptação à chegada do bebê e no manejo da amamentação, e está associado a menores índices de desmame. Considerando isso, destaca-se a necessidade de mais ações educativas e maior estímulo para a participação do pai nesse processo.[12,13]

Quando os pais falam sobre sua inserção no processo de amamentação, colocam-se como apoio para possibilitar que a mulher se dedique a amamentar e assumem funções com a casa e outros filhos, até mesmo orientações quanto ao posicionamento correto do lactente e a técnica adequada para extração de leite, garantindo tranquilidade para que a mãe mantenha sua produção e para que ela esteja disponível e confortável. As principais dificuldades relatadas por eles têm a ver com o afastamento da residência em virtude do trabalho e do lugar de provedor e com a falta de experiência nas atividades de cuidado com os filhos e a casa. Quanto às questões de gênero, alguns afirmam ter vergonha de assumir as funções de cuidado quando há outras pessoas presentes na casa e mesmo de falar sobre isso. O estudo mostra que a função do pai avança para além da realização das tarefas cotidianas de manutenção da casa e cuidado com os outros filhos e que eles podem oferecer incentivo e apoio ao processo do aleitamento.[14] Além disso, os pais têm interesse e se mostram satisfeitos por prestarem cuidados aos filhos e terem sua colaboração reconhecida pelas parceiras, considerando que suas ações contribuem para o sucesso da amamentação.[15,16]

No contexto atual, tem-se observado mudanças em como a parentalidade e suas funções têm se reorganizado, sendo cada vez mais frequente o interesse de mães e pais para que haja maior participação dos homens nas funções de cuidado com os filhos.[17] Ainda assim, em virtude das diferenças marcadas pelo gênero, é comum que o papel do pai quanto ao ciclo gravídico-puerperal seja o de "expectador".

Embora a amamentação tenha relação direta com o corpo feminino, a construção das funções parentais e mesmo as possibilidades de apoio ao aleitamento não se limitam a ele, de modo que os atravessamentos corporais relacionados com a reprodução "funcionam como oportunidades, desafios e riscos para a construção da parentalidade",[18] mas não precisam ser determinantes. Por meio do uso de utensílios, de preferência aqueles que oferecem menos risco à amamentação, por exemplo, o copinho, o leite humano pode ser oferecido de outras formas que não diretamente na mama materna. Ou seja, o pai pode participar desse processo de muitas maneiras; ainda sim, há ausência ou tímida atuação na amamentação.

Duas revisões sistemáticas que enfocam a participação paterna no processo de amamentação[19,20] merecem destaque. Ambas apontam para a importância do papel do pai na amamentação e como sua colaboração parece contribuir para a promoção do aleitamento materno. Quando pais e mães foram alvos das intervenções, houve redução no uso de fórmula láctea, e o bebê teve 2 vezes mais chances de ser amamentado exclusivamente por 6 meses, conforme preconizado. Além disso, intervenções realizadas antes e depois do parto e com o recém-nascido (RN) melhoraram as taxas de amamentação exclusiva aos 3, 4 e 6 meses de vida do lactente.

Esse cenário nos provoca pensar que o trabalho do cuidado, no caso específico do aleitamento, envolve questões biológicas, culturais, sociais, políticas e econômicas, que merecem ser vistas à luz das questões de gênero, alertando para as assimetrias ainda persistentes entre homens e mulheres, e estimulando novas possibilidades de arranjos de cuidado frente às demandas contemporâneas.

Paternidade e cuidado: desafios para o campo da Saúde

A paternidade tem sido objeto de reflexão de diferentes estudos em todo o mundo.[21] A demanda pela participação dos homens na esfera do cuidado das crianças remonta a inúmeras interpelações de movimentos sociais e de compromissos assumidos pelo Brasil, que incluem desde os programas de ação das Conferências Internacionais sobre População e Desenvolvimento (1994) e sobre Mulheres (1995) até os Objetivos do Desenvolvimento Sustentável (ODS) que foram pactuados em 2015 pela Organização das Nações Unidas (ONU), com o objetivo de tornar o mundo um lugar mais justo, sustentável e menos desigual.

De maneira geral, persistia o entendimento de que o trabalho masculino no cuidado era o de ser o provedor financeiro da casa, a partir da ideia de que o trabalho do cuidado e o reprodutivo eram pertinentes à esfera da vida privada, e o trabalho produtivo e remunerado, da esfera pública, cabendo, portanto, aos homens.[22] Contudo, esse cenário tem se alterado cada vez mais em todo o mundo, embora permaneçam desigualdades no uso do tempo em tarefas do cuidado, nas legislações que afetam diretamente esse trabalho, como a licença-paternidade ou a licença parental.

No caso brasileiro, estudos apontam um conjunto de questões relacionadas com homens no cenário da paternidade que ainda são desafiadoras: o usufruto da licença-paternidade; a possibilidade de acompanhar o parto e o nascimento do(a) filho(a), no pleno direito da lei do acompanhante, vigente desde 2005;[b] ser pai na adolescência; a homoparentalidade masculina, entre tantas outras.[23,24]

No campo da Saúde, vale destacar que, desde 2009, o Brasil conta com uma PNAISH, sendo um dos poucos países do mundo a ter uma política de Saúde específica para a população masculina. Voltada para homens entre 20 e 59 anos, a política se articula em torno de alguns eixos temáticos de atuação,[c] entre eles o eixo referente à paternidade e ao cuidado. E a paternidade tem sido considerada como um momento singular na trajetória dos homens, representando maior interação deles com o sistema de Saúde, não por adoecimento, mas pelo momento específico de atenção ao pré-natal e da promoção da saúde da(o) parceira(o) durante todo o ciclo gravídico-puerperal.[17]

Desde seu lançamento, a PNAISH busca fomentar a participação dos homens no exercício da paternidade por meio de estratégias de comunicação; contribuir para os debates de

políticas públicas de Saúde intersetorial, sobretudo com a saúde da mulher e a saúde da criança; e produzir conhecimentos sobre o tema, a partir da articulação com centros de pesquisas e universidades. A partir de 2011, o Ministério da Saúde (MS) passou a estimular a participação de homens no pré-natal, não somente para acompanhar as consultas da gestante, mas também para cuidar da sua própria saúde. Segundo o MS:

> A PNAISH aposta na perspectiva da inclusão do tema da paternidade e cuidado, por meio do Pré-Natal do Parceiro, nos debates e nas ações voltadas para o planejamento reprodutivo como uma estratégia essencial para qualificar a atenção à gestação, ao parto e ao nascimento, estreitando a relação entre trabalhadores de saúde, comunidade e, sobretudo, aprimorando os vínculos afetivos familiares dos usuários e das usuárias nos serviços ofertados.[d]

Um dos desafios se refere à plena implementação da PNAISH em todo o país e, em particular, a estratégia do pré-natal do pai/parceiro. A literatura aponta que há inúmeros desafios referentes à gestão, à formação dos(as) trabalhadores(as) da Saúde no acolhimento aos homens nos serviços de Saúde, bem como de estratégias de mobilização dos homens para o desenvolvimento de uma cultura do cuidado em Saúde, especialmente para a atenção primária em Saúde.[25]

No entanto, há um crescente investimento na produção de conhecimento e da articulação com políticas públicas e movimentos sociais que buscam trazer o pai para a "cena do cuidado". O cuidado deve ser entendido, aqui, não somente como um atributo de interesse do mundo privado, como o cuidado com as crianças e os idosos, mas também como uma ética e uma política de vida.

O desenvolvimento de uma cultura do cuidado que envolve o investimento em processos de mudanças pessoais e de estrutura social para a participação dos homens na esfera do mundo privado deve ser visto como parte de uma agenda política mais ampla de promoção da igualdade de gênero e fomentando a redução das assimetrias na divisão sexual do trabalho do cuidado.[26]

Paternidade, aleitamento e estratégias de comunicação em Saúde

A OMS destaca a amamentação como direito humano e aponta a necessidade de ela ser protegida da indústria de produtos lácteos, que tem grande força econômica e utiliza-se de subterfúgios enganosos para sua publicidade, convocando os países a regular a comercialização desses itens e fiscalizar o marketing.[27]

Com o objetivo de promover o aleitamento humano, uma série de órgãos internacionais, organizações não governamentais (ONGs) e outros, investem na produção de materiais e campanhas de divulgação. Neste trabalho nos deteremos em detalhes a uma delas: a SMAM.

A SMAM tem destacado a complexidade do processo de amamentação e investido em informar a população sobre a necessidade de haver o envolvimento de outros atores para que sejam alcançadas as metas estabelecidas para AME e redução de desmame precoce. Começa com o Dia Mundial da Amamentação

---

[b]A Lei nº 11.108, de 2005, determina que os "serviços de saúde do Sistema Único de Saúde – SUS, da rede própria ou conveniada, ficam obrigados a permitir a presença, junto à parturiente, de 1 (um) acompanhante durante todo o período de trabalho de parto, parto e pós-parto imediato". Esse acompanhante deve ser indicado pela parturiente.

[c]Os demais eixos são: "Acesso e Acolhimento"; "Saúde Sexual e Saúde Reprodutiva"; "Doenças prevalentes na população masculina"; e "Prevenção de Violências e Acidentes".

[d]Disponível em: https://www.gov.br/saude/pt-br/assuntos/saude-de-a-a-z/g/gravidez/pre-natal. Acesso em: 20 ago. 2023.

(1º de agosto), que marca o início do Agosto Dourado, mês dedicado à promoção do aleitamento materno no Brasil, cuja cor foi escolhida por remeter ao padrão-ouro de qualidade atribuído ao leite humano, e que foi instituído em 2017 como Mês do Aleitamento Materno.

Durante esse período, ocorrem atividades que visam incentivar o aleitamento exclusivo até o 6º mês de vida e continuado até os 2 anos ou mais, por meio de uma intensa agenda de atividades presenciais e nas redes sociais, desenvolvidas pela OMS, pela Organização Pan-Americana da Saúde (OPAS), pelo MS, pela Sociedade Brasileira de Pediatria (SBP) e por outros órgãos de Saúde envolvidos com a temática. Desde 2016, o tema da SMAM está alinhado aos ODS, e, em 2018, uma resolução da Assembleia Mundial da Saúde endossou a SMAM como uma importante estratégia de promoção do aleitamento materno.

A SMAM ocorre no Brasil e no mundo há mais de 30 anos (desde 1992), acompanhando a World Breastfeeding Week (WBW), que foi criada pela Aliança Mundial para Ação em Aleitamento Materno (WABA, do inglês *World Alliance for Breastfeeding Action*), que reúne organizações internacionais e de referência no tema, como a Rede Internacional em Defesa do Direito de Amamentar (IBFAN), a La Leche League Internacional (LLLI), a Associação International de Consultores em Lactação (ILCA), a Wellstart Internacional e a Academia de Medicina da Amamentação (ABM), com apoio do Fundo das Nações Unidas para a Infância (Unicef), da OMS e da OPAS.[28]

A cada ano, a WABA define um *slogan* para a WBW e os países signatários têm liberdade de adaptá-lo de acordo com a sua realidade. No Brasil é comum que haja alterações significativas no *slogan*.[28] Em 2020, por exemplo, enquanto o tema proposto pela WABA foi "Apoie o Aleitamento Materno por um Planeta Saudável", a SMAM adotou o *slogan* "Apoie a amamentação: proteger o futuro é papel de todos".

De acordo com o Departamento de Ações de Aleitamento Materno do MS, a SMAM tem como principal objetivo aumentar as taxas de aleitamento materno, exclusivo e continuado, tendo um público-alvo amplo e diversificado, buscando atingir o maior número possível de pessoas. Por isso, diversos materiais são produzidos (p. ex., cartazes, vídeos, *folders*, folhetos, *banners*, entre outros) e destinados a diferentes públicos, e, para isso, busca-se considerar suas necessidades e preferências para essa elaboração. Os materiais destinados aos profissionais da Saúde, por exemplo, utilizam linguagem e informações bem distintas daqueles destinados à população.[28]

Todo o material utilizado na SMAM, inclusive os cartazes que são destinados ao público em geral, comumente a peça mais divulgada da campanha, são produzidos por agências de publicidade a partir da encomenda do MS. Após a confecção, são distribuídos para estados e municípios,[28] e, mais recentemente, com o advento da tecnologia e das redes sociais, amplamente divulgados nas mídias digitais.

Ao analisar cartilhas do MS sobre promoção ao aleitamento materno, Kalil[28] observou que os discursos presentes são individualizados, atribuindo à mulher a maior responsabilidade pelo sucesso da amamentação, sem considerar suas próprias vivências e os sentidos por elas atribuídos a essa prática. Nesses materiais, a mulher é colocada como um instrumento que fornece o alimento ideal para a saúde e o desenvolvimento do seu filho, não sendo mencionados aspectos da sua subjetividade, como percepções, sentidos e dores, havendo um silenciamento das perspectivas da mulher sobre esse processo.

Nos últimos anos, entretanto, parece que a mulher tem ganhado espaço e importância na SMAM, o que pode também estar contribuindo para aumentar os índices de aleitamento no Brasil, com a mulher deixando de ser vista apenas como aquela que produz e/ou fornece o leite e passando a ser vista como alguém que precisa de acolhimento, apoio e atenção, principalmente em casos mais complexos (p. ex., prematuridade, comorbidades, intercorrências).

Considerando a importância paterna no processo de amamentação,[15,16,19,20] o objetivo deste trabalho foi identificar como a figura do pai aparece nos principais cartazes da SMAM. Aqui nos deteremos a analisar os cartazes destinados ao público em geral, comumente a peça mais divulgada da campanha. Para isso foram coletados no portal do MS, no *site* da SBP ou em *sites* de internet, os cartazes que servem para a divulgação da SMAM.

No Brasil, as campanhas da SMAM foram inicialmente realizadas por ONGs e a partir de 2009 passam à responsabilidade do MS em parceria com a SBP. Entre os anos 2009 e 2023, temos 25 campanhas. As campanhas de 1999 a 2010 são estreladas exclusivamente por figuras públicas, populares na grande mídia, principalmente atrizes e cantoras, chamadas "madrinhas". O ano de 2011 é o primeiro que traz pessoas anônimas como protagonistas. As quatro campanhas seguintes, até o ano de 2015, mantêm a figura da madrinha/padrinho, ainda que não apareça diretamente em todas elas. A campanha de 2015, por exemplo, tem um apresentador de TV como padrinho, ele apontado como apoio junto a profissionais da Saúde e outras categorias, mas os cartazes são estampados por uma mãe anônima amamentando seu bebê. Após esse ano, apenas a campanha de 2018 conta com a participação de uma celebridade em seus materiais principais. O MS abandonou a estratégia de ter uma madrinha ou padrinho para a campanha e passou a optar por pessoas comuns.

Como dito anteriormente, por muitos anos, a estratégia publicitária da SMAM foi a de escolher uma madrinha ou padrinho famoso para estrelar a campanha. Acreditava-se que ter alguém conhecido do público chama atenção dos veículos de comunicação e gera identificação. Embora seja destinada ao público geral, à medida que se escolhe uma celebridade da televisão como estrela, passa a haver um recorte socioeconômico do público a que se destina, uma vez que a maioria das pessoas que assiste à televisão aberta no Brasil pertence a uma parcela da população com menor poder aquisitivo, que também representa a população que depende exclusivamente do SUS.[28]

Até 2018, a figura do pai ou companheiro praticamente não está presente nos cartazes – as exceções são os anos de 2007, 2013 e 2015 (essas campanhas, embora tragam a figura do pai, não serão analisadas aqui[e]). Ou seja, nos primeiros 19 anos da SMAM sob a responsabilidade do MS, o pai aparece em apenas três campanhas. Em todas as campanhas há uma mulher amamentando. Na maioria delas, trata-se de um bebê pequeno, que aparenta ter menos de 6 meses de vida. Poucas delas trazem uma criança de mais idade

---

[e]Optou-se por analisar as campanhas após 2017, ano em que o MS estimula adesão à licença-paternidade ampliada e a partir do qual a presença paterna é constante nos cartazes.

mamando. Embora a amamentação seja recomendada por 2 anos ou mais, isso pode ser indicativo de que o interesse maior está em aumentar os índices para os bebês menores. Além disso, não é comum vermos crianças maiores de 2 anos mamando.

Ao analisar as campanhas da SMAM até 2014, Kalil[28] chama atenção para a ausência da figura do pai ou companheiro ao lado da mulher e aponta que isso pode ter relação com a ausência da figura do companheiro em muitas famílias, sendo as mulheres as únicas responsáveis pela manutenção da casa e dos filhos; e ao fato de a amamentação estar restrita ao universo feminino e o trabalho de cuidado com os filhos ter sido por muito tempo considerado exclusivo das mulheres.

O ano de 2017 tem uma particularidade, embora o cartaz principal apresente apenas uma mulher branca amamentando seu bebê. A campanha destaca a importância da participação do pai, além dos familiares, educadores, artistas, profissionais da Saúde, empresários, gestores, juristas e sociedade civil, atuando juntos na defesa do direito das mulheres de amamentarem.

Foi nesse ano que o Brasil propôs a ampliação da licença-paternidade de cinco para até 20 dias e o MS buscou conscientizar os empregadores acerca dos benefícios dessa amplificação para toda a sociedade, bem como do compromisso coletivo com a promoção da amamentação. Tal benefício está dentro do Programa Empresa Cidadã,[f] e no caso dos trabalhadores cujo regime é vinculado à Consolidação das Leis Trabalhistas (CLT), pode exigir comprovação do envolvimento do pai por meio de declaração do profissional da Saúde informando sua participação no pré-natal, em atividades educativas durante a gestação, visita à maternidade ou comprovante do curso *online* "Pai presente: cuidado e compromisso",[g] promovido pelo MS.

Poucos avanços ocorreram desde então. A ampliação da licença-paternidade, mesmo em apenas 15 dias, segue ocorrendo principalmente no serviço público e em algumas poucas empresas, geralmente de grande porte. Nos últimos anos, inclusive, na mesma direção da retirada de direitos ocorrida no Brasil, houve redução no número de empresas que aderiram ao Programa da Receita Federal Empresa Cidadã e que optaram por renunciar a benefícios fiscais em troca da ampliação de direitos dos trabalhadores. E, embora venha se observando um aumento nas iniciativas de empregadores que oferecem aos homens trabalhadores licenças maiores, ainda é algo pouco representativo.

A licença estendida permite que o pai esteja por mais tempo com a família e possibilita atenuar um pouco a grande desigualdade existente nas tarefas de cuidado. A manutenção da licença-paternidade (de 5 a 20 dias) e da licença-maternidade (de 120 a 180 dias) aquém do necessário afeta bastante as carreiras das mulheres e a divisão de tarefas entre mães e pais. O aumento de ambas as licenças poderá contribuir com a redução dessas discrepâncias, tanto no âmbito do trabalho da mulher quanto na esfera doméstica.

---

[f]O Programa Empresa Cidadã (Lei nº 11.770/2008) tem adesão voluntária e é mantido pela Receita Federal, que oferece benefícios fiscais às empresas que oferecem licença-maternidade e licença-paternidade estendidas a seus empregados.

[g]Curso oferecido de forma *online* e gratuita pela plataforma AVASUS e que pode ser utilizado para comprovar orientação sobre paternidade para o pedido de extensão da licença.

Considerando que a partir da SMAM 2018 o pai está em todas as campanhas, selecionamos para avaliação as últimas seis SMAM (2018 a 2023). Os cartazes foram analisados por meio da descrição analítica das imagens e do texto escrito, com vistas a compreender como o pai é apresentado e se as orientações são direcionadas a ele, além de outras informações consideradas relevantes sobre a campanha.

Por meio da descrição e da análise dos cartazes, buscou-se observar as semelhanças e as diferenças entre eles e que pistas são possíveis de identificar com relação ao lugar ocupado pelo pai nessas campanhas e de que modo ele é interlocutor delas. A presença do pai, a partir de 2018, indica uma tendência de maior valorização dessa presença no processo de aleitamento nos discursos oficiais do MS.

Os cartazes constituem materiais educativos e seu objetivo, especificamente nesse caso, é sensibilizar a população para o tema. A comunicação é essencialmente uma relação, o que significa dizer que envolve ao menos dois atores, instâncias etc., e a capacidade de comunicar é diretamente influenciada pela de contextualizar, pois, para que seja efetiva, é necessário estar atento ao contexto em que se realiza, uma vez que o compartilhamento prévio de informações e símbolos aparece como condição para que a comunicação ocorra. Desse modo, trazer os homens nas campanhas de amamentação é chamar atenção para a importância de sua participação nessa cena.[29] A comunicação está vinculada a um projeto ético de sociedade e deve estar comprometida com o aperfeiçoamento do SUS, uma vez que é capaz de promover mudanças nas condições de saúde da população.[29]

Cartazes e seus "discursos"

Todos os cartazes têm a logo do SUS, do MS, da WABA e da SBP. Além disso, trazem o número do Disque Saúde (136) e indicações sobre as redes sociais do MS e a página na qual é possível encontrar mais informações sobre a campanha, com a indicação de *site*, QR code, *hashtag* etc. Trazem também um texto curto destacando a importância da amamentação e elementos que podem ser associados ao contexto político, como as cores de fundo. Para esta análise, assumiremos que os homens que estão nas imagens são os pais das crianças e companheiros das mulheres, embora saibamos que há muitas configurações possíveis de família e outras formas de pensar a parentalidade.

A campanha de 2018 (Figura 36.1) é estrelada pela atriz Sheron Menezzes, que aparece amamentando o filho Benjamim, enquanto é abraçada pelo companheiro Saulo. Sheron é uma conhecida atriz de televisão, tendo atuado em uma série de novelas na Rede Globo, ambos são padrinhos da campanha e seus nomes aparecem no cartaz. Aparecem sorridentes e bem penteados, e foram fotografados de frente, olhando para o bebê que parece dormir enquanto mama apoiado no braço esquerdo da mãe que está sob o braço direito do pai; a mãe segura sua mãozinha com a mão direita. Na imagem, eles aparentam estar sentados e não é possível dizer em que ambiente estão, uma vez que a foto se limita ao rosto e ao tronco dos três, que estão utilizando roupas em tons claros, e há alguns ramos de folhas desenhados saindo das laterais do cartaz em direção ao centro. Está em destaque a frase: "Amamentação é a base da vida", tema desse ano, seguida do seguinte texto, em letras menores: "Amamente seu filho até os dois anos ou mais. Nos primeiros seis meses, dê sempre leite do peito. Amamentação proporciona uma vida mais saudável para as crianças e é bom para a saúde das mães também". Logo em seguida, está em negrito: "Os benefícios da amamentação permanecem por toda a vida". A campanha desse ano reforça a importância do leite materno para o desenvolvimento e a proteção da criança nos dois primeiros anos ou mais. O cartaz está disponível nas posições vertical e horizontal.

Sheron é uma mulher negra e seu companheiro um homem branco, de modo que o casal configura um relacionamento inter-racial. A maneira como ele aparece na imagem parece ocupar um lugar de proteção e apoio para a mãe e o bebê.

O cartaz da campanha de 2019 (Figura 36.2), segundo ano do governo cujo *slogan* continha a bandeira e seguida das palavras "Pátria Amada Brasil", apresentava uma família deitada em travesseiros sobre um local acolchoado que parece ser uma cama, ambos de cores claras. Eles estão bem juntos e sorridentes. A mãe amamenta o bebê, que veste um *body* e está apoiado em seu braço esquerdo, enquanto olha para o pai da criança, que está em sua frente e a olha de volta sorridente, enquanto apoia sua mão esquerda sobre a dela. Atrás da mãe está uma menina, aparentemente no fim da infância ou início da adolescência, que levanta a cabeça para olhar para o bebê por sobre o ombro da mãe. O bebê está mamando e segurando o casaco da mãe com a mão esquerda. Há novamente uma relação inter-racial: o homem é negro e a mulher é branca.

No cartaz dessa campanha, destaca-se a frase: "AMAMENTAÇÃO – Incentive a família, alimente a vida." Os demais textos estão em fundo amarelo, que se destaca nas cores neutras utilizadas no resto da imagem, e dizem: "Amamente seu filho até os dois anos ou mais. Nos primeiros seis meses, dê somente leite do peito"; mais abaixo, está em negrito: "Amamentar é importante para os bebês, a família e a sociedade", seguido de: "Por isso, apoie e contribua para que mais mulheres amamentem seus filhos". O texto desse cartaz é muito semelhante ao do ano anterior.

O modo como a família está disposta e a descontração apresentada na cena nos remetem ao ambiente da casa. Há um momento de interação familiar, no qual é possível que a amamentação aconteça.

A SMAM de 2020 (Figura 36.3) tem como tema "Apoie a amamentação. Proteger o futuro é papel de todos", que aparece em texto destacado. O cartaz dessa campanha, que aconteceu no primeiro ano da pandemia da covid-19, traz a imagem de uma mulher branca sentada com um bebê pequeno mamando, apoiado em seu braço esquerdo, em um local que remete a um serviço de Saúde. Ela parece estar sendo auxiliada por uma profissional da Saúde, uma mulher negra que está de pé, apoiando a cabeça do bebê com a mão direita, enquanto está com a mão esquerda nas costas da mãe. Também de pé está o companheiro da mulher, um homem branco, parcialmente atrás da cadeira e com a mão esquerda apoiada em seu ombro. Os três estão com

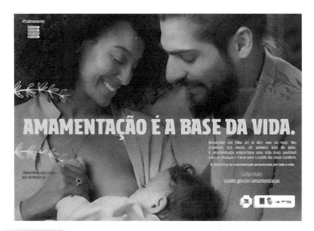

FIGURA 36.1 SMAM 2018 – Amamentação é a base da vida.

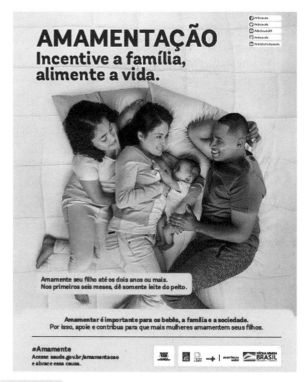

FIGURA 36.2 SMAM 2019 – Amamentação: incentive a família, alimente a vida.

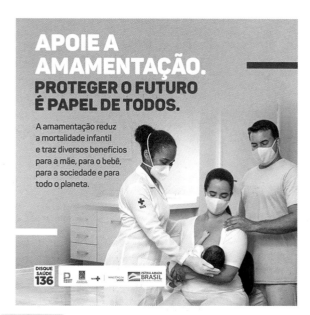

FIGURA 36.3 SMAM 2020 – Apoie a amamentação. Proteger o futuro é papel de todos.

os olhos voltados para o bebê e utilizando máscara facial. O casal parece estar usando máscaras de tecido, enquanto a profissional da Saúde, que veste um jaleco e calça luvas, está com uma máscara N95. As cores utilizadas no cartaz são suaves e em tons de rosa; a mãe, a profissional da Saúde e o bebê usam roupas brancas e o pai está usando uma blusa rosa. Na classificação de gênero que vigora em nossa sociedade, a cor rosa remete ao universo feminino. Será que um cartaz com essas cores chama a atenção dos pais? Quais pais se identificariam com esse cartaz?

O restante do texto diz: "A amamentação reduz a mortalidade infantil e traz diversos benefícios para a mãe, para o bebê, para a sociedade e para todo o planeta.". Diferentemente dos cartazes anteriores, além de destacar os benefícios da amamentação, o foco está no apoio à mulher. Todos estão voltados para auxiliá-la a amamentar, ao mesmo tempo em que se destaca o papel de todos e traz o profissional da Saúde para a cena.

Embora amamentar seja erroneamente associado a algo instintivo e natural, muitas são as intercorrências relacionadas com o aleitamento humano, e é fundamental que as famílias sejam apoiadas nesse processo e que saibam a quem recorrer em caso de dificuldades, de modo que a presença do profissional da Saúde chama a atenção para isso. O pai deve fazer parte do pré e do pós-parto e sua presença deve ser considerada pelos profissionais nesse momento; sua participação e auxílio contribuem com melhores desfechos na amamentação.

A SMAM 2021 (Figura 36.4) traz uma família negra, com um casal sorridente e olhando para o bebê, em uma imagem que muito se assemelha a da SMAM 2018. A principal diferença é que eles são fotografados de lado, com o bebê em primeiro plano, enquanto mama e retribui o olhar da mãe. Não há objetos como plano de fundo da foto. A mãe segura o bebê com a mão esquerda, enquanto o pai o toca com a mão esquerda; ele parece estar na lateral da mãe. O *slogan* "Todos pela amamentação: é proteção para a vida inteira" aparece em destaque, seguido do texto: "A amamentação é indicada até os 2 anos ou mais e, de forma exclusiva, nos primeiros 6 meses da criança. Proteger a amamentação é reponsabilidade de todos". Essa última frase foi grafada em negrito, diferenciando-se do restante do texto.

O cartaz da SMAM 2022 (Figura 36.5) traz em destaque o texto: "Apoiar a amamentação é cuidar do futuro". Em letras menores, há o seguinte texto: "Amamentar faz bem para a mulher, para a criança e para toda a sociedade. Por isso, informe-se sobre como você pode apoiar essa prática que faz toda a diferença para o futuro.

Fortalecer a amamentação: educando e apoiando" – sendo essa última frase o *slogan* da campanha. O cartaz traz também um quadro com os seguintes tópicos: "O leite materno protege o bebê de infecções, diarreias e alergias"; "Amamente o seu filho até os 2 anos de vida ou mais"; "Nos 6 primeiros meses, dê somente leite do peito"; "Busque orientação com um profissional da Saúde". É o cartaz com maior volume de texto, destacando os benefícios da amamentação, convocando a participação de todos e pontuando a necessidade de buscar orientação com profissional.

A foto, que tem a cor rosa sobressalente, contando inclusive com objetos nessa cor, apresenta uma família em um ambiente que remete à sala de uma casa. A mãe, uma mulher branca, está amamentando um bebê pequeno sentada no sofá, enquanto o pai, um homem negro, brinca com uma criança pequena (cerca de 2 anos), ambos sentados no chão, no tapete em frente ao sofá. Enquanto a mãe está voltada para o bebê pequeno e o amamenta olhando serenamente para ele, o pai está também sorridente e dedicado a brincar com a criança mais velha. O ambiente é arrumado, com poucos objetos e transmite harmonia e tranquilidade a quem vê.

A SMAM 2023 (Figura 36.6), cujo *slogan* é "Apoie a amamentação: faça a diferença para mães e pais que trabalham", traz o seguinte texto: "A amamentação é recomendada até os dois anos ou mais, sendo de forma exclusiva até os seis meses de vida do bebê", frase que aparece na maior parte das campanhas. Esse cartaz tem vermelho de fundo, mesma cor que representa o partido do atual presidente da República, e traz em destaque uma mulher negra, com seu bebê deitado em seu colo mamando, enquanto ela e o companheiro o olham sorridentes. Eles estão de pé e ela segura o bebê na mama com seu braço esquerdo, enquanto o apoia com o direito. O pai está posicionado de frente para eles, na lateral da mãe, segurando o bebê com a mão esquerda e com a mão direita por trás da mãe. Não há elementos de fundo que deem indícios de onde eles estariam.

Em tom avermelhado, há duas outras imagens na lateral esquerda do cartaz, uma acima da outra. Uma delas tem uma mulher paramentada com touca e máscara, fazendo a retirada manual do seu leite e coletando-o em um vidro, em uma evidente referência ao armazenamento de leite, necessário às mães que trabalham e desejam dar continuidade ao aleitamento, mesmo distante do bebê. E a imagem abaixo apresenta uma profissional

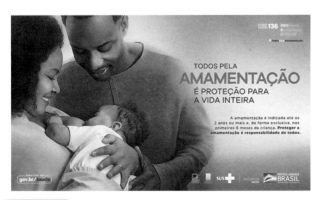

FIGURA 36.4 SMAM 2021 – Proteger a amamentação é responsabilidade de todos.

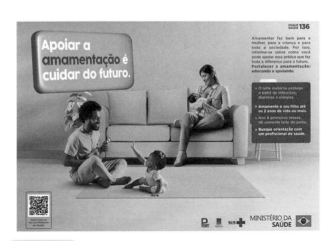

FIGURA 36.5 SMAM 2022 – Fortalecer a amamentação. Educando e apoiando.

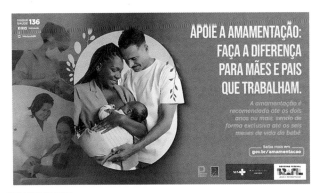

FIGURA 36.6 SMAM 2023 – Apoie a amamentação: faça a diferença para mães e pais que trabalham.

da Saúde, vestindo um jaleco e olhando sorridente para um bebê no colo da mãe, aparentemente mamando. A mãe também o olha sorridente. De acordo com o tema, o foco dessa campanha são as mães que estão retornando ao trabalho e precisam de apoio para dar continuidade ao aleitamento materno.

Nos cartazes, a amamentação é apontada principalmente como direito da criança, utiliza-se um tom impositivo e poucas vezes se dirige à mulher, sendo realizadas orientações mais generalistas. O pai não é interlocutor direto do texto em nenhum deles. São campanhas que, apesar de trazerem a figura do pai, parecem não superar o modelo de atenção à saúde da mulher, que é centrado no binômio mãe-filho. Porém, sabemos a importância de essa comunicação considerar a tríade mãe-pai-bebê, uma vez que isso impacta positivamente os desfechos relacionados com a amamentação. Em todas as imagens as pessoas estão sorridentes e felizes, com expressão serena e com mulheres amamentando em ambientes que transmitem paz e tranquilidade, o que costuma ser bem distante da realidade das famílias brasileiras.

Embora as campanhas sejam pensadas para um público diverso, há um recorte socioeconômico quanto ao seu alvo, uma vez que por muitos anos contou com celebridades da grande mídia, com materiais difundidos principalmente nos espaços do SUS. Pode ser que a ausência do pai antes de 2007 tenha a ver com o fato de a amamentação – e o trabalho de cuidado – ser uma prática associada ao universo feminino e com o grande número de mulheres que não têm parceiro e/ou exercem uma maternidade solo.

Como dissemos, a PNAISH conta com um eixo temático de Paternidade e Cuidado que objetiva sensibilizar quanto aos benefícios do envolvimento ativo dos homens em todas as fases da gestação e nas ações de cuidado com os filhos, participação essa que pode trazer saúde, bem-estar e fortalecimento de vínculos saudáveis entre os membros da família.

A existência dessa Política, a inserção do pai no pré-natal e as discussões sobre a inter-relação entre gênero, raça e classe social podem ter contribuído para que o pai e seus marcadores sociais apareçam nas campanhas dos últimos anos, sinalizando um padrão de mudanças sociais. Entretanto, questiona-se se os discursos apresentados nas campanhas são capazes de alcançar os sujeitos a quem se destinam e se conseguem promover mudanças nas práticas de incentivo e apoio à amamentação, uma vez que representam uma amamentação idealizada, com pessoas felizes e totalmente voltadas para o bebê e uma parentalidade nos mesmos moldes, ambas distantes da realidade.

Todas as campanhas analisadas contam com a presença de pessoas negras e a maioria retrata relacionamentos inter-raciais. É importante considerar o avanço que isso significa na representatividade dessa parcela da população, que é a principal usuária dos serviços públicos de Saúde. Entretanto, observou-se que não há representatividade de gênero nas campanhas, em que são sempre casais heterossexuais. Chama atenção também o fato de não terem adolescentes representados nas campanhas, visto que a gravidez na adolescência é uma realidade em nosso país – esse público não está em nenhuma das campanhas realizadas nesses mais de 30 anos da SMAM.

Se pensarmos sobre os receptores das campanhas, considerando que cerca de 75% da população é SUS dependente e que os serviços voltados para o apoio ao aleitamento são principalmente as maternidades e os hospitais nos quais ocorrem partos e nascimentos e as Unidades de Saúde da Família e as Unidades Básicas de Saúde, será que esse público tem condições sociais de seguir essas orientações? Com uma licença-paternidade de majoritariamente 5 dias e uma licença-maternidade de 120 dias, considerando ainda a grande parcela da população que está em condições de trabalho informal e não tem direito a esses benefícios, é possível que essas recomendações sejam seguidas? Parece-nos que a SMAM e o Agosto Dourado focam em disseminar informações acerca da importância da amamentação, mas que não há mudanças sociais efetivas para que elas sejam seguidas.

É necessário para além de pensarmos no papel da comunicação nas instituições e sua capacidade de promover mudança social, fortalecer o controle social para que as pessoas possam reivindicar a saúde e a comunicação enquanto direito. Além disso, embora os estudos de mídias sejam necessários, é preciso entender que esses dispositivos, na medida em que privilegiam temas a partir de critérios que consideram o que gera mais audiência e engajamento, contribuem para dar visibilidade ou para silenciar temas, situações e populações.[30]

Considerações finais

Não há dúvidas quanto à importância do pai enquanto apoiador da amamentação; sua presença e seu incentivo contribuem para melhores índices de aleitamento humano, o que reforça a necessidade de incrementar a participação paterna e capacitar os(as) profissionais para que estejam atentos(as) e sensíveis à presença do pai.

A participação ativa do pai no processo de cuidado traz uma série de benefícios para os indivíduos, a família e a sociedade, fomentando a implantação e o fortalecimento de políticas públicas que auxiliem os homens a ocuparem esses lugares. Compreender como o pai está inserido nesse processo pode oferecer elementos para trabalhar suas dificuldades junto aos profissionais que o assistem.

Considerando que tem sido profícua a discussão sobre paternidade e parentalidade e os atravessamentos do maior engajamento paterno no ciclo gravídico-puerperal, olhar para a amamentação implica atentar para mudanças que impactam na organização familiar e na constituição das subjetividades, sendo importante considerá-las para pensar as ações de promoção de saúde e qualificar a assistência.

Além disso, precisamos estar atentos para a importância do trabalho do cuidado para a sociedade e promover estruturas sociais que possibilitem uma distribuição mais justa e equânime desse trabalho. É necessário que a parentalidade seja vislumbrada como potência (dizemos que as crianças são o futuro, mas como estamos cuidando desse futuro?) e que possamos garantir a todas as famílias a possibilidade de investir nessa atividade, sem que isso configure um fator de desvantagem para elas.

Toda a mobilização ocorrida na SMAM é importante para a promoção da amamentação e percebemos como as campanhas foram se modificando ao longo do tempo. Assim como o movimento da paternidade ativa, a presença do pai foi ganhando corpo e materialidade no movimento da parentalidade. Contudo, parece que ações dessa importante semana permanecem tímidas, alcançando principalmente as pessoas que amamentam e alguns profissionais da Saúde, majoritariamente aqueles que têm a amamentação como objeto de trabalho e que, por vezes, se constituem enquanto ativistas pela causa.

Mesmo com as redes sociais e uma maior produção de conhecimento e difusão de informações, além da ampliação do alcance delas, as investidas da indústria de produtos lácteos, o desconhecimento acerca da complexidade do processo de amamentação e uma série de outros fatores, fazem com que a quase totalidade dos bebês seja amamentada nas primeiras horas de vida, mas apenas metade deles siga mamando até o 6º mês.

O que acontece nesse intervalo? Conseguimos oferecer uma assistência que seja acolhedora às famílias? Temos profissionais qualificados para esse atendimento, que conhecem a nossa rede de Saúde? O Brasil é pioneiro na rede de bancos de leite humano e integra um consórcio internacional para ajudar na implantação dessa estratégia, mas nossos usuários e profissionais da Saúde a conhecem? Sabem onde pedir ajuda em caso de intercorrências na amamentação?

A existência de uma política de Saúde do homem que contempla a paternidade e o cuidado como um de seus eixos de ação é um mote para a mudança de perspectiva em relação aos homens pais.

Precisamos, enquanto profissionais da Saúde e sociedade, falar de amamentação o ano inteiro, não apenas na SMAM e no Agosto Dourado. Além de lutar por políticas públicas que não só incentivem o aleitamento, mas que ofereçam condições efetivas para que as famílias o consigam realizar. A intenção e o desejo de amamentar não são suficientes para sua operacionalização se não houver um entorno que proporcione que isso ocorra; os índices de amamentação seguirão esse padrão de crescimento aquém do esperado.

Referências bibliográficas

1. Instituto Promundo. A Situação da Paternidade no Brasil 2019: Tempo de Agir. Rio de Janeiro: Promundo; 2019.
2. Brasil. Ministério da Saúde. Secretaria de Atenção à Saúde. Departamento de Atenção Básica. Saúde da criança: aleitamento materno e alimentação complementar. Brasília: Ministério da Saúde; 2015.
3. Sociedade Brasileira de Pediatria. Departamento Científico de Aleitamento Materno. Amamentação: a base da vida. São Paulo: SBP; 2018.
4. Almeida CR, Coutinho ESF, Silva DA, et al. Exposição ao aleitamento materno e transtornos mentais comuns na adolescência. Cad Saúde Pública. 2019;35(5):e00093718.
5. Westerfield KL, Koenig K, Oh R. Breastfeeding: common questions and answers. Am Fam Physician. 2018;98(6):368-73.
6. Almeida JAG, Novak FR. Amamentação: um híbrido natureza-cultura. J Pediatr. 2004;80(5 Supl):S119-S125.

7. Universidade Federal do Rio de Janeiro. Relatório 4 – Aleitamento materno: Prevalência e práticas de aleitamento materno em crianças brasileiras menores de 2 anos. ENANI 2019 [Internet]. Rio de Janeiro: UFRJ; 2021. 108 p. Disponível em: https://enani.nutricao.ufrj.br/index.php/relatorios/. Acesso em: 25 jun. 2023.
8. Boccolini CS, Carvalho ML, Oliveira MIC. Fatores associados ao aleitamento materno exclusivo nos primeiros seis meses de vida no Brasil: revisão sistemática. Rev Saúde Pública. 2015;49:91.
9. Muller EF, Moser L. Economia do cuidado: um debate conceitual. In: IV Seminário Nacional: Serviço Social, Trabalho e Política Social – SENASS [Internet]; 04 a 06 de julho de 2022. Santa Catarina: Universidade Federal de Santa Catarina; 2022. Disponível em: https://repositorio.ufsc.br/bitstream/handle/123456789/242785/44%201095.pdf?sequence=1. Acesso em: 14 jun. 2023.
10. Rico MN, Robles C. Políticas de cuidado en América Latina Forjando la igualdad. Santiago de Chile: CEPAL: Serie Asuntos de Género; 2016. vol. 140 (LC/L.4226), 81 p. Disponível em: http://repositorio.cepal.org/handle/11362/40628. Acesso em: 20 jun. 2023.
11. Enríquez CR. Economía feminista y economía del cuidado. Aportes conceptuales para el estudio de la desigualdad. Nueva Sociedad. 2015;(256):1-15. Disponível em: https://nuso.org/articulo/economia-feminista-y-economia-del-cuidado-aportes-conceptuales-para-el-estudio-de-la-desigualdad/. Acesso em: 12 ago. 2023.
12. Lima JP, Cazola LHO, Pícoli RP. A participação do pai no processo de amamentação. Cogitare Enferm. 2017;22(1):1-7. Disponível em: https://revistas.ufpr.br/cogitare/article/view/47846. Acesso em: 9 abr. 2024.
13. Silva BT, Santiago LB, Lamonier JA. Apoio paterno ao aleitamento materno: uma revisão integrativa. Rev Paul Pediatr. 2012;30(1):122-30.
14. Silva ER, Fronza E, Strapasson MR. Aleitamento materno e parentalidade: uma relação em construção. Revista Ibero-Americana de Humanidades, Ciências e Educação. 2021;7(10):33-47. Disponível em: https://periodicorease.pro.br/rease/article/view/2547. Acesso em: 25 ago. 2023.
15. Rêgo RMV, Souza ÂMA, Rocha TNA, et al. Paternidade e amamentação: mediação da enfermeira. Acta Paul Enferm. 2016;29(4):374-80. Disponível em: https://www.scielo.br/j/ape/a/XR8Kk9q6cyjBZsLm8XhMbMJ/. Acesso em: 9 abr. 2024.
16. Jeneral RBR, Bellini LA, Duarte CR, et al. Aleitamento materno: uma reflexão sobre o papel do pai. Rev Fac Ciênc Méd Sorocaba. 2015;17(3):140-7. Disponível em: https://revistas.pucsp.br/index.php/RFCMS/article/view/21445. Acesso em: 28 ago. 2023.
17. Ribeiro CR, Gomes R, Moreira MCN. A paternidade e a parentalidade como questões de saúde frente aos rearranjos de gênero. Ciênc saúde coletiva. 2015;20(11):3589-98.
18. Iaconelli V. Reprodução de corpos e de sujeitos: a questão perinatal. In: Teperman D, Garrafa T, Iaconelli V (orgs.). Parentalidade. Belo Horizonte: Autêntica; 2020. p. 71-86.
19. Tadesse K, Zelenko O, Mulugeta A, et al. Effectiveness of breastfeeding interventions delivered to fathers in low- and middle-income countries: A systematic review. Matern Child Nutr. 2018;14(4):e12612.
20. Mahesh PKB, Gunathunga MW, Arnold SM, et al. Effectiveness of targeting fathers for breastfeeding promotion: systematic review and meta-analysis. BMC Public Health. 2018;18(1):1140. Disponível em: https://bmcpublichealth.biomedcentral.com/articles/10.1186/s12889-018-6037-x. Acesso em: 10 mar. 2024.
21. Figueroa JG, Salguero A. Nuevas aristas en el estudio de la paternidad. Ausencia, presencia y salud paternas en diferentes grupos de varones. Ciudad de Mexico: El Colegio de Mexico AC; 2021.
22. Herrera F, Aguayo F, Weil JG. Proveer, cuidar y criar: evidencias, discursos y experiencias sobre paternidad en América Latina. Polis (Santiago). 2018;17(50):5-20.
23. Sorj B, Fraga AB. Licenças maternidade e paternidade no Brasil: direitos e desigualdades sociais. Rev Bras Estud Popul. 2022;39:e0193.
24. Leal NP, Versiani MH, Leal MC, et al. Práticas sociais do parto e do nascer no Brasil: a fala das puérperas. Ciênc. saúde coletiva. 2021;26(3):941-50.
25. Gomes R, Moreira MCN, Nascimento EF, et al. Os homens não vêm! Ausência e/ou invisibilidade masculina na atenção primária. Ciênc. saúde coletiva. 2011;16(suppl 1):983-92.
26. Van der Gaag N, Gupta T, Heilman B, et al. State of the World's Fathers: Centering care in a world in crisis. Washington, DC: Equimundo; 2023.
27. Grummer-Strawn LM, Zehner E, Stahlhofer M, et al. New World Health Organization guidance helps protect breastfeeding as a human right. Matern Child Nutr. 2017;13(4):e12491.
28. Kalil I. De silêncio e som: a produção de sentidos nos discursos pró-aleitamento materno contemporâneos. Rio de Janeiro: Luminária Academia; 2016.
29. Araújo IS, Cardoso JM. Comunicação e saúde. Rio de Janeiro: Editora Fiocruz; 2007.
30. Araújo I. Por um tempo de encontros e reconhecimentos. In: Petracci M, González JG (orgs.). Comunicación y Salud en América Latina: contribuciones al campo. Barcelona: Universitat Autónoma de Barcelona; 2020. vol. 1.

PARTE 4

Políticas

Capítulo 37 Amamentação, Sexualidade, Paixão e Prazer: o que Não é Falado

Capítulo 38 Proteção, Promoção e Apoio ao Aleitamento Materno no Brasil

Capítulo 39 Iniciativa Hospital Amigo da Criança: Breve Retrospectiva, Evidências Científicas sobre sua Efetividade e Panorama no Mundo e no Brasil

Capítulo 40 Bancos de Leite Humano no Brasil: do Local ao Global

Capítulo 41 Política de Atenção Humanizada ao Recém-Nascido: Método Canguru

Capítulo 42 Amamentação: Direito da Mulher Trabalhadora

Capítulo 43 Estratégia Amamenta e Alimenta Brasil

Capítulo 44 Sustentabilidade da Unidade Básica Amiga da Amamentação

Capítulo 45 Código e Norma Brasileira de Comercialização de Alimentos para Lactentes

Capítulo 46 Iniciativa Consultório Amigo da Amamentação

Capítulo 47 Redes *Online* de Apoio à Maternidade

Capítulo 48 Pesquisas em Aleitamento Materno

Capítulo 49 Ensino e Certificação Internacional: *International Board Certified Lactation Consultant*

Capítulo 50 Panorama da Anquiloglossia em Recém-Nascidos e Lactentes no Brasil

Capítulo 51 Manejo Ampliado da Amamentação: Decolonial, Diverso e Inclusivo

CAPÍTULO 37

Amamentação, Sexualidade, Paixão e Prazer: o que Não é Falado

Mónica Tesone

Introdução[a]

A amamentação, assim como o parto e a gravidez, são eventos inerentes ao ciclo sexual e reprodutivo da mulher. Amamentar é um ato tão sexual quanto a concepção do bebê, sendo uma das formas mais íntimas de contato entre duas pessoas, tanto quanto as relações sexuais e o parto. São expressões da sexualidade diferentes do que normalmente assumimos. Estão muito distantes do código binário heterossexual e dos pressupostos básicos sobre o desejo, por isso passam despercebidas como sexualidade.[1]

No século passado, Freud já se referia ao prazer do bebê em mamar; as primeiras experiências de prazer emergem de sua primeira e mais importante atividade: sugar a mama materna. Ou seja, a sexualidade começa no colo, os lábios do bebê se comportam como uma zona erógena. A estimulação e o saborear do fluxo quente do leite são a causa da sensação de prazer. A satisfação da zona erógena está associada à satisfação da necessidade de nutrição, sendo a mãe a primeira sedutora do bebê.[2]

Cegonha e repolho

Como sugere Amelia Rueda, quando as palavras "mãe" e "sexo" são escritas juntas, ocorre um curto-circuito. A mãe, no imaginário popular, é a essência do "amor incondicional", e no imaginário social, ela não é um "sujeito erótico". A partir daí, em poucos passos, chegam-se aos mitos que dizem que os meninos vêm de uma couve ou que a cegonha os traz de Paris.

M. Langer, em seu livro *Maternidade e Sexo*, descreve que a amamentação se desenvolve sem dificuldades nas mulheres dos povos originários, que ainda não tiveram a oportunidade de adquirir as inibições típicas de nossa cultura. Na população rural, verifica-se que as dificuldades na amamentação são mais raras. "As mulheres ainda se permitem o prazer libidinoso que a amamentação lhes proporciona". Por isso, é natural que continuem amamentando o filho por 2, 3 ou mais anos.[3]

Aspectos eróticos da relação mãe-filho

Kirsten von Sydow revisou pesquisas sobre estudos médicos e psicológicos sobre a sexualidade de casais durante a gravidez e após o parto. Em parte de sua pesquisa, ele se refere aos aspectos eróticos da relação mãe-filho e conclui que: metade das mulheres sente que a amamentação é uma experiência erótica; um quarto das mulheres sente-se culpada por sentir excitação sexual durante a amamentação; algumas atingem o orgasmo ao amamentar; e outras desmamam por medo do prazer sexual que a amamentação proporciona.[4]

Exterogestação

O bebê humano é o único mamífero que, ao nascer, depende completamente da mãe para sobreviver fora do útero. O estreitamento das pélvis causado pela posição em pé significava que os bebês tinham de nascer antes que seus sistemas amadurecessem para passar pelo canal do parto. Citando Montagu, se os bebês permanecessem no útero por mais tempo e seu cérebro continuasse a crescer, a cabeça seria grande demais para passar pelo canal vaginal e colocaria em risco sua vida e a vida de sua mãe. O nascimento não é um antes e um depois, não é uma separação entre mãe e bebê, é uma continuação dessa dependência fora do útero. Somos a espécie mais **altricial**,[b] necessitando de cuidados para sobreviver após o nascimento.

O ser humano nasce "prematuro" mesmo com 38 a 40 semanas de gestação. Sua dieta e sua sobrevivência dependem de outras pessoas. A exterogestação é a continuação necessária da gravidez. E isso acontece principalmente por meio da amamentação. Em algumas espécies, especialmente nas aves, os filhotes fixam a imagem de determinada figura adulta, geralmente sua mãe (mas não necessariamente) e a tomam como objeto referencial que seguem por toda parte. Eles nascem com seus sistemas sensorial e motor prontos e, portanto, podem se movimentar e seguir seu "objeto materno" rapidamente. Pelo contrário, os seres humanos são espécies altriciais: nascem com mecanismos sensoriais muito pouco desenvolvidos e com pouca mobilidade.

Para que o crescimento humano seja possível é necessário que se desenvolva o processo de apego, ou seja, um tipo específico de relação materna que permita à criança sobreviver biológica

---

[a]Marcus Renato de Carvalho traduziu este capítulo do espanhol para o português, e a autora deste capítulo agradece as sugestões e as adaptações culturais.

[b]Em biologia do desenvolvimento, altricial refere-se a um padrão de crescimento e desenvolvimento em organismos que são incapazes de se mover por si mesmos logo após o nascimento. A palavra deriva do termo em latim "*alere*", que significa "cuidar, criar, alimentar", e refere-se à necessidade de as crias serem alimentadas e protegidas durante bastante tempo até atingirem certo grau de autonomia. (Fonte: Wikipedia.)

e psicologicamente. A sobrevivência da raça humana, muito antes do conceito do dever de procriar, dependia da satisfação obtida por meio de dois atos reprodutivos voluntários: a relação sexual e a amamentação. Ambos tinham de ser suficientemente prazerosos para garantir a regularidade de sua ocorrência.[5]

O que motivou os mamíferos não humanos a amamentar não foi uma apreciação intelectual dos benefícios que isso traria aos seus filhos. Macacas não amamentam porque acham que seus bebês serão mais saudáveis. Os mamíferos reconhecem que, assim como a relação sexual, a amamentação é prazerosa. Mas, apesar dos argumentos fisiológicos convincentes, a narrativa é que não é aceitável que a expressão da sexualidade feminina se diversifique para incluir sentimentos sensuais em relação ao bebê durante a amamentação.

Da década de 1970 até o os dias de hoje, a mensagem da literatura de aconselhamento profissional é: "A amamentação é boa porque ajuda a mulher a perder peso; reduz o risco de câncer, osteoporose, artrite reumatoide, doenças cardiovasculares; seus efeitos fisiológicos ajudam a pessoa a ser uma boa mãe e facilitam o controle da natalidade" – entre muitas outras argumentações sobre os seus benefícios. Mas, e o prazer sensual e a autorrealização? Não se encontra esse argumento como uma vantagem. Ninguém recomenda a amamentação porque é prazeroso.[6]

Constante na literatura é que as mulheres são invisíveis

Geralmente, nas referências científicas dessa área, a amamentação é considerada pelo seu valor nutricional ou pelos aspectos positivos do vínculo mãe-filho. Não há reconhecimento do prazer que justifique o seu potencial erótico. A mensagem "amamentar é melhor" é, na verdade, para muitos defensores da amamentação, "o leite materno é melhor". O verdadeiro e único propósito da amamentação é fornecer leite? É como se a mulher não fosse visível, como se o seu leite fosse a única coisa que importa, e como se a complexa interação entre a mãe e o seu bebê, que inclui significado sexual, fosse, ao mesmo tempo, trivial e temível. Qualquer satisfação sensual que as mulheres possam sentir com a amamentação é ignorada como motivação para promovê-la.[6]

Amamentação: prática sexual do corpo feminino

O "lactivismo" justifica o aspecto profundamente erótico da amamentação como prática sexual do corpo feminino, como parte do ciclo sexual da mãe que foi ocultado culturalmente. É uma nova maneira de entender o feminismo. Compreende a amamentação humana como uma prática com implicações biopsicossociais, como um direito e um imperativo ético, e se apresenta como um movimento de resistência às injustiças para com as pessoas que não têm condições sociais de exercerem a amamentação. Lactivismo é o ativismo pela amamentação. Pode assumir diferentes dimensões, desde o ativismo individual com o próprio filho e o ambiente mais próximo, até à militância organizada em Grupos de Apoio à Amamentação, tanto autogeridos, locais, quanto em grande escala, em grupos internacionais como o LLLI. Poderiam ser chamados "movimentos de apoio à amamentação" com um enfoque de gênero ecofeminista. O lactivismo, hoje, procura incorporar, no Produto Interno Bruto (PIB) de cada país, o trabalho que a lactante exerce para a produção de leite e a riqueza que a amamentação acarreta, para admitir como socialmente desejável a interdependência essencial que ocorre entre os corpos lactantes.[1]

Significado sexual das mamas

Ford, um antropólogo, e Beach, um psicólogo, em uma revisão dos padrões de comportamento sexual em 190 culturas, descobriram que em apenas 13 culturas as mamas eram consideradas sexualmente atraentes. A estimulação mamária precede ou acompanha a relação sexual em muito poucas dessas culturas. Nas sociedades nas quais não há vergonha associada à amamentação, os homens não são levados a sentir prazer na mama feminina. A sexualização das mamas cria dissonância psicológica na percepção da mulher sobre sua dupla identidade, como mãe e como parceira sexual. As mamas são "*sexy*" para a nossa cultura porque foi assim que fomos ensinados.[7]

Na sociedade ocidental moderna, as mamas são consideradas uma fonte de alimento, ou têm um valor erótico, proporcionando prazer sexual aos outros e não a si próprias (Figura 37.1).

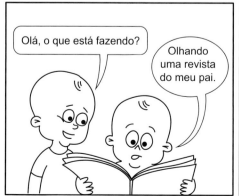
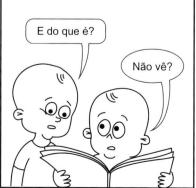
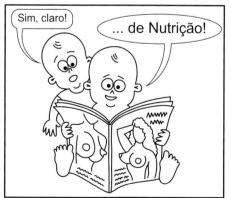

FIGURA 37.1 Desde a nossa infância, somos curiosos em aprender sobre os seios ou as mamas.

Refletindo sobre a sacralização da amamentação e sua influência na sexualidade materna

Muito acertadamente, na obra *Refletindo sobre a sacralização da amamentação e sua influência na sexualidade materna*, essas enfermeiras brasileiras propõem que a amamentação seja pautada na fundamentação de significados que envolvem a divindade e a sacralização do ato de amamentar, anulando as perspectivas da sexualidade e resultando em uma visão distorcida e velada do vivido *versus* o que era socialmente desejado para esse período. As repercussões podem ser prejudiciais à saúde materna e infantil, pela vivência de sentimento de culpa, vergonha ou mesmo pela decisão do desmame precoce.[8]

Assim, a amamentação tornou-se sacralizada e passou a ser confinada com amor e dedicação ao filho, enquanto a culpa estava presente na vida das mulheres que não desejavam ou não podiam amamentar.[9]

Tabu

O objetivo do trabalho de investigação de Kirsten von Sydow foi obter uma visão sistemática de todos os estudos existentes sobre a sexualidade parental durante a gravidez e o período pós-parto. Kirsten von Sydow usou "perguntas sem resposta" em uma pesquisa para avaliar quais tópicos eram mais tabus e relacionou as perguntas mais frequentemente sem resposta: 44% das mulheres não responderam sobre orgasmo; houve 37% de respostas em branco quando questionadas sobre "experiências eróticas durante a amamentação"; e obteve 35% de respostas em branco quando questionadas sobre "motivos para atividade coital".[4]

Coquetel orgasmogênico

Todos os episódios da vida sexual humana podem atingir o clímax. A ocitocina é o hormônio central de todos os estados orgásticos e ejaculatórios. Esse coquetel orgástico está envolvido no reflexo de ejeção do feto, no reflexo de ejeção do esperma, no reflexo de ejeção do leite materno e no orgasmo sexual feminino. Em todas essas situações, é liberada ocitocina, hormônio da calma e do amor, e são liberadas endorfinas naturais, que desencadeiam a liberação de prolactina.[10]

Ocitocina

A ocitocina é o elixir da memória, um "não me esqueça", uma chave fisiológica que faz vibrar as pessoas, ativa a memória e potencializa a criação de ligações emocionais nas vias neuronais. Com as pessoas com quem compartilhamos o amor e, portanto, ocitocina, gera uma marca indelével que perdura no tempo.[11]

Durante a amamentação, os níveis de oxitocina libertados pela mãe são tão elevados como durante o orgasmo. Ela está envolvida em todas as facetas do amor e da vida sexual. Nas relações sexuais, a ocitocina ativa as contrações da vagina durante o orgasmo.

Ao nascer é produzido em abundância durante o trabalho de parto para facilitar as contrações e a expulsão do feto. Na amamentação, quando o bebê suga o mamilo, é gerado um estímulo que chega ao hipotálamo e faz com que a ocitocina seja liberada em forma de pulsos. Esses pulsos, por sua vez, estimulam a contração das células mioepiteliais, ejetando o leite para fora das mamas. A ocitocina causa contrações uterinas no parto, no orgasmo e na amamentação.

Equilíbrio hormonal

Com a liberação da ocitocina, a necessidade de amar pode tomar diferentes rumos dependendo do balanço hormonal. Se houver um alto nível de prolactina (responsável pela produção de leite), os efeitos da ocitocina, o "hormônio do prazer", serão quase exclusivamente direcionados aos seus bebês. A prolactina reduz o desejo sexual e a fertilidade e direciona o amor da mãe para o bebê.

Amamentação produz excitação sexual?

A amamentação costuma ser uma experiência relaxante e sensual. Existem reações físicas semelhantes: ereção mamilar; contrações uterinas; temperatura corporal elevada; aumento do fluxo sanguíneo genital e nas mamas. Como vemos, a amamentação tem muitas analogias fisiológicas com a excitação sexual e o orgasmo. Mas isso não tem nome... Se for feita referência a sentimentos sexuais associados à amamentação, é tratado como uma coincidência, e não como um sentimento dirigido à criança.

Medo de sensações sexuais e desmame

A excitação sexual durante a amamentação pode ser uma causa importante do desmame precoce. Eiger e Olds, em sua publicação *O Livro Completo da Amamentação*, já em 1981, escreviam que algumas mulheres experimentam sensações clitorianas durante a amamentação, acompanhadas de lubrificação vaginal. Mas as mulheres que experimentam prazer sexual durante a amamentação são susceptíveis de se sentirem culpadas o suficiente para desmamarem precocemente os seus bebês e recusarem amamentar os filhos subsequentes, afetando negativamente o seu vínculo com o bebê. O medo das sensações sexuais durante a amamentação pode impedir totalmente a amamentação.[12]

Como diz Elaine Lutz Martins em sua tese *Agregando novos sentidos ao ser mulher a partir da vivência da excitação sexual à amamentação*,[13] as estratégias utilizadas pelas mulheres para lidar com a excitação sexual durante a amamentação foram: deixar fluir, soltar, relaxar e esperar que a sensação de excitação desapareça; estabelecer limites com o corpo e a amamentação: retirar o bebê do peito, privar a amamentação por determinado tempo; introduzir outros alimentos para reduzir a frequência e a duração da amamentação; pensar em outras coisas e respirar fundo; e, finalmente, a decisão de parar de amamentar o bebê. Esses significados e estratégias ajudaram a compreender o processo de "despertar como mulher é o fenômeno central abordado nessa tese de Doutorado, visando "acrescentar novos significados ao ser mulher a partir da experiência da excitação sexual".

Sensações agradáveis

Na nossa sociedade, espera-se que a sexualidade só seja expressa na presença de um parceiro sexual culturalmente aceitável. Carolyn Latteier, em seu livro *Seios: a obsessão americana da perspectiva de uma mulher*, afirma que muitas mulheres descrevem sentir-se sensuais ou sexualmente excitadas.[14]

Eiger afirma que "É uma pena que mais mulheres não consigam relaxar e desfrutar das sensações prazerosas da estimulação sexual durante a amamentação".[15]

E para Dale Glabach, a amamentação é uma comunhão sexualmente apaixonada e plenamente satisfatória com o recém-nascido. O problema é que as mães não podem sentir prazer ou excitação sexual no ato de amamentar, uma vez que essa excitação é entendida como anormal ou incestuosa, como se vivenciá-la fosse patológica, sendo motivo para recorrer ao atendimento psicológico para tratar esse "desvio".

Amamentação e sexualidade feminina

Perlman explora a aparente relutância do mundo em reconhecer a sexualidade da amamentação. Demonstra as maneiras como a experiência da amamentação é dessexualizada. Aborda a amamentação em uma perspectiva psicobiológica e situa-se na complexidade da sexualidade feminina. A sexualidade da mulher tem componentes maternos e eróticos. A sexualidade materna e erótica pode ser examinada de uma perspectiva hormonal, neurológica e anatômica, e semelhanças podem ser demonstradas. Esses autores analisam em uma perspectiva edipiana e pré-edipiana a resistência em vivenciar a amamentação como algo sexual. Eles tentam compreender os processos bioquímicos subjacentes à transformação da amamentação de sua posição sexual potencialmente erótica para uma posição de sexualidade materna. A sexualidade materna é vista como uma conquista de maturidade, talvez um estágio psicossexual adicional após a sexualidade genital.[16]

Retomar relações sexuais

Masters e Johnson, em seu livro *Resposta Sexual Humana*, já nos diziam, em 1966, que "As mães que amamentam estão mais satisfeitas com sua própria sexualidade e mais ansiosas para retomar as relações sexuais em comparação com aquelas que alimentaram com mamadeira". Os níveis de atividade sexual em lactantes foram significativamente mais elevados em comparação com o seu estado não grávida e expressaram um desejo rápido de regresso à atividade sexual, especialmente aquelas mulheres com mais filhos e que já tinham amamentado anteriormente. Além disso, as lactantes experimentaram aumento do erotismo principalmente em razão do aumento da sensibilidade dos seios, da proximidade do bebê e da atividade de sucção.[17]

De acordo com um estudo de James A. Kenny,[18] a maioria das mulheres relata que o desejo sexual durante a amamentação é "quase o mesmo" que antes da gravidez, e o interesse sexual é retomado mais rapidamente nas mulheres com mais filhos e

amamentação anterior. As mulheres que estavam casadas há mais tempo, tinham mais filhos e amamentavam há mais tempo relataram um retorno mais cedo do interesse sexual.

Ellis et al. descobriram que "algumas mulheres experimentaram um aumento no desejo sexual acima dos níveis anteriores à gravidez".[19]

Melissa D. Avery analisou dados de 576 mulheres que amamentam para estudar a experiência da sexualidade durante essa fase de lactação. Em geral, as mulheres perceberam que a amamentação teve um impacto ligeiramente negativo nos aspectos fisiológicos da sexualidade, mas não afetou muito a relação sexual da mulher com o seu parceiro.[20]

Mohammami,[21] que teve como objetivo avaliar a função sexual pós-parto em 366 mães que utilizavam diferentes métodos de alimentação infantil, concluiu que houve uma diferença na função sexual das mulheres entre os diversos grupos de alimentação infantil. O maior escore de função sexual foi encontrado em mulheres que amamentaram em comparação com aquelas que alimentaram com fórmula. A amamentação faz com que as mulheres primíparas experimentem um aumento no desejo sexual e na frequência das relações sexuais após o desmame.

Orgasmos

Whipple e Komisaruk sugeriram que os orgasmos e a estimulação sexual poderiam aumentar a tolerância à dor das pessoas. Eles usaram uma máquina que apertava o dedo de uma pessoa com força crescente até doer. Quando foi pedido às mulheres que se masturbassem, a sua tolerância à dor aumentou quase 50%. Pesquisas posteriores de Whipple sugeriram até que a estimulação vaginal durante o parto aumenta a tolerância à dor. Durante o orgasmo, a percepção do medo e a capacidade de controlar os impulsos são completamente fechados e os sentidos do tato, do palato e do olfato aumentam. O orgasmo é uma propriedade geral do cérebro e do corpo, que pode ser produzido por diferentes maneiras de estimulação. Não requer estimulação genital direta. Pode ser desencadeado por estímulos físicos ou mentais. O cérebro pode gerar um orgasmo independentemente da atividade sensorial genital. É sempre uma resposta cerebral a múltiplos estímulos: penianos, vaginais, clitorianos, mamários, do ponto G, oníricos etc. Um orgasmo pode ser alcançado durante a meditação, o parto, ao urinar, com o pensamento, com a estimulação da boca, ombro ou dedo do pé ou durante a amamentação.

Orgasmo e pós-parto

Muitas mulheres experimentam o orgasmo pela primeira vez na vida depois de terem o primeiro filho. Pode haver uma sensação de maior plenitude. Após o parto, as áreas pélvicas e vulvares ficam congestionadas e vascularizadas com mais facilidade, o que permite melhor capacidade de resposta orgástica, em qualidade e quantidade. Durante o orgasmo, o hemisfério esquerdo do cérebro é desativado e o hemisfério direito é ativado. O hemisfério esquerdo é responsável por processar informações de maneira lógica e analítica. Se o esquerdo não puder ser desativado, não ocorre a liberação do obstáculo que os pensamentos representam. O segredo do orgasmo é deixar seus pensamentos flutuarem livremente. Como deixar uma mãe preocupada com seu bebê flutuar livremente?[22]

Amamentar é *sexy*

As mães que amamentam e os bebês emitem odores que podem estimular os desejos sexuais de outras mulheres. Os hormônios produzidos pelas mulheres que amamentam enviam sinais que são captados por outras pessoas, direcionando-as para o aumento do desejo e das fantasias sexuais. No estudo de Ros Bramwell, os odores associados à amamentação aumentaram os sentimentos de intimidade sexual entre mulheres voluntárias sem filhos. Nossos odores naturais afetam outras pessoas em um nível inconsciente. Pode ser uma maneira de as mulheres nos sinalizarem que o ambiente é bom para a reprodução. Se as mulheres recebem feromônios de mulheres que amamentam, não é diferente de recebê-los daquelas que tiveram orgasmo.[23]

Ritmo simbiótico

O pior da chupeta ou mamadeira não é que o bico seja de plástico, mas sim o corpo que falta atrás da chupeta ou mamadeira. O pior não é que o leite artificial nutra mal ou proteja menos; o desastre é que rompe a relação libidinal. Na maternidade, o ritmo do mundo visceral tem que se tornar um ritmo uníssono de dois seres em simbiose, um ritmo simbiótico.[24]

Referências bibliográficas

1. Guijarro EM. Deseo lactante: Sexualidad y política en el lactivismo contemporáneo. Revista de Antropología Experimental, Universidad de Jaén. 2013;(13) 515-29.
2. Freud S. Tres ensayos sobre la teoría sexual. In: Obras completas. 1905. vol. XXIII, p. 188.
3. Langer M. Maternidad y Sexo: Estudio Psicoanalítico y Psicosomático. Editorial Paidós; 1976.
4. Von Sydow K. Sexuality during pregnancy and after childbirth: a metacontent analysis of 59 studies. J Psychosom Res. 1999;47(1):27-49.
5. Newton N. In: LLLI Respuesta sexual, parto y lactancia materna; 1973.
6. Saha P. Breastfeeding and sexuality: professional advice literature from the 1970s to the present. Health Educ Behav. 2002;29(1):61-72.
7. Palmquist AEL. Breastfeeding and Intimacy (Psychosexual Functioning). In: Encyclopedia of Human Sexuality. Elon University; 2014.
8. Martins EL, Silva CM, Araujo LM, et al. Reflecting on the sacralization of breastfeeding and its influence on maternal sexuality. REME – Rev Min Enferm. 2021;25:e1401.
9. Amorim STSP. Aleitamento materno ou artificial: práticas ao sabor do contexto. Brasil (1960-1988). [Internet]. 2008;16(2):581-98. [citado 29 mar de 2024.] Disponível em: https://periodicos.ufsc.br/index.php/ref/article/view/S0104-026X2008000200014.
10. Odent M. Las funciones de los orgasmos. Editorial: Ob Stare; 2009.
11. Uvnas-Moberg K. Oxytocin: the biological guide to motherhood. Editorial Praeclarus Press. 2016.
12. Eiger MS, Olds SW. The Complete Book of Breastfeeding. New York: Bantam Books; 1981.
13. Martins EL. Agregando novos sentidos ao ser mulher a partir da vivência da excitação sexual ao amamentar. [Tese de Doutorado]. Faculdade de Enfermagem. Rio de Janeiro: Universidade do Estado do Rio de Janeiro; 2021. 117p.
14. Latteier C. Breasts: The Women's Perspective on an American Obsession. New York: Routledge; 1998.
15. Eiger MS, Olds SW. The Complete Book of Breastfeeding. 16. ed. New York: Bantam Books; 1981.
16. Perlman L. Breastfeeding and Female Sexuality. Psychoanal Rev. 2019;106(2):131-48.
17. Masters WH, Johnson VE. Human Sexual Response, Boston: Little, Brown; 1966.
18. Kenny JA. Sexuality of Pregnant and Breastfeeding Women. Arch Sex Behav. 1973;2(3):215-29.
19. Ellis DJ, Hewat RJ. Mothers' postpartum perceptions of spousal relationships. J Obstet Gynecol Neonatal Nurs. 1985;14(2):140-6.
20. Avery MD, Duckett L, Frantzich CR. The experience of sexuality during breastfeeding among primiparous women. J Midwifery Womens Health. 2000;45(3):227-37.
21. Mohammami M. El estudio del efecto del programa de asesoramiento sobre la función sexual en mujeres lactantes primíparas. Teherán: Universidad de Ciencias Médicas de Teherán; 2010.
22. Holstege G, Georgiadis AMJ, Paans L, et al. Brain activation during human male ejaculation. The Journal of Neuroscience. 2003;23(27):9185-93.
23. Spencer NA, McClintock MK, Sellergren SA, et al. Social chemosignals from breastfeeding women increase sexual motivation. Horm Behav. 2004;46(3):362-70.
24. Bustos CR. La sexualidad y el funcionamiento de la dominación. La rebelión de Edipo II. Spanish ed. La Mariposa y La Iguana; 2014.

CAPÍTULO 38

Proteção, Promoção e Apoio ao Aleitamento Materno no Brasil

Sonia Isoyama Venancio • Renara Guedes Araújo • Priscila Olin

Introdução

Este capítulo tem como objetivo apresentar um panorama das ações de promoção, proteção e apoio à amamentação no Brasil. Para justificar a importância de investir em tais ações, inicialmente serão apresentadas brevemente as evidências sobre os benefícios da amamentação.

A seguir, serão apresentados os cenários global e nacional da amamentação e os desafios frente às metas da Organização Mundial da Saúde (OMS). Para entendermos o cenário atual, abordaremos o modelo de determinantes da amamentação proposto por Rollins et al.[1]

Por fim, descreveremos a trajetória das ações de promoção, proteção e apoio à amamentação no Brasil e faremos uma análise dos avanços e dos desafios à luz das recomendações da iniciativa *The Global Breastfeeding Collective* (GBC).

Assim como na Série Lancet sobre amamentação de 2023, ao longo do capítulo serão utilizados os termos "mulheres" e "amamentação" para abreviar a escrita, porém, reconhecemos que nem todas as pessoas que amamentam se identificam como mulheres.

Benefícios da amamentação

As crianças têm maior probabilidade de sobreviver, crescer e desenvolver todo o seu potencial quando são amamentadas, em razão da dinâmica e da natureza interacional da amamentação e das propriedades vivas do leite materno. A amamentação promove o desenvolvimento saudável do cérebro e é essencial para prevenir a tripla carga de desnutrição, doenças infecciosas e mortalidade, além de reduzir o risco de obesidade e doenças crônicas na vida adulta em pessoas que vivem em países de baixa e alta renda. Os estudos mostram também que a amamentação impacta positivamente na inteligência e na maior renda na vida adulta.[2,3]

A amamentação exclusiva pode favorecer o espaçamento entre as gestações, porque quando o bebê mama, o corpo da mãe libera hormônios que impedem a ovulação, levando à amenorreia lactacional. Além disso, também ajuda a proteger a mulher de doenças crônicas, incluindo câncer de mama e ovário, diabetes *mellitus* tipo 2 e doença cardiovascular.[2,4]

É importante ressaltar que os efeitos positivos da amamentação para crianças, mães, famílias e sociedade em geral são sustentados ao longo da vida e também trazem benefícios para a economia dos países. Globalmente, estima-se que US$ 341,3 bilhões sejam perdidos a cada ano por não se reconhecer os benefícios da amamentação para a saúde e o desenvolvimento humano, e devido ao não investimento na proteção, na promoção e no apoio à amamentação.[5]

Para que os benefícios da amamentação sejam plenamente alcançados, a OMS, o Fundo das Nações Unidas (Unicef) e o Ministério da Saúde (MS) do Brasil recomendam que as crianças iniciem a amamentação na primeira hora após o nascimento e sejam amamentadas até os 2 anos ou mais, sendo de maneira exclusiva nos primeiros 6 meses de vida – o que significa não oferecer outros alimentos ou líquidos, incluindo água. A partir dos 6 meses de vida, deve-se iniciar a introdução de alimentação complementar, com alimentos saudáveis, seguros e adequados.[6]

Determinantes da amamentação

Apesar das evidências robustas sobre os benefícios da amamentação, em todo o mundo mulheres que desejam amamentar enfrentam barreiras em todos os níveis do modelo socioecológico proposto na série *The Lancet* sobre amamentação de 2016. Segundo esse modelo de determinantes, as práticas de amamentação podem sofrer influência de fatores estruturais, contextuais e individuais (Figura 38.1).[1]

As principais barreiras estruturais que podem influenciar negativamente a amamentação incluem as desigualdades de gênero; as normas socioculturais prejudiciais às práticas de alimentação infantil; o crescimento da renda e da urbanização; e as práticas de marketing das indústrias de fórmulas infantis.[3] Em relação a esse último ponto, evidências apontam que a comercialização desses produtos interfere substancialmente no acesso a informações e apoio relacionados com a alimentação de bebês e crianças pequenas. Além disso, o marketing das fórmulas infantis busca influenciar crenças normativas, valores e políticas e abordagens de negócios para estabelecer ambientes que favoreçam as vendas, prejudicando assim as práticas de amamentação globalmente.[7]

No tocante aos fatores contextuais, exercem influência sobre a amamentação os sistemas de Saúde, os locais de trabalho, as comunidades e os lares. Maternidades que não seguem os Dez Passos para o Sucesso do Aleitamento Materno continuam a prejudicar a amamentação, porque as práticas de Iniciativa

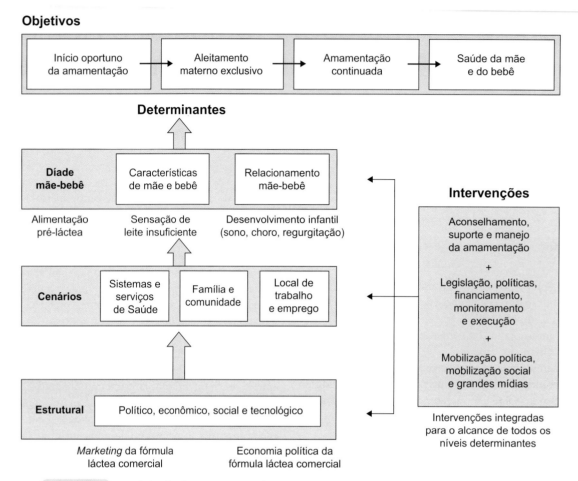

FIGURA 38.1 Modelo de determinantes da amamentação. (Adaptada de Rollins et al., 2016.)[1]

Hospital Amigo da Criança têm um papel crucial na preparação e no apoio à lactação. O apoio inadequado do sistema de Saúde também reduz a probabilidade de amamentação devido à qualificação insuficiente das equipes da Saúde e práticas de marketing que violam o Código Internacional para a Comercialização de Substitutos do Leite Materno, como a distribuição e recomendações injustificadas para introdução das fórmulas infantis.[3]

Políticas de proteção à maternidade ausentes, inadequadas ou mal aplicadas também prejudicam a amamentação entre mulheres trabalhadoras, quando não há licença-maternidade e licença-paternidade remuneradas ou com duração adequada, pausas e instalações acolhedoras para amamentação nos locais de trabalho e políticas voltadas às trabalhadoras informais. Além disso, as comunidades e as famílias, muitas vezes, não têm recursos educacionais para manter a amamentação frente às dificuldades.[3]

No nível individual, atributos e interações entre mães e bebês, como saúde mental, ansiedade sobre comportamentos infantis (como choro), autorrelato de leite insuficiente e baixa autoestima para a amamentação, são desafios que não têm sido enfrentados de forma satisfatória pelos sistemas de saúde até o momento.[3]

Como visto, muitos fatores podem interferir na prática da amamentação, o que resulta em um cenário global aquém das metas propostas pela OMS, de 50% de amamentação exclusiva até 2025 e 70% até 2030, além de 80 e 60% de amamentação continuada aos 12 e 24 meses de vida, respectivamente, até 2030,[8] como veremos a seguir.

Situação da amamentação o mundo e no Brasil

A seguir, apresentam-se as prevalências, no mundo e no Brasil, dos indicadores "amamentação na primeira hora", "amamentação exclusiva em menores de 6 meses", "amamentação continuada com 1 ano" e "amamentação continuada aos 2 anos".

As prevalências globais são provenientes do relatório da iniciativa GBC, referente ao período de 2015-2021. Segundo o relatório, as taxas de amamentação no mundo ficam aquém das metas necessárias para proteger a saúde de mulheres e crianças. Verificou-se que 47% dos recém-nascidos (RNs) iniciaram a amamentação na primeira hora após o nascimento, sendo a meta de 70%. A porcentagem de bebês com menos de 6 meses de vida em amamentação exclusiva atingiu 48%, próximos dos 50% recomendados pela OMS até 2025, representando um progresso significativo. No entanto, a meta global para 2030 é que essa prevalência chegue a 70%. Quanto à amamentação continuada, 70% das mulheres continuavam a amamentar seus filhos por pelo menos 1 ano e, aos 2 anos, as taxas de amamentação caíram para 45%, sendo as metas pretendidas 80 e 60%, respectivamente.[8]

Os dados do Brasil foram extraídos do Estudo Nacional de Alimentação e Nutrição Infantil (ENANI-2019). Ressalta-se que os indicadores "amamentação continuada com 1 ano" e "amamentação continuada aos 2 anos" consideram as crianças entre

12 e 15 meses e 20 e 23 meses de vida, respectivamente. No Brasil, 62,4% das crianças menores de 2 anos foram amamentadas na primeira hora de vida. A prevalência de amamentação exclusiva em menores de 6 meses foi de 45,8%; já a amamentação continuada ao redor de 1 ano foi de 52,1%, e no fim do segundo ano, 35,5%.[9]

Apesar das diferenças metodológicas, optou-se por apresentar os indicadores globais e nacionais na Figura 38.2, para situar o cenário brasileiro em relação ao cenário global, bem como os desafios para o alcance das metas para 2030, representadas na última barra dessa figura.

Os dados apresentados mostram que apesar da expansão da prática da amamentação no país evidenciada em estudos populacionais,[10] é necessário empreender esforços nacionais no sentido de ampliar a amamentação exclusiva e a continuidade da amamentação, para o alcance das metas de 2030.

Breve histórico das ações de proteção, promoção e apoio à amamentação no Brasil

O Brasil foi influenciado por um movimento mundial para a retomada da amamentação que teve início no fim da década de 1970 e é reconhecido por sua trajetória bem-sucedida na implementação de ações de proteção, promoção e apoio à amamentação.[1,11]

Em 1981, diante do compromisso assumido pelo Brasil na 34ª Assembleia Mundial da Saúde (AMS) em implementar o Código Internacional de Substitutos do Leite Materno, foi criado o Programa Nacional de Incentivo ao Aleitamento Materno (PNIAM), sob coordenação do Instituto Nacional de Alimentação e Nutrição (INAN).[12] Com a extinção do INAN em 1997, as ações voltadas à amamentação passaram a ser coordenadas pela Área Técnica de Saúde da Criança e Aleitamento Materno do MS, o que acontece até os dias atuais, apesar das diferentes configurações e nomenclaturas dessa área ao longo dos anos.

Com o objetivo de assessorar e apoiar a implementação das ações de promoção, proteção e apoio à amamentação no país, foi instituído, em 2006, o Comitê Nacional de Aleitamento Materno. Em 2012, foi publicada a Portaria nº 111, de 19 de janeiro, que redefiniu sua composição, passando a ter representação de grupo de mães, sociedade civil, Organização Pan-Americana da Saúde (OPAS), Unicef, Sociedade Brasileira de Pediatria (SBP), Conselho Regional de Nutricionistas (CRN), Associação Brasileira de Obstetrizes e Enfermeiros Obstetras (Abenfo), Federação Brasileira das Associações de Ginecologia e Obstetrícia (Febrasgo), Departamento de Atenção Básica e representantes de instituições de ensino superior.[13] Esse Comitê foi desativado por força do Decreto nº 9.759, de 11 de abril de 2019, que extinguiu todos os órgãos colegiados existentes na administração pública federal, e reativado com caráter de uma Câmara Técnica Assessora, instituída pela Portaria GAB/SAPS nº 13, de 22 de março de 2022.

Destaca-se nessa trajetória a publicação da Política Nacional de Atenção Integral à Saúde da Criança (PNAISC), em 2015, cujo objetivo é:

> Promover e proteger a saúde da criança e o aleitamento materno, mediante atenção e cuidados integrais e integrados, da gestação aos 9 anos, com especial atenção à primeira infância e às populações de maior vulnerabilidade, visando à redução da morbimortalidade e um ambiente facilitador à vida com condições dignas de existência e pleno desenvolvimento.[14]

Essa política tem sete eixos estratégicos, sendo o eixo II voltado para as ações à amamentação e alimentação complementar saudável.

A seguir apresenta-se um breve histórico das ações de proteção, promoção e apoio à amamentação no Brasil. Nesse texto, serão consideradas ações de proteção ao aleitamento materno (AM) relacionadas com as leis e as normas que incidem nos determinantes estruturais da amamentação; ações de promoção voltadas à mobilização social e mídia de massa,

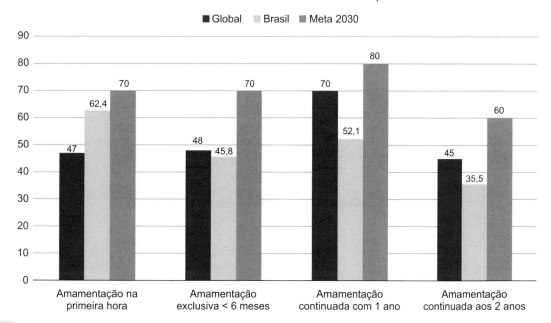

FIGURA 38.2 Prevalências globais e nacionais da "amamentação na primeira hora de vida", da "amamentação exclusiva em menores de 6 meses", da "amamentação continuada com 1 ano" e da "amamentação continuada aos 2 anos" e metas para 2030.

que visam ampliar a sensibilização de toda a sociedade sobre a importância da amamentação; e ações de apoio que visam fortalecer o aconselhamento, apoio e manejo da amamentação no âmbito do sistema de Saúde.

Proteção legal

A década de 1980 foi marcada pela promulgação da Constituição Federal e pela instituição do Sistema Único de Saúde (SUS), o que impactou de maneira expressiva a implementação de ações em prol da amamentação no país. Destaca-se nesse período a instituição da garantia à licença-maternidade, o direito a duas pausas de meia hora cada uma durante a jornada de trabalho para amamentar o filho até os 6 meses de vida e o direito à creche no local de trabalho.[13]

O Brasil foi um dos primeiros países a ratificar o Código Internacional para a Comercialização de Substitutos do Leite Materno, e, em 1988, criou uma norma que tinha como objetivo proteger o AM por meio da proibição da publicidade dos produtos alimentícios para crianças, da doação de amostras grátis para as mães, da promoção desses produtos nos serviços de Saúde, da oferta de presentes e amostras ao pessoal da área da Saúde e de textos ou ilustrações insinuando como ideal a alimentação artificial, entre outros. Essa norma era denominada "Norma de Comercialização de Alimentos para Lactentes" (NCAL).

Em 1992, a NCAL passou por sua primeira revisão, incluindo bicos e mamadeiras, melhorando aspectos de rotulagem e assumindo a denominação de Norma Brasileira para Comercialização de Alimentos para Lactentes (NBCAL).[13]

A NBCAL passou por uma revisão nos anos 2000, que resultou na Portaria Ministerial nº 2.051/2001 e nas Resoluções da Diretoria Colegiada (RDC) nº 221 e nº 222/2002 da Agência Nacional de Vigilância Sanitária (Anvisa), e em 2006 foi publicada a Lei nº 11.265/2006, que dispõe sobre a comercialização de alimentos para lactentes e crianças de primeira infância e de produtos de puericultura e correlatos, ampliando seu escopo para alimentos de crianças até o 3º ano. Também foram publicados decretos relacionados com a NBCAL em 2015, o Decreto nº 8.552, o qual foi revogado em 2018 e substituído pelo Decreto nº 9.579.

Em 2008, a Lei nº 1.770 estabeleceu a licença-maternidade de 6 meses, sem prejuízo do emprego e do salário, para as funcionárias públicas federais, ficando a critério dos estados, dos municípios e das empresas privadas a adoção dessa Lei ("Programa Empresa Cidadã"). Além disso, o MS adotou, em 2010, a ação denominada "Mulher Trabalhadora que Amamenta", a qual incentiva as empresas públicas e privadas à ampliação da licença-maternidade para 180 dias, à existência de creche no local de trabalho e à implantação de salas de apoio à amamentação.[13]

O Marco Legal da Primeira Infância, instituído pela Lei nº 13.257/2016, reforçou o Programa Empresa Cidadã, ampliando a licença-paternidade para mais 15 dias, além dos 5 dias previstos na Constituição Federal. Além disso, incluiu em um dos seus artigos que políticas e programas governamentais devem apoiar as famílias, incluindo visitas domiciliares e com programas de promoção da paternidade e maternidade responsáveis, buscando a articulação intersetorial. Ainda de acordo com esse Marco, gestantes e famílias com crianças na primeira infância devem receber orientação sobre maternidade, AM e alimentação complementar saudável.[15]

Promoção da amamentação

O PNIAM promoveu a primeira campanha de amamentação na mídia, coberta por quase 100 canais de televisão (alcance de 15,5 milhões de famílias) e 600 estações de rádio (20 milhões de famílias), além de quatro propagandas na imprensa escrita, visando atingir líderes formadores de opinião. Folhetos de loteria esportiva, contas de água, telefone e energia, e extratos bancários veicularam o tema da campanha – "Dê o seio ao seu filho pelo menos durante os seis primeiros meses" –, entre outras ações.[12]

Na década de 1990, o Brasil aderiu à proposta global da World Alliance for Breastfeeding Action (WABA) e passou a integrar o conjunto de países que comemoram a Semana Mundial de Aleitamento Materno (SMAM), na primeira semana de agosto, a qual vem se consolidando como uma importante estratégia de promoção do AM.[16] Em relação às ações de promoção, além da SMAM, outras ações de mobilização social foram adotadas, como o Dia Nacional de Doação de Leite Humano, comemorado no dia 19 de maio, e em 2017 foi publicada a Lei nº 13.435, que instituiu o mês de agosto como o Mês do Aleitamento Materno, o "Agosto Dourado".[13] Anualmente, o MS produz campanhas publicitárias em alusão a essas datas, com o intuito de ampliar a mobilização para a importância do tema.

Apoio à amamentação

No tocante ao suporte à amamentação, várias iniciativas foram adotadas no Brasil. Em 1988, o MS regulamentou o funcionamento dos Bancos de Leite Humano (BLH), definindo que, além de serem locais de coleta, análise, processamento, estocagem e distribuição de leite humano, deveriam funcionar como centros de apoio à lactação.[13] Duas portarias ministeriais foram publicadas no fim da década de 1990, criando a Comissão Nacional de Bancos de Leite Humano e a Rede Brasileira de Bancos de Leite Humano (rBLH Brasil), sob coordenação do Centro de Referência Nacional da Fundação Oswaldo Cruz.[13]

Cabe ressaltar que a rBLH Brasil foi reconhecida mundialmente pelo desenvolvimento tecnológico inédito, que alia baixo custo à alta qualidade, o que resultou no estabelecimento de cooperação do Brasil com vários países, sendo instituída, a partir de 2015, a Rede Global de Bancos de Leite Humano. A Rede se constitui atualmente em uma associação global para responder às demandas da Agenda 2030 do setor de Saúde, visando contribuir com o Objetivo de Desenvolvimento Sustentável (ODS) 3 ("Assegurar uma vida saudável e promover o bem-estar para todos, em todas as idades") e o ODS 17 ("Fortalecer os meios de implementação e revitalizar a parceria global para o desenvolvimento sustentável").[17]

O Brasil também foi pioneiro ao ser um dos primeiros países a adotar a Iniciativa Hospital Amigo da Criança (IHAC), e, em 1992, credenciou o Instituto Materno-Infantil de Pernambuco (IMIP) como o primeiro Hospital Amigo da Criança no país. Para apoiar o início da implementação da IHAC, o MS intensificou a multiplicação de quatro cursos propostos pela OMS: Curso de 18 horas para equipes das maternidades; Curso de 80 horas para formar monitores; Curso de Aconselhamento em Amamentação de 40 horas e Curso rápido voltado à sensibilização dos gestores.[16]

A IHAC passou por constantes revisões, com modificação nos critérios brasileiros para habilitação das maternidades, adotando, em 2008, a NBCAL como um dos seus critérios. Em 2014, ampliou seu foco para as boas práticas de parto e nascimento, incluindo o Cuidado Amigo da Mulher (CAM) e a garantia da permanência da mãe ou do pai junto ao RN de risco (PRN) 24 horas por dia e livre acesso a ambos ou, na falta destes, ao responsável legal (Portaria nº 1.153, de 2014, incorporada à Portaria de Consolidação das Políticas do SUS nº 02/2017). Ainda em âmbito hospitalar, o MS regulamentou, em 2000, a Norma de Atenção Humanizada ao Recém-Nascido de Baixo Peso – Método Canguru, que visa à melhoria da qualidade do cuidado perinatal e do acompanhamento dessas crianças na rede de atenção à saúde.

Para fortalecer as ações de apoio à amamentação na Atenção Primária à Saúde (APS), o MS lançou, em 2008, a Rede Amamenta Brasil. A proposta, formulada com base nos princípios da educação crítico-reflexiva e na Política de Educação Permanente em Saúde, tinha como objetivo a revisão e o matriciamento dos processos de trabalho interdisciplinar nas Unidades Básicas de Saúde (UBS) de modo a contribuir para o aumento da prevalência do AM.[13] Em 2013, a Rede Amamenta Brasil foi fundida com outra estratégia, a qual tinha o foco na alimentação complementar saudável: a Estratégia Nacional para Alimentação Complementar Saudável (ENPACS), sendo lançada a Estratégia Amamenta e Alimenta Brasil (EAAB). O objetivo da integração foi facilitar a participação dos profissionais nas oficinas e potencializar o trabalho das equipes da atenção básica na promoção do aleitamento e da alimentação complementar, mantendo os referenciais teóricos da educação crítico-reflexiva e as estratégias de implementação, como apoio contínuo às UBS e certificação no contexto da qualificação da atenção básica.[18]

Encerra-se aqui um breve histórico sobre a implementação de ações voltadas à amamentação no Brasil, as quais serão detalhadas em outros capítulos.

Ações de proteção, promoção e apoio à amamentação no Brasil na perspectiva do *The Global Breastfeeding Collective*

O GBC é uma coalisão de importantes agências internacionais que convoca doadores, formuladores de políticas, filantropos e sociedade civil para aumentar o investimento na amamentação em todo o mundo. Tem como missão mobilizar o apoio político, financeiro e social para ampliar os programas de amamentação e incentivar a adoção de instrumentos e políticas legais de apoio nos níveis global, regional e nacional dentro das agendas mais amplas de desenvolvimento, humanitárias e de direitos humanos, acelerando assim o progresso para atender ou superar a meta global da OMS de aumento nas taxas de amamentação.[8]

No contexto dessa iniciativa, foram identificadas sete prioridades políticas para os países protegerem, promoverem e apoiarem a amamentação, que são sistematicamente monitoradas a partir de dados disponíveis dos países. Os resultados são classificados em verde, amarelo e vermelho, que aqui serão considerados "bom", "regular" e "ruim". A seguir, apresenta-se uma breve reflexão sobre os avanços e os desafios do Brasil em relação às prioridades destacadas, a partir dos dados do país publicados no relatório de monitoramento de 2022.

Financiamento: aumentar o investimento em programas e políticas que promovem, protegem e apoiam a amamentação

Nesse quesito, o GBC rastreia o financiamento dos doadores aos países, uma vez que não existem fontes de dados disponíveis sobre os investimentos governamentais para a implementação de ações de proteção, promoção e apoio à amamentação.

O Brasil obteve uma classificação ruim nesse quesito, porém é importante ressaltar que no país a implementação das ações de proteção, promoção e apoio à amamentação é financiada pelo MS e pelos governos estaduais, municipais e do Distrito Federal. A título de ilustração, cita-se a seguir alguns exemplos de iniciativas do governo federal.

Para ampliar a adesão dos hospitais à IHAC, o MS instituiu um incentivo financeiro, com incremento de recursos para procedimentos relacionados com o parto: 17% para parto normal, 8,5% para cesárea, 5% para parto normal em gestação de alto risco e 2,5% para cesárea em gestação de alto risco. Além disso, há um incremento de 8,5% na tabela de procedimentos de atendimento ao RN em sala de parto nos Hospitais Amigos da Criança.[19]

O componente da Rede Cegonha relacionado com puerpério e à atenção integral à saúde da criança incluiu a promoção do AM e da alimentação complementar saudável e prevê recursos para obras de ampliação e/ou reforma para implantação de BLH em atenção às recomendações da RDC nº 171/2006 da Anvisa. O MS também estabeleceu recursos financeiros do bloco da atenção de média e alta complexidade a serem incorporados ao limite financeiro de média e alta complexidade dos estados, do Distrito Federal e dos municípios para procedimentos dos BLH como determinação de crematócrito no leite humano ordenhado, acidez titulável no leite humano (Dornic), prova confirmatória da presença de microrganismos coliformes, pasteurização do leite humano, cultura do leite humano (pós-pasteurização) e coleta externa de leite humano por doadora.[20]

Ações de promoção da amamentação na Atenção Primária podem ser custeadas por recursos financeiros provenientes do Financiamento das Ações de Alimentação e Nutrição (FAN). Esse incentivo financeiro foi instituído pela Portaria nº 1.357/GM/MS, de 23 de junho de 2006, e redefinido pela Portaria nº 1.738/GM/MS, de 19 de agosto de 2013, e é destinado para despesas de custeio (correntes), como manutenção e funcionamento dos serviços públicos em geral, com exceção de despesas de capital. O FAN é repassado para todos os estados, para o Distrito Federal e para os municípios com mais de 150 mil habitantes. O critério de repasse toma como base a estimativa do Instituto Brasileiro de Geografia e Estatística (IBGE) do ano de elaboração da portaria de estabelecimento do recurso. Atualmente, o FAN também contempla municípios com população entre 30 mil e 149.999 habitantes, quando há disponibilidade orçamentária da Coordenação-Geral de Alimentação e Nutrição. Além disso, as Portarias nº 3.297/2020 e nº 1.124/2022 instituíram, em caráter excepcional e temporário, o incentivo financeiro de custeio para as ações de promoção, proteção e apoio ao AM e da alimentação complementar adequada e saudável para crianças menores de 2 anos, no âmbito da EAAB, na APS.

Em relação à promoção da amamentação, o MS coordena e financia duas campanhas de mobilização social anualmente: a Campanha de Doação de Leite Humano e a SMAM, com elaboração de peças publicitárias e organização de eventos.

Ademais, o MS destina recursos orçamentários para a elaboração e a realização de cursos de capacitação, seminários e materiais educativos, e para a realização de pesquisas e ações de apoio aos Estados e municípios para a implementação das ações de proteção, promoção e apoio à amamentação.

Apesar dos investimentos governamentais realizados, alguns desafios consistem em atualizar os valores repassados aos estabelecimentos de Saúde e manutenção de incentivos destinados em caráter temporário.

Código Internacional de Comercialização de Substitutos do Leite Materno: implementar totalmente a Norma Brasileira para Comercialização de Alimentos para Lactentes com legislação e execução efetiva

De acordo com o relatório de 2022, o Brasil encontra-se "substancialmente alinhado ao Código Internacional" e tem legislação que abrange um conjunto significativo de disposições do Código, portanto com resultados considerados bons.[8]

A despeito dos avanços realizados no país, o monitoramento realizado pela Rede Internacional em Defesa do Direito de Amamentar (IBFAN, do inglês *International Baby Food Action Network*), objetivando identificar infrações à NBCAL, identificou, em 2020, 389 infrações cometidas por 101 empresas. O foco do monitoramento foi a internet e as mídias sociais, e as irregularidades referiam-se à promoção comercial proibida ou indevida em pontos de venda como supermercados, farmácias, folhetos promocionais, páginas eletrônicas das farmácias, supermercados, lojas de artigos para bebês, fabricantes e redes sociais na internet, produção de material educativo e rotulagem de alimento.[21]

Esses dados apontam a necessidade de fortalecer um sistema nacional de monitoramento da NBCAL, bem como o aprimoramento dos mecanismos de aplicação de sanções às empresas e aos estabelecimentos comerciais frente ao descumprimento da lei.

Proteção da maternidade: garantia de licença parental e apoio no local de trabalho

Ao garantir 16 semanas de licença-maternidade, o Brasil encontra-se em situação regular nesse quesito, uma vez que a convenção da Organização Internacional do Trabalho (R191) recomenda 18 semanas de licença-maternidade remunerada. São desafios no país a garantia da licença-maternidade de 180 dias, a ampliação da licença-paternidade, a adoção de modelos de licença parental e políticas de apoio às trabalhadoras informais.

Cabe destacar que o Brasil tem avançado na melhoria das condições nos locais de trabalho por meio do estímulo à implantação de Salas de Apoio à Amamentação (SAA) em órgãos públicos e privados. O MS tem investido na formação de tutores da estratégia de apoio à Mulher Trabalhadora que Amamenta (MTA), e no período

de 2010 a 2022, certificou 256 Salas de Apoio à Amamentação. Além disso, por ocasião da SMAM 2023, cujo tema foi "Apoie a amamentação: faça a diferença para mães e pais que trabalham", o MS anunciou uma iniciativa voltada à implantação de SAA nas UBS, visando alcançar também as trabalhadoras informais.

Iniciativa Hospital Amigo da Criança: cumprimento dos Dez Passos para o Sucesso do Aleitamento Materno

A situação da IHAC no país é considerada regular. Apesar dos esforços empreendidos para a ampliação dessa iniciativa em larga escala, o Brasil tem 317 hospitais habilitados, correspondendo a aproximadamente 10% dos hospitais que realizam parto no país, resultando ainda em uma baixa cobertura de nascimentos (23% das crianças brasileiras nascem em Hospitais Amigos da Criança).

Alguns desafios consistem em obter adesão dos gestores das maternidades, na alta rotatividade dos profissionais da Saúde das equipes dessas instituições, além das dificuldades das gestões estaduais para a realização do monitoramento e das reavaliações visando manter a qualidade e o cumprimento dos critérios de habilitação e manutenção do título da IHAC.

Ampliar o acesso ao aconselhamento em amamentação

O Brasil não foi avaliado nesse quesito em função da não disponibilidade desses dados em sistemas de informação do SUS. Porém, cabe destacar os esforços do MS para viabilizar a formação de profissionais da Saúde no aconselhamento em amamentação, com a inclusão dessa abordagem nos cursos de manejo clínico da amamentação e cursos de formação da EAAB. Também foi feita uma adaptação do Curso de Aconselhamento em Amamentação proposto pela OMS e pelo Unicef, originalmente de 40 horas, para uma Oficina de Aconselhamento em Amamentação, com carga horária de 16 horas, a fim de viabilizar a participação dos profissionais da Saúde e alcançá-los em maior escala. Após a validação da metodologia da Oficina por um grupo de especialistas em 2018, o MS iniciou a formação de multiplicadores nos estados, processo que foi interrompido em função da pandemia da covid-19.

Fortalecer *links* entre os serviços de saúde e comunidades

O Brasil foi considerado em boa situação nesse quesito, com 100% dos municípios implementando ações de proteção, promoção e apoio à amamentação. Cabe destacar a importância do SUS e a expansão da Atenção Primária no país, que alcançou em 2020 uma cobertura de 76% da população.[22]

Contudo, o desafio consiste na qualificação das equipes de Atenção Primária para a promoção da amamentação em larga escala, uma vez que, em 2020, por ocasião do repasse de recursos financeiros para fortalecer a EAAB, o levantamento realizado pelo MS identificou somente 382 municípios, dos 5.570 existentes no país, que haviam feito adesão à Estratégia e iniciado a realização de oficinas com os profissionais da Saúde nas UBS.

Fortalecer sistemas de monitoramento das práticas de amamentação

Em 2022, o Brasil foi considerado em boa situação nesse quesito, em função da disponibilidade dos indicadores de amamentação provenientes do ENANI-2019.

Porém, vale lembrar que houve um longo período sem informações atualizadas, pois a Pesquisa Nacional de Demografia em Saúde (PNDS), que acontece a cada 10 anos e estava programada para acontecer em 2016, até o momento não foi realizada.

Além disso, vale destacar que o Brasil tem o Sistema de Vigilância Alimentar e Nutricional (SISVAN), que possibilita o monitoramento dos marcadores de consumo alimentar pelas equipes de APS, incluindo as práticas de amamentação. Porém, é preciso ampliar a cobertura populacional desse sistema, que continua baixa.[23]

Considerações finais

A reflexão sobre a trajetória de implementação das ações de proteção, promoção e apoio à amamentação no Brasil mostra que houve inúmeros avanços. Ao implementar ações de proteção legal (NBCAL, MTA), promoção (SMAM, campanha de doação do leite humano) e apoio (IHAC, BLH, Canguru, EAAB), tendo a coordenação nacional das ações pelo MS, estamos atuando em várias camadas dos determinantes da amamentação, segundo o modelo proposto por Rollins et al.[1]

Porém, os indicadores de amamentação na primeira hora, amamentação exclusiva e continuada provenientes do ENANI-2019 apontam a necessidade de fortalecermos a implementação de tais ações. Frente a esse desafio, em 2017, o MS publicou o documento *Bases para a discussão da Política Nacional de Promoção, Proteção e Apoio ao Aleitamento Materno*, visando contribuir para a formulação e a pactuação dessa Política. Diante do questionamento sobre a necessidade de uma Política de Aleitamento Materno, uma vez que a PNAISC incluiu a promoção da amamentação como uma prioridade, argumentou-se que somente a pactuação de uma política inter federativa e intersetorial poderá alavancar os avanços necessários à promoção, à proteção e ao apoio à amamentação e o alcance das metas globais.

Acredita-se que a definição de uma Política Nacional de Promoção, Proteção e Apoio ao Aleitamento Materno, com base em valores relacionados com dignidade humana, ética e solidariedade, fundamentada nos princípios e nas diretrizes do SUS, organizada em uma rede de atenção horizontal, integrada e solidária que prevê uma linha de cuidado e tendo o território como referência, contribuirá para a consolidação do país como detentor de políticas públicas intersetoriais articuladas com vistas a aumentar a prevalência e a duração do AM e garantir a amamentação como um dos direitos das crianças brasileiras.

Referências bibliográficas

1. Rollins NC, Bhandari N, Hajeebhoy N, et al. Why invest, and what it will take to improve breastfeeding practices? Lancet. 2016;387(100147):491-504.
2. Victora CG, Bahl R, Barros AJD, et al.; Lancet Breastfeeding Series Group. Breastfeeding in the 21st century: epidemiology, mechanisms, and lifelong effect. Lancet. 2016;387(10017):475-90.
3. Pérez-Escamilla R, Tomori C, Hernández-Cordero S, et al.; 2023 Lancet Breastfeeding Series Group. Breastfeeding: crucially important, but increasingly challenged in a market-driven world. Lancet. 2023;401(10375):472-85.
4. Louis-Jacques AF, Stuebe AM. Enabling breastfeeding to support lifelong health for mother and child. Obstet Gynecol Clin North Am. 2020;47(3):363-81.
5. Walters DD, Phan LTH, Mathisen R. The cost of not breastfeeding global results from a new tool. Health Policy Plan. 2019;34(6):407-17.
6. World Health Organization. Breastfeeding 2021 [Internet]. World Health Organization [cited 2023 Aug 12]. Available from: https://www.who.int/health-topics/breastfeeding#tab=tab_2.
7. Rollins N, Piwoz E, Baker P, et al.; 2023 Lancet Breastfeeding Series Group. Marketing of commercial milk formula: a system to capture parents, communities, science, and policy. Lancet. 2023;401(10375):486-502.
8. Global Breastfeeding Collective; United Nations Children's Fund; World Health Organization. Global Breastfeeding Scorecard 2022: protecting breastfeeding through further investments and policy actions [Internet]. Global Breastfeeding Collective; 2022 [cited 2023 Aug 12]. Available from: https://www.globalbreastfeedingcollective.org/media/1921/file.
9. Universidade Federal do Rio de Janeiro. Relatório 4 – Aleitamento materno: Prevalências e práticas de aleitamento materno em crianças brasileiras menores de 2 anos. ENANI 2019 [Internet]. Estudo Nacional de Alimentação e Nutrição Infantil; 2023. 108 p. Disponível em: https://enani.nutricao.ufrj.br/download/relatorio-4-aleitamento-materno/.
10. Venancio SI, Saldiva SRDM, Monteiro CA. Tendência secular da amamentação no Brasil. Rev Saúde Pública. 2013;47(6):1205-8.
11. Pérez-Escamilla R, Curry L, Minhas D, et al. Scaling up of breastfeeding promotion programs in low- and middle-income countries: the "breastfeeding gear" model. Adv Nutr. 2012;3(6):790-800.
12. Rea MF. Reflexões sobre a amamentação no Brasil: de como passamos a 10 meses de duração. Cad Saúde Pública. 2003;19 (suppl 1):S37-45.
13. Brasil. Ministério da Saúde. Secretaria de Atenção à Saúde. Departamento de Ações Programáticas Estratégicas. Bases para a discussão da Política Nacional de Promoção, Proteção e Apoio ao Aleitamento Materno. Brasília: Ministério da Saúde; 2017. 68 p.
14. Brasil. Ministério da Saúde. Portaria nº 1.130, de 5 de agosto de 2015. Institui a Política Nacional de Atenção Integral à Saúde da Criança (PNAISC) no âmbito do Sistema Único de Saúde (SUS). Disponível em: https://bvsms.saude.gov.br/bvs/saudelegis/gm/2015/prt1130_05_08_2015.html. Acesso em: 29 mar. 2024.
15. Brasil. Lei nº 13.257, de 8 de março de 2016. Dispõe sobre as políticas públicas para a primeira infância e altera a Lei nº 8.069, de 13 de julho de 1990 (Estatuto da Criança e do Adolescente), o Decreto-Lei nº 3.689, de 3 de outubro de 1941 (Código de Processo Penal), a Consolidação das Leis do Trabalho (CLT), aprovada pelo Decreto-Lei nº 5.452, de 1º de maio de 1943, a Lei nº 11.770, de 9 de setembro de 2008, e a Lei nº 12.662, de 5 de junho de 2012. Brasília; 2016. Disponível em: https://www.planalto.gov.br/ccivil_03/_ato2015-2018/2016/lei/l13257.htm. Acesso em: 09 mar. 2024.
16. Venancio SI. Formação de redes e ações para apoio, promoção e proteção do aleitamento materno. In: Cardoso MA. Nutrição em saúde coletiva. São Paulo: Editora Atheneu; 2014.
17. A trajetória [Internet]. rBLH Brasil – Fiocruz. Disponível em: https://rblh.fiocruz.br/trajetoria. Acesso em: 12 ago. 2023.
18. Venancio SI, Martins MCN, Sanches MTC, et al. Análise de implantação da Rede Amamenta Brasil: desafios e perspectivas da promoção do aleitamento materno na atenção básica. Cad Saúde Pública. 2013;29(11):2261-74.
19. Brasil. Ministério da Saúde. Portaria nº 1.153, de 22 de maio de 2014. Redefine os critérios de habilitação da Iniciativa Hospital Amigo da Criança (IHAC), como estratégia de promoção, proteção e apoio ao aleitamento materno e à saúde integral da criança e da mulher, no âmbito do Sistema Único de Saúde (SUS). Disponível em: https://bvsms.saude.gov.br/bvs/saudelegis/gm/2014/prt1153_22_05_2014.html. Acesso em: 29 mar. 2024.
20. Brasil. Ministério da Saúde. Portaria nº 961, de 22 de maio de 2013. Inclui e altera valores dos procedimentos relacionados aos Bancos de Leite Humano e estabelece recursos financeiros do Bloco da Atenção de Média e Alta Complexidade a serem incorporados ao limite financeiro de Média e Alta Complexidade dos Estados, Distrito Federal e Municípios. Disponível em: https://bvsms.saude.gov.br/bvs/saudelegis/gm/2013/prt0961_22_05_2013.html. Acesso em: 29 mar. 2024.
21. Rede Internacional em Defesa do Direito de Amamentar (IBFAN). Relatório do monitoramento nacional da NBCAL: de olho na internet e mídias sociais [Internet]. IBFAN; 2020. Disponível em: https://www.ibfan.org.br/site/wp-content/uploads/2023/07/RELATORIO-DO-MONITORAMENTO-NACIONAL-NBCAL-de-olho-na-internet-e-midias-sociais_IBFAN-BRASIL_2020-2.pdf.
22. Ministério da Saúde. Cobertura da Atenção Básica [Internet]. e-Gestor Atenção Básica; 2021. Disponível em: https://egestorab.saude.gov.br/paginas/acessoPublico/relatorios/relHistoricoCoberturaAB.xhtml. Acesso em: 25 abr. 2024.
23. Nascimento FA, Silva SA, Jaime PC. Cobertura da avaliação do consumo alimentar no Sistema de Vigilância Alimentar e Nutricional Brasileiro: 2008 a 2013. Rev Bras Epidemiol. 2019;22:e190028.

CAPÍTULO 39

Iniciativa Hospital Amigo da Criança: Breve Retrospectiva, Evidências Científicas sobre sua Efetividade e Panorama no Mundo e no Brasil

Evangelia Kotzias Atherino dos Santos

Introdução

Assiste-se, inquestionavelmente, nas últimas seis décadas, a uma crescente tomada de consciência sobre a superioridade e a importância nutricional, psicossocial, bioquímica, imunológica, econômica e ecológica do leite humano e da amamentação. Jamais se reuniram tantos e tão variados conhecimentos sobre a importância do aleitamento materno (AM) e inúmeras vantagens têm sido descritas por diversos autores. Cada vez mais são conhecidos, à luz de novas evidências científicas e epidemiológicas, os importantes benefícios que a amamentação traz a curto e longo prazos para a saúde, a qualidade de vida e a sobrevivência dos envolvidos, especialmente de mães, crianças e sociedade em geral, em diferentes aspectos, independentemente de onde estejam ou em circunstâncias.[1-10]

Uma série de revisões sistemáticas e metanálises publicadas na Revista Britânica *The Lancet*, incluindo 22 estudos,[1] fornece informações acerca das associações entre amamentação e desfechos em crianças e mães. Os estudos revisados indicam que as crianças que são amamentadas por menos tempo, ou aquelas que não são amamentadas, têm morbidade e mortalidade mais elevadas quando comparadas com as crianças que são amamentadas por mais tempo.[1,11,12] Nesse particular, um dos estudos indica que a melhora global nas taxas de AM evitaria, anualmente, 823 mil mortes de crianças com menos de 5 anos – 87% com menos de 6 meses – e 20 mil mortes de mulheres por câncer de mama.[1]

A associação entre amamentação e outros desfechos analisados indica também que as crianças que são amamentadas por mais tempo estão mais protegidas contra infecções na infância, têm menos maloclusão dentária,[1,13] apresentam escores mais altos em testes de inteligência – o que pode ser traduzido em maior e mais forte sucesso econômico, em consequência de melhor desempenho acadêmico, maior potencial de ganhos e produtividade –,[1,8,14] melhor desenvolvimento pôndero-estatural,[12] maior proteção contra o sobrepeso e diabetes *mellitus* tipo 2 (DM2) na fase adulta,[1,7] do que aquelas que são amamentadas por períodos mais curtos ou não são amamentadas. Foram também identificados efeitos protetores substanciais da amamentação sobre otite média,[10] diarreia, enterocolite necrosante e pneumonia.[1]

Para as lactantes, os autores realizaram revisões sistemáticas que abordaram os desfechos: amenorreia lactacional; câncer de mama e ovário; DM2; alteração de peso pós-parto; e osteoporose. A amamentação forneceu proteção contra o câncer de mama e ovário, aumentou o intervalo entre os partos e conferiu proteção contra o DM2.[1]

Aliadas a essas vantagens, somam-se outras de ordem econômica, uma vez que a não amamentação está associada com perdas de US$ 302 bilhões anuais em todo o mundo, ou seja, 0,49% da receita bruta mundial.[4,15,16]

Reconhecendo a importância e as inúmeras vantagens, criteriosamente revistas na literatura científica, a Organização Mundial de Saúde (OMS)e o Fundo das Nações Unidas para a Infância (Unicef)[17] estabelecem, como recomendação de Saúde Pública global, que todas as crianças sejam amamentadas exclusivamente durante os 6 primeiros meses de vida, prosseguindo, a partir daí, com a amamentação acrescida de alimentos complementares, seguros, oportunos e adequados até 2 anos ou mais.

Globalmente, uma minoria de crianças atende a essas recomendações; em média, menos da metade inicia a amamentação na primeira hora após o nascimento e cerca de 40% das crianças menores de 6 meses de vida são amamentadas exclusivamente. Aos 2 anos, apenas 45% das crianças ainda estão sendo amamentadas.[17,18]

A partir do conhecimento dessa realidade, que persiste ao longo dos anos, e do reconhecimento da importância dos benefícios do AM, várias estratégias foram e continuam sendo adotadas em âmbito global no sentido de reverter os índices alarmantes de desmame precoce nas mais diferentes regiões do mundo.

Entre as estratégias mundiais adotadas, a Iniciativa Hospital Amigo da Criança (IHAC) é considerada como um dos esforços internacionais de maior sucesso realizada para proteger, promover e apoiar a amamentação no contexto hospitalar. Constitui-se em um componente-chave da Estratégia Global da OMS/Nações Unidas – Financiamento de Alimentação Infantil para Crianças, e hoje sabe-se que as tendências de AM nas últimas três décadas sugerem fortemente que a IHAC teve um impacto global e determinante nos resultados do AM.[4,18]

Decorridos cerca de 30 anos de implantação da IHAC, graças aos avanços da ciência, uma considerável produção de estudos foi e continua sendo desenvolvidos nas mais diferentes partes do mundo, nacional e internacionalmente, sob os mais diferentes aspectos, trazendo contribuições valiosas e avanços significativos relacionados com essa temática. Existem evidências científicas consideráveis de que a implementação dos Dez Passos para o Sucesso do Aleitamento Materno melhora significativamente as taxas de amamentação,[19] e a evidência da efetividade da IHAC em aumentar a duração da amamentação exclusiva já está claramente estabelecida.[18-21]

Dada a relevância do tema, este capítulo aborda a IHAC e apresenta uma breve retrospectiva dos 33 anos de sua implementação, as evidências científicas sobre sua efetividade e o panorama no mundo e no Brasil. Abordar essa temática, portanto, pressupõe trazer, ainda que em breves linhas, o percurso da IHAC ao longo dos tempos, desde sua criação até os dias atuais. Assim, este capítulo está subdividido em três partes. Na primeira é empreendida uma breve retrospectiva da IHAC, perpassando por diferentes períodos, desde sua concepção até os dias atuais, subdivididos em décadas, incluindo os antecedentes que culminaram com a necessidade de sua criação; na segunda são abordadas as evidências científicas sobre a efetividade da IHAC; e na terceira é apresentado o panorama da IHAC no mundo e no Brasil.

Iniciativa Hospital Amigo da Criança: breve retrospectiva de implantação (1990-2023)

Antecedentes: década de 1980

A IHAC, criada no início da década de 1990, é fruto de vários eventos realizados na área da Saúde em âmbito internacional e de amplas discussões com estudiosos, agentes internacionais e formuladores de políticas públicas na área da Saúde Infantil nos anos que a antecederam. De um lado, em resposta às preocupações levantadas nesses eventos acerca da comercialização de substitutos do leite materno e consciente do impacto que o *marketing* abusivo e inadequado de fórmulas infantis, bicos, chupetas e mamadeiras exerce sobre as mães que amamentam, e, por outro lado, reconhecendo a importância da amamentação para a saúde das mães e das crianças, é aprovado o Código Internacional de Comercialização dos Substitutos do Leite Materno, em 1981. Nesse contexto, também houve o reconhecimento unânime de que as mulheres e os profissionais da Saúde, após décadas de *marketing* abusivo e antiético das indústrias que comercializavam fórmulas infantis, não tinham conhecimento, nem demonstravam habilidades e competências requeridas para promover e apoiar o AM com sucesso.[22]

Nessa época já havia uma grande preocupação acerca da situação mundial da criança no mundo, cujo cenário apontava para altas taxas de morbimortalidade infantil. Diante desse contexto, o Unicef empreendeu uma forte campanha voltada para reduzi-las, publicando o documento GOBI – *Growth monitoring, oral rehydration, breastfeeding and immunization* (Monitoramento do crescimento, reidratação oral, aleitamento materno e imunização, em tradução livre).[22]

Assim, reconhecendo a importância do AM como uma importante estratégia para reverter os elevados índices de morbimortalidade infantil e a necessidade de combater o *marketing* ostensivo praticado pelas indústrias que comercializam as fórmulas infantis, a OMS e o Unicef, em uma ação conjunta, desenvolveram os "Dez Passos para o Sucesso do Aleitamento Materno". Essa primeira versão, ainda que redigida de maneira bem simplificada e de fácil compreensão, foi desenvolvida para ampliar a conscientização do papel essencial dos serviços de Saúde de maternidades na promoção e no apoio ao AM. Foi elaborada de modo bem participativo e abrangente, propondo aos envolvidos na prestação de serviços obstétricos a revisão de normas e rotinas e práticas que interferem no aleitamento materno.[22]

Ainda nessa mesma década, grupos técnicos do Unicef, da OMS, da United States Agency for International Development (USAID) e da Swedish International Development Cooperation Agency (SIDA) realizaram várias reuniões para discutir de que modo as ações de AM poderiam ser implementadas de maneira mais aprimorada e eficaz. Após inúmeras reuniões, amplos debates e conferências tendo como foco os profissionais da Saúde[23] e uma consulta à OMS,[24] foi promovida uma reunião no Spedale Degli Innocenti, em Florença, Itália, estabelecido em 1988 como um centro de pesquisa dedicado a apoiar a defesa das crianças em todo o mundo, dando origem a um documento que ficou conhecido mundialmente como **Declaração de Innocenti**. Essa Declaração foi produzida e adotada por representantes de organizações governamentais, organizações não governamentais (ONGs), defensores da amamentação de países de todo o mundo, no encontro *Breastfeeding in the 1990s: A Global Initiative*, ficando estabelecida uma agenda internacional com metas ambiciosas de ação, e requeria a implementação do Código Internacional de Comercialização dos Substitutos do Leite Materno e dos Dez Passos para o Sucesso do Aleitamento Materno, além do reconhecimento do direito da criança a uma alimentação nutritiva, consagrado na Convenção sobre os Direitos da Criança, da proteção à maternidade e outras leis e regulamentos inovadores, com o objetivo de que todas as maternidades e hospitais gerais com leitos obstétricos do mundo pudessem cumprir os Dez Passos até 1995.[25]

Os princípios norteadores iniciais firmados e as principais medidas propostas aos serviços materno-infantis para a adoção dos **Dez Passos para o Sucesso do Aleitamento Materno** foram publicados em 1989, no documento intitulado *Proteção, Promoção e Apoio ao Aleitamento Materno – O papel especial dos serviços materno-infantis. Uma declaração Conjunta OMS/ UNICEF*.[26] Esse documento foi traduzido em mais de 25 idiomas e tornou-se instrumento norteador da IHAC. Desde então, as maternidades e os hospitais gerais com leitos obstétricos que adotam os Dez Passos para o Sucesso do Aleitamento Materno são certificados como "Hospitais Amigos da Criança" e passam a ser reconhecidos pelo seu apoio às práticas saudáveis de alimentação infantil.[19,26]

Seguindo essa linha do tempo, em 20 de novembro de 1989, líderes mundiais assumiram um compromisso histórico com as crianças ao adotarem, na **Assembleia Geral das Nações Unidas**, a Convenção das Nações Unidas sobre os Direitos da Criança – Carta Magna para as crianças de todo o mundo, sendo considerado o tratado de direitos humanos mais amplamente ratificado da história. A referida Convenção foi assinada por 196 países, consagrando a saúde, bem como reconhecendo as vantagens do AM e a importância da alimentação infantil saudável, como um direito legal inalienável da criança e a promoção do AM como um dever legal dos países que ratificaram a Convenção.[27] Um ano depois, o documento foi transformado em lei internacional, garantindo à criança vários direitos legais.

Década de 1990

A IHAC foi idealizada no início da década de 1990 pela OMS e pelo Unicef em resposta à Declaração de Innocenti, para promover, proteger e apoiar o AM e cumprir o Código Internacional de Comercialização de Substitutos do Leite Materno, mediante a adoção de Dez Passos para o Sucesso do Aleitamento Materno por maternidades e hospitais gerais com leitos obstétricos.[25]

Os Passos originais e os atualizados são apresentados adiante neste capítulo: **Dez Passos para o Sucesso do Aleitamento Materno: versão revisada de 2018**[19] e os **Dez Passos originais.**[26] A primeira versão foi elaborada à luz de evidências científicas conhecidas na época e de experiências advindas da prática clínica naquele contexto; constituem-se as bases que deram origem à IHAC e resumem as práticas necessárias para os serviços e programas que prestam cuidados à mãe e ao recém-nascido (RN) nas maternidades em todo o mundo, para melhor apoiar, promover e proteger o AM.

A Declaração de Innocenti, de 1990, foi então adotada pela 45ª World Health Assembly (WHA, Resolução 45.34) de 1992,[25] com o apoio dos estados membros, de representantes de organizações governamentais, ONGs, estudiosos e defensores da amamentação de países de todo o mundo, inclusive do Brasil. Todos foram conclamados a apoiar e incentivar as maternidades e os hospitais gerais com leitos obstétricos, públicos e privados, para tornarem-se Hospitais Amigos da Criança. A referida declaração reflete o conteúdo dos documentos produzidos para o Encontro e pontos de vista discutidos nos grupos e apresentados nas sessões de plenária.[25]

Vários outros documentos globais sobre políticas de Saúde foram e continuam sendo publicados, ganhando posição de destaque os Dez Passos. Entre os mais importantes publicados na década de 1990, destacam-se as Resoluções da Assembleia Mundial da Saúde (AMS) de 1994[28] e da WHA de 1996,[29] que requeriam medidas específicas relacionadas com a IHAC. Em 1998, foi publicada pela OMS e pelo Unicef a primeira revisão de literatura para identificar estudos publicados sobre os Dez Passos para o Sucesso do Aleitamento Materno e o efeito de sua implementação sobre a amamentação nos estabelecimentos de Saúde. Tal revisão resultou na publicação do documento intitulado *Evidências Científicas dos Dez Passos para o Sucesso do Aleitamento Materno*, sendo conduzida para identificar estudos referentes a cada um dos Dez Passos individualmente e o impacto de sua implementação sobre o AM nos estabelecimentos de Saúde.[30]

Em 1997, reconhecendo a importância de atender à necessidade de compartilhar informações, experiências, conhecimentos, pontos fortes, dificuldades, barreiras, desafios, estratégias de organização, resultados e lições aprendidas, foi criada a Rede Global da IHAC, composta de coordenadores/gestores nacionais de vários países. A primeira reunião realizada por essa rede foi em Genebra, em 1997, e outras foram feitas posteriormente, em outros locais.[31]

Década de 2000 a 2010

Nessa década foi dado continuidade às reuniões da Rede Global da IHAC, sendo realizadas em diferentes locais: em Londres (2001), Barcelona (2004), Berlim (2006), Genebra (2008) e Florença (2010) – essa última contou com a participação de delegados de 36 países, abrangendo cerca de 15 mil maternidades.[31]

Em 18 de maio de 2002, a 55ª Assembleia Mundial da Saúde adotou a **Estratégia Global para a Alimentação de Lactentes e Crianças de Primeira Infância**, desenvolvida conjuntamente pela OMS e pelo Unicef para chamar a atenção de todos os países do mundo sobre o impacto das práticas alimentares no estado nutricional, no crescimento e no desenvolvimento, na saúde e na sobrevivência das crianças. Tal estratégia é resultado de um amplo processo de discussão participativa de cerca de 2 anos, e tem como fundamento as evidências acerca da importância da nutrição nos primeiros meses e anos de vida, e do relevante papel que as práticas alimentares apropriadas exercem na obtenção de ótimos resultados de saúde. Está pautada no respeito, na proteção e na efetivação dos direitos humanos.[17]

Assim, essa estratégia tem como objetivo melhorar – por meio da alimentação ótima – o estado nutricional, o crescimento e o desenvolvimento, a saúde e a sobrevivência de bebês e crianças pequenas. Com a estratégia, fica ratificado o compromisso de continuar o apoio à amamentação exclusiva durante os seis primeiros meses de vida e à continuidade da amamentação por 2 anos ou mais, com introdução de alimentação complementar adequada e em momento oportuno. Simultaneamente, fica reafirmado o compromisso de continuar desenvolvendo ações de implementação da IHAC, do Código Internacional de Comercialização dos Substitutos do Leite Materno e da Declaração de Innocenti referente à Proteção, Promoção e Apoio ao Aleitamento Materno. A IHAC, ao fazer parte da estratégia, ganha mais uma vez reforço e fica ratificada a importância de implementar os Dez Passos em todo o mundo. Essa estratégia e as estratégias associadas ao **Quadro de Planejamento para a sua Implementação** ratificam a importância da Declaração de Innocenti e de seus objetivos, e reforçam, por meio de nove áreas operacionais, ações a serem empreendidas, visando à alimentação complementar adequada, segura e em momento oportuno, com a continuidade da amamentação, nutrição materna, incluindo o apoio às ações comunitárias.[17]

Em **2004-2005**, como resultado do interesse e do forte apelo para a atualização da proposta originária da IHAC, o Unicef e a OMS empreenderam uma ampla revisão dos materiais em âmbito mundial. O processo incluiu uma pesquisa global entre todos os estados membros da OMS, com a participação de especialistas em AM em âmbito mundial. Mesmo depois de atualizados e redigidos o Curso de Capacitação e as ferramentas, ainda foram revisados novamente por especialistas de todo o mundo e, posteriormente, testados em campo em países e, posteriormente, testados em países industrializados e em desenvolvimento. No ano de 2005, por ocasião das comemorações do **15º Aniversário da Declaração de Innocenti**, os participantes fizeram uma veemente chamada à ação, enfatizando não só a necessidade de revitalizar essa iniciativa, mas também de expandi-la, mantendo os critérios globais como requisitos mínimos para todas as instituições.[32]

Em 2006, é publicado o primeiro rascunho do conjunto dos materiais nos *websites* do Unicef e da OMS, tendo como título "Versão Preliminar para Implementação no País". Após o período de mais de 1 ano de testes, apresentações em inúmeros seminários e *workshops* regionais em vários países, do *feedback* de profissionais dedicados ao tema e dos ajustes que se fizeram necessários, o Unicef e a WHO lançaram, em 2017, a versão final com o compromisso de realizarem nova avaliação dos materiais em 2018.[32]

Assim, a versão originária da IHAC foi **atualizada, revista e ampliada para o cuidado integrado em 2006**, com base em extensas pesquisas e discussões envolvendo profissionais atuantes na área, e foi **relançada em 2009**, com a inserção de novos critérios globais, após amplas discussões ocorridas em duas reuniões: uma realizada na Espanha, para a região da Europa, e outra em Botswana, para o Leste e o Sul da região africana. Nessas reuniões foram propostas recomendações para atualização dos Critérios Globais, bem como de seus respectivos instrumentos de avaliação. Também foram propostas mudanças no Curso de Manejo e Promoção do Aleitamento Materno – Curso de 18 horas para equipes de maternidades, com base nas experiências e à luz de novas evidências científicas relacionadas com a IHAC acumuladas desde sua proposta originária, como também incorporando as diretrizes da Estratégia Global para a Alimentação de Lactentes e Crianças de Primeira Infância e os impactos provocados pela pandemia do HIV. A importância de incluir o "Cuidado Amigo da Mulher" também foi fortemente pleiteada nas discussões por determinados grupos.[33]

Os materiais revisados em sua versão final resultaram na publicação de **cinco módulos**, disponibilizados para distribuição geral, com exceção do Módulo 5, que é distribuído de forma restrita para os coordenadores nacionais responsáveis pela implantação da IHAC nos países em que atuam, que, por sua vez, disponibilizam aos avaliadores credenciados para realizarem as avaliações externas e reavaliações nos estados. Todos os módulos apresentam versão **atualizada, revista e ampliada para o cuidado integrado**. Os cinco módulos são:

- **Módulo 1 – Histórico e Implementação:**[34] contém informações sobre os antecedentes, os fundamentos adotados, os processos revisados, as opções de expansão e os passos para a implementação, em âmbito nacional, hospitalar, unidades de Saúde e comunidade, dos critérios globais da IHAC e do fluxograma para credenciamento de Hospitais Amigos da Criança, bem como a importância da conformidade com o Código Internacional de Comercialização de Fórmulas Infantis
- **Módulo 2 – Fortalecendo e Sustentando a IHAC: um curso para gestores:**[35] uma adaptação do Curso da OMS "Promovendo a amamentação em unidades de Saúde, um curso breve para gestores e formuladores de políticas públicas". Este curso é de curta duração, cerca de 10 a 12 horas, e contempla tópicos relevantes a serem abordados para gestores
- **Módulo 3 – Promovendo e Incentivando a Amamentação em um Hospital Amigo da Criança:** um curso de 20 horas para equipes de maternidade:[36] desenvolvido para fornecer às equipes hospitalares conhecimentos para promover, apoiar e proteger a amamentação, bem como para atuarem como agentes de transformação de modo a contribuir para uma adequada implementação dos Dez Passos para o Sucesso do Aleitamento Materno
- **Módulo 4 – Autoavaliação e Monitoramento do Hospital:**[37] disponibiliza instrumentos de autoavaliação, a serem previamente utilizados internamente por gestores e equipes de Saúde materno-infantis, para avaliarem suas práticas em relação a cada um dos Dez Passos para o Sucesso do Aleitamento Materno e outras recomendações
- **Módulo 5 – Avaliação e Reavaliação Externa:**[39] disponibiliza orientações e instrumentos para avaliadores externos, para

avaliar e reavaliar os hospitais no atendimento aos Critérios Globais, ou seja, se cumprem integralmente os Dez Passos e os demais critérios; no caso de reavaliação, se mantêm o cumprimento dos Passos e dos demais critérios.

Desse modo, a nova versão da IHAC – **revista, ampliada e atualizada** – discutida de maneira abrangente e participativa, incorpora novas evidências científicas em alguns dos passos e modifica a interpretação de alguns deles. Também incluiu mulheres HIV-positivo e diretrizes para o Cuidado Amigo da Mulher, contemplando as boas práticas na atenção ao pré-parto e ao parto, consideradas como facilitadoras da amamentação. Reconhecendo a importância de assegurar que fossem garantidas e respeitadas as boas práticas relacionadas com o cuidado da mãe em relação ao trabalho de parto e ao parto, novos **Critérios Globais** e questões foram acrescentados contemplando esses aspectos. Especial atenção foi dada para as mães que não amamentam, sendo estabelecidos critérios para essas situações específicas, visando assegurar que todas as mães consigam o adequado suporte de alimentação de que necessitam, amamentando ou não. A nova versão da IHAC ampliada para o cuidado integrado exigiu a necessidade de atualização do conteúdo do Curso de Manejo e Promoção do Aleitamento Materno – Curso de 18 horas para equipes de maternidades, e das ferramentas de avaliação, aumentando o número de horas, de 18 para 20 horas.[33] Nessa atualização, foram introduzidos conteúdos relacionados com o aconselhamento em amamentação.

Década de 2011 a 2020

Seguindo a linha do tempo, em 2014 foi realizada a II Conferência Internacional sobre Nutrição – Quadro de Ação, pela Organização das Nações Unidas para a Alimentação e a Agricultura (FAO) e pela OMS, em Roma, Itália, no período de 19 a 22 de novembro, contando com a participação de 170 países, entre os quais, o Brasil. Nessa Conferência foi recomendado aos países que implementassem políticas, programas e ações de modo a assegurar que serviços de Saúde promovam, protejam e apoiem a amamentação, incluindo a IHAC.[38,39]

Um ano depois (2015) foi realizada a 68ª Assembleia Mundial de Saúde, contando com a participação de 194 países, que incluiu, no Modelo Global Nutrition Monitoring Framework, um indicador sobre a cobertura da IHAC. Os estados membros acordaram um conjunto de indicadores para monitorar o alcance das metas globais de nutrição estabelecidas em 2012, quando a Assembleia Mundial da Saúde referendou um plano de implementação de nutrição materna e infantil. O plano estabeleceu seis alvos globais a serem atingidos até 2025, estabelecendo como prioridades: baixa estatura para a idade, baixo peso ao nascer, sobrepeso, anemia e amamentação. Os estados membros são convocados a apresentar relatórios sobre a maior parte dos indicadores, a partir de 2016, e outros a partir de 2018, recomendando uma revisão do Quadro Global de Monitoramento Nutricional em 2020.[40]

Ainda em 2015, foi dado início a um novo processo de reavaliação e revitalização da IHAC pela OMS e pelo Unicef. Para isso, foram adotadas diferentes estratégias de avaliação, para melhor compreender o panorama geral e o impacto da iniciativa. Inúmeras revisões sistemáticas de literatura e metanálise foram realizadas sob encomenda da OMS, para analisar as evidências científicas para cada um dos Dez Passos. Ao mesmo tempo, a OMS convidou um grupo técnico de especialistas em desenvolvimento de diretrizes para redigir o documento *Protegendo, promovendo e apoiando a amamentação em instituições que prestam serviços de maternidade e de recém-nascidos*, como também um grupo externo de revisão para atualizar as informações da IHAC. As bases gerais da orientação para implementação da IHAC, mais uma vez revistas, atualizadas e ampliadas, foram amplamente discutidas no Congresso da IHAC, em outubro de 2016, contando com a participação de 300 participantes de 130 países. O documento com a nova diretriz, intitulado *Guideline: Protecting, promoting and supporting breastfeeding in facilities providing maternity and newborn services*,[41] fornece recomendações globais com base em evidências acerca da proteção, da promoção e do apoio à amamentação, direcionados para instituições que prestam serviços de maternidade e de RNs, como uma intervenção de Saúde Pública, para proteger, promover e apoiar práticas ideais de amamentação e melhorar os resultados de nutrição, saúde e desenvolvimento. Esse documento foi divulgado em 2017, com ampla consulta, cujas contribuições foram avaliadas e incorporadas em suas revisões finais. Também se propôs a auxiliar os estados membros da OMS e seus parceiros a tomar decisões informadas por evidências científicas acerca das ações apropriadas em seus esforços para alcançar os Objetivos de Desenvolvimento Sustentável (ODS) e as metas globais para 2025 e 2030, conforme apresentado no *Plano de implementação abrangente sobre saúde materna, nutrição de lactentes e crianças pequenas.*

Ao completar 25 anos do lançamento da IHAC, a OMS e o Unicef publicaram um relatório apresentando uma análise abrangente da situação atual da IHAC no mundo. O relatório teve como base a 2ª **Revisão da Política Global de Nutrição**, estabelecida pela **OMS em 2016-2017**. Nesse documento são descritos a cobertura, o processo de certificação, os motivos para o descredenciamento de instituições que deixaram de cumprir os Dez Passos, a incorporação dos Dez Passos em outras normas e políticas, e as lições aprendidas. Segundo o relatório, aproximadamente 90% dos países da África, da Europa e do Sudeste Asiático e 80% dos países das Américas, do Mediterrâneo Oriental e das regiões do Oeste do Pacífico, implementaram a IHAC. O início da década de 1990, logo após o seu lançamento em âmbito mundial, registrou o maior número de países que adotaram a IHAC, enquanto, com o passar do tempo, essa adoção diminuiu. Em alguns países, a IHAC só começou a ser implementada após cerca de 10 anos do seu lançamento, ou seja, em 2010, sendo alguns deles no leste do Mediterrâneo. Além desses aspectos quantitativos, o relatório também contempla informações qualitativas sobre alguns dos desafios que os países enfrentaram na implementação da IHAC.[42]

E, por último, é importante destacar a publicação em 2018 do documento *Implementation guidance: protecting, promoting and supporting breastfeeding in facilities providing maternity and newborn services – the revised Baby-friendly Hospital Initiative*,[19] que consiste na última versão de orientação para a implementação da IHAC em maternidades e hospitais gerais com leitos obstétricos, incluindo orientação para gestão da IHAC em âmbito nacional ou estadual/municipal. Esse documento apresenta a primeira revisão dos Dez Passos desde 1989. Destina-se a formuladores de políticas; aos que oferecem assistência a gestantes, famílias e bebês; aos governos; aos gestores nacionais de programas de saúde materno-infantil em geral e de programas relacionados com a amamentação e a IHAC, particularmente; e aos gerentes de estabelecimentos de Saúde em diferentes níveis (diretores de estabelecimentos, diretores médicos, chefes de maternidade e unidades neonatais).

Em linhas gerais, a redação de cada passo foi minuciosamente analisada e atualizada em consonância com as diretrizes com base em evidências científicas e com a política global de Saúde Pública, conforme apresentado na Tabela 39.1, na qual são apresentados os Dez Passos publicados na revisão de 2018[19] e os passos publicados originalmente em 1989.[26] Esse documento, fruto da revisão de 2018, portanto, apresenta a nova versão dos Dez Passos para o Sucesso do Aleitamento Materno, à luz das novas evidências, constituindo os principais e os mais atuais padrões da IHAC.

O resumo das orientações gerais e globais para implementação da IHAC em todos os países é apresentado no Tabela 39.2.

A nova versão da IHAC,[19] como pode ser observado na Tabela 39.1, classifica o **Passo 1 (subdividido em 1a, 1b e 1c)** e o **Passo 2** como **procedimentos críticos de gestão**, e os demais passos como **práticas clínicas-chave**.

Em relação aos procedimentos críticos de gestão, as instituições que prestam serviços de maternidade e de RNs precisam adotar e manter **quatro procedimentos** para assegurar a universalidade e a continuidade da aplicação das principais práticas clínicas e que os cuidados sejam prestados de maneira consistente e ética. Os três primeiros incluem:

- 1a. A aplicação do Código Internacional de Comercialização de Substitutos de Leite Materno (no Brasil, Norma Brasileira de Comercialização de Alimentos para Lactentes e Crianças de Primeira Infância, Bicos, Chupetas e Mamadeiras – NBCAL) e as resoluções relevantes da Assembleia Mundial da Saúde, constituindo um importante avanço
- 1b. O desenvolvimento de políticas de alimentação infantil escritas
- 1c. A operação de monitoramento e sistemas de gerenciamento de dados.

Nas políticas das instituições, esses procedimentos fazem parte do Passo 1. O Passo 2, por sua vez, trata da necessidade de garantir que a equipe tenha conhecimento, competência e habilidades suficientes para promover, proteger e apoiar a amamentação. No Passo 1, além das políticas de alimentação infantil, há agora uma ênfase específica na conformidade com o Código de Comercialização dos Substitutos do Leite Materno da OMS e nas resoluções relevantes da Assembleia Mundial da Saúde, bem como no monitoramento interno.[19]

Nas políticas das instituições, também são recomendadas revisões da implementação da IHAC em âmbito nacional, com ênfase na ampliação da cobertura universal e garantia de sustentabilidade ao longo do tempo. A orientação chama a atenção para a importância de integrar mais plenamente a estratégia no sistema de Saúde como um todo, de modo a garantir que todas as instituições que prestam serviços de maternidade e de RNs de um país implementem os Dez Passos, e que a IHAC seja implementada dentro de um contexto mais amplo de apoio ao

Capítulo 39 • Iniciativa Hospital Amigo da Criança: Breve Retrospectiva, Evidências Científicas sobre sua Efetividade e Panorama... 415

TABELA 39.1 Dez Passos para o Sucesso do Aleitamento Materno: versão revisada de 2018[19] e os Dez Passos originais (1989).[26]

Dez Passos para o Sucesso do Aleitamento Materno (revisão de 2018)[19]	Dez Passos para "Proteger, promover e apoiar a amamentação: o papel especial de serviços de maternidade" (1989)[26]
Procedimentos críticos de gestão	
Passo 1a. Cumprir totalmente o Código Internacional de Comercialização de Substitutos do Leite Materno e resoluções relevantes da Assembleia Mundial da Saúde[43-45]	N/A (incorporado nas orientações de autoavaliação e monitoramento do hospital e avaliação externa)
Passo 1b. Ter uma política de alimentação infantil por escrito que seja rotineiramente comunicada à equipe e aos pais	**Passo 1.** Ter uma norma escrita sobre aleitamento materno, que deve ser rotineiramente transmitida a toda a equipe de serviço
Passo 1c. Estabelecer sistemas contínuos de monitoramento e gerenciamento de dados	N/A
Passo 2. Garantir que a equipe tenha conhecimento, competência e habilidades suficientes para apoiar a amamentação	**Passo 2.** Treinar toda a equipe, capacitando-a para implementar essa norma
Práticas clínicas-chave	
Passo 3. Discutir a importância e o manejo da amamentação com as gestantes e suas famílias	**Passo 3.** Informar a todas as gestantes atendidas sobre as vantagens e o manejo da amamentação
Passo 4. Facilitar o contato pele a pele imediato e ininterrupto e apoiar as mães a iniciarem a amamentação o mais rápido possível após o nascimento	**Passo 4.** Ajudar as mães a iniciarem a amamentação na primeira meia hora após o parto
Passo 5. Apoiar as mães a iniciar e manter a amamentação e manejar as dificuldades comuns	**Passo 5.** Mostrar às mães como amamentar e como manter a lactação, mesmo se vierem a ser separadas de seus filhos
Passo 6. Não fornecer alimentos ou líquidos a recém-nascidos (RNs) amamentados que não sejam o leite materno, a menos que indicado clinicamente[46]	**Passo 6.** Não oferecer ao RN nenhum alimento ou bebida além do leite materno, a não ser que haja indicação clínica
Passo 7. Permitir que as mães e seus filhos permaneçam juntos e pratiquem o alojamento conjunto durante o dia e a noite	**Passo 7.** Praticar o alojamento conjunto – permitir que mães e bebês permaneçam juntos 24 horas por dia
Passo 8. Apoiar as mães a reconhecem e respondem às demandas de seus filhos para a alimentação	**Passo 8.** Encorajar a amamentação em livre demanda
Passo 9. Aconselhar as mães sobre o uso e os riscos de mamadeiras, bicos e chupetas	**Passo 9.** Não dar bicos artificiais ou chupetas a crianças amamentadas
Passo 10. Coordenar a alta hospitalar de modo a garantir que mães, pais e bebês tenham acesso oportuno a apoio e cuidados contínuos	**Passo 10.** Encorajar o estabelecimento de grupos de apoio à amamentação, para onde as mães devem ser encaminhadas por ocasião da alta hospitalar

Fonte: OMS/Unicef.[19,38-40] Tradução nossa. Esta tradução não foi criada pela OMS. A OMS não é responsável pelo conteúdo ou pela precisão desta tradução. A redação oficial da tradução para o português está sendo feita pelo Grupo de Especialistas da IHAC do Ministério da Saúde (MS) brasileiro. A edição original em inglês é a edição autêntica e vinculativa.

TABELA 39.2 Resumo das orientações gerais e globais revisadas e atualizadas em 2018 para a implementação da Iniciativa Hospital Amigo da Criança.

1. O cuidado apropriado para proteger, promover e apoiar a amamentação é responsabilidade de todas as instituições que prestam serviços de maternidade e de recém-nascidos (RNs). Isso inclui instituições tanto privadas quanto públicas e de grande e pequeno portes

2. Os países **precisam estabelecer padrões nacionais** para a proteção, a promoção e o apoio à amamentação em todas as instituições que prestam serviços de maternidade e de RNs, com base nos Dez Passos para o Sucesso da Amamentação e nos Critérios Globais

3. A IHAC deve ser integrada com outras iniciativas da saúde materna e neonatal, com a melhoria dos cuidados de saúde, o reforço dos sistemas de Saúde e a garantia de qualidade

4. Para garantir que os profissionais da Saúde tenham as competências, habilidades e conhecimentos necessários para implementar a IHAC, esse tópico passa a ser integrado aos currículos de formação em serviço. Além disso, o treinamento em serviço precisa ser oferecido sempre que as competências, as habilidades e o conhecimento ainda não sejam apresentados

5. O reconhecimento público das instituições que implementam os Dez Passos e cumprem os Critérios Globais é uma maneira de incentivar a melhoria da qualidade da assistência. Vários outros incentivos existem, variando em conformidade com critérios das instituições nacionais ao financiamento com base no desempenho

6. O monitoramento interno regular é um elemento crucial para a melhoria e a garantia de qualidade

7. A avaliação externa é uma ferramenta valiosa para validar a qualidade dos serviços de maternidade e de RNs e deve ser suficientemente simplificada nos mecanismos existentes, e implementada de maneira sustentável

Fonte: WHO, 2018.[19] Tradução nossa. Esta tradução não foi criada pela OMS. A OMS não é responsável pelo conteúdo ou pela precisão desta tradução. A edição original em inglês é a edição autêntica e vinculativa.

AM envolvendo famílias, comunidades e locais de trabalho. Além disso, os países e seus gestores são convidados a cumprir nove responsabilidades por meio de uma política nacional da IHAC:

- Incluir o estabelecimento ou o fortalecimento de uma coordenação nacional
- Integrar os Dez Passos nas políticas públicas
- Assegurar a capacitação de todos os profissionais da Saúde
- Realizar avaliação externa regularmente para avaliar a adesão aos Dez Passos
- Incentivar as mudanças necessárias
- Prestar a assistência técnica necessária

- Realizar o monitoramento contínuo da implementação, comunicando-a e defendendo-a
- Identificar e alocar recursos necessários para sua implementação e manutenção.[19]

Em linhas gerais, alguns dos passos foram simplificados em sua operacionalização, para garantir sua viabilidade e aplicabilidade em todas as instituições, e que mães e crianças tenham acesso equitativo à melhor qualidade possível de atendimento.

- **Passo 1:** a redação foi modificada, incluindo três componentes:
    - O cumprimento integral do Código Internacional de Comercialização de Substitutos do Leite Materno[43-45] e as

resoluções relevantes da Assembleia Mundial da Saúde, incorporando-os explicitamente – esse sempre foi um dos principais componentes da IHAC, mas nunca havia sido incluído como parte dos Dez Passos

- Ter uma política de alimentação infantil que deverá ser transmitida aos pais e profissionais
- A criação de sistemas contínuos de monitoramento e gerenciamento de dados. Além disso, estabelece a necessidade de acompanhamento interno contínuo e a adesão às práticas clínicas. O monitoramento interno deve ajudar a garantir que a adoção dos Dez Passos seja sustentada[19]

- **Passo 2:** referente à capacitação dos profissionais, a nova versão concentra-se na **avaliação de competências, habilidades e conhecimentos** para garantir que os profissionais estejam aptos a apoiar a amamentação, em vez de se ater a um currículo específico de conhecimentos. O curso que era de 20 horas passa a ser de 22 horas, com 21 sessões
- **Passo 3:** altera o verbo "informar" para "discutir", abrindo a possibilidade do diálogo e do respeito ao conhecimento prévio acerca da importância e do manejo da amamentação de gestantes e suas famílias. As famílias também são introduzidas nessa nova redação
- **Passo 4:** a ênfase dada anteriormente de "Ajudar as mães a iniciarem a amamentação na primeira meia hora após o parto" cede lugar a uma nova redação: "Facilitar o contato pele a pele imediato e ininterrupto e apoiar as mães para iniciarem a amamentação o mais rápido possível após o nascimento". A ênfase, portanto, na nova orientação, é dada à importância do contato pele a pele, e altera o tempo de "na primeira meia hora" para "o mais rápido possível" e de forma ininterrupta
- **Passo 5:** substitui o verbo "**mostrar**" por "**apoiar**" as mães para iniciar e manter a amamentação e manejar as dificuldades comuns. Portanto, concentra-se mais nas questões de apoio prático para amamentar (posição, pega), assegurando que a mãe esteja preparada para lidar com dificuldades potenciais comuns relacionadas com a amamentação
- **Passo 6:** a redação é alterada de "Não oferecer ao RN nenhum alimento ou bebida além do leite materno, a não ser que haja indicação clínica" para "Não fornecer alimentos ou líquidos a RNs amamentados que não sejam o leite materno, a menos que seja indicado clinicamente". Como pode ser observado, a "indicação clínica" é substituída por "a menos que seja indicado clinicamente"
- **Passo 7:** a redação "Praticar o alojamento conjunto – permitir que mães e bebês permaneçam juntos 24 horas por dia" é substituída por "Permitir que as mães e seus filhos permaneçam juntos e pratiquem o alojamento conjunto durante o dia e a noite". A essência da redação continua a mesma
- **Passo 8:** a redação do passo original, que era "Incentivar a amamentação sob livre demanda", é alterada para "Apoiar as mães a reconhecer e responder às demandas dos seus filhos para a alimentação". Embora tenha a redação alterada, a essência é mantida, havendo mudança no verbo, que antes era "**incentivar**" e na nova proposta é "**apoiar**"
- **Passo 9:** a redação é alterada para: "**Aconselhar as mães sobre o uso e os riscos de mamadeiras, bicos e chupetas**". Essa constitui-se em uma mudança significativa, já que a redação anterior contemplava a informação: "Não oferecer bicos

ou chupetas a crianças amamentadas", deixando mais clara a importância do não oferecimento de bicos ou chupetas às crianças amamentadas

- **Passo 10:** também sofreu alterações, atribuindo maior responsabilidade à instituição na qual ocorreu o parto/nascimento, cabendo-lhe planejar a alta hospitalar; a redação passou a ser: "Coordenar a alta hospitalar de modo a garantir que mães, pais e bebês tenham acesso oportuno a apoio e cuidados contínuos".[19]

As novas orientações trazem implicações globais sobre a implementação da IHAC e exigem que países e estados revisem e adaptem as atividades e ferramentas para sua situação local, mas sem comprometer os critérios globais.[47]

Desse modo, pelo exposto, é possível constatar que a comunidade global de Saúde, agentes e formuladores de políticas internacionais e gestores, com base nas inúmeras evidências científicas disponíveis, reconhecem que a IHAC tem o potencial de melhorar significativamente a saúde de mães e crianças, protegendo, promovendo e apoiando a amamentação no início da vida, e reiteram a importância de implementá-la e revitalizá-la.[19]

Evidências científicas sobre a efetividade da Iniciativa Hospital Amigo da Criança

Desde os primeiros anos de implementação da IHAC e dos Dez Passos para o Sucesso do Aleitamento Materno, estudos vêm sendo desenvolvidos para avaliar sua efetividade. Ao completar cerca de três décadas de implementação da IHAC, acumulam-se evidências, e hoje sabe-se que a IHAC tem um impacto positivo sobre os resultados da amamentação, melhorando substancialmente suas taxas e sua duração.[48-54]

A literatura mostra que no início da implementação da IHAC existiam alguns estudos que buscavam dar sustentação científica para alguns ou a totalidade dos passos.[48,49]

Perez-Escamilla et al., em 1994, desenvolveram um estudo com o objetivo de analisar a plausibilidade de uma relação causal entre as práticas da maternidade e o sucesso da lactação. Para isso, os autores realizaram uma metanálise, incluindo 18 estudos que atenderam aos critérios de inclusão (intervenção hospitalar, desenho experimental com procedimentos de randomização ou desenho quase-experimental com documentação adequada). Entre outros aspectos, os resultados evidenciaram que o alojamento conjunto e as orientações sobre a amamentação nesse contexto tiveram um impacto benéfico na amamentação entre primíparas. A amamentação em livre demanda foi positivamente associada ao sucesso da amamentação. Ao concluírem, os autores consideram que as intervenções hospitalares acerca da amamentação podem ter um efeito benéfico em seu sucesso, particularmente entre as primíparas.[48]

Em 1996, é apresentado um resumo da justificativa e da base científica dos Dez Passos à luz da experiência cumulativa que demonstra a importância crucial desses princípios para o início e o estabelecimento bem-sucedidos da amamentação. Vários estudos e autores são citados.[49]

Posteriormente, foram realizadas inúmeras pesquisas, entre as quais se destaca a Promotion of Breastfeeding Intervention

Trial (PROBIT),[50] com seguimento a longo prazo, que avaliou os efeitos da promoção do AM em sua duração e exclusividade, e a ocorrência de infecções gastrointestinais, respiratórias e eczema atópico entre lactentes. Nesse estudo, os autores realizaram um ensaio randomizado de grupo, de junho de 1996 a dezembro de 1997, com 12 meses de acompanhamento em 31 maternidades e policlínicas na República da Bielorrússia. Participaram 17.046 pares de mães-lactentes, incluindo bebês nascidos a termo com peso igual ou superior a 2.500 g e mães saudáveis que pretendiam amamentar; desse total, 96,7% completaram os 12 meses de acompanhamento. Os cenários do estudo, todos localizados na Bielorrússia, foram aleatoriamente selecionados para receber uma intervenção experimental (n = 16) fundamentada na IHAC, que ressalta a importância da assistência prestada pelos profissionais da Saúde para iniciar e manter a amamentação, o apoio pós-natal, e uma intervenção de controle (n = 15) sobre práticas e políticas contínuas de alimentação infantil. As análises consistiram em comparar as crianças no hospital que receberam a intervenção, contrastando com o grupo da não intervenção, e uma alternativa para combinar o conjunto de dados obtidos para analisá-los como um estudo de coorte observacional, tendo como foco o efeito da duração e a exclusividade da amamentação.[50]

Os resultados do estudo mostram que a intervenção teve um impacto positivo no aleitamento materno exclusivo (AME) e em qualquer duração da amamentação, e evidenciam uma expressiva redução no risco de uma ou mais infecções do trato gastrointestinal e na incidência de eczema atópico com 1 ano. Todavia, em relação às infecções do sistema respiratório, a intervenção não apresentou nenhuma redução considerável. Ao concluírem, os autores reconhecem que a intervenção experimental aumentou a duração e a exclusividade da amamentação, e reduziu o risco de infecção do sistema gastrointestinal e de eczema atópico no primeiro ano de vida. Para os autores, os resultados do estudo disponibilizam uma importante base científica para futuras intervenções a serem realizadas para promover o AM.[50]

Em 1998, foi publicada pela OMS/Unicef uma primeira revisão de literatura realizada com o objetivo de identificar as evidências científicas disponíveis acerca da efetividade dos Dez Passos para o Sucesso do Aleitamento Materno e o efeito de sua implementação sobre a amamentação nos estabelecimentos de Saúde, entre outros resultados. Tal revisão resultou na publicação intitulada "Evidências Científicas dos Dez passos para o Sucesso do Aleitamento Materno", em que cada passo foi analisado individualmente, sendo apresentado graficamente os resultados de um dos estudos identificados, comprovando sua efetividade.[30]

Transcorridos 20 anos após a referida publicação, inúmeros estudos foram e continuam sendo desenvolvidos; o crescimento exponencial da produção de conhecimento nessa área pode ser constatado pelo número de publicações científicas divulgadas em diferentes e crescentes bases de dados. Tais estudos têm sido avaliados mais recentemente por meio de revisões sistemáticas e metanálises, ferramentas importantes utilizadas para o avanço do conhecimento nas diversas áreas do saber. A reunião de evidências sumarizadas com precisão, critérios de inclusão e exclusão claros e rigorosos, e com poder de análise, tem sido um recurso cada vez mais utilizado para a formulação de políticas públicas, a adoção de protocolos, a condução de novas pesquisas, entre

outros. Alguns desses estudos abordam a efetividade de cada passo individualmente, e outros analisam o impacto e a efetividade da IHAC de maneira global e abrangente à luz de novas evidências.

Nos primeiros anos de implementação da IHAC, havia um número restrito de estudos mostrando o seu impacto em âmbito populacional. Um dos pioneiros foi realizado na Suíça, em 2003, após 10 anos de sua implementação em todo o país. Os autores identificaram que a duração do AME foi significativamente maior quando o nascimento da criança ocorria em Hospital Amigo da Criança com alta aderência às diretrizes do Unicef. Os autores concluíram que a IHAC teve um impacto positivo e que a prevalência e a duração da amamentação na Suíça, em termos globais, melhoraram nos últimos 10 anos, e que as crianças nascidas em instituições de Saúde certificadas como amigas da criança são mais propensas a serem amamentadas por mais tempo, especialmente se o hospital demonstrar alta aderência com as diretrizes. O estudo confirmou de maneira clara e contundente que são as práticas associadas à IHAC, e não o "título em si" de Hospital Amigo da Criança, que estão relacionadas com os resultados positivos; os autores sugerem que a IHAC deve ser continuada, mas advertem para a necessidade de ser ampliada para incluir o monitoramento do cumprimento, a fim de promover o seu pleno efeito.[51]

Entre os estudos mais relevantes e abrangentes, e que trazem importantes contribuições sobre o impacto e a efetividade da implementação da IHAC, destaca-se a revisão sistemática desenvolvida por Pérez-Escamilla et al.,[52] com o objetivo de avaliar o impacto da implementação da IHAC nos resultados obtidos no AM e na saúde infantil em âmbito mundial e nos EUA. A referida revisão incluiu estudos experimentais, quase-experimentais e observacionais considerados elegíveis e aqueles que avaliassem os resultados da amamentação e/ou desfechos de saúde infantil para bebês saudáveis, nascidos em Hospital ou Centro de Parto com implementação total ou parcial dos passos da IHAC. O estudo incluiu 58 relatórios na referida revisão, dos quais nove foram publicados com base em três ensaios clínicos randomizados, 19 adotaram desenhos quase-experimentais, 11 foram estudos prospectivos e 19 foram do tipo transversais ou retrospectivos. Os estudos foram realizados em 19 países diferentes, localizados na América do Sul, na América do Norte, na Europa Ocidental, na Europa Oriental, no sul da Ásia, na Eurásia e na África Subsaariana. De modo geral, os estudos evidenciam que a adesão aos Dez Passos da IHAC tem um impacto positivo sobre os desfechos de AM a curto, médio e longo prazos.[52]

Os resultados dos estudos analisados mostram que existe uma relação dose-resposta entre o número de passos da IHAC aos quais as mulheres estão expostas e a probabilidade de melhorar os resultados da amamentação (início precoce do AM, AME na alta hospitalar, qualquer período de amamentação e amamentação). O apoio comunitário, ou seja, aquele após a alta da maternidade (Passo 10), mostrou-se parecer essencial para a sustentabilidade dos impactos da IHAC no AM a longo prazo. Práticas de alimentação infantil e de crianças pequenas têm um forte impacto sobre o estado nutricional de crianças menores de 2 anos, bem como sobre seu risco de doenças infecciosas e mortalidade.[52]

Estudo realizado com o objetivo de avaliar o impacto das práticas hospitalares consideradas como "Amigas da Criança" e outras práticas de assistência à maternidade vivenciadas pelas mães na duração da amamentação, constatou que ambas melhoram as probabilidades de amamentação para além das 6 semanas. A necessidade de trabalhar com os hospitais para implementar essas práticas continua a existir, como ilustrado pela pequena proporção de mães que relataram ter experimentado todas as seis práticas hospitalares "Amigas da Criança" medidas neste estudo.[53]

Outro estudo realizado nos EUA constatou que a adesão às seis práticas, os cuidados maternos específicos podem reduzir em 13 vezes as chances de desmame precoce.[54] A duração da amamentação também parece aumentar quando as mães ficam mais expostas às práticas de um Hospital Amigo da Criança. Dos Dez Passos da IHAC, o Passo 3 (educação pré-natal) e o Passo 10 (apoio à amamentação após a alta da maternidade) foram citados como os mais desafiadores para implementar; no entanto, esses dois passos têm o potencial de impactar significativamente a amamentação. Em antecipação do 25º aniversário da IHAC, a OMS e o Unicef empreenderam uma ampla avaliação do estado da iniciativa.[54]

Entretanto, se, de um lado, existem evidências substanciais, comprovando a importância da IHAC de modo global em diferentes países, impactando positivamente as taxas e a duração da amamentação, por outro lado, a análise crítica e criteriosa individual das evidências disponíveis de cada um dos Dez Passos suscitou a necessidade de maior aprofundamento e sugere novas pesquisas, uma vez que a qualidade das evidências identificadas nos resultados de metanálises e revisões sistemáticas realizadas envolvendo estudos de diferentes partes do mundo, nos últimos anos, em sua maior parte, mostrou-se baixa ou moderada. Isso levou a OMS a rever as evidências de cada um dos Dez Passos publicados originalmente em 1989,[26] resultando na publicação de novas diretrizes para eles, em substituição à inicialmente proposta, mantendo, entretanto, o tema básico de cada passo.[19,41,42]

Desse modo, a OMS publicou novas diretrizes fornecendo recomendações globais, com base em evidências, sobre amamentação em estabelecimentos que prestam serviços de maternidade e de RNs como uma intervenção de Saúde Pública, para proteger, promover e apoiar práticas ideais de amamentação e melhorar os resultados de nutrição, saúde e desenvolvimento. Tais diretrizes encontram-se no documento publicado *A Diretriz da OMS de 2017: proteger, promover e apoiar a amamentação em estabelecimentos que prestam serviços de maternidade e de recém-nascidos*,[41] e são destinadas a formuladores de políticas públicas, consultores, gestores, especialistas e pessoal técnico de programas que atuam em instituições governamentais e ONGs, entre outros, envolvidos com a implementação e a ampliação de programas de alimentação infantil.

A Diretriz[41] é uma atualização e substitui os Dez Passos para o Sucesso do Aleitamento Materno, publicados na Declaração Conjunta da OMS e do Unicef em 1989, "Protegendo, promovendo e apoiando a amamentação: o papel especial de serviços de maternidade".[26] Complementa a orientação operacional da Declaração Innocenti sobre a proteção, a promoção e o apoio à amamentação, adotada em 1990, e algumas das orientações de implementação da IHAC, publicadas em 1991 e atualizadas em 2009.

As recomendações foram desenvolvidas à luz de evidências, usando os procedimentos descritos no Manual da OMS para o desenvolvimento de diretrizes. A classificação de Recomendações de Desenvolvimento e Avaliação (GRADE)[59] foi seguida para preparar perfis de evidências relacionados com tópicos pré-selecionados, com base em revisões sistemáticas atualizadas. A evidência disponível incluiu **22 revisões sistemáticas** que seguiram os procedimentos recomendados pela Cochrane Handbook for Systematic Reviews of Interventions para revisões sistemáticas de intervenções e avaliou a efetividade de intervenções para proteger, promover e apoiar a amamentação em estabelecimentos que prestam serviços de maternidade e de RNs.[19,41,55]

As revisões sistemáticas abordando os Dez Passos e outras informações sobre o sumário geral das tabelas com os resultados e a discussão da avaliação GRADE estão disponíveis e detalhadas no Anexo 3 do documento *Guideline: Protecting, promoting and supporting breastfeeding in facilities providing maternity and newborn services*.[41] A seguir, apresentamos um compilado das boas práticas neonatais para o estabelecimento da amamentação (Tabela 39.3).

Panorama da Iniciativa Hospital Amigo da Criança no mundo e no Brasil

Iniciativa Hospital Amigo da Criança no mundo

Ao abordarmos o panorama da situação atual da IHAC no mundo e no Brasil, faz-se necessário conhecermos a definição de "cobertura". No documento intitulado *Global Nutrition Monitoring*,[56] a cobertura da IHAC é definida como a porcentagem de nascimentos ocorridos em instituições que são atualmente designadas como Hospitais Amigos da Criança. Vários relatórios apresentados envolvendo diferentes países mostram que 70 países, reportando aos anos 2010-2011 e as atualizações de 61 relatórios adicionais referentes aos anos 2006-2007 (n = 131, ou 66% de 198 países), ratificam que um total de 21.328 instituições foram certificadas como Hospitais Amigos da Criança, representando 27,5% de todas já certificadas; 8,5% dessas instituições são de países de renda alta, e 31%, de países de baixa e média renda.[57] Dados referentes aos anos 2016-2017, incluindo 155 países, publicados no documento elaborado pela OMS, em que faz uma revisão da política global de nutrição, destacando o progresso de cada país na criação de ambientes políticos favoráveis para a promoção de uma alimentação saudável e nutrição, intitulado *Revisão de Política Global de Nutrição 2016-2017*, mostra que 71% dos países tinham aderido à IHAC.[42] A OMS estima que, globalmente, 10% dos nascimentos, em 2016, ocorreram em instituições certificadas como Hospitais Amigos da Criança.[42] Esse percentual varia muito entre as regiões e os países. A cobertura da certificação da IHAC é inferior a 5% na África e no Sudeste Asiático, mas é superior a 35% na região da Europa. Segundo o relatório, vários países não conseguiram certificar nenhuma instituição nos últimos 5 anos. Globalmente, apenas 18% dos países implementam totalmente o Código por lei. O coletivo estabeleceu uma meta de 40% até 2030. Atualmente, apenas 14% dos países relatam que a maioria dos nascimentos ocorre em Hospitais Amigos da Criança, bem abaixo da meta coletiva de, pelo menos, 40% até 2030.[42]

Desse modo, com cerca de 33 anos de implementação, a IHAC, a cobertura de hospitais dessa iniciativa no mundo ainda pode

TABELA 39.3 Resumo das recomendações para apoio imediato para iniciar e estabelecer a amamentação, sobre práticas de alimentação e necessidades de bebês e para a criação de um ambiente propício à amamentação.

Apoio imediato para iniciar e estabelecer a amamentação

1. O contato pele a pele precoce e ininterrupto entre mães e bebês deve ser facilitado e encorajado assim que possível após o nascimento (**recomendado, evidência de qualidade moderada**)[41]

2. Todas as mães devem ser apoiadas para iniciar a amamentação o mais cedo possível após o nascimento, dentro da primeira hora após o parto (**recomendado, evidência de alta qualidade**)[41]

3. As mães devem receber apoio prático para capacitá-las a iniciar e estabelecer a amamentação e lidar com as dificuldades comuns da amamentação (**recomendado, evidência de qualidade moderada**)[41]

4. As mães devem ser orientadas sobre como extrair o leite materno, como meio de manter a lactação em caso de serem separadas temporariamente de seus bebês (**recomendado, evidência de baixa qualidade**)[41]

5. As instituições que prestam serviços de maternidade e de recém-nascidos (RNs) devem permitir que as mães e seus bebês permaneçam juntos e praticar o alojamento conjunto durante o dia e a noite. Isso pode não se aplicar em circunstâncias nas quais os bebês precisam ser transferidos para atendimento médico especializado (**recomendado, evidência de qualidade moderada**)[41]

6. As mães devem ser apoiadas para praticar a alimentação responsiva como parte do cuidado (**recomendado, evidência de qualidade muito baixa**)[41]

Práticas alimentares e necessidades adicionais de bebês

7. As mães devem ser desencorajadas a dar qualquer alimento ou líquido que não seja leite materno, a menos que seja clinicamente indicado (**recomendado, evidência de qualidade moderada**)[41]

8. As mães devem ser apoiadas a reconhecer os sinais de alimentação, proximidade e conforto dos seus filhos e a responder de acordo com essas sugestões com uma variedade de opções, durante a sua permanência na instituição com serviços de maternidade e de RNs (**recomendado, evidência de alta qualidade**)[41]

9. Para pré-termos que não conseguem mamar diretamente no peito, a sucção não nutritiva e a estimulação oral podem ser benéficas até que a amamentação seja estabelecida (**recomendado, evidência de baixa qualidade**)[41]

10. Se o leite materno ordenhado ou outros alimentos forem medicamente indicados para lactentes a termo, poderão ser oferecidos para a criança com o uso de xícaras, colheres ou mamadeiras e bicos, durante a sua permanência na instituição (**recomendado, evidência de qualidade moderada**)[41]

11. Se o leite materno ordenhado ou outros alimentos forem clinicamente indicados para pré-termos, os métodos como xícaras ou colheres são preferíveis a mamadeiras e bicos (**recomendado, evidência de qualidade moderada**)[41]

12. As instituições que prestam serviços de maternidade e de RNs devem ter uma política de amamentação clara que deverá ser rotineiramente transmitida à toda equipe e aos pais (**recomendado, evidência de baixa qualidade**)[41]

13. O pessoal do estabelecimento de Saúde que presta serviços de alimentação infantil, incluindo apoio à amamentação, deve ter conhecimento, competência e habilidades para apoiar as mulheres a amamentar (**recomendado, evidência de baixa qualidade**)[41]

14. As instituições que prestam cuidados pré-natais devem aconselhar as gestantes e suas famílias acerca dos benefícios e do manejo da amamentação (**recomendado, evidência de qualidade moderada**)[41]

15. Como parte da proteção, da promoção e do apoio ao aleitamento materno, a alta das instituições que prestam serviços de maternidade e de RNs deve ser planejada e coordenada, para que os pais e seus filhos tenham acesso e apoio contínuo e recebam cuidados apropriados (**recomendado, evidência de baixa qualidade**)[41]

Fonte: OMS, 2017.[41] Tradução nossa. Esta tradução não foi criada pela OMS. A OMS não é responsável pelo conteúdo ou pela precisão desta tradução. A edição original em inglês será a edição autêntica e vinculativa.

ser considerada baixa, com períodos de oscilações para alta, mas deve-se reconhecer que teve importantes avanços, trazendo valiosas contribuições para a melhoria da qualidade dos serviços prestados nas maternidades, com visível impacto nas taxas e na duração da amamentação; por isso, há a necessidade de ser revitalizada, superar as dificuldades e enfrentar seus desafios.[58]

Em 2016, a OMS e o Unicef publicaram um compêndio intitulado *Country experiences with the Baby-friendly Hospital Initiative Compendium of case studies from around the world*,[59] com um conjunto de estudos de caso documentando a experiência de 13 países na implementação da IHAC nos 25 anos de sua existência. O referido conjunto de estudos de caso foi apresentado no Congresso Mundial da IHAC, realizado em Genebra em outubro de 2016; uma equipe do Unicef editou os estudos de caso em forma de resumos para a referida publicação.[59] Tais trabalhos evidenciam a diversidade de experiências na implementação da IHAC pelos diferentes países estudados.

Nesse documento, chamam a atenção para o fato de que apesar de vários países terem conseguido uma cobertura da IHAC em âmbito nacional, em outros países tal cobertura ocorreu de maneira mais restrita. As formas de coordenação e o *modus operandi* adotados variaram significativamente de um país para o outro, de acordo com suas especificidades. O documento foi criado para refletir e dar visibilidade a uma série de experiências nacionais. Os estudos de caso apresentados são referentes aos seguintes países: Bolívia, Brasil, China, Gana, Irlanda, Quénia, Kuwait, Quirguizistão, Nova Zelândia, Filipinas, Arábia Saudita, EUA e Vietnã.[59]

Iniciativa Hospital Amigo da Criança no Brasil

A exemplo do que ocorreu com a implementação da IHAC no mundo no transcurso dos seus 33 anos, a IHAC no Brasil também perpassou por diferentes fases e oscilações em seus 30 anos de implementação. O processo de implantação foi iniciado em março de 1992, como ação do Programa Nacional de Incentivo ao Aleitamento Materno (PNIAM) do MS e do Grupo de Defesa da Saúde da Criança, com o apoio do Unicef e da Organização Pan-Americana da Saúde (OPAS). Nesse mesmo ano, o Instituto

Materno-Infantil de Pernambuco (IMIP), atualmente designado "Instituto de Medicina Integral Professor Fernando Figueira", foi certificado como o primeiro Hospital Amigo da Criança do Brasil.[60]

A partir de então, até os dias atuais, esforços consideráveis foram e continuam sendo empreendidos e articulados pelas três esferas governamentais – federal, estadual e municipal –, com vistas a sensibilizar gestores e profissionais de maternidades e hospitais gerais com leitos obstétricos para a implementação dos Dez Passos para o Sucesso de Aleitamento Materno, resultando na certificação de várias dessas instituições.

Estudo realizado por Lamounier et al.[61] sobre a trajetória da IHAC no Brasil traz informações importantes acerca do panorama da situação no país, desde seu início até maio de 2008, com base em um relatório do Unicef.[62] Segundo o relatório, existiam 337 instituições credenciadas como Hospitais Amigos da Criança, das quais 10 haviam sido desabilitadas até a referida data. O panorama da época mostra também a distribuição das instituições credenciadas por regiões, a saber: 153 no Nordeste, 72 no Sudeste, 54 no Sul, 37 no Centro-Oeste e 21 no Norte. A maior parte (46%) estava concentrada na região Nordeste, e os Estados de Roraima, Rondônia e Mato Grosso ainda não contavam com Hospitais Amigos da Criança.[62]

Os primeiros anos de implantação da IHAC foram marcados por grande mobilização, sendo desenvolvidas várias ações, entre as quais destacamos: realização do Curso de Formação de Avaliadores da IHAC de 40 horas, promovido pelo MS, sendo as primeiras turmas capacitadas no Centro de Lactação do Hospital Guilherme Álvaro, em Santos, São Paulo; realização do Curso de Sensibilização para Gestores de 12 horas, promovido pelo MS em todo o território nacional; realização de Cursos de Capacitação em Promoção e Manejo do Aleitamento Materno, um curso de 18 horas para equipes de maternidades OMS/Unicef, em cumprimento ao Passo 2, sendo realizados pelas equipes interprofissionais de hospitais com leitos obstétricos e maternidades, interessadas em obter a certificação e, posteriormente, a recertificação; realização de várias reuniões, seminários e encontros para debater o tema, entre tantas outras atividades. Nos primeiros anos de implantação, houve imediatamente uma adesão expressiva para certificação por hospitais e maternidades em todo o Brasil, oscilando com altos e baixos no transcurso dos anos, havendo interferência negativa na habilitação de novos hospitais, com a inclusão de critérios nacionais de habilitação para credenciamento pelo MS, especialmente no que se refere às taxas de cesariana, conforme a estabelecida pelo gestor estadual/municipal. Há certa unanimidade entre formuladores de políticas públicas, gestores, profissionais da Saúde e pesquisadores em âmbito nacional, de que a inclusão de cinco novos critérios nacionais em 1996 e de 10 novos critérios pelo MS brasileiro em 2004 tenha influenciado sobremaneira para diminuir a expansão e a manutenção.[61,62]

Como vimos anteriormente, a partir de 2009, a proposta original da IHAC foi revista, atualizada e ampliada em âmbito mundial, sendo incluído o Critério Global "Cuidado Amigo da Mulher". Essa nova versão foi incorporada após 5 anos de sua publicação em âmbito mundial, ou seja, em 2014, por meio da Portaria nº 1.153,[63] de 22 de maio. Essa Portaria redefine os critérios de habilitação (Tabela 39.4) como estratégia de promoção, proteção e apoio ao AM e à saúde integral da criança e da mulher, no âmbito do Sistema Único de Saúde (SUS). Segundo essa Portaria, para serem habilitados, os estabelecimentos de Saúde públicos e privados terão que atender aos seguintes critérios: cumprir os Dez Passos para o Sucesso do Aleitamento Materno propostos pela OMS e pelo Unicef;[25] cumprir o Critério Global referente ao Cuidado Amigo da Mulher, que inclui as boas práticas de atenção ao parto e ao nascimento, conforme recomenda a OMS;[64-66] cumprir a Lei nº 11.265, de 3 de janeiro de 2006,[67] referente à NBCAL; garantir a permanência da mãe ou do pai junto ao RN 24 horas por dia e garantir livre acesso a ambos ou, na falta destes, ao responsável legal, devendo o estabelecimento de Saúde ter normas e rotinas escritas a respeito, que sejam transmitidas a toda equipe de cuidados de saúde. A referida Portaria continua vigente até os dias atuais, necessitando, entretanto, de atualização e adequação às últimas diretrizes internacionais, publicadas em 2018.

Em 2015, foi publicada a Portaria nº 1.130, de 05 de agosto,[68] que instituiu a Política Nacional de Atenção Integral à Saúde da Criança (PNAISC) com o objetivo de promover e proteger a saúde da criança e o AM mediante a atenção e os cuidados integrais e integrados da gestação aos 9 anos, com especial atenção à primeira infância e às populações de maior vulnerabilidade, visando à redução da morbimortalidade e a um ambiente facilitador à vida com condições dignas de existência e pleno desenvolvimento.

A PNAISC tem sete eixos estratégicos, sendo o Eixo 2 relacionado com o AM e com a alimentação complementar saudável. Esse eixo contempla várias estratégias articuladas de promoção, proteção e apoio ao AM, entre as quais, a IHAC.[68]

A publicação dessa Portaria constituiu-se em um marco histórico para a saúde da criança no país, que foi construída ao longo de 4 anos, de maneira ampla e coparticipativa.

Em 2022, o MS brasileiro criou o Grupo Técnico de Especialistas da IHAC, com o objetivo de adequar a nova orientação à realidade brasileira da IHAC/OMS/Unicef, publicada em 2018, e fazer um planejamento para as atividades a serem desenvolvidas.

O percurso da implementação da IHAC é marcado por inúmeras atividades, como apresentado na linha do tempo da Figura 39.1.

O panorama da situação da IHAC mostra que havia no país, até setembro de 2023, um total de 316 hospitais certificados como Amigos da Criança, distribuídos em todas as cinco regiões e presentes em todos os 26 estados brasileiros e no Distrito Federal, conforme consta na Tabela 39.5.

TABELA 39.4 Critérios para credenciamento de maternidades e hospitais gerais com leitos à Iniciativa Hospital Amigo da Criança no Brasil de acordo com a Portaria nº 1.153, de 22 de maio de 2014.

- Cumprir os Dez Passos para o Sucesso do Aleitamento Materno – OMS/Unicef
- Cumprir a Lei nº 11.265/2006 – Norma Brasileira de Comercialização de Alimentos para Lactentes e Crianças de Primeira Infância, Bicos, Chupetas e Mamadeiras (NBCAL)
- Cumprir o critério global "Cuidado Amigo da Mulher" e suas práticas requeridas
- Garantir permanência da mãe ou do pai junto ao recém-nascido 24 horas por dia e livre acesso a ambos ou, na falta destes, ao responsável legal, conforme Portaria nº 930

Adaptada de Brasil, 2014.[63]

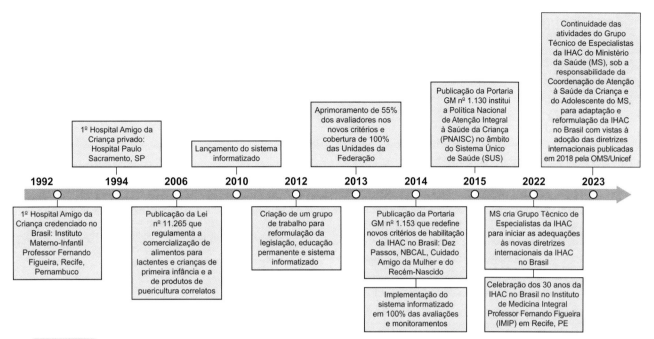

FIGURA 39.1 Linha do tempo da implementação da Iniciativa Hospital Amigo da Criança no Brasil (1992-2023).

TABELA 39.5 Hospitais credenciados como Amigos da Criança, por Estado e região, até setembro de 2023.

Estado	Região	Número
Acre	Norte	1
Alagoas	Nordeste	5
Amapá	Norte	1
Amazonas	Norte	8
Bahia	Nordeste	8
Ceará	Nordeste	27
Distrito Federal	Centro-Oeste	10
Espírito Santo	Sudeste	2
Goiás	Centro-Oeste	19
Maranhão	Nordeste	8
Mato Grosso	Centro-Oeste	2
Mato Grosso do Sul	Centro-Oeste	3
Minas Gerais	Sudeste	23
Pará	Norte	11
Paraíba	Nordeste	17
Paraná	Sul	21
Pernambuco	Nordeste	13
Piauí	Nordeste	13
Rio de Janeiro	Sudeste	17
Rio Grande do Norte	Nordeste	23
Rio Grande do Sul	Sul	16
Rondônia	Norte	1
Roraima	Norte	1
Santa Catarina	Sul	18
São Paulo	Sudeste	43
Sergipe	Nordeste	3
Tocantins	Centro-Oeste	2
Total		**316**

Fonte: Ministério da Saúde, 2023.[69]

Esse panorama mostra que, se os dados de 2023 forem comparados, em termos quantitativos, aos dados de 2008, apresentados anteriormente, o número de Hospitais Amigos da Criança no Brasil diminuiu por Estado e por região, trazendo importantes desafios para a sua manutenção, fortalecimento, ampliação e sustentabilidade. Entre os principais desafios, destacam-se:

- Adaptar as inovações internacionais da IHAC e os Dez Passos publicados em 2018 no Brasil pelo MS brasileiro (em andamento) por meio de nova Portaria. Enquanto isso não ocorre, continua valendo a Portaria nº 1.153, de 22 de maio de 2014
- Traduzir para o português a nova versão dos Dez Passos da IHAC e demais materiais: Manual do Participante, Guias do Diretor, Guia do Treinador de Personalização do Curso de Capacitação da Iniciativa Hospital Amigo da Criança para equipes de maternidades de 22 horas,[70] incluindo os instrumentos de avaliação para verificar competências dos provedores de cuidados diretos para implementar as diretrizes internacionais da IHAC publicadas em 2018. Traduzir para o português e adaptar as apresentações PowerPoint das 21 sessões do Curso para a realidade brasileira
- Divulgar amplamente e disponibilizar os materiais traduzidos, junto às três esferas de gestão em todo o país, e sensibilizar os gestores quanto à nova IHAC
- Realizar cursos de atualização para os avaliadores ativos existentes e oficinas de formação para novos avaliadores da IHAC no Brasil, com base na versão dos novos Dez Passos da IHAC, nos instrumentos de avaliação e na nova proposta do Curso de Capacitação da Iniciativa Hospital Amigo da Criança para equipes de maternidades
- Capacitar gestores de maternidades e hospitais gerais com leitos obstétricos que tenham interesse em certificar as instituições nas quais atuam como Hospitais Amigos da Criança, com base nas diretrizes internacionais publicadas pela OMS/Unicef em 2018.

Considerações finais

Neste capítulo, abordou-se a IHAC apresentando uma breve retrospectiva, evidências científicas sobre sua efetividade e o panorama no mundo e no Brasil. Ao finalizar, pode-se considerar que, apesar dos esforços empreendidos, das melhorias e dos avanços alcançados e as evidências científicas comprovando a efetividade da IHAC e seu impacto nos indicadores de AM ao longo dos seus 33 anos, o número de Hospitais Amigos da Criança no mundo e no Brasil permanece aquém do desejado. Espera-se que, a curto prazo, a orientação internacional da IHAC, publicada em 2018, seja adotada, implementada e revitalizada em todos os países, e que a IHAC seja fortalecida por meio das políticas públicas, do engajamento de pesquisadores, gestores e profissionais da Saúde que atuam em maternidades e hospitais gerais com leitos obstétricos.

Referências bibliográficas

1. Victora CG, Bahl R, Barros AJD, et al. Breastfeeding in the 21st century: epidemiology, mechanisms, and lifelong effect. Lancet. 2016;387(10017):475-90.
2. Aune D, Norat T, Romundstad P, et al. Breastfeeding and the maternal risk of type 2 diabetes: a systematic review and dose-response meta-analysis of cohort studies. Nutr Metab Cardiovasc Dis. 2014;24(2):107-15.
3. Victora CG, Horta BL, Mola CL, et al. Association between breastfeeding and intelligence, educational attainment, and income at 30 years of age: a prospective birth cohort study from Brazil. Lancet Glob Health. 2015;3(4):e199-205.
4. Rollins NC, Bhandari N, Hajeebhoy N, et al. Lancet Breastfeeding Series Group. Why invest, and what it will take to improve breastfeeding practices? Lancet. 2016;387(10017):491-504.
5. Lodge CJ, Tan DJ, Lau MXZ, et al. Breastfeeding and asthma and allergies: a systematic review and meta-analysis. Acta Paediatr. 2015;104(467):38-53.
6. Horta BL, Victora CG. Short-term effects of breastfeeding: a systematic review of the benefits of breastfeeding on diarhoea and pneumonia mortality. Geneva: World Health Organization; 2013.
7. Horta BL, Mola CL, Victora CG. Long-term consequences of breastfeeding on cholesterol, obesity, systolic blood pressure, and type 2 diabetes: a systematic review and meta-analysis. Acta Paediatr. 2015;104(467):30-7.
8. Horta BL, Mola CL, Victora CG. Breastfeeding and intelligence: a systematic review and meta-analysis. Acta Paediatr. 2015;104(467):14-9.
9. Horta BL, Bahl R, Martines JC, et al. Evidence on the long-term effects of breastfeeding: systematic reviews and meta-analyses. Geneva: World Health Organization; 2007.
10. Bowatte G, Tham R, Allen KJ, et al. Breastfeeding and childhood acute otitis media: a systematic review and meta-analysis. Acta Paediatr. 2015;104(467):85-95.
11. Sankar MJ, Sinha B, Chowdhury R, et al. Optimal breastfeeding practices and infant and child mortality: a systematic review and meta-analysis. Acta Paediatr. 2015;104(467):3-13.
12. Kramer MS, Kakuma R. Optimal duration of exclusive breastfeeding. Cochrane Database Syst Rev. 2012;2012(8):CD003517.
13. Peres KG, Cascaes AM, Nascimento GG, et al. Effect of breastfeeding on malocclusions: a systematic review and meta-analysis. Acta Paediatr. 2015;104(467):54-61.
14. Kramer MS, Aboud F, Mironova E, et al. Breastfeeding and child cognitive development: new evidence from a large randomized trial. Arch Gen Psychiatry. 2008;65(5):578-84.
15. Colchero MA, Contreras-Loya D, Lopez-Gatell H, et al. The costs of inadequate breastfeeding of infants in Mexico. Am J Clin Nutr. 2015;101(3):579-86.
16. Bartick MC, Schwarz EB, Green BD, et al. Suboptimal breastfeeding in the United States: maternal and pediatric health outcomes and costs. Matern Child Nutr. 2017;13(1):e12366.
17. World Health Organization. Global strategy for infant and young child feeding [Internet]. Geneva: World Health Organization; 2003 [cited 2023 March 29]. Available from: http://apps.who.int/iris/bitstream/10665/42590/1/9241562218.pdf.
18. United Nations Children's Fund. Infant and young child feeding [Internet]. UNICEF; 2022 [cited 2023 March 31]. Available from: http://data.unicef.org/topic/nutrition/infant-and-young-childfeeding/.
19. World Health Organization. Implementation guidance: protecting, promoting and supporting breastfeeding in facilities providing maternity and newborn services – the revised Baby-friendly Hospital Initiative. Geneva: World Health Organization; 2018.
20. Braun MLG, Giugliani ERJ, Soares MEM, et al. Evaluation of the impact of the baby-friendly hospital initiative on rates of breastfeeding. Am J Public Health. 2003;93(8):1277-9.
21. Lutter CK, Pérez-Escamilla R, Segall A, et al. The effectiveness of a hospital-based program to promote exclusive breast-feeding among lowincome women in Brazil. Am J Public Health. 1997;87(4):659-63.
22. Labocc MH. Breastfeeding and Baby-Friendly Hospital Initiative: more important and with more evidence than ever. J Pediatr. 2007;83(2):99-101.
23. Proceedings of the Interagency Workshop on Health Care Practices Related to Breastfeeding. December 7-9, 1988. Washington, DC. Int J Gynaecol Obstet. 1990;31 Suppl 1:1-191.
24. Saadeh R, Labbok M, Cooney K, et al., editors. Breastfeeding: the technical basis and recommendations. Geneva: World Health Organization; 1993.
25. World Health Organization; United Nations Children's Fund. Innocenti Declaration on the Protection, Promotion and Support of Breastfeeding, adopted by participants at the WHO/UNICEF policymaker's meeting on "Breastfeeding in the 1990s: A Global Initiative". Spedale degli Innocenti, Florence, Italy; 1990.
26. World Health Organization; United Nations Children's Fund. Protecting, promoting and supporting breast-feeding: the special role of maternity services. A joint WHO/UNICEF statement [Internet]. Geneva: World Health Organization; 1989 [cited 2023 March 17]. Available from: http://apps.who.int/iris/bitstream/10665/39679/1/9241561300.pdf.
27. Assembleia Geral das Nações Unidas. Convenção sobre direitos da Criança. Carta Magna para as crianças de todo o mundo; 1989.
28. World Health Assembly. Resolution WHA 47.5. Infant and young child nutrition. In: Forty-seventh World Health Assembly. Geneva, 2-12 May 1994. Resolutions and decisions, annexes [Internet]. Geneva: World Health Organization; 1994 [cited 2023 March 16]. Available from: https://iris.who.int/handle/10665/177049.
29. World Health Assembly. Resolution WHA 49.15. Infant and young child nutrition. In: Forty-ninth World Health Assembly, Geneva, 20-25 May 1996. Resolutions and decisions, annexes [Internet]. Geneva: World Health Organization; 1996 [cited 2023 March 16]. Available from: https://iris.who.int/handle/10665/178941.
30. World Health Organization. Evidence for the ten steps to successful breastfeeding [Internet]. Geneva: World Health Organization; 1998 [cited 2023 March 7]. Available from: http://apps.who.int/iris/bitstream/10665/43633/1/9241591544_eng.pdf.
31. España. Ministerio de Sanidad, Política Social e Igualdad. IHAN Calidad en la asistencia profesional al nacimiento y la lactancia. Informes, Estudios e Investigación; 2011.
32. World Health Organization; United Nations Children's Fund. Innocenti Declaration 2005 on infant and young child feeding, 22 November 2005, Florence, Italy [Internet]. Geneva: United Nations Children's Fund; 2005. Available from: https://www.unicef-irc.org/files/documents/d-3223-Innocenti-Declaration-200.pdf.
33. World Health Organization; United Nations Children's Fund. Baby-Friendly Hospital Initiative: revised, updated and expanded for integrated care [Internet]. Geneva: World Health Organization/United Nations Children's Fund; 2009 [cited 2023 March 16]. Available from: http://apps.who.int/iris/handle/10665/43593.
34. World Health Organization; United Nations Children's Fund. Baby-Friendly Hospital Initiative: revised, updated and expanded for integrated care. Section 1: Background and Implementation. Geneva: World Health Organization/United Nations Children's Fund; 2009.
35. World Health Organization; United Nations Children's Fund. Baby-Friendly Hospital Initiative: revised, updated and expanded for integrated care. Section 2: Strengthening and Sustaining the BFHI: A course for decision-maker. Geneva: World Health Organization/United Nations Children's Fund; 2009.
36. World Health Organization; United Nations Children's Fund. Baby-Friendly Hospital Initiative: revised, updated and expanded for integrated care. Section 3: Breastfeeding Promotion and Support in a Baby-Friendly Hospital: a 20-hour course for maternity staf. Geneva: World Health Organization/United Nations Children's Fund; 2009.
37. World Health Organization; United Nations Children's Fund. Baby-Friendly Hospital Initiative: revised, updated and expanded for integrated care. Section 4: Hospital Self-Appraisal and Monitoring. Geneva: World Health Organization/United Nations Children's Fund; 2009.
38. World Health Organization. Food and Agriculture Organization of the United Nations. Second International Conference on Nutrition. Rome, 19-21 November 2014. Conference outcome document: framework for action [Internet]. Rome: Food and Agriculture Organization of the United Nations;

2014 [cited 2023 March 16]. Available from: https://apps.who.int/gb/ebwha/pdf_files/WHA72/A72_58-en.pdf.
39. World Health Organization. Food and Agriculture Organization of the United Nations. United Nations Decade of Action on Nutrition 2016-2025. Frequently asked questions [Internet]. Rome: Food and Agriculture Organization of the United Nations; 2016 [cited 2023 March 16]. Available from: https://apps.who.int/gb/ebwha/pdf_files/EB152/B152_24-en.pdf.
40. World Health Assembly. Decision WHA 68. Maternal, infant and young child nutrition: development of the core set of indicators. In: Sixty-eighth World Health Assembly. Geneva, 18-26 May 2015. Resolutions and decisions, annexes [Internet]. Geneva: World Health Organization; 2015 [cited 2023 March 7]. Available from: http://apps.who.int/gb/ebwha/pdf_files/WHA68-REC1/A68_R1_REC1-en.pdf.
41. World Health Organization. Guideline: protecting, promoting and supporting breastfeeding in facilities providing maternity and newborn services [Internet]. Geneva: World Health Organization; 2017 [cited 2023 March 26]. Available from: http://apps.who.int/iris/bitstream/10665/259386/1/9789241550086-eng.pdf?ua=1.
42. World Health Organization. National Implementation of the Baby-Friendly Hospital Initiative [Internet]. Geneva: World Health Organization; 2017 [cited 2023 March 16]. Available from: http://apps.who.int/iris/bitstream/10665/255197/1/9789241512381-eng.pdf?ua=143.
43. World Health Organization. International Code of Marketing of Breast-milk Substitutes [Internet]. Geneva: World Health Organization; 1981 [cited 2023 March 20]. Available from: https://www.who.int/publications/i/item/9241541601.
44. World Health Organization. The International Code of Marketing of Breast-Milk Substitutes – 2017 update: frequently asked questions [Internet]. Geneva: World Health Organization; 2017 [cited 2023 March 20]. Available from: http://apps.who.int/iris/bitstream/10665/254911/1/WHO-NMHNHD-17.1-eng.pdf?ua=1.
45. World Health Organization. Network for global monitoring and support for implementation of the International Code of Marketing of Breast-milk Substitutes and Subsequent relevant World Health Assembly Resolutions (NetCode). Geneva: World Health Organization. Available from: https://www.who.int/teams/nutrition-and-food-safety/food-and-nutrition-actions-in-health-systems/netcode.
46. World Health Organization; United Nations Children's Fund. Acceptable medical reasons for use of breast-milk substitutes. Geneva: World Health Organization; 2009.
47. Aryeetey R, Dykes F. Global implications of the new WHO and UNICEF implementation guidance on the revised Baby-Friendly Hospital Initiative Matern Child Nutr. 2018;14(3):e12637.
48. Pérez-Escamilla R, Pollit E, Lönnerdal B, et al. Infant feeding policies in maternity wards and their effect on breast-feeding success: an analytical overview. Am J Public Health. 1994;84(1):89-97.
49. Saadeh R, Akré J. Ten steps to successful breastfeeding: a summary of the rationale and scientific evidence. Birth. 1996;23(3):154-60.
50. Kramer MS, Chalmers B, Hodnett EDS, et al. Promotion of breastfeeding Intervention Trial (PROBIT): a randomized trial in the Republic of Belarus. JAMA. 2001;285(4):413-20.
51. Merten S, Dratva J, Ackermann-Liebrich U. Do baby-friendly hospitals influence breastfeeding duration on a national level? Pediatrics. 2005;116(5):e702-8.
52. Pérez-Escamilla R, Martinez JL, Segura-Pérez S. Impact of the Baby-friendly Hospital Initiative on breastfeeding and child health outcomes: a systematic review. Matern Child Nutr. 2016;12(3):402-17.
53. DiGirolamo AM, Grummer-Strawn LM, Fein SB. Effect of maternity-care practices on breastfeeding. Pediatrics. 2008;122(Suppl 2):S43-9.
54. The United Nations Children's Fund Innocenti Research Centre. 1990 – 2005: Celebrating the Innocenti Declaration on the Protection, Promotion and Support of Breastfeeding – Past Achievements, Present Challenges and Priority Actions for Infant and Young Child Feeding. Innocenti Insights, 2007. UNICEF BFHI records are updated regularly; 2005/2006.
55. The GRADE working group; 2017 [cited 2022 Sept 12]. Available from: https://www.gradeworkinggroup.org/.
56. World Health Organization; United Nations Children's Fund. Global nutrition monitoring framework: Operational guidance for tracking progress in meeting targets for 2025. World Health Organization; 2017.
57. Labbok MH. Global Baby-Friendly Hospital Initiative monitoring data: update and discussion. Breastfeed Med. 2012;7(4):210-22.
58. Saadeh RJ. The Baby-Friendly Hospital Initiative 20 years on: facts, progress, and the way forward. J Hum Lact. 2012;28(3):272-5.
59. World Health Organization; United Nations Children's Fund. Country experiences with the Baby-friendly Hospital Initiative: Compendium of case studies from around the world. 2017.
60. Lamounier JA, Bouzada MC, Janneau AM. Iniciativa Hospital Amigo da Criança em Minas Gerais: situação atual. Rev Med Minas Gerais. 2005;15(Suppl 1):S1-7.
61. Lamounier JA, Bouzada MCF, Janneu AMS, et al. Iniciativa Hospital Amigo da Criança, mais de uma década no Brasil: repensando o futuro. Rev paul pediatr. 2008;26(2)161-62.
62. Lamounier, JA, Gomes CH, Rego MAS, et al (2019). Iniciativa Hospital Amigo da Criança: 25 anos de experiência no Brasil. Revista Paulista de Pediatria. 2019;37(4), 486-93. Disponível em: https://portaldeboaspraticas.iff.fiocruz.br/biblioteca/iniciativa-hospital-amigo-da-crianca-25-anos-de-experiencia-no-brasil/.
63. Brasil. Ministério da Saúde. Portaria nº 1.153, de 22 de maio de 2014. Redefine os critérios de habilitação da Iniciativa Hospital Amigo da Criança (IHAC), como estratégia de promoção, proteção e apoio ao aleitamento materno e à saúde integral da criança e da mulher, no âmbito do Sistema Único de Saúde (SUS).
64. World Health Organization. Recommendations for Appropriate Technology Following Birth. WHO Regional Office for Europe. In: World Health Organization. Care in Normal Birth: A Practical Guide. Maternal and Newborn Health/Safe Motherhood Unit. Geneva; 1996.
65. World Health Organization. Care in Normal Birth: A Practical Guide. Maternal and Newborn Health/Safe Motherhood Unit. Geneva; 1996.
66. World Health Organization. Who recommendations: intrapartum care for a positive childbirth experience. Geneva: World Health Organization; 2018.
67. Brasil. Casa Civil. Subchefia para Assuntos Jurídicos. Lei nº 11.265, de 3 de janeiro de 2006. Regulamenta a comercialização de alimentos para lactentes e crianças de primeira infância e também a de produtos de puericultura correlatos. Diário Oficial da União. 2006 Jan 4; seção 1:1.
68. Brasil. Ministério da Saúde. Portaria nº 1.130, de 5 de agosto de 2015. Institui a Política Nacional de Atenção Integral à Saúde da Criança (PNAISC) no âmbito do Sistema Único de Saúde.
69. Brasil. Ministério da Saúde. Secretaria de Atenção à Saúde. Departamento de Gestão do Cuidado Integral. Coordenação-Geral de Articulação do Cuidado Integral. Coordenação de Atenção à Saúde da Criança e do Adolescente. Hospitais credenciados como Amigos da Criança no Brasil, por Estado e Região até setembro de 2023. Brasília: Ministério da Saúde; 2023.
70. World Health Organization; United Nations Children's Fund. Baby-friendly Hospital Initiative training course for maternity staff: customisation Guide. World Health Organization; 2020.

CAPÍTULO 40

Bancos de Leite Humano no Brasil: do Local ao Global

João Aprígio Guerra de Almeida • Danielle Aparecida da Silva •
Alejandro Guillermo Rabuffetti • Mariana Simões Barros •
Euclydes Etienne Miranda Arreguy • Virgínia Valiate Gonzalez

Introdução

As questões relacionadas com a prática da amamentação natural têm-se configurado objeto de interesse para diferentes atores e grupos sociais ao longo da história. Em todas as épocas, o ser humano foi impulsionado a elaborar alternativas para orientar/direcionar as mulheres que, por opção ou imposição, trilharam o caminho do desmame precoce. Desde a secular figura da ama de leite até a emblemática vanguarda científica construída pelo *marketing* dos fabricantes de leites modificados, a alimentação do lactente tem servido a propósitos que não se circunscrevem exclusivamente às questões ligadas à saúde, denotando, em muitas situações, interesses relacionados com a modulação de comportamento social e a oportunidade de auferir lucros de toda espécie.

A amamentação, além de ser biologicamente específica, é socioculturalmente condicionada, tratando-se, portanto, de um ato impregnado de ideologias e determinantes que resultam das condições concretas de vida. Por intermédio da análise compreensiva, sob a perspectiva do realismo histórico, torna-se possível evidenciar os condicionantes sociais, econômicos, políticos e culturais que a transformaram em um ato regulável pela sociedade. Dependendo da realidade social que se considere, a ambiguidade amamentação-desmame pode-se traduzir como um embate entre saúde e doença, entendendo-se que esses processos se associam em todos os momentos a variáveis econômicas e sociais. A dinâmica dessas relações, no que concerne às questões estruturais, configura a amamentação como um dos atributos que caracterizam a maternidade como um bem social compartilhado.

Nesse contexto, cumpre destacar que os Bancos de Leite Humano (BLHs) têm sido uma das mais importantes estratégias da política estatal em favor da amamentação, no decurso das últimas décadas no Brasil. Contudo, as percepções e construções sociais acerca dessas unidades de serviço estiveram sujeitas a uma série de flutuações ao longo da história. Desde a implantação da primeira unidade no país, atores e grupos sociais imputaram significados aos bancos de leite que possibilitaram caracterizá-los tanto como estruturas de apoio às situações de excepcionalidade do desmame comerciogênico quanto como unidades de atendimento a serviço da amamentação, dependendo do momento histórico que se considere.

Gênese

O primeiro BLH do Brasil foi implantado em outubro de 1943, no Instituto Nacional de Puericultura, atualmente Instituto Nacional de Saúde da Mulher, da Criança e do Adolescente Fernandes Figueira (IFF; antes conhecido como Instituto Fernandes Figueira), da Fundação Oswaldo Cruz (Fiocruz). Seu principal objetivo era coletar e distribuir leite humano para atender os casos considerados especiais, como prematuridade, perturbações nutricionais e alergias a proteínas heterólogas, segundo Jorge Barata (1960).

Com essa mesma perspectiva, foram implantadas mais cinco unidades no país até o início da década de 1980. A tendência de novas implantações manteve-se constante entre 1943 e 1979, à razão média de uma inauguração por década. Contudo, ao longo dos anos 1980, particularmente a partir de 1985, observou-se uma verdadeira expansão, com a instituição de 47 novos serviços que, somados às 56 unidades inauguradas na década de 1990, passaram a totalizar 104 estabelecimentos em funcionamento no país, segundo estimativa apresentada no I Congresso Brasileiro de Bancos de Leite Humano, realizado em Brasília, em julho de 1998.

A história dos BLHs no Brasil pode ser dividida em duas fases: a primeira teve início em 1943, com a implantação do BLH-IFF/Fiocruz, estendendo-se até 1985, quando se deu a ruptura do paradigma original e a constituição de um novo modelo, segunda fase, vigente até os dias atuais.[1]

O Lactário de Leite Humano pertencente ao Abrigo Maternal da cidade de Salvador, na Bahia, organizado e construído por Martagão Gesteira, deu lugar à primeira iniciativa de manipulação de leite humano ordenhado no Brasil, porém foram Mário Olinto e Adamastor Barbosa, professores de Pediatria do Departamento Nacional da Criança, naquele período, os responsáveis pela implantação da primeira estrutura operacional de um BLHs no país – o BLH-IFF/Fiocruz.

Essa unidade tem relação direta com os rumos da história dos BLHs no Brasil. Por ter sido o primeiro estabelecimento em funcionamento, entre as décadas de 1940 e 1970, serviu como modelo para as demais instituições interessadas nesse tipo de atividade. Por outro lado, em 1985, foi responsável pelo processo de reestruturação operacional que culminou no estabelecimento do atual paradigma para BLH no país.

Com o desenvolvimento do Programa Nacional de Incentivo ao Aleitamento Materno (PNIAM) no Brasil, a partir de 1981, observou-se uma mobilização social em favor da utilização do leite humano, culminando em uma espécie de estímulo à implantação de BLH, com a finalidade de promover o atendimento, nos momentos de urgência, aos lactentes clinicamente impossibilitados de serem amamentados diretamente por suas mães.

Apesar disso, a situação em que se encontrava a maioria dos poucos bancos de leite existentes no Brasil não era promissora, o que conduziu o Ministério da Saúde (MS), mediante a coordenação diretora do PNIAM, a mobilizar esforços para a mudança desse perfil. Com essa perspectiva, foi realizada uma reunião preliminar, em março de 1984, com os responsáveis pelos principais BLHs em funcionamento no país e com técnicos de áreas afins. Como resultado, concluiu-se que a estrutura operacional dos bancos de leite em funcionamento oferecia riscos à saúde dos receptores de seus produtos; que a maioria funcionava como elemento de desestímulo à prática da amamentação; que não se dispunha de uma legislação capaz de normalizar os procedimentos nessa área; e que havia necessidade de se realizar uma experiência-piloto em busca de alternativas para reversão dessa realidade.

Os trabalhos foram iniciados em 1985, tendo como prioridade a avaliação da qualidade sanitária do leite humano ordenhado distribuído pelo banco de leite, bem como dos procedimentos técnicos de processamento e controle de qualidade praticados. Como resultado, no mesmo ano foram adotados novos procedimentos, desde a coleta até a distribuição dos produtos, a instituição da pasteurização lenta (LTLT, do inglês *low temperature long time*) como tratamento térmico obrigatório e o controle de qualidade do leite humano pasteurizado. Com essas medidas, o BLH-IFF passou a distribuir leite humano de qualidade certificada para seus receptores.

A promoção da amamentação foi incorporada às ações assistenciais do BLH-IFF, com ênfase especial em situações como a prematuridade e o baixo peso ao nascer, que comumente dificultam a amamentação direta ao seio. A coleta, o processamento e a distribuição de leite humano passaram a assumir um papel secundário, constituindo-se apenas em uma parte das ações praticadas em favor do lactente clinicamente impossibilitado de ser amamentado pela própria mãe. Esta, por sua vez, tornou-se um dos principais alvos assistenciais do BLH.

Em julho de 1986, ante os resultados alcançados pelo BLH-IFF na redefinição de seu modelo operacional, foi celebrado o convênio entre o Instituto Nacional de Alimentação e Nutrição (INAN) e a Fiocruz, para implantação do Centro de Referência Nacional para BLH no IFF. Essa iniciativa objetivava estabelecer bases para o desenvolvimento de um subprograma vinculado ao PNIAM, de modo a viabilizar o aprimoramento técnico e o fomento aos bancos de leite no Brasil. Com essa perspectiva, foram idealizados os fundamentos que possibilitaram formular a primeira legislação que regulamenta a implantação e o funcionamento de BLH em todo o território nacional, propiciando, assim, a normalização dos procedimentos nessa área.

A análise dos relatórios anuais do BLH-IFF revelou o desenvolvimento de programas destinados à capacitação de recursos humanos em diferentes graus de complexidade, como projetos de educação continuada desenvolvidos com profissionais da rede básica de Saúde, visando: a promoção da amamentação; treinamentos macrorregionais para implementação de ações relacionadas com a norma brasileira de comercialização dos sucedâneos do leite materno; programa de iniciação científica vinculado ao Conselho Nacional de Desenvolvimento Científico e Tecnológico (CNPq); cursos de especialização *lato sensu*, como o de habilitação em BLH; manutenção de linhas de investigação vinculadas aos programas de mestrado e doutorado em Saúde da Criança e da Mulher, além da realização de cursos descentralizados em diferentes regiões do país.

Os investimentos na formação de recursos humanos para a área certamente podem ser considerados um dos elementos responsáveis pela expansão da atividade. As ações foram sempre projetadas com a intenção de viabilizar a coparticipação no processo e obter, assim, a corresponsabilidade. Na verdade, tratou-se de um movimento pedagogicamente orquestrado em favor da formação de uma cultura, que trazia como pano de fundo a crença de que os bancos de leite poderiam, de fato, se transformar em elementos estratégicos na reversão do desmame precoce, desenvolvendo ações à altura das necessidades vivenciadas pelas mulheres que amamentam, especialmente aquelas que enfrentam dificuldades. Além disso, tornou-se perceptível que os bancos de leite poderiam se transformar, mediante um investimento mínimo, em um *locus* do setor da Saúde capaz de abrigar profissionais habilitados a se contrapor às verdades cientificistas, construídas pelos serviços de informação científica dos fabricantes de leites modificados.

Panorama da trajetória da cooperação técnica internacional brasileira em Bancos de Leite Humano

Os BLHs têm, historicamente, desempenhado papel importante na assistência à saúde infantil no Brasil. No âmbito da Saúde Pública, são considerados como uma estratégia da política estatal destinada à segurança alimentar e nutricional, visando à redução da morbidade e da mortalidade infantil com ênfase no componente neonatal.[2]

Os resultados alcançados anualmente pela Rede Brasileira de Bancos de Leite Humano (rBLH-BR), tanto na prestação de serviços assistenciais em aleitamento materno quanto na quantidade de crianças beneficiadas com leite humano de qualidade certificada, evidenciam a relevante contribuição e o impacto positivo da sua atuação no âmbito da saúde materno-infantil brasileira. A título de exemplo, vale citar que, em 2022, a rBLH-BR alimentou 222.693 recém-nascidos (RNs) internados em unidades de terapia intensiva/semi-intensiva neonatais com 233.999 ℓ de leite pasteurizado de qualidade certificada, envolvendo a participação de 196.758 mulheres que, de maneira altruísta e voluntária, doaram leite para os BLHs no Brasil.[3]

Em 2022, cumprindo seu papel de casas de apoio, promoção e proteção do aleitamento materno, 2.077.326 mulheres em processo de amamentação – gestantes, puérperas e lactantes – recorreram aos BLHs, procurando ajuda para vencer as dificuldades encontradas. Esses números retratam a contribuição que essa rede tem oferecido para a Saúde Pública brasileira. Uma rede constituída, até dezembro de 2022, por 227 BLHs e 226 postos de coleta, distribuídos em todos os estados do país, compondo a maior e mais complexa Rede Global de Bancos de Leite Humano (rBLH) do mundo.[3]

Os investimentos realizados desde 1985 pela Fiocruz no campo da pesquisa e do desenvolvimento tecnológico na área de BLH proporcionaram ao Brasil desenvolver um modelo de BLH com base em uma tecnologia alternativa e moderada, de baixo custo, mas que garante um padrão de qualidade reconhecido internacionalmente e referendado pela Organização Mundial da Saúde (OMS).[4] A ação coordenada, a pesquisa e o desenvolvimento tecnológico são elementos importantes que servem de apoio à rede brasileira, tornando compatível a manutenção de um alto rigor técnico com baixo custo operacional, de modo a responder adequadamente às diferentes demandas produzidas pela sociedade.[1]

Os resultados alcançados pela rBLH-BR passaram a evidenciar o impacto positivo de suas ações para a saúde infantil no Brasil e a despertar o interesse de organismos internacionais que atuam na área da Saúde. A OMS considerou que essa foi uma das iniciativas que mais contribuiu para a redução da morbimortalidade infantil na década de 1990 em todo o mundo e conferiu à Rede Brasileira o Prêmio Sasakawa de Saúde, durante a 54ª Assembleia Mundial da Saúde realizada em 2001. Esse reconhecimento internacional ampliou a visibilidade do trabalho e deu início a um ciclo de demandas de cooperação técnica internacional.[5]

Em 2003, a Organização Pan-americana da Saúde (OPAS) promoveu as primeiras ações de cooperação com os países da América Latina para implantação e desenvolvimento de BLH, de modo a contribuir para a promoção da saúde nas Américas.[6]

Em maio de 2005, a rBLH-BR realizou, em Brasília, o IV Congresso Brasileiro de BLH, o II Congresso Internacional de BLH e o Fórum Latino-americano de BLH, reunindo 2.500 profissionais de 11 países e organismos internacionais. Durante o Fórum, um grupo de trabalho formado por técnicos dos Ministérios da Saúde de Argentina, Bolívia, Brasil, Colômbia, Costa Rica, Cuba, Equador, Guatemala, Paraguai, Uruguai e Venezuela, pela OPAS, pelo Fundo das Nações Unidas para a Infância (Unicef), pela *World Alliance for Breastfeeding Action* (WABA) e pela Rede Internacional em Defesa do Direito de Amamentar (IBFAN) elaborou um documento denominado "Carta de Brasília". Nesse documento, foram definidos compromissos e diretrizes para internacionalização da ação do BLH visando construir a rBLH na América Latina.[7]

A partir da Carta de Brasília, em 2005, teve início um processo de articulação interinstitucional entre o Ministério das Relações Exteriores (Agência Brasileira de Cooperação [ABC]), o Ministério da Saúde (Assessoria Especial de Assuntos Internacionais em Saúde [AISA] e Área Técnica da Saúde da Criança e Aleitamento Materno) e a Fiocruz (IFF e Instituto de Comunicação e Informação Científica e Tecnológica em Saúde [ICICT]), que possibilitou difundir a experiência brasileira para outros países, por meio de projetos de cooperação técnica bilateral.[8] A partir de então, a ABC[9] incluiu, por demanda dos países, o tema BLH na agenda de cooperação internacional e, assim, a estratégia BLH transcendeu o âmbito técnico da saúde para um caráter político internacional relevante.[4]

A proposta de criação da Rede Latino-americana de Bancos de Leite Humano, formulada em 2005, configurou-se como uma ação estratégica para enfrentar os altos índices de mortalidade e morbidade infantil da região, agravados pelo panorama global de aumento de nascimentos de risco. Um estudo da Comissão Econômica para América Latina e Caribe (CEPAL) projetou para o período de 2005 a 2020 um incremento populacional de 19,4%, com 11.603.000 nascimentos nesse período. Quadro ainda intensificado pela preocupante tendência de aumento dos partos prematuros e os riscos a estes associados, elevando os índices de mortalidade neonatal. A título de exemplo, vale destacar resultados apresentados em uma pesquisa realizada entre 1982 e 2004 na cidade de Pelotas, no Rio Grande do Sul, na qual consta que a frequência de parto prematuro aumentou de 6,3% para 15,3% nesse período.[10]

Diante dos resultados alcançados com os projetos de cooperação bilateral e sobretudo dos efeitos positivos produzidos no cenário da Saúde Pública latino-americana, a ABC iniciou um ciclo de debates sobre a importância de se instituir um fórum de cooperação multilateral em BLH na região. Como consequência dos debates e de mais uma ação integrada ABC-Fiocruz, foi elaborado o documento de formulação do Programa Ibero-americano de Bancos de Leite Humano (IBERBLH), submetido pelo Brasil à Secretaria Geral Ibero-americana (SEGIB) e aprovado na XVII Cúpula Ibero-americana de Chefes de Estado e de Governo, realizada em Santiago do Chile, no mês de novembro de 2007. Para sua execução e coordenação foi instalada a Secretaria Executiva do Programa na Fiocruz/ICICT-IFF.[8]

O IBERBLH, programa de cooperação multilateral na região ibero-americana, é destinado à redução das condições adversas de saúde dos grupos populacionais estratégicos e de situações especiais de agravo, particularmente para crianças prematuras e/ou de baixo peso ao nascer. Para tanto, assume a missão de ampliar o intercâmbio do conhecimento e do desenvolvimento tecnológico no campo do aleitamento materno e dos BLHs.[2]

Em dezembro de 2009, durante a 2ª Exposição Global de Desenvolvimento Sul-Sul (GSSD Expo) e a comemoração do 6º Dia Anual das Nações Unidas para a Cooperação Sul-Sul, em Washington, DC, a iniciativa BLH foi reconhecida pela OPAS/OMS e pelo Programa das Nações Unidas para o Desenvolvimento (PNUD) como uma das ações que mais contribuíram para o desenvolvimento humano no hemisfério sul, por meio de soluções práticas que podem ser reproduzidas, expandidas ou adaptadas por outros países.[11]

Em 2010, foi realizado o I Fórum de Cooperação Internacional em Bancos de Leite Humano, que, além de realizar uma avaliação da cooperação no período de 2005 a 2009, pactuou a Carta de Brasília 2010, que instituiu a Rede Latino-ibero-afro-americana de Bancos de Leite Humano. Esse documento também definiu o alinhamento em função dos objetivos de desenvolvimento do milênio, e a rBLH passou a atuar fundamentalmente focada no objetivo de redução da mortalidade infantil.

Ainda em 2010, o documento final da XX Cúpula Ibero-americana de Chefes de Estado e de Governo faz a seguinte alusão ao IBERBLH:

> Reconhecer o trabalho realizado pelo Programa Ibero-americano de Bancos de Leite Humano a favor das mães e dos recém-nascidos prematuros. Valorizar a Carta de Brasília, assinada no Congresso de Bancos de Leite Humano, celebrado entre 27 e 30 de setembro de 2010, nessa cidade, e cujos objetivos apontam para a extensão e a sustentabilidade dos Bancos de Leite Humano.[12]

A cooperação em BLH desenvolvida pela Fiocruz na região ibero-americana foi escolhida pela OPAS como um "caso" a ser estudado pelo Grupo de Tarefa de Cooperação Sul-Sul da Organização para a Cooperação e Desenvolvimento Econômico (OECD). Como resultado da pesquisa, foi produzido o documento "Um modelo de cooperação horizontal: a Rede Ibero-americana de BLH", que fez parte dos estudos de caso que foram apresentados no IV Fórum de Alto Nível sobre a Eficácia da Ajuda, celebrado em Busan, Coreia do Sul, no mês de novembro de 2011.[13]

Os meios de comunicação destinados ao setor da Saúde têm destacado o papel dos BLHs em favor da saúde materno-infantil. A título de exemplo, a Revista The Lancet, na edição de maio de 2011, avalia que os BLHs, em conjunto com outras iniciativas, colaboraram para que a duração do aleitamento materno no Brasil aumentasse consideravelmente nas últimas 3 décadas, com um consequente impacto na redução da mortalidade infantil e na melhoria da situação nutricional infantil (Figura 40.1).[14]

Para melhor retratar a importância da cooperação técnica internacional em BLHs praticada pela Fiocruz-ABC, vale observar o conjunto de países cooperantes: Argentina, Angola, Belize, Bolívia, Cabo Verde, Colômbia, Costa Rica, Cuba, El Salvador, Equador, Espanha, Guatemala, Haiti, Honduras, México, Moçambique, Nicarágua, Panamá, Peru, Paraguai, República Dominicana, Uruguai e Venezuela. A área de BLHs reuniu o maior número de projetos de cooperação técnica internacional em saúde no Brasil em 2012, segundo relatório da Divisão de Projetos da Assessoria Internacional de Assuntos de Saúde do Ministério da Saúde.[15]

Alcance da CTIBLH-Fiocruz/ABC, princípios da cooperação brasileira

Em um estudo, foram analisados os resultados alcançados e as transformações sociais produzidas por 32 projetos de cooperação bilateral desenvolvidos por 20 países da América Latina e 1 da África, além de um projeto de cooperação multilateral envolvendo 21 países ibero-americanos. Todos os projetos bilaterais foram formulados e pactuados no âmbito de comissões mistas, e o projeto multilateral – Programa Ibero-americano de Bancos de Leite Humano – foi aprovado na XVII Cúpula Ibero-americana de Chefes de Estado e de Governo, realizada em novembro de 2007.

O consenso técnico, cientificamente embasado, configurou-se como elemento fundamental para consubstanciar as decisões políticas sobre os rumos da cooperação com o Brasil, bem como foi o elemento precursor e decisivo para a construção de uma forte vinculação entre os cooperantes.

Impacto

Todos os países apresentaram o mesmo comportamento, ou seja, identificar a ação de BLHs como uma estratégia capaz de contribuir para a redução da mortalidade infantil em seus respectivos territórios, reconhecendo o impacto positivo dessa ação nas condições concretas da vida dos RNs, em particular daqueles que demandam cuidados neonatais intensivos e semi-intensivos – os prematuros e os que apresentam baixo peso ao nascer.

Os primeiros projetos de cooperação bilateral foram assinados em 2006. Como as etapas iniciais envolviam adequação de instalações, aquisição de equipamentos e qualificação de recursos humanos para os processos de trabalho em BLHs, os resultados capazes de produzir impacto positivo tangível em condições concretas de vida da população-alvo dos projetos começaram a surgir em 2009 e estão reunidos de maneira resumida na Figura 40.2. Antes desse período, existiam apenas dois BLHs em operação na América Latina: o do Hospital Universitário da Universidade Central da Venezuela, em Caracas, e o do Hospital Pereira Rossell, em Montevidéu, implantados a partir da colaboração interinstitucional com a Fiocruz nos anos 1996 e 2004, respectivamente. A América do Sul, capitaneada pelo Brasil com

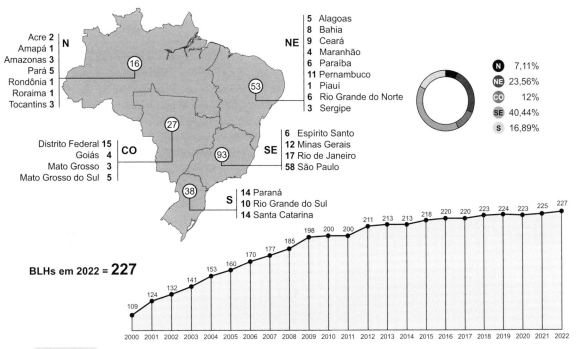

FIGURA 40.1 Consolidação da Rede Brasileira de Bancos de Leite Humano no Brasil (2000-2022).

256 BLHs, dispõe de 84,2% das unidades em operação; seguida pela América Central com 9,2%; América do Norte representada pelo México com 5,6%; Europa com 0,7%, seguindo o modelo da rBLH-Global; e a África com 0,3%.

A CTIBLH-Fiocruz/ABC promoveu, acima de tudo, a união de esforços entre países de três continentes para a construção da maior e mais complexa rBLHs no mundo e continua atuando como o elemento que alicerça essa rede de proteção à vida, promovendo sua expansão e consolidação como uma estratégia especialmente direcionada a um segmento populacional em situação especial de agravo – RNs que demandam cuidados neonatais especiais.

Associação

Uma boa prática de cooperação técnica internacional deve estar fundamentada na associação de atores e grupos sociais para o trabalho em rede, tanto no plano nacional como no internacional.

Em que pese os distintos estágios de evolução do trabalho desenvolvido por cada país, em todos é possível constatar a articulação entre diferentes instituições do setor da Saúde, associações de classe, organizações internacionais e não governamentais e, em alguns casos, até mesmo a participação do terceiro setor. Além disso, foi possível observar uma tendência das questões relacionadas com a ação dos BLHs romperem a fronteira do setor de Saúde e passarem a ser discutidas como uma questão de cidadania, o que contribui para a visão de que a construção de um estado-nação mais digno no futuro depende, dentre outras iniciativas, da capacidade de investir na infância, sobretudo em sua fase mais vulnerável. Por outro lado, há de ser destacado o avanço alcançado por países como Colômbia, Cuba, Guatemala, El Salvador, Equador, México, Uruguai e Venezuela, nos quais, à semelhança do Brasil, a operação em rede já é uma realidade – Ministérios da Saúde, Secretarias Estaduais/Departamentais e Municipais de Saúde, Hospitais e Serviços de Saúde, Universidades e variadas instituições – trabalham de maneira articulada e coordenada. Dentre estes, a Colômbia merece ênfase especial em face do esforço empreendido para formulação de uma Política Nacional de Bancos de Leite Humano para o país.

A associação internacional é uma das características que confere identidade à CTIBLH-Fiocruz/ABC. A união de esforços entre países para a resolução de pautas de saúde global (originalmente voltada para os Objetivos do Desenvolvimento do Milênio (ODM) e, atualmente, para a Agenda 2030), formalizada pela primeira vez em 2005 na primeira Carta de Brasília, revitalizada em 2010 e 2015, acontece até os dias atuais. A Carta de Brasília 2015, transcrita a seguir, foi construída horizontalmente por representantes oficiais de 20 países, por organizações e organismos internacionais, bem como por organizações não governamentais, durante o II Fórum de Cooperação Internacional em Banco de Leite Humano, realizado pela ABC/Fiocruz/Ministério da Saúde do Brasil:

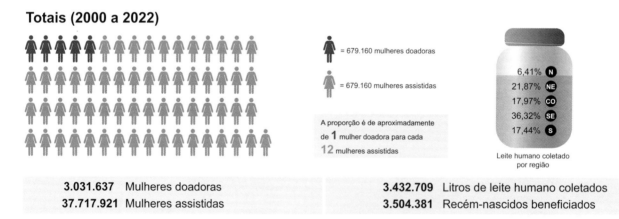

FIGURA 40.2 Consolidado do número de mulheres doadoras e assistidas e volume de leite humano coletado e recém-nascidos beneficiados – Brasil e regiões.

Carta de Brasília

Nós, representantes do setor saúde e de proteção social dos governos, da sociedade civil dos países e de organismos internacionais reunidos no II Fórum de Cooperação Internacional em Bancos de Leite Humano, realizado no período de 21 a 25 de setembro de 2015, na cidade de Brasília, Brasil,

Considerando:
a. Os compromissos assumidos nas Cartas Brasília – 2005, Brasília 2010 e Montevidéu 2014,
b. O reconhecimento da Rede de Bancos de Leite Humano pela OMS e PNUD como uma das iniciativas que mais contribuíram para o desenvolvimento no hemisfério sul, promovendo soluções práticas reproduzidas, expandidas e adaptadas pelos países, observando os preceitos que regem a cooperação horizontal,
c. A contribuição indiscutível da Rede de Bancos de Leite Humano para o alcance dos Objetivos de Desenvolvimento do Milênio, no que diz respeito à redução da morbimortalidade infantil e à promoção do aleitamento materno,
d. Que os avanços alcançados nos países que implementaram Banco de Leite Humano conferem legitimidade para propor a Rede de Bancos de Leite Humano como uma associação global em favor dos compromissos dispostos na Agenda 2030 para o Desenvolvimento Sustentável do setor saúde, em seu âmbito de atuação,
e. Que os Bancos de Leite Humano desempenham uma função estratégica nas políticas públicas na Primeira Infância desde a promoção, proteção e apoio ao aleitamento materno, sendo este um direito compartilhado entre as mulheres e as crianças no marco da interculturalidade de cada país.

Acordamos:
1. Denominar, a partir da assinatura desta Carta, como Rede Global de Bancos de Leite Humano (rBLH) a Rede originalmente instituída como latino-americana, que passou à condição de ibero-americana com a entrada de países da Península Ibérica e, em seguida, com a participação de países da África passou à condição de Rede Latino-ibero-afro-americana de Bancos de Leite Humano.
2. A rBLH tem como missão ampliar o compartilhamento do conhecimento e de tecnologias voltados para a Segurança Alimentar e Nutricional na atenção neonatal e a lactentes, tendo o direito à saúde como valor central.
3. Gerar condições que permitam otimizar o funcionamento dos Bancos de Leite Humano, com o objetivo de favorecer o acesso equitativo da população a seus serviços e produtos, contribuindo para que os países alcancem a Cobertura Universal de Saúde (UHC).
4. Promover condições que permitam ampliar, de forma segura, o acesso ao leite humano visando a contribuir com a redução de mortes evitáveis de recém-nascidos e lactentes, assim como com a prevenção da ocorrência de doenças crônicas não transmissíveis.
5. Fomentar a pesquisa científica e o desenvolvimento tecnológico voltados à ampliação do uso do leite humano como alimento funcional e recurso terapêutico para recém-nascidos e lactentes.
6. Mobilizar esforços que permitam oficializar no âmbito da Organização Mundial da Saúde o pleito para a adoção do dia 19 de maio como data comemorativa ao Dia Mundial de Doação de Leite Humano, originalmente proposto na Carta de Brasília 2010 e ratificado neste documento.
7. Reconhecer a importância do papel do Estado para a sustentabilidade da ação Banco de Leite Humano em suas múltiplas formas de abordagem.
8. Fortalecer a Comunicação como um dos elementos estratégicos para a ampliação e consolidação da Rede Global de Bancos de Leite Humano.
9. Assumir a qualidade em busca de excelência como visão de futuro para a Rede Global de Bancos de Leite Humano.[16,17]

Esse documento, firmado por todos os autores, instituiu a rBLH como uma associação global em favor dos objetivos de desenvolvimento sustentável. Dos 17 objetivos instituídos, três se relacionam com a atuação dos BLHs:

Objetivo 2 – Acabar com a fome, alcançar a segurança alimentar e melhoria da nutrição e promover a agricultura sustentável; objetivo 3 – Assegurar uma vida saudável e promover o bem-estar para todos, em todas as idades; (...) objetivo 17 – Fortalecer os meios de implementação e revitalizar a parceria global para o desenvolvimento sustentável. A Carta de Brasília 2015 estabeleceu um novo marco de atuação para os Bancos de Leite Humano, direcionando-a para os compromissos estabelecidos na Agenda 2030 para o Desenvolvimento Sustentável do setor saúde, em seu âmbito de atuação.

A rBLH é o principal produto da CTIBLH-Fiocruz/ABC, reconhecido como uma boa prática de cooperação.

Sustentabilidade

Todos os projetos analisados apresentaram resultados tangíveis e duradouros nas dimensões técnica, financeira e política, em que pese os diferentes níveis de sustentabilidade alcançados pelos países cooperantes. Até dezembro de 2015, desde as respectivas implantações, todos os BLHs apoiados pela cooperação brasileira seguiam em funcionamento, produzindo resultados efetivos, como pode ser observado na série histórica de dados sumarizados no infográfico da Figura 40.2.

A sustentabilidade foi promovida e instaurada em cada país, sem lógica única ou transferência de modelo, respeitando-se as especificidades e potencialidades locais. Um padrão comportamental comum, contudo, foi observado: a compreensão da necessidade de encontrar um caminho capaz de viabilizar a ação dos BLHs por entendê-la como um investimento necessário para a qualificação do sistema de Saúde no país. Esse entendimento consolidou a dimensão política e proporcionou o alcance da sustentabilidade financeira, requisito fundamental para viabilizar condições técnicas seguras, compatíveis com o rigor operacional exigido.

Além dos resultados finais comprovados – RNs atendidos, mulheres assistidas e leite humano distribuído – metas intermediárias indispensáveis ao êxito da cooperação também foram alcançadas, a exemplo da construção de marcos regulatórios e normativas técnicas, definição de estratégias setoriais para valorização da prática do aleitamento materno e da doação de leite humano, táticas para mobilização social, fortalecimento do sistema de gestão e qualificação de recursos humanos para os processos de trabalho em BLHs. Esses elementos possibilitam evidenciar, de maneira inequívoca, a sustentabilidade alcançada pela CTIBLH-Fiocruz/ABC.

Liderança e empoderamento

Essas caracteríticas são evidentes em todos os profissionais e instituições que atuam em BLHs de países cooperantes e se expressam de maneira inequívoca nos resultados alcançados. A atuação técnica independente e segura retrata o grau de autonomia e a capacidade de responder às demandas que emergem do cotidiano em cada um dos respectivos sistemas de Saúde. Para além das questões relacionadas diretamente com a dimensão médico assistencial, que apresenta resultados incontestáveis e de eficácia comprovada, merecem destaque outras iniciativas desenvolvidas nos países que refletem o elevado grau de empoderamento e liderança alcançados – a implantação de novos BLHs, a realização de diferentes cursos de capacitação profissional, a realização de eventos científicos alusivos à temática, as mobilizações sociais em favor da doação de leite humano, a produção de material educativo, o desenvolvimento de pesquisas, a construção de metodologias para acompanhamento, a avaliação de atividades desenvolvidas por BLH, a construção de sistemas de informação, a realização de atividades artísticas e culturais, a produção de vídeos de caráter educativo e a articulação de atores e grupos sociais para o trabalho em rede.

Esse estudo revelou que dois elementos foram fundamentais para o desenvolvimento das competências que promoveram o empoderamento e a liderança: o ensino e o acesso à informação. O ensino foi estratégico e possibilitou a construção de caminhos que conduziram ao planejamento, à execução, à certificação e à avaliação dos processos de qualificação de recursos humanos, além de possibilitar o desenvolvimento das competências necessárias ao exercício da liderança. O acesso à informação, de maneira segura e confiável, como a CTIBLH-Fiocruz/ABC viabilizou durante a execução dos projetos e o faz até os dias atuais, produz o sentimento de pertencimento e de ajuda mútua que promove a confiança, valor que conecta os países cooperantes na Rede Global de Bancos de Leite Humano.

Igualdade de gênero e inclusão social

Cuidar de quem cuida. Esse é um objetivo que transcende a proposta original de atuação dos BLHs nos países e que vem merecendo atenção especial de todas as unidades de serviço que integram a rBLH. Trata-se do olhar para as mulheres-mães trabalhadoras dos hospitais que dispõem de BLH, cujos filhos estão bem e são mantidos em casa ou em creches, e que necessitam de ajuda para manter a amamentação de acordo com as recomendações oficiais do setor da Saúde. No intuito de cumprir essa demanda específica, os bancos vêm operando como centros de apoio ao aleitamento materno. Neles, as mulheres trabalhadoras dos hospitais comparecem durante a jornada de trabalho, ordenham o leite, que é devidamente acondicionado para ser transportado de maneira segura e posteriormente oferecido ao próprio filho. A relevância dessa contribuição para a saúde da criança é tanta, que vem sendo discutida pelo IBERBLH a criação de um selo em reconhecimento aos BLHs que adotam essa iniciativa.

Inovação

O processo de consolidação e expansão da cooperação internacional brasileira está, em muito, associado às ações inovadoras adotadas para ampliar o espaço de intercâmbio do conhecimento e de tecnologias entre os países, no âmbito de atuação dos BLH. Romper fronteiras e encurtar distâncias geográficas foi um desafio alcançado com a incorporação da Telessaúde,[18] que possibilitou a realização de: cursos a distância; reuniões de planejamento e avaliação; teleinspeção de serviços; eventos científicos e fóruns virtuais. Nesse contexto, enfatiza-se especialmente o *Special Interest Group* da Rede de Bancos de Leite Humano – SIG Tel@ rBLH –, uma iniciativa que envolve a Rede Universitária de Telemedicina e a Rede Nacional de Ensino e Pesquisa. A incorporação desse recurso tecnológico possibilitou integrar em tempo real, com interação por imagem e voz, todos os BLHs dos países cooperantes com a coordenação da rBLH na Fiocruz.

O valor da inovação para a Rede Global de Bancos de Leite Humano teve sua expressão máxima com a criação do Prêmio Jovem Pesquisador da rBLH em 2015. Esse Prêmio teve o propósito de promover a pesquisa entre jovens pesquisadores (estudantes universitários ou graduados com até 10 anos de formação) e foi dividido nas seguintes áreas temáticas: processamento, controle de qualidade e utilização do leite humano; assistência em amamentação na rBLH; comunicação e informação na rBLH. Nessa primeira edição, profissionais da Argentina, de Cabo Verde e da Espanha foram os vencedores.

Esse estudo torna possível afirmar que a inovação, mais do que um indicador de boas práticas, é um dos elementos estruturantes da CTIBLH-Fiocruz/ABC praticada há 1 década. A cooperação origina-se no interesse dos países na tecnologia moderada para BLH desenvolvida pela Fiocruz, que associa um elevado nível de rigor técnico com baixo custo operacional e apresenta um padrão de qualidade reconhecido pela OMS. A transferência dos princípios que embasam técnicas e métodos, aliados ao apoio para adaptá-los às diferentes peculiaridades geopolíticas, de forma horizontal, respeitando os condicionantes sem comprometer o padrão de qualidade exigido, são elementos observados em todos os projetos de cooperação analisados.

Considerações finais

A análise dos resultados alcançados pela CTIBLH-Fiocruz/ABC, com base nos princípios que regem a cooperação internacional brasileira e nos referenciais teóricos que definem as boas práticas de cooperação técnica internacional, evidenciou que os projetos se estruturam de maneira objetiva e trabalham em reciprocidade na transferência dos princípios que fundamentam a ação BLH, ajustando-os às diferentes realidades e peculiaridades geopolíticas. Horizontalidade nas relações, sempre pautadas pelo equilíbrio de interesses, com a perspectiva de criar processos que culminem na qualificação nacional para promover a autonomia técnica e científica dos países cooperantes, são marcas da cooperação internacional brasileira em BLH. Esse padrão de identidade responde de maneira afirmativa à questão norteadora deste capítulo, ou seja, sim, a Cooperação Técnica Internacional Brasileira em Bancos de Leite Humano é de fato uma boa prática de cooperação internacional.

Referências bibliográficas

1. Almeida JAG. Amamentação: um Híbrido Natureza-Cultura. 20. ed. Rio de Janeiro, RJ: Fiocruz; 1999. Disponível em: http://books.scielo.org/id/rdm32. Acesso em: 24 out. 2016.
2. Rabuffetti AG, Almeida JAG. Cooperación Sur-Sur en Bancos de Leche Humana: un estudio de la horizontalidad en los proyectos bilaterales. Cuadernos de Trabajo sobre Cooperación Sur-Sur. volumen I. San Salvador: Programa Iberoamericano para el Fortalecimiento de la Cooperación Sur-Sur; 2016. p. 129-57.
3. Rede Brasileira de Bancos de Leite Humano (REDEBLH). Dados Estatísticos. Rio de Janeiro. 2016. Disponível em: http://www.redeblh.fiocruz.br/cgi/cgilua.exe/sys/start.htm?sid=352. Acesso em: 26 out. 2016.

4. Cánepa MA. Un Modelo de Cooperación Horizontal: La Red Iberoamericana de Bancos de Leche Humana (BLH). Buenos Aires, BA: Universidad Nacional de San Martín; 2011. Disponível em: http://www.iberblh.org/images/Un_modelo_de_cooperacion_horizonal_BLH.pdf. Acesso em: 24 out. 2016.
5. Almeida JAG. Bancos de Leite Humano: compromisso com os objetivos de desenvolvimento do milênio. In: Fórum de Cooperação Internacional em Bancos de Leite Humano ABC/Fiocruz 2010. Brasília, DF: Fiocruz; 2010.
6. Fundação Oswaldo Cruz (Fiocruz). Rede Brasileira de Bancos de Leite Humano (REDEBLH). Cooperação Internacional. Rio de Janeiro. 2013. Disponível em: http://www.redeblh.fiocruz.br/cgi/cgilua.exe/sys/start.htm?sid=271. Acesso em: 27 out. 2016.
7. Maia PRS, Almeida JAG, Novak FR, et al. Rede Nacional de Bancos de Leite Humano: gênese e evolução. Rev Bras Saúde Matern Infant. 2006;6(3):285-92. Disponível em: http://www.scielo.br/pdf/rbsmi/v6n3/31899.pdf. Acesso em: 26 out. 2016.
8. Secretaría General Iberoamericana (SEGIB). Programa Iberoamericano de Bancos de Leche Humana (IBERBLH). Documento de formulación del Programa Iberoamericano de Bancos de Leche Humana. Rio de Janeiro. 2008. Disponível em: http://www.iberblh.icict.fiocruz.br/images/programasgi.pdf. Acesso em: 25 out. 2016.
9. Agência Brasileira de Cooperação (ABC). Documento de estratégia da Agência Brasileira de Cooperação (ABC). Brasília. 2016. Disponível em: https://www.abc.gov.br/imprensa/mostrarconteudo/684. Acesso em: 20 nov. 2016.
10. Secretaria-Geral Iberoamericana (SEGIB). Programa Iberoamericano de Bancos de Leche Humana (IBERBLH). Rio de Janeiro. 2016. Disponível em: http://www.iberblh.icict.fiocruz.br/index.php?option=com_content&view=article&id=82&Itemid=66. Acesso em: 25 out. 2016.
11. Secretaria-Geral Iberoamericana (SEGIB). Programa Iberoamericano de Bancos de Leche Humana (IBERBLH). Bancos de Leche Humana recibe premio. Rio de Janeiro. 2009. Disponível em: http://www.iberblh.icict.fiocruz.br/index.php?option=com_content&view=article&id=158&Itemid=60. Acesso em: 26 out. 2016.
12. Secretaria-Geral Ibero-americana (SEGIB). Programa de Acción de Mar de Plata. Madri. 2010. Disponível em: http://segib.org/wp-content/uploads/PROGAC-JEGXX-P.pdf. Acesso em: 27 out. 2016.
13. Task Team on South-South Cooperation (TTS-SC). Apoyo a la Red Iberoamericana de Bancos de Leche Humana (BLH). 2011. Disponível em: http://www.southsouthcases.info/casestudies/cslac10.php. Acesso em: 27 out. 2016.
14. Victora CG, Aquino EM, Leal MC, et al. Saúde de mães e crianças no Brasil: progressos e desafios. Lancet. 2011;32-46. Disponível em: http://download.thelancet.com/flatcontentassets/pdfs/brazil/brazilpor2.pdf. Acesso em: 28 out. 2016.
15. Telles JL. A cooperação Sul-Sul brasileira em saúde com a África. Rio de Janeiro. 2011. 31 slides. Apresentação em Powerpoint.
16. Secretaria-Geral Iberoamericana (SEGIB). Programa Iberoamericano de Bancos de Leche Humana (IBERBLH). Carta de Brasília 2015. Rio de Janeiro. 2015 Disponível em: https://rblh.fiocruz.br/sites/rblh.fiocruz.br/files/usuario/8/carta_brasilia_2015_portugues_0.pdf . Acesso em: 03 mai. 2024.
17. Secretaria Geral Ibero-americana (SEGIB). Relatório da Cooperação Sul-Sul na Ibero-América. Madri. 2009. Disponível em: http://segib.org/wp-content/uploads/Sur-SurwebPort.pdf. Acesso em: 27 out. 2016.
18. Almeida JAG, Silva AB. O SIG Tel@ rBLH: conectividade em busca de conhecimento. In: Messina LA, Ribeiro Filho JL. (ed.). Impactos da Rede Universitária de Telemedicina: Ações de Educação Contínua, Pesquisa Colaborativa, Assistência, Gestão e Avaliação Remota Fase I. 2006/2009. Rio de Janeiro: E-papers; 2013.

CAPÍTULO 41

Política de Atenção Humanizada ao Recém-Nascido: Método Canguru

Zeni Carvalho Lamy • Maria Auxiliadora de Souza Mendes Gomes • Luiza Machado • Sergio Tadeu Martins Marba

História e contexto do Método Canguru no Brasil

No Brasil, a Atenção Humanizada ao Recém-Nascido – Método Canguru (AHRN-MC), reconhecida como uma estratégia nacional do Ministério da Saúde (MS), especialmente para o recém-nascido (RN) de baixo peso e/ou pré-termo, com ampla relevância, abrangência e continuidade desde o ano 2000, é o modelo de atenção direcionado à qualificação e à humanização do cuidado ao RN, a seus pais e sua família, que envolve o contato pele a pele precoce e prolongado, e reúne estratégias de intervenção biopsicossocial e de cuidados com o ambiente. O Método Canguru (MC) é aplicado em três etapas, já descritas no Capítulo 10, *Amamentação em Bebês Pré-Termos e de Baixo Peso ao Nascer*, que explica sua aplicação e suas práticas.

A inserção do MC nas ações desenvolvidas pelo MS para a qualificação do cuidado e a redução da mortalidade neonatal e da mortalidade materna vem ocorrendo nas diferentes estratégias utilizadas, desde o início do século XXI. Esse é o período no qual se verifica a consolidação da atenção obstétrica e neonatal na agenda de prioridades dos programas de Saúde e humanização como referência conceitual nas políticas de Saúde ampliando o movimento já existente, desde décadas anteriores, da humanização na atenção ao parto. Essas duas perspectivas convergiram para o propósito – atenção humanizada –, e para o objeto – RN e sua família no uso do MC.

Ao longo do período de 2000 a 2010, o processo de expansão e fortalecimento do MC no Brasil deve ser contextualizado em um cenário que envolveu o lançamento do Programa Nacional de Humanização da Atenção Hospitalar (PNHAH) e, de maneira mais ampla e potente, a Política Nacional de Humanização (PNH), criada, em 2003, pelo MS como política pública construída para enfrentar e superar os desafios relacionados com a qualidade e a dignidade no cuidado à saúde; redesenhar e articular iniciativas de humanização do Sistema Único de Saúde (SUS) e enfrentar problemas no campo da organização e gestão do trabalho. Suas marcas centrais (acolhimento, revisão de fluxos e rotinas hospitalares, visita ampliada, reformulação da ambiência, gestão colegiada, clínica ampliada, dentre outras) influenciaram os debates e os movimentos operacionais na rede de atenção em âmbito nacional.[1]

Naquele período, além da PNH, outras iniciativas do MS, como o Programa de Humanização do Pré-Natal e Nascimento (PHPN), o Pacto pela Redução da Mortalidade Materna e Neonatal, a Agenda de Compromissos para a Saúde Integral da Criança e o Programa de Qualificação de Maternidades (PQM), tiveram, como ponto comum, a ênfase na revisão de práticas assistenciais e de rotinas institucionais. Todo esse movimento pautado na perspectiva de direitos e de cidadania e da humanização da atenção envolve princípios encontrados desde os primeiros debates e documentos da AHRN-MC. Nesse sentido, compreende-se que essas iniciativas se potencializaram na busca de boas práticas na atenção obstétrica e neonatal.

Não se pode desconsiderar, entretanto, a variação nesse processo, de acordo com os cenários e características das diferentes regiões, e o maior ou menor grau de articulação desse conjunto de iniciativas em cada serviço.

Apesar do tempo já decorrido desde as primeiras ações do MS para a qualificação e humanização da atenção ao parto e ao nascimento, a análise de indicadores perinatais e neonatais, assim como de publicações sobre as experiências vividas por mulheres e famílias brasileiras, ainda apontava, no fim do século XX, para a manutenção de um cenário desafiador. Esse cenário, caracterizado por padrão assistencial de intervenções excessivas nem sempre com base em evidências científicas, apresentava-se como predominante em um amplo espectro da assistência perinatal.

Com isso, além da expectativa de valorização das boas práticas clínicas nos processos fisiológicos de parto e nascimento, os esforços para a garantia de práticas adequadas, qualificadas e humanizadas no cuidado intensivo neonatal, foco específico da AHRN-MC, também foram potencializados nesse momento de intensificação de uma política pública destinada à qualificação e à humanização do cuidado perinatal, na expectativa de mudança dessa realidade.

Em 2011, foi lançada a Rede Cegonha (RC), instituída no âmbito do SUS, que consiste em uma rede de cuidados que visa assegurar à mulher a prerrogativa ao planejamento reprodutivo e a atenção humanizada à gravidez, ao parto e ao puerpério, bem como à criança o direito ao nascimento seguro, ao crescimento e ao desenvolvimento saudáveis.[2] Essa estratégia, que incorporou políticas já existentes que fomentam as boas práticas da atenção obstétrica e neonatal, buscou garantir qualidade da atenção e reduções da mortalidade materna e neonatal.

Até esse momento, não havia no Brasil, em relação ao cuidado neonatal, a efetiva garantia de que cada bebê de baixo peso e/ou pré-termo, nascido em maternidades brasileiras, tivesse acesso assegurado às três etapas do MC. Embora os avanços, já documentados em publicações científicas e relatórios técnicos e de gestão dos projetos de fortalecimento do MC, fossem evidentes, o processo de efetiva incorporação das diretrizes clínicas e organizacionais ainda não era realidade em perspectiva nacional.[3]

Nesse cenário, as bases conceituais – as portarias e diretrizes operacionais da RC –, além de potencializarem a possibilidade de revisão de conceitos e valores na maneira de cuidar, também promoveram novas perspectivas para o planejamento e a programação nos diferentes recortes de territórios. Consequentemente, nesse momento há um período fértil para a ampliação da oferta do cuidado neonatal acompanhada da necessária readequação dos modelos de atenção e reversão de práticas assistenciais que destoam das diretrizes da AHRN-MC.

Gomes[4] destaca que um conjunto de situações e fatores com potencial de ação sinérgica para a expansão e o fortalecimento do MC em todo o país pode ser identificado a partir da implantação da RC, com destaque para:

- Cuidado com "o modo de fazer" e a oferta de apoio institucional aos territórios
- Consolidação da PNH como eixo condutor nas redes de atenção, garantindo o apoio institucional para a implementação das boas práticas
- Novo ciclo de fortalecimento técnico do MS que reforça seus quadros com neonatologistas nacionalmente reconhecidos e com ampla capacidade de mobilização de seus pares e da comunidade científica no campo neonatal, incluindo maior articulação com os hospitais universitários e com a Rede Brasileira de Pesquisas Neonatais (RBPN) para ações conjuntas de qualificação e humanização do cuidado neonatal, incluindo a valorização desses espaços na disseminação do MC.

A publicação da Portaria GM/MS nº 930, de 10 de maio de 2012,[5] com diretrizes e objetivos para a organização da atenção integral e humanizada ao RN grave ou potencialmente grave e com os critérios de classificação e habilitação de leitos de Unidade Neonatal no âmbito do SUS, foi um marco importante nesse processo.

Essa Portaria registra claramente a perspectiva da integralidade e humanização no cuidado neonatal e detalha como diretrizes: o respeito, a proteção e o apoio aos direitos humanos; a promoção da equidade; a integralidade da assistência; o cuidado interprofissional, com enfoque nas necessidades do usuário; a atenção humanizada e o estímulo à participação e ao protagonismo da mãe e do pai nos cuidados ao RN, esclarecendo que pai e mãe não são visita, e sim parte integrante do cuidado. Essas diretrizes estão fortemente comprometidas com os pilares da proposta da AHRN-MC, expressos desde sua origem.

Ainda na Portaria GM/MS nº 930, o conceito de Unidade Neonatal foi instituído como o serviço de internação responsável pelo cuidado integral ao RN grave ou potencialmente grave, compreendendo estruturas assistenciais com condições técnicas adequadas à prestação de assistência especializada, incluindo instalações físicas, equipamentos e recursos humanos. A Unidade Neonatal deve ter uma coordenação única e é dividida, de acordo com as necessidades de cuidado do RN, nos três seguintes setores:

- Unidade de Terapia Intensiva Neonatal (UTIN)
- Unidade de Cuidado Intermediário Neonatal Convencional (UCINCo)
- Unidade de Cuidado Intermediário Neonatal Canguru (UCINCa).

Esses setores devem desenvolver uma linha de cuidados progressivos, possibilitando a adequação entre a capacidade instalada e a condição clínica do RN.

Desde 2012, com a Portaria GM/MS nº 930, foi estabelecida uma regulamentação que legitima a segunda etapa da AHRN-MC no cenário do cuidado intermediário neonatal. Embora portarias e diretrizes anteriores já tivessem normatizado a concepção da Unidade Canguru para esse momento do cuidado para RNs elegíveis, é inegável que essa Portaria representou um marco significativo tanto no campo conceitual quanto no campo operacional da atenção ao RN prematuro.[5]

Outro elemento importante na ênfase dada pelo MS na consolidação das Redes de Atenção, com relação direta com as ações preconizadas pela AHRN-MC, é a compreensão do planejamento e a visão do todo na linha de cuidado perinatal, desde o início da gestação. Aspectos valorizados como marcas centrais da RC, como vinculação pré-natal – maternidade, acolhimento e classificação de risco nas portas de entrada das maternidades, assim como o direito ao acompanhante da escolha da mulher, apresentam estreita consonância com aspectos muito preciosos para o MC, como: cuidado com as especificidades da gestação de risco diante da maior probabilidade de nascimentos prematuros, acolhimento do bebê e de sua família e estabelecimento de redes sociais de apoio.

Em 2015, a Política Nacional de Atenção Integral à Saúde da Criança (PNAISC)[6] estabelece, como princípios orientadores, o direito à vida e à saúde; a prioridade absoluta da criança; acesso universal à saúde; a integralidade do cuidado; equidade em saúde; ambiente facilitador à vida; humanização da atenção e gestão participativa e controle social. Esses princípios estão absolutamente alinhados com os pilares do MC no Brasil.

A PNAISC tem como primeiro de seus "Sete Eixos" a atenção humanizada e qualificada à gestação, ao parto, ao nascimento e ao RN. As ações inseridas nesse eixo incluem a melhoria do acesso, cobertura, qualidade e humanização da atenção obstétrica e neonatal, integrando as ações do pré-natal e o acompanhamento da criança na atenção básica com aquelas desenvolvidas nas maternidades, conformando-se uma rede articulada de atenção. Além disso, o MC também está alinhado com o segundo eixo: aleitamento materno e alimentação complementar saudável.

A partir da experiência acumulada nos primeiros 5 anos da RC e no contexto da implantação da PNAISC, evidenciou-se a necessidade de integração e conexão das ações do MS para a melhoria do cuidado e da redução da mortalidade neonatal no Brasil. Foi com essa perspectiva que as ações para o fortalecimento do MC foram integradas na Estratégia QualiNeo, formulada e implantada, a partir de 2018, inicialmente em 10 estados das regiões Norte, Nordeste e Centro-Oeste, e em seu segundo ciclo, em 2021, expandida para todas as unidades federativas das cinco regiões brasileiras.

Nesse cenário, a prática do MC foi inserida como um dos "Dez Passos para o Cuidado Neonatal", guia orientador das ações da Estratégia QualiNeo[7] (Tabela 41.1).

A Estratégia QualiNeo tem suas atividades distribuídas nos três eixos a seguir:

- Fortalecimento da capacidade de gestão da rede de atenção à gestação, ao parto e nascimento, ao puerpério, ao RN e à criança até 2 anos

TABELA 41.1 Estratégia QualiNeo: "Dez passos para o cuidado neonatal".

1. Siga as **normas de reanimação** neonatal e **previna a hipotermia**
2. Use **CPAP** desde a sala de parto e **evite intubar** o RN
3. **Controle** o uso de oxigênio. **Evite a hiperóxia**
4. Alimente o RN o mais **precocemente** possível e preferencialmente com o **leite materno/humano**
5. **Higienize** as mãos e evite prescrever antibióticos desnecessários
6. **Uso criterioso** de medicamentos
7. Pratique o Método Canguru e **integre** toda a equipe multiprofissional no **cuidado individualizado**
8. Siga as normas de **segurança do paciente** no cuidado com o RN
9. Utilize de modo **racional** os recursos existentes e pratique o **gerenciamento** de leitos
10. Utilize os **indicadores** de sua Unidade Neonatal como fonte de melhorias e de **aprendizado da equipe**

CPAP (do inglês *continuous positive airway pressure*): pressão positiva contínua nas vias respiratórias; RN: recém-nascido.

- Qualificação de práticas clínicas no cuidado neonatal
- Monitoramento do cuidado e desfechos obstétricos e neonatais. Nesses eixos, as ações são pautadas pelo trabalho em conjunto de equipes técnicas e gestoras da Atenção Primária e da Atenção Especializada das secretarias de Saúde e das maternidades e Unidades Neonatais.[8]

A necessidade da integração das ações para o fortalecimento do MC no conjunto das diferentes iniciativas do MS no campo neonatal decorreu da clara compreensão de que a conexão dessas práticas tem potência para impacto muito mais amplo e sustentável. Esse processo de articulação foi compreendido como fundamental para maior efetividade na integralidade do cuidado ao RN e à sua família, reduzindo a fragmentação das ações do MS junto às Secretarias Estaduais de Saúde (SES) e aos serviços de Saúde. Não mais importante foi a convicção de que esse é o caminho seguro para a qualificação do cuidado neonatal que necessariamente deve ser pautado pela integralidade.

Os princípios e aspectos centrais para o MC não podem ser dissociados do conjunto das diferentes dimensões do cuidado neonatal, em alinhamento com uma marca conceitual presente desde o início do MC no Brasil: indissociabilidade entre os diferentes aspectos que compõem o cuidado clínico do RN prematuro, desde seu nascimento até ao longo de toda sua internação, sem a dicotomia entre ações "clínicas" ou "técnicas" e ações de "humanização".

O envolvimento de conhecimentos e estratégias de qualificação do cuidado clínico em sua integralidade, sobretudo na perspectiva de planos terapêuticos singulares para cada bebê e família, exige uma visão integrada do cuidado neonatal que se estende além da alta hospitalar da Unidade Neonatal. Nos últimos anos, nesse contexto, aspectos centrais para a efetiva consolidação das três etapas do MC em todo o Brasil têm sido priorizados e trabalhados em âmbito nacional, como:

- Ênfase no trabalho em conjunto de equipes das secretarias de Saúde de todas as regiões sobre a urgência de superação do déficit de leitos de UCINCa, considerando seu papel indispensável para a qualidade do cuidado progressivo
- Importância de planejamento da contrarreferência, quando possível, para leitos de UCINCo e UCINCa em maternidades mais próximas da residência da família, viabilizando a terceira etapa do MC
- Fortalecimento da capacidade de atuação da Coordenação Nacional do MC e dos Centros Nacionais de Referência (CNR)
- Disseminação, em escala nacional e nas modalidades presencial e a distância, de conteúdo e cursos formais sobre o MC, com destaque para as boas práticas em aspectos como o contato pele a pele, a neuroproteção, o controle da dor e do estresse e o acolhimento à família
- Inclusão de variáveis diretamente relacionadas com o MC no Sistema de Monitoramento do Cuidado Obstétrico e Neonatal (SMCON):
    - Realização de contato pele a pele na UTIN ou na UCINCo (primeira etapa do MC)
    - Dias de vida do primeiro contato pele a pele
    - Dias de vida na internação na UCINCa
    - Peso na internação na UCINCa
    - Aleitamento materno exclusivo na alta hospitalar.

O efetivo conhecimento possibilitado pelo uso dessa base de dados de registro hospitalar é condição fundamental para se conhecer as práticas e os resultados do cuidado neonatal e avançar em estratégias de superação nos pontos críticos da estrutura e dos processos de cuidado que impedem o acesso de cada RN ao seu direito inegociável de não ser separado de seus pais e de receber o cuidado clínico com base nas melhores evidências.

Estrutura organizacional da política de atenção humanizada ao recém-nascido: Método Canguru no Brasil

A Política de Atenção Humanizada ao Recém-nascido – Método Canguru pressupõe a associação de responsabilidades e a formação de uma organização destinada à sua implantação, implementação e disseminação, estruturada em várias esferas (Figura 41.1) que se interconectem na perspectiva do desenvolvimento de uma estratégia de capilarização das unidades federativas, estaduais e municipais.

Nesse sentido, o MS conta com um grupo gestor, diretamente ligado à Coordenação de Saúde da Criança; cinco CNR distribuídos estrategicamente nas diferentes regiões; e, ainda, 28 Centros Estaduais de Referência (CER), maternidades que são referência para os seus estados, uma em cada unidade federativa, incluindo o Distrito Federal. São Paulo, considerando a quantidade de maternidades que possui, conta com dois CER. As indicações dos CER são feitas pelas Secretarias de Estado, em conjunto com o MS.

Cada CNR é responsável pela disseminação e pelo acompanhamento do MC em alguns estados do Brasil, tanto na Atenção Hospitalar quanto na Atenção Primária, estando distribuídos da seguinte maneira (Figura 41.2):

- Hospital Universitário da Universidade Federal de Santa Catarina acompanha os centros de referência dos estados de Santa Catarina, Rio Grande do Sul, Paraná, Mato Grosso do Sul e Tocantins
- Hospital Universitário da Universidade Federal do Maranhão acompanha os CER de Maranhão, Piauí, Pará, Rondônia, Roraima e Amapá

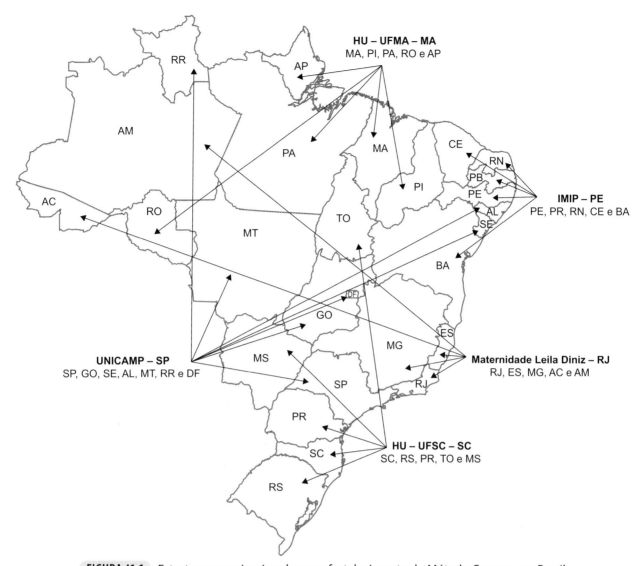

FIGURA 41.1 Estrutura organizacional para o fortalecimento do Método Canguru no Brasil.

- Universidade Estadual de Campinas acompanha os CER de São Paulo, Goiás, Sergipe, Alagoas, Mato Grosso, Roraima e Distrito Federal
- Instituto de Medicina Integral Professor Fernando Figueira acompanha os CER de Pernambuco, Paraíba, Rio Grande do Norte, Ceará e Bahia
- Maternidade Leila Diniz (RJ) acompanha os CER de Rio de Janeiro, Espírito Santo, Minas Gerais, Acre e Amazonas.

O MC é gerenciado por meio de três funções estratégicas para o seu desenvolvimento: tutoria, consultoria e assessoria. Os tutores são profissionais capacitados em cursos ministrados pelos CNR para a disseminação do MC em seus estados mediante apoio, visitas técnicas, cursos de sensibilização e oficinas, entre outros. Entre os tutores, contamos com o coordenador estadual do MC, indicado pela Secretaria Estadual de Saúde em articulação com os gestores da maternidade.

Os consultores são tutores diretamente ligados aos CNR, responsáveis pelo papel de planejar e coordenar as ações para a disseminação do MC no país.

A função de assessoria envolve contato permanente com estados e municípios, e tarefas específicas como fortalecimento do CNR em todas as suas ações, apoio aos CER para a qualificação de práticas clínicas, acompanhamento das ações de monitoramento dos CNR e dos CER, elaboração de planos de ação, incluindo necessidades específicas de cada CNR e CER, e apoio à realização de encontros estaduais de tutores anualmente.

Panorama geral das ações desenvolvidas para implantação e implementação do Método Canguru no Brasil

Esforços consideráveis têm sido realizados pelo MS, com o objetivo de fortalecer e disseminar o MC no Brasil com base em sólidas evidências científicas que sustentam a sua recomendação. Desde 2000, vêm sendo investidos recursos em ações de capacitação profissional, visitas técnicas de monitoramento, reuniões com gestores, pesquisas científicas e publicações de materiais que incluem manuais técnicos para a atenção hospitalar[9,10] e atenção primária,[11] guia para os agentes comunitários de Saúde,[12] diretrizes para o cuidado hospitalar,[13] dentre outros. O propósito principal dessas ações é promover o cuidado neonatal humanizado e qualificado.

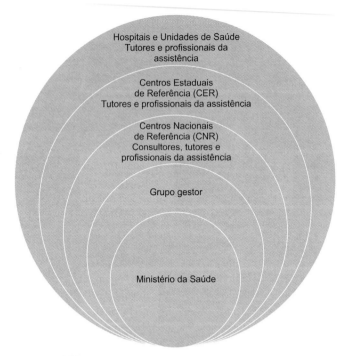

FIGURA 41.2 Centros nacionais e estaduais de referência para o Método Canguru.

Para que o MC seja aceito e adotado por profissionais da Saúde, famílias e comunidades em geral, são realizadas campanhas de sensibilização e conscientização, que visam divulgar os benefícios desse Método e esclarecer dúvidas sobre sua aplicação. O dia 15 de maio, instituído mundialmente como o Dia Mundial de Sensibilização do Método Canguru, e o dia 17 de novembro, como o Dia Mundial da Prematuridade, são dois exemplos de mobilização nacional, tanto para a comunidade acadêmica como para profissionais que trabalham com a saúde e a sociedade em geral. Esse material pode ser acessado no Portal de Boas Práticas em Saúde da Mulher, da Criança e do Adolescente, disponível no site do Instituto Nacional de Saúde da Mulher, da Criança e do Adolescente Fernandes Figueira (IFF).[14]

Outra ação é o apoio à estruturação dos serviços de Saúde que atendam a RNs, buscando garantir espaços adequados e a aquisição de equipamentos e materiais necessários, assim como a criação de comitês ou grupos de trabalho com a responsabilidade de acompanhar a implantação do MC, monitorar os resultados alcançados e propor melhorias contínuas no cuidado neonatal.

As capacitações de profissionais da Saúde e cuidadores envolvidos no cuidado neonatal visam aprimorar o conhecimento e as habilidades desses profissionais, promovendo uma utilização mais efetiva e segura do MC. Com essa finalidade, o MS tem oferecido cursos presenciais e em educação a distância (EaD), os quais podem ser categorizados em:

- Cursos de sensibilização para profissionais da Atenção Hospitalar: direcionados para profissionais que atuam na atenção ao RN, com ênfase para aqueles da Unidade Neonatal, incluindo níveis superior e médio
- Cursos de sensibilização para profissionais da Atenção Primária: direcionados para as equipes da Estratégia Saúde da Família
- Cursos de capacitação de tutores para a Atenção Hospitalar e a Atenção Primária: formação de profissionais de nível superior que atuam como multiplicadores do MC.

Esses cursos abrangem tópicos teóricos do MC e seus benefícios para o RN pré-termo, os cuidados durante o contato pele a pele, o suporte ao aleitamento materno e a importância do envolvimento dos pais nesse processo. Eles são oferecidos de maneira presencial e em EaD, nas versões autoinstrucional e tutorado.

O Brasil tem uma extensa rede de hospitais e unidades de Saúde que aplicam o MC, e as capacitações podem variar de acordo com a estrutura e os recursos disponíveis em cada região. A colaboração entre o MS, as Secretarias Estaduais e Municipais de Saúde, além de instituições de ensino e pesquisa, desempenham um papel fundamental na implementação bem-sucedida dessas capacitações e na promoção do MC em todo o Brasil.

Outro importante eixo de ação do MS é o monitoramento, potente ferramenta que possibilita a avaliação do desempenho dos CNR e CER, e a programação de ações de melhoria.

É importante que gestores e equipes das Unidades Neonatais compreendam a necessidade de conhecer indicadores que reflitam a qualidade da assistência. Em resumo, mensurar, de diferentes maneiras, o que está sendo produzido promove a qualidade do cuidado. Nesse sentido, são desenvolvidas ações anuais de monitoramento que visam acompanhar indicadores de estrutura, de processo de trabalho e de utilização dos leitos de UCINCa para analisar a implementação das três etapas do MC.

O monitoramento da estrutura busca conhecer as características de cada serviço e sua adequação à Portaria nº 930. Para avaliar o processo de trabalho, são utilizadas questões fundamentais para o MC em cada uma das três etapas (Tabela 41.2).

O terceiro item da avaliação compreende o monitoramento da utilização de leitos de UCINCa, que é feito anualmente, durante 4 semanas. Nesse período, diariamente são registradas a taxa de ocupação dos leitos de UCINCa e a quantidade de RN elegíveis para internação na UCINCa, considerando critérios do RN e da mãe que estão na UTIN ou na UCINCo.

Por fim, há o monitoramento anual das ações dos consultores e tutores em prol da disseminação do MC. Essas atividades envolvem cursos de sensibilização, oficinas, eventos em alusão ao MC, ao mês da prematuridade, ao aleitamento materno, dentre outros.

Importante destacar que esse monitoramento tem sido realizado desde 2017 e a partir de 2023 todo esse processo foi feito por meio de um sistema informatizado. Esse acompanhamento é importante, pois visa à obtenção de melhores resultados nesse processo, que ocorre a partir da aprendizagem, e promove maior eficácia às práticas já existentes, considerando que revendo os processos de trabalho é possível aprimorar o cuidado.

Nessa dinâmica, é fundamental a participação de todos os envolvidos no cuidado canguru, tanto na coleta de dados como na apresentação de resultados para toda a equipe cuidadora.

Implantação dos leitos de Unidade de Cuidado Intermediário Neonatal Canguru no Brasil

No contexto da RC, em 10 de maio de 2012, o MS publicou, como já referido neste capítulo, a Portaria GM nº 930, que redesenhou

TABELA 41.2 Itens essenciais para a avaliação da prática do Método Canguru no monitoramento das três etapas.

Primeira etapa

- Promove entrada conjunta do pai e da mãe
- Promove o toque precocemente
- A posição canguru é realizada na UTIN/UCINCo em todos os RNs com indicação
- Estimula as mães a fazerem extração do leite nas primeiras 48 h de vida do RN
- Promove e estimula a posição canguru, conforme preconiza o Manual Técnico do Método Canguru, do MS, pelo maior tempo possível
- Assegura a organização postural com ninhos e rolinhos para conforto e contenção do RN
- Disponibiliza cadeiras/poltronas na UTIN e na UCINCo para que todos os pais e as mães presentes possam realizar a posição canguru
- Promove controle de luminosidade – luz individualizada e/ou cobertura nas incubadoras
- Garante controle de ruído – não são permitidos TV, rádio e outros equipamentos sonoros nos ambientes de internação da Unidade Neonatal
- A transferência é realizada quando o RN apresenta peso mínimo de 1.250 g, estabilidade clínica, nutrição enteral plena e a mãe deseja e tem disponibilidade

Segunda etapa

- O pai tem livre acesso na segunda etapa
- A equipe orienta e acompanha a mãe nos cuidados com o seu filho (banho, troca de fralda etc.)
- Promove e estimula a posição canguru, conforme preconiza o Manual Técnico do Método Canguru do MS, pelo maior tempo possível
- Garante a organização postural com ninhos e rolinhos para conforto e contenção do RN quando não estiver em posição canguru
- Existe espaço e estrutura para reanimação do RN em situação de urgência
- A alta hospitalar para a terceira etapa é realizada quando a criança está em aleitamento materno exclusivo (salvo condições especiais), apresenta ganho ponderal nos últimos 3 dias, com peso mínimo de 1.600 g e a mãe está motivada, segura e comprometida com o retorno

Terceira etapa

- Garante agenda aberta
- A rotina de retorno segue a Norma do Método Canguru até 2.500 g
- A reinternação do RN é assegurada, quando necessário
- Quando indispensável, a criança é encaminhada para o ambulatório de acompanhamento especializado após a alta da terceira etapa

UCINCo: Unidade de Cuidado Intermediário Neonatal Convencional; UTIN: Unidade de Tratamento Intensivo Neonatal; MS: Ministério da Saúde; RN: recém-nascido.

o espaço do cuidado neonatal ao legitimar a Unidade Canguru como "Unidade de cuidados intermediários neonatal", que passou a receber financiamento para custeio por meio da Portaria GM/MS nº 1.300/2012.[15] Esse novo contexto de gestão do espaço neonatal incorporou o conceito de cuidado progressivo, com o objetivo de romper barreiras entre os três setores da Unidade Neonatal: UTIN, UCINCo e UCINCa.[5]

No Brasil, O MC é realizado nas 27 unidades federativas e organizado metodologicamente por CNR e CER, que são unidades de Saúde de excelência para o MC. Esses centros de referência têm como finalidade a capacitação e a formação de tutores, além de descentralizar o processo de implantação do MC nas maternidades brasileiras.

A Portaria GM/MS nº 1.683/2007 normatiza as orientações para implantação do MC e prevê mudanças institucionais, no processo de trabalho, na alocação e na capacitação de recursos humanos e na adequação da infraestrutura para atendimento de RNs pré-termo.[16]

Os CNR ofertam 18 leitos de UCINCa; os CER, 264 leitos, e outras unidades do país, 1.506 leitos de acordo com dados do Cadastro Nacional de Estabelecimento em Saúde (CNES). Desses 1.506 leitos implantados, 1.072 já foram habilitados pela RC e recebem financiamento. Dentre os demais, muitos encontram-se em processo de habilitação.

De acordo com o cálculo da necessidade de leitos para a quantidade de nascidos vivos, atualmente o Brasil necessita de 2.730 leitos de UCINCa e apresenta um déficit de 1.224 leitos para atender, de maneira adequada, toda a população.[17]

A gestão da assistência perinatal é um grande desafio para a Saúde Pública brasileira. A organização do acompanhamento do RN de alto risco e a promoção de sua qualidade de vida demandam assistência especializada.[18] Ampliar acesso e qualificar o pré-natal e parto de alto risco, adequando o número de leitos de UTIN para o RN e hierarquizar a assistência são questões fundamentais para a qualidade do cuidado.

Ainda segundo o CNES, hoje o Brasil dispõe de 588 estabelecimentos de Saúde com leitos de UTIN do tipo II e apenas 286 com leitos de UCINCa; desse modo, constata-se que em apenas 48,6% dos estabelecimentos é realizado o cuidado progressivo. Garantia de taxas de ocupação adequadas em todos os serviços, evitando a superlotação, e um sistema de monitoramento e avaliação das práticas assistenciais são ferramentas que impactam diretamente na qualidade da assistência perinatal.

Considerando que as evidências científicas demonstram que o melhor cuidado para RNs elegíveis é aquele desenvolvido na UCINCa, é fundamental a garantia de sua implantação. Apesar dos avanços, é importante reconhecer os desafios e a necessidade de novas estratégias para a garantia de utilização dos leitos das UCINCa.

A discussão coletiva com trocas de experiências bem-sucedidas, apoio aos gestores e capacitação dos recursos humanos pode fomentar essa prática e promover condições para a habilitação dos leitos com o objetivo de garantir a qualidade do atendimento.

Referências bibliográficas

1. Brasil. Ministério da Saúde. Secretaria de Atenção à Saúde. Núcleo Técnico da Política Nacional de Humanização. HumanizaSUS: Documento base para gestores e trabalhadores do SUS/Ministério da Saúde, Secretaria de Atenção à Saúde, Núcleo Técnico da Política Nacional de Humanização. 4. ed. Brasília: Ministério da Saúde; 2010.
2. Brasil. Ministério da Saúde. Secretaria de Atenção à Saúde. Departamento de Ações Programáticas Estratégicas. Portaria nº 1.459, 24 de junho de 2011.

Institui, no âmbito do Sistema Único de Saúde, a Rede Cegonha. Brasília: Diário Oficial da União; 2011.
3. Lamy ZC, Bellaguarda MLR, Alves IFBO, et al. Fortalecimento e disseminação do Método Canguru no Brasil. In: Sanches MTC, Azevedo R, Oliveira VMG, et al. Método Canguru no Brasil: 15 Anos de Política Pública. São Paulo: Instituto de Saúde; 2015. p. 127-44.
4. Gomes MAM. Método Canguru no contexto das políticas públicas para atenção à gestação, parto, nascimento e recém-nascido no Brasil. In: Método Canguru no Brasil: 15 Anos de Política Pública. São Paulo: Instituto de Saúde; 2015. p. 31-48.
5. Brasil. Ministério da Saúde. Portaria nº 930, de 10 de maio de 2012. Diretrizes e objetivos para a organização da atenção integral e humanizada ao recém-nascido grave ou potencialmente grave e os critérios de classificação e habilitação de leitos de Unidade Neonatal no âmbito do SUS. Brasília: Diário Oficial da União; 2012a.
6. Brasil. Ministério da Saúde. Secretaria de Atenção à Saúde. Departamento de Ações Programáticas Estratégicas. Política Nacional de Atenção Integral à Saúde da Criança: orientações para implementação/Ministério da Saúde. Secretaria de Atenção à Saúde. Departamento de Ações Programáticas Estratégicas. Brasília: Ministério da Saúde; 2018a.
7. Instituto Fernandes Figueira/Fiocruz. Os 10 passos para o cuidado neonatal; 2023a. Disponível em: https://portaldeboaspraticas.iff.fiocruz.br/atencao-recem-nascido/10-passos-para-a-melhoria-do-cuidado-neonatal/. Acesso em: 18 set. 2023.
8. Instituto Fernandes Figueira/Fiocruz. QualiNEO; 2023(b). Disponível em: https://portaldeboaspraticas.iff.fiocruz.br/qualineo/. Acesso em: 18 set. 2023.
9. Brasil. Ministério da Saúde. Secretaria de Atenção à Saúde. Departamento de Ações Programáticas Estratégicas. Atenção humanizada ao recém-nascido: Método Canguru. manual técnico/Ministério da Saúde, Secretaria de Atenção à Saúde, Departamento de Ações Programáticas Estratégicas. 3. ed. Brasília: Ministério da Saúde; 2017.
10. Brasil. Ministério da Saúde. Secretaria de Atenção Primária à Saúde. Departamento de Ações Programáticas Estratégicas. Atenção humanizada ao recém-nascido – Método Canguru: Manual da terceira etapa. Brasília: Ministério da Saúde; 2018b.
11. Brasil. Ministério da Saúde. Secretaria de Atenção à Saúde. Departamento de Ações Programáticas Estratégicas. Manual do Método Canguru: seguimento compartilhado entre a Atenção Hospitalar e a Atenção Básica. Brasília: Ministério da Saúde; 2015.
12. Brasil. Ministério da Saúde. Secretaria de Atenção à Saúde. Departamento de Ações Programáticas Estratégicas. Guia de orientações para o Método Canguru na Atenção Básica: cuidado compartilhado. Brasília: Ministério da Saúde; 2016.
13. Brasil. Ministério da Saúde. Secretaria de Atenção Primária à Saúde. Departamento de Ações Programáticas Estratégicas. Método Canguru: diretrizes do cuidado. [recurso eletrônico]. Brasília: Ministério da Saúde; 2018c.
14. Instituto Fernandes Figueira/Fiocruz. 2023c. Portal de Boas Práticas em Saúde da Mulher, da Criança e do Adolescente. Disponível em: https://portaldeboaspraticas.iff.fiocruz.br. Acesso em: 18 set. 2023.
15. Brasil. Ministério da Saúde. Portaria nº 1.300, de 22 de novembro de 2012. Inclui Tabela de Habilitações do Sistema de Cadastro de Estabelecimentos de Saúde – SCNES. Brasília: Diário Oficial da União; 2012b.
16. Brasil. Ministério da Saúde. Portaria nº 1.683, de 12 de julho de 2007. Aprova, na forma do Anexo, Normas de Orientação para a Implantação do Método Canguru. Brasília: Diário Oficial da União; 2007.
17. Brasil. Ministério da Saúde. CNES-DATASUS. Brasília: Ministério da Saúde; 2023. Disponível em: http://cnes.datasus.gov.br/.
18. Gomes MAM, Augusto LCR, Machado LG, et al. Organização e estratégias relevantes para a qualidade da atenção neonatal no Brasil. In: Olhares para a Saúde de Mulheres e Crianças: Reflexões na Perspectiva das Boas Práticas de Cuidado e de Gestão. São Paulo: Hucitec; 2020. p. 181-224.

Bibliografia

Ellsbury DL, Clark RH. Does quality improvement work in neonatology improve clinical outcomes? Curr Opin Pediatr. 2017;29(2):129-34.

Instituto Fernandes Figueira/Fiocruz. 2023d. Sistema de monitoramento do cuidado obstétrico e neonatal. Disponível em: https://portaldeboaspraticas.iff.fiocruz.br/wp-content/uploads/2021/01/Instrutivo_SMCON.pdf. Acesso em: 11 jun. 2023.

Miranda ECS, Rodrigues CB, Machado LB, et al. Neonatal bed status in Brazilian maternity hospitals: an exploratory analysis. Ciên Saude Colet. 2021;26:909-18.

Murphy P, Zein H, Thomas S, et al. Neuroprotection care bundle implementation to decrease acute brain injury in preterm infants. Pediatric Neurol. 2020;110:42-8.

Silva MS, Lamy ZC, Simões VMF, et al. Acompanhamento na terceira etapa do Método Canguru: desafios na articulação de dois níveis de atenção. Rev Baiana Saude Pub. 2018;42(4):671-85.

Spitzer AR. Has quality improvement really improved outcomes for babies in the neonatal intensive care unit? Clin Perinatol. 2017;44(3):469-83.

World Health and Organization (WHO). WHO Immediate KMC Study Group. Immediate "kangaroo mother care" and survival of infants with low birth weight. N Eng J Med. 2021;384(21):2028-38.

World Health and Organization (WHO). WHO-UNICEF Expert and Country Consultation on Small and/or Sick Newborn Care Group. A comprehensive model for scaling up care for small and/or sick newborns at district level-based on country experiences presented at a WHO-UNICEF expert consultation. J Glob Health. 2023;13:03023.

CAPÍTULO 42

Amamentação: Direito da Mulher Trabalhadora

Marina Ferreira Rea • Rosangela Gomes dos Santos

Introdução

Todas as mulheres trabalhadoras ao se tornarem mães têm o direito de amamentar. Isto deve ser compatível com qualquer tipo de trabalho ou profissão, independente da duração da jornada, da afiliação pelo Seguro Social ou da localização de seu trabalho (em uma empresa ou instituição – pública ou privada –, em casa, em locais mutáveis – como em algumas ocupações, como feirantes, motoristas, vendedoras). Inserida na sociedade, a mulher só conseguirá praticar o aleitamento materno se for protegida e apoiada. Falaremos um pouco desse tema neste capítulo.

Para manter a lactação ao retornar ao trabalho remunerado, é necessário que a mãe aproveite toda e qualquer oportunidade de estar com seu filho para amamentá-lo em livre demanda, seja à noite, em fins de semana, antes de sair para trabalhar etc.; desse modo, ela colabora para que sua produção de leite não cesse. No entanto, ao retornar à sua função laboral, a mãe precisa se organizar para que suas mamas sejam esvaziadas – pelo bebê ou por extração do leite. Seu plano deverá abranger os benefícios trabalhistas a que tem direito e, mais que isso, e os possíveis arranjos, conforme sua situação de vida e de família.

Em 2023, a série The Lancet, sobre amamentação,[1] conclama os governos e a sociedade a:

- Reconhecer o valor econômico da amamentação como "trabalho" de cuidado da mulher
- Fortalecer as mulheres como produtoras de alimentos – chave para alcançar sistemas alimentares sustentáveis
- Perceber que a amamentação é o arquétipo do trabalho de cuidado
- Admitir que o leite materno é um bem, um produto feito em casa
- Entender que 1 mês de licença-maternidade legal se associa a aumento de: 7,4% no início da amamentação; 5,9% no aleitamento materno exclusivo (AME); e 2,2 meses na sua duração
- Reconhecer a importância do envolvimento do pai/companheiro.

Há situações em que, morando próximo ao local de trabalho ou em cidade pequena, a mãe pode manter a amamentação com a proximidade do bebê (ajuda de algum cuidador que leva o bebê ao local de trabalho, berçários, creches, ou trabalho dentro de casa). Em situações trabalho-casa distantes, transporte urbano complicado, ausência de creches adequadas – ela precisará necessariamente extrair seu leite de peito para manter a produção de leite; estocá-lo e transportá-lo em condições apropriadas para ser administrado ao bebê na sua ausência. Com apoio e facilidades oferecidas pelo empregador e pelos colegas de trabalho, isso será possível, mas é fundamental que a própria mulher conheça seus direitos trabalhistas e que os profissionais que a acolhem também a ouçam e saibam dos direitos que ela desconhece para informá-la e ajudá-la.

Diversos trabalhos científicos mostram que os benefícios trabalhistas (licença-maternidade, creche no local de trabalho, pausas para amamentar etc.) são importantes fatores que estimulam a amamentação por tempo prolongado.

O direito à licença-maternidade remunerada desde o fim da gestação (se isso o exigir) e nos primeiros meses de vida do bebê para cuidá-lo e amamentá-lo é fundamental. Entre os 170 países da Organização Internacional do Trabalho (OIT) apenas 4 não oferecem licença-maternidade paga: EUA, Libéria, Papua-Nova Guiné e Essuatíni,[2] de acordo com a Tabela 42.1, que também mostra aqueles que oferecem os melhores benefícios dessa licença. No Brasil, como detalhado mais adiante, dispõe de uma legislação que aprovou 6 meses de licença-maternidade; no entanto, além dos 4 meses já garantidos pela Constituição Federal de 1988,[3]

TABELA 42.1 Duração da licença-maternidade em alguns países.

País	Duração da licença-maternidade	Informações
Suécia	15 meses	Licença paga + 3 meses de licença não paga
Canadá	6 meses	Licença com remuneração de 55% do salário
Reino Unido	18 semanas	Licença com remuneração de 90% do salário nas primeiras 6 semanas e, depois desse período, salário-base
Alemanha	14 semanas	Licença com remuneração de 100% do salário + 2 anos pagando salário-base
Itália	5 meses	Licença com remuneração de 80% do salário + 6 meses com pagamento de 30% do salário
França	16 semanas	Licença com remuneração de 100% + adicional de licença não paga

2 meses são *opcionais* (Lei nº 11.770, de 2008). Até setembro de 2020, 25.845 empresas haviam aderido à licença-maternidade de 6 meses de um total de 5.748.599 de empresas cadastradas no *site* da Receita Federal.[4]

Seria desejável que a licença-maternidade fosse de, no mínimo, 6 meses, para todas as trabalhadoras, observando-se a orientação da Organização Mundial da Saúde (OMS) e de outras políticas de Saúde Pública que recomendam 6 meses de AME. Um estudo recente propôs um método para avaliar quanto custaria aumentar a licença-maternidade, inclusive com dados do Brasil.[5] Estimou-se um custo médio por semana de US$128,10 (o equivalente a cerca de R$ 690,00), com base em um benefício de 17 semanas de licença-maternidade (a maioria das brasileiras com emprego formal), totalizando o valor de US$ 2.177,70. Se o país passasse a oferecer 6 meses ou 26 semanas dessa licença, o custo seria de US$ 3.330,60 por mulher empregada. A dúvida direcionada às autoridades responsáveis governamentais do país é se vale a pena investir mais de US$ 1.153,00 por mulher-mãe para estar 6 meses com seu bebê em AME. Deve-se considerar o quanto isso economizaria em diversos aspectos: famílias com menos gastos em fórmulas infantis e menos crianças doentes, além da proteção que a amamentação propicia à mulher, incluindo menor risco de cânceres de mama e ovário. Além disso, sabe-se que morbidades evitadas representam menos demanda ao Sistema Único de Saúde e, portanto, menos gastos com o sistema de Saúde. Esses gastos deveriam ser contabilizados e verificado o custo-benefício ao se tomar a decisão de aumentar o período da licença-maternidade.

A licença-maternidade como garantia de emprego mostra uma relação significativa com a amamentação. Um estudo realizado na Califórnia entre 547 profissionais da Saúde que se beneficiaram da licença-maternidade, e comparando com dados nacionais de início da amamentação, mostrou diferenças importantes: −94,5% *vs.* 76,9%; (p < 0,0001). Aos 6 meses, significativamente mais mães que usufruíram da licença-maternidade estavam amamentando, quando comparadas aos dados nacionais americanos −78,6% *vs.* 47,2%; (p < 0,0001).[6]

Na Suíça, o aumento da licença-maternidade para 14 semanas (e a ratificação da Convenção nº 183 da OIT) mostrou resultados tanto para aumento da amamentação como para diminuição de dados de morbidade.[7]

No Brasil, investigação realizada em 77 municípios de São Paulo com 15.315 crianças com menos de 6 meses mostrou que a maioria das mães que estavam em licença-maternidade praticava o AME, o que não ocorria entre aquelas que não haviam recebido esse benefício.[8]

Observa-se nos últimos anos uma mudança importante nas relações de trabalho, fruto, entre outros fatores, de tendências demográficas mundiais apontando para maior envelhecimento populacional, urbanização, menor número de filhos por mulher, intensa informatização e absorção de formas tecnológicas que diminuem a necessidade de seres humanos em ocupações antes prevalentes. Isso tem promovido, entre outras questões, aumento de trabalho em tempo parcial, trabalho em domicílio e compartilhado, autônomos, *freelance*, trabalho por tarefas – o que, em nível global, aparentemente favorece as mulheres-mães (ficar em casa, controlar o tempo), mas desfavorece o acesso a benefícios trabalhistas. Essa "revolução" nas relações de trabalho no século XXI tem de ser acompanhada por uma adaptação na proteção à gestante e à mãe lactante, que ainda não está bem definida. Para ilustrar: um dos exemplos desse conjunto de mudanças é o aumento da necessidade de "cuidadoras" domiciliares para idosos – ocupação que, em muitos países, acontece por arranjos informais de trabalhadoras mulheres – estas, em geral, demandam menos benefícios e salários; mas... elas poderiam levar seus filhos a esses domicílios e continuar amamentando? Aparentemente sim, mas, trata-se de um arranjo trabalhista que merece estudos e decisões em acordo.

Por outro lado, a discriminação de gênero no trabalho é maior em certas regiões, como na cultura árabe, mas também ocorre em no Brasil, especialmente em períodos de crise econômica e desemprego. Dados da OIT mostram que, na crise econômica mundial de 2008, alguns países como Estônia e Lituânia diminuíram o período de licença-maternidade e licença-paternidade, assim como a Grécia, a Letônia e a Romênia reduziram o salário-mínimo e os benefícios de maternidade. Na Croácia, na Itália e em Portugal, trabalhadoras mulheres foram forçadas a se "demitir" para serem empregadas pessoas com salário menor e com menos benefícios de maternidade; o mesmo ocorreu na Espanha, onde passaram a contratar menos mulheres do que homens, alegando prejuízo dos empregadores quando as mulheres engravidavam ou faltavam ao trabalho por doença ou necessidades de cuidar do filho.

Paradoxalmente, alguns países tomaram medidas de apoio às trabalhadoras e às famílias durante a crise, como Austrália (introduziu **licença-paternidade** de 14 dias, em 2013), Noruega (licença-paternidade aumentou de 12 para 14 semanas), França, Alemanha, Polônia e Eslováquia; algumas medidas, entretanto, mostraram-se bem restritivas, valendo somente para **pais legalmente casados**, excetuando todos os imigrantes, caso da licença-paternidade em Singapura. Alguns países aumentaram a **licença-maternidade**, como a China – de 90 para 98 dias (2011); Chile – de 18 para 30 semanas; e El Salvador, onde houve aumento do salário das mulheres durante a licença de 75 para 100%.

Destaca-se o caso dos EUA, no qual não existe uma política nacional de licença-maternidade como em outros países desenvolvidos, embora, em 2016, o U.S. Bureau of Labor Statistics documentou essa necessidade, pois 58,6% das mulheres trabalhadoras ou que buscavam trabalho tinham filhos com menos de 1 ano. Os EUA têm uma lei que dispõe sobre a concessão de 12 semanas de "licença não remunerada e de proteção à ocupação" às mães trabalhadoras, mas nem todas têm direito a isso. Alguns poucos estados, porém, dão licença remunerada, o que abrange 12% das mulheres daquele país com esse benefício. Por outro lado, empregadores regidos pela Lei *Family and Medical Leave Act* (FMLA), estabelecida na Fair Labor Standards Act, devem oferecer pausas para amamentar e local para retirada de leite de peito – que não seja o banheiro – até 1 ano pós-parto. De fato, por ter essa política federada com benefícios trabalhistas diferenciados e restritos, quase sempre negociados entre patrões e empregados, os EUA são exemplo na criação de programas interessantes de apoio à mulher trabalhadora lactante nas empresas (por iniciativa dos empregadores, ou por negociação empregado-patrão), entre os quais a **sala de extração de leite materno** (aqui no Brasil denominada "sala de apoio à amamentação").

Direitos e benefícios internacionais

As Nações Unidas, por meio da OIT, elaboram, em consulta com patrões, empregados e governos, as convenções e recomendações trabalhistas. A Convenção de Proteção à Maternidade (Convenção nº 3, da OIT), de 1919 – terceira decisão desse organismo, quando ele apenas havia sido criado –, dá diretrizes para mulheres trabalhadoras da indústria, do comércio e serviços, incluindo o direito à licença-maternidade (6 semanas antes e 6 semanas após o parto), o direito a benefícios médicos pagos (a ser decidido pelo país com fundos públicos), proibição de demissão à gestante e pausas para amamentar (dois intervalos de meia hora na jornada regular de 8 horas diárias).

Em 1952, essa convenção foi revisada (nº 103) e passou a estender os benefícios anteriores a empregadas domésticas assalariadas; incluiu 6 semanas compulsórias no pós-parto na licença-maternidade de 12 semanas e a possibilidade de extensão desse período por motivos médicos, além de garantia de pagamento dos horários de pausas para amamentar. O artigo 5º dessa Convenção dispõe que as interrupções do trabalho para nutrir um bebê devem ser contadas como **horas trabalhadas**, e assim remuneradas. Nessa época, uma Recomendação (nº 95) foi também adotada, estabelecendo 14 semanas de licença-maternidade, com 100% do salário, e pausas para amamentar, ajustadas em frequência e duração a critério médico. Recomendaram-se também creches financiadas pelo setor público ou pelo seguro social. Tanto a Convenção nº 103 como a Recomendação nº 95 foram ratificadas por nosso país e entraram em vigor.

Importante notar que, embora as Convenções, quando ratificadas pelos países membros da OIT, constituam **obrigações legais** a serem implementadas em legislações nacionais, as Recomendações são instrumentos opcionais para guiar políticas nacionais.[2] Fato a destacar é que, se o país ratifica uma Convenção da OIT, ele não poderá conceder ao trabalhador direitos **menores** do que aqueles acordados no tratado internacional; esse é um dos motivos da dificuldade das ratificações. Outro motivo importante é a lentidão do processo em virtude da necessidade da tradução juramentada do texto da OIT, da aprovação pelo Poder legislativo e, finalmente, da sanção presidencial.

A Convenção nº 103 (de 1952), conquanto mais ampla que a anterior, não inclui nem refere qualquer provisão a empregadas informais – a maioria das mulheres que trabalham – e permite aos países excluir categorias de trabalhadoras. Muitos países passaram a ter legislações mais avançadas do que a própria OIT, quanto a período de licença-maternidade, repousos para amamentar na jornada de trabalho etc., como informado na Tabela 42.1.

A partir de 1997, a OIT revisou a Convenção nº 103, reformulando-a e adaptando-a, propiciando a muitos países que não a ratificaram a chance de encontrar um texto mais flexível para fazê-lo. Tivemos a oportunidade de participar pessoalmente desse processo bastante rico, em conjunto com a International Baby Food Action Network (IBFAN) e a World Alliance for Breastfeeding Action (WABA). Assim, elaborou-se um texto básico sobre a situação de discriminação de gênero, que sinalizava para o tratamento desigual reservado à maioria das mulheres pelo mercado de trabalho devido a seu papel reprodutivo. Esse documento foi enviado junto a questionários sobre o tema aos ministros do trabalho, solicitando respostas a diversos aspectos da legislação e sugerindo a consulta a sindicalistas e confederações patronais. O conjunto dessas respostas resultou na elaboração de um documento-síntese que foi discutido, emendado e votado na reunião anual da OIT em junho de 2000, denominado **Convenção nº 183** e **Recomendação nº 191**, sobre a proteção à mulher trabalhadora e à maternidade. O Brasil votou na OIT a favor desses documentos, que, entre outros avanços, possibilitaram a inclusão das trabalhadoras informais nos benefícios. Como qualquer acordo internacional, ele é um texto negociado, no qual, por exemplo, o Brasil propunha 17 semanas de licença-maternidade, mas, ao fim da negociação, votou-se por 14 semanas, que era o mais "possível" de ser aceito internacionalmente.

Em resumo, a Convenção nº 183 da OIT aprova como mínimo:

- Proteção à saúde da trabalhadora, boas condições de trabalho, não ser despedida, não discriminação por gravidez ou por ser lactante
- Pelo menos 14 semanas de licença-maternidade remunerada com 100% do salário
- Uma ou mais pausas para amamentar durante a jornada diária de trabalho ou a redução de horas trabalhadas para amamentar
- Inclusão de trabalhadoras em formas atípicas, informais ou não padrão.

Desde 2002, a **Convenção nº 183** está em processo de ratificação. A Tabela 42.2 mostra os países que ratificaram a Convenção até 2023. Lembrando que somente 43 países ratificaram esse acordo, portanto, esses países têm a obrigatoriedade (até 2023) de incluir as trabalhadoras informais nos benefícios trabalhistas (Tabela 42.3). O Brasil não ratificou a Convenção nº 183 da OIT.

Legislação brasileira: destaques e atualização

A mulher empregada com contrato de trabalho formal tem direito aos benefícios expressos na legislação brasileira, de acordo com o estipulado na Constituição Federal de 1988, conforme já mencionado. As demais devem provar a relação permanente de trabalho na Justiça para tentar conseguir os benefícios. A maioria, entretanto, tem chamado emprego informal, ou seja, uma forma atípica de relação de trabalho.

Como já informado, uma das importantes conquistas dessa última Convenção da OIT (nº 183) foi a inclusão de trabalhadoras em "formas atípicas ou não padrão de trabalho" ou informais. Desse modo, reitera-se **que, se o governo brasileiro ratificar a Convenção nº 183 da OIT, todas as trabalhadoras passarão a ter os benefícios da maternidade.**

O Brasil ratificou a **Convenção da OIT de proteção às empregadas domésticas** em janeiro de 2018 – nº 189 – Domestic Workers Convention, 2011 –, e atualizou os benefícios trabalhistas dessa categoria. Recentemente, reiterou também a importante Convenção nº 190, sobre assédio e violência no ambiente de trabalho. Ambas, mas especialmente a que dispõe sobre o trabalho doméstico (imensa maioria de mulheres nessa categoria), são de extrema importância para o tema "a prática de amamentar".

TABELA 42.2 Países que ratificaram a Convenção nº 183 da Organização Internacional do Trabalho.

País	Data
Albânia	24/07/2004
Alemanha	30/09/2021
Antígua e Barbuda	06/05/2022
Áustria	30/04/2004
Azerbaijão	29/10/2010
Belarus	10/02/2004
Belize	09/11/2005
Benin	10/01/2012
Bulgária	06/12/2001
Burkina Faso	04/03/2013
Cazaquistão	13/06/2012
Cuba	01/06/2004
Chipre	12/01/2005
Djibuti	25/09/2020
El Salvador	07/06/2023
Eslováquia	12/12/2000
Eslovênia	01/03/2010
Holanda	15/01/2009
Hungria	04/11/2003
Itália	07/02/2001
Letônia	09/02/2009
Lituânia	23/09/2003
Luxemburgo	08/04/2008
Macedônia	03/10/2012
Mali	05/06/2008
Marrocos	13/04/2011
Maurícia	13/06/2019
Moldávia	28/08/2006
Montenegro	19/04/2012
Níger	10/06/2019
Noruega	09/11/2015
Panamá	22/03/2022
Peru	09/05/2016
Portugal	08/11/2012
República Tcheca	03/07/2017
República Dominicana	09/02/2016
Romênia	23/11/2002
San Marino	19/06/2019
São Tomé e Príncipe	12/06/2017
Senegal	08/04/2017
Sérvia	01/03/2010
Suíça	04/06/2014

TABELA 42.3 Situação dos benefícios trabalhistas em 97 países.

- Apenas 9 países concedem **licença-maternidade** superior a 26 semanas – (essencial para o sucesso de 6 meses de amamentação exclusiva); e 41 fornecem menos de 14 semanas
- 61 países concedem pelo menos uma **pausa remunerada** para o aleitamento materno durante a jornada de 8 h; 18% dos países não autorizam qualquer pausa
- 45 países concedem **licença-paternidade** de, pelo menos, 3 dias
- 46 países disponibilizam, por lei: **sala de apoio** para extração de leite e/ou para amamentação ou **creches** nos locais de trabalho
- 20 países relatam níveis semelhantes de proteção para as mulheres que trabalham no **setor informal**

Nota: estes dados mostram a situação dos benefícios trabalhistas em 97 países em 2020 – conforme resultados do *World Breastfeeding Trends Initiative*, do grupo da Índia.[9]

A maioria das trabalhadoras com emprego formal tem direito à CLT, em parte ampliada ou consolidada na Constituição Federal de 1988, com um pequeno resumo a seguir[10] e alterações ocorridas em anos seguintes.

Art. 391 da CLT – Fica vedada a dispensa da empregada gestante e lactante, desde a confirmação da gravidez até 5 meses após o parto.

Art. 389 IV, § 1º da CLT – Os estabelecimentos em que trabalham pelo menos 30 mulheres com mais de 16 anos terão local apropriado onde seja permitido às empregadas guardar sob vigilância e assistência os seus filhos durante a amamentação.

§ 1º Ficam as empresas e empregadores autorizados a adotar o sistema de **reembolso-creche**, em substituição à exigência contida no § 1º do Art. 389 da CLT.

A exigência do § 1º pode ser suprida por meio de creches distritais mantidas por convênios ou outras entidades públicas e privadas, pela empresa ou a cargo do SESI, SESC ou entidades sindicais.

Art. 396 da CLT – Para amamentar o próprio filho, até que este complete 6 (seis) meses de idade, a mulher terá direito, durante a jornada de trabalho, a **2 (dois) descansos especiais**, de meia hora cada um. Parágrafo único – Quando o exigir a saúde do filho, o período de 6 (seis) meses poderá ser dilatado, a critério da autoridade competente.

Artigo 7º, XIX da Constituição Federal: o pai terá direito à licença-paternidade; o prazo da **licença-paternidade** a que se refere o inciso é de 5 dias. (Ato de Disposições Transitórias, Artigo 10.)

Art. 392 – A empregada gestante tem direito à **licença-maternidade de 120** (cento e vinte) dias, sem prejuízo do emprego e do salário.

Parágrafo 1º – A empregada deve, mediante atestado médico, notificar o seu empregador da data do início do afastamento do emprego, que poderá ocorrer entre o 28º (vigésimo oitavo) dia antes do parto e ocorrência deste.

Parágrafo 2º – Os períodos de repouso, antes e depois do parto, poderão ser aumentados de 2(duas) semanas cada um, mediante atestado médico.

Parágrafo 3º – Em caso de parto antecipado a mulher terá direito aos 120 (cento e vinte) dias previstos neste arquivo.

Parágrafo 4º – Inciso II- Dispensa do horário de trabalho pelo tempo necessário para a realização de, no mínimo, seis consultas médicas e demais exames complementares.

Art. 393 – Durante o período a que se refere o art. 392, a mulher terá direito ao **salário integral** e, quando variável, calculado de acordo com a média dos 6 (seis) últimos meses de trabalho, bem como aos direitos e vantagens adquiridos, sendo-lhe ainda facultado reverter à função que anteriormente ocupava.

Art. 391 da CLT – fica vedada a dispensa da empregada gestante e lactante, desde a confirmação da gravidez até 5 meses após o parto.

Art. 389 IV, § 1º da CLT – Os estabelecimentos em que trabalham pelo menos 30 mulheres com mais de 16 anos terão local apropriado onde seja permitido às empregadas guardar sob vigilância e assistência os seus filhos durante a amamentação.

§ 1º Ficam as empresas e empregadores autorizados a adotar o sistema de **reembolso-creche**, em substituição à exigência contida no § 1º do Art. 389 da CLT.

A exigência do § 1º pode ser suprida por meio de creches distritais mantidas por convênios ou outras entidades públicas e privadas, pela empresa ou a cargo do SESI, SESC ou entidades sindicais.

Art. 396 da CLT – Para amamentar o próprio filho, até que este complete 6 (seis) meses de idade, a mulher terá direito, durante a jornada de trabalho, a **2 (dois) descansos especiais**, de meia hora cada um. Parágrafo único – Quando o exigir a saúde do filho, o período de 6 (seis) meses poderá ser dilatado, a critério da autoridade competente.

Artigo 7º, XIX da Constituição Federal: o pai terá direito à licença-paternidade; o prazo da **licença-paternidade** a que se refere o inciso é de 5 dias. (Ato de Disposições Transitórias, Artigo 10.)

Art. 392 – A empregada gestante tem direito à **licença-maternidade de 120** (cento e vinte) dias, sem prejuízo do emprego e do salário.

Parágrafo 1º – A empregada deve, mediante atestado médico, notificar o seu empregador da data do início do afastamento do emprego, que poderá ocorrer entre o 28º (vigésimo oitavo) dia antes do parto e ocorrência deste.

Parágrafo 2º – Os períodos de repouso, antes e depois do parto, poderão ser aumentados de 2(duas) semanas cada um, mediante atestado médico.
Parágrafo 3º – Em caso de parto antecipado a mulher terá direito aos 120 (cento e vinte) dias previstos neste arquivo.
Parágrafo 4º – Inciso II – Dispensa do horário de trabalho pelo tempo necessário para a realização de, no mínimo, seis consultas médicas e demais exames complementares.
Art. 393 – Durante o período a que se refere o art. 392, a mulher terá direito ao **salário integral** e, quando variável, calculado de acordo com a média dos 6 (seis) últimos meses de trabalho, bem como aos direitos e vantagens adquiridos, sendo-lhe ainda facultado reverter à função que anteriormente ocupava.

O texto da Lei nº 14.457/22 estabelece que o benefício de auxílio-creche será concedido à empregada ou ao empregado que possua filhos com até 5 (cinco) anos e 11 (onze) meses, sem prejuízo dos demais preceitos de proteção à maternidade. Segundo essa mesma Lei, o benefício destinado ao pagamento de creche ou de pré-escola é de livre escolha da empregada ou do empregado, bem como ao ressarcimento de gastos com outra modalidade de prestação de serviços de mesma natureza, comprovadas as despesas realizadas.[11]

O prazo de **licença-paternidade** a que se refere o artigo 7º, inciso XIX da Constituição Federal, é de 5 dias. Serão 5 (cinco) dias consecutivos, a partir do dia do nascimento do filho, de adoção ou de guarda compartilhada.

Com relação ao artigo 392 – a regra se repete no Regulamento da Previdência Social (Decreto nº 3.048/99), no artigo 93, parágrafo terceiro. Está previsto que os períodos de repouso anterior e posterior ao parto podem ser aumentados em 2 (duas) semanas, mediante atestado médico **específico** e, **em casos excepcionais, conforme a redação dada pelo Decreto de nº 10.410, de 2020, o atestado médico deve ser específico (p. ex., AME), mas poderá ser submetido a avaliação médico pericial.**[12]

Pausas para amamentar

Art. 396 CLT. Para amamentar seu filho, inclusive se advindo de adoção, até que este complete 6 (seis) meses de idade, a mulher terá direito, durante a jornada de trabalho, a 2 (dois) descansos especiais de meia hora cada um. As pausas para amamentar estão incluídas na legislação visando à possibilidade de amamentar ou de extrair leite materno para a manutenção da amamentação depois da volta ao trabalho.

As interrupções no trabalho com a finalidade de amamentar já eram reconhecidas como necessárias desde 1919. Atualmente, acredita-se que, em uma jornada de 8 horas, dois períodos de 30 minutos de pausa, além da interrupção normal devido ao horário de refeição no meio da jornada, poderiam possibilitar a manutenção da lactação. Isso se viabiliza pela presença do bebê em uma creche no local de trabalho ou por uma sala de apoio à amamentação para extração de leite em local higienicamente apropriado que permita também a estocagem do produto para posteriormente ser levado e oferecido ao bebê.

A negociação de um regulamento de 1 hora de descanso no início ou no fim da jornada também pode ser interessante para aquelas mulheres que residam em local muito distante. Sabe-se que os bebês se adaptam a esse suprimento e as mamas passam a produzir o leite necessário em volume e nos horários de maior demanda.

As pausas para amamentar ou extrair leite deveriam ser um benefício que dure por mais 6 meses depois da volta ao trabalho, permitindo assim a continuidade da amamentação, mesmo sabendo que haverá introdução de alimentos complementares depois do sexto mês. Algumas empresas permitem que, ao fim da licença-maternidade, a mãe fique mais 15 dias em casa para amamentar o bebê. Se fossem somadas todas as pausas de meia hora a que ela teria direito, totalizariam 15 dias a mais, por isso, oferecem essa opção. A empresa, porém, não é obrigada a conceder esses 15 dias de prorrogação da licença.

Outras situações relevantes

Caso das presidiárias

Segundo a Lei nº 9.046/95, os presídios femininos devem dispor de berçário para que as condenadas possam amamentar seus filhos. O artigo 5º, inciso L, do Código de Processo Penal (CPP) estabelece: "às presidiárias serão asseguradas condições para que possam permanecer com seus filhos durante o período de amamentação" (Constituição da República Federativa do Brasil, Título II – "Dos direitos e garantias fundamentais. Capítulo I. Dos direitos e deveres individuais e coletivos").

Em janeiro de 2018, o ***habeas corpus* 143641** do Supremo Tribunal Federal determinou a substituição da prisão preventiva pela domiciliar de mulheres presas, em todo o território nacional, sendo aplicável a gestantes ou mães de crianças de até 12 anos ou de pessoas com deficiência, sem prejuízo da aplicação das medidas alternativas previstas no artigo 319 do CPP.[13]

A prisão preventiva imposta à mulher gestante ou que for mãe ou responsável por crianças ou pessoas com deficiência será substituída por prisão domiciliar, desde que:

"I – Não tenha cometido crime com violência ou grave ameaça a pessoa; (Incluído pela Lei nº 13.769, de 2018).

II – Não tenha cometido o crime contra seu filho ou dependente; (Incluído pela Lei nº 13.769, de 2018)."

Proteção à maternidade das crianças adotadas de mães ou pais trabalhadores: Lei da Adoção (nº 12.873/2013)

Em 2013, a Presidência da República sancionou a Lei nº 12.873/2013, originada da Medida Provisória nº 619/2013, que trata de uma série de temas que não são correlatos – desde a autorização para a Companhia Nacional de Abastecimento utilizar regime diferenciado de contratação pública até alteração de regras para segurado especial do Instituto Nacional do Seguro Social (INSS) – e altera as leis previdenciária e trabalhista, com novidades em relação ao salário e à licença-maternidade.[14] Os principais pontos dessa Lei relacionados com essas novidades são:

- À empregada ou ao empregado que adotar criança ou obtiver guarda judicial para fins de adoção de criança, será concedida licença-maternidade de 120 dias, assim como salário-maternidade pelo período de 120 dias (independentemente da idade da criança) (Lei nº 12.010/09 dispõe apenas sobre a licença-maternidade)

- A licença-maternidade será concedida a apenas **um dos adotantes** ou guardiões – empregado ou empregada. Em caso de morte da genitora, é assegurado ao cônjuge/companheiro-empregado o gozo de licença por todo o período da licença-maternidade ou pelo tempo restante a que teria direito a mãe, salvo no falecimento do filho ou de seu abandono.

O interessante dessa nova Lei que entrou em vigor em janeiro de 2014 é que o pai também pode usufruir dessa licença, o que poderia ser denominado "**licença parental**" e que independe da idade da criança adotada. E mesmo que o nome da licença seja diferente, não há diferenças significativas referentes à mãe que dá à luz com a mãe que adota, uma vez que o prazo da licença de ambas as mães é igual, mudando apenas questões judiciais relacionadas com a mãe adotante, em que a burocracia é um pouco maior. A licença-maternidade só será concedida mediante apresentação do termo judicial de guarda à adotante ou à guardiã.[15]

O recebimento do salário-maternidade está condicionado ao afastamento do segurado ao trabalho ou da atividade desempenhada, sob pena de suspensão do benefício.

Proteção à maternidade de mães ou bebês internados por mais de 2 semanas

Em termos legislativos, o direito à licença-maternidade evoluiu de uma lei de proteção ao ingresso das mulheres no mercado de trabalho, para um direito materno-infantil de proteção às crianças (Lei nº 8.069/90, art. 8º) e à convivência destas com suas mães (e pais) e vice-versa, passando a alcançar as adoções e incrementando, ao longo do tempo, a quantidade de dias de afastamento remunerado.[16]

Atualmente, pela Portaria Conjunta DIRBEN/DIRAT/PFE nº 28, de 19 de março de 2021, o marco inicial da licença-maternidade e do salário-maternidade é a alta hospitalar da mãe ou do recém-nascido, o que ocorrer por último. A medida restringe-se aos casos mais graves, independentemente da idade gestacional do bebê, desde que as internações excedam 2 semanas.[17]

Nos casos em que a data de início do benefício – e do pagamento deste – for fixada em até 28 dias antes do parto, o período em benefício anterior ao parto deverá ser descontado dos 120 dias a serem devidos a partir da alta hospitalar.

Caso da mãe estudante

A Lei nº 6.202, de 17/04/1975,[18] atribui à estudante em estado de gestação o regime de exercícios domiciliares, instituído pelo Decreto-Lei nº 1.044, e dá outras providências:

> **Artigo 1º** – A partir do oitavo mês de gestação e durante 3 meses a estudante em estado de gravidez ficará assistida pelo regime de exercícios domiciliares instituído pelo Decreto número 1.044, de 21 de outubro de 1969.
> **Parágrafo único** – O início e o fim do período em que é permitido o afastamento serão determinados por atestado médico a ser apresentado à direção da escola.
> **Artigo 2º** – Em casos excepcionais, devidamente comprovados mediante atestado médico, poderá ser aumentado o período de repouso, antes e depois do parto.
> **Parágrafo único** – Em qualquer caso, é assegurado às estudantes em estado de gravidez o direito à prestação de exames finais.

Bolsista de agência de fomento

A Lei nº 13.536/17[19] torna possível a prorrogação dos prazos de vigência das bolsas de estudo concedidas por agências de fomento à pesquisa nos casos de maternidade e de adoção. As bolsistas poderão ter seus prazos regulamentares prorrogados por até 120 dias, se for comprovado o afastamento temporário do bolsista em virtude da ocorrência de parto, bem como de adoção ou obtenção de guarda judicial para fins de adoção durante o período de vigência da respectiva bolsa.

Direito de amamentar durante a realização de concursos públicos

No dia 17 de setembro de 2019, foi publicada a Lei nº 13.872, que assegura o direito de as mães amamentarem seus filhos durante a realização de concursos públicos federais, desde que cumpridos os seguintes requisitos:

- A criança tem que ter até 6 meses de idade no dia da realização da prova ou de etapa avaliatória de concurso público no âmbito federal
- A mãe tem que fazer solicitação prévia do direito à instituição organizadora. Tendo o seu requerimento deferido, no dia da prova a mãe tem direito de amamentar a criança a cada intervalo de 2 horas, por até 30 minutos, por filho, bem como deverá, no dia da prova ou da etapa avaliatória, indicar uma pessoa acompanhante que será a responsável pela guarda da criança durante o período necessário. A mãe será acompanhada por um fiscal durante todo o período da amamentação. Importante ressaltar que o tempo dispendido à amamentação será compensado em igual período.[20]

Estagiárias

A Lei do Estágio (Lei nº 11.788/08) não dispõe sobre estudantes gestantes e mães recentes – adotivas ou biológicas.[21]

Casos de mães doadoras de leite materno

Em Brasília, no dia 4 de outubro de 2004, foi publicada a lei que garante 15 dias de prorrogação da licença-maternidade para as servidoras do governo do Distrito Federal doadoras de leite humano. No dia 22 de novembro de 2004, o governo de Mato Grosso também publicou lei sobre o mesmo tema. Não há legislação nacional a respeito.

Casos de funcionárias de algumas cidades brasileiras, estados e governo federal

Tem havido aumento no período de licença, como foi o caso de Florianópolis, que foi vanguarda em passar a licença de 4 para 6 meses de duração.

Em São Paulo, foi regulamentada, em 24/09/2004 (Decreto nº 45.323),[22] a redução da jornada de trabalho para servidoras municipais que estejam amamentando seus filhos de até 12 meses. No período de amamentação, as servidoras poderão optar entre chegar 1 hora depois ou sair 1 hora antes do seu horário estabelecido. Outra possibilidade é dividir o horário da amamentação em dois períodos de 30 minutos, de modo que o início do trabalho ocorra meia hora mais tarde, e o encerramento, meia hora mais cedo. Se o filho da funcionária estiver matriculado em creche localizada no local de trabalho ou próximo a ele, o horário da amamentação poderá ser fracionado e utilizado no meio do expediente, desde que sem prejuízos ao serviço.

O município do Rio de Janeiro, de acordo com o Decreto nº 21.229/02 Resolução SMA nº 1.015/02, permite que, após o término da licença maternidade, a servidora estenda seu afastamento por motivo de aleitamento, que poderá ser concedido até a criança completar 1 ano. Além disso, às servidoras mães de gestantes, que poderão gozar de 7 dias corridos de licença-avó, a qualquer tempo, desde que durante o período da licença maternidade.

Muitos municípios brasileiros, todos os estados e a federação já aderiram à licença-maternidade de 6 meses para suas servidoras, como preconizado pela Lei nº 11.770.

Licença-maternidade de 6 meses: Lei nº 11.770, de 9 de setembro de 2008

Após intensa campanha, iniciada pela Sociedade Brasileira de Pediatria e que ganhou outros espaços da sociedade civil, além do apoio decisivo da senadora Patrícia Saboya, conseguiu-se aprovar a Lei nº 11.770, que permite às empresas conceder a licença-maternidade por 6 meses. É necessário conhecer vários detalhes dessa lei, para orientar as mães que trabalham. A adesão a ela se dá pelo *site* da Receita Federal, buscando-se "empresa cidadã".

Um dos avanços importantes foi chamar a atenção para a necessidade do período de 6 meses, diante da recomendação de "aleitamento materno exclusivo de 6 meses" – o que tem estimulado muitas empresas à adesão.

Pela Lei nº 14.457/22, o empregador pode substituir a licença extraintegral de 60 dias pela redução da jornada de trabalho em 50% pelo prazo de 120 dias. Assim, na prática, a funcionária ficaria 4 meses em casa e depois passaria mais 4 meses indo apenas meio período para a empresa. Outra novidade disponibilizada por essa Lei é a possibilidade desses 60 dias de prorrogação serem compartilhados entre a empregada e o companheiro, desde que ambos trabalhem em uma empresa cidadã, um caminho para a **licença parental**.[11]

Sala de apoio à amamentação

Independentemente de benefícios proporcionados por leis, e, mesmo para mulheres que não têm um emprego formal, em alguns países (EUA, Austrália, Colômbia etc.) tem se notado o crescimento da criação de um espaço adequado para a mulher lactante extrair seu leite e armazená-lo durante a jornada de trabalho. Ao fim da jornada, ela leva o leite coletado para que, em sua casa, em uma creche etc., o bebê continue a ser amamentado com o leite materno, o que beneficia o bebê e a mãe, a qual tem a mama aliviada sem perder o leite. O Brasil aderiu a essa proposta, tornando-a uma estratégia pública desde 2010. De fato, a CLT já preconiza em seu art. 400 os locais destinados à guarda dos filhos das operárias durante o período de amamentação deverão possuir, no mínimo, um berçário, uma saleta de amamentação, uma cozinha dietética e uma instalação sanitária. Esse artigo pode fundamentar a instituição de nova lei para a criação de salas de apoio à amamentação, tornando-a um benefício jurídico. Por enquanto, trata-se apenas de um acordo aceito por chefias e empresários.

Uma sala de apoio à amamentação em empresas ou entidades públicas tem suas características definidas em nosso país por regras bastante simples estabelecidas em 2010 e revisadas em 2015:[23] dimensionamento de 1,5 m² por cadeira de coleta e instalação de um ponto de água fria com lavatório, para cuidados de higiene das mãos e dos seios na coleta. Além desse espaço, a sala deve conter refrigerador com congelador ou *freezer*, e termômetro para monitoramento diário da temperatura.

Um questionamento de empresários é o tempo que ele precisaria disponibilizar à mulher que está usando a sala de apoio à amamentação, ou, em outras palavras, quanto tempo ela sairia de suas funções durante a jornada de trabalho. Um estudo realizado recentemente mostrou que esse tempo não é igual para todas as mulheres, sendo, em média, de 30 minutos, dependendo de alguns fatores, como:

- Distância a percorrer entre o local de tarefas e o da "sala" apropriada para esse fim (tempo de ida e volta)
- Higienização própria, limpeza de materiais e anotação dos nomes da doadora e do seu bebê no frasco de coleta, bem como a data e horário, paramentação apropriada (avental, gorro, máscara), relaxamento
- Extração do leite materno (que poderá ser manual ou mecânica; se for elétrica, a bomba de dupla saída é a que gasta menor tempo para mesmo volume coletado)
- Nova limpeza e organização de utensílios e sala ao finalizar a estocagem apropriada do leite em congelador ou *freezer*.[24]

A viabilidade de extração do leite de peito durante a jornada laboral foi confirmada por diferentes autores, e em estudo americano[25] observou-se que as mães retiram pouco mais de 2 vezes/dia quando seus bebês tem 4 meses ($x = 2,2 \pm 0,8$) e pouco menos aos 6 meses ($x = 1,9 \pm 0,6$), com significativo declínio na frequência ao se comparar os dois grupos de idade ($p < 0,5$). Comparando-se a demora na retirada do leite de peito, observou-se que são poucas as mães que gastam **mais de** 1 hora para extrair ou ordenhar leite materno; de fato, 82% das mães gastam 1 hora **ou menos** com os bebês de 4 meses e 96%, com os de 6 meses. Assim, as duas pausas para amamentar que existem em nossa legislação podem perfeitamente viabilizar esse procedimento.

Discute-se se é importante que as mães aprendam retirada ou ordenha manual ou se devem usar bombas de extração de leite. Tudo indica que as escolhas devem ser oferecidas sem imposição e as mães se adaptarão, de acordo com suas necessidades; de fato, a mãe que aprende a ordenhar manualmente terá mais autonomia em fazê-lo em qualquer lugar. Por outro lado, estudo recente comparou a ordenha manual com o uso de bomba elétrica de dupla saída: 96,1% das mães que fizeram ordenha manual ainda estavam amamentando aos 2 meses, comparadas aos 72,7% das mães que utilizaram bomba elétrica ($p = 0,2$).[26]

Lei cria o selo "empresa amiga da amamentação"

A Lei nº 14.683/2023, publicada no Diário Oficial da União, no dia 21 de setembro de 2023, visa promover e de certa maneira premiar a implementação de iniciativas que apoiem o aleitamento materno pelas empresas. O selo poderá ser utilizado em embalagens, propagandas e outros meios de publicidade, sendo concedido pelo Poder Executivo.[27]

Para receber o selo "amiga da amamentação", as empresas deverão cumprir critérios dispostos na Lei nº 14.683/2023. Esse selo terá validade de 1 ano e será revisado periodicamente, podendo ser revogado em casos de advertências, multas ou outras penalidades por violação da legislação trabalhista. Ele não será concedido a empresas que tenham sido condenadas ou penalizadas por trabalho infantil.

Espera-se que essa lei realmente contribua para prolongar o aleitamento materno, e não beneficie empresas com conflito de interesses a divulgar os seus produtos que prejudicam a saúde e a alimentação das crianças, interferindo na amamentação. Importante que as autoridades de Saúde estejam vigilantes quanto a isso, pois se trata de uma lei em processo de implementação.

Ressalta-se que as **empresas de produtos que interferem na prática de amamentar**, quais sejam, de mamadeiras, chupetas, leites e formulas lácteas de 0 a 36 meses e alimentos complementares comercializados para essa faixa etária, **que receberem o selo devem cumprir a Norma Brasileira de Comercialização de Alimentos para Lactentes e Crianças de Primeira Infância, Bicos, Chupetas e Mamadeiras** (NBCAL; Lei nº 11.265/2006), embora isso não esteja mencionado na Lei nº 14.683/2023 recém-aprovada. Como esta permite a utilização desse selo em embalagens, propagandas e outras formas de publicidade, poderá haver um conflito com a NBCAL, que regulamenta publicidades de produtos dessas empresas.

Considerações finais

Neste capítulo, procurou-se destacar a proteção legal à mãe trabalhadora e a importância de o profissional da Saúde ter conhecimento desses benefícios. Sabe-se, no entanto, que são muitas as formas de inserção no mercado de trabalho e os tipos de ocupação, o que torna necessário que esses profissionais sempre **escutem a mulher e conheçam sua situação de vida** antes de orientá-la em como manter a amamentação e conciliar esse ato com o emprego remunerado. Há diversas maneiras de manter a lactação, discutidas em outros capítulos deste livro, e que devem complementar esses conhecimentos. Além disso, as novas formas de ocupação e as relações de emprego têm estimulado o aumento da informalidade, o que revela a necessidade de **repensar as políticas trabalhistas** que beneficiem a mulher que engravida, tem emprego remunerado e amamenta. Cabe lembrar que os direitos trabalhistas relacionados com a amamentação são modificados frequentemente e refletem o momento político do país.

Referências bibliográficas

1. Rollins NC, Bhandari N, Hajeebhoy N, et al. Why invest, and what it will take to improve breastfeeding practices? Lancet. 2016;387:491-504.
2. Organização Internacional do Trabalho (OIT). La protección de la maternidad en el trabajo. Revisión del convenio sobre la protección de la maternidad (revisado), 1952 (num. 103) y de la 10. Recomendación sobre la protección de la maternidad, 1952 (num. 95). Informe V (1). Ginebra, Oficina Internacional del Trabajo; 1997.
3. Brasil. Constituição de 1988. Constituição Federativa do Brasil. Brasília, DF: Senado Federal; 1988.
4. Secretaria da Receita Federal. Programa Empresa Cidadã. Disponível em: https://www.gov.br/receitafederal/pt-br/assuntos/orientacao-tributaria/beneficios-fiscais/programa-empresa-cidada. Acesso em: 28 ago. 2023.
5. Vilar-Compte M, Teruel GM, Flores-Peregrina D, et al. Costs of maternity leave to support breastfeeding; Brazil, Ghana and Mexico. Bull World Health Organ. 2020;98:382-93.
6. Spatz DL, Kim GS, Froh EB. Outcomes of a hospital-based employee lactation program. Breastfeed Med. 2014;9(10):510-4.
7. Staehelin K, Bertea PC, Stutz EZ. Length of maternity leave and health of mother and child--a review. Int J Public Health. 2007;52(4):202-9.
8. Venancio SI, Rea MF, Saldiva SRDM. A licença-maternidade e sua influência sobre a amamentação exclusiva. BIS. 2010;12(3):287-92.
9. Gupta A, Suri S, Dadhich JP, et al. The World Breastfeeding Trends Initiative: implementation of the global strategy for infant and young child feeding in 84 countries. J Public Health Policy. 2019;40:35-65. Available from: www.worldbreastfeedingtrends.org.
10. Consolidação das Leis do Trabalho (CLT). 25. ed. Saraiva; 1999.
11. Brasil. Lei nº 14.457, de 21 de setembro de 2022. Institui o Programa Emprega + Mulheres; e altera a Consolidação das Leis do Trabalho, aprovada pelo Decreto-Lei nº 5.452, de 1º de maio de 1943, e as Leis nºs 11.770, de 9 de setembro de 2008, 13.999, de 18 de maio de 2020, e 12.513, de 26 de outubro de 2011. Brasília, DF: Diário oficial da União; 2022.
12. Brasil. Regulamento da Previdência Social, Decreto nº 3.048, de 6 de maio de 1999. Aprova o Regulamento da Previdência Social, subseção VII Art 93 e parágrafo 3. Disponível em: https://www.jusbrasil.com.br/legislacao/111387/regulamento-da-previdencia-social-decreto-3048-99.
13. Brasil. Supremo Tribunal Federal. Habeas corpus 143641, de 20 de fevereiro de 2018. O colegiado determinou a substituição da prisão preventiva pela domiciliar das mulheres nessa situação, em todo o território nacional, sem prejuízo da fixação de medidas cautelares alternativas. Disponível em: https://portal.stf.jus.br/noticias/verNoticiaDetalhe.asp?idConteudo=370152.
14. Brasil. Lei nº 12.873, de outubro de 2013. Altera a Consolidação das Leis Trabalhistas (CLT) no artigo 392-A. Brasília, DF: Diário Oficial da União; 2013. Disponível em: http://www.planalto.gov.br/ccivil_03/_ato2011-2014/2013/Lei/L12873.htm.
15. Brasil. Presidência da República. Lei nº 10.421, de 15 de abril de 2002.
16. Brasil. Estatuto da Criança e do Adolescente. Lei nº 8.069, de 13 de julho de 1990.
17. Brasil. Supremo Tribunal Federal. Portaria Conjunta DIRBEN/DIRAT/PFE nº 28, de 19 de março de 2021. Disponível em: https://www.gov.br/inss/pt-br/centrais-de-conteudo/legislacao/portarias-conjuntas/2021.
18. Brasil. Ministério da Educação. Lei nº 6.202, de 17 de abril de 1975. Atribui à estudante em estado de gestação o regime de exercícios domiciliares instituído pelo Decreto-Lei nº 1.044, de 21/10/1969. Brasília, DF: Diário Oficial da União; 1975.
19. Brasil. Lei nº 13.536, de 15 de dezembro de 2017. Direito das Bolsistas à prorrogação de até 120 dias (parto, adoção ou guarda judicial). Brasília, DF: Diário Oficial da União; 2017.
20. Brasil. Lei nº 13.872, de 17 de setembro de 2019. Estabelece o direito de as mães amamentarem seus filhos durante a realização de concursos públicos na administração pública direta e indireta dos Poderes da União. Brasília, DF: Diário Oficial da União; 2019.
21. Brasil. Lei nº 11.788, de 25 de setembro de 2008. Dispõe sobre o estágio de estudantes. Brasília, DF: Diário Oficial da União; 2008.
22. Brasil. Lei Municipal de São Paulo nº 45.323, de 24 de setembro de 2004. Regulamenta o artigo 17 da Lei nº 13.861, de 29 de junho de 2004, o qual dispõe sobre a redução da jornada de trabalho da servidora para amamentação de seu filho. São Paulo, SP: Diário Oficial da Cidade de São Paulo; 2004.
23. Brasil. Ministério da Saúde (MS). Guia para a implantação de salas de apoio à amamentação para a mulher trabalhadora. Ministério da Saúde/Anvisa. Brasília, DF: MS; 2015.
24. Abdulwadud OA, Snow ME. Interventions in the workplace to support breastfeeding for women in employment. Review. Cochrane Database Syst Rev. 2012;10(10):CD006177.
25. Slusser WM, Lange L, Dickson V, et al. Breast milk expression in the workplace. J Hum Lact. 2004;20(2):164-9.
26. Barclay L. Hand expression of breast milk allows longer breast-feeding. [Internet]. New York, NY: Medscape. Accessed on: July 27, 2011.
27. Brasil. Lei nº 14.683, de 20 de setembro de 2023. Brasília, DF: Diário Oficial da União; 2023.

Bibliografia

Brasil. Anvisa e Ministério da Saúde (MS). Nota Técnica Conjunta nº 01/2010. Brasília, DF: MS; 2010.

Brasil. Consolidação das Leis Trabalhistas (CLT). Decreto-Lei nº 5.452, de 1º de maio de 1943.

Brasil. Constituição da República Federativa do Brasil. Lei nº 11.710, de 9 de setembro de 2008. Cria o Programa Empresa Cidadã. Brasília, DF: Diário Oficial da União; 2008.

Brasil. Lei Complementar nº 150, de 1º de junho de 2015. Dispõe sobre o contrato de trabalho doméstico. Brasília, DF: Diário Oficial da União; 2015.

Brasil. Lei nº 11.770, de 9 de setembro de 2008. Art. 2º. É a administração pública, direta, indireta e fundacional, autorizada a instituir programa que garanta prorrogação da licença-maternidade para suas servidoras, nos termos do que prevê o art. 1º desta Lei. Brasília, DF: Diário Oficial da União; 2008.

Brasil. Ministério da Saúde. Secretaria de Atenção à Saúde. Departamento de Ações Programáticas Estratégicas. Cartilha para a mulher trabalhadora que amamenta. 2. ed. Brasília, DF: Ministério da Saúde; 2015. 28 p.

Monteiro FR, Buccini GDS, Venâncio SI, et al. Influence of maternity leave on exclusive breastfeeding. J Pediatr (Rio J). 2017;93(5):475-81.

Navarro-Rosenblatt D, Garmendia M-L. Maternity leave and its impact on breastfeeding: a review of the literature. Breastfeed Med. 2018;13:589-97.

Pereira-Kotze C, Feeley A, Doherty T, et al. Maternity protection entitlements for non-standard workers in low-and-middle-income countries and potential implications for breastfeeding practices: a scoping review of research since 2000. Int Breastf J. 2023;18:9.

Ulep VG, Zambrano P, Datu-Sanguyo J, et al. The financing need for expanding paid maternity leave to support breastfeeding in the informal sector in the Philippines. Matern Child Nutr. 2021;17:1-8.

Walters DD, Phan LTH, Mathisen R. The cost of not breastfeeding: global results from a new tool. Health Policy Plan. 2019;34(6):407-17.

CAPÍTULO 43
Estratégia Amamenta e Alimenta Brasil

Gláubia Rocha B. Relvas • Sonia Isoyama Venancio

Introdução

Durante décadas, as políticas públicas de promoção, proteção e apoio ao aleitamento materno no Brasil restringiram-se a estratégias no âmbito hospitalar ou visavam ao apoio legal. O Ministério da Saúde, reconhecendo a Atenção Primária à Saúde (APS) como principal via de acesso da população às ações de saúde e o seu importante papel na promoção e proteção à Saúde das pessoas, lançou duas estratégias: a Rede Amamenta Brasil (RAB) em 2008 e, posteriormente, a Estratégia Nacional para Promoção da Alimentação Complementar Saudável (ENPACS) em 2009, ambas com a finalidade de promover reflexão sobre a atenção à saúde de crianças de 0 a 2 anos e capacitação dos profissionais da Saúde da APS com foco nas práticas de alimentação infantil.[1,2]

Ambas as estratégias inovaram ao adotar abordagens teórico-metodológicas da educação crítico-reflexiva e da Educação Permanente em Saúde (EPS) que, por meio de atividades participativas e problematizadoras, incentivam a troca de experiências e a construção do conhecimento a partir da realidade local, o que diferenciava as duas estratégias era a temática central: a RAB com enfoque no aleitamento materno e a ENPACS na alimentação complementar.[3]

Assim, tendo em vista as similaridades entre as duas estratégias, a necessidade de integração das ações no Sistema Único de Saúde (SUS) e a demanda dos próprios profissionais da Saúde, o Ministério da Saúde lançou, em 2012, a estratégia nacional para promoção do aleitamento materno e da alimentação complementar saudável no SUS – a Estratégia Amamenta e Alimenta Brasil (EAAB) – como resultado da integração das duas anteriores.[3]

Estratégia Amamenta e Alimenta Brasil

A EAAB foi instituída por meio da Portaria GM nº 1.920, de 5 de setembro de 2013,[4] com dois objetivos principais: (1) qualificar as ações de promoção do aleitamento materno e da alimentação complementar saudável para crianças com menos de 2 anos; e (2) aprimorar as competências e habilidades dos profissionais da Saúde para a promoção do aleitamento e da alimentação complementar como atividade de rotina das Unidades Básicas de Saúde (UBS). Os objetivos gerais e específicos da EAAB estão sistematizados no Tabela 43.1.

Atualmente, as ações da EAAB são fomentadas pela Coordenação-Geral de Alimentação e Nutrição (CGAN), do Departamento de Prevenção e Promoção da Saúde, e pela Coordenação de Atenção à Saúde da Criança e do Adolescente (CACRIAD), do Departamento de Gestão do Cuidado Integral, inseridas na Secretaria de Atenção Primária à Saúde do Ministério da Saúde, e implementadas em parceria com as Secretarias Estaduais e Municipais de Saúde.

A EAAB foi construída tendo como base a Política Nacional de Segurança Alimentar e Nutricional (PNSAN), que visa assegurar o direito humano à alimentação adequada, e está alinhada às políticas do SUS, como a Política Nacional de Alimentação e Nutrição (PNAN); Política Nacional de Atenção Integral à Saúde da Criança (PNAISC); Política Nacional de Atenção Básica (PNAB); Política Nacional de Educação Permanente em Saúde (PNEPS); e Política Nacional de Promoção da Saúde (PNPS); assim como considera a Lei nº 11.265, de 3 de janeiro de 2006, e o Decreto nº 9.579, de 22 de novembro 2018, que regulamentam a Norma de Comercialização de Alimentos para Lactentes e Crianças de Primeira Infância (NBCAL) e também a de produtos de puericultura correlatos, com o objetivo de contribuir para a adequada nutrição de lactentes e crianças de primeira infância.[4]

A proposta inovadora de formação dos profissionais da APS das estratégias anteriores foi mantida na EAAB, a qual tem como base a educação crítico-reflexiva, um dos pilares da política de EPS

TABELA 43.1 Objetivos da Estratégia Amamenta e Alimenta Brasil.

Gerais
- Qualificar as ações de promoção do aleitamento materno e da alimentação complementar saudável para crianças com menos de 2 anos
- Aprimorar as competências e habilidades dos profissionais da Saúde para a promoção do aleitamento materno e da alimentação complementar como atividade de rotina das Unidades Básicas de Saúde (UBS).

Específicos

Contribuir para:
- Reduzir práticas desestimuladoras da amamentação e da alimentação complementar saudável nas UBS, como a propaganda desenfreada de produtos que possam interferir na alimentação saudável de crianças com menos de 2 anos
- Formar hábitos alimentares saudáveis desde a infância
- Aumentar a prevalência de crianças amamentadas de maneira exclusiva até os 6 meses de vida
- Aumentar a prevalência de crianças amamentadas até os 2 anos ou mais
- Reduzir a prevalência de crianças que recebem alimentos precocemente
- Aumentar a prevalência de crianças que consomem frutas, verduras e legumes diariamente
- Reduzir o número de crianças que recebem alimentos não saudáveis e não recomendados antes dos 2 anos
- Melhorar o perfil nutricional das crianças, com a diminuição de deficiências nutricionais que acarretam baixo ou excesso de peso

para a formação dos trabalhadores do SUS. Ela se constitui em uma prática de ensino-aprendizagem que valoriza a produção de conhecimento no cotidiano das instituições de Saúde, com base na experiência e na realidade vivenciadas pelos atores envolvidos e nos problemas enfrentados no dia a dia do trabalho, buscando criar espaços para o desenvolvimento de um processo de educação, formação e práticas em Saúde compartilhado coletivamente, potencializando a qualidade do cuidado.[3,5]

Inicialmente, o modelo de implementação da EAAB contemplou os seis componentes a seguir:

- Formação de facilitadores para apoiar a formação de tutores
- Formação de tutores da Estratégia
- Realização de oficinas de trabalho nas UBS
- Acompanhamento do processo de implementação da Estratégia nas UBS
- Monitoramento do processo de implementação da Estratégia
- Certificação das UBS que aderiram à Estratégia e cumpriram os critérios.[3]

Desafios da implementação da Estratégia Amamenta e Alimenta Brasil

Estudos já conduzidos para avaliar a implementação da EAAB, assim como pesquisas de avaliação da RAB, apresentaram subsídios importantes para o fortalecimento da implementação da EAAB.[6,7] Tanto esses estudos quanto os dados da implementação oriundos dos sistemas de informação do Ministério da Saúde têm demonstrado inúmeros desafios. Segundo informações do sistema de gerenciamento da EAAB, até 2019, haviam sido realizadas 342 oficinas para formação de tutores, totalizando 6.296 tutores formados, que realizaram oficinas de trabalho em 3.712 UBS, envolvendo 56.625 profissionais da APS. No entanto, somente 225 UBS haviam sido certificadas. Além disso, uma pesquisa realizada pela Ouvidoria do Ministério da Saúde, em 2015, com 1.759 tutores, demonstrou que 54% deles nunca tinham atuado como tutor e somente 35% continuavam ativos.

Estratégias para fortalecimento da implementação: o projeto de fortalecimento e expansão da Estratégia Amamenta e Alimenta Brasil

Tendo em vista os desafios da implementação descritos anteriormente, em 2018, o Ministério da Saúde, em parceria com o Instituto de Saúde de São Paulo e a Universidade Federal Fluminense, elaborou o Projeto de Fortalecimento e Expansão da EAAB (PFE-EAAB) com o objetivo de revisar e ampliar as estratégias de implementação da EAAB.

Esse Projeto foi conduzido por uma equipe de pesquisadores, apoiadores (nutricionistas com experiência na implementação de políticas públicas) e gestores do Ministério da Saúde – representantes da CGAN e CACRIAD, responsáveis pela implementação da EAAB no âmbito federal.

O processo de revisão das estratégias de implementação da EAAB teve como base as teorias da ciência da implementação, que é definida como:

"o estudo científico de métodos para promover a absorção sistemática de descobertas de pesquisas e outras práticas com base em evidências, na prática de rotina e, portanto, melhorar a qualidade e a eficácia dos serviços de saúde".[8]

O processo de revisão da EAAB culminou com a proposta de um novo modelo de implementação, passando de uma estratégia com base em formação para uma estratégia multifacetada, envolvendo, além da formação, os eixos de apoio à gestão, implementação e monitoramento.

Novo modelo de implementação da Estratégia Amamenta e Alimenta Brasil

O novo modelo de implementação da EAAB foi organizado em quatro etapas/eixos (Figura 43.1):

- **Gestão:** compreende o planejamento e a articulação da implementação nas três esferas de gestão do SUS – federal, estadual e municipal
- **Formação:** abrange a formação de tutores da EAAB e dos profissionais da APS por meio de cursos de Ensino a Distância (EaD)
- **Implementação:** consiste na implementação propriamente dita, engloba a sensibilização das equipes da APS, as atividades permanentes de educação conduzidas pelo tutor e as ações implementadas no território
- **Monitoramento da implementação:** envolve o acompanhamento das atividades de formação, das ações implementadas e dos indicadores antropométricos e de alimentação infantil.

No eixo da **gestão**, destaca-se a necessidade de uma articulação entre os três entes da federação para que a implementação da EAAB se efetive nos estados e municípios. Os gestores da EAAB são os profissionais, representantes e/ou indicados pelas Coordenações de Alimentação e Nutrição e/ou da Saúde da Criança, responsáveis por coordenar, acompanhar e monitorar a implementação da Estratégia no seu âmbito de atuação, seja ele nacional, estadual, regional ou municipal.

Com base nas diretrizes do Ministério da Saúde e com o apoio das coordenações estaduais, cada município deve elaborar o seu plano municipal de implementação da EAAB. Para conduzir a elaboração, a execução e o monitoramento do plano de implementação, é fundamental a definição de uma coordenação municipal da EAAB por parte do gestor superior. O plano municipal de implementação deve indicar quais UBS/territórios prioritários para as ações de aleitamento materno e alimentação complementar, e prever o número de tutores necessários para apoiar a implementação dessa estratégia no município. A Figura 43.2 representa a articulação dos atores e os pontos da Rede de Atenção à Saúde com vistas à implementação da EAAB.

O eixo da **formação** é primordial na implementação da EAAB, uma vez que organiza o processo de capacitação dos tutores, que são os profissionais de nível superior responsáveis por apoiar a implementação da EAAB no seu nível de atuação – estadual ou municipal. Houve nos primeiros anos da implementação da EAAB, a formação de facilitadores, que eram profissionais responsáveis pelo treinamento de tutores. Atualmente, a formação de todos os tutores é realizada por meio de dois cursos no formato EaD. Os profissionais que atuam nas coordenações estaduais da EAAB devem realizar a capacitação para apoiar a formação de tutores municipais e a implementação da EAAB no seu âmbito de atuação; estes são os tutores estaduais. Os tutores municipais devem ser indicados pelas coordenações municipais para realizar a formação. Cada tutor municipal deverá ser apoiador de uma ou mais UBS, conforme sua carga horária de trabalho e os acordos estabelecidos com o gestor local. É papel do tutor apoiar o planejamento e/ou fortalecimento, assim como o monitoramento de ações de promoção, proteção e apoio ao aleitamento materno e à alimentação complementar saudável nas UBS, de maneira contínua.

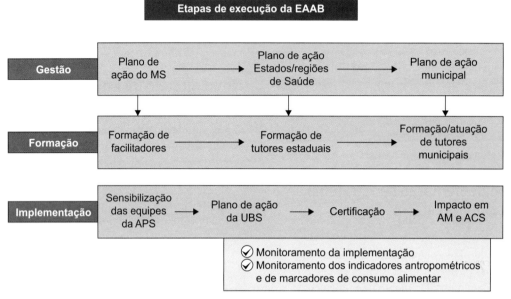

FIGURA 43.1 Etapas da implementação da Estratégia Amamenta e Alimenta Brasil. AM: aleitamento materno; ACS: alimentação complementar saudável; APS: Atenção Primária à Saúde; MS: Ministério da Saúde; UBS: Unidade Básica de Saúde.

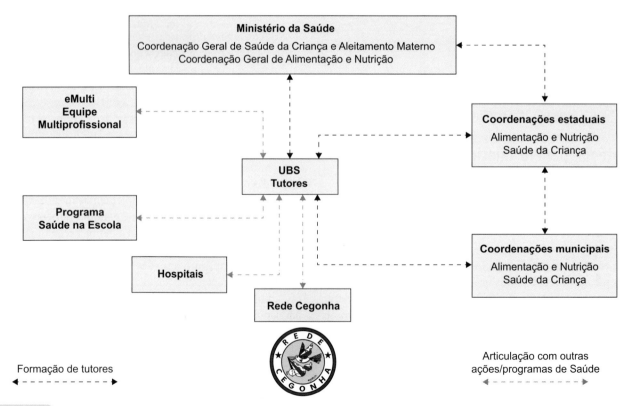

FIGURA 43.2 Rede de organização da Estratégia Amamenta e Alimenta Brasil. UBS: Unidade Básica de Saúde. (Adaptada de Brasil, 2016.)[3]

O eixo de **implementação** consiste na execução propriamente dita. Durante sua formação, os tutores elaboram seu próprio plano de trabalho e são instrumentalizados para conduzir a oficina de trabalho nas UBS, que é um momento de sensibilização das equipes da APS. Essa oficina tem por objetivo discutir a prática do aleitamento e da alimentação complementar saudável no contexto do processo de trabalho das UBS; incentivar a pactuação de ações para promoção, proteção e apoio ao aleitamento materno e à alimentação complementar saudável, de acordo com a realidade local; e estimular a construção das relações de cooperação entre a equipe e os diferentes níveis de atenção. Durante essa atividade, a equipe faz uma reflexão sobre o que poderia ser modificado ou aprimorado no processo de trabalho para fortalecer as ações de promoção do aleitamento e da alimentação complementar, e esboça um plano de ação para a implementação da EAAB no território. Após a primeira oficina de trabalho, o tutor deverá dar continuidade ao processo de implementação por meio da condução de encontros de educação permanente com a equipe, chamados "atividades complementares". A primeira atividade complementar deve retomar e aprofundar a elaboração do plano de ação da equipe, por ser uma etapa fundamental para a implementação da EAAB. Nas demais, o tutor deverá definir os temas em conjunto com a equipe, de acordo com a necessidade de educação permanente desta, que poderá ser:

- Organizar o processo de trabalho, a fim de implantar as ações planejadas
- Aprender mais sobre o manejo clínico da amamentação
- Esclarecer dúvidas sobre a alimentação complementar saudável
- Superar dificuldades relacionadas com a vigilância alimentar e nutricional
- Aprofundar seu conhecimento sobre ações de proteção legal à amamentação e aos direitos da mulher trabalhadora que amamenta
- Desenvolver habilidades para a realização de atividades coletivas.

Quanto ao **monitoramento da implementação**, é um componente fundamental que deve ocorrer de maneira periódica e permanente a partir das informações produzidas no cotidiano da APS. Tem como objetivo direcionar as ações propostas para atender às metas preestabelecidas no plano de implementação da EAAB. Essas informações devem ser registradas nos sistemas de informação da APS e envolvem as atividades e os processos relacionados com a formação dos profissionais, as ações implementadas pelas equipes, o acompanhamento do estado nutricional e o consumo alimentar das crianças com menos de 2 anos; sendo esses últimos os dados que originarão os indicadores de aleitamento materno e alimentação complementar. O monitoramento dos indicadores das práticas de alimentação infantil tem especial relevância ao retratar o impacto das ações implementadas na população-alvo. A Figura 43.3 representa as etapas do processo de monitoramento da EAAB.

A EAAB está detalhadamente descrita, conforme manual de implementação, na Tabela 43.2. Foi utilizado o *Template for Intervention Description and Replication* (TIDieR) para guiar a estrutura do quadro e a descrição dessa Estratégia.[9] O manual ainda não está atualizado com base no novo modelo de implementação; contudo, os elementos que compõem a descrição no TIDieR não tiveram alteração no processo de revisão desse modelo.

Estratégias de implementação do Projeto de Fortalecimento e Expansão da Estratégia Amamenta e Alimenta Brasil

Em consonância com o novo modelo de implementação, as ações e atividades do PFE-EAAB foram estruturadas nos quatro eixos de atuação a seguir:

- Apoio à gestão
- Formação dos profissionais da Saúde
- Aprimoramento dos processos de monitoramento
- Avaliação da implementação.

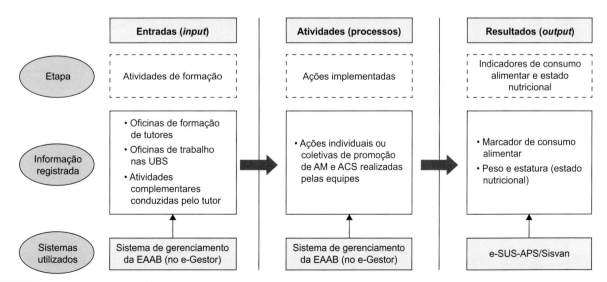

FIGURA 43.3 Etapas do monitoramento da implementação da Estratégia Amamenta e Alimenta Brasil (EAAB). ACS: alimentação complementar saudável; AM: aleitamento materno; e-SUS-APS: estratégia de informação da Atenção Primária à Saúde; UBS: Unidade Básica de Saúde.

TABELA 43.2	Descrição da Estratégia Amamenta e Alimenta Brasil (EAAB) segundo as diretrizes adaptadas do *Template for Intervention Description and Replication*.
Por quê	Os objetivos da EAAB são qualificar as ações de promoção do aleitamento materno e da alimentação complementar saudável para crianças com menos de 2 anos, além de aprimorar as competências e habilidades dos profissionais da Saúde para a incorporação dessas práticas como atividade de rotina das UBS. Espera-se, assim, melhorar as rotinas de alimentação infantil na população brasileira
O quê	A EAAB é a principal estratégia do Ministério da Saúde para organizar as ações de proteção, promoção e apoio à amamentação e à alimentação complementar na APS. A gestão da sua implementação exige a articulação das Secretarias federal, estadual e municipal de Saúde. A EAAB é fundamentada na metodologia crítico-reflexiva e nos pressupostos da educação permanente em Saúde. Os tutores da EAAB têm importante papel na disseminação das oficinas de trabalho para educação permanente das equipes de Atenção Primária. Os profissionais das equipes de Atenção Primária participam de uma oficina de trabalho, na qual refletem sobre como aprimorar o processo de trabalho para implementar ações de promoção da amamentação e da alimentação complementar saudável adequadas ao seu contexto. Para receber certificação, as UBS precisam cumprir os seguintes critérios: • Desenvolver ações sistemáticas para promover a amamentação e a alimentação complementar saudável • Monitorar os indicadores de aleitamento materno e alimentação complementar • Dispor de um instrumento de organização da atenção à saúde da criança relacionado com a amamentação e a alimentação complementar • Cumprir a NBCAL • Contar com a participação de pelo menos 85% da equipe de atenção básica nas oficinas desenvolvidas • Cumprir pelo menos uma ação de incentivo ao aleitamento materno e uma de alimentação complementar saudável pactuadas no plano de ação elaborado pelas equipes da APS[3]
Quem participa	• Coordenadores federais, estaduais e municipais: profissionais das Secretarias de Saúde, responsáveis pelos processos de planejamento e monitoramento da EAAB • Facilitadores: profissionais de nível superior que apoiam a organização e condução das oficinas de formação de tutores da EAAB • Tutores: profissionais de nível superior que realizam as oficinas de trabalho nas UBS e apoiam as equipes no desenvolvimento do plano de ação da EAAB visando garantir a continuidade do processo de implementação e conduzir a equipe para a certificação • Profissionais da APS: profissionais da Saúde responsáveis por executar ações de promoção, proteção e apoio à amamentação e à alimentação complementar saudável nas UBS
Como	As ações de promoção da amamentação e da alimentação complementar saudável nas UBS são planejadas por cada equipe de APS e podem incluir atividades individuais, como aconselhamento; e atividades coletivas, como grupos educativos
Onde	As atividades com a população acontecem em sua maioria nas UBS, mas podem incluir ações em creches, centros de assistência social etc.

APS: atenção primária à saúde; NBCAL: Norma de Comercialização de Alimentos para Lactentes e Crianças de Primeira Infância; UBS: Unidade Básica de Saúde.

Os eixos foram discutidos e pactuados com a equipe do Ministério da Saúde no início do projeto e instituído um plano de trabalho para implementar concomitantemente um conjunto de estratégias voltadas para o fortalecimento da EAAB.

As atividades do PFE-EAAB incluem reuniões com gestores da EAAB das três esferas – federal, estadual e municipal. Em geral, esses profissionais são as referências técnicas das áreas de Alimentação e Nutrição e/ou de Saúde da Criança no seu âmbito de atuação. Nas reuniões realizadas, as principais barreiras à implementação da EAAB são discutidas pelos implementadores, e estratégias para enfrentá-las são traçadas e acordadas durante o processo de implementação.

Quanto à participação dos municípios, inicialmente o PFE-EAAB envolveu prioritariamente os 382 municípios que atenderam aos critérios estabelecidos pelo Ministério da Saúde e receberam recursos financeiros para apoiar a implementação da EAAB, pela Portaria nº 3.297/2020. Desse modo, algumas ações e atividades do PFE-EAAB foram direcionadas a apoiar os 382 municípios no alcance da meta proposta por essa Portaria de aumentar o registro de acompanhamento dos marcadores de consumo alimentar e indicadores do estado nutricional de crianças com menos de 2 anos.

Seguindo os pressupostos da ciência da implementação, as ações e atividades desenvolvidas no âmbito do PFE-EAAB podem ser definidas como estratégias de implementação e categorizadas conforme o *framework* proposto pelo estudo *The Expert Recommendations for Implementing Change* (ERIC),[10] que resultou na compilação de 73 tipos de estratégias de implementação, agrupadas em 9 categorias principais. As estratégias de implementação da EAAB utilizadas a partir do PFE inseriram-se em oito das nove categorias propostas pelo ERIC (Tabela 43.3). Seus principais resultados foram: uma boa adesão dos gestores estaduais e municipais às reuniões; alto índice de resposta dos municípios aos dois formulários enviados com o objetivo de apoiar a elaboração do plano municipal de implementação da EAAB (80,7 e 82,7%); aumento do percentual de municípios da Portaria nº 3.297/20 que incluiu a EAAB no planejamento do governo municipal (de 48 para 70%); o monitoramento do cumprimento dessa Portaria mostrou que 41% dos municípios alcançaram as duas metas propostas: aumentar os indicadores de consumo alimentar e o estado nutricional de crianças com menos de 2 anos. os cursos EaD 1 e 2 da EAAB foram concluídos por 46.726 e 4.153 pessoas, respectivamente; e, por fim, o Ministério da Saúde investiu R$ 19.339.581,94 para fortalecer a implantação da EAAB. O detalhamento da metodologia desse trabalho, assim como dos resultados das estratégias implementadas, está descrito na publicação de Venancio et al.[11]

Base de evidências para a implementação da Estratégia Amamenta e Alimenta Brasil

No processo de implementação da EAAB, o desenvolvimento de pesquisas é um componente importante para apoiar os gestores e tomadores de decisão com informações fundamentadas em evidências. Estudo sobre o processo de implementação da EAAB subsidiou a revisão desse modelo a partir da identificação de barreiras e facilitadores para a sua sustentabilidade e expansão.[7] No tocante à efetividade, as primeiras evidências apontaram

TABELA 43.3 Descrição das estratégias de implementação da Estratégia Amamenta e Alimenta Brasil, 2019-2022.

Categoria[10]	Descrição[10]	Estratégia de implementação	Ações realizadas	Objetivo das ações
Uso de estratégias avaliativas e interativas	Incluem avaliar a prontidão e identificar barreiras e facilitadores, desenvolver um plano formal de implementação e auditar e dar *feedback*	Identificação de barreiras e facilitadores	Reuniões com gestores do Ministério da Saúde (MS), de estados e municípios[10]	Conhecer a situação de implementação da EAAB em estados e municípios
		Apoio ao desenvolvimento do plano de implementação	Envio de formulário *online*[10]	Apoiar o gestor municipal no planejamento da implementação da EAAB
		Auditoria e *feedback*	Desenvolvimento do Portal da EAAB	Disponibilizar aos tutores, gestores e outras partes interessadas, informações sobre a implementação da EAAB e os indicadores de alimentação infantil
Oferta de assistência interativa	Essas estratégias buscam a facilitação, a oferta de assistência técnica local e de supervisão clínica	Oferta de assistência técnica local	Elaboração de planilha *online* com dados sobre tutores formados	Disponibilização de informações sobre a formação de tutores para os gestores estaduais e municipais
Adaptação e ajuste para o contexto	Visam ao ajuste das estratégias, à promoção da adaptabilidade ao uso de especialistas em dados	Ajuste das estratégias	Levantamento junto aos usuários das principais dificuldades no uso de cada um dos sistemas de informação e consolidação de proposta de melhoria	Aprimorar os sistemas informatizados de monitoramento e avaliação da implementação da EAAB
Desenvolvimento de relações entre as partes interessadas	Visam à identificação e à preparação de entusiastas, a engajamento de lideranças locais e à identificação dos primeiros adeptos	Conselhos consultivos e grupos de trabalho	Reuniões com gestores do MS, de estados e municípios* Criação de grupos de WhatsApp	Promoção do estreitamento das relações entre os gestores e a troca de informações entre os coordenadores estaduais e municipais da EAAB, o MS e os apoiadoras do PFE-EAAB
Treinamento e capacitação das partes interessadas	Visam à educação permanente, à distribuição de materiais educativos e à criação de aprendizado colaborativo	Educação permanente	Cursos na modalidade EaD para formação de tutores e equipes de APS	Promoção da formação de tutores profissionais da APS para a implementação da EAAB
Apoio aos profissionais da Saúde	Visam desenvolver acordos de compartilhamento de recursos; rever funções profissionais e desenvolvimento de lembretes	Desenvolvimento de acordos para o compartilhamento de recursos Revisão dos papéis profissionais	Proposta de oficina presencial de acolhimento e planejamento entre tutores e gestores	Elucidar dúvidas de gestores municipais e tutores sobre a implementação da EAAB e elaborar um plano de trabalho no âmbito municipal
Uso de estratégias financeiras	Consistem em alterar estruturas de incentivos, utilização de esquemas de pagamento e desenvolvimento de desincentivos	Mudança nos esquemas de incentivo	Realização de repasse de incentivo financeiro aos municípios mediante cumprimento de metas	Promoção de custeio para as ações de promoção, proteção e apoio ao aleitamento materno e à alimentação complementar adequada e saudável para crianças com menos de 2 anos no âmbito da EAAB, na APS
Mudanças de infraestrutura	Caracterizadas pela troca de coordenadores, alteração dos critérios de credenciamento; alteração das leis de responsabilidade	Atualização de critérios de credenciamento	Definição de novos critérios de certificação da EAAB	Viabilização da certificação das UBS

*Municípios contemplados na Portaria nº 3.297/2020.

que a EAAB tem influência positiva na melhoria das práticas de alimentação infantil.[12] O *Manual de Apoio ao Tutor da EAAB*, uma ferramenta de apoio às atividades de educação permanente realizadas pelo tutor, foi elaborado, avaliado e validado junto aos tutores no âmbito de um projeto de pesquisa que comprovou os efeitos positivos da sua utilização.[13]

Em 2017, um estudo forneceu diagnóstico da implementação da EAAB em diferentes regiões e estados do Brasil, possibilitando que os gestores federais pudessem direcionar mais apoio aos estados com menores índices de implementação.[14] Além disso, por meio de estudo de revisão rápida da literatura, foi realizada e disponibilizada a gestores, profissionais da APS e outras partes interessadas um cardápio de ações de promoção da amamentação e da alimentação complementar saudável, que podem ser implementadas pelas equipes de APS, cuja efetividade já foi demonstrada, fornecendo elementos para adaptações locais.[15]

Como ação do eixo 4 do PFE-EAAB, está sendo conduzido um estudo de avaliação da implementação e efetividade da EAAB. No componente da implementação, está sendo validado o diagrama dos Caminhos de Impacto do Programa (*Program Impact Pathways*), com a finalidade de propor um conjunto de indicadores essenciais para o monitoramento da implementação da EAAB. O estudo de efetividade vai analisar, de maneira inédita, os marcadores de consumo alimentar de UBS em diferentes estágios de implementação da EAAB (sem adesão da equipe; com adesão da equipe e realização de oficina de trabalho; com adesão da equipe e certificação pelo Ministério da Saúde).

Considerações finais

Considerando o atual estágio de implementação da EAAB em estados e municípios, seus avanços e desafios, é possível apontar alguns caminhos que podem contribuir com a adoção, a efetividade e a sustentabilidade dessa Estratégia.

Para que a implementação da EAAB seja bem-sucedida, no âmbito local é necessário estabelecer mecanismos para aumentar o compromisso dos gestores municipais, o que passa pela indicação de um coordenador municipal para a Estratégia e pela elaboração de um plano municipal de implementação. Sabe-se que a figura do coordenador municipal da EAAB é central, pois ele terá condições de fazer indicações qualificadas, considerando o perfil do profissional que passará pela formação de tutores, assim como estabelecer processos de trabalho que apoiem e fortaleçam a atuação do tutor, reconhecendo o seu papel e necessidades.

No âmbito estadual, é fundamental a existência de uma referência ou coordenação da EAAB e a definição de estratégias de apoio aos municípios. Algumas iniciativas mostram-se promissoras, como o envolvimento de profissionais que atuam na instância regional, uma vez que estão mais próximos dos municípios e podem assim imprimir maior capilaridade à implementação.

No âmbito federal, a definição e o aprimoramento de alguns processos são urgentes, como: estabelecer repasse de incentivo financeiro aos municípios de maneira regular; aprimorar os sistemas de informação, considerando a especificidade do monitoramento dos dados, tanto da implementação quanto dos indicadores das práticas de alimentação infantil; e redefinir dos critérios de certificação como forma de reconhecimento e incentivo para as equipes de APS.

Além de estudos sobre o processo de implementação, é importante ampliar a avaliação sobre o impacto da EAAB nos indicadores e nas práticas de aleitamento materno e alimentação complementar, contemplando análises sobre a efetividade dos processos de formação a distância, as mudanças nas práticas de aconselhamento por parte dos profissionais da Saúde, assim como a dimensão de conhecimentos e habilidades adquiridos pelas mães/cuidadores, a fim de que se conheça os fatores que influenciam as mudanças de práticas, esperadas em ambas as dimensões.

Referências bibliográficas

1. Brasil. Ministério da Saúde. Secretaria de Atenção à Saúde. Rede Amamenta Brasil: caderno do tutor. Brasília, DF: Ministério da Saúde; 2009.
2. Brasil. Ministério da Saúde. ENPACS: Estratégia Nacional para Alimentação Complementar Saudável: caderno do tutor. Brasília, DF: Ministério da Saúde; 2010.
3. Brasil. Ministério da Saúde. Estratégia Nacional para Promoção do Aleitamento Materno e Alimentação Complementar Saudável no Sistema Único de Saúde: manual de implementação. Brasília, DF: Ministério da Saúde; 2016.
4. Brasil. Ministério da Saúde. Portaria nº 1.920, de 5 de setembro de 2013. Institui a Estratégia Nacional para Promoção do Aleitamento Materno e Alimentação Complementar Saudável no Sistema Único de Saúde. Brasília, DF: Ministério da Saúde; 2013.
5. Ceccim RB. Educação permanente em Saúde: descentralização e disseminação de capacidade pedagógica na saúde. [Internet]. Cien Saúde Colet. 2005;10(4):975-86. Disponível em: https://doi.org/10.1590/S1413-81232005000400020. (Acesso em: 1 set. 2023)
6. Venancio SI, Martins MCN, Sanches MTC, et al. Análise de implantação da Rede Amamenta Brasil: desafios e perspectivas da promoção do aleitamento materno na atenção básica. Cad Saúde Pública. 2013;29(11):2261-74.
7. Melo D, Venancio S, Buccini G. Brazilian strategy for breastfeeding and complementary feeding promotion: a program impact pathway analysis. Int J Environ Res Public Health. 2022;19(16).
8. Bauer MS, Damschroder L, Hagedorn H, et al. An introduction to implementation science for the non-specialist. [Internet]. BMC Psychol. 2015;3(1):1-12. Available from: http://dx.doi.org/10.1186/s40359-015-0089-9. Accessed on: 2023 Sep 1.
9. Hoffmann TC, Glasziou PP, Boutron I, et al. Better reporting of interventions: Template for intervention description and replication (TIDieR) checklist and guide. [Internet]. BMJ. 2014;348(March):1-12. Available from: http://dx.doi.org/doi:10.1136/bmj.g1687. Accessed on: 2023 Sep 1.
10. Waltz TJ, Powell BJ, Matthieu MM, et al. Use of concept mapping to characterize relationships among implementation strategies and assess their feasibility and importance: results from the Expert Recommendations for Implementing Change (ERIC) study. [Internet]. Implement Sci. 2015;10(1):1-8. Available from: http://dx.doi.org/10.1186/s13012-015-0295-0. Accessed on: 2023 Sept 1.
11. Venancio SI, Relvas GRB, Melo DS, et al. Implementation strategies for a Brazilian policy aimed at promoting breastfeeding and healthy complementary feeding in primary care. [Internet]. Glob Implement Res Appl. 2023;(0123456789). Available from: https://doi.org/10.1007/s43477-023-00098-z. Accessed on: 2023 Sep 1.
12. Relvas GRB, Buccini G, Potvin L, et al. Effectiveness of an educational manual to promote infant feeding practices in primary health care. Food Nutr Bull. 2019;40(4):544-61.
13. Relvas GRB, Buccini G, Venancio SI. Evaluation of the use of a manual to support a large-scale implementation of the "Estratégia Amamenta e Alimenta Brazil". Food Sci Nutr. 2022;8(3):1-8.
14. Bortolini GA. Avaliação da implementação da Estratégia Amamenta e Alimenta Brasil (EAAB). [Internet]. Brasília, DF: Universidade de Brasília; 2017. Disponível em: https://bdm.unb.br/handle/10483/17578%0A. Acesso em: 1 Set 2023.
15. Venancio SI, Melo DS, Relvas GRB, et al. Effective interventions for the promotion of breastfeeding and healthy complementary feeding in the context of primary health care. Rev Paul Pediatr. 2023;41:e2021362.

CAPÍTULO 44

Sustentabilidade da Unidade Básica Amiga da Amamentação

Maria Inês Couto de Oliveira • Rosane Valéria Viana Fonseca Rito • Rafaele Febrone

História: criação e desenvolvimento

A Iniciativa Unidade Básica Amiga da Amamentação (IUBAAM) foi criada no fim da década de 1990, no âmbito do Grupo Técnico Interinstitucional de Aleitamento Materno (GTIAM), que é coordenado pela Secretaria de Estado de Saúde do Rio de Janeiro (SES-RJ) e composto por representantes de entidades de classe, de organizações não governamentais, do Centro de Referência Nacional em Bancos de Leite Humano, de Hospitais Amigos da Criança e de instâncias regionais de aleitamento materno.[1] O GTIAM reúne-se mensalmente há mais de 30 anos para planejar, atuar e avaliar ações direcionadas à promoção, à proteção e ao apoio ao aleitamento materno no estado, e para a discussão de questões técnicas, por meio de sessões científicas.

Na época, apenas a Iniciativa Hospital Amigo da Criança tinha uma proposta de adequação das práticas hospitalares ao início precoce e suporte ao estabelecimento do aleitamento materno nas maternidades por meio do treinamento de seus profissionais da Saúde nos "Dez Passos para o Sucesso do Aleitamento Materno".[2] A criação da IUBAAM foi motivada pela necessidade de envolver a rede básica de saúde na promoção, na proteção e no apoio à amamentação, pois é nessa esfera, pública, e de fácil acesso, que a maioria das gestantes é acompanhada mensalmente no pré-natal e as mães levam seus filhos para o acompanhamento de puericultura nos primeiros anos de vida, períodos da vida fundamentais para o aleitamento materno.

Os primeiros cursos destinados aos profissionais da Saúde que atuavam na rede básica de saúde foram organizados pelo GTIAM com base na experiência prática dos gestores e profissionais da Saúde que o compunham. Nesses cursos, havia a necessidade de uma base teórica que definisse quais as ações prioritárias a serem desenvolvidas por essa rede para que gestantes e mães fossem bem orientadas e apoiadas para amamentar exclusivamente nos primeiros 6 meses de vida e de forma continuada por 2 anos ou mais, introduzindo paulatinamente alimentação adequada e saudável a partir do segundo semestre de vida.

Para construir essa base, em 1999, a coordenadora do GTIAM, Maria Inês Couto de Oliveira, conduziu uma revisão sistemática para apreender a evidência científica disponível quanto às ações empreendidas na Atenção Primária à Saúde (APS) com efetividade na extensão da duração da amamentação exclusiva e continuada.[3] Com base nessa revisão sistemática, que compreendeu 37 estudos experimentais e quase experimentais conduzidos nos cinco continentes, foram definidos os "Dez Passos para o Sucesso da Amamentação da IUBAAM", que definem que todas as unidades básicas de saúde (UBS) que oferecem serviço pré-natal e de Pediatria e/ou Puericultura devem:

1. Ter uma norma escrita quanto à promoção, à proteção e ao apoio ao aleitamento materno, que deverá ser rotineiramente transmitida a toda a equipe da unidade de saúde
2. Capacitar toda a equipe da unidade de saúde para implementar essa norma
3. Orientar gestantes e mães sobre seus direitos e as vantagens do aleitamento materno, se mantida a amamentação exclusiva até os 6 meses e complementada até os 2 anos de vida ou mais
4. Escutar as preocupações, vivências e dúvidas das gestantes e mães sobre a prática de amamentar, apoiando-as e fortalecendo sua autoconfiança
5. Orientar as gestantes sobre a importância de iniciar a amamentação na primeira hora após o parto e de ficar com o bebê em alojamento conjunto
6. Mostrar a gestantes e mães como amamentar e manter a lactação mesmo se forem separadas de seus filhos
7. Orientar as nutrizes sobre o método da amenorreia lactacional e outros meios contraceptivos adequados à amamentação
8. Encorajar a amamentação em livre demanda
9. Orientar gestantes e mães sobre os riscos do uso de fórmulas infantis, mamadeiras e chupetas, não permitindo propaganda e doações desses produtos na unidade de saúde
10. Implementar grupos de apoio à amamentação acessíveis a todas as gestantes e mães, procurando envolver seus familiares.

Após essa definição, foi enviado um projeto para o Fundo das Nações Unidas para a Infância – a UNICEF –, que forneceu apoio logístico e financeiro para o desenvolvimento de uma metodologia de avaliação do cumprimento desses passos pelas UBS. Essa sistemática foi testada na avaliação de 24 UBS do estado do Rio de Janeiro: 6 da capital; 4 da região metropolitana I; 4 da região metropolitana II; 6 da região serrana; e 4 da região do Médio Paraíba, sendo validada por métodos epidemiológicos.[4]

A IUBAAM foi lançada no estado do Rio de Janeiro em outubro de 1999, no Seminário de Abertura da VIII Semana Mundial de Aleitamento Materno. Tendo as bases teóricas da IUBAAM e a metodologia de avaliação estabelecidas e validadas, essa iniciativa foi apresentada à coordenadora de ações de aleitamento materno da Área de Saúde da Criança do Ministério da Saúde, que constituiu uma equipe para o desenvolvimento de uma estratégia nacional de implantação da IUBAAM. Coube à coordenadora do GTIAM o gerenciamento técnico da equipe. A partir de março de 2001, essa equipe passou a se reunir mensalmente no Ministério da Saúde, a fim de elaborar um material instrucional para capacitação de profissionais da Saúde na IUBAAM. Como marco teórico, foi adotada a metodologia problematizadora, que busca relacionar um novo conjunto de conceitos e informações com a experiência e o conhecimento do participante diante de uma situação que envolve múltiplas possibilidades ou alternativas de solução. Todo problema necessita de uma solução, a partir de informação, espírito crítico, reflexão e planejamento.[5]

Foi estruturado um curso de capacitação na IUBAAM, com carga horária de 24 horas, tendo como público equipes multiprofissionais de saúde com atuação na APS. O curso compreendia 26 sessões teóricas, conjugando técnicas de aprendizagem, como dramatização, dinâmica de grupo e sessões interativas, e três sessões de conteúdo prático. As sessões práticas são conduzidas no interior de uma UBS, na qual os participantes praticam os conhecimentos e habilidades de aconselhamento aprendidas no curso em atividades individuais e coletivas com gestantes e mães com bebês, supervisionados pelos instrutores. Objetivando a interação no processo de construção do conhecimento, cada curso abriga entre 24 e 32 participantes, coordenados por cerca de quatro instrutores, na proporção de um instrutor para cada seis a oito participantes.[6]

Essa equipe do Ministério da Saúde também aprimorou os critérios de credenciamento, contribuindo para o desenvolvimento do guia de avaliadores externos, dos questionários de autoavaliação e de avaliação global de UBS (essa última começou a ser realizada em 2001). A primeira unidade primária de saúde credenciada na IUBAAM foi a Unidade de Saúde da Família Mariana Torres, situada em Volta Redonda. Ainda em 2001, foi também credenciado o Centro Materno-Infantil de Teresópolis.

O material instrucional desenvolvido foi testado em dois cursos de capacitação de multiplicadores da IUBAAM realizados em 2002: em Taguatinga (DF); e no Rio de Janeiro (RJ), para o qual foi elaborado um CD com apresentações dos objetivos e do conteúdo teórico de cada sessão. Esse material foi atualizado e publicado em 2006 pela SES-RJ, como "Manual de Capacitação de Multiplicadores na IUBAAM".[6]

O Curso de Formação de Avaliadores da IUBAAM foi estruturado com 40 horas de duração, somando-se as 24 horas de capacitação na IUBAAM com outras 16 horas de habilidades de operacionalização, gerenciamento e implementação local, destinadas à discussão do processo de avaliação e à capacitação prática na aplicação dos questionários junto a gestantes, mães e profissionais da Saúde em uma UBS e posterior consolidação dos dados em Folhas Resumo. O Curso de Formação de Avaliadores foi testado no Rio de Janeiro, em 2002, e aperfeiçoado no Rio Grande do Sul, em 2003. Passou a ser oferecido também de maneira isolada, tendo como pré-requisito que o participante desempenhasse a função de multiplicador da IUBAAM.

Como a quantidade de UBS a serem capacitadas e avaliadas é muito grande, foi estabelecida uma estratégia de implantação horizontal da IUBAAM. O Ministério da Saúde seria responsável pela normatização da iniciativa e pela formação de uma equipe de multiplicadores e avaliadores em cada estado. Este se responsabilizaria por capacitar multiplicadores e avaliadores em cada região. Esses multiplicadores, por sua vez, atuariam na capacitação de equipes de multiplicadores em cada município, as quais assessorariam as unidades básicas nas capacitações locais e na elaboração de normas e revisão das rotinas. Os avaliadores regionais atuariam na pré-avaliação de UBS da sua região cuja autoavaliação fosse considerada positiva. A Secretaria de Saúde de cada Estado coordenaria as avaliações globais e o processo de credenciamento local.

Com a mudança do governo federal em 2003, o processo de nacionalização da IUBAAM foi descontinuado; contudo, já existia uma expectativa de implantação dessa iniciativa em muitos estados e municípios, e as consultoras Maria Inês de Oliveira, da SES-RJ, Keiko Teruya, do Centro de Lactação de Santos, Evangelia Atherino dos Santos, da Universidade Federal de Santa Catarina (UFSC), Ivis de Oliveira Souza, da Universidade Federal do Rio de Janeiro, e Sonia Salviano de Alencar, da Secretaria de Saúde do Distrito Federal, que haviam atuado no desenvolvimento dessa iniciativa, foram convidadas por várias secretarias de saúde para atuar em cursos de multiplicadores. Entre 2003 e 2007, foram ministrados cursos da IUBAAM em Curitiba, Porto Alegre, Santos, Marília, São Carlos, São Paulo, Maceió, Maringá, Uberlândia e Vitória.

No estado do Rio de Janeiro, a IUBAAM consolidou-se pela atuação do GTIAM, que capacitou equipes de multiplicadores e de avaliadores nas dez regiões do estado, dando origem aos Polos Regionais de Aleitamento Materno. A SES-RJ assumiu a IUBAAM como política de aleitamento materno para a rede básica de saúde, incluindo-a no Plano Estadual de Saúde de 2001 a 2004.[7] A IUBAAM foi regulamentada nesse estado por meio da Resolução SES-RJ nº 2.673, de 2 de março de 2005.[1]

Vale destacar a experiência do município de Piraí, situado na região do Médio Paraíba, do estado do Rio de Janeiro, que capacitou todos os profissionais da Saúde e instaurou práticas como grupos de apoio à amamentação com gestantes, mães e familiares e outras rotinas previstas nos Dez Passos para o Sucesso da Amamentação, alcançando a certificação de todas as unidades básicas como "Amigas da Amamentação" em 2003. O hospital da cidade também obteve a certificação na "Iniciativa Hospital Amigo da Criança", com isso toda a rede de saúde de Piraí foi credenciada para promoção, proteção e apoio à amamentação.

Até o fim do primeiro semestre de 2015, o GTIAM já havia realizado 27 cursos de multiplicadores e seis cursos de avaliadores e 105 unidades haviam sido credenciadas como "Unidade Básica Amiga da Amamentação" (UBAAM) no estado do Rio de Janeiro, situadas principalmente na região do Médio Paraíba (54,3%) e na capital (29,5%), mas também nas regiões Serrana (9,5%), Noroeste (2,9%), Centro-Sul (1,9%) e Metropolitana II (1,9%).

Todo o material instrucional foi atualizado a partir de 2015, sendo expandido o conteúdo relacionado com a alimentação complementar. O curso de multiplicadores da IUBAAM passou a compreender um total de 34 sessões organizadas em oito módulos de 4 horas cada um: "Apresentando a IUBAAM"; "Manejo da amamentação e processo da parentalidade"; "Abordagem de apoio à amamentação"; "Assistência à mulher e ao bebê na unidade básica de saúde"; "Apresentando os doze passos da alimentação complementar adequada e saudável"; "Manejo e proteção da alimentação complementar adequada e saudável"; "Parte prática" e "Construção do plano de ação".

Vários estudos evidenciaram a efetividade da IUBAAM, no aumento da duração e/ou prevalência do aleitamento materno exclusivo nos primeiros 6 meses de vida.[3,8-11] Alguns desses estudos também encontraram repercussões dessa iniciativa em maior satisfação da clientela de gestantes e mães com o apoio recebido para amamentar,[3] na redução do adoecimento por diarreia[11] e na redução do uso de chupetas.[10] Essas pesquisas foram conduzidas ao fim do processo de capacitação dos profissionais da Saúde e/ou certificação das unidades na IUBAAM, ou pouco tempo depois dessa certificação.

No entanto, as UBS estão sujeitas a mudanças de gestão e à rotatividade de profissionais da Saúde, em especial após eleições municipais que ocorrem a cada 4 anos. Apesar da IUBAAM dispor de um questionário de autoavaliação que auxilia as unidades credenciadas a avaliar se as práticas conquistadas estão sendo mantidas, essa iniciativa não dispõe de um sistema de monitoramento da prática dos "Dez Passos para o Sucesso da Amamentação", a exemplo da Iniciativa Hospital Amigo da Criança (IHAC) que realiza monitoramento nacional anual (ver Capítulo 39, *Iniciativa Hospital Amigo da Criança: Breve Retrospectiva, Evidências Científicas sobre sua Efetividade e Panorama no Mundo e no Brasil*).[12] Era necessário saber se as práticas relacionadas com os "Dez Passos da IUBAAM" mantiveram-se ao longo do tempo nas unidades certificadas, ou seja, era necessário investigar a sustentabilidade dessa iniciativa.

Sustentabilidade da Iniciativa Unidade Básica Amiga da Amamentação

Elegeu-se a capital do estado do Rio de Janeiro, onde mora parcela expressiva de sua população (39%), para investigar a sustentabilidade da IUBAAM.[13] Nesse sentido, foi redigido e submetido um projeto de pesquisa ao Comitê de Ética em Pesquisa da Secretaria Municipal de Saúde do Rio de Janeiro (SMS-RJ), aprovado pelo Parecer nº 1.801.415, de 1º de novembro de 2016. A pesquisa teve como objetivo avaliar o grau de cumprimento dos "Dez Passos para o Sucesso da Amamentação" pelas UBS do município do Rio de Janeiro credenciadas na IUBAAM e analisar a associação entre o grau de cumprimento deles e dois desfechos: a satisfação materna com o apoio recebido da unidade para amamentar e com o aleitamento materno exclusivo nos primeiros 6 meses de vida.

A pesquisa foi realizada nos meses de novembro e dezembro de 2016 em todas as 26 unidades básicas do município do Rio de Janeiro certificadas na IUBAAM, localizadas em 9 das 10 áreas de planejamento em Saúde da SMS-RJ, sendo 14 centros municipais de Saúde e 12 clínicas da família. A mais recente UBAAM havia sido credenciada há 8 meses, e a mais antiga há 13 anos, com um tempo mediano de credenciamento de 3 anos.[13]

A equipe de pesquisa foi composta pela sua coordenadora – Dra. Rosane Valéria Viana Fonseca Rito –, à época coordenadora de aleitamento materno da SMS-RJ e professora da Faculdade de Nutrição da Universidade Federal Fluminense (UFF), e pelas supervisoras de campo Dra. Maria Inês Couto de Oliveira, do Departamento de Epidemiologia e Bioestatística da UFF, Jéssica de Souza Alves, mestre em Saúde Coletiva, e Rafaele Rosa Febrone, mestranda em Saúde Coletiva. O Dr. José Rodrigo de Moraes, dessa mesma instituição de ensino, colaborou nas análises estatísticas.

Os avaliadores da IUBAAM, formados pela SES-RJ, foram convidados a participar da pesquisa, formando duplas para avaliar unidades credenciadas situadas em áreas de planejamento distintas de suas áreas de atuação, para evitar conflitos de interesse que pudessem distorcer os resultados da avaliação. Todo o processo de avaliação seguiu a metodologia da IUBAAM: dois avaliadores da iniciativa atuaram em cada unidade, observando as normas da unidade e utilizando os questionários de avaliação global para entrevista ao gestor da unidade, a 10 membros da equipe de Saúde que atuavam na assistência materno-infantil da unidade há pelo menos 6 meses, a 10 gestantes e 10 mães de bebês com menos de 1 ano consultados pelo menos 2 vezes na unidade.[13]

O percentual de satisfação de gestantes e mães com o apoio recebido da unidade para amamentar foi verificado por meio da pergunta do questionário de avaliação global: "Você acha que esta Unidade de Saúde está apoiando você a amamentar?" A resposta "Sim" correspondeu a 1 ponto; a resposta "Mais ou menos" a 0,5 ponto; e a resposta "Não" a 0 ponto. Em seguida, era calculado o percentual de satisfação da clientela com o apoio recebido para amamentar de cada unidade básica.[13]

A investigação do desfecho do aleitamento materno exclusivo foi realizada por meio de aplicação de questionário a todas as mães de crianças com menos de 6 meses assistidas por cada UBAAM, no momento anterior à consulta, durante todo o mês de avaliação (ou durante visita domiciliar, caso a criança não comparecesse à unidade para a consulta mensal). Nesse questionário, eram coletados dados sobre a alimentação atual do bebê e as características individuais maternas e infantis.[13] Os enfermeiros de cada equipe de Saúde foram os responsáveis pela aplicação desse questionário. Eles foram capacitados nessa aplicação pelos responsáveis técnicos de Enfermagem das respectivas unidades, que participaram de uma reunião com a equipe de pesquisa na qual receberam orientações gerais sobre a pesquisa, assim como os objetivos dela. Nessa reunião, participaram de prática simulada de aplicação do questionário de coleta de dados e de obtenção da anuência de cada mãe, mediante assinatura de Termo de Consentimento Livre e Esclarecido. A supervisão à coleta de dados ocorreu em dois momentos: na primeira e na última quinzena da pesquisa de campo.

A aferição do grau do cumprimento dos "Dez Passos para o Sucesso da Amamentação" por cada unidade foi realizada de acordo com o método de avaliação adotado por Rito et al.,[9] que consiste na avaliação dos 55 itens do formulário resumo. O cumprimento de cada Passo foi aferido pelo conjunto de seus itens, variando de 3 a 11 itens, por passo, e este recebendo um escore que poderia variar de 0 a 1 ponto. O escore final da unidade poderia variar de 0 a 10 pontos.

Na Tabela 44.1, as unidades foram organizadas em ordem decrescente de cumprimento desses Passos. Confirmou-se um grau elevado de cumprimento dos "Dez Passos da IUBAAM" pela maioria das unidades, com uma unidade recebendo grau máximo; 11 unidades com graus muito elevados, entre 9,9 e 9; 11 unidades com graus elevados, entre 8,9 e 8,2; duas unidades com graus regulares, de 7,6 e 7,4; e apenas uma unidade com grau intermediário de 5,4. A unidade que recebeu grau máximo tinha apenas 1 ano de credenciamento como UBAAM, e a unidade com grau intermediário de cumprimento era aquela credenciada há mais tempo (13 anos). Vale ressaltar que várias unidades com 5

TABELA 44.1 Tipo de unidade básica, área de planejamento, tempo de credenciamento, grau de cumprimento dos "Dez Passos da IUBAAM", satisfação de gestantes e mães com o apoio à amamentação recebido da unidade e prevalência de aleitamento materno exclusivo (Rio de Janeiro, 2016).

Tipo de Unidade Básica	Área de planejamento em Saúde	Tempo de credenciamento na IUBAAM	Grau de cumprimento dos "Dez Passos"	Satisfação com o apoio recebido (%)	Prevalência de aleitamento materno exclusivo (%)
CMS tipo A	1.0	1 ano	10	100	49,4
CMS tipo A	2.1	5 anos	9,9	95,4	83,3
CMS tipo A	5.2	6 anos	9,8	100	64,3
CF tipo A	5.3	1,5 ano	9,8	100	52,6
CMS tipo A	2.1	1,5 ano	9,8	87	54,5
CF tipo A	3.2	3 anos	9,6	100	49,2
CF tipo A	5.2	5 anos	9,5	90	41,6
CMS tipo A	3.1	1,5 ano	9,4	100	71
CF tipo A	2.1	2 anos	9,2	73	56,7
CF tipo A	3.1	1,5 ano	9,2	90	55,2
CF tipo A	5.2	2 anos	9,1	100	60,4
CMS tipo B	5.2	8 anos	9	97,5	72,5
CF tipo A	5.3	3 anos	8,9	97	70,8
CF tipo A	5.1	8 meses	8,9	90	47,6
CMS tipo B	3.1	8 anos	8,8	67	57,3
CF tipo A	5.3	1,5 ano	8,7	90	59
CMS tipo A	2.1	3 anos	8,6	59,1	69,2
CF tipo A	5.3	3 anos	8,6	95	51,5
CMS tipo A	3.1	8 meses	8,5	76	47,4
CMS tipo A	3.2	3 anos	8,4	100	77,8
CMS tipo B	3.2	9 anos	8,2	83,3	69,8
CF tipo A	5.2	2 anos	8,2	80	58,6
CMS tipo A	5.2	7 anos	8,2	77,8	55,1
CMS tipo A	3.3	9 anos	7,6	68	44,4
CF tipo A	3.2	4 anos	7,4	67,6	50
CMS tipo B	4.0	13 anos	5,4	36,8	80,3
Mediana/percentual		3 anos	8,9	90	59,6

CMS: Centro Municipal de Saúde; CF: Clínica da Família; IUBAAM: Iniciativa Unidade Básica Amiga da Amamentação; Tipo A: Unidade em que todo o território é coberto por equipes da Estratégia de Saúde da Família; Tipo B: Unidade com equipe(s) da Estratégia de Saúde da Família; atende demanda livre.

ou mais anos de credenciamento alcançaram graus elevados de cumprimento dos "Dez Passos" e que o grau de cumprimento mediano foi elevado, de 8,9.

O percentual de satisfação de gestantes e mães com o apoio recebido da unidade para amamentar variou entre as unidades de 36,8 a 100%. A associação entre o grau de cumprimento dos "Dez Passos" pela unidade e a satisfação materna foi analisada pelo teste de correlação linear de Spearman (r_s). Constatou-se uma correlação positiva entre o grau de cumprimento e a satisfação, ou seja, maiores graus de cumprimento dos "Dez passos", em geral, corresponderam a maiores percentuais de satisfação materna com o apoio recebido para amamentar (r = 0,680; p < 0,001), indicando que gestantes e mães percebem e avaliam com acurácia as práticas de promoção, proteção e apoio à amamentação das unidades.[13] O percentual mediano de satisfação materna foi alto (90%), corroborando o grau elevado de cumprimento dos "Dez Passos", observado na maioria das unidades credenciadas (Tabela 44.1).

A prevalência de aleitamento materno exclusivo relatada no censo das UBAAM do município do Rio de Janeiro foi de 56,7%, mas algumas unidades alcançaram índices superiores a 80%, em uma variação de 41,6 a 83,3%. Segundo a Organização Mundial da Saúde, essa prevalência é considerada boa e foi bastante superior àquela encontrada em inquéritos conduzidos no município, de 23,3% em 2003,[14] ano em que começou a implantação da IUBAAM nessa capital, e de 40,7% em 2008.[15] Para analisar a associação entre o grau de cumprimento dos "Dez Passos da IUBAAM" e o aleitamento materno exclusivo, com base no efeito de variáveis contextuais, maternas e infantis, foi utilizada a regressão de Poisson multinível.[16] Nessa análise, o grau de cumprimento dos "Dez Passos" não se associou significativamente ao aleitamento materno exclusivo. Todas as unidades avaliadas eram credenciadas na IUBAAM, e a relativa homogeneidade no grau de cumprimento dos "Dez Passos" sugeriu que esse desfecho sofreu maior influência de outros fatores. Nesse sentido, o acompanhamento infantil em unidades do tipo B, que contam com quadro de servidores públicos com maior estabilidade, favoreceu esse resultado, talvez porque a rotatividade dos membros das equipes da Estratégia de Saúde da Família dificulte a manutenção da prática dos "Dez Passos". Orientações sobre o aleitamento materno exclusivo durante a gestação e na maternidade onde a criança nasceu também motivaram esse desfecho, assim como a mãe ter maior escolaridade. Apesar disso, a idade crescente da criança e o uso da chupeta associaram-se a menores índices de aleitamento materno exclusivo.[13]

Nessa investigação, os passos mais bem avaliados, cujo grau de cumprimento foi superior a 90%, foram o 2, relacionado com a capacitação da equipe nos "Dez Passos da IUBAAM" (escore 0,95); o 4, relacionado com a escuta das preocupações, vivências e dúvidas de gestantes e mães sobre a amamentação e o apoio e fortalecimento da autoconfiança (escore 0,94); o 5, relacionado com a orientação das gestantes quanto à importância do início da amamentação na primeira hora de vida e do alojamento conjunto (escore 0,93); o 3, sobre a orientação a gestantes e mães sobre seus direitos e as vantagens do aleitamento materno exclusivo até os 6 meses e complementado até os 2 anos ou mais (escore 0,92); e o 9, sobre a orientação a gestantes e mães sobre os riscos do uso de fórmulas infantis, mamadeiras e chupetas, e a proibição a propaganda e doações desses produtos (escore 0,91).

Os demais passos apresentaram um grau de cumprimento inferior a 90%, mas igual ou superior a 80%. O passo 7, quanto à orientação às nutrizes sobre métodos contraceptivos adequados à amamentação teve um escore de 0,86; o 10, quanto à implementação de grupos de apoio à amamentação acessíveis a todas as gestantes e mães e ao envolvimento dos familiares, um escore de 0,83; tanto o passo 8, sobre o encorajamento à amamentação sob livre demanda, quanto o 1, relacionado com o estabelecimento de uma norma escrita de promoção, proteção e apoio ao aleitamento materno rotineiramente transmitida a toda a equipe da unidade, tiveram um escore de 0,82; e o passo 6, explicação a gestantes e mães de como amamentar e manter a lactação, mesmo se vierem a ser separadas de seus filhos, um escore de 0,8. Esse elevado grau de cumprimento de todos os passos constatado na rede de UBAAM da cidade do Rio de Janeiro reitera a sustentabilidade dessa iniciativa.[13]

Mesmo após essa pesquisa de avaliação, com resultados bastante positivos, ainda restavam as seguintes dúvidas: em outros municípios com unidades credenciadas na IUBAAM, essa sustentabilidade também ocorre? E a sustentabilidade verificada em 2016, manteve-se após a pandemia do coronavírus (covid-19)?

Além de causar o adoecimento de milhões de brasileiros e a morte de quase 700.000 pessoas,[17] a pandemia da covid-19 acarretou práticas de isolamento social que dificultaram tanto a realização de cursos de capacitação na IUBAAM para profissionais da Saúde quanto encontros com os grupos de gestantes, mães e familiares, tão importantes para a escuta e para a troca de conhecimentos, de apoio e de fortalecimento da autoconfiança em amamentar. Nesse período, foram realizados alguns cursos *online* e em várias unidades, principalmente as que dispunham de espaços arejados, aos poucos reativaram os grupos de gestantes, mães e familiares com a clientela usando máscaras. Mas não se sabia a extensão do prejuízo no cumprimento dos "Dez Passos para o Sucesso da Amamentação" da IUBAAM nesse período pandêmico.

Essa preocupação motivou o GTIAM, coordenado pela SES-RJ, a realizar o Encontro das UBAAM do estado do Rio de Janeiro, em março de 2023. Foram contactadas as coordenações de APS e da Saúde da Criança de todos os municípios que dispunham de unidades credenciadas na IUBAAM, a fim de convidar um representante de cada uma dessas unidades para o Encontro.

Na oportunidade do convite para o evento, foi solicitado que a direção de cada UBAAM respondesse ao questionário de autoavaliação da IUBAAM, adaptado para preenchimento via plataforma digital. Com isso, seria possível refletir, em conjunto, as práticas atuais e as formas de apoio necessárias ao fortalecimento da IUBAAM. Foi esclarecido que respostas negativas não resultariam em qualquer tipo de sanção à unidade.

Vale ressaltar que esse questionário abordou os vários critérios relacionados com o cumprimento dos "Dez Passos para o Sucesso da Amamentação" da IUBAAM. Por esse processo, o desempenho da unidade foi verificado pela apreciação global de cada um dos "Dez Passos" a partir da pergunta: "Você considera que a sua Unidade cumpre o passo Y?". A pontuação atribuída relacionou-se com a classificação da seguinte maneira: a resposta "Sim" correspondeu a 1 ponto; "Parcialmente" a 0,5 ponto; e "Não" correspondeu a 0 ponto. A pontuação de cada unidade foi calculada pela soma dos pontos de cada passo.

Por exemplo, para a autoavaliação do cumprimento do passo 1, os profissionais envolvidos no preenchimento do documento precisaram refletir sobre as seguintes questões:

- A Unidade tem norma e rotinas escritas explícitas para a promoção, a proteção e o apoio ao aleitamento materno, enfocando todos os "Dez Passos da IUBAAM"?
- As normas e as rotinas sobre aleitamento materno encontram-se disponíveis, de modo que toda a equipe de cuidados de saúde possa consultá-las?
- A norma sobre aleitamento materno está escrita em linguagem de fácil compreensão e está afixada e visível em pelo menos duas áreas de circulação de gestantes, mães e seus bebês na Unidade de Saúde?
- Você considera que a sua Unidade cumpre o passo 1?

A solicitação do GTIAM foi muito bem recebida, do total de 112 unidades certificadas na IUBAAM até março de 2023, 90 (80,4%) preencheram o questionário de autoavaliação da IUBAAM. Na Tabela 44.2, pode-se observar a distribuição de questionários de autoavaliação preenchidos conforme a região do estado do Rio de Janeiro.

Quanto ao desempenho das 90 UBAAM autoavaliadas, observou-se uma pontuação que variou de 10 (pontuação máxima, que correspondia ao cumprimento de todos os passos) a 0 (pontuação mínima, que correspondia ao não cumprimento de nenhum passo). A pontuação mediana foi de 9,5, sugerindo um elevado grau de cumprimento dos passos, contudo 13 unidades tiveram uma pontuação inferior a oito, e dentre essas, sete unidades tiveram uma pontuação inferior a cinco, o que apontou para uma situação crítica de cumprimento de menos da metade dos "Dez Passos da IUBAAM", tendo uma unidade recebido a pontuação mínima.

Buscou-se também analisar a pontuação de cada passo, a fim de avaliar os passos menos cumpridos e com isso favorecer o planejamento de ações focais pelos responsáveis das regionais para a melhoria do desempenho das unidades credenciadas, contando com o apoio do GTIAM (Tabela 44.3).

TABELA 44.2 Distribuição das unidades certificadas na iniciativa Unidade Básica Amiga da Amamentação (UBAAM) por região e proporção de unidades que realizaram autoavaliação. Estado do Rio de Janeiro, março de 2023.

Região	UBAAM (n)	Autoavaliação (n)	Proporção de autoavaliação por região (%)
Médio Paraíba	60	46	76,7
Metropolitana/capital	36	34	94,4
Serrana	11	6	54,5
Noroeste	3	3	100
Centro-Sul	2	1	50
Total	112	90	80,4

UBAAM: Unidade Básica Amigas da Amamentação.

TABELA 44.3 Grau de cumprimento de cada passo da iniciativa Unidade Básica Amiga da Amamentação (UBAAM), de acordo com a autoavaliação das Unidades credenciadas na iniciativa (Rio de Janeiro, março de 2023).

Passo	Grau de cumprimento (%)
1. Ter uma norma escrita quanto à promoção, à proteção e ao apoio ao aleitamento materno, que deverá ser rotineiramente transmitida a toda a equipe da Unidade de Saúde	62,8
2. Capacitar toda a equipe da Unidade de Saúde para implementar esta norma	72,8
3. Orientar gestantes e mães sobre seus direitos e as vantagens do aleitamento materno, promovendo a amamentação exclusiva até os 6 meses e complementada até os 2 anos ou mais	91,1
4. Escutar as preocupações, vivências e dúvidas de gestantes e mães sobre a prática de amamentar, apoiando-as e fortalecendo sua autoconfiança	93,3
5. Orientar as gestantes sobre a importância de iniciar a amamentação na primeira hora após o parto e de ficar com o bebê em alojamento conjunto	91,7
6. Explicar a gestantes e mães como amamentar e manter a lactação mesmo se forem separadas de seus filhos	91,7
7. Orientar as nutrizes sobre o método da amenorreia lactacional e outros meios contraceptivos adequados à amamentação	91,1
8. Encorajar a amamentação em livre demanda	92,2
9. Orientar gestantes e mães sobre os riscos do uso de fórmulas infantis, mamadeiras e chupetas, não permitindo propaganda e doações desses produtos na Unidade de Saúde	88,3
10. Implementar grupos de apoio à amamentação acessíveis a todas as gestantes e mães, procurando envolver seus familiares	86,7

O passo 1, referente a normas e rotinas escritas, e o passo 2, que trata da capacitação dos profissionais da Saúde na IUBAAM, apresentaram os mais baixos graus de cumprimento. Esses passos correspondem aos aspectos estruturais da IUBAAM, e os resultados das autoavaliações provavelmente refletiram as dificuldades do período pandêmico, quando as medidas de isolamento dificultavam a realização de cursos de capacitação presenciais para os profissionais que ingressavam nas unidades e a realização de reuniões para elaboração e atualização de normas e rotinas. Os demais passos, relacionados com os processos de promoção, proteção e apoio à amamentação, tiveram percentuais de cumprimento acima de 85%.

O Encontro das UBAAM foi realizado na Universidade do Estado do Rio de Janeiro (UERJ) e reuniu 105 participantes, entre representantes de unidades credenciadas na IUBAAM, multiplicadores e avaliadores dessa iniciativa, e membros do GTIAM. Estudantes de graduação dos cursos de Enfermagem e de Nutrição que integram projetos acadêmicos interinstitucionais, como o grupo "Mulheres Apoiando Mulheres na Amamentação", apoiaram o acolhimento dos participantes e demais atividades do evento.

A programação do Encontro foi organizada em duas partes principais: a primeira buscou contextualizar as políticas públicas de Atenção à Saúde da Criança e Aleitamento Materno e apresentar um panorama da IUBAAM no estado do Rio de Janeiro; e a segunda visou à integração dos participantes por meio da troca de experiências entre eles. Desse modo, os participantes foram divididos em grupos por região do estado, para debaterem as potencialidades e fragilidades de cada UBAAM, bem como as oportunidades e os desafios no processo de manutenção das boas práticas para o sucesso da amamentação. Ao fim, cada grupo apresentou os resultados do trabalho para a plenária.

Na Tabela 44.4, pode-se observar que as principais potencialidades citadas foram o comprometimento dos profissionais da Saúde e dos gestores das UBAAM e a capacitação desses profissionais, o desenvolvimento de atividades em grupo com gestantes e mães, o acolhimento no puerpério, as visitas domiciliares e o vínculo com a clientela. Em contrapartida, como fragilidades foram mencionadas a não realização de grupos, a alta rotatividade dos profissionais da Saúde e a falta de motivação e de capacitação de parcela da equipe. Enquanto oportunidades contextuais, foram valorizados o apoio dos gestores regionais, a formação continuada dos profissionais, e a parceria com a comunidade, com as maternidades e com os bancos de leite humano. Os participantes elencaram diversos desafios enfrentados pelas UBAAM, destacando-se a falta de proteção legal para a mulher trabalhadora que amamenta e as mudanças de governo, o que causa instabilidade das ações de promoção, proteção e apoio à amamentação.

Ao fim do Encontro, os representantes das regionais, apoiados pelo GTIAM, reiteraram o compromisso de fortalecimento das UBAAM, além da perspectiva de retomada do processo de

TABELA 44.4 Percepções dos participantes sobre o Encontro das Unidades Básicas Amiga da Amamentação (UBAAM) que discutiu a respeito de potencialidades, fragilidades, oportunidades e desafios dessas unidades (Rio de Janeiro, março de 2023).

Potencialidades
- Comprometimento dos profissionais das UBAAM
- Atividades em grupos com gestantes, mães e familiares
- Acolhimento e captação precoce no puerpério
- Visitas domiciliares
- Profissionais capacitados na IUBAAM
- Comprometimento dos gestores das UBAAM
- Vínculo com a clientela
- Existência de posto de recolhimento de leite humano ordenhado em algumas UBAAM
- Atuação de residentes e acadêmicos na UBAAM
- Práticas colaborativas e integradas

Fragilidades
- Falta de atividades em grupo com gestantes, mães e familiares
- Alta rotatividade dos profissionais da Saúde
- Falta de sensibilização/motivação de profissionais
- Capacitação deficiente de parte da equipe na IUBAAM
- Ausência de espaço físico na unidade
- Insuficiência de recursos financeiros
- Obstáculos para liberação para capacitação
- Dificuldade de obtenção de frascos para coleta de leite humano ordenhado

Oportunidades
- Apoio dos gestores regionais
- Formação continuada
- Colaboração da comunidade
- Parceria com maternidades e bancos de leite humano
- Intersetorialidade
- Articulação pela Comissão Intergestores Regional
- Uso das redes sociais digitais para comunicação com a clientela
- Campanhas oficiais

Desafios
- Falta de proteção legal à mulher trabalhadora que amamenta
- Instabilidade das ações de promoção, proteção e apoio à amamentação em virtude de mudanças governamentais
- Carência de apoio da rede hospitalar
- Falta de cultura de amamentação na comunidade
- Núcleo de Apoio à Saúde da Família (NASF) deficitário
- Desconhecimento da legislação
- *Marketing* abusivo de substitutos do leite materno
- Unidade localizada em área de risco
- Não envolvimento de gestores regionais
- Atendimento com foco na doença
- Desinteresse dos usuários nas ações coletivas
- Falta de acesso à informação (indicadores)
- Insuficiência de maior apoio da SES
- Ausência de encontros regionais
- Falta de divulgação nas mídias sociais

SES: Secretaria de Estado de Saúde.

pré-avaliações e de avaliações globais visando ao credenciamento de mais unidades de Saúde na IUBAAM em todas as regiões do estado do Rio de Janeiro. Uma das maiores necessidades identificadas foi a de capacitações e atualizações, sendo sugerida a realização de cursos da IUBAAM nas seguintes regiões: Médio Paraíba/Centro-Sul; Serrana; Metropolitana I e II; e Norte/Noroeste. No início de 2023, já havia sido realizado um curso de capacitação de multiplicadores da IUBAAM na região da Baía da Ilha Grande, sediado no município de Angra dos Reis.

Como desdobramentos desse Encontro em março de 2023, vale ressaltar que passaram a ser realizados cursos da IUBAAM nas diversas áreas de planejamento em Saúde do município do Rio de Janeiro e foram organizados cursos promovidos pela SES-RJ, em conjunto com o GTIAM, destinados à capacitação de multiplicadores de municípios onde ainda não há unidades credenciadas e em regiões com poucos multiplicadores atuantes. Instâncias regionais, como a do Médio Paraíba, também estão organizando cursos para profissionais da Saúde que já atuam em unidades credenciadas, mas ainda não foram capacitados. O Manual de Capacitação de Multiplicadores da IUBAAM, que foi todo revisado e atualizado no período de 2015 a 2022, foi reeditado e encontra-se impresso e disponível para esses cursos desde o segundo semestre de 2023.

Considerações finais

A IUBAAM mostrou-se sustentável nos vários estudos realizados, devido ao comprometimento e à capacitação dos profissionais da Saúde das unidades credenciadas e das ações desenvolvidas rotineiramente, como as orientações na unidade e nas visitas domiciliares sobre o manejo da amamentação e os grupos de gestantes, mães e familiares, que propiciam a troca de experiências e o vínculo entre equipe e clientela.

É fundamental, entretanto, o monitoramento das práticas das unidades credenciadas, pois o quadro de pessoal modifica-se periodicamente, exigindo uma formação continuada, e o contexto político pode acarretar mudança de gestores e de prioridades na promoção, na proteção e no apoio à amamentação. Situações excepcionais, como a pandemia da covid-19, impactam as rotinas de assistência à clientela, e exigem um esforço de retomada do planejamento estratégico das ações da IUBAAM.

Recomenda-se o apoio constante da SES, do GTIAM, e das instâncias regionais no estímulo e no apoio à manutenção do cumprimento dos "Dez Passos" pelas unidades credenciadas, e também na capacitação de multiplicadores da iniciativa e na realização de pré-avaliações e avaliações globais visando ao credenciamento de novas unidades básicas na IUBAAM. É necessário o desenvolvimento de um sistema de monitoramento para o cumprimento desses Passos pelas unidades credenciadas.

Vale ressaltar que o Ministério da Saúde lançou a Estratégia Amamenta e Alimenta Brasil (ver Capítulo 43, *Estratégia Amamenta e Alimenta Brasil*) em 2013, direcionada à melhoria da qualidade das ações de promoção do aleitamento materno e da alimentação complementar saudável na APS. Essa estratégia também tem promovido capacitações, muito necessárias para o aprimoramento dessas ações no âmbito do Sistema Único de Saúde, e dispõe de um sistema de monitoramento de indicadores de consumo alimentar infantil.[18] A troca de experiências entre as duas iniciativas é bem-vinda, pois ambas contribuem para a melhoria da qualidade da assistência a gestantes e mães lactantes na APS.

Conclui-se que a validade e a consistência da proposta da IUBAAM contribuem para sua sustentabilidade, mas a gestão coordenada e o apoio constante a essa iniciativa são fundamentais. É importante destacar o excelente e incessante desempenho do GTIAM no estado do Rio de Janeiro em prol do aleitamento materno exclusivo por 6 meses e complementado por alimentos saudáveis até os 2 anos ou mais.

Referências bibliográficas

1. Brasil. Ministério da Saúde. Secretaria de Estado de Saúde do Rio de Janeiro. Resolução nº 2.673, de 2 de março de 2005. Implanta a Iniciativa Unidade Básica Amiga da Amamentação no Estado do Rio de Janeiro e dá outras providências. Diário Oficial (DO) do Estado do Rio de Janeiro – Republicada no DO de 28/06/2005.
2. Brasil. Ministério da Saúde. Portal Saúde. Hospital Amigo da Criança. Brasília, DF: Ministério da Saúde, 2014. Disponível em: http://portalsaude.saude.gov.br/index.php/o-ministerio/principal/secretarias/515-sas-raiz/dapes/saude-da-crianca-e-aleitamento-materno/l3-saude-da-crianca-e-aleitamento-materno/10384-prevencao-de-violencia-e-promocao-da-cultura-de-paz. Acesso em: 12 ago. 2023.
3. Oliveira MIC, Camacho LAB, Souza IEO. Promoção, proteção e apoio à amamentação na atenção primária à saúde no Estado do Rio de Janeiro, Brasil: uma política da saúde pública baseada em evidência. Cad Saúde Pública. 2005;21(6):1901-10.
4. Oliveira MIC, Camacho LAB, Tedstone AE. A method for the evaluation of primary care unit's practice in the promotion, protection, and support of breastfeeding: results from the State of Rio de Janeiro, Brazil. J Hum Lact. 2003;19(4):365-73.
5. Cyrino EG, Toralles-Pereira ML. Trabalhando com estratégias de ensino-aprendizado por descoberta na área da saúde: a problematização e a aprendizagem baseada em problemas. Cad Saúde Pública. 2004;20(3):780-8.
6. Oliveira MIC, Teruya KM, Souza IEO, et al. Manual de capacitação de multiplicadores na Iniciativa Unidade Básica Amiga da Amamentação. Rio de Janeiro, RJ: Secretaria de Estado de Saúde do Rio de Janeiro, 2006.
7. Brasil. Ministério da Saúde. Secretaria de Estado de Saúde. Subsecretaria de Planejamento e Desenvolvimento. Plano Estadual de Saúde. Rio de Janeiro, março de 2002. Disponível em: https://www.saude.rj.gov.br/comum/code/MostrarArquivo.php?C=NjMwOQ%2C%2C. Acesso em: 12 ago. 2023.
8. Caldeira AP, Fagundes GC, Aguiar GN. Intervenção educacional em equipes do Programa de Saúde da Família para promoção da amamentação. Rev Saúde Pública. 2008;42(6):1027-33.
9. Rito RVVF, Oliveira MIC, Brito AS. Degree of compliance with the ten steps of the Breastfeeding-Friendly Primary Care Initiative and its association with the prevalence of exclusive breastfeeding. J Pediatr. 2013;89(5):477-84.
10. Alves ALN, Oliveira MIC, Moraes JR. Iniciativa Unidade Básica Amiga da Amamentação e sua relação com o aleitamento materno exclusivo. Rev Saúde Pública. 2013;47(6):1130-40.
11. Cardoso LO, Vicente AST, Damião JJ, et al. Impacto da implementação da Iniciativa Unidade Básica Amiga da Amamentação nas prevalências de aleitamento materno e nos motivos de consulta em uma unidade básica de saúde. J Pediatr. 2008;84(2):147-53.
12. Araújo RG, Fonseca VN, Oliveira MIC, et al. External evaluation and self-monitoring of the Baby-friendly Hospital Initiative maternity hospitals in Brazil. Int Breastfeed J. 2019;14(1):1-9.
13. Febrone RR, Oliveira MIC, Rito RVVF, et al. Sustentabilidade da Iniciativa Unidade Básica Amiga da Amamentação: um estudo transversal. Rev Bras Enferm. 2021;74(3):1-9.
14. Castro IRR, Engstrom EM, Cardoso LO, et al. Time trend in breast-feeding in the city of Rio de Janeiro, Southeastern Brazil: 1996-2006. Rev Saúde Pública. 2009;43(6):1-8.
15. Brasil. Ministério da Saúde. Secretaria de Atenção à Saúde. Departamento de Ações Programáticas e Estratégicas. II Pesquisa de Prevalência de Aleitamento Materno nas Capitais Brasileiras e Distrito Federal. 2009. Disponível em: http://bvsms.saude.gov.br/bvs/publicacoes/pesquisa_prevalencia_aleitamento_materno.pdf. Acesso em: 12 ago. 2023.
16. Rabe-Hesketh S, Skrondal A. Multilevel and Longitudinal Modeling Using Stata. 2nd ed. Texas: STATA Press Publication; 2008. 384 p.
17. Brasil. Ministério da Saúde. Painel de casos de doença pelo coronavírus 2019 (covid-19) no Brasil pelo Ministério da Saúde. Disponível em: https://covid.saude.gov.br/. Acesso em: 12 ago. 2023.
18. Venancio SI, Relvas GRB, Melo DS, et al. Implementation strategies for a Brazilian Policy aimed at promoting breastfeeding and healthy complementary feeding in primary care. [Internet]. Glob Implement Res Appl. 2023;(0123456789). Available from: https://doi.org/10.1007/s43477-023-00098-z.

CAPÍTULO 45

Código e Norma Brasileira de Comercialização de Alimentos para Lactentes

Marina Ferreira Rea • Maristela de Marchi Benassi

Marketing de produtos que interferem na amamentação: história

Discutir e investigar o uso de produtos ou práticas que substituem a amamentação não é assunto novo. Por séculos, a humanidade tem referências sobre isso, sabendo-se que conhecer esses antecedentes pode ajudar a compreendê-los melhor para que se possa lidar com essa questão e propor mudanças.

A cultura e a civilização humanas interferem no processo da amamentação desde tempos remotos. Em ruínas da Grécia e da Itália, há registros (desenhos, de 888 a.C.) de mães segurando uma mamadeira.[1] Acredita-se que era utilizado leite de outra mãe nas situações em que não acontecia a amamentação.[2] Na França, no século XVIII, segundo Bader (1976),[3] eram poucas as crianças amamentadas pelas suas mães, e, na Alemanha, buscava-se substituir as amas de leite por aleitamento artificial.

No século XVIII, recebeu-se a primeira orientação sobre intervalos rígidos para a amamentação; um médico inglês defendia que o bebê só deveria ser amamentado 4 vezes em 24 horas, em intervalos regulares, proibindo a amamentação noturna. Nesse período, o aleitamento materno já não era mais visto com admiração na Europa.[4] Em 1784, encontra-se o primeiro relato de prescrição de leite de vaca como substituto do leite humano, na Inglaterra; naquele período, as mulheres que tinham boas condições financeiras não mais amamentavam,[5] e, em 1838, na Alemanha, aconteceu a descoberta de que o leite de vaca tinha mais proteína do que o leite humano, passando a ser a primeira opção de alimentação do bebê.[5]

A produção industrial de um leite estéril e possível de ser conservado, o leite condensado, aconteceu em 1856, e, a partir dele, foi produzida a primeira mistura farinácea (*farine lactée*) – por Henri Nestlé. Nesse mesmo período, nos EUA, apareceram as primeiras mamadeiras de vidro e, no início do século XX, foi introduzida a fórmula infantil.[6]

No fim do século XIX e início do XX, com a descoberta de que o leite condensado causava problemas no desenvolvimento das crianças, algumas empresas americanas começaram a se destacar na produção de outros substitutos do leite materno,[7] e, com isso, observa-se o estabelecimento de um novo mercado.[2]

Segundo Goldenberg (1988),[8] a primeira menção de importação das primeiras latas de leite condensado para o Brasil ocorreu em 1912, e, em 1916, em uma revista "A Cigarra", encontra-se a primeira citação de leite artificial. Houve um aumento nas propagandas de leite em pó a partir de 1922, e, em 1933, a primeira notícia de fabricação de leite em pó no Brasil. Nessa época, observou-se um crescimento significativo na produção não só de leite, mas de alimentos infantis durante a II Guerra Mundial.[8] Segundo Goldenberg e Tudisco (1983),[9] a propaganda, entre outros elementos de *marketing* é uma peça importante no sistema industrial, cabendo à propaganda criar hábitos e necessidades, orientar os desejos dos consumidores e dotar de sentido os produtos a serem consumidos, garantindo o escoamento da produção.

De acordo com Rea (2003) e Monteiro (2006),[10,11] uma das causas do desmame precoce é a influência das propagandas de fórmulas infantis e leites. A relação entre a comercialização de produtos que substituem a amamentação com a diminuição dos índices de aleitamento materno e o aumento de mortes infantis foi se espalhando em vários países, e, constatada na década de 1930 pela Dra. Cicely Williams, que afirmou que a "propaganda enganosa sobre alimentação infantil deveria ser punida como a mais criminosa forma de perturbação da ordem pública e que as mortes infantis deveriam ser consideradas como assassinatos".[11,12]

Em 1960, outros profissionais da Saúde começaram a endossar a constatação da Dra. Williams. Dr. Derrick Jelliffe, na Jamaica, começou a utilizar o termo "desnutrição comerciogênica" para explicar a influência da indústria na saúde infantil;[13] Dra. Catherine Wenner, pediatra holandesa, publicou um artigo sobre propaganda e outras práticas promocionais das indústrias de leite, durante seu trabalho na Nigéria.[12,14]

Em reunião realizada em 1970, na Colômbia, o Grupo Consultivo sobre Proteínas e Calorias da Organização das Nações Unidas, em conjunto com o Fundo das Nações Unidas para a Infância (Unicef), a Organização das Nações Unidas para a Alimentação e a Agricultura (FAO), a indústria de alimentos e a associação de pediatras discutiram pela primeira vez a comercialização de fórmulas infantis e o impacto na diminuição nos índices de amamentação, o que resultou em recomendações sobre o assunto. Como desfecho dessa reunião, obteve-se um primeiro relatório público envolvendo as Nações Unidas, o qual nunca foi publicado.[12]

Outra tentativa de discutir e divulgar o problema foi proposta pela Organização Internacional de Associações de Consumidores (IOCU, do inglês *International Organization of Consumers Unions*), em 1972: a redação de um código de práticas para publicidade de alimentos infantis à Comissão do *Codex Alimentarius* – FAO-OMS –, que trata dos padrões internacionais de qualidade e rotulagem de produtos alimentícios. Esse Comitê deliberou que o novo código fazia parte da competência da Organização Mundial da Saúde (OMS) e do Unicef.[12,14]

A revista britânica *New Internationalist*, em 1973, publicou na primeira página uma matéria sobre o tema com entrevistas realizadas com dois pediatras muito experientes em países em desenvolvimento: David Morley e Ralph Hendrickse. Estes realçaram que o aumento da desnutrição infantil e a diminuição dos índices de aleitamento materno tinham relação com a promoção comercial. A partir dessa matéria, iniciou-se uma campanha de mudança das práticas de comercialização das indústrias, estimulando uma organização não governamental, War on Want, com sede em Londres, a publicar, em 1974, uma publicação intitulada *The Baby Killer*, com autoria de Mike Muller, mostrando os métodos promocionais utilizados pelos fabricantes de fórmulas infantis nos países da África e da Ásia.[12,14,15]

Ainda em 1974, a OMS, pela primeira vez, admitiu a diminuição dos índices de aleitamento materno, estimulando, assim, os estados-membros a "rever as atividades de promoção de venda de alimentos infantis e introduzir novas medidas corretivas adequadas para a publicidade, incluindo códigos e legislação, quando fosse necessário".[11,12]

No mesmo ano, um grupo de estudantes suíços (*Arbeitsgruppe Dritte Welt* – Grupo de Ação para o Terceiro Mundo) traduziu *The Baby Killer* por "A Nestlé mata Bebês". Isso teve uma ampla cobertura jornalística, e a Nestlé reagiu promovendo um processo de difamação contra o grupo, que não aceitou a proposta de um acordo. O processo passou por três audiências, no qual, no decorrer da primeira, em novembro de 1975, foi formado um conselho com oito empresas de alimentos infantis, denominado International Coucil of Infant Food Industries (ICIFI). Este, composto inicialmente pelas empresas Cow & Gate, Dumex, Meiji, Morinaga, Nestlé, Snow Brand, Wakado e Wyeth, elaborou um código de ética que não apresentou restrições na comercialização de substitutos do leite materno, sugerindo que as práticas promocionais apenas mencionassem o **aleitamento materno como primeira opção** para a alimentação infantil.[12,14,15]

Logo após a segunda audiência no processo da Nestlé, foi aberta uma ação contra a empresa americana Bristol Meyer, que, apesar de resultar em um acordo extrajudicial, causou grande repercussão nos EUA, tomando força em 1977, após a Nestlé ter ganhado o processo na Suíça. Esse impacto fez um grupo de Minneapolis, EUA, lançar um boicote contra os produtos da Nestlé, por ser a empresa que detinha a maior fatia do mercado de fórmulas infantis no mundo; aos poucos, essa ação ganhou um grande apoio nos EUA e se espalhou por Canadá, Austrália e Nova Zelândia.[12]

No contexto anteriormente descrito, em 1978, nos EUA, o senador Eduardo Kennedy, que presidia uma subcomissão sobre pesquisa científica e saúde, sentindo-se pressionado pelo movimento instaurado, abriu um inquérito a respeito da propaganda e da promoção das fórmulas infantis nos países em desenvolvimento; nessa subcomissão, o senador Kennedy chamou para depor o diretor da Nestlé no Brasil (Osvaldo Ballarin), que negou ter responsabilidade sobre o preparo de mamadeiras com água não tratada. O evento impeliu o diretor-geral da OMS (Dr. Halfdan Theodor Mahler) a realizar uma reunião internacional para discutir o desmame precoce e a comercialização de substitutos do leite materno.[15]

Completando essa série de ações dos anos 1970 e mostrando a preocupação das autoridades com o desmame e sua relação com o *marketing* de fórmulas infantis, a OMS e o Unicef realizaram a Reunião Conjunta sobre a Alimentação de Lactentes e Crianças Pequenas (1979), com a participação de representantes de governos, de organizações não governamentais (ONGs), de representantes da indústria e especialistas no assunto (áreas de Nutrição, Pediatria, Sociologia, Saúde Pública e comercialização), na qual se discutiram temas como: promoção e apoio à amamentação e à alimentação complementar, educação, treinamento e informação sobre alimentação de lactentes e crianças pequenas; melhoria na condição social e da saúde da mulher; e comercialização e distribuição adequadas de fórmulas infantis e alimentos para o desmame.[12,14] Um dos desfechos da reunião foi a necessidade de se elaborar um código internacional de conduta sobre a comercialização de fórmulas lácteas e produtos utilizados como substitutos do leite materno. Outro importante desfecho foi a formação da International Baby Food Action Network (IBFAN; com livre tradução no Brasil por Rede Internacional em Defesa do Direito de Amamentar): uma coalizão de seis ONGs, tendo como um dos objetivos exercer estreita vigilância global sobre as práticas de comercialização da indústria, compartilhando e divulgando informações para o público em geral.[15]

O secretariado da OMS e a equipe do Unicef elaboraram um esboço do Código, considerado um "requisito mínimo" que seria apresentado para votação, em 1980, na 33ª Assembleia Mundial da Saúde (AMS), ainda estando recebendo diversas sugestões, inclusive do Brasil. Foi então submetido à 34ª AMS no ano seguinte, 1981, aprovado como Código Internacional de Comercialização de Substitutos do Leite Materno, apenas como **recomendação**, e **não como regulamento**,[15] como as ONGs desejavam. A indústria teve grande participação nessa Assembleia, com a finalidade de convencer os delegados dos governos a votarem contra esse Código ou não se apresentarem à votação. O ICIFI alugou uma suíte no luxuoso Hotel Intercontinental, em Genebra, para os delegados e jornalistas, onde eram oferecidos comes e bebes, e os levava para jantar em restaurantes para convencê-los de que havia falhas no Código.

Dentre os artigos fundamentais para a proteção ao aleitamento materno, o Código definiu:

> Proibição da publicidade dos produtos abrangidos; proibição de amostra para as mães; proibição da promoção comercial desses produtos nos serviços de Saúde; proibição das visitas de representantes para orientar as mães; proibição de presentes e amostras ao pessoal da área da Saúde; proibição de textos ou ilustrações que insinuem como ideal a alimentação artificial, inclusive gravuras de bebês nos rótulos dos produtos; informação aos profissionais da Saúde deve ser de natureza científica e objetiva; informação sobre alimentação artificial para lactentes, inclusive rótulos, deve explicar os benefícios da amamentação, bem como os custos e os riscos da alimentação artificial; produtos inadequados, como leite condensado, não devem ser anunciados para bebês; todos os produtos devem ser de alta qualidade e levar em conta as condições climáticas e de armazenagem do país onde são usados.[16]

Dando prosseguimento a essa aprovação, a IBFAN passa a realizar monitoramento sobre as práticas de comercialização das indústrias e verifica que muitos hospitais recebiam mensalmente doações de caixas de fórmulas infantis doadas sem solicitação, que eram repassadas para 95% das mães durante o período de internação e na ocasião da alta. Isso prejudicava os esforços para incentivar a amamentação, pois parecia uma recomendação ou um endosso ao uso de fórmulas.[12] Essas doações eram uma brecha encontrada pelas corporações no artigo 6 desse Código.

Com isso, em 1985, a OMS criou um Grupo Técnico (GT) para analisar estudos que mostrassem quantos bebês de fato necessitavam de fórmulas infantis, o que poderia justificar doações. Em 1986, A AMS aprovou os resultados desse GT e advertiu sobre os riscos das doações de substitutos do leite materno aos recém-nascidos nas maternidades, por meio da Resolução da AMS nº 39.28, com o seguinte texto:

> Assegurar que pequenas quantidades de substitutos do leite materno, necessárias para a minoria dos bebês que deles precisam nas maternidades e hospitais, sejam obtidas por canais normais de compras e não mediante fornecimento gratuito ou subsidiado.[17]

Mesmo após essa importante Resolução da AMS em 1986,[17] as empresas e distribuidores continuavam a fornecer fórmulas infantis de forma gratuita, alegando que essa Resolução apenas se referia aos governos, e não aos fabricantes.[12]

Em 1990, a **Declaração de Innocenti** reconheceu que a amamentação é o meio de nutrição ideal para o bebê, e, em 1991, o lançamento da Iniciativa Hospital Amigo da Criança fortaleceu o propósito do Código, estimulando os serviços de Saúde a implementarem os "Dez Passos para o Sucesso da Amamentação" e a não permitir doações de fórmulas infantis às maternidades.[11,12]

Em 1996, durante a AMS, foi aprovada outra deliberação importante (Resolução nº 49.18) relacionada com o Código, sobre a alimentação complementar adequada e a advertência quanto ao apoio financeiro a profissionais da Saúde que poderia caracterizar conflitos de interesses. Esse assunto será discutido a seguir, mas vale ressaltar que, pelo menos, oito Resoluções subsequentes da AMS advertem sobre **conflitos de interesses**.

> Assegurar que alimentos complementares não sejam comercializados ou utilizados de maneira que possam prejudicar o aleitamento, seja ele exclusivo ou não, assim como, assegurar que o apoio financeiro para os profissionais que trabalham com saúde infantil não crie conflitos de interesses, especialmente no que concerne à Iniciativa Hospital Amigo da Criança da OMS/Unicef.[18]

Outro documento internacional que se deve conhecer é a Estratégia Global para Alimentação do Lactente e da Criança Pequena, um guia que reafirmou os compromissos para a implementação da **Declaração de Innocenti**, inclusive o controle do *marketing* instrumentalizado no Código Internacional de Comercialização de Substitutos do Leite Materno, e objetiva melhorar, por meio da alimentação, o estado nutricional, o crescimento e o desenvolvimento, a saúde, e assim garantir a sobrevivência de lactentes e crianças de primeira infância.[15]

No Brasil

No Brasil, diante dos acontecimentos mundiais e da preocupação com os baixos índices de aleitamento materno em diversas cidades, desde 1974, antes mesmo de a OMS adotar o Código, foi assinada a Portaria do Professor Fernando Figueira em Pernambuco, que proibiu os fabricantes e distribuidores de realizarem propaganda de leite em pó por meio de doações entregues às maternidades e às demais unidades da Secretaria Estadual de Saúde de Pernambuco, e de distribuírem mamadeiras.[19] Após o lançamento do Programa Nacional de Incentivo ao Aleitamento Materno, em 1981, que evidenciava que o *marketing* de substitutos do leite materno fazia parte dos fatores que interferiam na prática de amamentar, foram apresentadas propostas de um Código brasileiro: uma para proibir a propaganda de fórmulas infantis no rádio e na televisão; outra para colocar uma tarja preta em rótulos de fórmulas infantis, e, uma adicional para regulamentar a apresentação, a promoção e a propaganda dos alimentos substitutos do leite materno. Essas medidas não foram aprovadas pelo Ministério da Saúde.[2,14]

Depois da aprovação do Código em 1981 e da existência da IBFAN – criada em 1979, como já mencionado –, foram realizados monitoramentos das práticas de *marketing* de substitutos do leite materno em muitos países do mundo, inclusive no Brasil, tomando-se como referência as regulações propostas no Código. No nosso país, em 1983, a IBFAN realizou um primeiro diagnóstico das infrações acometidas pelas indústrias ao Código Internacional em seis cidades brasileiras, e foi estabelecida uma sede da IBFAN no Brasil.

Em 1985, um grupo de trabalho foi criado pelo Ministério da Saúde, com o objetivo de elaborar um código nacional. Esse grupo foi composto por representantes do governo (Ministério da Saúde e da Agricultura), das indústrias, da Associação Brasileira das Indústrias de Alimento (ABIA), da Sociedade Brasileira de Pediatria, da Federação Brasileira de Nutrição, da Associação Brasileira de Saúde Pública, da Confederação Nacional do Comércio, do Conselho Nacional de Defesa do Consumidor, do Unicef e coordenado por Marina Ferreira Rea (uma das autoras deste capítulo). Após meses de trabalho, esse grupo criou o documento final.[14,20]

O Conselho Nacional de Saúde aprovou esse texto como Norma de Comercialização de Alimentos para Lactentes (NCAL), em 1988.[21] No primeiro monitoramento, em 1990, usando-o como referencial, houve dificuldade na interpretação e na aplicação prática pelos inspetores sanitários: a norma era muito ampla em sua cobertura de ações, as indústrias pareciam ter adequado seus rótulos de fórmulas de 0 a 12 meses, interromperam as doações de fórmula infantil às maternidades, mas, nada foi feito em relação à comercialização de chupetas e mamadeiras.[22]

Diante dessas dificuldades e da ocorrência de graves infrações à norma, verificou-se a necessidade de aperfeiçoar a legislação. Ocorreram, então, duas revisões. A primeira, em 1992, teve novamente a participação da ABIA, sendo designada como Norma Brasileira de Comercialização de Alimentos para Lactentes (NBCAL), pelo Conselho Nacional de Saúde.[23] Esta, apesar de ainda suscitar dúvidas na interpretação de alguns pontos, apresentou alguns avanços, como a inclusão de leite em pó e chupetas; exigência de frases específicas nas embalagens, incluindo advertências em alimentos de transição e leites, alertando que os produtos não devem ser consumidos por crianças com menos de 6 meses (apenas com orientação do pediatra ou do nutricionista); restrição de amostras, somente permitidas no caso de lançamento do produto exclusivamente para pediatras e nutricionistas; e as descrições de sanções (conforme leis nacionais) e obrigações a serem cumpridas pelas indústrias fabricantes de produtos abrangidos pela legislação, empresas que fazem a comercialização, estabelecimentos de Saúde, profissionais da Saúde, associações de classes, instituições de ensino e pesquisa, instituições governamentais e não governamentais.[11]

A segunda revisão ocorreu entre 2000 e 2001, após criação da Agência Nacional de Vigilância Sanitária (ANVISA), culminando em três documentos: Portaria do Ministério da Saúde nº 2051/2001, Resolução da Diretoria Colegiada (RDC) da ANVISA nºs 221 e 222/2002, passando a ser chamada "Norma Brasileira de Comercialização de Alimentos para Lactentes e Crianças de Primeira Infância, Bicos, Chupetas e Mamadeiras", mas mantendo a conhecida sigla NBCAL.[22] Houve a inclusão de produtos destinados às crianças de até 36 meses, a definição dos termos contidos na norma, e o esclarecimento do papel da ANVISA quanto à fiscalização e à penalização frente às infrações da NBCAL.[22] Nessa revisão, também houve a participação das associações de indústrias, tanto de alimentos infantis como de produtos de puericultura (incluindo bicos, chupetas e mamadeiras).

A Portaria nº 2.051/2001 do Ministério da Saúde regulamentou as formas de promoção comercial, os aspectos referentes a material educativo e técnico-científico sobre alimentação infantil, e a relação dos fabricantes/comerciantes com os serviços de Saúde, profissionais da Saúde e entidades de classe. A RDC nº 221/2002 tratou da promoção e da comercialização de bicos, chupetas, mamadeiras, e protetores de mamilo; e a RDC nº 222/2002, da promoção e da comercialização dos alimentos para lactentes e crianças de primeira infância.[24-26]

Em 3 de janeiro de 2006, aconteceu a aprovação da NBCAL como Lei nº 11.265,[27] que foi um grande avanço em relação à proteção legal da amamentação. O objetivo não foi alterado em relação à Portaria Ministerial nº 2051/2001, visando regulamentar a promoção comercial e as orientações do uso apropriado de alimentos para crianças de até 3 anos, proteger e incentivar o aleitamento materno exclusivo até os 6 meses e continuado até 2 anos ou mais. A Lei não revogou (até 2023) as normas que compõem a NBCAL, apenas os dispositivos conflitantes com ela, o que obriga as empresas a cumprir também as RDCs anteriores.[28]

A promulgação do Decreto nº 8.552, que regulamenta a Lei nº 11.265/06, aconteceu durante a 5ª edição da Conferência Nacional de Segurança Alimentar e Nutricional, em 3 de novembro de 2015, após 9 anos da publicação da Lei e foi resultado de intensa pressão exercida pela IBFAN, com grupos de apoio e defesa da amamentação, o envolvimentos, de parlamentares e da Casa Civil do Governo, além dos Conselhos de Secretários de Saúde. Um novo Decreto (nº 9.579) foi aprovado em 22 de novembro de 2018, consolidando os atos normativos editados pelo Poder Executivo Federal, que dispõem sobre a temática do lactente, da criança, do adolescente e do aprendiz, sobre o Conselho Nacional dos Direitos da Criança e do Adolescente, o Fundo Nacional para a Criança e o Adolescente e os programas federais da criança e do adolescente, revogando, assim, o Decreto anterior nº 8.552, de 3 de novembro de 2015.[29]

Marketing de produtos que interferem na amamentação: cenário atual

Apesar de mais de 40 anos de esforços globais para conter a promoção de fórmulas lácteas comerciais, mamadeiras e bicos, as práticas mundiais abusivas de *marketing* permanecem. Novas evidências publicadas em 2021 confirmaram que mulheres grávidas e mães são alvo de anúncios de televisão, alegações enganosas, redes de mídia social e promoções. Os profissionais da Saúde também continuam sendo foco de campanhas, patrocínios, presentes e suprimentos gratuitos. A comercialização usando propaganda abusiva de substitutos do leite materno diminui o valor percebido da amamentação e prejudica a confiança das mulheres em sua capacidade de amamentar. O *marketing* joga com as expectativas e ansiedades em relação à alimentação e apresenta as fórmulas lácteas comercializadas como uma alternativa melhor que o leite materno.[30]

De acordo com Rollins et al. (2023),[31] existem evidências de que o *marketing* de substitutos do leite materno prejudica a amamentação e está relacionado com menores índices de saúde. Em uma análise de dados de 126 países, constatou-se que as vendas de fórmulas infantis estão inversamente associadas à amamentação até 1 ano. Trata-se de uma estratégia sofisticada capaz de influenciar pessoas, gerando demanda e vendas de seus produtos à custa da saúde e dos direitos de famílias, mulheres e crianças. As plataformas digitais e o uso de dados individuais para *marketing* personalizado e direcionado aumentaram substancialmente o alcance e a influência desse sistema.[31] Os profissionais do *marketing* têm como objetivo conquistar a lealdade de clientes e a confiança de profissionais da Saúde.

As empresas produtoras de fórmulas infantis diversificam cada vez mais os seus produtos para que aumentem ainda mais a fidelização da marca, como, por exemplo, as fórmulas que são vendidas como capazes de trazer conforto para bebês com cólicas, diminuição do choro, aumentar o desenvolvimento cognitivo e até mesmo prolongar o sono; muitos desses produtos apresentam rótulos com "alegações de melhor saúde", o que é proibido de acordo com a Resolução da OMS. Esses artigos citados na revisão de Rollins oferecem resultados, sem comprovação científica, para situações que fazem parte do desenvolvimento do bebê, diminuindo, assim, a confiança na amamentação.[31] Além disso, há uma quantidade crescente de fórmulas lácteas comerciais propagandeadas para depois dos 12 meses de vida e para o pré-escolar – fórmulas ultraprocessadas desnecessárias, mas que carregam nos seus rótulos (*cross-promotion*) muitos aspectos já identificados nos rótulos das fórmulas infantis – mesma cor, desenhos, logotipos. Isso tem aumentado a confusão das mães ao comprar fórmula infantil, conforme relato delas e de pediatras conhecidos (Figura 45.1).

Sabe-se que os profissionais da Saúde têm grande poder de influenciar a decisão das mães e famílias, e as indústrias de fórmulas lácteas comerciais usam essa confiança para atingir o público-alvo, aumentando seu mercado.[10] Elas doam brindes com o logotipo das empresas, amostras, patrocínios a congressos, material técnico científico com promoção dos seus produtos, e incentivos individuais como estratégias de *marketing*, que são viabilizadas economicamente pelas indústrias para conquistar a preferência do profissional e, consequentemente, do cidadão e, assim, torná-lo consumidor de seus produtos, em detrimento da saúde infantil.[2]

No Estudo Multicêntrico de Avaliação do Cumprimento da Norma Brasileira de Comercialização de Alimentos para Lactentes e Crianças de Primeira Infância, Bicos, Chupetas e Mamadeiras (Multi-NBCAL), coordenado pela Fundação Oswaldo Cruz (Fiocruz),[33] foram entrevistados 217 profissionais da Saúde em 26 hospitais de seis cidades brasileiras. Desses profissionais, 85,7% haviam participado de congressos ou simpósios científicos nos dois últimos anos, e 54,3% relataram ter visto

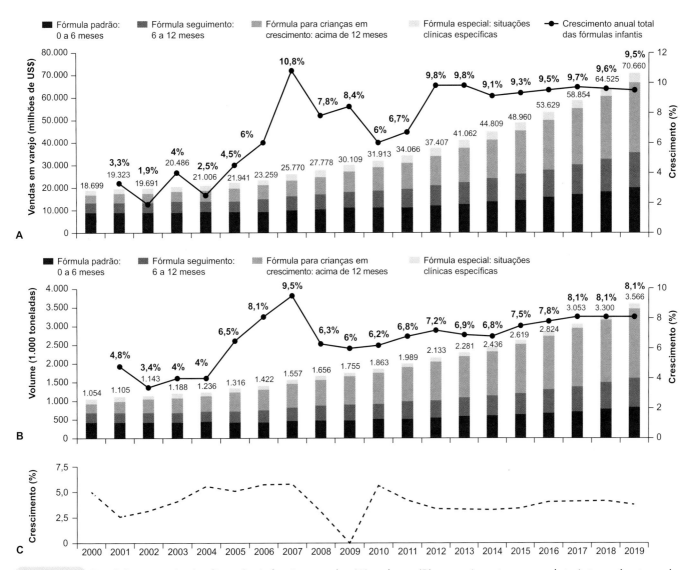

FIGURA 45.1 Total do mercado das fórmulas infantis por valor (**A**), volume (**B**) e crescimento em produto interno bruto real (**C**) de 2000 a 2014 e crescimento estimado de 2015 a 2019.[32]

produtores de fórmulas infantis patrocinando esses eventos. Uma grande parte desses profissionais da Saúde recebeu patrocínio ou incentivo pessoal desses produtores nesses eventos, como materiais para escritório (49,5%), refeições ou festas (29,9%), brindes (21,6%), inscrição no congresso (6,2%) ou passagem (2,1%); apenas 1/3 dos entrevistados referiu não ter recebido patrocínio ou incentivo pessoal. Quanto à amostra grátis de produtos abrangidos pela NBCAL, 22,7% dos profissionais alegaram ter recebido, sendo: 25% pediatras; 18,8% nutricionistas, 1% fonoaudiólogo e outro profissional da Saúde (Universidade Federal do Rio de Janeiro, 2021).[33]

Outro estudo recente realizado no comércio do Rio de Janeiro mostrou o desconhecimento de 50,8% dos gerentes de lojas entrevistados em relação à NBCAL, e que mais de 1/5 dos estabelecimentos comerciais faziam promoção comercial proibida (fórmulas infantis para lactentes, mamadeiras e bicos).[34]

Conflito de interesses

Além da gravidade de todas essas formas de *marketing* abusivo, há também a atitude de profissionais da Saúde muitas vezes mostrando *conflitos de interesses*: se a saúde da criança e o aleitamento materno é sua missão principal, como admitir que esses profissionais aceitem subsídios ou presentes de corporações que lucram com produtos que competem com a amamentação? Para Chren et al.[35] e Bader,[3] a relação de presenteio evidencia o conflito de interesses, definida em um ensaio sobre a relação entre médicos e as indústrias farmacêuticas:

> Ao oferecer um presente ao outro, uma pessoa está proferindo uma relação de amizade. Ao aceitar um presente, aceita-se o início ou o reforço da relação. Um presente provoca uma resposta obrigatória daquele que recebe, geralmente certos deveres sociais como gratidão e desejo de reciprocidade.

Os profissionais da Saúde que atendem crianças estão sempre próximos dos produtos abrangidos pela NBCAL, porém alegam que o seu principal objetivo é o bem-estar delas, e que sempre promovem condições para que tenham ótima saúde física, mental e social; porém o primeiro objetivo das indústrias é muito diferente, elas visam ao lucro e estão em lados opostos aos que assistem às crianças.

No âmbito da educação e da pesquisa, também é possível evidenciar conflito de interesses: há diversos materiais chamados "técnico-científicos", que estão contaminados por publicidade e promovem os produtos. Segundo Wojtyla,[36] quando ocorre a ênfase no lucro na pesquisa científica, a ciência perde seu caráter epistemológico segundo o qual a descoberta da verdade é sua principal finalidade. Em 2006, a AMS votou uma Resolução, recomendando que os países garantam pesquisas científicas sobre alimentação infantil sem conflitos de interesses (Resolução nº 58.32).[37]

As indústrias de fórmula infantil têm participação ativa nas reuniões do processo de definição de padrões do *Codex Alimentarius*, que fornece acesso aos formuladores de políticas nacionais, nos quais os estados-membros podem optar por incorporar lobistas do setor privado em suas delegações nacionais,[31] e também patrocinam algumas associações de classes profissionais em eventos, na promoção de cursos de capacitação em alimentação infantil para recém-formados, e até mesmo publicação de manuais.[38]

Qual seria o interesse dessas empresas em patrocinar uma associação de classes? Essa parceria representa uma estratégia de *marketing*, com o objetivo de motivar o sentimento de reciprocidade, isto é, de criar a obrigação inconsciente de retribuição ou reciprocidade. Segundo a OMS,[39] embora de maneira não intencional, o conselho de classe profissional prejudica a confiança das mulheres em relação à amamentação, que passam a questionar o seu valor.

Em uma recente revisão sistemática de mais de 150 artigos sobre violações ao Código, Becker et al.[40] encontraram 28 estudos que descrevem os detalhes de conflitos de interesses, a maioria deles em hospitais, mas também em unidades não hospitalares e escolas médicas. Todos os produtos no escopo do Código estiveram presentes, e as atividades de *marketing* mais prevalentes foram: incentivos financeiros, apoio pessoal a eventos e a materiais educativos, patrocínio de conferências e uso das unidades de Saúde, além de propagandas em revistas e parcerias com governos. Políticas que incluam como evitar conflitos de interesses são necessárias para a salvaguarda da integridade, independência e credibilidade dos profissionais e das instituições.[41]

Sabe-se que o problema não é o produto, o alimento, e sim o *marketing* utilizado fora de controle que assedia os profissionais da Saúde. A regulamentação do *marketing* desses produtos precisa ser fortalecida. No Brasil, a Lei nº 11.265/06 e o Decreto nº 9.579/18 definem objetivamente o que é considerado "patrocínio" e como se pode evitar conflitos de interesses. Assim, instrumentalizam os profissionais da Saúde a respeito de sua prática em relação a formas de *marketing* que possam competir com a amamentação, com a finalidade da proteção do aleitamento materno. Conhecer esses instrumentos e colocá-los em prática é dever profissional.

Como a Norma Brasileira de Comercialização de Alimentos para Lactentes é julgada pelas autoridades internacionais?

Internacionalmente, o Brasil costuma ser conceituado como um país que tem um "Código forte"; no entanto, em 2022, esse reconhecimento passou por detalhada análise da OMS e começou a ser questionado, como explicado a seguir.

Em 2021, o mundo comemorou o 40º aniversário da adoção do Código Internacional de Comercialização de Substitutos do Leite Materno. A aplicação do Código de 1981 e das Resoluções subsequentes da AMS é de extrema importância para garantir que os pais e outros cuidadores sejam protegidos de informações inadequadas e enganosas.[39] A AMS enfatizou em 1981, durante a adoção do Código Internacional, que ele era um requisito mínimo, ficando os países livres para implementar outras medidas regulatórias. No entanto, em diferentes revisões de códigos nacionais, observou-se que poucos países criaram ou atualizaram seus regulamentos considerando as Resoluções subsequentes ao Código, as quais sempre buscaram incluir novos produtos e novas formas de *marketing* (incluindo a *internet*) que surgiram nesses 40 anos de pós-Código.

Em 2016, foi lançada uma série da revista Lancet sobre a amamentação no século XXI, que, mais do que atualizar os dados mundiais, também analisou políticas e programas, especificando países que implementaram ou não as práticas de aleitamento materno, dando destaque ao Brasil e à importância do controle da publicidade de fórmulas lácteas e outros produtos que competem com a amamentação.[42] Esse trabalho também deixou claro que um aumento de 10 pontos percentuais no aleitamento materno exclusivo até 6 meses ou da amamentação continuada até 1 ou 2 anos se traduziria em economias em tratamentos de saúde para os países – no caso do Brasil, em 6 milhões de dólares. Esses foram dados muito impactantes que, de certa maneira, pode-se dizer, contribuíram para que órgãos das Nações Unidas recomeçassem a priorizar em suas agendas a "amamentação" e os perigos das práticas de *marketing* de fórmulas lácteas comercializadas.

Também em 2016, a OMS apresentou um guia Alimentar à AMS a ser aprovado como "Resolução". Além de chamar a atenção para diferentes novas práticas de *marketing*, esse guia adverte sobre a gravidade de conflitos de interesses entre profissionais da Saúde e a indústria de fórmula infantil. Além disso, destaca a importância de regulamentar **todos os produtos lácteos usados** durante os primeiros 36 meses de vida – chamando-os "substitutos do leite materno" – e não apenas as fórmulas infantis até 12 meses, como era originalmente coberto pelo Código em 1981. Esse documento aprovado na AMS como **Resolução nº 69.9**, de 2016, contém um posicionamento chave a completar o Código de 1981, e todos os profissionais da Saúde, acadêmicos e políticos devem conhecê-lo. Em resumo:

> Os produtos que funcionam como substitutos do leite materno (incluindo fórmulas de seguimento e leites de crescimento) **são substitutos do leite materno** e não devem ser promovidos comercialmente.
>
> As mensagens **devem**: incluir recomendação sobre amamentação por 2 anos ou mais e sem alimentos complementares antes de 6 meses; declarar a idade recomendada para a introdução e ser facilmente compreendida.
>
> As mensagens **não devem**: sugerir uso antes de 6 meses; questionar a amamentação ou mostrar equivalência ao leite materno; promover a alimentação em mamadeiras ou endossar seu uso; não deve haver qualquer promoção cruzada de alimentos substitutos do leite materno: usando outros produtos com desenhos similares, rótulos, slogans, logos.[43]

A OMS, em conjunto com o Unicef e algumas entidades da sociedade civil, emitiu, em 2020, um **chamado** para os fabricantes de fórmulas se comprometerem a cumprir integralmente o Código e as resoluções subsequentes, porém nenhuma empresa concordou com todos os pontos desse **chamado**, e apenas duas empresas, que representam cerca de 1% das vendas globais, se comprometeram a comercializar seus produtos em total conformidade com o Código até 2030.[39] De certa maneira, esse procedimento deixou claro que solicitar cumprir o Código às companhias que estão lucrando com os produtos cobertos por ele não é a melhor maneira de implementá-lo.

Netcode

Desde o início desse século, recomeçaram a ser discutidas preocupações das Nações Unidas quanto ao crescimento do *marketing* de novas fórmulas lácteas comerciais para crianças e as publicidades nas mídias digitais, e questiona-se se o Código e suas Resoluções subsequentes estariam conseguindo resolver essa questão. O conteúdo dessas novas fórmulas lácteas (*growing-up milks* e similares como **o composto lácteo**) não apresentava definição clara pela OMS-FAO no *Codex Alimentarius*, e por anos esse conteúdo não era adequado. De fato, esses produtos foram debatidos por cerca de 10 anos nesse fórum e só foram aprovados em 2023!

Resolução da AMS foi votada por unanimidade em 2014, solicitando que a OMS elaborasse um plano e um guia considerando as discussões mencionadas anteriormente. Nesse bojo, um GT começou a elaborar esse guia que foi finalizado e aprovado 2 anos depois.[44] Em fevereiro de 2015, a OMS buscou formar uma rede para um monitoramento global do Código – o *Netcode* – com o objetivo de envolver países e a sociedade civil em diagnosticar situação de códigos nacionais, suas fraquezas e busca de violações; nessa reunião, decidiram iniciar essas ações em seis a oito países. Uma segunda reunião aconteceu em 2016, e os participantes reviram monitoramentos realizados no Sudeste Asiático que mostravam importantes violações ao Código em serviços de Saúde; dessa reunião, estabeleceu-se um protocolo de coleta de dados para monitoramento com base em sugestões do International Code Documentation Center, da IBFAN, e, em 2017, foi lançado um *kit*.[45] A terceira reunião do *Netcode* ocorreu em 2018 e teve participantes de Save the Children, Helen Keller International, International Baby Food Action Network (IBFAN), World Alliance for Breastfeeding Action (WABA), Action Contre la Faim, International Lactation Consultants Association, e La Leche League International, além de representantes de nove países. A partir desse ano, dois protocolos de coleta de dados – um para avaliação periódica e outro para avaliação continuada – estão disponibilizados e ocorrem mais treinamentos em algumas regiões, entre as quais, na América Latina. Em 2019, houve nova reunião de membros para atualizar a experiência dos protocolos no Equador, Rússia, Miamar, África do Sul e região árabe.

A OMS elaborou relatórios de situação do Código e regulamentos nacionais em 2018, 2020 e 2022, também com a colaboração da IBFAN e do Unicef – todos mostrando preocupação quanto a não implementação, poucas sanções e não monitoramento, como abordado seguir. E é nesse contexto que se iniciam articulações para a realização do primeiro Congresso da OMS sobre o Código em 2023.

No relatório da OMS-UNICEF-IBFAN (2021) sobre comercialização de substitutos do leite materno – Implementação Nacional do Código Internacional – é possível verificar que um total de 144 (74%) dos 194 estados-membros da OMS adotaram pelo menos algumas medidas legais para implementar disposições do Código. Desses, 32 países têm medidas em vigor que estão alinhadas com o Código. São sete países a mais do que o relatado no relatório de 2020, refletindo o fato de que a maioria das novas legislações e regulamentações promulgadas em 2020-2021 está estreitamente alinhada com o Código. Outros 41 países têm medidas moderadamente alinhadas e 71 incluíram algumas disposições; enquanto 50 não têm nenhuma medida legal.

O relatório foi dividido em sete seções: escopo; monitoramento e fiscalização; materiais educativos sobre alimentação de lactentes e crianças pequenas; promoção de produtos no escopo da NBCAL ao público em geral; promoção deles em estabelecimentos de Saúde; envolvimento com trabalhadores e sistemas de Saúde; e rotulagem. Embora todas as leis nacionais descrevam o escopo dos produtos incluídos, apenas 29 países têm legislação que abrange todo o escopo do Código, incluindo substitutos do leite materno comercializados até os 3 anos, alimentos complementares comercializados inapropriadamente como adequados para bebês de 0 a 5 meses de vida e mamadeiras e bicos. Apenas 98 países incluem qualquer descrição de responsabilidades de monitoramento e fiscalização na lei. Para os demais países, é possível que essas responsabilidades sejam delineadas em leis ou regulamentos separados não fornecidos à OMS e, portanto, não analisados nesse relatório.[39]

As disposições sobre rotulagem de fórmulas lácteas estão incluídas em quase todos os países com legislação do Código (136 países), no entanto, apenas um país (Etiópia) inclui todas as disposições do Código sobre rotulagem. A promoção desses produtos para o público em geral também é contemplada na maioria das legislações (131 países), com alinhamento um pouco melhor com o Código. Algumas disposições sobre promoção desses produtos em estabelecimentos de Saúde e envolvimento com profissionais e sistemas de Saúde são incluídas com menos frequência (92 e 93 países, respectivamente). Em relação à promoção em estabelecimentos de Saúde, as disposições geralmente estão bem alinhadas com o Código.[39]

Esse relatório documenta muitas brechas nas medidas para impedir efetivamente o *marketing* abusivo em relação a profissionais da Saúde. Apenas 33 países proíbem todos os presentes e incentivos para profissionais da Saúde, e apenas 21 países não permitem que as empresas de substitutos do leite materno patrocinem reuniões de profissionais da Saúde ou reuniões científicas. Essa falha em abordar diretamente os conflitos de interesses no sistema de Saúde provoca atitudes indiferentes em relação à amamentação, treinamento inadequado sobre material educativo sobre alimentação de lactentes e crianças pequenas, e manejo da lactação. Apenas 26 países proíbem as empresas de divulgar materiais educativos, permitindo que cheguem diretamente aos pais e se posicionem como especialistas alternativos no cuidado e na alimentação de crianças.[39]

Como já informado, o Código brasileiro (NBCAL) foi analisado em 2022. Nesse Relatório, o Brasil totalizou um escore de 83 pontos de 100, tendo pontuação máxima em relação ao escopo da legislação e sobre promoção de produtos em estabelecimentos de Saúde, e a pior pontuação foi referente ao envolvimento com trabalhadores e sistemas de Saúde, sendo considerado um país substancialmente alinhado com o Código. O tema "patrocínio" – importante forma de promoção comercial utilizada pelas empresas – também foi criticado, na medida em que coloca exceções injustificadas a essa proibição – qual seja que o patrocínio pelas indústrias de fórmulas e mamadeiras/bicos é permitido nos eventos das sociedades profissionais quando estas não permitem a promoção comercial em seus congressos. **Trata-se de permitir que a raposa tome conta das galinhas?**

O sucesso da amamentação é uma responsabilidade coletiva que depende de políticas multifacetadas e respostas da sociedade às práticas das corporações. Informações com base em fatos sobre a alimentação de bebês e crianças pequenas, livres de influência comercial, são um direito humano que deve ser disponibilizado a todos. O processo humano vital de alimentação de bebês e crianças pequenas deve estar fora dos limites do *marketing* comercial.

Os governos têm a obrigação de garantir que seus cidadãos tenham acesso a informações imparciais sobre a alimentação de bebês e crianças pequenas e de promulgar políticas livres de influência comercial. Apoiar plena e equitativamente os direitos das mulheres e crianças em casa, no trabalho, em espaços públicos e na área da Saúde é uma responsabilidade da sociedade.

Autoridades governamentais, nações unidas e sociedade civil

Das questões mais graves sobre todo esse panorama de praticamente um século de denúncias e mais de 40 anos de legislação regulatória, a não aplicação de sanções ao monitorar e encontrar violações aos códigos, em especial à NBCAL, são as principais.

A IBFAN Brasil, por meio dos seus membros voluntários, realiza anualmente o monitoramento da NBCAL, notificando os responsáveis pelas infrações, com o objetivo de educá-los para que se adequem à legislação. No entanto, tem sido observada uma persistência de infrações; o aprimoramento das práticas de *marketing* utilizadas por indústrias, importadores, distribuidores e comerciantes de produtos abrangidos pela legislação; diminuição nas respostas das empresas notificadas; e o retorno de infrações relacionadas com fórmulas infantis para lactentes e de acompanhamento para lactentes (promoção comercial estritamente **proibida**). Essa tendência pode ser atribuída a alguns fatores, incluindo falta de monitoramento pelo poder público, falta de aplicações de sanções e o uso do meio digital.

Ao longo dos anos, a IBFAN tem avançado com parcerias e em estratégias para que se consiga fazer cumprir a lei, monitorando as práticas de *marketing* de produtos e procedimentos cobertos pela NBCAL.[46] Diversos resultados de análise e identificação de violações foram encaminhados às autoridades sanitárias – ANVISA, VISAs (vigilâncias sanitárias) estaduais e municipais e Ministério de Saúde – sem que os desfechos de aplicação de sanções (por descumprimento da NBCAL) tenham chegado ao conhecimento da sociedade.

Desde 2003, a IBFAN conta com a parceria do Instituto Brasileiro de Defesa do Consumidor (IDEC) para divulgar os resultados do monitoramento da NBCAL em suas revistas. Esse instituto desempenha um papel fundamental na sociedade, atuando como protetor dos direitos dos indivíduos por meio de orientação, educação e fiscalização, assegurando que os consumidores tenham acesso a informações transparentes, além de prevenir práticas abusivas por parte das empresas.

As notificações das infrações encontradas no monitoramento de 2018, por exemplo, além de enviadas ao próprio infrator e aos órgãos sanitários competentes, foram encaminhadas no início de 2019 à Promotoria Pública de 32 cidades brasileiras. Contudo, devido à complexidade, à falta de recursos e ao volume de trabalho envolvido, não foi viável dar continuidade a esses procedimentos nos anos subsequentes.

Em 2020, devido à pandemia do coronavírus (covid-19), o monitoramento foi adaptado ao cenário mundial, seguindo as recomendações das entidades sanitárias de distanciamento social, tendo, então, como foco a busca por infrações na *internet*, revelando estratégias agressivas de *marketing*, não só por parte do setor regulado, mas pela participação de outros atores nesse cenário, como influenciadores digitais e profissionais da Saúde, que, com a intenção de repassar informações sobre o produto ou sobre a alimentação infantil, violam a NBCAL.[47] Foram notificadas 57 páginas eletrônicas (13 farmácias, 14 supermercados, 27 *sites* de lojas e três *sites* de empresas fabricantes), 25 endereços de Instagram e dois endereços de Facebook.[47]

Monitorar a *internet*, as mídias sociais e o comércio eletrônico é um grande desafio, pois existe um volume massivo de informações a cada segundo, as informações estão dispersas em uma ampla variedade de fontes e plataformas *online*, e a velocidade com que as informações se propagam é muito rápida. Diante desses desafios, é preciso adotar abordagens estratégicas e ferramentas tecnológicas avançadas para enfrentar essas dificuldades. A ANVISA tem desenvolvido uma forma de monitorar as promoções em mídias digitais de comércio eletrônico usando "inteligência artificial" há alguns anos – denominada EPINET e está em processo; mais de 10.300 grupos de produtos relacionados com a NBCAL foram notificados; quando uma violação é detectada, uma ferramenta automática digital comunica a companhia responsável; mas vigiar e modificar essas promoções inadequadas é bastante difícil.

No ano de 2021, a IBFAN em parceria com o Ministério da Saúde ofertou um curso de ensino a distância (EaD) sobre NBCAL com o objetivo de divulgar a legislação, capacitar profissionais da Saúde para fortalecer a proteção legal do aleitamento materno e da alimentação complementar, e orientar a realização do monitoramento da lei, incluindo a participação de inspetores sanitários.[48] Com isso, o monitoramento alcançou uma maior capilaridade no país: 17 estados brasileiros e o Distrito Federal, tendo 53% das infrações correspondentes à promoção comercial proibida. As infrações foram encaminhadas às Visas municipais e aos respectivos Conselhos de Classe aos quais o profissional da Saúde que cometeu a infração pertence.[48] Há também outro curso EaD difundido em 2023 pelo Ministério da Saúde para os profissionais conhecerem a NBCAL.

Considerações finais

Os estudos realizados e os documentos apresentados neste capítulo mostram que a história do *marketing* e sua interferência na amamentação têm evoluído e, atualmente é de maior conhecimento público. Esse conhecimento, são pode contribuir para a melhoria do aleitamento materno, especialmente com o monitoramento das autoridades de Saúde dos países feito pela OMS e pelo Unicef em junho de 2023.

Em parceria com o Unicef, a OMS reuniu em sua sede, em Genebra, cerca de 400 representantes de mais de 100 países, ONGs e acadêmicos para a realização do primeiro Congresso sobre o Código. Em 3 dias de apresentações e discussões em grupos de delegados unidos por regiões, buscaram-se obter planos de ação a serem desenvolvidos a curto e médio prazos quanto a elaboração, reforço, melhorias e monitoramento de códigos nacionais. O Brasil esteve presente e elaborou um plano de monitoramento, e, tanto aqui como no mundo, há que se lembrar dos **desafios** que nos esperam:

- Todos os países precisam ter uma legislação nacional (com base no Código e em resoluções subsequentes da AMS), elaborada e revisada independentemente da indústria, incluindo sanções ao seu descumprimento
- Leis ou normas nacionais devem incluir **todas** as disposições do Código e de resoluções subsequentes
- Associações profissionais, pediatras, academias, maternidades e demais organismos ou pessoas que podem interferir em decisões sobre alimentação infantil devem ter claro possíveis **conflitos de interesses** em sua atuação
- A abrangência da lei ou as normas nacionais devem incluir produtos comercializados para substituir a amamentação até 3 anos
- A lei nacional precisa ter um regulamento (regras) detalhado e harmônico
- O governo deve designar um órgão responsável pela vigilância da lei e treiná-lo
- Monitoramentos periódicos (no mínimo anuais) devem ser realizados pelo órgão responsável pela vigilância da lei, com apoio da sociedade civil
- As leis ou normas nacionais necessitam de revisão periódica, pois as formas de promoção comercial são complexas e os produtos industriais (alimentos ultraprocessados, insumos "criativos") são de inovação constante
- A sociedade civil – a IBFAN, especialmente – precisa estar sempre ativa e ser reconhecida, pois é a instância que tem trabalhado essa temática **sem conflitos de interesses desde 1979**: há que juntar forças!

Referências bibliográficas

1. Ichisato SMT, Shimo AKK. Revisitando o desmame precoce através de recortes da história. Rev Latino-Am Enferm. 2002;10(4):578-85.
2. Rea MF. Substitutos do leite materno: passado e presente. Rev Saude Pública. 1990;24:240-241.
3. Bader MB. Breast-feeding: the role of multinacional corporations in Latin America. Int J Health Serv. 1976;6:609-26.
4. Silva AAM. Amamentação: fardo ou desejo? Estudo histórico-social dos saberes e práticas sobre aleitamento materno na sociedade brasileira. Ribeirão Preto: Faculdade de Medicina Universidade de São Paulo; 1990.
5. Barness LA. History of infant feeding practices. Amer J Clin Nutr. 1987;46:168-70.
6. Greiner T. The promotion of bottle-feeding by multinational corporations. How advertising and the health professions have contributed. Ithaca, Program in International Nutrition and Development Policy. Cornell University; 1975.
7. Greiner T. The planning, implementation and evaluation of a project to protect, support and promote breastfeeding in the Yemen Arab Republic. [PhD Thesis – Cornell University]. Ithaca; 1983.
8. Goldenberg P. Repensando a Desnutrição como Questão Social. Campinas: Unicamp; 1988.
9. Goldenberg P, Tudisco ES. Desnutrição: a penetração do leite em pó através da propaganda. In: Perez EP, Lira PIC, Romani SAM. Alimentação e Nutrição no Nordeste: uma Coletânea. Recife: CJC; 1983.
10. Rea MF. Reflexões sobre a amamentação no Brasil: de como passamos a10 meses de duração. Cad Saúde Pública. 2033;19(1):37-45.
11. Monteiro R. Norma brasileira de comercialização de alimentos para lactentes e crianças de primeira infância: histórico, limitações e perspectivas. Rev Panam Saúde Pública. 2006;19(5):354-62.
12. Sokol EJ. Em defesa da amamentação: manual para implementar o Código Internacional e Mercadização de Substitutos do Leite Materno. São Paulo: IBFAN Brasil; 1999.
13. Jelliffe DB. Commerciogenic malnutrition? Food Technol. 1971;25(2):153.
14. Dantas NJO. Aspectos Constitucionais do Aleitamento Materno: Saúde da Criança e Liberdade Econômica. São Paulo: RCS Editora; 2007.
15. Muller F. Proteger a prática de amamentar: uma preocupação internacional. In: Ministério da Saúde. A legislação e o Marketing de Produtos que Interferem na Amamentação: um Guia para Profissional de Saúde. Brasília: Ministério da Saúde; 2009. p. 7-13.
16. World Health Organization (WHO). 34ª Assembleia Mundial da Saúde em 21 de maio de 1981. Código Internacional de Comercialização de Substitutos do Leite Materno. Genebra. 1981.
17. World Health Organization (WHO). Assembleia Mundial da Saúde. Resolução nº 39.28. Genebra. 1986.
18. World Health Organization (WHO). Assembleia Mundial da Saúde. Resolução nº 49.18. Genebra. 1996.
19. Brasil. Secretaria Estadual de Saúde de Pernambuco. Portaria nº 99, de 3 de dezembro de 1974. Pernambuco: Diário Oficial; 1974.
20. Salve JA. NBCAL e a Portaria nº 2.051/2001: o papel do profissional e das instituições de saúde. In: Ministério da Saúde. A Legislação e o Marketing de Produtos que Interferem na Amamentação: um Guia para Profissional de Saúde. Brasília: Ministério da Saúde; 2009. p. 25-32.
21. Brasil. Ministério da Saúde. Conselho Nacional de Saúde. Resolução nº 5, de 20 de dezembro de 1988. Norma de comercialização de alimentos para lactentes. Brasília, DF: Diário Oficial da União; 1988.
22. Araújo MF, Real MF, Pinheiro KA. et al. Avanços na norma brasileira de comercialização de alimentos para idade infantil. Rev Saúde Pública. 2006;40(3):513-20.
23. Brasil. Ministério da Saúde. Conselho Nacional de Saúde. Resolução nº 31, de 8 de outubro de 1992. Norma brasileira de comercialização de alimentos para lactentes. Brasília, DF: Diário Oficial da União; 1992.
24. Brasil. Ministério da Saúde. Portaria nº 2.051, de 8 de novembro de 2001. Norma brasileira de comercialização de alimentos para lactentes e crianças de primeira infância: bicos, chupetas e mamadeiras. Brasília, DF: Diário Oficial da União; 2001.
25. Brasil. Ministério da Saúde. Agência Nacional de Vigilância Sanitária (ANVISA). Resolução RDC nº 221, de 5 de agosto de 2002. Brasília, DF: Diário Oficial da União; 2002.
26. Brasil. Ministério da Saúde. Agência Nacional de Vigilância Sanitária (ANVISA). Resolução RDC nº 222, de 5 de agosto de 2002. Brasília, DF: Diário Oficial da União; 2002.
27. Brasil. Lei nº 11.265, de 3 de janeiro de 2006. Regulamenta a comercialização de alimentos para lactentes e crianças de primeira infância e produtos de puericultura correlatos. Brasília, DF: Diário Oficial da União; 2006. Seção 1. p. 1.
28. Divitiis RMP. A Lei nº11.265/06: subsídios para uma postura crítica. In: Ministério da Saúde. A Legislação e o Marketing de Produtos que Interferem na Amamentação: um Guia para Profissional de Saúde. Brasília: Ministério da Saúde; 2009. p. 32-41.
29. Brasil. Decreto nº 9.579, de 22 de novembro de 2018. Consolida atos normativos editados pelo Poder Executivo federal que dispõem sobre a temática do lactente, da criança e do adolescente e do aprendiz, e sobre o Conselho Nacional dos Direitos da Criança e do Adolescente, o Fundo Nacional para a Criança e o Adolescente e os programas federais da criança e do adolescente, e dá outras providências. Brasília, DF: Diário Oficial da União; 2018.
30. World Health Organization (WHO). UNICEF. Como o marketing de fórmulas lácteas influencia nossas decisões sobre alimentação infantil. Genebra. 2022.
31. Rollins N, Piwoz E, Baker P, et al. Marketing of commercial milk formula: a system to capture parents, communities, science, and policy. Lancet. 2023;401(10375):486-502.
32. Rollins N, Bhandari N, Hajeebhoy N, et al. Why invest and what it will take to improve breastfeeding practices in less than a generation. Lancet. 2016;387(10017):491-504.
33. Boccolini CS, Oliveira MIC, Toma TS, et al. Metodologia e indicadores para monitoramento da NBCAL em estabelecimentos comerciais e serviços de saúde: estudo multicêntrico (Multi-NBCAL). Cad Saúde Pública. [Internet.] 2021;37(1):e00272920. Available from: https://doi.org/10.1590/0102-311X00272920.

34. Silva KB, Oliveira MIC, Boccolini CS, et al. Promoção comercial ilegal de produtos que competem com o aleitamento materno. Rev Saúde Pública. 2020;54.
35. Chren MM, Landfeld CS, Murray TH. Doctors, drug companies and gifts. JAMA. 1989;245(1):1047-53.
36. Wojtyla KJ. Carta a D. Józef Kowalczyk, Anúncio Apostólico na Polônia, por ocasião da Conferência sobre os conflitos de interesse e seu significado na ciência e na medicina, realizada em Varsóvia [Internet]. Vaticano. 2002. Disponível em: http:// www.vatican.va/holy_father/john_paul_ii/letters/2002/documents/hf_jp-ii_let_20020411_conference-poland_po.html.
37. World Health Organization (WHO). Assembleia Mundial da Saúde. Resolução nº 58.32. Genebra. 2006.
38. Silva MAS. A regulamentação da publicidade infantil de alimentos no Brasil, bastidores de uma década de debate sobre a implementação de uma política pública. 2021. Dissertação [Mestrado em Políticas Públicas em Saúde]. Escola Fiocruz de Governo. Brasília: Fundação Oswaldo Cruz; 2021. 198 f.
39. World Health Organization (WHO). Marketing of breast-milk substitutes: national implementation of the international code, status report 2022. Geneva. 2022.
40. Becker GE, Ching C, Nguyen TT, et al. Babies before business: protecting the integrity of health professionals from institutional conflict of interest. BMJ Global Health. 2022;7(8): e009640.
41. Lhotska L, Richter J, Arendt M. Protecting breastfeeding from conflicts of interest. J Hum Lact. 2020;36:22-8.
42. Victora CG, Barros AJD, França GVA, et al. Breastfeeding in the 21th century: epidemiology, mechanisms and the lifelong effect. Lancet. 2016;387:475-90.
43. World Health Organization (WHO). Assembleia Mundial da Saúde. Resolução nº 69.9. Genebra. 2016.
44. World Health Organization (WHO)/UNICEF. NETCODE toolkit: monitoring the marketing of breast-milk substitutes: protocol for ongoing monitoring systems. 2017.
45. World Health Organization (WHO). UNICEF. Conjunto de instrumentos de NETCODE. Seguimiento de la comercialización de sucedáneos de la leche materna: protocolo para las evaluaciones periódicas. Genebra. 2018.
46. Toma TS, Salve JA, Muller FS. Código Internacional e NBCAL: salvaguardas para um mundo com menos pressão do marketing sobre as famílias de crianças pequenas. Temas em Saúde Coletiva 26. São Paulo, SP: Instituto de Saúde; 2019. Cap. 4. p. 75-104.
47. IBFAN BRASIL. Relatório do Monitoramento Nacional da NBCAL – De Olho na Internet e Mídias Sociais. São Paulo: IBFAN; 2020.
48. IBFAN BRASIL. Relatório do Monitoramento 2021 – Projeto NBCAL Aprendendo a fazer valer a Lei. São Paulo: IBFAN; 2021.

CAPÍTULO 46

Iniciativa Consultório Amigo da Amamentação

Yechiel Moises Chencinski • Marcus Renato de Carvalho

Introdução

Entre as várias temáticas relacionadas com a saúde materno-infantil, provavelmente, aquelas que ainda necessitam de consenso e de resultados consistentes e significativos envolvem a amamentação.

Desde a época da II Guerra Mundial, as taxas de aleitamento materno sofreram um grande retrocesso devido à necessidade das indústrias de empregar mão de obra feminina em substituição à masculina (os homens estavam nos campos de batalha), à queda na taxa de natalidade, entre outros fatores. Por esses motivos, pela implementação e pelo estímulo de outras fontes produtoras de leite (de outros mamíferos) que foram adaptadas e modificadas para o consumo humano – as indústrias de substitutos de leite materno no Brasil –, na década de 1970, contribuíram para que as taxas de amamentação alcançassem seus menores índices.

Estudos[1] mostram a evolução dos índices de aleitamento materno no país pela Pesquisa Nacional sobre Saúde Materno-Infantil e Planejamento Familiar (1986),[2] Pesquisa Nacional sobre Demografia e Saúde (PNDS, 1996),[3] Pesquisa Nacional de Demografia e Saúde da Criança e da Mulher (2006),[4] além de dados mais recentes do Estudo Nacional de Alimentação e Nutrição Infantil (ENANI, 2019).[5]

As pesquisas mostram uma evolução significativa da maioria dessas taxas entre 1986 e 2006, e uma contenção desse processo entre 2006 e 2019. Vale ressaltar o sucesso do aleitamento materno exclusivo em crianças com menos de 6 meses de vida (1986 – 2,9%; 1996 – 23,9%; 2006 – 37,1%; e 2019 – 45,7%),[1,5] o que definiu o Brasil como exemplo na proteção, no apoio e na promoção ao aleitamento materno no mundo, especialmente até 2006, fato que não se repetiu na última pesquisa (2019).

Outra dado relevante é o avanço da amamentação na primeira hora de vida, relatado nas pesquisas (1996 – 33%; 2006 – 42,9%; e 2019 – 62,4%), ainda abaixo das expectativas, mas mostrando resultado de ações de políticas públicas, como a Iniciativa Hospital Amigo da Criança (IHAC),[6] com a certificação pelo Ministério da Saúde, desde 1992, de maternidades públicas e privadas que cumprem os "Dez Passos para o Sucesso do Aleitamento Materno",[7] o Cuidado Amigo da Mulher[8] e uma série de outras estratégias, com critérios de habilitação redefinidos pela Portaria nº 1.153 (maio de 2014) (ver Capítulo 39, *Iniciativa Hospital Amigo da Criança: Breve Retrospectiva, Evidências Científicas sobre sua Efetividade e Panorama no Mundo e no Brasil*).[8]

Outras políticas públicas citadas e mais aprofundadas nesta edição contribuíram de maneira significativa para que o aleitamento materno no Brasil pudesse se manter e crescer como um direito da díade mãe-bebê, proporcionando para as famílias, a sociedade, a economia e a área da Saúde benefícios fundamentados em evidências científicas comprovadas.

Ações como o Programa Nacional de Incentivo ao Aleitamento Materno (PNIAM, 1981), a obrigatoriedade do alojamento conjunto estabelecida pela Resolução nº 18 (1983) do Instituto Nacional de Assistência Médica da Previdência Social (INAMPS)/Ministério da Saúde e reforçada em portaria para os hospitais universitários (1987), a adaptação do Código Internacional para a Norma Brasileira de Comercialização de Alimentos para Lactentes (Resolução nº 5 do Conselho Nacional de Saúde, 1988), a Constituição Federal (1988) que garante o direito à licença-maternidade de 120 dias após o parto às mulheres trabalhadoras são algumas das políticas públicas que alavancaram essa progressão dos índices de aleitamento materno no Brasil (ver Capítulo 38, *Proteção, Promoção e Apoio ao Aleitamento Materno no Brasil*).

Apesar desses programas, ainda temos carências em iniciativas que poderiam favorecer a amamentação. Lembrando que, de acordo com os dados do 3º trimestre de 2022 da Pesquisa Nacional por Amostra de Domicílios Contínua (PNAD Contínua) do Instituto Brasileiro de Geografia e Estatística,[9] entre 89,6 milhões de mulheres com 14 anos ou mais, 47,9 milhões estavam na força de trabalho e entre essas, 43,3% eram trabalhadoras informais (sem carteira de trabalho assinada ou Cadastro Nacional de Pessoa Jurídica – CNPJ), ou seja, sem direitos trabalhistas (ver Capítulo 42, *Amamentação: Direito da Mulher Trabalhadora*).

Apesar de ser considerado por todos os estudos como o padrão-ouro da alimentação infantil e de ser praticamente um mantra emitido pela Organização Mundial da Saúde (OMS/World Health Organization) – "Aleitamento materno desde a sala de parto até 2 anos ou mais, exclusivo e em livre demanda até o sexto mês" –, ainda não se cumprem as metas propostas na maioria dos países do mundo.

Entre as Metas Globais da OMS para 2025,[10] estão a redução em 40% da quantidade de crianças com menos de 5 anos com déficit de crescimento, diminuição de 50% no diagnóstico de anemia em mulheres em idade reprodutiva, redução de 30% no baixo peso de recém-nascidos, nenhum aumento no excesso de peso na infância e ampliação nas taxas de aleitamento materno exclusivo em crianças com menos de 6 meses de vida até, pelo menos, 50%, em todo o mundo. E para 2030, essa taxa esperada é de 70%.

Toda ação é significativa para que cada vez mais mães amamentem, se assim o desejarem, e seus lactentes tenham direito a esse benefício, mas é fundamental que essas propostas possam abranger todos os recortes do país nos âmbitos social, econômico, racial, etário, religioso, entre outros.

E, para isso, políticas públicas são indispensáveis, como algumas citadas anteriormente no texto, bem como em outros capítulos desta obra. As iniciativas não precisam ser restritas às ações governamentais, sendo o comprometimento de outros setores da sociedade fundamental para a evolução dessas taxas (ver Capítulo 51, *Manejo Ampliado da Amamentação: Decolonial, Diverso e Inclusivo*).

Consultório Amigo da Amamentação: a origem

A temática do aleitamento materno é multifatorial e depende de informação, mas, também, de questões socioeconômicas, culturais, raciais, transgeracionais e de políticas públicas. A amamentação pode acontecer em todos os espaços, em todas as famílias, tanto de usuárias dos serviços públicos de Saúde, foco dessas orientações, quanto as de serviços particulares, que têm plano de saúde ou condições econômicas para arcar com as despesas de um atendimento pago.

Independentemente do tipo de usuária, é necessário que a proteção, o apoio e a promoção ao aleitamento sejam abordados em todos os setores da sociedade para que alcancem a população de maneira ampla, geral e sem restrições.

Em abril de 2017, sob o título *How to establish a breastfeeding-friendly pediatric office*,[11] a Academia Americana de Pediatria (AAP) propôs a criação de um consultório pediátrico "amigo da amamentação", reforçando a importância da ação dos pediatras em sua prática clínica no apoio às famílias que amamentam, criando um ambiente favorável e pontuando sua influência no "aleitamento materno exclusivo por cerca de 6 meses e na amamentação continuada por pelo menos 1 ano", conforme a prática nos EUA.

A recomendação é justificada pela possibilidade de "prevenir doenças infecciosas agudas e o desenvolvimento de doenças crônicas, reduzir o risco de síndrome de morte súbita infantil e promover resultados ótimos para mães e crianças",[11] considerando a amamentação como uma demanda "imperativa de saúde pública", e não apenas uma escolha de estilo de vida.

Nesse documento, atribui-se ao pediatra, que acompanha bebês saudáveis durante o primeiro ano de vida (puericultura), a necessidade de treinamento adequado sobre a amamentação para identificação e diagnóstico precoce, pela observação da mamada, desde a primeira visita da díade ao consultório, possibilitando a solução e o encaminhamento a outros especialistas da equipe multiprofissional, quando necessário, no intuito de preservar e promover o aleitamento materno.

O pediatra também deve estar apto, desde sua primeira consulta, a escutar as queixas das mães e avaliar dificuldades de pega ou posicionamento, dor, evolução de crescimento, bem como orientar a respeito da amamentação após a volta ao trabalho e a possibilidade de doação de leite. Uma equipe treinada em seu consultório, com cultura de apoio à amamentação, evitando cartazes, publicações, anúncios, cupons ou distribuição de fórmulas gratuitas, deve ser garantida pelo pediatra.

Em maio de 2017, foi publicado um artigo sobre diretrizes clínicas (Clinical Report), no periódico *Pediatrics*, da AAP, intitulado *The breastfeeding-friendly pediatric practice office*,[12] abordando uma proposta para que a informação e as ações fossem estendidas além das maternidades, em ambientes ambulatoriais, para aumentar a adesão, a duração do aleitamento materno exclusivo e a continuidade da amamentação.

Nesse documento, são abordados os benefícios da amamentação para os lactentes, entre os quais "a diminuição do risco de infecções do trato respiratório inferior, gastroenterite, otite média e enterocolite necrosante, sendo essa última especialmente importante em prematuros".[13] Além disso, são reforçados os riscos para os lactentes (aumento da síndrome da morte súbita infantil, obesidade, asma, certos cânceres infantis, diabetes e morte pós-neonatal)[13] e para as mulheres (aumento no risco de câncer de mama e de ovário, diabetes *mellitus* tipo 2, doenças cardíacas e depressão pós-parto)[13] sobre a falta da amamentação.

Os dados e as estatísticas dessa publicação referem-se à realidade dos EUA, mostrando as ações e os desafios a respeito do aleitamento materno nesse país, estabelecendo os 10 passos para uma amamentação bem-sucedida, mas com uma observação a respeito do uso de chupetas, que não está de acordo com nossas recomendações, abordando apenas os efeitos dessa prática na amamentação, sem contar todas as consequências prejudiciais respiratórias, de formação do sistema estomatognático, entre outras e, aludindo à proteção contra a síndrome da morte súbita (SIDS, do inglês *sudden infant death syndrome*), bastante questionável em seu documento a respeito, inclusive no próprio país, citando riscos para sua utilização:[14]

> A AAP não apoia uma proibição categórica das chupetas devido ao seu papel na redução do risco de SIDS e ao seu benefício analgésico durante procedimentos dolorosos, quando a amamentação não pode proporcionar a analgesia. O uso de chupeta no hospital no período neonatal deve ser limitado a indicações médicas específicas, como redução da dor, calmante em bebês expostos a medicamentos etc. Para bebês amamentados, a introdução da chupeta deve ser adiada até que a amamentação esteja firmemente estabelecida. Bebês que não estão sendo amamentados diretamente podem começar a usar chupeta assim que desejarem.[13]

Assim, com base em estudos anteriores, como o protocolo clínico da Academia da Medicina da Amamentação (ABM) – *The breastfeeding-friendly physician's office: optimizing care for infant and children*,[14] entre outros que comprovaram um aumento das taxas de aleitamento materno após sua aplicação, os autores propõem 19 medidas que foram resumidas a 14 práticas de apoio à amamentação no consultório em uma lista (Tabela 46.1),[13] com base nos "Dez Passos para o Sucesso do Aleitamento Materno" da IHAC.

O documento também ressalta barreiras à implementação de práticas favoráveis à amamentação em consultórios pelos profissionais, como falta de conhecimento, habilidades, tempo dedicado à observação e orientação da mamada, mas afirma que esses obstáculos não são intransponíveis e conclui reforçando a necessidade de um maior apoio de todos os membros da equipe de Saúde e do comprometimento dos profissionais para a prática do consultório pediátrico de apoiar mães que amamentam, bebês e famílias, aumentando a exclusividade e a duração da amamentação por suas pacientes, e melhorando os resultados de Saúde para a população.

TABELA 46.1	Resumo das práticas de apoio à amamentação no consultório.[13]
1.	O consultório favorável à amamentação deve ter uma política escrita
2.	Treinar a equipe em habilidades de apoio à amamentação
3.	Discutir a amamentação durante as consultas pré-natais e de puericultura
4.	Incentivar a amamentação exclusiva por 6 meses
5.	Fornecer orientação antecipada adequada que apoie a continuação da amamentação pelo tempo desejado
6.	Incorporar a observação da amamentação nos cuidados de rotina
7.	Educar as mães sobre a extração do leite materno e o retorno ao trabalho
8.	Fornecer recursos educacionais não comerciais sobre amamentação para os pais
9.	Incentivar a amamentação na sala de espera, com espaço privativo, mediante solicitação
10.	Eliminar a distribuição de fórmulas gratuitas
11.	Treinar a equipe para seguir os protocolos de triagem telefônica para tratar de preocupações sobre amamentação
12.	Colaborar com o hospital ou centro de parto local e a comunidade obstétrica em relação aos cuidados favoráveis à amamentação
13.	Disponibilizar links com recursos comunitários de amamentação
14.	Monitorar as taxas de amamentação em sua prática

Iniciativa Consultório Amigo da Amamentação: adaptação à nossa realidade

A partir desse documento, essas propostas foram analisadas em reuniões de equipe (Moises Chencinski e Marcus Renato), e decidiu-se ajustar as ações para a realidade brasileira, tendo como base os "Dez Passos para o Sucesso do Aleitamento Materno" da IHAC.

Várias políticas nacionais embasaram a elaboração desse documento e são detalhadas em vários capítulos deste livro, entre elas:

- Norma Brasileira de Comercialização de Alimentos para Lactentes e Crianças de Primeira Infância (NBCAL)
- Leis que protegem mães que amamentam em público
- Empresas cidadãs com a ampliação das licenças-paternidade/maternidade
- IHAC
- Iniciativa Unidade Básica Amiga da Amamentação (IUBAAM)
- Rede de Bancos de Leite Humano
- Estratégia Amamenta e Alimenta Brasil
- Atenção humanizada ao recém-nascido de baixo peso – Método Canguru
- Semana Mundial de Aleitamento Materno/Agosto Dourado.

Na elaboração dessa iniciativa, ficou claro que ela se aplicaria não só aos consultórios pediátricos, mas também a outras especialidades da área da Saúde materno-infantil, como Ginecologia e Obstetrícia, Fonoaudiologia, Odontopediatria, Nutrição, Enfermagem, Psicologia e afins.

Assim, no dia 12 de maio de 2017, surgiu a proposta da Iniciativa Consultório Amigo da Amamentação (ICAM), para contribuir com as estratégias já existentes para proteção, apoio e promoção ao aleitamento materno pelos profissionais em seus locais privados e ambulatoriais de atendimento. Esse programa foi reconhecido e apoiado pela Sociedade Brasileira de Pediatria em documento científico do Departamento Científico de Aleitamento Materno, em agosto de 2018, com o título "Consultório Amigo da Amamentação".[15]

Para que um consultório proponha sua inclusão nessa iniciativa, é necessário seguir e se comprometer a cumprir os seguintes critérios:

- Ter uma política (norma) de promoção, proteção e apoio ao aleitamento materno que seja do conhecimento de todos que trabalham no consultório
- Contar com profissionais capacitados e periodicamente atualizados em manejo clínico da amamentação e nas habilidades de aconselhamento
- Realizar ou incentivar consulta com pediatra no início do último trimestre da gestação, acompanhada de familiares próximos, dando ênfase ao aleitamento materno – consulta pediátrica pré-natal
- Informar sobre a importância do parto normal, clampeamento oportuno do cordão umbilical, contato pele a pele imediatamente após o parto, amamentação na sala de parto, amamentação em livre demanda e alojamento conjunto
- Observar uma mamada completa na primeira consulta e sempre que necessário, ratificar as recomendações sobre aleitamento materno exclusivo até o 6º mês e complementado até 2 anos ou mais, com introdução de alimentos saudáveis em tempo oportuno e desmame natural
- Informar as mães e seus familiares próximos sobre a extração e doação de leite materno desde as primeiras consultas e como manter a amamentação após o retorno ao trabalho
- Indicar, quando necessário, profissionais capacitados em aleitamento materno (Enfermagem, Nutrição, Fonoaudiologia, Odontopediatria, Psicologia, entre outros), bem como grupos de apoio éticos
- Estimular a amamentação nas salas de espera e de consulta, mas fornecer espaço privado, caso seja solicitado
- Não receber fórmulas infantis, mamadeiras, chupetas e intermediários de silicone de representantes de indústrias e não promover a distribuição desses insumos ou de brindes e/ou materiais informativos das empresas
- Conhecer e divulgar ações relacionadas com a promoção, a proteção e o apoio ao aleitamento materno, como a "Semana Mundial de Aleitamento Materno/Agosto Dourado", "Dia de doação de leite humano", direitos da mulher que amamenta, leis que protegem a amamentação em público, e oferecer fontes de consulta oficiais, reconhecidas e éticas.

Uma vez cientes das condições, os interessados devem acessar a página dessa Iniciativa no Facebook (https://www.facebook.com/consultorioamigodaamamentacao) e se comprometer a seguir essas diretrizes e utilizar a imagem da Iniciativa em seu local de atendimento (Figura 46.1).

Importante salientar que a implementação da ICAM é por autogestão, mais apropriada para serviços privados e autorizada para profissionais, e não para "espaços" (coletivos). Os propositores do "Consultório Amigo da Amamentação" esclarecem que não haverá cursos de capacitação para a implementação dessa iniciativa, nem sistemas de avaliação.

Os profissionais que cumprem os critérios devem escrever um breve memorial sobre sua formação profissional, como foram

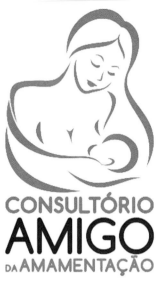

FIGURA 46.1 Logomarca da Iniciativa Consultório Amigo.

capacitados e quantas horas de prática tiveram em ambulatórios, alojamentos conjuntos de maternidades e/ou bancos de leite, e encaminhá-lo aos propositores para análise e conclusão do processo.

A receptividade dos profissionais da Saúde tem sido estimuladora e, além da divulgação de documentos, publicações, pesquisas que embasam nossos critérios, houve ótimos desdobramentos:

- Nos dias 1 e 2 de março de 2018, foi realizada, em Aracaju, a I Jornada da Iniciativa Consultório Amigo da Amamentação, coordenada pelo grupo de profissionais "Pediatria com Amor"
- Apresentação da ICAM no 3º Congresso Catarinense de Aleitamento Materno em Florianópolis, SC, em 5 de julho de 2018, para um grande público multiprofissional
- Em 17 de agosto de 2018, como parte das ações da "Semana Mundial de Amamentação e do Agosto Dourado", a Sociedade Brasileira de Pediatria dá aval para essa Iniciativa, publicando um documento científico sobre o Consultório Amigo da Amamentação que pode ser acessado pelo endereço https://pt.slideshare.net/Marcusrenato/consultrio-amigo-da-amamentao-nova-iniciativa-tem-apoio-da-sociedade-brasileira-de-pediatria
- Atentos ao avanço das evidências científicas, já retificamos alguns passos para que eles se tornem mais claros e precisos nas suas intenções
- Nos últimos anos, recebemos adesões e temos Consultórios Amigos em São Paulo, Rio de Janeiro, Aracaju, Manaus, Tupã, Santa Cruz do Sul, Araguari, Uberlândia
- Realizada **1ª Reunião Nacional de Consultórios Amigos da Amamentação**, como uma atividade Pré-congresso no XV Encontro Nacional de Aleitamento Materno (XV ENAM), evento que agregou o V Encontro Nacional de Alimentação Complementar Saudável (V ENACS), a III Conferência Mundial de Aleitamento Materno e a 1ª Conferência Mundial de Alimentação Complementar no Rio de Janeiro, Brasil, em novembro de 2019.

A ICAM é uma ação de conscientização para que profissionais da Saúde se sensibilizem sobre a importância de proteger, apoiar e promover o aleitamento materno em seus espaços de trabalho com informações e orientações que possam contribuir para a saúde das famílias, da sociedade, do planeta e do meio ambiente.

Referências bibliográficas

1. Boccolini CS, Boccolini PMM, Monteiro FF, et al. Tendência de indicadores do aleitamento materno no Brasil em três décadas. Rev Saúde Pública. 2017;51:108. Disponível em: https://www.scielo.br/j/rsp/a/jjBjBwy3Rm6sJfZBfNgRQqD/?format=pdf&lang=pt.
2. Arruda JM, Rutenberg N, Morris L, et al. Pesquisa nacional sobre Saúde materno-infantil e planejamento familiar. Sociedade Civil Bem-estar Familiar no Brasil; 1986. Disponível em: https://dhsprogram.com/pubs/pdf/FR4/FR4.pdf.
3. Sociedade Civil Bem-Estar Familiar no Brasil – BEMFAM. Brasil Pesquisa Nacional Sobre Demografia e Saúde 1996. Calverton, Maryland: BEMFAM and Macro International.
4. Brasil. Ministério da Saúde. Pesquisa nacional de demografia e saúde da criança e da mulher. Dimensões do processo reprodutivo e da saúde da criança. Brasília, DF: Ministério da Saúde; 2009. Disponível em: https://bvsms.saude.gov.br/bvs/publicacoes/pnds_crianca_mulher.pdf.
5. Universidade Federal do Rio de Janeiro. Estado Nutricional Antropométrico da Criança e da Mãe: Prevalência de indicadores antropométrico de crianças brasileiras menores de 5 anos de idade e suas mães biológicas: ENANI 2019. [internet]. Rio de Janeiro, RJ: UFRJ; 2022.
6. World Health Organization (WHO)/Unicef. Evidence for the ten steps to successful breastfeeding. Geneva: World Health Organization; 1998. Available from: http://apps.who.int/iris/bitstream/10665/43633/1/9241591544_eng.pdf. Accessed on: March 7, 2023.
7. World Health Organization (WHO)/Unicef. Protecting, promoting and supporting breast-feeding: the special role of maternity services. A joint WHO/UNICEF statement. Geneva: World Health Organization; 1989. Available from: http://apps.who.int/iris/bitstream/10665/39679/1/9241561300.pdf. Accessed on: March 17, 2023.
8. Brasil. Ministério da Saúde. Portaria nº 1.153, de 22 de maio de 2014, que redefine os critérios de habilitação da Iniciativa Hospital Amigo da Criança (IHAC), como estratégia de promoção, proteção e apoio ao aleitamento materno e à saúde integral da criança e da mulher, no âmbito do Sistema Único de Saúde (SUS). Disponível em: https://bvsms.saude.gov.br/bvs/saudelegis/gm/2014/prt1153_22_05_2014.html.
9. Mulheres: inserção no mercado de trabalho. Pnad contínua. Gráficos elaborados pelo DIEESE (Departamento Intersindical de Estatísticas e Estudos Socioeconômicos). Disponível em: https://www.dieese.org.br/infografico/2024/mulheresBrasilRegioes.html. Acesso em: 29 mar. 2023.
10. World Health Organization (WHO). Global Targets 2025: to improve maternal, infant and young child nutrition. Available from: https://www.who.int/teams/nutrition-and-food-safety/global-targets-2025.
11. American Academy of Pediatrics (AAP). How to establish a breastfeeding-friendly pediatric office. Available from: https://publications.aap.org/aapnews/news/11076/How-to-establish-a-breastfeeding-friendly.
12. American Academy of Pediatrics (AAP). The breastfeeding-friendly pediatric office practice. Available from: https://publications.aap.org/pediatrics/article/139/5/e20170647/38837/The-Breastfeeding-Friendly-Pediatric-Office?autologincheck=redirected.
13. Sexton S, Natale R. Risks and benefits of pacifiers. Am Fam Physician. 2009;79(8):681-5.
14. Grawey AE, Marinelli KA, Holmes AV. Academy of Breastfeeding Medicine. ABM clinical protocol #14. Breastfeeding-friendly physician's office: optimizing care for infants and children, revised 2013. Breastfeed Med. 2013;8(2):237-242.

Bibliografia

I Jornada Iniciativa Consultório Amigo da Amamentação. 2018. Aleitamento.com. Disponível em: https://aleitamento.com.br/noticias/i-jornada-iniciativa-consultorio-amigo-da-amamentacao/5105/.

Protocolo clínico ABM #14: Consultório Médico Amigo da Amamentação. Aperfeiçoando o atendimento ao binômio mãe-bebê. 2021. Tradução livre e edição por Moises Chencinski e Marcus Renato de Carvalho. Disponível em: https://aleitamento.com.br/secoes/amamentacao/protocolo-abm-consultorio-amigo-da-amamentacao/5516/.

Thomas J, Ware JL. As melhores maneiras pelas quais pediatras podem apoiar a amamentação. Tradução livre e adaptada por Moises Chencinski. 2019. In: Pediatras pró-amamentação terão reunião no pré XV ENAM. Aleitamento.com. Disponível em: https://aleitamento.com.br/secoes/amamentacao/pediatras-pro-amamentacao-terao-reuniao-no-pre-xv-enam/5366/.

CAPÍTULO 47

Redes *Online* de Apoio à Maternidade

Gabrielle Gimenez

Introdução

Não há obstáculo maior para uma mulher que se prepara para adentrar o universo da maternidade do que a noção equivocada de que o processo de parto, a amamentação e a convivência com o bebê ocorrerão de maneira inata e que apenas é necessário permitir que esses acontecimentos fluam naturalmente. Se esses eventos fossem exclusivamente guiados por instintos, como ocorre em outras espécies animais que seguem comportamentos estritamente codificados em sua genética, poderiam transcorrer sem nenhuma complexidade. Entretanto, no caso dos seres humanos, essas etapas são influenciadas significativamente por fatores de aprendizado e transmissão intergeracional, sendo profundamente moldadas pelo contexto sociocultural no qual o indivíduo está inserido.

Como elemento agravante, o sistema predominante e a cultura em vigor não facilitam os processos fisiológicos humanos. Nesse contexto, é frequentemente observada a ocorrência de procedimentos intervencionistas em partos, a falta de orientação profissional apropriada sobre amamentação[1] e uma marcada tendência a definir como patológicas manifestações normais no comportamento do bebê.[2] Cada uma dessas situações tem implicações negativas para a saúde física e emocional da díade.

O desfecho costuma ser: por um lado, mães cujas expectativas são frustradas e que alimentam um sentimento de culpa e insegurança quanto à sua capacidade de compreender, cuidar e nutrir seu bebê; por outro, bebês cuja expressão dos processos normais do seu desenvolvimento é mal interpretada pelos pais e reforçada pelos profissionais, causando a frustração de não ser atendido em suas necessidades.[3]

Os núcleos familiares reduzidos e a ausência de uma tribo ou rede de apoio mais ampla, tão comuns na cultura ocidental, mantêm grande parte das mulheres isoladas e como únicas responsáveis pelos cuidados com o bebê. A transição para a maternidade vivenciada nesse ambiente aumenta o nível de ansiedade e exaustão maternas, prejudicando a confiança e a autoeficácia das mães.[1]

Vale ressaltar que, apesar das melhorias promovidas por inúmeras políticas públicas implementadas no Brasil ao longo das últimas décadas, a realidade de boa parte das brasileiras ainda é de licença-maternidade remunerada insuficiente, falta de apoio e de estrutura nos locais de trabalho e em creches para a amamentação e a maternidade (como será abordado mais adiante neste capítulo), e constante assédio da indústria, que, por meio do seu *marketing*, busca exacerbar a insegurança dos pais em relação à alimentação e à saúde do bebê.[2]

A conscientização dos desafios impostos pela cultura e pelo mercado à maternidade induz um estado de vigilância e de busca por recursos de apoio, com particular ênfase na busca por informação, e o que seria um obstáculo torna-se uma vantagem para a mulher. Contudo, uma das ironias marcantes dessa Era da informação consiste no fato de que o conhecimento preciso, com base em evidências científicas, nem sempre é o mais acessível.

É nesse cenário de entraves e lacunas, que as redes de apoio *online* à maternidade representam relevância transcendente como veículos de transmissão da informação oportuna e adequada, e da sensação de normalidade e pertencimento, próprias de uma tribo, tão necessárias em nossos dias.

Amamentação e maternidade

A pesquisadora Brown (2017),[1] em sua revisão sobre evidências científicas, reivindica a amamentação como uma responsabilidade de Saúde Pública, destaca que a alimentação infantil não pode ser considerada de maneira isolada, porque ela é parte da maternidade. A proteção do bem-estar materno, portanto, deve ser uma das cinco áreas de investimento para a eliminação de barreiras estruturais à amamentação, assim como os serviços de Saúde, a promoção da saúde populacional, o suporte aos direitos legais maternos e a redução do alcance da indústria de substitutos do leite materno.

Essa abordagem é interessante, porque ressalta o fato de que campanhas e estratégias destinadas à solução de problemas ou dificuldades individuais não são o suficiente para promover as mudanças culturais que permitam a normalização da amamentação. Em outras palavras: "as mulheres dão o peito, mas elas não amamentam sozinhas". Sua capacidade inata de lactar, o desejo de amamentar e a força de vontade em cumprir seu objetivo muitas vezes não são o bastante para determinar o sucesso da amamentação.

Normalizar a amamentação é fundamental para favorecer o aumento dos seus índices de eficácia e respectivos desdobramentos. Em uma metanálise publicada na primeira série sobre esse tema pela revista científica The Lancet, Victora et al. (2016)[4] já afirmavam que os resultados de estudos epidemiológicos e biológicos sustentavam o fato de que a decisão de não amamentar uma criança tem efeitos importantes a longo prazo em saúde, nutrição e desenvolvimento da criança e na saúde da mãe. E que, possivelmente, nenhum outro comportamento de saúde promoveria resultados tão diferentes nas duas pessoas envolvidas (mãe e filho).

Em um estudo da nova série do Lancet, Pérez-Escamilla et al. (2023)[2] reforçam evidências confirmadas pela publicação anterior e apresentam novas descobertas sobre a maneira como os componentes nutricionais, microbianos e bioativos do leite materno se relacionam e como a composição do leite materno varia com as interações mãe-bebê durante a amamentação. Também identificam anticorpos protetores adquiridos por vacinas maternas e pela própria exposição da mãe a antígenos e alérgenos, e que são fornecidos à criança pelo leite materno. Apesar de novas informações sobre o assunto, os próprios pesquisadores admitem que embora tenha havido um progresso pioneiro na última década na exploração do sistema biopsicossocial da amamentação, a ciência está apenas começando a entender a complexa biologia do leite materno como alimento funcional único e as implicações sociais e psicológicas da interação com a amamentação.

Do ponto de vista da neurobiologia do vínculo, Olza e Marín (2014)[5] explicam que os hormônios comumente associados à produção e à liberação do leite materno, como a prolactina e a ocitocina, também participam, por exemplo, da adaptação do cérebro da mãe, provocando mudanças no seu comportamento que facilitam a maternidade, e do aumento dos sentimentos maternos de confiança e bem-estar, melhorando a sua autoestima, respectivamente. Ambos têm, igualmente, efeito ansiolítico, o que explica as menores pontuações na escala de estresse em mães que amamentam.

A amamentação é uma importante ferramenta da mãe e para a mãe, já que, por meio dela, é possível não apenas nutrir o bebê e prover contato contínuo e segurança, mas também promover o vínculo mãe-filho e reduzir o estresse fisiológico da díade, com desfechos positivos e de longa duração para a saúde física e emocional de ambos.

Panorama cultural da vida com um bebê

Profissionais da Saúde que trabalham com o público materno-infantil não podem ignorar o panorama no qual as mulheres vivenciam a sua maternidade, os cuidados com o bebê e a amamentação, tanto do ponto de vista mais generalizado da nossa cultura quanto das peculiaridades de cada díade. A amamentação e a maternidade precisam ser contextualizadas.[1] Focar apenas no manejo clínico da lactação, esquecendo-se dos obstáculos do contexto em que a situação se desenvolve, é perder a chance de oferecer uma assistência adequada.

A maioria dos jovens adultos torna-se pai e mãe sem ao menos ter convivido com um bebê de perto ao longo da vida e, portanto, desconhece como um lactente humano se comporta e como interpretar e atender às suas necessidades. Suas expectativas serão construídas com base no que tenham lido em livros ou revistas, ou assistido no cinema ou na TV, ou ainda na informação que recebam de amigos/familiares ou dos profissionais que os assistem. Logo, as chances de que os novos pais recebam o seu bebê nos braços com expectativas pouco realistas são muito altas. Isso é especialmente verdade no caso do choro, das regurgitações e do sono.[2]

Por esse motivo, não se pode conceber a assistência profissional à amamentação ou a construção de uma rede de apoio à maternidade sem que a informação sobre a técnica correta de amamentação, como a pega, o posicionamento do bebê ao mamar e os sinais da transferência efetiva de leite seja dissociada de dados sobre as necessidades básicas do recém-nascido, o choro do bebê como forma de comunicação, a imaturidade do sistema digestório, o refluxo fisiológico e um padrão de sono completamente diferente do adulto.[3,6]

O desconhecimento das famílias sobre essas questões afeta diretamente a amamentação, pois, como alertam Pérez-Escamilla et al.,[2] os comportamentos instáveis do bebê, incluindo os anteriormente mencionados, influenciam as decisões de alimentação infantil, e quando são mal interpretados, como o resultado da insuficiência ou inadequação do leite materno, podem estimular a interrupção da amamentação e/ou a introdução de leite artificial. Já está bastante documentado que a sensação de não produzir leite suficiente é umas das causas mais comuns para o abandono do aleitamento materno exclusivo (AME), e isso em nível mundial.

Esse é um ponto sensível, pois, como revelam Rollins et al,[7] a indústria de substitutos do leite materno tem se aproveitado desse hiato no conhecimento das famílias sobre o comportamento infantil para vender sua linha de fórmulas especiais que prometem aliviar o desconforto do bebê e diminuir o choro ao tratar alergias e sensibilidades, além de melhorar e consolidar o sono para que o bebê durma mais horas seguidas. O mercado tem se beneficiado de processos normais do desenvolvimento infantil, para transformá-los em condições clínicas a serem tratadas. E nesse ponto incide não apenas a introdução desnecessária de fórmula como complemento, ou a substituição do aleitamento materno pelo aleitamento artificial, como também a hipermedicalização na infância.

O aconselhamento e a educação em amamentação devem ser fornecidos preferencialmente a partir do pré-natal, ou antes disso, e devem incluir pautas de alerta sobre como proteger-se de obstáculos culturais, do *marketing* da indústria e da má assistência profissional. Sem a informação adequada, é praticamente impossível que os pais não caiam nas ciladas do sistema que inviabilizam a amamentação.

Componentes de um ambiente favorável à amamentação

O modelo conceitual elaborado por Rollins et al.[8] para a série de amamentação do Lancet foi replicado pela *World Alliance for Breastfeeding Action* (WABA) no seu *folder* de ação para a Semana Mundial de Aleitamento Materno (SMAM)[9] em 2020, e novamente trazido e ampliado por Pérez-Escamilla et al.,[2] reproduzido na Figura 47.1.

A ideia original era propor estratégias para melhorar as práticas de amamentação, considerando fatores determinantes do ponto de vista estrutural, de cenários e individuais da díade,

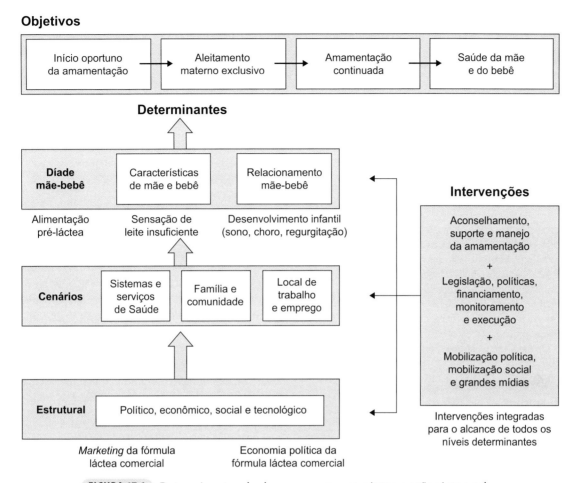

FIGURA 47.1 Determinantes do desmame precoce e intervenções integradas.

e as intervenções necessárias em cada nível para alcançar as metas relacionadas com o início o mais precoce possível da amamentação, sua exclusividade e sua continuidade até 2 anos ou mais.

É fundamental que a promoção, a proteção e o apoio à amamentação sejam experimentados pela mulher em todos os cenários em que ela se encontre, ademais como mulher e lactante, seja nos sistemas e serviços de Saúde, no local de trabalho/emprego ou no seu entorno familiar e na comunidade. Cada um desses cenários sofre questões estruturais, como fatores sociais, políticos, econômicos, tecnológicos e de mercado, que afetam diretamente a viabilidade da amamentação, sendo necessárias intervenções em um nível mais amplo. Fala-se de políticas públicas e leis, assim como de financiamento e monitoramento que garantam a execução dessas iniciativas, fruto da mobilização política e social e da difusão das grandes mídias. No cenário individual, trata-se de características próprias de cada díade mãe-bebê e do relacionamento entre eles, para as quais as intervenções como o aconselhamento, o suporte e o manejo clínico da amamentação são as mais eficazes.

Os autores enumeram melhorias necessárias, como o acesso universal a melhores cuidados maternos de apoio à amamentação, profissionais com habilidades de aconselhamento, educação pública e de profissionais da Saúde, assim como a implementação da Iniciativa Hospital Amigo da Criança (IHAC), acesso ao apoio por grupo de pares e benefícios de licença-maternidade para mães que trabalham tanto no setor formal quanto no informal. Todas elas são abordagens com base em evidências para melhorar os resultados da amamentação.[2]

Entender como as regras de mercado influenciam as normas culturais costuma proteger as famílias quanto às práticas de *marketing* da indústria e de publicidades enganosas, e da influência de fórmulas lácteas industriais em profissionais da Saúde e suas sociedades, pesquisadores e todo o ambiente de assistência à saúde. Essa é a única maneira para pais e mães identificarem e separarem o joio do trigo no amplo leque de informações, propostas e recomendações que verão nas redes sociais e receberão, tanto de leigos como de profissionais ao longo do processo de maternagem e amamentação.

A compreensão da amamentação como uma questão de saúde e de responsabilidade coletiva deve mobilizar todos, como membros da sociedade civil, a promover um ambiente de apoio, tanto como profissionais, pais ou mães e cidadãos.

Qualidade do apoio à mulher que amamenta

Entre junho e julho de 2020, foi realizada uma pesquisa por meio de formulário digital, divulgada nas contas do Instagram e Facebook da autora deste capítulo, e compartilhado por seguidores e profissionais em suas próprias redes sociais e grupos virtuais de apoio ao aleitamento materno. O objetivo foi sondar a qualidade da informação e o apoio à mulher que amamenta, pela perspectiva da mãe. O formulário recebeu um total de 1.970 respostas de brasileiras, residentes ou não no Brasil.

O objetivo da divulgação dos resultados dessa enquete não era projetar dados estatísticos a partir de um recorte populacional, e sim difundir experiências de mulheres reais, suas maiores dificuldades com a amamentação na cultura do desmame em que estão inseridas, para então repensar o papel e o alcance das redes de apoio *online* nesse contexto:

> Se houvesse mais informações antes do parto, com certeza o início da amamentação seria muito mais fácil. A gente se sente incapaz, pois acha que precisa saber amamentar sozinha, que tem que ser natural, afinal todo mundo faz isso. E quando não consegue (por falta de informação) fica frustrada e machucada. E não precisamos passar por isso, se temos informação e apoio. (Patrícia)
>
> Teria sido mais fácil amamentar, talvez, se a amamentação tivesse feito parte do meu contexto familiar (ninguém conseguiu amamentar na minha família, nem avó, nem mãe, nem irmã). (Isabela)
>
> Se culturalmente fosse esclarecida a importância, eu teria começado a me informar mais cedo sobre a amamentação. (Helouise)
>
> Os familiares apoiam o "tudo bem se você não conseguir". Falta informação. Os mais velhos também foram criados na cultura do desmame. (Clarissa)

Quanto aos resultados de interesse para este capítulo, foi avaliada a qualidade do apoio ao aleitamento materno no ambiente hospitalar durante o parto/puerpério, em consultórios e unidades de Saúde para acompanhamento mensal, no atendimento especializado de consultoras de amamentação ou bancos de leite humano (BLH). Igualmente se avaliou a qualidade da licença-maternidade e do apoio à amamentação nos locais de trabalho e em creches, e das informações sobre amamentação que a mulher tinha no momento do parto.

A maioria das mulheres admitiu ter pouca (40,2%) ou nenhuma (12,8%) informação sobre amamentação no momento do parto e 1% avaliou as informações previamente adquiridas como contrárias à amamentação, 34,1% consideraram satisfatória a quantidade de informações que tinham e 11,9% a qualificaram como excelente. No campo aberto das respostas, muitas reconheceram que buscaram apenas informações sobre o parto, esquecendo-se da amamentação, e lamentaram o fato, após encontrarem variados obstáculos:

> Eu gostaria de ter obtido mais informações sobre amamentação antes. Só me preocupei com o parto. Amamentar foi e segue sendo muito mais desafiador que parir. (Nashira)
>
> Eu não busquei informações antes, e quando tive minha filha, foi um susto, mas fui lendo, aprendendo e comecei a gostar, e agora faço valer a pena. Amamentação é treta, mas quando você tem a informação correta e está de boa, tudo fica leve. (Berenice)
>
> Em 2020, eu não sabia o que aconteceria com o meu corpo quando o leite descia. Tive febre, e a mama ficou super dura, não sabia se ia ficar assim sempre, nem como era. (Estela)

A avaliação da assistência recebida durante a internação pós-parto foi negativa no quesito de apoio à amamentação por parte dos profissionais da Saúde. Cerca de 38,1% das puérperas descreveram-na como insuficiente e 7,4% como incompatível, 13,3% das mulheres confessaram não ter recebido nenhum tipo de assistência. Apenas 28,2% consideraram-na satisfatória; e 12,9%, excelente. Algumas relataram orientações contraditórias entre os diversos profissionais e até práticas claramente nocivas, além de oferecimento de fórmula ao bebê na ausência e sem o consentimento dos pais:

> Queria ter tido mais suporte na própria maternidade. Acho que o rodízio da equipe no local dificulta o aprendizado, já que, muitas vezes, as orientações são conflitantes. (Fábia)
>
> Meu bebê nasceu e ficou horas longe, quando chegou no quarto já haviam dado fórmula em mamadeira sem me consultar antes. Durante toda a estadia no hospital, não veio ninguém me ajudar durante a amamentação, mesmo eu relatando muita dificuldade na execução. (Graziele)

Durante os controles mensais, a qualidade da assistência à amamentação oferecida pelos pediatras no consultório ou por outros profissionais nas unidades básicas de Saúde teve uma avaliação ainda mais negativa, já que 31,4 e 9,9% das entrevistadas consideraram a assistência recebida insuficiente ou incompatível, respectivamente, e 21,9% afirmaram não ter recebido nenhum tipo de assistência à amamentação nas consultas de rotina. Apenas 25,9 e 11% das mulheres que avaliaram a assistência consideraram-na satisfatório e excelente, respectivamente. Nas respostas, muitas histórias sobre recomendação de fórmula desnecessárias, pelos mais variados motivos. Algumas atribuíram o fato de não terem conseguido amamentar exclusivamente no peito à falta de apoio do profissional que as atendeu:

> Na gestação, li muito sobre parto e quase nada sobre amamentação porque ninguém me disse que seria difícil mantê-la. O pediatra receitou Equilid® para ter leite e indicou fórmula com a maior naturalidade, como se amamentar não fosse importante. (Helena)
>
> Quando voltei a trabalhar, fiquei com medo da minha bebê de quase 5 meses passar fome. O pediatra falou que poderia iniciar a alimentação com fruta. Ele disse que AME até 6 meses só servia para ganhar medalha na *internet*. (Lidirce)
>
> Acho que se tivesse o verdadeiro apoio da pediatra teria amamentado exclusivamente por 6 meses. (Isis)

Entre as mulheres que responderam à pesquisa, apenas 42% utilizaram o serviço de consultoria de amamentação, mas a avaliação do atendimento foi geralmente positiva, visto que 58,2% consideraram excelente e 30,5%, satisfatório. Apenas 6,2% afirmaram que a assistência recebida foi irrelevante; e 5,1%, incompatível com a amamentação. Algumas declararam que não sabiam da existência das consultoras de amamentação até se verem em apuros; outras lamentaram o fato de não terem contratado o serviço com antecedência:

> As enfermeiras da maternidade me ensinaram errado, cheguei em casa com o peito sangrando. Levei 2 dias para descobrir que existia consultoria de amamentação. Gostaria de ter parido e ter sido orientada adequadamente. (Ale)
>
> Queria ter conhecido o serviço de consultoria em amamentação ainda na gestação. (Juliana)
>
> Faria diferença ter contratado consultoria de amamentação antes do parto ou logo em seguida (demorei 1 mês). (Vera)

Por outro lado, apenas 27% das mulheres utilizaram o serviço dos BLH. A avaliação da assistência foi majoritariamente positiva, embora não tenha ultrapassado a assistência das consultoras, pois 43,7 e 31,3% avaliaram o suporte recebido como excelente e satisfatório, respectivamente. Apenas 13,1% consideraram-no incompatível; e 11,9%, irrelevante.

Quanto à licença-maternidade, 41,4% das mulheres consideraram a duração desse benefício insuficiente; 8,9% acharam-na incompatível com a amamentação; e 1,6% informaram não haver gozado do direito. Em 31,4% dos casos, as mulheres consideraram o período satisfatório, e apenas 16,7% o avaliaram como suficiente para alcançar suas metas de amamentação:

> Para manter a amamentação de forma efetiva após a licença-maternidade, resolvi pedir demissão do trabalho, voltando ao mercado quando minha filha completou 1 ano. (Márcia)
>
> A licença-maternidade tem duração muito curta para a mãe que sonha em amamentar seus filhos por, pelo menos, 2 anos. Acredito que só estou conseguindo amamentar há quase 1 ano devido ao *home-office* instituído durante a pandemia. Fiquei 15 dias ordenhando, e é bem difícil. (Regina)

Após o fim da licença-maternidade, a maioria das mulheres (45,7%) relatou não contar com qualquer tipo de estrutura de apoio à amamentação no local de trabalho. Nos demais casos, a estrutura/o apoio foi qualificada(o) como insuficiente em 14,9% dos casos e incompatível em 9,1%; satisfatória(o) em 20,6%; e apenas 9,7% das mulheres avaliaram esse critério como excelente:

> Se eu tivesse lugar adequado para extração de leite durante os plantões de 12 horas, não precisaria ter complementado com fórmula depois que retornei da licença-maternidade. (Rafaella)
>
> Gostaria de ter um lugar ideal para ordenhar o leite na empresa, atualmente tiro no banheiro. Gostaria de não ter que me esforçar tanto para seguir com algo que deveria ser natural. (Cristina)
>
> Claramente, se eu não precisasse passar tanto tempo fora de casa depois do fim da licença-maternidade, se as condições de ordenha no trabalho fossem adequadas e se o empregador tivesse me apoiado mais, talvez, e só talvez, eu teria conseguido amamentar por mais de 11 meses... (Thais)

Apenas 18% das mulheres utilizaram os serviços de creches/jardins maternais no retorno ao trabalho. Destas, 25,3% consideraram a estrutura de apoio à amamentação inexistente; 17,4% avaliaram-na como insuficiente; e 9% como incompatível. Por outro lado, 32,6% avaliaram essa estrutura/esse apoio como satisfatória, e 15,7% como excelente:

> A creche poderia se informar melhor sobre os riscos de dar mamadeira, pois apenas acatou fornecer o leite para minha filha no copo aberto porque eu pedi, mas insistiu muito no uso da mamadeira e tentou me convencer que troca de bicos não existe. (Gabriela)
>
> A escola pediu chupeta e mamadeira, mas me recusei a levar. Muitas vezes, quando chegava para buscá-lo ele pedia peito e dava lá mesmo. Depois que ele fez 1 ano, percebia que algumas profissionais de lá achavam que ele era grande para mamar. Não sei até hoje se a escola está mais preocupada com o *marketing* do cantinho da amamentação (que tem lá, mas nunca usei) ou se a equipe não é bem orientada. (Cláudia)

Os obstáculos à amamentação mais citados (os cinco primeiros em ordem decrescente) foram: intercorrências e dificuldades na amamentação (fissuras e rachaduras, ingurgitamento, obstrução de ducto, mastite, candidíase etc. [985 vezes]); falta de apoio da família (767); má assistência profissional (596); falta de informação (514); e falta de autoconfiança/insegurança (498). A questão possibilitava a escolha de múltiplas opções de respostas. Apenas 51 mulheres afirmaram não ter enfrentado qualquer tipo de obstáculo.

Entre as principais fontes de informação citadas, também em ordem decrescente, estão: redes sociais e *internet* (1.689 vezes); profissionais que as atendem (811); grupos de apoio à amamentação (689); outras mulheres próximas que amamentam (663):

> Poderia ter sido bem pior, se eu não tivesse ido sozinha em busca de mais e mais informações. Eu diria que o mérito é todo meu e do meu marido, e minha rede de apoio virtual. (Eloísa)
>
> Tive acesso a muita informação pelo Instagram, e o meu marido assistiu a tudo comigo e me ajudou muito. Ele me ajudava manualmente na pega correta no começo. Foi fundamental. O resto da família torcia pelo desmame. (Juliana)
>
> Tive meu primeiro filho aos 20 anos e o segundo aos 39 anos. Posso dizer que a *internet* revolucionou o cenário da informação, da amamentação, e de tudo. Atualmente, minha bebê está com 1 ano e 9 meses, e sigo amamentando. (Rosângela)

Apoio contextualizado

Partindo do plano ideal e direcionando a discussão para a realidade atual e a maneira em que ela é vivenciada pela mulher que amamenta, é evidente que existe ainda um longo caminho a percorrer. No modelo contemporâneo de, por um lado, famílias reduzidas e falta de apoio tradicional à amamentação por parte das mulheres mais experientes tornando-se mães, e por outro, de nascimentos em ambiente hospitalar, é imperativo que os profissionais informem e auxiliem mães e pais na amamentação, uma vez que a maioria não tem experiência de ter sido amamentado ou ter vivenciado a amamentação como algo habitual à medida que crescia.[9] Pelo menos até que possamos recuperar como sociedade uma cultura da amamentação, é obrigação do profissional atualizar conhecimentos teóricos e práticos para a transmissão de informação validada e coerente às mães e famílias que confiam e esperam dele essa orientação.[10]

Nesse sentido, existem boas políticas em vigor no Brasil, como a rede de bancos de leite humano (Rede BLH), a IHAC, estratégias como o Método Canguru e Mulher Trabalhadora que Amamenta, entre outras. Contudo, a avaliação preponderantemente negativa sobre assistência e apoio à amamentação por parte dos profissionais da Saúde observada na enquete sugere que talvez seja preciso intensificar políticas e estratégias de capacitação no manejo clínico e no aconselhamento em amamentação para que o seu alcance seja mais efetivo. Esse grupo foi citado como segunda maior fonte de informação e, ao mesmo tempo, como terceiro maior obstáculo para a amamentação. É de extrema relevância que os profissionais atuem não apenas como agentes de Saúde, mas que se transformem em parte efetiva dessa rede de apoio à maternidade. O mesmo pode-se afirmar sobre a estrutura de apoio à amamentação para as mulheres trabalhadoras no seu local de trabalho e pelas instituições que se encarregam dos cuidados com o bebê na sua ausência.

A menção à falta de apoio da família como segundo maior obstáculo à amamentação, depois das intercorrências, é um ponto a ser considerado. Como aponta Brown (2017),[1] as mulheres que recebem suporte da família e de membros do seu convívio têm maiores chances de iniciar e manter a amamentação por mais tempo. Com base na evidência disponível, ela sugere que pais/parceiros e avós também recebam educação sobre a amamentação. Em muitos casos, eles serão os cuidadores do bebê na ausência da mãe, sendo fundamental que entendam, por exemplo, que não usar bicos artificiais favorece a manutenção da amamentação e do quanto isso é importante para a saúde do bebê e da mãe. Os profissionais devem estimulá-los a acompanhar as mães nas consultas, a ler sobre o tema e a participar de cursos e grupos de apoio, e o que mais estiver ao alcance da família.

Embora a grande margem de vantagem nas respostas mencionando as redes sociais e a *internet* como fonte primeira de informação possa ser atribuída em parte ao contexto da pesquisa (por meio digital e com divulgação nas redes sociais – Instagram e Facebook), o poder de seu alcance e seu importante papel na democratização do acesso à informação, antes restrita aos meios acadêmicos e científicos, não devem ser subestimados. Por outro lado, é curioso notar que, apesar dessa aparente disponibilidade de saberes ao alcance de um clique, a maioria das mulheres ainda chega ao momento do parto sem informação adequada sobre amamentação e a rotina com um bebê. Isso indica que a busca por informação é tardia, surgindo a partir do momento em que a mulher começa a enfrentar dificuldades. Desse modo, perde-se o caráter preventivo e protetivo do acesso à informação.

Redes de apoio *online*

Nesse cenário de expectativa por mudanças estruturais e culturais que possibilitem o resgate de uma cultura da amamentação e urgência por contribuir com o que se tem pelo bem comum, ganham espaço e relevância as redes de apoio virtuais. À medida que o tempo passa, a tecnologia avança e novas plataformas e recursos surgem e o formato da rede vai se transformando.

Em um primeiro momento, *blogs*, fóruns de debate, listas de discussão por *e-mail* e plataformas de relacionamento, como o Orkut, foram as redes *online* pioneiras. Logo, popularizaram-se grupos e comunidades no Facebook, propiciando interações e trocas em tempo real com outras mães, profissionais e moderadoras voluntárias. Com o surgimento de novas redes sociais e aplicativos com serviços de mensagens instantâneas, a apresentação da informação e os modelos de agrupamento foram se diversificando.

Independentemente do formato que adotem, presencial ou virtual, ou da plataforma que utilizem, os grupos de mães ou de mulher para mulher são uma importante estratégia para favorecer a amamentação, estando presentes em todas as recomendações para a ação dos principais órgãos de Saúde e organizações internacionais ano após ano. Na dinâmica das consultas médicas de Puericultura, o tempo é muitas vezes escasso, e a temática se resume à avaliação do crescimento do bebê e às recomendações que visam prevenir ou tratar doenças. Estilos de criação de filhos, logística do dia a dia com crianças pequenas, dicas práticas para conseguir incorporar a amamentação na rotina ou mantê-la no retorno ao trabalho são, por exemplo, temas normalmente não abordados em consultas. Nos grupos de apoio, mães e pais têm a possibilidade de trocar experiências sobre essas situações e receber informações não estritamente médicas, mas que são úteis para enfrentar esses desafios da vida com o bebê, que, em muitos casos, é bem diferente do que eles idealizavam:[11]

Eu vejo como interferência divina mesmo o fato de uma antiga colega de trabalho lembrar que eu havia tido bebê e perguntar se gostaria de participar de um grupo de apoio à amamentação. Porque realmente salvou minha amamentação. Toda minha determinação iria por água abaixo se usasse mamadeira no retorno ao trabalho (e eu tinha comprado 8). Acredito que também teria desmamado minha filha após 1 ano, pois não conhecia alguém que tivesse amamentado por mais tempo. (Lisane)

Gostaria de ter tido mais informação logo após o parto, para que pudesse lidar melhor com a pega e a hiperlactação. Essa informação só fui obter tempos depois, no grupo Matrice, que amo! (Cynthia)

Os grupos têm o potencial único de oferecer informações úteis e personalizadas a cada caso concreto, apoio empático de pessoas que já vivenciaram ou estão passando pela mesma situação, o que confere uma sensação de normalidade ainda em meio ao contexto hostil em que boa parte das mulheres se encontra, em especial as mães que amamentam de maneira continuada. Esses elementos somados reforçam a confiança da mãe em si mesma e na sua capacidade de maternar, favorecendo melhores desfechos à amamentação (Tabela 47.1). Para que esses objetivos sejam alcançados, porém, é importante que o grupo conte com mulheres que cumpram com o rol de conselheiras de amamentação, seja por uma habilidade aprendida pela própria experiência ou pela prática de outra conselheira experiente, seja por credenciamento mediante diploma profissional. A informação sobre amamentação deve ser atualizada e transmitida sem críticas ou julgamentos, com compreensão e respeito às escolhas individuais e ao protagonismo das mães, com conhecimento sobre dinâmica de grupos para o seu bom funcionamento, reconhecimento das limitações e pedido de ajuda quando necessário.[11]

Os grupos de apoio não substituem a assistência profissional, mas a complementam, contribuindo para a solução de muitos problemas ou dilemas maternos que não são de natureza médica, e direcionando mães e bebês ao profissional competente quando a situação extrapola as competências do grupo.

Parte do trabalho dos profissionais membros dessa rede de apoio consiste em transmitir às mulheres e às suas famílias informações integradas e confiáveis que promovam o resgate de conceitos-chave para uma amamentação efetiva. Por exemplo, a livre demanda e a compreensão sobre como ela influencia na fisiologia da produção de leite, que atualmente são afetadas pelo legado da cultura da mamadeira, como a alimentação com horários rígidos a cada 3 horas, e a necessidade de medir o volume de leite como única forma de garantir uma alimentação ideal do bebê.[13] Outro ponto relevante da livre demanda é que ela proporciona ao bebê livre acesso, não só ao peito para alimentar-se como ao colo e ao calor do corpo da sua mãe, tão importantes para ele quanto o próprio leite materno.

TABELA 47.1 Elementos do aconselhamento em amamentação que podem ser utilizados por todos os membros da rede de apoio.[12]

- Escuta
- Empatia
- Construção de confiança
- Informação e sugestão, mas com liberdade para mães/pais decidirem o que é melhor para eles
- Ajuda prática (orientação, prevenção)
- Manejo clínico de problemas comuns
- Continuidade, incluindo sessões pré e pós-natal (primeiros 1.000 dias)

É preciso reforçar conceitos básicos e devolver às mulheres a confiança na sua capacidade de cuidado e autoeficácia na amamentação. Também é necessário derrubar mitos culturais, como o de que o colo "acostuma mal", e incentivar essas constantes interações, fundamentadas na leitura das necessidades do bebê feita pela mãe, e não de acordo com o relógio, porque favorece um modelo de cuidado responsivo, fortalece o vínculo entre eles e a autoconfiança materna.

A recente pandemia do coronavírus (covid-19) mudou para sempre o conceito da rede de apoio virtual e permitiu a ampliação das possibilidades de serviço a serem oferecidos, já que muitas associações e conselhos profissionais passaram a instituir o atendimento *online*, o que antes era vedado ou restrito por muitos códigos de ética profissional. Por esse motivo, a própria WABA incluiu na sua lista de ações para membros da comunidade, organizações e famílias da SMAM 2021: incentivar especialistas em aleitamento materno a estarem presentes nas mídias sociais para fornecer informações e suporte corretos.

Portanto, profissionais da amamentação podem e devem ocupar esse espaço, atuando como influenciadores éticos, facilitando o acesso a informações atualizadas e de qualidade, combatendo mitos e crenças da nossa cultura e alertando sobre possíveis obstáculos à amamentação. Ao mesmo tempo em que conscientizam a população sobre a importância do aleitamento materno e sua viabilidade, divulgam os serviços e os benefícios de um acompanhamento profissional qualificado para a concretização da amamentação possível para cada díade. A opção de teleatendimento proporciona a mães, pais e famílias o acesso a profissionais aos quais não poderiam acessar de outra maneira, quer pelo custo que é menor ou pela distância geográfica.

Ocupar esse lugar com intencionalidade é importante, porque a indústria também tem utilizado velhas táticas adaptadas às possibilidades das novas tecnologias, como ferramentas de segmentação de público mais eficazes. Sua presença é marcante tanto na *internet* quanto nas redes sociais, especialmente por meio de influenciadores contratados para divulgar os seus produtos entre os seguidores. É crucial que os membros da rede de apoio *online* (grupos, profissionais, organizações, indivíduos) alertem os pais, mães e sociedade em geral sobre o perigo desse tipo de estratégia e os ensinem a identificar e denunciar publicações e propagandas que infrinjam a Norma Brasileira de Comercialização de Alimentos para Lactentes e Crianças de Primeira Infância, Bicos, Chupetas e Mamadeiras.[14]

Considerações finais

A perda da cultura da amamentação torna as mulheres dependentes do conhecimento técnico de terceiros, em especial, dos profissionais que as assistem. A pouca importância cultural atribuída ao tema, refletida nas grades curriculares de muitas faculdades da área da Saúde, resulta na graduação de muitos profissionais sem o conhecimento adequado para prestar uma assistência eficaz às famílias. Por outro lado, a influência da indústria junto às associações profissionais promove "capacitações" profissionais com conteúdo enviesado por interesses comerciais. Nesse contexto, a amamentação é exposta à iatrogenia médica, e, na falta de uma rede de apoio, em muitos casos, o desmame precoce é a ocorrência mais habitual.

Mesmo vivendo na Era da informação, os números mostram que grande parte das mulheres inicia sua busca por informação de forma tardia. Esse fenômeno pode ser influenciado, em parte, pela presunção de que a amamentação acontece naturalmente e não demanda de estudo ou preparação prévios, como também pela pouca importância educacional que se confere ao tema. Arena[15] propõe de maneira acertada que a informação à sociedade sobre os benefícios da amamentação deve começar ainda na idade escolar, como um aspecto importante da educação básica na saúde. Ele enfatiza que a mudança cultural necessária para a recuperação da prática do aleitamento materno será muito difícil de ocorrer, se a promoção da amamentação for atrasada até a gravidez ou inclusive ao puerpério.

O papel da rede de apoio não é impor intervenções hierárquicas ou "dizer à mulher o que ela deve fazer", como bem preconiza a Organização Mundial da Saúde e (OMS).[16] Seu grande objetivo é facilitar o acesso a informações precisas e livres de conflitos de interesses, para que mães, pais e famílias possam fazer escolhas conscientes, adaptadas à sua situação e aos seus desejos pessoais quanto à amamentação, cuidados com o bebê e parentalidade. Sem acesso à informação não existe verdadeira escolha. Também pode e deve promover ambientes seguros que possibilitem ampliar redes, criando tribos virtuais em que a troca de saberes e vivências entre mulheres se dê de maneira fluida, informada e sem julgamentos.

> Apoio é escutar, não julgar, não contar sua própria história. Apoio não é oferecer conselho. É oferecer um lenço, um toque, um abraço... preocupar-se. Nós estamos aqui para escutar... não para realizar milagres. Estamos aqui para ajudar uma mulher a identificar suas opções... não para dizer a ela que opção escolher. Estamos aqui para discutir os caminhos com uma mulher... não para seguir o caminho por ela. Estamos aqui para ajudar uma mulher a descobrir sua própria força... não para resgatá-la e deixá-la ainda mais vulnerável. Nós estamos aqui para ajudar uma mulher a descobrir que ela pode ajudar a si mesma... não para assumir a responsabilidade por ela.
>
> Aqui estamos para ajudar uma mulher a aprender a eleger... não para dizer a ela que é tranquilo tomar decisões difíceis. (Autor anônimo – Tradução e adaptação do espanhol por Marcus Renato de Carvalho.)

Brown (2017)[1] conclui que:

> para mudar a amamentação, devemos, portanto, mudar a maneira como a amamentação e a maternidade são percebidas em nossa sociedade, removendo barreiras estruturais em vez de focar apenas no indivíduo. Devemos criar um ambiente onde a amamentação seja normalizada, aceita e protegida.

As redes de apoio *online* têm um papel fundamental nesse processo de transformação.

Referências bibliográficas

1. Brown A. Breastfeeding as a public health responsibility: a review of the evidence. J Hum Nutr Diet. 2017;30:759-70.
2. Pérez-Escamilla R, Tomori C, Hernández-Cordero S, et al. 2023 Lancet Breastfeeding Series Group. Breastfeeding: crucially important, but increasingly challenged in a market-driven world. Lancet. 2023;401(10375):472-85.
3. Martinez A. Seguimiento de la lactancia: Cuidados y problemas del lactante – Los cólicos y el llanto. In: Lactancia Materna: Guía para Profesionales. Comité de Lactancia de la Asociación Española de Pediatría. Monografías de la Asociación Española de Pediatría (AEP) nº 5. Madrid: AEP; 2004.

4. Victora CG, Bahl R, Barros AJ, et al.; Lancet Breastfeeding Series Group. Breastfeeding in the 21 st century: epidemiology, mechanisms, and lifelong effect. Lancet. 2016;387(10017):475-90.
5. Fernández IO, Gabriel MAM. Neurobiología del vínculo maternofilial: aplicaciones para la lactancia materna y/o artificial. Curso de Actualización Pediatría 2014. Madrid: Exlibris Ediciones; 2014. p. 29-39.
6. Brasil. Ministério da Saúde. Saúde da Criança: Aleitamento Materno e Alimentação Complementar. 2. ed. Cadernos de Atenção Básica, nº 23. Brasília, DF: Ministério da Saúde; 2015.
7. Rollins N, Piwoz E, Baker P, et al. 2023 Lancet Breastfeeding Series Group. Marketing of commercial milk formula: a system to capture parents, communities, science, and policy. Lancet. 2023;401(10375):486-502.
8. Rollins N, Bhandari N, Hajeebhoy N, et al. Why invest, and what it will take to improve breastfeeding practices? The Lancet. 2016;387(10017):491-504.
9. Paricio JM, Temboury MC. Lactancia Materna: otras formas de promoción. In: Lactancia Materna: Guía para Profesionales. Comité de Lactancia de la Asociación Española de Pediatría. Monografías de la Asociación Española de Pediatría (AEP) nº 5. Madrid: AEP; 2004.
10. Paricio JM. Aspectos históricos de la alimentación al seno materno. In: Lactancia Materna: Guía para Profesionales. Comité de Lactancia de la Asociación Española de Pediatría. Monografías de la Asociación Española de Pediatría (AEP) nº 5. Madrid: AEP; 2004.
11. Lasarte J. Importancia de los grupos de Apoyo. In: Lactancia Materna: Guía para Profesionales. Comité de Lactancia de la Asociación Española de Pediatría. Monografías de la Asociación Española de Pediatría (AEP) nº 5. Madrid: AEP; 2004.
12. World Alliance For Breastfeeding Action. Support breastfeeding for a Healthier Planet. Action Folder. World Breastfeeding Week 2020.
13. Rivera L. Aspectos antropológicos en la práctica del amamantamiento. In: Lactancia Materna: Guía para Profesionales. Comité de Lactancia de la Asociación Española de Pediatría. Monografías de la Asociación Española de Pediatría (AEP) nº 5. Madrid: AEP; 2004.
14. Brasil. Lei nº 11.265, de 3 de janeiro de 2006. Regulamenta a comercialização de alimentos para lactentes e crianças de primeira infância e produtos de puericultura correlatos. Brasília, DF: Diário Oficial da União. Poder Executivo. 2006; Seção 1, p. 1.
15. Arena J. Papel de los profesionales de salud en las maternidades. Sugerencias para apoyar la lactancia materna. In: Lactancia Materna: Guía para Profesionales. Comité de Lactancia de la Asociación Española de Pediatría. Monografías de la Asociación Española de Pediatría (AEP) nº 5. Madrid: AEP; 2004.
16. World Health Organization (WHO). Guideline: Counselling of Women to Improve Breastfeeding Practices. Geneva: WHO; 2018.

CAPÍTULO 48
Pesquisas em Aleitamento Materno

Marcia Machado • Kellyanne Abreu Silva • Kelly Alves de Almeida Furtado

Importância da pesquisa científica

Nos últimos anos, no Brasil, vem aumentando a quantidade de publicações científicas de elevado impacto e que contribuem para a implementação de políticas públicas e orientação à gestão baseada em evidências. Isso se deve, principalmente, em decorrência do aumento em número e qualidade dos cursos de pós-graduação *stricto sensu*, do rigor na disseminação de resultados de pesquisas em revistas científicas e do acesso em portais com conteúdo aberto, como os que são gerenciados pela Coordenação de Aperfeiçoamento de Pessoal de Nível Superior (CAPES), a Biblioteca Regional de Medicina (BIREME), a Biblioteca Virtual em Saúde (BVS) e a *Scientific Electronic Library Online* (Scielo).

Aqueles que acompanham a evolução das ideias e do conhecimento e dependem desse progresso em sua atuação sabem que a situação atual da investigação científica é urgente. Os trabalhos são produzidos a uma velocidade sempre crescente, tornando-se constantemente mais difíceis de serem acompanhados sincronicamente com os novos conhecimentos. Esse fato ocorre tanto na própria área de interesse específico quanto nos âmbitos inter e multidisciplinares, independentemente da existência de meios eletrônicos para armazenamento da informação.[1]

Os estudos sobre o tema deste capítulo – **aleitamento materno** – avançaram muito no Brasil, com a realização de análises observacionais e descritivas, utilizando diferentes abordagens metodológicas e técnicas de pesquisa. Buscou-se realizar uma revisão de literatura, a partir da base de dados na BVS. Delimitou-se, como eixo central nessa busca, a temática "bancos de leite humano (BLH) e leite humano". Utilizaram-se os descritores das Ciências da Saúde (DeCS/MeSH): "leite humano" e "banco de leite humano", identificando-se, a partir do título, os artigos disponibilizados na íntegra no período de 2016 a 2023, com inclusão de todos os tipos de estudo.

Na plataforma BVS, foram identificados artigos publicados em Literatura Latino-Americana e do Caribe em Ciências da Saúde (LILACS), Base de Dados em Enfermagem (BDENF), Medical Literature Analysis and Retrievel System Online (MEDLINE), Índice Bibliográfico Español en Ciencias de la Salud (IBECS). Ao fim dessa delimitação, foram analisados, na íntegra, 22 artigos (Tabela 48.1), com publicações em português, inglês e espanhol. Foi possível o aprofundamento da leitura de estudos com a utilização de diferentes métodos e técnicas, sejam observacionais, de prognóstico, identificando fatores de risco, prevalência, com abordagem qualitativa, etiologia, guia de prática clínica, estudo de rastreamento, revisão sistemática, estudo diagnóstico e de avaliação.

A realização de uma pesquisa científica e a posterior publicação dos seus resultados em revistas de impacto e livros começa com uma ideia brilhante, a partir de uma pergunta: essas são as ferramentas inerentes a um pesquisador?

Pesquisa é a construção de um "conhecimento novo", de novas técnicas, evidenciando a criação ou a exploração de novas realidades. Ressalte-se que o conceito de um conhecimento novo é entendido aqui como "um conhecimento que preenche uma lacuna importante no conhecimento disponível em determinada área do conhecimento".[2]

A pesquisa surge sempre de uma questão ou de uma observação, devendo, entretanto, seguir uma programação, um planejamento, para alcançar os objetivos que são propostos pelo pesquisador. Diante disso, cada pesquisa será composta de três fases: planejamento, execução e divulgação.

Para tanto, o projeto de pesquisa delineado pelo pesquisador deve incluir: o título da pesquisa (com clareza sobre o que versa o estudo), dados do autor e orientador, justificativa da pesquisa, hipótese, objetivo, plano de trabalho, métodos, etapas da pesquisa e cronograma, relação de materiais necessários, orçamento, monitoramento da pesquisa, análise dos riscos e

TABELA 48.1 Pesquisa bibliográfica na Scielo sobre descritores relacionados com a temática do aleitamento materno (2005 a 2015).

Palavras-chave	Ano										
	2005	2006	2007	2008	2009	2010	2011	2012	2013	2014	2015
Leite materno	16	12	20	15	34	26	21	25	19	13	28
Leite humano	6	8	8	10	6	9	11	6	9	11	11
Lactação	8	6	13	7	8	15	9	9	4	6	7
Banco de leite	2	6	4	6	7	7	3	3	7	7	3

benefícios, propriedades da informação e divulgação. Vale ressaltar, também, que há necessidade de serem esclarecidas quais as responsabilidades do pesquisador, da instituição, do promotor e do patrocinador (possível conflito de interesses?), além de referências, modelo do termo de consentimento livre e esclarecido, modelo de formulários de coleta de dados, cópia do documento de aprovação pelo Comitê de Ética em Pesquisa (CEP), modelo da tabela de dados individuais e currículo Lattes dos pesquisadores envolvidos.

Para a confecção do projeto, torna-se essencial o olhar do pesquisador para os seguintes aspectos:

- Escolha do tema: vários fatores são importantes nessa etapa, principalmente a preferência do pesquisador, sua atualidade, impacto e relevância do assunto para a comunidade científica
- Revisão de literatura: pesquisas e publicações na área devem ser revisadas nessa etapa, pois se trata de um momento de suma importância para a ampliação do tema a ser estudado. Buscar fontes bibliográficas atualizadas em bases de dados disponíveis reforça a qualidade do estudo
- Justificativa: nessa etapa, deve-se salientar o "por quê" da pesquisa, as vantagens e os benefícios que ela irá proporcionar. Nesse momento, o pesquisador deve assumir os motivos pelos quais está realizando o estudo, apontando sua relevância para a produção do conhecimento
- Formulação do problema: nesse momento, define-se claramente o imbróglio, delimitando-o em termos de tempo e espaço
- Determinação de objetivos: deve-se evidenciar o que se pretende alcançar com a pesquisa e qual o seu propósito. Todos esses aspectos devem ser explicitados claramente nessa etapa
- Metodologia: nessa etapa, define-se como se procederá à execução da pesquisa e quais caminhos serão utilizados para se alcançar os objetivos propostos. São escolhidos os sujeitos da pesquisa, o local da realização, os referenciais teórico e metodológico a serem utilizados, as técnicas de pesquisa, o cronograma de realização do trabalho de campo etc.
- Coleta de dados: obtenção dos dados da pesquisa, que serão usados para produzir os resultados do estudo. É o plano refinado do percurso em campo
- Tabulação de dados e das falas: organização dos dados obtidos para posterior compilação. Pode-se utilizar, também, a transcrição das falas dos sujeitos entrevistados, relato de informações por meio de recursos audiovisuais, desenhos e descrição/anotação em diários de campo
- Análise e discussão dos resultados: estruturação dos dados obtidos. São utilizados os recursos como: índices, cálculos estatísticos, tabelas, quadros e gráficos. Em estudos com a abordagem qualitativa, avaliativa e de observação, ressalta-se a leitura aprofundada das falas obtidas a partir de gravações, análise de fotografias, desenhos, filmagens etc.
- Conclusão da análise dos resultados: nessa etapa, após a análise dos dados coletados, pode-se confirmar ou refutar a hipótese anunciada, bem como formular interpretações úteis para uma reflexão temática e conceitual
- Redação e apresentação do trabalho científico: escrita do trabalho científico com o detalhamento dos resultados obtidos na pesquisa para a disseminação do conhecimento ao público

- Divulgação: "entrega" do trabalho à comunidade científica e popular. Pode ser realizada de diferentes maneiras: livros, artigos em periódicos nacionais e internacionais, monografias, dissertações, teses, apresentação em anais de eventos, dentre outras. É um momento de crucial importância para a difusão do conhecimento apreendido em campo.

A pesquisa científica é social por natureza e essência. Seu fundamento é de base histórica, social e se apoia nos conhecimentos verdadeiros existentes em determinada época. Assim, em cada momento histórico, o pesquisador busca se integrar a esse movimento cultural, bem como ao conjunto de ideias que a sociedade lhe oferece.[3]

A Tabela 48.2 apresenta uma síntese da coleta de dados dos artigos publicados, relacionados com o tema, ao longo desses 8 anos.

Foram identificados os artigos que contemplavam a temática delimitada, observando-se que no ano de 2018 houve maior quantidade de publicações. Vale ressaltar que, em 2020, vivenciamos o período da pandemia pelo coronavírus (covid-19), quando com o distanciamento físico, houve uma mudança no padrão de publicações, especialmente aquelas que exigiam pesquisa de campo.[3,4]

Dos 22 artigos selecionados, havia abrangência de temas que se complementavam, como:

- Abordagem do papel do BLH e das práticas para o aleitamento materno:
  - A importância da cooperação em saúde para implantação da Rede Latino-americana de BLH
  - Práticas educativas de acordo com os "Dez Passos para o Sucesso do Aleitamento Materno" em um BLH
  - O papel do BLH na promoção da saúde materno-infantil
  - Qualidade do leite humano ordenhado em BLH e no domicílio
  - Processo de doação de leite humano do BLH
  - Captação e aproveitamento de leite humano em um BLH
  - Contribuição do BLH para proteção e apoio ao aleitamento materno
  - Insegurança materna na amamentação em lactantes atendidas em um BLH
  - Percepções valorativas de práticas em um BLH
  - Fatores associados ao desmame precoce em um BLH

TABELA 48.2 Artigos relacionados com o tema "aleitamento materno", publicados desde 2016.

Ano	Quantidade de artigos
2016	2
2017	3
2018	6
2019	1
2020	2
2021	2
2022	3
2023	3

Fonte: Portal Regional da BVS, 2016. Disponível em: https://bvsalud.org/.

- Atendimento às gestantes, às puérperas e aos recém-nascidos no BLH:
  - Fatores assistenciais e gestacionais associados à anemia em nutrizes atendidas em um BLH
  - Acompanhamento dos atendimentos de puérperas e recém-nascidos em um BLH
- Prática de Enfermagem no BLH:
  - Desafios e visibilidade para a Enfermagem
  - Conhecimento sobre o processo de Enfermagem no BLH
  - Diagnósticos de Enfermagem de mulheres nutrizes atendidas no BLH
- Pandemia por covid-19:
  - Estratégias de intervenção na rotina de cuidados no BLH mediante a pandemia por covid-19.

Pesquisa como parte do nosso cotidiano

A opção e a definição de uma metodologia de pesquisa que possibilite uma investigação sistemática, coerente e comprometida com a realidade sobre aleitamento é um dos primeiros problemas a serem solucionados pelo pesquisador. Para lidar como essa questão, é necessário um conhecimento abrangente das possibilidades e das perspectivas da área, bem como da ciência em geral, tendo em vista que, dessa maneira, o estudioso poderá conduzir a pesquisa por caminhos sólidos que garantam, com o máximo de precisão possível, a adequação entre o planejamento do trabalho e a realidade do fenômeno estudado.

Por meio de reflexão sobre essas questões, apresentamos, neste capítulo, uma discussão acerca das abordagens das pesquisas quantitativa e qualitativa, dando ênfase às suas aplicações no campo delimitado do aleitamento materno.

Pesquisas quantitativa e qualitativa sobre aleitamento

As discussões sobre o aleitamento materno não são recentes na literatura das Ciências Sociais, Humanas e Saúde, tendo sido enfocadas em diferentes dimensões, conforme a visão e a abrangência de cada campo de estudo. No entanto, debates sobre a distinção, similaridade e complementaridade dessas duas abordagens metodológicas, visando, sobretudo, a maior clareza e compreensão de suas perspectivas de estudo, permanecem atuais, haja vista as diversas ramificações que caracterizam os rumos e as diretrizes das distintas vertentes epistemológicas que norteiam as pesquisas na contemporaneidade.[5,6]

Ressalta-se que essas abordagens (quantitativa e qualitativa) são os instrumentos usados em diversos campos do conhecimento para se aproximar da realidade observada, porém, nenhuma das duas é suficiente para a compreensão completa da realidade. Uma boa contextualização epistemológica será sempre aquela que, possibilitando uma construção do conhecimento, ajuda a refletir sobre a dinâmica do campo teórico definido; portanto, além de apropriado ao objeto da investigação e de oferecer elementos teóricos para a análise, o método tem que ser operacionalmente exequível.[2,7]

As pesquisas quantitativa e qualitativa são duas correntes paradigmáticas que têm norteado a pesquisa científica no decorrer de sua história. Elas se caracterizam por duas perspectivas centrais que alicerçam as definições metodológicas da pesquisa em Ciências Sociais, Humanas e Saúde nos últimos tempos: a visão realista/objetivista (quantitativa) e a visão idealista/subjetivista (qualitativa).[2]

Do ponto de vista epistemológico, nenhuma das duas abordagens é mais científica do que a outra. Pode-se, entretanto, refletir a partir de algumas construções críticas do pensamento, como: "De que adianta ao pesquisador utilizar instrumentos altamente sofisticados de mensuração quando estes não se adequam à compreensão de seus dados ou não respondem a perguntas fundamentais?."

Assim, por percorrer a abordagem quantitativa, uma pesquisa não se torna "objetiva" e "melhor", caso deforme ou desconheça aspectos importantes dos fenômenos ou processos sociais e históricos estudados, ainda que se pretenda a manipulação sofisticada de instrumentos de campo e análise. Da mesma maneira, uma abordagem qualitativa não garante a compreensão em profundidade, na sua totalidade. O conhecimento científico é sempre uma busca de articulação entre uma teoria e a realidade empírica, e o método é o fio condutor para formular essa articulação.

Ambas as abordagens são necessárias, porém, em muitas circunstâncias, insuficientes para abarcar a construção da realidade observada. Por isso, em algumas situações, ambas podem e devem ser utilizadas como complementares, sempre que o planejamento da investigação esteja em conformidade.

Delimitação temática

No Brasil, o aleitamento materno tem avançado em diversos segmentos, fortalecido como política pública nacional e prioritária do Ministério da Saúde. O próprio conceito como campo teórico vem se ampliando e buscando uma unificação de termos, para facilitar, inclusive, o parâmetro a ser adotado nas avaliações em estudos científicos.

A Organização Mundial da Saúde (OMS) define aleitamento materno correlacionando-o a diferentes modos de uso e administração, que são utilizados como indicadores em pesquisas científicas, conforme descrito a seguir:

- Amamentação exclusiva: aleitamento materno como único alimento, podendo o lactente receber também vitaminas, minerais ou medicamentos
- Amamentação predominante: alimentação no peito, além de água, sucos, chá, sais de reidratação
- Amamentação completa: amamentação exclusiva e amamentação predominante
- Amamentação parcial: peito e outro leite ou papas
- Desmame: ausência de amamentação.

Os índices de amamentação,[8] adaptados aos 6 meses:

- Taxa de amamentação exclusiva: proporção de menores de 6 meses alimentados exclusivamente ao peito, sobre o total de lactentes pesquisados
- Taxa de amamentação predominante: proporção de menores de 6 meses alimentados predominantemente ao peito sobre o total
- Taxa de alimentação complementar iniciada oportunamente: proporção de lactentes de 6 a 9 meses de vida que recebem leite materno e alimentos complementares sobre o total

- Taxa de amamentação natural contínua (1 ano): proporção de lactentes de 12 a 15 meses alimentados ao peito, dividida pelo total
- Taxa de amamentação natural contínua (2 anos): proporção de lactentes de 20 a 23 meses de vida alimentados ao peito, dividida pelo total.

Pesquisas quantitativas em aleitamento: da concepção à divulgação

Quanto à sua natureza, a pesquisa pode ser quantitativa e traduzida em números, quando os dados são obtidos, requerendo técnicas de estatística para a tradução desses valores.

No projeto de pesquisa, é preciso ter cuidado em vários itens, como:

- Tipo de estudo: deve ser utilizado o melhor tipo de estudo para responder à pergunta de pesquisa
- Local: onde estão os sujeitos da pesquisa
- Amostra (critérios de inclusão, critérios de exclusão, amostragem, consentimento livre e esclarecido): deve ser descrita com critérios objetivos que representem com acuidade o universo de pacientes
- Procedimentos: intervenção, teste, exposição, se necessário
- Variáveis (variáveis primária e secundária dados complementares): deve ser definida cada variável (como, quem) e quando será quantificada
- Método estatístico (cálculo do tamanho da amostra, análise estatística): devem ser descritos os critérios para a definição do tamanho da amostra a ser estudada e quais serão os testes estatísticos a serem utilizados.

O delineamento envolve também a seleção cuidadosa dos desfechos e as variáveis a serem observadas. O planejamento deve incluir a análise por meio de testes estatísticos apropriados, para possibilitar conclusões pertinentes.

O tempo e o trabalho investidos no planejamento permitem que a segunda fase, que é a *execução*, seja feita com a menor falha no planejamento, no contexto metodológico e logístico, para evitar imprevistos; no entanto, a pesquisa só poderá ser iniciada após a aprovação pelo CEP e sua execução é finalizada com a redação do relatório final. Na terceira fase – a *divulgação* da pesquisa –, as informações do relatório final devem ser sintetizadas, com a elaboração de um artigo original para a comunidade de leitores e pesquisadores interessados no assunto.

Dentre as inúmeras pesquisas realizadas no Brasil que utilizam a abordagem quantitativa, algumas merecem comentários, dada a relevância para a definição de práticas e acompanhamento epidemiológico. No entanto, diversos pesquisadores nessa área vêm apresentando estudos que auxiliam as práticas no campo assistencial e a reflexões que apontam para a melhoria do atendimento na rede pública e privada de Saúde brasileira.

Algumas dessas pesquisas foram realizadas pelo nosso grupo de estudos do Departamento de Saúde Comunitária e Saúde Materno-Infantil, da Faculdade de Medicina da Universidade Federal do Ceará, que conta com pesquisadores que vêm se dedicando também a estudos sobre a nutrição infantil com ênfase no aleitamento materno. A seguir, estão dispostos alguns exemplos dessas pesquisas.

Pesquisa Nacional de Demografia da Criança e da Mulher

Realizada pelo Ministério da Saúde, descreve o perfil da população feminina em idade fértil e de menores de 5 anos no Brasil. Aponta-nos para as mudanças ocorridas na situação da saúde e da nutrição desses dois grupos, nos últimos 10 anos. Foram avaliadas aproximadamente 5 mil mulheres e 5 mil crianças com menos de 5 anos, como amostragem representativa das cinco macrorregiões brasileiras e do contexto urbano e rural. Com a apresentação do retrato complexo e atual desses dois segmentos da população, torna-se possível realizar comparações internacionais e nacionais, bem como nos oferecem um banco de dados disponível para diversos estudos subsequentes.

Em um de seus capítulos – objetivo maior da pesquisa nacional – versa sobre amamentação e alimentação infantil.[9] Essa temática teve como objetivo analisar dados de aleitamento materno e de outras formas de alimentação infantil no Brasil e compará-los com dados da PNDS 1996, última pesquisa realizada de maneira ampla no país. Foram analisados dados obtidos na PNDS de 2006 e, do total de 5.056 crianças com menos de 5 anos, foram incluídas na análise 4.817 que estavam vivas e moravam com suas mães no momento da entrevista. Essas crianças são representativas de um universo de 13,6 milhões de crianças brasileiras nessa faixa etária.

O estudo revelou que, do total de crianças, 95% haviam iniciado a amamentação, das quais 42,9% foram amamentadas na primeira hora, proporção 30% superior à encontrada na PNDS de 1996. O aleitamento exclusivo dos 2 aos 3 meses de vida aumentou de 26,4% em 1996, para 48,2% em 2006. A introdução precoce de leite não materno foi alta, mesmo entre os amamentados. O mingau foi o alimento complementar mais frequente. O consumo diário de frutas, legumes e verduras, *in natura* ou em forma de suco, não foi relatado para 4 de cada 10 crianças na faixa de 6 a 23 meses. O consumo de carne entre 4 e 7 vezes na semana foi relatado para 50% das crianças. Para 10% delas, essa frequência era de 1 vez na semana. As autoras concluem que, apesar dos avanços observados a partir da inserção de diversas estratégias de promoção ao aleitamento materno no Brasil nas últimas duas décadas, a maioria dos lactentes brasileiros ainda está sujeita às práticas inadequadas de aleitamento materno e à baixa qualidade da alimentação complementar ou substituta do leite materno; portanto, é fundamental a revitalização de políticas de Saúde que contemplem a melhoria dessas práticas, tornando "ativa" cada uma das estratégias propostas internacional e nacionalmente. Vale destacar a necessidade de ampliação de novas ações de suporte às mães e famílias, tendo como base atual as Unidades Básicas de Saúde (UBS).

Método para avaliação da prática das Unidades Básicas de Saúde na promoção, proteção e apoio ao aleitamento materno: resultados do estado do Rio de Janeiro (BR)

Esse estudo teve como objetivo avaliar a eficácia das UBS na habilitação de mães para o aleitamento materno, utilizando uma ferramenta desenvolvida a partir de um instrumento empregado na acreditação de Iniciativa Hospital Amigo da Criança (HIAC), instituída pelo Fundo das Nações Unidas para a Infância (UNICEF). Um sistema avaliativo com a pontuação de 10 passos foi aplicado no Rio de Janeiro, para verificar a eficácia da estratégia na extensão do aleitamento materno dentro das UBS. Por esse método de avaliação, 13 UBS mostraram um bom desempenho e 11 obtiveram um desempenho ruim. Verificou-se que crianças com menos de 6 meses foram amamentadas exclusivamente nas UBS com bom desempenho em relação às de desempenho ruim (38,6% *versus* 23,6%, respectivamente; p < 001), e 2 vezes mais mulheres grávidas e mães das UBS com bom desempenho (61,9%) estavam satisfeitas com o processo de amamentação em relação às outras (31,4%). Os autores puderam concluir que essas diferenças não foram explicadas a partir dos cuidados dispensados em nível hospitalar ou do *status* de trabalho das mulheres. A associação entre estrutura, processo e resultados suporta a validade do método utilizado em UBS, podendo-se sugerir uma prática útil a ser adotada no Brasil a partir da expansão da Estratégia Saúde da Família, que abrange a assistência à grande parcela da população[10] (ver Capítulo 44, *Sustentabilidade da Unidade Básica Amiga da Amamentação*).

No Brasil, várias frentes de ação em prol do aleitamento foram instituídas, dentre elas a implantação da rede de BLH, que é referência mundial. Estudos realizados por profissionais da Fundação Oswaldo Cruz et al.[11,12] ajudaram a compreender e conhecer cada partícula de uma gota do leite humano, com as suas particularidades, formas de utilização, manejo, mantendo a qualidade desse produto que é oferecido, em especial, aos prematuros internados nas unidades de terapia intensiva neonatais (UTIN).

Contaminação do leite humano ordenhado por fungos miceliais

Estudo realizado com o leite humano coletado por doadoras do BLH, intitulado *Contaminação do leite humano ordenhado por fungo miceliais*, buscou caracterizar os gêneros de fungos miceliais encontrados em amostras ordenhadas, recebidas a partir de coleta domiciliar e encaminhadas ao BLH do Instituto Fernandes Figueira. Foram analisadas 821 amostras de leite humano ordenhado, obtidas ao acaso, a partir de frascos coletados nos domicílios pelas próprias doadoras, para pesquisas de bolores e leveduras, e microrganismos mesófilos. Essas análises revelaram a ocorrência de bolores e leveduras em 43 amostras (5,2%), com contagens alcançando a ordem de 10^3 UFC/mℓ. Foram isoladas 48 cepas de fungos miceliais, que foram identificadas por técnicas padrão de laboratório, como as seguintes: *Aspergillus niger* (6,3%), *Aspergillus* sp. (4,2%), *Paecilomyces* sp. (12,6%), *Penicillium* sp. (60,4%), *Rhizopus* sp. (2%) e *Syncephalastrum* sp. (14,5%). A partir desses resultados, os autores apontaram para a importância de controlar a assepsia das mãos das doadoras antes da coleta do leite humano, garantindo a qualidade do produto que será consumido por crianças prematuras ou aquelas com alguma indicação médica/nutricional.

Com a alta da mãe e seu filho de uma maternidade, vários profissionais têm avaliado, a partir de pesquisas, quais as diferentes estratégias efetivas, sejam educacionais ou de acompanhamento domiciliar, podem fornecer suporte às mães primíparas ou multíparas que apresentam dúvidas, inseguranças e conflitos existenciais, dificultando o processo tranquilo e prazeroso da amamentação. Esse suporte facilitará o aleitamento materno exclusivo (AME) por um período mais amplo possível. Um grande estudo realizado com mães orientadoras (*peer-counselling*) pode ser um exemplo rico para reflexão por parte dos profissionais da Saúde, como uma alternativa prática de suporte às mães no seu domicílio.[13,14]

Eficácia do aconselhamento domiciliar por pares na promoção do aleitamento materno no Nordeste do Brasil: um ensaio clínico randomizado

O estudo *Effectiveness of home-based peer counselling to promote breastfeeding in the northeast of Brazil: a randomized clinical trial* avaliou a eficácia do aconselhamento domiciliar de mães orientadoras (*peer counselling*) para aumentar as taxas de amamentação em bebês com baixo peso ao nascer. Foi realizado um ensaio clínico randomizado em oito maternidades públicas e com acompanhamento domiciliar em Fortaleza, nordeste do Brasil. No primeiro momento da pesquisa, 1.003 mães e seus recém-nascidos foram selecionados em oito hospitais. Esses lactentes eram saudáveis e pesavam até 3 mil g. A intervenção foi da seguinte maneira: mulheres da comunidade que amamentaram seus filhos exclusivamente e foram acompanhadas no BLH da Maternidade Escola Assis Chateaubriand (mães orientadoras) receberam um treinamento de 20 horas, adaptado ao curso de aconselhamento em aleitamento materno da OMS. Após o sorteio randômico das mães nas maternidades, as orientadoras realizaram mais de 3.200 visitas domiciliares, oferecendo suporte nos 5, 15, 30, 60, 90 e 120 dias após o nascimento. A principal medida de desfecho compreendia o tipo de alimentação no quarto mês de vida. O grupo-controle não recebia a visita da mãe orientadora. Pôde-se observar que a intervenção aumentou o AME (24,7%; 19,4%, p = 0,044) retardou a introdução da fórmula e aumentou o tempo de amamentação (leite artificial: 33,4% no grupo-controle e 20,1% no grupo-intervenção; p = 0,00002). Ao comparar a frequência do aleitamento artificial contra todas as formas de aleitamento materno (exclusivo + predominante + parcial), a intervenção aumentou as taxas de aleitamento materno em 39% (risco relativo [RR] = 0,61; intervalo de confiança [IC] 95%: 0,5 a 0,75), e 15% das crianças estavam livres de alimentação artificial (redução do risco absoluto). Sete famílias foram visitadas a fim de se evitar que uma criança recebesse fórmula infantil (IC 95%: 5 a 13). Os autores concluíram que o aconselhamento em aleitamento materno promovido por mães orientadoras pode ter impacto favorável nas taxas de AME e contribuir para prevenir a utilização da fórmula infantil e desmame precoce. A intervenção tem grande potencial de aplicação, pois a maioria das cidades no nordeste do Brasil conta com trabalhadores comunitários de Saúde que poderiam fazer o aconselhamento às mulheres após o parto, no domicílio.[15]

Associação entre amamentação e inteligência, escolaridade e renda aos 30 anos: um estudo prospectivo de coorte de nascimentos no Brasil

O objetivo do estudo *Association between breastfeeding and intelligence, educational attainment, and income at 30 years of age: a prospective birth cohort study from Brazil* foi avaliar se a duração da amamentação está associada ao quociente de inteligência (QI), aos anos de escolaridade e à renda com a idade de 30 anos, em um ambiente onde não existem fortes padrões sociais do aleitamento materno. Caracteriza-se por um estudo prospectivo, de base populacional, sendo uma coorte de nascimento dos recém-nascidos, lançada em 1982, em Pelotas, Brasil. Informações sobre o aleitamento materno foram registradas na primeira infância a partir das entrevistadas (3.701 dos 5914), desde o início. A informação completa sobre o QI e a amamentação estava disponível para 3.493 membros. Aos 30 anos, foram estudados o IQ (Escala Wechsler de Inteligência, terceira versão), o nível de escolaridade e a renda dos participantes. Para as análises, utilizou-se a regressão linear múltipla, com ajuste para 10 variáveis de confundimento e do G-fórmula. Observou-se grande variabilidade na duração do aleitamento: uma em cada cinco mães amamentaram por menos de 1 mês, e uma em cada seis o fizeram por 1 ano ou mais; no entanto, poucas mães mantiveram o aleitamento materno predominante (AMP) por 4 meses ou mais. O peso ao nascer foi diretamente associado à amamentação, mas não houve diferença no peso ao nascer entre os sexos. O nível de instrução, o QI e a renda aos 30 anos aumentaram com a escolaridade materna, renda familiar e peso ao nascer, observando-se ser maior entre os homens em comparação às mulheres. Esse estudo mostra um nexo de causalidade que é fornecido pela conclusão de que o efeito sobre o lucro é principalmente mediado pelo QI. Na comparação de participantes (crianças) que foram amamentadas durante 12 meses ou mais com aqueles amamentados por menos de 1 mês, o aumento da renda foi de aproximadamente R$ 300,00, ou seja, 20% do nível de renda média. Para a duração da amamentação predominante, a diferença entre as categorias extremas foi de magnitude semelhante.[16]

Práticas de aleitamento materno de crianças com menos de 2 anos com base em indicadores da Organização Mundial da Saúde

Estudo transversal realizado durante a Campanha Nacional de Vacinação contra Poliomielite 2012, em Guarapuava, Paraná, contou com crianças com menos de 2 anos que compareceram aos postos de vacinação (1.814 crianças). Aplicou-se um questionário sobre alimentação aos acompanhantes antes da vacinação. As práticas alimentares foram avaliadas com base em nove indicadores de aleitamento materno propostos pela OMS. Observou-se que 79,3% das crianças com menos de 2 anos foram amamentadas na primeira hora de vida, o que, segundo parâmetros da OMS, é uma boa situação (50 a 89%). A amamentação foi iniciada por 96% das crianças, porém a prevalência de AME em menores de 6 meses foi de 36%, índice considerado ruim (12 a 49%) segundo esses mesmos parâmetros. A prevalência de AME na faixa etária de 4 a 5 meses, considerada uma aproximação da proporção de lactentes amamentados aos 6 meses, foi de 16,8% (IC 95%: 11,1 a 24,5). A duração média do AME entre as crianças com menos de 6 meses foi de 48,2 dias (IC 95%: 28,2 a 62,6), totalizando 1,6 mês. A probabilidade de AME nos primeiros dias de vida foi de 67%, porém aos 90 dias, essa chance decaiu para 35%, e, ao fim do sexto mês de vida, somente 12% das crianças tinham chance de serem amamentadas de modo exclusivo. Entre os menores de 6 meses, 27,4% (IC 95%: 22,8 a 32,5) consumiram chá; 26,8% (IC 95%: 22,3 a 31,9) beberam água; e a prevalência de AMP nessa faixa etária foi de 11,1%. A taxa da continuidade do aleitamento materno com 1 e 2 anos foi de 35,8 e 21,1%, respectivamente. A duração média do aleitamento materno entre as crianças estudadas foi de 351,6 dias (abaixo dos 12 meses), o que caracteriza uma situação muito ruim (0 a 17 meses). A probabilidade de a criança ser amamentada no início da vida foi alta (85%), mas decaiu para 13% ao fim do segundo ano. O aleitamento materno em idade apropriada esteve abaixo de 30% em função da baixa prevalência de AME em menores de 6 meses (36%) e da baixa continuidade do aleitamento materno na faixa etária de 6 a 23 meses – 33,5% (IC 95%: 29,4 a 37,7), e 83,5% (IC 95%: 81,3 a 85,4) das crianças nessa mesma faixa etária (6 a 23 meses) haviam consumido alimentos sólidos ou pastosos. A proporção de crianças que usaram mamadeira foi 78,3%, o que caracteriza situação muito ruim (30 a 100%). Entre as crianças menores de 6 meses, observou-se que 51,5% (IC 95%: 44,5 a 58,6) fizeram uso de mamadeira; e entre as menores de 12 meses de vida, esse percentual foi de 63,1% (IC 95%: 59,1 a 66,9). As autoras concluíram que, com exceção do início precoce do aleitamento materno, a situação é considerada ruim ou muito ruim, especialmente para a prática do AME em menores de 6 meses, a continuidade do aleitamento materno (1 ano, 2 anos e duração média do aleitamento materno) e o uso da mamadeira. O aleitamento materno em idade apropriada sofreu influência da baixa prevalência de AME em menores de 6 meses e da reduzida continuidade do aleitamento materno entre crianças de 6 a 23 meses.[17]

Influência do apoio ao aleitamento materno oferecido pelas maternidades

Com o objetivo de analisar se o apoio oferecido pelas maternidades se associa à maior prevalência de AME e AMP, foi realizado um estudo transversal, com amostra de 916 crianças com menos de 6 meses, nascidas em maternidades de Ribeirão Preto (SP) em 2011. As maternidades foram avaliadas em relação ao cumprimento dos "Dez Passos para o Sucesso do Aleitamento Materno". Os desfechos do presente estudo foram: quanto ao AME, a criança recebe leite materno e não consome outros líquidos ou sólidos; e quanto ao AMP, a criança recebe leite materno como fonte principal de nutrição e não consome outros tipos de leite ou fórmulas, mas pode ingerir água ou bebidas à base de água.

A associação entre fator de estudo e desfecho foi considerada estatisticamente significativa, quando p < 0,05. Os resultados apontaram que a prevalência de AME e AMP em menores de 6 meses foi 33,2 e 16,3%, respectivamente. O percentual de crianças que receberam leite materno nas últimas 24 horas foi de 82,8%. A maioria das crianças (57,6%) nasceu em Hospital Amigo da Criança (HAC). O estudo constatou que, conforme aumenta a idade da criança, a prevalência de AME diminui, porém, a multiparidade e a licença-maternidade elevaram a prevalência desse desfecho. O aumento da idade da mãe associou-se a maiores índices de AME e menores de AMP. Houve maior incidência do AMP entre crianças que nasceram de parto vaginal e menor índice entre filhos de mães com maior escolaridade. A maioria das crianças não foi exposta ao cumprimento dos passos 1, 2, 4 e 5. De modo geral, a prevalência de AME e de AMP tende a aumentar a cada passo cumprido. Nenhuma criança não exposta ao cumprimento dos passos 6 e 8 estava em AMP no momento da entrevista; portanto, a influência desses passos sobre esse desfecho não pôde ser estudada. Concluiu-se que, em crianças menores de 6 meses, a prevalência de AMP mostrou tendência ao aumento conforme a maior quantidade de passos cumpridos.

Na análise em separado para cada passo, observou-se que seu cumprimento tende a aumentar as prevalências de AME e de AMP. Os passos referentes a não oferecer bicos artificiais e encorajar o estabelecimento de grupos de apoio à amamentação mostraram, respectivamente, associação positiva com as prevalências de AME e de AMP.[18]

Outras pesquisas realizadas por renomados pesquisadores na área de amamentação do país foram:

- Estudo de coorte realizado em Pelotas, RS, por César Victora[19]
- Trabalhos realizados sobre a mulher trabalhadora, por Marina Ferreira Rea[20]
- Avaliação da implantação da Iniciativa Hospital Amigo da Criança (IHAC) no Brasil por Joel Lamounier et al. e Maria de Fátima Araújo (ex-coordenadora da Atenção à Criança do Ministério da Saúde)[21]
- Estudos sobre a tendência da prática da amamentação nas décadas de 1970 a 1980, por Sônia Venâncio e Carlos Augusto Monteiro,[22] além de outros sobre a trajetória da amamentação no estado de São Paulo[23]
- Estudos de avaliação do papel das avós na prática da amamentação e da influência da plástica mamária no AME, por Elsa Giugliani et al.[24,25]
- Estudo com dados sobre a prevalência do aleitamento materno no Brasil, por Maria Cristina Sena.[26]

Esses e outros são exemplos de trabalhos que apontam para um olhar atento desses profissionais, os quais se esforçam há décadas para promover a evolução do aleitamento exclusivo no Brasil e as reflexões sobre esse tema.

Covid-19: saúde mental e aleitamento em uma população do Nordeste do Brasil

Durante a pandemia, um grupo de saúde materno-infantil, no Ceará, investigou a saúde mental de mulheres grávidas em Fortaleza. Esse estudo foi denominado "Iracema covid", e considerado o único estudo de coorte realizado nas regiões Norte e Nordeste.

Essa pesquisa, inicialmente, foi desenvolvida em caráter emergencial, após esse grupo ter realizado um inquérito durante o período do 1º *lockdown* decretado pelo governo do estado do Ceará, com gestantes residentes em Fortaleza. Com os resultados obtidos na aplicação remota de questionários respondidos por 1.041 gestantes, foi possível verificar a elevada prevalência de transtornos mentais (46,4%) nessa população. A partir dessa pesquisa, surgiu a proposição de diversas perguntas, que somente poderiam ser respondidas com a realização de um estudo de acompanhamento.

A coorte teve sua linha de base iniciada em janeiro de 2021, com recrutamento de 351 mulheres que tiveram crianças nascidas em Fortaleza em julho e agosto de 2020 mediante uma amostragem probabilística, com base em dados do Sistema de Informação sobre Nascidos Vivos (SINASC).

Evidenciaram-se como alguns participantes desse trabalho suportavam diferentes situações de sofrimentos psíquicos em seus contextos, principalmente diante do período da pandemia, mas com reflexos atualmente. Identificou-se que nenhuma das mulheres realizava acompanhamento com profissionais de saúde mental, embora percebessem a relevância do tratamento. Verificou-se que muitas participantes desenvolveram estratégias para conseguir lidar com as experiências adversas, como, por exemplo, busca de apoio religioso e prática de atividades prazerosas. Diante dessas situações desfavoráveis, recomendam-se acompanhamento profissional, fortalecimento das políticas públicas de saúde mental e divulgação dos possíveis serviços disponíveis às mães que apresentam discursos de sofrimento psíquico.[27]

Com os dados coletados até o momento, foi produzido um protocolo metodológico da Coorte Iracema, publicado no periódico BMJ Open, com o título *Cohort profile: maternal and child health and parenting practices during the covid-19 pandemic in Ceará, Brazil: birth cohort study*, que relatou todo o processo de implementação desse estudo.[28]

No periódico Journal of Human Lactation, foi publicado o artigo intitulado *Breastfeeding practices pre- and during-covid-19 in Fortaleza, Northeastern Brazil*, que avaliou o perfil dos tipos de amamentação dessa população. Para efeito de comparabilidade, avaliamos os resultados com a Pesquisa em Saúde Materno-Infantil no Ceará, em 2017 (PESMIC-2017), com os dados obtidos aos 6 meses de vida das crianças nascidas durante o período da pandemia em Fortaleza. O estudo apresentou prevalências semelhantes de AME em 2021 (8,1%) e 2017 (8,5%; p = 0,79). Aumento do AMP (2,2% *versus* 13,4%; p < 0,001) e diminuição do aleitamento materno complementar (64% *versus* 48,4%; p = 0,037) foram observados em 2021, em comparação a 2017. O total de morbidade comum (TMC), de acordo com o instrumento SRQ-20, também aumentou em 2021 (17,6% *versus* 32,5%; p < 0,001). Não foram encontradas associações estatisticamente significativas entre os padrões de aleitamento em 2017 ou 2021. Apontou a necessidade de políticas públicas e protocolos clínicos que forneçam orientações atualizadas sobre alimentação infantil durante a pandemia da covid-19, bem como monitoramento da saúde mental após o parto.[29]

A partir de uma coleta complementar, de caráter qualitativo, o artigo *Implicações da covid-19 no cotidiano das famílias nordestinas e no cuidado infantil* foi produzido. Esse trabalho busca relatar a vivência das mães em práticas e cuidados parentais durante a pandemia. A interpretação das narrativas revelou que alguns cuidadores buscaram realizar brincadeiras e atividades manuais com os filhos, e explicavam o que estava acontecendo no cenário mundial, exercendo parentalidade positiva. Ademais, o distanciamento físico favoreceu o aumento da tolerância dos pais no tempo em que os filhos ficaram expostos às telas. Percebeu-se que os pais influenciaram a prática de hábitos alimentares não saudáveis entre as crianças e a manifestação de mudanças no comportamento dos filhos.[30] O estudo apontou a necessidade do acompanhamento contínuo dos aspectos referentes ao desenvolvimento infantil e do retorno das crianças às atividades presenciais.[31]

Pesquisas qualitativas em aleitamento: da concepção à divulgação

Quanto a sua natureza qualitativa, pode-se dizer que a pesquisa sobre aleitamento é descritiva; afinal, os dados são analisados indutivamente por meio da interpretação dos fenômenos. Essa visão parte do princípio de que não se pode afirmar com inteira certeza que a causalidade do comportamento humano obedeça a leis semelhantes ou iguais àquelas que determinam o acontecimento natural. Assim, ao lidar com ações e fatos relacionados com comportamento, conceito e produtos que envolvam a ação humana, o pesquisador está lidando com sentimentos, palavras, gestos (expressões não verbalizadas), arte, músicas e vários outros fatores carregados de simbolismo, que não podem ser quantificados, mas sim interpretados de forma particular de acordo com a singularidade de cada contexto.

Qualitativo é definido na interface com a subjetividade, referindo-se àquele conjunto de procedimentos destinados à obtenção de informações que não se submetem à quantificação. Desse modo, visa revelar o que se oculta nos números e nas generalizações abstratas que não dão conta das relações humanas, as quais constroem os processos no cotidiano das práticas, no caso, de um programa de formação.

O material primordial da investigação qualitativa é a palavra que expressa a fala do dia a dia, seja nas relações afetivas e técnicas ou nos discursos intelectuais, burocráticos e políticos. Para compreensão de um evento específico, há necessidade de interação com ele, pois somente assim é possível entender seu significado. Em suma, o que se pode apreender é que certos eventos significam algo para certas pessoas que os realizam. Desse modo, o dualismo sujeito-objeto das ciências naturais não é adequado às ciências humanas, pois os seus objetos não são entidades físicas ou processos externos, mas manifestações da mente.

Diante disso, as ciências humanas buscaram delinear novas concepções paradigmáticas que pudessem contemplar os distintos problemas de seu campo de pesquisa. A partir dessa busca, constituiu-se a visão atual de muitos autores de que os métodos quantitativos e qualitativos, na verdade, se complementam, e a escolha de uma ou outra abordagem está associada diretamente aos objetivos e às finalidades de cada pesquisa. Nessa maneira de conceber as pesquisas quantitativa e qualitativa, consideram-se que existe de fato uma diferença entre as duas abordagens, mas que elas não são excludentes, e sim complementares. Assim, o uso de ambas na pesquisa de um mesmo problema pode apresentar um resultado mais considerável e significativo.

A seguir, são apresentados exemplos de pesquisa sobre aleitamento materno utilizando a abordagem qualitativa, a qual vem sendo empregada por pesquisadores brasileiros.

Amamentação: um híbrido natureza-cultura

João Aprígio Guerra de Almeida e Romeu Gomes compartilham um texto descrito em profundidade para sua tese de doutorado, o qual discute a relação entre a proposição de Bruno Latour sobre os híbridos que envolvem natureza-cultura e a relação dessa teoria com o aleitamento materno. Em torno dessa proposição, tendo como referência uma visão epistemológica, eles procuram estabelecer um diálogo com diferentes obras, captado a partir de uma longa revisão bibliográfica, a fim de contribuir para o aprofundamento do assunto no âmbito da Saúde Pública. Inicialmente, foi apontado que o paradoxo do desmame é situado no cenário dos conhecimentos e das práticas do aleitamento materno; em seguida, a análise direciona-se às relações natureza-ciência e cultura-sociedade presentes no universo da amamentação; finalmente a discussão se encaminha para o ato de lidar com o aleitamento materno, enquanto um híbrido entre natureza e cultura aponta novo questionamento para a continuidade do debate sobre a temática em questão. Em outro artigo,[32] o objetivo foi contribuir para a construção de uma nova síntese teórica das inter-relações do biológico com o social no cenário da amamentação, categorizando-a como um híbrido natureza-cultura. Para a concretização desse estudo, os autores utilizaram referenciais metodológicos da pesquisa qualitativa em saúde, adotando-se os preceitos da hermenêutica-dialética para análise dos dados.

A técnica utilizada foi a investigação documental de fontes primárias, contemplando documentos históricos, livros, artigos científicos e teses de Medicina escritas nos séculos XIX e XX. A partir de uma análise aprofundada, os autores sintetizam que, dependendo do momento histórico e da intencionalidade atribuída ao ato de amamentar, os aspectos relacionados com natureza e cultura, ou seja, biologia e sociedade, ora se separam, ora se mesclam. A abordagem compreensiva da amamentação possibilita perceber, por vezes, que um hábito cultural, para ser assimilado, foi tratado como instintivo natural e biológico, ao qual não cabe nenhum tipo de questionamento.

Em outras oportunidades, particularmente no curso da última década, o tradicional reducionismo biológico vem observando uma progressiva tendência de substituição, cedendo lugar a interpretações culturais que não reduzem o ser humano à condição de um mamífero qualquer. Reforçam os autores que, focada sob esse prisma, a amamentação, além de biologicamente determinada, é socioculturalmente condicionada, tratando-se, portanto, de um ato impregnado de ideologias e determinantes que resultam das condições concretas de vida.

Na configuração real, um processo aparentemente tão natural e tão carregado de afeto e emoção, na verdade, congrega os mais agressivos interesses mercadológicos, muitas vezes mascarados de conhecimentos científicos e travestidos de dispositivos para a Saúde. Eles concluem que a amamentação como um híbrido natureza-cultura simboliza as mudanças teórico-metodológicas ocorridas especialmente no fim da década de 1990, as quais correspondem a uma revalorização da biologia e a um aprofundamento nos processos interdisciplinares.[33]

Para compreender como ocorre esse desejo e decisão para o processo de amamentação, ampliando o olhar não somente para os efeitos anatômicos, fisiológicos e biológicos da amamentação, foi realizado um estudo (dissertação de mestrado em Saúde Coletiva) em Fortaleza, Ceará, com mulheres que obtiveram êxito no processo de AME.[34]

Compreendendo a prática do aleitamento exclusivo

Esse estudo teve como objetivo abordar percepções e vivências de mulheres que amamentaram exclusivamente por 6 meses, retratando suas atitudes e o significado desse ato para elas, esclarecendo como se originou e se sustentou no grupo a prática da AME.[35] Foi uma pesquisa qualitativa, de investigação social, com enfoque crítico-interpretativo, composta por 13 lactantes usuárias da rede de serviços de Fortaleza, Ceará. A técnica utilizada foi a entrevista individual em profundidade, evidenciando-se a complexidade do ato de amamentar, muitas vezes naturalizado e considerado como possível de ser vivenciado, independentemente do contexto social em que se desenvolve.

Demonstrou-se que o papel desempenhado pelos pais e avós foi elemento importante no processo da amamentação, e constatou-se que o sucesso do aleitamento materno teve como origem os significados construídos pelas informantes ao longo de suas vidas e na própria vivência da lactante, na qual se processaram reinterpretações de concepções prévias às suas experiências com esse ato. Os autores apontaram que as experiências dessas mulheres se referem à dimensão concreta da vida, na qual se inserem as relações estabelecidas com os serviços e os profissionais da Saúde. Assim, a motivação e a percepção do processo de amamentar ancoram-se em experiências inseridas em redes sociofamiliares, construtoras de autoconfiança, resultando em determinação que supera os diferentes obstáculos vivenciados para a conquista da amamentação.[34]

Na década de 1980, no entanto, com a descoberta da síndrome da imunodeficiência adquirida (AIDS), alguns profissionais (des)construíram uma série de argumentações, como a de que toda mãe seria capaz de amamentar e, em caso de impossibilidade, outra poderia doar seu leite espontaneamente (prática conhecida como "mães de leite" ou "amas de leite", como eram conhecidas). Assim, um novo olhar para compreender como essas mulheres soropositivas para o vírus da imunodeficiência humana (HIV) vivenciam esse momento, ao ter que oferecer fórmula infantil em detrimento do leite materno, passou a ser preocupação de muitos pesquisadores.

Mães soropositivas e a não amamentação

Essa pesquisa teve como objetivo compreender o significado da experiência de não amamentar e os motivos que estimulam as mães a seguirem essa recomendação. Realizou-se um estudo qualitativo em que a fenomenologia social foi adotada como referencial teórico-metodológico. O grupo estudado envolveu 17 mães de um ambulatório infantil, de um município da região metropolitana de São Paulo. Algumas eram soropositivas, e outras apresentavam um *status* de infecção não determinado. Utilizou-se o método de análise de conteúdo, em que se procurou descrever como foi compreendido cada discurso, de modo a evidenciar a estrutura do fenômeno "ser mãe e não poder amamentar", a partir da individualidade de cada mulher. Dentre as principais justificativas para a não amamentação, foram identificados sentimentos de não se considerarem completas e valorizadas como mães. Vivenciar a não amamentação implica, para essas mulheres, a reestruturação da relação mãe-bebê, e envolve preconceito, estigmatização e discriminação.

A partir da análise dos discursos, verificou-se que a não amamentação é um meio de impedir a infecção do bebê pelo HIV e de eximir-se de culpa, obtendo, assim, perdão da sociedade. Os resultados mostraram que o ato de não amamentar – conduta identificada pelo enfaixamento das mamas – é considerado doloroso e punitivo. O estudo demonstrou ainda que há falta de atenção dos profissionais da área da Saúde ao sentimento das mães que enfrentam esse dilema, propondo maior atenção a esse grupo de mulheres soropositivas no dia a dia da prática assistencial.[36,37]

Dentre as diferentes complexidades que o processo de aleitamento materno aponta como desafios, atualmente há também uma elevada quantidade de recém-nascidos prematuros e com baixo peso no Brasil. Para a mulher que recebe um bebê muito pequeno em seus braços, depois de longos períodos na incubadora, pode ser mais um desafio conseguir amamentar exclusivamente após a alta hospitalar. Diante disso, foi realizado um estudo com mulheres que conseguiram amamentar exclusivamente o seu filho prematuro, demonstrando as facilidades e as dificuldades para conseguir alcançar esse êxito.[38]

Amamentação exclusiva de recém-nascidos prematuros: percepções e experiências de lactantes usuárias de um serviço público especializado

Essa pesquisa procurou investigar as percepções e as vivências das mães de prematuros que amamentaram exclusivamente do 4º ao 6º mês de vida. Foi realizado um estudo seccional exploratório fundamentado no método qualitativo. Utilizaram-se entrevistas não diretivas, individuais, com oito mães de prematuros, atendidas no ambulatório de *follow-up* da Maternidade Escola Assis Chateaubriand, serviço vinculado ao Sistema Único de Saúde, em Fortaleza, Ceará. A análise temática das falas apontou um eixo em torno do qual foram agrupados quatro núcleos de sentido: os sentimentos das mães ao vivenciarem o contato inicial com os recém-nascidos prematuros; o apoio dos profissionais às mães de prematuros; a decisão das mães de prematuros em amamentar exclusivamente; e a convivência com a metodologia Mãe-Canguru.[38,39]

A análise revelou que cada mãe vivencia o AME de maneira singular, e que a decisão de amamentar o prematuro está relacionada com o reconhecimento da importância do leite materno para a saúde do filho. Contudo, o suporte fornecido pela Instituição, a partir do apoio dos profissionais às mães de prematuros, tal como se observa no serviço analisado, revela-se como elemento decisivo para a prática AME. Assim, os autores apontam como reflexão que amamentar exclusivamente os prematuros ainda é um desafio para algumas mães, mas é possível, desde que haja determinação, suporte apropriado da família, da rede social e, em especial, dos profissionais da Saúde.[38]

Prematuro: experiência materna durante amamentação em Unidade de Terapia Intensiva Neonatal e pós-alta

Esse estudo teve como objetivo identificar as percepções e vivências das mães no cuidado com a nutrição de seus filhos durante a internação em uma UTIN e após a alta hospitalar, verificando as principais dificuldades enfrentadas e as estratégias utilizadas para sua superação. Foi realizado dentro da abordagem qualitativa, com 11 mães de filhos prematuros nos pós-alta, por meio de uma entrevista semiestruturada para coleta de informações e a hermenêutica heideggeriana para a análise. As mães entrevistadas evidenciaram insegurança quanto à alimentação do filho no início da vida e após a saída do hospital, e o apoio técnico para a ordenha mamária foi fornecido diariamente às mães que permaneciam no hospital para alimentação do filho com leite materno. A manutenção da lactação a partir da orientação de profissionais no pós-alta foi controversa nos discursos maternos – foi relatado que a oferta alimentar ocorre com uso de gaze. O aleitamento misto foi praticado entre os bebês do estudo para complementar sua alimentação, e as mães relataram baixa produção láctea relacionada com fadiga e estresse, além do uso de mingaus à base de leites e farináceos mais econômicos do que os recomendados para a alimentação da criança prematura.

A justificativa para isso baseou-se no fato de que as mães imaginaram que os produtos estavam proporcionando maior bem-estar a seus bebês, em comparação aos sugeridos pelos profissionais da Saúde. Foi evidenciado também desmame precoce nesse grupo de crianças. As autoras incitam os profissionais a apoiarem as mães de prematuros na amamentação exclusiva[40]

Considerações finais

Neste capítulo, foi apresentada apenas uma pequena amostra do que se tem produzido sobre essa temática mediante a abordagem qualitativa. Outros estudos com diferentes atores sociais, estratégias de avaliação de programas e serviços vêm sendo publicados e podem ser acessados com facilidade nas bases de dados descritas no início deste capítulo.

Muitas pesquisas sobre aleitamento materno têm sido produzidas no Brasil e no mundo, e novos desafios estão sendo apontados para os profissionais da Saúde, que no serviço ou na academia, podem aprofundar temas que fazem parte do cotidiano ou outros que ainda são pouco contemplados na literatura.

As autoras deste capítulo estão desenvolvendo diversas pesquisas com grupos minoritários e pouco explorados de mulheres: as mães com deficiência visual e as mães com deficiência auditiva. A aproximação com essa temática tem propiciado um aprendizado sobre como elas podem, mesmo com limitações, amamentar. Informações e observações em estudo de acompanhamento dessas mulheres e crianças (por meio de diferentes abordagens metodológicas) têm indicado o quanto os serviços podem e devem abranger uma atuação mais efetiva e aproximada, respeitando cada forma de cuidado realizado por essas mães portadoras de necessidades especiais.

Outros desafios surgem, os quais podem ser pensados como futuros projetos de pesquisa em aleitamento. Alguns deles são: avaliação de cada intervenção proposta nos serviços; compreensão da vivência das mães no processo de aleitamento materno (sejam indígenas, quilombolas, orientais, ocidentais); papel do pai na amamentação; uso de novas técnicas de sucção empregadas em prematuros por fonoaudiólogos na UTIN; atribuição de equipes multiprofissionais como promotoras do AME; uso de drogas ilícitas e aleitamento materno; mulheres com deficiência física e sua vivência no cuidado e na alimentação do filho; prevalência de aleitamento nos municípios brasileiros de maneira sistemática; alimentação complementar em crianças amamentadas exclusivamente; mídia e aleitamento materno; adolescentes e trabalhadoras de empresas que contratam mulheres para o mercado de trabalho; crianças com deficiências, malformação e formas de nutrição utilizadas após o parto; intersetorialidade e prática do aleitamento materno; cultura do uso da chupeta e mamadeira, alimentação complementar e crianças nascidas prematuras; aleitamento materno de mulheres assistidas pelos programas de transferência de renda; dentre outras ideias que podem prosperar em cada um dos leitores.

Pôde-se constatar, a partir do exposto neste capítulo, que o BLH configura como importante protagonista na promoção de pesquisas nos âmbitos quantitativo e qualitativo, com objetos variados, ampliando para a sociedade, academia, serviços e profissionais da Saúde a relevância desse dispositivo.

A pesquisa não se encerra quando se conclui um projeto idealizado, muitas vezes realizado de modo temporal. Cada nova pergunta necessita de uma resposta, cujo resultado deve ser planejado, analisado e compartilhado entre os usuários e os pesquisadores, tornando capaz a incorporação desse conhecimento para produzi-la em um movimento constante. Os avanços na produção e divulgação de pesquisas realizadas no Brasil são visíveis; no entanto, torna-se necessário que as instituições de fomento ampliem recursos para que novos estudos sejam feitos, especialmente aqueles que envolvem custos elevados (p. ex., estudos de coorte).

A pesquisa constitui um processo de trabalho complexo, que envolve teoria, método, operacionalização e criatividade do pesquisador. Os grupos, as instituições (sejam públicas ou privadas) e as pessoas estão sob o constante desafio de experimentar o campo, o novo e as oportunidades de tornar a nossa curiosidade intelectual em ferramenta de produção que constrói e reflete na prática assistencial. Almeja-se ainda que as redes de instituições e profissionais de diferentes áreas do conhecimento se integrem a cada dia, a fim de oferecer dados que apoiem as gestões públicas, a academia e as organizações não governamentais na formulação de políticas públicas sobre aleitamento materno no Brasil.

Para os próximos anos, torna-se evidente a necessidade de financiamento para a realização de estudos de acompanhamento, para compreensão de como o fenômeno da pandemia afetou as práticas nutricionais, em especial, o AME. A Rede Ibero-americana de BLH poderá ampliar, também, o contexto de estudos que ofereçam subsídios à rede pública de assistência, ferramentas de como melhorar o padrão de doação de leite e as práticas do AME.

Referências bibliográficas

1. Pitta GBB, Castro AA. A pesquisa científica. J Vasc Bras. 2006;5:243-4.
2. Minayo MCS, Sanches O. Quantitativo-qualitativo: oposição ou complementaridade? Cad Saúde Pública. 1993;9:237-48.
3. Croda JHR, Garcia LP. Resposta imediata da Vigilância em Saúde à epidemia da Covid-19. Epidemiol Serv Saúde. 2020;29:e2020002.
4. Robazzi MLCC, Rocha FLR, Marziale MHP. A pós-pandemia de Covid-19: perspectivas da atuação profissional na enfermagem. Rev Bras Enferm. 2023;76(Suppl 1).

5. Minayo MCS. O Desafio do Conhecimento: Pesquisa Qualitativa em Saúde. 14. ed. São Paulo, SP: Hucitec; 2014.
6. Bosi MLM, Pontes RJS. Notas sobre a segunda avaliação externa do programa de treinamento em epidemiologia aplicada aos serviços do sistema único de saúde do Brasil – EPISUS: potencialidades do enfoque qualitativo-participativo. Saúde Soc. 2009;18(3):549-53.
7. Bosi MLM, Mercado FJ. Pesquisa qualitativa de serviços de saúde. 2. ed. Petrópolis, RJ: Vozes; 2007. p. 607.
8. Organização Mundial da Saúde (OMS). II Pesquisa de Prevalência de Aleitamento Materno nas Capitais Brasileiras e Distrito Federal. Brasília, DF: Ministério da Saúde; 2009.
9. Segall-Corrêa AM, et al. Amamentação e alimentação infantil. Pesquisa Nacional de Demografia e Saúde da Criança e da Mulher PNDS 2006. Brasília, DF: Ministério da Saúde; 2009. p. 195.
10. Oliveira MIC, Camacho LAB, Tedstone AE. A method for the evaluation of primary health care units' practice in the promotion, protection, and support of breastfeeding: results from the state of Rio de Janeiro, Brazil. J Hum Lact. 2003;19(4):365-73.
11. Rona MSS, Novak FR, Portilho M, et al. Efeito do tempo e da temperatura de estocagem nas determinações de acidez, cálcio, proteínas e lipídeos de leite de doadoras de bancos de leite humano. Rev Bras Saude Mater Infant. 2008;8(3):257-63.
12. Novak FReis, Almeida JAG, Asensi MD, et al. Resistência antimicrobiana de coliformes isolados de leite humano ordenhado. Cad Saúde Pública. 2001;17:713-7.
13. Novak FR, Almeida JAG, Santos MJS, et al. Contaminação do leite humano ordenhado por fungos miceliais. J Pediatr. 2002;78(3):197-201.
14. Novak FR, et al. Qual seria a fonte de fungos miceliais encontrados em leite humano ordenhado? Cad Saúde Pública. 2002;18:873-5.
15. Leite AJM, Puccini RF, Atalah AN, et al. Effectiveness of home-based peer counselling to promote breastfeeding in the northeast of Brazil: A randomized clinical trial. Acta Paediatr. 2005;94(6):741-6.
16. Victora CG, et al. Association between breastfeeding and intelligence, educational attainment, and income at 30 years of age: a prospective birth cohort study from Brazil. Lancet Glob Health. 2015;3(4):e199-e205.
17. Saldan PC, Venancio SI, Saldiva SRDM, et al. Práticas de aleitamento materno de crianças menores de dois anos de idade com base em indicadores da Organização Mundial da Saúde. Rev Nutr. 2015;28:409-20.
18. Passanha A, Benício MHD, Reis MCG, et al. Influência do apoio ao aleitamento materno oferecido pelas maternidades. Rev Saúde Pública. 2015;49.
19. Victora CG, Araújo CLP, Menezes AMB, et al. Methodological aspects of the 1993 Pelotas (Brazil) birth cohort study. Rev Saúde Pública. 2006; 40(1):39-46.
20. Rea MF, et al. Possibilidades e limitações da amamentação entre mulheres trabalhadoras formais. Rev Saúde Pública. 1997;31(2):149-56.
21. Lamounier JA, Bouzada MCF, Janneu AMS, et al. Iniciativa hospital amigo da criança, mais de uma década no Brasil: repensando o futuro. Rev Paul Pediatr. 2008;26(2):161-9.
22. Venancio SI, Monteiro CA. A tendência da prática da amamentação no Brasil nas décadas de 70 e 80. Rev Bras Epidemiol. 1998;1(1):40-9.
23. Venancio SI, Escuder MML, Kitoko P, et al. Frequência e determinantes do aleitamento materno em municípios do Estado de São Paulo. Rev Saúde Pública. 2002;36:313-8.
24. Susin LRO, Giugliani ERJ, Kummer SC. Influência das avós na prática do aleitamento materno. Rev Saúde Pública. 2005;39(2):141-7.
25. Souto GC, Giugliani ERJ, Giugliani C, et al. The impact of breast reduction surgery on breastfeeding performance. J Hum Lact. 2003;19(1):43-9.
26. Sena MCF, Silva EF, Pereira MG. Prevalência do aleitamento materno nas capitais brasileiras. Rev Assoc Med Bras. 2007;53(6):520-4.
27. Penna AL, Aquino CM, Pinheiro MSN, et al. Impact of the Covid-19 pandemic on maternal mental health, early childhood development, and parental practices: a global scoping review. BMC Public Health. 2023;23(1):388.
28. Castro MC, et al. Cohort profile: maternal and child health and parenting practices during the Covid-19 pandemic in Ceará, Brazil: birth cohort study (Iracema-covid). BMJ open. 2022;12(6):e060824.
29. Farías-Antúnez S, et al. Breastfeeding practices before and during the Covid-19 pandemic in Fortaleza, Northeastern Brazil. J Hum Lact. 2022;38(3): 407-21.
30. Santana OMML, Sousa LVA, Rocha HAL, et al. Analyzing households' food insecurity during the COVID-19 pandemic and the role of public policies to mitigate it: evidence from Ceará, Brazil. Glob Health Promot. 2023;30(1):53-62.
31. Silva JPF, Castro MC, Aquino CM, et al. Implicações da covid-19 no cotidiano das famílias nordestinas e no cuidado infantil. Saúde Soc. 2022;31(1):e210287.
32. Almeida JAG, Novak FR. Amamentação: um híbrido natureza-cultura. J Pediatr. 2004;80(5):s119-25.
33. Almeida JAG, Gomes R. Amamentação: um híbrido natureza-cultura. Rev Latino-am Enfermagem. 1998;6(3):71-6.
34. Machado MMT, Bosi MLM. Compreendendo a prática do aleitamento exclusivo: um estudo junto a lactantes usuárias da rede de serviços em Fortaleza, Ceará, Brasil. Rev Bras Saúde Mater Infant. 2008;8(2):187-96.
35. Monteiro JCS, Gomes FA, Nakano AMS. Percepção das mulheres acerca do contato precoce e da amamentação em sala de parto. Acta Paul Enfermagem. 2006;19(4):427-32.
36. Moreno CCGS, Rea MF, Filipe EV. Mães HIV positivo e a não amamentação. Rev Bras Saúde Mater Infant. 2006;6(2):199-208.
37. Padoin SMM, Souza IEO. A compreensão do temor como modo de disposição da mulher com HIV/AIDS diante da (im)possibilidade de amamentar. Texto Contexto – Enferm. 2008;17(3):510-8.
38. Braga DF, Machado MMT, Bosi MLM. Amamentação exclusiva de recém-nascidos prematuros: percepções e experiências de lactantes usuárias de um serviço público especializado. Rev Nutr. 2008;21(3):293-302.
39. Machado MMT, Rocha HAL, Castro MC, et al. Covid-19 and mental health of pregnant women in Ceará, Brazil. Rev Saúde Pública. 2021;55:37.
40. Melo LM, Machado MMT, Leite AJM, et al. Prematuro: experiência materna durante amamentação em unidade de terapia intensiva neonatal e pós-alta. Rev Rene. 2013;14(3):512-20.

CAPÍTULO 49

Ensino e Certificação Internacional: *International Board Certified Lactation Consultant*

Cecilia Freire de Carvalho Pinton • Debora Farias

Introdução

O aleitamento materno exclusivo (AME) até os 6 meses e complementado até 2 anos ou mais é recomendado pela Organização Mundial da Saúde (OMS),[1] pelo Fundo das Nações Unidas para a Infância (UNICEF) e pelo Ministério da Saúde (MS) do Brasil[2,3] devido aos inúmeros benefícios para a saúde do bebê e da mulher que amamenta. É a estratégia isolada que mais previne mortes infantis, um importante indicador de Saúde Pública. Além disso, está associado a benefícios a longo prazo, como diminuição do risco de sobrepeso e obesidade, diabetes *mellitus* tipo 2, síndrome metabólica e suas complicações;[4] contudo, as baixas taxas de aleitamento em muitos países não refletem essa recomendação.[5] O Estudo Nacional de Alimentação e Nutrição Infantil (ENANI) 2019 mostra que, no Brasil, a prevalência de AME em crianças com menos de 6 meses é de 45,8%, com mediana de 3 meses, e a meta proposta pela OMS para 2030 é de que pelo menos 70% das crianças nessa faixa etária estejam em AME.[6]

Para aumento das taxas de aleitamento materno (AM), é fundamental que os diversos profissionais da Saúde que acompanham o binômio mãe-bebê, desde o pré-natal até os primeiros anos de vida da criança, forneçam às famílias orientações adequadas e atualizadas, além de apoiar a prática da amamentação.[5-9]

Os profissionais dessa área exercem papel fundamental em promoção, proteção e apoio ao AM[7,10] e podem contribuir de forma significativa para o aumento das taxas de AME. Por esse motivo, é imprescindível que eles tenham uma formação completa, ainda na graduação, a respeito do tema, incluindo atividades teóricas e práticas que os capacite a disseminar os benefícios do aleitamento, além de lidar com as dificuldades enfrentadas pelas famílias, realizando o manejo clínico adequado e encorajando um período de amamentação mais prolongado.[7,9,11-13]

A falta de conhecimentos atualizados dos profissionais da Saúde sobre amamentação e a inabilidade em ajudar as mulheres que encontram dificuldades nesse período favorece o desmame precoce, uma vez que as famílias recebem assistência ineficaz e/ou informações inadequadas e conflitantes, causando insegurança para seguirem amamentando.[9,5,14,15]

Neste capítulo, será descrita a formação curricular em AM dos principais profissionais da Saúde envolvidos com o binômio mãe-bebê, propostas algumas estratégias curriculares para que o ensino em aleitamento possa ser melhorado ainda na graduação e aprofundados os requisitos para se tornar um consultor internacional em lactação (IBCLC, do inglês *International Board Certified Lactation Consultant*) e a importância de se regulamentar essa profissão.

Currículos acadêmicos dos profissionais da Saúde

Revisando a literatura, são encontrados muitos trabalhos sobre a importância de os currículos acadêmicos incluírem uma educação formal e completa sobre amamentação para preparar adequadamente os estudantes da área da Saúde para que possam oferecer assistência qualificada às famílias quando no exercício das suas profissões.[7,9,10,13,16,17] No Brasil, as Diretrizes Curriculares Nacionais (DCN) norteiam os currículos dos cursos de graduação, desde 2001, com o objetivo de estabelecer os princípios básicos que devem ser seguidos por todas as instituições de ensino superior. De acordo com cada área de atuação, as diretrizes contemplam o conhecimento específico, o desenvolvimento de competências e as habilidades práticas esperadas para cada área, a formação generalista, a organização dos cursos, os estágios e atividades complementares, flexibilizando o currículo e ampliando a autonomia das instituições.[12,18,19]

Nenhuma das DCN da área da Saúde, como Enfermagem,[20] Nutrição,[21] Fonoaudiologia,[22] Medicina[23] e Odontologia[24], faz qualquer menção ao aleitamento materno, à amamentação ou ao leite humano. Mesmo o último parecer técnico nº 300/2017, aprovado e exposto na Resolução nº 569/2017, do Conselho Nacional de Saúde, que orienta os princípios e as diretrizes comuns a serem incorporados nas DCN de cursos de graduação da área da Saúde,[25] não inclui essa temática. Isso destaca que, apesar da relevância da amamentação para a saúde pública e individual, ainda não existe uma orientação formal do Ministério da Educação e Cultura (MEC) sobre a inclusão do AM no currículo desses cursos no país.

Apesar disso, o documento formulado pelo MS com apoio do comitê Nacional de Aleitamento Materno intitulado "Bases para a discussão da Política Nacional de Promoção, Proteção e Apoio ao Aleitamento Materno", em seu Capítulo 5, dispõe sobre as responsabilidades da esfera federal em estabelecer cooperação com o MEC, auxiliando as entidades formadoras de profissionais da Saúde a atualizar periodicamente seus currículos quanto ao tema.[26]

Apesar da existência dessas diretrizes, a literatura mostra que, no Brasil, o ensino sobre AM durante a formação dos profissionais da Saúde, de uma maneira geral, é incompleto e/ou abordado de forma superficial, deixando lacunas quanto ao conhecimento e às habilidades necessárias para apoio à amamentação e manejo das principais dificuldades.[12,18,19,27] Isso também é observado em outros países.[7,9,17,27]

O estudo de Viaro et al.[27] examinou o ensino do AM na graduação em Saúde na Universidade Federal de Pernambuco. Identificaram limitações e possibilidades no ensino dos cursos de Enfermagem, Fonoaudiologia, Medicina, Nutrição, Odontologia e Terapia Ocupacional. Tanto professores quanto estudantes reconheceram a falta de carga horária adequada, com o tema sendo ausente em alguns currículos. A divisão dos estudantes em grupos foi criticada, já que a qualidade do aprendizado dependia da disponibilidade e do conhecimento dos docentes que eram diferentes entre os grupos, assim como dos casos clínicos tratados.

A revisão sistemática de Yang et al.[9] analisou estudos sobre educação em AM para estudantes de Enfermagem e outros cursos da área da Saúde, bem como estudos que analisaram as intervenções realizadas para melhorar o conhecimento e as atitudes dos estudantes sobre esse tema. Ela nos mostrou que as variações nos currículos são globais, com tempo e conteúdo insuficientes, geralmente abaixo de 20 horas. Assim como Viaro,[27] destacou a dependência excessiva do conhecimento do docente sobre o tema, evidenciando a falta de preparo e confiança de alguns professores em lidar com questões de amamentação e ensiná-las aos estudantes.

Formação do médico

A formação médica atual é deficitária em conhecimento teórico e em habilidades práticas em amamentação.[28] Ao fim da graduação, os estudantes reconhecem a importância do AM, mas não se sentem preparados para apoiar as famílias diante dos desafios apresentados.[5,7,9] O aprendizado sobre amamentação depende, em grande parte, da experiência dos médicos assistentes e das experiências práticas vividas pelos estudantes, em vez de um currículo obrigatório.[27,28]

A opinião do médico assistente exerce forte influência na decisão das mulheres em amamentar ou não, bem como prolongar o AM além dos primeiros meses de vida.[29] Portanto, independentemente da especialidade, os médicos devem compreender a importância do aleitamento e promovê-lo como um cuidado de prevenção em saúde.[30] Informações errôneas e práticas inadequadas relacionadas com a amamentação estão ligadas a taxas mais baixas de aleitamento.

Um estudo de Gary et al.[29] analisou o currículo de uma instituição de graduação em Medicina nos EUA e descobriu que a maioria dos estudantes recebe ensinamentos sobre amamentação apenas nos 3 primeiros anos do curso, com foco em anatomia e fisiologia das mamas, sem aprofundamento em outros tópicos relacionados com o assunto. Apesar dos estudantes terem um bom conhecimento sobre a importância da amamentação, poucos sentem-se confiantes para lidar com problemas comuns da lactação.

Em um estudo similar, Biggs et al.[31] avaliaram o ensino sobre amamentação em 26 faculdades de Medicina no Reino Unido.

Eles descobriram que apenas cinco faculdades incluíam o ensino formal sobre amamentação, e a maioria das aulas era teórica, com ênfase em fisiologia da lactação, com pouca atividade prática que dependia da vivência clínica do estudante e a experiência do docente. O estudo também avaliou a autoconfiança dos estudantes no manejo da lactação, e a maioria deles não se sentia confiante em lidar com questões específicas da amamentação.

No Brasil, Frazão et al.[12] avaliaram o conhecimento de estudantes de Medicina da Universidade Federal de Alagoas sobre amamentação. Eles observaram uma progressão irregular no conhecimento durante a graduação e sugeriram uma abordagem mais abrangente ao tema, desde o início do curso até o fim, para melhorar a preparação dos profissionais na promoção do aleitamento materno.

Formação do profissional de Enfermagem

Os enfermeiros desempenham um papel crucial no apoio ao AM em diferentes momentos.[9,32] Exercem forte influência na decisão de amamentar, visto que fornecem orientação pré-natal, auxiliam no início da amamentação e prestam assistência às famílias no manejo pós-parto e nos cuidados com o recém-nascido.[7,32,33]

A falta de competências com base em evidências entre enfermeiros contribui para a interrupção precoce do AM,[14,16] portanto, é crucial que os enfermeiros recebam educação sobre amamentação durante a graduação para desenvolverem competências teóricas e práticas necessárias, garantindo o suporte eficaz às famílias.[7,9,33]

Um estudo conduzido por Khasawneh et al.,[34] na Califórnia, com estudantes de graduação e pós-graduação em Enfermagem, revelou que apenas 7% dos entrevistados consideraram que sua formação acadêmica anterior os preparou para fornecer educação sobre amamentação. A pesquisa também destacou que, dentre os estudantes de pós-graduação, aqueles que tinham filhos e/ou tiveram experiência pessoal positiva com a amamentação e os que eram de faixa etária mais avançada apresentaram pontuações mais elevadas em conhecimento e atitude em relação à amamentação. Os estudantes de Enfermagem na amostra estudada tinham deficiências de conhecimento em fisiologia, além de carência de habilidades clínicas para apoiar as famílias no processo de amamentação.

Em um estudo multicêntrico com estudantes de Enfermagem de três universidades espanholas realizado por Cervera-Gasch et al.,[35] observou-se que o conhecimento deles sobre amamentação também era limitado. As diferenças nos níveis de conhecimento variaram de acordo com a universidade, o ano acadêmico e se os estudantes realizaram estágios em maternidades ou unidades de neonatologia. Essa variação evidencia a ausência de um padrão de ensino uniforme entre universidades.

Formação do cirurgião-dentista

O cirurgião-dentista desempenha um papel essencial na promoção e no apoio ao aleitamento materno, começando sua atuação na consulta odontológica pré-natal ao orientar sobre os benefícios do AM e seu papel fundamental para o desenvolvimento do sistema estomatognático, destacando os prejuízos associados ao uso de bicos artificiais e enfatizando os benefícios da amamentação prolongada.[36]

Apesar de sua importância, a abordagem desse tema na formação do cirurgião-dentista é superficial, como evidenciado pela pesquisa de doutorado de Brockveld,[37] que analisou o currículo de seis faculdades tradicionais de Odontologia do estado de São Paulo, sendo três instituições públicas e três privadas. Além da análise dos projetos pedagógicos, foram realizadas entrevistas semiestruturadas, individualmente, com professores das disciplinas de Odontopediatria e Ortodontia. Apesar de reconhecerem a importância do AM, muitos professores admitiram que a carga horária dedicada ao tema era insuficiente e que a abordagem era superficial. Essas entrevistas constataram que as disciplinas de Odontopediatria e Ortodontia não mencionavam o termo "amamentação" ou "aleitamento materno" em seus planos pedagógicos e que o foco para prevenção de doenças bucais na idade adulta era principalmente prevenção de cáries, doença periodontal e más-oclusões.

De acordo com o resultado dessas pesquisas, há a necessidade de aprofundamento do ensino sobre a amamentação na formação de cirurgiões-dentistas.

Formação do fonoaudiólogo

O fonoaudiólogo faz parte de equipe multiprofissional de apoio ao AM, desempenhando um papel essencial na promoção e no suporte à amamentação, intervindo no manejo clínico e na atenção integral à mãe e ao bebê em diversas fases desse processo.[38,39]

No Brasil, em março de 2022, o Conselho Federal de Fonoaudiologia emitiu uma resolução que delineia as atribuições técnicas e responsabilidades do fonoaudiólogo em relação ao AM. Essa resolução destaca a necessidade de formação teórica e prática abrangente, englobando aspectos sensoriais, motores, funcionais e anatômicos do sistema crânio-orofacial, além do entendimento da fisiologia da lactação e da capacidade de auxiliar em situações que possam impactar o sucesso da amamentação. Isso enfatiza a importância de incluir um estudo aprofundado sobre AM nos currículos de graduação em Fonoaudiologia, preparando os estudantes para o mercado de trabalho.

Para sua dissertação de mestrado, Sousa[19] examinou os projetos pedagógicos de 24 cursos de Fonoaudiologia em instituições públicas de ensino superior no Brasil. O objetivo era identificar o tema do AM e as abordagens descritas nesses currículos. Ficou evidente que, embora em 1/3 dos currículos, principalmente nos cursos mais recentes, existam menções específicas sobre o assunto, nenhum dos cursos analisados oferecia uma disciplina dedicada exclusivamente ao AM. Além disso, as atividades práticas ou os estágios relacionados com o AM não estavam descritos nos documentos analisados, embora sejam essenciais para que os estudantes tenham a oportunidade de vivenciar as práticas clínicas relacionadas com o AM ainda na graduação.

Formação do nutricionista

A nutrição e a amamentação estão intimamente relacionadas, pois o leite materno (LM) é o padrão-ouro em alimentação nos primeiros 6 meses de vida.[4,40,41] É fundamental que os nutricionistas recebam educação sobre o tema durante a graduação, para orientar as famílias sobre os benefícios do AM e fornecer apoio diante das dificuldades,[40,41] contribuindo para a redução da morbimortalidade infantil.

Embora a maioria dos cursos de graduação em Nutrição atualmente ofereça algum ensino sobre AM, os currículos variam significativamente em termos de carga horária teórica e prática, sem um padrão mínimo adotado.[40-42]

Na Irlanda, Becker et al.[43] conduziram uma pesquisa eletrônica entre membros do Instituto Irlandês de Nutrição e Dietética, abordando conhecimentos, habilidades e atitudes relacionados com a amamentação. Dos 181 nutricionistas já formados que responderam ao questionário, 59% afirmaram ter recebido educação sobre amamentação, com foco em conhecimentos gerais e benefícios, mas pouca abrangência em questões clínicas. A maioria se sentia confiante em fornecer informações sobre os benefícios da amamentação e os riscos de não amamentar, mas uma minoria se considerava capaz de orientar as mães em aspectos práticos, como posicionamento, pega e extração de leite.

Alguns entrevistados apontaram barreiras que podem limitar o conhecimento dos nutricionistas sobre amamentação, como a falta de educação formal durante a graduação, especialmente em habilidades práticas, e a influência do financiamento da indústria de fórmulas infantis em cursos relacionados com amamentação e nutrição infantil.

Devido à importância do AM na nutrição, vários artigos sugerem que os cursos de graduação nessa área incorporem uma carga horária mínima, com componentes teóricos e práticos.[40-42]

Sugestões de incorporação do ensino sobre aleitamento materno nos currículos

Diante do que foi exposto, constata-se a urgência da incorporação formal do ensino de AM na grade curricular pelas faculdades da área da Saúde, com abordagem completa do tema e com base em evidências, em diversas modalidades de ensino, com atividades teóricas e práticas, a fim de que os estudantes tenham conhecimento e consigam colocá-lo em prática com autoconfiança e segurança.[13,17,30]

De acordo com a pesquisa realizada por Meek et al.,[28] realizada com profissionais médicos e não médicos com interesse em melhorar o treinamento e a educação médica em AM, foram identificadas barreiras e oportunidades para a inclusão de conteúdos sobre amamentação na educação médica (Tabela 49.1). Podem-se extrapolar esses conceitos para os demais cursos da área da Saúde.

Na literatura, órgãos importantes relacionados com a amamentação fornecem recomendações sobre conhecimentos, habilidades e atitudes que os profissionais da Saúde devem adquirir desde a graduação para promover a amamentação. Em 2010, o Comitê de Amamentação dos EUA (USBC, do inglês *The U.S. Breastfeeding Committee*) publicou diretrizes destacando o que os profissionais da Saúde devem aprender durante a graduação para proteger, promover e apoiar a amamentação. A OMS e o Unicef, em seu documento "Dez Passos para o Sucesso da Amamentação" (2018),[44] recomendaram que todos os profissionais dessa área adquiram conhecimento, competência e habilidades para apoiar a amamentação. Em 2018, a Academia de Medicina da Amamentação (ABM, do inglês *Academy of Breastfeeding Medicine*) também revisou suas diretrizes relacionadas com a educação em AM nos cursos de graduação em Medicina.

TABELA 49.1	Barreiras e oportunidades para inclusão de conteúdo sobre amamentação na educação médica.

Barreiras

- Relutância em priorizar a amamentação como parte da educação e prática médica
- Falta de confiança dos médicos em suas habilidades e de conhecimentos para fornecer aconselhamento sobre amamentação
- Falta de interesse dos profissionais em amamentação para educação médica continuada
- Falta de uma mensagem unificada de todas as especialidades médicas de que a amamentação é a principal e a melhor nutrição para o bebê
- Falta de conscientização do paciente e da população sobre os benefícios da amamentação
- Influência das empresas de fórmulas lácteas no ambiente de educação médica (p. ex., patrocínios a congressos), transmitindo uma mensagem confusa para estudantes e profissionais
- Falta de consultores de lactação disponíveis, principalmente em clínicas e hospitais menores

Oportunidades

- Desenvolvimento de uma instituição específica que defenda a amamentação
- Treinamento sobre aspectos práticos da amamentação e manejo clínico da lactação para toda a equipe
- Estabelecimento de padrões curriculares sobre amamentação e manejo da lactação para as escolas médicas
- Integração do ensino da amamentação à nutrição durante o ensino médico básico
- Inclusão da amamentação e do manejo da lactação nos exames de certificação dos conselhos

Adaptada de Meek et al., 2020.[29]

TABELA 49.2	Competências com base nos conhecimentos em cuidados de amamentação para graduandos em Medicina.

- Compreender os 10 passos para uma amamentação bem-sucedida (OMS/UNICEF)
- Entender o impacto de gravidez, parto, nascimento e outras práticas de cuidados em saúde nos resultados da amamentação
- Conhecer anatomia básica (abrangendo a patologia normal e anormal) e a fisiologia da mama (incluindo os hormônios da lactação e a produção e secreção de leite)
- Descrever a fisiologia da supressão da fertilidade relacionada com a amamentação
- Comparar a dinâmica da pega e da sucção na amamentação com a mecânica da alimentação com mamadeira
- Entender o papel da amamentação e do leite humano na manutenção da saúde e prevenção de doenças (incluindo as substâncias bioquímicas e propriedades imunológicas do leite humano)
- Compreender a importância do aleitamento materno exclusivo e sua correlação com a qualidade da saúde na vida adulta
- Compreender o papel cultural, social e ambiental como fatores que influenciam as decisões e práticas de alimentação infantil (etnia, maternidade, educação, *status* socioeconômico)
- Conhecer as reais contraindicações para a amamentação com base em evidências
- Conhecer os potenciais eventos adversos para sociedade, bebês e mães que não amamentam
- Conhecer os potenciais problemas associados ao uso indiscriminado de fórmulas infantis
- Saber da existência e o objetivo do Código Internacional de Comercialização de Substitutos do Leite Materno (no Brasil, a Norma Brasileira de Comercialização de Alimentos para Lactentes, Crianças de Primeira Infância, Bicos, Chupetas e Mamadeiras)

Adaptada de Gary et al., 2017.[28]

Nas Tabelas 49.2 e 49.3, constam as recomendações resumidas dessas instituições a respeito de conhecimentos e habilidades sobre AM que os estudantes da área da Saúde devem ter.

O ensino sobre AM na graduação da área da Saúde deve incluir atividades teóricas e práticas para proporcionar uma formação completa.[16,17] Atualmente, ainda não há consenso sobre as melhores estratégias educativas sobre esse tema.[17]

Uma abordagem sugerida por Taylor[30] é integrar a educação em AM ao longo da graduação em Medicina, tanto de forma vertical, incluindo o tema desde o ciclo básico até os ciclos de prática clínica quanto de forma horizontal, integrando o tema entre diferentes especialidades para uma compreensão mais abrangente e melhor preparação para promover o AM, independentemente da especialidade escolhida.

O ensino teórico pode ser ministrado por meio de palestras, aulas formais, pequenos cursos ou aulas *online*.[17] Discussões em pequenos grupos promovem uma interação mais eficaz entre estudantes e professores, e uma análise aprofundada dos conceitos.

A parte prática do ensino do AM deve abranger diferentes cenários, como maternidades (sala de parto, alojamento conjunto), ambulatórios pré e pós-natais, ambulatórios de puericultura e de amamentação, assim como bancos de leite.[30]

Recentemente, além das atividades práticas com pacientes reais, têm surgido novas abordagens para o ensino prático, com simulações realistas, dramatizações, uso de pacientes simulados (padronizados) ou vídeos previamente gravados.[17,45,46] As simulações são recomendadas para estudantes de Medicina e de Enfermagem, e proporcionam experiências de aprendizagem contextualizadas que integram teoria e prática.[46,47]

Em sua revisão com foco no estresse associado ao aprendizado com seres humanos reais, Chuisano[47] destaca que o uso de simulações ou laboratórios de habilidades práticas tem se tornado cada vez mais comum e oferece um ambiente de aprendizado mais

TABELA 49.3	Competências com base nas habilidades em cuidados de amamentação para graduandos em Medicina.

- Obter história clínica detalhada da amamentação e saber realizar exame da mama com foco na amamentação
- Reconhecer os efeitos do parto e das intervenções no parto no início da amamentação
- Reconhecer o impacto dos procedimentos intraparto e periparto imediato, e medicações na lactação (e recomendar medicamentos e opções de tratamento que são compatíveis com a amamentação)
- Facilitar e auxiliar na primeira mamada imediatamente após o parto (*golden hour*)
- Reconhecer e corrigir a pega e a sucção eficaz na mama
- Fornecer orientação antecipada para mães que amamentam (comportamento esperado do bebê, ausência da mãe, fisiologia da lactação)
- Orientar as mães sobre como estabelecer e manter a produção de leite durante a separação de seus filhos (devido a doença, retorno ao trabalho e outros momentos)
- Discutir as opções de planejamento familiar para a mulher que amamenta
- Debater as causas, a prevenção e o manejo dos problemas mais comuns na amamentação (como mamilos doloridos, baixa produção de leite, baixo ganho ponderal, icterícia)
- Orientar o momento apropriado para a introdução de alimentos complementares e a seleção de alimentos saudáveis
- Entender os padrões normais de crescimento para lactentes amamentados
- Conhecer as indicações para encaminhamento aos serviços de amamentação e os recursos e serviços disponíveis para ajudar a mãe a buscar informações sobre amamentação e lactação

Adaptada de Gary et al., 2017.[28]

controlado e menos intimidante para desenvolver habilidades clínicas iniciais. Além disso, como nem sempre a prática durante os estágios clínicos será uniforme, as simulações permitem equilíbrio entre ensino e aprendizado. Webber[46] destaca que essa estratégia educacional é eficaz para ensinar habilidades práticas relacionadas com o AM, como as diferentes posições para amamentar, tratamento da mastite, avaliação da mamada, assistência em casos de ingurgitamento e extração manual de leite. Esse método de ensino tem se mostrado eficiente na formação de graduandos, proporcionando-lhes os conhecimentos fundamentais e necessários para apoiar, e gerenciar a amamentação.

Para facilitar essa prática, McLeod et al.[45] criaram três vídeos abordando diferentes situações relacionadas com o AM, como dor mamilar, icterícia neonatal relacionada com baixa ingesta de LM por mamada ineficiente e técnicas de aconselhamento. Os estudantes que assistiram a esses vídeos experimentaram um aumento estatisticamente significativo no conhecimento sobre AM, bem como maior conforto e confiança relacionados com a amamentação. Os autores sugerem que esses vídeos sejam utilizados em aulas formais, seguidos de discussões com professores e, se possível, com posterior prática presencial com mães e bebês reais para consolidar o aprendizado adquirido nos vídeos.

Como pode-se observar, existem diversas maneiras de incorporar a educação sobre AM nos programas de formação para profissionais da Saúde. A maioria dos estudos utiliza mais de uma abordagem de aprendizagem. No futuro, os currículos de educação em AM devem incluir experiências práticas que envolvam diferentes disciplinas e colaboração interprofissional. Além disso, é fundamental implementar avaliações formais e obrigatórias para verificar o domínio dos conteúdos, da mesma forma que é feito em outras disciplinas.[17,30,47]

Certificação internacional em lactação: *International Board Certified Lactation Consultant*

A prevalência da amamentação exclusiva em crianças com menos de 4 meses aumentou mais de 12 vezes em relação a 1986, conforme relatado no estudo ENANI 2019. Esse aumento tem sido acompanhado por uma expansão significativa no mercado de profissionais que atuam auxiliando a amamentação.

Segundo o Centers for Disease Control and Prevention, a amamentação tem múltiplos benefícios comprovados para a saúde da díade mãe-bebê e é uma importante estratégia para a Saúde Pública. Embora a jornada de amamentação de uma família geralmente comece no hospital, políticas de apoio e acesso a suporte contínuo e coordenado na comunidade podem ajudar as famílias a continuar amamentando. Depois que as famílias deixam o local de parto, as taxas de amamentação caem lenta, mas consistentemente, o que sugere que as famílias podem precisar de tipos adicionais de assessoria que facilitem a amamentação exclusiva e uma duração mais longa da amamentação.

Atualmente, no Brasil, não há regulamentação para a atuação do profissional denominado "consultor de amamentação", nem um código de ética norteador, expondo, assim, mães e bebês a uma provável atuação fora dos princípios éticos do Código Internacional dos Substitutos de Leite Materno e da Norma Brasileira de Comercialização de Alimentos para Lactentes, Crianças de Primeira Infância, Bicos, Chupetas e Mamadeiras.

Os *International Board Certified Lactation Consultant* (IBCLC) são especializados nas mais diferentes questões no manejo clínico da lactação. Os requisitos de elegibilidade para a certificação IBCLC variam de acordo com a formação profissional. Uma vez certificados, todos os IBCLC devem se recertificar a cada 5 anos.

História do *International Board of Lactation Consultant Examiners*

A profissão de consultor de lactação teve origem em um grupo de mães de Franklin Park, EUA, que desejavam amamentar seus filhos, mas encontravam dificuldades por falta de informação e apoio médico na época.

Em 1956, duas mães – Mary White e Marian Tompson – estavam amamentando seus filhos em um piquenique da igreja e muitas outras mulheres expressaram interesse ou contaram como queriam amamentar, mas não conseguiram por variados motivos.

Assim, originou-se a La Leche League, uma organização de apoio à amamentação de mãe para mãe.

Eram realizados quatro encontros, sendo um por mês, com abordagens de temas de pré-natal, parto e amamentação. As mulheres tinham a liberdade de frequentar apenas o encontro do seu interesse ou toda a série temática.

A La Leche League[48] começou a crescer rapidamente e contou com a participação de médicos para realizar atendimentos de aconselhamento e manejar as complicações da amamentação.

A participação de médicos, desde o início, ajudou a dar legitimidade ao trabalho desenvolvido, fazendo com que milhares de mulheres em todo o mundo tenham se empoderado sobre a potência dos seus corpos nos seus mais de 60 anos de existência.

A partir daí, percebeu-se a necessidade de criar uma certificação que demonstrasse que profissionais possuíam conhecimento especializado em lactação. Assim, na década de 1980, a La Leche League desenvolveu o *International Board of Lactation Consultant Examiners* (IBLCE), em 1985, sendo, atualmente, a IBCLC (a mais importante credencial no mundo).

Na década de 2000, os EUA criaram a *Certified Lactation Counselor* (CLC), concedida por meio da American National Standards Institute for Credentialing, com validade somente em seu território.

As credenciais IBCLC e CLC são, atualmente, as duas únicas certificações que passam por rigorosos processos para reconhecimento de profissionais com conhecimento científico adequado para assistirem famílias que desejam amamentar seus bebês.[49]

Atualmente, há 35.707 IBCLC em 130 países, sendo o Brasil o 21º colocado no *ranking* mundial com 219 certificados (Figura 49.1).

A primeira certificada no Brasil foi a pediatra Elsa Giugliani, em 1993, no período que realizava pós-doutorado em Baltimore, na John Hopkins University, EUA. Ela foi a grande responsável pela introdução desse exame no Brasil e em língua portuguesa, a partir de 1998, sendo aplicado a cada 2 anos até 2008, quando passou a ser realizado anualmente.

Desde 2016, o exame acontece 2 vezes por ano: no mês de abril, em língua inglesa; e em setembro, em língua portuguesa.

Inicialmente, a Dra. Elsa foi a coordenadora do IBLCE no país, tendo Roberto Issler como sucessor e, posteriormente, Rosane Baldissera. Atualmente, não há um coordenador no Brasil, e os consultores se subordinam à Coordenação das Américas.

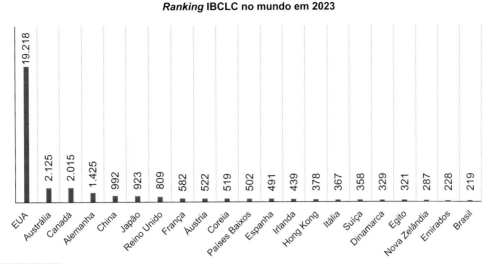

FIGURA 49.1 *Ranking* dos consultores internacionais em lactação no mundo (IBCLC) em 2023.

Por que se certificar?

A certificação é uma maneira de atestar que os profissionais possuem conhecimentos avançados em lactação, para fornecer às famílias uma assistência de excelência.

> Muitos programas de educação, tanto acadêmicos quanto de desenvolvimento profissional, fornecem um certificado às pessoas que concluem com sucesso um curso. Esses tipos de programas de certificação podem ser certificados com base em conhecimento, certificados com base em currículo ou certificados de participação. No campo da lactação, não temos muitos desses tipos de programas; eles são essenciais para fornecer educação para os profissionais de apoio à lactação, o que melhora o cuidado às famílias que amamentam. Precisamos deles.[49]

Uma revisão sistemática e metanálise demonstraram que ações em AM e suporte por um profissional especialista do IBCLC no pós-parto têm potencial para melhorar os desfechos de amamentação.[50]

Outra revisão da literatura que avalia a efetividade dos IBCLC na promoção e no apoio ao AM evidencia que os IBCLC desempenham um papel positivo no apoio ao aleitamento em todo o mundo.[51]

Papel do *International Board Certified Lactation Consultant*

O IBCLC deve atuar para empoderar famílias a alcançarem seus objetivos de amamentação, como:

- Defender a amamentação e esclarecer dúvidas sobre esse tema, com imperativo global de Saúde Pública
- Prover liderança para a sociedade, das comunidades aos elaboradores de políticas
- Proporcionar ambientes que promovam a amamentação
- Facilitar a melhor experiência possível em amamentação para as famílias
- Identificar e gerenciar desafios de lactação com alta complexidade.

Requisitos para inscrição

A inscrição pode ser feita por meio de caminhos denominados "rotas", como descrito a seguir.

Rota 1: Profissionais da Saúde que tenham experiência clínica em lactação de, no mínimo, 1.000 horas, sendo voluntário ou remunerado, nos 5 anos anteriores à inscrição do exame. Os candidatos podem utilizar a calculadora no *site* do IBLCE para comprovar as horas requisitadas.

Educação humana em lactação. Apresentar 90 horas de formação em lactação e 5 horas em aconselhamento (esse último critério foi incluído em 2022).

Rota 2: Programas acadêmicos acreditados em lactação. Formação em lactação humana com, pelo menos, 1 ano de duração, em instituições de ensino que tenham IBCLC na direção e no corpo acadêmico.

Educação humana em lactação. Apresentar 90 horas de formação em lactação e 5 horas em aconselhamento; 300 horas de supervisão direta de um IBCLC em atividades supervisionadas pelo diretor do programa acadêmico, nos 5 anos após o período da formação em lactação humana.

Rota 3: Mentoria com um IBCLC. Realizar um programa de educação em lactação aprovado e supervisionado pelo IBLCE, antes de iniciar a prática clínica.

Educação humana em lactação. Apresentar 90 horas de formação em lactação e 5 horas em aconselhamento; e 500 horas de supervisão direta de um IBCLC recertificado, responsável pelo programa de educação, nos 5 anos após o período da formação. O IBLCE define os oito cursos que todos os candidatos que realizarão o exame pela primeira vez deve ter completado. São eles:

- Biologia
- Anatomia humana
- Fisiologia humana
- Crescimento e desenvolvimento do lactente e pré-escolar
- Nutrição
- Psicologia, aconselhamento ou habilidades de comunicação
- Introdução à pesquisa
- Sociologia, sensibilização cultural ou antropologia cultural.

Exame

A prova tem duração de 4 horas, com 175 questões de múltipla escolha (Tabela 49.4). A primeira parte contém 75 questões que abordam os mais variados temas da lista detalhada de conteúdo. A segunda parte contém 100 questões ilustradas para a interpretação de fotos, desenhos e gráficos, relacionadas com a prática de atendimento de um consultor IBCLC.

A prova é realizada em centros de computação credenciados nas principais cidades do país, como São Paulo, Rio de Janeiro e Santa Catarina.

Lista de conteúdo para o exame

No manual do candidato, fornecido no *site* do IBLCE, está a relação de temas dos quais o candidato deverá ter conhecimento para realizar o exame de certificação (Tabela 49.5).

TABELA 49.4 Distribuição das perguntas que compõem a prova.

Períodos cronológicos	Quantidade de itens previsto para o tema*
Pré-natal (mãe)	8
Parto/nascimento periparto	9
Prematuridade	12
0 a 2 dias	21
3 a 14 dias	21
15 a 28 dias	20
1 a 3 meses	12
4 a 6 meses	12
7 a 12 meses	5
Acima de 12 meses	5
Princípios gerais	50
Total	175

*Pode haver variação na quantidade de itens por tema sem aviso prévio.

TABELA 49.5 Relação de temas do exame.

I. Desenvolvimento e nutrição

A. Lactente
- Comportamentos alimentares em diferentes idades
- Intolerâncias/alergias alimentares e seus períodos de evolução (3 a 14 dias)
- Anatomia infantil e desafios anatômicos/orais
- Diretrizes da OMS para a introdução dos alimentos complementares
- Baixo peso e muito baixo peso ao nascimento
- Banco de leite humano/sala de coleta
- Comportamentos infantis normais
- Necessidades nutricionais, incluindo de pré-termos
- Desenvolvimento, crescimento e comportamentos do pré-termo (incluindo pré-termo tardio)
- Tônus de pele, muscular e reflexos
- Desenvolvimento e crescimento da criança a termo
- Curvas de crescimento da OMS com ajuste para a idade gestacional
- Evacuação e micção

B. Materna
- Desenvolvimento e crescimento mamário (típico a atípico)
- Cirurgia mamária
- Composição do leite humano
- Desafios anatômicos maternos
- *Status* nutricional materno
- Modificações do mamilo (*piercings*, tatuagens)

(continua)

TABELA 49.5 Relação de temas do exame. *(Continuação)*

II. Fisiologia e endocrinologia

A. Fisiologia da lactação
- Relactação
- Questões de infertilidade
- Lactação induzida
- Gravidez e aleitamento materno em *tandem*
- Multiparidade (p. ex., gêmeos, trigêmeos)

B. Endocrinologia
- Influência hormonal da produção de leite
- Diabetes
- Distúrbios hormonais maternos (p. ex., hipófise, tireoide, síndrome dos ovários policísticos)
- Doenças maternas autoimunes
- Hipoglicemia neonatal

III. Patologia

A. Lactente
- Anquiloglossia
- Lábio e palato fendido
- Anomalias congênitas (p. ex., gastrointestinal, cardíaca)
- Doença do refluxo gastroesofágico, refluxo
- Hiperbilirrubinemia
- Deficiências neurológicas infantis
- Pequeno para a idade gestacional, grande para a idade gestacional
- Doença infantil aguda (p. ex., infecciosa, cardíaca, metabólica)
- Infecções transmitidas verticalmente (p. ex., vírus da imunodeficiência humana (HIV), hepatite tipo B)
- Atresia do esôfago
- Erros inatos do metabolismo
- Câncer infantil
- Anormalidades do trato gastrointestinal

B. Materna
- Abscesso
- Disfunção do reflexo de ejeção do leite
- Doença materna aguda (p. ex., infecciosa, cardíaca, metabólica)
- Doença materna crônica
- Deficiência materna (física e neurológica)
- Mastite
- Suprimento de leite, baixo ou excessivo
- Condições do mamilo e da mama
- Dor e trauma mamilar
- Hemorragia pós-parto
- Pré-eclâmpsia/hipertensão induzida pela gravidez
- Câncer materno

IV. Farmacologia e toxicologia
- Álcool
- Nicotina e tabaco
- Maconha
- Medicamentos (p. ex., prescrições, isentos de prescrição, procedimentos diagnósticos terapêuticos, auxiliares no trabalho de parto e parto)
- Drogas de uso abusivo
- Contracepção
- Galactagogos
- Bandagem de gel, cremes mamilares
- Ervas e suplementos
- Quimioterapia/terapia com radiação/varreduras radioativas

V. Psicologia, sociologia e antropologia
- Transição para a parentalidade
- Práticas de nascimento
- Alimentos para comer/evitar que influenciam a lactação
- Emprego-início ou retorno ao trabalho
- Estilo de vida familiar
- Identificação das redes de apoio
- Estilo de vida familiar
- Saúde mental materna
- Questões psicológicas/cognitivas maternas
- Relação da díade na amamentação
- Sono seguro
- Desmame
- Consciência cultural

(continua)

TABELA 49.5 Relação de temas do exame. (*Continuação*)

VI. Técnicas
- Transferência efetiva do leite (incluindo suplementação com indicação médica)
- Primeira hora
- Pega
- Manejo do suprimento
- Extração de leite (p. ex., mecânica, manual, vazamento)
- Posição da díade para a amamentação (*hands-off*)
- Recusa do peito, mamadeira
- Pele a pele (Método Canguru)

VII. Habilidades clínicas

A. Equipamentos e tecnologia
- Acessórios para alimentação (sondas na mama, seringas, bicos)
- Manipulação e armazenamento de leite humano
- Acessórios mamilares (bicos de silicone, acessório para eversão)
- Chupetas
- Bombas de extração de leite
- Balanças (acurácia, precisão, funcionamento)
- Tecnologia de comunicação (p. ex., consultas virtuais, tradução ou interpretação de serviços, websites).

B. Educação e comunicação
- Escuta ativa
- Aconselhamento antecipatório
- Desenvolvimento e compartilhamento de plano de cuidado
- Educação de mães e famílias
- Instrução de profissionais, pares e estudantes
- Suporte emocional
- Empoderamento
- Grupo de apoio

C. Questões éticas e legais
- Amamentação em público
- Competências clínicas
- Código de conduta profissional
- Princípios da confidencialidade
- Código da Organização Mundial da Saúde – *Advocacy* e política

D. Pesquisa
- Aplicação prática embasada em evidências
- Interpretação de resultados de pesquisa
- Uso de pesquisas para auxiliar no desenvolvimento de políticas e protocolos
- Delineamento de pesquisas (incluindo a obtenção de permissão ética)
- Participação em pesquisas e coleta de dados

E. Saúde Pública e *Advocacy*
- Promoção da Iniciativa Hospital Amigo da Criança
- Defesa do cumprimento do Código Internacional de *Marketing* dos Substitutos do Leite Materno para a Organização Mundial da Saúde
- Apoio a políticas governamentais/Ministérios da Saúde

Recertificação

No fim de 2021, o IBLCE apresentou um novo componente do processo de recertificação por CERP (pontos de reconhecimento de educação continuada), com o lançamento da Autoavaliação de Educação Continuada (Autoavaliação CE, do inglês *Continuing Education*).

Essa autoavaliação foi desenvolvida pelos especialistas de diferentes áreas de conhecimento do IBCLC.

Atualmente, este é o processo para a recertificação:

- **Autoavaliação CE:** avaliação realizada de maneira gratuita e remota, com 70 questões de múltipla escolha. Ela pode ser iniciada apenas 1 vez e deve ser concluída no período de 2 horas. O processo de Autoavaliação CE foi concedido em 2023 a todos IBCLC que devem se recertificar em 2023, 2024, 2025 e 2026.

A partir de então, todos os IBCLC receberão acesso à autoavaliação cerca de 12 a 18 meses depois que forem aprovados no exame de certificação inicial ou feito suas recertificações

- **Análise dos CERPs exigidos.** Ao término da avaliação, o IBCLC receberá seu plano de desenvolvimento profissional personalizado (PDPP) e demonstrará forças e fragilidades a serem desenvolvidas com base nos tópicos da lista detalhada de conteúdo do IBCLC. Quantidade de pontos de reconhecimento de educação continuada (CERP) necessários para a recertificação é de 75, incluindo quaisquer CERP exigidos com base no PDPP
- **Avaliação dos requisitos adicionais para a recertificação.** Além de alcançar a pontuação mínima de 75, o IBCLC deverá apresentar horas específicas de formação em suporte básico de vida e 250 horas de prática clínica em lactação.

Assim, os consultores de amamentação certificados desempenham um papel vital no apoio ao AM, influenciando positivamente as taxas de amamentação e promovendo a sua continuidade. Obter a certificação internacional como IBCLC confere ao profissional o reconhecimento de sua capacidade para oferecer assistência de alta qualidade em lactação. Essa credencial é um selo de excelência que garante um atendimento confiável e especializado às famílias, destacando a importância de profissionais qualificados no apoio ao AM.

Referências bibliográficas

1. World Health Organization (WHO). Global strategy for infant and young child feeding. Geneva: WHO; 2003. 12 p. Available from: https://www.who.int/publications/i/item/9241562218. Accessed on: august 10, 2023.
2. Brasil. Ministério da Saúde. Secretaria de Atenção à Saúde. Departamento de Atenção Básica. Saúde da Criança, Aleitamento Materno e Alimentação Complementar. 2. ed. Cadernos de Atenção Básica nº 23. Brasília; 2015. Disponível em: https://bvsms.saude.gov.br/bvs/publicacoes/saude_crianca_aleitamento_materno_cab23.pdf.
3. Brasil. Ministério da Saúde. Secretaria de Atenção Primária à Saúde. Departamento de Promoção da Saúde. Guia alimentar para crianças brasileiras menores de 2 anos. Ministério da Saúde, Secretaria de Atenção Primária à Saúde. Departamento de Promoção da Saúde. Brasília, DF: Ministério da Saúde; 2019. Disponível em: http://189.28.128.100/dab/docs/portaldab/publicacoes/guia_da_crianca_2019.pdf. Acesso em: 10 ago. 2023.
4. Victora CG, Bahl R, Barros AJD, et al. Breastfeeding in the 21 st century: epidemiology, mechanisms, and lifelong effect. Lancet. 2016;387(10017):475-90.
5. Gavine A, Shinwell SC, Buchanan P, et al. Support for healthy breastfeeding mothers with healthy term babies. Cochrane Database Syst Rev. 2022;10(10):CD001141.
6. World Health Organization (WHO); United Nations Children's Fund (UNICEF). Global breastfeeding scorecard, 2019: increasing commitment to breastfeeding through funding and improved policies and programmes. World Health Organization; 2019. Available from: https://apps.who.int/iris/handle/10665/326049. Accessed on: 10 ago. 2023.
7. Campbell SH, Bernardes NO, Tharmaratnam T, et al. Educational resources and curriculum on lactation for health undergraduate students: a scoping review. J Hum Lact. 2022;38(1):89-99.
8. Cohen SS, Alexander DD, Krebs NF, et al. Factors associated with breastfeeding initiation and continuation: a meta-analysis. J Pediatr. 2018;203:190-6.
9. Yang SF, Salamonson Y, Burns E, et al. Breastfeeding knowledge and attitudes of health professional students: a systematic review. Int Breastfeed. 2018;13:8.
10. Gavine A, MacGillivray S, Renfrew MJ, et al. Education and training of healthcare staff in the knowledge, attitudes and skills needed to work effectively with breastfeeding women: a systematic review. Int Breastfeed. 2017. 12(6). Disponível em: https://doi.org/10.1186/s13006-016-0097-2.
11. Brasil. Ministério da Saúde. Portaria nº 1.130, de 5 de agosto de 2015. Institui a Política Nacional de Atenção Integral à Saúde da Criança (PNAISC) no âmbito do Sistema Único de Saúde (SUS). Disponível em: https://bvsms.saude.gov.br/bvs/saudelegis/gm/2015/prt1130_05_08_2015.html. Acesso em: 29 mar. 2024.
12. Frazão SM, Vasconcelos MVL, Pedrosa CM. Conhecimento dos discentes sobre aleitamento materno em um curso médico. Rev Bras Educ Med. 2019; 43(2):58-66.

13. United States Breastfeeding Committee (USBC). Core competencies in breastfeeding care and services for all health professionals. Washington, DC: United States Breastfeeding Committee; 2010. Available from: https://www.usbreastfeeding.org/uploads/1/3/9/7/139788899/core-competencies-2010-rev.pdf. Accessed on: 10 ago. 2023.
14. Duarte ML, Dias KR, Ferreira DMTP, et al. Knowledge of health professionals about breastfeeding and factors that lead the weaning: a scoping review. Cienc Saúde Col. 2022;27(2):441-57.
15. Pérez-Escamilla R. Breastfeeding in Brazil: major progress, but still a long way to go. J Pediatr (Rio J). 2017;93(2):107-10.
16. Mulcahy H, Philpott LF, O'Driscoll M, et al. Breastfeeding skills training for health care professionals: a systematic review. Heliyon. 2022;8(11):e11747.
17. Sandhi A, Nguyen CTT, Lin-Lwry M, et al. Effectiveness of breastfeeding educational interventions to improve breastfeeding knowledge, attitudes, and skills among nursing, midwifery, and medical students: a systematic review and meta-analysis. Nurse Educ Today. 2023;126:105813.
18. Brockveld LSM. A inserção do cirurgião-dentista na promoção do aleitamento materno e alimentação complementar saudável: da formação à prática. 2020. 129 p. [Tese de Doutorado em Nutrição em Saúde Pública]. Faculdade de Saúde Pública. São Paulo, SP: Universidade de São Paulo; 2020. Disponível em: https://www.teses.usp.br/teses/disponiveis/6/6138/tde-01102020-145431/publico/BrockveldLSM_DR_O.pdf. Acesso em: 10 ago. 2023.
19. Sousa AFCF. O ensino do aleitamento materno nos currículos dos cursos de fonoaudiologia das universidades públicas brasileiras. Dissertação [Mestrado em Educação em Ciências]. Instituto de Ciências Básicas da Saúde. Rio Grande do Sul, Porto Alegre: Universidade Federal do Rio Grande do Sul; 2021. 58 p.
20. Brasil. Ministério da Educação. Conselho Nacional de Educação. Câmara de Educação Superior. Resolução CNE/CES nº 3, de 07 de novembro de 2001. Institui Diretrizes Curriculares Nacionais do curso de graduação em Enfermagem. Brasília, DF: Ministério da Educação; 2001.
21. Brasil. Ministério da Educação. Conselho Nacional de Educação Superior. Câmara de Educação Superior. Resolução CNE/CES nº 5, de 7 de novembro de 2001. Institui Diretrizes Curriculares Nacionais do curso de graduação em Nutrição. Brasília, DF: Ministério da Educação; 2001.
22. Brasil. Ministério da Educação. Conselho Nacional de Educação Superior. Câmara de Educação Superior. Resolução CNE/CES nº 5, de 19 de fevereiro de 2002. Institui Diretrizes Curriculares Nacionais do curso de graduação em Fonoaudiologia. Brasília, DF: Ministério da Educação; 2002.
23. Brasil. Ministério da Educação. Conselho Nacional de Educação. Câmara de Educação Superior. Resolução CNE/CES nº 3, de 20 de junho de 2014. Institui Diretrizes Curriculares Nacionais do curso de graduação em Medicina e dá outras providências. Brasília, DF: Ministério da Educação; 2014.
24. Brasil. Mistério da Educação. Conselho Nacional de Educação. Câmara de Educação Superior. Resolução CNE/CES nº 3, de 21 de junho de 2021. Institui Diretrizes Curriculares Nacionais do curso de graduação em Odontologia e dá outras providências. Brasília, DF: Ministério da Educação; 2021.
25. Brasil. Resolução Conselho Nacional de Saúde nº 569. Princípios Gerais para as Diretrizes Curriculares Nacionais dos cursos de graduação da área da Saúde. Brasília, DF: Ministério da Saúde; 2017.
26. Brasil. Ministério da Saúde. Secretaria de Atenção à Saúde. Departamento de Ações Programáticas Estratégicas. Bases para a discussão da Política Nacional de Promoção, Proteção e Apoio ao Aleitamento Materno. Brasília, DF: Ministério da Saúde; 2017.
27. Viaro VD, Linhares FMP, Marinus MWLC, et al. Limites e possibilidades para o ensino-aprendizagem da temática sobre aleitamento materno. Rev Bras Enferm. 2019;72(1):3-8.
28. Meek JY, Nelson JM, Hanley LE, et al. Landscape analysis of breastfeeding-related physician education in the United States. Breastfeed Med. 202015(6):401-11.
29. Gary AJ, Birmingham EE, Jones LB. Improving breastfeeding medicine in undergraduate medical education: a student survey and extensive curriculum review with suggestions for improvement. Educ Health (Abingdon). 2017;30(2):163-8.
30. Taylor JS, Bell E. Medical education and leadership in breastfeeding medicine. Breastfeed Med. 2017;12(8):476-8.
31. Biggs KV, Fidler KJ, Shenker NS, et al. Are the doctors of the future ready to support breastfeeding? A cross-sectional study in the UK. Int Breastfeed J. 2020;15(1):46.
32. Rhodes B, Burgess A. an innovative educational intervention to improve nursing students' knowledge, attitudes, and skills surrounding breastfeeding. Teach Learn Nurs. 2018;13(4):197-201.
33. Khasawneh WF, Moughrabi S, Mahmoud S, et al. Breastfeeding knowledge & attitudes: comparison among post-licensure undergraduate and graduate nursing students. Nurse Educ Pract. 2023;72:103758.
34. Khasawneh WF, Moughrabi S, Mahmoud S, et al. Breastfeeding knowledge & attitudes: Comparison among post-licensure undergraduate and graduate nursing students. Nurse Education in Practice. 2021; 2:103758.
35. Cervera-Gasch A, Andreu-Pejó L, González-Chordá VM, et al. Breastfeeding knowledge in university nursing students. A multicentre study in Spain. Nurse Educ Today. 2021;103:104945.
36. Carvalho MR. Amamentação: bases científicas. In: Carvalho MR, Gomes CF. 4. ed. [Reimpr.]. Rio de Janeiro: Guanabara Koogan; 2017.
37. Brockveld LSM, Venancio SI. Os dentistas estão preparados para a promoção da amamentação e alimentação complementar saudável? Physis: Revista de Saúde Coletiva [online]. 2022;32(2):e320215. Available from: https://doi.org/10.1590/S0103-73312022320215. Accessed on: 2024 Apr 22.
38. Franklin VKS, Ramos PFC. Os desafios da intervenção fonoaudiológica no aleitamento materno: revisão integrativa. Res Soc Develop. 2021;10(1):e33410111813.
39. Londero GS. Orientação Fonoaudiológica no Aleitamento Materno: Uma Revisão Integrativa. Trabalho de conclusão de curso. [Trabalho de conclusão de curso – graduação em Fonoaudiologia]. Curso de Fonoaudiologia. Goiânia: Pontifícia Universidade Católica de Goiás, 2020. 22 p.
40. Lessen R, Kavanagh K. Practice paper of the Academy of Nutrition and Dietetics Abstract: promoting and supporting breastfeeding. J Acad Nutr Dietics. 2015;115(3):444-9.
41. Theurich MA, McCool ME. Moving national breastfeeding policies into practice: a plea to integrate lactation education and training into nutrition and dietetics programs in the United States. J Hum Lact. 2016;32(3):563-7.
42. Becker GE, Quinlan G, Ward F, et al. Dietitians supporting breastfeeding: a survey of education, skills, knowledge and attitudes. Ir J Med Sci. 2021;190(2):711-22.
43. Becker GE. 2018, Quinlan G, Ward F. et al. Dietitians supporting breastfeeding: a survey of education, skills, knowledge and attitudes. Ir J Med Sci. 2020;190: 711-22 (2021). Available from: https://doi.org/10.1007/s11845-020-02384-3.
44. World Health Organization (WHO); United Nations Children's Fund (UNICEF). Protecting, promoting, and supporting breastfeeding in facilities providing maternity and newborn services: the revised Baby-friendly Hospital initiative 2018. implementation guidance. Geneva: World Health Organization; 2018. Available from: https://www.who.int/publications/i/item/9789241513807. Accessed on: 10 ago. 2023.
45. Mcleod K, Waller J, Wyatt TR. Using videos to teach medical learners how to address common breastfeeding problems. MedPORTAL. 2021;17:11136.
46. Webber E, Wodwaski N, Courtney R. Using simulation to teach breastfeeding management skills and improve breastfeeding self-efficacy. J Perinatal Educ. 2021;30(1):1-28.
47. Chuisano SA, Anderson OS. Assessing application-based breastfeeding education for physicians and nurses: a scoping review. J Hum Lact. 2020;36(4):699-709.
48. La Leche League International. A brief history of La Leche League. 2023. Available from: https://llli.org/about/history/. Accessed on: 25 jul. 2024.
49. Dodgson JE. Lactation-specific certifications: a comparison of independently accredited credentials. J Hum Lact. 2020;36(1):119-25.
50. Chetwynd EM, Wasser HM, Poole C. Breastfeeding support interventions by International Board Certified Lactation Consultants: a systemic review and meta-analysis. J Hum Lact. 2019;35(3):424-40.
51. Haase B, Brennan E, Wagner CL. Effectiveness of the IBCLC: have we made an impact on the care of breastfeeding families over the past decade? J Hum Lact. 2019;35(3):441-52.

Bibliografia

Brasil. Ministério da Educação. Parecer nº 1.133, de 7 de outubro de 2001. Dispõe sobre as Diretrizes curriculares para os cursos de graduação de Enfermagem, Farmácia, Medicina, Nutrição e Odontologia. Brasília, DF: Diário Oficial da União; 2001.

Brasil. Ministério da Saúde. Secretaria de Atenção à Saúde. Departamento de Atenção Básica. Saúde da Criança – Nutrição Infantil: aleitamento materno e alimentação complementar. (Série A. Normas e Manuais Técnicos.) Cadernos de Atenção Básica nº 23, Brasília, 2009a. Disponível em: https://bvsms.saude.gov.br/bvs/publicacoes/saude_crianca_aleitamento_materno_cab23.pdf. Acesso em: 10 ago. 2023.

IBCLC. Manual do candidato 2009. Disponível em: https://iblce.org/wp-content/uploads/2022/09/2022_August_Candidate-Information-Guide_PORTUGUESE.pdf. Acesso em: 25 jul. 2023.

Meek JY. Academy of Breastfeeding Medicine. Educational objectives and skills for the physician with respect to breastfeeding, Revised 2018. Breastfeed Med. 2019;14(1):5-13.

Universidade Federal do Rio de Janeiro. Estado Nutricional Antropométrico da Criança e da Mãe: Prevalência de indicadores antropométricos de crianças brasileiras menores de 5 anos de idade e suas mães biológicas: ENANI 2019. Documento eletrônico. Rio de Janeiro, RJ: UFRJ, 2022. 96 p. Disponível em: https://enani.nutricao.ufrj.br/index.php/relatorios/. Acesso em: 10 ago. 2023.

Yang SF, Schmied V, Burns E, et al. Breastfeeding knowledge and attitudes of baccalaureate nursing students in Taiwan: a cohort study. Women Birth. 2019;32(3):334-40.

CAPÍTULO 50

Panorama da Anquiloglossia em Recém-Nascidos e Lactentes no Brasil

Maria Teresa Cera Sanches • Clarissa de Almeida Brandão Simão • Sonia Isoyama Venancio • Priscila Olin • Tereza Setsuko Toma

Introdução

O aleitamento materno tem merecido destaque nas políticas públicas em prol da saúde da criança em todo o mundo. São inúmeras as evidências de seu impacto na redução da morbimortalidade infantil, aumento da inteligência, controle no excesso de peso e no diabetes, prevenção de doenças crônicas e até repercussões na renda na vida adulta, propiciando vantagens para a saúde a curto e longo prazos para crianças e mulheres, favorecendo a economia, o ambiente e a sociedade.[1,2]

Considerando a importância de se identificarem os fatores associados à interrupção do aleitamento materno exclusivo (AME) e a continuidade do aleitamento, cresce no Brasil e no mundo o interesse sobre o impacto da anquiloglossia na amamentação.

Em diferentes regiões do mundo, percebe-se um crescimento desenfreado do diagnóstico de anquiloglossia,[3,4,5] e, consequentemente, de um aumento de 866% no tratamento por frenotomia nas últimas 2 décadas.[4,6] Não há um consenso estabelecido entre profissionais da Saúde sobre qual a melhor maneira para se diagnosticar ou tratar a anquiloglossia em recém-nascidos (RNs) e jovens lactentes, e pouco se conhece quanto aos benefícios do uso de instrumentos padronizados para a avaliação do frênulo lingual nessa faixa etária.[7,8]

Apesar dessas incertezas, em 2014, no Brasil, foi sancionada a Lei Federal nº 13.002, tornando obrigatória a avaliação do frênulo lingual em RNs, em todos os hospitais e maternidades do país.[9] Surgiu, então, o enorme desafio para o Ministério da Saúde (MS) de disponibilizar orientação profissional adequada para a avaliação da anquiloglossia na triagem neonatal, mediante a utilização de um protocolo específico, assim como garantir o fluxo de atenção na Rede de Atenção à Saúde do Sistema Único de Saúde (SUS).

Neste capítulo, pretende-se discorrer sobre a implantação da avaliação do frênulo lingual de RNs e refletir sobre o fluxo de atenção da anquiloglossia no SUS, no contexto da amamentação, de acordo com as recomendações vigentes do MS.

Anquiloglossia: magnitude do problema

Popularmente denominada "língua presa", a anquiloglossia é uma anomalia congênita que ocorre quando uma pequena porção de tecido embrionário, que deveria ter sofrido apoptose durante o desenvolvimento intrauterino, permanece na face ventral (inferior) da língua, limitando seus movimentos.[10]

Segundo Mills et al.,[11] anquiloglossia é o diagnóstico clínico da restrição de movimento da língua causada pelo frênulo lingual. Dissecções anatômicas trouxeram novas informações sobre a microanatomia do frênulo lingual e possibilitaram redefini-lo como uma estrutura tridimensional e dinâmica que varia em sua morfologia. A dobra, formada na linha média do assoalho de boca durante a elevação da língua, pode ser composta por mucosa (tecido que reveste o assoalho de boca) ou mucosa e fáscia subjacente (atualmente considerada o tecido responsável por regular a amplitude ideal de movimentação da língua), criando um equilíbrio entre mobilidade e estabilidade.

Em uma visão clínica, a elevação da língua produziria uma tensão específica, a ponto de formar uma dobra na linha média do assoalho da boca, com diferentes aspectos: **delgado e translúcido**, quando houver uma separação entre as camadas de mucosa e fáscia; **delgado e opaco**, quando as camadas de mucosa e fáscia estiverem intimamente ligadas e distantes da fibra do músculo genioglosso; **espesso**, quando a fáscia apresentar características de alta resistência à tração e baixa distensibilidade, com menor quantidade de fibras elásticas e maior concentração de colágeno tipo I; e **volumoso**, um freio com menor definição, quando as camadas de mucosa e fáscia estiverem intimamente unidas às camadas do músculo genioglosso.

Dado que a anquiloglossia não é um diagnóstico funcional, que envolve o terço anterior e médio da língua, e que ainda não foi estabelecida uma correlação entre as características da aparência do frênulo lingual e o comprometimento do movimento, qualquer sistema de classificação que se baseie apenas pela aparência do frênulo não deve ser utilizado, uma vez que a movimentação da língua poderá envolver um espectro de fatores causais, inclusive orofaciais, que precisam ser considerados.

Os autores chegam a considerar que a anquiloglossia talvez possa ser considerada um desequilíbrio do papel da fáscia do assoalho da boca.[12]

Acredita-se que novas pesquisas deverão abordar essas limitações, considerando-se o impacto dessas variações anatômicas específicas da morfologia do frênulo lingual na mobilidade da língua. Cautela nas decisões clínicas são imprescindíveis, uma vez que muitos lactentes podem estar sendo diagnosticados com anquiloglossia e submetidos à cirurgia erroneamente, mediante tantas incertezas do que atualmente se pode considerar anatomia "normal" do frênulo lingual (ver mais detalhes no Capítulo 3, *Anatomia e Fisiologia do Sistema Estomatognático*).

O frênulo lingual é parte da anatomia intraoral e está presente desde a vida intrauterina, com a função de ancoragem, visando auxiliar a mobilidade da língua. Portanto, essa estrutura não é indicativa de anormalidade, mas a falta de consenso sobre a definição de anquiloglossia desencadeou uma ampla diversidade na sua prevalência, variando de 0,3 a 38%.[8,13-17] Em um estudo recente de revisão sistemática e metanálise sobre a prevalência de anquiloglossia de lactentes com menos de 1 ano (15 estudos; N = 24.536), obteve-se prevalência geral de 8% (intervalo de confiança [IC] de 95% 6 a 10%, p < 0,01), sendo 7% no sexo masculino e 4% no sexo feminino.[6] Em estudos epidemiológicos com foco em problemas da mucosa oral, em geral, a prevalência é inferior (0,1 a 4,4%) quando comparada a ensaios que investigam o problema isoladamente (4,2 a 10,7%). A prevalência também é maior em estudos que investigam neonatos (1,7 a 10,7%) do que naqueles que investigam crianças, adolescentes ou adultos (0,1 a 2,08%). Em geral, os meninos parecem ser mais afetados do que as meninas, embora em alguns estudos uma proporção semelhante ou uma relação inversa tenha sido observada. Um predomínio na raça negra foi documentado em alguns estudos.[7,18]

A principal justificativa para essa ampla variação parece ser a falta de padronização para a realização do diagnóstico, pois, até o momento, não há um protocolo indicado como padrão-ouro para esse diagnóstico em RNs e lactentes jovens.[7,19]

Desafios no diagnóstico da anquiloglossia em lactentes

Não é recente a preocupação dos profissionais da Saúde materno-infantil com o diagnóstico e o tratamento da anquiloglossia. A dificuldade de apontar o grau de variação anatômica do frênulo lingual, que provoca a menor mobilidade da língua e interfere nas funções desta, resultou na criação de instrumentos específicos para o exame diagnóstico desde a década de 1990.

Os critérios utilizados para a identificação de anquiloglossia variam muito entre os estudos. Alguns autores utilizam critérios com base apenas nas características anatômicas do frênulo lingual, e outros incluem também parâmetros como o comprometimento funcional da língua, especialmente os relacionados com a diminuição de sua mobilidade. As diferentes propostas de avaliação também variam quanto à complexidade, indo desde uma simples inspeção visual e/ou palpação do frênulo até uma escala mais complexa de classificação, propondo, inclusive, a graduação do problema mediante escores, com indicações para intervenção cirúrgica. A Tabela 50.1 apresenta um resumo dos instrumentos usados para avaliação da língua de lactentes.

Quanto à triagem neonatal para o diagnóstico de anquiloglossia que pode prejudicar a qualidade da amamentação, além das dificuldades práticas de aplicação na rotina das maternidades, é necessário instituir um protocolo funcional, objetivo e de fácil aplicação por profissionais de diferentes áreas da Saúde que atuem nas maternidades. Contudo, nem sempre o rastreamento é conclusivo na maternidade, como nos casos de anquiloglossia moderada, necessitando de seguimento e avaliação pela equipe de especialistas, o que ainda pode provocar ansiedade nos pais. Vale ressaltar que pouco se conhecem sobre os benefícios do uso de instrumentos padronizados para avaliação do frênulo lingual nessa faixa etária[7,8] e tampouco os benefícios da triagem universal de anquiloglossia no lactente.

As variáveis são muitas no cenário interdisciplinar em que se encontra a anquiloglossia do RN e do lactente. A escolha de um instrumento específico para suporte diagnóstico deve considerar a validade e a confiabilidade do instrumento, o contexto em que será inserido, a habilidade do profissional que irá aplicá-lo, além da viabilidade de sua aplicação em uso clínico ou triagem populacional. Algumas entidades como a Sociedade Pediátrica Canadense, a Academia Americana de Pediatria, a Academia Americana de Odontologia Pediátrica, o Conselho Nacional de Saúde e Pesquisa Médica da Austrália, o Instituto Nacional de Excelência em Saúde e Cuidados do Reino Unido e a Sociedade Pediátrica Japonesa não endossam frenotomias universais para lactentes com base nas evidências científicas disponíveis atualmente.[4]

Anquiloglossia e amamentação

A associação entre anquiloglossia e amamentação tem sido apontada como um dos fatores que podem interferir negativamente na qualidade do aleitamento materno, dificultando a pega e a sucção,[8,25] lesionando os mamilos maternos, causando dor e reduzindo o estímulo à produção de leite já nas primeiras semanas de vida.[8] Entretanto, como ainda há discordâncias sobre o potencial da frenotomia para benefício da amamentação, mediante fragilidades metodológicas dos estudos primários nesse assunto, as indicações cirúrgicas devem ser criteriosas, pois a anquiloglossia, isoladamente, pode não ser o único fator relacionado com desfechos desfavoráveis ao aleitamento materno.[7,26-28]

Em 2014, Edmond et al.[29] realizaram um ensaio randomizado no Reino Unido com 107 díades mãe-RNs a termo (com menos de 14 dias de vida) com dificuldades na amamentação. Tiveram como objetivo comparar os resultados da frenotomia precoce com o suporte à amamentação, em casos de anquiloglossia leve a moderada. As medições foram realizadas por instrumentos/escalas validados: LATCH (L, *latch* [pega]; A, *audible swallowing* [deglutição audível]; T, *type of niple* [tipo de mamilo]; C, *comfort* [conforto]; H, *hold* [posicionamento/colo]), Ferramenta para a Avaliação da Amamentação Infantil (em inglês IBFAT, *Infant Breastfeeding Assessment Tool*); *Breastfeeding Self-Efficacy Scale-Short Form* (BSES-SF), formulário resumido para avaliar a autoeficácia na amamentação; e Escala Visual Analógica de Dor (EVA), para a dor. O instrumento *Hazelbaker Assessment Tool For Lingual Frenulum Function* (HATLFF; versão reduzida) foi utilizado para medir o grau de anquiloglossia em RNs. O estudo **não identificou vantagem da frenotomia precoce na melhoria da amamentação nos casos de anquiloglossia leve a moderada**, em comparação com o grupo de assistência tradicional, em 5 dias.

Em estudo de coorte prospectivo realizado em Hospital Amigo da Criança, na Tailândia, com 2.679 díades, Ngercham et al.[30] avaliaram a prevalência da anquiloglossia, dificuldades de

TABELA 50.1 Instrumentos e sistemas de classificação de anquiloglossia.[14,16,20-24]

	1999 Classificação de Kotlow	**1993** Hazelbaker Assessment Tool for Lingual Frenulum Function (HATLFF)	**2004** Sistema de Classificação de Coryllos	**2006** Frenotomy Decision Rule For Breastfeeding Infants (FDRBI)	**2013** Protocolo de Avaliação do Frênulo Lingual para Bebês (PAFLB)	**2015** Protocolo de Avaliação da Língua de Bristol (BTAT) 2019 (2022, Adaptação Transcultural) Protocolo de Avaliação de anquiloglossia em bebês amamentados (TABBY)
Descrição	A classificação de Kotlow é anatômica e considera a medida linear da área de lâmina livre da língua, sem relacioná-la com os movimentos funcionais da língua. Não é destinada à avaliação de neonatos	O HATLFF é um protocolo de avaliação quantitativa da anquiloglossia e com orientação para frenotomia, sendo composto por dois domínios: (1) aparência; e (2) função	O Sistema de Classificação de Coryllos considera a área de inserção do frênulo lingual e sugere o diagnóstico de anquiloglossia no lactente de acordo com a distância da inserção dessa estrutura em relação à ponta da língua, sem definir intervalo de faixa etária	Por meio de um fluxograma contendo sinais e sintomas maternos e do bebê, os autores propõem indicar a frenotomia lingual nos casos em que há dificuldade de amamentação	O PAFLB foi desenvolvido para avaliar e diagnosticar as variações anatômicas do frênulo lingual e sua possível interferência na amamentação O instrumento original foi modificado para ser usado como referência no Programa de Triagem Neonatal do Teste da Linguinha, passando a apresentar dois formatos: triagem (forma reduzida) e reteste (completo)	O protocolo BTAT é uma ferramenta com referência ao instrumento HATLFF O BTAT propõe avaliar, de forma sucinta, quatro parâmetros de forma e função da língua: (1) aparência, (2) fixação, (3) elevação e (4) protrusão Para cada parâmetro, há três imagens com seus respectivos escores, que variam de 0 a 2. O escore final é obtido por meio da soma do escore de cada parâmetro Em 2019, foi criada a versão TABBY, uma prancha de imagens com objetivo de facilitar a abordagem clínica e universalizar a avaliação, transpondo a barreira linguística
Forma de avaliação	Considera a área normal de língua livre clinicamente aceitável quando > 16 mm e classifica a anquiloglossia em: classe I (anquiloglossia suave) – 12 a 16 mm classe II (anquiloglossia moderada) – 8 a 11 mm; classe III (anquiloglossia grave) – 3 a 7 mm classe IV (anquiloglossia completa) – < 3 mm	De acordo com o escore, classifica a função do frênulo lingual em três categorias: escore 14 – função perfeita, independente do resultado do escore da aparência; escore 11 – função aceitável se o escore da aparência for igual a 10; escore < 11 – prejuízo na função A frenotomia deve ser considerada se o manejo da amamentação falhar A frenotomia é necessária se o escore de aparência for < 8	Tipifica a anquiloglossia de acordo com a área de inserção do frênulo lingual: tipo 1 – inserido da ponta da língua até a frente do rebordo alveolar tipo 2 – de 2 a 4 mm atrás da ponta da língua e inserido no topo ou logo atrás do rebordo alveolar tipo 3 – inicia no meio da língua e termina no meio do assoalho da boca tipo 4 – inserido sob a base da língua, apresentando-se espesso, brilhante e inelástico	Orienta quanto à necessidade de frenotomia lingual a partir do fluxograma: dor ou trauma no mamilo durante a amamentação; incapacidade da criança em manter a pega; baixo ganho de peso da criança; membrana visível anterior à base da língua, o que provoca impossibilidade de a língua tocar o palato; incapacidade de acoplar a língua ao redor do dedo durante o exame; incapacidade de protruir a língua além da margem gengival	O reteste (forma completa) é composto por (1) história clínica e (2) exame clínico, sendo este dividido em Avaliação Anatomofuncional e Avaliação da Sucção. Foi desenvolvido para ser aplicado a partir de 30 dias de vida, variando de 0 a 25 pontos: ≥ 13 pontos = pode-se considerar interferência do frênulo nos movimentos da língua, com necessidade de frenotomia lingual A triagem (forma reduzida), foi desenvolvida para ser aplicada, preferencialmente, entre 0 e 48 horas de vida, contemplando apenas a Avaliação Anatomofuncional, e pode variar de 0 a 12 pontos: ≥ 7 pontos = pode-se considerar interferência do frênulo nos movimentos da língua, com necessidade de frenotomia lingual	De acordo com o escore obtido, a funcionalidade da língua é interpretada da seguinte forma: 8 = função normal da língua; 6 e 7 = função limítrofe, sugerindo abordagem conservadora com suporte à amamentação 4 e 5 = comprometimento da função da língua, podendo ter efeito negativo na amamentação 0 a 3 = redução grave da função da língua BTAT e sua versão de imagem TABBY são indicados para a triagem diagnóstica de casos graves, que necessitam de frenotomia e acompanhamento. Ambos foram adaptados para a língua portuguesa em 2022

amamentação subsequentes, bem como outros fatores que afetam o sucesso do aleitamento materno. A prevalência de anquiloglossia grave foi de 16% e de anquiloglossia moderada, 22,4%. Os índices de dificuldades de amamentação foram de 9,2%, sendo 8,7% associados à anquiloglossia. A taxa de dificuldade de amamentação em bebês com anquiloglossia grave foi de 37,28% (162/428) e 11,8% (71/600) em lactentes com anquiloglossia moderada. Dentre os fatores associados de maneira independente às dificuldades na amamentação em ordem de significância (Odds ratio [OR ajustada]; IC 95%): anquiloglossia grave (62, IC 95% 34,1 a 112,8); anquiloglossia moderada (13,3, IC 95% 7,2 a 24,5); mães relatarem incapacidade em sentir onde está a língua do bebê (OR ajustado 11,8, IC 95% 4,3 a 32,4); mães relatarem sentir a língua do bebê no mamilo (OR ajustado 3,4, IC 95% 2,2 a 5,2); e mamilos curtos (OR ajustado 1,5, IC 95% 1,1 a 2,2).

Observou-se uma relação dose/resposta entre a gravidade da anquiloglossia e as dificuldades de amamentação. Quando o diagnóstico de dificuldade de amamentação associava-se à anquiloglossia, eram encaminhados para a frenotomia somente os lactentes que continuavam com dificuldades de amamentação (após trabalho intenso de manejo clínico do aleitamento materno, com especialistas em amamentação). Os autores sugerem que a **detecção da anquiloglossia deveria ser um sinal de alerta para dificuldades de amamentação**, e RNs com anquiloglossia grave e suas mães deveriam ser acompanhados e assistidos, especialmente durante as primeiras semanas de vida da criança.

No importante estudo de revisão sistemática da Cochrane, O'Shea et al.[8] verificaram se a frenotomia era segura e eficaz para melhorar a capacidade de alimentação por via oral entre lactentes (termo e pré-termo) com menos de 3 meses com anquiloglossia e problemas na alimentação. Os dados analisados foram selecionados de ensaios clínicos, incluindo informações sobre alimentação infantil, duração da amamentação, interrupção da amamentação, dor expressa pela criança, sangramento excessivo e infecção no local da frenotomia, ulceração no local da frenotomia, dano à língua e/ou ductos submandibulares, recorrência de restrição de mobilidade na língua e dor no mamilo materno. A **frenotomia reduziu a curto prazo a dor no mamilo das mães que amamentavam, entretanto, os pesquisadores não encontraram um efeito positivo consistente no aleitamento materno.** Complicações sérias não foram relatadas, mas a quantidade total de lactentes estudados foi pequena e, em conjunto com deficiências metodológicas, limitaram a certeza desses achados.

No estudo brasileiro de coorte prospectiva de Batista[31] com 225 díades mãe-bebês (de 0 a 6 meses) no Hospital Universitário da Universidade Federal do Maranhão, na cidade de São Luís, foi analisada a influência da anquiloglossia na continuidade do AME e na evolução do crescimento de lactentes. Como objetivo secundário, em amostra aninhada à coorte inicial, com 81 lactentes com idades entre 0 e 6 meses, o estudo analisou aspectos funcionais do aleitamento materno, autoeficácia da mãe e dor ao amamentar em RNs de acordo com a gravidade da anquiloglossia. Os principais achados desse estudo sugerem que essa condição está associada ao desmame mais proximal ao nascimento, porém não interferiu no crescimento de lactentes a termo saudáveis diagnosticados, quando comparados a lactentes sem a alteração. Destaca-se ainda que o tempo de AME dos lactentes com anquiloglossia foi muito acima da média de prevalência relatada nos estudos, podendo ser resultante de medidas não cirúrgicas de acompanhamento, orientação e assistência ao aleitamento materno por equipe especializada do Banco de Leite Humano da instituição. Quanto aos aspectos de qualidade da amamentação, na análise sobre a gravidade da alteração, observou-se que os lactentes com anquiloglossia grave podem ter dificuldades no aspecto isolado de sucção, porém essa alteração não parece afetar a qualidade do aleitamento, a autoeficácia materna, nem piorar a percepção de dor ao amamentar em comparação com bebês com alteração leve.

Em estudo de revisão sistemática com metanálise, Cordray et al.[25] avaliaram os sintomas da amamentação associados a lactentes com anquiloglossia sem tratamento. O objetivo primário foi conhecer a gravidade dos sintomas mediante medições por instrumentos validados (mensurados dados de avaliação da mamada, escala de dor, escala de refluxo gastroesofágico [RGE] e autoeficácia da mãe ao amamentar), e o objetivo secundário foi determinar a prevalência da dificuldade de amamentação nessa população, caracterizando o conjunto de sintomas. Das seis bases de dados pesquisadas, foram selecionados 39 estudos de revisão e 16 metanálises, constituindo uma amostra de 5.730 lactentes (menores de 1 ano) com anquiloglossia. Os instrumentos mais comuns para classificação de anquiloglossia encontrados nos estudos foram a Classificação de Coryllos[24] (N = 2.088) com prevalências do tipo 1 ou 2 (anterior) de 45,2%; somente tipo 1 de 12,7% e tipo 2 de 30,3%; tipo 3 ou 4 (posterior), 54,8%; somente tipo 3, 28,6%; e tipo 4 com 220%, seguido da Classificação de Kotlow (N = 162), com classe I (suave), 25,3%; classe II (moderada), 51,9%; classe III (grave), 21%; e classe 4 (completa), 1,9%. A pontuação média da escala LATCH para pacientes com anquiloglossia não tratada – 7,1 (IC 95% 6,7 a 7,4) – ficou significativamente abaixo do limiar de boa amamentação. A pontuação média para avaliação da amamentação (IBFAT) foi 10 (8,2 a 11,7), não sendo classificada significativamente como abaixo do limiar de boa amamentação. A pontuação média do Questionário de Refluxo Gastroesofágico (RGE) (18,2 [10,5 a 26]) foi consistente com a doença do refluxo gastroesofágico. A pontuação média da BSES-SF – 43,7 (39,3 a 48,1) – indicou risco significativo de cessação da amamentação exclusiva em 1 a 3 meses. A média de dor nos mamilos foi de 4,9 (4,1 a 5,7) em uma escala de 0 a 10, maior do que as pontuações típicas para mães que amamentam sem lesões nos mamilos. A prevalência total de dificuldades na amamentação foi de 49,3% (IC 95% 47,3 a 51,4%). O desmame precoce indesejado ocorreu em 20,3% (18,5 a 22,2%) dos casos antes da intervenção. Os autores concluíram que a **anquiloglossia em lactentes está tipicamente associada à baixa qualidade de amamentação e dor mamilar, e inversamente associada ao sucesso da amamentação, ao bem-estar materno e aos sintomas de refluxo gastroesofágico infantil.** Vale a pena ressaltar que, nesse estudo, somente 50% das díades mãe-bebês experimentavam dificuldades na amamentação, apesar de muito mais bebês receberem o diagnóstico de anquiloglossia.

Em uma coorte prospectiva[26] com 343 díades mãe-bebês, encaminhadas para avaliação de anquiloglossia em clínica otorrinolaringológica, com mães que queriam amamentar, foi proposto estudo sobre a qualidade da amamentação. As mães preencheram questionários antes do procedimento de frenotomia no consultório e, posteriormente, foram contatadas por telefone para preencher os mesmos questionários 1 semana e 3 meses após o início do acompanhamento. A maioria dos lactentes foi classificada mediante Classificação de Coryllos,[26] com anquiloglossia tipo I (35,3%) ou tipo II (45,2%); somente 16,9% com anquiloglossia posterior; e 2,6% sem anquiloglossia. Após 1 semana da frenotomia, o maior grupo de pacientes (35%) teve melhora leve nas habilidades de amamentação em comparação com a linha de base, com 14 e 7% relatando melhora moderada ou acentuada, respectivamente. Aos 3 meses, após a consulta inicial, significativamente mais pacientes relataram melhora moderada (27%) ou acentuada (17%) em comparação com a linha de base, embora a taxa de amamentação exclusiva aos 3 meses tenha sido baixa (20,3%) para essa coorte. Como resultados, encontraram efeito positivo modesto na capacidade de amamentação materna. Os pesquisadores salientam a importância de orientação quanto a natureza multifatorial da amamentação e o estabelecimento de expectativas realistas antes de recomendar o procedimento.

Avaliação do frênulo lingual no Brasil e implicações para o Sistema Único de Saúde

Apesar de tantas lacunas no conhecimento e incertezas que permanecem até os dias atuais, tanto em relação ao diagnóstico da anquiloglossia em RNs e jovens lactentes quanto sobre os reais efeitos da anquiloglossia e da indicação cirúrgica para a retomada da amamentação efetiva, em 2014, no Brasil, foi sancionada a Lei Federal nº 13.002, tornando obrigatória a realização da avaliação do frênulo lingual em RNs em todos os hospitais e maternidades do país. Vale ressaltar que a aprovação dessa Lei ocorreu sem posicionamento favorável das áreas técnicas do MS, que têm como atribuições elaborar e implementar ações direcionadas à saúde da criança e ao aleitamento materno, e ao apoio à tomada de decisão sobre a incorporação de tecnologias e procedimentos no âmbito da Comissão Nacional de Incorporação de Tecnologias no Sistema Único de saúde (CONITEC). Diante do desafio de orientar os serviços e os profissionais da Saúde dos quase 3 mil estabelecimentos de saúde que realizam parto no âmbito do SUS para o cumprimento dessa Lei, bem como estabelecer um fluxo de atendimento coerente e efetivo dessa população na Rede de Atenção à Saúde, a área técnica da saúde da criança encomendou um Parecer Técnico Científico (PTC)[7] ao Instituto de Saúde da Secretaria de Estado de Saúde de São Paulo (IS/SES-SP), para analisar três questões centrais:

- A influência da anquiloglossia na prática do aleitamento materno
- Os protocolos de avaliação diagnóstica
- A eficácia e a segurança da frenotomia.

Tendo em vista que o IS/SES-SP é uma instituição de pesquisa integrante da Rede Brasileira de Avaliação de Tecnologias em Saúde (REBRATS) e da Rede para Políticas Informadas por Evidências (EVIPNet Brasil), o PTC foi desenvolvido de acordo com as diretrizes preconizadas pelo MS, por um grupo multiprofissional de pesquisadoras que atuam na área da amamentação, livre de conflitos de interesses. Com base nas evidências disponíveis, o PTC sugeriu a utilização do Protocolo de Avaliação da Língua de Bristol (*Bristol Tongue Assessment Tool* [BTAT]), ou Protocolo Bristol, para a identificação precoce de casos graves de anquiloglossia, em função de ser um instrumento simples composto por quatro itens, de fácil e rápida aplicação, validado na prática profissional de várias categorias não especialistas no assunto, que atuam em conjunto com maternidades.[7]

Desde então, o MS, em parceria com o IS/SES-SP, vem reunindo diferentes especialidades e profissionais que atuam na área da Saúde materno-infantil, com o objetivo de refletir o fluxo de atenção para o diagnóstico e o tratamento de anquiloglossia em RNs e lactentes. Além de pesquisadores de Saúde Coletiva do IS/SES-SP, formou-se um grupo de trabalho formado por pediatras, neonatologistas, enfermeiros obstétricos, otorrinolaringologistas, fonoaudiólogos, odontopediatras, cirurgiões (pediátricos e bucomaxilofaciais) que atuavam em hospitais da Iniciativa Hospital Amigo da Criança (IHAC) e com o Método Canguru, em Banco de Leite Humano e clínica privada de diferentes regiões do país, com vasta experiência em aleitamento materno e avaliação do frênulo lingual, que resultou na primeira nota técnica (NT) nº 09/2016. O objetivo desta era orientar serviços e profissionais da Saúde, para a identificação de casos graves de anquiloglossia em RNs, sugerindo a utilização do Protocolo Bristol, criando-se um fluxo de atenção desde a maternidade e, depois, no acompanhamento, de acordo com a disponibilidade de cada região.

Em 2017, o IS/SES-SP, seguindo com apoio do MS, reuniu um novo grupo de profissionais com o objetivo de elaborar e testar um curso piloto para capacitar os profissionais da Saúde e serviços do SUS para o diagnóstico e o fluxo de atenção para a abordagem de anquiloglossia em RNs e lactentes. A partir de então, o MS conduziu várias oficinas teórico-práticas (8 horas) para a "Capacitação de Profissionais da Saúde na Avaliação do Frênulo Lingual em Recém-nascidos", em vários estados brasileiros, para o diagnóstico e o fluxo de atenção aos RNs com anquiloglossia e suas famílias. Com a ocorrência da pandemia do coronavírus (covid-19), o projeto foi interrompido.

Em 2022, equipe do IS/SES-SP realizou a adaptação transcultural do BTAT e do Protocolo de Avaliação de Anquiloglossia em Bebês Amamentados (*Tongue-Tie and Breastfed Babies Assessment Tool* [TABBY]) com participação de novo grupo de trabalho e apoio do MS.[32] Uma vez que os dois instrumentos foram elaborados originalmente na língua inglesa, a adaptação transcultural buscou obter equivalência conceitual, semântica e idiomática entre as ferramentas originais e a versão brasileira, em português, a fim de disponibilizar um recurso mais adequado para o uso dos profissionais da Saúde no país.

Ainda em 2022, o MS, com apoio do IS/SES-SP e da Organização Panamericana de Saúde (OPAS), elaborou um curso na modalidade de educação a distância (EaD), para ser disseminado em ampla escala no contexto do SUS, visando superar os desafios da distância e da recorrente necessidade de formação de profissionais da Saúde para realização qualificada da avaliação do frênulo lingual de RNs e lactentes.

A última NT Nº 52/2023 visa orientar os profissionais e os estabelecimentos de Saúde sobre a identificação precoce da anquiloglossia em RNs, bem como estabelecer o fluxo de atendimento dessa população na rede de atenção do SUS. Recomenda-se o uso da versão adaptada do Protocolo Bristol por profissional da Saúde devidamente capacitado que preste assistência à díade mãe-bebê (Figura 50.1).[33]

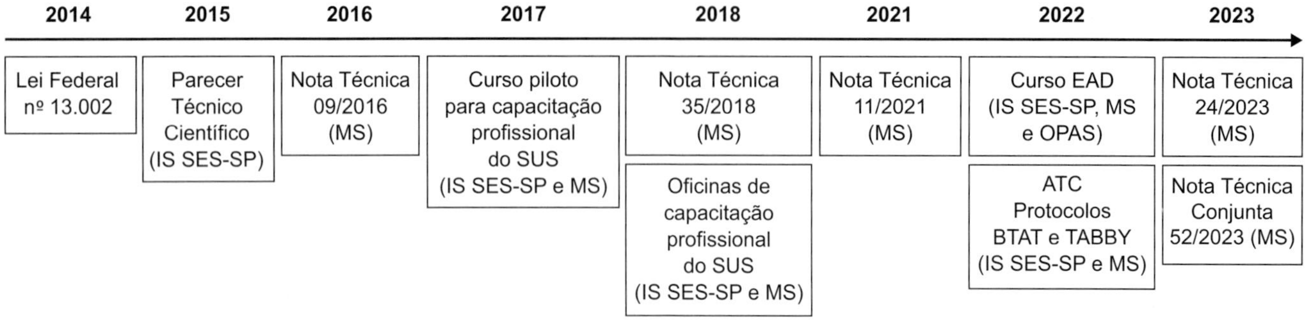

```
2014 ──── 2015 ──── 2016 ──── 2017 ──── 2018 ──── 2021 ──── 2022 ──── 2023 ──►
```

2014	2015	2016	2017	2018	2021	2022	2023
Lei Federal nº 13.002	Parecer Técnico Científico (IS SES-SP)	Nota Técnica 09/2016 (MS)	Curso piloto para capacitação profissional do SUS (IS SES-SP e MS)	Nota Técnica 35/2018 (MS)	Nota Técnica 11/2021 (MS)	Curso EAD (IS SES-SP, MS e OPAS)	Nota Técnica 24/2023 (MS)
				Oficinas de capacitação profissional do SUS (IS SES-SP e MS)		ATC Protocolos BTAT e TABBY (IS SES-SP e MS)	Nota Técnica Conjunta 52/2023 (MS)

FIGURA 50.1 Ações governamentais relacionadas com o diagnóstico de anquiloglossia em lactentes no Brasil. IS/SES-SP: Instituto de Saúde da Secretaria de Estado de Saúde de São Paulo; MS: Ministério da Saúde; OPAS: Organização Pan-Americana da Saúde.

Mediante a confirmação de que a alteração da função da língua está interferindo na amamentação, o lactente deverá ser encaminhado, de acordo com os protocolos de encaminhamento estabelecidos no município, para os serviços disponíveis em cada região, preferencialmente com equipes multiprofissionais com experiência em amamentação, como, por exemplo, as equipes multiprofissionais da Atenção Primária à Saúde (APS), as dos Bancos de Leite Humano, ambulatórios dos Hospitais credenciados como "Amigo da Criança", hospitais de referência para Método Canguru ou Centros Especializados em Reabilitação (CER). Nesses casos, o acompanhamento do lactente deve ser realizado em conjunto pelas equipes da APS e dos demais serviços da rede para os quais a criança foi encaminhada.

Protocolo de Avaliação da Língua de Bristol e Protocolo de Avaliação de Anquiloglossia em Bebês Amamentados

A indicação de uma ferramenta para rastreamento ou diagnóstico de uma alteração de saúde deve basear-se nos resultados relacionados com a sua validade e confiabilidade. Entretanto, os primeiros estudos de tentativa de validação da ferramenta diagnóstica proposta para a realização da triagem do Teste da Linguinha no Brasil (Lei Federal nº 13.002, de junho 2014) apareceram somente após a sua promulgação.

O estudo de Brandão et al.[19] foi a primeira pesquisa clínica prospectiva no Brasil que propôs avaliar as propriedades psicométricas do protocolo indicado na lei do Teste da Linguinha, com cálculo amostral e desenho adequado para essa análise. Em um estudo de coorte, buscaram avaliar a confiabilidade e a validade da ferramenta. A confiabilidade foi medida por sua consistência interna e estabilidade. A consistência interna diz respeito à homogeneidade do instrumento, e a estabilidade está relacionada com a capacidade de o instrumento produzir resultados semelhantes a partir de mensurações individuais, realizadas em diferentes ocasiões ou por diferentes profissionais. Em função de não existir um instrumento de medida considerado padrão-ouro para a avaliação do frênulo lingual de RNs, em substituição à validade do critério foi necessário trabalhar a validade de construto, analisada pela correlação entre os escores produzidos com a aplicação do instrumento, os indicadores autopercebidos de sucesso e falha da amamentação, e a dificuldade na amamentação mensurada pelo Formulário de Observação da Mamada, proposto pela Organização Mundial da Saúde (OMS).[34] Diferentes hipóteses e variáveis foram consideradas, assim como a avaliação da reprodutibilidade das mensurações realizadas com o instrumento. Embora tenha apresentado estabilidade aceitável, observou-se baixa consistência interna do instrumento (Alfa de Cronbach igual a 2,8).[19]

A obrigatoriedade da utilização de um instrumento para o rastreamento de anquiloglossia, imposta pela Lei Federal nº 13.002, incitou a busca por uma alternativa simples, objetiva, válida, confiável e de fácil reprodutibilidade, considerando a triagem em larga escala no país.[7]

A equipe do Hospital da Universidade de Bristol, com título de "Hospital Amigo da Criança" (HAC) e referência em serviços para amamentação do Reino Unido, desenvolveu e publicou, em 2015, um instrumento para identificação precoce de casos graves de anquiloglossia em RNs (menores de 14 dias), nomeado como Protocolo de Avaliação da Língua de Bristol (BTAT, do inglês *Bristol Tongue Assessment Tool*).[14] Tiveram como objetivo produzir um protocolo simples e de fácil aplicação para uma avaliação consistente da aparência e da função da língua de lactentes. O instrumento teve como a Ferramenta de Avaliação da Função do Frênulo Lingual (ATLFF) de Hazelbake,[22] proposto em 1993, que até então era comumente usado para avaliação do frênulo lingual e diagnóstico de anquiloglossia, mas que sofria algumas críticas devido à sua complexidade e ao tempo de aplicação, não sendo considerado adequado para a triagem da anquiloglossia em um ambiente hospitalar movimentado.

Em cumprimento à Lei Federal nº 13.002, por meio de NTs, BTAT e TABBY passaram a ser recomendados pelo MS para a triagem neonatal do Teste da Linguinha nas maternidades e na APS.[9]

O BTAT[14] baseia-se na avaliação visual de quatro elementos (Tabela 50.2):

- Aparência da ponta da língua
- Fixação da extremidade inferior do frênulo
- Elevação da língua com a boca aberta (durante o choro)
- Protrusão da língua.

A partir de 126 avaliações registradas, utilizando-se as pontuações BTAT e ATLFF, as avaliações BTAT foram pareadas, obtidas de dois pesquisadores especialistas em alimentação infantil, além de seis parteiras (profissionais não especialistas, com formação

TABELA 50.2 — Protocolo de Avaliação da Língua de Bristol.

	0	1	2
Aparência da ponta da língua	Forma de coração	Pequena fenda/entalhada	Arredondada
Fixação da extremidade inferior do frênulo	Fixada no topo da gengiva	Fixada à face interna da gengiva	Fixada ao assoalho da boca
Elevação da língua com a boca aberta (durante o choro)	Elevação mínima da língua	Apenas as bordas elevam-se até o meio da boca	Elevação completa da língua até o meio da boca
Protrusão da língua	A ponta permanece atrás da gengiva	A ponta estende-se sobre a gengiva	A ponta estende-se sobre o lábio inferior

para assistência à gestantes e duplas mães/bebês no suporte à amamentação). Para cada "avaliação pareada", um especialista em alimentação infantil e uma outra parteira examinaram a língua de forma independente, registrando suas observações no BTAT.

O protocolo apresentou protocolo apresentou confiabilidade interna aceitável e os itens do BTAT mostraram correlação forte e significativa com o ATLFF, indicando que esse instrumento, mesmo sendo mais simples, pode ser utilizado. Ele fornece uma medida objetiva dos aspectos morfológicos da língua, quanto a presença e gravidade da anquiloglossia, com alta confiabilidade quando se considera a existência de múltiplos observadores. Além disso, na percepção das parteiras, o instrumento é rápido e de fácil aplicação. Algumas críticas referem-se a não ter concluído todas as etapas formais de validação e não classificar os casos moderados com precisão.

Frente ao interesse de vários países em adotar o BTAT, os autores criaram uma versão com imagens e linguagem mais acessível às diferentes formações profissionais – o TABBY –, que consiste em um conjunto de 12 imagens que demonstram as diferentes situações clínicas quanto à aparência da ponta da língua, à fixação inferior do frênulo (gengiva ou assoalho de boca) e aos limites de mobilidade da língua, tanto na elevação quanto na projeção (Figura 50.2).

O TABBY foi utilizado em uma avaliação de 262 bebês realizada por cinco parteiras, na qual foram sugeridas as seguintes pontuações: 8 indica função normal da língua; 6 ou 7 é considerado limítrofe; e 5 ou abaixo sugere um comprometimento da função da língua. A seleção de lactentes para frenotomia, porém, exigiu uma avaliação adicional da amamentação, e todas as crianças com uma pontuação de 4 ou menos tiveram indicação de frenotomia, após o consentimento dos pais. Os autores concluíram que a ferramenta TABBY é de fácil utilização, mostrou grande concordância entre os observadores e, em conjunto com uma avaliação estruturada da mamada, pode fornecer uma pontuação objetiva da gravidade da anquiloglossia.[23]

A seguir, será discutido cada item separadamente, com ilustrações para facilitar a compreensão de sua aplicação prática.

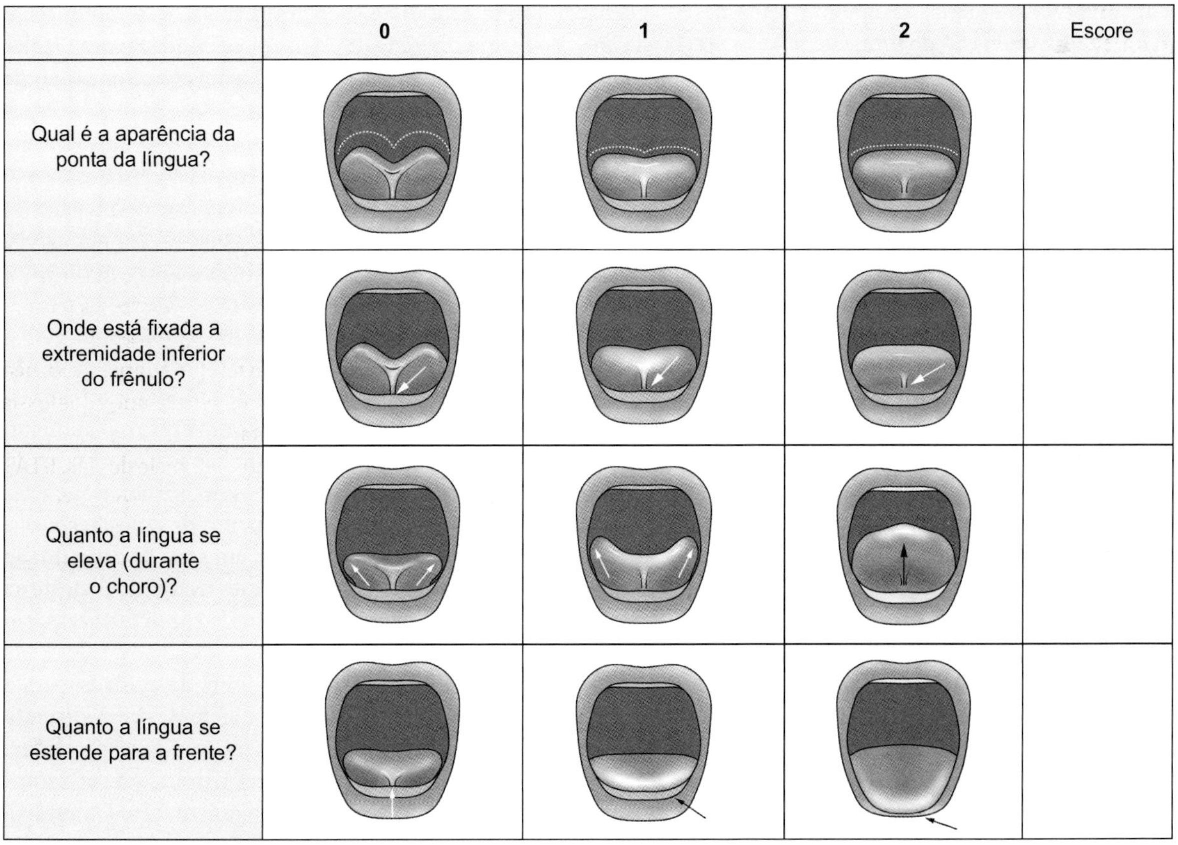

FIGURA 50.2 TABBY – Protocolo de avaliação de anquiloglossia em bebês amamentados.

A aparência da ponta da língua é considerada uma das principais formas de avaliar a anquiloglossia. É frequentemente notada pelos pais e, por isso, foi considerada útil para explicar a anquiloglossia (ver Figura 50.2).

A fixação da extremidade inferior do frênulo permite avaliar a anquiloglossia quando a aparência da ponta da língua não pode ser identificada com clareza. Em geral, tem reflexo na aparência da língua com a boca bem aberta (ver Figura 50.2).

A elevação da língua é de fácil observação enquanto o bebê está chorando, entretanto esse é o item mais difícil de se avaliar e requer conhecimento do avaliador quanto à elevação normal da língua de um RN (ver Figura 50.2).

Em relação à protrusão da língua (extensão da língua para a frente), se o lactente está dormindo e o avaliador é incapaz de provocar a protrusão da língua, os pais deverão ser alertados para observar o quanto seu bebê pode projetar a sua língua. Uma maior projeção da língua costuma ser o primeiro sinal de melhora observado pelos pais após a frenotomia (ver Figura 50.2).

Utilização do Protocolo de Avaliação da Língua Bristol no Brasil e ao redor do mundo

Em Canterbury, Nova Zelândia, foi implantado um programa para o diagnóstico e o tratamento de RNs com suspeita de anquiloglossia, com o objetivo de apoiar a amamentação e evitar cirurgias desnecessárias. Os autores relataram que o estabelecimento de uma avaliação multiprofissional consistente da língua em lactentes com dificuldades de amamentação, usando o BTAT, promoveu uma redução acentuada na taxa de frenotomia e melhora significativa na capacidade de amamentar. Uma das mudanças no programa foi a alteração do limite de BTAT para frenotomia, antes definido em ≤ 5, alterado para BTAT de ≤ 4, acompanhado de avaliação e suporte da amamentação. Essa alteração, acompanhada de suporte da amamentação, resultou em redução de frenotomia de 11,3 para 3,5%.[35]

No Derriford Hospital, em Plymouth, Inglaterra, adotou-se o BTAT, entre outras intervenções, com o objetivo de reduzir a quantidade de encaminhamentos desnecessários para a frenotomia. Observou-se uma redução importante nos encaminhamentos, liberando consultas para quem precisava de frenotomia e reduzindo os níveis de preocupação dos pais.[36]

Em um hospital privado de Konya, Turquia, a validade e a confiabilidade da versão turca do BTAT foram verificadas como uma ferramenta de diagnóstico. Os dados foram coletados pelo Formulário de Informações Introdutórias elaborado pelos pesquisadores, versão turca do BTAT e do LATCH. Concluiu-se que a versão turca do BTAT é uma ferramenta válida e confiável, que pode ser utilizada para a avaliação da anquiloglossia.[37]

No Brasil, iniciam-se estudos sobre anquiloglossia com a utilização do BTAT no SUS, após as recomendações das NTs do MS, desde 2016. No Centro de Saúde Amaury de Medeiros, em Recife, PE, um estudo com 147 díades (bebês de 0 a 30 dias) comparou as ferramentas BTAT e AFLB. A presença de anquiloglossia foi de 4,8% por meio do BTAT, e de 17% com o Protocolo de Avaliação do Frênulo da Língua para Bebês (PAFLB), mostrando que o diagnóstico da anquiloglossia em RNs poderá variar bastante em função do instrumento de avaliação utilizado.[38]

Um estudo realizado no Instituto de Medicina Integral Prof. Fernando Figueira – IMIP, Recife (PE), utilizou dois protocolos diferentes, em 449 binômios mãe-bebê, para verificar a relação do frênulo lingual com o aleitamento materno. Houve associação estatisticamente significativa entre amamentação e anquiloglossia com a avaliação realizada por meio dos protocolos de Avaliação do Frênulo da Língua para Bebês (PAFLB) e do BTAT.[39]

O estudo brasileiro de coorte prospectiva de Batista et al. indica a utilização do BTAT no Hospital Universitário da Universidade Federal do Maranhão (conforme já discutido anteriormente), em São Luiz.[31]

Um estudo de coorte envolvendo nascidos vivos no Hospital Universitário de Brasília comparou as ferramentas PAFLB e BTAT. A prevalência de anquiloglossia foi de 5,5% (AFLB) e 5,1% (BTAT). Ambos os protocolos mostraram prevalências semelhantes de anquiloglossia. O BTAT foi considerado altamente preciso em comparação com o Protocolo de Avaliação do Frênulo Lingual para Bebês (PAFLB), e potencialmente viável como instrumento de triagem por ser mais simples e conciso.[40]

No Hospital e Maternidade Dona Regina em Palmas, TO, a magnitude da anquiloglossia em RNs foi medida utilizando o BTAT. Os resultados mostraram uma incidência de anquiloglossia de 16,1%, considerada elevada pelos autores em comparação a outras regiões do Brasil e do mundo.[41]

Fluxograma de atenção aos lactentes para avaliação e abordagem da anquiloglossia na Rede de Atenção à Saúde

O fluxograma de atenção aos lactentes para avaliação e abordagem da anquiloglossia na Rede de Atenção à Saúde (Figura 50.3) é apresentado na NT Conjunta nº 52/2023, a fim de apoiar a conduta dos profissionais e dos serviços de Saúde. Buscando-se evitar o sobrediagnóstico e a indicação desnecessária da intervenção cirúrgica, considera-se que os escores de 0 a 3 no BTAT são indicativos de anquiloglossia grave e nas situações em que a avaliação da mamada aponta dificuldades na amamentação, recomenda-se considerar a realização de frenotomia na maternidade ou em outro serviço da Rede de Atenção à Saúde do SUS.

É enfatizada a importância da **avaliação da mamada**, com a utilização do Formulário de Observação da Mamada proposto pela OMS[34] em todas as situações, a fim de subsidiar a tomada de decisão quanto à indicação de tratamento cirúrgico. O aumento substancial no tratamento de frenotomia pode acarretar gastos do sistema de Saúde com cirurgias desnecessárias e consequências negativas para a criança, como o aumento de complicações e erros de diagnóstico.[5] **Ressalta-se que, em caso de dificuldade na amamentação, independentemente do resultado do teste de triagem, a díade mãe-bebê deve receber o suporte necessário na Rede de Atenção à Saúde.**

É imprescindível a organização da linha de cuidado para **a garantia da atenção integral aos RNs e lactentes com suspeita ou diagnóstico de anquiloglossia**. RNs submetidos a frenotomia na maternidade ou após a alta hospitalar precisam ser acompanhados em relação ao manejo da amamentação. Da mesma maneira, crianças que recebem alta da maternidade com suspeita de anquiloglossia precisam ser acompanhadas por profissionais

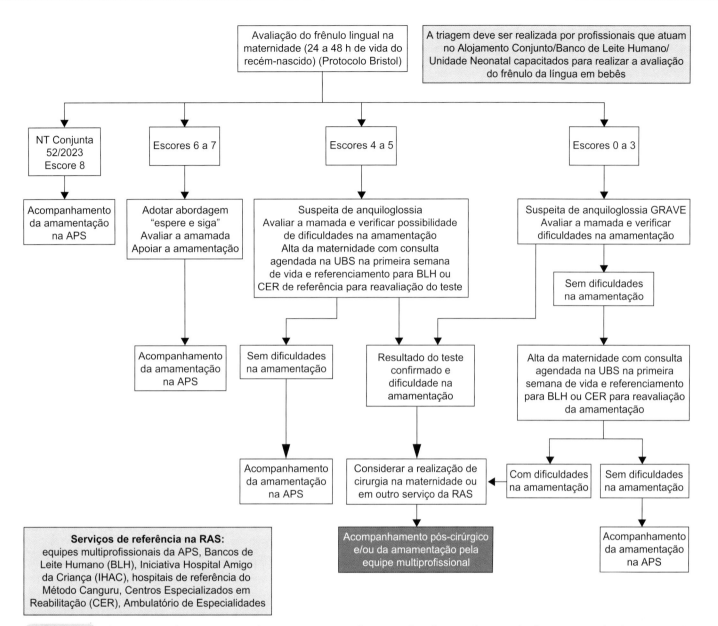

FIGURA 50.3 Fluxograma de atenção aos lactentes para avaliação e abordagem da anquiloglossia na Rede de Atenção à Saúde (RAS). APS: Atenção Primária à Saúde; UBS: Unidade básica de saúde.

da Saúde na APS ou em outros serviços especializados da Rede, para identificação de problemas na amamentação e avaliação da necessidade de indicação do tratamento cirúrgico.

Ressalta-se também a importância da atuação de equipes multiprofissionais em APS, Bancos de Leite Humano, Hospitais Amigos da Criança, CER e Ambulatórios de Especialidades na atenção aos RNs e lactentes com suspeita ou diagnóstico de anquiloglossia.

No cenário atual, são necessários esforços para tornar acessível a capacitação de profissionais da Saúde para a aplicação do BTAT e apoiar a construção da linha de cuidado, considerando-se as especificidades de cada território, a fim de garantir a atenção integral às crianças com suspeita ou diagnóstico de anquiloglossia.

Considerações finais

Finalizando este capítulo e desviando o foco das ferramentas diagnósticas para o fundamento da Lei Federal nº 13.022/2014, reitera-se a necessidade de rastrear lactentes sem sintomas com o objetivo de diagnóstico e tratamento "precoce" de anquiloglossia. Entretanto, considerando o aleitamento materno, esse rastreamento pode não ser efetivo e ainda ser prejudicial à díade mãe-bebê. Recomendar e implementar a investigação de qualquer alteração de saúde é uma tarefa multidimensional na avaliação de tecnologia em Saúde, já tendo sido definidos, de longa data, os princípios e orientações para esse processo, segundo a OMS.

Nesse momento em que a prevalência de anquiloglossia em RNs e jovens lactentes está indefinida, seja por não se conhecer os limites do espectro das variações do normal do frênulo lingual e/ou um instrumento diagnóstico padrão-ouro, cabe unir esforços e recursos públicos para resolução dos casos graves, nos quais os sintomas precoces se manifestam, impactando a continuidade do aleitamento materno, sempre com foco no acompanhamento e no suporte à amamentação.

Referências bibliográficas

1. Victora CG, Bahl R, Barros AJ, et al. Lancet Breastfeeding Series Group. Breastfeeding in the 21st century: epidemiology, mechanisms, and lifelong effect. Lancet. 2016;387(10017):475-90.
2. Rollins NC, Bhandari N, Hajeebhoy N, et al. Breastfeeding Series Group. Why invest, and what it will take to improve breastfeeding practices? Lancet. 2016;387:491-504.
3. Lisonek M, Liu S, Dzakpasu S, et al. Canadian Perinatal Surveillance System (Public Health Agency of Canada). Changes in the incidence and surgical treatment of ankyloglossia in Canada. Paediatr Child Health. 2017;22(7):382-6.
4. Walsh J, Tunkel D. Diagnosis and treatment of ankyloglossia in newborns and infants: a review. JAMA Otolaryngol Head Neck Surg. 2017;143(10):1032-9.
5. Joseph KS, Kinniburgh B, Metcalfe A, et al. Temporal trends in ankyloglossia and frenotomy in British Columbia, Canada, 2004-2013: a population-based study. CMAJ Open. 2016;4(1):E33-40.
6. Hill RR, Lee CS, Pados BF. The prevalence of ankyloglossia in children aged < 1 year: a systematic review and meta-analysis. Pediatr Res. 2021;90(2):259-66.
7. Venancio SI, Toma TS, Buccini GS, et al. Anquiloglossia e aleitamento materno: evidências sobre a magnitude do problema, protocolos de avaliação, segurança e eficácia da frenotomia; parecer técnico-científico. São Paulo: Instituto de Saúde; 2015.
8. O'Shea JE, Foster JP, O'Donnell CP, et al. Frenotomy for tongue-tie in newborn infants. Cochrane Database Syst Rev. 2017;3(3):CD011065.
9. Brasil. Presidência da República. Casa Civil. Subchefia para Assuntos Jurídicos. Lei nº 13.002, de 20 de junho de 2014. Obriga a realização do Protocolo de Avaliação do Frênulo da Língua em Bebês.
10. Knox I. Tongue tie and frenotomy in the breastfeeding newborn. NeoReviews. 2010;11(9):e513-9.
11. Mills N, Keough N, Geddes DT, et al. Defining the anatomy of the neonatal lingual frenulum. Clin Anat. 2019;32(6):824-35.
12. Mills N, Pransky SM, Geddes DT, et al. What is a tongue tie? Defining the anatomy of the in-situ lingual frenulum. Clin Anat. 2019;32(6):749-61.
13. Cetinkaya M, Oz FT, Orhan AI, et al. Prevalence of oral abnormalities in a Turkish newborn population. Int Dent J. 2011;61(2):90-100.
14. Ingram J, Johnson D, Copeland M, et al. The development of a tongue assessment tool to assist with tongue-tie identification. Arch Dis Child Fetal Neonatal Ed. 2015;100(4):F344-8.
15. Messner AH, Lalakea ML, Aby J, et al. Ankyloglossia: incidence and associated feeding difficulties. Arch Otolaryngol Head Neck Surg. 2000;126(1):36-9.
16. Martinelli RLC, Marchesan IQ, Berretin-Felix G. Protocolo de avaliação do frênulo lingual para bebês: relação entre aspectos anatômicos e funcionais. Rev CEFAC. 2013;15(3):599-610.
17. Haham A, Marom R, Mangel L, et al. Prevalence of breastfeeding difficulties in newborns with a lingual frenulum: a prospective cohort series. Breastfeed Med. 2014;9(9):438-41.
18. Suter VG, Bornstein MM. Ankyloglossia: facts and myths in diagnosis and treatment. J Periodontol. 2009;80(8):1204-19.
19. Brandão CA, Marsillac MWS, Barja-Fidalgo F, et al. Is the Neonatal Tongue Screening Test a valid and reliable tool for detecting ankyloglossia in newborns? Int J Paediatr Dent. 2018;28(4):380-9.
20. Srinivasan A, Dobrich C, Mitnick H, et al. Ankyloglossia in breastfeeding infants: the effect of frenotomy on maternal nipple pain and latch. Breastfeed Med. 2006 Winter;1(4):216-24.
21. Kotlow L. Ankyloglossia (tongue-tie): a diagnostic and treatment quandary. Quintessence Int. 1999;30(4):259-62.
22. Hazelbaker A. The Assessment Tool for Lingual Frenulum Function (ATLFF): use in a Lactation Consultant Private Practice. Pasadena: Pacific Oaks College; 1993.
23. Ingram J, Copeland M, Johnson D, et al. The development and evaluation of a picture tongue assessment tool for tongue-tie in breastfed babies (TABBY). Int Breastfeed J. 2019;14:31.
24. Coryllos E, Genna CW, Salloum AC. Congenital tongue-tie and its impact on breastfeeding. Summer. 2004;1-6.
25. Cordray H, Mahendran GN, Tey CS, et al. Severity and prevalence of ankyloglossia-associated breastfeeding symptoms: A systematic review and meta-analysis. Acta Paediatr. 2023;112(3):347-57.
26. Bundogji N, Zamora S, Brigger M, et al. Modest benefit of frenotomy for infants with ankyloglossia and breastfeeding difficulties. Int J Pediatr Otorhinolaryngol. 2020;133:109985.
27. Messner AH, Simons JP, Walsh J. Ankyloglossia: conscientious use of best evidence amid the controversy. Otolaryngol Head Neck Surg. 2020;163(5):1065.
28. Messner AH, Walsh J, Rosenfeld RM, et al. Clinical consensus statement: ankyloglossia in children. Otolaryngol Head Neck Surg. 2020;162(5):597-611.
29. Emond A, Ingram J, Johnson D, et al. Randomised controlled trial of early frenotomy in breastfed infants with mild-moderate tongue-tie. Arch Dis Child Fetal Neonatal Ed. 2014;99(3):F189-95.
30. Ngerncham S, Laohapensang M, Wongvisutdhi T, et al. Lingual frenulum and effect on breastfeeding in Thai newborn infants. Paediatr Int Child Health. 2013;33(2):86-90.
31. Batista CLC. Influência da anquiloglossia nas características do aleitamento materno em lactentes nos primeiros meses de vida. Tese de doutorado. [Programa de pós-graduação em Odontologia]. São Luís do Maranhão: Universidade Federal do Maranhão; 2022.
32. Venancio S, Buccini G, Sanches MTC, et al. Adaptação Transcultural do Protocolo de Avaliação da Língua de Bristol (Bristol Tongue Assessment Tool -BTAT) e do Protocolo de Avaliação de anquiloglossia em bebês amamentados (Tongue-tie and Breastfeed Babies Assessment Tool -TABBY). Relatório de Pesquisa; 2022.
33. Brasil. Ministério da Saúde. Secretaria de Atenção Primária à Saúde. Departamento de Gestão do Cuidado Integral. Coordenação-Geral de Articulação do Cuidado Integral. Coordenação de Atenção à Saúde da Criança e do Adolescente. Departamento de Saúde da Família e Comunidade. Coordenação-Geral de Saúde Bucal. Nota Técnica Conjunta 52/2023 - Anquiloglossia em RN. CACRIAD/CGACI/DGCI/SAPS/MS E CGSB/DESCO/SAPS/MS.
34. Fundo das Nações Unidas para a Infância (UNICEF). Iniciativa Hospital Amigo da Criança: revista, atualizada e ampliada para o cuidado integrado: módulo 3: promovendo e incentivando a amamentação em um Hospital Amigo da Criança: curso de 20 horas para equipes de maternidade (Série A. Normas e Manuais Técnicos). Brasília, DF: Ministério da Saúde; 2009.
35. Dixon B, Gray J, Elliot N, et al. A multifaceted programme to reduce the rate of tongue-tie release surgery in newborn infants: Observational study. Int J Pediatr Otorhinolaryngol. 2018;113:156-63.
36. Oliver M, Manuela C, Davina C, et al. Improving our tongue-tie referral pathway. Department Derriford Hospital. Plymouth. 2018.
37. Onat G, Bekmezci E, Karakoç H. The reliability and validity of the Bristol Tongue Assessment Tool in the turkish language. Genel Sağlık Bilimleri Dergisi. 2022;4(1):12-20.
38. Fraga MDRBA, Barreto KA, Lira TCB, et al. Diagnóstico de anquiloglossia em recém-nascidos: existe diferença em função do instrumento de avaliação? Codas. 2021;33(1):e20190209.
39. Araújo MCM, Freitas RL, Lima MGS, et al. Avaliação do frênulo lingual em recém-nascidos com dois protocolos e sua relação com o aleitamento materno. J Pediatr (Rio J). 2020;96(3):379-85.
40. Queiroz IQD, Leal SC, Alves WNS, et al. Comparison between two protocols for ankyloglossia diagnosis in newborn babies. Pediatr Dent. 2022;44(1):52-7.
41. Segato CKX, Rank RCI Costa, Vilela JER, et al. Prevalence of ankyloglossia in newborns of Palmas (Brazil). Int J Development Res. 2020;10(02):33766-9.

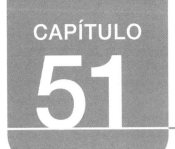

Manejo Ampliado da Amamentação: Decolonial, Diverso e Inclusivo

Cecília Maria Valter Costa • Marcus Renato de Carvalho

O sucesso da amamentação não é só uma responsabilidade da mulher; promoção, proteção e apoio ao aleitamento materno devem ser um compromisso social e coletivo.
BAHL, 2016

Introdução

Os incontáveis benefícios do leite humano e da amamentação, não só para o lactente, mas também para a lactante, a sociedade, o meio ambiente e em condições de alta ou baixa renda, foram bem demonstrados nos capítulos anteriores. Apesar dessas vantagens, menos de 50% dos bebês em todo o mundo, inclusive no Brasil, são amamentados, de acordo com as recomendações da Organização Mundial da Saúde (OMS). Esse é o desafio a ser enfrentado em múltiplas frentes. Além dos benefícios à saúde da criança, que já estão bem estabelecidos e transformaram o aleitamento em questão de Saúde Coletiva, surgem dados que indicam vantagens em outra esfera, mas muito importante: a economia. Em um estudo (Bahl, 2016), a revista científica *The Lancet* mostrou que aumentar os investimentos em amamentação pode representar um acréscimo de R$ 300 bilhões à economia global e salvar a vida de 800 mil crianças por ano. No Brasil, com apenas 10% de aumento das taxas de amamentação, os custos de assistência poderiam ser reduzidos em mais de 6 milhões de dólares todos os anos. Essa revista também reconhece o Brasil pelos avanços em aleitamento, nessa pesquisa que reuniu informações de 153 países e, até os dias atuais, é a mais abrangente análise comparativa da área.

Apesar dos inúmeros benefícios da amamentação, no século XX houve uma acentuada diminuição dessa prática, e estudos mostram que estamos revertendo essa tendência, mas ainda de maneira muito lenta ou mantendo os mesmos índices (Crenshaw, 2004).

Atualmente, a amamentação não é mais um fenômeno natural, o que justifica a existência de tantos livros, *sites*, aplicativos, grupos de apoio, leis de promoção e de proteção, especialistas e cursos sobre o tema.

Em face dessa complexidade, neste capítulo é discutido o conceito de manejo ampliado da amamentação, como um conjunto de ferramentas estratégicas que vão além do imprescindível manejo clínico que compõe a maior parte do conteúdo desta obra. Nesta edição, é apresentada uma atualização do tema, com expansão da compreensão do manejo ampliado, o que significa abordar o trabalho de cuidado, a intersetorialidade, a visão decolonial, as relações de gênero, a diversidade e a inclusão. Alguns eventos e iniciativas exemplificam essa abordagem, como as Semanas Mundiais de Aleitamento e os Encontros Nacionais de Aleitamento Materno (ENAM) que reúnem as organizações não governamentais, mães, especialistas, representantes de governos desde 1991. Se os profissionais e serviços de Saúde limitarem suas ações à atenção clínica da lactação, serão incapazes de reverter o desmame precoce. Com a abordagem ampliada, compartilha-se a responsabilidade da amamentação com a sociedade, retirando da nutriz o peso de ser a única comprometida com essa tarefa, e, para isso, o enfoque deve ser coletivo, considerando as desigualdades físicas, sociais, de gênero, culturais e raciais.

Neste capítulo, os termos "mulheres" e "amamentação" são usados por brevidade e porque a maioria das pessoas que amamentam se identifica como mulher; além disso, por reconhecimento e valorização do trabalho de cuidado realizado gratuitamente pelas mulheres, o qual é invisibilizado socialmente.

Marco teórico do manejo ampliado: trabalho de cuidado, interseccionalidade, diversidade, perspectiva decolonial e transversalidade

No início dos anos 1980, o Brasil convivia com taxas altíssimas de mortalidade infantil, e a amamentação seria uma tecnologia impactante para diminuir a morte dos lactentes. Iniciou-se, nesse contexto, o Programa Nacional de Incentivo ao Aleitamento Materno (PNIAM) com a chancela da OMS e do Fundo das Nações Unidas para a Infância (Unicef). O primeiro pôster do PNIAM mostrava um bebê mamando, mas a face de sua mãe não aparece. Na época, a necessidade de amamentação relacionava-se com a diminuição da alta mortalidade infantil por diarreia, desnutrição e infecções respiratórias. A concepção do programa foi se ampliando e se entendeu que a mulher deveria ser a protagonista desse processo e precisava de uma rede de apoio nos serviços de Saúde, na comunidade e nos locais de trabalho. Essa evolução de visão transparece nas peças de comunicação do programa: o rosto e o corpo feminino ocuparam mais espaço. A família também apareceu, com o objetivo de mostrar que a amamentação é mais efetiva e prolongada quando há uma rede de apoio próximo à mulher. Grupos de apoio como as "Amigas do Peito", liderados por Bibi Vogel, alertavam sobre como o movimento feminista deveria incorporar a defesa da amamentação. Em 1991, foi criada em nível internacional a "Iniciativa Hospital Amigo da Criança" (IHAC), que, no último dos seus "Dez Passos", propõe os grupos de apoio como essenciais para o estabelecimento da amamentação. Uma evidente demonstração de que a continuidade da amamentação precisa ir além dos serviços de Saúde, envolvendo a comunidade e a sociedade como um todo. A gestação, o parto e a amamentação são trabalhos reprodutivos femininos para a sociedade, mas não são reconhecidos e valorizados. Profissionais da Saúde no afã de defender a cultura da amamentação afirmam que "é de graça", negando valor ao trabalho da mulher na reprodução de vidas.

As estudiosas feministas denunciam a invisibilidade do trabalho gratuito de cuidado realizado pelas mulheres e, nesse escopo, está o aleitamento. Essa discussão é entrelaçada ao capitalismo, que se utiliza desse trabalho não remunerado que é vital para a produção de força de trabalho. Como ressalta Silva (2021):

> O trabalho doméstico, na verdade, é muito mais que a limpeza da casa. É servir à mão de obra assalariada em termos físicos, emocionais e sexuais, prepará-la para batalhar dia após dia por um salário. É cuidar de nossas crianças – futura mão de obra –, ajudá-las desde o nascimento e ao longo de seus anos escolares e garantir que elas também atuem da maneira que o capitalismo espera delas. Isso significa que por trás de cada fábrica, cada escola, cada escritório ou mina existe o trabalho oculto de milhões de mulheres, que consomem sua vida reproduzindo a vida de quem atua nessas fábricas, escolas, escritórios e minas.

A divisão sexual do trabalho, que estrutura a sociedade, hierarquiza e divide o que é destinado socialmente a homens e mulheres. Sendo considerado masculino o trabalho produtivo, do âmbito público, com maiores prestígio e remuneração; enquanto às mulheres são destinadas as atividades domésticas e a função de reprodução, atribuições naturalizadas e desvalorizadas (Kergoat, 2003).

Nessa perspectiva, pode-se afirmar como a prática do aleitamento é socialmente desamparada por ser concebida como atividade da natureza feminina, que não precisa ser compensada financeiramente por sua dedicação e tempo gasto. É fundamental considerar, no entanto, o aleitamento materno como um trabalho da mulher para a sociedade que precisa ser protegido por meio de políticas públicas e licença remunerada, sobretudo, pelo menos, nos primeiros anos de vida do lactente.

A duração da licença-maternidade remunerada está correlacionada com a prevalência e a duração da amamentação, já que, quando não remunerada ou inadequada, muitas mães são forçadas a retornar ao trabalho fora do lar logo após o parto. A falta de espaços seguros para amamentar ou extrair leite nos locais de trabalho, ou de instalações para armazenar o seu leite, significa que a amamentação não é uma opção viável para muitas mulheres. Algumas lactantes sob essas condições optam por não amamentar por não haver estrutura para tal. A pressão em amamentar, ou a incapacidade, especialmente se estiver em desacordo com os desejos da mãe, pode ter um efeito prejudicial na saúde mental, e os sistemas devem ser implementados para apoiar totalmente todas as mães em suas escolhas.

Em outubro de 2023, o Governo Federal abriu uma consulta pública para a formulação da Política e do Plano Nacional de Cuidados. A iniciativa é fruto de um Grupo de Trabalho Interministerial, no qual foi elaborado um marco conceitual que apresenta os alicerces que orientam a formulação dessa inédita política que inclui o conceito de cuidado, transformando-o em objeto de política pública. Espera-se que a pessoa que amamenta seja considerada como prioridade, pois exerce uma tarefa insubstituível ao promover o desenvolvimento de cidadãos mais saudáveis.

A **economia do cuidado** revela o custo e o valor das lactantes no trabalho em horário integral, e a dedicação exclusiva, principalmente nos primeiros 6 meses de vida, portanto, é necessário:

- Medir e visibilizar o tempo e o esforço dedicados pelas mulheres ao cuidado dos seus bebês, considerando-se os custos de oportunidade e os impactos na sua renda, carreira e autonomia
- Garantir políticas públicas que apoiem as mulheres que amamentam, como licença-maternidade adequada, creches de qualidade, salas de apoio à amamentação nos locais de estudo e trabalho
- Promover a distribuição equitativa das responsabilidades pelo cuidado entre homens e mulheres, incentivando a participação de pais e outros familiares na criação de filhos e filhas, e o compartilhamento das atividades domésticas
- Valorizar o trabalho de produzir um alimento caseiro seguro – o leite materno, como um bem público, produzindo benefícios sociais e ambientais, como a redução da morbimortalidade infantil, a prevenção de doenças, a economia de recursos e a proteção do meio ambiente com menos poluição, pois causa menos desmatamento e lixo na produção das fórmulas infantis.

Abordar a amamentação com **enfoque de gênero** ou na **perspectiva feminista** significa considerar como as relações de poder, as normas sociais e as expectativas culturais afetam as escolhas, as experiências e os direitos das mulheres que desejam amamentar. Demonstra reconhecer como a amamentação pode ser uma forma de resistência e transformação social para as mulheres e suas famílias. Considerar a amamentação sob a perspectiva feminista requer uma abordagem centrada na justiça de gênero, no respeito à autonomia das mulheres e no reconhecimento das barreiras estruturais e sociais que impactam a possibilidade de amamentar. Isso implica promover políticas e práticas que propiciem às mulheres fazerem escolhas informadas e autônomas, sem enfrentar discriminação ou julgamento.

Abordar a **amamentação com enfoque de gênero** significa:

- Respeitar a autonomia e a diversidade das mulheres que amamentam, sem impor padrões ou julgamentos sobre sua maneira de maternar
- Promover o acesso à informação, ao apoio e aos recursos necessários para que as mulheres possam amamentar com segurança, conforto e confiança
- Combater as desigualdades e as discriminações que dificultam ou impedem a amamentação, como a violência obstétrica, a falta de licenças-maternidade e paternidade adequadas, a precarização do trabalho, o assédio moral e sexual, o racismo, o machismo e a fobia à população lésbica, *gay*, bissexual e transgênero, *queer*, intersexuais, assexuais/arromânticas/agênero, pan/pôli, não binárias e demais orientações sexuais e identidades de gênero (LGBTQIAPN+)
- Valorizar o papel de homens/pais e da sociedade no apoio à amamentação, incentivando a corresponsabilidade e a participação ativa na criação dos filhos
- Reconhecer a importância da amamentação para a saúde, o desenvolvimento e o bem-estar das mulheres, das crianças e do planeta.

Amamentação e interseccionalidade

As desigualdades de gênero, raça/etnia e classe precisam ser abordadas como questões sobrepostas, e não separadas. Nesse debate, cabe destacar as contribuições da importante autora feminista, Kimberley Crenshaw (2004), referência no conceito da interseccionalidade, que busca analisar como diferentes formas de opressão e discriminação se cruzam e se reforçam na sociedade, afetando as experiências de diferentes grupos e indivíduos. Como a autora afirma:

> As mulheres negras não podem ser enquadradas separadamente nas categorias da discriminação racial ou de gênero. Ambas as categorias precisam ser ampliadas para que possamos abordar as questões de interseccionalidade que as mulheres negras enfrentam.

Outras categorias também podem ser consideradas na confluência de desigualdades, como deficiência física e condição etária.

Para explicar a relação entre interseccionalidade e amamentação, é preciso considerar que fatores como classe, raça, gênero, idade, cultura e religião podem influenciar as decisões, as dificuldades e os significados da amamentação para as mulheres e suas famílias (Figura 51.1). Por exemplo, algumas mães podem enfrentar mais barreiras para amamentar por causa de sua condição socioeconômica, que limita seu acesso a informações, apoio e recursos. Outras podem sofrer preconceito ou violência por amamentar em público ou por escolher não amamentar. Há aquelas também que podem valorizar ou rejeitar a amamentação por causa de suas tradições familiares ou crenças pessoais.

Assim, a interseccionalidade pode ajudar a compreender a diversidade de vivências e demandas das mulheres que amamentam, e a promover políticas e práticas que respeitem e atendam às suas necessidades específicas.

Abordar a diversidade e a inclusão na amamentação significa respeitar e acolher as diferentes formas de vivenciar a maternidade/paternidade e o aleitamento humano, considerando as especificidades e as necessidades de cada família. Também demonstra reconhecer e combater as desigualdades e as violências que afetam as pessoas que amamentam ou desejam amamentar, especialmente aquelas que pertencem a grupos vulneráveis, como pessoas LGBTQIAPN+, negras, quilombolas, indígenas, com deficiência, entre outras.

Diversidade e inclusão

Um grupo de profissionais que coordenaram o curso "Amamentação: feminismo, negritude e pessoas LGBTQIA+" no ENAM/Encontro Nacional de Alimentação Complementar Saudável (ENACS) *online*, em 2021, decidiu criar a **Comissão Pró-Amamentação Diversa e Inclusiva (CADI)**, para dar visibilidade a temas que não são abordados profundamente, e que merecem e requerem reflexões dos profissionais da Saúde. Esse curso desafiou pensar a amamentação sob uma perspectiva crítica de raça, gênero, sexualidade e classe social e de que maneira essas relações interagem e se expressam na prática profissional e no campo de pesquisa do aleitamento. Provocou uma reflexão para que se possa desenvolver uma prática profissional inclusiva, não LGBTQIAPN+ fóbica, antirracista e não patriarcal. **Inclusão** é a capacidade de entender e reconhecer o outro e, assim,

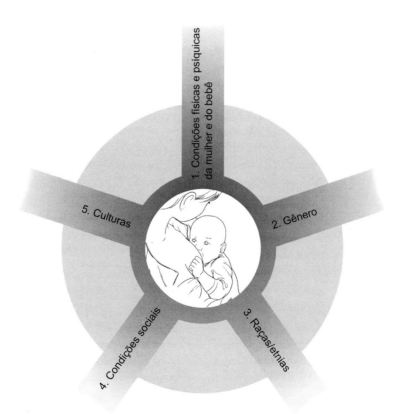

FIGURA 51.1 Manejo ampliado compreende a amamentação como a confluência de muitas variáveis: via 1 – manejo clínico; todas as vias – manejo ampliado.

ter o privilégio de conviver e compartilhar experiências com pessoas diferentes de si. A saúde e a educação inclusiva acolhem e dão voz a todas as pessoas, sem exceção. Com base no conceito do pesquisador Romeu Sassaki (1997) que conceitua **inclusão social** como o processo pelo qual a sociedade se adapta para poder integrar, em seus sistemas sociais gerais, pessoas que não são representadas ou que não têm oportunidades de fala (para mais informações, ver Capítulo 22, *Acolhimento de Mulheres com Deficiência Física*).

Abordar a **diversidade e a inclusão** na amamentação requer:

- Usar linguagem neutra e inclusiva, que não discrimine nenhuma pessoa ou identidade de gênero que amamente ou deseje amamentar
- Promover a educação em Saúde sob uma perspectiva interseccional e *queer*, que problematize os estereótipos e as normas sociais que limitam ou impedem a amamentação de pessoas que não se encaixam no padrão da heterocisnormatividade
- Garantir o acesso à informação, ao apoio e aos recursos necessários para que as pessoas possam amamentar com segurança, conforto e confiança, respeitando sua autonomia e diversidade.

Perspectiva decolonial

A amamentação, quando analisada sob a visão decolonial, envolve uma análise crítica das complexidades históricas, culturais e sociais que moldaram as práticas de amamentação na modernidade. Essa abordagem destaca a necessidade de reconhecer e desmantelar as estruturas de poder opressivas que têm influenciado as normas em torno da amamentação e da saúde materno-infantil em geral.

A colonização europeia das Américas impôs dicotomias e hierarquias sobre o que era considerado humano e não humano. Nessa lógica, "os povos indígenas das Américas e os/as africanos/as escravizados/as eram classificados/as como espécies não humanas – como animais, incontrolavelmente sexuais e selvagens" (Lugones, 2014). Nesse contexto histórico-cultural, o pensamento colonial moderno influenciou significativamente as práticas de amamentação, muitas vezes impondo ideias e práticas estranhas às comunidades nativas, o que inclui a supressão de métodos tradicionais de amamentação em favor de produtos industrializados ou práticas que promovem a separação entre mães e bebês. Destaca-se como um dos exemplos desse repúdio aos hábitos dos povos originários do Brasil um trecho da Carta de Pero Vaz de Caminha ao Rei de Portugal, em 1º de maio de 1500:

> Também andava lá outra mulher, nova, com um menino ou menina, atado com um pano aos peitos, de modo que não se lhe viam senão as perninhas. Mas nas pernas da mãe, e no resto, não havia pano algum.

Naquela época, as mulheres da nobreza valiam-se das saloias portuguesas para amamentar seus filhos; chegando aqui, tentaram forçar as indígenas a ser amas de leite, mas não obtiveram sucesso. Nesse sentido, deve-se considerar que o processo invasivo de padrões europeus não aconteceu sem resistência dos povos nativos. Como reitera Lugones (2014):

> em vez de pensar o sistema global capitalista colonial como exitoso em todos os sentidos na destruição dos povos, relações, saberes e economias, quero pensar o processo sendo continuamente resistido e resistindo até hoje.

Entretanto, os europeus usaram como alternativa nutrizes escravizadas que eram alugadas ou compradas com essa finalidade. Essa cultura equivocada da "amamentação cruzada" infelizmente foi perpetuada por muitas gerações, com repercussões até a atualidade.

A seguir, alguns fundamentos da perspectiva decolonial:

- Revalorização do conhecimento indígena e tradicional: enfatiza a importância de resgatar e valorizar os conhecimentos e práticas indígenas e tradicionais em torno da amamentação, reconhecendo a sabedoria ancestral que foi parcialmente suprimida durante períodos de colonização e globalização
- Desigualdades socioeconômicas e de acesso: considera as desigualdades socioeconômicas e de acesso que podem afetar a capacidade das mães de amamentar, como falta de apoio financeiro, acesso limitado a cuidados de saúde adequados e ambientes hostis ao aleitamento materno
- Rejeição do imperialismo cultural: promove a rejeição do imperialismo cultural que mercantiliza fórmulas infantis e um conjunto de equipamentos e práticas de amamentação não adaptadas à realidade das comunidades locais. Isso envolve questionar as narrativas dominantes sobre o que constitui práticas de amamentação "adequadas" e reconhecer a diversidade cultural.

Ao considerar a amamentação pela perspectiva decolonial, é essencial priorizar o respeito pela autonomia e sabedoria das comunidades locais, promovendo abordagens culturalmente sensíveis e contextualizadas para o cuidado à mulher e à criança. Isso implica reconhecer as complexidades e nuances que permeiam a prática da amamentação em diferentes contextos culturais e históricos.

Transversalidade como princípio

Muitos trabalhos científicos sobre aleitamento abordam aspectos específicos, desde a fisiologia celular e a bioquímica molecular dos componentes do leite humano até seus aspectos sociais, antropológicos, ecológicos, políticos e culturais. A integração de todos esses conhecimentos, no entanto, abordados isoladamente desde os anatomistas até os sexólogos – portanto, por muitos profissionais –, é um desafio que está apenas se iniciando.

Estabelecer uma ponte entre as especializações, um idioma comum, derrubando as fronteiras entre as disciplinas para que se construa uma visão holística sobre o universo de questões que o aleitamento suscita, é um desafio necessário. É preciso superar as rígidas barreiras que as disciplinas impõem, para entender e construir um espaço que possa conter todos os elementos imprescindíveis a uma abordagem abrangente de um ato humano tão complexo quanto esse. A associação ao movimento de humanização do parto e nascimento, liderado pela Rede pela Humanização do Nascimento e Parto, na compreensão do *continuum* bem explorado no Capítulo 24, *Humanização do Parto e do Nascimento*, deste livro, é um exemplo de iniciativa.

A amamentação é uma questão "transversal", porque exige, para a compreensão de todas as suas dimensões, uma abordagem ampla e diversificada. Esse tipo de enfoque trata o aleitamento como um processo que é vivido pela sociedade e nas comunidades, como ato universal e recorrente em cada família. É um tema que deve ser debatido por diferentes disciplinas: Microbiologia, Fisiologia, Psicologia, Fonoaudiologia, Odontologia, Enfermagem, Medicina (em várias de suas especialidades, como Obstetrícia, Pediatria, Cirurgia, Anestesiologia, Psiquiatria), Sociologia, Antropologia, Filosofia, entre outras. Confronta posicionamentos diversos e complementares em relação tanto à intervenção coletiva quanto ao campo do indivíduo. A amamentação é uma questão vital que envolve a realidade e a cultura de determinado momento histórico, abrindo espaço para saberes além do setor da Saúde.

A transversalidade, um dos princípios da Política Nacional de Humanização do Sistema Único de Saúde (2013), "é reconhecer que as diferentes especialidades e práticas de Saúde podem conversar com a experiência daquele que é assistido. Juntos, esses saberes podem produzir saúde de maneira mais corresponsável."

Desse modo, deve-se fazer um esforço para integrar diferentes campos do conhecimento – que neste livro ainda são apresentados em capítulos, a partir do cotidiano da prática clínica e em Saúde Coletiva em atender e planejar políticas de incentivo, defesa e suporte à amamentação.

A transversalidade, portanto, questiona a segmentação dos diferentes campos de conhecimento. Buscar os pontos de convergência entre as várias áreas e estabelecer uma abordagem conjunta, propiciando uma relação epistemológica entre as disciplinas, é um desafio e uma maneira de se aproximar com mais propriedade desse fenômeno social que é complexo e irredutível a uma disciplina. As interconexões que podem acontecer nos diferentes campos de saberes são causa e efeito dessa compreensão.

> **REFLEXÕES FUNDAMENTAIS**
>
> - O leite humano é o melhor produto, inimitável, perfeito; as indústrias, que possuem um produto inferior, sabem, contudo, apresentar essa cópia muito bem e conseguem vendê-la melhor
> - Amamentar é muito mais que administrar um alimento perfeito para o lactente; além de todas as vantagens imunológicas e para o sistema estomatognático, com execução precisa da ordenha, há os benefícios do contato afetivo, do colo e da proximidade
> - Não basta limitar e coibir a atuação publicitária das indústrias, com leis de regulação, é preciso ser competente, profissional e constante em promover a amamentação
> - Não se devem apenas realizar boas e regulares campanhas promocionais de aleitamento materno, e muito menos restringi-las a 1 semana ou mês a cada ano, se não houver, na retaguarda, serviços de Saúde com profissionais capacitados e rotinas adequadas
> - Como os governos têm atuado? Tem sido pouco eficientes em promover a amamentação?

Desmame precoce: causas múltiplas e complexas

À luz desse marco teórico, as causas de desmame inoportuno podem ser analisadas em vários níveis. No plano individual (microambiente), o sucesso da amamentação depende de algumas circunstâncias: manejo adequado da técnica, percepção da importância de amamentar, decisão da mãe em fazê-lo e apoio dos familiares (Pérez-Escamilla, 2023). O foco neste capítulo, contudo, são as causas sociais e culturais (macroambiente) que determinam o desmame inoportuno. Entre os mais variados fatores que interferem na interrupção precoce da amamentação atualmente no Brasil, os mais apontados são: baixo nível de escolaridade da mãe, trabalho materno sem proteção legal, renda familiar baixa, falta de apoio paterno/familiar, nascimento por cesariana, faixa etária da mãe (adolescente), influências culturais dos familiares e condições precárias de vida e o *marketing* das indústrias (Rollins, 2023).

Entre as causas socioculturais do desmame precoce, podem ser citadas: desinformação da sociedade sobre o valor da amamentação exclusiva; necessidade de a mulher ter uma vida economicamente ativa; pressões estéticas sobre o corpo feminino, como a mamoplastia redutora e implantes de silicone; falta de apoio social; descumprimento integral das leis trabalhistas, ainda restritas; falta de proteção à trabalhadora do mercado informal e/ou da autônoma; conhecimentos, atitudes e práticas negativas do pessoal da área da Saúde; serviços de Saúde com rotinas desatualizadas para o estabelecimento e a manutenção da amamentação (IBFAN, 2020); políticas governamentais e programas de promoção à amamentação com financiamento insuficiente ou intermitente; e o *marketing* criativo e persistente das indústrias de alimentos infantis, mamadeiras, bicos, intermediários de silicone e chupetas pelas redes sociais, com alcance da população por meio de algoritmos e influenciadores.

A série do The Lancet (2016) publicou uma revisão sistemática dos estudos disponíveis para identificar os determinantes da amamentação mediante a reavaliação de marcos conceituais prévios. O modelo conceitual mostrado no Capítulo 38, *Proteção, Promoção e Apoio ao Aleitamento Materno no Brasil,* inclui os determinantes que operam em múltiplos níveis e afetam decisões e comportamentos sobre amamentação ao longo do tempo. Quase todas as mulheres são biologicamente capazes de amamentar, exceto aquelas poucas com condições gravemente debilitantes; entretanto, as práticas de amamentação são afetadas por uma ampla gama de fatores históricos, socioeconômicos, culturais e individuais.

A nova série de artigos do The Lancet (2023) descreve como os comportamentos infantis típicos, como choro, agitação e sono noturno "ruim", são retratados pela indústria de fórmulas lácteas infantis como patológicos e enquadrados como motivos para introduzir complementação, quando na verdade esses comportamentos são comuns e apropriados ao desenvolvimento. Os fabricantes afirmam que seus produtos podem aliviar o desconforto ou melhorar o sono noturno e sugerem que a fórmula pode melhorar o desenvolvimento do cérebro e a inteligência – tudo isso sem fundamento científico. A alimentação infantil é ainda mais mercantilizada pela promoção cruzada de leites infantis, de acompanhamento, de bebês e de crescimento por meio do mesmo nome e da progressão numerada (1-2-3), que visa construir fidelidade à marca, sendo uma tentativa fragrante de contornar a legislação que proíbe a publicidade de produtos infantis.

Manejo clínico *versus* manejo ampliado

Para recuperar a cultura do aleitamento, cabe aos profissionais da Saúde exercer com competência o manejo clínico da lactação em seus vários matizes, os quais são bem explorados neste livro. Esse conhecimento, no entanto, não é suficiente para reverter o desmame precoce. Novas ferramentas são necessárias, como as proporcionadas pelo manejo ampliado.

No manejo clínico da lactação, cabe ao profissional:

Compreender a anatomia e a fisiologia da glândula mamária e do sistema estomatognático do lactente, conhecer a técnica da amamentação e saber prevenir e tratar os problemas que podem complicar este processo (Valdés, Sánchez, Labbok; 1996).

Esse manejo consiste em um conjunto de conhecimentos, atitudes e práticas de assistência clínica à família com foco na dupla amamentar. Trata-se de habilidades que um profissional da Saúde deve dominar – procedimentos tanto preventivos quanto curativos – mediante uma postura de aconselhamento. O manejo clínico é imprescindível, mas não suficiente. Esse empenho no atendimento ao binômio não dá conta de reverter a cultura das fórmulas infantis, das mamadeiras e dos mitos envolvendo a amamentação.

É necessário que os profissionais não sejam capacitados apenas em clínica da lactação, mas incorporem um conjunto de outras habilidades no planejamento e na gestão de políticas públicas, viabilizando medidas de caráter sociocultural e comunicacional. Esse grupo de conhecimentos e instrumentos conceitua-se como "manejo ampliado da amamentação". O manejo ampliado é um conjunto de saberes que vai além dos conhecimentos biomédicos e clínicos necessários para o profissional prestar assistência a nutrizes e seus lactentes. É a capacitação de uma equipe de técnicos, não apenas do setor de Saúde, mas também da educação, da comunicação, do desenvolvimento social, para promoção, proteção e apoio ao aleitamento em comunidades, sociedades e redes sociais, ou seja, sob a óptica da interseccionalidade, uma abordagem interdisciplinar.

Na Tabela 51.1, constam as principais características do manejo clínico *versus* manejo ampliado. De acordo com Rea (2003), quando este afirma que o aumento das taxas de aleitamento materno no Brasil, desde o início dos anos 1980, "pode ser visto como algo que poderia estar muito melhor se todas as atividades que se realizaram no país tivessem sido mantidas, avaliadas, corrigidas, bem coordenadas e melhoradas".

Em síntese, as alarmantes taxas de desmame precoce só diminuirão se iniciativas forem ampliadas para além de ambulatórios, maternidades e postos de Saúde, mediante ferramentas do planejamento estratégico propostas no manejo ampliado, aplicando-as como políticas públicas municipais, estaduais e nacional.

A prática do manejo ampliado da amamentação não se limita a uma atitude reativa ao controle da indústria, objetiva também publicizar a amamentação. A OMS e o Unicef propuseram aos países que desenvolvessem políticas de promoção, proteção e apoio ao aleitamento, conceitos que serão apresentados a seguir. Destaca-se que, neste capítulo, propõe-se a ampliação do conceito de promoção, incorporando-se a "divulgação científica" e a "comunicação e saúde".

Promoção

A **promoção** tem como propósito criar valores e comportamentos culturais favoráveis à amamentação. Dever-se-ia desenvolver uma rede de comunicação entre todos os atores sociais envolvidos no fomento, utilizando-se novas técnicas do emergente campo da Comunicação e Saúde e da Comunicação em Ciência. As iniciativas de mobilização social, como as do Unicef e as da *World Alliance for Breastfeeding Action* (WABA)[a] com as Semanas Mundiais de Amamentação, Agosto Dourado, Dia da Doação de Leite Humano, são bons exemplos de ações de comunicação e promoção social (Figura 51.2).

---

[a]Aliança Mundial para Ação em Aleitamento Materno (WABA) é uma rede internacional de organizações e indivíduos que trabalham para que a amamentação seja reconhecida como um direito humano, e para promover esse ato sociocultural. Está convencida de que, para lograr seus objetivos, é necessária uma abordagem holística que compreenda a ciência e a ética, a teoria e a prática, a política e a ação. A WABA não aceita apoio de nenhum tipo de indústria de alimentos infantis, bicos, mamadeiras e alimentos complementares.

TABELA 51.1 Características dos conceitos de manejo clínico e manejo ampliado da amamentação.

	Manejo clínico	Manejo ampliado
Conceito	Reunião de conhecimentos, atitudes e práticas de apoio e assistência à dupla nutriz e lactente. Manejo de procedimentos preventivos e curativos	Conjunto de saberes que vão além dos conhecimentos biomédicos necessários para a assistência clínica ao binômio lactante-lactente. É a capacitação de profissionais para elaborarem programas, políticas, eventos em prol da amamentação, com enfoque de gênero, interseccionalidade, diversidade e inclusão
Destina-se a	Profissionais e agentes comunitários de Saúde, assessoras ou consultoras de lactação que atendem nutrizes e lactentes em vários níveis de atenção do sistema – desde a comunidade e casas de parto até maternidades	Gerentes, gestores, divulgadores científicos, governantes, coordenadores de planos, políticas e programas, comunicadores, ativistas e formadores de opinião
Justificativa	Imprescindível para a prevenção e resolução de problemas, com o intuito de que o binômio mãe-filho tenha sucesso no aleitamento	Indispensável para se ampliar o alcance do manejo clínico. A pretensão é abranger a coletividade
Objetivo	Apoiar a dupla nutriz-lactente e seus familiares	Promover, proteger e apoiar a amamentação em populações ou comunidades
Temas/conteúdo	Leite materno: nutrição, bioquímica, propriedades Anatomia e psicofisiologia da glândula mamária Técnicas. Drogas. Doenças. Prevenção e tratamento de problemas	Impacto da amamentação na morbidade e na mortalidade materno-infantil, *marketing* social. Leis, resoluções, portarias nacionais, iniciativas, recomendações internacionais, estatísticas, sistemas comunitários de apoio, planejamento, programação, epidemiologia, planejamento de intervenções
Marco conceitual	Clínica da lactação/aconselhamento	Saúde Coletiva
Ferramentas	Habilidades clínicas	Planejamento estratégico, *softwares*, aplicativos, guias, campanhas, legislações
Local	Onde se encontra a dupla formada por nutriz e lactente: nos serviços de Saúde, no domicílio	No Executivo, no Legislativo, no Judiciário, na sociedade, na mídia, nas ruas, nas instituições, nas redes sociais
Executores	Clínicos, mães experientes, agentes de Saúde	Profissionais da Saúde, comunicadores, legisladores, gestores, programadores, *designers*
Momento	Ciclo gravídico-puerperal, pós-natal e puericultura	Agora e sempre

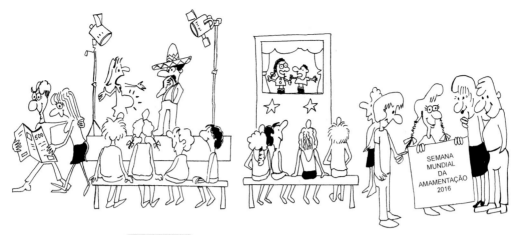

FIGURA 51.2 Promoção e comunicação em Saúde.

A divulgação científica, também conhecida como **divulgação da ciência** e **popularização da ciência**, é a difusão do conhecimento científico para públicos não especializados. O termo "popularização" é mais utilizado que "divulgação" pela tradição de países anglo-saxônicos, a partir da década de 1950. A divulgação científica é fundamental para o desenvolvimento do conhecimento, uma vez que ela é responsável pela circulação de ideias e disseminação de resultados de pesquisas para a população em geral, e, assim, potencializando o debate científico e instigando novos talentos para atividades de ciências (Massarani et al., 2019).

A **divulgação ou comunicação científica** abrange uma ampla gama de atividades que conectam a ciência e a sociedade (Gascoine et al., 2020). Dentre seus objetivos, incluem-se informar não especialistas sobre descobertas científicas, aumentar a consciência e o interesse do público pela ciência, influenciar as atitudes e os comportamentos das pessoas, informar as políticas públicas e envolver-se com múltiplas comunidades para resolver problemas sociais (National Academies of Sciences, Engineering, and Medicine, 2017).

Comunicação e saúde

Expressão que indica uma maneira específica de ver, entender, atuar e estabelecer vínculos entre os campos sociais. Distingue-se de outras designações similares, como comunicação **para** a saúde, comunicação **em** saúde e comunicação **na** saúde. Embora as diferenças pareçam sutis e possam ser reconhecidas como equivalentes, deve-se ter em mente que todo ato de nomeação é ideológico, implica posicionamentos, expressa determinadas concepções, privilegia temas e questões, propõe agendas e estratégias próprias (Cardoso e Araújo [s/d]).

Proteção (defesa)

Tem o objetivo de assegurar o estabelecimento e o cumprimento de um conjunto de leis que possibilitem à mulher desfrutar do seu direito de amamentar. Inclui a legislação trabalhista, o direito de amamentar em público, assim como a implementação de normas nacionais para controlar a publicidade não ética das indústrias e do comércio de produtos sucedâneos (Figura 51.3).

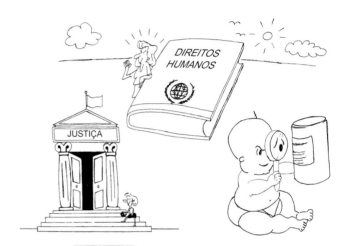

FIGURA 51.3 Proteção à amamentação.

Apoio (suporte)

Consiste em fornecer informação correta e prática no momento oportuno, com uma atitude de aconselhamento, ou seja, com suporte físico e emocional e respeito aos valores culturais e ao conhecimento da mulher, com enfoque de gênero, raça/etnia e social (Figura 51.4).

Para ampliação do impacto dessas ações, o manejo ampliado recomenda agregar mais quatro ações estratégicas, que servem de guia de implementação, propostas pelo *Plan Regional de Acciones Integradas de Promoción, Protección y Apoyo de América Latina y Caribe* (OPS/OMS).

Coordenação (gestão e planejamento)

O objetivo dessa estratégia é desenvolver a integração entre os setores da sociedade que estão envolvidos direta ou indiretamente com a amamentação – por exemplo, por meio da criação de comitê ou comissão (municipal, estadual e federal) que sirva para (Figura 51.5):

- Formular um plano de ação e monitorar a implementação de programas em sua comunidade, cidade, estado ou país
- Articular ações com outros setores da sociedade, fora do setor de Saúde (legislativo, judiciário, comércio, empresários,

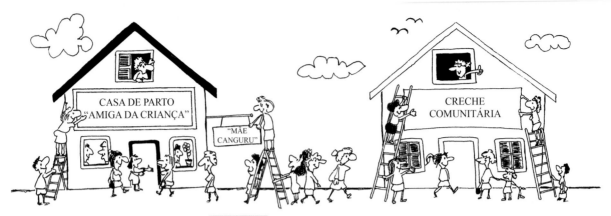

FIGURA 51.4 Apoio à amamentação.

publicitários, educadores etc.) Contribuir para o desenvolvimento de políticas locais e regionais
- Aprimorar sistemas de gestão pública. Exemplo de "descoordenação" no Ministério da Saúde (MS): o documento "Bases para a discussão da política de promoção, proteção e apoio ao aleitamento materno" em suas dezenas de páginas não cita, em nenhum momento, o "pai" ou o "cuidado paterno". E por outro lado, o documento "Guia do Pré-Natal do Parceiro para Profissionais de Saúde", em sua 3ª edição, não menciona em nenhuma frase o termo "amamentação" ou "aleitamento materno". Com essa falta de interseção, perdem-se oportunidades de integração de iniciativas que se complementam.

Informação (inteligência de dados)

O enfoque dessa estratégia é possibilitar o acesso e o uso adequado da informação. O propósito é melhorar o uso dos dados para a tomada de decisões mais adequadas, desde a comunidade até o nível central. Um mecanismo fundamental da estratégia é a troca programática de experiências e a divulgação de conhecimentos técnicos por diferentes meios. Propõe-se contribuir com o desenvolvimento de uma rede de intercâmbio e de comunicação sobre amamentação e alimentação complementar saudável para manter atualizados os trabalhadores da Saúde e o público em geral. A inteligência de dados trata-se do complexo processo de extrair e examinar os dados vindos de *big data* para descobrir informações capazes de ajudar as organizações a alcançarem seus objetivos e melhorar sua tomada de decisões. O principal indicador é a prevalência de amamentação exclusiva aos 6 meses em determinado local. (Figura 51.6).

Educação (capacitação)

Refere-se à formação formal e informal, tanto do pessoal de Saúde como da população: a mulher, a família, a comunidade e a escola. Nos serviços de Saúde, o treinamento sistematizado tem como propósito assegurar que profissionais recebam conhecimentos e tenham habilidades necessárias em todos os

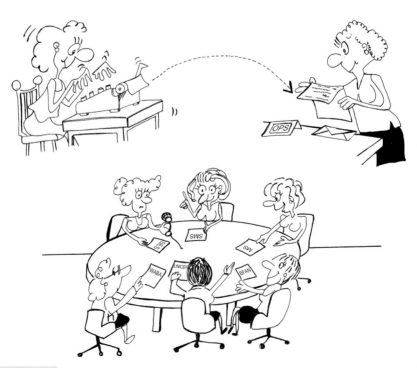

FIGURA 51.5 Gestão de políticas de promoção, proteção e apoio à amamentação.

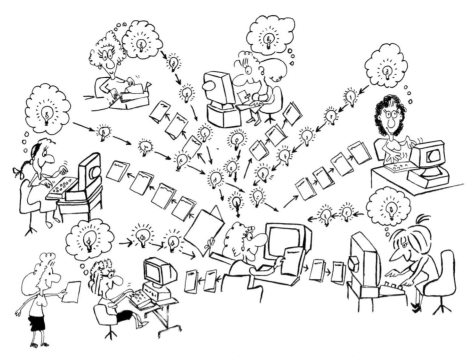

FIGURA 51.6 Rede de intercâmbio e de comunicação sobre amamentação e alimentação complementar saudável.

setores (hospitalar, ambulatorial e comunitário) para poderem concretizar atividades que correspondam às políticas nacionais e internacionais relacionadas com o tema (Figura 51.7).

Nos anos recentes, houve um exponencial avanço no conhecimento científico sobre diversos aspectos do aleitamento: a psicofisiologia da lactação, as vantagens do leite materno e os benefícios da amamentação para a criança e para a mulher, o poder imunológico do leite humano, as técnicas de sucção e/ou ordenha da mama e a dinâmica do sistema estomatognático. Questões históricas, antropológicas e culturais, como a participação do pai (ver Capítulo 36, *Pai em Cena: Presença Paterna na Semana Mundial de Amamentação*) e a sexualidade humana (ver Capítulo 37, *Amamentação, Sexualidade, Paixão e Prazer: o que Não é Falado*) começam a ser reveladas por estudos publicados com metodologia de pesquisa quantitativa e qualitativa (ver Capítulo 48, *Pesquisas em Aleitamento Materno*).

Na área da Educação, merecem destaque as provas anuais realizadas no Brasil para profissionais da Saúde com experiência em aleitamento para obterem o título de "Consultor Internacional" (*International Board Certified Lactation Consultant* – IBCLC; ver Capítulo 49, *Ensino e Certificação Internacional: International Board Certified Lactation Consultant*).

Os cursos periódicos de educação a distância em Manejo Ampliado Da Amamentação com tecnologia *moodle* e os cursos de Manejo Clínico e do *site* aleitamento.com possibilitaram acesso e capacitação a profissionais a distância. Cursos gratuitos de aleitamento promovidos pela plataforma da Universidade Aberta do Sistema Único de Saúde, como a Iniciativa "Amamenta e Alimenta Brasil: recomendações baseadas no Guia Alimentar para Crianças Brasileiras Menores de 2 anos"; curso teórico de "Manejo do Aleitamento Materno UFRN/SEDIS/LAIS/MS" (a saber, Universidade Federal do Rio Grande do Norte; Secretaria de Educação a Distância; Laboratório de Inovação Tecnológica em Saúde; Ministério da Saúde) e o curso "Reconhecendo a Norma Brasileira de Comercialização de Alimentos para Lactentes e Crianças de Primeira Infância, Bicos, Chupetas e Mamadeiras (NBCAL): formação para Profissionais da Rede de Atenção à Saúde".

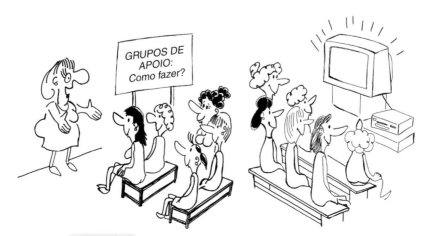

FIGURA 51.7 Educação sobre o tema da amamentação.

No ano de 2010, foi lançada no Brasil, em Maringá, Paraná (PR), a primeira pós-graduação *lato sensu* em Aleitamento Materno; no entanto, a primeira turma foi formada só em 2016, na cidade de Londrina, PR. Desde então, sob coordenação do professor Marcus Renato de Carvalho, em parceria com profissionais da Saúde dessa área, houve uma ampliação na oferta de cursos – em São Paulo, Piracicaba, Ribeirão Preto –, o que tem possibilitado a formação de especialistas.

Investigação (pesquisa)

Estratégia necessária para identificar novas técnicas e conhecimentos, provar procedimentos e avaliar práticas, priorizando os estudos operativos, principalmente os relacionados com a investigação das causas de desmame precoce e com os mecanismos mais eficazes de prestação de serviços à população. É necessário prover recursos para projetos de pesquisa a fim de revelar ações inovadoras e o impacto da amamentação na saúde dos indivíduos e na coletividade (Figura 51.8).

Essas sete ações estratégicas, quando implementadas em conjunto e de maneira integrada, envolvendo todos os "setores" da sociedade, têm seu impacto potencializado.

Promoção com comunicação eficiente

O aleitamento humano não é uma questão simples de ser incentivada, porque se trata de um ato psicossomático com uma determinação sociocultural. Contrariamente à opinião geral, não é um gesto instintivo; há um conjunto de técnicas de apoio para que seja bem-sucedido – assim, não basta dizer "dê o peito ao seu filho" ou "amamente, é natural". Além disso, não se deve promover apenas o produto – leite materno –, mas também o ato de amamentar como benéfico para ambos. É urgente a necessidade de ampliar a comunicação da amamentação de maneira qualitativa e quantitativa.

Nesse cenário, na década de 1980, surgiram as organizações não governamentais (ONGs), que proliferaram e se consolidaram. Essas entidades são importantes não apenas pelo que significam e representam sob uma perspectiva política, mas, sobretudo, pela capacidade de mobilizar recursos – das mais variadas procedências –, de irradiação ou difusão social e de pressão sobre o Estado para que cumpra seu papel, que seria mediar o poderoso interesse do capital. Nota-se uma pequena modificação na postura do Estado, atualmente um pouco mais acessível, ligeiramente menos autoritário, perdendo sua tradicional soberba. E as ONGs têm participação nessa transformação.

O propósito dessas ONGs é definido por Bernardo Toro (1992):

> Mobilizar é estimular, é apoiar um processo que requer dedicação contínua e produz resultados diários. Não é apenas organizar eventos e convocar pessoas para manifestações públicas. Mobilizar é despertar a boa vontade, dividir conhecimentos e perspectivas, tomar decisões e agir em busca de um objetivo comum.

World Alliance for Breastfeeding Action

A World Alliance for Breastfeeding Action (WABA) atua na promoção da amamentação, tendo um poder convocatório que vem crescendo nas últimas décadas. A atividade de maior repercussão é a proposição da Semana Mundial de Amamentação (SMAM), uma iniciativa com o intuito de difundir os compromissos assumidos por dezenas de países com as metas da Declaração de Innocenti (WHO, 1990) e seus desdobramentos.

A primeira SMAM foi comemorada em 1992, mas a ideia não chegou a tempo em nosso país, pois ainda não havia *internet*, e o tema foi o papel especial das maternidades – a *Baby Friendly Hospital Initiative* (IHAC) –, recém-lançada pelo Unicef e pela OMS. Nos seis primeiros anos (de 1993 a 1998), as semanas foram coordenadas pelo saudoso Grupo Origem, tendo à frente Denise Arcoverde. Havia uma intensa e democrática participação das ONGs e das Secretarias Estaduais de Saúde nas reuniões de planejamento estratégico prévias à SMAM, comemorada de 1º a 7 de agosto. Uma data comemorativa fixa (*agenda setting*) é uma boa estratégia de comunicação, uma vez que evidencia o tema para a sociedade. Barros Filho (1991) explica a tática da *agenda setting* de Maxwell E. McCombs e Donald L. Shaw: "As pessoas agendam seus assuntos, suas conversas, em função do que a mídia veicula". Trata-se de um tipo de efeito social da imprensa que, "por impor os temas a serem tratados pelo público, tem desdobramentos. Estabelece prioridades, hierarquiza os acontecimentos, legitima e ordena os temas da discussão". Apesar de ser uma boa estratégia, não se pode promover a amamentação em apenas uma das 52 semanas do ano, porque seria limitar, em muito, o alcance da

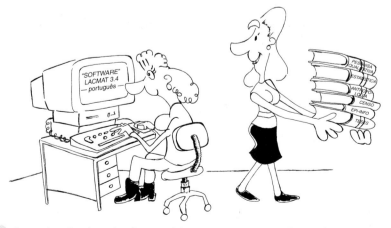

FIGURA 51.8 Investigação de métodos e práticas em amamentação, e o impacto nos resultados.

comunicação. Daí a ideia do **Agosto Dourado**, inspirada na experiência do Outubro Rosa (para prevenção do câncer de mama), do Novembro Roxo (para sensibilização da prematuridade) – uma maneira de ampliar a promoção do aleitamento.

Agosto Dourado: o mês do aleitamento

Para celebrar a 25ª Semana Mundial da Amamentação, em 2017, o Congresso Nacional Brasileiro instituiu, por meio da Lei nº 13.435, o Mês do Aleitamento Materno: o Agosto Dourado. A partir daí, o 8º mês do ano é todo dedicado a informar e debater sobre a importância da amamentação, ampliando em 4 vezes a duração da SMAM. O "dourado" faz alusão ao padrão-ouro para a alimentação do lactente.

O Brasil é o único país do mundo que tem 1 mês dedicado a essa causa. A lei brasileira sugere que prédios públicos sejam iluminados com a cor dourada em homenagem à amamentação e atribui ao MS a responsabilidade de realizar eventos promocionais. A ideia inicial foi de Rodrigo Carvalho, nutricionista da Secretaria de Estado de Mato Grosso, em 2012. A iniciativa foi celebrada pela primeira vez em 2013, incorporada pelos ativistas e, depois de 5 anos, tornou-se uma lei, mas ainda não foi adotada pelo MS.

LAÇO DOURADO

Símbolo da amamentação. Nota-se que é um laço, e não apenas uma fita (vermelha) cruzada, como na campanha de prevenção da síndrome da imunodeficiência adquirida (AIDS). Cada parte do laço mostra uma mensagem especial: uma parte do laço representa a mãe; a outra representa a criança. O laço é simétrico, significando que a mãe e a criança são vitais para o sucesso da amamentação; o nó é o pai, a família e a sociedade – sem o nó, não haveria o laço; sem o apoio, a amamentação não seria exitosa. As pontas do laço são o futuro: o aleitamento materno exclusivo por 6 meses e a continuação da amamentação por 2 anos ou mais, com a adequada introdução de outros alimentos. A Unicef lançou esse símbolo em 2002, no 12º aniversário da Declaração de Innocenti sobre proteção, promoção e apoio ao aleitamento materno.[a]

[a] A Declaração de Inncocenti foi produzida e adotada por representantes de organizações governamentais, ONGs, defensores da amamentação de países de todo o mundo, no encontro "Breastfeeding in the 1990s: A Global Initiative" organizado pela OMS/UNICEF com apoio da A.I.D United States Agency for International Development e da SIDA " Swedish International Development Authority, Florença, Itália, de 30 de julho a 1 de agosto de 1990. Disponível em: https://bvsms.saude.gov.br/bvs/publicacoes/declaracao_innocenti.pdf. Acesso em: 2 ago. 2024.

Semanas mundiais de aleitamento

A partir de 1999, o MS assumiu as SMAM como política da área de Saúde da Criança e Aleitamento Materno e começou a coordená-las. Naquele ano, a Sociedade Brasileira de Pediatria (SBP) criou a "Campanha da Madrinha"; a primeira, foi a empresária Luiza Brunet. Desde 2004, a SBP e o MS firmaram a parceria estabelecida na Portaria nº 2.394, publicada no Diário Oficial da União em 7 de outubro de 2009. Na maioria das vezes, houve mais de um *slogan* – um oficial e outro escolhido pela sociedade civil (Tabela 51.2).

Um problema nessa trajetória foram as mudanças de data de celebração das SMAM, que foram comemoradas em outubro em 1998; de 13 a 18 de setembro em 2004; de 25 a 31 de agosto em 2005; e, nos últimos anos, na primeira semana de agosto, respeitando-se o calendário mundial. Outro grave problema é a escolha de "celebridades" que cedem gratuitamente o direito de uso de sua imagem para a campanha, mas, posteriormente, vendem esse direito por fortunas para a indústria de fórmulas infantis, como aconteceu com Claudia Leitte (madrinha em 2009) e Thiago Lacerda e Vanessa Lóes (padrinhos em 2007). Deveriam cobrar desses artistas um compromisso ético de não se prestarem a ser modelos da indústria depois de terem promovido a amamentação. Nunes (2010), em sua tese "Amamentação e o Desdesign da Mamadeira", faz uma análise da campanha "Madrinhas da Amamentação" ao longo dos anos, comparando os cartazes nacionais aos temas e diretrizes propostos pela WABA para as SMAM, afirmando que os cartazes das "Madrinhas" têm conteúdo repetitivo, com fotos que mostram mães amamentando seus filhos isoladamente, o que não contempla a diversidade e a complexidade de mensagens que são anualmente propostas pela WABA. "As campanhas da WABA localizam a mulher no mundo, têm variedade de temas, imagens étnicas, envolvendo sempre outras pessoas e o ambiente", afirma Nunes.

O tema da SMAM de 2016 relacionou-se com os Objetivos de Desenvolvimento Sustentável (ODS), adotados em setembro de 2015, por ocasião da Cúpula das Nações Unidas para o Desenvolvimento Sustentável. Dando sequência ao processo iniciado em 2013 e seguindo recomendações da Conferência Rio+20, os ODS deverão orientar as políticas nacionais e as atividades de cooperação internacional nos próximos anos, sucedendo

TABELA 51.2 Temas, *slogans*, madrinhas das Semanas Mundiais de Aleitamento no Brasil e no mundo.

1992	*Baby-Friendly Hospital Initiative* (Hospitais Amigos da Criança) (única semana não comemorada no Brasil) *Possibilitar que as maternidades apoiem a amamentação
1993	*Mother-Friendly Workplace Initiative* (Amamentação: Direito da Mulher no Trabalho) *Ampliar a legislação de proteção à nutriz trabalhadora
1994	*Protect Breastfeeding: Making the Code Work* (Amamentação – Fazendo o Código Funcionar) *Divulgar o Código Internacional de Comercialização de Substitutos do Leite Materno e a Norma Brasileira de Comercialização de Alimentos para Lactentes e Crianças de Primeira Infância, Bicos, Chupetas e Mamadeiras (NBCAL)
1995	*Breastfeeding: Empowering Women* (Amamentação Fortalece a Mulher) *O aleitamento sob o enfoque de gênero
1996	*Breastfeeding: a Community Responsibility* (Amamentação: Responsabilidade de Todos) *Mostrar que a responsabilidade pelo aleitamento materno vai além do setor de Saúde
1997	*Breastfeeding: Nature's Way* (Amamentar é um Ato Ecológico) *Demonstrar o impacto ecológico negativo da produção do leite de vaca e das mamadeiras e evidenciar o leite materno como recurso natural renovável

(continua)

TABELA 51.2 Temas, *slogans*, madrinhas das Semanas Mundiais de Aleitamento no Brasil e no mundo. (*Continuação*)

1998	*Breastfeeding: The Best Investment* (Amamentar é um Barato!) *O valor econômico do aleitamento e os altos custos da alimentação artificial
1999	*Breastfeeding: Education for Life* (Amamentar: Educar para a Vida) *A importância da educação e da capacitação em todos os níveis, e não só dos profissionais da Saúde +Luiza Brunet
2000	*Breastfeeding: It's Your Right* (Amamentar é um Direito Humano. Bom para a mãe, melhor para o bebê!) *As legislações, resoluções que respaldam o aleitamento como direito da mulher e do lactente +Glória Pires
2001	*Breastfeeding in the Information Age* (Amamentação na Era da Informação! Amamentar – uma forma muito especial de comunicação) *A importância da informação e da comunicação na promoção do aleitamento +Isabel Fillardis
2002	*Breastfeeding: Healthy Mothers and Healthy Babies* (Amamentação: Mães Saudáveis e Bebês Saudáveis. Amamentar é dar ao seu bebê saúde em forma de amor) *As vantagens do aleitamento para a mulher e para a criança +Claudia Rodrigues
2003	*Breastfeeding in a Globalised World – for Peace and Justice* (Amamentação em um mundo globalizado: pela paz e justiça! Amamentação: saúde e paz para um mundo melhor) *Como o ato de amamentar pode ser um exemplo de atitude pacífica ou amorosa em todo o mundo +Luiza Thomé
2004	*Exclusive Breastfeeding: the Gold Standard – Safe, Sound, Soustainable* (Aleitamento Exclusivo) *A importância da amamentação exclusiva e o lançamento do laço dourado como símbolo do aleitamento materno +Maria Paula
2005	*Breastfeeding and Family Foods: Loving & Healthy – Feeding other foods while breastfeeding is continued* (Até os 6 meses, mudança na alimentação de seu bebê, só se for do peito direito para o esquerdo) *O impacto positivo da alimentação complementar saudável na continuidade da amamentação até 2 anos ou mais Do Peito à Comida Caseira – saúde a vida inteira! +Maria Paula e Vera Viel
2006	*Code Watch – 25 Years of Protecting Breastfeeding* (Amamentação: 25 anos de proteção! Amamentar – garantir esse direito é dever de todos!) *Tema repetido (1994): o Código Internacional de Comercialização de Substitutos do Leite Materno e a NBCAL +Cássia Kiss
2007	*Breastfeeding: the 1st hour* (Amamentação ao nascimento, sem nenhum impedimento! Amamentação na primeira hora, proteção sem demora) *A importância da amamentação no início da vida para diminuição da mortalidade neonatal +Thiago Lacerda e Vanessa Lóes
2008	*Mother Support: Going for the Gold* (Se o assunto é amamentar, apoio à mulher em primeiro lugar/Nada mais natural que amamentar. Nada mais importante que apoiar) *Ressaltar como o apoio é fundamental para uma amamentação prazerosa +Dira Paes, Dona Flor e Inácio
2009	*Breastfeeding is a vital emergency response* (Na calamidade, desastre ou emergência. Amamentar é garantia de sobrevivência/Amamentar em todos os momentos, mais saúde, apoio e proteção) *Nas catástrofes, dar prioridade às nutrizes e evitar a distribuição de fórmulas +Claudia Leitte
2010	*Breastfeeding: Just 10 Steps. The Baby-Friendly Way* (Amamente. Dê ao seu filho o que há de melhor) *Tema repetido (1992): Iniciativa Hospital Amigo da Criança +Wanessa Cristina da Silva
2011	*Talk to me! Breastfeeding – a 3D Experience* (Amamentar faz bem para o bebê e para você) *Novas formas de comunicação e promoção da amamentação (p. ex., nas redes sociais) +Juliana Paes
2012	*Understanding the Past – Planning the Future. Celebrating 10 years of WHO/UNICEF's Global Strategy for Infant and Young Child Feeding* (Entendendo o passado e planejando o futuro: Celebração dos 10 anos da Estratégia Global para Alimentação de Lactentes e Crianças de Primeira Infância/Amamentar Hoje é Pensar no Futuro) *Relembrar os compromissos dos países com a alimentação infantil +Wanessa Camargo
2013	*Breastfeeding Support: Close to Mothers* (Tão importante quanto amamentar seu bebê é ter alguém que escute você) *Tema repetido (2008): Apoio e aconselhamento na amamentação – como é imprescindível uma escuta empática +Roberta Rodrigues e Marcelo Serrado
2014	*Breastfeeding: A Winning Goal for Life!* (Aleitamento Materno: uma vitória para toda a vida!) *As repercussões da amamentação para a saúde futura. O *slogan* tenta fazer um *link* com a Copa do Mundo de futebol +Nivea Stelmann
2015	*Breastfeeding and work: let´s make it work!* (Amamentação e Trabalho: Para dar certo, o compromisso é de todos!) *Tema repetido (1993): ampliar a legislação de proteção à nutriz trabalhadora +Fernanda Vogel Molina e Serginho Groisman

(*continua*)

TABELA 51.3 Temas, *slogans*, madrinhas das Semanas Mundiais de Aleitamento no Brasil e no mundo. (*Continuação*)

2016	*Breastfeeding is a key to sustainable development.* (Amamentação: Uma Chave para o Desenvolvimento Sustentável/A amamentação faz bem para o seu filho, para você e para o planeta) O *slogan* proposto foi "Amamentação: atitude saudável, futuro sustentável!" *A relação do aleitamento com os 17 ODS +Sem madrinha
2017	*Sustaining Breastfeeding – Together* (Juntos Pela Amamentação. "Amamentar. Ninguém pode fazer por você. Todos podem fazer juntos com você") * Proteger a amamentação, tornando-a sustentável e construindo parcerias sem conflitos de interesses. +Sem madrinha
2018	*Breastfeeding: Foundation of life* (Amamentação: a base da vida) *O aleitamento materno como alicerce da boa saúde ao longo da vida para crianças e mães +Sheron Menezes e Saulo: mãe e pai do Benjamin
2019	*Empower Parents, Enable Breastfeeding* (Empodere mães e pais, facilite a amamentação) Amamentação. Incentive a família, alimente a vida * A proteção social parental equitativa em todas as suas formas pode ajudar as mulheres a amamentarem de forma mais exitosa +Madrinha: a partir desse ano, não aparece mais essa personagem nas campanhas
2020**	*Support breastfeeding for a healthier planet* (Apoiar a Amamentação para um planeta mais saudável) Apoie a amamentação: proteger o futuro é o papel de todos *Impacto da amamentação no meio ambiente, nas mudanças climáticas e na necessidade de proteger o aleitamento materno para a saúde planetária
2021**	*Protect Breastfeeding: a shared responsibility* (Proteger a amamentação: uma responsabilidade compartilhada) *Tema repetido pela 3ª vez: celebração dos 40 anos do Código Internacional de Comercialização dos Substitutos do Leite Materno/OMS
2022**	*Step up for Breastfeeding: educate and support* (Apoiar a amamentação é cuidar do futuro) *Importância da educação e atualização dos profissionais da Saúde para promoverem, protegerem e apoiarem o aleitamento materno
2023**	*Enabling breastfeeding: making a difference for working parents* (Apoie a amamentação: faça diferença para mães e pais que trabalham) *Ampliar a legislação de proteção à maternidade e paternidade permitindo a continuidade da amamentação até 2 anos ou mais. Já abordado em 1993 e 2015
2024**	*Closing the gap: breastfeeding support for all* (Fechando a lacuna: apoio à amamentação para todos; em tradução livre, não oficial) *Atenção a cenários vulneráveis como a primeira semana de vida, populações desfavorecidas e amamentação em tempos de emergências e crises

*Assunto/questão a ser debatida. +madrinhas e/ou padrinhos da campanha. **Nos últimos 4 anos, o autor deste capítulo coordenou seminários *online* preparatórios para a abordagem mais aprofundada dos temas propostos pela WABA. As memórias desses eventos podem ser acessadas no *site* exclusivo: www.agostodourado.com. ODS: Objetivos de Desenvolvimento Sustentável; OMS: Organização Mundial da Saúde.

os Objetivos de Desenvolvimento do Milênio e atualizando-os. Pode-se afirmar que o "desenvolvimento sustentável consiste em um progresso inclusivo sem deixar sequelas ambientais, econômicas ou sociais, do qual a prática da amamentação, ao contrário da alimentação por fórmulas infantis, é um bom exemplo".

Nota-se que os temas são predominantemente relacionados com políticas públicas em detrimento de temas de manejo clínico da lactação. Justifica essa escolha a expectativa de que pressione governos, organismos internacionais e ONGs a adotarem-na. Por outro lado, essa eleição afasta um pouco os profissionais que trabalham diretamente com a assistência à nutriz e a seu lactente em nível local. Devem-se registrar também temas que se repetem, como Hospital Amigo da Criança, Direito da Mulher no Trabalho, o Código de Comercialização de Substitutos do Leite Materno, Apoio à Nutriz. Também merecem destaques temas que nunca foram eleitos e que são imprescindíveis para a recuperação da amamentação, entre eles o Cuidado Mãe-Canguru (aleitamento na prematuridade), a participação do homem (paternidade), o aleitamento na adolescência, o papel da rede básica e dos agentes comunitários da Saúde, e a questão racial e étnica. Seria muito mais produtivo que a escolha do tema pela WABA fosse mais democrática, com maior participação de ativistas, especialistas, profissionais da Saúde e ONGs comunitárias que trabalham exaustivamente a cada ano para que a SMAM tenha a repercussão desejada.

As SMAM têm conseguido alcançar os objetivos. Kotler (1992) afirma que atualmente a sociedade tem maior conscientização acerca das embalagens e rotulagens falsas, e potencialmente incorretas, que constituem concorrência desonesta, acrescida da preocupação com fontes escassas de recursos naturais e com a poluição mundial, que reforçam as campanhas de aleitamento. Embora muitas conquistas tenham sido alcançadas desde 1981, as iniciativas em defesa do aleitamento materno devem continuar, porque os interesses econômicos, na conjuntura de globalização, do neoliberalismo e do Estado "mínimo" superam os interesses sociais.

Em suma, a comunicação desempenha função primordial para a recuperação e a manutenção da cultura da amamentação. É difícil realizar comunicação em Saúde de maneira efetiva, uma vez que a própria informação não pressupõe mudança de atitudes e comportamentos:

- A maioria dos profissionais da Saúde se arrisca, mas não tem os conhecimentos básicos indispensáveis para o necessário *marketing* social
- Não basta coibir a promoção comercial não ética das indústrias: é preciso fomentar, de maneira ininterrupta, a prática da amamentação e alardear seus benefícios. O significado e o sentido do *marketing* das indústrias de leite de vaca modificado para lactentes devem ser comparados aos esforços de incentivo ao consumo do leite materno e à amamentação.

Encontro Nacional de Aleitamento Materno reúne grupos pró-aleitamento e alimentação complementar saudável na América Latina

Os ENAM são reflexos das políticas públicas, dos movimentos sociais, dos especialistas, dos ativistas que promovem a amamentação. Resgatar a história dessas reuniões é uma maneira de analisar a evolução das inúmeras iniciativas para recuperar a cultura da amamentação no Brasil. Como esses registros ainda não foram publicados e uma vez que um dos autores deste capítulo esteve presente em todos os encontros realizados até o momento, tem autoridade para fazer um relato em que se espera correção e complementação dos coordenadores e participantes.

O I ENAM surgiu em 1991 e foi realizado nos dias 14, 15 e 16 de agosto, tendo sido organizado pelo Grupo de Mães Amigas do Peito em Niterói, Rio de Janeiro, sob a coordenação do Movimento de Incentivo ao Aleitamento (MINA), que reunia os grupos de apoio liderados por mulheres. O MINA, extinto por volta de 1994, foi uma tentativa de integrar os vários grupos de mães e pequenas organizações de mulheres que apoiavam a amamentação. Com o apoio da Prefeitura de Niterói, o I ENAM ocorreu no Centro de Convenções do Hotel Busck. Bibi Vogel – atriz, cantora, feminista, amamentadora e fundadora das Amigas do Peito –, foi a anfitriã desse encontro. O *slogan* "Amamente seu filho, ele prefere você" traduzia o tom de um evento comandado por mulheres. Com 580 participantes, sem pôsteres de cunho científico ou anais, teve salas de repouso para bebês e de recreação para crianças. Como convidados estrangeiros, participaram Marcos Arana do México, Ana Vasquez do Peru e Cecília Muxi do Uruguai.

O II ENAM, realizado em Camaquã, Rio Grande do Sul, ocorreu nos dias 26, 27 e 28 de novembro de 1992, organizado pelo Grupo Camaquense de Apoio ao Aleitamento como um dos integrantes do MINA e da Rede Internacional em Defesa do Direito de Amamentar (IBFAN, do inglês *International Baby Food Action Network*). O *slogan* "Leite de peito, água de vida que brota da terra onde nasci" não refletia a ponte que se começou a construir entre o movimento de mulheres e a atuação dos profissionais e serviços de Saúde. Naquele ano, estava sendo lançada no Brasil a IHAC, e a preocupação dos gestores era cumprir o "Passo 10", que sugere a referência aos grupos de apoio a mulheres da comunidade. Apesar de ter sido realizado em uma pequena cidade interiorana de um estado do sul do país, contou com cerca de 300 participantes e um convidado estrangeiro, Dr. Jorge Diaz Walker, pediatra e fundador do grupo de apoio Ñuñu, da Argentina, onde Bibi Vogel recebeu apoio para vivenciar a amamentação bem-sucedida. A nutricionista Enilda Lara de Camaquã foi a anfitriã desse evento que, além da apresentação dos grupos de apoio, teve a exposição de pesquisas científicas iniciadas na Universidade Federal de Pelotas e que até hoje produzem resultados.

O III ENAM aconteceu nos dias 10 a 12 de novembro de 1993, em um hotel em Recife, organizado pelo saudoso Grupo Origem, tendo à frente a jornalista, ativista e blogueira Denise Arcoverde. O encontro também foi promovido pelo MINA, em conjunto com a WABA e a IBFAN, com apoio de Unicef e Wellstart International e, pela primeira vez, com auxílio governamental por intermédio do já extinto Instituto Nacional de Alimentação e Nutrição do Ministério da Saúde (INAN/MS). Andrew Radford, do *Baby Milk Action*, do Reino Unido, e a uruguaia Cecília Muxi estiveram presentes. Não houve espaço para pôsteres científicos e nenhum *slogan*. Foi um encontro cálido com poucas dezenas de participantes, entre mães e profissionais da Saúde.

A partir de 1995, diante das dificuldades de patrocínio, os encontros passaram a ser bienais. O IV ENAM ocorreu em Brasília, Distrito Federal, entre os dias 22 e 25 de novembro, organizado pelo Comitê de Aleitamento Materno da Sociedade de Pediatria de Brasília com apoio da IBFAN, do Governo do Distrito Federal, do INAM e do UNICEF. Todas as atividades aconteceram no Instituto Israel Pinheiro, que também foi o local de alojamento dos conferencistas e de alguns participantes. Foi o menor dos ENAM, e a pediatra Sonia Salviano foi a líder do evento. Do III para o IV ENAM, observou-se uma mudança significativa: o MINA foi extinto e os encontros começam a ser liderados por profissionais da Saúde, não mais por mulheres. Esse novo perfil dos ENAM, mais semelhante a congressos científicos, iria se consolidar a partir do V ENAM, em Londrina.

Antes de relatar o próximo ENAM, merece registro o I Congresso do Cone Sul de Aleitamento Materno, que ocorreu entre 26 e 30 de outubro de 1996, em Joinville, Santa Catarina, e reuniu representantes de países vizinhos – Argentina, Uruguai, Paraguai e Chile –, tendo à frente a anestesista Dra. Raquel Pereira, uma das colaboradoras deste livro nas primeiras 4 edições. Infelizmente, esse congresso não teve continuidade.

O V ENAM aconteceu de 17 a 20 de setembro de 1997, em Londrina, e inaugurou uma nova era – os encontros com perfil de congresso científico. Promovido pelo Centro de Referência em Aleitamento Materno de Londrina, pelo Hospital Universitário Regional do Norte do Paraná, pelo Ambulatório do Hospital de Clínicas e pelo Comitê de Estímulo ao Aleitamento Materno (CALMA), teve apoio de Grupo Origem, IBFAN e WABA Brasil. Com sede no Cine Teatro Ouro Verde, reuniu 1.088 inscritos que apresentaram 104 trabalhos científicos, participaram de oito oficinas, seis mesas-redondas, cinco conferências e dois cursos pré-congresso. Além de atividades artísticas e culturais – coral, esquetes e oficinas de teatro –, estavam presentes os convidados estrangeiros: Felicity Savage King, do Reino Unido; Marcelo Jaquenod e Fernando Vallone; Ted Greiner, da Suécia; e Cecília Muxi. A Prof.ª Dra. Zuleika Thomson foi a presidente da comissão organizadora que assinou, ao fim do encontro, a "Carta de Londrina", que cobrava do governo brasileiro o compromisso assumido junto à OMS de cumprir a Declaração de Innocenti, que recomendava que os países tenham programas nacionais de aleitamento.

O VI ENAM, sob o *slogan* "O Aleitamento Materno no 3º Milênio", ocorreu nos dias 21 a 24 de setembro de 1999, no Grandville Hotel, em Belo Horizonte. Promovido por IBFAN, WABA e Comitê Interinstitucional de Aleitamento do Estado, teve patrocínio do Unicef com apoio de uma dezena de instituições. Adriano Cattaneo da Itália, Aneliese Allain da Malásia, Marcelo Jaquenod e Fernando Vallone da Argentina foram alguns dos convidados estrangeiros. Contou com a participação de 51 palestrantes brasileiros, nove estrangeiros e 650 inscritos que assistiram a mostra de vídeos, apresentação de temas livres, exposição fotográfica, seis cursos pré-congresso, lançamento de oito livros, 10 reuniões de grupos, simultaneamente a conferências e mesas-redondas. No programa impresso, consta a advertência que norteia todos os ENAM até hoje: "Não se aceitam patrocínios de indústrias cujos produtos sejam abrangidos pela NBCAL, nem de indústrias de medicamentos, cigarros e bebidas alcoólicas". Comandado pela enfermeira Regina Pereira da Silva, esse evento teve pela primeira vez um *site* de referência, abrigado no saudoso e extinto aleitamento.org.br.

Em cumprimento ao acordo consensual de rodízio entre as regiões do país, o VII ENAM volta ao Nordeste, entre os dias

23 e 26 de julho de 2001, no espaçoso Centro de Convenções da Bahia, em Salvador, promovido pela WABA e IBFAN, e realizado com o apoio de Universidade Federal da Bahia, Unicef, Governo da Bahia, MS, entre outros. Esteve presente um grupo expressivo de convidados estrangeiros: Annelies Allain, Anwar Fazal, Cecília Muxi, Marcos Arana, Michael Lathan, Mike Brady, Nomajoni Ntombela, Sarah Amin, Susan Siew e Ted Greiner. Foi um grande encontro, também com o perfil de congresso científico, que passou a caracterizar os ENAM até a atualidade. A nutricionista Valderez Aragão esteve à frente da organização em que, entre dezenas de atividades científicas e culturais, foram lançados vários livros. A escolha das sedes dos ENAM depende muito da conjuntura dos ativistas e do apoio de governos e instituições estaduais, motivo pelo qual nem sempre se consegue cumprir o rodízio pelas cinco regiões do país.

O VIII ENAM ocorreu entre os dias 8 e 11 de novembro de 2003, em Cuiabá, Mato Groso, no Centro de Eventos do Pantanal. Sob o *slogan* "Aleitamento materno ao alcance de todos", foi realizado pela IBFAN com apoio do governo estadual, e presidida pela assistente social Maria Josy Gonçalves Pereira, tendo contado com 780 inscritos e apresentação de 107 trabalhos científicos. A enfermeira portuguesa Adriana Pereira foi uma das convidadas estrangeiras, junto com um grupo de profissionais de Angola.

O ENAM seguinte só aconteceria em 2006, em Porto Alegre, na Universidade Federal do Rio Grande do Sul (UFRGS), entre os dias 3 e 6 de setembro, sob o *slogan* "Aleitamento Materno: conquistando saúde, protegendo a vida". Realizado pela IBFAN com o patrocínio do Grupo Hospitalar Conceição, da Empresa Gerdau, do Hospital Moinhos de Vento, dos Governos Federal e Estadual com apoio do Conselho Estadual de Segurança Alimentar e Nutricional (CONSEA) e várias outras instituições. Reuniu 1.378 participantes, tendo como convidados estrangeiros a antropóloga norte-americana Robbie Davis-Floyd, também ativista pelo parto natural, a psicóloga argentina Mónica Tesone e o pediatra espanhol Carlos González. A coordenação desse IX ENAM teve a audácia de organizar o inédito evento Mil Mães, que reuniu centenas de nutrizes amamentando simultaneamente. Vencendo o frio e a chuva, mas com muito calor humano, as mães, ao amamentarem em público, chamaram a atenção da sociedade e o evento tornou-se uma marca dos ENAM. Também pela primeira vez, o encontro contou com endereço eletrônico próprio – www.enam.org.br, e atividades extramuros – uma exposição fotográfica em um movimentado *shopping* da cidade. A enfermeira Celina Valderez Feijó Kohler e a nutricionista Enilda de Souza Lara presidiram esse Encontro, chamado "ENAM da inclusão", pela tentativa de reunir as várias faces do movimento pró-aleitamento e fazer uma ponte com os grupos de humanização do parto e do nascimento. Ao fim, elaborou-se a "Carta de Porto Alegre", em defesa das políticas públicas de aleitamento.

Pela primeira vez, a região Norte realizou um ENAM, o X, em Belém do Pará, entre os dias 21 e 24 de maio de 2008. Reuniu 2.408 congressistas que participaram de 22 cursos pré-congressos e o recorde do "Mil Mães", com 1.600 mulheres amamentando às margens da Baía do Guajará. De maneira inédita, ocorreu o "I Encontrinho de Aleitamento", com a presença de aproximadamente 3 mil estudantes. Eunice Begot, nutricionista, gestora da Santa Casa da Misericórdia do Pará, presidiu o evento.

Em 2010, entre 8 e 12 de junho, foi a vez de Santos, São Paulo, sediar o XI ENAM, sob o *slogan* "Fortalecendo as redes de promoção, proteção e apoio ao aleitamento materno e da alimentação complementar", realizado em conjunto por IBFAN, Senac-SP e Rede Social de Aleitamento de Santos. Pela primeira vez realizou-se o ENACS, e estes eventos ocorreram na Universidade Paulista e no Mendes Convention Center. Mil Mães amamentaram à beira-mar, em uma demonstração emocionante. Houve lançamento de livros e vídeos, e apresentação de dezenas de trabalhos científicos. Dra. Tereza Toma, sanitarista do Instituto de Saúde do Estado de São Paulo, presidiu o evento.

Em 2012, dos dias 19 a 23 de agosto, aconteceu o XII ENAM e o II ENACS, sob o *slogan* "Amamentação e Alimentação Saudável – Fortaleza para toda a vida", em homenagem à capital do Ceará que recebeu o evento. Nos dias 19 e 20 de agosto de 2012, aconteceram os cursos pré-encontro. A pediatra Diva de Lourdes Azevedo Fernandes, gestora na Secretaria Estadual de Saúde, presidiu o evento. O Mil Mães ocorreu no primeiro dia, em um domingo, no Hospital da Mulher de Fortaleza, onde se reuniram centenas de mulheres, marcando a abertura do evento. As nutrizes foram cadastradas pelos agentes comunitários de Saúde, que fizeram visitas domiciliares às mães, convidando-as. O projeto Mil Mães começou nos EUA, em 2002. No Brasil, já aconteceu em Porto Alegre (2006), Belém (2008) e Santos (2010). Atualmente, o recorde mundial é de 2008, quando 3.738 mulheres amamentaram simultaneamente, por, pelo menos, 1 minuto, na capital das Filipinas, Manila. Nas Américas, o recorde é do estado brasileiro do Pará, que reuniu em Belém 1.600 mães.

O XIII ENAM e o III ENACS tiveram como tema "Qualidade de vida – amamentação e alimentação complementar saudável em redes: uma visão a partir da Amazônia" e ocorram de 26 a 28 de novembro de 2014 no Centro de Convenções em Manaus. Os cursos pré-congresso foram ministrados nos dias 24 e 25 de novembro, e no entardecer do dia 25 ocorreu o Mil Mães – tradição nos ENAM –, no anfiteatro ao ar livre de Ponta Negra. A enfermeira Ivone Amazonas esteve à frente do evento, que reuniu 356 trabalhos científicos, 36 em apresentações orais e 313 em forma de pôster, contou com a presença de convidados de nove países e foi realizado com o apoio institucional de Rede Social Maoara, Prefeitura de Manaus, governo do Amazonas e MS. Uma iniciativa muito interessante foi colocada em prática nas mesas-redondas: ao fim das apresentações, uma mãe dava seu depoimento vivencial sobre o tema debatido, enriquecendo as reflexões.

O XIV ENAM ocorreu em conjunto com o IV ENACS e foi realizado de 22 a 25 de novembro de 2016 no campus da Universidade Federal de Santa Catarina, em Florianópolis. O tema central foi "Amamentação e alimentação complementar saudável: sustentabilidade no século XXI", cogitado a partir dos ODS e de suas ligações com o aleitamento materno, fazendo conexões diretas com a nutrição sustentável e a segurança alimentar; a saúde sustentável e o sistema de Saúde; a proteção do meio ambiente e a mudança climática; e a produtividade, o trabalho e o "empoderamento" das mulheres. Nesse evento, foi lançada a 4ª edição de "Amamentação – Bases Científicas".

O XV ENAM e o V ENACS ocorreram em conjunto com a III Conferência Mundial de Aleitamento Materno (3rd WBC) e a I Conferência Mundial de Alimentação Complementar (1st WCFC) no Rio de Janeiro, de 11 a 15 de novembro de 2019, sendo precedidos pelo ato público Mil Mães Amamentando no Museu de Arte Moderna. Foram dezenas de atividades paralelas, sendo difícil resumi-las, contudo, merece destaque a comemoração dos 40 anos da IBFAN e 4 décadas da *Metodologia Mãe Canguru* com a presença de um dos seus criadores – o Dr. Hector Martinez Gomes, neonatologista de Bogotá, Colômbia. Na oportunidade, houve um relato sobre a experiência brasileira – 20 anos de Método Canguru no Brasil. Uma inovação tecnológica, em que o ser humano prematuro e de baixo peso ao nascer é cuidado pela sua mãe, a partir do calor, do amor e do leite materno, segundo prega o Dr. Hector. No evento, houve o lançamento do livro "40 poemas para 40 anos", escrito em português e traduzido para o espanhol pelo pediatra Luís Alberto Mussa Tavares. O moderador da mesa-redonda, Marcus Renato de Carvalho, lançou o *site* comemorativo http://www.40anosdemadrecanguro.com/, no qual são encontrados vários documentos e publicações com destaque para um memorial histórico sobre esse cuidado neonatal humanizado criado em 1979. Ao fim desse ENAM, foi proclamada a "Declaração do Rio de Janeiro – um chamado à ação":

> Nós, cidadãos do mundo, exortamos todos os governos, profissionais, empresas e todas as pessoas a implementar o direito das crianças a serem amamentadas e o direito das mães a amamentar. As mães têm o direito soberano sobre seus próprios corpos e o direto de fazer escolhas informadas, e os Estados têm o dever de garantir que elas não enfrentem obstáculos à amamentação e à alimentação complementar saudável. A amamentação é um dos recursos mais importantes para enfrentar a crise climática, as desigualdades sociais e a violência. Faz parte da necessidade imperativa de proteger o meio ambiente e dar às gerações futuras a oportunidade de uma vida melhor e digna. A amamentação promove crescimento saudável e empatia desde o início da vida e é o mais importante antídoto contra a violência. Este é um resumo dos debates desse conjunto de encontros, que reuniu 2.400 participantes, incluindo: mães, profissionais e especialistas do Brasil e de 60 países da América Latina e do mundo que avaliaram os retrocessos e avanços do aleitamento materno.

Em 2021, quando foram celebrados os 40 anos do Código Internacional de Comercialização de Substitutos do Leite Materno, 30 anos de ENAM e 40 anos da Política Nacional de Incentivo ao Aleitamento Materno, realizou-se pela primeira vez o **ENAM | ENACS** *Online*, no formato não presencial devido à pandemia do coronavírus (covid-19). Para manter a tradição, foi iniciado com o evento "Mil Mães Amamentando", que reuniu cerca de 700 participantes de todos os estados brasileiros em uma plataforma na *internet*. Esse evento contou com apresentação de cerca de 300 trabalhos científicos e relatos de experiências e realização de 13 cursos, conferências, mesas-redondas e atividades culturais. Apesar de ser *online*, o encontro foi caloroso e produtivo. Como sempre, foram oferecidos cursos pré-congresso, e um deles, inédito: "Amamentação: feminismo, negritude e pessoas LGBTQIA+" com duração de 4 horas. Como um dos desdobramentos dessa atividade, o grupo que organizou esse curso criou a CADI. Prestou-se uma homenagem póstuma ao Dr. Hector Martinez Gomes, que foi vítima da pandemia da covid-19. Com a presença de sua companheira, Ana Zulema Jimenez Soto, e de outras convidadas que tiveram o prazer de sua convivência, foi declamada uma comovente poesia criada pelo Dr. Luis Alberto Musa Tavares, "Querido professor" (disponível em: https://aleitamento.com.br/secoes/mae-canguru/dr-hector-martinez-muchas-gracias-por-todo/5557/). Fruto das discussões realizadas e diante do contexto vigente, de desrespeito aos direitos humanos fundamentais, de desmonte dos espaços democráticos, de empobrecimento dramático da população e da volta do Brasil ao mapa da fome, os participantes do ENAM | ENACS *Online* declararam:

> Repudiamos os retrocessos no financiamento e execução das políticas de promoção, proteção e apoio ao aleitamento materno e à alimentação complementar saudável. Repudiamos a redução do financiamento para educação e pesquisa em aleitamento materno e alimentação complementar saudável. Repudiamos a redução do financiamento do SUS, afetando os seus princípios de universalidade, integralidade, equidade e descentralização.

Em 2024, de 14 a 18 de abril em João Pessoa, Paraíba, acontecerá o XVI ENAM, o VI ENACS e o I Encuentro Latino-Americano y Caribeño de Lactancia Materna (I ELACLAM). O tema será "Amamentação e alimentação complementar saudável: entrelaçando culturas e raízes" e, como já é tradição desses encontros, será aberto com o evento das "Mil mães amamentando" que infelizmente foi cancelado devido a um surto de infecções respiratórias virais.

O XVII ENAM e o VII ENACS serão realizados em maio de 2026, em Campo Grande, Mato Grosso do Sul.

O Brasil é um dos poucos países que realizam periodicamente encontros de amamentação de âmbito nacional desde o início dos anos 1990, além de ter uma política de aleitamento reconhecida mundialmente por suas ações de promoção, como as SMAM. O país se destaca também por suas iniciativas de proteção, como a licença-maternidade, a NBCAL e o Estatuto da Criança e do Adolescente, marco legal da primeira infância, bem como por apoiar a amamentação, por grupos de mães, Pastoral da Criança e a maior rede de Bancos de Leite Humano do mundo. Por fim, o país produz muitas pesquisas, que envolvem profissionais de diferentes formações. Tudo isso graças às mulheres, aos profissionais da Saúde, às ONGs e aos governos. O ENAM é reunião e celebração dessas conquistas e um patrimônio de todos.

Iniciativas "amigas da amamentação"

Com a inspiração dos "Dez Passos para o Sucesso da Amamentação" que alicerça as ações dos Hospitais Amigos da Criança (ver Capítulo 46, *Iniciativa Consultório Amigo da Amamentação*), que poderiam ser traduzidos para Maternidades Amigas da Amamentação, surgiram as Unidades Básicas Amigas da Amamentação (ver Capítulo 44, *Sustentabilidade da Unidade Básica Amiga da Amamentação*, e muitas outras iniciativas, como: Profissional da Saúde Amigo, Pai Amigo, Cidade Amiga, Creche Amiga, Farmácia Amiga, Consultório Amigo, Universidade Amiga e *site* Amigo da Amamentação. Apresentamos brevemente essas iniciativas a seguir.

Site "Amigo da Amamentação"

Para que o *site* possa receber esse **selo**, sua *homepage* ou *blog* deverá atender a cinco critérios, além de um novo recém-incorporado:

- Ter uma política de incentivo ao aleitamento que deve ser transmitida rotineiramente a todos os colaboradores do *site*

- Contar com autores, colaboradores, articulistas e escritores capacitados em amamentação
- Informar ao público em geral as vantagens do leite materno e da amamentação, bem como seu manejo
- Não estimular nem aceitar patrocínio ou apoio de produtores ou comerciantes de bicos artificiais, chupetas, mamadeiras, fórmulas ou alimentos infantis
- Disponibilizar *links* e endereços de grupos ou instituições que promovam, protejam e apoiem a amamentação
- Publicar artigos sobre temas relacionados com diversidade e inclusão relacionadas com as minorias sociais – pessoas negras, LGBTQIAPN+, pessoas com deficiência, indígenas, quilombolas etc., em uma perspectiva decolonial.

O *site* que cumpre esses passos recebe um **selo** que é uma marca registrada no Instituto Nacional de Propriedade Industrial, como uma **certificação**. Essa campanha internacional foi lançada no *site* www.aleitamento.com, em abril de 2000, para *homepages* em vários idiomas.

Profissional da Saúde "amigo da amamentação"

O trabalhador que atua em serviços de Saúde pode ser considerado "amigo do aleitamento" se atender aos 10 critérios seguintes:

Dentista "amigo da criança"

A. Stankiewicz, A. Bortolasso e K. Falsarella, cirurgiãs-dentistas, propuseram, ao concluírem uma das disciplinas de especialização em Aleitamento, em 2016, estes dez critérios para que um dentista se torne amigo da amamentação:

Pai "amigo da amamentação"

Aproveita-se a iniciativa pioneira do Grupo Interinstitucional de Incentivo ao Aleitamento Materno do estado da Bahia, que, em 1985, criou os Dez Passos para a participação efetiva e afetiva do pai em apoio à amamentação. Atualmente, dezenas de pesquisas publicadas indicam que o homem, quando bem-informado sobre as vantagens do aleitamento, é capaz de apoiar, aumentando o tempo de amamentação exclusiva e a duração do aleitamento (ver Capítulo 36, *Pai em Cena: Presença Paterna na Semana Mundial de Amamentação*).

Farmácia "amiga da amamentação"

Os farmacêuticos devem ter importante papel na promoção de saúde, incluindo-se nisso a nutrição. Em vez de serem restritas à distribuição e à venda de medicamentos, as drogarias podem se tornar cenário dos princípios das políticas de proteção, promoção e apoio à alimentação infantil. Com base nesses princípios, a II Melograno, lançou a *Baby Friendly Pharmacy Initiative* (BFPI).

Além dos originais, recomendamos um 10º critério: informar às nutrizes os medicamentos que podem e os que não podem ser ingeridos durante a amamentação, porque, infelizmente, por desinformação, muitas lactantes desmamam precocemente por suspeitar que os medicamentos que estão tomando podem afetar o seu leite ou o lactente. Para apoiar o cumprimento desse novo critério, as farmácias disponibilizariam o Manual do MS "Amamentação e Uso de Medicamentos e Drogas", e outras publicações, como o Capítulo 30, *Uso de Medicamentos, Drogas Ilícitas e Galactagogos*, deste livro, e, em destaque, a plataforma "e-lactancia.org".

Universidade "amiga da amamentação"

O Unicef do Reino Unido, que coordena a IHAC, propõe padrões para a Iniciativa Universidade Amiga do Aleitamento (IUAM), um programa de acreditação destinado a faculdades que formem profissionais de Obstetrícia, Enfermagem e Saúde pública. Essa iniciativa foi desenvolvida para garantir que as parteiras ou obstetrizes recém-formadas tenham conhecimentos básicos e habilidades necessárias para apoiar o aleitamento de maneira eficaz. A implementação da IUAM baseia-se no cumprimento de tópicos de aprendizagem em cinco grandes áreas (compreensão, apoio, proximidade, resolução de problemas e comunicação) e de resultados esperados que são periodicamente revisados.

Município "amigo da amamentação"

Propõem-se cinco metas para uma Cidade Amiga da Amamentação (Carvalho, 1997). A primeira é que o município tenha pelo menos um Hospital Amigo da Criança, e se possível com Banco de Leite Humano.

O Prêmio Bibi Vogel reconhecia as cidades que tinham políticas em prol da amamentação e foi instituído pelo MS em 2004. Considerava a importância do envolvimento dos municípios para que as ações de aleitamento se efetivassem, reconhecendo as que se destacavam na implementação de iniciativas e estímulo a experiências municipais de sucesso. Espera-se que essa premiação volte a ser implementada.

Creche "amiga da amamentação"

Para ser considerado "amigo do Aleitamento", pelo primeiro critério um espaço de educação infantil deve "explicitar em sua política pedagógica a promoção, proteção e apoio à amamentação, e fazer com que todos os trabalhadores – docentes ou não – tenham conhecimento dessa política e pratiquem tais ações".

Aplicativo de apoio à amamentação

Em 2012, um dos autores desse capítulo foi procurado por três estudantes de Design da Pontifícia Universidade Católica do Rio de Janeiro, que motivados pela Profª Cristine Nunes, gostariam de realizar algo que promovesse a saúde dos lactentes. Sob essa curadoria de conteúdo, decidiu-se elaborar um aplicativo de aleitamento materno, desenvolvido para proporcionar a interação com informações e/ou ferramentas selecionadas com base em interesses pessoais. Os aplicativos para celulares podem apoiar as usuárias em determinadas circunstâncias e são úteis, pois estão sempre à mão. Essa primeira versão foi disponibilizada para o sistema iOS e apresentava conteúdos muito semelhantes ao da versão atual. Na 2ª versão, em 2016, foi desenvolvida também para os celulares Android com os mesmos recursos da primeira edição, acrescidos de charges divertidas em parceria com o Diário Ilustrado de pais de primeira viagem.

A 3ª e atual versão conta com o apoio do Banco de Leite Humano Lactare e contém dicas desde a gestação até a volta ao trabalho, respostas para dúvidas frequentes, drogas e medicamentos durante a lactação, diário do bebê, rede de apoio/cuidado paterno e sistema geolocalizador do Banco de Leite Humano mais próximo da casa da usuária. O aplicativo é sempre atualizado com novas informações com base em evidências científicas e notícias pertinentes ao universo da saúde materno-infantil. É grátis e pode ser baixado na Google Play e na App Store (disponível em: https://aleitamento.com.br/instalar/).

Considerações finais

O leite humano é fruto de um enigmático mecanismo neuroendócrino e psíquico, e, por esse motivo, a amamentação é um ato complexo, individual, feminino, mas com profundas influências socioculturais; não é instintivo nem reflexo, e sim uma habilidade que precisa ser aprendida, ou seja, uma cultura que necessita ser recuperada.

A opção por amamentar não é apenas uma escolha individual. Há uma determinação conjuntural que possibilita ou não essa prática. O aleitamento é muito mais que um ato biológico, é cultural, político e envolve variadas dimensões, situando-se muito além da atuação de profissionais e serviços de Saúde. Reconhecer como os entrelaçamentos das relações de gênero, raça, classe e outras desigualdades repercutem nas vidas das mulheres possibilita uma abordagem mais apropriada nos enfrentamentos dos desafios que perpassam o aleitamento. Esse aporte teórico é fundamental, não somente para a assistência à família como para a elaboração de políticas públicas de promoção, proteção e apoio ao aleitamento, considerando que a condição social pode implicar a vivência da amamentação como um privilégio.

Na atualidade, a amamentação é uma questão tipicamente propensa à análise com base nos recursos da visão ampla que a transversalidade propicia. O desmame precoce está além de uma opção individual; é transversal, multidimensional e global nessa época de mundialização. Muitos profissionais da Saúde ainda não estão completamente preparados, e os modelos assistenciais não propiciam ambientes adequados para o apoio à amamentação nessa perspectiva.

Morin (2005) afirma que o ser humano é um ser totalmente biológico e totalmente cultural (ciência e consciência), além de ser psíquico e político; pode-se complementar afirmando que também há uma dimensão espiritual, o que permite inferir que tudo que se refere à sua psicofisiologia e à sua atuação tem de ser mediado por esses múltiplos aportes.

O ser humano é um ser biológico, político, e os fenômenos sociais são, ao mesmo tempo, econômicos, culturais, psicológicos etc. – esse é o desafio da complexidade.

"É preciso conectar a esfera antropossocial à esfera biológica, porque somos seres vivos, animais sexuados, vertebrados, mamíferos altriciais, mas vivemos em sociedades. [...] devemos ir do físico ao social e ao antropológico – uma articulação dos saberes" (Morin, 2005). A amamentação pertence ao âmbito da vida, e por isso deve ser defendida por toda a sociedade, e não limitada ao "setor" Saúde.

Por fim, esse debate estabelece um convite para que se continue a explorar as questões que envolvem a amamentação e registrar outras iniciativas governamentais e privadas. O manejo ampliado contribui para o olhar profissional destinado à complexidade das relações que atravessam a família e, sobretudo, aponta para a necessidade de ações coletivas. Essa perspectiva ampliada deve ultrapassar a abordagem direta da dupla mãe-bebê, mas fornecer ferramentas para que os profissionais, em suas instituições, fomentem planos de ações direcionados à população. O enfrentamento ao racismo e ao machismo, o compartilhamento do cuidado por homens e mulheres, políticas públicas de cuidado às pessoas, acesso à creche, a garantia de, no mínimo, 6 meses de salário-maternidade para todas as mulheres, ampliação da licença-paternidade, salas de apoio à amamentação no trabalho e em outros espaços, essas e outras iniciativas são fundamentais e implicam a efetivação do direito à amamentação para todas as mulheres e bebês.

Bibliografia

Almeida J, Novak F. Amamentação: um híbrido natureza-cultura. J Pediatr. 2004;80(5):s119-25.

Althusser L. Idéologies et appareils idéologiques d'état. Paris: La Pensée; 1970. p. 151.

Barbero JM. De los medios a las mediaciones. Barcelona: Gustavo Gili; 1987.

Barros Filho C. Agenda setting e recepção. In: Notas e métodos de comunicação. São Paulo: Abecom; 1991.

Barthes R. Mitologias. Rio de Janeiro: Difel; 1978.

Baudrillard J. Le Système des objets. Paris: Gallimard; 1978.

Beltran LR. Estado y perspectiva de la investigación en comunicación social en América Latina. In: Semana Internacional de la Comunicación. Bogotá: Pontificia Universitaria Javeriana de la Facultad de Comunicación Social; 1981.

Brasil. Ministério da Saúde. Secretaria de Assistência à Saúde. Política Nacional de Humanização (PNH) do SUS. Brasília, DF: Ministério da Saúde; 2013. Disponível em: http://bvsms.saude.gov.br/bvs/publicacoes/humanizasus_2004.pdf. Acesso em: 24 abr. 2024.

Caminha PV (1500). Carta de Pero Vaz de Caminha ao rei de Portugal. Em Documentos Históricos: Descobrimento do Brasil. Disponível em: https://portalabel.org.br/images/pdfs/carta-pero-vaz.pdf. Acesso em: 19 abr. 2024.

Cardoso JM, Araújo IS. Comunicação e saúde. Dicionário profissional da educação em saúde. [Internet]. Fiocruz. Disponível em: http://www.sites.epsjv.fiocruz.br/dicionario/verbetes/comsau.html.

Carvalho MR. Aleitamento.com. Laço dourado – símbolo da amamentação [Internet]. Disponível em: https://aleitamento.com.br/secoes/amamentacao/laco-dourado-simbolo-da-amamentacao/2808/. Acesso em: 14 mar. 2016.

Carvalho MR. Lei federal: Agosto Dourado – o mês da amamentação. Disponível em: https://aleitamento.com.br/secoes/amamentacao/lei-federal-agosto-dourado-o-mes-da-amamentacao/4937/. Acesso em: 14 mar. 2016.

Carvalho MR. Planejando cidades amigas da amamentação. R Adm Mun. 1997;44(220):50-62.

Carvalho MR. Uma nova iniciativa: farmácia amiga da amamentação? [Internet]. Disponível em: https://aleitamento.com.br/secoes/amamentacao/uma-nova-iniciativa-farmacia-amiga-da-amamentacao/4529/. Acesso em: 14 mar. 2016.

Carvalho MR. Manejo ampliado da amamentação: o aleitamento pela ótica da saúde coletiva. In: Carvalho MR, Gomes CF, organizadores. Amamentação: bases científicas. 4. ed. Rio de Janeiro: Grupo GEN; 2017.

Crenshaw K. A intersecionalidade na discriminação de raça e gênero. In: VV.AA. Cruzamento: Raça e Gênero. Brasília: Unifem; 2004. Disponível em: https://mulheresnopoder.unilab.edu.br/wp-content/uploads/2019/09/BR_ART_42_A_INTERDECCIONALIDADE_NA_DISCRIMINACAO_DE_RACA_E_GENERO.pdf. Acesso em: 2 ago. 2024.

Crenshaw, Kimberlé W. Close encounters of three kinds: on teaching dominance feminism and intersectionality. Tulsa L. Rev. 46 (2010): 151.

Escobar A, Ogawa A, Hiratsuka M, et al. Aleitamento materno e condições socioeconômico-culturais: fatores que levam ao desmame precoce. Rev Bras Saude Mater Infant. 2002;2(3):253-61.

Fundo das Nações Unidas para a Infância (UNICEF). Iniciativa Hospital Amigo da Criança – documentos para a implementação. Nova York: Unicef; 1992/3.

Gascoigne T, Schiele B, Leach J, et al. Communicating science: a global perspective. Canberra, ACT, Australia: Australian National University Press; 2020.

Global Breastfeeding Collective; United Nations Children's Fund; World Health Organization. Global breastfeeding scorecard 2022: protecting breastfeeding through further investments and policy actions. [Internet]. Global Breastfeeding Collective; 2022. [Cited 2023 Aug 12.] Available from: https://www.globalbreastfeedingcollective.org/media/1921/file.

Griffiths M, Anderson MA. Guide for country assessment of breastfeeding practices and promotion. MotherCare; 1993.

História do Aleitamento no Brasil. Contribuições da Unicamp e da Equipe do Prof. José Martins Filho. Disponível em: https://www.sbp.com.br/fileadmin/user_upload/Historia_do_Aleitamento_Materno_no_Brasil-compactado.pdf. Acesso em: 2 ago. 2024.

Howard FM, Howard CR, Weitzman M. The physician as advertiser: the unintentional discouragement of breastfeeding. Obstet Gynec. 1993;81:6.

Iniciativas Mãe Canguru. [Internet.] Aleitamento.com. [Citado em: 11 jul. 2021.] Disponível em: https://aleitamento.com.br/secoes/mae-canguru/dr-hector-martinez-muchas-gracias-por-todo/5557/.

Kent G. Implementing breastfeeding rights. University of Hawaii; 1996.

Kergoat D. Divisão sexual do trabalho e relações sociais de sexo. In: Dicionário Crítico do Feminismo. UNESP; 2003.

Kotler P, Roberto E. Marketing social – estratégias para alterar o comportamento público. Rio de Janeiro: Campus; 1992.

Labbok M, Koniz-Bocher P. Lactância materna: como proteger um recurso natural. Washington, DC: Institute for Reproductive Health; 1990.

Lefèvre F. O Medicamento como mercadoria simbólica. São Paulo: Cortez; 1991.

Lobo L. Mobilização social: estratégia de comunicação da Rede Globo. In: Montoro T (Org.). Comunicação e mobilização social. Série Mobilização Social. v. 1. Brasília: UnB; 1996.

Lobo L. O que é marketing social. In: Montoro T (ed.). Comunicação e Mobilização Social. Série mobilização social. vol. 1. Brasília: UnB; 1996.

Lovelock C. Marketing for public managers. 2nd ed. New York: Wiley and Sons; 1991.

Lugones M. Rumo a um Feminismo Descolonial. Florianópolis: Estudos Feministas; 2014.

Manoff RK. Marketing modification – curbing the market. In: Jelliffe DB, Jelliffe EF (ed.). Programmes to Promote Breastfeeding. Delhi, Índia: Oxford University Press; 1988.

Martins GLA. Transversalidade. Presença Pedagógica. 2002;8(45):82.

Massarani L, Abreu WV, Rocha JN. Apoio a projetos de divulgação científica: análise de edital realizado pela Fundação Oswaldo Cruz. RECIIS. 2019; 13(2):391-410.

Massarani L, Moreira IC, Brito MF (orgs.). Ciência e Público – Caminhos da divulgação científica no Brasil. Rio de Janeiro: Casa da Ciência-Editora da UFRJ, 2002.

McGuire WJ. Theoretical foundation of campaigns. In: Rice RE, Atkin CK (ed.). Public Communication Campaigns. 2nd ed. Newbury Park, California: Sage; 1989. p. 43-65.

Mepham TB. Science and the politics of breastfeeding: birthright or birth rite? Sci Pub Policy. 1989.

Minayo MC. Pesquisa social: teoria, método e criatividade. Petrópolis: Vozes; 1994.

Ministério da Mulher, da Família e dos Direitos Humanos. Marco Conceitual da Política Nacional de Cuidados do Brasil. [Internet]. [Localização desconhecida]: Ministério da Mulher, da Família e dos Direitos Humanos; [data desconhecida] [citado em: 24 abr. 2024]. Disponível em: https://www.gov.br/participamaisbrasil/marco-conceitual-da-politica-nacional-de-cuidados-do-brasil.

Miraoules G. Marketing strategies in health education. J Health Care. 1980/81;1:1.

Monteiro JCS, Nakano AMS, Gomes FA. O aleitamento materno enquanto uma prática construída. Reflexões acerca da evolução histórica da amamentação e desmame precoce no Brasil. Investigación y educación en enfermería. 2011;29:315-21. Disponível em: http://www.redalyc.org/articulo.oa?id=105222400013. Acesso em: 15 mar. 2016.

Morin E. A cabeça bem feita: repensar a reforma, reformar o pensamento. Rio de Janeiro: Bertrand Brasil; 2000.

Moura ER, Florentino EC, Bezerra ME, et al. Investigação dos fatores sociais que interferem na duração do aleitamento materno exclusivo. Rev Intertox – EcoAdvisor de Toxicologia, Risco Ambiental e Sociedade. 2015;8(2):94-116.

National Academies of Sciences, Engineering, and Medicine. Committee on the Science of Science Communication: a Research Agenda. Communicating science effectively: a research agenda. Washington, DC: National Academies Press; 2017.

Nino E, Novais R. Aleitamento materno: um processo sociocultural. Rev Bras Saúde Mater Infant. 2015;15(2):199-206.

Nunes CN. O desdesign da mamadeira: por uma avaliação periódica da produção industrial [tese]. Rio de Janeiro: PUC-RJ; 2010.

Organização Pan-Americana de Saúde/Organização Mundial da Saúde (OPS/OMS). Lactancia materna: plan regional de acciones integradas de promoción, protección y apoyo para América Latina y el Caribe. Programa Ampliado de Control de Enfermedades Diarreicas – Programa Especial de Salud Materno Infantil y Población. Washington, DC: OPS/OMS; 1994.

Organização Pan-Americana de Saúde/Organização Mundial da Saúde (OPS/OMS). Promoción de la salud: una antología. Washington, DC: OPAS/OMS; 1996.

Pierce CS. Semiótica e Filosofia. 2. ed. São Paulo: Cultrix/Edusp; 1975.

Programa Nacional de Incentivo ao Aleitamento Materno do Instituto Nacional de Alimentação e Nutrição (PNIAM/INAN) – UNICEF. Aleitamento Materno e o Município. Brasília; 1995.

Rea M. Reflexões sobre a amamentação no Brasil: de como passamos a 10 meses de duração. Cad Saúde Pública. 2003;19:S37-45.

Rea MF. The Brazilian national breastfeeding program: a success story. Int J Gynecol Obst. 1990;31(Suppl 1):79-82.

Rodrigues AD. Estratégias da comunicação. Lisboa: Editorial Presença; 1990.

Rodrigues AD. O campo dos media e as instituições sociais. In: Estratégias de comunicação social. Lisboa: Editorial Presença; 1990.

Santaella L. O que é semiótica. 5. ed. São Paulo: Brasiliense; 1987.

Sassald, Romeu Kazumi, 1938-S252- Inclusão! Construindo uma sociedade para todos. Romeu Kazumi Sassaki. - Rio de Janeiro: WVA, 1997. 76p.

Schiavo MR. Merchandising social: uma estratégia de socioeducacional para grandes audiências [tese]. Rio de Janeiro: Comunicarte/UFG; 1995 [mimeo].

Silva F. O Patriarcado do Salário. São Paulo: Boitempo; 2021.

Solomon DS. A social marketing perspective on communication campaigns. In: Public communication campaigns 2. ed. Newbury Park: Sage Publications; 1989.

Toro JB. Educando para hacer posible la vida y la felicidad: siete aprendizajes básicos para la educación en la convivencia social. Bogotá: Fundación Social; 1992.

Universidade Federal do Rio de Janeiro. Relatório 4 – Aleitamento materno: Prevalências e práticas de aleitamento materno em crianças brasileiras menores de 2 anos. ENANI 2019. [Internet]. Estudo Nacional de Alimentação e Nutrição Infantil; 2023. 108 p. Disponível em: https://enani.nutricao.ufrj.br/download/relatorio-4-aleitamento-materno. Acesso em: 24 abr. 2024.

Valdés V, Sánchez P, Labbok M. Manejo clínico da lactação – assistência à nutriz e ao lactente. Rio de Janeiro: Revinter; 1996.

Venancio SI, Monteiro CA. A evolução da prática da amamentação nas décadas de 70 e 80. Rev Bras Epidemiologia. 1998;1(1):40-9.

Victora C, Bahl R, Barros A, et al. Breastfeeding in the 21st century: epidemiology, mechanisms, and lifelong effect. Lancet. 2016;387(10017):475-90.

Witte E. Influência do marketing na mudança de comportamento reverso do processo de desmame. Brasília: PNIAM; 1991.

World Health Organization (WHO). Fundo das Nações Unidas para a Infância (UNICEF). Innocenti Declaration on the protection, promotion and support of breastfeeding. Meeting "Breastfeeding in the 1990 s: a global initiative". Cossponsored by the United States Agency for International Development (AID) and the Swedish International Development Authority (SIDA), held at the Spedale degli Innocenti, Florence, Italy, on 30 July–1 August 1990.

Índice Alfabético

A
Abscesso mamário, 150
Academy of Breastfeeding Medicine, 326
Acessibilidade, 157
Acessórios para o aleitamento materno, 297
Acetonas, 322
Acidez
- Dornic do leite humano, 334
- titulável, 345
Ácido(s)
- ascórbico, 64
- nucleicos, 65
Ações
- de proteção, promoção e apoio à amamentação no Brasil, 405, 407
- fonoaudiológicas no puerpério, 169
Acompanhamento do caso, 156
Acompanhantes no parto, 249
Acondicionamento, 340
Aconselhador eficiente, 380
Aconselhamento, 136, 373, 376, 377
- capacitação em, 381
- como prática profissional, 380
- domiciliar, 489
- em amamentação, 170
- não diretivo, 380, 381
Acordar e/ou acalmar o bebê, 138
Açúcar, 218
Adeno-hipófise, 15
Adiponectina, 64
Aditivação do leite humano, 100
Aditivos em leite humano ordenhado, 334
Adrenérgicos, 312
Agentes diagnósticos, 313
Agosto Dourado, 525
Álcool, 314
Aleitamento
- e hipoglicemia, 73
- em nutrizes com condições especiais, 125
- exclusivo, 493
- humano, 371, 388
- materno, 14
- - após a alta hospitalar, 102
- - em lactentes com fissura, 195
- - em síndromes e sequências associadas à fissura orofacial, 196
- - na mulher com obesidade, 129
- - na primeira hora de vida, 328
- - sob livre demanda
- - - durante a lactação, 145
- - - durante a mamada, 144
Alergia alimentar, 74
Alfa-2 agonistas, 245
α-lactalbumina, 63
α-tocoferol, 64
α-1-antitripsina, 64

Alimentação
- complementar, 214, 215
- - adequada, 214, 215
- - adequadamente oferecida, 214
- - e continuidade do aleitamento materno, 215
- - inadequada, 215
- - oportuna, 214
- - segura, 214
- na seringa, 99
- no trabalho de parto, 249
- por copo, 99
Alimentos *in natura* ou minimamente processados, 218
Alquil-nitritos voláteis, 322
Alterações
- fonoaudiológicas, 203
- oclusais, 203
- otorrinolaringológicas, 203
- posturais, 204
Amamentação
- apoio à, 406
- barreiras vivenciadas por mulheres com deficiência, 230
- benefícios, 403
- - a longo prazo, 43
- - para a criança, 40
- - para a economia, 44
- - para a regulação da microbiota intestinal, 40
- - para a regulação imunológica, 40
- - para as mães, 43
- - para o meio ambiente, 44
- - para o vínculo mãe-bebê, 44
- cirurgia bariátrica e, 130
- completa, 487
- cruzada, 370
- depressão e, 268
- descontraída (*laid-back position*), 142, 174
- determinantes da, 403
- direito(s)
- - da mulher trabalhadora, 439
- - e benefícios internacionais, 441
- e excitação sexual, 400
- e inteligência, escolaridade e renda, 490
- e interseccionalidade, 517
- e maternidade, 477
- e saúde da população negra, 349
- e sexualidade feminina, 401
- e uso de drogas de abuso ilícitas, 314
- em lactantes com obesidade, 129, 130
- em pauta no pré-natal odontológico, 190
- em pessoas trans
- - femininas, 368
- - masculinas, 368
- em unidade de terapia intensiva neonatal e pós-alta, 493
- especialista/consultor, 154, 157

- exclusiva, 487
- - de recém-nascidos prematuros, 493
- intercorrências de, 206
- legislação brasileira, 441
- manejo ampliado da, 515
- no ambiente real, 156
- nos primeiros 6 meses de vida, 41
- osteopatia na, 206
- parcial, 487
- prática
- - fonoaudiológica na, 167
- - sexual do corpo feminino, 399
- predominante, 487
- problemas que dificultam a, 147
- promoção da, 406
- proteção ao nascimento, 41
- quando a mãe não está bem, 276
- situação no mundo e no Brasil, 404
- supervisionada, 127
Amamentar e mamar, 259
Amastia, 11, 123
Ambiente favorável à amamentação, 478
Amigdalites, 204
Analgesia de parto, bem-estar fetal e amamentação, 238, 242
Analgésicos, 245, 311
- antipiréticos, 311
- opioides, 311
Análise da mamada, 172
Anamnese detalhada, 181
Anatomia
- e desenvolvimento da face, 30
- e fisiologia do sistema estomatognático, 27
Andrógino, 363
Anestesia
- e analgesia de parto, 236
- e sedação em lactante não parturiente/gestante, 243
- geral, 241
- peridural, 240
- raquidiana, 239
Anestésicos
- e indutores anestésicos, 311
- halogenados, 322
- locais, 244
- voláteis alcanos, 322
Anomalias congênitas da mama, 11
Anormalidades congênitas, 123
Anquiloglossia, 28, 35, 76, 79, 505, 512
- contribuição da fonoaudiologia, 87
- diagnóstico em lactentes, 506
- e amamentação, 506
- e prematuridade, 101
- em recém-nascidos e lactentes, 77
- fluxo de atenção ao recém-nascido com anquiloglossia no Sistema Único de Saúde, 89
- seguimento especializado, 86
- tratamento, 82, 83
- - casos graves indicação cirúrgica, 83
- - casos moderados sem indicação cirúrgica, 82
Ansiolíticos, 311
Antecipação de dificuldades, 125
Anti-inflamatórios, 245
Antiácidos e antissecretores ácidos, 312
Antiacneicos, 313
Antiagregante plaquetário, 312
Antianginosos, 312
Antiarrítmicos, 312
Antiartríticos, 311
Antiasmáticos, 312
Antibióticos, 245, 311
Anticoagulantes, 312

Anticorpos IgM, 62
Antidepressivos, 311
Antidiabéticos orais, 313
Antieméticos, 245, 312
- gastrocinéticos, 312
Antiepilépticos, 311
Antiespasmódicos, 312
Antiglaucoma, 313
Anti-helmínticos, 312
Anti-hiperlipêmicos, 312
Anti-hipertensivos, 312
Anti-histamínicos, 311
Anti-infecciosos, 311, 312
Anti-inflamatórios, 313
- não esteroides, 311
Antimaláricos, 312
Antiprotozoários, 312
Antipruriginosos, 313
Antipsoriáticos, 313
Antisseborreicos, 313
α-1-antitripsina, 64
Antitussígenos, 312
Antivirais, 312
Aplicativo de apoio à amamentação, 531
Apneia obstrutiva do sono, 204
Apócrino, 9
Apoio, 385, 521
- à amamentação, 406
- à família, 156
- contextualizado, 481
- emocional, 156
- no local de trabalho, 408
Apojadura, 12, 14, 147
Apoptose, 20
Aprendizado e educação, 157
Aquilombamento, 356
Arbovírus, 286
Aréola da mama, 3
Arroto, 146
Asma, 204
Aspectos
- anatômicos da mama, 2
- da finalização da mamada, 173
- das mamas antes da mamada, 173
- eróticos da relação mãe-filho, 398
Assexual, 363, 370
Associação Brasileira de Profissionais de Bancos de Leite Humano, 334
Atalase, 64
Atelia, 11
Atenção à saúde para a pessoa com deficiência, 229
Atendimento domiciliar, 155
Atividade, 252
Atraso no início da amamentação, 120
Atresia maxilar, 201
Atuação fonoaudiológica, 167
- em Casa de Parto e na Iniciativa Hospital Amigo da Criança, 170
- em centros/clínicas especializadas em aleitamento materno, 185
- na Unidade de Terapia Intensiva Neonatal, 171
- no ciclo gravídico-puerperal, 168
- no pré-natal, 169
Autenticidade, 381
Autoridades governamentais, 470
Avaliação
- anatômica
- - e da mobilidade, 87
- - e funcional das estruturas do SE, 181
- da mamada, 172
- da necessidade de complementação, 184
- da percepção/comportamento da mulher em amamentar, 173

Índice Alfabético

- das competências do lactente na amamentação, 173
- do comportamento/condições maternas e competências do latente na amamentação, 173
- do frênulo lingual, 90, 509
- do risco de desmame, 173
- fonoaudiológica
- - da amamentação, 180, 181
- - detalhada da mamada, 87

B

Baby-led weaning (BLW), 220
Baixa
- extração de leite, 178
- produção de leite, 151
Banco de leite humano, 331, 333, 424, 425
- área física e infraestrutura do, 335
- capacitação mínima, 336
- controle de saúde para os funcionários, 337
- de referência, 334
- doadoras, 337
- equipamentos e materiais necessários, 347
- implantação e funcionamento, 335
- legislação, 332
- no Brasil, 424
- quadro funcional, 336
- recursos humanos, 336
- tabela de procedimentos do, 345
Banda gástrica ajustável, 131
Barreiras, 384
- culturais únicas entre as mulheres negras, 356
Barriga solidária, 364
Bebê(s)
- agitados, 139
- como colocar
- - para arrotar, 146
- - para dormir, 147
- sonolentos, 138
- vegetariano, 221
Benefícios
- da amamentação, 39
- da composição do leite materno, 39
- do aleitamento materno, 40
- do leite materno, 39
Benzodiazepínicos, 244
β-caroteno, 64
Bicos
- artificiais, 197, 200
- de silicone, 297
Binder, 364
Biodisponibilidade oral, 309
Biofilme nas lesões mamilares, 165
Biografia, 105
Biologia, 105
- estrutural da mama, 2
- - em lactação, 12
- tecidual da glândula mamária, 5
Biomecânica da extração de leite na amamentação, 176
Biotensegridade, 28
Bissexual, 363
Bloqueadores
- beta-adrenérgicos, 115
- de canal de cálcio, 115
- neuromusculares, 245
Bloqueio combinado raquiperidural, 241
Blues
- pós-parto, 169
- puerperal, 270
Boas práticas
- de manipulação do leite humano ordenhado, 334
- na atenção ao parto, 125

Bochechas, 31, 191
Bolsista de agência de fomento, 444
Bomba(s)
- de infusão contínua programada em modo PCA, 239
- extratoras de leite materno, 303, 304
- tira-leite passivas, 303
Bombesina, 65
Branquitude, 353
Brucelose, 291
By-pass gástrico em Y de Roux, 131

C

Cadeia de frio, 334
Cálcio, 56
Câncer de mama, 123
Candida albicans, 293
Candidíase, 148
Cannabis, 320
Cânula nasofaríngea, 197
κ-caseína, 63
Capacidade materna de cuidar, 124
Capacitação, 522
- em aconselhamento, 381
Captação de clientes, 158
Captopril, 115
Carboidratos, 53, 63
Cardiopatia congênita, 75
Cardiotônicos, 312
Cardo-santo, 366
Cárie dental, 198
Cariogenicidade do leite humano, 198
Carnes, miúdos e ovos, 221
Cartazes, 392
Caxumba, 284
Cefaleia
- pós-punção dural, 239
- pós-raquianestesia, 121
Célula, 65
- do colostro, 65
- mioepitelial, 10
- secretora do leite, 9
Centro(s)
- de Parto Normal, 170
- de Referência
- - Estadual para Bancos de Leite Humano, 333
- - Nacional para Bancos de Leite Humano, 333
- de Saúde comunitários, 157
Cereais e tubérculos, 221
Cervical, 208, 211
Cesariana, 238, 250
Chest feeding, 364
Choro, 19, 197, 252
- ao nascer, 252
- de bebê, 19
Ciclo sexual mensal feminino, 7
Cirurgia(s)
- bariátrica, 129, 130
- plásticas na mama, 117
Cisteína, 64
Cisto de erupção, 193
Citocinas, 65
Citomegalovírus, 280
Clampeamento tardio do cordão umbilical, 258
Clareadores, 313
Clínicas de amamentação, 155
- especializada em amamentação (Casa Curumim), 185
Coamamentação, 364, 367
Cobre, 55, 64
Cocaína, 321
Codeína, 244

Código
- e Norma Brasileira de Comercialização de Alimentos para Lactentes, 463
- Internacional de Comercialização de Substitutos do Leite Materno, 408
Coerência, 162, 381
Colabamento entre a língua e o palato, 200
Colactação, 364, 367
Colecistoquinina, 65
Cólica do lactente, 74
Colina, 55
Colostro, 12, 14, 51
Colostroterapia, 94
Comissão(ões)
- Estaduais de Bancos de Leite Humano, 333
- Nacional de Bancos de Leite Humano, 333
Comodidade, 155
Compaixão, 106
Complexo areolomamilar, 3
Complicações
- durante a gestação, 114
- neonatais frequentes em recém-nascidos de mães diabéticas, 116
Componente(s)
- bioativos com funções imunológicas, 64
- nutricionais com funções imunológicas, 62
- proteicos, 62
- secretor livre, 63
Composição
- do leite
- - humano conforme o ciclo circadiano, 51
- - materno, 39
- nutricional do leite humano, 51
- química do leite humano, 52
Composto(s)
- denominado HAMLET, 63
- lácteos, 219
Comunicação, 161, 377, 379, 384, 521, 524
- e saúde, 521
- eficaz, 161
- eficiente, 524
- não verbal, 384
- não violenta, 379
Conceito de 1.000 dias, 279
Concentração plasmática, 310
Conchas, 300-302
Concreção, 381
Condição psiquiátrica, 274
Condições
- do parto e nascimento que afetam o aleitamento, 254
- do RN ao nascimento, 181
- especiais da nutriz, 113
- gerais do bebê, 173
Confiança, 385
Confidencialidade, 370
Conflito de interesses, 465, 467
Conformidade do leite humano ordenhado, 334
Conforto, 155, 173
Consequências da lactação prejudicada, 23
Conservação do leite humano ordenhado, 334
Consideração positiva, 381
Constipação intestinal, 74
Construção de hábitos e comportamento alimentar, 220
Consultor
- certificado em amamentação (IBCLC), 154
- em aleitamento materno e especialista, 153
- em amamentação e seus limites, 158
Consultoria
- em amamentação, 153
- *online* e telefônica, 157
Contaminação do leite humano, 489

Contato
- pele a pele, 252
- visual, 384
Contraceptivos, 313
Controle
- de qualidade, 334, 342
- do hipotálamo sobre a hipófise, 15
- físico-químico, 344
- sanitário do leite humano ordenhado, 343
Conveniência, 157
Coordenação, 521
Coqueluche neonatal, 292
Coquetel orgasmogênico, 400
Cordão umbilical, 258
Corpo
- da mama, 2
- lúteo, 12
Corticosteroides, 311
Corticotropina, hormônio tireoestimulante (TSH), 15
Cortisol, 64
Counselling
- aspectos conceituais do, 380
- bases teóricas prováveis do, 379
Covid-19, 289, 491
- saúde mental e aleitamento, 491
Coxins de gordura, 191
Creche "amiga da amamentação", 531
Crematócrito, 334, 344
Crescimento
- da criança de acordo com a alimentação, 46
- da criança em amamentação exclusiva, 46
Crianças criadas por pessoas LGBTQIAPN+, 371
Criptococose, 293
Crise, 106
Cristas mamárias, 6, 10
Cromaticidade, 162
Crononutrição, 22, 51
Cuidado(s)
- com a mãe na UTI neonatal, 104
- e orientações do pré-natal, 247
Currículos acadêmicos dos profissionais da Saúde, 496
Cursos de aconselhamento em amamentação, 382
Curvas
- de crescimento, 47
- para avaliação do crescimento nos primeiros 6 meses de vida, 47
- utilizadas para avaliar a perda de peso após o nascimento, 47

D

Dados
- da evolução do bebê, 181
- do parto, 181
- gestacionais, 181
Declaração de Innocenti, 465
13º direito, 109
Defensinas, 63
Deficiência, 228
Degelo, 334
Deglutição, 28, 37, 173, 176
Dengue, 286
Dente(s)
- natais, 31, 193
- neonatais, 31, 192
Dentista "amigo da criança", 531
Dependência
- absoluta, 260
- por uso de substâncias, 318
- relativa, 260
Depressão, 33
- e amamentação, 268
- materna e amamentação, 269

- perinatal, 268
- pós-parto, 268
- - amamentação contraindicada, 273
- - fatores de risco para, 272
- - papel protetor do aleitamento materno, 273
- - paterna, 275
- - sinais em bebês de mães com, 276

Derivação biliopancreática *duodenal switch*, 131
Descarte do leite humano reprovado, 345
Descida do leite, 17
Descongestionantes nasais, 312
Desejo, 265
Desenvolvimento
- da língua, 28
- neurocognitivo, 65

Desinfecção, 334
Desmame, 190, 198, 257, 260, 487
- gentil, 261
- precoce, 200, 519

Despertar, 252
Desregulação do ritmo circadiano, 22
Desvio(s)
- de septo, 204
- nas curvas de crescimento, 48
- para baixo, 48
- para cima, 48

Dez Passos para o Sucesso do Aleitamento Materno, 408
17-beta-estradiol, 16
Diabetes
- gestacional, 115
- *mellitus* tipo 1, 115
- *mellitus* tipo 2, 115
- pre-gestacional, 115

Diafragma, 211
Diagnóstico
- de anquiloglossia em bebês, 80
- fonoaudiológico, 87

Diazepam, 244
Dieta vegetariana, 221
Diferentes composições dos tipos de leite, 51
Dificuldade(s)
- de vínculo com o bebê ou adaptação à maternidade, 275
- na amamentação, 272

Dipirona, 117
Direção, 27
Direcionalidade, 162
Direito de amamentar durante a realização de concursos públicos, 444
Discrição, 161
Disforia relacionada com gênero, 364
Disfunções orofaciais, 178
Disquesia do lactente, 74
Disseminação de informações, 248
Distribuição, 342
Distúrbios
- de comportamento e de aprendizagem, 204
- do sono, 204
- gastrointestinais funcionais, 73

Diuréticos, 115, 312
Diversidade, 515, 517
Divulgação
- da ciência, 521
- ou comunicação científica, 521

Doadora de leite humano, 334
Doadoras, 337
Doença(s)
- bacterianas, 290
- crônicas não transmissíveis, 216
- de Chagas, 292
- de Riga-Fede, 193
- e condições maternas, 254
- fúngicas, 293
- infecciosas, 280
- normal, 260
- parasitárias, 292
- virais, 280

Domperidona, 366
Dor, 105
- nociceptiva somática, 237
- nociceptiva visceral, 237
- pós-operatória, 120

Dorsoflexão, 33
Drenagem
- linfática da mama, 4
- venosa da mama, 4

Droga(s), 317
- de abuso ilícitas durante a amamentação, 314
- ilícitas, 308, 327

Ductos lactíferos, 3, 5

E

Economia, 44
Educação, 125, 522
- antenatal, 125

Elevação, 33
Embalagem (reenvase), 340
Embriogênese da mama, 10
Embriologia do sistema estomatognático com foco na amamentação, 27
Empatia, 106, 376, 377, 381, 384
- e respeito, 161

Empoderamento, 157, 429
Enalapril, 115
Encontro Nacional de Aleitamento Materno, 527
Endometrite, 116
Endossexo, 361
Enfoque odontológico, 190
Engatinhar, 253
Ensino e certificação internacional, 496
Enterocolite necrotizante, 41
Episiotomia, 250
Epitélio glandular mamário, 5, 13
Equilíbrio hormonal, 400
Equipamentos e tecnologia em amamentação, 296
Eructação, 146
Escabicidas, 313
Escala de Depressão Pós-Parto de Edimburgo (EPDS), 271
Escuta, 373
Especialista/consultor em amamentação, 154, 157, 160
- habilidades do, 160

Espessantes, 219
Estados primitivos da mente, 263
Estagiárias, 444
Estágios da lactação, 16
Ésteres, 322
Esterilização, 334
Estimulação sensorial, 95
Estocagem, 334, 341
Estratégia Amamenta e Alimenta Brasil, 448, 449, 451, 452
Estrogênio, 15, 16
Estrutura
- celular da mama, 9
- interna da mama, 5

Etanol, 314
Éteres, 322
Ética no atendimento, 159
Etomidato, 244
Evento adverso grave (EAG), 334
Exame
- clínico
- - fonoaudiológico, 181
- - orofacial, 181
- das mamas, 137, 247

Exclusão imunológica, 62
Exossomos, 63, 65
Expectorantes, 312
Exposição do lactente aos fármacos, 310
Expressão de gênero, 363
Exterogestação, 259, 398
Extração do leite, 36

F

Família
- *Coronaviridae*, 289
- dos retrovírus, 285
- *Filoviridae*, 288
- *Flaviviridae*, 284, 287
- *Hepadnaviridae*, 284
- Herpesvírus (*Herpesviridae*), 280
- *Orthomyxoviridae*, 288
- *Paramyxoviridae*, 283
- *Picornaviridae*, 284
- *Poxviridae*, 289
- *Togaviridae*, 283
Familiarização, 253
Famílias LGBTQIAPN+, 360
Farmácia "amiga da amamentação", 531
Farmacologia e lactação, 309
Fármacos
- comumente utilizados em anestesia, 244
- efeitos sobre a produção de leite e/ou sobre o lactente, 123
- hematológicos, 312
- hipotensores, 115
- para o aparelho respiratório, 312
- para o sistema digestório, 312
- para pele e mucosa, 313
- para uso oftalmológico, 313
- usados na enxaqueca, 311
Fases da lactação, 16
Fator(es)
- antioxidantes, 64
- associados com prejuízos na lactação, 23
- básico de crescimento de fibroblastos (BFGF), 65
- de crescimento, 64, 65
- - de células-tronco β (SCGF-β), 65
- - de hepatócitos (HGF), 65
- - derivado de plaquetas (PDGF), 65
- - endotelial vascular (VEGF), 65
- - epidérmico (EGF), 65
- - neural (NGF), 65
- - semelhante(s)
- - - à insulina 1 e 2 (IGF-1 e IGF-2), 64, 65
- - - ao EGF ligado à heparina (HB-EGF), 65
- de inibição da lactação, 19
- de necrose tumoral-α (TNF-α), 65
- estimulador de colônias
- - de granulócitos (G-CSF), 65
- - de macrófagos (M-CSF), 65
- - - e granulócitos (GM-CSF), 65
- estimuladores de colônias (CSF), 65
- inibidor de prolactina, 16
- psicossociais, 119
Febre, 117, 240, 287, 288
- amarela, 288
- do Nilo Ocidental, 287
- pós-peridural, 240
Feno-grego, 366
Fenômeno
- de confusão de bicos, 177
- de Raynaud, 149
Fentanil, 244
Ferida cicatricial, 88
Ferro, 55

Fim da mamada, 182
Financiamento, 407
Fisiologia da extração de leite na amamentação, 35
Fisioterapia, 206
Fissuras orofaciais, 193, 194
Flexibilidade de horários, 156
Fluidos, 249
Folato, 54
Fonoaudiologia, 87, 168
Fonoaudiólogo, 167, 498
Formação
- do cirurgião-dentista, 497
- do fonoaudiólogo, 498
- do médico, 497
- do nutricionista, 498
- do profissional de Enfermagem, 497
Formulário
- de observação da auto-ordenha, 139
- de observação da mamada, 145, 173
- LACTH, 173
Fórmulas infantis, 202
Fósforo, 56
Freio
- labial, 34, 35
- - superior curto, 191
- lingual, 34
- teto labial, 34
Frênulo(s)
- anteriores, 77
- posterior, 77, 79
- submucoso, 77
Frutas, 221
Função paterna, 261

G

Galactagogos, 308, 314
Galactopoiese, 16, 19
Gases anestésicos
- inorgânicos, 322
- voláteis, 322
Gastrectomia vertical, 131
Gay, 363
Gênero designado ao nascimento, 362
Genitália atípica, 370
Gestão e planejamento, 521
Ginecomastia, 11
Glândula(s)
- areolares, 3
- mamária, 2, 5, 6
Glicose, 64
Glutationa peroxidase, 64
Golden Hour, 170
Gonadotrofina coriônica humana, 16
Grau de ionização, 309
Gravidez, 7
Grelina, 64
Grupos de apoio
- à amamentação, 156
- que praticam aconselhamento, 382

H

Habilidades de ouvir e aprender, 383
Hanseníase, 290
Haptocorrina, 63
Hematopoéticos, 312
Hemostáticos, 312
Hepatite
- A, 284
- B, 284
- C, 285

Herpes-vírus simples 1 e 2, 282
Heterossexual, 363
Hidratação, 249
Hidrocarbonetos
- alifáticos, 322
- aromáticos, 322
- clorados, 322
- fluorados, 322
- halogenados, 322
Higiene, 161
Hipertensão
- crônica, 114
- no puerpério, 114
Hipertonia, 191
Hipertrofia das tonsilas faríngeas (adenoide), 203
Hipnóticos, 244, 311
Hipófise, 15
- anterior, 15
- posterior, 15
Hipogalactia, 151
Hipoglicemia neonatal, 72
Hipomastia, 123
Hipopituitarismo, 123
Hipotálamo, 14, 15
Hipotensão, 240
Hipotonia, 191
Homossexualidade, 370
Hora de Ouro, 170
Hora dourada, 252
Hormônio(s)
- adrenocorticotrófico (ACTH), 64
- da hipófise anterior, 12
- da paratireoide, 11
- de liberação das gonadotropinas, 12
- do crescimento (GH), 64
- estimulante da tireoide (TSH), 64
- foliculoestimulante (FSH), 15, 64
- hipotalâmico, 12
- luteinizante (LH), 15, 64
- paratireoidianos, 64
- tireoidianos, 64, 313
Hortaliças
- legumes, 221
- verduras, 221
Humanização do Parto e do Nascimento, 247

I

Icterícia, 70, 72
- cuidados com aleitamento na, 72
- precoce, 70
Identidade de gênero, 362
Identificação do sofrimento materno, 104
Ideologia de gênero, 364
IgA secretória (SIgA), 62
Igualdade de gênero, 430
IL-1b, 65
IL-6, 65
IL-7, 65
IL-8, 65
IL-10, 65
Impulsos nervosos, 15
Imunidade reforçada, 215
Imunoglobulina(s), 62
- G (IgG), 62
Imunologia do leite materno, 59
Imunossupressores, 313
Imunoterapia com colostro e a microbiota, 61
Inalantes, 321
Inclusão, 430, 517
Incondicionalidade, 381

Indicadores do BLH, 334
Índices
- antropométricos, 47
- de amamentação, 487
Indução do parto, 254
Inervação da mama, 4
Infância, 7
Infecção(ões), 279
- de parede, 116
- efeito sobre a capacidade de cuidar, 117
- gastrointestinal, 292
- puerperais, 116
Informação, 248, 522
Infusão de excesso de fluidos intravenosos, 255
Ingredientes culinários processados, 218
Ingurgitamento mamário fisiológico, 147
Inibidores da enzima conversora de angiotensina, 115
Iniciativa(s)
- "amigas da amamentação", 530
- Consultório Amigo da Amamentação, 473-475
- Hospital Amigo da Criança, 408, 410, 411, 416
- - no Brasil, 419
- - no mundo, 418
- Unidade Básica Amiga da Amamentação, 455, 457
Início da introdução alimentar, 221
Inovação, 430
Instrumento
- Bristol de Avaliação da Mamada (BBAT), 173
- de Avaliação da Prontidão do Pré-Termo para Início da Alimentação Oral, 97
Insulina, 64, 313
Inteligência de dados, 522
Interação
- do posicionamento e pega, 173
- social, 107
Intercorrências de Amamentação, 206
Interferon-γ, 65
Intermediários, 297
International Board
- *Certified Lactation Consultant*, 500, 501
- *of Lactation Consultant Examiners*, 500
Interseccionalidade, 515, 517
Intersexo, 361
Intervenções fonoaudiológicas na amamentação, 182
Introdução
- alimentar, 214, 222, 224
- de alimentos sólidos, 215
Investigação, 524
Involução mamária, 16, 20
Iodo, 56

L

Lábios, 31, 191
Laço dourado, 525
Lactação, 9, 14, 365
- induzida, 365
Lactaderina, 63
Lactente, 334
- aos 6 meses de vida, 216
Lactoferrina, 62
Lactogênese, 116
- I, 9, 14, 16, 19, 119
- II, 9, 14, 16, 19, 119
- III, 16, 19
- tardia, 23
Lactogênio placentário humano, 16
Lactoperoxidase, 63
Laser, 162
Laserterapia, 162
Laxantes, 312

Leguminosas, 221
Lei cria o selo "empresa amiga da amamentação", 445
Leite
- anterior, 21
- de transição, 51
- de vaca e derivados, 221
- humano, 59, 60, 66, 334, 371
- - e imunização passiva do recém-nascido/lactente, 66
- - - microbiologia do, 60
- - - microbioma do, 60
- - ordenhado
- - - cru (LHOC), 334
- - - pasteurizado (LHOP), 334
- - pasteurizado, 66
- - proteção contra doenças a longo prazo, 66
- maduro, 51
- materno, 39, 59
- - imunologia do, 59
- - microbiologia do, 59
- posterior, 21
- precoce, 51
Leptina, 64
Leptospirose, 292
Lésbica, 363
Lesões
- do complexo mamiloareolar, 164
- mamiloareolares, 164
Leucócitos, 65
LGBTQIAPN+, 360, 364, 365
- demandas de amamentação na população, 365
LGBTQIAPN+fobia, 360, 364
Licença
- de funcionamento/licença sanitária/alvará sanitário, 334
- parental, 408, 444
Licença-maternidade, 440, 445, 516
- de 6 meses, 445
Liderança, 429
Ligação a proteínas, 309
Ligamentos suspensores da mama, 5
Limpeza, 334
Linfócitos, 66
Língua, 32, 191, 211
Linguagem
- inclusiva, 370
- não verbal, 384
- neutra, 360
- simples, 386
Linhas mamárias, 10
Liofilização, 334, 341
Lipase estimulada por sais biliares, 63
Lipídios, 54, 64
Lipossolubilidade, 309
Lisozima, 63
Listeriose, 292
Lítio, 274
Livre demanda, 257, 259
Lobos da glândula mamária, 6
Lóbulos da glândula mamária, 5
Local(is)
- de atendimento, 155
- de nascimento, 248
Lues, 291
Lugar de fala, 360

M

Macrófagos, 66
Macromastia, 11
Mãe(s)
- doadoras de leite materno, 444
- estudante, 444
- soropositivas e a não amamentação, 493

Magnésio, 56
Magnitude, 27
Malária, 292
Mama(s)
- durante o ciclo sexual mensal feminino, 7
- em repouso, 7
- ingurgitadas, 263
- na gravidez, 7
- na infância, 7
- na lactação, 9
- na mulher adulta, 7
- na puberdade, 7
- na senilidade, 9
- na vida intrauterina, 6
- no nascimento, 7
- significado sexual das, 399
Mamadeira, 200
Mamilo invertido, 11
Mamogênese, 16
Mandíbula, 31, 191
Maneiras de se comunicar e de se expressar com o bebê, 266
Manejo
- ampliado, 519
- clínico, 519
Manifestações bucais comuns dos bebês, 192
Marketing
- de fórmulas infantis, 464
- de produtos que interferem na amamentação, 463, 466
- de substitutos do leite materno, 465
Mastite, 150, 207, 208, 291
Mecanismos
- hormonais, 122
- mediadores da condição materna e falha da amamentação, 122
Mediação hormonal, 15
Medicações que afetam a sucção, a deglutição e/ou a respiração, 254
Medicamentos, 308
Medo
- da dor, 236
- de sensações sexuais e desmame, 400
Meia-vida, 309
Melatonina, 22, 64
Mento, 32
Método(s)
- Canguru, 97, 109, 432
- - no Brasil, 434, 435
- - tríade de sustentação do, 111
- de alimentação complementar, 220
- de transição da alimentação gástrica para via oral, 98
- não farmacológicos para alívio da dor no parto, 237
Metoprolol, 115
Microbiologia do leite materno, 59, 60
Microbioma do leite humano, 60
Microbiota do leite humano, 56
- ordenhado, 334
Micronutrientes, 54
MicroRNAs, 65
Minerais, 54, 64
Miogênese, 28
Mobilidade
- do crânio, 208
- do ombro, 208
- dos diafragmas, 211
- global da coluna, costelas e pelve, 208
Moniliáse, 148
Monkeypox, 289
Monóxido de dinitrogênio, 322
Morbidade e mortalidade materna, 122
Mordedores naturais, 224

Mordidas, 262
Mortina, 244
Mortalidade neonatal, 41
Mucinas, 63
Mucolíticos, 312
Mulheres com deficiência
- barreiras à amamentação vivenciadas por, 230
- estratégias facilitadoras e de apoio à amamentação por, 231
- física, 228, 229
- redes de apoio, 232
Município "amigo da amamentação", 531
Músculo(s)
- bucinador, 36
- da língua, 32
- da mastigação e da expressão facial, 28
- extrínsecos, 33, 77
- intrínsecos, 77
- longitudinal superior, 33
- transversos, 33
- verticais, 33
Mycobacterium leprae, 290

N

Não conformidade do leite humano ordenhado, 334
Nascimento prematuro, 104
Nasofibroscopia, 197
Neisseria meningitidis, 292
Neostigmina, 245
Netcode, 469
Networking e amizades, 157
Neuro-hipófise, 15
Neurofisiologia da dor, 237
Neurolépticos, 311
Neurotensina, 65
Neutrófilos, 66
Nitritos, 322
Nocicepção, 237
Nódulos de Bohn, 192, 193
Nome, 369
- social, 364
Norma Brasileira de Comercialização de Alimentos para Lactentes, 463, 468
Nortriptilina, 274
Nota Técnica Nº 24/2023, 81
Nova Gales do Sul/Austrália, 326
Nutrição
- biológica, 174
- excelente, 215
- na alimentação complementar, 218
Nutrientes presentes na composição do leite humano, 53
Nutriz, 334

O

Obesidade
- complicações maternas e fetais/neonatais, 119
- efeito na composição do leite materno, 129
- materna, 118
Obestatina, 64
Observação direta do RN, 181
Obstruções, 208
- de ductos lactíferos, 149
Ocitocina, 17, 18, 377, 400
Odontologia, 190
Off-flavor, 334
Oficinas promotoras de saúde, 222
Óleos, 218, 221
Olhar, 108
Oligossacarídios, 63
Operação cesariana, 126
Opioides, 244, 323

Ordenha, 137, 334, 337
- do leite humano, 334
- manual, 137
Organização
- das refeições, 221
- Mundial da Saúde, 325
Orgasmos, 401
- e pós-parto, 401
Orientação sexual, 362, 370
Osteopatia, 206
Osteopontina, 63
Osteoprotegerina, 63
Otite média aguda, 203

P

Paciência, 161
Pai "amigo da amamentação", 531
Palato
- duro, 192
- mole, 192
Panorama cultural da vida com um bebê, 478
Pansexual, 363
Papel(éis)
- parental, 369
- sociais de gênero, 363
Papila mamária, 3
Parceria, 364
Parentalidade, 257, 325
- e uso de substâncias, 325
Parto
- e amamentação, 248
- e nascimento, 251
Passabilidade, 364
Pasteurização, 340
- do leite humano ordenhado, 334
Patch Adams, 111
Paternidade, 390
Patologias ou condições
- maternas comumente associadas à falha na amamentação, 113
- que afetam diretamente a capacidade de produzir leite, 123
Pausas para amamentar, 443
Pediatra, papel no diagnóstico e tratamento da anquiloglossia, 81
Pediculicidas, 313
Pega do bebê, 143, 263
Peito do pai, 261
Peptídio
- inibidor gástrico (GIP), 65
- intestinal vasoativo (VIP), 65
- semelhante ao glucagon-1 (GLP-1), 65
- YY, 65
Perguntas abertas, 384
Peridural, 239, 241
Período
- pré-embrionário, 29
- puerperal, 169
Peristaltismo da língua com movimentos de rolamento, 175
Pérolas de Epstein, 192
Personalização do atendimento, 155
Perspectiva decolonial, 515, 518
Peso molecular, 309
Pesquisa(s), 524
- em Aleitamento Materno, 485
- Nacional de Demografia da Criança e da Mulher, 488
- qualitativas em aleitamento, 492
- quantitativa e qualitativa sobre aleitamento, 487
- quantitativas em aleitamento, 488
Pessoa
- cisgênero ou pessoa cis, 362
- intersexo, 370
- não binária, 362

- trans
- - feminina, 362
- - masculina, 362
- transgênero ou pessoa trans, 362
Pielonefrite, 116
Pílula anticoncepcional, 366
Planejamento reprodutivo e contracepção, 252
Pneumonia, 116
Polifenóis, 64
Polimastia, 11
Politelia, 11
Política(s)
- de Atenção Humanizada ao Recém-Nascido, 432
- - Método Canguru, 434
- públicas brasileiras de apoio à amamentação e inserção do fonoaudiólogo, 167
Pool de LHO, 334
População negra, 349
Popularização da ciência, 521
Porcionamento, 334, 342
Pós-operação cesariana, 119
Posição
- deitada, 140
- materna no parto, 249
- para amamentar, 140
- sentada com lactente na posição
- - a cavaleiro, 141
- - invertida, 141
- - tradicional ou clássica, 140
Posicionamento, 173
Postos de coleta, 333, 334
Postura, 384
Prática(s)
- fonoaudiológica na amamentação, 167
- humanizadas do parto e do nascimento, 247
Pré-eclâmpsia, 114
Pré-natal, 251
Prebióticos, 59
Predição de dificuldades, 125
Preferred Reporting Items for Systematic Reviews and Meta-Analyse (PRISMA), 220
Prematuridade, 254
- clinicamente indicada, 122
- espontânea ou clinicamente indicada no contexto da diabetes, 115
- iatrogênica, 113
Pré-natal, 190
Preocupação materna primária, 260
Preparação
- das mamas, 248
- para o parto, 236
Preparo dos alimentos, 221
Presidiárias, 443
Probióticos, 59
Procedimento cirúrgico da liberação do frênulo lingual, 85
Processados, 218
Processamento do leite humano ordenhado, 339
Processo
- axilar, 2
- mandibular, 28
Produção de melatonina, 22
Profissional(is)
- capacitado em BLH e PCLH, 335
- da Saúde
- - "amigo da amamentação", 531
- - materno-infantil, 262
Profissionalismo, 161
Progesterona, 15
Prolactina, 15, 15-17, 64
Proliferação e morte da célula secretora, 10
Promoção, 520
- da amamentação, 406
- da saúde, 157, 222
- da saúde mental, 157
- do acolhimento de mulheres com deficiência, 234
- e apoio ao aleitamento em prematuros, 126
Pronome, 369
Prontidão do pré-termo para o aleitamento materno, 97
Propofol, 244
Propranolol, 115
Proteção, 521
- à maternidade
- - das crianças adotadas de mães ou pais trabalhadores, 443
- - de mães ou bebês internados por mais de 2 semanas, 444
- ao nascimento, 41
- da maternidade, 408
- do leite humano contra doenças a longo prazo, 66
- legal, 406
- nos primeiros 6 meses de vida, 41
Proteína, 53, 63
- CD14 solúvel (sCD14), 63
Protetor(es)
- absorventes, 302, 303
- flexível, 298
Protocolo de avaliação
- da língua de Bristol, 81, 510-512
- de anquiloglossia em bebês amamentados, 510, 511
Protrusão, 33
Psicofisiologia da Lactação, 14
Puberdade, 7
Puerpério e atenção básica, 251

Q

Qualidade do apoio à mulher que amamenta, 479
Qualificação das indicações de operação cesariana, 126
Queer, 363
Queiloplastia, 196
Questionando, 363
Quimiocinas, 65

R

Raça, 353
Racismo, 353, 356
Raquianestesia, 239
Receptor do leite humano, 335
Reconhecimento do sofrimento humano, 109
Rede(s)
- Brasileira de Bancos de Leite Humano, 331
- Cegonha, 251
- de apoio *online*, 482
- *Online* de Apoio à Maternidade, 477
- sociais, 160
Redução
- da mortalidade neonatal, 41
- de enterocolite necrotizante, 41
Reenvase, 335, 340
Reflexo
- de descida, 19
- de ejeção do leite, 17, 19
- - e emoções da lactante, 21
- neuroendócrinos de produção de leite, 22
Regulação
- da microbiota intestinal, 40
- do ritmo circadiano, 22
- imunológica, 40
Relações sexuais, 401
Relato materno, 105
Relaxamento, 252
Relaxantes musculares, 311
Remifentanil, 244
Repouso, 252

Resfriamento, 341
Resistina, 64
Respiração oral, 200, 203
Retirada compulsória ou obrigatória de bebês, 324
Retrognatia, 200
Retrognatismo, 30
Retrusão, 32
Reversores, 245
Riboflavina, 54
Rinite, 203
Ritmo
- circadiano, 22, 51, 53
- - de macro e micronutrientes, 51
- - e fatores bioativos, 53
- simbiótico, 402
Rotina alimentar do bebê, 221-223
- a partir dos 6 meses de vida, 221
- dos 6 aos 24 meses, 223
Rotulagem, 341
Rótulo, 335

S

Sacralização da amamentação, 400
Sal, 219
Salas de apoio à amamentação, 334, 445
Sankofa, 352
SARS-CoV-2, 289
Saúde
- da população negra, 349
- oral, 190
Secretaria de Atenção à Saúde, 333
Segunda fase da amamentação, 36
Segurança dos fármacos para uso na lactação, 310
Seio lactífero, 5
Selênio, 56, 64
Semana(s)
- de Apoio à Amamentação Negra, 356
- mundiais de aleitamento, 525
Senilidade, 9
Sensações agradáveis, 401
Separação do binômio, 255
Sequência de Pierre Robin (SPR), 196
Sertralina, 274
Sexo biológico, 361
Sexualidade, 398, 400
Sífilis, 291
Sinais de depressão pós-parto
- materna no bebê, 277
- na amamentação, 277
Sinaptogênese, 28
Síndrome(s)
- da icterícia do leite materno, 71
- da morte súbita do lactente, 197
- de dependência, 317, 319
- de Down, 196
- de Raynaud, 149
- de Sheehan, 123
- de Stickler, 196
- do respirador oral, 203
- dos ovários policísticos, 123
- hipertensivas na gestação, 113
Sinusite, 203
Sistema(s)
- complemento, 65
- de monitoramento das práticas de amamentação, 409
- de produção da Rede Brasileira de Bancos de Leite Humano, 335
- estomatognático, 27, 191, 193
- límbico, 15
- nervoso central, 14
Site "Amigo da Amamentação", 530

Situações especiais do lactente, 70
Sociedade
- Brasileira de Pediatria, 325
- civil, 470
- heteronormativa, 364
Sofrimento, 104, 105
Solventes, 321, 322
Somatostatina, 64
Sono, 254
Sorriso, 108
Staphylococcus aureus, 292
Streptococcus do grupo B, 292
Substâncias psicotrópicas, 317
Sucção, 173, 253
- não nutritiva (SNN), 175
- - na mama vazia, 96
- nutritiva (SN), 175
Sulco intermamário, 3
Superóxido dismutase, 64
Suplementador, 299, 300
Suporte, 157, 521
- pós-reunião, 157
Sustentabilidade, 216, 429, 455, 457
- da Unidade Básica Amiga da Amamentação, 455, 457
- e economia, 216

T

Tabagismo, 314
TABBY (Protocolo de avaliação de anquiloglossia em bebês amamentados), 510, 511
Tabu, 400
Taxa
- de alimentação complementar iniciada oportunamente, 487
- de amamentação
- - exclusiva, 487
- - natural contínua, 488
- - predominante, 487
Tecido(s)
- adiposo da mama, 5
- conjuntivo intralobular, 6
- moles, 31
Técnicas
- de amamentação, 136
- fluídicas, 208
- fonoaudiológicas facilitadoras da alimentação (TFFA), 196
- neurais e biomecânicas, 208
- para desenvolver habilidades de comunicação, 383
Tecnologias assistivas e ajudas técnicas, 232
Tempo de atendimento, 156
Teoria do vácuo intraoral, 175
Terapia
- centrada
- - na pessoa, 380
- - no cliente, 380
- fotodinâmica, 165
Terminologias referentes a identidades de gênero, 368
TGF-β, 65
The Global Breastfeeding Collective, 407
Tiamina, 54
Timo, 65
Tiopental, 244
Tipos de dor no trabalho de parto, 237
Tocotraumatismo na região cefálica relacionada com o nascimento, 255
Tonsilas palatinas, 204
Toque, 384
Trabalho de cuidado, 515
Tramadol, 244
Transexualidade, 362, 370
Transgeneridade, 362
Transição, 364
Translactação, 99, 100

Transmissão perinatal, 279
Transporte do leite humano, 338
Transtornos
- comportamentais, 327
- relacionados a substâncias, 317
Transversalidade, 515, 518
Traumatismos mamilares, 147
Travesti, 362, 370
Treponema pallidum, 291
Tricloroetileno, 322
Trypanosoma cruzi, 292
Tubérculos areolares, 3
Tuberculose, 291
Tuberculostáticos, 312

U

Ultraprocessados, 218, 219
Unidade Básica Amiga da Amamentação, 455, 457
Universidade "amiga da amamentação", 531
Uso
- de substâncias na gravidez, 319
- nocivo, 319

V

Vacinas, 66, 279
- contra covid-19, 66
Vácuo intraoral, 36
Valor biológico do leite humano, 335
Vascularização da mama, 4
Vasopressores, 312
Velocidade, 27
Ventroflexão, 33
Via(s)
- de administração, 309
- de sinalização, 10
Vida intrauterina, 6, 29
Vínculo
- mãe-bebê, 44
- mãe-filho, 216

Violência
- doméstica, 324
- obstétrica sofrida por pessoas negras, 352
Vírus
- causadores de hepatites virais, 284
- *Chikungunya*, 287
- da caxumba, 284
- da dengue, 286
- da hepatite
- - A, 284
- - B, 284
- - C, 285
- da imunodeficiência humana, 285
- da rubéola, 283
- do sarampo, 283
- Ebola, 288
- Epstein-Barr, 282
- influenza, 288
- linfotrópico humano, 286
- varicela-zóster, 282
Vitamina(s), 54, 64
- A, 55
- B_6, 54
- B_{12}, 54
- C, 55
- D, 55
- E, 55
- e análogos, 313
- K, 55
Voz humana, 108
Vulnerabilidade social, 356

W

Wi-fi neural, 109
World Alliance for Breastfeeding Action, 524

Z

Zika vírus, 287
Zinco, 56, 64